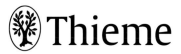

Begutachtung der Haltungs- und Bewegungsorgane

Herausgegeben von
Gerhard Rompe, Arnold Erlenkämper,
Marcus Schiltenwolf, Dierk F. Hollo

Mit Beiträgen von

L. Bernd
C. Carstens
A. Erlenkämper
P. W. Gaidzik
D. Heinzelmann
U. Hötker
D. F. Hollo
H. P. Kaps
W. Kaul
W. Knoche
W. Kuhberg
M. Loew
E. Ludolph

A.-K. Martini
A. Michel
R. Pauschert
S. Rehart
G. Rompe
D. Sabo
L. Schilgen
M. Schiltenwolf
F. Schröter
J. Thürauf
B. Widder
F. Zeifang

5., überarbeitete und erweiterte Auflage

90 Abbildungen
112 Tabellen

Georg Thieme Verlag
Stuttgart · New York

Bibliografische Information
der Deutschen Nationalbibliothek

Die Deutsche Nationalbibliothek verzeichnet diese Publikation in der Deutschen Nationalbibliografie; detaillierte bibliografische Daten sind im Internet über http://dnb.d-nb.de abrufbar.

1. Auflage 1978
2. Auflage 1992
3. Auflage 1998
4. Auflage 2004

Wichtiger Hinweis: Wie jede Wissenschaft ist die Medizin ständigen Entwicklungen unterworfen. Forschung und klinische Erfahrung erweitern unsere Erkenntnisse, insbesondere was Behandlung und medikamentöse Therapie anbelangt. Soweit in diesem Werk eine Dosierung oder eine Applikation erwähnt wird, darf der Leser zwar darauf vertrauen, dass Autoren, Herausgeber und Verlag große Sorgfalt darauf verwandt haben, dass diese Angabe **dem Wissensstand bei Fertigstellung des Werkes** entspricht.
Für Angaben über Dosierungsanweisungen und Applikationsformen kann vom Verlag jedoch keine Gewähr übernommen werden. **Jeder Benutzer ist angehalten**, durch sorgfältige Prüfung der Beipackzettel der verwendeten Präparate und gegebenenfalls nach Konsultation eines Spezialisten festzustellen, ob die dort gegebene Empfehlung für Dosierungen oder die Beachtung von Kontraindikationen gegenüber der Angabe in diesem Buch abweicht. Eine solche Prüfung ist besonders wichtig bei selten verwendeten Präparaten oder solchen, die neu auf den Markt gebracht worden sind. **Jede Dosierung oder Applikation erfolgt auf eigene Gefahr des Benutzers.** Autoren und Verlag appellieren an jeden Benutzer, ihm etwa auffallende Ungenauigkeiten dem Verlag mitzuteilen.

© 1978, 2009 Georg Thieme Verlag KG
Rüdigerstraße 14
70469 Stuttgart
Telefon: +49/(0)7 11/89 31-0
Unsere Homepage: www.thieme.de

Printed in Germany

Zeichnungen: Joachim Hormann, Stuttgart, und
  Karin Baum, Paphos, Zypern
Umschlaggestaltung: Thieme Verlagsgruppe
Umschlaggrafik: Martina Berge, Erbach
Satz: Druckhaus Götz GmbH, 71636 Ludwigsburg
  gesetzt in 3B2, Version 9.1, Unicode
Druck: Grafisches Centrum Cuno, 39240 Calbe

ISBN 978-3-13-559205-3   1 2 3 4 5 6

Geschützte Warennamen (Warenzeichen) werden **nicht** besonders kenntlich gemacht. Aus dem Fehlen eines solchen Hinweises kann also nicht geschlossen werden, dass es sich um einen freien Warennamen handelt.
Das Werk, einschließlich aller seiner Teile, ist urheberrechtlich geschützt. Jede Verwertung außerhalb der engen Grenzen des Urheberrechtsgesetzes ist ohne Zustimmung des Verlages unzulässig und strafbar. Das gilt insbesondere für Vervielfältigungen, Übersetzungen, Mikroverfilmungen und die Einspeicherung und Verarbeitung in elektronischen Systemen.

Vorwort

Mitten in den letzten Vorbereitungen für die vorliegende Neuauflage ist Herr Professor Dr. med. Gerhard Rompe, der Initiator und langjährige Mitherausgeber dieses Werks, unerwartet verstorben. Er hat Gesicht und Inhalt dieses Buches seit 1978 entscheidend geprägt und mit sicherem Gespür für die Probleme bei der Begutachtung der Haltungs- und Bewegungsorgane ständig weiterentwickelt. Sein Tod hinterlässt eine kaum zu schließende Lücke.

Schon mit Beginn der Arbeiten an dieser Neuauflage waren – einer Anregung des Verlags folgend – mit dem Ziel der Nachfolge Herr Professor Dr. med. Marcus Schiltenwolf für den medizinischen und Herr Dierk F. Hollo, Vorsitzender Richter am Landessozialgericht Niedersachsen-Bremen, für den juristischen Teil des Buches in den Kreis der Herausgeber eingetreten. Die Herausgeber werden zusammen mit dem Verlag bemüht sein, das Werk in bisheriger Weise fortzuführen.

Die Fragen um die Begutachtung der Haltungs- und Bewegungsorgane sind auch weiterhin einer anhaltenden Entwicklung unterworfen, in medizinischer ebenso wie in rechtlicher Hinsicht. Daher erforderte auch die jetzige 5. Auflage erneut eine deutliche Erweiterung. Neue Ordnungssysteme und die von Verlag und Herausgebern angeregte neue typografische Gestaltung werden zu mehr Übersicht und Transparenz beitragen und sicherlich die Zustimmung unserer Leser finden.

In den juristischen Grundlagen zwangen zahlreiche Rechtsänderungen wiederum zu tiefgreifenden Überarbeitungen. Im Sozialrecht wurde u. a. die Grundsicherung für Arbeitsuchende (SGB II, „Hartz IV") neu aufgenommen, das jetzt im SGB XII geregelte Sozialhilferecht neu bearbeitet, außerdem fanden die zahlreichen Detailänderungen in fast allen Rechtsbereichen Berücksichtigung. Die zunehmende Bedeutung von Gutachten im Haftpflichtrecht und zur Arzthaftung gab Anlass zu einer völligen Neugestaltung dieses Bereichs.

Im medizinischen Teil sind, auch Anregungen aus dem Leserkreis folgend, neue Kapitel aufgenommen worden:
➤ Bedeutung der International Classification of Functioning der WHO für die gutachtliche Einschätzung des Leistungsbildes eines Probanden,
➤ Begutachtung bei und nach Infektionen,
➤ sozialmedizinische Begutachtung von Krankenhausleistungen in Orthopädie und Unfallchirurgie,
➤ Einschätzung von Schulsportbefreiungen.

Das in der 4. Auflage vorgestellte modulare System zur Einschätzung in der privaten Unfallversicherung wurde in einem aufwendigen Entwicklungs- und Konsensprozess weiter ausgebaut. Alle weiteren Beiträge der 4. Auflage wurden überarbeitet, ergänzt und aktualisiert.

Wir hoffen, dem gutachtlich tätigen Arzt in Klinik und Praxis erneut umfassende, dem gegenwärtigen Stand von Medizin und Recht entsprechende Orientierungsdaten zu allen für die Begutachtung der Haltungs- und Bewegungsorgane wichtigen Fragen an die Hand zu geben.

Zu danken haben wir wiederum dem Verlag, der uns auch bei dieser Auflage umfassend zur Seite gestanden und unterstützt hat, dem Kreis der uns freundlich verbundenen Mitarbeiter, die ihre speziellen Kenntnisse und Erfahrungen in das Werk eingebracht haben, und unseren Lesern, die die bisherigen Auflagen mit Anregungen und Kritik begleitet haben. Besonderer Dank gilt wiederum den Mitgliedern der Arbeitsgemeinschaft „Sozialmedizin und Begutachtungsfragen" der Deutschen Gesellschaft für Orthopädie und Orthopädische Chirurgie (DGOOC), die mittlerweile eng mit der Kommission „Gutachten" der Deutschen Gesellschaft für Unfallchirurgie (DGU) kooperiert.

Celle/Heidelberg, *Arnold Erlenkämper*
im Frühjahr 2009 *Marcus Schiltenwolf*
Dierk F. Hollo

Anschriften

Bernd, L., Prof. Dr. med.
Städtisches Klinikum Bielefeld
Orthopädische Klinik
Teutoburger Str. 50
33604 Bielefeld

Carstens, C., Prof. Dr. med.
Galenus Klinik
Fachklinik für Wirbelsäulenchirurgie
Hohenheimer Str. 91
70184 Stuttgart

Erlenkämper, A.
Vorsitzender Richter
am Landessozialgericht a. D.
Stauffenbergstr. 14
29223 Celle

Gaidzik, P. W., Dr. med.
Private Universität Witten/Herdecke
Institut für Medizinrecht
Alfred-Herrhausen-Str. 50
58448 Witten

Heinzelmann, Dagmar, Dr. med.
Ärztin für Orthopädie
Friedrich-Weinbrenner-Str. 49
69126 Heidelberg

Hötker, U., Dr. med.
Markuskrankenhaus
Akad. Lehrkrankenhaus der Goethe-Universität
Klinik für Orthopädie und Unfallchirurgie
Wilhelm-Epstein-Str. 4
60431 Frankfurt

Hollo, D. F.
Vorsitzender Richter am Landessozialgericht
Niedersachsen-Bremen
Am Rothbusch 1
29364 Langlingen

Kaps, H. P., Prof. Dr. med.
Berufsgenossenschaftliche Klinik
Abteilung für Querschnittgelähmte,
Orthopädie und Rehabilitationsmedizin
Schnarrenbergstr. 95
72076 Tübingen

Kaul, W., Dr. med.
Bundeswehrzentralkrankenhaus
Abteilung Orthopädie
Rübenacher Str. 170
56072 Koblenz

Knoche, W.,
Sanitätshaus Knoche KG
Hamborner Altmarkt 15–17
47166 Duisburg

Kuhberg, W.
Rechtsassessor
Baden-Württembergische Versorgungsanstalt
für Ärzte
Postfach 26 49
72016 Tübingen

Loew, M., Prof. Dr. med.
Orthopädische Universitätsklinik
Schlierbacher Landstr. 200a
69118 Heidelberg

Ludolph, E., Dr. med.
Institut für ärztliche Begutachtung
Sonnenacker 62
40489 Düsseldorf

Martini, A.-K., Prof. Dr. med.
Seegarten-Klinik
Adenauerplatz 4/1
69115 Heidelberg

Anschriften

Michel, A., Dr. med.
Universitätsklinikum Heidelberg
Stabsstelle für Qualitätsmanagement/
Medizincontrolling
Im Neuenheimer Feld 672
69120 Heidelberg

Pauschert, R., Dr. med.
Fachklinik für konservative Orthopädie
und physikalische Medizin
Bei der alten Saline 2
74206 Bad Wimpfen

Rehart, S., Prof. Dr. med.
Markuskrankenhaus
Akad. Lehrkrankenhaus der Goethe-Universität
Klinik für Orthopädie und Unfallchirurgie
Wilhelm-Epstein-Str. 4
60431 Frankfurt

Rompe, G., Prof. Dr. med. †

Sabo, D., Prof. Dr. med. habil.
Orthopädie und Unfallchirurgie, Rheumatologie, Kinderorthopädie
Klinik St. Elisabeth
Max-Reger-Str. 5–7
69121 Heidelberg

Schilgen, L., Dr. med.
Facharzt für Orthopädie, Sozialmedizin
Ltd. Reg.-Medizinal-Direktor a.D.
Hittorfstr. 46
48149 Münster

Schiltenwolf, M., Prof. Dr. med.
Orthopädische Universitätsklinik
Schlierbacher Landstr. 200a
69118 Heidelberg

Schröter, F., Dr. med.
Institut für Medizinische Begutachtung
Lehrbeauftragter der Universität zu Köln
Landgraf-Karl-Str. 21
34131 Kassel

Thürauf, J., Prof. Dr. Dr. med. habil.
IFPAM
Schulweg 2
25980 Sylt-Tinnum

Widder, B., Prof. Dr. med. Dr. Dipl.-Ing.
Klinik für Neurologie und Neurologische Rehabilitation
Bezirkskrankenhaus Günzburg
Ludwig-Heilmeyer-Str. 2
89312 Günzburg

Zeifang, F., Priv.-Doz. Dr. med.
Orthopädische Universitätsklinik
Schlierbacher Landstr. 200a
69118 Heidelberg

Abkürzungen

aA	anderer Ansicht	BGHZ	Entscheidungen des Bundesgerichtshofs in Zivilsachen
aaO	am angeführten Ort		
Abs	Absatz	BK	Berufskrankheit
aF	alter Fassung	BKGG	Bundeskindergeldgesetz
AFG	Arbeitsförderungsgesetz	BKK	Betriebskrankenkasse
AHB	Anschlussheilbehandlung	BKV	BerufskrankheitenVO
AHP	Anhaltspunkte 2008 für die ärztliche Gutachtertätigkeit im soz-EntschR und nach dem SchwbG	BMAuS	Bundesministerium für Arbeit und Soziales
		Brackmann	Brackmann, Handbuch der Sozialversicherung einschließlich des SGB, 12. Aufl
Alg	Arbeitslosengeld		
ALG	Gesetz über die Alterssicherung der Landwirte	*Breith*	Breithaupt (sozialrechtliche Entscheidungssammlung)
Anhaltspunkte	Anhaltspunkte 2008 für die ärztliche Gutachtertätigkeit im soz-EntschR und nach dem SchwbG	BSeuchG	Bundesseuchengesetz aF
		BSG	Bundessozialgericht
		BSGE	Entscheidungssammlung des BSG
Anm	Anmerkung	BSHG	Bundessozialhilfegesetz aF
AOK	Allgemeine Ortskrankenkasse	*Buchholz*	Entscheidungssammlung des BVerwG
Art	Artikel		
ASR	Achillessehnenreflex	BU/BUZ	Berufsunfähigkeits(zusatz)versicherung
AltTZG	Altersteilzeitgesetz		
AUB	Allgemeine Unfallversicherungsbedingungen	BUV	Berufsunfähigkeitsversicherung
		BUZ	Berufsunfähigkeitszusatzversicherung
Aufl	Auflage		
AVB	Allgemeine Versicherungsbedingungen	BVerfG	Bundesverfassungsgericht
		BVerwG	Bundesverwaltungsgericht
AVBfU	Allgemeine Versicherungs-Bedingungen für die Unfallversicherung	BVG	Bundesversorgungsgesetz
		BWS	Brustwirbelsäule
AVG	Angestelltenversicherungsgesetz aF	CC	Komplikationen und/oder Komorbidität
BBG	Bundesbeamtengesetz		
BEG	Bundesentschädigungsgesetz	ders	derselbe
Bereiter-Hahn	Bereiter-Hahn/Schieke/Mehrtens GUV	dh	das heißt
		DKI	Deutsches Krankenhausinstitut
BErzGG	Bundeserziehungsgeldgesetz	DKT/NT	Tarif der Deutschen Krankenhausgesellschaft für die Abrechnung erbrachter Leistungen und für die Kostenerstattung vom Arzt an das Krankenhaus
BfA	Bundesversicherungsanstalt für Angestellte (jetzt: Deutsche Rentenversicherung Bund)		
BG	Berufsgenossenschaft		
BGB	Bürgerliches Gesetzbuch		
BGBl	Bundesgesetzblatt	DRG	Diagnosis Related Groups
BGH	Bundesgerichtshof	DRV	Deutsche Rentenversicherung
BGHSt	Entscheidungen des Bundesgerichtshofs in Strafsachen	DVO	Durchführungsverordnung
		einhM	einhellige Meinung

Erlenkämper	Erlenkämper, Arzt und Sozialrecht	KassKomm	Niesel (Hrsg), Sozialversicherungsrecht (Kasseler Kommentar)
Erlenkämper/ Fichte	Erlenkämper/Fichte, Sozialrecht, 6. Aufl		
EStG	Einkommensteuergesetz	KfzHV	Kraftfahrzeughilfeverordnung
EU	Europäische Union	KHEntG	Krankenhausentgeltgesetz
EWG	Europäische Wirtschaftsgemeinschaft	KHG	Krankenhausfinanzierungsgesetz
		KK	Krankenkasse
f	folgende Seite oder Paragraf	KOV	Kriegsopferversorgung
FBA	Finger-Boden-Abstand	*Krauskopf*	Krauskopf, Soziale Krankenversicherung. Pflegeversicherung
FeV	Fahrerlaubnisverordnung		
ff	folgende Seiten oder Paragrafen	KrV	Krankenversicherung
FN	Fußnote	KSVG	Künstlersozialversicherungsgesetz
G-AEP	German Appropriateness Evaluation Protocol	KVdR	Krankenversicherung der Rentner
		KVLG	Gesetz über die Krankenversicherung der Landwirte
GdB	Grad der Behinderung		
GdS	Grad der Schädigungsfolge	*Lauterbach*	Lauterbach, Gesetzliche Unfallversicherung
GDV	Gesamtverband der deutschen Versicherungswirtschaft e.V.		
		LG	Landgericht
GewO	Gewerbeordnung	LSG	Landessozialgericht
gesetzl	gesetzlich(e)	LVA	Landesversicherungsanstalt (jetzt: Deutsche Rentenversicherung Land)
GG	Grundgesetz		
ggf	gegebenenfalls		
GKG	Gerichtskostengesetz	LWS	Lendenwirbelsäule
GKV	Gesetzliche Krankenversicherung	MAK	Maximale Arbeitsplatzkonzentration
GOÄ	Gebührenordnung für Ärzte		
GPV	Gesetzliche Pflegeversicherung	MB/KK	Musterbedingungen für die Krankheitskostenversicherung
GRV	Gesetzliche Rentenversicherung		
Gutachten-Kolloquium	Herausgeber Hierholzer u.a., BG-Unfallklinik Duisburg	MB/KT	Musterbedingungen für die Krankentagegeldversicherung
GUV	Gesetzliche Unfallversicherung	MB/PV	Musterbedingungen für die private Pflegeversicherung
Hauck	Hauck, Sozialgesetzbuch		
hM	herrschende Meinung	MDD	Mainz-Dortmunder-Dosismodell
HWS	Halswirbelsäule	MdE	Minderung der Erwerbsfähigkeit
HzU	Hilfe zum Lebensunterhalt (nach dem SGB XII)	MDK	Medizinischer Dienst der Krankenversicherung
ICD	International Classification of Diseases	MedR	Zeitschrift für Medizinrecht
		MedSach	Zeitschrift „Der medizinische Sachverständige"
ICF	Internationsal Classification of Functioning		
		Meso	Medizin im Sozialrecht (Entscheidungssammlung)
ICIDH	International Classification of Impairments, Disabilities and Handicaps		
		Meyer-Ladewig	Meyer-Ladewig, SGG
idF	in der Fassung	MRT	Magnetresonanztomografie
idR	in der Regel	MuSchG	Mutterschutzgesetz
IfSG	Infektionsschutzgesetz	mwN	mit weiteren Nachweisen
InEK	Institut für das Entgeltsystem im Krankenhaus	nF	neue(r) Fassung
		NJW	Neue Juristische Wochenschrift
iS	im Sinn	NJW-RR	NJW-Rechtsprechungsreport Zivilrecht
iv	intravenös		
iVm	in Verbindung mit	NMR	Nuclear Magnetic Resonance
JVEG	Justizvergütungs- und Entschädigungsgesetz	OEG	Opferentschädigungsgesetz
		OLG	Oberlandesgericht

Abkürzungen

OPS	Operations- und Prozedurenschlüssel
OrthV/BVG	Verordnung über die Versorgung mit Hilfsmitteln und über Ersatzleistungen nach dem BVG
OrthV/GUV	Verordnung über die orthopädische Versorgung Unfallverletzter
OVG	Oberverwaltungsgericht
Palandt	Palandt, BGB
PE	Probeentnahme
Peters	Peters, Handbuch der KrV
PflRi	Pflegerichtlinien der Spitzenverbände der Pflegekassen
PKV	Private Krankenversicherung
POA	Paraosteoarthropathie
PPV	Private Pflegepflichtversicherung
ProdHaftG	Produkthaftungsgesetz
PSR	Patellarsehnenreflex
PUV	Private Unfallversicherung
QCT	Quantitative Computertomografie
r+s	Zeitschrift Recht und Schaden
Rdz	Randziffer
Reha	Rehabilitation
RehaAnglG	Rehabilitations-Angleichungsgesetz
RentV	Rentenversicherung
RGSt	Entscheidungen des Reichsgerichts in Strafsachen
RGZ	Entscheidungen des Reichsgerichts in Zivilsachen
RKG	Reichsknappschaftgesetz aF
ROI	Region of Interest
Rspr	Rechtsprechung
RV	Rentenversicherung
RVO	Reichsversicherungsordnung
S	Seite, Satz
s	siehe
sc	subcutan
Schönberger/ Mehrtens/ Valentin	Schönberger/Mehrtens/Valentin, Arbeitsunfall und Berufskrankheit
SchwbG	Schwerbehindertengesetz aF
SchwbR	Schwerbehindertenrecht
SG	Sozialgericht
SGb	Sozialgerichtsbarkeit (auch: Zeitschrift „Die Sozialgerichtsbarkeit")
SGB	Sozialgesetzbuch
SGG	Sozialgerichtsgesetz
sog	sogenannt(e)
sozEntschR	soziales Entschädigungsrecht
SozR	Entscheidungssammlung des Bundessozialgerichts
stdRspr	ständige Rechtsprechung
StGB	Strafgesetzbuch
StPO	Strafprozessordnung
StVZO	Straßenverkehrszulassungsordnung
SVG	Soldatenversorgungsgesetz
TAD	Technischer Aufsichtsdienst (der BG)
ua	unter anderem
uU	unter Umständen
UV	Unfallversicherung
VAG	Versicherungsaufsichtsgesetz
VdS	Verband der Schadenversicherer eV
VersR	Zeitschrift für Versicherungsrecht
vgl	vergleiche
vH	vom Hundert (=%)
VO	Verordnung
Vorbem	Vorbemerkung
VV	Verwaltungsvorschrift
VVG	Versicherungsvertragsgesetz
VwGO	Verwaltungsgerichtsordnung
VwV-StVO	Verwaltungsvorschrift zur Straßenverkehrsordnung
WHO	World Health Organization
Wilke	Wilke, Soziales Entschädigungsrecht
W-Rente	Witwen- und/oder Witwerrente
zB	zum Beispiel
ZDG	Zivildienstgesetz
ZDv	zentrale Dienstvorschrift
ZPO	Zivilprozessordnung
ZSEG	Gesetz über die Entschädigung von Zeugen und Sachverständigen
zT	zum Teil
zZt	zur Zeit

Inhaltsverzeichnis

A Rechtliche Grundlagen der Begutachtung

1 Arzt und Recht 3
A. Erlenkämper

2 Zentrale Rechtsbegriffe 5
A. Erlenkämper

- 2.1 Versicherungsfall, Leistungsfall 5
- 2.2 Unfall 6
- 2.3 Krankheit und verwandte Begriffe ... 12
- 2.4 Behinderung, Schwerbehinderung 15
- 2.5 Arbeitsunfähigkeit 16
- 2.6 Dienstunfähigkeit 19
- 2.7 Erwerbsunfähigkeit 19
- 2.8 Berufsunfähigkeit 21
- 2.9 Teilweise und volle Erwerbsminderung 23
- 2.10 Minderung der Erwerbsfähigkeit (MdE), Grad der Schädigungsfolge (GdS), Grad der Behinderung (GdB), Grad der Invalidität 25
  - Begriff von MdE und GdS 25
  - Abstrakter Schadensausgleich, individuelle Bewertung 26
  - Bemessung von MdE und GdS 30
  - Gesamt-MdE/-GdS/-GdB 32
  - Grad der Invalidität iS der privaten Unfallversicherung 33
- 2.11 Vorschaden, Parallelschaden, Nachschaden 34
  - Allgemeines 34
  - Vorschaden und MdE/GdS in GUV und sozEntschR 34
  - Vorschaden in der privaten Unfallversicherung (Vorinvalidität) ... 39
  - Parallelschaden 39
  - Nachschaden 40
- 2.12 Hilflosigkeit, Pflegebedürftigkeit 41
- 2.13 Arbeitslosigkeit, Verfügbarkeit 46
- 2.14 Rehabilitation und Teilhabe Behinderter 46
- 2.15 Ursächlicher Zusammenhang 48
  - Grundlagen 48
  - Innerer Zusammenhang, haftungsbegründende und haftungsausfüllende Kausalität 49

3 Sozialrecht 51
- 3.1 Sozialrechtliche Kausalitätslehre 51
  A. Erlenkämper
  - 3.1.1 Die „conditio sine qua non" 51
  - 3.1.2 Wesentliche Bedingung 52
  - 3.1.3 Konkurrierende Kausalität 58
  - 3.1.4 Beweisanforderungen und Beweislast . 63
  - 3.1.5 Schadensanlage und anlagebedingte Leiden 72
  - 3.1.6 Gelegenheitsursache 78
  - 3.1.7 Entstehung und Verschlimmerung ... 81
  - 3.1.8 Mittelbarer Schaden 84
  - 3.1.9 Beurteilung des ursächlichen Zusammenhangs 86
  - 3.1.10 Schemata für die sozialmedizinische Beurteilung 89
  - 3.1.11 Sonderfälle der Kausalität 94
- 3.2 Gesetzliche Grundlagen: Sozialrecht .. 98
  A. Erlenkämper, D. F. Hollo
  - 3.2.1 Sozialgesetzbuch I (SGB I) 99
  - 3.2.2 Grundsicherung für Arbeitsuchende (SGB II) 103
  - 3.2.3 Arbeitsförderung (SGB III) 107
  - 3.2.4 Gemeinsame Vorschriften für die Sozialversicherung (SGB IV) 114
  - 3.2.5 Gesetzliche Krankenversicherung (SGB V) 115

3.2.6	Gesetzliche Rentenversicherung (SGB VI)	129	**6**	**Gesetzliche Grundlagen: Verfahrensrecht**	**273**
3.2.7	Gesetzliche Unfallversicherung (SGB VII)	147		*P. W. Gaidzik*	
3.2.8	Kinder- und Jugendhilfe (SGB VIII)	173	6.1	Zivilprozess (ZPO)	274
3.2.9	Rehabilitation und Teilhabe behinderter Menschen (SGB IX – Teil I, §§ 1–67)	174		Grundzüge des Verfahrens	274
				Der Sachverständigenbeweis	276
3.2.10	Schwerbehindertenrecht (SGB IX – Teil II, §§ 68 ff)	184	6.2	Strafprozess (StPO)	277
			6.3	Verwaltungsverfahren (SGB X; VwVfG)	278
3.2.11	Gesetzliche Pflegeversicherung (SGB XI)	194		Allgemeines	278
				Verwaltungsverfahren	278
3.2.12	Sozialhilferecht (SGB XII)	205		Anhörung	279
3.2.13	Soziales Entschädigungsrecht	214		Verwaltungsakt	280
3.2.14	Soziale Förderung	233		Wirksamkeit und Bestandskraft von Verwaltungsakten	280
				Rechtsbehelfsverfahren	280
4	**Zivilrecht**	**239**		Rücknahme und Aufhebung von Verwaltungsakten	281
	P. W. Gaidzik			Erstattung zu Unrecht erbrachter Leistungen	284
4.1	Zivilrechtliche Kausalitätslehre	239		Erstattungsansprüche der Leistungsträger untereinander	284
4.2	Haftpflichtrecht (§§ 823 ff; 249 ff BGB)	241		Sonstige Bestimmungen	285
	Voraussetzungen des Haftpflichtanspruchs	242	6.4	Sozialgerichtliches und verwaltungsgerichtliches Verfahren	286
	Mitverschulden	243		Aufbau und Rechtsweg	286
	Beweismaß und Beweislast	244		Rechtsschutz, Klagearten, Klage	287
	Art und Höhe des Haftpflichtanspruchs	245		Verfahren, Beweisaufnahme	288
4.3	Privatversicherungen	247		Gerichtsbescheid, Klagerücknahme, Anerkenntnis, Vergleich	289
	Private Unfallversicherung (PUV)	247		Mündliche Verhandlung, Urteil, Beschluss	289
	Private Pflegepflichtversicherung (PPV)	252		Berufung	290
	Andere Versicherungen	253		Revision	291
4.4	Haftung des Arztes	257		Beschwerde	291
	Haftungsvoraussetzungen	257			
	Beweisrechtliche Aspekte	262	**7**	**Rechtsstellung des Gutachters**	**293**
5	**Gesetzliche Grundlagen: Sonstiges Recht**	**267**		*P. W. Gaidzik*	
	P. W. Gaidzik		7.1	Atteste, Befundberichte	293
5.1	Bundesentschädigungsgesetz (BEG)	267		Atteste, ärztliche Bescheinigungen (auf Wunsch des Patienten)	293
	Schaden am Leben	267		Befundberichte (auf Anforderung der Leistungsträger bzw Gerichte)	294
	Schaden an Körper und Gesundheit	267	7.2	Privatgutachten	295
	Entschädigungsleistungen	268	7.3	Gutachten im Verwaltungsverfahren der Sozialleistungsträger	296
	Verfahrensrechtliches	270			
5.2	Lastenausgleichsgesetz (LAG)	270			

7.4	Gerichtliche Sachverständigengutachten 297		8.3	Grundsicherung für Arbeitsuchende (SGB II) 323	
	Funktion und Aufgabe des ärztlichen Sachverständigen 297		8.4	Arbeitsförderung .... 323 Verfügbarkeit und Arbeitsfähigkeit ... 324 Sperrzeit 324	
	Das ärztliche Sachverständigengutachten als Beweismittel im gerichtlichen Verfahren 299		8.5	Gesetzliche Krankenversicherung .... 325 Arbeitsunfähigkeit .... 325 Die „weitere Krankheit" .... 325 „Dieselbe Krankheit" 326	
	Form und Inhalt der ärztlichen Sachverständigentätigkeit .... 301 Verpflichtung zur Erstattung von Gutachten 303		8.6	Gesetzliche Pflegeversicherung ...... 327 Pflegebedürftigkeit .... 327 Pflegestufen .... 328 Sozialmedizinische Beurteilung 329	
	Persönliche Erstattung des Sachverständigengutachtens .... 304 Keine Delegation des Gutachtenauftrags .... 305 Heranziehung ärztlicher Mitarbeiter .. 306		8.7	Gesetzliche Rentenversicherung ..... 330 Rechtsänderungen zum 01.01.2001 .. 330 Allgemeine Aspekte .... 330 Berufs- und Erwerbsunfähigkeit alten Rechts .... 333 Teilweise und volle Erwerbsminderung .... 333 Wegefähigkeit .... 334 Umstellungsfähigkeit 334	
7.5	Entschädigung des Gutachters .... 307 Allgemeines .... 307 Vergütung des gerichtlichen Sachverständigen nach dem JVEG .... 307 Verfahrensrechtliches 308				
7.6	Aufklärungspflichten des Gutachters .. 310		8.8	Gesetzliche Unfallversicherung ...... 335 Unfall .... 335 Ursächlicher Zusammenhang .... 336 Die „geeignete Ursache" .... 340 Schadensanlage und Gelegenheitsursache .... 341 MdE .... 343 Berufskrankheit 346	
7.7	Haftung des Gutachters .... 311 Haftung für Gesundheitsschäden bei der Untersuchung .... 311 Haftung für fehlerhafte Gutachten ... 311 Amtshaftung nach § 839 BGB iVm Art 34 GG 316				
7.8	Haftpflichtversicherung des Gutachters 317		8.9	Soziales Entschädigungsrecht 351	
			8.10	Schwerbehindertenrecht 352	
8	**Rechtliche Aspekte zur Begutachtung in einzelnen Rechtsgebieten** .... 319 *A. Erlenkämper, D. F. Hollo, P. W. Gaidzik*		8.11	Medizinische Rehabilitation und Leistungen zur Teilhabe .... 354 Rechtsänderungen durch das SGB IX .... 354 Leistungen zur medizinischen Rehabilitation .... 354 Leistungen zur Teilhabe am Arbeitsleben 357	
8.1	Zivilrechtliche Schadensersatzansprüche 319				
8.2	Private Unfallversicherung 321				

B Medizinische Grundlagen der Begutachtung

1 Allgemeine orthopädische Befunderhebung 361

1.1 Befunderhebung an den Gliedmaßen . 361
G. Rompe

Messmethode 361
Schultergürtel und
obere Extremitäten 362
Untere Extremitäten 370

1.2 Befunderhebung an Hals und Rumpf . . 375
G. Rompe

Vorbemerkung 375
Visuelle Prüfung 375
Manuelle Untersuchung 379
Röntgenbefund 381

1.3 Neurologische Diagnostik des orthopädischen Gutachters 383
B. Widder

Neurologische Befunderhebung 383
Neurophysiologische
Zusatzuntersuchungen 391
Differenzialdiagnose neurologischer
Ausfälle 394
Prognose neurologischer Ausfälle 395
„Außergewöhnliche"
Schmerzsyndrome 395

1.4 Technische Orthopädie
– orthopädietechnische Hilfsmittel . . . 398
L. Schilgen, W. Knoche

Vorbemerkung 398
Orthopädietechnische Hilfsmittel 398
Kostenträger 410
Schlussbemerkungen 410

1.5 Bedeutung der ICF für die Begutachtung 411
M. Schiltenwolf

Grundsätzliches 411
Das biopsychosoziale Modell 412
Beurteilungskomponenten der ICF . . . 413
Kodierung nach ICF und Relevanz für
die Begutachtung 414

2 Begutachtung bei speziellen Krankheitsbildern . . . 417

2.1 Begutachtung von Erkrankungen des entzündlich-rheumatischen
Formenkreises 417
S. Rehart, U. Hötker

Vorbemerkungen 417
Chronisch-entzündliche
Gelenkerkrankungen 417
Infektiöse, parainfektiöse Arthritiden . . 432
Juvenile idiopathische Arthritis (früher
juvenile rheumatoide Arthritis) 433
Chronisch-entzündliche systemische
Bindegewebeerkrankungen 435
Lokale weichteilrheumatische
Erkrankungen 437

2.2 Begutachtung bösartiger Tumoren 438
L. Bernd

Diagnostik 439
Therapie 439
Kausalität (Ätiologie) 440
Leistungsbegutachtung 441

2.3 Osteopenie/Osteoporose 442
D. Sabo

Einleitung 442
Basisdiagnostik 443
Therapie der Osteoporose 445
Gutachterliche Problematik
zu Fragen der Osteoporose 445

2.4 Begutachtung von Verletzungen
und Funktionsstörungen der Schulter . 449
M. Loew

Ereignisablauf 449
Pathomorphologie 450
Frakturen 450
Luxationen 450
Weichteilverletzungen 452
Untersuchung der verletzten Schulter . 454
Gutachterliche Bewertung
der Schädigungsfolgen 459
Begutachtung bei
einliegender Schulterprothese 459

2.5 Begutachtung von Verletzungen
und Schäden im Handbereich 461
A.-K. Martini

Untersuchungsmethoden 461
Verletzungen und Verletzungsfolgen . . 466

2.6 Begutachtung von Thrombose und
Embolie 471
R. Pauschert

Entstehung 471
Prophylaxe 471
Diagnostik 472
Komplikationen 473
Therapie 474
Gutachtenauftrag 475
Gutachterliche Untersuchung 476
Zusammenhang mit
Erstkörperschaden 477
Beurteilung in der Gesetzlichen
Unfallversicherung (GUV) 478
Bemessung in der Privaten
Unfallversicherung (PUV) 479
Therapieschaden/Behandlungsfehler .. 480

2.7 Das paraplegiologische Gutachten 482
H. P. Kaps

Epidemiologie 482
Definition 482
Klinisches Bild 482
Hilfsmittelversorgung 491
Komplikationen 491
Prinzipielle Bemerkungen
zur Begutachtung
Querschnittgelähmter 491
Orthopädisch-traumatologische
Bewertung von Unfallfolgen
am Achsenskelett
beim Querschnittgelähmten 491
Neurologische Bewertung von Schäden
bei Querschnittlähmung 492
Neurourologische Bewertung
der Blasen-Mastdarm-Lähmung 492
Neurologisch-psychiatrische
Bewertung psychopathologischer
Symptome – posttraumatische
Belastungsstörung................ 492
Kleiderverschleiß 494
Bemessung des Pflegegeldes
bei Arbeitsunfällen (§ 8 SGB VII) 494
Begutachtung nach
Fahrerlaubnisverordnung (FeV) 494

2.8 Infekte der Haltungs- und
Bewegungsorgane 495
F. Zeifang

Ätiologie 495
Diagnostik 496

Therapie 497
Gutachtliche Einschätzung 497
Schwerbehindertenrecht 498
Soziales Entschädigungsrecht/
Gesetzliche Unfallversicherung 499
Private Unfallversicherung 499
Sozialmedizinische Konsequenzen.... 499
Arzthaftung 499

2.9 Muskuloskelettale Schmerzen –
psychosomatische Aspekte der
Begutachtung
der Stütz- und Bewegungsorgane 500
M. Schiltenwolf

Die besondere Problematik
in der Begutachtung chronischer
muskuloskelettaler Schmerzen 500
Allgemeine Aspekte der gutachtlichen
Einschätzung chronischer
(muskuloskelettaler) Schmerzen 503
Einteilung von Schmerzen 504
Psychische Gesundheitsstörungen im
Zusammenhang mit Schmerz und
Leitsymptom Schmerz einer
übergeordneten psychischen
Erkrankung 505
Affektive Störungen 508
Psychosomatische Mitverursachung
von Schmerz
und Funktionsstörungen 509
Schmerz und Funktionsstörungen
durch Verschiebung der
Wesensgrundlage,
Symptomausweitung, Simulation,
Aggravation, Verdeutlichung 510
Bedeutung 511
Ablauf und Inhalt
der Begutachtung 512
Anamnese 513
Klinische Befunde 513
Diagnosen 514
Zusammenfassung und Beurteilung .. 514

3 Begutachtungen mit besonderer Fragestellung 521

3.1 Begutachtung von
Fahrerlaubnisbewerbern........... 521
G. Rompe

Die Fahrerlaubnisverordnung (FeV) ... 521

3.2	Beurteilung der Wehrdienstfähigkeit	524		Orthopädie und Unfallchirurgie 608
	W. Kaul			A. Michel
	Einführung und Begriffsbestimmung	524		Grundlagen der
	Inhalte der einzelnen			Krankenhausfinanzierung 608
	Gesundheitsnummern	525		Fallprüfungen nach § 275 SGB V und
	Schlussbemerkungen	533		§ 17 c KHG 610
3.3	Begutachtung in der gesetzlichen			Begutachtung von Krankenhausfällen
	und der privaten			durch den MDK 611
	Pflegepflichtversicherung	533		Ordnungsgemäße Abrechnung 616
	D. Heinzelmann			Verfahren der sozialmedizinischen
				Begutachtung durch den MDK 618
	Allgemeines	533		Medizincontrolling 619
	Leistungen und Begriffe			
	der Pflegeversicherung	534	3.8	Schulsportbefreiung 620
	Wann liegt Pflegebedürftigkeit vor . . .	535		C. Carstens
	Vorschriften zur Durchführung			
	der Begutachtung	536		Vorbemerkung 620
	Verfahren zur Feststellung			Empfehlungen 621
	der Pflegebedürftigkeit	538	**4**	**Weitere Aspekte der**
	Inhalt des Pflegegutachtens	538		**Begutachtung** **625**
	Unterschiede zum			
	sozialen Entschädigungsrecht	540	4.1	Gutachtenaufbau und -abrechnung . . . 625
	Der orthopädische Aspekt			G. Rompe
	des Pflegegutachtens	541		Vorbereitung des Gutachtenauftrags . . 625
	Was macht der behandelnde			Befragung und Untersuchung
	Orthopäde bzw. Chirurg, wenn er			des Probanden 625
	meint, die Pflegebedürftigkeit sei			Erstuntersuchung durch den
	gegeben oder die Pflegestufe sei zu			Gutachter 626
	ändern?	542		Erstellung der Beurteilung 626
	Vorgehensweise der privaten			Abfassung des schriftlichen
	Pflegepflichtversicherung	543		Gutachtens 628
3.4	Begutachtung für berufsständische			Abrechnung des Gutachtenauftrages . . 628
	Versorgungswerke	543	4.2	Beurteilung von
	W. Kuhberg			Zusammenhangsfragen
	Einheitlicher Fragenkatalog			für den Bereich des Sozialrechtes
	an den Gutachter	547		am Beispiel der
3.5	Begutachtung von Berufskrankheiten			„habituellen" Patellaluxation 631
	der Haltungs- und Bewegungsorgane	549		G. Rompe, A. Erlenkämper
	J. Thürauf			Einteilung 631
	Allgemeiner Teil	549		Zusammenhangsbeurteilung 632
	Spezieller Teil	563	4.3	Qualitätssicherung in der
3.6	Begutachtung im Rahmen			Begutachtung 635
	der Sozialhilfe	596		F. Schröter
	J. Thürauf, A. Erlenkämper			Ebenen der Qualitätssicherung 636
	Einleitung	596		Rechtsstellung und Rollenverständnis
	Eingliederungshilfe	596		des Gutachters 637
	Hilfe zur Pflege (§§ 61 ff SGB XII)	604		Normen medizinischer Erkenntnisse . . 641
3.7	Sozialmedizinische Begutachtung			Vorbereitung des Gutachtens durch
	von Krankenhausleistungen in			den Auftraggeber 641

Vorbereitung der Begutachtung 642
Einbestellung zur Untersuchung 642
Aktenstudium und Dokumentation ... 643
Die gutachtliche Anamneseerhebung . 644
Dokumentation des
aktuellen Beschwerdebildes 644
Befunderhebung
und Dokumentation 645
Rangordnung der gutachtlichen
Untersuchungsbefunde 646
Hilfsmittel zur Befunddokumentation . 647
Apparative gutachtliche Diagnostik ... 647
Gutachtliche Diagnosefindung 648
Gutachtliche Beurteilung 649
Beantwortung der dem Gutacher
gestellten Fragen 649
Schlussblatt des
medizinischen Gutachtens 649
Unterschriften und Verantwortlichkeit 650
Quellennachweis 650

4.4 Kurzhinweise zu häufigen
medizinischen Fragestellungen 651
G. Rompe

5 Begutachtung in der privaten Versicherung 683

5.1 Begutachtung in der
privaten Unfallversicherung 683
F. Schröter

Grundlagen 683
Erstschadensbild 684
Körpereigene Verletzungen 685
Sonderregelung „Bandscheibe"
und innere Blutungen 685
Unfallfremde Mitwirkung 686

Vorinvalidität 688
Wundinfektionen 688
Weitere Versicherungsausschlüsse ... 689
Psychische Reaktionen 689
Folgen von Heilmaßnahmen
und Eingriffen 690
Chronisch-venöse Insuffizienz
und Krampfadern 690
Bauch- und Unterleibsbrüche 690
Leistungsarten der PUV 690
Invaliditätsleistung 690
Invaliditätsbemessung
nach der Gliedertaxe 691
Gliedertaxe: Bemessung
von Teilfunktionsverlusten 691
Bezugswerte der Gliedertaxe 692
Mehrfachverletzung einer Gliedmaße . 694
Invaliditätsbemessung
außerhalb der Gliedertaxe 694
Dauerschaden und Invaliditätsleistung 696
Bewertung von Mehrfachverletzungen 696
Leistungen bei Unfalltod 697
Tagegeldleistung 697
Krankenhaustagegeld/Genesungsgeld . 698
Übergangsleistung 698
Sofortleistung 698
Das Gutachten für die
private Unfallversicherung 699

5.2 Begutachtung für die private
Berufsunfähigkeitsversicherung 700
G. Rompe

Vorbemerkung 700
Berufsunfähigkeit im Sinne der BUV/
BUZ 700
Begutachtungsgrundsätze 701
Zusammenfassung 702

C Einschätzungsempfehlungen

1 Empfehlungen zur Bemessung von Unfallfolgen 705

1.1 Bemessungsempfehlungen für die private Unfallversicherung 705
F. Schröter, E. Ludolph
Aufbau der Systematik 705
Gutachtliches Vorgehen 706
Bemessungsmaßstäbe 707
Tabellen für Funktionsstörungen an Gelenken 708
Längen- und Achsabweichungen 712
Arthroserisiko 712
Thrombosefolgen 713
Nervenschäden 713
Invaliditätsbemessung außerhalb der Gliedertaxe 714
Schlusswort 716

1.2 Synopse der Bewertung von Leistungsbeeinträchtigungen in den verschiedenen Gebieten der Sozialversicherung in Deutschland ... 717
G. Rompe

Sachverzeichnis 729

A

Rechtliche Grundlagen der Begutachtung

1 Arzt und Recht

A. Erlenkämper

Zahlreiche Regelungen in unserem Rechtsleben – Gesetze, Verordnungen, aber auch Versicherungsbedingungen und -verträge – knüpfen an Tatbestände an, die durch Krankheit und hierdurch bedingte Leistungseinbußen geprägt sind. Deren Inhalt bzw Voraussetzungen können von den Leistungsträgern und Gerichten aber ohne sachverständige Mitwirkung des Arztes nicht festgestellt und verwirklicht werden.

> Dies gilt besonders für das Sozialrecht.

Denn zahlreiche Sozialleistungen – zB Kranken- und Verletztengeld, Maßnahmen der medizinischen Rehabilitation und zur Teilhabe am Arbeitsleben (früher: berufliche Rehabilitation), Renten der GRV, der GUV und des sozEntschR usw – haben Krankheit oder Behinderung zur Voraussetzung und können daher von den Sozialleistungsträgern und Gerichten ohne sachverständige ärztliche Mitwirkung nicht festgestellt werden.

> Dies gilt in ähnlicher Weise auch für andere Bereiche, ua für das zivile Haftpflicht-, das Privatversicherungs- und das Beamtenrecht.

Auch dort – zB bei Ansprüchen aus privaten Versicherungen, bei Haftpflicht- und anderen Schadensersatzansprüchen infolge gesundheitlicher Schädigung zB nach Verkehrsunfällen – kann das Recht ohne sachkundige ärztliche Beratung insbesondere durch Begutachtung von Krankheit, Behinderung, Unfall- und sonstigen Verletzungsfolgen usw nicht umgesetzt und verwirklicht werden.

! Hier ist es Aufgabe des gutachtlich tätigen Arztes, den Leistungsträgern und Gerichten als Helfer und Berater zur Seite zu stehen.

Das Tätigwerden insbesondere als beratender Arzt oder als Sachverständiger erfordert daher neben medizinischen Kenntnissen und Erfahrungen ein breites Spektrum auch an rechtlichem Wissen.

Der in diesen Bereichen tätige Arzt muss, will er seiner Verantwortung insoweit gerecht werden, die gutachtlich relevanten Rechtsbegriffe ebenso kennen wie die Voraussetzungen und Grenzen der rechtlichen Ansprüche, Leistungen und Maßnahmen, um die es jeweils geht, und die Maßstäbe, die Rechtsordnung und Rechtsprechung zu ihrer Umsetzung in die Praxis gesetzt haben. Dass dieses Wissen in der ärztlichen Ausbildung vielfach nicht ausreichend vermittelt wird, ist ein bedauerliches Defizit. Die Weiterbildung für die Zusatzbezeichnung „Sozialmedizin", wie sie seit Jahren von den Landesärztekammern angeboten wird, beginnt, dieses Defizit jedenfalls für diesen Bereich auszufüllen.

Dem vorliegenden Werk, das in erster Linie für den gutachtlich tätigen Arzt bestimmt ist, wird daher eine Einführung in die für die Begutachtung wichtigsten zentralen Rechtsbegriffe, ein Überblick über die für die Begutachtung bedeutsamen Rechtsgebiete und die Rechtsstellung des Arztes als Gutachter vorangestellt.

2 Zentrale Rechtsbegriffe

A. Erlenkämper

2.1 Versicherungsfall, Leistungsfall

Der für Leistungsansprüche aus der Sozialversicherung, aber auch aus Privatversicherungen wichtige Begriff des Versicherungsfalls wird zwar im Gesetz wiederholt gebraucht, ist dort aber nicht abschließend definiert.

> Der Versicherungsfall ist ein bestimmtes Ereignis im Leben des Versicherten, das spezifische Gefährdungen oder Nachteile für diesen realisiert, gegen die die Versicherung Schutz gewähren und deren Eintritt die Leistungspflicht jedenfalls dem Grunde nach auslösen soll.[1]

Im Sozialversicherungsrecht wird der Versicherungsfall gekennzeichnet durch den Eintritt eines sozialen Bedarfs oder doch eines besonderen sozialen Betroffenseins, also eines jener Wechselfälle des Lebens, durch die der Versicherte, seine Angehörigen oder Hinterbliebenen ohne Hilfe von außen in wirtschaftliche Not oder doch sozialen Rückstand geraten würde, zu deren Bewältigung er daher der Hilfe durch die Gemeinschaft bedarf und vor denen die jeweilige Versicherung gerade schützen soll. Der Begriff Versicherungsfall umschreibt damit aufseiten des Versicherten das versicherte Risiko und aufseiten des Versicherungsträgers das Wagnis.

Diese Wechselfälle müssen nicht unbedingt unvorhersehbar und unvermeidbar sein. Es sind vielfach gerade die typischen, teilweise sogar wiederkehrenden Bedarfsfälle (Risiken) im Leben eines jeden Versicherten wie Krankheit, Arbeitslosigkeit, Unfall, Herabsinken der Erwerbsfähigkeit, Alter oder Tod. Auch wenn das Ereignis vorhersehbar ist (zB Erreichung der Altersgrenze, Arbeitslosigkeit durch bevorstehende Schließung des Betriebes), wenn es fahrlässig (zB bei einem Wegeunfall) oder gar vorsätzlich (zB durch Umgehung einer Arbeitsschutzvorrichtung) herbeigeführt wird, schließt das den Versicherungsfall nicht grundsätzlich aus. Derartige Umstände können aber ggf zum Ausschluss der Leistungspflicht oder zu einem zeitweisen oder völligen Versagen von Leistungsansprüchen führen. Andererseits darf vom Versicherten ein „Versicherungsfall" natürlich nicht absichtlich herbeigeführt werden, also nur in der Absicht, soziale Leistungen zu erhalten (zB Selbstverstümmelung); denn dann handelt es sich nicht um einen solchen Wechselfall, gegen den die Sozialversicherung Schutz gewähren soll.

> **!** Der Eintritt eines entsprechenden Versicherungsfalls ist zwar Voraussetzung für die Gewährung von Leistungen aus der Sozialversicherung. Er begründet aber für sich allein noch nicht den sog **Leistungsfall**, dh noch keinen konkreten Anspruch auf Gewährung bestimmter Leistungen,[2] sondern nur ein Stammrecht. Für den Leistungsfall müssen zum Versicherungsfall idR noch weitere Voraussetzungen hinzutreten.

So begründet zB krankheitsbedingte Arbeitsunfähigkeit für sich allein noch keinen Anspruch auf Zahlung von Krankengeld aus der GKV; ua muss die Entgeltfortzahlung beendet sein, und die sog Aussteuerfrist darf noch nicht erschöpft sein. Krankheitsbedingt verminderte Erwerbsfähigkeit iS der GRV bewirkt nicht automatisch einen entsprechenden Rentenanspruch; ua müssen die Wartezeit und weitere versicherungsrechtliche Voraussetzungen erfüllt sein.

---

[1] einhM; vgl ua BSG SozR 2200 § 551 Nr 35; SozR 3-5679 Art 3 Nr 1; SozR 3-5750 Art 2 § 6 Nr 6; *Bereiter-Hahn* § 7 Rdz 3; *Brackmann* GUV § 7 Rdz 4 ff; *Erlenkämper* S 9; *Erlenkämper/Fichte* S 7; KassKomm § 7 SGB VII Rdz 2; *Lauterbach* § 7 Rdz 2; *Peters* SGB V vor § 27 Rdz 49

[2] BSG SozR 2200 § 551 Nr 35 mwN

2 Zentrale Rechtsbegriffe

> Von besonderer Bedeutung sind die Begriffe Versicherungs- und Leistungsfall im **Berufskrankheitenrecht**.

Hier tritt (entgegen früherer Rechtsauffassung) der Versicherungsfall der **Berufskrankheit „dem Grunde nach"** stets schon dann ein, wenn die Erkrankung klinisch-funktionell manifest oder pathologisch-anatomisch doch eindeutig identifizierbar ist, aber – wie für den Leistungsfall Voraussetzung – noch keine Arbeitsunfähigkeit, keine Behandlungsbedürftigkeit und auch keine MdE bewirkt.

Ist zB eine Lärmschwerhörigkeit als Krankheit in dieser Weise manifest, ist der Versicherungsfall eingetreten und führt zur Verpflichtung des UV-Trägers, die Berufskrankheit als solche („dem Grunde nach") anzuerkennen. Der Leistungsfall mit Ansprüchen auf Verletztengeld oder Rente aus der GUV tritt aber erst ein, wenn auch Behandlungsbedürftigkeit, Arbeitsunfähigkeit oder eine MdE besteht.

> Von praktischer Bedeutung ist die Unterscheidung zwischen Versicherungs- und Leistungsfall vor allem bei der Einführung neuer Berufskrankheiten.

Werden neue Berufskrankheiten durch Aufnahme in die Anlage zur BKV eingeführt, erfolgt deren Entschädigung rückwirkend idR nur für einen begrenzten Zeitraum, der in der maßgebenden Änderungs-VO zur BKV ausdrücklich bestimmt wird. Versicherungsfälle, die vor dem Rückwirkungszeitpunkt eingetreten sind, werden nicht entschädigt. Maßgebend ist hierfür (entgegen früherer Rechtsauffassung) der *Versicherungsfall*, nicht der Leistungsfall.[1]

> Auch die Privatversicherung kennt den Begriff des Versicherungsfalls, vor allem in der privaten Krankenversicherung.

So ist Versicherungsfall für die private Krankheitskosten- und Krankenhaustagegeldversicherung nach § 1 Abs 2 MB/KK die medizinisch notwendige Heilbehandlung einer versicherten Person wegen Krankheit oder Unfallfolgen, für die Krankentagegeldversicherung nach § 1 Abs 2 MB/KT die medizinisch notwendige Heilbehandlung einer versicherten Person wegen Krankheit oder Unfallfolgen, in deren Verlauf Arbeitsunfähigkeit ärztlich festgestellt wird.

> Auch in der Privatversicherung ist der Versicherungsfall mit dem Leistungsfall nicht identisch.

So wird Ersatz von Aufwendungen für Heilbehandlung ua nur gewährt, soweit der Versicherungsschutz reicht, sofern die Wartezeiten erfüllt sind und keine Einschränkung der Leistungspflicht besteht. Krankentagegeld wird ua nur gewährt, wenn die Wartezeiten erfüllt sind, der Versicherungsfall in Deutschland eingetreten ist und das Krankentagegeld zusammen mit vergleichbaren anderen Leistungen das Nettoeinkommen nicht übersteigt.

2.2 Unfall

Der Unfallbegriff hat im Rechtssystem – im Sozialrecht ebenso wie in der Privatversicherung – große Bedeutung. Die Gewährung zahlreicher Leistungen ist davon abhängig, ob ein Unfall im Rechtssinn vorliegt.

Das gilt nicht nur für die eigentlichen Arbeits- bzw Dienstunfälle iS der GUV und des sozEntschR und für Unfälle iS der PUV, sondern im Sozialrecht auch für Unfälle ua auf Arbeits- und Dienstwegen (sog Wegeunfälle) sowie für Unfälle bei Rehabilitationsmaßnahmen, auf Wegen von und zu solchen Maßnahmen sowie von und zu behördlich angeordneten Anhörungen, Untersuchungen oder in Erfüllung öffentlich-rechtlicher Meldepflichten. Auch in der GRV kann ein Unfall für die vorzeitige Erfüllung der Wartezeit von Bedeutung sein.[2]

> Für das Sozialrecht wird der **Unfall** in Literatur und Rechtsprechung definiert als ein zeitlich begrenztes, von außen auf den menschlichen Körper schädigend einwirkendes, unfreiwilliges Ereignis, das zu einem Gesundheitsschaden (bzw zum

---

[1] stdRspr; vgl ua BSG SozR 2200 § 551 Nr 35; SozR 3-2200 § 551 Nr 3, 6, 14

[2] vgl weiterführend *Erlenkämper* S 38

2.2 Unfall

Tod) führt.[1] Diese Definition ist nunmehr auch in § 8 Abs 1 SGB VII übernommen worden (S 151). Sie gilt grundsätzlich auch für die PUV (s unten).

Das Sozialrecht sieht den Unfallbegriff – anders als die PUV (s unten) – sehr weit.

Nach dem Schutzzweck des Gesetzes erfasst der Versicherungs- bzw Versorgungsschutz grundsätzlich alle schädigenden Ereignisse, die infolge der geschützten Tätigkeit eintreten und zu einem Gesundheitsschaden führen. Insbesondere die GUV erstreckt den Versicherungsschutz (entgegen vielfacher sozialmedizinischer Begutachtungspraxis) über die von außen kommenden physischen Gewalteinwirkungen hinaus auf zahlreiche andere Einwirkungen aus der versicherten Tätigkeit, die zu einem Gesundheitsschaden führen, sofern sich diese innerhalb einer Arbeitsschicht ereignen.[2] Das sozEntschR entschädigt zudem nicht nur Unfälle „*infolge*" einer dienstlichen Tätigkeit, sondern auch solche, die „*während der Ausübung* des Dienstes" eintreten, §§ 1 BVG, 81 SVG (S 215, 216).

Der Unfallbegriff des Sozialrechts ist also mit dem medizinischen Begriff des Traumas nicht unbedingt identisch.

Zahlreiche Ereignisse und Einwirkungen aus den versicherten (GUV) bzw sonst wie geschützten Tätigkeiten (sozEntschR) wie zB Stolpern und Stürzen oder kontrollierte Kraftanstrengungen beim Heben und Tragen, die zu einem Gesundheitsschaden führen, gelten sozialrechtlich als Unfall, auch wenn sie ärztlicherseits nicht als Trauma, sondern als bestimmungsgemäße oder physiologische Belastung gesehen werden.

Das Unfallereignis ist überwiegend ein außergewöhnlicher, auffallender, eindrucksvoller Vorgang, der meist schlagartig auftritt und an dem Unfallcharakter des Geschehens keinen Zweifel aufkommen lässt.

Dazu gehören zB Sturz, Stoß, Schlag; Verkehrsunfall; mechanische Einwirkungen von Maschinen, Geräten und Materialien mit zB Schlag-, Schnitt-, Bohr-, Sägeverletzung; Fallen von Steinen, Bohlen usw von Dächern oder Gerüsten; Einsturz von Gebäuden oder Brücken, Verschüttung in Bergwerk oder Kiesgrube; Ersticken, Ertrinken, Erfrierung, Verätzung, Verbrennung, Vergiftung; Einwirkungen von Tieren (zB Hundebiss, Hufschlag vom Pferd, auch Insektenstich[3]); Einwirkungen von Gasen, Dämpfen, Schall (sog Knalltrauma), Strahlen[4] und Strom; psychische Schockeinwirkungen aufgrund gravierender betrieblicher bzw dienstlicher Vorgänge und Ereignisse.

Das Unfallereignis kann aber auch unauffälliger eintreten.

So sind als Unfall zu werten zB auch Ausgleiten, Umknicken, Stolpern, Fallen (mit allen Abstützungsversuchen), ferner Kraftanstrengungen wie zB Heben, Tragen, Bewegen oder Abfangen von Lasten mit dadurch bewirkten Verrenkungen, Zerrungen, Muskel-, Sehnen-[5] und Meniskusrupturen[6] oder Bandscheibenvorfällen, und zwar auch dann, wenn es sich um betriebsübliche Geschehnisse bzw Belastungen handelt (s unten). Als Unfall gelten ferner zB schleichende Vergiftungen, Erfrierungen, wiederholte Insektenstiche, wenn sie innerhalb kurzer Zeit (in der GUV: während *einer* Arbeitsschicht) eintreten. Entsteht der Schaden dagegen (nur) infolge einer Summationswirkung aus wiederholten derartigen Einwirkungen aus verschiedenen, zeitlich auseinander liegenden Gelegenheiten (in der GUV: in *mehreren* Arbeitsschichten), liegt ein Unfall nicht vor. In der GUV kommt dann allenfalls eine Berufskrankheit in Betracht.

Voraussetzung ist insbesondere nicht, dass eine außergewöhnliche Belastung, ein besonderes betriebliches oder dienstliches Risiko oder eine erhöhte Betriebsgefahr vorgelegen hat. Ein Unfall kann durchaus durch gewöhnliche betriebliche bzw dienstliche Belastungen und infolge betriebs- bzw dienstüblicher Tätigkeit eintreten, wenn hierdurch ein Gesundheitsschaden eintritt.[7]

---

[1] vgl ua *Bereiter-Hahn* § 8 Rdz 11; *Brackmann* GUV § 8 Rdz 7; *Erlenkämper/Fichte* S 32; *Hauck* SGB VII § 8 Rdz 10 ff; KassKomm SGB VII § 8 Rdz 19 ff; *Lauterbach* § 8 Rdz 6; *Wilke* BVG § 1 Rdz 18, jeweils mwN; *Anhaltspunkte* Nr 37

[2] vgl ua BSG SozR 2200 § 1252 Nr 6 mwN; KassKomm SGB VII § 8 Rdz 20; *Lauterbach* § 8 Rdz 26

[3] BSG SozR 3-2200 § 548 Nr 4

[4] BSG Breith 1982, 23

[5] BSG 06.12.1989 – 2 RU 7/89 – Meso B 240/123

[6] LSG Saarbrücken 23.01.1992 – L 2 U 38/91 Meso B 240 139

[7] einhM; vgl ua BSG 9, 222; 15, 112; BSG SozR 2200 § 548 Nr 75, 84, 91; SozR 3-2200 § 548 Nr 4; *Erlenkämper/Fichte* S 33; KassKomm SGB VII § 8 Rdz 24; *Lauterbach* § 8 Rdz 91 ff; *Schönberger/Mehrtens/Valentin* S 58

2 Zentrale Rechtsbegriffe

Die Annahme eines (Arbeits-)Unfalls erfordert somit entgegen verbreiteter sozialmedizinischer Ansicht[1] bei Vorliegen der sonstigen Voraussetzungen nicht, dass eine erhöhte Betriebsgefahr, eine unphysiologische oder sonst wie bestimmungswidrige außergewöhnliche, betriebs- bzw dienstunübliche Belastung vorgelegen hat, und auch nicht, dass die Einwirkung den Körper (zB die Muskel-Sehnen-Strukturen) unvorbereitet und unkoordiniert getroffen hat.

Kommt es daher zB beim Anheben oder Auffangen eines schweren Gegenstandes zu einem Sehnenriss oder einem Bandscheibenvorfall, so liegt ein Unfall vor, auch wenn die Kraftanstrengung bei betriebsüblicher Tätigkeit erfolgt, für den Betroffenen eine gewohnte Belastungen bedeutet und für diesen durchaus vorbereitet (also nicht plötzlich-unerwartet) einsetzt und die betroffenen Organstrukturen nicht unplanmäßig, unkoordiniert oder sonst wie unphysiologisch trifft.[2]

Der Unfallbegriff des Sozialrechts unterscheidet sich gerade in diesem Bereich deutlich von dem der PUV (s unten).

Der sozialrechtliche Schutz besteht daher nicht nur, wenn von der geschützten Tätigkeit eine erhöhte Gefahr für den Eintritt des Gesundheitsschadens ausgeht, sondern auch gegenüber Ereignissen und Einwirkungen, die im Alltagsleben ebenso vorkommen wie bei versicherten oder anderen geschützten Tätigkeiten (sog **Gefahren des täglichen Lebens**[3]).

So gibt es zahllose Unfallereignisse, die sowohl im Privatleben wie auch bei geschützten Tätigkeiten vorkommen. Der Schutz des Sozialrechts soll aber gerade die Ereignisse erfassen, die infolge einer geschützten Tätigkeit eintreten und zu einem Gesundheitsschaden führen, also unabhängig von der Frage, ob Ähnliches auch im privaten Lebensbereich hätte geschehen können. Liegt der erforderliche Zusammenhang mit einer geschützten Tätigkeit vor, darf daher ein Unfall nicht mit der Begründung verneint werden, ein solches Ereignis hätte auch im privaten Lebensbereich geschehen können.[4]

Ohne Relevanz für die sozialrechtliche Beurteilung und damit auch für das sozialmedizinische Gutachten ist die Frage, ob das als Unfall diskutierte Ereignis ärztlicherseits als **generell geeignet** angesehen wird, den eingetretenen Gesundheitsschaden zu bewirken (S 56).

Im Gegensatz zu der nur für das Zivilrecht geltenden Adäquanzlehre kennt das Sozialrecht keine Begrenzung der Haftung auf adäquate, generell zur Herbeiführung eines solchen Schadens geeignete Ursachen. Hat eine als Unfall zu charakterisierende Einwirkung stattgefunden und mit hinreichender Wahrscheinlichkeit eine rechtlich wesentliche (Teil-)Ursache für den streitigen Gesundheitsschaden gebildet, darf die Anerkennung der Unfallfolgen nicht mit der Begründung abgelehnt werden, das Unfallereignis sei nicht geeignet gewesen, diesen Schaden zu verursachen.

Ohne rechtliche Bedeutung für die Frage, ob ein bestimmtes Ereignis rechtlich einen Unfall bildet, ist auch, ob die von diesem Ereignis ausgehende und zu dem Gesundheitsschaden führende Einwirkung ärztlicherseits als **physiologische, bestimmungsgemäße Belastung** angesehen wird.

Hat die Belastung einen Gesundheitsschaden bewirkt, war sie *für den Betroffenen* unphysiologisch. Denn nach dem jedenfalls für das Sozialrecht geltenden Gebot der *individuellen* Prüfung (S 53) kommt es allein darauf an, wie die Belastung *bei dem konkret Betroffenen* gewirkt hat. Eine Wertung dahin, diese Belastung sei bestimmungsgemäß, für einen Gesunden also physiologisch und daher nicht adäquat für den Eintritt des Gesundheitsschadens, ist mit den Grundsätzen des Sozialrechts nicht vereinbar. Das gilt auch – und gerade – dann, wenn der Betroffene zB in seiner Organstruktur konstitutionell minder belastbar oder degenerativ vorgeschädigt war. Denn in diesem Gesundheitszustand ist der Betroffene durch das Sozialrecht geschützt (S 54).

Die Einwirkung muss idR **von außen** auf den Betroffenen erfolgen, soll ein Unfall vorliegen.

Auch dieses Merkmal ist aber nicht eng auszulegen.

Vor allem die GUV sieht den Unfallbegriff auch insoweit sehr weit. Insbesondere ist nicht erforderlich, dass die Einwirkung von außen her auf den Betroffenen zu-

---

[1] so zB früher *Ludolph*/Spohr BG 1994, 68; *Lohsträter/Ludolph* BG 1995, 268; *Ludolph/Weber/Besig* BG 1995, 563

[2] vgl ua den sog Bizepssehnenfall: BSG 06. 12. 1989 – 2 RU 7/89 – Meso B 240/123; ebenso LSG Saarbrücken Breith 1992, 635

[3] vgl ua BSG SozR 3-2200 § 548 Nr 4; *Lauterbach* § 8 Rdz 92

[4] stdRspr; vgl ua BSG SozR 2200 § 548 Nr 75; SozR 3-2200 § 548 Nr 4, jeweils mwN

2.2 Unfall

kommt. Auch körpereigene Bewegungen mit Ausgleiten, Umknicken, Stolpern oder Fallen gelten als von außen kommend,[1] ebenso Kraftanstrengungen wie Heben, Tragen und Bewegen von Lasten und ähnliche Belastungen durch die geschützte Tätigkeit.[2]

> Das Merkmal „von außen" dient vor allem der Abgrenzung zu Ereignissen aus **innerer Ursache**.[3]

Schadensereignisse, die zB durch Herzinfarkt oder Kreislaufkollaps, epileptischen Anfall, Alkohol- oder Medikamenteneinwirkung eintreten, sind idR kein Unfall, es sei denn, dass sie ihrerseits durch schädigende Einwirkungen aus der geschützten Tätigkeit (zB Überanstrengung, Hitze, Sauerstoffmangel, Schock usw; auch: Beschaffenheit der Unfallstelle) mit verursacht worden sind.[4] Sie können aber zu einem Unfall führen wie zB der Herzinfarkt am Lenkrad eines Kfz mit anschließendem Zusammenstoß auf einem versicherten Weg,[5] der Kreislaufkollaps, durch den der Betroffene auf einer Treppe stürzt[6] oder in eine laufende Maschine gerät, der Schwindelanfall, der zum Sturz vom Baugerüst führt. Auch betrieblich bedingte Umstände, die Art und Schwere des Unfalls und/oder seiner Folgen zB durch die Beschaffenheit betrieblicher Einrichtungen, der Unfallstelle usw iS einer wesentlichen Teilursache mit beeinflussen, können dazu führen, dass ein zunächst aus innerer Ursache eingetretenes Ereignis als Unfall zu werten ist.[7] Wer in Ausübung einer betrieblichen Tätigkeit zB infolge einer inneren Ursache zu Fall kommt und dabei eine Treppe hinab oder von einer Leiter oder einem Gerüst stürzt, mit dem Arm in eine laufende Maschine gerät oder mit dem Kopf auf die harte Kante einer Maschine oä[8] aufschlägt, erleidet einen Unfall.

Ob ein solcher Unfall allein wesentlich auf der inneren Ursache oder (auch) iS einer wesentlichen Teilursache auf dem geschützten Risiko (versicherte Tätigkeit, Dienstverrichtung, Verkehrs- und Wegegefahren, Beschaffenheit der Unfallstelle usw) beruht, ist nach den Maßstäben der sozialrechtlichen Kausalitätslehre zu prüfen (S 51). Dabei muss die innere Ursache – wie stets bei Zusammenhangsbeurteilungen – voll bewiesen sein; allein die Möglichkeit und selbst eine gewisse Wahrscheinlichkeit, dass eine innere Ursache kausal wirksam gewesen ist, reicht nicht aus.[9]

> Die Unfalleinwirkung muss nicht unbedingt **körperlicher Art** sein. Auch **psychische Einwirkungen** können als Unfall in Betracht kommen.

Das gilt zB für Einwirkungen durch außergewöhnlich starken betriebsbedingten Stress, Schockeinwirkung infolge schwerwiegender betrieblicher Ereignisse, Erleben eines eigenen oder fremden Unfalls, Tod eines Arbeitskollegen, heftiger betrieblicher Streit, Bedrohung, Banküberfall, Geiselnahme, Mordversuch, Vergewaltigung bzw deren Versuch usw. Auch solche Einwirkungen können einen Unfall bilden, auch wenn es zu einem körperlichen Gesundheitsschaden nicht kommt.[10]

> Die Einwirkung muss ferner im Allgemeinen **unfreiwillig** erfolgen. Einem absichtlich selbst herbeigeführten Ereignis fehlt das Charakteristikum der Einwirkung von außen.

So ist die Selbstverstümmelung oder die mit Einwilligung erfolgende Amputation kein Unfall. Das gleiche gilt für den Suizid. Solche Geschehnisse sind keine Unfallereignisse. Sie können aber (mittelbare) *Folge* eines Unfalls bzw eines unfallbedingten Gesundheitsschadens sein (zB Suizid infolge schwerer Verstümmelung oder unheilbarer Krankheit[11]).

> Als unfreiwillig gilt die unfallbringende Handlung aber auch dann, wenn sie in Ausübung einer grundsätzlich geschützten betrieblichen bzw dienstlichen Tätigkeit freiwillig vorgenommen wird, selbst wenn diese Handlung nicht unmittelbar zu den Dienst- bzw Arbeitspflichten gehört, aber betriebs- bzw dienstdienlich ist.

---

[1] BSG SozR 2200 § 550 Nr 35 mwN
[2] einhM; *Bereiter-Hahn* § 8 Rdz 11.2; *Brackmann* GUV § 8 Rdz 10; *Erlenkämper* S 40; *Erlenkämper/Fichte* S 34; *Hauck* SGB VII § 8 Rdz 11; KassKomm SGB VII § 8 Rdz 24
[3] einhM; vgl ua BSG SozR 2200 § 548 Nr 51, 56, 75; *Bereiter-Hahn* § 8 Rdz 11.2; *Brackmann* GUV § 8 Rdz 331; *Erlenkämper* S 41; *Erlenkämper/Fichte* S 34; KassKomm SGB VII § 8 Rdz 25
[4] BSG SozR 4-2700 § 8 Nr 15
[5] vgl ua BSG SozR 2200 § 555 Nr 2; BSG 05.08.1987 – 9 b RU 16/86 – Meso B 90/82
[6] BSG SozR 2200 § 548 Nr 75
[7] BSG SozR 2200 § 550 Nr 35; SozR 3-3200 § 81 Nr 18; SozR 4-2700 § 8 Nr 12; *Lauterbach* § 8 Rdz 26; weiterführend *Erlenkämper* S 487
[8] BSG SozR 3-3200 § 81 Nr 18
[9] BSG SozR 2200 § 548 Nr 75, 81; SozR 3-2200 § 548 Nr 11
[10] einhM; vgl ua BSG SozR 2200 § 1252 Nr 6 mwN; *Bereiter-Hahn* § 8 Rdz 11.2; *Brackmann* GUV § 8 Rdz 18; *Erlenkämper* S 42 und 502; *Erlenkämper/Fichte* S 35; KassKomm SGB VII § 8 Rdz 20; *Lauterbach* § 8 Rdz 26
[11] BSG SozR 3-2200 § 553 Nr 1; ähnlich für das sozEntschR BSG 3200 § 81 Nr 6; vgl *Erlenkämper* S 503

2 Zentrale Rechtsbegriffe

Unfreiwillig ist die unfallbringende Tätigkeit vor allem dann, wenn diese gerade Gegenstand des geschützten Risikos ist (zB Kriegsdienst, Feuerwehr, THW, DLRG, Bergwacht usw, Hilfeleistungen iS des § 2 Abs 1 Nr 11 – 13 SGB VII). Gleiches gilt, wenn die unfallbringende Handlung freiwillig vorgenommen wird, um eine Gefahr abzuwenden (zB Versuch des Haltens eines abrutschenden Gegenstands oder einer fallenden Person; Hinzuspringen bei drohender Gefahr für einen Arbeitskollegen), selbst wenn diese nicht zu den unmittelbaren Dienst- bzw Arbeitspflichten gehört (zB auch für einen Werksbesucher), aber betriebsdienlich ist. Auch wer in Ausübung einer dienstlichen oder betrieblichen Tätigkeit freiwillig eine schwere Last anhebt, erleidet einen Unfall, wenn es dadurch zu einem Muskel-, Sehnen- oder Meniskusriss oder einen Bandscheibenvorfall kommt.[1]

Fahrlässiges Handeln des Betroffenen schließt die Annahme eines Unfalls nicht aus, selbst grob fahrlässiges Verhalten nicht.

Wer wegen einer (selbst groben) Fahrlässigkeit mit der Hand in die Kreissäge gerät, betreibt keine Selbstverstümmelung, sondern erleidet einen Unfall. Das gilt sogar bei verbotswidrigem Handeln (zB Nichttragen vorgeschriebener Arbeitsschutzkleidung und -schuhwerk, Beseitigen einer Arbeitsschutzvorrichtung, Übertreten von Verkehrsvorschriften usw), § 7 Abs 2 SGB VII.

Selbst *vorsätzliches Handeln* schließt den Unfallcharakter nicht unbedingt aus.

Es kommt darauf an, ob sich der Vorsatz nur auf die Handlung oder auf den Erfolg erstreckt. Wer zB mit seinem Kfz vorsätzlich bei Rot eine Ampelkreuzung oder einen Bahnübergang überfährt in der Hoffnung, er werde es noch rechtzeitig schaffen, erleidet einen Unfall, wenn es doch zum Zusammenstoß kommt. Gleiches gilt für Rauchen oder Hantieren mit offenem Feuer im Gefahrenbereich brennbarer Gase und ähnliche Verhaltensweisen. In all solchen Fällen ist der Vorsatz nicht auf die Herbeiführung des Unfallereignisses gerichtet; es besteht gerade die – falsche – Hoffnung, es werde zu einem Unfall nicht kommen. Ist der Vorsatz dagegen auf die Herbeiführung des Gesundheitsschadens gerichtet wie zB bei der Selbstverstümmelung oder beim Suizid, liegt schon begrifflich ein Unfall nicht vor.

Bei vorsätzlichem wie fahrlässigem Handeln des Betroffenen wird im Rahmen der Zusammenhangsbeurteilung allerdings stets zu fragen sein, inwieweit der Unfall ursächlich auf dem geschützten Risiko (Arbeit, Dienstverrichtung, geschützte Wege usw) beruht, oder inwieweit eigenwirtschaftliche Motive bzw Handlungen bei der geschützten Tätigkeit oder zB eine selbstgeschaffene Gefahr (S 94) die überwiegende und damit rechtlich allein wesentliche Ursache bilden. Die Beurteilung dieser Rechtsfrage obliegt jedoch den Leistungsträgern bzw Gerichten, nicht dem ärztlichen Gutachter.

> Die Einwirkung muss weiterhin **plötzlich**, jedenfalls aber zeitlich eng begrenzt (in der GUV: innerhalb einer Arbeitsschicht) erfolgen, soll sie als Unfall gelten.

Auch diese Voraussetzung sieht das Sozialrecht allerdings sehr weit.[2]

Das Ereignis muss daher nicht unbedingt schlagartig einsetzen. Es können auch etwas länger dauernde oder summierend stattfindende Einwirkungen sein,[3] zB mehrfache Insektenstiche, die erst durch ihre Summation den Tod bewirken, schleichende Einwirkungen von Gasen, Dämpfen, Flüssigkeiten, Strahlen, Kälte, Nässe, Zugluft, aber auch außergewöhnliche körperliche Anstrengungen, die erst durch die längere Dauer der Einwirkung zu Gesundheitsschaden oder Tod führen.[4]

Voraussetzung bleibt jedoch, dass der Gesundheitsschaden durch eine relativ kurz dauernde, mit der Plötzlichkeit des Unfallbegriffs noch zu vereinbarende Einwirkung hervorgerufen wird, in der GUV jedenfalls während einer Arbeitsschicht. Gesundheitsschäden, die durch länger andauernde Einwirkungen oder nur durch die Summationswirkung mehrerer, auf einen längeren Zeitraum (mehrere Arbeitsschichten bzw Tage) verteilter Einzeleinwirkungen verursacht werden, bilden keinen Unfall.

> In der Unfallversicherung – der gesetzlichen ebenso wie der privaten – müssen die Einwirkungen auch, sollen sie rechtlich relevant sein, zu einem **Gesundheitsschaden** führen. Ein reiner Sachschaden (zB an der Kleidung, am Auto) genügt idR nicht.

Dem Unfallbegriff als solchem ist zwar das Bestehen eines Gesundheitsschadens nicht immanent; denn auch zB Verkehrsunfälle mit reinem Sachschaden sind Unfälle. Ebenso wie beim Krankheitsbegriff, bei dem nicht jede medizinische Regelwidrigkeit auch rechtlich relevant ist, ist auch in der Unfallversicherung – der gesetzlichen ebenso wie der privaten – ein Unfallereignis nur dann relevant, wenn es zu einem Gesundheitsschaden geführt hat.

Dem Gesundheitsschaden steht im Sozialrecht vielfach der Verlust oder die Beschädigung eines Körperersatzstücks oder eines Hilfsmittels gleich (so ausdrücklich §§ 8 Abs 3 SGB VII, 8 b BVG). Ersatz von Sachschäden und Aufwendungen kennt die GUV jedoch nach bestimmten Hilfeleistungen, § 13 SGB VII.

---

[1] BSG 06.12.1989, Meso B 240/123; LSG Saarbrücken Meso B 240/139

[2] einhM; vgl ua *Brackmann* GUV § 8 Rdz 15; *Bereiter-Hahn* § 8 Rdz 11.3; KassKomm SGB VII § 8 Rdz 23

[3] BSG SGb 1981, 484

[4] so ua LSG Celle Breith 1991, 462

2.2 Unfall

> Der **Begriff des Gesundheitsschaden** ist mit dem der Krankheit (unten S 12) weitgehend identisch. Es muss sich auch hier stets um ein klinisch-funktionell manifestes Krankheitsbild handeln, das Funktionsstörungen und/oder Beschwerden bewirkt.

Daher sind auch hier pathologische Regelwidrigkeiten, die mit den hoch entwickelten Methoden der modernen medizinisch-wissenschaftlichen Diagnostik schon sichtbar sein mögen, nach außen hin aber noch nicht „krankmachend" in Erscheinung getreten sind, noch kein Gesundheitsschaden im Rechtssinn.

Insbesondere sind daher zB degenerative Veränderungen an Gelenken, Sehnen, Bandscheiben, Menisken oder Rotatorenmanschetten, die bisher noch nicht zu klinisch fassbaren Funktionseinbußen oder Beschwerden geführt haben, im Sozialrecht noch kein Gesundheitsschaden. Bestehen daher im Unfallzeitpunkt bereits solche degenerative Veränderungen und werden diese durch Einwirkungen zB aus einem Dienst- oder Arbeitsunfall manifest, entsteht der Gesundheitsschaden erst im Zeitpunkt seiner Manifestierung durch die Unfalleinwirkungen; bis dahin sind sie rechtlich nicht relevant.

Werden solche Regelwidrigkeiten durch die Unfalleinwirkungen erstmalig manifest, so haben sie kausalrechtlich nur die Bedeutung einer Mitursache neben diesen Unfalleinwirkungen, und diese beiden Kausalreihen sind dann hinsichtlich ihrer ursächlichen Bedeutung für die Entstehung des Gesundheitsschadens nach den Grundsätzen über die konkurrierende Kausalität abzuwägen (S 61).

Für die **PUV** können dagegen solche Regelwidrigkeiten, wenn sie ein gewisses Ausmaß erreicht hatten, sowohl bei der Zusammenhangsbeurteilung wie auch bei der Entschädigung Bedeutung besitzen (S 247).

> Gesundheitsschäden sind aber nicht nur Verletzungen oder ähnliche organische Körperschäden. Auch **Schäden im psychischen Bereich** (zB Schockschaden, psychoreaktive Störung nach Unfallereignissen und deren körperlichen Auswirkungen, auch als mittelbarer Unfallschaden, S 84) zählen hierzu.[1]

Auch hier ist aber Voraussetzung, dass der Schaden durch die Unfalleinwirkungen erstmalig klinisch-funktionell manifest wird, also zu Funktionsbeeinträchtigungen oder Beschwerden führt. Und auch hier ist nicht relevant, ob vor dem Unfall bereits psychische Veränderungen bestanden haben, die aber noch nicht zu solchen Funktionsstörungen geführt hatten; solche Veränderungen haben allenfalls als Mitursache rechtliche Bedeutung.

Zur Anerkennung einer psychischen Störung als Unfallfolge ist aber auch in der GUV stets eine exakte Diagnose der Krankheit nach einem der international anerkannten Diagnosesysteme (ICD-10; DSM IV) erforderlich. Ein Kausalzusammenhang zwischen einem Arbeitsunfall und einer seelischen Krankheit kann daher nur bejaht werden, wenn nach dem aktuellen medizinischen Erkenntnisstand das angeschuldigte Unfallereignis oder seine Folgen allgemein geeignet sind, die betreffende Störung hervorzurufen.[2]

Solche psychischen Unfallfolgen sollten ggf auch Unfallchirurgen und Orthopäden beachten und auf deren Vorliegen in Berichten, Gutachten usw ggf hinweisen. Denn manche Beschwerdebilder, für die ein entsprechendes organisches Substrat nicht festgestellt werden kann, können hier ihre Ursache haben.

> Der **Dienstunfall des Beamten** wird in § 31 Beamtenversorgungsgesetz definiert als ein auf äußerer Einwirkung beruhendes plötzliches, örtlich und zeitlich bestimmbares, einen Körperschaden verursachendes Ereignis, das in Ausübung oder infolge des Dienstes eingetreten ist.

Die Definition entspricht damit inhaltlich weitgehend dem Unfallbegriff des Sozialrechts. Zum Körperschaden gehören auch hier alle körperlichen und auch psychischen Gesundheitsschäden, sofern sie auf äußeren Einwirkungen beruhen. Der Begriff ist aber – ähnlich wie im sozEntschR – insoweit weiter, als nicht nur Gesundheitsstörungen erfasst werden, die „infolge des Dienstes", sondern auch solche, die „in Ausübung des Dienstes" eingetreten sind.

Für die Kausalität zwischen Dienst und Gesundheitsschaden gelten die Maßstäbe der sozialrechtlichen Kausalitätslehre entsprechend.[3]

Zum Dienstunfall von Soldaten s S 217.

In der **privaten Unfallversicherung** (S 247) gelten ähnliche Maßstäbe wie im Sozialrecht.

Diese sind in den Allgemeinen Unfallversicherungsbedingungen (AUB) aber wesentlich dezidierter festgeschrieben und zT deutlich enger als in der GUV.

---

[1] einhM; vgl ua BSG SozR 3800 § 1 Nr 1; SozR 2200 § 1252 Nr 6; *Bereiter-Hahn* § 8 Rdz 11.5; *Brackmann* GUV § 8 Rdz 17; KassKomm SGB VII § 8 Rdz 20; *Lauterbach* § 8 Rdz 26; weiterführend *Erlenkämper* S 502; *Erlenkämper* in: *Venzlaff/Foerster*, Psychiatrische Begutachtung, 4. Aufl S 585

[2] BSG SozR 4-2700 § 8 Nr 17
[3] BVerwGE 7, 48; 26, 332; BGH NJW 1957, 223

2 Zentrale Rechtsbegriffe

Ein **Unfall** iS der AUB liegt vor, wenn der Versicherte durch ein plötzlich von außen auf seinen Körper wirkendes Ereignis (Unfallereignis) unfreiwillig eine Gesundheitsschädigung erleidet, § 1.III AUB.

Als Unfall gilt auch, wenn durch eine erhöhte Kraftanstrengung an Gliedmaßen oder Wirbelsäule ein Gelenk verrenkt wird oder Muskeln, Sehnen, Bänder oder Kapseln gezerrt oder zerrissen werden, § 1.IV AUB.

Dagegen sind hier krankhafte Störungen infolge psychischer Reaktionen vom Versicherungsschutz ausgeschlossen, gleichgültig, wodurch diese verursacht worden sind.

Eine erhöhte Kraftanstrengung liegt auch vor, wenn bei einer sog Eigenbewegung, dh einer in vollem Umfang gesteuerten Kraftanstrengung, plötzlich ein vom Versicherten nicht beherrschtes und unfreiwilliges Geschehen eintritt, das für den Gesundheitsschaden zumindest mitursächlich wird, nicht dagegen, wenn er bei einer solchen Eigenbewegung eine Verletzung erleidet, ohne dass diese durch ein äußeres Ereignis beeinflusst wird.[1]

Gerade bei den Kraftanstrengungen bestehen damit deutliche Unterschiede vor allem zur GUV.

Der insoweit deutlich engere Unfallbegriff der PUV darf daher auf das Sozialrecht auch inhaltlich nicht übertragen werden.

Zu den gemäß § 2 AUB vom Versicherungsschutz ausgeschlossenen Unfällen siehe S 248.

2.3 Krankheit und verwandte Begriffe

Krankheit im medizinischen und im Rechtssinn – vor allem iS des Sozialrechts – sind keine identischen Begriffe.

In medizinischem Sinn ist Krankheit *jeder* regelwidriger Körper- oder Geisteszustand, der von der Norm abweicht, die durch das Leitbild des gesunden Menschen geprägt ist.

Im Rechtssinn gilt zwar zunächst der gleiche Begriff. Hier ist eine Regelwidrigkeit im medizinischen Sinn für sich allein idR aber noch nicht relevant. Rechtliche Bedeutung erlangt sie erst, wenn sie ein gewisses „krankmachendes" Ausmaß, einen „Krankheitswert" erreicht.

Die hoch entwickelten Methoden der modernen medizinisch-wissenschaftlichen Diagnostik machen heute vielfach Regelwidrigkeiten im medizinischen Sinn schon sichtbar, längst bevor diese nach außen hin „krankmachend" in Erscheinung treten.

Krankheit im Rechtssinn kann daher idR erst angenommen werden, wenn der regelwidrige Prozess auch **klinisch-funktionell manifest** geworden ist und/oder zu Funktionsstörungen bzw Beschwerden führt, die – je nach Rechtsgebiet – Behandlungsbedürftigkeit oder Beeinträchtigung der Arbeits- bzw Erwerbsfähigkeit bewirken.

Vor allem im Sozialrecht hat Krankheit rechtliche Bedeutung nur dort, wo sie Grundlage für weitere Rechtsfolgen ist.

Zur klinisch-funktionell manifesten Regelwidrigkeit müssen daher idR weitere – nach Rechtsgebieten unterschiedliche – Voraussetzungen hinzutreten. Hier gibt es daher keine Krankheit im Rechtssinn schlechthin, wie es auch früher zB keine „Krankheit iS der RVO" gab.

In der **GKV** (S 119) ist unter Krankheit nur ein regelwidriger Körper- oder Geisteszustand zu verstehen, der die Notwendigkeit ärztlicher Krankenbehandlung oder – zugleich oder allein – Arbeitsunfähigkeit begründet. Im Vordergrund steht hier die akute Erkrankung, die nur vorübergehend Behandlungsbedürftigkeit und/oder Arbeitsunfähigkeit bewirkt. Andererseits gewährt die GKV gelegentlich Leistungen auch, ohne dass eine Krankheit im Rechtssinn vorliegt, wie zB bei den Maßnahmen zur Verhütung und Früherkennung von Krankheiten, der Mutterschaftshilfe und dem legalen Schwangerschaftsabbruch.

In der **GRV** (S 135) kommt es für die Renten wegen verminderter Erwerbsfähigkeit auf Behandlungsbedürf-

---
[1] BGH VersR 1989, 73; OLG Hamm VersR 1995, 774

2.3 Krankheit und verwandte Begriffe

tigkeit, Arbeitsunfähigkeit oder MdE bzw GdS dagegen nicht an. Hier ist als Krankheit bzw Behinderung rechtserheblich nur ein solcher Zustand, der die Erwerbsfähigkeit des Versicherten erheblich und dauerhaft mindert oder – bei den Leistungen zur Teilhabe (früher: Rehabilitation) – gefährdet. Neben Krankheiten im engeren Sinn gehören hierzu auch andere Behinderungen sowie Schwächen der körperlichen und geistigen Kräfte, und zwar unabhängig davon, ob sie behandlungsbedürftig sind und ob sie zB auf Krankheit, Unfall oder altersphysiologischen Veränderungen beruhen.

Die **GUV** (S 147) entschädigt als Unfall- bzw BK-Folgen nicht nur akute Krankheiten, sondern auch körperliche oder geistige Defektzustände und vergleichbare Verletzungsfolgen ohne akuten Krankheitswert, die infolge eines Versicherungsfalls (Arbeitsunfall oder Berufskrankheit) bestehen. Auf Behandlungsbedürftigkeit und Arbeitsunfähigkeit kommt es hier begrifflich nicht an; diese lösen nur bestimmte Leistungsfälle (zB Heilbehandlung, Verletztengeld) aus. Auch das Bestehen einer MdE ist für die Anerkennung eines vorliegenden Gesundheitsschadens als Unfallfolge nicht erforderlich, sondern nur Voraussetzung für die Gewährung von Rente.

Eine **Berufskrankheit iS der GUV** (S 156) liegt nicht erst vor, wenn sie Behandlungsbedürftigkeit bzw Arbeitsunfähigkeit oder eine MdE bewirkt, sondern schon dann, wenn sie als Krankheit klinisch-funktionell manifest oder doch pathologisch eindeutig identifizierbar (zB Silikose) ist. Hier kann im Rahmen der Vorbeugung auch schon die Gefahr, dass eine Berufskrankheit entsteht oder wiederauflebt, von rechtlicher Bedeutung sein (§ 3 BKVO).

In der **GPV** wird Pflegebedürftigkeit nur durch dort aufgelisteten Krankheiten oder Behinderungen begründet, § 14 SGB XI (S 196).

Für das **sozEntschR** (S 214) gilt weitgehend das Gleiche wie für die GUV. Der Krankheitsbegriff umfasst auch hier alle „gesundheitlichen Folgen der Schädigung" (§ 1 Abs 1 BVG), „Gesundheitsstörungen" (§ 1 Abs 3 BVG) und „gesundheitliche Schädigungen" (§§ 81 SVG, 47 ZDG, 60 IfSG, 1 OEG). Auf Behandlungsbedürftigkeit oder Arbeitsunfähigkeit kommt es auch hier idR (Ausnahme ua: Heil- und Krankenbehandlung, Versorgungskrankengeld) begrifflich nicht an. Das Vorliegen eines GdS ist hier gleichfalls für die Anerkennung einer Gesundheitsstörung als Schädigungsfolge nicht erforderlich, sondern nur für die Gewährung von Beschädigtenrente.

Das Recht zur Teilhabe (SGB IX, S 174; früher: Rehabilitationsrecht) setzt nicht unbedingt einen funktionell bereits bestehenden Gesundheitsschaden („Behinderung") voraus, sondern lässt eine drohende Behinderung genügen.

Die **PKV** (S 255) geht grundsätzlich vom gleichen Krankheitsbegriff aus wie die GKV. Der Versicherungsfall setzt aber nur im Fall der medizinisch notwendigen Heilbehandlung ein und endet mit dem Ende der Behandlungsbedürftigkeit.

Arbeitsrecht und **öffentliches Dienstrecht** verstehen unter Krankheit ua im Rahmen der Entgeltfortzahlung nur eine Arbeits- bzw Dienstunfähigkeit begründende Erkrankung.

Im **Zivil- und Strafrecht** einschließlich des Prozessrechts gilt als Krankheit idR gleichfalls nur ein klinisch-funktionell manifester Prozess ohne Bindung an Behandlungsbedürftigkeit und Arbeits-, Berufs- oder Erwerbsunfähigkeit.

> Krankheit im Rechtssinn ist nicht nur die organische Krankheit (regelwidriger Körperzustand), sondern auch die **geistige und seelische Erkrankung**, sofern sie klinisch-funktionell manifest ist und/oder zu Funktionsstörungen bzw Beschwerden führt, die Behandlungsbedürftigkeit oder Beeinträchtigungen der Arbeits- bzw Erwerbsfähigkeit bewirken.[1]

Auch manifeste **Neurosen**, Depressionen, Phobien und andere rein seelische Störungen und Fehlhaltungen sind daher Krankheit im Rechtssinn.[2] Hier kommt es für den Krankheitswert entscheidend darauf an, ob die Störungen und ihre Auswirkungen – ggf mit entsprechender ärztlicher Hilfe – noch durch zumutbare Willensanstrengung beherrscht bzw überwunden werden können oder ob sie so fixiert, so „eingeschliffen" sind, dass sie sich der Steuerung durch den Willen entziehen. Die Simulationsnähe vieler solcher Störungen und die Schwierigkeit, wirklich krankhafte Prozesse von nur vorstellungsbedingten Störungen ausreichend klar zu unterscheiden, gebieten es, an den Nachweis strenge Anforderungen zu stellen.

Psychoreaktive Störungen können zB nach schwerwiegenden Unfallverletzungen, Berufskrankheiten oder Schädigungsfolgen iS des sozEntschR eintreten, ua wenn hierdurch schwere und lang dauernde Beeinträchtigungen zB im gesundheitlichen, familiären, gesellschaftlichen oder beruflich-wirtschaftlichen Bereich eintreten oder drohen. Solchen psychoreaktiven Störungen ist dann ein eigenständiger Krankheitswert beizumessen, wenn sie sich von den „normalen" Begleiterscheinungen (zB Schmerzen, seelischen Belastungen) organischer Gesundheitsschäden deutlich abheben und so von der Symptomatik her ein eigenes, selbständiges Krankheitsbild begründen.

Bloße **Vorstellungen von Kranksein** oder „Nicht-mehr-Können" genügen ebenso wie vordergründige wunschbedingte Versorgungstendenzen (früher vielfach als **Rentenneurose** bezeichnet) nicht, eine Krankheit im Rechtssinn zu begründen.

---

[1] vgl weiterführend *Erlenkämper* S 13 und 482; *Erlenkämper* in: *Venzlaff/Foerster*, Psychiatrische Begutachtung, 4. Aufl S 582

[2] stdRspr; vgl ua BSGE 19, 275, 278; BSG SozR Nr 67 zu § 1 BVG und Nr 19 zu § 5 BVG; Nr 61 zu § 542 aF RVO; BSG SozR 3800 § 1 Nr 1

2 Zentrale Rechtsbegriffe

> **!** Der rechtliche Krankheitsbegriff bezieht sich zudem häufig nicht auf ein einzelnes Leiden, einen bestimmten, diagnostisch genau eingrenzbaren Krankheitsprozess. Vor allem in der GKV und der GRV, aber auch in der PKV ist maßgebend idR vielmehr, dass ein **„Zustand des Krankseins"** – aus welchen pathogenetischen Gründen auch immer – besteht und dieser ein Ausmaß erreicht, das die weiteren rechtserheblichen Merkmale des jeweiligen Rechtsgebiets (zB Behandlungsbedürftigkeit, Arbeitsunfähigkeit, verminderte Erwerbsfähigkeit) erfüllt.

Für diesen „Zustand des Krankseins" ist es nicht primär von Bedeutung, ob er durch ein einzelnes Leiden (und ggf durch welches) oder erst durch die Summation mehrerer Regelwidrigkeiten und/oder ihrer funktionellen Auswirkungen ausgelöst wird. Daher spielt die Frage, wie der Zustand des Krankseins diagnostisch und pathogenetisch einzuordnen und zu qualifizieren ist, letztlich nur eine untergeordnete Rolle; von entscheidender Wichtigkeit ist vielmehr, in welchem Ausmaß die vorhandenen Regelwidrigkeiten behandlungsbedürftig sind bzw den Betroffenen in seiner Arbeits- oder Erwerbsfähigkeit beeinträchtigen.

Ein solcher „Zustand des Krankseins" ist selbstredend dort nicht relevant, wo es um die kausale Abgrenzung bestimmter Krankheiten, Verletzungsfolgen oder sonstiger Behinderungen geht, also um die Frage, ob ein solcher Gesundheitsschaden durch eine zur Entschädigung verpflichtende Einwirkung (zB Arbeitsunfall, schädigenden Einwirkungen iS einer Berufskrankheit oder des sozEntschR) verursacht worden ist oder auf anderen, schädigungsunabhängigen Ursachen beruht.

In der GKV ist die genaue diagnostische Einordnung des Krankheitsbildes jedoch dann von Bedeutung, wenn es um den Begriff **„derselben Krankheit"** bei der Gewährung von Krankengeld nach § 48 SGB V (S 125, 326) geht.

Denn Krankengeld wird für 78 Wochen innerhalb einer Blockfrist nur für den Fall der Arbeitsunfähigkeit „wegen derselben Krankheit" gewährt (§ 48 Abs 1 SGB V), und auch die verschärften Voraussetzung für die erneute Krankengeldgewährung in einer zweiten Blockfrist gelten nur bei Arbeitsunfähigkeit „wegen derselben Krankheit" (§ 48 Abs 2 SGB V). Hier kommt es dann auf eine Identität der Krankheitsprozesse unabhängig von der jeweiligen Bezeichnung an.[1]

> **!** Der reine **Krankheitsverdacht** ist noch keine Krankheit iS des Sozialrechts und kann daher Ansprüche auf Sozialleistungen idR (noch) nicht begründen.

Insbesondere darf ein Krankheitsverdacht nicht zu förmlichen Feststellungen (Anerkennung als Berufskrankheit, Arbeitsunfall- oder Schädigungsfolge, verminderter Erwerbsfähigkeit) iS der GUV, GRV oder des sozEntschR führen. Stellt sich nämlich später der Verdacht als unbegründet heraus, können durch Verwaltungsakt ausgesprochene Feststellungen und Zuerkennungen von Leistungen vielfach nicht wieder zurückgenommen werden.

Etwas anderes kann in der GKV gelten, wenn zB bei begründetem Krankheitsverdacht eine weitere Erwerbstätigkeit die vermutete Krankheit verschlimmern oder ohne sachgerechte Behandlung ihre Manifestation beschleunigen würde. Der begründete Krankheitsverdacht kann auch zu Früherkennungs- und Vorsorgemaßnahmen (§§ 20 ff SGB V, S 119) Anlass geben. Ähnliches gilt für das Berufskrankheitenrecht. Hier kann der UV-Träger Präventionsmaßnahmen bereits veranlassen, wenn die Gefahr der Entstehung einer Berufskrankheit vorliegt (§ 3 BKV, S 162).

Der in der Praxis vielfach verwendete Begriff der **Gesundheitsstörung,** des **Gesundheitsschadens** (vgl zB §§ 8, 26 SGB VII; 1, 10 BVG) oder der gesundheitlichen Schädigung (vgl §§ 81 SVG, 47 ZDG, 60 IfSG, 1 OEG) ist mit dem der Krankheit weitgehend identisch, umfasst aber auch Dauerschäden ohne akuten Krankheitswert wie zB Amputationen, Verstümmelungen, Lähmungen und sonstige dauerhafte Folgen zB von Verletzungen, Kriegs- oder Wehrdienstbeschädigungen usw.

Gebrechen (zB §§ 41, 45 BVG; § 8 AUB) sind von der Regel abweichende körperliche oder geistige Defektzustände, deren Entwicklung im Wesentlichen abgeschlossen und mit deren Fortbestand für nicht absehbare Zeit zu rechnen ist, wie zB Taubheit, Blindheit, Gliedverluste, Verkrüppelungen, Verstümmelungen, Lähmungen usw.

Der Begriff wird in modernen Sozialgesetzen durchweg durch den Begriff der Behinderung ersetzt.

Altersphysiologische **Schwächen der körperlichen oder geistigen Kräfte** sind idR keine Krankheit im Rechtssinn. Als solche gelten sie nur, wenn sie echte Regelwidrigkeiten gegenüber der altersgerechten Norm des Gesunden darstellen, zB als Folgezustände von Krankheiten oder Verletzungen, oder wenn sie Behandlungsbedürftigkeit bzw Arbeitsunfähigkeit bewirken.

---

[1] weiterführend *Erlenkämper* S 511

2.4 Behinderung, Schwerbehinderung

Etwas anderes gilt hier für die GRV. Denn entsprechend dem Wortlaut der früheren §§ 1236, 1246, 1247 RVO sowie Sinn und Aufgabe der GRV können auch solche Schwächen für sich allein oder im Zusammenwirken mit anderen Krankheiten oder Behinderungen verminderte Erwerbsfähigkeit bewirken oder Grund zu Rehabilitationsmaßnahmen geben. Die Änderung der Definition in § 43 SGB VI („... wegen Krankheit oder Behinderung...") hat insoweit keine Änderung bewirkt.

2.4 Behinderung, Schwerbehinderung

Das Sozialrecht hat den Begriff der Behinderung seit jeher zwar vielfach verwendet, hatte ihn früher aber nur im SchwbG gesetzlich definiert. Jetzt ist der Begriff in § 2 SGB IX mit Außenwirkung auch für andere Sozialrechtsbereiche geregelt.

> Eine **Behinderung** besteht, wenn die körperliche Funktion, geistige Fähigkeit oder seelische Gesundheit eines Menschen mit hoher Wahrscheinlichkeit länger als 6 Monate von dem für das Lebensalter typischen Zustand abweicht und daher seine Teilhabe am Leben in der Gesellschaft beeinträchtigt ist, § 1 Abs 1 SGB IX.

Dem Behinderten steht vielfach gleich, wer von einer **Behinderung bedroht** ist (ua in §§ 9, 10 SGB VI, 2 SGB IX, 53 SGB XII). Das liegt vor, wenn der Eintritt einer Behinderung nach ärztlicher oder sonstiger fachlicher Erkenntnis mit hoher Wahrscheinlichkeit zu erwarten ist, § 2 Abs 1 Satz 2 SGB IX.

> **Schwerbehinderte** sind Personen mit einem GdB (S 25) von wenigstens 50, wenn sie ihren Wohnsitz oder ihre Beschäftigung auf einem Arbeitsplatz rechtmäßig in der Bundesrepublik haben, § 2 Abs 2 SGB IX.

Dem Schwerbehinderten stehen gleich Schwerbeschädigte iS des § 31 Abs 3 BVG (und der entsprechend anwendbaren Gesetze des sozEntschR) sowie Schwerverletzte iS des § 57 SGB VII.

Den Schwerbehinderten gleichgestellt werden können Personen mit einem GdB von weniger als 50, aber wenigstens 30, wenn sie infolge ihrer Behinderung ohne die Gleichstellung einen geeigneten Arbeitsplatz nicht erlangen oder behalten können, § 2 Abs 3 SGB IX.

> **!** Der **Begriff der Behinderung** ist ein umfassender. Unter ihn fallen alle dauerhaften Gesundheitsschäden und sonstigen Funktionsstörungen körperlicher, geistiger oder seelischer Art.

Der Gesundheitsschaden muss aber dauerhaft sein. Nur vorübergehende, nicht länger als 6 Monate (§§ 2 Abs 1 SGB IX, 30 Abs 1 Satz 4 BVG) anhaltende Funktionsstörungen rechtfertigen idR nicht die Annahme einer Behinderung (Ausnahme: In der Sozialhilfe bei der Hilfe zur Pflege, § 61 SGB XII). Der Gesundheitsschaden muss auch wesentlich sein und die Körperfunktion in erheblichem Umfang beeinträchtigen. So ist iS des SchwbR relevant eine Gesundheitsstörung idR nur, wenn sie einen GdB oder eine MdE/GdS um wenigstens 10 vH bewirkt.[1]

Eine Behinderung iS des SGB IX liegt aber nur vor, wenn die Funktionsbeeinträchtigung von dem **für das Lebensalter typischen Zustand** abweicht, § 2 Abs 1 SGB IX.

Unter den Begriff der Behinderung iS des SGB IX fällt daher nicht auch das altersphysiologische Nachlassen der körperlichen oder geistigen Kräfte. Zu berücksichtigen sind daher hier nur solche Gesundheitsstörungen, die über das Maß normaler altersentsprechender Veränderungen hinausgehen. Denn andernfalls wären praktisch alle alten Menschen schwerbehindert, und das wäre nicht Sinn und Zweck des Gesetzes.

Diese Einschränkung gilt aber nur für das SchwbR, nicht auch zB für die GPV und für die GRV mit dem dort ua in § 43 SGB VI verwendeten Begriff der Behinderung.

Im **Zivilrecht** kann das Vormundschaftsgericht für Personen, die aufgrund einer psychischen Krankheit oder einer körperlichen, geistigen oder seelischen Behinderung ihre Angelegenheiten ganz oder teilweise nicht selbst besorgen können, einen **Betreuer** bestellen, §§ 1896 ff BGB.

---

[1] BSG Breith 1982, 2; *Anhaltspunkte* Nr 17

2 Zentrale Rechtsbegriffe

2.5 Arbeitsunfähigkeit

Im Sozialrecht hat der Begriff Bedeutung vor allem in der GKV als Voraussetzung für die Gewährung von Krankengeld, in der GUV von Verletztengeld und im sozEntschR von Versorgungskrankengeld, strahlt aber auch in zahlreiche andere Rechtsbereiche aus.[1]

Weitgehend identisch ist der Begriff auch im Arbeitsrecht, hier vor allem für die Entgeltfortzahlung wegen krankheitsbedingter Arbeitsunfähigkeit.

> **Arbeitsunfähig** iS der GKV (und der übrigen Rechtsgebiete) ist, wer infolge einer Erkrankung nicht oder nur mit der Gefahr, seinen Zustand zu verschlimmern, seine bisherige Erwerbstätigkeit weiter verrichten kann.[2]

Arbeitsunfähigkeit besteht auch, wenn infolge eines Krankheitszustandes, der für sich allein noch keine Arbeitsunfähigkeit bedingt, absehbar ist, dass aus einer weiteren Ausübung der Erwerbstätigkeit Gefahren für die Gesundheit erwachsen, die Arbeitsunfähigkeit unmittelbar hervorrufen.[3]

> ! Arbeitsunfähigkeit ist ein **Rechtsbegriff**, dessen Anwendung nicht allein von den tatsächlichen Feststellungen des behandelnden Arztes, seiner Bescheinigung von Arbeitsunfähigkeit oder auch in ärztlichen Gutachten abhängt. Seine Voraussetzungen sind vielmehr anhand der ärztlichen Feststellungen letztlich von der Krankenkasse und im Streitfall von den Gerichten festzustellen.

Die Arbeitsunfähigkeitsbescheinigung des behandelnden Arztes hat daher letztlich (nur) die Bedeutung eines medizinischen Gutachtens, das die Grundlage für die über den Krankengeldbezug zu treffende Entscheidung entweder der Krankenkasse oder des Gerichts bildet.[4]

Die Arbeitsunfähigkeit muss idR **durch eine Erkrankung** (Krankheit, S 12) verursacht sein.

Als Ursache genügt aber zB auch der Verlust einer Brille oder die Beschädigung einer Prothese bis zur Wiederbeschaffung bzw Reparatur, sofern kein Ersatz vorhanden ist.

Auf die Behandlungsbedürftigkeit der Krankheit kommt es dagegen nicht an. Arbeitsunfähigkeit kann auch bestehen, ohne dass weiterhin Behandlungsbedürftigkeit vorliegt, zB bei verbliebenen Krankheits- oder Verletzungsfolgen oder während der Rekonvaleszenz zur Verhinderung einer drohenden Verschlimmerung oder eines Rückfalls.

> ! **Krankheit** ist auch hier nicht unbedingt ein diagnostisch genau eingrenzbarer Krankheitsprozess. Maßgebend ist vielmehr, dass ein „Zustand des Krankseins" (S 14) besteht und dieser ein Ausmaß besitzt, das Arbeitsunfähigkeit bewirkt.

Für diesen „Zustand des Krankseins" ist es nicht so sehr von Bedeutung, ob er durch ein einzelnes Leiden (und ggf durch welches) oder erst durch die Summation mehrerer Regelwidrigkeiten und/oder ihrer funktionellen Auswirkungen ausgelöst wird. Daher hat die Frage, wie dieser Zustand diagnostisch und pathogenetisch einzuordnen und zu qualifizieren ist, letztlich nur eine untergeordnete Bedeutung. Von entscheidender Wichtigkeit ist vielmehr, in welchem Ausmaß die manifesten Funktionsstörungen den Betroffenen in seiner Arbeitsfähigkeit beeinträchtigen (Ausnahme: Gesundheitsschäden iS der GUV und des sozEntschR).

Tritt während einer bestehenden Arbeitsunfähigkeit zu der diese Arbeitsunfähigkeit ursprünglich auslösende Krankheit eine **andere, neue Krankheit** hinzu, entsteht keine neue Arbeitsunfähigkeit (mit erneutem Anspruch auf Krankengeld für die Dauer von 78 Wochen), § 48 Abs 1 Satz 2 SGB V (S 125, 325).

Denn die Arbeitsunfähigkeit wird durch einen „Zustand des Krankseins" ausgelöst, nicht durch eine einzelne, diagnostisch klar abgrenzbare Krankheit. Dieser „Zustand des Krankseins" besteht unverändert fort, auch wenn zu der ursprünglichen, die Arbeitsunfähigkeit auslösenden Krankheit eine neue, andere hinzutritt. Besteht Arbeitsunfähigkeit fort, bilden die zunächst bestehende Krankheit und die hinzugetretene Krankheit insoweit eine Einheit, ohne dass es darauf ankommt, ob die hinzugetretene allein oder nur zusammen mit der ersten

---

[1] vgl weiterführend *Erlenkämper/Fichte* S 17, 345
[2] einhM; vgl ua BSG SozR 2200 § 182 Nr 96; SozR 3-2200 § 182 Nr 9; *Erlenkämper* S 18; *Erlenkämper/Fichte* S 17; *Hauck/Noftz* SGB V § 44 Rdz 15 ff; KassKomm SGB V § 44 Rdz 10 ff; *Krauskopf* SGB V § 44 Rdz 13
[3] BSG SozR 2200 § 182 Nr 96; *Krauskopf* SGB V § 44 Rdz 13
[4] BSG SozR 2200 § 182 Nr 84; § 216 Nr 8

2.5 Arbeitsunfähigkeit

Krankheit die (weitere) Arbeitsunfähigkeit bewirkt. Die hinzugetretene Krankheit verlängert daher nicht die Leistungsdauer und setzt auch nicht – wie eine nach Beendigung der vorhergehenden Arbeitsunfähigkeit eingetretene neue Krankheit mit erneuter Arbeitsunfähigkeit – einen neuen Dreijahreszeitraum in Gang.[1]

Etwas anderes gilt jedoch, wenn es nach Beendigung der ersten Arbeitsunfähigkeit um die erneute Gewährung von Krankengeld wegen Arbeitsunfähigkeit infolge „**derselben Krankheit**" in der gleichen (§ 48 Abs 1 SGB V) oder einer späteren (§ 48 Abs 2 SGB V) Blockfrist geht, insbesondere dann, wenn die hinzugetretene weitere Krankheit die erneute Arbeitsunfähigkeit für sich allein bedingt.[2]

> **Bisherige Erwerbstätigkeit** ist grundsätzlich (nur) die letzte, unmittelbar vor der Erkrankung verrichtete konkrete Arbeitstätigkeit. Eine Verweisung auf andere, insbesondere unterwertige Tätigkeiten oder gar auf solche bei anderen Arbeitgebern ist – jedenfalls innerhalb einer laufenden Blockfrist – idR nicht zulässig.[3]

Etwas anderes gilt jedoch, wenn dem Versicherten aufgrund des Direktionsrechts des Arbeitgebers von diesem eine andere, ihm nach dem Inhalt des Arbeitsvertrags zumutbare Beschäftigung zugewiesen werden kann (zB Stenotypistin/Telefonistin; Friseuse/Rezeptionistin; Außendienst/Innendienst) und auch tatsächlich zugewiesen wird.[4]

Bewirkt die Krankheit **dauerhafte Arbeitsunfähigkeit**, schließt sie also die Wiederaufnahme der bisherigen Erwerbstätigkeit dauerhaft aus, bleibt der bisherige Arbeitsplatz maßgebend, solange das Beschäftigungsverhältnis arbeitsrechtlich fortbesteht.[5] Wird das Arbeitsverhältnis jedoch beendet, kommt es – jedenfalls nach Ablauf der ersten Blockfrist – nicht mehr auf den *bisherigen Arbeitsplatz* an, sondern auf die *Art der bisherigen Tätigkeit*.[6]

Kann der Versicherte eine seiner bisherigen Tätigkeit ähnliche, qualitativ annähernd gleichwertige, körperlich aber leichtere Arbeit (wieder) verrichten, besteht keine Arbeitsunfähigkeit (mehr).[7] Das gilt (auch während der ersten Blockfrist) gleichfalls, wenn er eine solche andere Tätigkeit tatsächlich aufnimmt, nicht aber schon dann, wenn er sich für eine solche andere Tätigkeit lediglich arbeitssuchend meldet.[8]

Bei Versicherten, die bei Eintritt der Arbeitsunfähigkeit arbeitslos sind, ist Maßstab nicht die zuletzt ausgeübte Erwerbstätigkeit, sondern der Tätigkeitsbereich, der für eine Vermittlung des Arbeitslosen in Betracht kommt.[9]

> Arbeitsunfähigkeit ist vielfach kein absoluter, sondern **ein relativer Zustand**.

Zwar gibt es Erkrankungen, die jedwede Erwerbstätigkeit ausschließen (zB schwere fieberhafte Grippe, akute Lungenentzündung, Herzinfarkt, Akutzustand nach Amputationen oder operativ versorgten Frakturen). Zahlreiche andere Krankheiten (zB mit Gehgips versorgte Unterschenkelfraktur, Meniskusschaden oder Sehnenscheidenentzündung *eines* Knies bzw Arms) werden nicht *alle* beruflichen Tätigkeiten ausschließen (zB nicht zahlreiche Schreibtischarbeiten in kaufmännischen bzw Verwaltungsbereichen), sondern nur solche, die im Beispiel dauerndes Gehen oder Stehen bzw den dauernden Einsatz des erkrankten Armes erfordern. Es ist daher stets zu prüfen, ob die konkrete Erkrankung mit ihren funktionellen Auswirkungen die *konkrete letzte Tätigkeit* ausschließt oder nicht.

Deswegen ist es vor der ärztlichen Bescheinigung von Arbeitsunfähigkeit zwingend erforderlich, dass der Arzt sich auch über den Inhalt und die Leistungsanforderungen der maßgebenden Tätigkeit genau informiert (s unten).

Die Arbeitsunfähigkeit ist ein in sich geschlossener, **nicht teilbarer Zustand**.

In der GKV gibt es also – anders als zT in der PKV – keine abgestufte (völlige, teilweise, verminderte) Arbeitsunfähigkeit.

Hier ist aber die Regelung des § 74 SGB V zu beachten: Können arbeitsunfähige Versicherte ihre bisherige Tätigkeit – noch oder wieder – teilweise

---

[1] BSG SozR 3-2500 § 48 Nr 3
[2] vgl hierzu weiterführend S 325 und *Erlenkämper* S 511
[3] einhM; vgl ua BSG SozR 3-2200 § 182 Nr 9 mwN; *Erlenkämper* S 20; *Erlenkämper/Fichte* S 345 *Hauck/Noftz* SGB V § 44 Rdz 39 ff; KassKomm SGB V § 44 Rdz 11; *Krauskopf* SGB V § 44 Rdz 9 ff
[4] BSG SozR 3-2200 § 182 Nr 9; *Erlenkämper* S 20; KassKomm SGB V § 44 Rdz 14; *Krauskopf* SGB V § 44 Rdz 10
[5] BSG SozR 3-2200 § 182 Nr 9
[6] einhM; vgl ua BSG SozR 2200 § 182 Nr 12, 34, 96, 104; *Erlenkämper* S 20; *Erlenkämper/Fichte* S 17, 345; *Hauck/Noftz* SGB V § 44 Rdz 39 ff; *Krauskopf* SGB V § 44 Rdz 9 ff

[7] einhM; vgl ua BSG SozR 2200 § 182 Nr 12, 34, 96, 104; BSG SozR 3-2200 § 182 Nr 9; *Erlenkämper* S 20; *Erlenkämper/Fichte* S 345; *Hauck/Noftz* SGB V § 44 Rdz 39 ff; *Krauskopf* § 44 SGB V Rdz 9 ff; *Peters* § 44 Rdz 46 ff
[8] LSG Celle SozVers 1990, 55; vgl auch BSG SozR 4100 § 158 Nr 6
[9] BSG SozR 3-4100 § 158 Nr 1

2 Zentrale Rechtsbegriffe

verrichten und können sie durch **stufenweise Wiederaufnahme** ihrer Tätigkeit voraussichtlich besser wieder in das Erwerbsleben eingegliedert werden, soll der Arzt auf der Bescheinigung über die Arbeitsunfähigkeit Art und Umfang der möglichen Tätigkeiten angeben und dabei in geeigneten Fällen die Stellungnahme des Betriebsarztes oder mit Zustimmung der Krankenkasse die Stellungnahme des Medizinischen Dienstes einholen (S 126).

Die Arbeitsunfähigkeit wird dadurch aber nicht beseitigt. Diese endet erst, wenn wieder volle Arbeitsfähigkeit besteht. Bei tatsächlicher Ausübung einer solchen stufenweise wieder aufgenommenen Tätigkeit besteht daher der Anspruch auf Krankengeld weiter. Dieses ruht jedoch, soweit Arbeitsentgelt aus der wieder aufgenommenen Tätigkeit bezogen wird, § 49 SGB V.

Die **Feststellung der Arbeitsunfähigkeit** erfolgt idR durch den behandelnden (Vertrags-)Arzt.

> ❗ Wegen der weittragenden finanziellen und wirtschaftlichen Auswirkungen der „Krankschreibung" für Arbeitgeber und Krankenkasse darf diese **nicht leichtfertig** erfolgen. Deswegen überprüft der Medizinische Dienst bei den Vertragsärzten stichprobenartig und zeitnah die Feststellungen der Arbeitsunfähigkeit, § 275 Abs 1 b SGB V.

Die Feststellung darf daher stets nur aufgrund einer – wenn auch kurzen – persönlichen Untersuchung erfolgen,[1] also zB nicht allein aufgrund einer telefonischen Mitteilung des Versicherten oder seiner Angehörigen. Bei der Feststellung der Arbeitsunfähigkeit ist zudem die maßgebende Erwerbstätigkeit (s oben) zu berücksichtigen; der Arzt muss sich daher ggf auch über die Art dieser Tätigkeit und der daraus erwachsenden Belastungen vergewissern.[2]

Für zurückliegende Zeiten darf Arbeitsunfähigkeit grundsätzlich nicht bescheinigt werden.[3]

Die Bescheinigung von Arbeitsunfähigkeit durch den behandelnden Arzt ist Voraussetzung für die Entgeltfortzahlung durch den Arbeitgeber und (später) für das Krankengeld. Sie ist aber nicht unbedingt bindend. Bei Zweifeln an der bescheinigten Arbeitsunfähigkeit sind die Krankenkassen berechtigt und verpflichtet, eine gutachtliche Stellungnahme des MDK einzuholen, § 275 Abs 1 Nr 3.b SGB V.

Auch der Arbeitgeber kann verlangen, dass die Krankenkasse eine gutachtliche Stellungnahme des Medizinischen Dienstes zur Überprüfung der Arbeitsunfähigkeit einholt, § 275 Abs 1 Satz 3 SGB (S 128).

Die **private Krankenversicherung** (PKV) bietet Versicherungsschutz gegen Verdienstausfall als Folge von Krankheiten oder Unfällen, soweit dadurch Arbeitsunfähigkeit bewirkt wird, § 1 Abs 1 MB/KT 94 (S 255).

> **Arbeitsunfähigkeit iS der PKV** liegt vor, wenn der Versicherte seine berufliche Tätigkeit nach objektivem medizinischem Befund vorübergehend in keiner Weise ausüben kann, sie auch nicht ausübt und keiner anderweitigen Erwerbstätigkeit nachgeht, § 1 Abs 3 MB/KT 94.

Die Leistungspflicht endet hier ua mit dem Eintritt von Berufsunfähigkeit, §§ 7, 15.b MB/KT 94. Diese liegt – abweichend von dem Begriff der Berufsunfähigkeit im Sozialrecht – vor, wenn die versicherte Person nach medizinischem Befund im bisher ausgeübten Beruf auf nicht absehbare Zeit mehr als 50 % erwerbsunfähig ist. Besteht jedoch zu diesem Zeitpunkt in einem bereits eingetretenen Versicherungsfall Arbeitsunfähigkeit, so endet der Versicherungsfall nicht vor dem Zeitpunkt, bis zu dem der Versicherer seine tariflichen Leistungen für diese Arbeitsunfähigkeit zu erbringen hat, spätestens aber 3 Monate nach Eintritt der Berufsunfähigkeit.

---

[1] Ziffer 11 der Richtlinien des Bundesausschusses der Ärzte und Krankenkassen über die Beurteilung der Arbeitsunfähigkeit und die Maßnahmen zur stufenweise Wiedereingliederung

[2] Ziffer 2 der Richtlinien des Bundesausschusses der Ärzte und Krankenkassen über die Beurteilung der Arbeitsunfähigkeit und die Maßnahmen zur stufenweise Wiedereingliederung

[3] Ziffer 15 der Richtlinien des Bundesausschusses der Ärzte und Krankenkassen über die Beurteilung der Arbeitsunfähigkeit und die Maßnahmen zur stufenweise Wiedereingliederung

2.6 Dienstunfähigkeit

> Ein Beamter auf Lebenszeit ist in den Ruhestand zu versetzen, wenn er infolge eines körperlichen Gebrechens oder wegen Schwäche seiner körperlichen oder geistige Kräfte zur Erfüllung seiner Dienstpflichten dauernd unfähig (dienstunfähig) ist, § 42 Bundesbeamtengesetz (BBG).

Als dienstunfähig kann der Beamte auch angesehen werden, wenn er infolge Erkrankung innerhalb von 6 Monaten mehr als 3 Monate keinen Dienst getan hat und keine Aussicht besteht, dass volle Dienstfähigkeit innerhalb weiterer 6 Monate eintreten wird, § 42 Abs 1 Satz 2 BBG. Bestehen Zweifel über die Dienstunfähigkeit des Beamten, ist er verpflichtet, sich nach Weisung der Behörde ärztlich untersuchen zu lassen und, falls ein Amtsarzt dies für erforderlich hält, auch beobachten zu lassen, § 42 Abs 1 Satz 3 BBG.

Gleiches gilt über § 26 des Beamtenrechts-Rahmengesetzes auch für die Beamten der Länder, Gemeinden und sonstigen öffentlich-rechtlichen Körperschaften und Anstalten.

Die Dienstunfähigkeit iS des § 42 BBG entspricht daher am ehesten einer dauernden Arbeitsunfähigkeit iS der GKV bzw einer völligen oder teilweisen Erwerbsminderung iS der GRV.

Die der Arbeitsunfähigkeit entsprechende **vorübergehende Dienstunfähigkeit** infolge Krankheit ist im Beamtenrecht nicht ausdrücklich geregelt. Auf diese vorübergehende Dienstunfähigkeit sind die sozialrechtlichen Grundsätze über die Arbeitsunfähigkeit weitgehend entsprechend anzuwenden.

2.7 Erwerbsunfähigkeit

Im Sozialrecht hatte der Begriff in der Vergangenheit Bedeutung vor allem in der GRV als Voraussetzung für die Rente wegen Erwerbsunfähigkeit alten Rechts (§ 44 SGB VI aF). In der Privatversicherung hat der Begriff einen anderen Inhalt (s unten).

In der GRV ist seit dem 01.01.2001 die Rente wegen Erwerbsunfähigkeit entfallen und durch die Rente wegen voller Erwerbsminderung gemäß § 43 Abs 2 SGB VI nF (S 134) ersetzt worden. Dieser Begriff verliert daher in der Zukunft zunehmend an Bedeutung.

Streitigkeiten über die Frage, ob Erwerbsunfähigkeit bereits vor dem 01.01.2001 vorgelegen hat, können aber die Versicherungsträger, die Gerichte der Sozialgerichtsbarkeit und damit die ärztlichen Gutachter aber auch jetzt noch beschäftigen. Denn die Rente wegen Erwerbsunfähigkeit nach altem Recht unterliegt nicht so engen Voraussetzungen wie die Rente wegen völliger Erwerbsminderung. So haben viele Versicherte versucht, die Feststellung des Eintritts eines solchen Versicherungsfalls noch vor dem 01.01.2001 durchzusetzen.

> **Erwerbsunfähig** iS des § 44 SGB VI aF (S 141) war ein Versicherter, der infolge Krankheit oder Behinderung auf nicht absehbare Zeit außerstande war, eine Erwerbstätigkeit in gewisser Regelmäßigkeit auszuüben oder ein Arbeitsentgelt oder Arbeitseinkommen zu erzielen, das monatlich 325,–Euro übersteigt.[1]

Erwerbsunfähig waren auch Versicherte nach § 1 Nr 2 SGB VI (Versicherte, die in Werkstätten für Behinderte, Heimen oder ähnlichen Einrichtungen tätig sind), wenn sie wegen Art oder Schwere der Behinderung nicht auf dem allgemeinen Arbeitsmarkt tätig sein konnten, § 44 Abs 2 SGB VI aF.

Erwerbsunfähig war nicht, wer eine selbständige Tätigkeit ausübte oder eine Tätigkeit ohne Berücksichtigung der jeweiligen Arbeitsmarktlage noch vollschichtig ausüben konnte, § 44 Abs 2 Satz 2 SGB VI aF.

Soweit der Begriff der Erwerbsunfähigkeit auch in anderen Rechtsbereichen (zB in der Privatversicherung) verwendet wird, ist er mit dem des Sozialrechts nicht identisch (s unten).

---

[1] vgl weiterführend *Erlenkämper* S 25 und eingehend *Erlenkämper/Fichte* S 419

2 Zentrale Rechtsbegriffe

Der Tatbestand der Erwerbsunfähigkeit ist von der Rechtsprechung konkret ausgelegt worden (sog **konkrete Betrachtungsweise**).[1]

Diese konkrete Betrachtungsweise hat bedeutet: Erwerbsunfähig iS des § 44 SGB VI aF war ein Versicherter nicht nur, wenn er infolge Krankheit oder Behinderung völlig außerstande war, mehr als einer geringfügigen lohnbringenden Erwerbstätigkeit nachzugehen. Erwerbsunfähigkeit bestand schon dann, wenn ihm infolge einer durch Krankheit oder Behinderung bestehenden erheblichen Einschränkung seiner Erwerbsfähigkeit der **Arbeitsmarkt praktisch verschlossen** war und er so Erwerbseinkommen tatsächlich nicht mehr erzielen konnte.

Das war insbesondere der Fall, wenn zwar noch eine gewisse Resterwerbsfähigkeit vorhanden war, die bei abstrakter Betrachtung noch eine mehr als nur geringfügige Erwerbstätigkeit (zB für 4–6 Stunden arbeitstäglich) ermöglicht hätte, wenn aber bei konkreter Betrachtung eine solche Resterwerbsfähigkeit nicht mehr realisiert werden konnte, weil Arbeitsplätze, auf denen eine solche restliche Erwerbsfähigkeit noch lohnbringend hätte verwertet werden können, auf dem allgemeinen Arbeitsmarkt nicht oder doch nicht in nennenswerter Zahl vorhanden waren. Da Teilzeitarbeitsplätze auf dem allgemeinen Arbeitsmarkt nicht in ausreichendem Umfang vorhanden waren, war ein Versicherter, der aus Gesundheitsgründen **nicht mehr vollschichtig arbeiten konnte**, idR erwerbsunfähig, es sei denn, er hatte einen Teilzeitarbeitsplatz tatsächlich inne.

Gleiches galt für Versicherte, denen wegen der Art und Schwere der Behinderungen (sog atypische Leistungseinschränkungen, S 142) der Arbeitsmarkt in anderer Weise praktisch verschlossen war, ua für Versicherte, die nicht mehr über eine ausreichende **Wegefähigkeit** verfügten, dh die Fußwege zu und von Arbeitsplätzen bzw zu und von öffentlichen Verkehrsmitteln und von dort zum Arbeitsplatz bzw zur Wohnung von *mehr als 500 m* infolge Krankheit oder Behinderung nicht mehr zurücklegen konnten.

Eine **anerkannte MdE** (bzw ein GdS oder GdB) der GUV, des sozEntschR oder des SchwbR von 50 vH (oder mehr) ist für die Beurteilung der Frage, ob Erwerbsunfähigkeit vorliegt, irrelevant. In ärztlichen Gutachten und sonstigen Stellungnahmen für die GRV sollte daher jede Bezugnahme auf MdE, GdS oder GdB tunlichst vermieden werden, vor allem aber jede Schlussfolgerung etwa dahin, dass ja eine MdE um 50 vH oder mehr (bzw ein entsprechender GdS oder GdB) anerkannt sei und daher Erwerbsunfähigkeit vorliege.

> **In der GUV** wird der Begriff der Erwerbsunfähigkeit in einem ganz anderen Sachzusammenhang verwendet.

Hier wird von „**völliger Erwerbsunfähigkeit**" gesprochen, wenn der Versicherte aufgrund vorliegender Krankheit oder Behinderung im Zeitpunkt des Versicherungsfalls bereits *völlig* unfähig war, irgendeiner – wenn auch noch so geringfügigen oder kurzzeitigen – Erwerbstätigkeit nachzugehen und ein – wenn auch noch so geringfügiges – Erwerbseinkommen zu erzielen. Denn dann kann er durch den Versicherungsfall keine weitere Einbuße an Erwerbsfähigkeit mehr erleiden.

Eine solche „völlige Erwerbsunfähigkeit" liegt aber nicht allein deswegen vor, weil aufgrund eines früheren Unfalls oder einer Erkrankung eine MdE um 100 vH bestanden hat. Kann zB ein Doppelunterschenkelamputierter (MdE 100 vH) an einem Schreibtischarbeitsplatz noch tätig sein oder wird ein Unfallblinder (MdE gleichfalls 100 vH) zum Telefonisten umgeschult, ist er trotz fortbestehender MdE um 100 vH noch nicht völlig erwerbsunfähig. Denn er besitzt noch eine restliche Erwerbsfähigkeit, die er nutzen kann.

Soweit das **sozEntschR** ua in § 31 BVG von **Rente „bei Erwerbsunfähigkeit"** spricht, ist nicht die Erwerbsunfähigkeit iS der GRV oder die „völlige Erwerbsunfähigkeit" iS der GUV gemeint, sondern ein GdS von 100.

Denn nach § 31 Abs 3 Satz 2 BVG gilt in diesem Sinn als erwerbsunfähig, wer in seiner Erwerbsfähigkeit um mehr als 90 vH beeinträchtigt ist.

Das **Lastenausgleichsrecht** verwendet gleichfalls den Begriff der Erwerbsunfähigkeit (S 271); dieser entspricht aber nicht der Erwerbsunfähigkeit der GRV, sondern eher der teilweisen Erwerbsminderung iS des § 43 Abs 1 SGB VI nF.

> In der **Privatversicherung ist erwerbsunfähig** der Versicherte, der infolge Krankheit, Körperverletzung oder Kräfteverfalls, die ärztlich nachzuweisen sind, voraussichtlich dauernd eine Erwerbstätigkeit in gewisser Regelmäßigkeit nicht mehr ausüben oder nicht mehr als geringfügige Einkünfte durch Erwerbstätigkeit erzielen kann (S 254).

Die Erwerbsfähigkeit ist hier abstrakt zu beurteilen. Sie steht daher eher der vollen Erwerbsminderung iS des § 43 Abs 2 SGB VI nF näher.

---

[1] einhM; vgl insbesondere BSG GS SozR Nr 79 zu § 1246 RVO und Nr 20 zu § 1247 RVO; BSG GS SozR 2200 § 1246 Nr 13

2.8 Berufsunfähigkeit

Eine solche Erwerbsunfähigkeit liegt hier auch vor, wenn der Versicherte mindestens 6 Monate lang ununterbrochen infolge Krankheit, Körperverletzung oder Kräfteverfall, die ärztlich nachzuweisen sind, außerstande gewesen ist, eine Erwerbstätigkeit in gewisser Regelmäßigkeit auszuüben oder mehr als nur geringfügige Einkünfte durch Erwerbstätigkeit zu erzielen und dieser Zustand im Zeitpunkt der Feststellung fortbesteht.

> **!** Die im **zivilen Haftpflichtrecht** (S 245) bedeutungsvolle **Aufhebung oder Minderung der Erwerbsfähigkeit** (§ 843 BGB) hat mit dem Begriff der Erwerbsunfähigkeit iS des Sozialrechts nichts gemein.

In Haftpflichtgutachten dürfen daher die Kriterien der Erwerbsunfähigkeit iS der GRV nicht angewendet werden.

Zudem ist im zivilen Schadensersatzrecht der durch eine Aufhebung oder Minderung der Erwerbsfähigkeit verursachte Vermögensschaden stets konkret zu berechnen. Es kommt dort also nicht auf die Einbuße an Erwerbsfähigkeit an, sondern auf den konkreten Vermögensschaden, auf die konkrete Einbuße an Arbeits- oder sonstigem Erwerbseinkommen infolge der Schädigung (S 245).

2.8 Berufsunfähigkeit

Im Sozialrecht hatte der Begriff Bedeutung vor allem in der GRV als Voraussetzung für die Gewährung von Rente wegen Berufsunfähigkeit.

Seit dem 01.01.2001 ist in der GRV die Rente wegen Berufsunfähigkeit in ihrer früherem Form (§ 43 SGB VI aF) entfallen und durch Renten wegen teilweiser Erwerbsminderung ersetzt worden.

Streitigkeiten über die Frage, ob Berufsunfähigkeit iS des § 43 SGB VI aF bereits vor dem 01.01.2001 vorgelegen hat, können die Versicherungsträger, die Gerichte der Sozialgerichtsbarkeit und damit die ärztlichen Gutachter aber auch heute noch beschäftigen. Denn die Rente wegen Berufsunfähigkeit nach altem Recht unterlag nicht so weitgehenden Einschränkungen wie die Rente wegen teilweiser Erwerbsminderung. So haben viele Versicherte versucht, die Feststellung des Eintritts eines solchen Versicherungsfalles noch vor dem 01.01.2001 durchzusetzen.

> Das seit dem 01.01.2001 geltende Recht sieht für Versicherte, die vor dem 02.01.1961 geboren sind, jedoch eine **neue Rente wegen teilweiser Erwerbsminderung bei Berufsunfähigkeit** vor, § 240 SGB VI (S 136).

Die Voraussetzungen für diese Rente sind aber mit denen der alten Rente wegen Berufsunfähigkeit nicht voll identisch. § 43 Abs 2 SGB VI aF stellte darauf ab, ob die Erwerbsfähigkeit „auf weniger als die Hälfte..." herabgesunken war. Nach § 240 Abs 2 SGB VI kommt es nunmehr darauf an, ob die Erwerbsfähigkeit „auf weniger als 6 Stunden..." gesunken ist. Berufsunfähig ist nach dieser Vorschrift auch nicht, wer eine zumutbare Tätigkeit mindestens 6 Stunden täglich (§ 43 Abs 2 SGB VI aF: vollschichtig) ausüben kann.

Berufsunfähig iS des § 43 SGB VI aF waren Versicherte, deren Erwerbsfähigkeit wegen Krankheit oder Behinderung **auf weniger als die Hälfte** derjenigen von körperlich, geistig und seelisch gesunden Versicherten mit ähnlicher Ausbildung und gleichwertigen Kenntnissen und Fähigkeiten herabgesunken war.[1]

Der Kreis der Tätigkeiten, nach denen die Erwerbsfähigkeit zu beurteilen war, umfasste alle Tätigkeiten, die den Kräften und Fähigkeiten des Versicherten entsprachen und ihm unter Berücksichtigung der Dauer und des Umfangs seiner Ausbildung sowie seines bisherigen Berufs und der besonderen Anforderungen seiner bisherigen Berufstätigkeit zugemutet werden konnten. Zumutbar war stets eine Tätigkeit, für die der Versicherte durch Leistungen zur beruflichen Rehabilitation (jetzt: Teilhabe am Arbeitsleben) mit Erfolg ausgebildet oder umgeschult worden war, § 43 Abs 2 Satz 3 SGB VI aF. Berufsunfähig war nicht, wer eine zumutbare Tätigkeit vollschichtig ausüben konnte; dabei war die jeweilige Arbeitsmarktlage nicht zu berücksichtigen, § 43 Abs 2 Satz 5 SGB VI aF.

> **Berufsunfähig iS des § 240 SGB VI** sind Versicherte, deren Erwerbsfähigkeit wegen Krankheit oder Behinderung im Vergleich zur Erwerbsfähigkeit von körperlich, geistig und seelisch gesunden Versicherten mit ähnlicher Ausbildung und gleichwertigen Kenntnissen und Fähigkeiten **auf weniger als 6 Stunden** gesunken ist.

---

[1] vgl weiterführend *Erlenkämper* S 27 und eingehend *Erlenkämper/Fichte* S 393 mwN

2 Zentrale Rechtsbegriffe

Der Kreis der Tätigkeiten, nach denen die Erwerbsfähigkeit von Versicherten zu beurteilen ist, umfasst alle Tätigkeiten, die ihren Kräften und Fähigkeiten entsprechen und ihnen unter Berücksichtigung der Dauer und des Umfangs ihrer Ausbildung sowie ihres bisherigen Berufs und der besonderen Anforderungen ihrer bisherigen Berufstätigkeit zugemutet werden können. Zumutbar ist stets eine Tätigkeit, für die der Versicherte durch Leistungen zur Teilhabe am Arbeitsleben (früher: berufliche Rehabilitation) mit Erfolg ausgebildet oder umgeschult worden ist. Berufsunfähig ist nicht, wer eine zumutbare Tätigkeit mindestens 6 Stunden täglich ausüben kann; dabei ist die jeweilige Arbeitsmarktlage nicht zu berücksichtigen, § 240 Abs 2 SGB VI.

> Berufsunfähigkeit liegt nach altem wie nach neuem Recht (entgegen einem nicht nur in ärztlichen Kreisen verbreiteten Irrtum) nicht schon vor, wenn der Versicherte – wie bei der Arbeitsunfähigkeit – seine letzte konkrete berufliche Tätigkeit infolge Krankheit oder Behinderung nicht mehr ausüben kann.

Maßgebend ist vielmehr der **bisherige** *Beruf* **insgesamt** mit all seinen Betätigungsmöglichkeiten auch auf anderen Arbeitsplätzen und bei anderen Arbeitgebern, und **zusätzlich** der Kreis all jener Tätigkeiten, auf die der einzelne Versicherte nach Maßgabe des in diesem bisherigen Beruf erworbenen Berufsschutzes zumutbar verwiesen werden kann, die sog Verweisungstätigkeiten (S 138). Ob **Berufsunfähigkeit** vorliegt, ist nach alledem nicht allein und nicht einmal primär eine medizinische, sondern eine **Rechtsfrage**.

Selbstredend ist das Ausmaß der funktionellen Behinderungen und des verbliebenen Leistungsvermögens ausschließlich vom ärztlichen Gutachter zu beurteilen. Die Entscheidung über die weiteren Fragen, was nämlich der rechtlich maßgebende „bisherige Beruf" ist, welche Einsatzmöglichkeiten innerhalb dieses Berufs auch für behinderte Versicherte noch bestehen, ob und ggf welche Verweisungstätigkeiten nach dem qualitativen Wert dieses bisherigen Berufs sozial zumutbar sind, inwieweit verwertbare Kenntnisse und Fähigkeiten für die Ausübung derartiger Verweisungstätigkeiten gegeben sind und ob die nach den ärztlichen Gutachten vorhandene Resterwerbsfähigkeit hierfür ausreicht, ist dagegen den RentV-Trägern bzw Sozialgerichten vorbehalten, nicht Aufgabe der begutachtenden Ärzte.

> Der Arzt sollte es daher tunlichst vermeiden, in Bescheinigungen, Berichten, sonstigen Stellungnahmen und vor allem in Gutachten aus seiner Beurteilung des verbliebenen Leistungsvermögens selbst Schlussfolgerungen auf das Vorliegen von Berufsunfähigkeit zu ziehen.

Denn für diese rechtliche Würdigung sind zu zahlreiche außermedizinische Umstände maßgebend

> Bei der **sozialmedizinischen Begutachtung** ist das Ausmaß der Leistungsminderung individuell nach den realen Gegebenheiten und Anforderungen der Arbeitswelt zu beurteilen.

Für die Beurteilung der Erwerbsfähigkeit ist nicht maßgebend, ob der einzelne Versicherte zB am Fahrradergometer noch kurzzeitig leichte Arbeit leisten oder leichte Lasten heben und tragen kann. Entscheidend ist vielmehr, ob er auch unter tagtäglicher Arbeitsbelastung den üblichen Erwartungen und Anforderungen der Arbeitgeber insbesondere an Quantität, Qualität und Regelmäßigkeit der Arbeitsleistung noch gewachsen ist und so seine (restliche) Erwerbsfähigkeit tatsächlich (noch) in Erwerbsarbeit und damit in Erwerbseinkommen umsetzen kann.

Die Rechtsprechung hat auch den Tatbestand der Berufsunfähigkeit alten Rechts nicht abstrakt, sondern konkret ausgelegt (sog **konkrete Betrachtungsweise**, oben S 138).[1]

Der Frage, ob der Versicherte im bisherigen Beruf oder einer zumutbaren Verweisungstätigkeit **noch vollschichtig arbeiten** konnte oder nicht mehr, kam daher bei der sozialmedizinischen Begutachtung der Berufsunfähigkeit iS des § 43 SGB VI aF eine besondere Bedeutung zu. Versicherte, die solche Tätigkeiten aus Gesundheitsgründen nicht mehr vollschichtig ausüben konnten, waren berufsunfähig, idR sogar erwerbsunfähig, weil für sie der Arbeitsmarkt idR als verschlossen galt (oben S 20).

> Für die neue Rente wegen teilweiser Erwerbsminderung bei Berufsunfähigkeit nach § 240 SGB VI kommt es nach dem reinen Gesetzeswortlaut nur noch darauf an, ob die Erwerbsfähigkeit des Versicherten in seinem bisherigen Beruf **auf weniger als 6 Stunden** gesunken ist.

---

[1] BSG GS SozR Nr 79 zu § 1246 RVO und Nr 20 zu § 1247 RVO; BSG GS SozR 2200 § 1246 Nr 13

2.9 Teilweise und volle Erwerbsminderung

Diese Frage wäre vom Gesetzeswortlaut her daher jetzt eigentlich **abstrakt**, dh nur aus gesundheitlicher Sicht zu beantworten.

> **!** Wegen der nach wie vor bestehenden ungünstigen Arbeitsmarktsituation, der Teilzeitarbeitsplätze auch jetzt nicht in nennenswerter Zahl bietet, wird in der Praxis die konkrete Betrachtungsweise und damit eine arbeitsmarktbedingte Erwerbsminderungsrente bis auf weiteres beibehalten.[1]

Kann der Versicherte nur noch weniger als 6 Stunden seinen bisherigen Beruf oder eine zumutbare Verweisungstätigkeit ausüben, ist er iS des § 240 SGB VI berufsunfähig. Kann er auch auf dem allgemeinen Arbeitsmarkt keine 6, aber mindestens 3 Stunden erwerbstätig sein, erhält er dennoch die Rente wegen voller Erwerbsminderung, wenn er keinen Teilzeitarbeitsplatz erhalten kann. Auch Versicherte, die abstrakt zwar mehr als 6 Stunden erwerbstätig sein können, denen der Arbeitsmarkt aber aus Gesundheitsgründen praktisch verschlossen ist (oben S 20), erhalten die volle Rente.

Die wesentliche Vergünstigung gegenüber der teilweisen Erwerbsminderung nach § 43 Abs 1 SGB VI nF (s unten) besteht darin, dass es hier darauf ankommt, ob der Versicherte diese 6 Stunden noch *im Bereich seines bisherigen Berufs oder einer zumutbaren Verweisungstätigkeit* arbeiten kann.

Er kann insoweit also nicht – wie bei der teilweisen Erwerbsminderung – auf alle Tätigkeiten des allgemeinen Arbeitsmarktes verwiesen werden.

Eine **anerkannte MdE** (bzw ein GdS oder GdB) der GUV, des sozEntschR oder des SchwbR von 50 vH (oder mehr) ist auch für die Beurteilung der Frage, ob Berufsunfähigkeit vorliegt, irrelevant.

In ärztlichen Gutachten und sonstigen Stellungnahmen für die GRV sollte daher jede Bezugnahme auf MdE, GdS oder GdB tunlichst vermieden werden, vor allem aber jede Schlussfolgerung etwa dahin, dass ja eine MdE um 50 vH oder mehr (bzw ein entsprechender GdS oder GdB) anerkannt sei und daher Berufsunfähigkeit vorliege.

> **In der Privatversicherung (S 254)** liegt **vollständige Berufsunfähigkeit** vor, wenn der Versicherte infolge Krankheit, Körperverletzung oder Kräfteverfalls, die ärztlich nachzuweisen sind, voraussichtlich dauernd außerstande ist, seinen Beruf oder eine andere Tätigkeit auszuüben, die er aufgrund seiner Ausbildung und Erfahrung ausüben kann und die seiner bisherigen Lebensstellung entspricht.
>
> **Teilweise Berufsunfähigkeit** liegt vor, wenn die vorstehend genannten Voraussetzungen nur in einem bestimmten Grad voraussichtlich dauernd erfüllt sind.

Ist der Versicherte mindestens 6 Monate lang ununterbrochen infolge Krankheit, Körperverletzung oder Kräfteverfall, die ärztlich nachzuweisen sind, außerstande gewesen, seinen Beruf oder eine andere Tätigkeit auszuüben, die aufgrund seiner Ausbildung und Erfahrung ausgeübt werden kann und seiner bisherigen Lebensstellung entspricht, so gilt die Fortdauer dieses Zustandes als vollständige oder teilweise Berufsunfähigkeit.

2.9 Teilweise und volle Erwerbsminderung

Seit dem 01.01.2001 sind in der GRV für neue Versicherungsfälle die bisherigen Renten wegen Berufs- und Erwerbsunfähigkeit (§ 43, 44 SGB VI aF) entfallen. Sie werden im Wesentlichen ersetzt durch neue Renten wegen teilweiser oder voller Erwerbsminderung, § 43 Abs 1 und 2 SGB VI nF (S 134).[2]

Durch diese neuen Versicherungsfälle soll erreicht werden, dass vor Erreichung der Altersgrenze für die Altersrente Rente wegen verminderter Erwerbsfähigkeit nur noch gewährt wird, wenn der Versicherte allein aus Gesundheitsgründen nicht mehr mindestens 6 Stunden täglich lohnbringend erwerbstätig sein kann.

---

[1] *Erlenkämper/Fichte* S 430
[2] vgl hierzu weiterführend *Erlenkämper/Fichte* S 428 ff

2 Zentrale Rechtsbegriffe

> **Teilweise erwerbsgemindert** sind Versicherte, die wegen Krankheit oder Behinderung auf nicht absehbare Zeit außerstande sind, unter den üblichen Bedingungen des allgemeinen Arbeitsmarktes *mindestens 6 Stunden* täglich erwerbstätig zu sein, § 43 Abs 1 Satz 2 SGB VI.
>
> **Voll erwerbsgemindert** sind Versicherte, die wegen Krankheit oder Behinderung auf nicht absehbare Zeit außerstande sind, unter den üblichen Bedingungen des allgemeinen Arbeitsmarktes *mindestens 3 Stunden* täglich erwerbstätig zu sein, § 43 Abs 2 Satz 2 SGB VI nF.

Voll erwerbsgemindert sind auch, § 43 Abs 2 Satz 3 SGB VI:
- Versicherte nach § 1 Satz 1 Nr 2 SGB VI (Behinderte, die ua in anerkannten Werkstätten für Behinderte oder in Anstalten, Heimen oder gleichartigen Einrichtungen versicherungspflichtig tätig sind), die wegen Art oder Schwere der Behinderung nicht auf dem allgemeinen Arbeitsmarkt tätig sein können, und
- Versicherte, die bereits vor Erfüllung der allgemeinen Wartezeit voll erwerbsgemindert waren, in der Zeit einer nicht erfolgreichen Eingliederung in den allgemeinen Arbeitsmarkt.

> **!** **Erwerbsgemindert ist nicht**, wer unter den üblichen Bedingungen des allgemeinen Arbeitsmarktes *mindestens 6 Stunden* täglich erwerbstätig sein kann; dabei ist die jeweilige Arbeitsmarktlage nicht zu berücksichtigen, § 43 Abs 3 SGB VI.

Die Frage, ob der Versicherte mindestens 6 bzw 3 Stunden täglich erwerbstätig sein kann, wäre vom reinen Gesetzeswortlaut her daher jetzt eigentlich **abstrakt**, dh nur aus gesundheitlicher Sicht zu beantworten.

> **!** Wegen der nach wie vor bestehenden ungünstigen Arbeitsmarktsituation, die Teilzeitarbeitsplätze auch jetzt nicht in nennenswerter Zahl bietet, wird die **konkrete Betrachtungsweise** und damit die arbeitsmarktbedingte Erwerbsminderungsrente bis auf weiteres beibehalten.[1]

Versicherte mit einem Restleistungsvermögen von 3 bis unter 6 Stunden, die teilweise erwerbsgemindert sind und daher eigentlich nur Anspruch auf eine Renten wegen teilweiser Erwerbsminderung haben, erhalten dennoch die Rente wegen voller Erwerbsminderung, wenn sie keinen Teilzeitarbeitsplatz finden können. Auch Versicherte, die abstrakt zwar mehr als 6 Stunden erwerbstätig sein können, denen der Arbeitsmarkt aber aus Gesundheitsgründen praktisch verschlossen ist (S 20), erhalten die volle Rente.

Rechtlich unerheblich ist dagegen jetzt, ob der Versicherte vorher einen qualifizierten Beruf ausgeübt hat und diese 3 bzw 6 Stunden nur noch im Rahmen einer unqualifizierten Tätigkeit erwerbstätig sein kann. Denn Maßstab für die Beurteilung, ob volle oder teilweise Erwerbsminderung vorliegt, ist nicht mehr der bisherige Beruf, sondern der allgemeine Arbeitsmarkt. Damit muss sich jeder Versicherte auch dann, wenn er vorher einen hoch qualifizierten Beruf ausgeübt hat, grundsätzlich auf alle – also auch einfache – Tätigkeiten dieses allgemeinen Arbeitsmarktes verweisen lassen.

> **!** Bei der **sozialmedizinischen Begutachtung** ist das Ausmaß der Leistungsminderung weiterhin individuell nach den realen Gegebenheiten und Anforderungen der Arbeitswelt zu beurteilen (S 22).

Für die Beurteilung der Erwerbsminderung ist auch hier nicht maßgebend, ob der einzelne Versicherte zB nach dem Ergebnis einer Fahrradergometrie noch 3 bzw 6 Stunden leichte Arbeit leisten kann, sondern darauf, ob er eine solche Leistung auch unter tagtäglicher Arbeitsbelastung nach den üblichen Erwartungen und Anforderungen der Arbeitgeber insbesondere an Quantität, Qualität und Regelmäßigkeit der Arbeitsleistung noch erbringen und so seine (restliche) Erwerbsfähigkeit tatsächlich (noch) in Erwerbsarbeit und damit in Erwerbseinkommen umsetzen kann.

---

[1] *Eicher/Haase/Rauschenbach* § 43 Anm 5; *Erlenkämper/Fichte* S 430; Hauck/Haines SGB VI § 43 Rdz 32 ff; KassKom § 43 SGB VI Rdz 30; *Ruland/Försterling* SGB VI § 43 Rdz 189 ff. Die in der Vorauflage noch vertretene abweichende Meinung wird nicht aufrechterhalten.

2.10 Minderung der Erwerbsfähigkeit (MdE), Grad der Schädigungsfolge (GdS), Grad der Behinderung (GdB), Grad der Invalidität

Wenn **in der GUV** von einer Minderung der Erwerbsfähigkeit vor allem in der **Abkürzung „MdE"** gesprochen wird, so handelt es sich um die (auch im Entschädigungsrecht des BEG) für die Höhe der Rentenleistungen maßgebende, in Prozentsätzen auszudrückende Beeinträchtigung der vollen Erwerbsfähigkeit im allgemeinen Erwerbsleben infolge eines bestehenden Gesundheitsschadens.[1]

> **!** Für das **sozEntschR** hat der Gesetzgeber ab 2008 die auch dort früher geltende MdE durch einen eigenständigen Begriff **„Grad der Schädigungsfolgen"** (GdS) ersetzt (S 226). Dieser ist nicht mehr „der Befähigung zur üblichen, auf Erwerb gerichteten Arbeit und deren Ausnutzung im wirtschaftlichen Leben" (so bisher), sondern nach den allgemeinen Auswirkungen der Funktionsbeeinträchtigungen, die durch die als Schädigungsfolge anerkannten körperlichen, geistigen oder seelischen Gesundheitsstörungen bedingt sind, *in allen Lebensbereichen* zu beurteilen, § 30 Abs 1 BVG.[2]

Eingeführt worden ist er wegen der bisherigen Differenzen im MdE-Begriff zwischen der GUV und dem sozEntschR: Einmal sollte die früher oft kritisierte unterschiedliche Bewertung der MdE in der GUV und im sozEntschR beseitigt werden, zum anderen stärker herausgestellt werden, dass die Entschädigung nicht nach einer Minderung „der Erwerbsfähigkeit", sondern nach den Funktionsbeeinträchtigungen „in allen Lebensbereichen" zu beurteilen ist.

Für das **Schwerbehindertenrecht** hatte dagegen bereits das alte SchwbG in seiner Fassung von 1986 den früher auch dort verwendeten MdE-Begriff durch einen eigenen **„Grad der Behinderung" (GdB)** ersetzt (vgl jetzt: § 69 Abs 1 SGB IX).

Für die Höhe des GdB gelten die für das sozEntschR gültigen Maßstäbe entsprechend, § 69 Abs 1 S 5 SGB IX.

Wesentlicher Unterschied zu MdE und GdS: Als iS einer Behinderung regelwidrig gilt hier nur der Zustand, der von dem für das Lebensalter Typischen abweicht, § 2 Abs 1 SGB IX (S 176).

Der in der **privaten Unfallversicherung** verwendete Begriff des **„Grades der Invalidität"** ist mit dem der MdE nicht identisch, sondern richtet sich nach eigenständigen Regeln (S 33).

Soweit im **zivilen Haftpflichtrecht** (S 245) eine Aufhebung oder Minderung der Erwerbsfähigkeit von Bedeutung ist (§ 843 BGB), ist hier nicht die abstrakte MdE iS der GUV gemeint.

Denn für den Schadensersatzanspruch nach § 843 BGB kommt es nicht auf Verlust an körperlicher Integrität und auch nicht auf eine abstrakte Einbuße an Erwerbs*fähigkeit* an, sondern allein auf den *konkreten Vermögensschaden*, auf die konkrete Einbuße an Arbeits- oder sonstigem Erwerbs*einkommen* infolge der Schädigung (S 245). Die abstrakten MdE-Sätze der GUV sind hierfür ebenso ohne rechtliche oder praktische Bedeutung wie die Invaliditätsgrade der PUV. Die Verwendung dieser Begriffe muss daher in Haftpflichtgutachten unbedingt vermieden werden.

Begriff von MdE und GdS

> **Erwerbsfähigkeit** bedeutet die körperliche und geistige Fähigkeit, sich unter Ausnutzung aller Arbeitsgelegenheiten *im gesamten Erwerbsleben* einen Erwerb zu verschaffen und Erwerbseinkommen zu erzielen. Die durch einen Versicherungsfall der GUV bedingte Minderung dieser Fähigkeit, ausgedrückt in Prozentsätzen, ist die MdE.[3]

---

[1] vgl weiterführend *Erlenkämper* S 45; *Erlenkämper/Fichte* S 38

[2] Die „Anhaltspunkte 2008" berücksichtigen den neuen Begriff „GdS" noch nicht.

[3] einhM; vgl ua BSGE 1, 174; BSG SozR 2200 § 581 Nr 22, 28; *Bereiter-Hahn* § 56 Rdz 10; *Brackmann* GUV § 56 Rdz 40 ff; *Erlenkämper/Fichte* S 39; KassKomm SGB VII § 56 Rdz 16; *Lauterbach* § 56 Rdz 20, jeweils mwN

2 Zentrale Rechtsbegriffe

Die **MdE** bestimmt sich somit nach dem Umfang der sich aus der Beeinträchtigung des körperlichen und geistigen Leistungsvermögens ergebenden verminderten *Arbeitsmöglichkeiten auf dem gesamten Gebiet des Erwerbslebens* infolge des Versicherungsfalls, § 56 Abs 2 SGB VII.

Bei jugendlichen Versicherten wird die Minderung der Erwerbsfähigkeit nach den Auswirkungen bemessen, die sich bei Erwachsenen mit gleichem Gesundheitsschaden ergeben würden, §§ 56 Abs 2 Satz 2 SGB VII.

Bei der Bemessung der MdE sind auch besondere berufliche Nachteile bzw ein besonderes berufliches Betroffensein infolge der Schädigung zu berücksichtigen, § 56 Abs 2 Satz 3 SGB VII (s unten). Dies ist aber ausschließlich Aufgabe der Sozialleistungsträger bzw Sozialgerichte, nicht des ärztlichen Gutachters.

Der **GdS** ist dagegen nach den allgemeinen Auswirkungen der Funktionsbeeinträchtigungen, die durch die als Schädigungsfolge anerkannten körperlichen, geistigen oder seelischen Gesundheitsstörungen bedingt sind, *in allen Lebensbereichen* zu beurteilen, § 30 Abs 1 BVG.

Bei beschädigten Kindern und Jugendlichen ist auch hier der GdS nach dem Grad zu bemessen, der sich bei Erwachsenen mit gleicher Gesundheitsstörung ergibt, § 30 Abs 1 S 4 BVG. Auch hier ist der GdS höher zu bewerten, wenn der Beschädigte durch die Art der Schädigungsfolgen im vor der Schädigung ausgeübten oder begonnenen Beruf, im nachweisbar angestrebten oder in dem Beruf besonders betroffen ist, der nach Eintritt der Schädigung ausgeübt wurde oder noch ausgeübt wird, § 30 Abs 2 BVG (s unten).

Der **inhaltliche Unterschied** zwischen der MdE der GUV und dem GdS des sozEntschR besteht vor allem darin:

➤ Für die **MdE** ist maßgebend die Beeinträchtigung des körperlichen und geistigen Leistungsvermögens durch den Versicherungsfall mit den sich daraus ergebenden verminderten Arbeitsmöglichkeiten **auf dem gesamten Gebiet des Erwerbslebens**.
Die MdE bezieht sich daher nur auf die Beeinträchtigungen im Bereich des Erwerbslebens und die dadurch bedingten verminderten Arbeitsmöglichkeiten. Sie erfasst dagegen nicht auch die Beeinträchtigungen, die durch den Versicherungsfall im allgemeinen Leben eintreten.

➤ Für den **GdS** sind dagegen maßgebend die allgemeinen Auswirkungen der Funktionsbeeinträchtigungen, die durch die als Schädigungsfolge anerkannten körperlichen, geistigen oder seelischen Gesundheitsstörungen bedingt sind, **in allen Lebensbereichen**.
Der GdS umfasst daher nicht nur die Beeinträchtigungen im Bereich des Erwerbslebens, sondern auch in allen übrigen Lebensbereichen.

Abstrakter Schadensausgleich, individuelle Bewertung

Die Rentenleistungen der GUV und des sozEntschR sind – anders als zB der zivilrechtliche Schadensersatzanspruch – nicht unmittelbar auf den Ausgleich eines konkreten wirtschaftlichen Schadens ausgerichtet. Sie entschädigen vielmehr abstrakt die Einbuße an Erwerbs*fähigkeit*, also die *Fähigkeit* zur Ausübung einer Erwerbstätigkeit im gesamten Bereich des Erwerbslebens[1] bzw die allgemeinen Auswirkungen der Funktionsbeeinträchtigungen in allen Lebensbereichen.

Daher ist sind MdE und GdS **abstrakt festzustellen**, also losgelöst von den konkreten Erwerbsverhältnissen des Einzelfalls.[2] Eine gleiche Behinderung hat somit bei allen Betroffenen – von den Ausnahmefällen des besonderen beruflichen Betroffenseins abgesehen – zu einer gleichen Höhe von MdE bzw GdS zu führen.

Unerheblich für die Höhe von (medizinischer) MdE und GdS ist daher, ob und in welchem Umfang die Erwerbsfähigkeit des Betroffenen schon vor Eintritt der Schädigung gemindert war, ob er wegen der erlittenen Schädigung tatsächlich vermindert arbeitet und geringeres Erwerbseinkommen erzielt, ob er seine restliche Erwerbsfähigkeit de facto auf dem Arbeitsmarkt nicht mehr lohnbringend verwerten kann, ob er unabhängig von dem streitigen Gesundheitsschaden etwa wegen seines Alters oder anderer Leiden ohnehin nicht mehr arbeiten würde oder ob er zB als Kind, Schüler oder Student auch ohne das schädigende Ereignis ohne Arbeit und Erwerbseinkommen sein würde.

Für die Bemessung von MdE und GdS kommt es auch nicht darauf an, ob der Betroffene durch die erlittene

---
[1] so ua BSG SozR 3-2200 § 548 Nr 4; BSG 25.11.1992 – 2 RU 40/91 – Meso B 330/63
[2] BSG SozR 2200 § 581 Nr 6 mwN; *Brackmann* GUV § 56 Rdz 43 ff

2.10 MdE, GdS, GdB, Grad der Invalidität

Schädigung seine bisherige Tätigkeit nicht mehr ausüben kann, seinen Arbeitsplatz verliert und einen neuen infolge der Unfall- bzw Schädigungsfolgen auch nicht erlangen kann, oder ob er zB als oberschenkelamputierter Verwaltungsangestellter (MdE: 60 bzw GdS 70 vH), armamputierter Schlosser (MdE bzw GdS: 70 vH) oder einäugiger Kaufmann (MdE: 25 bzw GdS 30 vH) an seinen – ggf behinderungsgerecht eingerichteten – früheren Arbeitsplatz zurückkehrt, neben seiner Unfall- bzw Beschädigtenrente sein bisheriges Erwerbseinkommen in voller Höhe weiter bezieht und somit nicht nur keinen wirtschaftlichen Schaden erleidet, sondern eine zT deutliche finanzielle Besserstellung erfährt.

Selbst bei Behinderten, die durch Rehabilitationsmaßnahmen wirtschaftlich und sozial wieder voll eingegliedert sind oder sogar einen beruflichen Aufstieg erfahren haben, sind MdE und GdS ausschließlich nach diesen abstrakten Gesichtspunkten zu beurteilen, sofern nicht ein besonderes berufliches Betroffensein (s unten) berücksichtigt worden ist.

Im Ergebnis führt diese abstrakte Bewertung von MdE und GdS in weiten Bereichen zu einer Entschädigung nach dem **Grad der Versehrtheit**, des Verlustes an anatomischer Integrität und funktioneller Intaktheit.[1]

Soweit dieses Abstraktionsprinzip hinsichtlich der Höhe der Entschädigung einer Modifizierung bedurfte, ist dies bei der Ausgestaltung der Entschädigungsleistungen geschehen (zB im sozEntschR durch die Trennung zwischen Grund- und Ausgleichsrente und einen besonderen Berufsschadensausgleich).

> Zur Gewährleistung einer gleichen und im gerechten Verhältnis zueinander stehenden Bewertung von Gesundheitsschäden in diesem abstrakten System sind in zahlreichen amtlichen,[2] halbamtlichen[3] und nichtamtlichen Quellen **Erfahrungssätze zur Höhe der MdE und des GdS** entwickelt worden, die im vorliegenden Werk für die Haltungs- und Bewegungsorgane zusammengefasst und ergänzt werden.

Die *Anhaltspunkte* sind nach der Rechtsprechung des BSG vor allem für den ärztlichen Gutachter im Bereich des sozEntschR und des SchwbR weitgehend verbindlich.[4] Für die übrigen Erfahrungssätze gilt dies nicht in gleichem Umfang. Wegen der verfassungsrechtlich gebotenen Gleichbehandlung gleichgelagerter Fälle (Art 3 GG) darf auch hiervon ohne gewichtige Gründe des konkreten Einzelfalls nicht abgewichen werden.[5]

> In der **PUV** sind in den AUB für bestimmte Gesundheitsschäden feste Invaliditätsgrade festgelegt, die unter Ausschluss des Nachweises eines individuellen höheren oder geringeren Grades gelten, § 7.I.2 AUB (unten S 250).

Die Bewertung erfolgt auch hier ausschließlich nach solchen abstrakten Gesichtspunkten. Vorschäden am selben Organ werden hier jedoch nach eigenständigen Maßstäben berücksichtigt (s unten).

> **Abstrakt** ist aber nur das *Prinzip* der Schadensfeststellung. Im Übrigen gilt im Sozialrecht für MdE, GdS und GdB das **Gebot der individuellen Bewertung**, also der Bewertung nach den konkreten Verhältnissen des jeweiligen Einzelfalls.

Vor allem in der GUV hat den Ausgangspunkt für die Bewertung der MdE stets die **individuelle Erwerbsfähigkeit** des Betroffenen unmittelbar vor Eintritt des schädigenden Ereignisses zu bilden. Denn in diesem Gesundheitszustand wird er durch die Rechtsordnung geschützt („... versichert so wie er ist", S 55).

> Im sozialmedizinischen Gutachten für die GUV zu bewerten ist daher stets, inwieweit diese individuelle Erwerbsfähigkeit durch den Arbeitsunfall gemindert wird. Sie ist daher bei der Beurteilung der MdE stets mit 100 vH anzusetzen, auch wenn sie durch frühere Krankheit, Unfallfolgen usw objektiv bereits herabgesetzt war.[6]

Etwas anderes gilt für die GUV dann, wenn der Versicherte im Unfallzeitpunkt bereits **völlig erwerbsunfähig** (oben S 20), dh völlig außerstande war, eine irgendwie geartete, auch geringfügige Erwerbstätigkeit zu verrichten und Erwerbseinkommen zu erzielen. Denn dann hat

---

[1] so ua auch *Wilke* § 30 Rdz 1 ff mwN
[2] insbesondere die VV Nr 5 zu § 30 BVG
[3] insbesondere die *Anhaltspunkte*
[4] BSG SozR 3-3100 § 30 Nr 22; SozR 3-3870 § 3 Nr 5; § 4 Nr 6 und 19; SozR 4-3250 § 69 Nr 2
[5] stdRspr; vgl ua BSG SozR 2200 § 581 Nr 5, 15, 23; SozR 3100 § 30 Nr 8, 13
[6] einhM; vgl ua BSG 5, 232; 9, 104; 43, 208; BSG SozR 2200 § 580 Nr 5, § 622 Nr 21; SozR 3-2200 § 581 Nr 2, jeweils mwN; *Bereiter-Hahn* § 56 Rdz 10.2; *Brackmann* GUV § 56 Rdz 52; *Erlenkämper* S 49; *Erlenkämper/Fichte* S 40; *KassKomm SGB VII* § 56 Rdz 17; *Lauterbach* § 56 Rdz 21

2 Zentrale Rechtsbegriffe

keine Erwerbsfähigkeit mehr bestanden, die durch die Unfallfolgen hätte vermindert werden können.[1]

> ! Hat im Unfallzeitpunkt bereits eine **gesundheitliche Vorschädigung** (zB durch Krankheit oder einen Privatunfall) bestanden, die die Erwerbsfähigkeit gegenüber einem Gesunden beeinträchtigt hat, ist der Bewertung der unfallbedingten MdE gleichwohl *diese individuelle Erwerbsfähigkeit mit 100 vH* zugrunde zu legen und auf diese individuelle Erwerbsfähigkeit der maßgebende abstrakte Satz aus den MdE-Tabellen anzuwenden.

Die Sätze der MdE-Tabellen sind zwar grundsätzlich auf einen vorher Gesunden ausgerichtet. Da die individuelle Erwerbsfähigkeit des Betroffenen vor Eintritt der Schädigung aber stets mit 100 vH anzusetzen und zu beurteilen ist, inwieweit *diese individuelle Erwerbsfähigkeit* durch die Unfall- bzw Schädigungsfolgen gemindert worden ist, sind diese aus Gründen der Gleichbehandlung stets mit einer den Tabellensätzen entsprechenden MdE zu bewerten, also auch dann, wenn die Erwerbsfähigkeit objektiv bereits vor Eintritt des Schädigungsereignisses herabgesetzt war.[2]

War also zB ein Versicherter der GUV vor Eintritt des Arbeitsunfalls durch eine frühere Erkrankung (zB Herzinfarkt, MdE 50 vH) in seiner Erwerbsfähigkeit bereits erheblich gemindert und hat er durch den jetzigen Arbeitsunfall ein Bein verloren (MdE 60 vH), so ist die individuelle Erwerbsfähigkeit unmittelbar vor dem Arbeitsunfall trotz der aufgrund des Herzinfarkts erheblich geminderten Erwerbsfähigkeit mit 100 vH anzusetzen, die Unfallfolge – wie bei jedem Gesunden auch – mit einer MdE um 60 vH zu bewerten.

> Die Beurteilung darf also nicht nach folgendem Denkansatz erfolgen: Die Erwerbsmöglichkeiten des Versicherten waren vor dem Unfall durch die Folgen des Herzinfarkts bereits deutlich eingeschränkt. Diese eingeschränkte Erwerbsfähigkeit ist zwar mit 100 vH anzusetzen. Die durch die Vorschädigung bereits erheblich eingeschränkten Erwerbsmöglichkeiten durch den Beinverlust sind aber nicht so stark vermindert worden wie bei einem vorher Gesunden. Daher ist der Beinverlust nicht mit 60 vH zu bewerten, sondern deutlich geringer.

Ein solches – sozialmedizinisch gelegentlich diskutiertes – Vorgehen würde das Prinzip des abstrakten Schadensausgleichs und den Grundsatz, dass die individuelle Erwerbsfähigkeit stets mit 100 vH anzusetzen ist, und zwar auch dann, wenn sie durch eine Vorschädigung bereits herabgesetzt war, durch die Hintertür aushebeln.

Insbesondere darf daher bei der Bewertung der MdE nicht von der jetzt gegebenen *gesamten* Beeinträchtigung der Erwerbsfähigkeit durch Vorschädigung *und* Schädigungseinwirkung (im Beispiel 90 vH) die durch die Vorschädigung bewirkte MdE (50 vH) abgezogen werden (Unfall-MdE hiernach 40 vH) oder gar argumentiert werden, der Versicherte sei durch die Vorschädigung in seiner Erwerbsfähigkeit bereits um 50 vH gemindert gewesen; die MdE für die Unfallfolge betrage daher 60 vH der vor dem Unfall bestehenden Resterwerbsfähigkeit (50 vH), also 60 vH von 50 vH = 30 vH.

In der GUV können diese Bewertungsprinzipien wegen des Grundsatzes, dass jeder Arbeitsunfall einzeln zu entschädigen ist (unten S 33), dazu führen, dass die MdE-Sätze aus mehreren Arbeitsunfällen die Grenze von 100 vH überschreiten.

Hierzu ein sicherlich extremes, praktisch aber mögliches Beispiel:

> Ein infolge eines Arbeitsunfalls beinamputierter Versicherter (MdE 60 vH) arbeitet nach prothetischer Versorgung als Maschinenarbeiter weiter und erblindet durch einen erneuten Arbeitsunfall (MdE hierfür 100 vH; theoretische MdE-Summe jetzt 160 vH). Wird er nach Umschulung zum Telefonisten wieder erwerbstätig und erleidet er hierbei einen dritten Arbeitsunfall mit der Folge des Verlustes mehrerer Finger einer Hand (MdE 40 vH), so beträgt die Summe der MdE's aus allen 3 Arbeitsunfällen nunmehr 200 vH, und es erscheint zumindest theoretisch nicht ausgeschlossen, dass dieser Verletzte nach Ausheilung der letzten Unfallfolgen seine Erwerbstätigkeit als Telefonist wieder aufnimmt, weiterhin Erwerbseinkommen erzielt trotz Unfallrenten nach einer MdE von insgesamt 200 vH und erneut einen Arbeitsunfall mit einer weiteren MdE erleidet.

Allerdings dürfen in der GUV die mehreren Renten zusammen ⅔ des höchsten maßgebenden Arbeitsverdienstes nicht überschreiten; sonst werden sie anteilig gekürzt, § 59 SGB VII.

Im sozEntschR ist dagegen eine derartige Summierung der GdS-Sätze durch mehrere Schädigungsereignisse über die Grenze von 100 vH hinaus nicht möglich. Denn hier sind stets *alle* Schädigungsfolgen – auch wenn sie auf verschiedenen schädigenden Ereignissen und/oder auf verschie-

---

[1] einhM; vgl ua BSG SozR 3-2200 § 581 Nr 2 mwN
[2] so auch Brackmann GUV § 56 Rdz 52

2.10 MdE, GdS, GdB, Grad der Invalidität

denen Gesetzen des sozEntschR beruhen – stets einheitlich mit nur *einem* (Gesamt-)GdS zu bewerten (S 222).

Besteht zB aus einer Wehrdienstbeschädigung ein GdS um 50 und erleidet der Beschädigte später einen Wegeunfall aus Anlass einer Heilbehandlung, einen Gesundheitsschaden iS des OEG oder einen Impfschaden, so führt dies – anders als in der GUV – nicht zu einer zweiten Beschädigtenrente aufgrund des durch den neuen Gesundheitsschaden bewirkten GdS, sondern zu einer Neufeststellung des *einen* GdS und der *einen* Beschädigtenrente.

Überschreitet im sozEntschR die Summe der GdS-Sätze für die einzelnen Gesundheitsschäden die Zahl 100 beträchtlich und ist der Beschädigte durch die anerkannten Schädigungsfolgen außergewöhnlich betroffen, kann hier aber die Gewährung von Schwerstbeschädigtenzulage (§ 31 Abs 5 BVG, S 226) in Betracht kommen.

Ähnliche Grundsätze gelten für den **GdB im SchwbR**.

Auch hier gibt es nur *einen* GdB in Zusammenfassung *aller* bestehenden Funktionsbeeinträchtigungen. Liegen mehrere Funktionsstörungen vor, sind diese daher durch nur *einen* Gesamt-GdB (S 185) zu erfassen. Treten neue Funktionsstörungen hinzu, ist der neue Gesamt-GdB nach den Auswirkungen aller nunmehr bestehenden Beeinträchtigungen in ihrer Gesamtheit unter Berücksichtigung ihrer wechselseitigen Beziehungen festzustellen, § 69 Abs 3 SGB IX.

> **!** Die abstrakten Bewertungsmaßstäbe der allgemeinen Erfahrungssätze gelten aber nur für den Normalfall und schließen nach dem Gebot der individuellen Bewertung die Feststellung von **höheren oder geringeren MdE- bzw GdS-Sätzen** in besonders gelagerten Einzelfällen nicht aus.

So kann von den allgemeinen Erfahrungswerten nach oben ua abgewichen werden, wenn sich die Funktionsverhältnisse im Verletzungsbereich im Einzelfall als anomal ungünstig darstellen.

Sind zB nach einer Oberschenkelamputation (Normal-MdE in der GUV 60 vH; GdS im sozEntschR 70) die Stumpfverhältnisse besonders ungünstig, neigt also zB der Stumpf zu rezidivierenden Entzündungen oder Neurombildungen und kann deswegen die Prothese nicht regelmäßig getragen werden, wird dies idR Veranlassung geben, MdE bzw GdS individuell höher zu bewerten als normal. Dies gilt auch, wenn es im Verletzungsbereich zB durch ungünstige Narbenverhältnisse und/oder Nervenverletzungen zu außergewöhnlichen Schmerzen oder sonstigen Funktionsbeeinträchtigungen kommt, die von den normalen MdE- bzw GdS-Sätzen erkennbar nicht mit umfasst werden.

Eine höhere Bewertung kommt ferner in Betracht, wenn sich die Unfall- bzw Schädigungsfolgen mit den Auswirkungen eines Vorschadens funktionell überlagern und deswegen die individuelle Erwerbsfähigkeit des Betroffenen stärker als normal beeinträchtigen (S 34).

Besonders günstige Funktionsverhältnisse gestatten eine niedrigere Bewertung der normalen MdE- bzw GdS-Sätze dagegen idR nicht.

Die Erfahrungswerte gelten als Mindestsätze, die grundsätzlich nicht unterschritten werden dürfen.

Eine niedrigere Bewertung von MdE oder GdS kommt daher allenfalls in Betracht, wenn die substanzielle und/ oder funktionelle Einbuße im Ausnahmefall erheblich geringer ist als im Normalfall, insbesondere, wenn das schädigende Ereignis den Gesundheitsschaden nicht hervorgerufen, sondern nur verschlimmert hat (S 81) oder wenn sich die Unfall- bzw Schädigungsfolgen wegen eines Vorschadens am geschädigten Organ bzw Organsystem individuell deutlich geringer auswirken als normal (unten S 36).

Bei dem Prinzip der abstrakten Schadensfeststellung liegt es auf der Hand, dass ein gleicher Gesundheitsschaden verschiedene Verletzte infolge ihrer unterschiedlichen Stellung im Erwerbsleben unterschiedlich stark betreffen kann.

> Das Gebot der individuellen Bewertung von MdE und GdS macht es daher gelegentlich erforderlich, auch besondere **Nachteile im Beruf** bzw ein **besonderes berufliches Betroffensein** zu berücksichtigen. Die Einzelgesetze sehen daher die Möglichkeit zur Erhöhung der MdE bzw des GdS aus diesem Grunde vor.

So bestimmt **für die GUV** § 56 Abs 2 Satz 3 SGB VII, dass Nachteile, die der Verletzte dadurch erleidet, dass er bestimmte von ihm erworbene besondere berufliche Kenntnisse und Erfahrungen infolge des Versicherungsfalls nicht mehr oder nur noch in vermindertem Umfang nutzen kann, bei der Bemessung der MdE zu berücksichtigen sind, soweit sie nicht durch sonstige Fähigkeiten, deren Nutzung ihm zugemutet werden kann, ausgeglichen werden (S 167).

Für das sozEntschR bestimmt § 30 Abs 2 BVG, dass der GdS höher zu bewerten ist, wenn der Beschädigte durch die Art der Schädigungsfolgen in seinem vor der Schädigung ausgeübten, begonnenen oder nachweisbar angestrebten oder in dem Beruf besonders betroffen ist, den er nach Eintritt der Schädigung ausgeübt hat oder noch ausübt (S 227).

2 Zentrale Rechtsbegriffe

Die **PUV** gestattet die Berücksichtigung eines solchen beruflichen Betroffenseins hingegen nicht. Hier bestimmen die AUB, dass die festen Invaliditätsgrade an Gliedmaßen und Sinnesorganen „unter Ausschluss des Nachweises einer höheren oder geringeren Invalidität" gelten und die übrigen Unfallfolgen „unter ausschließlicher Berücksichtigung medizinischer Gesichtspunkte" zu bewerten sind, § 7.I.2.a bzw c AUB (S 250).

> Die Höherbewertung von MdE und GdS aus dem Gesichtspunkt des besonderen beruflichen Betroffenseins ist aber ausschließliche Aufgabe der Leistungsträger bzw Gerichte, nicht des ärztlichen Gutachters.

Der begutachtende Arzt sollte aber ggf auf das Vorliegen eines solchen Sachverhalts hinweisen, vor allem, wenn ein solches berufliches Betroffensein für den medizinischen Laien nicht ohne Weiteres erkennbar ist.

Bemessung von MdE und GdS

In Umsetzung des Prinzips des abstrakten Schadensausgleichs und wegen der aus rechtsstaatlichen Gründen bestehenden Notwendigkeit, gleiche Gesundheitsschäden stets gleich und in einem gerechten Verhältnis zueinander zu bewerten, sind in zahlreichen amtlichen[1] bzw halbamtlichen[2] und nichtamtlichen[3] Veröffentlichungen **Tabellen** für die Bewertung bestimmter Gesundheitsschäden entwickelt worden.

Diese Erfahrungswerte unterliegen in der medizinisch-wissenschaftlichen Forschung und Lehre sowie der Gutachten-, Verwaltungs- und Gerichtspraxis einer ständigen kritischen Überprüfung und Fortentwicklung. Von ihnen darf aus rechtsstaatlichen Gründen und wegen des Verfassungsgebots der Gleichbehandlung gleich gelagerter Sachverhalte (Art 3 GG) ohne gewichtige Gründe des konkreten Einzelfalls nicht abgewichen werden. Den *Anhaltspunkten* kommt sogar eine weitgehend verbindliche Wirkung zu, insbesondere für die ärztliche Begutachtung.[4]

Im **sozEntschR** und im **SchwbR** gilt dies insbesondere für die in der VV Nr 5 zu § 30 BVG festgelegten Mindest-Sätze für bestimmte äußere Körperschäden (S 226); denn diese VV ist ausnahmsweise gesetzesgleiches zwingendes Recht.[5]

> Die GdS-Sätze des sozEntschR sind teilweise höher als die in der GUV gebräuchlichen MdE-Werte.

Die Verschiedenheit hat ihre Ursache in historischen Gegebenheiten, aber auch darin, dass für die GUV nur die Beeinträchtigungen im Erwerbsleben maßgebend sind, im sozEntschR dagegen die Auswirkungen in allen Lebensbereichen.

Die **Bemessung von MdE und GdS** erfolgt in Prozentsätzen, die idR durch 10 teilbar sein sollen.[6] Ausnahmen gelten in der GUV für die Sätze 15 und 25, vereinzelt auch noch 33 1/3 und 66 2/3 vH.

> Eine exakte Bemessung von MdE bzw GdS ist auch dann erforderlich, wenn diese normalerweise keinen Rentenanspruch auslösen (Mindest-MdE in der GUV 20 vH; Mindest-GdS im sozEntschR infolge der Aufrundung 25; auch für den Dienstunfall von Beamten beträgt die MdE-Schwelle 25 vH), aber größer als 10 vH sind.

Denn auch solche niedrigen MdE- bzw GdS-Sätze können rechtliche Bedeutung erlangen, einmal durch die Verbindlichkeit der Feststellung nach § 69 Abs 2 SGB IX (S 186), zum anderen, weil diese in der GUV bei einem weiteren (früheren oder späteren) Versicherungsfall als

---

[1] zB VV Nr 5 zu § 30 BVG

[2] so insbesondere die VV Nr 5 zu § 30 BVG und die *Anhaltspunkte*. Zu deren Verbindlichkeit insbesondere für die ärztliche Begutachtung vgl BSG SozR 3-3100 § 30 Nr 22; BSG SozR 3-3870 § 3 Nr 5; § 4 Nr 6 und 19. Die *Anhaltspunkte* sind mit Wirkung vom 01.01.2009 ersetzt worden durch die Anlage zur Versorgungsmedizin-Verordnung vom 10.12.2008; diese Anlage bringt zZt noch keine wesentliche inhaltliche Änderung gegenüber den *Anhaltspunkten*.

[3] vgl ua die Empfehlungen S 705; *Bereiter-Hahn* Anhang 12; *Izbicki/Neumann/Spohr*, Unfallbegutachtung, 9. Aufl S 111 ff;; KassKomm SGB VII § 56 Rdz 40 ff; *Mollowitz*, Der Unfallmann, 10. Aufl S 237 ff; *Schönberger/Mehrtens/Valentin*

[4] BSG SozR 3-3100 § 30 Nr 22; 3-3870 § 3 Nr 5, § 4 Nr 6 und 19, SozR 4-3250 § 69 Nr 2; vgl aber *Anhaltspunkte* Nr 18 Abs 3, nach denen je nach besonderer Lage des Einzelfalls von den Tabellenwerten mit einer die besonderen Gegebenheiten darstellenden Begründung abgewichen werden kann. Abweichungen sind auch möglich, wenn wissenschaftliche Erkenntnisse weiter fortgeschritten sind und die *Anhaltspunkte* diesen erkennbar nicht mehr entsprechen, BSG SozR 3-3100 § 30 Nr 22

[5] BSG SozR Nr 35, 42 zu § 30 BVG

[6] vgl *Anhaltspunkte* Nr 18 Abs 3

2.10 MdE, GdS, GdB, Grad der Invalidität

sog **Stütz-MdE** (S 168) zur Begründung eines Rentenanspruchs auch bei geringerer MdE führen können.

> In die Bewertung einzubeziehen sind nur **Dauerschäden**, keine vorübergehenden Zustände.

In der **GUV** erhält der Verletzte Rente idR nur, wenn die zu entschädigende MdE über die 26. Woche nach dem Versicherungsfall hinaus andauert, § 56 Abs 1 SGB VII (früher 13. Woche).

Im **sozEntschR** sind vorübergehende, den Zeitraum von 6 Monaten nicht überdauernde Gesundheitsstörungen oder Verschlimmerungen bei der Bemessung des GdS nicht zu berücksichtigen, § 30 Abs 1 Satz 3 und 4 BVG.

Gleiches gilt für den GdB im **SchwbR**, § 69 Abs 1 Satz 5 SGB IX.

Bei rasch und/oder häufig **wechselnden Befunden**, die eine Bewertung nach getrennten Zeitabschnitten nicht möglich machen (zB bei chronischem Ulkus oder chronischer Osteomyelitis), sind MdE und GdS nach einem Durchschnittswert zu bemessen, der dann einheitlich gilt.[1]

Dieser Durchschnittswert darf nicht zu niedrig angesetzt werden. Dies gilt vor allem, wenn die Zeiten mit starken Beeinträchtigungen überwiegen, in der GUV aber auch, wenn in den symptomarmen Zeiten eine lohnbringende Verwertung der dann zeitweise bestehenden höheren Erwerbsfähigkeit praktisch nicht möglich ist.

> Die gebotene individuelle Bewertung der MdE darf nicht allein auf eine „**allgemeine ärztliche Erfahrung**" gestützt werden.

Insbesondere darf nicht argumentiert werden, nach gesicherter ärztlicher Erfahrung aus einer Vielzahl gleichgelagerter Fälle klängen die ursprünglichen unfall- bzw schädigungsbedingten Beschwerden nach einer gewissen Zeit ab und könnten daher auch im streitigen Fall nicht mehr vorliegen; etwaige dennoch als fortbestehend geklagte Beschwerden müssten somit in unfall- bzw schädigungsunabhängigen (zB anlage-, degenerativ oder psychogen bedingten) Umständen begründet sein und würden eine unfall- bzw schädigungsbedingte MdE bzw einen GdS nicht mehr bewirken.[2]

Soll der Wegfall der unfall- bzw schädigungsbedingten Beschwerden und der hierdurch ursprünglich bewirkten MdE bzw GdS rechtlich haltbar begründet werden, bedarf es vielmehr des Nachweises iS des Vollbeweises (S 67), dass dies nicht nur entsprechend der allgemeinen ärztlichen Erfahrung bei einer Vielzahl *anderer* Patienten, sondern auch konkret bei *diesem* Betroffenen tatsächlich der Fall ist. Die *allgemeine* ärztliche Erfahrung kann hierfür ein Indiz sein, ersetzt für sich allein den rechtlich notwendigen schlüssigen Beweis der Änderung im individuellen Einzelfall jedoch nicht.[3]

Kann eine wesentliche Änderung des ursprünglich gegebenen objektiven Zustands- bzw Beschwerdebildes nicht überzeugend nachgewiesen werden, darf eine Herabsetzung von MdE oder GdS daher nur vorgenommen werden, wenn sich eine sog *Änderung der Wesensgrundlage des Leidens* (S 97) feststellen lässt.

> Die **definitive Feststellung von MdE und GdS** in ihrer für die Rentenleistung maßgeblichen Höhe ist letztlich Aufgabe des zuständigen Sozialleistungsträgers bzw der Sozialgerichte. Denn die Frage nach der Höhe der MdE ist nicht ausschließlich medizinischer Natur.[4]

Dies gilt vor allem, wenn es um die Bewertung von Gesamt-MdE bzw Gesamt-GdS aus mehreren Unfall- bzw Schädigungsfolgen (s unten) oder um die Frage geht, ob eine funktionelle Überlagerung mit Vorschäden oder ein besonderes berufliches Betroffensein zu berücksichtigen sind.

Die ärztliche Schätzung von MdE und GdS ist selbstredend eine wichtige und unverzichtbare Grundlage für diese definitive Entscheidung, von der Leistungsträger und Gerichte nicht ohne wichtigen Grund abweichen dürfen. Liegen aber zB unterschiedliche Schätzungen verschiedener Gutachter vor oder hat der einzelne Gutachter die maßgebenden rechtlichen Maßstäbe für die Bewertung von MdE bzw GdS zB hinsichtlich der Berücksichtigung bestehender Vorschädigungen oder von Gesamt-MdE bzw Gesamt-GdS nicht oder nicht zutreffend berücksichtigt, sind Leistungsträger bzw Gericht gehalten, MdE bzw GdS unter Berücksichtigung des Gesamtergebnisses des Verfahrens selbst definitiv zu bewerten.[5]

> Sind durch einen früheren Bescheid oder ein Urteil die (Dauer-)Rente und die sie bewirkende MdE (bzw GdS) bindend festgestellt worden, so dürfen bei Eintritt einer **wesentlichen Änderung** (§ 48 SGB X, S 283) – einer Besserung ebenso wie einer Verschlimmerung oder dem Hinzutreten eines weiteren (zB mittelba-

---

[1] vgl *Anhaltspunkte* Nr 18 Abs 5
[2] BSG SozR 3600 § 81 Nr 3
[3] BSG SozR 3600 § 81 Nr 3; vgl weiterführend *Erlenkämper* S 58
[4] BSG SozR 2200 § 581 Nr 21
[5] BSG SozR 2200 § 581 Nr 9

ren) Schadens – MdE und GdS nicht völlig frei neu eingeschätzt und festgestellt werden. Nach § 48 SGB X dürfen MdE bzw GdS nur abgeändert werden, „soweit" eine wesentliche Änderung der Verhältnisse nachweisbar eingetreten ist, soweit also die Änderung zu einem nachweisbaren Mehr oder Weniger an MdE bzw GdS geführt hat.

Eine notwendige Neufeststellung wegen wesentlicher Änderung darf daher insbesondere nicht zum Anlass genommen werden, früher möglicherweise zu Unrecht zu hoch, aber bindend festgesetzte MdE- bzw GdS-Sätze unter Umgehung der strengeren Voraussetzungen des § 45 SGB X zu berichtigen (Verbot der sog kalten Berichtigung),[1] etwa in der Weise, dass eine Verschlimmerung nicht voll, sondern nur insoweit bei der Neufeststellung berücksichtigt wird, wie es dem jetzt bestehenden (wahren) Grad der MdE bzw des GdS entspricht.

Gesamt-MdE/-GdS/-GdB

Hat ein Dienst- oder Arbeitsunfall mehrere in sich selbständige Gesundheitsstörungen (zB eine Sprunggelenksfraktur *und* eine Versteifung im Ellenbogengelenk) bewirkt oder sind – wie im sozEntschR und im SchwbR – mehrere Gesundheitsschäden aus verschiedenen Schädigungsereignissen in ihrer Gesamtwirkung zu bewerten, ist eine **Gesamt-MdE** für alle vorliegenden Unfallfolgen (bzw ein **Gesamt-GdS/Gesamt-GdB** aller Funktionsbeeinträchtigungen) zu bilden.[2]

Dies kann – anders als in der PUV (s unten) – nicht einfach durch eine Addition der für die einzelnen Gesundheitsschäden maßgebenden MdE- bzw GdS-Grade geschehen. Maßgebend ist vielmehr, in welchem Maß die Summe der Funktionsbeeinträchtigungen aus *allen* entschädigungspflichtigen Gesundheitsschäden in der GUV die Erwerbsfähigkeit bzw im sozEntschR und SchwbR die allgemeine Lebensqualität des Betroffenen mindert und in welchem Ausmaß Erwerbsfähigkeit und Lebensqualität trotz der vorhandenen Unfall- bzw Schädigungsfolgen oder Behinderung noch erhalten ist. Die auf diese Weise zu bestimmende Gesamt-MdE bzw Gesamt-GdS/GdB kann höher (zB bei wechselseitiger Verstärkung der einzelnen Funktionsstörungen), wird aber vielfach niedriger sein als das Additionsergebnis von MdE bzw GdS für die einzelnen Gesundheitsschäden.[3]

Betreffen diese mehreren Gesundheitsschäden verschiedene ärztliche Fachgebiete (zB Orthopädie *und* Neurologie oder Innere Medizin) und sind daher Gutachten aus diesen verschiedenen Fachgebieten beizuziehen, beurteilt idR jeder Gutachter nur die vorliegenden Gesundheitsschäden seines Fachgebiets. Dann muss abschließend eine Gesamtbeurteilung von MdE, GdS bzw GdB herbeigeführt werden. Diese kann durch einen fachübergreifenden Hauptgutachter (zB Sozialmediziner), aber auch in der Weise erfolgen, dass der Gutachter, in dessen Fachbereich die schwerwiegendsten Gesundheitsschäden fallen, mit der Bewertung der gesamten Beeinträchtigungen unter Mitberücksichtigung der Gutachten aus den anderen Fachbereichen beauftragt wird.

Bei der **Bewertung der Gesamt-MdE/-GdS/-GdB** kommt es auf eine Gesamtschau aller maßgebenden Unfall- bzw Schädigungsfolgen oder Behinderungen an. Diese sind daher nach den Auswirkungen der Funktionsbeeinträchtigungen in ihrer Gesamtheit unter Berücksichtigung ihrer wechselseitigen Beziehungen festzustellen.[4]

Entscheidend ist insoweit:[5]
> inwieweit die Auswirkungen der einzelnen Gesundheitsstörungen voneinander unabhängig sind und unterschiedliche Funktionsbereiche des Betroffenen und damit verschiedene für die Erwerbsfähigkeit bzw die Lebensqualität bedeutsame Bereiche betreffen,
> inwieweit sich ein Gesundheitsschaden auf den anderen besonders nachteilig auswirkt (zB bei paarigen Organen),
> inwieweit sich die Auswirkungen der einzelnen Gesundheitsschäden überschneiden,
> inwieweit sich das Ausmaß eines Gesundheitsschadens durch andere Gesundheitsschäden (zB Vorschäden, S 34) verstärkt oder vermindert,
> in welchem Ausmaß Erwerbsfähigkeit bzw allgemeine Lebensqualität trotz der Summe der zu berücksichtigenden Gesundheitsschäden erhalten bleibt.

---

[1] BSG SozR Nr 21, 23 zu § 62 BVG; Nr 19 zu § 85 BVG; BSG SozR 2200 § 622 Nr 12, jeweils mwN
[2] so ausdrücklich VV Nr 4 zu § 30 BVG
[3] so ua *Anhaltspunkte* Nr 19
[4] so ausdrücklich § 69 Abs 3 SGB IX für den GdB im SchwbR
[5] vgl *Anhaltspunkte* Nr 19 Abs 3

2.10 MdE, GdS, GdB, Grad der Invalidität

Bei der Bewertung von Gesamt-MdE/-GdS/GdB sind möglichst Vergleiche mit Gesundheitsschäden anzustellen, deren MdE/GdS/GdB für den Regelfall feststeht. Sonst wird es idR zweckmäßig sein, von dem Schaden mit der größten Einzelbeeinträchtigung auszugehen und zu prüfen, ob und inwieweit der hierfür anzusetzende Wert durch die übrigen Gesundheitsschäden weiter erhöht wird.[1]

> In der **GUV** gibt es eine **Gesamtrente** schon seit 1963 nicht mehr. Hier wird jeder Versicherungsfall gesondert behandelt und entschädigt.

Mehrere Versicherungsfälle führen hier daher ggf zu mehreren Renten, und infolge des Abstraktionsprinzips der Entschädigung können diese mehreren Renten zu MdE-Sätzen von zusammen mehr als 100 vH führen (oben S 28).
Vor allem dürfen hier - anders als im sozEntschR (s unten) - Einzel-MdE's aus *verschiedenen* Versicherungsfällen nicht zu *einer* Gesamt-MdE zusammengezogen werden, und zwar auch dann nicht, wenn ein Organ nacheinander von mehreren Versicherungsfällen betroffen wird und/oder derselbe UV-Träger für die Entschädigung zuständig ist.[2] Hat dagegen *ein* Versicherungsfall zu *mehreren* in sich selbständigen Gesundheitsschäden (zB Verlust einer Hand, Versteifung eines Kniegelenks) geführt, sind *alle* Folgen dieses einen Versicherungsfalls in *einer* Gesamt-MdE zusammenzufassen.

> Im **sozEntschR** ist dagegen dann, wenn mehrere - auch zeitlich weit auseinander liegende - Schädigungsereignisse vorliegen oder zB zu einer alten Schädigung nach dem BVG oder dem SVG jetzt eine solche iS des OEG oder ein Impfschaden hinzutritt, stets aus *allen* bestehenden Schädigungsfolgen **ein gemeinsamer Gesamt-GdS** zu bilden.[3]

Eine neu hinzutretende Schädigungsfolge - auch eine solche aus einem anderen Teilgebiet des sozEntschR - bewirkt somit eine Änderung der Verhältnisse iS des § 48 SGB X, die zu einer Neufeststellung des *einen* Entschädigungsanspruchs zu führen hat, keinen neuen, selbständigen „Entschädigungsfall". Entsprechendes gilt bei einer wesentlichen Änderung der Verhältnisse (§ 48 SGB X) durch Besserung oder Verschlimmerung von Schädigungsfolgen der einzelnen Teilbereiche.

> Auch das **SchwbR** mit seinem GdB kennt, wenn mehrere Funktionsstörungen vorliegen oder hinzutreten, nur *einen* Gesamt-GdB, § 69 Abs 3 SGB IX.

Daher ist auch hier, wenn eine wesentliche Änderung in den Verhältnissen eintritt (zB Funktionsbeeinträchtigungen neu hinzutreten oder wegfallen), *ein* neuer Gesamt-GdB nach Maßgabe der eingetretenen Änderung zu bilden.

In der **PUV** sind die Invaliditätsgrade, die sich aus *mehreren* Unfällen ergeben, - insoweit ähnlich wie in der GUV - einzeln zu ermitteln und zu entschädigen.
Dagegen sind - völlig anders als im gesamten Sozialrecht - die Invaliditätsgrade, die sich aus *einem* Unfall mit Beeinträchtigung *mehrerer* körperlicher oder geistiger Funktionen ergeben, stets *im Wege der Addition* zusammenzurechnen (S 250). Mehr als 100 vH darf aber nicht angenommen werden, § 7.I.2.d AUB.

Grad der Invalidität iS der privaten Unfallversicherung

In der **PUV** (S 250) richtet sich die Höhe der Unfallentschädigung nicht nach diesen Sätzen, sondern nach einem eigenständigen Bewertungssystem (sog Gliedertaxe) und einem eigenen **Grad der Invalidität**, § 7.I.2. AUB.
Hierin dürfen die vorgenannten Regeln und Maßstäbe des Sozialrechts daher nicht übertragen werden.

> Hier gelten für den Verlust oder die Funktionsunfähigkeit bestimmter Gliedmaßen und Sinnesorgane unter Ausschluss des Nachweises einer individuell höheren oder geringeren Invalidität **feste Invaliditätsgrade**, § 7.I.2.a AUB.[4]

Bei Teilverlust oder nur teilweiser Funktionsbeeinträchtigung eines dieser Körperteile oder Sinnesorgane wird ein entsprechender Teil dieses Invaliditätsgrads angesetzt, § 7.I.2.b AUB.[5] Werden durch den Unfall Körper-

---

[1] so ausdrücklich *Anhaltspunkte* Nr 19 Abs 3
[2] BSG SozR Nr 5, 16 zu § 581 RVO; BSG SozR 2200 § 581 Nr 21
[3] so ausdrücklich zB §§ 84 Abs 3 SVG, 47 Abs 8 ZDG, 3 Abs 1 OEG; 63 Abs 1 IfSG
[4] vgl hierzu im Einzelnen S 250 und die Einschätzungsempfehlungen S 705
[5] zB ½ Beinwert, ¼ Armwert; vgl hierzu im Einzelnen S 250

teile oder Sinnesorgane betroffen, deren Verlust oder Funktionsunfähigkeit in dieser „Gliedertaxe" nicht ausdrücklich geregelt ist, so ist maßgebend, inwieweit die normale körperliche oder geistige Leistungsfähigkeit unter ausschließlicher Berücksichtigung medizinischer Gesichtspunkte beeinträchtigt ist, § 7.I.2.c AUB. Sind durch den Unfall mehrere körperliche oder geistige Funktionen beeinträchtigt, so werden die Invaliditätsgrade iS der Addition zusammengerechnet; jedoch dürfen mehr als 100 vH nicht angenommen werden, § 7.I.2.d AUB.

> Wird durch den Unfall eine körperliche oder geistige Funktion betroffen, die schon vorher dauernd beeinträchtigt war, so wird ein Abzug in Höhe dieser Vorinvalidität vorgenommen, die nach § 7.I.2 zu bemessen ist, § 7.I.3 AUB.

Haben Krankheiten oder Gebrechen bei der durch ein Unfallereignis hervorgerufenen Gesundheitsschädigung oder deren Folgen mitgewirkt, so wird die Leistung – im Gegensatz zu den Regeln des Sozialrechts – entsprechend dem Anteil der Krankheit oder des Gebrechens gekürzt, wenn dieser Anteil mindestens 25 vH beträgt, § 8 AUB.

> Haben mehrere (versicherte) Unfälle stattgefunden, sind diese einzeln und unabhängig voneinander zu entschädigen.

Bei einer solchen Konstellation ist auch hier denkbar, dass die Invaliditätsgrade aus diesen mehreren Unfällen die Summe von 100 vH überschreiten.

Allerdings ist dann die Vorschrift des § 7.I.3 AUB zu beachten. Danach ist, wenn durch den Unfall eine körperliche oder geistige Funktion betroffen wird, die schon vorher dauernd beeinträchtigt war, ein Abzug in Höhe dieser sog Vorinvalidität nach Maßgabe des § 7.I.2 AUB vorzunehmen.

Von vornherein von der Versicherung ausgeschlossen sind bestimmte Gesundheitsschäden, ua (mit Ausnahmen) Infektionen und Vergiftungen, ferner Bauch- und Unterleibsbrüche, sofern sie nicht durch einen versicherten Unfall entstanden sind, sowie Schädigungen an Bandscheiben, sofern nicht ein versichertes Unfallereignis die überwiegende Ursache ist, sowie ferner psychische Reaktionen gleich welcher Ursache. Sie dürfen daher bei der Bemessung des Invaliditätsgrades nicht berücksichtigt werden, § 2.II.IV AUB.

2.11 Vorschaden, Parallelschaden, Nachschaden

Allgemeines

Unfall- bzw Schädigungseinwirkungen treffen nicht immer nur Gesunde. Häufig ergibt sich aus bereits vorliegenden ärztlichen oder sonstigen Unterlagen, Anamnese oder Befund, dass der Betroffene schon vor Eintritt des nunmehr streitigen Schädigungsereignisses durch vorausgegangene Krankheit, Folgen früherer Unfälle oder auch manifeste degenerative Veränderungen vorgeschädigt war (Vorschädigung; auch als Vorerwerbsschaden, Vorerwerbsminderung, Vorerwerbsbeschränkung bezeichnet).

Für diese Fallgruppe sollte zur Vermeidung von Verwechslungen hinsichtlich der Rechtsfolgen stets der Begriff „Vorschädigung" (insbesondere nicht: „Vorschaden") verwendet werden. Der Begriff „Vorschaden" (s unten) sollte nur für die besondere Fallgruppe funktioneller Überlagerungen von Vor- und Unfallschaden und einer deswegen anderen Bewertung von MdE, GdS und GdB verwendet werden.

Eine derartige Vorschädigung kann vor allem in der **GUV**, im **sozEntschR** wie auch in der **PUV** mannigfache rechtserhebliche Konsequenzen haben.[1] Die gilt im Sozialrecht vor allem für die Bemessung von MdE, GdS und GdB.

Vorschaden und MdE/GdS in GUV und sozEntschR

> Überlagern sich die funktionellen Auswirkungen einer Unfall- bzw Schädigungsfolge mit denen einer Vorschädigung in der Weise, dass sich die Funktionsbeeinträchtigungen aus der Unfall- bzw Schädigungsfolge deswegen deutlich anders – stärker oder geringer – auswirken als normal, kann das Gebot der individuellen Bewertung (S 28) die Notwendigkeit einer **anderen** – höhe-

---

[1] vgl hierzu weiterführend *Erlenkämper* S 63

2.11 Vorschaden, Parallelschaden, Nachschaden

ren oder niedrigeren – **Bewertung von MdE bzw GdS** durch die Unfall- oder Schädigungsfolgen ergeben.[1]

Bei einer solchen Fallkonstellation – aber nur dann – wird die Vorschädigung als (echter) **Vorschaden** bezeichnet.[2]

> **!** Eine geringere Bewertung der durch einen Arbeitsunfall oder eine Schädigung iS des sozEntschR bedingten Funktionsbeeinträchtigung darf hier – anders als in der PUV – aber nicht allein aus dem Gesichtspunkt erfolgen, die Erwerbsfähigkeit bzw die Lebensqualität des Betroffenen sei durch eine Vorschädigung bereits vor Eintritt des schädigenden Ereignisses gemindert gewesen.

Denn insoweit ist er durch das Sozialrecht in dem Gesundheitszustand geschützt, in dem er sich bei Eintritt des schädigenden Ereignisses befunden hat, also unter Einschluss aller Vorschädigungen und ihrer Auswirkungen (S 28). Daher ist auch dann, wenn im Zeitpunkt der Schädigung Erwerbsfähigkeit bzw Lebensqualität durch eine Vorschädigung bereits deutlich gemindert waren, bei der Bewertung von MdE bzw GdS aus der nunmehr streitigen Unfall- bzw Schädigungsfolge zunächst von dieser verminderten Erwerbsfähigkeit bzw Lebensqualität auszugehen und zu fragen, inwieweit diese durch die Unfall- bzw Schädigungsfolge beeinträchtigt wird. Eine geringere Einschätzung von MdE und GdS darf daher nur dann und nur insoweit erfolgen, wie sich die Unfallbzw Schädigungsfolge wegen der Vorschädigung im individuellen Einzelfall deutlich geringer auswirkt.

> Voraussetzung für eine andere – höhere oder geringere – Bewertung von MdE bzw GdS ist stets, dass sich die Auswirkungen einer Unfall- bzw Schädigungsfolge mit denen eines Vorschadens **funktionell überlagern** und die Unfall- bzw Schädigungsfolge die Erwerbsfähigkeit bzw Lebensqualität des Betroffenen auf diese Weise deutlich

anders – stärker oder geringer – beeinträchtigen als normal.[3]

Die Möglichkeiten einer solchen funktionellen Überlagerung sind vielfältig und bedürfen in der Begutachtungspraxis sorgfältiger Beachtung und Berücksichtigung bei der Bewertung von MdE und GdS.

Insoweit obliegt dem begutachtenden Arzt eine besondere Verantwortung. Denn Leistungsträger und Gericht werden ohne die sachgerechte Mitwirkung des ärztlichen Gutachters häufig gar nicht erkennen können, dass Vorschäden mit derartigen funktionellen Überlagerungen vorliegen.

> **!** Besteht dagegen **keine solche funktionelle Überlagerung** oder ist sie nur geringfügig, bewirkt also die Unfall- bzw Schädigungsfolge trotz einer bestehender Vorschädigung keine deutlich andere – stärkere oder geringere – Beeinträchtigung von Erwerbsfähigkeit bzw Lebensqualität als normal, kommt eine andere Bewertung von MdE bzw GdS nicht in Betracht.[4]

Trifft zB die unfallbedingte Versteifung eines Fußgelenks auf den Verlust einer Niere, einen Herzfehler oder eine Lungen-Tbc als Vorschädigung, so wird eine derartige funktionelle Überlagerung in aller Regel nicht gegeben sein mit der Folge, dass ein (echter) Vorschaden nicht vorliegt und zu einer von den Normalsätzen abweichenden Bewertung der MdE kein Anlass besteht. Auch wenn sich die Auswirkungen aus Vor- und Unfallschaden nur geringfügig überlagern (zB Bewegungseinschränkung im Handgelenk als Vorschaden, Verlust des Kleinfingers als Unfallschaden), wird man im Allgemeinen zu einer anderen Bewertung von MdE bzw GdS nicht kommen können.

Andererseits bestehen in der Praxis zahlreiche Wechselwirkungen und funktionelle Überlagerungen, die nicht immer beachtet und dadurch bei der Bewertung von MdE und GdS nicht ausreichend berücksichtigt werden.

Eine **höhere Bewertung** von unfall- bzw schädigungsbedingten MdE/GdS ist in Erwägung zu ziehen, wenn die Erwerbsfähigkeit des Betroffenen

---

[1] einhM; vgl ua BSGE 5, 232; 9, 104; 21, 63; BSG SozR Nr 21 zu § 30 BVG; *Bereiter-Hahn* § 56 Rdz 10.5 ff; *Brackmann GUV* § 56 Rdz 54 ff; *Erlenkämper* S 64; *Erlenkämper/Fichte* S 49; *KassKomm SGB VII* § 56 Rdz 20, 21; *Lauterbach* § 56 Rdz 22; *Schönberger/Mehrtens/Valentin* S 115; vgl auch *Anhaltspunkte* Nr 19

[2] vgl hierzu weiterführend *Erlenkämper* S 64; *Erlenkämper/Fichte* S 49

[3] einhM; vgl ua *Bereiter-Hahn* § 56 Rdz 10.5; *Brackmann GUV* § 56 Rdz 55; *Erlenkämper/Fichte* S 49, *KassKomm SGB VII* § 56 Rdz 20, 21; *Lauterbach* § 56 Rdz 22; *Schönberger/Mehrtens/Valentin* S 157

[4] vgl *Anhaltspunkte* Nr 19 Abs 3

2 Zentrale Rechtsbegriffe

aus der Unfall- bzw Schädigungsfolge infolge einer solchen funktionellen Überlagerung mit den Auswirkungen eines Vorschadens deutlich stärker beeinträchtigt wird als normal.

So wird es ohne weitere Erläuterung einleuchten, dass zB der unfall- bzw schädigungsbedingte Verlust eines Auges, eines Arms oder Beins die Erwerbsfähigkeit des Betroffenen ungleich stärker beeinträchtigt als normal, wenn dieser zuvor infolge eines Vorschadens bereits das andere Auge, den anderen Arm oder das andere Bein verloren hatte.

Aber auch in weniger spektakulären Fällen sind Überlagerungen von Funktionsbeeinträchtigungen aus Vorschaden und nunmehriger Unfall- bzw Schädigungsfolge in Betracht zu ziehen und bei der Bewertung zu berücksichtigen.

So kann Anlass zu einer höheren Bewertung geben zB eine Hüftgelenkversteifung als Vorschaden, wenn der Betroffene durch einen Dienst- oder Arbeitsunfall ein Bein verliert und durch den Vorschaden seine Gehfähigkeit deutlich stärker beeinträchtigt wird als normal, bei Versteifungen von anderen großen Gelenken (zB Knie-, Fuß-, Schulter-, Arm- oder Handgelenken) als Vorschaden Lähmungen, Versteifungen oder Amputationen am selben Organ, einer paarigen Gliedmaße oder einem korrespondierenden Organsystem (zB Wirbelsäule/Schulter oder Hüfte) als Unfallschaden hinzutreten, der Verlust einzelner Finger oder eine sonstige Beeinträchtigung der Funktion einer Hand als Vorschaden bei einer Unfallverletzung der anderen Hand, ein (auch degenerativ bedingter) Vorschaden an der Wirbelsäule für die unfallbedingte Verletzung des Achsenorgans im selben oder einem anderen Segment, wenn dadurch die Kompensationsfähigkeit des Organsystems entfällt oder wesentlich beeinträchtigt wird. Auch Vorschäden an inneren Organen (zB Lungenfunktionsstörung/traumatische Brustkorbdeformierung), zentrale oder periphere Nervenschädigungen und selbst Vorschäden im psychiatrischen Bereich (zB wenn infolge Debilität usw eine objektiv mögliche prothetische Versorgung scheitert) können Veranlassung zu einer Höherbewertung geben, wenn sich deswegen die Unfall- bzw Schädigungsfolgen deutlich stärker auswirken als normal.

Andererseits kann ein bestehender Vorschaden auch zu einer **geringeren Bewertung** von unfall- bzw schädigungsbedingter MdE/GdS Anlass geben oder im Extremfall sogar die Annahme rechtfertigen, dass trotz weiterer Beeinträchtigung der anatomischen Integrität eine (weitere) MdE/GdS durch die Unfall- bzw Schädigungsfolgen nicht bewirkt worden ist.

War zB ein unfall- bzw schädigungsbedingt im Oberschenkel amputiertes Bein durch eine frühere Erkrankung oder einen Privatunfall bereits teilamputiert, versteift, gelähmt oder sonstwie in seiner Gebrauchsfähigkeit erheblich eingeschränkt, so liegt auch hier auf der Hand, dass die unfallbedingte Einbuße an Substanz, Funktion und Erwerbsfähigkeit bzw Lebensqualität durch die Unfall- bzw Schädigungsfolge infolge des Vorschadens geringer ist als normal.

In Extremfällen ist sogar denkbar, dass trotz eines solchen weiteren Substanzverlustes keine weitergehende MdE/GdS bewirkt wird als sie infolge des Vorschadens bereits bestanden hat. War zB die Extremität gebrauchsunfähig verkrüppelt oder durch motorische und/oder sensible Nervenläsionen praktisch funktionsunfähig, kann dem funktionell bedeutungslosen anatomischen Verlust durch die Amputation ggf sogar ein Gewinn gegenüberstehen: Sind dadurch die früheren Nervenschmerzen behoben und/oder kann der Stumpf nunmehr prothetisch versorgt werden, so kann sich die Gesamtfunktion jetzt sogar günstiger darstellen als vor dem Schädigungsereignis. Wenn dem Sozialrecht auch der Gedanke eines Vorteilsausgleichs ansonsten fremd ist, kann eine solche Situation doch eine Einschätzung dahin rechtfertigen, dass hier die individuelle Erwerbsfähigkeit trotz des weiteren anatomischen Substanzverlustes nicht (weiter) vermindert worden ist.

Neben diesen Regelfällen des sog **stabilen Vorschadens**, also eines im Wesentlichen gleich bleibenden Befundes, gibt es noch die Fallgruppe des **labilen Vorschadens**.

Von einem solchen spricht man, wenn der Vorschaden über den Zeitpunkt des schädigenden Vorgangs (Unfall usw) hinaus weiterwirkt, aber nicht konstant bleibt, sondern Änderungen unterworfen ist.[1] In Fällen dieser Art ergeben sich für verschiedene Fallgruppen unterschiedliche Konsequenzen für die Bewertung von MdE/GdS.[2]

Bestehen stark wechselnde Befunde seitens des Vorschadens (zB bei chronischer Osteomyelitis) mit entsprechend wechselnden Auswirkungen auf die Erwerbsfähigkeit aus den Unfall- bzw Schädigungsfolgen, sind MdE und GdS – allgemeinen Grundsätzen entsprechend – nach einem einheitlich geltenden Durchschnittswert zu bestimmen (S 31).

Erfährt der Vorschaden nach dem schädigendem Ereignis eine schädigungsunabhängige Verschlimmerung und wirkt sich die Unfall- bzw Schädigungsfolge dadurch jetzt stärker aus als im Schädigungszeitpunkt, ist diese

---

[1] *Erlenkämper* S 67; *Erlenkämper/Fichte* S 53
[2] vgl auch *Anhaltspunkte* Nr 19

2.11 Vorschaden, Parallelschaden, Nachschaden

Verschlimmerung ein schädigungsunabhängiger Nachschaden (S 41); bei der Bewertung von MdE bzw GdS darf nur das Ausmaß an Vorschaden berücksichtigt werden, das bei Eintritt des schädigenden Ereignisses bereits bestanden hat.

Bessert sich der Vorschaden, der ursprünglich zu einer höheren Bewertung von MdE bzw GdS Anlass hätte geben können, in der Zeit zwischen dem schädigenden Ereignis und der ersten Rentenfeststellung, ist das Ausmaß des Vorschadens und seiner funktionellen Wechselwirkungen mit den Unfall- bzw Schädigungsfolgen bei Rentenbeginn maßgebend.

Bessert sich der Vorschaden *nach* der ersten Rentenfeststellung und verringert sich dadurch das Ausmaß der funktionellen Überlagerung oder fällt diese sogar ganz weg, so führt dies rechtlich wegen der Auswirkungen auf die Höhe der Entschädigungsleistung zu einer wesentliche Änderung iS des § 48 SGB X mit der Folge, dass eine Neufeststellung (Herabsetzung oder Entziehung) der Rente in Betracht kommt.

> **!** Ist nach diesen Grundsätzen eine andere – höhere oder niedrigere – MdE/GdS grundsätzlich in Betracht zu ziehen, so bereitet die zutreffende und gerechte **Einschätzung der Höhe von MdE** bzw GdS aus den Unfall- bzw Schädigungsfolgen nicht selten erhebliche Schwierigkeiten.

Auch dem ärztlichen Gutachter bietet sich bei der Untersuchung vielfach ja nur das Ergebnis, die Summe der Funktionsstörungen aus Unfall- bzw Schädigungsfolge *und* Vorschaden dar, eine häufig schwer trennbare Durchmischung der Auswirkungen schädigungsbedingter und schädigungsunabhängiger Genese. Aus diesem Gesamtbefund, der als solcher noch relativ leicht einzuschätzen sein mag, soll nun der unfall- bzw schädigungsbedingte Anteil an den bestehenden Funktionsbeeinträchtigungen herausgefiltert und bewertet werden.

Hat zB bei einem Versicherten der GUV eine hochgradige Versteifung im Fußgelenk (MdE 30 vH) als Vorschaden bestanden und muss das Bein infolge eines Arbeitsunfalls im Oberschenkel amputiert werden (Normal-MdE 60 vH), ist die funktionelle Beeinträchtigung durch die Unfallfolge sicherlich geringer als bei einem vorher Gesunden. Aber wie soll dieser weitere Verlust an Substanz und Funktionsfähigkeit bewertet werden: Voll (mit 60 vH), mit 50 oder gar nur 40 vH?

Oder: Die Amputation eines Beines im Unterschenkel als Folge eines Arbeitsunfalls (Normal-MdE 40 vH) trifft auf eine Versteifung im Hüftgelenk (MdE 30 vH) als Vorschaden. Der Unterschenkelverlust ist hier wegen der größeren Schwierigkeiten bei der funktionsgerechten prothetischen Versorgung sicherlich höher zu bewerten als normal. Aber wie hoch: Mit 50 oder gar mit 60 vH?

Sicherlich wird in einer Reihe von Fällen das Ausmaß von unfall- bzw schädigungsbedingter MdE bzw GdS durch einen Vergleich mit gesicherten Bewertungen für ähnlich schwerwiegende Funktionsbehinderungen zu ermitteln sein.[1] Zahlreiche andere Fälle, in denen ein solcher unmittelbarer Vergleich nicht möglich ist, begründen aber die Gefahr, dass der gleiche Sachverhalt von verschiedenen Gutachtern infolge unterschiedlicher Ansatzpunkte, Erwägungen und Beurteilungskriterien verschieden bewertet wird, ohne dass sich die Richtigkeit oder Unrichtigkeit der einen wie der anderen Schätzung objektiv begründen oder gar beweisen lässt. Dass derartige Unterschiede für das Rechtsleben nicht tragbar sind, aus Gründen der Rechtsstaatlichkeit und der Gleichheit vor dem Gesetz (Art 3 GG) vielmehr gewährleistet werden muss, dass gleiche Sachverhalte auch von verschiedenen Gutachtern im Wesentlichen – also im üblichen, unvermeidbaren Schwankungsbereich aller Schätzungen – gleich bewertet werden, bedarf keiner näheren Begründung.

> Als geeignetes Hilfsmittel für die Ermittlung MdE oder GdS bei funktionellen Überlagerungen von Unfall- bzw Schädigungsfolgen mit Vorschäden bietet sich – entgegen mancher Kritik – nach wie vor die **Lohmüllersche Formel**[2] an.

Diese lautet, bezogen auf die MdE in der GUV[3]:

$$x = \frac{(y - z) \times 100}{a}$$

Dabei ist:

x = Grad der zu ermittelnden MdE

y = Grad der nach dem Unfall bestehenden Gesamt-MdE

z = Grad der MdE aufgrund des Vorschadens

a = Grad der vorherigen Erwerbsfähigkeit

---

[1] vgl auch *Anhaltspunkte* Nr 19 Abs 2
[2] *Lohmüller* SozVers 1950, 1283
[3] für das sozEntschR gilt dies in gleicher Weise

2 Zentrale Rechtsbegriffe

Oder, vereinfachend ausgedrückt:

$$x = \frac{(\text{Gesamt-MdE} - \text{Vorschaden}) \times 100}{100 - \text{Vorschaden}}$$

Die Anwendung sei anhand früherer Beispiele erläutert:

Trifft eine unfallbedingte Unterschenkelamputation (MdE 40 vH) auf eine Hüftgelenksversteifung (MdE 30 vH) als Vorschaden und besteht am geschädigten Bein jetzt eine MdE um 70 vH, so würde die unfallbedingte MdE nach Lohmüller betragen:

$$x = \frac{(70 - 30) \times 100}{100 - 30} = \frac{4000}{70} = 57\,\text{vH}$$

In gleicher Weise bestimmt sich die MdE, wenn der Vorschaden zu einer niedrigeren Einschätzung Anlass gibt:

Muss ein durch die Versteifung eines Fußes (MdE 30 vH) vorgeschädigtes Bein unfallbedingt im Oberschenkel amputiert werden (MdE normal 60 vH), so beträgt die unfallbedingte MdE nach Lohmüller:

$$x = \frac{(60 - 30) \times 100}{100 - 30} = \frac{3000}{70} = 43\,\text{vH}$$

> ❗ Die Lohmüllersche Formel vermeidet die häufig erhebliche Schwierigkeit, bei der Bewertung der Unfall- bzw Schädigungsfolgen die anschließend bestehende Summe an Funktionsstörungen danach trennen zu müssen, inwieweit sie durch das schädigende Ereignis und inwieweit sie durch den Vorschaden bewirkt sind.

Ausgangspunkt für ihre Anwendung sind Kriterien, die leichter zu schätzen und deren Bewertung leichter nachvollziehbar ist: Die vor dem Unfall bestehende MdE (bzw verbliebene Resterwerbsfähigkeit) und jene „Gesamt-MdE", die jetzt durch die Überlagerung von Vorschaden und Unfall- bzw Schädigungsfolgen am Organ bzw Organsystem besteht.

Die Lohmüllersche Formel, so nachvollziehbare und praktisch brauchbare Ergebnisse sie auch bringt, darf aber stets nur als **Hilfsmittel** bei der Bewertung von MdE bzw GdS durch den ärztlichen Gutachter eingesetzt werden.

Vor allem darf sich der ärztliche Gutachter nicht mit einer reinen Errechnung von MdE bzw GdS mittels der Formel begnügen.[1] Vielmehr muss er anhand der gesamten Umstände des Einzelfalls kritisch überprüfen, ob die Vorgabe aus der Formel den tatsächlichen Verhältnissen gerecht wird oder ob – über die ohnehin durchweg erforderliche Auf- oder Abrundung hinaus – eine Korrektur geboten ist.

So könnte in den vorgenannten Beispielen im ersten Fall die MdE bei insgesamt sehr schlechten Funktionsverhältnissen mit 60 vH, bei insgesamt recht guten mit 50 vH zu bewerten sein. Im zweiten Fall wird sie idR mit 40 vH anzusetzen sein, nur bei insgesamt sehr schlechten Funktionsverhältnissen mit 50 vH.

> ❗ Richtig angewendet, erweist sich diese Formel also als **nützliche Hilfe** für den Gutachter bei der schwierigen Aufgabe, in solchen Fällen die unfall- bzw schädigungsbedingte MdE/GdS sachgerecht zu schätzen und, wie es der Grundsatz der abstrakten Schadensberechnung (S 27) ebenso gebietet wie Gleichbehandlungsgebot und Rechtsstaatprinzip des Grundgesetzes, MdE und GdS bei gleich gelagerten Sachverhalten stets gleich hoch zu bewerten und die Grundlagen der Bewertung transparent und nachvollziehbar zu machen.

Die Brauchbarkeit der Lohmüllerschen Formel und die Zulässigkeit ihrer Anwendung sind allerdings nicht unbestritten.[2] Vor allem die Berufsgenossenschaften und die ihnen nahe stehenden Ärzte und Autoren lehnen ihre Anwendung in der GUV durchweg als „reine Errechnung" der MdE ab.[3]

Diese Haltung verdient jedoch keine Billigung.[4] Denn die Lohmüllersche Formel erleichtert – ausreichend kritisch angewendet – in solchen Fällen nicht nur eine gerechte und vor allem gleichartige Bewertung gleicher Schäden erheblich, sondern macht auch die Beurteilungsmaßstäbe transparent und nachvollziehbar; sie vermeidet so Willkür bei der Beurteilung und ermöglicht die Nachprüfung der Bewertungskriterien wie auch der Ergebnisse durch die Leistungsträger und ihre Prüfärzte sowie ggf durch die Sozialgerichte und ihre Sachverständigen.

Ihre Anwendung schränkt die freie Bewertung des Schadens durch den Gutachter im Übrigen nicht mehr ein als zB die „*Anhaltspunkte*" oder die MdE-Tabellen, von denen der Gutachter gleichfalls nicht ohne wichtigen

---

[1] ua BSGE 9, 104, 110; 21, 630
[2] vgl ua *Bereiter-Hahn* § 56 Rdz 10.7; *Brackmann* GUV § 56 Rdz 56; *Schönberger/Mehrtens/Valentin* S 158
[3] vgl ua *Bereiter-Hahn* § 56 Rdz 10.7; *Brackmann* GUV § 56 Rdz 56; *Schönberger/Mehrtens/Valentin* S 158
[4] *Erlenkämper* S 70; *Erlenkämper/Fichte* S 55

2.11 Vorschaden, Parallelschaden, Nachschaden

Grund abweichen darf. Auch das Bundessozialgericht hat ihre Anwendung – entgegen vielfacher Behauptung – wiederholt gebilligt und die durch ihre Verwendung gewonnen Beweisergebnisse unbeanstandet gelassen.[1]

> ! Auch unabhängig hiervon ist für die Bewertung von MdE und GdS in solchen Vorschadensfällen von besonderer Wichtigkeit, dass die **Maßstäbe und Beurteilungskriterien**, nach denen sie höher oder geringer bewertet werden, transparent gemacht werden und das gewonnene Ergebnis eingehend begründet wird, damit die Leistungsträger bzw Gerichte die Beurteilung nachvollziehen und überprüfen können.

Das gilt vor allem, wenn das gewonnene Ergebnis von dem der Lohmüllerschen Formel erheblich abweicht, gleichgültig, ob diese zur Einschätzung von MdE oder GdS herangezogen worden ist oder nicht.

Vorschaden in der privaten Unfallversicherung (Vorinvalidität)

Die **PUV** behandelt den Vorschaden demgegenüber völlig anders (S 252):

> Bei der **Festsetzung des Grades der Invalidität** wird, wenn durch den Unfall eine körperliche oder geistige Funktion betroffen wird, die schon vorher dauernd beeinträchtigt war, nach § 7.I.3 AUB ein Abzug in Höhe dieser Vorinvalidität vorgenommen, die nach § 7.I.2 AUB – also nach den auch für Unfallschäden maßgebenden Invaliditätsgraden – zu bemessen ist.

Nach § 8 AUB wird ferner, wenn Krankheiten oder Gebrechen bei der durch ein Unfallereignis hervorgerufenen Gesundheitsschädigung oder deren Folgen mitgewirkt haben, die Leistung entsprechend dem Anteil der Krankheit oder des Gebrechens gekürzt, wenn dieser Anteil mindestens 25 vH beträgt.

Im Rahmen der **Kausalitätsbeurteilung** ist hier vorab zu fragen, ob ein Vorschaden an der Entstehung des Unfallschadens überhaupt adäquat beteiligt war.

Dafür bedarf es auch hier der Feststellung, dass ein Vorschaden in tatsächlicher Hinsicht vorgelegen hat, der klinisch-funktionell manifest und an der Entstehung des nunmehrigen Unfallschadens ursächlich beteiligt war. Steht eine solche Beteiligung fest, ist der Anteil – anders als im Sozialrecht – weiterhin zu quantifizieren: Beträgt der kausale Anteil des Vorschadens weniger als 25 vH, ist er nicht rechtserheblich und muss außer Betracht bleiben; beträgt er 25 vH oder mehr, so ist die Leistung entsprechend dem quantitativen Anteil des Vorschadens an der Entstehung des Unfallschadens zu kürzen.

> ! Aufgabe des ärztlichen Gutachters ist es insoweit aber nur, die kausal adäquate Beteiligung des Vorschadens überhaupt und ggf das quantitative Ausmaß festzustellen (zB Beteiligung zu 10, 30, 50 oder 70 vH).

Bei der **Feststellung des Invaliditätsgrades** darf dagegen – gleichfalls anders am im Sozialrecht – nicht auf eine funktionelle Überlagerung von Vor- und Unfallschaden abgestellt werden.

Insbesondere darf hier der Invaliditätsgrad nicht deswegen höher bewertet werden, weil sich der Unfallschaden wegen eines Vorschadens stärker auswirkt als bei einem Gesunden.[2] Vielmehr ist, wenn die Funktion des unfallgeschädigten Organs durch den Vorschaden bereits beeinträchtigt war, von dem nach den allgemeinen Grundsätzen (§ 7.I.2 AUB) festzustellenden Invaliditätsgrad ein Abzug in Höhe der nach den gleichen Grundsätzen zu bestimmenden Vorinvalidität vorzunehmen, § 7.I.3 AUB. Ein solcher Abzug ist zulässig aber nur, wenn der Vorschaden an demselben Organ besteht, das auch von dem Unfallschaden betroffen worden ist.

Der Gutachter muss daher in solchen Fällen einmal den unfallbedingten und zum anderen den durch den Vorschaden bewirkten Grad der Invalidität nach § 7.I.2 AUB feststellen. Die Vornahme des Abzuges ist eigentlich Aufgabe der Versicherungsgesellschaft, nicht des Gutachters.

Parallelschaden

Der Begriff des Parallelschadens ist von Bedeutung vor allem für Berufskrankheiten und gleichartige Schädigungen iS des sozEntschR.

Nicht selten liegt zwischen dem Beginn der schädigenden Einwirkungen – bei sog Latenzschäden evtl auch erst nach deren Ende – und dem Eintritt

---

[1] so ua BSG 9, 104, 110; 21, 633

[2] § 7.I.2 AUB: „... unter Ausschluss des Nachweises einer höheren oder geringeren Invalidität ..."

2 Zentrale Rechtsbegriffe

des Gesundheitsschadens eine erhebliche Zeitspanne, und es ist nahe liegend, dass der Betroffene in dieser Zeit auch anderen exogenen Einflüssen oder endogenen Entwicklungen unterworfen ist. Das gilt vor allem für Berufskrankheiten, die durch länger dauernde schädigende Einwirkungen der Arbeitswelt geprägt sind, aber auch für vergleichbare Schädigungseinwirkungen iS des sozEntschR. Fälle dieser Art werden als sog **Parallelschaden** (auch: paralleler Vorschaden oder Nebenschaden) diskutiert.

Ein für die Orthopädie typisches und praktisch bedeutsames Beispiel ist der „Meniskusschaden nach mehrjährigen andauernden oder häufig wiederkehrenden, die Kniegelenke überdurchschnittlich belastenden Tätigkeiten" (BK Nr 2102). Hier werden im haftungsbegründenden Bereich vielfach neben den Einwirkungen aus der versicherten Tätigkeit auch solche aus der privaten Lebenssphäre (zB Sport, Hobby- oder sonstige außerberufliche Arbeiten), aber auch endogene Entwicklungen (zB durch degenerative Prozesse) parallel an der Verursachung des Schadens beteiligt sein.

Hier erhebt sich die Frage, wie die verschiedenen parallel wirkenden – teils schädigungsbedingten, teils schädigungsunabhängigen – Einwirkungen im haftungsbegründenden wie im haftungsausfüllenden Bereich rechtlich einzuordnen und zu bewerten sind.

> Bei dem Parallelschaden handelt es sich – entgegen dem Anschein aus der Bezeichnung – nicht um einen eigenständigen parallelen *Schaden*, sondern um parallel wirkende Schaden*ursachen*.

Die rechtliche Bewertung dieser Fälle hat daher nach kausalrechtlichen Gesichtspunkten und den Kriterien über die **konkurrierende Kausalität** (S 58) für die Beurteilung multikausal bedingter Schäden zu folgen.

Der Parallelschaden ist insoweit – anders als der Vor- oder Nachschaden – kein Sonderfall, der eine von den allgemeinen Grundsätzen abweichende rechtliche Beurteilung erfordert oder auch nur ermöglicht, weder bei der Beurteilung der Kausalität noch bei der Bewertung von MdE bzw GdS. Insbesondere unterliegt er auch den allgemeinen Grundsätzen über die Beweisanforderungen und die Beweislast des Kausalitätsrechts (S 63).

Erfüllt im früheren Beispiel der Meniskusschaden die Listenvoraussetzungen der BK Nr 2102, greift in der GUV jetzt allerdings die Bestimmung des § 9 Abs 3 SGB VII: Können konkrete Anhaltspunkte für eine berufsfremde Verursachung nicht festgestellt werden, wird kraft Gesetzes vermutet, dass die Erkrankung durch die versicherte Tätigkeit verursacht worden ist (S 74). Sind jedoch konkrete Anhaltspunkte feststellbar, dass die Erkrankung durch parallel wirkende berufsfremde Einflüsse überwiegend verursacht worden ist und die beruflichen Einwirkungen demgegenüber praktisch bedeutungslos waren, bleibt es bei den auch bisher schon geltenden Grundsätzen. Der ursächliche Zusammenhang mit den schädigenden Einwirkungen der versicherten Tätigkeit einerseits und den berufsfremden Einflüssen andererseits ist dann nach den Grundsätzen der konkurrierenden Kausalität zu beurteilen.

Nachschaden

Sind Unfall- oder Schädigungsfolgen im Bereich der GUV oder des sozEntschR anerkannt, wird der gesamte Gesundheitszustand im weiteren Zeitablauf vielfach Veränderungen unterworfen sein. Kommt es hierbei zu weiteren Gesundheitsschäden und bewirken diese eine funktionelle Überlagerung mit den anerkannten Unfall- bzw Schädigungsfolgen, stellt sich auch hier die Frage, ob und ggf welche sozialrechtlichen Auswirkungen bestehen.

Bewirken solche Gesundheitsschäden keine funktionelle Überlagerung, haben sie keine Rechtswirkungen auf die anerkannten Unfall- bzw Schädigungsfolgen oder MdE bzw GdS. Sie können insbesondere zu einer Neufeststellung wegen wesentlicher Änderung der Verhältnisse nach § 48 SGB X nicht führen. Denn hinsichtlich der Unfall- bzw Schädigungsfolgen hat sich ja nichts geändert.

> Berühren sich jedoch die funktionellen Auswirkungen eines solchen schädigungsunabhängigen Folgeschadens mit den bestehenden Unfall- bzw Schädigungsfolgen, spricht man von einem **Nachschaden**.

In der **GUV** und im **sozEntschR** führt dieser Nachschaden dann zu Problemen, wenn sich die Auswirkungen des neuen, unfall- bzw schädigungsunabhängigen Gesundheitsschadens mit denen der früheren anerkannten Unfall- bzw Schädigungsfolgen funktionell in der Weise überlagern, dass sich die Beeinträchtigung von Erwerbsfähigkeit bzw Lebensqualität aus diesen früheren Unfall- bzw Schädigungsfolgen infolge dieser Überlagerung deutlich erhöht.

Hat zB der Betroffene nach unfall- bzw schädigungsbedingtem Verlust des rechten Beins im Oberschenkel späterhin durch eine kausal hiervon unabhängige Erkrankung (zB Endangiitis obliterans) oder einen Privatunfall, die auch keinen mittelbaren Schaden bilden, zusätzlich das linke Bein verloren, liegt es auf der Hand, dass sich der frühere unfall- bzw schädigungsbedingte Verlust des rechten Beines durch das Hinzutreten des Nachschadens jetzt ungleich stärker auswirkt als vorher.

Als Problemlösung könnte sich – ähnlich wie beim Vorschaden – eine der Mehrbeeinträchtigung der Erwerbsfähigkeit entsprechende Höherbewertung von MdE bzw GdS aus den bestehenden Unfall- bzw Schädigungsfolgen anbieten.

> Eine solche **Höherbewertung der MdE** (bzw jetzt GdS) bei Eintritt von Nachschäden hat das Bundessozialgericht jedoch in ständiger Rechtsprechung **verworfen**, in der GUV ebenso wie im sozEntschR.[1]

Es hat wiederholt entschieden, dass die MdE aus einer Unfall- bzw Schädigungsfolge nicht höher zu bewerten sei, wenn nach der Schädigung ein neues, schädigungsunabhängiges Leiden als Nachschaden hinzutrete und die Schädigung sich deshalb jetzt stärker auswirke als zZt ihres Eintritts. Eine wesentliche Änderung der Verhältnisse (§ 48 SGB X) liege nur vor, wenn sich der durch Unfall- oder Schädigungseinwirkungen hervorgerufene Gesundheitsschaden verschlimmere oder bessere, nicht aber, wenn in dem davon unabhängigen Zustand des Betroffenen eine Änderung eintrete. Deswegen rechtfertige zB bei dem Verlust eines Auges durch Wehrdienst oder Arbeitsunfall die spätere, davon unabhängige Erblindung auch des anderen Auges keine höhere Bewertung der MdE.

Diese Rechtsprechung ist im Schrifttum allerdings auf Kritik gestoßen.[2]

> Etwas anderes gilt jedoch für den **Anspruch auf Pflege** in der GUV (§ 44 SGB VII) und auf **Pflegezulage** im sozEntschR (§ 35 BVG).

> Denn hier ist – anders als bei der Bewertung von MdE bzw GdS – die Beurteilung der nunmehr bestehenden Hilflosigkeit nicht auf den Zeitpunkt der Schädigung abzustellen, sondern auf den Zeitpunkt, in dem die Hilflosigkeit eintritt.

Voraussetzung ist aber, dass die Schädigung zumindest noch eine wesentliche Teilursache iS der sozialrechtlichen Kausalitätslehre für den Eintritt dieser Hilflosigkeit bildet. Nicht erforderlich ist, dass die Hilflosigkeit gleichzeitig mit den Unfall- bzw Schädigungsfolgen eintritt oder die zeitlich letzte, die Hilflosigkeit auslösende Ursache ist; diese kann vielmehr auch der Nachschaden sein.

Hat zB der Betroffene nach unfall- bzw schädigungsbedingtem Verlust des rechten Beines im Oberschenkel späterhin durch eine kausal hiervon unabhängige Erkrankung (zB Endangiitis obliterans) oder einen Privatunfall zusätzlich das linke Bein verloren und besteht dadurch jetzt Hilflosigkeit iS der GUV bzw des sozEntschR, so bildet die frühere Schädigung eine wesentliche Teilursache für den Eintritt dieser Hilflosigkeit.

2.12 Hilflosigkeit, Pflegebedürftigkeit

Hilflosigkeit und Pflegebedürftigkeit sind Voraussetzung ua für die Gewährung von Pflege, Pflegegeld und Pflegezulage aus der GPV (§§ 14 ff SGB XI, S 195), der GUV (§ 44 SGB VII, S 165), dem sozEntschR (§ 35 BVG, S 228) und der Sozialhilfe (§§ 61 ff SGB XII, S 210 und 596).[3]

Hilflosigkeit gehört auch zu den gesundheitlichen Merkmalen, die ggf nach § 69 Abs 4 und 5 SGB IX festzustellen und Voraussetzung ua für die Inanspruchnahme des erhöhten Behinderten-Pauschbetrags nach § 33 b EStG sind (S 44).

> **Pflegebedürftig iS der GPV** sind gemäß § 14 Abs 1 SGB XI Personen, die wegen einer körperlichen, geistigen oder seelischen Krankheit oder Behinderung für die gewöhnlichen und regelmäßig wiederkehrenden Verrichtungen im Ablauf des täglichen Lebens auf Dauer, voraussichtlich für mindestens 6 Monate, in erheblichem Maße der Hilfe bedürfen (S 196).

---

[1] BSGE 17, 99; 17, 114; 19, 201; 23, 188; 27, 75; 27, 142; 41, 70; 47, 123; BSG SozR 3100 § 30 Nr 79 (Herabsetzung der Kompensationsfähigkeit durch altersbedingte Leiden)

[3] vgl hierzu weiterführend *Erlenkämper* S 31

[2] vgl die Nachweise bei *Erlenkämper/Fichte* S 57

2 Zentrale Rechtsbegriffe

Die Spitzenverbände der Krankenkassen (als Pflegekassen) haben hierzu mit gesetzlicher Ermächtigung (§ 17 SGB XI) die Pflegebedürftigkeits-Richtlinien (PflRi) vom 07.11.1994 idF vom 22.08.2001 über die Abgrenzung der Merkmale der Pflegebedürftigkeit und der Pflegestufen sowie zum Verfahren der Feststellung der Pflegebedürftigkeit erlassen. Ergänzend hat der Bundesverband der Pflegekassen eine umfangreiche Anleitung zur Begutachtung von Pflegebedürftigkeit iS des SGB XI vom 21.03.1997 und in einem Anhang hierzu Orientierungswerte zur Pflegezeitbemessung für die Verrichtungen der Grundpflege herausgegeben (S 195).

> Für die Gewährung der Leistungen werden die pflegebedürftige Personen einer der folgenden **Pflegestufen** zugeordnet, § 15 SGB XI:
> ➤ erheblich Pflegebedürftige (Pflegestufe I)
> ➤ Schwerpflegebedürftige (Pflegestufe II)
> ➤ Schwerstpflegebedürftige (Pflegestufe III)

Die **Pflegebedürftigkeit** muss darauf beruhen, dass die Fähigkeit, bestimmte Verrichtungen (s unten) im Ablauf des täglichen Lebens auszuüben, eingeschränkt oder nicht (mehr) vorhanden ist. Pflegebedürftigkeit ist aber auch dann gegeben, wenn der Hilfebedürftige die Verrichtung zwar motorisch ausüben, jedoch deren Notwendigkeit nicht erkennen oder nicht in sinnvolles zweckgerichtetes Handeln umsetzen kann (zB bei Antriebs- und Gedächtnisstörungen, verminderter Orientierung usw), Ziffer 3.3 PflRi.

> **Kriterien für die Zuordnung** zu einer der drei Pflegestufen sind vor allem die Häufigkeit des Hilfebedarfs und der zeitliche Aufwand für die Pflege.

Geringfügiger oder nur kurzzeitig anfallender Hilfebedarf oder Hilfebedürftigkeit nur bei der hauswirtschaftlichen Versorgung führt nicht zur Anerkennung von Pflegebedürftigkeit, Ziffer 4.1 PflRi.

> **!** Für die Feststellung von Pflegebedürftigkeit und die Zuordnung zu den Pflegestufen ist allein der Hilfebedarf bei den in § 14 Abs 4 SGB XI aufgeführten Verrichtungen (s unten) maßgebend.

Der Zeitaufwand, den ein Familienangehöriger oder eine andere nicht als Pflegekraft ausgebildete Pflegeperson für die erforderlichen Leistungen der Grundpflege und hauswirtschaftlichen Versorgung benötigt, muss wöchentlich im Tagesdurchschnitt betragen, § 15 Abs 3 SGB XI:

➤ in der Pflegestufe I mindestens 90 Minuten; hierbei müssen auf die Grundpflege mehr als 45 Minuten entfallen;
➤ in der Pflegestufe II mindestens 3 Stunden; hierbei müssen auf die Grundpflege mindestens 2 Stunden entfallen;
➤ in der Pflegestufe III mindestens 5 Stunden; hierbei müssen auf die Grundpflege mindestens 4 Stunden entfallen.

> In der **Sozialhilfe** (S 210) erhalten nach § 61 SGB XII Hilfe zur Pflege Personen, die wegen einer körperlichen, geistigen oder seelischen Krankheit oder Behinderung für die gewöhnlichen und regelmäßig wiederkehrenden Verrichtungen im Ablauf des täglichen Lebens auf Dauer, voraussichtlich für mindestens 6 Monate, in erheblichem oder höherem Maße der Hilfe bedürfen.

Hier erhalten – anders als in der GPV – Kranke und Behinderte Hilfe zur Pflege auch, wenn sie voraussichtlich für weniger als 6 Monate der Hilfe bedürfen oder einen geringeren Hilfebedarf haben, § 61 Abs 1 Satz 2 SGB XII. Im Übrigen finden die PflRi zur Bestimmung des Begriffs der Pflegebedürftigkeit und zur Abgrenzung, Höhe und Anpassung der Pflegegelder entsprechende Anwendung, § 61 Abs 6 SGB XII. Auch sind die Entscheidungen der Pflegekassen über das Ausmaß der Pflegebedürftigkeit nach dem SGB XI der Entscheidung im Rahmen der Hilfe zur Pflege zugrunde zu legen, soweit sie auf Tatsachen beruhen, die bei beiden Entscheidungen zu berücksichtigen sind, § 62 SGB XII.

> **Krankheiten oder Behinderungen** iS der GPV und der Sozialhilfe sind vor allem, §§ 14 Abs 2 SGB XI, 61 Abs 3 SGB XII:
> ➤ Verluste, Lähmungen oder andere Funktionsstörungen am Stütz- und Bewegungsapparat,
> ➤ Funktionsstörungen der inneren Organe oder der Sinnesorgane,
> ➤ Störungen des Zentralnervensystems wie Antriebs-, Gedächtnis- oder Orientierungsstörungen sowie endogene Psychosen, Neurosen oder geistige Behinderungen,
> sowie für den Bereich der Sozialhilfe zusätzlich:
> ➤ andere Krankheiten oder Behinderungen, infolge derer Personen pflegebedürftig iS des § 61 Abs 1 SGB XII sind.

2.12 Hilflosigkeit, Pflegebedürftigkeit

Gewöhnliche und regelmäßig wiederkehrende Verrichtungen sind, §§ 14 Abs 3 SGB XI, 61 Abs 5 SGB XII:
- im Bereich der Körperpflege das Waschen, Duschen, Baden, die Zahnpflege, das Kämmen, Rasieren, die Darm- oder Blasenentleerung,
- im Bereich der Ernährung die Aufnahme der Nahrung sowie ggf das mundgerechte Zubereiten,
- im Bereich der Mobilität das selbständige Aufstehen und Zu-Bett-Gehen, An- und Auskleiden, Gehen, Stehen, Treppensteigen oder das Verlassen und Wiederaufsuchen der Wohnung,
- im Bereich der hauswirtschaftlichen Versorgung das Einkaufen, Kochen, Reinigen der Wohnung, Spülen, Wechseln und Waschen der Wäsche und Kleidung oder das Heizen.

> Die **Hilfe** besteht in der Unterstützung, in der teilweisen oder vollständigen Übernahme der Verrichtungen im Ablauf des täglichen Lebens oder in der Beaufsichtigung oder Anleitung mit dem Ziel der eigenständigen Übernahme dieser Verrichtungen, §§ 14 Abs 3 SGB XI, 61 Abs 6 SGB XII, Ziffer 3.5 PflRi.

Die Hilfe muss in Form der Unterstützung bei den pflegerelevanten Verrichtungen des täglichen Lebens, der teilweisen oder vollständigen Übernahme dieser Verrichtungen, der Beaufsichtigung der Ausführung dieser Verrichtungen oder der Anleitung zur Selbstvornahme durch die Pflegeperson erforderlich sein, Ziffer 3.5 PflRi. Pflegebedürftige Kinder sind zur Feststellung des Hilfebedarfs mit einem gesunden Kind gleichen Alters zu vergleichen, Ziffer 4.2 PflRi.

Hilfebedürftigkeit nur bei der hauswirtschaftlichen Versorgung führt in der GPV aber nicht zur Anerkennung von Pflegebedürftigkeit, Ziffer 4.1 PflRi.

> Für die **GUV** (S 165) bestimmt § 44 SGB VII nunmehr, dass Pflegeleistungen (Pflegegeld, Stellung einer Pflegekraft, Heimpflege) zu gewähren sind, wenn der Versicherte infolge eines Versicherungsfalls so hilflos ist, dass er für die gewöhnlichen und regelmäßig wiederkehrenden Verrichtungen im Ablauf des täglichen Lebens in erheblichem Umfang der Hilfe bedarf.

Das Gesetz umschreibt hier (anders als in der GPV und der Sozialhilfe) den Begriff der Hilflosigkeit sowie Art und Umfang der wiederkehrenden Verrichtungen selbst nicht näher. Die neuen Definitionen der Pflegeversicherung geben auch hier künftig einen Anhalt, vor allem hinsichtlich der wiederkehrenden Verrichtungen. Die Pflegestufen der GPV für die Bemessung des Pflegegeldes (§ 44 Abs 2 SGB VII, S 156) sind hier dagegen ohne Bedeutung. Auch ist hier eine Beschränkung auf die in den §§ 14 Abs 2 SGB XI, 68 Abs 3 BSHG genannten Krankheiten und Behinderungen nicht zulässig; rechtserheblich sind hier *alle* Krankheiten und Behinderungen, die infolge eines Versicherungsfalls (Arbeitsunfall oder Berufskrankheit) bestehen. Andererseits ist erforderlich, dass die Hilflosigkeit „infolge eines Versicherungsfalls" eingetreten, dieser also zumindest eine wesentliche Teilursache der Hilflosigkeit ist.

> Hilflos iS des **sozEntschR** (S 228) ist jetzt (in geringfügiger Abwandlung des früher geltenden Rechts) der Beschädigte, wenn er für eine Reihe von häufig und regelmäßig wiederkehrenden Verrichtungen zur Sicherung seiner persönlichen Existenz im Ablauf eines jeden Tages fremder Hilfe dauernd bedarf. Diese Voraussetzungen sind auch erfüllt, wenn die Hilfe in Form einer Überwachung oder Anleitung zu diesen Verrichtungen erforderlich ist oder wenn die Hilfe zwar nicht dauernd geleistet werden muss, jedoch eine ständige Bereitschaft zur Hilfeleistung erforderlich ist, § 35 Abs 1 BVG.

Auch § 35 BVG umschreibt (anders als die GPV und die Sozialhilfe) den Begriff der Hilflosigkeit, die hierfür in Betracht kommenden Krankheiten bzw Behinderungen sowie Art und Umfang der wiederkehrenden Verrichtungen selbst nicht näher. Eine Beschränkung auf die in den §§ 14 Abs 2 SGB XI, 68 Abs 3 BSHG genannten Krankheiten und Behinderungen ist auch hier nicht zulässig. Rechtserheblich sind auch hier alle Krankheiten und Behinderungen, die infolge einer Schädigung iS des sozEntschR bestehen. Andererseits muss die Hilflosigkeit „infolge der Schädigung" bestehen, diese muss also zumindest eine wesentliche Teilursache der Hilflosigkeit bilden.

Die Voraussetzungen für die Gewährung von Pflegezulage sind hier aber weiter als in der GPV. Pflegezulage erhalten hier unabhängig von dem tatsächlichen Ausmaß der Pflegebedürftigkeit ua Blinde und andere erheblich Sehbehinderte, erwerbsunfähige Hirnbeschädigte sowie Doppelamputierte.[1]

Im Übrigen geben die neuen Definitionen der GPV hinsichtlich der wiederkehrenden Verrichtungen, die

---

[1] § 35 Abs 1 Satz 4 BVG und die VV Nr 7 ff zu § 35 BVG; vgl auch *Anhaltspunkte* Nr 50

mit der bisherigen Rechtsprechung zum Begriff der Hilflosigkeit in § 35 BVG aF weitgehend übereinstimmen, auch hier künftig einen Anhalt. Der Ausschluss von Pflegebedürftigkeit ua bei alleinigem Hilfebedarf bei der hauswirtschaftlichen Versorgung gilt hier gleichfalls.¹ Dagegen gelten hinsichtlich der Pflegestufen hier eigenständige Bestimmungen (S 228).

Für das **Einkommensteuerrecht** gilt die gleiche Definition wie in § 35 BVG, § 33 b Abs 6 Satz 3 EStG.

Die Feststellung der Hilflosigkeit erfolgt gemäß § 69 Abs 4 SGB IX durch das Versorgungsamt durch Zuerkennung des Merkzeichens „H" als sog Nachteilsausgleich (S 186).

In allen Rechtsbereichen ist den Begriffen der Hilflosigkeit und der Pflegebedürftigkeit als Voraussetzung gemeinsam, dass der Betroffene infolge Krankheit oder Behinderung für die gewöhnlichen und regelmäßig wiederkehrenden Verrichtungen im Ablauf des täglichen Lebens in erheblichem Umfang fremde Hilfe dauernd benötigt.

Die gewöhnlichen und wiederkehrenden Verrichtungen müssen zum **regelmäßigen Ablauf** des täglichen Lebens gehören.

Die Unfähigkeit zu Verrichtungen, die nur gelegentlich anfallen (wie zB Waschen der Haare, Schneiden von Finger- und Fußnägeln, Gehen bei Eis und Schnee, Theaterbesuch, Reisen usw) oder in größeren Abständen wiederkehren (zB Arztbesuche, Friseur), begründet daher für sich allein Hilflosigkeit und Pflegebedürftigkeit nicht. Auch gröbere Hausarbeiten, Reparatur- und Renovierungsarbeiten, Berufstätigkeit oder gar die Versorgung eines ganzen Haushalts gehören nicht zu diesen Verrichtungen. Selbst (Heim-)Dialyse-Patienten gelten allein deswegen idR nicht als hilflos iS des Sozialrechts.² Andererseits steht der Annahme von Hilflosigkeit und Pflegebedürftigkeit nicht entgegen, wenn der Betroffene wegen des Aufenthalts in einem Kindergarten für Behinderte, einer Sonderschule oder einer Werkstatt für Behinderte für mehrere Stunden täglich im häuslichen Bereich keinen Pflegeaufwand verursacht.³

Die fremde Hilfe muss auch **in erheblichem Umfang** benötigt werden.

Die Hilfebedürftigkeit nur zu *einzelnen* Verrichtungen löst Hilflosigkeit oder Pflegebedürftigkeit für sich allein noch nicht aus. Andererseits muss die Hilfeleistung nicht ständig erforderlich sein; es genügt die Notwendigkeit einer dauernden Bereitschaft oder Überwachung bzw Anleitung zu den täglichen Verrichtungen, §§ 14 Abs 3 SGB XI, 35 Abs 1 Satz 3 BVG, 61 Abs 4 SGB XII. Eine solche Notwendigkeit ist nicht schon gegeben, wenn lediglich eine gelegentliche Möglichkeit oder Gefahr der Hilfebedürftigkeit besteht (zB bei gelegentlichen Stumpfbeschwerden oder seltenen epileptischen Anfällen), im Allgemeinen die wiederkehrenden Verrichtungen des täglichen Lebens jedoch ohne fremde Hilfe möglich sind.

Der Umstand, dass Ehegatte oder Kinder die nötige Hilfe leisten, steht der Annahme von Hilflosigkeit und Pflegebedürftigkeit nicht entgegen.

Hilflosigkeit bzw Pflegebedürftigkeit müssen ferner idR **auf Dauer** bestehen. Nur gelegentliche oder kurzzeitige Zustände der Hilfebedürftigkeit reichen nicht aus.⁴

§§ 14 Abs 1 SGB XI, 61 Abs 1 SGB XII bestimmen als Mindestdauer einen Zeitraum von 6 Monaten. In der Sozialhilfe kann Hilfe zur Pflege jedoch auch für kürzere Zeiträume in Betracht kommen, wenn sie für weniger als 6 Monate benötigt wird oder einen geringeren Hilfebedarf begründet, § 61 Abs 1 Satz 2 SGB XII. Das sozEntschR hat schon nach bisherigem Recht eine Beschränkung auf einen Zeitraum von 6 Monaten nicht gekannt; Hilflosigkeit kann hier schon anerkannt werden, wenn diese für einen Zeitraum von mehr als einem Monat besteht.⁵

Die **Beurteilung** der Frage, ob Hilflosigkeit und Pflegebedürftigkeit vorliegt, hat nicht allein aufgrund ärztlicher Schlussfolgerungen zu erfolgen, sondern anhand der ärztlichen Befunde aufgrund der allgemeinen Lebenserfahrung unter sorgfältiger Abwägung aller Umstände des Einzelfalls.⁶

Auch in der GPV hat die Begutachtung nicht nur durch Ärzte, sondern erforderlichenfalls auch durch Pflegefachkräfte zu erfolgen, Ziffer 5.5 PflRi.

---

¹ BSG SozR 3-3100 § 35 Nr 6
² BSG SozR 3875 § 3 Nr 2
³ BSG 09. 03. 1994 – 3/1 RK 7/93 – DOK 1996, 599; BSG 14. 12. 1994 – 3 RK 7/94

⁴ BSGE 8, 97; *Anhaltspunkte* Nr 21
⁵ VV Nr 11 zu § 35 BVG aF
⁶ so ausdrücklich VV Nr 1 zu § 35 BVG; BSG SozR BVG § 35 Nr 7; vgl auch *Anhaltspunkt* Nr 21

2.12 Hilflosigkeit, Pflegebedürftigkeit

Allein die Zuerkennung des **gesundheitlichen Merkmals „H"** (= hilflos) im SchwbR (§ 69 Abs 4 und 5 SGB IX, S 189) begründet noch keinen Anspruch auf Leistungen wegen Pflegebedürftigkeit.[1]

Gegenüber § 33 b Abs 6 EStG, der den Begriff der Hilflosigkeit für das Merkzeichen „H" definiert, setzen die Ansprüche auf Pflegeleistungen in den anderen Rechtsbereichen idR ein gesteigertes Maß an Hilfebedürftigkeit voraus, sodass die Zuerkennung des Merkzeichens „H" nicht unmittelbar die Anerkennung von Hilflosigkeit und Pflegebedürftigkeit auch in diesen anderen Rechtsbereichen nach sich zieht.

> **In der GUV und im sozEntschR** muss die Hilflosigkeit zudem „infolge" eines Versicherungsfalls (§ 44 SGB VII) bzw einer Schädigung (§ 35 BVG) eingetreten sein.

Es ist aber nicht erforderlich, dass Unfall bzw Schädigung und ihre Folgen die alleinige oder allein wesentliche Ursache für den Eintritt der Hilflosigkeit sind. Auch hier reicht aus, dass sie zumindest eine wesentliche Teilursache iS der sozialrechtlichen Kausalitätslehre für die eingetretene Hilflosigkeit bilden. Insbesondere kommt es nicht darauf an, ob die Unfall- bzw Schädigungsfolgen die zeitlich letzte, die Hilflosigkeit auslösende Ursache sind.[2]

> **!** Maßgebend für den **Zeitpunkt der Beurteilung der Hilflosigkeit** ist in der GUV und im sozEntschR nicht der Zeitpunkt, in dem die Schädigung, sondern der Zeitpunkt, in dem die Hilflosigkeit bzw Pflegebedürftigkeit eingetreten sind.

Anspruch auf Pflege bzw Pflegezulage in der GUV und im sozEntschR besteht daher auch dann, wenn die Schädigung Hilflosigkeit zunächst nicht bewirkt hat, diese vielmehr erst später eintritt oder durch eine später aufgetretene – auch schädigungsunabhängige – Erkrankung oder Behinderung ausgelöst wird. Die Schädigung muss aber auch dann stets zumindest wesentliche Teilursache für den Eintritt der Hilflosigkeit sein.

Hat zB der Betroffene durch einen Arbeitsunfall zunächst das eine und später durch eine unfallunabhängige Erkrankung (zB arterielle Verschlusskrankheit) auch das andere Bein verloren, so besteht die Hilflosigkeit infolge des Arbeitsunfalls, weil dieser zumindest eine wesentliche Teilursache für den jetzt eingetretenen Zustand der Hilflosigkeit bildet. Gleiches gilt, wenn unfall- bzw schädigungsunabhängige Erkrankungen (zB Gefäß- oder Gelenkerkrankungen) das weitere Tragen von Prothesen oder Benutzen von Armstützen unmöglich machen. Auch allgemeine degenerative Veränderungen und Alterserscheinungen und ein dadurch bewirktes Nachlassen der (Kompensations-)Kräfte können eine rechtlich relevante Hilflosigkeit auslösen, sofern die frühere Schädigung zumindest eine wesentliche Teilursache der entstandenen Hilflosigkeit bildet.

Hat die spätere Erkrankung die Hilflosigkeit dagegen eindeutig überwiegend und dadurch allein wesentlich bewirkt bzw gesteigert, so kann der zwar bestehende, rechtlich dann aber nicht relevante ursächliche Zusammenhang mit der früheren Unfall- bzw Schädigungsfolge einen (höheren) Anspruch auf Pflege bzw Pflegezulage nicht begründen.

> Auch die **private Krankenversicherung** versichert das Risiko der Pflegebedürftigkeit (S 256).

Personen, die nicht schon gesetzlich in der GKV und GPV, sondern bei einem privaten Krankenversicherungsunternehmen gegen Krankheit mit Anspruch auf allgemeine Krankenhausleistungen versichert sind, sind idR verpflichtet, bei diesem Unternehmen für sich und ihre Familienangehörigen zur Absicherung auch des Risikos der Pflegebedürftigkeit einen entsprechenden Versicherungsvertrag abzuschließen und aufrecht zu erhalten. Der Vertrag muss Leistungen vorsehen, die nach Art und Umfang den Leistungen der GPV gleichwertig sind, § 23 SGB XI. Dies gilt auch für Personen, die nach beamtenrechtlichen Vorschriften oder Grundsätzen bei Pflegebedürftigkeit Anspruch auf Beihilfe haben; sie sind zum Abschluss einer entsprechenden anteiligen beihilfekonformen privaten Pflegeversicherung verpflichtet, § 23 Abs 3 SGB XI.

Die private Krankenversicherung ist ua verpflichtet, bei der Feststellung der Pflegebedürftigkeit sowie bei der Zuordnung zu einer Pflegestufe dieselben Maßstäbe wie in der GPV anzulegen, § 23 Abs 6 SGB XI. Bei Streitigkeiten führt auch hier der Rechtsweg zu den Gerichten der Sozialgerichtsbarkeit, § 51 Abs 1 Nr 2 SGG.

> In der **PUV** besteht dagegen ein Leistungsausschluss für pflegebedürftige Personen, § 3 AUB S 249.

Nicht versicherbar und trotz Beitragszahlung nicht versichert sind hier ua dauernd pflegebedürftige Personen, § 3.I AUB; ein ursprünglich bestehender Versicherungsschutz erlischt, sobald der Versicherte infolge Eintritts von Pflegebedürftigkeit nicht mehr versicherbar ist, § 3.II AUB.

Pflegebedürftig in diesem Sinn ist, wer für die Verrichtungen des täglichen Lebens überwiegend fremder Hilfe bedarf, § 3.I Abs 2 AUB.

---

[1] BVerwG Buchholz 436.0 § 69 Nr 17; BSG SozR 3-2500 § 53 Nr 2

[2] stdRspr; vgl BSG SozR Nr 9 zu § 35 BVG

2 Zentrale Rechtsbegriffe

2.13 Arbeitslosigkeit, Verfügbarkeit

Der Begriff der Arbeitslosigkeit ist von Bedeutung vor allem im Arbeitsförderungsrecht (SGB III, S 110) als Leistungsvoraussetzung für Entgeltersatzleistungen, insbesondere für Arbeitslosengeld (Alg), sowie bei der Grundsicherung für Arbeitsuchende (SGB II, „Hartz IV").

> **Arbeitslos** ist ein Arbeitnehmer, der vorübergehend nicht in einem Beschäftigungsverhältnis steht, eine nach dem SGB III versicherungspflichtige, mindestens 15 Wochenstunden umfassende Beschäftigung sucht und für die Vermittlung durch die Agentur für Arbeit verfügbar ist, §§ 118, 119 SGB III (S 110).[1]

Verfügbar für die Vermittlungsbemühungen ist, wer arbeitsfähig und seiner Arbeitsfähigkeit entsprechend arbeitsbereit ist, § 119 Abs 5 SGB III.

Arbeitsfähig ist ein Arbeitsloser, der eine versicherungspflichtige, mindestens 15 Stunden wöchentlich umfassende Beschäftigung unter den üblichen Bedingungen des für ihn in Betracht kommenden Arbeitsmarktes aufnehmen und ausüben, an Maßnahmen zur beruflichen Eingliederung in das Erwerbsleben teilnehmen sowie Vorschlägen des Arbeitsamtes zur beruflichen Eingliederung zeit- und ortsnah Folge leisten kann und darf, § 119 Abs 3 SGB III. Arbeitsfähig ist daher ua nicht ein Ausländer, der zur Ausübung einer Beschäftigung einer Arbeitserlaubnis bedarf, eine solche jedoch nicht besitzt.[2]

Arbeitsbereit ist der Arbeitslose, wenn er bereit und in der Lage ist, unter den üblichen Bedingungen des für ihn in Betracht kommenden Arbeitsmarktes eine zumutbare, mindestens 15 Stunden wöchentlich umfassende Beschäftigungen aufzunehmen und auszuüben. Der Arbeitsbereitschaft steht nicht entgegen, dass er sich nur für versicherungspflichtige Beschäftigungen mit bestimmter Dauer, Lage und Verteilung der Arbeitszeit zur Verfügung stellt, wenn sich die Arbeitsbereitschaft auf versicherungspflichtige, aber mindestens 15 Stunden wöchentlich umfassende Teilzeitbeschäftigungen erstreckt, S 120 Abs 4 SGB III.

Wird ein Arbeitsloser während des Bezugs von Alg **infolge Krankheit unverschuldet arbeitsunfähig** oder wird er während des Bezugs von Alg auf Kosten der Krankenkasse stationär behandelt, verliert er dadurch den Anspruch auf Alg für die Zeit der Arbeitsunfähigkeit oder stationären Behandlung bis zur Dauer von 6 Wochen nicht (sog Leistungsfortzahlung), § 126 Abs 1 SGB III (S 111).

Nach Ablauf der Leistungsfortzahlung nach dem SGB III zahlt die Krankenkasse Krankengeld, sofern die Anspruchsvoraussetzungen hierfür (noch) erfüllt sind, § 44 SGB V.

2.14 Rehabilitation und Teilhabe Behinderter

Seit dem Zweiten Weltkrieg ist das Bewusstsein über die Notwendigkeit von Rehabilitation – der dauerhaften Wiedereingliederung Behinderter in Arbeit, Beruf und Gesellschaft – und der alte Grundsatz „Rehabilitation geht vor Rente" verstärkt in das öffentliche Bewusstsein gerückt.

Nach dem Auslaufen des Rehabilitations-Angleichungsgesetzes (RehaAnglG) von 1974 ist am 01.07.2001 das **SGB IX** (S 164) in Kraft getreten, das die bisherigen medizinischen, berufsfördernden und ergänzenden Leistungen zur Rehabilitation in der Sozialversicherung, im Arbeitsförderungsrecht und im sozEntschR weitgehend vereinheitlicht und jetzt auch die Jugend- und Sozialhilfe mit einbezieht.[3]

Auch das SGB IX hat aber keine völlig einheitlichen Anspruchsnormen für alle Rechtsbereiche und vor allem keine übergreifenden Organisationsformen für eine wirksame Rehabilitation „aus einem Guss" und ihre Begutachtung geschaffen. Für die Ansprüche der Behinderten sind weiterhin die – lediglich weitgehend vereinheitlichten – Vorschriften der jeweiligen Einzelgesetze, die danach begründeten Zuständigkeiten und die dadurch bestimmten Leistungsvoraussetzungen maßgebend, §§ 6, 7 SGB IX.

---

[1] vgl hierzu weiterführend *Erlenkämper/Fichte* S 616

[2] SozR 3-4100 § 103 Nr 1

[3] vgl hierzu weiterführend *Erlenkämper* S 308; eingehender *Erlenkämper/Fichte* S 616

2.14 Rehabilitation und Teilhabe Behinderter

Zuständig sind weiterhin, § 6 SGB IX:
- die Krankenkassen für die medizinische Rehabilitation im Rahmen der GKV, §§ 40 ff SGB V, sofern kein anderer Leistungsträger zuständig ist,
- die RentV-Träger für die medizinische Rehabilitation sowie für Leistungen zur Teilhabe am Arbeitsleben und am Leben in der Gemeinschaft ihrer Versicherten, § 9 SGB VI, aber nur unter bestimmten Voraussetzungen (§§ 10, 11 SGB VI),
- die UV-Träger für die medizinische Rehabilitation sowie für Leistungen zur Teilhabe am Arbeitsleben und am Leben in der Gemeinschaft bei Arbeitsunfällen und Berufskrankheiten, §§ 26 ff SGB VII,
- die landwirtschaftlichen Krankenkassen und Alterskassen für die medizinische Rehabilitation ihrer Versicherten, §§ 8 ff KVLG, 7 ff ALG,
- die Arbeitsämter für Leistungen zur Förderung der Teilhabe am Arbeitsleben, soweit kein anderer Träger zuständig ist, §§ 97 ff SGB III,
- die Versorgungsämter für die medizinische Rehabilitation der nach dem sozEntschR berechtigten Personen im Rahmen der Heil- und Krankenbehandlung sowie die orthopädischen Versorgung, §§ 10 ff und 13 ff BVG,
- die Träger der Kriegsopferfürsorge für Leistungen zur Teilhabe am Arbeitsleben der nach sozEntschR berechtigten Personen, § 26 BVG,
- die Träger der Sozial- und Jugendhilfe für Leistungen zur medizinischen Rehabilitation, zur Teilhabe am Arbeitsleben und zur Teilhabe am Leben in der Gemeinschaft, soweit kein anderer Rehabilitationsträger zuständig ist, § 6 Nr 6 und 7 SGB IX.

! Behinderte und von Behinderung bedrohte Menschen erhalten jetzt in den neuen **gemeinsamen Servicestellen der Rehabilitationsträger** (in jeder kreisfreien Stadt und in jedem Landkreis) umfassende Beratung und Unterstützung, § 22 SGB IX (S 175).

Die gemeinsamen Servicestellen informieren ua über die Leistungsvoraussetzungen, ermitteln den zuständigen Rehabilitationsträger, helfen bei der Antragstellung und bleiben auch nach der Leistungsentscheidung Ansprechpartner der Betroffenen in allen Fragen der Rehabilitation und Teilhabe behinderter Menschen.

Auf diese Anlaufstelle sollten die behandelnden wie auch die begutachtenden Ärzte in Klinik und Praxis in geeigneten Fällen hinweisen.

! Vor allem trifft den behandelnden Arzt in Klinik und Praxis eine besondere **Verantwortung für die Einleitung** der erforderlichen Maßnahmen sowohl zur medizinischen Rehabilitation wie auch zur Teilhabe am Arbeitsleben und zum Leben in der Gesellschaft, insbesondere auch für eine rechtzeitige Aufklärung und Beratung.

Denn er ist es ja zumeist, der Art, Schwere und Tragweite einer eingetretenen oder drohenden Behinderung als erster erkennt und die wahrscheinliche weitere Entwicklung am ehesten übersehen kann. Die möglichst frühzeitige Aufklärung und Beratung des Behinderten – ggf auch der Angehörigen und bei Kindern der Eltern – über die Möglichkeiten und Notwendigkeiten der medizinischen und beruflichen Rehabilitation und die frühzeitige Ausrichtung der Behandlung, aber auch von Einsicht und Willen des Behinderten auf diese Rehabilitation, sind Aufgaben von ganz eminenter ethischer und sozialer Bedeutung. Es ist eine gesicherte Erfahrung der Praxis, dass die (Wieder-)Eingliederung eines Behinderten in Beruf und Arbeit um so schwieriger wird, je später diese Beratung und die Einleitung der notwendigen Maßnahmen einsetzt und je länger dadurch das Insuffizienzbewusstsein in ihm wachsen kann.

2 Zentrale Rechtsbegriffe

2.15 Ursächlicher Zusammenhang

Grundlagen

Zahlreiche Rechtsverhältnisse – im Sozialrecht ebenso wie im Zivil- und Strafrecht und in der PUV – hängen davon ab, ob ein bestimmter Erfolg ursächlich auf bestimmten Ereignissen oder Einwirkungen beruht, mit diesen also in ursächlichem Zusammenhang steht.

Im Zivilrecht muss zB der Schaden aus einer Vertragsverletzung oder einer unerlaubten Handlung ursächlich auf einem Verhalten des Schädigers, in der PUV der Gesundheitsschaden auf einem versicherten Unfallereignis beruhen (S 242, 248).

Im Sozialrecht bestehen zB Ansprüche auf Rente aus der GUV nur für einen Gesundheitsschaden, der „infolge eines Versicherungsfalls" (§ 56 SGB VII) eingetreten ist, oder auf Beschädigtenrente des sozEntschR nur, wenn der Gesundheitsschaden ua „durch eine militärische... Dienstverrichtung..." (§ 1 Abs 1 BVG), „durch eine Wehrdienstverrichtung..." (§ 81 Abs 1 SVG) usw verursacht worden ist. Ein rein zeitlicher Zusammenhang genügt nicht.

Eine Ausnahme gilt für Unfälle des sozEntschR sowie im Dienstunfallrecht der Beamten: Hier reicht es idR aus, dass der Unfall „während" der Ausübung des Wehrdienstes usw bzw in Ausübung des Dienstes eingetreten ist, §§ 1 BVG, 81 SVG, 31 Beamtenversorgungsgesetz. Insoweit genügt ausnahmsweise ein zeitlicher Zusammenhang.

Für die einzelnen Rechtsgebiete haben Rechtsprechung und Rechtslehre zu diesem Zweck – leider – unterschiedliche Maßstäbe für die Beurteilung des ursächlichen Zusammenhangs entwickelt.

Diese **verschiedenen Kausalitätslehren** mit ihren zT im Wortlaut, aber nicht inhaltlich übereinstimmenden Begriffen erschweren nicht zuletzt die medizinische Begutachtung. Gutachter, die diese Unterschiede nicht kennen, erliegen leicht der Gefahr, die Begriffe und unterschiedlichen Beurteilungsmaßstäbe zu verwechseln oder zu vermischen und so unzutreffend einzusetzen. Das zeigt auch die Beschäftigung mit der sozialmedizinischen Literatur und den dort zu einzelnen Krankheiten und Verletzungsfolgen entwickelten Beurteilungsmaßstäben. Vor allem werden immer wieder Begriffe der zivilrechtlichen Adäquanzlehre mit ihrer Voraussetzung einer adäquaten Verursachung mit dem Begriff der wesentlichen Bedingung iS der sozialrechtlichen Kausalitätslehre vermischt.

 Daher ist es von besonderer Bedeutung, dass jeder gutachtlich tätig werdende Arzt diese Unterschiede genau kennt und seine Beurteilung ausschließlich nach den für das jeweilige Rechtsgebiet maßgebenden Kausalitätsbegriffen und -maßstäben ausrichtet (Tabelle 2.**1**).

Nur im **Strafrecht** gilt die sog **Äquivalenzlehre**.

Nach ihr ist grundsätzlich jede conditio sine qua non Ursache im Rechtssinn.[1] Der Täter ist jedoch nur strafbar, wenn sein den strafbaren Erfolg verursachendes Handeln auch rechtswidrig und schuldhaft war.

Im **Zivilrecht** gilt dagegen die sog **Adäquanzlehre** (S 239).

Hiernach ist nur diejenige conditio sine qua non auch Ursache im Rechtssinn, die den Schaden adäquat verursacht hat. Auch hier haftet der Schädiger – von den Fällen der Gefährdungshaftung abgesehen – nur, wenn sein Handeln rechtswidrig und schuldhaft war (S 242).

Die zivilrechtliche Adäquanzlehre gilt – wenn auch mit Modifikationen – gleichfalls für die **PUV**.

Tabelle 2.**1**

Strafrecht	Zivilrecht	Sozialrecht	Dienstunfallrecht der Beamten
Äquivalenztheorie	Adäquanztheorie	Lehre von der wesentlichen Bedingung	Lehre von der wesentlichen Bedingung
Ursache im Rechtssinn ist jede conditio sine qua non	Ursache im Rechtssinn ist jede conditio sine qua non, die dem Schaden adäquat ist	Ursache im Rechtssinn ist jede conditio sine qua non, die wesentlich zum Erfolg beigetragen hat	Ursache im Rechtssinn ist jede conditio sine qua non, die wesentlich zum Erfolg beigetragen hat

---

[1] vgl ua *Schönke/Schröder*, Strafgesetzbuch, 27. Aufl, Vorbem vor § 13 Rdz 73 mwN

2.15 Ursächlicher Zusammenhang

Für den Bereich des **Sozialrechts**, hier insbesondere für die GUV und das sozEntschR, haben Rechtsprechung und Rechtslehre die sozialrechtliche **Kausalitätslehre von der wesentlichen Bedingung** entwickelt.

Hier entsteht ein Anspruch auf Entschädigung nur, wenn das schadenbringende Ereignis ursächlich wesentlich auf einer geschützten Tätigkeit beruht und dieses wesentliche Ursache für den Eintritt eines Gesundheitsschadens ist (S 52).

Die Kausalitätslehre von der wesentlichen Bedingung gilt im Kern auch für das Dienstunfallrecht der Beamten.

Innerer Zusammenhang, haftungsbegründende und haftungsausfüllende Kausalität

Allen Kausalitätslehren ist gemeinsam, dass der Ursachenzusammenhang in mehrfacher Hinsicht bestehen muss (Abb. 2.**1**):
➤ als sog Zurechnungszusammenhang (Zivilrecht) bzw innerer Zusammenhang (Sozialrecht)
➤ als haftungsbegründende Kausalität
➤ als haftungsausfüllende Kausalität

Sowohl dieser innere Zusammenhang wie auch beide Kausalreihen müssen gegeben sein, soll ein bestehender Gesundheitsschaden als Unfall- oder Schädigungsfolge anerkannt werden und eine Entschädigung hierfür gewährt werden.

Vor der Beurteilung *ursächlichen* Zusammenhangs ist vor allem im Sozialrecht zunächst zu prüfen, ob das schadenbringende Ereignis mit der versicherten oder sonstwie geschützten Tätigkeit in einem sog **inneren Zusammenhang** steht.

Dabei geht es um die Frage, ob das schadenbringende Ereignis (zB Unfall) der versicherungs- bzw versorgungsrechtlich geschützten Tätigkeit zuzurechnen ist. Hier ist wertend zu ermitteln, ob dieses Ereignis innerhalb der Grenze liegt, bis zu welcher der Versicherungs- oder Versorgungsschutz reicht.[1] Diese Zuordnung ist aber Aufgabe des Leistungsträgers bzw des Gerichts, nicht des begutachtenden Arztes.

Im Zivilrecht wird diese Frage im Rahmen der Adäquanz des ursächlichen Zusammenhangs (sog Zurechnungszusammenhang) geprüft.[2]

Die **haftungsbegründende Kausalität** betrifft im Sozialrecht den ursächlichen Zusammenhang zwischen der versicherungs- bzw versorgungsrechtlich geschützten Tätigkeit und dem schadenbringenden Ereignis (Unfall oder sonstige schädigender Einwirkung), im Zivilrecht zwischen der schadenbringenden Handlung (zB der Vorfahrtsverletzung des Schädigers) und der eingetretenen Rechtsgutverletzung (zB Zusammenstoß).

So kommt im Sozialrecht zB ein Unfall oder eine Schädigung iS des sozEntschR nur in Betracht, wenn das schädigende Ereignis ursächlich auf der geschützten Tätigkeit beruht. Dies ist aber idR vom Leistungsträger bzw Gericht zu prüfen und zu entscheiden, nicht vom begutachtenden Arzt.

Ausnahmen können bei der sog inneren Ursache in Betracht kommen (S 9), ferner für Unfälle des sozEntschR sowie im Dienstunfallrecht der Beamten: Hier reicht es idR aus, dass der Unfall „während" der Ausübung des Wehrdienstes usw (§§ 1 BVG, 81 SVG) bzw „in Ausübung

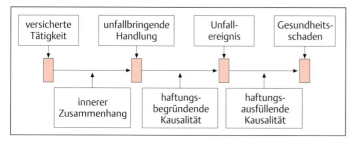

Abb. 2.**1** Innerer Zusammenhang, haftungsbegründende und haftungsausfüllende Kausalität im Sozialrecht.

---

[1] einhM; vgl ua BSG SozR 2200 § 548 Nr 60, 62, 70, 71, 84; SozR 3-2200 § 548 Nr 19, 41; *Bereiter-Hahn* § 8 Rdz 6; *Brackmann* GUV § 8 Rdz 23 ff; *Erlenkämper* S 81; *Erlenkämper/Fichte* S 58; KassKomm SGB VII § 8 SGB VII Rdz 9; *Lauterbach* § 8 Rdz 32
[2] s S 240

des Dienstes" (§ 31 Beamtenversorgungsgesetz) eingetreten ist.

Die **haftungsausfüllende Kausalität** betrifft den weiterhin erforderlichen Kausalzusammenhang zwischen dem schädigenden Ereignis (Rechtsgutverletzung, Unfall oder sonstige Einwirkung) und dem entstandenen (Gesundheits-)Schaden.

Ein Schadenersatz bzw eine Entschädigungsleistung kommt nur in Betracht, wenn der streitige (Gesundheits-)Schaden ursächlich auf dem schädigenden Ereignis beruht und nicht oder doch nicht überwiegend durch andere Ursachen bewirkt wird.

> Diese haftungsausfüllende Kausalität zu beurteilen, ist die wesentliche Aufgabe des ärztlichen Gutachters.

Das Bundessozialgericht hat diese seit Jahrzehnten in Rechtsprechung und Literatur gewachsenen Begriffe für das Sozialrecht in seiner neueren Rechtsprechung allerdings modifiziert: Es nennt die bisherige „haftungsbegründenden Kausalität" nunmehr „Unfallkausalität", die bisherige „haftungsausfüllende Kausalität" jetzt „haftungsbegründende Kausalität" und nur den weiterhin erforderlichen Ursachenzusammenhang zwischen dem sog Gesundheitserstschaden (Primärschaden, zB Trümmerbruch) und dem Folgeschaden (Versteifung des Gelenks) „haftungsausfüllende Kausalität.[1]

Es hat hierzu mehrfach wörtlich ausgeführt:

„Nach § 8 Abs 1 S 1 SGB VII sind Arbeitsunfälle Unfälle von Versicherten infolge einer den Versicherungsschutz nach §§ 2, 3 oder 6 SGB VII begründenden Tätigkeit. Für einen Arbeitsunfall ist danach in der Regel erforderlich, dass die Verrichtung des Versicherten zur Zeit des Unfalls der versicherten Tätigkeit zuzurechnen ist (innerer bzw sachlicher Zusammenhang), diese Verrichtung zu dem zeitlich begrenzten von außen auf den Körper einwirkenden Ereignis – dem Unfallereignis – geführt (Unfallkausalität) und das Unfallereignis einen Gesundheitserstschaden oder den Tod des Versicherten verursacht hat (haftungsbegründende Kausalität); das Entstehen von länger andauernden Unfallfolgen aufgrund des Gesundheitserstschadens (haftungsausfüllende Kausalität) ist keine Voraussetzung für die Anerkennung eines Arbeitsunfalls, sondern für die Gewährung einer Verletztenrente."[2]

Sinn und Zweck dieser Änderung von gewachsenen und nicht zuletzt in der Sozialmedizin verwurzelten Begriffsstrukturen sind nicht erkennbar. Sie bringt vor allem für den sozialmedizinischen Gutachter nur Verwirrung. Er muss aber von dieser Änderung der Begriffsinhalte wissen und sie – sofern gutachtenrelevant – in seiner Arbeit beachten.

In den nachfolgenden Ausführungen zur sozialrechtlichen Kausalitätslehre ist im Interesse einer besseren Durchsichtigkeit der gesamten Begriffswelt die bisherige Nomenklatur mit Vorbedacht weiter verwendet worden.

Literatur

Anhaltspunkte für die ärztliche Gutachtertätigkeit im sozEntschR und nach dem SchwbG 2008, herausgegeben vom Bundesministerium für Arbeit und Sozialordnung. Die *Anhaltspunke* sind mit Wirkung vom 01.01.2009 ersetzt worden durch die Anlage zur Versorgungsmedizin-Verordnung vom 10.12.2008.

Bereiter-Hahn, W., G. Mehrtens: Gesetzliche Unfallversicherung (Stand: 2008), Schmidt, Berlin

Brackmann, K.: Handbuch der Sozialversicherung einschließlich des SGB, 12. Auflage (Stand: 2008), Asgard, Sankt Augustin

Eicher, H., W. Haase, F. Rauschenbach: Die Rentenversicherung im SGB (Stand: 2008), Jehle, Heidelberg

Erlenkämper, A.: Arzt und Sozialrecht, 2003, Steinkopff, Darmstadt

Erlenkämper, A., W. Fichte: Sozialrecht, 6. Auflage 2008, Luchterhand, Neuwied

Hauck, K., H. Haines: Sozialgesetzbuch (Stand: 2008), Schmidt, Berlin

Krauskopf, D.: Soziale Krankenversicherung, Pflegeversicherung, (Stand: 2008), Beck, München

Lauterbach, H.: Gesetzliche Unfallversicherung, 4. Auflage (Stand: 2008), Kohlhammer, Stuttgart

Ludolph, E., R. Lehmann, J. Schürmann: Kursbuch der ärztlichen Begutachtung (Stand 2008), Ecomed, Landsberg

Niesel, K. (Hrsg): Sozialversicherungsrecht (Kasseler Kommentar, Stand: 2008), Beck, München

Mehrhoff, F., C. Meindl, G. Muhr: Unfallbegutachtung, 11. Auflage, de Gruyter, Berlin

Peters, H.: Handbuch der Krankenversicherung (Stand: 2008), Kohlhammer, Stuttgart

Rohr, K., H. Sträßer, D. Dahm: Bundesversorgungsgesetz, Soziales Entschädigungsrecht und Sozialgesetzbücher (Stand 2008), Asgard, Sankt Augustin

Ruland, F., J. Försterling: Gemeinschaftskommentar zum Sozialgesetzbuch – Gesetzliche Rentenversicherung – (Stand: 2008), Luchterhand, Neuwied

Schönberger, A., G. Mehrtens, H. Valentin: Arbeitsunfall und Berufskrankheit, 7. Auflage, Schmidt, Berlin

Wilke, G.: Soziales Entschädigungsrecht, 7. Auflage 1992, Beck, München

---

[1] so ua BSG SozR 4-2700 § 8 Nr 14, 17, 22
[2] so zB BSG SozR 4-2700 § 8 Nr 22

3 Sozialrecht

3.1 Sozialrechtliche Kausalitätslehre

A. Erlenkämper

Für den Bereich des Sozialrechts, hier insbesondere für die GUV und das sozEntschR, haben Rechtslehre und Bundessozialgericht in Fortführung der Rechtsprechung des früheren Reichversicherungsamts und des Reichsversorgungsgerichts die sozialrechtliche **Kausalitätslehre von der wesentlichen Bedingung** entwickelt.[1]

Die Begriffe und die Grundsätze ihrer Anwendung werden nachfolgend primär für die GUV erläutert. Diese gelten für das sozEntschR aber weitgehend gleich.

3.1.1 Die „conditio sine qua non"

> **Ursache** (auch: Mit-, Teilursache) im logischen – oder, wie es gelegentlich ausgedrückt wird, im naturwissenschaftlich-philosophischen – Sinn ist jede Bedingung, die nicht hinweg gedacht werden kann, ohne dass gleichzeitig der Erfolg entfiele, die sog **conditio sine qua non**.[2]

Kann das Unfallereignis hinweg gedacht werden, ohne dass der streitige Gesundheitsschaden entfällt, oder – anders ausgedrückt – würde der streitige Gesundheitsschaden auch ohne dieses Unfallereignis eingetreten sein oder bestehen, ist dieses keine Bedingung, keine Ursache für den Eintritt des Schadens.

So muss im Rahmen der haftungsbegründenden Kausalität (S 49) eine versicherungs- bzw versorgungsrechtlich geschützte Tätigkeit stets eine solche conditio sine qua non für das Unfallereignis und bei der haftungsausfüllenden Kausalität (S 49) dieses Unfallereignis eine conditio sine qua non für den Eintritt des streitigen Gesundheitsschadens bilden, soll eine Anerkennung und Entschädigung als Unfall- bzw Schädigungsfolge in Betracht kommen (Abb. 3.1).

> Aber nicht nur derartige anspruchsbegründende, sondern auch **versicherungsfremde** und **unfallunabhängige Kausalfaktoren**, die als wesentliche oder sogar überwiegende Ursache in Erwägung gezogen werden, dürfen in die Beurteilung sowohl der haftungsbegründenden wie auch der haftungsausfüllenden Kausalität nur eingehen, wenn sie eine conditio sine qua non für den Eintritt des jeweiligen Erfolgs bilden.

Sowohl im haftungsbegründenden wie im haftungsausfüllenden Bereich darf ein Kausalfaktor – ein unfallbedingter ebenso wie ein unfallfremder – als conditio sine qua non zudem nur in Betracht gezogen werden, wenn er in seinen tatsächlichen Grundlagen nachgewiesen ist. Kann ein solcher Nachweis nicht erbracht werden, darf sich nicht einmal die Frage stellen, ob er eine Ursache im Rechtssinn bildet.

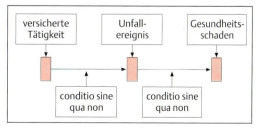

Abb. 3.1 Conditio sine qua non.

---

[1] Diese gilt inhaltlich auch für das Dienstunfallrecht der Beamten.
[2] einhM; vgl ua BSGE 7, 288; 13, 40; BSG SozR 3-2200 § 548 Nr 13; *Brackmann* GUV § 8 Rdz 305; *Erlenkämper* S 82, jeweils mwN

3 Sozialrecht

> ❗ Daher ist für die sozialmedizinische Beurteilung im Rahmen der haftungsausfüllenden Kausalität **erster und wichtigster Schritt** die Feststellung, ob das Unfallereignis für den streitigen Gesundheitsschaden mit hinreichender Wahrscheinlichkeit eine solche conditio sine qua non bildet, dh ob der streitige Gesundheitsschaden ohne das Unfallereignis nicht eingetreten wäre bzw bestehen würde.

Auch dies gilt aber nicht nur für das Unfallereignis, sondern ebenso für alle unfallfremden Kausalfaktoren, deren ursächliche Mitwirkung an dem Eintritt des streitigen Gesundheitsschadens in Erwägung gezogen wird. Auch sie müssen stets in ihren tatsächlichen Grundlagen sicher nachgewiesen sein und mit hinreichender Wahrscheinlichkeit eine solche conditio sine qua non bilden, sollen sie in die Beurteilung des ursächlichen Zusammenhangs überhaupt eingehen.

Andererseits kann nicht *jede* conditio sine qua non, nicht jede *irgendwie geartete* ursächliche Verknüpfung zwischen der geschützten Tätigkeit, dem Schädigungsereignis und dem bestehenden Gesundheitsschaden genügen, um den Entschädigungsanspruch auszulösen. Denn das würde zu einer kaum abgrenzbaren Ausweitung des Haftungsumfangs und damit zu Ergebnissen führen, die von der Rechtsordnung nicht gewollt sind und mit einem vernünftigen Rechtsempfinden nicht in Einklang stünden.

Aus der Vielzahl der möglichen Bedingungen muss daher eine Auswahl getroffen werden, eine Auswahl derjenigen Bedingungen, die zu dem eingetretenen Schaden in einer dem Schutzzweck des jeweiligen Gesetzes entsprechenden Beziehung stehen.

3.1.2 Wesentliche Bedingung[1]

Nach der sozialrechtlichen Kausalitätslehre ist Ursache im Rechtsinn nicht *jede* Bedingung eines Erfolgs, nicht jede conditio sine qua non zu werten, einerlei mit welcher Art und Schwere sie zu ihm beigetragen hat. Ursache sind hier unter Abwägung ihres verschiedenen Wertes nur – aber auch alle – die Bedingungen, die **wegen ihrer besonderen Beziehung zum Erfolg** zu dessen Eintritt **wesentlich** beigetragen haben.[2]

Hier ist es somit – anders als im Zivilrecht und der dort geltenden Adäquanzlehre – ohne Bedeutung, ob der eingetretene Gesundheitsschaden eine adäquate, eine „allgemein geeignete" Folge des Schädigungsereignisses ist.[3]

Für die **wesentliche Bedingung** – genauer: für die Voraussetzungen, unter denen eine Bedingung als wesentlich zu werten ist oder nicht – gibt es eine klarere, konkretere Definition nicht.

Die Rechtsprechung hat eine solche auch mit Vorbedacht vermieden. So wünschenswert eine genauere Abgrenzung, eine stärkere Konkretisierung von Kriterien gerade für die Sozialmedizin und für den begutachtenden Arzt wäre, ist eine solche bei der unüberschaubaren Vielfalt denkbarer Schädigungssachverhalte letztlich doch nie möglich und deswegen auch nicht erstrebenswert. Die Entscheidung darüber, ob eine bestimmte Bedingung in einer solchen besonderen, engen Beziehung zum Erfolg steht und so wesentlich zu seinem Eintritt beigetragen hat, ist letztlich immer eine Wertentscheidung des Einzelfalls. Sie kann nicht generell und abstrakt getroffen werden, sondern nur konkret anhand der individuellen Umstände des jeweiligen Einzelfalls durch eine vernünftige, lebensnahe Würdigung des gesamten maßgebenden Sachverhalts unter Berücksichtigung des Schutzzwecks der anzuwendenden Normen.[4]

Insbesondere im Rahmen der **haftungsbegründenden Kausalität** hat sich hierdurch eine zT recht kasuistische Rechtsprechung herausgebildet, die immer wieder Modifikationen aufgrund der besonderen Umstände des jeweiligen Einzelfalls erfährt.

> ❗ Im Rahmen der **haftungsausfüllenden Kausalität** und damit im sozialmedizinisch relevanten Bereich bestehen diese Schwierigkeiten nicht im selben Maß.

Hier liegt die Problematik mehr darin, dass manche Bereiche der Sozialmedizin – hier vor allem Unfallmedizin und Orthopädie – die in den letzten Jahrzehnten erfolgte Entwicklung der Rechtsprechung zu den Beurteilungskriterien des ursächlichen Zusammenhangs nicht ausreichend resorbiert haben. Dadurch kommen im so-

---

[1] vgl hierzu weiterführend *Erlenkämper* S 85

[2] einhM; vgl *Brackmann GUV* § 8 Rdz 308 ff; *Erlenkämper* S 85, jeweils mwN, so auch VV Nr 2 zu § 1 BVG

[3] vgl ua BSG 2200 § 548 Nr 91

[4] stdRspr; vgl ua BSGE 1, 71; 11, 50; BSG SozR 2200 § 548 Nr 35, 42; § 550 Nr 14, 26; *Erlenkämper* S 85

3.1 Sozialrechtliche Kausalitätslehre

zialmedizinische Schrifttum und der ihr folgenden Begutachtungspraxis gelegentlich Beurteilungsmaßstäbe zur Anwendung, die den maßgebenden sozialrechtlichen Kriterien nicht entsprechen. Das führt immer wieder zu unrichtigen Einzelfallgutachten und, weil Leistungsträger und Gerichte mangels ausreichender medizinischer Fachkenntnisse die rechtliche Unrichtigkeit häufig nicht zu durchschauen vermögen, zu sachlich unrichtigen Entscheidungen.

> „**Wesentliche Bedingung**" bedeutet nicht „*allein wesentliche Bedingung*".

Gesundheitsschäden sind durchweg multikausaler Natur. An ihrer Entstehung sind zahlreiche Bedingungen beteiligt, die jeweils eine conditio sine qua non bilden.

Die Wesentlichkeit der einzelnen mitwirkenden Bedingung ist aber nicht nach ihrem Verhältnis zu anderen mitwirkenden Bedingungen zu beurteilen, sondern allein bezogen auf *ihre eigene* Beziehung zu dem Erfolg, im sozialmedizinischen Bereich also auf ihre eigene Beziehung zu dem streitigen Gesundheitsschaden. Daher können zu dem Eintritt eines Gesundheitsschadens durchaus mehrere Ursachen als sog **Teilursachen** – jeweils für sich wesentlich – an der Entstehung des Gesundheitsschadens mitwirken. Für die Bejahung eines rechtlich wesentlichen ursächlichen Zusammenhangs genügt es, dass das Schädigungsereignis eine solche wesentliche Teilursache bildet (Fall der konkurrierende Kausalität, S 58).

> Entscheidend für die Frage der Wesentlichkeit ist die **Qualität** der mitwirkenden Bedingungen, nicht ihre Quantität oder gar ihre zeitliche Reihenfolge.

Daher kann im Sozialrecht – teilweise anders als in der PUV – auch eine quantitativ (prozentual) weniger bedeutsame Bedingung für den Eintritt des Erfolgs doch von qualitativ erheblicher und damit rechtlich wesentlicher Bedeutung sein.[1] Es kommt somit weder darauf an, ob die Einwirkungen aus dem geschützten Risikobereich zu 25, 50 oder 75 vH an der Entstehung des Schadens beteiligt waren – eine solche Quantifizierung der ursächlichen Anteile lässt sich mit Anspruch auf Genauig-keit ohnehin nicht vornehmen –, noch darauf, ob sie die zeitlich letzte, den Schaden auslösende Ursache bilden. Die Frage, ob eine Ursache für den Erfolg – hier also für den Eintritt des Gesundheitsschadens – wesentlich ist, beurteilt sich vielmehr individuell nach ihrer Beziehung zum Erfolg und nach ihrem Wert und ihrer Bedeutung für den Eintritt des Erfolgs im konkreten Einzelfall.

Die Quantität ist von rechtlicher Relevanz nur, wenn die von dem Schädigungsereignis ausgehenden Einwirkungen in ihrem ursächlichen Gewicht für den Eintritt des Gesundheitsschadens so geringfügig und unbedeutend sind, dass sie als Ursache praktisch außer Betracht bleiben müssen.[2]

> Dagegen besitzt im **Berufskrankheitenrecht** regelmäßig auch die *Quantität* der schädigenden Einwirkungen Bedeutung.

Denn eine ursächlich wesentliche Bedeutung kann einer beruflichen Einwirkung iS der BKV durchweg nur beigemessen werden, wenn sie auch von der Menge (Dosis) und/oder der Zeitdauer der Einwirkung her geeignet ist, die streitige Erkrankung zu bewirken (sog Dosis-Wirkungs-Beziehung). Für einige Berufskrankheiten ist die erforderliche Dosis in der BK-Liste ausdrücklich festgelegt, für andere allgemein umschrieben, bei den meisten jedoch nicht ausdrücklich benannt. Dann bestehen aber vielfach Konventionen über die jeweils erforderliche Mindest-Dosis.

Von zentraler Bedeutung ist die Frage nach der Wesentlichkeit einer dem sozialrechtlich geschützten Risikobereich entstammenden Ursache in Fällen der konkurrierenden Kausalität (s unten) mit ihren für die sozialmedizinische Begutachtung wichtigsten Anwendungsbereichen, der Beurteilung von Schadensanlagen (S 72) und von Gelegenheitsursachen (S 79).

Individuelle Prüfung

> Ob eine dem sozialrechtlich geschützten Risikobereich entstammenden schädigende Einwirkung, die eine conditio sine qua non für den Eintritt des Gesundheitsschadens bildet, als Bedingung auch wesentlich war, ist eine Wertentscheidung. Diese ist **individuell** nach ihrer ursächlichen Be-

---

[1] BSG SozR Nr 6 zu § 589 RVO

[2] so ua BSG SozR 3-2200 § 548 Nr 4; BSG 25. 11. 1992 – 2 RU 40/91 – Meso B 330/63

deutung für den Eintritt des Gesundheitsschadens bei dem konkret Betroffenen zu treffen.[1]

Bei der sozialmedizinischen Beurteilung des ursächlichen Zusammenhangs darf daher nicht allein mit der "**ärztlichen Erfahrung aus einer Vielzahl gleichgelagerter Fälle**" argumentiert werden. Denn nach den Grundsätzen der sozialrechtlichen Kausalitätslehre ist – anders als in der zivilrechtlichen Adäquanzlehre – nicht rechtserheblich, was unter gleichen Umständen erfahrungsgemäß bei einer Vielzahl *anderer* Personen anzutreffen ist; maßgebend sind vielmehr die individuellen Verhältnisse bei dem jeweils Betroffenen.

Solche ärztliche Argumentationen mögen einer praktischen medizinischen Erfahrung entsprechen; sie mögen auch eine tatsächliche Vermutung von hohem Stellenwert rechtfertigen und deshalb einen wertvollen Anhalt für die Würdigung der rechtserheblichen Entwicklung geben. Indes darf das ärztliche Erfahrungswissen nicht allein die Richtschnur der rechtlichen Beurteilung für den *individuellen Einzelfall* darüber bilden, ob und in welchem Ausmaß ein Schädigungsereignis ursächlich wirksam und rechtlich wesentlich war. Eine generalisierende, allein auf die allgemeine ärztliche Erfahrung aus einer Vielzahl *anderer* Fälle gestützte Beurteilung verträgt sich nicht mit dem Gebot der individuellen Feststellung und Würdigung anhand der konkreten Einzelumstände. Eine wesentliche Eigenart der sozialrechtlichen Kausalitätslehre ist das Gebot der individualisierenden Prüfung der rechtserheblichen Umstände. Hiernach ist nicht erheblich, was erfahrungsgemäß unter gleichen Umständen bei einer Vielzahl *anderer* Personen anzutreffen ist; zu untersuchen ist die singuläre Situation des *einzelnen* Menschen.[2]

! Es ist also nicht zu fragen, ob das Schädigungsereignis nach ärztlicher Erfahrung *allgemein* als wesentlich anzusehen ist, sondern ob es *für diesen Betroffenen* in einer besonderen, engen Beziehung zu dem Gesundheitsschaden steht und dadurch *für ihn* angesichts *seines* Gesundheitszustands und *seiner* Struktureigenheiten im körperlichen wie seelischen Bereich wesentlich ist.

Dieser Beurteilung dürfen keine praxisfernen Hypothesen und auch keine von rein medizinischen Überlegungen geprägten Kriterien zugrunde gelegt werden. Sie hat vielmehr individuell anhand aller Umstände des konkreten Einzelfalls nach einer an Inhalt und Schutzzweck der gesetzlichen Normen orientierten objektiven, an gesicherte wissenschaftliche Erkenntnisse und an die praktische Erfahrung des Arbeitslebens anknüpfenden Betrachtungsweise zu erfolgen.[3]

Im Gegensatz zur zivilrechtlichen Adäquanzlehre erfasst und entschädigt die sozialrechtliche Kausalitätslehre daher auch ungewöhnliche Ereignisse, anomale Geschehnisabläufe und außergewöhnliche Wirkungsmechanismen, wenn sie den Gesundheitsschaden iS einer conditio sine qua non bewirkt haben.[4]

Der Schutzzweck des Gesetzes

Entscheidendes Kriterium für die Beurteilung der Wesentlichkeit einer Bedingung ist der **Schutzzweck des Gesetzes**.[5]

Ziel und Aufgabe insbesondere der GUV und des sozEntschR ist es, für die in Ausübung einer versicherten oder sonstwie geschützten Tätigkeit erlittenen Gesundheitsschäden die vom Gesetz vorgesehenen Leistungen zu gewährleisten.

Dieser Aufgabenstellung ist als **Grundprinzip** immanent, dass grundsätzlich jeder Gesundheitsschaden, den der Betroffene infolge schädigender Einwirkungen aus einer geschützten Tätigkeit erleidet, auch tatsächlich entschädigt wird.[6]

§ 2 Abs 2 SGB I bestimmt ausdrücklich, dass bei der Auslegung und Anwendung aller Rechtsvorschriften des Sozialrechts sicherzustellen ist, dass die sozialen Rechte möglichst weitgehend verwirklicht werden, und § 17 SGB I verpflichtet die Leistungsträger ua, darauf hinzuwirken, dass jeder Berechtigte die ihm zustehenden Sozialleistungen auch tatsächlich erhält.

---

[1] BSG SozR 2200 § 539 Nr 72, § 548 Nr 75; *Brackmann GUV* § 8 Rdz 312 ff; *Erlenkämper* S 88, jeweils mwN
[2] so weitgehend wörtlich BSG SozR 3200 § 81 Nr 3
[3] einhM; vgl ua *Brackmann GUV* § 8 Rdz 312; *Schönberger/Mehrtens/Valentin* S 81
[4] stdRspr; vgl ua BSG SozR 2200 § 548 Nr 91; SozR 3200 § 81 Nr 3 mwN
[5] so ua *Brackmann GUV* § 8 Rdz 313; *Erlenkämper* S 89, jeweils mwN
[6] *Erlenkämper* S 89

3.1 Sozialrechtliche Kausalitätslehre

> **!** Dieses Grundprinzip gilt auch für den **sozialmedizinischen Gutachter**, der durch einen entsprechenden Auftrag von Leistungsträgern oder Gerichten in den Prozess der Rechtsanwendung eingebunden ist.

Auch er ist also gesetzlich verpflichtet, seine Aufgabe so zu verrichten, dass die Rechte, Ansprüche und Leistungen, die das Gesetz vorsieht, für den Berechtigten möglichst weitgehend verwirklicht werden.

> Beruht ein schädigendes Ereignis (zB Dienst- oder Arbeitsunfall) bzw eine andere schädigende Einwirkung ursächlich auf einer rechtlich geschützten Tätigkeit und bildet dieses schädigende Ereignis iS der conditio sine qua non eine Ursache für den Eintritt eines Gesundheitsschadens, ist diese Bedingungen daher idR auch als **wesentliche Bedingung** zu werten.

Denn dann steht sie idR in der erforderlichen engen und besonderen Beziehung zum Eintritt des Gesundheitsschadens und trägt dadurch idR qualitativ wesentlich zu seiner Entstehung bei. Sie ist rechtlich nur dann nicht wesentlich, wenn sie so geringfügig und im Einzelfall für den Eintritt des Gesundheitsschadens so unbedeutend ist, dass sie praktisch außer Betracht bleiben muss.

Für **Berufskrankheiten** bestimmt jetzt § 9 Abs 3 SGB VII (S 158) sogar ausdrücklich: Erkranken Versicherte, die infolge der besonderen Bedingungen ihrer versicherten Tätigkeit in erhöhtem Maße der Gefahr der Erkrankung an einer in der BKV genannten Berufskrankheit ausgesetzt waren, an einer solchen Krankheit und können Anhaltspunkte für eine Verursachung außerhalb der versicherten Tätigkeit nicht festgestellt werden, wird vermutet, dass diese infolge der versicherten Tätigkeit verursacht worden ist.

Damit wird eine gesetzliche Vermutung für eine rechtlich wesentliche Verursachung durch die versicherte Tätigkeit begründet, die eine abweichende Beurteilung nach allgemeinen Maßstäben nicht gestattet. Diese Vermutung gilt nur dann nicht, wenn konkrete Anhaltspunkte für eine berufsfremde Verursachung festgestellt sind; dann verbleibt es bei den allgemeinen Grundsätzen der sozialrechtlichen Kausalitätslehre.

Weiterhin gehört zu den zwar ungeschriebenen, aber tragenden Grundsätzen von GUV und sozEntschR, dass der einzelne Betroffene durch die Rechtsordnung in dem **Gesundheitszustand geschützt** wird, in dem er sich bei Eintritt des schädigenden Ereignisses (bzw Beginn der schädigenden Einwirkungen) befunden hat[1] („…versichert so wie er ist…").

In den **Schutz des Sozialrechts eingeschlossen** sind daher auch alle im Schädigungszeitpunkt bereits bestehenden Krankheiten oder Unfallfolgen, alle (angeborenen oder erworbenen) Behinderungen und sonstigen Vorschädigungen sowie alle konstitutionelle Schwächen und degenerative Veränderungen mit ihren hierauf beruhenden Krankheitsdispositionen und Schadensanlagen.[2] Auch – und gerade – der minderbelastbare Mensch, der infolge konstitutioneller Schwächen, früherer Krankheiten oder Unfälle, degenerativer Prozesse oder sonstiger Schadensanlagen der Gefahr einer Schädigung leichter erliegt als der „normale" robuste Gesunde, bedarf des Schutzes der Solidargemeinschaft, wenn er schädigenden Einwirkungen aus Beruf, Wehrdienst usw ausgesetzt wird und dadurch zu Schaden kommt. Dann soll er den Schutz des Gesetzes *erfahren*, nicht davon ausgeschlossen werden.[3]

Auch aus diesem Gesichtspunkt sind Arbeits- bzw Dienstunfälle oder sonstige schädigende Einwirkungen aus einer rechtlich geschützten Tätigkeit, die eine conditio sine qua non für einen bestehenden Gesundheitsschaden bilden, durchweg auch als eine *wesentliche Bedingung* zu beurteilen. Denn sie tragen bei der gebotenen individuellen Würdigung wegen ihrer engen besonderen Beziehung zum Erfolg zu dessen Eintritt wesentlich bei, auch wenn im Einzelfall schädigungsunabhängige Ursachen wie zB eine Vorschädigung oder Schadensanlage an der Entstehung des Schadens gleichfalls wesentlich mitwirken.

---

[1] einhM; vgl ua BSGE 5, 232; 9, 104; BSG SozR 3100 § 1 Nr 3; BSG Breith 1964, 850; BSG 22.03.1983 – 2 RU 2281 – Meso B 70/126; *Brackmann GUV* § 8 Rdz 313; *Erlenkämper* S 90; *Schönberger/Mehrtens/Valentin* S 81

[2] so auch *Kater/Leube,* § 8 Rdz 133; *Schönberger/Mehrtens/Valentin* S 81

[3] *Erlenkämper* S 90

> ❗ Im Sozialrecht darf daher im Rahmen der haftungsausfüllenden Kausalität einem Schädigungsereignis die Bedeutung einer rechtlich wesentlichen Bedingung nicht pauschal mit der Begründung abgesprochen werden, dieses habe angesichts von Auswirkungen vorbestehender Krankheiten oder Behinderungen, konstitutioneller Schwächen oder degenerativer Veränderungen bei dem Betroffenen keine wesentliche Bedingung für den eingetretenen Schaden gebildet; diese – und nicht das Schädigungsereignis – seien daher die wesentliche Bedingung für den eingetretenen Schaden.

Denn hinsichtlich derartiger Schadensanlagen und der hierdurch bewirkten erhöhten Krankheitsdisposition ist er durch die Rechtsordnung gerade geschützt. Die Frage, ob das schädigende Ereignis den Schaden wesentlich (mit) bedingt hat, ist im Gegenteil auf dem Boden des Gesundheitszustandes des konkret Betroffenen im Zeitpunkt der Schädigung mit all seinen bestehenden Vorschädigungen und Schadensanlagen zu beurteilen. Maßgebend ist also, ob bei *diesem* Betroffenen angesichts *seiner* individuellen gesundheitlichen Struktur im Schädigungszeitpunkt das Schädigungsereignis für die Entstehung des Schadens von wesentlicher ursächlicher Bedeutung gewesen ist, auch wenn dieses bei einem Gesunden nicht zu einem solchen Gesundheitsschaden geführt hätte.

Daher darf auch zB nicht argumentiert werden, bei einem auf einer degenerativen Schadensanlage beruhenden Gesundheitsschaden handele es sich regelmäßig um eine unfall- bzw schädigungsunabhängige Manifestierung dieser Schadensanlage, auch wenn diese „bei Gelegenheit" zB eines Arbeitsunfalls erfolgt.[1] Ist die Manifestation durch einen Arbeitsunfall erfolgt, bildet dieser also eine conditio sine qua non für den Eintritt des streitigen Gesundheitsschadens, ist diese Bedingung durchweg auch eine *wesentliche* Bedingung für den Schadenseintritt. Denn für *diesen* Versicherten hat der Arbeitsunfall wesentliche Bedeutung für den Eintritt des Gesundheitsschadens, insoweit besteht durchaus eine „besondere Beziehung" zwischen Arbeitsunfall und Gesundheitsschaden, auch wenn daneben eine Schadensanlage als gleichfalls wesentliche Teilursache mitwirkt.

Die rechtliche Wesentlichkeit dieser Bedingung kann auch nicht mit dem Argument ausgeräumt werden, der Schaden hätte ebenso gut auch durch Einwirkungen aus dem unversicherten Privatleben eintreten können. Denn nach dem Schutzzweck des Gesetzes ist ein Gesundheitsschaden, der durch die versicherte Tätigkeit (mit) verursacht worden ist, grundsätzlich zu entschädigen, auch wenn er bei anderer, unversicherter Gelegenheit hätte eintreten können.[2]

> Die Anwendung dieser Maßstäbe muss daher in aller Regel dazu führen, dem Schädigungsereignis die Bedeutung **einer wesentlichen Bedingung** für den Eintritt des Gesundheitsschadens beizumessen, wenn es eine conditio sine qua non bildet, der Gesundheitsschaden also ohne das Schädigungsereignis nicht eingetreten wäre. Etwas anderes gilt nur, wenn das Schädigungsereignis wegen seines geringen ursächlichen Gewichts für den eingetretenen Schaden derart unbedeutend war, dass es praktisch außer Betracht bleiben muss.[3]

Die „nicht geeignete" Ursache

Im Sozialrecht ist es auch – im Gegensatz zu zahlreichen sozialmedizinischen Veröffentlichungen und einer verbreiteten Gutachtenpraxis – für das Ergebnis ohne rechtliche Relevanz, ob ein bestimmtes (Unfall-)Ereignis ärztlicherseits **als geeignete oder nicht geeignete Ursache** für den in Ausübung einer versicherten Tätigkeit eingetretenen Gesundheitsschaden angesehen wird, und schon gar nicht, ob es nicht geeignet war, einen entsprechenden Schaden bei einem Gesunden hervorzurufen.

Das Problem der „nicht geeigneten Ursache" wird sich primär in Fällen ergeben, in denen der streitige Gesundheitsschaden zwar in Ausübung („bei") einer geschützten Tätigkeit eingetreten ist, ärztlicherseits das Bestehen eines wesentlichen *ursächlichen* Zusammenhangs hiermit aber nicht nachvollzogen werden kann, weil das angeschuldigte (Unfall-)Ereignis nach ärztlicher Erfahrung nicht geeignet ist, einen Schaden wie den vorliegenden zu verursachen.

Eine solche ärztliche Erfahrung mag in vielen Fällen ein gewichtiges Indiz gegen die Wahrscheinlichkeit eines wesentlichen ursächlichen Zusammenhangs mit dem Schädigungsereignis bilden, darf aber nicht allein

---

[1] so zB *Ludolph/Spohr* BG 1994, 68
[2] vgl ua BSG SozR 2200 § 548 Nr 75
[3] so ua BSG SozR 3-2200 § 548 Nr 4; BSG 25. 11. 1992 – 2 RU 40/91 – Meso B 330/63

3.1 Sozialrechtliche Kausalitätslehre

die Grundlage der Entscheidung bilden.[1] Denn nach den Grundsätzen der sozialrechtlichen Kausalitätslehre ist rechtserheblich allein, ob das Unfallereignis den streitigen Gesundheitsschaden mit hinreichender Wahrscheinlichkeit tatsächlich verursacht hat, dh tatsächlich eine conditio sine qua non für seine Entstehung gesetzt hat.

> Auch wenn ärztlicherseits der ursächliche Zusammenhang aus solchen Gründen nicht nachvollzogen werden kann, hat die Zusammenhangsbeurteilung nach dem das Sozialrecht beherrschenden Gebot der **individualisierenden Prüfung und Beurteilung** (oben S 53) anhand der *gesamten* Umstände des individuellen Einzelfalls – also nicht allein aufgrund ärztlicher Erfahrung – durch eine vernünftige, lebensnahe Würdigung des *gesamten* Sachverhalts mit all seinen relevanten Einzelumständen zu erfolgen.

Ist der Gesundheitsschaden in Ausübung einer versicherten Tätigkeit eingetreten und kann das Unfallereignis nicht hinweg gedacht werden, ohne dass der Schadenseintritt zu diesem Zeitpunkt und in seiner konkreten Ausprägung entfällt, *ist* dieses eine conditio sine qua non und damit idR auch eine *wesentliche* Bedingung für den Schadenseintritt. Das gilt auch dann, wenn ärztlicherseits der genaue Wirkungsmechanismus nicht nachvollzogen werden kann. Denn anders als im Zivilrecht sind im Sozialrecht auch anomale Geschehnisabläufe und außergewöhnliche Wirkungsmechanismen zu berücksichtigen.[2]

Die Frage, ob das angeschuldigte (Unfall-)Ereignis zur Verursachung des streitigen Gesundheitsschadens ungeeignet war, kann sich daher nur bei der Prüfung erheben, ob dieses mit der erforderlichen Wahrscheinlichkeit überhaupt eine conditio sine qua non für die Entstehung des Schadens gebildet hat.

> Ist der Gesundheitsschaden in Ausübung einer versicherten Tätigkeit eingetreten, soll die Wahrscheinlichkeit eines ursächlichen Zusammenhangs aber gleichwohl verneint werden, bedarf es überzeugender Darlegung und Begründung, dass und wie der Gesundheitsschaden auch ohne ursächliche Beteiligung des Unfallereignisses entstanden ist, und stichhaltiger Beweise, welche andere(n) Ursache(n) ihn verursacht haben[3].

Vor allem muss überzeugend dargelegt werden, dass der streitige Gesundheitsschaden auch ohne dieses Ereignis zur selben Zeit und in gleichem Ausmaß eingetreten wäre, das (Unfall-)Ereignis also tatsächlich in keiner Weise an dem Schadenseintritt beteiligt waren, auch nicht mittelbar über die Auslösung dieser anderen Ursache(n).

> Die **sozialmedizinische Begutachtung** darf daher nicht allein darauf abgestellt werden, ob das angeschuldigte (Unfall-)Ereignis nach ärztlicher Erfahrung (zB aus biomechanischen Gründen) nicht geeignet war, den eingetretenen Gesundheitsschaden hervorzurufen.

Der ursächliche Zusammenhang darf aus solchen Erwägungen nur verneint werden, wenn überzeugend nachgewiesen werden kann, dass das Unfallereignis im konkreten Einzelfall *tatsächlich keine* – auch keine mittelbare – conditio sine qua non für den konkreten streitigen Gesundheitsschaden bildet, dieser also auch ohne das Unfallereignis zum selben Zeitpunkt und in gleichem Ausmaß eingetreten wäre, und dass und welche *anderen* Ursachen den Schaden tatsächlich verursacht haben. Kann ein solcher Nachweis nicht geführt werden, kann insbesondere das Unfallereignis nicht hinweg gedacht werden, ohne dass auch der streitige Gesundheitsschaden entfällt, muss das Unfallereignis idR wegen seiner dann bestehenden engen Beziehung zu dem Schaden rechtlich auch als wesentliche Bedingung beurteilt werden, auch wenn ärztlicherseits dieser Zusammenhang nicht nachvollziehbar sein mag.

> Ggf ist dann nachzuprüfen, ob das Schädigungsereignis in seinem Geschehnisablauf und/oder seinen Wirkungsmechanismen in Wahrheit nicht anders abgelaufen ist als bisher angenommen, und ob solche anderen Abläufe den ursächlichen Zusammenhang auch ärztlich nachvollziehbar machen.

Das gilt besonders für Berufskrankheiten.

Bei diesen ist eine „generelle Eignung" schon durch die Aufnahme in die BK-Liste gem § 9 Abs 1 SGB VII verbindlich anerkannt.[4] Eine generelle Eignung der in der BK-

---

[1] BSG SozR 3200 § 81 Nr 3
[2] BSG SozR 2200 § 548 Nr 91; Gitter BG 1996, 95, 97 mwN
[3] BSG SozR 4-2700 § 8 Nr 22 mwN
[4] Brandenburg BG 1993, 791

Liste genannten Voraussetzungen für den Eintritt der jeweiligen Berufskrankheit und damit eine Wahrscheinlichkeit ihres ursächlichen Zusammenhangs darf daher im ärztlichen Gutachten grundsätzlich nicht mehr verneint werden, sofern die jeweiligen Dosis-Wirkungs-Voraussetzungen erfüllt sind.

Durch § 9 Abs 3 SGB VII (s oben) wird zudem jetzt kraft Gesetzes vermutet, dass die Erkrankung durch die versicherte Tätigkeit verursacht worden ist, wenn der Versicherte infolge der besonderen Bedingungen seiner versicherten Tätigkeit in erhöhtem Maße der Gefahr der Erkrankung an einer in der BKV genannten Berufskrankheit ausgesetzt war, an einer solchen Krankheit erkrankt und Anhaltspunkte für eine Verursachung außerhalb der versicherten Tätigkeit nicht festgestellt sind.

3.1.3 Konkurrierende Kausalität

Vielfach sind die Einwirkungen aus den gesetzlich geschützten Bereichen nicht die alleinige Ursache, die alleinige conditio sine qua non für den Eintritt des Gesundheitsschadens. Zahlreiche andere Einwirkungen können als schädigungsunabhängige Faktoren häufig nicht hinweg gedacht werden, ohne dass der Erfolg – der streitige Gesundheitsschaden – entfällt. Die Schädigungseinwirkungen bilden daher häufig nur eine **Teilursache** des Schadens, nur eine **Mitursache** neben solchen anderen, schädigungsunabhängigen Ursachen.

Im haftungsausfüllenden Bereich sind es vor allem Auswirkungen früherer Krankheiten bzw Unfälle oder konstitutionell bzw degenerativ bedingte Schadensanlagen, die als schädigungsunabhängige Ursachen zur Entstehung des streitigen Gesundheitsschadens beitragen.

Fälle dieser Art werden im Sozialrecht unter dem Begriff „**konkurrierende Kausalität**" (auch: multikausale, multifaktorelle oder plurikausale Kausalität) erfasst[1] (Abb. 3.**2**).

Die Problematik wird auch hier anhand von Unfällen aufgrund versicherter Tätigkeit (Arbeitsunfällen) in der GUV erörtert. Sie gilt aber ebenso für Berufskrankheiten und schädigende Einwirkungen des sozEntschR.

Wesentliche Mitursache (Teilursache)

Sind an dem Schadenseintritt neben dem Unfallereignis auch unfallfremde Ursachen beteiligt, sind diese von vornherein auszuscheiden, wenn sie – für sich gesehen – zu dem Erfolg in keiner besonderen engen Beziehung stehen, hierfür also rechtlich nicht wesentlich sind.

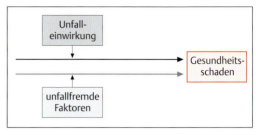

Abb. 3.**2** Konkurrierende Kausalität.

Andererseits gibt es zahlreiche Fälle, in denen solche schädigungsunabhängigen Ursachen – für sich betrachtet – gleichfalls wesentlich für den Eintritt des Erfolgs sind. Bei einer solchen Konstellation stellt sich die Frage nach dem rechtlichen Verhältnis der verschiedenen, an dem Eintritt des Gesundheitsschadens mitwirkenden Kausalreihen, für den Arzt insbesondere, wie er im sozialmedizinischen Gutachten solche Fälle zu beurteilen hat.

> Zur konkurrierenden Kausalität hat das Bundessozialgericht in ständiger Rechtsprechung entschieden:
>
> Haben mehrere Bedingungen zu einem Erfolg wesentlich beigetragen, so sind sie rechtlich **gleichwertig nebeneinander stehende Mitursachen**, wenn sie in ihrer Bedeutung und Tragweite für den Eintritt des Erfolgs annähernd gleichwertig sind. Nur wenn einer dieser Bedingungen gegenüber den anderen mitwirkenden Bedingungen eine überragende Bedeutung zukommt, ist diese allein Ursache im Rechtssinn.[2] Die Frage, ob eine Bedingung für den Erfolg wesentlich ist, beurteilt sich nach ihrem Wert und ihrer Bedeutung für das Zustandekommen des Erfolgs. Haben mehrere Bedingungen an der Entstehung des Schadens mitgewirkt, ist vergleichend zu bewerten, welche von ihnen in etwa gleichwertig und welche demgegenüber derart unbedeutend sind, dass sie außer Betracht bleiben müssen.[3]

Man kann diese recht abstrakte Definition etwas verständlicher etwa so ausdrücken:

---

[1] vgl hierzu weiterführend *Erlenkämper* S 95

[2] stdRspr seit BSGE 1, 157; vgl auch VV Nr 2 zu § 1 BVG; *Brackmann GUV* § 8 Rdz 314; *Erlenkämper* S 96, jeweils mwN

[3] stdRspr; so ua BSG SozR 3-2200 § 548 Nr 4, 8, 11; SozR 4-2700 § 8 Nr 15

3.1 Sozialrechtliche Kausalitätslehre

Für die Bejahung eines rechtlich wesentlichen ursächlichen Zusammenhangs ist nicht erforderlich, dass das Unfallereignis die alleinige, die überwiegende oder doch allein wesentliche Bedingung für den Eintritt des Gesundheitsschadens bildet. Neben dem Unfall können durchaus auch andere, unfallfremde Faktoren an der Entstehung des Schadens mitgewirkt haben, und zwar nicht nur entfernt, sondern – für sich betrachtet – gleichfalls wesentlich. Der Umstand, dass neben dem Unfall auch solche unfallfremde Faktoren den Gesundheitsschaden wesentlich verursacht haben, steht daher der rechtlichen Wertung des Unfalls als wesentlicher Bedingung nicht entgegen. Nicht wesentlich als Bedingung ist der Unfall nur, wenn ein solcher anderer, unfallfremder Faktor von so überragender ursächlicher Bedeutung ist, dass ihm gegenüber das Unfallereignis in den Hintergrund tritt und praktisch bedeutungslos ist.

> „Wesentliche Bedingung" bedeutet also nicht „allein wesentliche Ursache".

Bildet daher neben dem Unfall auch ein unfallfremder Kausalfaktor (wie zB eine Vorschädigung oder eine Schadensanlage) eine wesentliche Bedingung für den Eintritt des streitigen Gesundheitsschadens, darf der ursächliche Zusammenhang mit dem Schädigungsereignis nicht von vornherein mit der Begründung verneint werden, diese Vorschädigung oder Schadensanlage sei eine wesentliche Bedingung für den Schadenseintritt und damit die (allein) wesentliche Ursache.

Diese verschiedenen Kausalfaktoren – im Beispiel der Unfall und der andere, unfallfremde Kausalfaktor – stehen vielmehr zunächst als **„annähernd gleichwertige Mitursachen (Teilursachen)"** nebeneinander mit der Folge, dass jede dieser Mitursachen den Schaden iS der sozialrechtlichen Kausalitätslehre wesentlich verursacht. Daher reicht es für einen rechtlich wesentlichen, den Entschädigungsanspruch begründenden Ursachenzusammenhang aus, dass das Schädigungsereignis eine solche Teilursache für den Eintritt des Gesundheitsschadens bildet, auch wenn daneben andere, unfallfremde Faktoren diesen gleichfalls wesentlich mit verursacht haben.

Dabei ist „annähernd gleichwertig" nicht als quantitatives Maß zu verstehen. Auch eine quantitativ in ihrer ursächlichen Bedeutung geringer einzuschätzende Bedingung kann für den Erfolg von erheblicher qualitativer Bedeutung und somit eine rechtlich wesentliche Ursache sein. Mit seiner Formulierung, es müsse vergleichend bewertet werden, welche Kausalfaktoren in etwa gleichwertig und welche demgegenüber derart unbedeutend sind, dass sie außer Betracht bleiben müssen,[1] hat das Bundessozialgericht vielmehr deutlich gemacht: Ein Unfallereignis, das eine conditio sine qua non für den Schadenseintritt bildet, ist idR als rechtlich wesentliche (Teil-)Ursache einzustufen, auch wenn es quantitativ in geringerem Ausmaß an der Entstehung des Schadens beteiligt ist. Es darf als rechtlich nicht wesentlich nur beurteilt werden, wenn es für den Eintritt des Erfolgs wirklich praktisch unbedeutend ist.

Feststellung der mitwirkenden Kausalfaktoren

Voraussetzung für die Annahme eines Falls der konkurrierenden Kausalität ist stets, dass die verschiedenen Kausalfaktoren, deren ursächliche Mitwirkung in Erwägung gezogen wird, in ihren tatsächlichen Grundlagen **iS des sog Vollbeweises** nachgewiesen sind (S 67).

Dies gilt für das Unfallereignis ebenso wie für alle unfallfremden Faktoren. Lässt sich das Vorliegen einzelner Kausalfaktoren schon **vom Tatsächlichen her nicht ausreichend sicher feststellen** und überzeugend nachweisen, erhebt sich – so das Bundessozialgericht wiederholt wörtlich – „gar nicht erst die Frage", ob sie Ursache im Rechtssinn sein könnten.[2]

> Nachgewiesen sein müssen zunächst die **unfallbedingten Einwirkungen.**

Denn diese haben den Ausgangspunkt einer jeden Zusammenhangsbeurteilung zu bilden (S 52). Daher müssen zunächst das Unfallereignis und die von ihm ausgehenden Einwirkungen iS eines solchen Vollbeweises feststehen.

Diese Feststellung ist idR aber nicht Aufgabe des begutachtenden Arztes, sondern des Leistungsträgers bzw des Gerichts. Dem Gutachter sind idR Art und Ausmaß des Unfallereignisses und der hiervon ausgehenden schädigenden Einwirkungen mit den hierfür relevanten Einzelheiten als sog Anknüpfungstatsachen vielmehr von dem Sozialleistungsträger bzw den Sozialgerichten verbindlich vorzugeben.

Ist dies nicht geschehen, muss der Gutachter diese Feststellung vom Leistungsträger bzw Gericht vor Erstellung seines Gutachtens nachfordern. Insbesondere ist es ihm verwehrt, selbst Feststellungen zu derartigen außermedizinischen Tatsachen zu treffen, zB seiner Beurteilung

---

[1] BSG 25. 11. 1992 – 2 RU 40/91 – Meso B 330/63
[2] vgl ua BSG SozR 2200 § 550 Nr 75; BSG 06. 12. 1989 – 2 RU 7/89 – Meso B 240/123, jeweils mwN

3 Sozialrecht

eigene Auffassungen oder anders lautende Angaben des Betroffenen oder von Zeugen zum Unfallgeschehen zugrunde zu legen, die Glaubwürdigkeit der Angaben des Betroffenen oder der Zeugen zum Unfallhergang usw zu würdigen, gar selbst Zeugen zu vernehmen oder andere eigene Ermittlungen anzustellen.

Andererseits darf und soll der Gutachter diese ihm vorzugebenden Anknüpfungstatsachen durchaus auf ihre medizinische Schlüssigkeit überprüfen. Kommt er zB aufgrund biomechanischer Überlegungen zu der Auffassung, das Unfallereignis oder die hiervon ausgehenden Einwirkungen könnten in der bisher festgestellten Weise nicht stattgefunden haben, sollte er – und zwar vor abschließender Erstattung des Gutachtens – den Auftraggeber hierauf hinweisen, ihn um Überprüfung und um abschließende Entscheidung bitten.

> Im Wege des Vollbeweises nachgewiesen sein müssen aber auch alle **unfallfremden Kausalfaktoren**, deren ursächliche Mitwirkung bei der Entstehung des Gesundheitsschadens in Erwägung gezogen werden soll.

Auch sie müssen in ihren tatsächlichen Grundlagen stets sicher nachgewiesen sein.[1] Lässt sich das Vorliegen solcher unfallfremder Faktoren schon vom Tatsächlichen her **nicht sicher feststellen** und überzeugend nachweisen, darf sich – so das BSG wiederholt wörtlich – „gar nicht erst die Frage stellen", ob sie Ursache im Rechtssinn sein könnten. Unbewiesene und deswegen nur hypothetische Ursachen dürfen auch nicht auf dem Umweg über den Begriff der Gelegenheitsursache in die Beurteilung einbezogen werden.[2]

Handelt es sich um außermedizinische Tatsachen, muss der ärztliche Gutachter deren verbindliche Feststellung auch hier durch den Auftraggeber veranlassen.

Medizinisch relevante Tatsachen hat er dagegen selbst nachzuweisen, so zB, ob und in welchem Ausmaß eine Sehne, eine Rotatorenmanschette, ein Meniskus oder eine Bandscheibe im Zeitpunkt des Unfallereignisses bereits degenerativ verändert war. Hier vermögen – wie stets im Kausalrecht – Annahmen, Vermutungen oder Hypothesen den erforderlichen Vollbeweis nicht zu ersetzen, auch nicht durch Rückgriff auf allgemeines ärztliches Erfahrungswissen, wenn es sich nicht auf nachgewiesene Befunde des konkreten Einzelfalls stützen kann (S 54, 70). Das gilt nicht zuletzt für die als wesentliche Mitursache in Erwägung gezogenen degenerativen Schadensanlagen, die häufig medizinisch nur schwer nachweisbar sind (S 73).

Die Notwendigkeit dieser Beweisanforderungen liegt für den Juristen auf der Hand, stößt in der medizinischen Literatur und Begutachtungspraxis aber häufig auf Unverständnis und Ablehnung.[3] Gleichwohl kann auf einen solchen Beweis aus rechtsstaatlichen Gründen nicht verzichtet werden.

Denn nicht selten neigt der begutachtende Arzt dazu, von der Verursachung des streitigen Gesundheitsschadens durch unfallfremde Faktoren (wie zB einer Schadensanlage) auch ohne einen solchen konkreten Beweis auszugehen, wenn es nach seiner ärztlichen Erfahrung offensichtlich erscheint, dass ein solcher unfallfremder Faktor den streitigen Gesundheitsschaden wesentlich verursacht hat. Und allzu häufig wird aus dieser „wesentlichen Verursachung" eine „allein wesentliche Verursachung". Dies gilt nicht zuletzt bei der Mitwirkung von Schadensanlagen.

Ein solches Vorgehen bei der sozialmedizinischen Beurteilung des ursächlichen Zusammenhangs entspricht den rechtlichen Anforderungen jedoch nicht. Auch der Arzt, der ja als Gutachter in die Rechtsfindung einbezogen ist, darf Unfalleinwirkungen, aber eben auch unfallfremde Ursachen seiner Beurteilung des ursächlichen Zusammenhangs nur zugrunde legen, wenn sie sicher nachgewiesen sind. Unfallfremde Faktoren, die nicht sicher nachgewiesen sind, dürfen daher in die Beurteilung nicht eingehen, auch wenn eine gute Möglichkeit oder sogar eine hohe Wahrscheinlichkeit für ihre ursächliche Mitwirkung sprechen mag.[4] Gründe der Rechtsstaatlichkeit, der Rechtssicherheit, der Durchsichtigkeit und der Nachvollziehbarkeit einer jeden Rechtsanwendung verlangen zwingend, dass die Entscheidungen der Sozialleistungsträger und der Sozialgerichte nur auf Tatsachen gestützt werden, die iS eines Vollbeweises wirklich sicher nachgewiesen sind. In diese Entscheidungen dürfen daher auch über das sozialmedizinische Gutachten keine Feststellungen hinsichtlich der ursächlichen Mitwirkung und kausalen Bedeutung unfallfremder Faktoren einfließen, die in ihren tatsächlichen Grundlagen für den konkreten Einzelfall nicht sicher bewiesen sind.

Stehen die als Ursache erwogenen Kausalfaktoren – die unfallbedingten wie die unfallfremden – in ihren tatsächlichen Grundlagen in diesem Sinn sicher fest, ist weiter zu fragen, ob sie – jeder für

---

[1] stdRspr; vgl ua BSG SozR 2200 § 548 Nr 27; BSG Breith 1988, 194; BSG 06.12.1989 – 2 RU 7/89 – Meso B 240 123, jeweils mwN; vgl auch *Erlenkämper* S 115
[2] so BSG SozR 3-2200 § 548 Nr 4; *Kater/Leube* § 8 Rdz 135
[3] zB *Ludolph* Gutachtenkolloqium Bd 8 S 129
[4] stdRspr; vgl ua BSGE 61, 127, 130; BSG SozR 2200 § 548 Nr 84 und § 550 Nr 75; SozR 3-2200 § 548 Nr 4, 11; BSG 06.12.1989 – 2 RU 7/89 – Meso B 240/123 und 04.12.1991 – 2 RU 14/91 – Meso B 90/93

3.1 Sozialrechtliche Kausalitätslehre

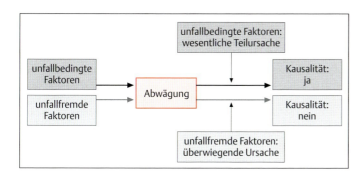

Abb. 3.3 Abwägung der einzelnen Kausalfaktoren.

sich – mit hinreichender Wahrscheinlichkeit eine **conditio sine qua non** für den Eintritt des Schadens bilden, dh ob sie nicht hinweg gedacht werden können, ohne dass der Erfolg – der streitige Gesundheitsschaden – entfallen würde, der Gesundheitsschaden also auch ohne ihre ursächliche Mitwirkung eingetreten oder bestehen würde (S 51).

Kann nämlich nicht hinreichend wahrscheinlich gemacht werden, dass sie eine unersetzliche Bedingung für den Eintritt des Schadens bilden, wäre der Schaden vielmehr auch dann eingetreten, wenn sie nicht vorhanden gewesen wären bzw ursächlich mitgewirkt hätten, bilden sie schon keine conditio sine qua non und können daher als (denkbare) wesentliche Teilursache in die Diskussion nicht einfließen.

Sind die einzelnen an der Entstehung des Gesundheitsschadens mitwirkenden Kausalfaktoren in ihren tatsächlichen Grundlagen sicher nachgewiesen und bilden sie auch mit hinreichender Wahrscheinlichkeit eine conditio sine qua non für den Eintritt des streitigen Gesundheitsschadens, so ist weiterhin zu fragen, ob sie – wieder jeder für sich – auch eine **wesentliche Bedingung** iS der sozialrechtlichen Kausalitätslehre (S 52) für den Eintritt des Schadens bilden. Wird dies bejaht, stehen der Unfall und der unfallfremde Faktor zunächst als im Wesentlichen gleichwertige Mitursachen nebeneinander.

Eine Besonderheit gilt gemäß § 9 Abs 3 SGB VII für **Berufskrankheiten**. Hier wird jetzt gesetzlich vermutet, dass sie durch die versicherte Tätigkeit verursacht worden sind, wenn die besonderen Bedingungen der versicherten Tätigkeit in erhöhtem Maße die Gefahr einer Erkrankung an dieser BK begründet haben und konkrete Anhaltspunkte für eine berufsfremde Verursachung nicht feststellbar sind (S 158).

Individuelle Abwägung der mitwirkenden Kausalfaktoren

> Haben nach alledem **mehrere Teilursachen** – teils unfallbedingte, teils unfallfremde – mit hinreichender Wahrscheinlichkeit an der Entstehung des Schadens ursächlich wesentlich mitgewirkt, muss **eine individuelle Abwägung von Bedeutung und Tragweite** dieser einzelnen Kausalfaktoren für den Eintritt des Gesundheitsschadens vorgenommen werden[1] (Abb. 3.3).

Es muss geprüft und abgewogen werden, ob im individuellen Einzelfall die Unfalleinwirkungen trotz Mitwirkung der unfallfremden Kausalfaktoren zumindest eine wesentliche Teilursache für den Eintritt des Gesundheitsschadens bilden, oder ob die unfallfremden Kausalfaktoren ursächlich an Bedeutung so eindeutig überwiegen, dass sie als die allein wesentliche Ursache gewichtet werden müssen, weil die Unfalleinwirkungen demgegenüber von so geringem ursächlichen Gewicht sind, dass sie als für die Entstehung des Schadens praktisch bedeutungslos außer Betracht bleiben müssen.

> Diese Abwägung ist das **Kernstück der Zusammenhangsbegutachtung**, eine unverzichtbare Voraussetzung für jede Beurteilung des ursächlichen Zusammenhangs in Fällen der konkurrierenden Kausalität, ein „Muss in jedem Fall".

Insbesondere ist eine Verneinung des ursächlichen Zusammenhangs zwischen dem Unfallereignis und dem

---

[1] stdRspr; vgl aus neuerer Zeit zB BSG SozR 3-2200 § 548 Nr 4 mwN; *Brackmann* GUV § 8 Rdz 312; Erlenkämper S 101; *Schönberger/Mehrtens/Valentin* S 80, jeweils mwN

streitigen Gesundheitsschaden nicht zulässig, ohne dass eine solche Abwägung von Bedeutung und Tragweite der mitwirkenden Ursachen nach den Grundsätzen der sozialrechtlichen Kausalitätslehre vorgenommen worden ist.

> **!** Diese Abwägung hat nach einer an Inhalt und Schutzzweck des Gesetzes orientierten objektiven, vernünftigen, an die praktische Erfahrung des Arbeitslebens anknüpfenden Betrachtungsweise zu erfolgen.[1]

Insbesondere dürfen ihr keine unbewiesenen Hypothesen und keine an einseitigen Meinungen, (zB fiskalischen) Belangen oder (vermeintlichen) Gruppeninteressen ausgerichteten Maßstäbe und auch keine von rein medizinischen Überlegungen geprägte, mit den rechtlichen Grundsätzen nicht übereinstimmenden Kriterien zugrunde gelegt werden.

Sozialmedizinische Gutachten, die die Wahrscheinlichkeit eines ursächlich wesentlich Zusammenhangs zwischen Unfallereignis und Gesundheitsschaden von vornherein etwa mit der Begründung verneinen, das Unfallgeschehen sei keine „geeignete Ursache" (S 56) gewesen, es habe keine unphysiologische Belastung (S 8) vorgelegen oder es handele sich bei dem streitigen Gesundheitsschaden um die unfallunabhängige Manifestierung eines degenerativen Prozesses, die nur „bei Gelegenheit" des Unfallereignisses erfolgt sei, und die infolge dessen keine individuelle Abwägung der ursächlichen Bedeutung zwischen dem Unfallereignis und den unfallfremden Kausalfaktoren vornehmen, sind rechtlich nicht schlüssig.

> Von besonderer Bedeutung ist auch für diese Abwägung der **Schutzzweck des Gesetzes** (S 54), der vor allem in schwierigen Grenzfällen den Ausschlag zu geben hat.

Grundlage der Überlegungen im Rahmen der Abwägung muss sein, dass es Ziel und Aufgabe der GUV ist, Gesundheitsschäden, die durch ein Unfallereignis aufgrund versicherter Tätigkeit eingetreten sind, auch tatsächlich zu entschädigen, und dass der Versicherte in dem Gesundheitszustand geschützt ist, in dem er sich im Zeitpunkt des Schädigungsereignisses befunden hat, also einschließlich aller in diesem Zeitpunkt bereits bestehenden Krankheiten, konstitutionellen Schwächen, degenerativen Veränderungen, aller hierauf beruhender Krankheitsdispositionen und aller sonstigen Schadensanlagen, die an dem Eintritt des streitigen Gesundheitsschadens ursächlich mitgewirkt haben.

> **Unfallereignisse aufgrund versicherter Tätigkeit**, die eine conditio sine qua non und – für sich gesehen – auch eine wesentliche Bedingung für den Eintritt eines Gesundheitsschadens bilden, sind aufgrund dieses Schutzzwecks bei der Abwägung daher idR als wesentliche Bedingung und damit **zumindest als eine wesentliche Teilursache** zu werten.

Denn sie stehen regelmäßig in einer besonderen und engen inneren Beziehung (S 52) zu dem Gesundheitsschaden und tragen zu dessen Eintritt wesentlich bei, auch wenn im Einzelfall unfallfremde Faktoren wie zB Auswirkungen früherer Erkrankungen, degenerative Prozesse oder sonstige Schadensanlagen an der Entstehung des Schadens gleichfalls wesentlich mitwirken.

> Nur wenn die Abwägung ergibt, dass nach den individuellen Umständen des Einzelfalls **unfallfremde Kausalfaktoren** an ursächlicher Bedeutung für den Eintritt des Schadens so **eindeutig überwiegen**, dass die Unfalleinwirkungen demgegenüber praktisch bedeutungslos sind (S 58), dürfen sie als die auch rechtlich allein wesentliche Ursache gewichtet werden.

Dann muss sich aber wirklich überzeugend begründen lassen, dass die unfallfremden Kausalfaktoren bei der gebotenen objektiven, vernünftigen und lebensnahen Würdigung und Abwägung den Unfall an Bedeutung in dieser Weise eindeutig überwiegen und die Unfalleinwirkungen demgegenüber wirklich praktisch bedeutungslos sind.

> In jedem Fall ist die Kausalität für den **gesamten Schaden stets einheitlich** zu beurteilen. Die Folgen von Unfällen oder sonstigen schädigenden Einwirkungen sind daher stets auch dann **voll zu entschädigen**, wenn solche schädigenden Einwirkungen nur eine wesentliche Teilursache neben anderen, gleichfalls wesentlich mitwirkenden Ursachen sind („Alles-oder-Nichts-Prinzip").

Sind dagegen Unfalleinwirkungen zwar iS der conditio sine qua non an der Entstehung des Gesundheitsschadens beteiligt, bilden sie aber nicht zumindest eine wesentliche Teilursache, weil sie für den Eintritt des Schadens praktisch bedeutungslos sind, darf der bestehende Gesundheitsschaden *überhaupt nicht* als Unfallfolge gewertet werden, weder teilweise (prozentual) noch „nur iS der Verschlimmerung".

---

[1] vgl ua *Brackmann GUV* § 8 Rdz 312; *Erlenkämper* S 101

3.1 Sozialrechtliche Kausalitätslehre

! Daher ist – anders als zB in der PUV (§ 8 AUB, S 251) und im zivilen Schadensersatzrecht (§ 254 BGB, S 243) – eine irgendwie geartete Schadensteilung etwa prozentual nach Ausmaß oder Bedeutung der mitwirkenden Kausalfaktoren, durch Anerkennung oder Entschädigung nur eines Teils des Gesamtschadens, Berücksichtigung von mitwirkendem Verschulden oder durch die Wahl besonderer Verursachungsformen (Anerkennung „nur iS der Verschlimmerung", S 77) im Bereich des Sozialrechts nicht zulässig.[1]

Die **abschließende Beurteilung des ursächlichen Zusammenhangs** ist im Übrigen – ähnlich wie bei der MdE – letztlich Aufgabe der Leistungsträger bzw Gerichte.

Diese haben daher vor ihrer abschließenden Entscheidung die ihnen vorgelegten Gutachten – wie jedes Beweismittel – ua darauf zu prüfen und zu würdigen, ob die Maßstäbe der sozialrechtlichen Kausalitätslehre zutreffend angewendet worden sind, insbesondere, ob die einzelnen Kausalfaktoren ausreichend sicher nachgewiesen sind oder nicht, ob die Wahrscheinlichkeit des ursächlichen Zusammenhangs für die einzelnen mitwirkenden Kausalfaktoren zutreffend angenommen oder verneint worden ist, ob die gebotene Abwägung der ursächlichen Bedeutung der verschiedenen mitwirkenden Kausalfaktoren individuell und umfassend erfolgt ist und ob der ursächliche Zusammenhang somit insgesamt nachvollziehbar und überzeugend beurteilt worden ist.

Leistungsträger ebenso wie die Sozialgerichte verfügen aber idR selbst nicht über die notwendigen medizinischen Kenntnisse für die Feststellung und Abwägung der mitwirkenden Kausalreihen.

! Daher kommt den ärztlichen Gutachten für die abschließende rechtliche Entscheidung besondere Bedeutung und Verantwortung zu.

Eine sorgfältige Prüfung anhand der Beurteilungskriterien der sozialrechtlichen Kausalitätslehre und eine umfassende und überzeugende Begründung sind hier unerlässlich. Gutachten, die zB von nicht nachgewiesenen Tatsachen ausgehen, die die maßgebenden rechtlichen Beurteilungskriterien nicht zugrunde legen bzw unrichtig anwenden oder die apodiktische Behauptungen aufstellen, ohne diese in tatsächlicher wie rechtlicher Hinsicht ausreichend überzeugend zu untermauern, sind rechtlich nicht schlüssig und dürfen der Entscheidung nicht zugrunde gelegt werden.[2]

3.1.4 Beweisanforderungen und Beweislast

Wahrscheinlichkeit und Vollbeweis

Das Bestehen eines rechtlich wesentlichen Ursachenzusammenhangs zwischen der versicherten Tätigkeit und dem Unfall (haftungsbegründende Kausalität) und zwischen diesem Unfall und dem streitigen Gesundheitsschaden (haftungsausfüllende Kausalität) muss grundsätzlich im Wege des **Vollbeweises** – also mit einem so hohen Grad an Gewissheit, dass begründbare Zweifel nicht mehr bestehen – nachgewiesen sein.[3]

Ein solcher Vollbeweis kann vor allem im haftungsausfüllenden Bereich vielfach von der Natur der Sache her nicht erbracht werden. Denn die Frage, ob der streitige Gesundheitsschaden ursächlich auf dem angeschuldigten Unfallereignis oder anderen, unfallfremden Kausalfaktoren (zB Vorschädigung durch frühere Krankheit, degenerative Schadensanlage) beruht, lässt sich auch in der Medizin vielfach nicht mit der für den Vollbeweis erforderlichen Sicherheit beantworten.

Das Sozialrecht begnügt sich daher für die Feststellung eines solchen ursächlichen Zusammenhangs mit einer **hinreichenden Wahrscheinlichkeit**.[4]

Diese Beweiserleichterung der Wahrscheinlichkeit gilt jedoch **nur für die Prüfung der Zusammenhangsfrage selbst**, also nur für die Frage, ob das Unfallereignis bzw ein unfallfremder Kausalfaktor jeweils eine Bedingung, eine conditio sine qua non für den Eintritt des Gesundheitsschadens bildet. Alle anderen Umstände, die für die Beurteilung des ursächlichen Zusammenhangs von Bedeutung

---

[1] stdRspr; vgl ua BSGE 25, 49; 30, 45; 41, 80; BSG Breith 1989, 734; 1990, 897. Nur für das Entschädigungsrecht des BEG gelten zT andere Grundsätze, vgl S 268

[2] vgl ua BSG 06.12.1989 – 2 RU 7/89 – Meso B 240/123

[3] vgl hierzu weiterführend *Erlenkämper* S 107

[4] so für das sozEntschR § 1 Abs 3 BVG; für die GUV gilt nach einhM das Gleiche; vgl ua BSG SozR 2200 § 548 Nr 38, § 550 Nr 29; *Brackmann* GUV § 8 Rdz 327; *Erlenkämper* S 108, jeweils mwN

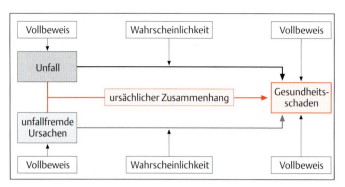

Abb. 3.4 Beweisanforderungen.

sind, müssen dagegen iS des Vollbeweises bewiesen werden.

> Die Beweiserleichterung der Wahrscheinlichkeit erfasst daher insbesondere nicht die Tatsachen, aus denen diese Wahrscheinlichkeit abgeleitet wird oder nach denen die rechtliche Wesentlichkeit des Zusammenhangs abgewogen und gewichtet werden soll. Diese müssen stets im Wege des Vollbeweises nachgewiesen werden.

Das gilt einmal für das Vorliegen eines **Unfallereignisses** infolge versicherter Tätigkeit.

Dies gilt aber ebenso für die **unfallfremden Kausalfaktoren**, deren ursächliche Mitwirkung an dem Eintritt des Gesundheitsschadens erwogen wird, sowie für das Bestehen dieses Gesundheitsschadens. Auch diese bedürfen stets des Vollbeweises (s unten) (Abb. 3.**4**).

Wahrscheinlichkeit des ursächlichen Zusammenhangs

> Ein Ursachenzusammenhang ist dann wahrscheinlich, wenn nach Feststellung, Prüfung und Abwägung aller bedeutsamen Umstände des Einzelfalls insgesamt deutlich mehr für als gegen das Bestehen des Ursachenzusammenhanges spricht.

Für das sozEntschR bestimmt dies die VV Nr 9 zu § 1 BVG ausdrücklich.[1] Für die GUV gilt dies gleicherweise.[2]

---

[1] vgl auch *Anhaltspunkte* Nr 38; *Wilke* § 1 BVG Rdz 64 f
[2] einhM; vgl ua BSG SozR 2200 § 548 Nr 38, § 550 Nr 29; *Brackmann GUV* § 8 Rdz 327; *Erlenkämper* S 90, jeweils mwN

> **!** Ein „**besonders hoher**" oder gar „**an Sicherheit grenzender**" **Grad der Wahrscheinlichkeit** ist dagegen nicht erforderlich; es genügt ein deutliches Überwiegen der für den Ursachenzusammenhang sprechenden Umstände.

Daher schließt die Möglichkeit, dass es auch anders gewesen sein könnte, die Bejahung der Wahrscheinlichkeit nicht aus. Die Wahrscheinlichkeit setzt im Gegenteil begrifflich voraus, dass auch Gesichtspunkte vorhanden sind, die gegen die Wahrscheinlichkeit sprechen und Zweifel an dem Bestehen eines solchen Zusammenhangs lassen.

Andererseits reicht die *pure Möglichkeit* – auch eine gute – eines Ursachenzusammenhangs nicht aus, eine Wahrscheinlichkeit zu begründen. Sprechen die verschiedenen Möglichkeiten teils für, teils gegen das Vorliegen des Zusammenhangs, kann eine hinreichende Wahrscheinlichkeit nur bejaht werden, wenn nach sorgfältiger Feststellung und vernünftiger, lebensnaher Abwägung aller bedeutsamen Faktoren insgesamt deutlich mehr für als gegen den Zusammenhang spricht.[3]

Die in diesem Zusammenhang häufig eingesetzten Wortverbindungen **„hinreichende Wahrscheinlichkeit"** und **„überwiegende Wahrscheinlichkeit"** sind ohne weitere – insbesondere einschränkende – Bedeutung.

„Hinreichende Wahrscheinlichkeit" besagt nur, dass ein deutliches Überwiegen der für den Ursachenzusammenhang sprechenden Möglichkeiten vorliegen muss. „Überwiegende Wahrscheinlichkeit" oder auch „deutlich überwiegende Wahrscheinlichkeit" sind letztlich Pleonasmen, mit denen gleichfalls nur die Notwendigkeit eines deutlichen Übergewichts der für den Ursachenzusammenhang sprechenden Möglichkeiten zum Ausdruck gebracht werden soll.

---

[3] so auch *Anhaltspunkte* Nr 38

3.1 Sozialrechtliche Kausalitätslehre

> Im **sozialmedizinischen Bereich** betroffen ist vor allem die Frage, ob ein bestimmter Kausalfaktor (zB Unfall oder unfallfremde Ursache) für den streitigen Gesundheitsschaden mit hinreichender Wahrscheinlichkeit ursächlich ist, dh eine conditio sine qua non für den Eintritt des Gesundheitsschadens bildet.

Diese Wahrscheinlichkeit des ursächlichen Zusammenhangs darf aber **nicht pauschal geprüft** werden. Die Beurteilung hat vielmehr stets nur für den ursächlichen Zusammenhang zwischen *einem bestimmten*, in seinen tatsächlichen Grundlagen nachgewiesenen *einzelnen* Kausalfaktor (zB Unfall *oder* unfallfremder Ursache) und dem streitigen Gesundheitsschaden zu erfolgen.

> ❗ Daher ist die Wahrscheinlichkeit des ursächlichen Zusammenhangs für jeden Kausalfaktor, dessen ursächliche Mitwirkung in Erwägung gezogen wird und der in seinen tatsächlichen Grundlagen nachgewiesen ist, **einzeln und in getrennten Schritten** zu prüfen (S 88).

Bei der Beurteilung des ursächlichen Zusammenhangs darf daher nicht zB in der Weise vorgegangen werden, dass **global** etwa in der Weise **geprüft** wird, ob ein wesentlicher ursächlicher Zusammenhang zwischen dem Unfall und dem streitigen Gesundheitsschaden angesichts mitwirkender unfallfremder Kausalfaktoren hinreichend wahrscheinlich ist. Vielmehr ist in **getrennten Schritten** zu prüfen, ob einerseits der Unfall, andererseits der unfallfremde Kausalfaktor mit hinreichender Wahrscheinlichkeit jeweils eine conditio sine qua non für den Eintritt dieses Gesundheitsschadens bildet. Denn die Prüfung der Wahrscheinlichkeit hat sich *ausschließlich* auf die Frage zu beziehen, ob der *jeweilige Kausalfaktor* eine conditio sine qua non für den Eintritt des Gesundheitsschadens bildet. Ob diese Bedingung auch rechtlich als wesentlich zu werten ist und welche ursächliche Bedeutung ihr im Verhältnis zu anderen mitwirkenden Ursachen beizumessen ist, ist keine Frage der Wahrscheinlichkeit und darf daher nicht hier, sondern erst in späteren Schritten nach anderen Kriterien geprüft werden.

Umgekehrt ist bei dieser Beurteilung der Frage, inwieweit verschiedene – iS einer conditio sine qua non mit hinreichender Wahrscheinlichkeit mitwirkende – Kausalfaktoren rechtlich wesentlich zu der Entstehung des Schadens beitragen und welche ursächliche Bedeutung sie im Verhältnis zueinander haben, für eine Beurteilung nach Gesichtspunkten der Wahrscheinlichkeit kein Raum. Insoweit hat vielmehr eine Abwägung der ursächlichen Bedeutung der einzelnen Kausalfaktoren stattzufinden, die in tatsächlicher Hinsicht iS des Vollbeweises feststehen und deren ursächliche Beteiligung iS der conditio sine qua non hinreichend wahrscheinlich ist.

> Die sozialmedizinische Beurteilung der Wahrscheinlichkeit eines Ursachenzusammenhangs darf sich zudem – bei den unfallbedingten ebenso wie bei den unfallfremden Kausalfaktoren – nur auf **medizinisch-wissenschaftlich** *gesicherte* **Erkenntnisse** stützen. Bestehen in der medizinischen Wissenschaft keine solchen wirklich gesicherten Erkenntnisse über die Ursächlichkeit der einzelnen in Erwägung gezogenen Kausalfaktoren für die Entstehung des streitigen Gesundheitsschadens, darf eine Wahrscheinlichkeit eines Ursachenzusammenhangs nicht angenommen werden.

Dabei kommt es nicht auf die Meinung einzelner Wissenschaftler oder Gutachter an. Erforderlich ist vielmehr, dass die Wahrscheinlichkeit eines ursächlichen Zusammenhangs von der überwiegenden Mehrheit in der medizinischen Wissenschaft bejaht wird, auch wenn einzelne Wissenschaftler, Gutachter oder Gruppen von Gutachtern anderer Ansicht sein mögen.[1]

Auch das gilt für die unfallbedingten und die unfallfremden Kausalfaktoren in gleicher Weise.

> Daher darf ua dort, wo die wesentliche oder gar überwiegende ursächliche Mitwirkung einer **Schadensanlage** in Erwägung gezogen wird, schon die Wahrscheinlichkeit eines ursächlichen Zusammenhangs zwischen der Schadensanlage und dem Gesundheitsschaden nicht bejaht werden, wenn insoweit nur einzelne Meinungen oder Hypothesen, aber keine gesicherten, allgemein anerkannten medizinisch-wissenschaftlichen Erkenntnisse vorliegen.

Ist ein Ursachenzusammenhang auch nach Ausschöpfung aller Erkenntnismöglichkeiten **nicht ausreichend wahrscheinlich** zu machen, so gelten für dieses „non liquet" die Regeln über die Beweislast im sozialrechtlichen Verfahren (unten S 71).

Insbesondere gibt es hier – wie im gesamten Recht – keinen Grundsatz „in dubio pro aegroto", wie er gelegentlich von ärztlicher Seite in die Diskussion einzubringen versucht wird.

---

[1] vgl BSG SozR 3-2200 § 551 Nr 12 mwN; so auch *Anhaltspunkte* Nr 38

3 Sozialrecht

Besonderheiten bei Berufskrankheiten

Eine Besonderheit für die Prüfung der Wahrscheinlichkeit des ursächlichen Zusammenhangs besteht für **Berufskrankheiten**.

> Hier gilt seit dem 01.01.1997 die **gesetzliche Vermutung** des neuen § 9 Abs 3 SGB VII (S 158): Erkranken Versicherte, die infolge der besonderen Bedingungen ihrer versicherten Tätigkeit in erhöhtem Maße der Gefahr einer Erkrankung an einer Listenkrankheit ausgesetzt waren, an einer solchen Krankheit und können Anhaltspunkte für eine Verursachung außerhalb der versicherten Tätigkeit nicht festgestellt werden, wird vermutet, dass diese infolge der versicherten Tätigkeit verursacht worden ist.

Hier ist jetzt also eine Diskussion über die Wahrscheinlichkeit des ursächlichen Zusammenhangs mit den Einwirkungen aus der versicherten Tätigkeit nicht mehr zulässig, wenn eine Erkrankung iS der BK-Liste vorliegt, die besonderen Bedingungen der versicherten Tätigkeit in erhöhtem Maße die Gefahr einer Erkrankung an dieser Berufskrankheit begründen und konkrete Anhaltspunkte für eine berufsfremde Verursachung nicht festgestellt sind. Die gesetzliche Vermutung ersetzt dann die Prüfung der Wahrscheinlichkeit des ursächlichen Zusammenhangs und der Frage, ob die schädigenden beruflichen Einwirkungen rechtlich wesentlich sind. Eine abweichende Einzelfallbeurteilung ist jetzt nicht mehr zulässig, wenn diese Voraussetzungen erfüllt sind.

Bestehen jedoch konkreten Anhaltspunkte für eine berufsfremde Verursachung, greift die gesetzliche Vermutung nicht. Die Wahrscheinlichkeit des ursächlichen Zusammenhangs ist dann nach den allgemeinen Grundsätzen zu beurteilen.

> **!** Liegen solche **medizinisch-wissenschaftlichen Erkenntnisse** über die Wahrscheinlichkeit bestimmter exogener Einwirkungen für die Entstehung bestimmter Berufskrankheiten **aus der Sicht einzelner Wissenschaftler nicht hinreichend gesichert** vor (wie zB bei der BK Nr 2108), hat der Verordnungsgeber die Krankheit aber gleichwohl in die BK-Liste aufgenommen, geht diese Entscheidung den verbleibenden wissenschaftlichen Zweifeln vor.[1]

---

[1] vgl hierzu eingehend BSG SozR 3-2200 § 551 Nr 12, 16; SozR 4-2700 § 9 Nr 1 mwN

Der als Gutachter tätig werdende Arzt hat also die Wahrscheinlichkeit des ursächlichen Zusammenhangs zu bejahen, wenn die allgemeinen Listenvoraussetzungen und die besonderen Dosis-Wirkungs-Voraussetzungen erfüllt sind, auch wenn er persönlich anderer Ansicht ist.

Ungewissheit der Genese

Der ursächliche Zusammenhang einer bestimmten Krankheit mit schädigenden Einwirkungen aus den geschützten Risikobereichen kann nach alledem gelegentlich schon deswegen nicht hinreichend wahrscheinlich gemacht werden, weil Ätiologie und Pathogenese der Krankheit noch nicht ausreichend erforscht und deswegen keine hinreichend gesicherten medizinisch-wissenschaftlichen Erkenntnisse über die Entstehungsursachen gegeben sind (zB bei vielen Ca-Erkrankungen oder der multiplen Sklerose).

Keine solche Ungewissheit der Genese liegt dagegen vor, wenn (wie zB bei manchen Ca-Erkrankungen) die Ursächlichkeit bestimmter toxischer Faktoren (zB Asbest- oder Benzoleinwirkungen) epidemiologisch gesichert ist und lediglich die Wirkungsmechanismen im Einzelnen noch nicht voll bekannt sind.

Hier genügen für die Bejahung einer ausreichenden Wahrscheinlichkeit der Nachweis einer signifikant langen und/oder intensiven Exposition gegenüber derartigen (zB karzinogenen) toxischen Einwirkungen und gesicherter epidemiologischer Erkenntnisse, dass eine Exposition in entsprechendem Ausmaß die Erkrankung erfahrungsgemäß verursacht. In diesen Fällen muss die Möglichkeit, dass die Krankheit auch durch andere, dem privaten Lebensbereich (zB Lungenkarzinom/Rauchen) oder allgemeinen Umwelteinflüssen zuzuordnende Einwirkungen mit verursacht sein könnte, zurücktreten.

> Ist die Pathogenese der Krankheit dagegen **insgesamt ungewiss**, kann eine hinreichende Wahrscheinlichkeit dafür, dass Einwirkungen aus dem versicherungs- bzw versorgungsrechtlich geschützten Risikobereich zumindest eine wesentliche Teilursache für den streitigen Gesundheitsschaden bildet, idR nicht begründet werden.

Die Möglichkeit, dass die Krankheit trotz des Nachweises schädigender Einwirkungen aus solchen Bereichen und eines engen zeitlichen Zusammenhanges wesentlich auf anderen, bisher nicht erkannten schädigungsunabhängigen Ursachen exogener oder endogener Art beruht, ist dann zu groß.

Keine Ungewissheit *der Genese* in diesem Sinn liegt dagegen vor, wenn lediglich im tatsächlichen Bereich nicht feststellbar ist, welche von mehreren

3.1 Sozialrechtliche Kausalitätslehre

in Betracht kommenden Einwirkungen im konkreten Fall Ursache des streitigen Gesundheitsschadens ist,[1] wenn das Leiden diagnostisch nicht ausreichend geklärt werden kann oder Ungewissheit (auch) über den Zeitpunkt des Krankheitsbeginns besteht.[2] Fälle dieser Art sind nach den Grundsätzen der Beweislastverteilung zu beurteilen (S 71).

> In der GUV ist die Bejahung eines rechtlich wesentlichen Ursachenzusammenhangs in Fällen dieser Art idR ausgeschlossen.

Eine Kann-Versorgung (wie im sozEntschR), ein irgendwie gearteter Härteausgleich oder eine sonstige Entschädigungsmöglichkeit ist hier gesetzlich nicht vorgesehen.

Dies gilt jedoch nicht für **Berufskrankheiten**. Sind bestimmte Erkrankungen in die BK-Liste aufgenommen, besteht im Rechtssinn keine Ungewissheit der Genese mehr,[3] auch wenn – wie zB bei der BK Nr 2108 – in der Wissenschaft noch Zweifel hinsichtlich der Wahrscheinlichkeit des ursächlichen Zusammenhangs diskutiert werden.[4]

> Im **sozEntschR** wird dagegen nach § 1 Abs 3 Satz 2 BVG (und den entsprechenden Bestimmungen der anderen Gesetze des sozEntschR) eine sog Kann-Versorgung gewährt, wenn die zur Anerkennung der Gesundheitsstörung als Folge einer Schädigung erforderliche Wahrscheinlichkeit nur deshalb nicht gegeben ist, weil über die Ursache des festgestellten Leidens in der medizinischen Wissenschaft Ungewissheit herrscht (S 222).

Hierzu bestehen Richtlinien des BMA, welche Krankheiten – ggf unter welchen weiteren Voraussetzungen – für eine solche Kann-Versorgung in Betracht kommen (S 222).[5]

Vollbeweis der kausal wirksamen Tatsachen

Für die Feststellung des ursächlichen Zusammenhangs gilt die Beweiserleichterung der hinreichenden Wahrscheinlichkeit nur für die Beurteilung der Zusammenhangsfrage selbst, also die Frage, ob ein bestimmter Kausalfaktor (zB Unfall oder unfallfremden Faktor) eine conditio sine qua non für den Eintritt des Gesundheitsschadens bildet.

> Dagegen müssen alle **Tatsachen** und sonstigen Umstände – unfallbedingte ebenso wie unfallfremde –, auf die die Beurteilung der Wahrscheinlichkeit eines ursächlichen Zusammenhangs gestützt werden soll, **iS des Vollbeweises nachgewiesen** werden.[6]

Wird daher zB von dem Versicherten behauptet, ein bestehender Gesundheitsschaden beruhe ursächlich auf einem Unfall infolge versicherter Tätigkeit, müssen die versicherte Tätigkeit, der Unfall mit den von ihm ausgehenden Einwirkungen sowie der Gesundheitsschaden iS des Vollbeweises nachgewiesen sein. Die Wahrscheinlichkeit reicht nur für eine Antwort auf die Frage aus, ob die versicherte Tätigkeit eine conditio sine qua non für das Unfallereignis und dieses eine conditio sine qua non für den Eintritt des Gesundheitsschadens bildet.

Wird bei der sozialmedizinischen Beurteilung des ursächlichen Zusammenhangs erwogen, neben den Einwirkungen aus dem Unfall habe ein unfallfremder Kausalfaktor (zB eine Vorschädigung durch frühere Krankheit oder eine Schadensanlage aufgrund degenerativer Prozesse) an der Entstehung des streitigen Gesundheitsschadens (zB Fraktur, Bänder- oder Sehnenriss, Läsion von Rotatorenmanschette oder Meniskus, Bandscheibenvorfall usw) ursächlich wesentlich oder sogar überwiegend mitgewirkt, muss ein solcher unfallfremder Kausalfaktor gleichfalls nach Art und Ausprägung vorab in seinen tatsächlichen Grundlagen iS des Vollbeweises nachgewiesen sein. Sonst darf sich nicht einmal die Frage stellen, ob er eine wesentliche oder gar überwiegende Ursache für die Entstehung des streitigen Gesundheitsschadens war. Die Wahrscheinlichkeit reicht auch hier nur für eine Antwort auf die Frage aus, ob dieser in seinen tatsächlichen Grundlagen nachgewiesene Kausalfaktor gleichfalls eine conditio sine qua non für den Eintritt des Schadens gebildet hat.

Geht es daher zB um die Frage, ob ein Drehsturz die wesentliche Ursache für eine Kniescheibenluxation bildet

---

[1] BSG SozR 3100 § 1 Nr 19; 3850 § 52 Nr 1; BSG SozR 3-3200 § 81 Nr 13
[2] *Anhaltspunkte* Nr 39 Abs 3
[3] vgl hierzu auch § 9 Abs 3 SGB VII (S 158); *Brandenburg* BG 1993, 791
[4] vgl hierzu BSG SozR 3-2200 § 551 Nr 12
[5] *Anhaltspunkte* Nr 39 Abs 7

[6] einhM; vgl ua BSG SozR 2200 § 548 Nr 38, 70 und § 550 Nr 29; SozR 3-2200 § 584 Nr 4; BSG SozR 3-3200 § 81 Nr 6; *Brackmann* GUV § 8 Rdz 327; *Erlenkämper* S 114, jeweils mwN

oder ob diese überwiegend auf einer unfallunabhängigen habituellen Bandinstabilität beruht, reicht die Wahrscheinlichkeit nur für die Antwort auf die Frage aus, ob das Unfallereignis einerseits und die habituelle Bandinstabilität andererseits jeweils eine conditio sine qua non für den Eintritt des Schadens bilden. Dagegen sind die dieser Beurteilung zugrunde liegenden Tatsachen – im Beispiel einerseits das Unfallereignis, andererseits die habituelle Bandinstabilität – iS des Vollbeweises nachzuweisen.

> Ein solcher **Vollbeweis** setzt voraus, dass die erforderliche Feststellung mit einem so hohen Grad an Gewissheit getroffen wird, dass bei vernünftiger, lebensnaher Würdigung aller Umstände des Einzelfalls kein begründbarer Zweifel an dem Vorliegen der Tatsache bzw des Geschehnisablaufs besteht.[1]

Eine absolute, *jeden* erdenklichen Zweifel ausschließende Gewissheit braucht indes nicht zu bestehen. Der Vollbeweis ist daher auch gegeben, wenn bei vernünftiger Abwägung trotz letzter Zweifel das Vorliegen der Tatsache in so hohem Maße als sicher gewertet werden kann, dass der volle Beweis als erbracht angesehen werden kann. Dagegen reicht hier die (hinreichende) Wahrscheinlichkeit ebenso wenig aus wie Annahmen, Vermutungen, „gute Möglichkeiten" oder sonstige Hypothesen.[2]

Die allgemein bei der Beweiswürdigung geltenden **Beweiserleichterungen** (wie zB der Beweis des ersten Anscheins oder der Indizienbeweis) sind aber auch hier anwendbar, sofern sie zur sicheren Überzeugung von dem Bestehen der Tatsache oder des Sachverhaltes führen.[3]

> IS des **Vollbeweises** nachgewiesen sein müssen zunächst die anspruchsbegründenden **unfallbedingten Kausalfaktoren**.

Im Wege eines solchen Vollbeweises nachgewiesen sein müssen:
➤ die versicherte bzw versorgungsrechtlich geschützte Tätigkeit (zB betriebliche Tätigkeit, Dienstverrichtung usw),
➤ die den inneren Zusammenhang (S 49) begründenden Umstände,

➤ die das schädigende Unfallereignis und die hiervon ausgehenden schädigenden Einwirkungen kennzeichnenden Tatsachen und Geschehensabläufe sowie
➤ das Bestehen des streitigen Gesundheitsschadens.

Eine Wahrscheinlichkeit reicht insoweit nicht aus. Sie genügt nur für die Beurteilung des ursächlichen Zusammenhangs iS der conditio sine qua non zwischen diesen Tatsachen.

> Ebenso iS des Vollbeweises nachgewiesen sein müssen alle **unfallfremden Kausalfaktoren**, deren ursächlich wesentliche Mitwirkung an der Entstehung des Gesundheitsschadens erwogen wird.

Auch sie müssen, sollen sie in die Beurteilung eingehen, in ihren tatsächlichen Grundlagen sicher feststehen.[4] Sonst darf sich – so das BSG wiederholt wörtlich – „gar nicht erst die Frage stellen", ob sie überhaupt eine Bedingung für den Eintritt des streitigen Gesundheitsschadens gewesen sind.[5]

Denn im Verwaltungs- ebenso wie im gerichtlichen Verfahren dürfen aus Gründen der Rechtsstaatlichkeit, Rechtssicherheit sowie der Durchsichtigkeit und Nachvollziehbarkeit der Rechtsanwendung den Entscheidungen stets nur Tatsachen zugrunde gelegt werden, die iS des Vollbeweises bewiesen sind. Auf Annahmen, Vermutungen und sonstige Hypothesen, die nicht bewiesen und auch nicht beweisbar sind, darf eine Rechtsanwendung nicht gestützt werden.[6]

In der sozialmedizinischen Begutachtung ist die **Beweisbedürftigkeit der unfallfremden Kausalfaktoren** vor allem dann problematisch, wenn ein ursächlicher Zusammenhang des streitigen Gesundheitsschadens mit dem Unfallereignis feststeht, aber erwogen wird, der Eintritt desselben sei durch solche unfallfremden Kausalfaktoren (wie zB eine Schadensanlage) ursächlich überwiegend und damit rechtlich allein wesentlich verursacht.

---

[1] stdRspr mit unterschiedlichen, aber inhaltsgleichen Formulierungen; vgl ua BSG SozR 2200 § 555 a Nr 1 mwN.
[2] stdRspr; vgl ua BSG SozR RVO § 550 Nr 29, 75, 84; SozR 2200 § 548 Nr 84 und § 555 a Nr 1; SozR 3850 § 51 Nr 9
[3] BSGE 8, 245; 12, 242; 19, 52; BSG SGb 1976, 499; *Erlenkämper* S 115
[4] stdRspr; vgl ua BSG SozR 2200 § 548 Nr 27; SozR 3-2200 § 584 Nr 4
[5] so ua BSG SozR 2200 § 548 Nr 84; BSG 06. 12. 1989 – 2 RU 7/89 –, Meso B 240/123
[6] stdRspr; vgl ua BSG SozR 2200 § 548 Nr 75, 84, 91, § 550 Nr 75; SozR 3-2200 § 548 Nr 4; BSG 06. 12. 1989 – 2 RU 7/89 – Meso B 240/123

3.1 Sozialrechtliche Kausalitätslehre

Denn dann muss eine Abwägung zwischen den einzelnen mitwirkenden Kausalfaktoren hinsichtlich ihrer ursächlichen Bedeutung erfolgen (oben S 61). Eine solche Abwägung darf jedoch nur zwischen Kausalfaktoren erfolgen, die in ihren tatsächlichen Grundlagen bewiesen sind und dadurch sicher feststehen.[1] Können solche Kausalfaktoren schon in ihren tatsächlichen Grundlagen nicht hinreichend sicher nachgewiesen werden, stellt sich – so das BSG wiederholt wörtlich – „nicht einmal die Frage", ob sie Ursache im Rechtssinn gewesen sein könnten (S 68).

Soll also zB erwogen werden, eine Ossifikationsstörung sei die allein wesentliche Ursache für die bei einem Arbeitsunfall eingetretenen Fraktur, muss das Vorliegen einer solchen Ossifikationsstörung für den individuellen Einzelfall nach Art und Ausprägung sowie dem Ausmaß ihrer Ansprechbarkeit für exogene Belastungen (S 75) für den vorliegenden Einzelfall individuell iS des Vollbeweises nachgewiesen werden. Kann ein solcher Beweis nicht erbracht werden, darf sich „nicht einmal die Frage" stellen, ob eine solche Schadensanlage auch nur conditio sine qua non, geschweige denn wesentliche oder gar überwiegende Ursache des bestehenden Gesundheitsschadens war.

> ❗ Steht also einerseits fest, dass der streitige Gesundheitsschadens (im Beispiel die Fraktur) durch ein (nachgewiesenes) Unfallereignis iS der conditio sine qua non verursacht worden ist, drängt sich aus ärztlicher Sicht aber die Überlegung auf, der Arbeitsunfall sei keine *wesentliche* Ursache – auch keine wesentliche *Teil*ursache –, weil unfallfremde Faktoren (im Beispiel die Ossifikationsstörung) an Bedeutung eindeutig überwögen und das Unfallereignis demgegenüber praktisch unbedeutend sei, darf gleichwohl ein ursächlich wesentlicher Zusammenhang mit dem Arbeitsunfall nicht verneint, nicht einmal diskutiert werden, wenn Art und Ausmaß der unfallfremden Faktoren (im Beispiel die Ossifikationsstörung) in tatsächlicher Hinsicht nicht überzeugend nachgewiesen sind.[2]

Kommt solchen unfallfremden Kausalfaktoren jedoch **nur die Bedeutung einer wesentlichen Teilursache** neben dem Unfallereignis (als gleichfalls wesentlicher Teilursache) zu, ist deren Nachweis in der Praxis letztlich nicht erforderlich.

Denn dann können solche Faktoren, auch wenn sie nachgewiesen sind, die rechtliche Wesentlichkeit des schädigenden Ereignisses nicht ausschließen. Nach den Rechtsgrundsätzen über die konkurrierende Kausalität genügt es für die Anerkennung und Entschädigung des Gesundheitsschadens als Unfallfolge vielmehr, dass das Unfallereignis eine wesentliche Teilursache bildet, auch wenn daneben andere, unfallfremde Faktoren als weitere wesentliche Teilursachen mitwirken (S 58).

Dann genügt im sozialmedizinischen Gutachten der Hinweis, dass nach allgemeiner ärztlicher Erfahrung zwar eine Schadensanlage ursächlich wesentlich mitgewirkt habe, auch wenn diese im Einzelfall nicht hinreichend sicher nachgewiesen werden könne, dass diese Schadensanlage aber auch dann, wenn sie sicher nachweisbar wäre, nur eine weitere wesentliche Teilursache neben dem Unfallereignis bilde, ihr insbesondere nicht die Bedeutung einer allein wesentlichen Ursache beigemessen werden könne.

Andererseits dürfen die **Beweisanforderungen** an die Feststellung der rechtserheblichen Tatsachen – der rechtsbegründenden ebenso wie der rechtshindernden – von juristischer Seite her **nicht überspannt** werden.[3]

Das gilt auch für die **unfallfremden Kausalfaktoren**. Kann deren Vollbeweis nicht direkt zB anhand exakter Vorbefunde ausreichend sicher geführt werden, können zum Beweis auch **Indizien** herangezogen werden, sofern sie die sichere Überzeugung von dem Bestehen der beweisbedürftigen Tatsache begründen.

> Problematisch sind hier insbesondere **Schadensanlagen**, die sich als etwas nur „Angelegtes" dem sicheren Beweis vielfach entziehen (S 73).

Bestehen zB bei degenerativ bedingten Schadensanlagen gesicherte medizinisch-wissenschaftliche, insbesondere pathologisch-anatomische Erkenntnisse und Erfahrungen über Entstehung und Entwicklung des jeweiligen Degenerationsprozesses, und begründen diese allgemeinen Erkenntnisse in Zusammenwirken mit beweismäßig gesicherten Befundtatsachen (zB gleichartige Befunde am

---

[1] BSG SozR 3-2200 § 548 Nr 11
[2] so ausdrücklich BSG 24. 02. 1988 – 2 RU 30/87 – Meso B 290/141 und 06. 12. 1989 – 2 RU 7/89 – Meso B 240/123
[3] vgl hierzu im einzelnen *Erlenkämper* SGb 1997, 355 mwN

selben, einem benachbarten oder korrespondierenden Organ) bei dem jeweiligen Versicherten als Indizien die sichere Überzeugung von Art und Ausprägung der Schadensanlage am geschädigten Organ und dem Ausmaß ihrer Ansprechbarkeit für exogene Belastungen auch im konkreten Einzelfall, kann der erforderliche Vollbeweis auch auf diesem Weg erbracht werden.

Allgemein gültige **Kriterien** für den Nachweis solcher unfallfremder Kausalfaktoren **im Indizienweg**, insbesondere über Art und Ausprägung von Schadensanlagen, ihre ursächliche Wirksamkeit und das Ausmaß ihrer Ansprechbarkeit auf exogene Belastungen, sind kaum zu bestimmen. Als erster Anhaltspunkt können jedoch folgende Erwägungen dienen:

Je sicherer einerseits die allgemeinen pathologisch-anatomischen Erkenntnisse über das Vorliegen einer solchen Schadensanlage sind, je mehr indizielle Befunde am geschädigten (oder auch einem benachbarten oder korrespondierenden Organ) für das Bestehen wie auch das Ausmaß und die Ansprechbarkeit dieser Schadensanlage im konkreten Einzelfall nachweisbar sind und je geringfügiger andererseits die schädigenden Einwirkungen aus dem Unfallereignis sind, umso eher wird das Bestehen und die ursächliche Wirksamkeit der Schadensanlage im jeweiligen Einzelfall durch solche Indizien überzeugend zu begründen sein.

Umgekehrt sind an den konkreten Nachweis einer solchen Schadensanlage umso höhere Anforderungen zu stellen, je unsicherer einerseits auch nach den allgemeinen pathologisch-anatomischen Erkenntnissen das Vorliegen sowie Art, Ausmaß und Ansprechbarkeit im konkreten Einzelfall bleibt, je weniger indizielle Befunde hierfür im Einzelfall nachweisbar sind und je gravierender andererseits die schädigenden Einwirkungen aus dem Unfall waren.

> Eine solche **Beweisführung im Indizienwege** kann den unmittelbaren Vollbeweis aber nur ausnahmsweise ersetzen.

Sie darf nur zur Anwendung kommen, wenn sie geeignet ist, dem Leistungsträger bzw Gericht die wirklich **volle Überzeugung** von dem Bestehen der rechtserheblichen Tatsache (im Beispiel: Art und Ausprägung sowie Ausmaß der Ansprechbarkeit der Schadensanlage) zu vermitteln.

> **!** Dabei ist der **Schluss vom Ergebnis** (zB dem Schadensbild) **auf die Ursache** nicht zulässig.

Es kann und darf also idR nicht argumentiert werden, das festgestellte Unfallereignis sei nach Art und/oder Schwere nicht geeignet gewesen, den streitigen Gesundheitsschaden bei einem „Gesunden" hervorzurufen; nach allgemeiner ärztlicher Erfahrung *müsse* daher eine unfallfremde Ursache wirksam gewesen sein, zB eine Schadensanlage, die so stark ausgeprägt und so leicht ansprechbar war, dass zur Auslösung der akuten Erscheinungen auch ein alltäglich vorkommendes Ereignis ausgereicht hätte.

Notwendig ist vielmehr umgekehrt der Beweis des Vorliegens und der ursächlichen Wirksamkeit eines jeden unfallfremden Kausalfaktors, im Beispiel der Beweis der Schadensanlage nach Art und Ausprägung sowie Ausmaß ihrer Ansprechbarkeit *bei dem konkret Betroffenen*. Dabei kann das Schadensbild und ein sich von daher nach allgemeiner ärztlicher Erfahrung aufdrängender Rückschluss auf das Bestehen und die ursächliche Mitwirkung eines unfallfremden Kausalfaktors *ein Indiz* im Rahmen der Beweisführung sein, wenn diese im Übrigen von beweismäßig gesicherten individuellen Befunden des Versicherten (zB gleichartige Befunde am selben, einem benachbarten oder korrespondierenden Organ) getragen wird und so die sichere Überzeugung nicht nur von dem Bestehen, sondern auch von Art und Ausmaß der ursächlichen Wirksamkeit des unfallfremden Kausalfaktors begründet. Annahmen, Vermutungen oder sonstige Hypothesen können auch hier – wie stets bei der Zusammenhangsbeurteilung – den erforderlichen Beweis nicht ersetzen.

Nur in seltenen Ausnahmefällen wird zB bei einem durch eine Unfalleinwirkung (zB Anheben eines Gegenstands) ausgelösten Riss der langen Bizepssehne argumentiert werden können, die Funktionseinheit Muskel/Sehne sei anatomisch so ausgelegt, dass die Sehne gegenüber dem Muskel ein Mehrfaches an Belastung aushalte; wenn der Muskel die Belastung ausgehalten habe, die Sehne aber gleichwohl gerissen sei, sei dies ein zwingendes Indiz, dass sie degenerativ hochgradig vorgeschädigt war. Ob ein solches Indiz zur Überzeugungsbildung ausreicht, hängt dann aber einmal auch von Art und Schwere der Belastung ab, zum anderen davon, ob sich auch feststellen lässt, dass diese Vorschädigung so hochgradig ausgeprägt war, dass es zur Auslösung der akuten Ruptur wahrscheinlich auch durch ein alltäglich vorkommendes Ereignis gekommen wäre.

Bleiben aber trotz solcher Indizien **Zweifel**, ob oder in welchem Ausmaß solche unfallfremden Kausalfaktoren tatsächlich vorhanden waren, ist der erforderliche **Vollbeweis nicht erbracht**.

> Bei der sozialmedizinischen Begutachtung darf nach alledem zum Zweck der Beweisführung nicht allein mit dem Argument der **„ärztlichen Erfahrung aus einer Vielzahl gleichgelagerter Fälle"** operiert werden.

3.1 Sozialrechtliche Kausalitätslehre

Denn nach den Grundsätzen der sozialrechtlichen Kausalitätslehre und den hierfür geltenden Beweisanforderungen ist nicht rechtserheblich, was unter gleichen Umständen erfahrungsgemäß bei einer Vielzahl *anderer* Personen anzutreffen ist; maßgebend sind vielmehr die individuellen Verhältnisse bei dem jeweils Betroffenen (S 54).

Eine Argumentation zB dahin, nach gesicherter pathologischer Erfahrung seien bei allen Personen über 50 Jahren die Bandscheiben in den Hauptbewegungssegmenten der Wirbelsäule infolge allgemeiner Verschleißprozesse und einer Vielzahl früherer Mikrotraumen so stark degeneriert, dass bei einem eintretenden Bandscheibenvorfall den (nachgewiesenen) Einwirkungen aus einem Arbeitsunfall nur die Bedeutung einer Gelegenheitsursache beigemessen werden könne, wird in dieser Allgemeinheit den hier geltenden Beweisanforderungen nicht gerecht und ersetzt den erforderlichen Vollbeweis nicht.[1] Es muss schon – ggf anhand von eindeutigen Indizien – überzeugend nachgewiesen sein, dass auch im streitigen *individuellen Einzelfall* die geschädigte Bandscheibe des konkret Betroffenen tatsächlich degenerativ bereits so stark verändert und die daraus resultieren Schadensanlage so ausgeprägt und so leicht ansprechbar war, dass der Eintritt eines Bandscheibenvorfalls gleichen Ausmaßes und mit gleichen Auswirkungen mit hinreichender Wahrscheinlichkeit zu annähernd gleicher Zeit auch durch Belastungen des täglichen Lebens oder gar aus sich heraus eingetreten wäre.

> ❗ Nach den **Erfahrungen der Praxis** werden diese Beweisanforderungen selbst von sozialmedizinisch erfahrenen Gutachtern vielfach nicht ausreichend beachtet.

Immer wieder finden sich in Zusammenhangsgutachten Ausführungen zur allein wesentlichen Verursachung eines streitigen Gesundheitsschadens durch unfallunabhängige Kausalfaktoren, obwohl diese in ihren tatsächlichen Grundlagen nicht ausreichend sicher bewiesen sind. Dies gilt besonders, wenn es um die Beurteilung von Schadensanlagen oder den Umgang mit dem Begriff der Gelegenheitsursache geht.

Beweislast im Kausalitätsrecht

Im Bereich des Sozialrechts haben die Sozialleistungsträger und notfalls die Gerichte den rechtserheblichen Sachverhalt von Amts wegen aufzuklären, §§ 20 SGB X, 103 SGG. Sie sind dabei an das Vorbringen der Beteiligten und ihre Beweisanträge nicht gebunden. Das soziale Verfahrensrecht kennt daher keine Behauptungs- und keine Beweisführungslast.

Ähnlich wie in allen anderen Rechtsbereichen erhebt sich aber auch hier die Frage, welche Folgen es hat, wenn sich eine rechtserhebliche Tatsache von Amts wegen trotz einer alle Möglichkeiten ausschöpfenden Sachaufklärung nicht hat beweisen lassen und auch eine sorgfältige Würdigung aller vorhandenen (Einzel-)Beweise und Indizien die Ungewissheit nicht hat beseitigen können (sog „non liquet").

> Auch im Sozialrecht gilt dann der Grundsatz der **objektiven Beweislast**.
> Danach hat die Folgen der objektiven Beweislosigkeit oder Nichtfeststellbarkeit einer Tatsache derjenige Beteiligte zu tragen, der aus dieser Tatsache Rechte herleiten könnte.[2]

Die Last des nicht erbrachten Beweises trägt daher:[3]
- hinsichtlich der rechtsbegründenden Tatsachen der Anspruchsteller (Versicherter, Versorgungsberechtigter, Hinterbliebener usw),
- hinsichtlich der rechtshindernden Tatsachen dagegen regelmäßig der Sozialleistungsträger.

> Diese Grundsätze gelten auch für den **ursächlichen Zusammenhang**.

So hat der **Anspruchsteller** die Beweislast zu tragen für eine nicht ausreichende Wahrscheinlichkeit eines rechtlich wesentlichen ursächlichen Zusammenhangs zwischen der geschützten Tätigkeit und dem schädigenden Ereignis (haftungsbegründende Kausalität) sowie zwischen diesem schädigenden Ereignis und dem streitigen Gesundheitsschaden (haftungsausfüllende Kausalität) einschließlich aller diese Zusammenhänge begründenden Tatsachen.

In die Beweislast des **Sozialleistungsträgers** fällt dagegen, wenn die versicherte Tätigkeit und das Unfallereignis erwiesen sind, das Bestehen und die ursächliche Wirk-

---

[1] vgl hierzu im einzelnen *Erlenkämper* SGb 1997, 355 mwN

[2] stdRspr seit BSGE 6, 70, 72 und einhM

[3] einhM; vgl ua BSG Breith 1988, 194; *Brackmann* GUV § 8 Rdz 328; *Erlenkämper* S 119, jeweils mwN

samkeit schädigungsunabhängiger Kausalfaktoren sowohl im haftungsbegründenden wie auch im haftungsausfüllenden Bereich, die, wenn sie erwiesen wären, wegen ihrer eindeutig überwiegenden Bedeutung für den Eintritt des Schadens die rechtliche Wesentlichkeit des ursächlichen Zusammenhangs zwischen der geschützten Tätigkeit und dem Schädigungsereignis bzw zwischen diesem Schädigungsereignis und dem streitigen Gesundheitsschaden nach den Grundsätzen der konkurrierenden Kausalität als unbedeutend verdrängen könnten.[1]

> **!** Die Beweislast umfasst nicht nur die Wahrscheinlichkeit der Kausalität insgesamt, sondern auch – und gerade – die (Einzel-)**Tatsachen**, aus denen sich die Argumente für und gegen die Wahrscheinlichkeit des Ursachenzusammenhangs mit dem Schädigungsereignis und bei der erforderlichen Abwägung der ursächlichen Bedeutung dieses Schädigungsereignisses mit anderen, schädigungsunabhängigen Kausalfaktoren ableiten.[2]

Damit gehört das Nichtvorhandensein schädigungsunabhängiger Kausalfaktoren und der sie begründenden Tatsachen entgegen früherer Auffassung nicht zu den sog **negativen Tatbestandsmerkmalen** und fällt dementsprechend nicht in die Beweislast des Anspruchstellers.

3.1.5 Schadensanlage und anlagebedingte Leiden

Allgemeines

Viele Gesundheitsschäden sind in ihrer Entstehung multikausaler Natur, das Produkt des Zusammenwirkens vielfältiger Ursachen aus dem endogenen wie dem exogenen Bereich. Schädigende exogene Einwirkungen, die eine Vielzahl von Personen treffen, bewirken aber durchweg nur bei einigen von ihnen Gesundheitsschäden.[3]

Dies gilt nicht nur zB für Infektionen, sondern auch für andere Schädigungseinwirkungen, insbesondere für zahlreiche Berufskrankheiten, und selbst für Unfälle. Denn auch hier bewirken gleichartige äußere Einwirkungen nur bei einem Teil der Betroffenen Frakturen, Luxationen, Bänder- oder Sehnenrisse, Läsionen an Rotatorenmanschetten, Meniskusrupturen oder Bandscheibenvorfälle usw, bei anderen hingegen nicht.

Es ist daher offensichtlich, dass in solchen Fällen neben äußeren Einwirkungen eine in der individuellen Konstitution liegende besondere Krankheitsdisposition, eine sog **Schadensanlage**, an der Entstehung des Gesundheitsschadens mitwirkt, ohne die der Schaden nicht entstanden wäre. Man spricht bei solchen Gesundheitsschäden auch von **anlagebedingten Leiden** oder kurz Anlageleiden.[4]

Eine solche Schadensanlage, eine solche individuell erhöhte Krankheitsdisposition kann auf einer allgemeinen endogen bzw konstitutionell vorgegebenen Veranlagung (zB habituelle Bindegewebe- oder Bänderschwäche) beruhen, sie kann aber auch Folge angeborener oder erworbener Vorschädigungen (zB Amputationen, erhebliche Deformierungen von Extremitäten, Skoliosen usw) oder rein degenerativer Prozesse (zB an Gelenken, Bandscheiben, Menisken, Bändern oder Sehnen) sein.

Die vielfältigen Verursachungsmöglichkeiten eines Gesundheitsschadens durch solche Schadensanlagen, Art und Ausmaß ihres Zusammenwirkens untereinander und mit schädigenden Einwirkungen sowohl aus den geschützten Risikobereichen wie auch aus dem Privatleben (zB Sport, Hobbyarbeiten, aber auch Mikrotraumen durch Belastungen des normalen Alltagslebens) und die Mechanismen, die letztlich zur Auslösung des konkreten Gesundheitsschadens führen, sind auch heute vielfach noch nicht voll erforscht und lassen so oftmals nur Raum für Hypothesen hinsichtlich Art und Bedeutung ihrer ursächlichen Beteiligung, nicht aber für exakte, den juristischen Beweisanforderungen standhaltende Feststellungen über die im konkreten Einzelfall nachweisbar kausal wirksamen Faktoren. Derartige Schadensanlagen sind vielfach auch an der **Entstehung unfall- oder schädigungsbedingter Gesundheitsschäden** als unfallfremde bzw schädigungsunabhängige Kausalfaktoren ursächlich beteiligt.

Sozialmedizinische Beurteilung

Die auch sozialrechtlich zutreffende Beurteilung des ursächlichen Zusammenhangs eines Gesundheitsschadens mit den (nachgewiesenen) Einwirkungen aus einem Dienst- oder Arbeitsunfall bereitet, wenn erwogen wird, dass auch solche Schadensanlagen ursächlich an der Entstehung des streitigen Gesundheitsschadens beteiligt sind, in

---

[1] stdRspr; vgl ua BSGE 13, 9; 43, 110; 61, 127; BSG SozR 2200 § 548 Nr 84

[2] BSG SozR 2200 § 548 Nr 38 und § 550 Nr 29, jeweils mwN

[3] vgl hierzu weiterführend *Erlenkämper* S 120

[4] vgl hierzu *Erlenkämper* SGb 1997, 355

3.1 Sozialrechtliche Kausalitätslehre

der sozialmedizinischen Begutachtungspraxis nach wie vor Probleme.

> Die **sozialmedizinische Beurteilung solcher Schadensanlagen** hinsichtlich ihrer ursächlichen Bedeutung im Verhältnis zu den mitwirkenden Unfalleinwirkungen hat nicht nach rein medizinisch geprägten Vorstellungen und Meinungen zu erfolgen, sondern nach den **Beurteilungskriterien der sozialrechtlichen Kausalitätslehre** in Fällen der **konkurrierenden Kausalität** (S 58).

Denn hierbei handelt es sich um die typische Konstellation, dass unfallbedingte und unfallfremde Ursachen in ihrer Bedeutung für den Eintritt des streitigen Gesundheitsschadens miteinander konkurrieren.

Die Entscheidungen der Leistungsträger bzw der Sozialgerichte haben nach diesen Grundsätzen zu erfolgen. Deswegen müssen auch im sozialmedizinischen Gutachten, das ja Grundlage dieser Entscheidungen bilden soll, diese Grundsätze Anwendung finden.

> Die Beurteilungskriterien der sozialrechtlichen Kausalitätslehre unterscheiden sich aber wesentlich von verbreiteter medizinischer Begutachtungspraxis.

Die Schadensanlage gilt zunächst, einer ungezwungen-natürlichen Betrachtung folgend, nur als **Ursache einer Krankheit**, nicht als Krankheit selbst.[1] Schon vom Wortsinn her ist sie nur etwas „Angelegtes", etwas Potenzielles, das, um auch klinisch-funktionell und damit als Krankheit im Rechtssinn (S 12) manifest zu werden, noch der Auslösung durch andere Faktoren bedarf. Erfolgt diese Auslösung durch Einwirkungen aus einem Dienst- oder Arbeitsunfall, kommt daher stets nur ein ursächlicher Zusammenhang iS der Entstehung in Betracht, nicht iS der Verschlimmerung (S 81).

Das gilt auch, wenn die Schadensanlage aus einer bereits manifest vorliegenden Krankheit, den Folgen eines früheren Unfalls oder auch aus klinisch bisher stummen degenerativen Veränderungen resultiert, diese Vorschädigung aber an dem durch das nunmehrige Unfallereignis betroffenen Organ noch nicht zu klinisch-funktionell manifesten Funktionsbeeinträchtigungen geführt hatte.

---

[1] BSGE 5, 232; 9, 104; BSG SozR 3100 § 1 Nr 3; *Erlenkämper* S 126 mwN

> Wird neben den (nachgewiesenen) Unfalleinwirkungen eine ursächlich wesentliche Mitwirkung einer solchen Schadensanlage an der Entstehung des Gesundheitsschadens erwogen, hat nach den Grundsätzen der sozialrechtlichen Kausalitätslehre den **Ausgangspunkt** für die Prüfung des ursächlichen Zusammenhangs zu bilden, ob diese Schadensanlage nach Art und Ausprägung sowie dem Ausmaß ihrer individuellen Ansprechbarkeit auf exogene Einwirkungen für den konkret zu beurteilenden Einzelfall in ihren tatsächlichen Grundlagen iS des Vollbeweises **sicher nachgewiesen ist** (S 59).

Die Rechtsordnung erfordert zwingend einen solchen **Vollbeweis**, wenn die Schadensanlage in die Beurteilung des ursächlichen Zusammenhangs eingehen soll. Kann dieser Beweis nicht erbracht werden, stellt sich „erst gar nicht die Frage", ob sie überhaupt Ursache im Rechtssinn sein könnte (S 76).

Denn in die Entscheidungen der Leistungsträger und der Sozialgerichte dürfen aus rechtsstaatlichen Gründen nur solche Tatsachen eingehen, die iS eines solchen Vollbeweises nachgewiesen sind (S 67). Deswegen muss auch im sozialmedizinischen Gutachten, das ja Grundlage der Entscheidung des Leistungsträgers bzw Gerichts bilden soll, dieser Vollbeweis geführt werden.

> Dieser Nachweis ist daher auch bei der sozialmedizinischen Begutachtung die **absolute und unverzichtbare Voraussetzung** für jede Prüfung, ob eine Schadensanlage an der Entstehung des Gesundheitsschadens ursächlich wesentlich oder sogar überwiegend beteiligt ist.

Nach ihrem von Ausbildung und ärztlicher Erfahrung geprägten Verständnis sehen es ärztliche Gutachter aber verbreitet als selbstverständlich und daher als nicht beweisbedürftig an, dass Organe wie zB Menisken, Sehnen und Bänder, Bandscheiben oder Rotatorenmanschetten durch allgemeine Degeneration und/oder zahlreiche vorausgegangene Mikrotraumen einem natürlichen Verschleiß unterliegen und so vor allem mit zunehmendem Alter eine erhöhte Disposition für den Eintritt manifester Gesundheitsschäden begründen.

Sie neigen daher vielfach dazu, Schäden an solchen Organen, auch wenn sie durch einen Dienst- oder Arbeitsunfall ausgelöst worden sind, nicht als Unfallfolge, sondern als Manifestation eines unfallunabhängigen degenerativen Prozesses „bei Gelegenheit" des Unfalls zu werten und – mit Ausnahme weniger besonders gravierender Schadensmuster – zB Bandscheibenvorfälle, Läsionen der Menisken oder Rotatorenmanschetten, Bänder- und Sehnenrisse von vornherein ursächlich allein wesentlich auf eine solche degenerative Schadensanlage zurückzuführen und den Unfall auch dann nur als Gelegenheitsursache zu bewerten,[1] wenn die Schadensanlage nicht individuell iS des Vollbeweises nachgewiesen ist.

Eine solche Beurteilung entspräche aber nicht den Grundsätzen der sozialrechtlichen Kausalitätslehre über die Beweisbedürftigkeit aller als Ursache des streitigen Gesundheitsschadens erwogenen Faktoren (S 68).

> Auch wenn diese Beweisanforderungen in der Sozialmedizin vielfach auf Unverständnis stoßen, kann die Rechtsordnung auf diesen Beweis nicht verzichten, jedenfalls dann nicht, wenn erwogen wird, die Schadensanlage als eindeutig überwiegende und damit rechtlich allein wesentliche Ursache des streitigen Gesundheitsschadens zu beurteilen.

Denn unbewiesene Unterstellungen, Annahmen, Vermutungen oder sonstige Hypothesen, gute Möglichkeiten und selbst eine gewisse Wahrscheinlichkeit vermögen hier wie im gesamten Kausalitätsrecht diesen erforderlichen Beweis nicht zu ersetzen,[2] auch nicht ein Rückgriff auf allgemeines ärztliches Erfahrungswissen, wenn dieses sich nicht auf nachgewiesene Befunde des konkreten Einzelfalls stützen kann.

Beruht die Schadensanlage ursächlich auf einer Vorschädigung oder einer sonstigen pathologisch eindeutig feststellbaren Veränderung (zB von Ossifikationsstörungen, Amputationen, angeborenen oder erworbenen Fehlstellungen im Bereich von Extremitäten, der Hüften, des Beckens, primären Torsionen und/oder Skoliosen der Wirbelsäule, Osteoporose usw), wird der Vollbeweis der daraus resultierenden Schadensanlage idR keine Probleme bereiten.

> Ist die Schadensanlage dagegen rein konstitutioneller oder degenerativer Art, werden nicht selten Beweisschwierigkeiten einsetzen.[3]

Liegen keine eindeutigen diesbezüglichen Vorbefunde vor, wird sich die Schadensanlage einem Vollbeweis nicht selten entziehen, weil sie ja vielfach nur etwas „Angelegtes" und somit noch nicht etwas real Existentes und damit Beweisbares ist. Dies gilt nicht zuletzt für klinisch bisher stumme degenerative Verschleißveränderungen zB an Gelenken, Rotatorenmanschetten, Bandscheiben, Menisken und Sehnen, wenn keine beweiskräftigen Vorbefunde oder andere überzeugende Indizien vorliegen, die das Vorhandensein einer solchen Schadensanlage überzeugend beweisen.

> Auch wenn die Schadensanlage in ihren tatsächlichen Grundlagen in diesem Sinn nachgewiesen ist, muss ihre ursächliche Beteiligung an dem Eintritt des Schadens weiterhin zumindest **hinreichend wahrscheinlich** (S 64) sein.

Dazu gehört vor allem, dass wirklich **gesicherte medizinisch-wissenschaftliche Erkenntnisse** über die ursächliche Wirksamkeit der Schadensanlage für einen Gesundheitsschaden wie den vorliegenden bestehen.

Hypothesen einzelner Gutachter oder gar apodiktische Behauptungen, die wissenschaftlich nicht, noch nicht oder nicht mehr allgemein anerkannt sind, vermögen eine solche Wahrscheinlichkeit nicht zu begründen.[4]

> Eine Besonderheit besteht insoweit jetzt für **Berufskrankheiten**. Hier gilt seit dem 01.01.1997 die **gesetzliche Vermutung** des § 9 Abs 3 SGB VII.

Erkranken Versicherte, die infolge der besonderen Bedingungen ihrer versicherten Tätigkeit in erhöhtem Maße der Gefahr einer Erkrankung an einer in der BKVO genannten Berufskrankheit ausgesetzt waren, an einer solchen Krankheit und können Anhaltspunkte für eine Verursachung außerhalb der versicherten Tätigkeit nicht festgestellt werden, wird vermutet, dass diese durch die versicherte Tätigkeit verursacht worden ist (S 158).

Hier ist jetzt also eine Diskussion über die Wahrscheinlichkeit des ursächlichen Zusammenhangs mit den Einwirkungen aus der versicherten Tätigkeit wegen einer mitwirkenden Schadensanlage nicht mehr zulässig, wenn diese Voraussetzungen gegeben sind. Die gesetzliche Vermutung ersetzt dann für den Einzelfall die Prüfung der Wahrscheinlichkeit des ursächlichen Zusammenhangs und der Frage, ob die schädigenden Einwirkungen rechtlich wesentlich sind.

---

[1] so zB *Ludolph/Spohr* BG 1994, 68
[2] stdRspr; vgl ua BSG SozR 2200 § 548 Nr 75, 84, 91, § 550 Nr 75; SozR 3-2200 § 548 Nr 4; BSG 06.12.1989 – 2 RU 789 – Meso B 240/123
[3] vgl hierzu eingehender *Erlenkämper* SGB 1997, 355

[4] BSG 31.01.1984 – 2 RU 67/82 –; BSG NJW 1995, 1640

3.1 Sozialrechtliche Kausalitätslehre

Stehen Art und Ausmaß der Schadensanlage sicher fest, ist der ursächliche Zusammenhang zwischen der Schadensanlage und dem konkreten Gesundheitsschaden auch hinreichend wahrscheinlich und – für sich gesehen – rechtlich auch wesentlich, bilden Unfall und Schadensanlage zwei Kausalreihen, die zunächst als „annähernd gleichwertige Mitursachen" (S 58) nebeneinander stehen.

> In einem weiteren Schritt hat sodann auch im sozialmedizinischen Gutachten in jedem Einzelfall eine **individuelle Abwägung** der ursächlichen Bedeutung dieser mitwirkenden Kausalreihen für den Eintritt des konkreten Gesundheitsschadens zu erfolgen (S 61).

Bei dieser Abwägung ist im Einzelnen zu prüfen, ob das Unfallereignis zumindest eine wesentliche Teilursache iS der sozialrechtlichen Kausalitätslehre bildet, oder ob die Schadensanlage an Bedeutung für die Entstehung des Gesundheitsschadens so eindeutig überwiegt, dass sie als die allein wesentliche Ursache des Schadens gewichtet werden muss, das Unfallereignis dagegen als Ursache derart unbedeutend ist, dass es außer Betracht bleiben muss[1] und tatsächlich nur als eine sog Gelegenheitsursache zu gewichten ist.

> Bei der Abwägung, welche ursächliche Bedeutung den Unfalleinwirkungen und derartigen Schadensanlagen jeweils beizumessen ist, muss gerade hier der **Schutzzweck des Gesetzes** beachtet werden, insbesondere das Prinzip, dass der einzelne Betroffene durch die Rechtsordnung in dem Gesundheitszustand geschützt wird, in dem er sich bei Eintritt des schädigenden Ereignisses befunden hat (S 54).

Denn dieser geschützte Gesundheitszustand umfasst nicht nur die im Unfallzeitpunkt bereits manifest bestehenden Krankheiten und sonstigen Funktionsbeeinträchtigungen, sondern auch alle klinisch bisher stummen konstitutionellen Schwächen, degenerativen Veränderungen und sonstigen Schadensanlagen.

Von diesem Schutzzweck her darf einem Unfallereignis die rechtliche Qualität einer wesentlichen Teilursache nicht von vornherein etwa mit der Begründung abgesprochen werden, der Gesundheitsschaden habe nur infolge einer solchen Schadensanlage eintreten können, hier habe sich kein versichertes Risiko realisiert, bei einem „Gesunden" wäre ein solcher Schaden nicht eingetreten; daher sei diese Schadensanlage – und nicht der Unfall – die wesentliche Bedingung für den eingetretenen Schaden.[2] Denn diese Schadensanlage wird vom versicherten Risiko grundsätzlich mit umfasst.

> Die Frage, ob die Unfalleinwirkungen den Schaden wesentlich bedingt haben, ist vielmehr auf dem Boden des Gesundheitszustands des konkret Betroffenen mit all seinen konstitutionellen Schwächen und sonstigen Schadensanlagen und somit danach zu beurteilen, ob bei *diesem* Betroffenen angesichts *seiner* individuellen Konstitution die Unfalleinwirkung trotz der mitwirkenden Schadensanlage für die Entstehung des Schadens von wesentlicher ursächlicher Bedeutung gewesen ist oder nicht.

Gerade wenn der Betroffene durch eine solche Schadensanlage in seiner Konstitution geschwächt und so für den Eintritt des Gesundheitsschadens besonders anfällig war, wird das Unfallereignis *für ihn* durchweg von wesentlicher ursächlicher Bedeutung für den Schadenseintritt sein, auch dann, wenn es bei einem „Gesunden" zu einem solchen Gesundheitsschaden nicht geführt hätte.

> Angesichts dieses Schutzzwecks des Gesetzes darf daher der Schadensanlage nach der ständigen Rechtsprechung des Bundessozialgerichts die Bedeutung einer überwiegenden Ursache nur zugesprochen werden, wenn diese
> **nachweisbar so stark ausgeprägt und so leicht ansprechbar war, dass es zur Auslösung des Gesundheitsschadens nicht besonderer, in ihrer Art unersetzlicher äußerer Einwirkungen bedurft hat, sondern der Schaden wahrscheinlich auch durch andere, alltäglich vorkommende ähnliche Einwirkungen des unversicherten Privatlebens oder gar aus sich heraus zu derselben Zeit eingetreten wäre.**[3]

---

[1] so ua BSG 25. 11. 1992 – 2 RU 40/91 – Meso B 330/63

[2] so zB *Ludolph/Spohr* BG 1994, 68

[3] stdRspr; vgl ua BSG SozR 2200 § 548 Nr 75, 84, 91; BSG SozR 2200 § 589 Nr 10; BSG SozR 3-2200 § 548 Nr 4, SozR 4-2700 § 8 Nr 15, 17, jeweils mwN

Das Bundessozialgericht hat seine Rechtsprechung einmal wie folgt zusammengefasst:[1]

„Hat das als Arbeitsunfall zu qualifizierende Unfallereignis in kausaler Konkurrenz mit einer Krankheitsanlage (*dort: degenerative Vorschädigung*) den Körperschaden herbeigeführt, richtet sich die Beurteilung danach, ob das Unfallereignis wesentliche Bedingung für das Entstehen des Körperschadens war oder ob die Krankheitsanlage von überragender Bedeutung und damit alleinige Ursache war. Hierbei ist darauf abzustellen, ob die Krankheitsanlage so stark und so leicht ansprechbar war, dass es zur Auslösung akuter Erscheinungen keiner besonderen, in ihrer Art unersetzlicher äußerer Einwirkungen bedurfte, sondern jedes andere alltäglich vorkommende ähnlich gelagerte Ereignis zu derselben Zeit die Erscheinungen ausgelöst hätte. …

Um diese wertende Gegenüberstellung vornehmen zu können, müssen die konkurrierenden Ursachen sicher feststehen; kann eine Ursache nicht sicher festgestellt werden, ergibt sich nicht einmal die Frage, ob sie auch nur als conditio sine qua non in Betracht zu ziehen ist."

Diese Kriterien hat das Bundessozialgericht später noch präzisiert:

Es genügt nicht, dass der streitige Gesundheitsschaden auch ohne den Unfall allein aufgrund der bestehenden Schadensanlage durch eine alltäglich vorkommende ähnliche Belastung hätte eintreten *können*; es muss vielmehr *überwiegend wahrscheinlich* sein, dass er auch *tatsächlich* ohne den konkreten Unfall zu annähernd derselben Zeit und in annähernd gleichem Ausmaß eingetreten wäre.[2]

Denn die Erwägung, dass der Gesundheitsschaden auch ohne den Unfall aufgrund der bestehenden Schadensanlage durch eine alltägliche Belastung hätte eintreten *können*, eröffnet durchweg ja allenfalls eine hypothetische Möglichkeit, dass es auch ohne den konkreten auslösenden Arbeitsunfall zu einem gleichartigen Schaden hätte kommen *können*. Solche Hypothesen dürfen einer Beurteilung aber nicht zugrunde gelegt werden. Denn sie rechtfertigen nicht die Überzeugung, dass diese Möglichkeit ohne den konkreten Unfall auch Realität geworden wäre.

! Es müssen also Gesichtspunkte hinzutreten, die diese *Möglichkeit* eines alsbaldigen Schadenseintritts auch ohne den Unfall zumindest zu der *Wahrscheinlichkeit* erstarken lassen, dass der streitige Gesundheitsschaden tatsächlich auch ohne den auslösenden Unfall aus sich heraus oder durch alltäglich vorkommende Belastungen des unversicherten Privatlebens eingetreten wäre, und zwar zu annähernd derselben Zeit und in annähernd gleicher Ausprägung.

Nur dann lässt sich die Beurteilung rechtfertigen, der streitige Gesundheitsschaden sei nur „bei Gelegenheit" des Unfalls eingetreten und dieser somit ohne wesentliche ursächliche Bedeutung für den Eintritt des Schadens. Denn der Gesundheitsschaden ist ja de facto durch den Unfall herbeigeführt worden und nicht durch eine jener alltäglich vorkommende Einwirkungen des unversicherten Alltagslebens, denen der Versicherte auch vorher vielfältig ausgesetzt war, ohne dass sie den Schaden bewirkt haben. Häufig wird es vielmehr ebenso gut möglich sein, dass der Gesundheitsschaden – wie bisher auch – ohne das ihn konkret auslösenden Unfallereignis überhaupt nicht oder doch zu annähernd gleicher Zeit nicht eingetreten wäre.

Nach alledem darf ein durch eine **Schadensanlage** überwiegend und damit rechtlich **allein wesentlich verursachter Gesundheitsschaden** nur angenommen werden, wenn die Schadensanlage:
▶ in ihren tatsächlichen Grundlagen für den vorliegenden konkreten Einzelfall iS des Vollbeweises nachgewiesen ist,
▶ mit hinreichender Wahrscheinlichkeit eine conditio sine qua non für den Eintritt des Gesundheitsschaden bildet,
▶ für sich gesehen rechtlich auch wesentlich ist und
▶ bei der gebotenen individuellen Abwägung mit den Unfalleinwirkungen hinsichtlich der wechselseitigen ursächlichen Tragweite von solch überragender Bedeutung für den Eintritt des Gesundheitsschadens ist, dass sie bei der gebotenen vernünftigen, lebensnahen Würdigung als die eindeutig überwiegende und damit rechtlich allein wesentliche Ursache und der Unfall demgegenüber als praktisch unbedeutend zu gewichten ist,

insbesondere nur,
▶ wenn sie nachweisbar so stark ausgeprägt und so leicht ansprechbar war, dass es zur Auslösung des Gesundheitsschadens nicht der besonderen, in ihrer Art unersetzlichen äußeren

---
[1] sog Bizepssehnen-Urteil vom 06. 12. 1989 – 2 RU 7/89 – Meso B 240/123
[2] vgl ua BSG SozR 2200 § 548 Nr 75, 84, 91; BSG SozR 3-2200 § 548 Nr 4

3.1 Sozialrechtliche Kausalitätslehre

Einwirkungen durch das Unfallereignis bedurft hat, sondern der Gesundheitsschaden auch infolge anderer, alltäglich vorkommender Einwirkungen des Privatlebens oder auch aus sich heraus eingetreten wäre, und
> überwiegend wahrscheinlich ist, dass der Gesundheitsschaden allein aufgrund der Schadensanlage auch ohne den konkreten Unfall zu annähernd derselben Zeit und in annähernd gleicher Ausprägung eingetreten wäre.

> **Kriterien** für die Feststellung, ob der streitige Gesundheitsschaden mit einer solchen Wahrscheinlichkeit auch ohne den Unfall zu annähernd gleicher Zeit und in annähernd gleicher Schwere eingetreten wäre, sind allgemein nicht zu bestimmen. Denn die maßgeblichen individuellen Verhältnisse sind regelmäßig zu unterschiedlich. Gleichwohl können folgende Überlegungen einen gewissen Anhaltspunkt geben:[1]

Je ausgeprägter und gravierender die nachweisbare Schadensanlage, ihre Ansprechbarkeit und die dadurch begründete Schadensdisposition einerseits und je geringer und mit Belastungen auch aus dem unversicherten Alltagsleben vergleichbarer die Unfalleinwirkungen andererseits sind, umso eher wird sich eine Wahrscheinlichkeit dahin begründen lassen, dass der streitige Gesundheitsschaden auch ohne die Einwirkungen aus der geschützten Tätigkeit zu annähernd gleicher Zeit und in annähernd gleichem Ausmaß eingetreten wäre.

Umgekehrt wird eine allein wesentliche Verursachung durch die Schadensanlage umso eher zu verneinen sein, je geringer diese einerseits nach Art und vor allem nach dem Ausmaß ihrer Ansprechbarkeit nachweisbar ausgeprägt war und so einen baldigen Eintritt des Gesundheitsschadens auch durch alltägliche Belastungen wahrscheinlich macht, je gravierender andererseits die Einwirkungen aus dem Unfallereignis waren, je seltener gleichartige Einwirkungen auch im unversicherten Alltagsleben vorkommen, je weniger sie nach Art und Schwere normalen alltäglichen Belastungen entsprechen und je weniger somit insgesamt wahrscheinlich ist, dass derselbe Gesundheitsschaden auch ohne die Unfalleinwirkungen alsbald eingetreten wäre.

> Bei konsequenter Beachtung dieser Rechtsgrundsätze wird der Schadensanlage – entgegen verbreiteter sozialmedizinischer Begutachtungspraxis – nur **vergleichsweise selten** eine so überwiegende Bedeutung beigemessen werden können, dass die schädigenden Einwirkungen, die den Gesundheitsschaden tatsächlich ausgelöst haben, in ihrer ursächlichen Bedeutung tatsächlich als praktisch unbedeutend gewichtet werden können.

Weitere Probleme

Auch in anderer Hinsicht bereitet der sozialrechtlich zutreffende **Umgang mit der Schadensanlage** in der Praxis immer noch Schwierigkeiten.

> Ohne konkrete rechtliche Bedeutung ist hierbei zunächst der vielfach verwendete Begriff der „**Auslösung einer Schadensanlage**".

Dieser Begriff beschreibt lediglich einen bestimmten tatsächlichen Vorgang, enthält aus sich heraus aber keine Wertung. Ob der eine Schadensanlage „auslösende" Kausalfaktor zumindest eine wesentliche Teilursache iS der sozialrechtlichen Kausalitätslehre darstellt oder nicht, ist vielmehr in Abwägung der Bedeutung aller mitwirkenden Ursachen zu beurteilen.

In der sozialmedizinischen Literatur und Praxis ist auch heute noch gelegentlich die Neigung anzutreffen, einen unfallbedingten Gesundheitsschaden, der ursächlich wesentlich auch auf einer Schadensanlage beruht, nur teilweise oder **nur „im Sinn der Verschlimmerung"** anzuerkennen und/oder die Entschädigungspflicht – ähnlich wie in der PUV (S 251) – auf den mutmaßlich unfall- bzw schädigungsbedingten Ursachenanteil des Leidens zu begrenzen.[2] Das führt zu Ergebnissen, die dem Sozialrecht eindeutig nicht entsprechen.[3]

Auch für die Beurteilung sog Anlageleiden gelten vielmehr die allgemeinen Grundsätze der sozialrechtlichen Kausalitätslehre über die Anerkennung iS der Entstehung oder der Verschlimmerung.

> Ist daher das Anlageleiden durch die Unfalleinwirkung erstmals hervorgerufen worden, also klinisch-funktionell erstmalig als Krankheit manifest geworden, darf ausnahmslos nur eine Beurteilung iS der Entstehung erfolgen.

---

[1] *Erlenkämper* SGb 1997, 355 mwN

[2] so ua noch *Smid* AUS 1997, 465; dagegen *Erlenkämper* AUS 1998, 394

[3] so auch *Ludolph/Spohr* BG 1994, 68

Bei der weiteren Zusammenhangsbeurteilung ist daher nur zu prüfen, ob die Unfalleinwirkung zumindest eine wesentliche Teilursache iS der sozialrechtlichen Kausalitätslehre bildet oder die Schadensanlage an Bedeutung eindeutig überwiegt.

> Insbesondere ist hier – wie stets im Sozialrecht – eine irgendwie geartete Schadenteilung je nachdem, inwieweit der Gesundheitsschaden auf den anlagebedingten und den unfallbedingten Ursachen beruht, nicht zulässig, weder bei der Wahl der Anerkennungsform (Entstehung oder Verschlimmerung) noch bei der MdE-Bewertung.[1]

Bildet die Unfalleinwirkung zumindest eine wesentliche Teilursache für seinen Eintritt, muss auch ein anlagebedingter Gesundheitsschaden stets *in seiner Gesamtheit* als Unfall- bzw Schädigungsfolge oder Berufskrankheit anerkannt und entschädigt werden („Alles-oder-Nichts-Prinzip", S 62).

Bildet dagegen nach dem Ergebnis der Abwägung die Schadensanlage die eindeutig überwiegende und damit rechtlich allein wesentliche Ursache für die Entstehung des Schadens, schließt dies einen rechtserheblichen Ursachenzusammenhang mit den Schädigungseinwirkungen völlig aus. In solchen Fällen darf der Schaden überhaupt nicht als Unfall- bzw Schädigungsfolge oder Berufskrankheit anerkannt und entschädigt werden, auch nicht „nur iS der Verschlimmerung".

> Ein Problem kann aber die praktische Schwierigkeit bilden, die **Kausalitätsformen der Entstehung oder Verschlimmerung** im *tatsächlichen Bereich* abzugrenzen, also mit der erforderlichen Sicherheit festzustellen, ob der Prozess schon vor dem Unfall aus dem Stadium des nur Angelegten herausgetreten und bereits als Krankheit klinisch-funktionell manifest geworden war.

Denn eine Anerkennung iS der Verschlimmerung darf stets nur erfolgen, wenn überzeugend nachgewiesen ist, dass das Grundleiden bei Eintritt des schädigenden Ereignisses bereits als Krankheit klinisch-funktionell manifest war.

Die Grenze zwischen Entstehung und Verschlimmerung, zwischen dem „Noch-Gesunden" und dem „Schon-Kranken", ist jedoch gelegentlich fließend und vor allem bei länger zurückliegenden Schädigungsereignissen nicht immer leicht bestimmbar. Denn die gerade bei sog Anlageleiden häufig schleichende Entwicklung erschwert ex post die genaue Fixierung des Zeitpunktes, in dem sich die Anlage zur Krankheit auch im Rechtssinn manifestiert hat.

> Im Sozialrecht ist Krankheit, ist Gesundheitsschaden nicht schon jede pathologische Veränderung, jede Regelwidrigkeit im medizinischen Sinn. Ein Gesundheitsschaden und damit ein Grundleiden liegt hier idR nur bzw erst dann vor, wenn dieser regelwidrige Zustand zu auch klinisch fassbaren Veränderungen, Beschwerden oder Funktionsbeeinträchtigungen geführt hat (S 12).

Daher sind erste beginnende oder sonstwie geringfügige, funktionell noch bedeutungslose und klinisch stumme pathologische Befunde, die mit den hoch entwickelten Methoden der modernen medizinisch-technischen Diagnostik schon erfassbar sein mögen, aber noch keine „krankmachenden" Auswirkungen besitzen, noch kein Gesundheitsschaden im Rechtssinn, der Veranlassung zu einer Anerkennung nur iS der Verschlimmerung geben könnte. Ein Gesundheitsschaden iS des Sozialrechts beginnt erst dort, wo ein klinisch und/oder funktionell manifester „krankmachender" Krankheitsprozess auch tatsächlich nachweisbar vorliegt, dieser also aus dem Stadium des nur Angelegten bzw des klinisch stummen Befundes herausgetreten ist.

3.1.6 Gelegenheitsursache

Ist der Gesundheitsschaden zwar iS der conditio sine qua non durch einen Dienst- oder Arbeitsunfall verursacht worden, bildet dieser aber nicht zumindest eine wesentliche Teilursache iS der sozialrechtlichen Kausalitätslehre hierfür, weil andere, unfallfremde Kausalfaktoren an Bedeutung eindeutig überwiegen, wird das Unfallereignis vielfach als **Gelegenheitsursache** bezeichnet.[2]

---

[1] stdRspr; vgl ua BSG Breith 1989, 734; 1990, 897. Nur für das Entschädigungsrecht des BEG gelten infolge fehlender Anpassung an die weitere Rechtsentwicklung zT andere Grundsätze, vgl S 268.

[2] vgl hierzu weiterführend *Erlenkämper* S 135 mwN

3.1 Sozialrechtliche Kausalitätslehre

Der Unfall hat zwar den Gesundheitsschaden iS der conditio sine qua non verursacht. Andere, unfallunabhängig mitwirkende Kausalfaktoren (wie zB eine Schadensanlage) überwiegen bei der gebotenen Abwägung der mitwirkenden Kausalfaktoren an Bedeutung jedoch so eindeutig, dass sie die rechtlich allein wesentliche Ursache des Schadens bilden. Der Schaden ist dann nur „bei Gelegenheit" einer geschützten Tätigkeit entstanden, durch diese aber nicht rechtlich wesentlich verursacht.

> Die Gelegenheitsursache ist kein eigenständiges Rechtsinstitut, das unabhängigen Regeln unterliegt, sondern ein **Anwendungsfall der konkurrierenden Kausalität** (oben S 58). Diese Grundsätze sind daher auch bei der Prüfung, ob eine Gelegenheitsursache vorliegt, uneingeschränkt anzuwenden.

> ❗ Der Begriff der Gelegenheitsursache sollte aber in der Praxis auch der sozialmedizinischen Begutachtung **tunlichst gemieden** werden.[1]

Denn einmal verleitet er allzu leicht dazu, bei der Beurteilung des ursächlichen Zusammenhangs vorschnell eine wesentliche (Mit-)Verursachung durch das Unfallereignis zu verneinen, anstatt die mitwirkenden – die unfallbedingten ebenso wie die unfallfremden – Kausalfaktoren exakt nach den Grundsätzen der konkurrierenden Kausalität festzustellen und abzuwägen. Der Begriff wird allzu leicht als „Krücke" verwendet, wenn der Gutachter nach überkommener Begutachtungspraxis dazu neigt, das Unfallereignis nur als zufällige Gelegenheit für die Manifestierung der Schadensanlage anzusehen.[2]

Zum anderen wird der Begriff im praktischen Rechtsleben vielfach als Reizwort empfunden, vor allem von den Betroffenen und ihren Verbänden. Denn dieser Begriff wird regelmäßig verwendet, um Folgen von Arbeitsunfällen, Berufskrankheiten oder sonstigen schädigenden Einwirkungen von der Entschädigung durch GUV oder sozEntschR auszugrenzen mit der Begründung, der streitige Gesundheitsschaden sei nur „bei Gelegenheit" einer versicherten oder sonstwie geschützten Tätigkeit entstanden, vielfach ohne dass die einzelnen iS der conditio sine qua non mitwirkenden Kausalfaktoren nach den Grundsätzen der konkurrierenden Kausalität in ihrer ursächlichen Bedeutung im Einzelnen exakt festgestellt und abgewogen werden.

> ❗ Angesichts des auch hier geltenden Schutzzwecks des Gesetzes liegt es auf der Hand, dass mit dem Begriff der Gelegenheitsursache, wenn er denn überhaupt verwendet wird, und seiner Rechtsfolge – dem Ausschluss einer Entschädigung für den solcherweise eingetretenen Schaden – in der Praxis **vorsichtig und behutsam** umgegangen werden muss.

Denn dem Sozialrecht ist als Grundprinzip immanent, dass *jeder* Gesundheitsschaden, der durch einen Unfall infolge versicherungs- oder versorgungsrechtlich geschützter Tätigkeit verursacht worden ist, tatsächlich auch entschädigt wird (S 54). Die Anwendung des Begriffs der Gelegenheitsursache führt aber dazu, dass ein Gesundheitsschaden, der durch einen solchen Unfall jedenfalls iS der conditio sine qua non verursacht worden ist, *nicht* entschädigt wird. Er darf daher nur dazu verwendet werden, solche Fälle von der Entschädigung auszuschließen, in denen das Unfallereignis zwar conditio sine qua non, in seinem ursächlichen Gewicht für den Eintritt des Gesundheitsschadens aber tatsächlich praktisch bedeutungslos war.

Es müssen daher auch hier die mitwirkenden Ursachen – einerseits die Unfalleinwirkungen, andererseits die unfallunabhängigen Kausalfaktoren – iS des Vollbeweises festgestellt (S 59) und in ihrer individuellen ursächlichen Bedeutung für den Eintritt des streitigen Schadens gegeneinander abgewogen werden (S 61).

> ❗ Insbesondere darf eine Gelegenheitsursache nicht allein aus dem Gesichtspunkt angenommen werden, bei dem Unfallereignis habe es sich um ein alltägliches, **beliebig austauschbares Ereignis** gehandelt, ein Ereignis also, das im unversicherten Privatleben ebenso vorkomme wie bei versicherten Tätigkeiten.

Ist der Gesundheitsschaden infolge einer geschützten Tätigkeit eingetreten, darf daher ein Unfall nicht mit der Begründung verneint werden, ein solches Ereignis hätte auch im privaten Lebensbereich geschehen können.[3]

Sozialrechtlich ist es ohne Relevanz, ob der Versicherte den Gesundheitsschaden auch bei anderer, nicht geschützter Gelegenheit hätte erleiden können, wenn der

---

[1] *Erlenkämper* SGb 1997, 355; *Erlenkämper* MedSach 2000, 19; so auch *Brackmann* GUV § 8 Rdz 378
[2] so zB *Weise* MedSach 2000, 23
[3] stdRspr; vgl ua BSG SozR 2200 § 548 Nr 75; SozR 3-2200 § 548 Nr 4, jeweils mwN

Schaden tatsächlich in Ausübung einer versicherten Tätigkeit eingetreten ist, und ob der Gesundheitsschaden auch durch beliebig austauschbare Einwirkungen aus dem privaten Alltagsleben hätte eintreten können, wenn er tatsächlich infolge eines Unfalls aufgrund versicherter Tätigkeit entstanden ist. Insoweit handelt es sich um rein hypothetische Erwägungen, die aus Rechtsgründen von vornherein aus der Betrachtung auszuscheiden sind.[1]

Denn viele Unfälle, die infolge einer geschützten Tätigkeit eintreten, sind Ereignisse, wie sie auch im alltäglichen Leben vorkommen. Das gilt vor allem für zahlreiche Ereignisse zB durch Schnitt- oder andere mechanische Verletzungen, durch Stolpern, Stürzen, Ausgleiten, Umknicken, durch Kraftanstrengungen, Heben und Tragen von Lasten usw. Hier könnte fast regelmäßig mit dem Argument gearbeitet werden, derartige Geschehnisse kämen im Privatleben ebenso häufig vor wie bei einer geschützten Tätigkeit. Würde man in all diesen Fällen das Unfallereignis als Gelegenheitsursache einstufen, würde das dem Schutzzweck des Gesetzes ersichtlich zuwiderlaufen. Denn GUV und sozEntschR sollen ja gerade die Folgen solcher Unfälle entschädigen, die infolge einer geschützten Tätigkeit eintreten. Dafür ist es grundsätzlich ohne rechtliche Bedeutung, ob ein gleichartiger Schaden auch im privaten Alltagsleben hätte eintreten können.[2]

> **!** Im Rahmen der **sozialmedizinischen Begutachtung** bereitet der Begriff der Gelegenheitsursache vor allem Probleme, wenn erwogen wird, eine durch frühere Krankheit oder sonstige Vorschädigung, aber auch rein konstitutionell oder degenerativ bedingte Schadensanlage (oben S 72) sei die allein wesentliche Ursache, der streitige Gesundheitsschaden habe sich nur „bei Gelegenheit" der versicherten Tätigkeit manifestiert.

Gerade dann ist aber zu beachten, dass die Prüfung des ursächlichen Zusammenhangs nach den Grundsätzen der konkurrierenden Kausalität vorgenommen werden muss. Insbesondere muss also die Schadensanlage nach Art und Ausprägung sicher nachgewiesen und sodann individuell beurteilt und abgewogen werden, ob das Unfallereignis nicht doch eine wesentliche Teilursache oder wirklich nur ein unbedeutender, praktisch nicht ins Gewicht fallender Ursachenfaktor ist.

Bei dieser Abwägung ist auch dann der **Schutzzweck des Gesetzes** (S 62) zu beachten.

Hiernach ist der GUV ebenso wie dem sozEntschR als Grundprinzip immanent, dass grundsätzlich jeder Gesundheitsschaden, der durch eine geschützte Tätigkeit verursacht worden ist, auch tatsächlich entschädigt wird. Eine solche Verursachung liegt nach den Grundsätzen der konkurrierenden Kausalität nicht nur vor, wenn der Unfall die alleinige oder doch allein wesentliche Ursache bildet, sondern auch dann, wenn er nur eine wesentliche Teilursache bildet, an seiner Entstehung also auch andere, unfallfremde Kausalfaktoren als gleichfalls wesentliche Mitursache beteiligt sind, sofern diese an Bedeutung und Tragweite nicht eindeutig überwiegen und das ursächliche Gewicht des Unfalls demgegenüber praktisch unbedeutend ist.

Daher hat das Bundessozialgericht in ständiger Rechtsprechung entschieden, dass eine solche Schadensanlage als überwiegende und damit rechtlich allein wesentliche Ursache nur dann beurteilt werden darf, wenn sie in ihren tatsächlichen Grundlagen sicher bewiesen und nachweisbar bereits so stark ausgeprägt und so leicht ansprechbar gewesen ist, dass es zur Auslösung des Gesundheitsschadens nicht der besonderen, in ihrer Art unersetzlichen Unfalleinwirkungen bedurft hat, sondern nur noch eines relativ geringfügigen Anstoßes durch Belastungen, wie sie auch im privaten Alltagsleben ständig vorkommen, und der Schaden daher auch ohne die Unfalleinwirkungen wahrscheinlich zu annähernd derselben Zeit und in annähernd gleicher Ausprägung eingetreten wäre (oben S 75).[3]

> Nach alledem darf eine Gelegenheitsursache und damit eine überwiegende, rechtlich allein wesentliche Verursachung des Gesundheitsschaden durch unfallfremde Kausalfaktoren nur angenommen werden, wenn diese Kausalfaktoren:
> ▶ in ihren tatsächlichen Grundlagen im konkreten Einzelfall iS des Vollbeweises bewiesen sind,
> ▶ mit hinreichender Wahrscheinlichkeit eine conditio sine qua non für den Eintritt des Gesundheitsschadens bilden,
> ▶ für sich gesehen rechtlich auch wesentlich sind und

---

[1] BSG SozR 3-2200 § 548 Nr 4
[2] SozR 2200 § 584 Nr 75
[3] In der Entscheidung SozR 3-2200 § 548 Nr 4 hat das BSG sogar erwogen, auch bei der Verwendung des Begriffs der Gelegenheitsursache müssten derartige hypothetische (gedachte) Ursachenverläufe gänzlich außer Betracht bleiben; denn rechtserhebliche Ursachen iS der sozialrechtlichen Kausalitätslehre seien stets nur *tatsächliche* Vorgänge, also Verläufe, die tatsächlich stattgefunden haben; hypothetische (angenommene) Ursachen hätten daher von vornherein aus der Beurteilung auszuscheiden.

3.1 Sozialrechtliche Kausalitätslehre

- bei der gebotenen individuellen Abwägung mit den Unfalleinwirkungen hinsichtlich der wechselseitigen ursächlichen Tragweite von solch überragender Bedeutung für den Eintritt des Gesundheitsschadens sind, dass sie bei der gebotenen vernünftigen, lebensnahen Würdigung als die eindeutig überwiegende und damit rechtlich allein wesentliche Ursache und die Unfalleinwirkungen demgegenüber als praktisch unbedeutend zu gewichten sind.

Wird als unfallfremder Kausalfaktor eine Schadensanlage erwogen, darf diese als allein wesentliche Ursache und der Unfall als Gelegenheitsursache zudem nur beurteilt werden,

- wenn diese Schadensanlage nachweisbar so stark ausgeprägt und so leicht ansprechbar war, dass es zur Auslösung des Gesundheitsschadens nicht der besonderen, in ihrer Art unersetzlichen äußeren Einwirkungen durch das Unfallereignis bedurft hat, sondern der Gesundheitsschaden auch durch andere, alltäglich vorkommende Einwirkungen des privaten Alltagslebens oder auch aus sich heraus eingetreten wäre, und
- überwiegend wahrscheinlich ist, dass der Gesundheitsschaden aufgrund der Schadensanlage auch ohne das konkrete Unfallereignis zu annähernd derselben Zeit und in annähernd gleichem Ausmaß eingetreten wäre.

3.1.7 Entstehung und Verschlimmerung

Schädigende Einwirkungen iS der GUV oder des sozEntschR können Gesundheitsschäden in zweifacher Hinsicht verursachen: Sie können den Gesundheitsschaden erstmalig hervorrufen, erstmalig als Krankheit (S 12) zur Entstehung bringen; sie können aber auch auf einen bereits manifesten Gesundheitsschaden, das sog Grundleiden, treffen und diesen lediglich verschlimmern.[1]

> Ist der **Gesundheitsschaden** durch solche Einwirkungen (zB Unfall) erstmalig hervorgerufen worden, erstmalig entstanden, spricht man von einer Verursachung iS der Entstehung.

In solchen Fällen bedarf es keiner Erörterung, dass der Gesundheitsschaden stets in vollem Umfang als Unfall- bzw Schädigungsfolge zu beurteilen ist.

Dabei kommt es nicht darauf an, ob zB das Unfallereignis die allein wesentliche Ursache oder nur eine Teilursache neben anderen, unfallfremden Mitursachen ist. Denn der unfallbedingte Gesundheitsschaden ist stets in vollem Umfang zu entschädigen, auch wenn das Unfallereignis nur eine Teilursache, eine Mitursache neben anderen bildet („Alles-oder-Nichts-Prinzip", S 62).

Es ist auch rechtlich unerheblich, ob vor dem Unfall bereits mit den Mitteln der modernen medizinisch-technischen Diagnostik fassbare, bisher aber klinisch stumme Veränderungen zB degenerativer Natur am betroffenen Organ vorgelegen haben, die durch die Unfalleinwirkungen erstmalig manifest geworden sind. Denn ein Gesundheitsschaden und damit ein Grundleiden (s unten) liegt im Rechtssinn erst vor, wenn diese Veränderungen auch klinisch-funktionell manifest sind, also zu Funktionsbeeinträchtigungen oder sonstigen Beschwerden führen.

> Treffen hingegen die schädigenden Einwirkungen auf eine **bereits vorhandene, unfallunabhängig bestehende manifeste Krankheit,** das sog **Grundleiden,** und bewirken sie als Schaden nur eine Verschlimmerung dieses Grundleidens, nur ein Mehr an funktioneller Beeinträchtigung gegenüber dem Zustand vor dem Zeitpunkt der Schädigung (zB Zunahme von Bewegungseinschränkungen an Gelenken), spricht man von einer Verursachung iS der Verschlimmerung.[2]

Hier wäre es mit Aufgabe und Schutzzweck des Sozialrechts nicht zu vereinbaren, die Entschädigungsleistungen für eine solche Krankheit in ihrer Gesamtheit zu erbringen. Die Sozialleistungspflicht erstreckt sich in Fällen dieser Art nur auf den Schaden, der durch die Unfalleinwirkungen tatsächlich bewirkt worden ist, also auf das Mehr an Krankheit, das der Unfall dem bei seinem Eintritt bereits vorhandenen Grundleiden hinzugefügt hat.

---

[1] vgl hierzu weiterführend *Erlenkämper* S 140

[2] einhM; vgl ua *Brackmann* GUV § 8 Rdz 382 ff; *Erlenkämper* S 142, jeweils mwN

So klar diese Unterscheidung vom Begrifflichen her erscheinen mag, so groß sind die praktischen Schwierigkeiten in ihrer Anwendung.

Denn die **Grenze zwischen Entstehung und Verschlimmerung**, zwischen dem „Noch-Gesunden" und dem „Schon-Kranken" ist oftmals fließend und nicht immer leicht bestimmbar. Vor allem bei sog Anlageleiden kann ex post die genaue Fixierung des Zeitpunkts, in dem die bloße medizinische Regelwidrigkeit zur Krankheit auch im Rechtssinn erstarkt ist, schwierig sein. Denn iS des Sozialrechts ist Krankheit nicht schon jede pathologische Veränderung, jede Regelwidrigkeit im medizinischen Sinn; Krankheit liegt insoweit nur bzw erst dann vor, wenn der regelwidrige Zustand zu auch klinisch fassbaren Beschwerden und/oder Funktionsbeeinträchtigungen führt (S 12).

 Daher sind beginnende oder sonstwie geringfügige, funktionell noch bedeutungslose und klinisch stumme Befunde, die mit den hoch entwickelten Methoden der modernen medizinisch-technischen Diagnostik zwar schon erfassbar sein mögen, aber noch keine „krankmachenden" Auswirkungen besitzen, noch keine Krankheit, noch kein Gesundheitsschaden im Rechtssinn, sondern nur eine Schadensanlage. Sie können Ursache einer Krankheit sein, sind aber noch kein Gesundheitsschaden, der sich verschlimmern kann. Auf solche Befunde kann daher eine Kausalität nur iS der Verschlimmerung nicht gestützt werden.

Eine **Kausalität iS der Entstehung** ist somit stets dort anzunehmen, wo der streitige Gesundheitsschaden im Zeitpunkt des schädigenden Ereignisses (bzw bei Berufskrankheiten und vergleichbaren Krankheiten iS des sozEntschR: bei Beginn der schädigenden Einwirkungen) noch nicht als eine in diesem Sinn klinisch-funktionell manifeste Krankheit vorgelegen hat, sondern durch die schädigenden Einwirkungen erstmalig hervorgerufen worden, erstmalig entstanden ist.

Eine **Kausalität iS der Verschlimmerung** besteht dagegen, wenn die schädigenden Einwirkungen auf einen in diesem Zeitpunkt bereits nachweisbar vorhandenen, klinisch-funktionell auch manifesten Gesundheitsschaden – das sog Grundleiden – stoßen und so den bereits existenten Gesundheitsschaden lediglich verschlimmern. In diesem Fall kann als BK-, Unfall- oder Schädigungsfolge entschädigt werden nur der Schadensanteil, den die schädigenden Einwirkungen dem Grundleiden hinzugefügt haben, der sog Verschlimmerungsanteil.[1] Der Gesundheitsschaden ist dann als durch den Unfall verschlimmert zu beurteilen und die schädigungsbedingte MdE nur für den Verschlimmerungsanteil – nicht auch für das Grundleiden – zu bewerten.

Voraussetzung für jede Anerkennung iS der Verschlimmerung ist – wie bei allen Zusammenhangsbeurteilungen – der **Nachweis des Grundleidens** iS des Vollbeweises (S 67).

Erforderlich ist also der Nachweis, dass das Grundleiden im Unfallzeitpunkt bereits als Krankheit – nicht nur als klinisch noch stumme Regelwidrigkeit oder gar als reine Schadensanlage – tatsächlich vorgelegen hat.[2] Auch hier können Möglichkeiten, Annahmen, Unterstellungen und sonstige Hypothesen den erforderlichen Beweis nicht ersetzen, auch kein allgemeines ärztliches Erfahrungswissen, wenn es sich nicht auf konkrete – ihrerseits nachgewiesene – Befunde des Einzelfalls stützt.

Kann das Vorliegen eines klinisch-funktionell manifesten Grundleidens im Zeitpunkt des Eintritts der Schädigung (bzw bei Beginn der schädigenden Einwirkungen) nicht sicher nachgewiesen werden, stellt sich gar nicht erst die Frage, ob eine Bewertung des Schadens nur iS der Verschlimmerung in Betracht kommen könnte. Das Leiden ist dann als iS der Entstehung verursacht zu beurteilen.

 Gleiches gilt für die Frage, wann eine unfallbedingte **Verschlimmerung wieder entfallen** ist oder sich doch wesentlich gebessert hat.

Auch hier ist stets der volle überzeugende Nachweis erforderlich, dass die unfallbedingten Funktionsbeeinträchtigungen tatsächlich weggefallen bzw gebessert sind.

Eine alleinige Argumentation dahin, nach gesicherter ärztlicher Erfahrung aus einer Vielzahl gleich gelagerter

---

[1] einhM; vgl ua BSGE 7, 53; 11, 161; *Brackmann* GUV § 8 Rdz 382 ff; *Erlenkämper* S 144, jeweils mwN

[2] *Erlenkämper* S 144

3.1 Sozialrechtliche Kausalitätslehre

Fälle klängen die unfallbedingten Funktionsbeeinträchtigungen nach einer gewissen Zeit ab, rechtfertigt nicht den Schluss, dass auch im vorliegenden konkreten Einzelfall die als fortbestehend geklagten Beschwerden nicht mehr vorlägen oder nicht mehr unfallbedingt seien. Denn eine solche generalisierende Betrachtungsweise verträgt sich nicht mit dem Gebot der individuellen Feststellung und Würdigung des jeweiligen Einzelfalls, das wesentlicher Bestandteil der sozialrechtlichen Kausalitätslehre ist (S 53). Die allgemeine ärztliche Erfahrung kann zwar ein wichtiges Indiz hierfür sein, den notwendigen Beweis einer wesentlichen Änderung (Besserung) im Einzelfall aber nicht ersetzen.[1]

Eine andere Frage ist, ob im konkreten Einzelfall die geklagten Funktionsbeeinträchtigungen in tatsächlicher Hinsicht noch feststellbar fortbestehen, oder ob sich also zB aus dem Fehlen von beschwerdetypischen Symptomen wie Schonhaltungen, Muskelatrophien usw überzeugend der Schluss ziehen lässt, dass Funktionsbeeinträchtigungen seitens des ursprünglich unfallbedingten Gesundheitsschadens in Wahrheit nicht mehr vorliegen.

Kann jedoch das Fortbestehen solcher Funktionsbeeinträchtigungen nicht sicher ausgeschlossen werden, dürfen solche Folgen des ursprünglichen schädigungsbedingten Gesundheitsschadens nicht generell mit der Begründung ausgeschlossen werden, unfallbedingte Beschwerden lägen nach ärztlicher Erfahrung nach einem bestimmten Zeitraum nicht mehr vor. Kann eine wesentliche Besserung des Beschwerdebildes nicht nachgewiesen werden, wird aber erwogen, dass diese Beschwerden dann nicht mehr auf der erlittenen Schädigung, sondern auf anderen Ursachen beruhen, bedarf es des Beweises einer sog Verschiebung der Wesensgrundlage des Leidens (S 97), wenn die Kausalität des ursprünglichen Gesundheitsschadens für die fortbestehenden Beschwerden verneint werden soll.

> **!**
> In der sozialmedizinischen Literatur werden als Verschlimmerungsformen unterschieden:
> ▶ die „vorübergehende" Verschlimmerung.
>   Sie liegt vor, wenn die Unfall- bzw Schädigungsfolgen das Grundleiden nur zeitlich begrenzt verschlimmert haben, die Beschwerden also nach einer gewissen Zeit wieder abgeklungen sind und der Zustand wiederhergestellt ist, der vorher bestanden hat oder ohne das Schädigungsereignis bestehen würde.
> ▶ die „einmalig abgrenzbare" Verschlimmerung.
>   Von einer solchen wird gesprochen, wenn das Grundleiden durch die Schädigung eine einmali-
>   ge, dauerhafte, gleich bleibende Zunahme erfährt, ohne dass Verlaufsform und -richtung des Gesamtleidens wesentlich geändert werden.
> ▶ die „richtunggebende" Verschlimmerung.
>   Sie besteht, wenn das krankhafte Geschehen in seiner Verlaufstendenz grundlegend geändert wird, insbesondere von einer bisher stationären in eine progrediente Verlaufsform übergeht.

Diese Unterscheidungen, die in der Medizin eine gewisse Berechtigung haben mögen, sollten in sozialmedizinischen Gutachten tunlichst vermieden werden. Denn im Sozialrecht dürfen sie wegen ihres prognostischen Inhalts nicht verwendet werden.[2]

Vor allem eine Einstufung als „vorübergehende" Verschlimmerung verleitet allzu leicht zu dem rechtlich unzulässigen prognostischen Schluss, die Funktionsbeeinträchtigungen würden nach einer gewissen Zeit wieder abklingen, die Entschädigung sei daher nur für einen solcherweise begrenzten Zeitraum zu gewähren. Die Beurteilung der MdE darf stets nur für den gegenwärtigen Zeitpunkt und die Vergangenheit getroffen werden, nicht auch für die Zukunft. Eine ursprünglich bestehende MdE darf daher idR erst aberkannt oder gemindert werden, wenn eine Besserung tatsächlich nachgewiesen ist. Eine Einstufung einer Verschlimmerung als nur „vorübergehend" verleitet aber allzu leicht dazu, den rechtlich erforderlichen Nachweis der Besserung zu unterlassen mit der Begründung, die Verschlimmerung sei ja nur als eine vorübergehende anerkannt worden.

Diese Grundsätze gelten in der GUV aber nur mit Einschränkungen. Denn während der ersten 3 Jahre nach dem Versicherungsfall kann der UV-Träger die Rente als vorläufige Entschädigung (§ 62 SGB VII, S 169) festsetzen und innerhalb dieses Zeitraums die MdE jederzeit ohne Rücksicht auf die Dauer der Veränderung neu feststellen.

Etwas anderes gilt kraft ausdrücklicher – an die übrige Rechtsentwicklung nicht mehr angepasster – Regelung jedoch für das Entschädigungsrecht des BEG (S 268).

> Die **Verschlimmerung** ist begrifflich streng zu scheiden von dem **mittelbaren Schaden** (s unten).

Eine *Verschlimmerung* liegt vor, wenn der Gesundheitsschaden bei gleich bleibender Identität und Qualität lediglich quantitativ vermehrt wird wie zB bei zunehmenden Bewegungseinschränkungen eines unmittelbar geschädigten Gelenks.

Ein *mittelbarer Schaden* besteht, wenn neben den ursprünglichen, den Primärschaden, später ein neuer, ande-

---

[1] so weitgehend wörtlich BSG SozR 3200 § 81 Nr 2

[2] so ua BSGE 7, 45; 11, 161; BSG SozR 3100 § 1 Nr 3; *Schönberger/Mehrtens/Valentin* S 101

3 Sozialrecht

rer Gesundheitsschaden tritt, der zwar durch den Primärschaden verursacht ist, sich von diesem aber in Identität und Qualität abhebt (zB Sekundärarthrosen an benachbarten, funktionell abhängigen Gelenken, Osteomyelitis, Morbus Sudeck oder andere Infektionsschäden nach operativ versorgter Fraktur, sonstige Komplikationen wie zB die sog Spritzen-Hepatitis).

> Von der Verschlimmerung als Verursachungsform ist weiterhin begrifflich und in der praktischen Begutachtung zu unterscheiden die **Verschlimmerung bestehender Unfall- oder Schädigungsfolgen** infolge einer wesentlichen Änderung der Verhältnisse iS des § 48 SGB X (S 282).

Bei der *Verschlimmerung als Verursachungsform* geht es um eine Leistungsbeschränkung in den Fällen, in denen ein im Zeitpunkt der Schädigung bereits manifestes Grundleiden durch die schädigenden Einwirkungen lediglich vermehrt, eben verschlimmert worden ist.

Bei der *Verschlimmerung iS einer wesentlichen Änderung* handelt es sich um den Fall, dass sich das Ausmaß eines bereits als Unfall- oder Schädigungsfolge anerkannten Gesundheitsschadens später ändert, es also zu einer Zunahme an Funktionsstörungen kommt.

> Bei jeder Verschlimmerung iS der wesentlichen Änderung ist zudem stets zu prüfen, ob das ursprüngliche Schädigungsereignis und der dadurch bedingte Gesundheitsschaden noch **zumindest eine wesentliche Teilursache** auch für den Eintritt der nunmehrigen Verschlimmerung bildet, oder ob schädigungsunabhängige Einflüsse die weitere Leidensentwicklung so stark geprägt haben, dass sie bei der gebotenen Abwägung als die eindeutig überwiegende und damit rechtlich allein wesentliche Ursache für die Verschlimmerung gewertet werden müssen.[1]

Verschlimmern sich zB unfallbedingte Funktionsstörungen (zB Arthrose eines Gelenks) durch Auswirkungen unfallfremder Prozesse (zB Gicht oder Rheuma), ist zu prüfen, ob diese unfallfremden Einflüsse die ursprüngliche Schädigung in ihrer ursächlichen Bedeutung für den Eintritt der Verschlimmerung eindeutig überwiegen.

> Das gilt auch, wenn eine Unfall- bzw Schädigungsfolge früher **zu Unrecht als solche anerkannt** worden war.

Denn Rechtskraft (§ 141 SGG, S 290) bzw Bindung (§ 77 SGG, S 280) bewirken, dass ein einmal unanfechtbar festgestellter Ursachenzusammenhang zwischen der versicherungs- bzw versorgungsrechtlich geschützten Tätigkeit und dem Schädigungsereignis sowie zwischen diesem Schädigungsereignis und dem Gesundheitsschaden grundsätzlich für die Beteiligten verbindlich bleibt und nur durch einen ausdrücklichen Bescheid nach § 45 SGB X (S 282) zurückgenommen werden darf[2] (sog Verbot einer „kalten Berichtigung"). Das kann uU dazu führen, dass auch weitere Verschlimmerungen eines (möglicherweise) zu Unrecht als Unfall- bzw Schädigungsfolge anerkannten Gesundheitsschadens anerkannt und entschädigt werden müssen, wenn die frühere Anerkennung nicht mehr zurückgenommen werden darf und das anerkannte Schädigungsereignis zumindest eine wesentliche Teilursache der Verschlimmerung bildet.

Hier greifen aber ggf die Rechtsfolgen des § 48 Abs 3 SGB X (sog Einfrieren von Leistungen, S 284).

Zur Problematik der „Anerkennung nur iS der Verschlimmerung" bei sog Anlageleiden s S 77.

3.1.8 Mittelbarer Schaden

Durch das Schädigungsereignis verursacht und deswegen entschädigungspflichtig ist nicht nur der direkte, durch die Unfall- bzw Schädigungseinwirkung unmittelbar bewirkte Gesundheitsschaden (Primärschaden), sondern auch der sog **mittelbare Schaden** (Sekundärschaden).

> Ein solcher mittelbarer Schaden liegt vor, wenn das schädigende Ereignis zunächst nur *einen* Schaden, den Primärschaden, zur Folge hat und dieser später einen *weiteren* anderen, in Identität und Qualität vom Primärschaden verschiedenen Schaden, den Sekundärschaden, verursacht.[3]

---

[1] so auch BSG 21, 75

[2] BSG SozR BVG § 62 Nr 16

[3] einhM; vgl ua BSGE 1, 254; 41, 137; BSG SozR 2200 § 548 Nr 42, 59, 89 und § 555 Nr 1; BSG SozR 3100 § 1 Nr 23; *Brackmann* GUV § 11 Rdz 3; *Erlenkämper* S 147, jeweils mwN; vgl auch *Anhaltspunkte* Nr 40 und Nr 47. Ua die *Anhaltspunkte* (Nr 47) benutzen für bestimmte Fallgruppen auch den Begriff „Folgeschaden". Das sollte im Interesse einer gemeinsamen Sprachdisziplin vermieden werden.

3.1 Sozialrechtliche Kausalitätslehre

Die Möglichkeiten einer solchen mittelbaren Verursachung sind vielfältig und bedürfen daher in der Praxis sorgfältiger Beachtung.

Eine typische Fallgruppe im *haftungsbegründenden* Bereich ist die, dass die Behinderung aus dem Primärschaden (zB Oberschenkelamputation) eine wesentliche (Teil-)Ursache für einen erneuten Unfall bildet, zB durch Stolpern, Sturz oder dadurch, dass einer von außen kommenden Gefahr (zB im Straßenverkehr) nicht schnell genug ausgewichen werden kann.

Eine weitere typische Fallgruppe besteht im *haftungsausfüllenden* Bereich, wenn es bei der Behandlung des Primärschadens zB durch Infektion, Lungenembolie oä zu einem sekundären Schaden kommt oder wenn infolge des Primärschadens später zusätzliche sekundäre Schäden am selben oder auch an anderen Organen entstehen (zB sekundäre Arthrosen, fixierte Torsionen oder Skoliosen nach Amputation von Extremitäten, Osteomyelitis oder Morbus Sudeck nach operativ versorgter Fraktur, andere Behandlungskomplikationen wie zB die sog Spritzen-Hepatitis).

Auch eine Berufskrankheit kann im Wege des mittelbaren Schadens verursacht sein. So ist zB ein Meniskusschaden auch dann eine Berufskrankheit (BK Nr 2102), wenn er durch die gefährdende Tätigkeit nur mittelbar über die Verschlimmerung einer unfallunabhängigen Arthrose verursacht worden ist.[1]

> Ein solcher sekundärer Schaden bildet einen mittelbaren Schaden aber nur, wenn er ursächlich auf dem Primärschaden beruht. Der Primärschaden muss also zumindest eine **wesentliche Teilursache** (S 58) für den Eintritt des mittelbaren Schadens bilden.

Für die Prüfung dieses ursächlichen Zusammenhangs sind gleichfalls die Grundsätze der sozialrechtlichen Kausalitätslehre maßgebend.

Auch hier ist also nicht erforderlich, dass der Primärschaden die alleinige oder doch allein wesentliche Ursache für den Eintritt des mittelbaren Schadens bildet. Insoweit genügt es, dass er eine wesentliche Teilursache, also eine Mitursache neben anderen schädigungsunabhängigen, aber gleichfalls wesentlichen Mitursachen bildet. Nur wenn bei der gebotenen Abwägung (S 61) zwischen den verschiedenen mitwirkenden Kausalfaktoren schädigungsunabhängige Ursachen eindeutig überwiegen und der Primärschaden als Ursache demgegenüber praktisch bedeutungslos ist, darf ein wesentlicher ursächlicher Zusammenhang zwischen dem Primärschaden und dem neuen Gesundheitsschaden verneint werden.

Ist zB anlässlich einer zur Erkennung von Unfallfolgen durchgeführten Arthroskopie ein unfallunabhängig geschädigter Meniskus entfernt worden, so ist der Meniskusverlust kein mittelbarer Schaden.[2]

Der mittelbare Schaden ist rechtssystematisch **keine Verschlimmerung** des Primärschadens. Zwischen diesen beiden Kausalitätsformen ist daher auch im sozialmedizinischen Gutachten sorgfältig zu unterscheiden.

Eine *Verschlimmerung* liegt nur vor, wenn der Gesundheitsschaden bei gleich bleibender Identität und Qualität lediglich quantitativ vermehrt wird (zB zunehmende Bewegungseinschränkung eines unmittelbar geschädigten Gelenks). Ein *mittelbarer Schaden* liegt hingegen vor, wenn neben den ursprünglichen, den Primärschaden, später ein neuer, qualitativ anderer Gesundheitsschaden tritt, der zwar durch den Primärschaden verursacht ist, sich von diesem in Identität und Qualität aber unterscheidet (zB Sekundärarthrosen an funktionell abhängigen Gelenken; fixierte Torsionen oder Skoliosen nach Amputationen; Osteomyelitis oder Morbus Sudeck nach operativ versorgter Fraktur; Folgen von Behandlungskomplikationen wie zB Lungenembolie, Epilepsie nach schwerer traumatischer Hirnschädigung oder die sog Spritzen-Hepatitis).

In der Praxis bereitet der mittelbare Schaden bisweilen Schwierigkeiten im tatsächlichen Bereich.

Denn nicht immer wird zB der Betroffene selbst wissen bzw erkennen können, dass ein neu aufgetretener Gesundheitsschaden die mittelbare Folge zB eines früheren Unfalls, einer Berufskrankheit oder einer anderen relevanten Schädigung ist. Vor allem im haftungsausfüllenden Bereich setzt dies Kenntnisse von der Möglichkeit solcher Zusammenhänge voraus (zB bei der sog Spritzen-Hepatitis nach einer Behandlung von Unfallfolgen, bei einem Rechtsherzschaden nach schwerer Lungenfunktionsstörung usw). Hier ist dann Rat und Hilfe des behandelnden Arztes geboten.

> Wird ein mittelbarer Schaden (erst) bei einer Nachuntersuchung sichtbar, ist der Gutachter gehalten, hierauf hinzuweisen, auch wenn hiernach (aus Unkenntnis) im Gutachtenauftrag nicht ausdrücklich gefragt wird.

---

[1] BSG SozR 2200 § 551 Nr 33

[2] BSG SozR 3-2200 § 548 Nr 13

Denn als Berater und Helfer von Leistungsträgern und Gerichten ist er in deren Pflicht zur vollständigen Aufklärung des Sachverhalts (§§ 20 SGB X, 103 SGG) eingebunden, und diese Pflicht umfasst auch die Aufklärung der für die Beteiligten günstigen Umstände (so ausdrücklich § 20 Abs 2 SGB X).

3.1.9 Beurteilung des ursächlichen Zusammenhangs

Die sozialmedizinische Beurteilung eines ursächlichen Zusammenhangs im Rahmen der haftungsausfüllenden Kausalität ist ein außerordentlich **komplexer, vielschichtiger Vorgang**, bei dem zahlreiche Kriterien zu berücksichtigen sind. Sie erfordert nicht nur umfassende ätiologisch-pathogenetische Kenntnisse und Erfahrungen, sondern auch die sorgfältige und umfassende Berücksichtigung der sozialrechtlich maßgebenden und auch für das sozialmedizinische Gutachten verbindlichen Beurteilungsmaßstäbe der sozialrechtlichen Kausalitätslehre.

> Hierbei zeigen sich in der Praxis aber immer wieder Probleme. Denn hinsichtlich der Beurteilung des ursächlichen Zusammenhangs bestehen zT **ausgeprägte Gegensätze zwischen Sozialmedizin und Sozialrecht**, zwischen überkommenen sozialmedizinischen Auffassungen und Begutachtungspraktiken und den von der Rechtsprechung des Bundessozialgerichts entwickelten und damit sozialrechtlich wie auch sozialmedizinisch maßgebenden Beurteilungskriterien.

Diese Diskrepanzen zwischen Medizin und Sozialrecht beruhen in weiten Bereichen auf unterschiedlichen Denkansätzen und auf einer verschiedenartigen Methodik bei dem Vorgang der Prüfung des ursächlichen Zusammenhangs.[1]

Sozialmedizinische Denkansätze und Methodik

Leider hat sich in der sozialmedizinischen – vor allem der unfallmedizinischen und orthopädischen – Literatur und Begutachtungspraxis aufgrund überkommener, der Rechtslage vor einem halben Jahrhundert entsprechender Denkansätze und einer unvollkommenen Resorption der Weiterentwicklungen in Rechtsprechung und Rechtslehre vielfach eine Beurteilungsmethodik entwickelt, die mit diesen sozialrechtlichen Kriterien nicht immer übereinstimmt. Das führt in der Praxis immer wieder zu Beanstandung von Gutachten vor allem durch die Gerichte der Sozialgerichtsbarkeit.

> Auch heute noch neigen manche Gutachter, wenn eine wesentliche Verursachung des streitigen Gesundheitsschadens durch das Unfallereignis nicht von vornherein eindeutig feststeht, aufgrund ihrer vorwiegend therapeutisch ausgerichteten Ausbildung und Tätigkeit dazu, bei der Prüfung des ursächlichen Zusammenhangs nicht den Unfall und seine Einwirkungen in den Mittelpunkt ihrer Überlegungen zu stellen, sondern *den streitigen Gesundheitsschaden* und das hierdurch geprägte Schadensbild.

Auch wenn im Gutachtenauftrag nach dem ursächlichen Zusammenhang mit einem Arbeits- oder Dienstunfall gefragt wird, ist Ausgangspunkt solcher Beurteilungen primär dieses Schadensbild, nicht das Unfallereignis und seine Auswirkungen auf den Betroffenen. Aus diesem Schadensbild wird dann geschlossen, ob der Gesundheitsschaden auf endogenen Ursachen (zB einer Schadensanlage) beruht oder (auch) traumatischer Genese ist, und erst sekundär bei Bejahung einer traumatischen Genese geprüft, welche Unfalleinwirkungen stattgefunden haben waren und welche ursächliche Bedeutung diese besitzen.

Beruht dieser Gesundheitsschaden nach allgemeiner ärztlicher Erfahrung auf einer Schadensanlage („… eine gesunde Sehne reißt nicht …"), wird diese zudem vielfach – dieser Erfahrung folgend – als vorliegend unterstellt, ohne diese nach Art und Ausprägung für den individuellen Einzelfall konkret nachzuweisen. Häufig werden dann Überlegungen, ob und inwieweit daneben auch die Unfalleinwirkungen von ursächlicher Wirksamkeit waren, nur noch am Rand angestellt. Unter solchen Prämissen geschieht es immer wieder, dass eine unbewiesen gebliebene Schadensanlage als die (allein) wesentliche Ursache für den streitigen Gesundheitsschaden und das Unfallereignis als nicht wesentliche (Gelegenheits-)Ursache bewertet oder als wesentliche Teilursache nur anerkannt wird, wenn dieses besonders gravierend war.

Zudem werden manche durch Unfälle ausgelöste Schäden an den Haltungs- und Bewegungsorganen als typisches Ergebnis und Endpunkt eines degenerativen Prozesses und damit als unfallunabhängige Manifestierung dieser degenerativen Schadensanlage gesehen. Auch wenn der Schaden „bei Gelegenheit" eines Dienst- oder

---

[1] vgl hierzu *Erlenkämper* S 121

3.1 Sozialrechtliche Kausalitätslehre

Arbeitsunfalls eintrete, manifestiere sich hier idR ein solcher natürlicher degenerativer Prozess, verwirkliche sich dagegen kein versichertes Risiko.[1]

Sozialrechtliche Beurteilungskriterien und -methoden

Solche Denkansätze und die davon bestimmte Methodik des Vorgehens bei der sozialmedizinischen Zusammenhangsbegutachtung entsprechen aber nicht den **sozialrechtlichen Kriterien**, wie sie von der Rechtsprechung insbesondere des Bundessozialgerichts in den letzten Jahrzehnten für die Beurteilung des ursächlichen Zusammenhangs insbesondere von Schadensanlagen und anlagedingten Leiden entwickelt worden sind und die den Maßstab auch für die sozialmedizinische Beurteilung zu bilden haben (Tabelle 3.1).

Denn das ärztliche Gutachten soll Grundlage einer Entscheidung der Leistungsträger bzw Sozialgerichte bilden und in diese eingehen. Das erfordert zwingend, dass im Zusammenhangsgutachten dieselben Maßstäbe und Beurteilungskriterien Anwendung finden, die auch für die anschließende Entscheidung maßgebend sind, die der sozialrechtlichen Kausalitätslehre.

Sozialrechtlich hat den **Ausgangspunkt**, den ersten Einzelschritt bei der Beurteilung des ursächlichen Zusammenhangs die Frage zu bilden, **ob ein Unfallereignis** nachgewiesen ist (S 52) und dieses mit den von ihm ausgehenden Einwirkungen mit hinreichender Wahrscheinlichkeit eine conditio sine qua non und – für sich gesehen – eine wesentliche Bedingung für den Eintritt des streitigen Gesundheitsschadens bildet.

Ob und in welchem Umfang daneben auch noch andere, unfallfremde Ursachen wirksam waren und welche ursächliche Bedeutung sie im Verhältnis zu den Unfalleinwirkungen besitzen, ist in dieser Phase der Prüfung noch ohne rechtliche Relevanz. Diese Frage ist erst später in einem getrennten Schritt zu prüfen.

Wegen der Vielschichtigkeit der sozialrechtlich maßgebenden Kriterien darf die Zusammenhangsbeurteilung **nicht pauschal, nicht global** erfolgen, sondern muss – soll ein auch methodisch sauberes und überzeugendes Ergebnis erreicht werden – nacheinander **in getrennten Einzelschritten** vorgenommen werden.[2]

Tabelle 3.1 Unterschiedliche Denkansätze von Sozialmedizin und Sozialrecht.

	Sozialmedizin	Sozialrecht
Ausgangspunkt	Welches Schadensbild liegt vor?	Welches Unfallereignis hat stattgefunden?
1. Prüfungsschritt	Welche Ursachen haben dieses Schadensbild bewirkt?	Ist dieses Unfallereignis eine conditio sine qua non für den Eintritt des streitigen Gesundheitsschadens?
2. Prüfungsschritt	Ist dieses Schadensbild Ausdruck einer endogenen (z. B. degenerativen) Schadensanlage oder (auch) traumatischer Genese?	Ist das Unfallereignis – für sich gesehen – auch wesentlich für den Eintritt des streitigen Gesundheitsschadens?
3. Prüfungsschritt	Wenn auch eine traumatische Genese (durch ein Unfallereignis) bejaht wird, ist die Schadensanlage oder das Unfallereignis von wesentlicher ursächlicher Bedeutung?	Hat neben dem Unfallereignis an der Entstehung des streitigen Gesundheitsschadens auch eine nachweisbare endogene Schadensanlage mitgewirkt und welche ursächliche Bedeutung hat diese Schadensanlage für den Eintritt des Gesundheitsschadens?
4. Prüfungsschritt	Überwiegt in der jeweiligen ursächlichen Bedeutung die Schadensanlage oder das Unfallereignis?	Es ist abzuwägen, ob das Unfallereignis zumindest eine wesentliche Teilursache für den Eintritt des streitigen Gesundheitsschadens bildet oder ob die Schadensanlage in ihrer ursächlichen Bedeutung eindeutig überwiegt.

---

[1] so ua *Ludolph* MedSach 1991, 44; *Ludolph/Spohr* BG 1994, 68

[2] BSG SozR 2200 § 548 Nr 84; BSG 24. 02. 1988 – 2 RU 3087 –, Meso 290/141

Die Wahrscheinlichkeit des ursächlichen Zusammenhangs darf also vor allem nicht global etwa in der Weise beurteilt werden, angesichts der nach allgemeiner ärztlicher Erfahrung ursächlich wirksamen unfallfremden Kausalfaktoren (zB einer Schadensanlage aufgrund degenerativer Veränderungen) und ihrer hohen Bedeutung für den Eintritt des Gesundheitsschadens hätten Unfalleinwirkungen den Gesundheitsschaden nicht wesentlich (mit) verursacht.

> Vielmehr ist für *jeden* – unfallbedingten wie unfallfremden – Kausalfaktor, dessen ursächliche Beteiligung an dem Eintritt des Gesundheitsschadens in Erwägung gezogen wird, **einzeln und in getrennten Schritten** zu prüfen und zu beurteilen, ob er:
> - in seinen tatsächlichen Grundlagen für den vorliegenden individuellen Einzelfall iS des Vollbeweises nachgewiesen ist,
> - mit hinreichender Wahrscheinlichkeit eine conditio sine qua non für den Eintritt des Gesundheitsschaden bildet, also nicht hinweg gedacht werden kann, ohne dass der streitige Gesundheitsschaden entfällt, und
> - für sich gesehen rechtlich auch wesentlich ist, dh nach den individuellen Verhältnissen des konkreten Einzelfalls in der erforderlichen engen besonderen Beziehung zu dem streitigen Gesundheitsschaden steht.

Diese Prüfung muss **nacheinander in getrennten Schritten** und in der Weise erfolgen, dass der nächste Schritt erst getan wird, wenn die Voraussetzungen des vorangegangenen Schritts erfüllt sind.

Aufgabe einer solchen Zusammenhangsbeurteilung ist es, das Bestehen eines ursächlichen Zusammenhangs zwischen dem *angeschuldigten Unfallereignis* und dem streitigen Gesundheitsschaden festzustellen.

Zunächst ist daher **für den Unfall** und die von ihm ausgehenden Einwirkungen zu prüfen, ob diese Voraussetzungen erfüllt sind.

Diese Frage hat bei jeder Zusammenhangsbeurteilung den Ausgangspunkt aller Prüfungen zu bilden (S 52).

Die Beurteilung hängt primär davon ab, ob ein *solches Unfallereignis* stattgefunden und – für sich gesehen – mit hinreichender Wahrscheinlichkeit eine rechtlich wesentliche Bedingung (S 52) für den Eintritt des streitigen Gesundheitsschadens gebildet hat. Ob daneben auch unfallfremde Faktoren an dem Eintritt der Gesundheitsschadens beteiligt waren, ist in dieser Phase der Prüfung noch ohne rechtliche Relevanz.

Allerdings ist dieses Unfallereignis als solches dem ärztlichen Gutachter idR vom Leistungsträger bzw Gericht als sog Anknüpfungstatsache vorzugeben (S 298). Fehlen solche ausdrücklichen Feststellungen, sollte der Gutachter sie vom Leistungsträger bzw Gericht nachfordern und nicht versuchen, solche Feststellungen anhand des Akteninhalts und der Anamnese selbst zu treffen und seiner Beurteilung zugrunde zu legen. Denn diese Feststellungen zB mit der erforderlichen Bewertung der Angaben des Probanden und von Zeugen zum angeschuldigten Unfallereignis und zu der Frage, ob dieses rechtlich als Unfall zu werten ist, bestimmen sich weitgehend nach außermedizinischen Kriterien und fallen daher nicht in die Beurteilungskompetenz des begutachtenden Arztes.

Ergeben sich aber aus ärztlicher Sicht Diskrepanzen zu den Feststellungen von Leistungsträger bzw Gericht, sollte er seine Zweifel dem Auftraggeber mitteilen und um Klärung und Entscheidung bitten.

Aufgabe des ärztlichen Gutachters ist es hingegen zu beurteilen, ob dieses Ereignis mit hinreichender Wahrscheinlichkeit eine conditio sine qua non für den Eintritt des streitigen Gesundheitsschadens bildet und diese Bedingung – für sich gesehen – auch rechtlich wesentlich ist, dh in der erforderlichen engen Beziehung zum Eintritt des Gesundheitsschadens steht.

Die **Frage nach weiterhin mitwirkenden unfallfremden Kausalfaktoren** (zB einer Schadensanlage) darf aus rechtlichen ebenso wie aus logisch-methodischen Gründen erst in einem weiteren, getrennten Schritt gestellt werden. Denn solche unfallfremden Kausalfaktoren können rechtliche Relevanz nur erlangen, wenn das Unfallereignis als conditio sine qua non und als – für sich gesehen – wesentliche Bedingung feststeht.

Hier ist zunächst zu prüfen, ob der in Erwägung gezogene unfallfremde Kausalfaktor in seinen tatsächlichen Grundlagen iS des Vollbeweises sicher nachgewiesen ist.

3.1 Sozialrechtliche Kausalitätslehre

Kann dieser Beweis nicht überzeugend erbracht werden, stellt sich – so das Bundessozialgericht wiederholt wörtlich – „gar nicht erst die Frage", ob ein solcher Faktor conditio sine qua non oder gar wesentliche Ursache für den bestehenden Schaden sein könnte.[1] Insbesondere kann ein solcher unfallfremder Faktor, wenn er nicht bewiesen werden kann, die Ursächlichkeit des – für sich gesehen – als wesentliche Bedingung festgestellten Unfallereignisses nicht infrage stellen.

Erst wenn dieser Beweis vorliegt, ist in einem weiteren Schritt zu prüfen, ob dieser Faktor mit hinreichender Wahrscheinlichkeit eine conditio sine qua non und – für sich gesehen – auch eine wesentliche Bedingung für den Eintritt des Gesundheitsschadens bildet.

> Steht in dieser Weise fest, dass das Unfallereignis und der unfallfremde Kausalfaktor (zB Schadensanlage) – jeweils für sich gesehen – eine wesentliche Bedingung für den Eintritt des streitigen Gesundheitsschadens bilden und somit rechtliche Relevanz für die weitere Beurteilung besitzen, hat als nächster Schritt die nach den Grundsätzen der sozialrechtlichen Kausalitätslehre erforderliche **Abwägung der ursächlichen Bedeutung** dieser einzelnen mitwirkenden Kausalfaktoren (S 61) zu erfolgen.

Erst bei dieser Abwägung darf geprüft und beurteilt werden, ob die einzelnen Kausalfaktoren – das Unfallereignis und der unfallfremde Kausalfaktor – als im Wesentlichen gleichwertige Mitursachen nebeneinander stehen, das Unfallereignis also zumindest eine wesentliche Teilursache für den Eintritt des Gesundheitsschadens bildet, oder ob der unfallfremde Kausalfaktor (zB die Schadensanlage) von solch überragender Bedeutung ist, dass er bei der gebotenen vernünftigen, lebensnahen, an die medizinisch-wissenschaftlichen und praktischen Erfahrungen anknüpfenden Würdigung als die eindeutig überwiegende, rechtlich allein wesentliche Ursache und der Unfall demgegenüber als praktisch bedeutungslos zu werten ist.

Soll erwogen werden, dass eine Schadensanlage den Gesundheitsschaden allein wesentlich verursacht hat, darf diese zudem als allein wesentliche Ursache nur beurteilt werden, wenn sie **nachweisbar so stark ausgeprägt und so leicht ansprechbar war**, dass es zur Auslösung des Gesundheitsschadens nicht der besonderen, in ihrer Art unersetzlichen äußeren Einwirkungen durch das Unfallereignis bedurft hat, sondern der Schaden wahrscheinlich auch infolge anderer, alltäglich vorkommender Einwirkungen des privaten Alltagslebens oder aus sich heraus zu derselben Zeit eingetreten wäre (S 75).

Kann nicht eindeutig festgestellt und überzeugend begründet werden, dass der unfallfremde Kausalfaktor in dieser Weise eindeutig überwiegt und das Unfallereignis demgegenüber praktisch bedeutungslos ist, ist dieses Unfallereignis, auch wenn es quantitativ geringer beteiligt und qualitativ weniger bedeutsam ist, rechtlich als „annähernd gleichwertige Mitursache" und damit zumindest als **wesentliche Teilursache** des streitigen Gesundheitsschadens zu werten (S 58).

3.1.10 Schemata für die sozialmedizinische Beurteilung

In Ausführung dieser Grundsätze hat der Verfasser zur Erleichterung eines solchen Vorgehens bei der Zusammenhangsbeurteilung in Zusammenwirken mit erfahrenen Sozialmedizinern für die wichtigsten Anwendungsbereiche der sozialrechtlichen Kausalitätslehre **Schemata** entwickelt, die ein auch methodisch richtiges Vorgehen bei der Beurteilung der ursächlichen Zusammenhänge vor allem für den gutachtlich tätigen Arzt erleichtern.[2] Sie sollen dem ärztlichen Gutachter vor allem das gebotene schrittweise Vorgehen bei der Beurteilung des ursächlichen Zusammenhangs nahe bringen und ihm Art, Umfang und Reihenfolge der Prüfung der einzelnen Schritte vorgeben.

Natürlich sollten die Sozialleistungsträger bzw die Gerichte durch entsprechend gegliederte und formulierte Beweisfragen den Gutachter zu einem solchen schrittweisen Vorgehen anhalten, ihn also auch diesbezüglich in seine Aufgabe einweisen und ihm erforderlichenfalls für Art und Umfang seiner Tätigkeit die nötigen Weisungen erteilen, § 404 a ZPO (S 300). Das geschieht aber (leider) nicht immer. Umso wichtiger ist es für den Arzt, der ein Zusammenhangsgutachten erstattet, dass er selbst die Maßstäbe und Kriterien kennt und anwendet, die Voraussetzung für ein auch rechtlich zutreffendes Zusammenhangsgutachten sind.

---

[1] stdRspr; vgl ua BSG SozR 2200 § 548 Nr 84; BSG 06. 12. 1989 – 2 RU 7/89 – Meso B 240/123

[2] vgl auch *Schönberger/Mehrtens/Valentin* S 79 ff

Selbstredend können durch solche Schemata nicht alle denkbaren Fallkonstellationen erfasst und einer überzeugenden Lösung zugeführt werden. Sie liefern aber auch bei ausgefallenen Konstellationen brauchbare Anhaltspunkte für ein methodisch zutreffendes Vorgehen bei der Beurteilung.

Zugeschnitten sind die Schemata auf Arbeitsunfälle bzw Berufskrankheiten iS der GUV. Für die entsprechenden Fallgestaltungen des sozEntschR gelten sie aber entsprechend.

Dabei betrifft den ärztlichen Gutachter das „Schema 1: Haftungsbegründende Kausalität" kaum, allenfalls bei Unfällen aus innerer Ursache. Es wird aber der Vollständigkeit halber mit aufgeführt.

Schema 1
Haftungsbegründende Kausalität
(und innerer Zusammenhang)

1. Schädigendes Ereignis und versicherte Tätigkeit
- 1.1 Ist das Unfallereignis in Ausübung einer versicherten Tätigkeit (oder Dienstverrichtung) eingetreten?
- 1.2 Sind die versicherte Tätigkeit und das schädigende Unfallereignis iS des Vollbeweises nachgewiesen?

2. Innerer Zusammenhang mit der versicherten Tätigkeit
- 2.1 Hat das Unfallereignis mit hinreichender Wahrscheinlichkeit mit der versicherten Tätigkeit in dem erforderlichen inneren Zusammenhang gestanden?
- 2.2 Sind ggf die für den inneren Zusammenhang bedeutsamen Umstände in ihren tatsächlichen Grundlagen iS des Vollbeweises nachgewiesen?

3. Kausalität der versicherten Tätigkeit
- 3.1 Bildet die versicherte Tätigkeit mit hinreichender Wahrscheinlichkeit eine conditio sine qua non für den Eintritt des Unfallereignisses?
- 3.2 Ist die versicherte Tätigkeit – für sich gesehen – iS der sozialrechtlichen Kausalitätslehre wesentlich für den Eintritt des schädigenden Ereignisses?

4. Kausalität mitwirkender schädigungsunabhängiger Ursachen
- 4.1 Sind auch andere, von der versicherten Tätigkeit unabhängige Faktoren (zB innere Ursachen, selbstgeschaffene Gefahr, Alkohol) mit hinreichender Wahrscheinlichkeit an dem Eintritt des Unfallereignisses iS einer conditio sine qua non ursächlich beteiligt?
- 4.2 Sind auch diese anderen Faktoren nach Art und Ausmaß in ihren tatsächlichen Grundlagen nachgewiesen?
- 4.3 Sind auch diese anderen Faktoren – für sich gesehen – wesentlich für den Eintritt des Unfallereignisses?

5. Abwägung iS der konkurrierenden Kausalität
- 5.1 In welchem Verhältnis stehen die Einwirkungen aus der versicherten Tätigkeit und die hiervon unabhängigen Faktoren in ihrer ursächlichen Bedeutung für den Eintritt des Unfallereignisses?
  Insbesondere:
- 5.2 Bildet die versicherte Tätigkeit auch unter Berücksichtigung der mitwirkenden anderen Faktoren zumindest eine wesentliche Teilursache für den Eintritt des schädigenden Ereignisses?
  Oder:
- 5.3 Überwiegen diese anderen mitwirkenden Faktoren die versicherte Tätigkeit in ihrer ursächlichen Bedeutung für den Eintritt des schädigenden Ereignisses auch unter Berücksichtigung des Schutzzwecks des Gesetzes so eindeutig, dass sie als die allein wesentliche Ursache iS der Lehre über die konkurrierende Kausalität beurteilt und die Einwirkungen aus der versicherten Tätigkeit demgegenüber als unbedeutend gewichtet werden müssen?

3.1 Sozialrechtliche Kausalitätslehre

Schema 2
Haftungsausfüllende Kausalität

1. Gesundheitsschaden
1.1 Welcher als Unfallfolge geltend gemachter Gesundheitsschaden liegt vor?
1.2 Ist dieser Gesundheitsschaden iS des Vollbeweises nachgewiesen?

2. Schädigendes Ereignis
2.1 Welchem Unfallereignis wird dieser Gesundheitsschaden zur Last gelegt?
2.2 Ist dieses Unfallereignis in seinem Hergang mit allen für die Beurteilung erheblichen Umständen iS des Vollbeweises nachgewiesen?

3. Kausalität des Unfallereignisses
3.1 Bildet das Unfallereignis mit hinreichender Wahrscheinlichkeit eine conditio sine qua non für den Eintritt des Gesundheitsschadens?
3.2 Ist das Unfallereignis – für sich gesehen – iS der sozialrechtlichen Kausalitätslehre wesentlich für den Eintritt dieses Gesundheitsschadens?

4. Kausalität mitwirkender unfallunabhängiger Ursachen
4.1 Sind auch andere, unfallunabhängige Ursachen (zB Auswirkungen früherer Krankheiten oder Unfälle; Schadensanlagen konstitutioneller oder degenerativer Genese) mit hinreichender Wahrscheinlichkeit an dem Eintritt des Gesundheitsschadens iS einer conditio sine qua non ursächlich beteiligt?
4.2 Beruht die Annahme der Wahrscheinlichkeit eines solchen ursächlichen Zusammenhangs auf medizinisch-wissenschaftlich gesicherten Erkenntnissen oder nur auf nicht beweisbaren Hypothesen?
4.3 Sind auch diese unfallunabhängigen Faktoren nach Art und Ausmaß in ihren tatsächlichen Grundlagen iS des Vollbeweises nachgewiesen?
4.4 Sind diese anderen unfallfremden Faktoren – für sich gesehen – iS der sozialrechtlichen Kausalitätslehre wesentlich für den Eintritt des Gesundheitsschadens?

5. Abwägung iS der konkurrierenden Kausalität
5.1 In welchem Verhältnis stehen das Unfallereignis und die mitwirkenden unfallunabhängigen Faktoren in ihrer Bedeutung für den Eintritt des Gesundheitsschadens?
Insbesondere:
5.2 Bildet das Unfallereignis auch unter Berücksichtigung der mitwirkenden unfallunabhängigen Faktoren zumindest eine wesentliche Teilursache für den Eintritt des Gesundheitsschadens?
Oder:
5.3 Überwiegen die unfallunabhängigen Faktoren das Unfallereignis in seiner ursächlichen Bedeutung auch unter Berücksichtigung des Schutzzwecks des Gesetzes so eindeutig, dass sie als die allein wesentliche Ursache beurteilt und die Einwirkungen aus dem Unfallereignis demgegenüber als unbedeutend gewichtet werden müssen?

6. Schadensanlage und Gelegenheitsursache
Wenn erwogen wird, dass eine Schadensanlage die allein wesentliche Bedingung und das Unfallereignis nur eine Gelegenheitsursache bildet:
6.1 Ist die Schadensanlage, deren ursächliche Mitwirkung erwogen wird, für den individuellen Einzelfall nach Art und Ausprägung sowie nach dem Ausmaß ihrer Ansprechbarkeit auch auf geringfügige, alltäglich vorkommende Einwirkungen in ihren tatsächlichen Grundlagen iS des Vollbeweises nachgewiesen?
6.2 Sind die Erkenntnisse, aus denen die Wahrscheinlichkeit einer Kausalität der Schadensanlage abgeleitet wird, medizinisch-wissenschaftlich gesichert, oder handelt es sich lediglich um unbewiesene Hypothesen?
6.3 Wäre nach den individuellen Gesamtumständen des Einzelfalls, insbesondere nach der ursächlichen Bedeutung des Unfallereignisses einerseits und der Schadensanlage andererseits, der Gesundheitsschaden wahrscheinlich auch ohne das konkrete Schädigungsereignis durch beliebig austauschbare alltägliche Belastungen zu einem annähernd gleichem Zeitpunkt und in annähernd gleicher Schwere eingetreten, oder ist ein solcher Schadenseintritt nach dem Gesamtergebnis des Verfahrens lediglich möglich, aber nicht hinreichend wahrscheinlich?

Schema 3
Kausalität iS der Verschlimmerung

1. Entstehung und Verschlimmerung
1.1 Ist der jetzt bestehende Gesundheitsschaden durch das Unfallereignis als klinisch-funktionell manifeste Krankheit erstmalig hervorgerufen worden? Oder:
1.2 Hat der jetzt bestehende Gesundheitsschaden als sog Grundleiden im Zeitpunkt des Unfalls als klinisch-funktionell manifeste Krankheit bereits vorgelegen und durch das Unfallereignis lediglich eine Verschlimmerung erfahren?
1.3 Sind ggf Bestehen und Ausmaß des Grundleidens im Zeitpunkt des Unfalls sowie seine spätere Verschlimmerung iS des Vollbeweises nachgewiesen?

2. Schädigendes Ereignis
2.1 Welchem Unfallereignis wird die Verschlimmerung des Grundleidens zur Last gelegt?
2.2 Ist dieses Unfallereignis in seinem Hergang mit allen für die Beurteilung erheblichen Umständen iS des Vollbeweises nachgewiesen?

3. Kausalität des Unfallereignisses
3.1 Ist die Verschlimmerung dieses Grundleidens mit hinreichender Wahrscheinlichkeit durch das Unfallereignis iS einer conditio sine qua non verursacht worden? Oder ist die Verschlimmerung Folge einer schicksalsmäßigen Weiterentwicklung des Grundleidens?
3.2 Ist das Unfallereignis – für sich gesehen – wesentlich iS der sozialrechtlichen Kausalitätslehre für den Eintritt der Verschlimmerung?

4. Kausalität mitwirkender unfallunabhängiger Ursachen
4.1 Sind auch andere, unfallunabhängige Ursachen (zB schicksalsmäßige Weiterentwicklung des Grundleidens, konstitutionelle oder degenerative Schadensanlagen, Auswirkungen früherer oder späterer Unfälle bzw Krankheiten usw) mit hinreichender Wahrscheinlichkeit an dem Eintritt der Verschlimmerung iS einer conditio sine qua non ursächlich beteiligt?
4.2 Sind auch diese unfallunabhängigen Kausalfaktoren nach Art und Ausmaß in ihren tatsächlichen Grundlagen iS des Vollbeweises nachgewiesen?
4.3 Sind diese unfallfremden Kausalfaktoren – für sich gesehen – iS der sozialrechtlichen Kausalitätslehre wesentlich für den Eintritt der Verschlimmerung?

5. Abwägung iS der konkurrierenden Kausalität
5.1 In welchem Verhältnis stehen die schicksalsmäßige Weiterentwicklung des Grundleidens, das Unfallereignis und evtl mitwirkende unfallunabhängige Kausalfaktoren in ihrer Bedeutung für den Eintritt der Verschlimmerung? Insbesondere:
5.2 Bildet das Unfallereignis auch unter Berücksichtigung der anderen mitwirkenden Kausalfaktoren zumindest eine iS der sozialrechtlichen Kausalitätslehre wesentliche Teilursache für den Eintritt der Verschlimmerung? Oder:
5.3 Überwiegen die unfallunabhängigen Kausalfaktoren das Unfallereignis in seiner Bedeutung für den Eintritt der Verschlimmerung auch unter Berücksichtigung des Schutzzwecks des Gesetzes so eindeutig, dass sie als die allein wesentliche Ursache iS der Lehre über die konkurrierende Kausalität angesehen und die Einwirkungen aus der versicherten Tätigkeit demgegenüber als unbedeutend gewichtet werden müssen?

Schema 4
Berufskrankheiten

1. **Gesundheitsschaden**
   1.1 Welche Erkrankung iS der BK-Liste liegt bei dem Versicherten vor?
   1.2 Ist diese Erkrankung iS des Vollbeweises nachgewiesen und diagnostisch gesichert?
2. **Schädigende Einwirkungen aus der versicherten Tätigkeit**
   2.1 Welchen schädigenden beruflichen Einwirkungen iS der BKV wird diese Erkrankung zur Last gelegt?
   2.2 Sind diese beruflichen Einwirkungen nach Art und Ausmaß iS des Vollbeweises nachgewiesen?
   2.3 Entsprechen diese beruflichen Einwirkungen den maßgebenden Dosis-Wirkungs-Voraussetzungen?
3. **Gesetzliche Vermutung des § 9 Abs 3 SGB VII**
   3.1 War der Versicherte infolge der besonderen Bedingungen seiner versicherten Tätigkeit in erhöhtem Maß der Gefahr einer Erkrankung ausgesetzt?
   3.2 Bestehen konkrete Anhaltspunkte für die allein wesentliche Verursachung der Erkrankung durch berufsfremde Einwirkungen?
   3.3 Sind solche Anhaltspunkte in den tatsächlichen Grundlagen iS des Vollbeweises festgestellt?

Im Fall der Bejahung von 3.1 und Verneinung von 3.2 oder 3.3 ist die Prüfung hier beendet; die Erkrankung ist aufgrund der Rechtsvermutung des § 9 Abs 3 SGB VII als Berufskrankheit anzuerkennen.

Sonst ist die Prüfung nach den allgemeinen Grundsätzen fortzusetzen:

4. **Kausalität der schädigenden Einwirkungen**
   4.1 Bilden die schädigenden beruflichen Einwirkungen mit hinreichender Wahrscheinlichkeit eine conditio sine qua non für den Eintritt der Erkrankung?
   4.2 Sind diese beruflichen Einwirkungen – für sich gesehen – für den Eintritt des Gesundheitsschadens auch wesentlich iS der sozialrechtlichen Kausalitätslehre?
5. **Kausalität mitwirkender berufsfremder Ursachen**
   5.1 Sind auch andere, berufsfremde Ursachen (zB konstitutionelle oder degenerative Schadensanlagen, Auswirkungen früherer Unfälle oder Krankheiten, parallele Einwirkungen aus der privaten Lebenssphäre) mit hinreichender Wahrscheinlichkeit an dem Eintritt der Erkrankung iS einer conditio sine qua non ursächlich beteiligt?
   5.2 Sind auch diese berufsfremden Faktoren nach Art und Ausmaß in ihren tatsächlichen Grundlagen iS des Vollbeweises nachgewiesen?
   5.3 Sind diese berufsfremden Faktoren – für sich gesehen – für den Eintritt der Erkrankung wesentlich iS der sozialrechtlichen Kausalitätslehre?
6. **Abwägung iS der konkurrierenden Kausalität**
   6.1 In welchem Verhältnis stehen die beruflichen Einwirkungen iS der BKV und die anderen, berufsfremden Faktoren in ihrer ursächlichen Bedeutung für den Eintritt der Erkrankung?
   Insbesondere:
   6.2 Bilden die beruflichen Einwirkungen auch unter Berücksichtigung der berufsfremd mitwirkenden Ursachen zumindest eine wesentliche Teilursache iS der sozialrechtlichen Kausalitätslehre für den Eintritt der Erkrankung?
   Oder:
   6.3 Überwiegen die berufsfremden Ursachen in ihrer Bedeutung für den Eintritt der Erkrankung auch unter Berücksichtigung des Schutzzweckes des Gesetzes so eindeutig, dass sie als die allein wesentliche Ursache iS der Lehre über die konkurrierende Kausalität beurteilt und die Einwirkungen aus der versicherten Tätigkeit demgegenüber als unbedeutend gewichtet werden müssen?

3.1.11 Sonderfälle der Kausalität

Überholende Kausalität

Auch in der sozialmedizinischen Diskussion taucht gelegentlich der Begriff der **überholenden Kausalität** (auch: verdrängende oder hypothetische Kausalität) auf. Dieser Begriff soll bezeichnen, dass ein bestimmter, tatsächlich durch ein schädigendes Ereignis wesentlich verursachter Schaden später infolge eines anderen Ereignisses oder einer anderen Kausalreihe gleichfalls eingetreten wäre.[1]

Beispiel: Ein Versicherter stirbt an den Folgen eines geschützten Verkehrsunfalls. Bei der Obduktion stellt sich ein weit fortentwickeltes metastasierendes Magen-Ca heraus, das wenig später ohnehin zum Tode geführt hätte.

Hier könnte sich die Frage stellen, ob wegen der Ca-Erkrankung eine Entschädigung aus dem Verkehrsunfall überhaupt nicht oder doch nur bis zum Wirksamwerden der „überholenden Kausalität", nämlich des Todes infolge der Ca-Erkrankung, gezahlt werden soll.

> Das Sozialrecht kennt eine solche überholende Kausalität nicht. Ist eine Einwirkung aus dem geschützten Risikobereich wesentliche Bedingung eines Schadens und damit Ursache im Rechtssinn, so ist der Kausalitätsablauf, der von dieser Bedingung bewirkt worden ist, später nicht deshalb anders zu beurteilen, weil sich nachträglich feststellen lässt, dass der Schaden zu einem späteren Zeitpunkt auch durch eine andere Bedingung und einen anderen Kausalitätsablauf ausgelöst worden wäre.

Unterbrechung des Kausalzusammenhangs

Als eine **Unterbrechung des Kausalzusammenhangs** wird gelegentlich die Konstellation diskutiert, dass eine rechtlich wesentliche Kausalreihe zwar nach dem Regelverlauf einen bestimmten Schaden herbeigeführt haben würde, dieser Erfolg aber vorher durch eine andere, schädigungsunabhängige Kausaleinwirkung herbeigeführt wird.[2]

Auch hierzu ein *Beispiel*: Ein Versicherter leidet an einer schweren Berufskrankheit (zB asbestbedingtes Lungen-Ca); mit seinem baldigen Ableben ist zu rechnen. Kurz vorher verunglückt er bei einem privaten Verkehrsunfall tödlich.

> Eine Erwägung etwa dahin, dass der privaten Verkehrsunfall den Kausalzusammenhang zwischen Berufskrankheit und Tod ja nur kurz unterbrochen habe, der Tod durch das Ca ohnehin alsbald eingetreten wäre und daher als Folge der Berufskrankheit entschädigt werden müsse, ist im Sozialrecht allerdings nicht zulässig.[3]

Denn die „unterbrochene Kausalität" (im Beispiel: das BK-bedingte Lungen-Ca) ist in Wahrheit ja nicht kausal, keine conditio sine qua non für den infolge des Verkehrsunfalls eingetretenen Tod; dieser Tod wäre auch eingetreten, wenn das Ca nicht bestanden hätte.

Kein Fall einer solchen Unterbrechung des Kausalzusammenhangs, sondern der konkurrierenden Kausalität (S 58) liegt dagegen vor, wenn vor Eintritt des Schadens (Tod) zu einer ursprünglich ursächlich allein wirksamen Kausalreihe aus dem geschützten Risikobereich (im Beispiel: das BK-bedingte Lungen-Ca) später ein anderer, schädigungsunabhängiger Kausalfaktor (zB primär-infektiöse Pneumonie) hinzutritt und der Tod nur durch das *Zusammenwirken* dieser beiden Kausalreihen hat eintreten können (zB weil die Pneumonie nur infolge der Vorschädigung durch das Lungen-Ca tödlich verlaufen ist). Denn dann ist jede dieser beiden Kausalreihen (Ca und Pneumonie) conditio sine qua non und Teilursache für den Eintritt des Todes, und die BK wird in einem solchen Fall idR eine wesentliche Teilursache für den Eintritt des Todes bleiben.

Eine wirksame „Unterbrechung" des Kausalzusammenhangs tritt dagegen ein, wenn die Pneumonie nach Art und Verlaufsform den Tod unabhängig von dem vorbestehenden Lungen-Ca bewirkt, der Tod also auch ohne das Ca eingetreten wäre. Denn dann ist das Ca keine conditio sine qua non für den Tod; es kann hinweg gedacht werden, ohne dass der Schaden (Tod) entfällt.

Mitwirkendes Handeln des Betroffenen; selbst geschaffene Gefahr

Ein mitwirkendes Verschulden etwa iS des § 254 BGB (S 243) kennt das Sozialrecht nicht.[4] Verschul-

---

[1] BSG SozR 3-2200 § 548 Nr 4; *Brackmann* GUV § 8 Rdz 318; *Erlenkämper* S 160, jeweils mwN
[2] vgl hierzu weiterführend *Erlenkämper* S 161
[3] einhM; vgl ua BSG SozR Nr 58 zu § 1 BVG und Nr 29 zu § 5 BVG; BSG Breithaupt 1989, 200 und 1990, 897; *Brackmann* GUV § 8 Rdz 319; *Erlenkämper* S 162, jeweils mwN
[4] vgl hierzu weiterführend *Erlenkämper* S 163

3.1 Sozialrechtliche Kausalitätslehre

den und Mitverschulden haben im Sozialrecht sowohl im Rahmen der Anspruchsbegründung wie auch als Leistungsausschluss oder Leistungsbegrenzung idR keine Relevanz[1] (Ausnahme zB § 2 Abs 1 OEG, S 219).

Daher ist es idR unbeachtlich, ob der Betroffene den Eintritt des schädigenden Ereignisses bzw des Gesundheitsschadens fahrlässig oder gar vorsätzlich herbeigeführt hat (s unten).

Leistungsansprüche sind nur dann ausgeschlossen, wenn der Betroffene die Schädigung absichtlich herbeigeführt hat.[2] Selbst verbotswidriges Handeln schließt dagegen zB die Annahme eines Arbeitsunfalls oder eine Berufskrankheit nicht schlechthin aus, § 7 Abs 2 SGB VII.

> Dagegen kann ein **mitwirkendes Handeln** des Betroffenen, sofern es zur Entstehung des Schadens ursächlich wesentlich beigetragen hat, im Rahmen der haftungsbegründenden Kausalität von rechtserheblicher Bedeutung sein.

Denn auch das eigene Handeln des Betroffenen ist vielfach conditio sine qua non für den Eintritt des Schadens, und es kann entsprechend den allgemeinen Grundsätzen über die konkurrierende Kausalität gegenüber den Kausaleinwirkungen aus dem geschützten Risikobereich so überwiegen, dass es die tatsächlich und rechtlich allein wesentliche Ursache des Schadens bildet. Wenn zB ein (Geh-)Behinderter versucht, auf einen fahrenden Zug aufzuspringen und dabei einen Unfall erleidet, liegt die eindeutig überwiegende und damit allein wesentliche Ursache für den dabei erlittenen Schaden in diesem Handeln des Behinderten, nicht in der Behinderung.

> Rechtsprechung und Rechtslehre haben für solche Konstellationen den Begriff der **selbst geschaffenen Gefahr** entwickelt.[3]

Hierunter wird die bewusste Erhöhung der einer geschützten Tätigkeit innewohnenden Gefahr durch das eigene Handeln des Betroffenen verstanden, durch das ein zusätzliches, von der geschützten Tätigkeit abgrenzbares und nicht mehr mit umfasstes Risiko geschaffen wird. Wenn diese durch das Handeln des Betroffenen selbst geschaffene zusätzliche Gefahr im Verhältnis zu dem der geschützten Tätigkeit entspringenden Risiko an Bedeutung eindeutig überwiegt, kann sie die rechtlich allein wesentliche Ursache des Schadens iS der sozialrechtlichen Kausalitätslehre bilden.

Da aber das eigene Handeln des Betroffenen im Rahmen der geschützten Tätigkeit grundsätzlich dem Schutz des jeweiligen Rechtsbereichs unterliegt und zB nach § 7 Abs 2 SGB VII sogar verbotswidriges Handeln des Versicherten diesen Schutz nicht ausschließt, ist bei der Anwendung dieses Rechtsinstituts Vorsicht und Zurückhaltung geboten.[4] Insbesondere darf dem eigenen Handeln eine überwiegende ursächliche Bedeutung nicht beigemessen werden, wenn die schadenbringende Handlung gerade Gegenstand des geschützten Risikos (zB Kriegsdienst in der kämpfenden Truppe, Feuerwehrdienst, Hilfeleistung iS des § 2 Abs 1 Nr 11 – 13 SGB VII), der geschützten Tätigkeit sonstwie eigentümlich oder ihr doch als „betriebsdienlich" zuzurechnen ist. Die Rechtsprechung neigt vor allem der GUV hier zu einer sehr engen Auslegung der selbst geschaffenen Gefahr.[5]

Soll in dem schadenbringenden eigenen Handeln des Betroffenen die überwiegende, den Zusammenhang mit der geschützten Tätigkeit kausal ausschließende Ursache des Schadens gesehen werden, muss es in seiner Motivation nicht (mehr) dienst- bzw betriebsbedingt und vom Schutzzweck des Gesetzes daher nicht mehr gedeckt sein. Dann besteht der erforderliche innere Zusammenhang (S 49) zwischen der geschützten Tätigkeit und dem eingetretenen Schaden (zB durch einen Unfall) nicht mehr. Die Gefahrerhöhung muss aber beträchtlich, das eigene Handeln des Betroffenen in hohem Maße vernunftwidrig und schadenträchtig und der Eintritt des Schadens mit hoher Wahrscheinlichkeit infolge dieses Handelns vorhersehbar gewesen sein.[6]

So schließt *fahrlässiges Handeln* des Betroffenen den Kausalzusammenhang idR nicht aus, selbst grob fahrlässiges Verhalten nicht. Wer bei einer versicherten Tätigkeit wegen einer (selbst groben) Fahrlässigkeit mit der Hand in die Kreissäge gerät, erleidet einen Arbeitsunfall. Das gilt selbst bei verbotswidrigem Handeln (zB Nichttragen

---

[1] BSG SozR 3-3100 § 5 Nr 9 mwN; *Brackmann* GUV § 8 Rdz 316

[2] vgl § 1 Abs 4 BVG. Für die GUV ist die früher in § 553 Satz 1 RVO enthaltene entsprechende Regelung in § 101 SGB VII nicht übernommen worden, weil nach der Gesetzesbegründung in solchen Fällen ein Versicherungsfall nicht vorliegt. Vgl im Übrigen auch §§ 52 SGB V, 104, 105 SGB VI.

[3] vgl ua BSG SozR 2200 § 548 Nr 26, 35, 60; *Erlenkämper* S 163 mwN

[4] *Erlenkämper* S 164, *Lauterbach* § 8 Rdz 243

[5] vgl *Erlenkämper* S 164 mwN und Beispielen

[6] BSGE 43, 15; BSG SozR 2200 § 548 Nr 93

vorgeschriebener Arbeitsschutzkleidung, Beseitigen einer Arbeitsschutzvorrichtung, Übertretung von Verkehrsvorschriften auf geschützten Wegen usw), § 7 Abs 2 SGB VII.

Selbst *vorsätzliches Handeln* schließt die Entschädigung nicht unbedingt aus: Es kommt darauf an, ob sich der Vorsatz nur auf die Handlung oder auch den Erfolg erstreckt. Wer zB auf dem Weg zum Betrieb, weil schon verspätet, mit seinem Kfz vorsätzlich bei Rot eine Ampelkreuzung oder einen Bahnübergang überfährt in der Hoffnung, er werde es noch rechtzeitig schaffen, verliert den Versicherungsschutz nicht, wenn es doch zum Zusammenstoß kommt. Gleiches gilt für Rauchen oder Hantieren mit offenem Feuer im Gefahrenbereich brennbarer Gase und ähnliche Verhaltensweisen. In all solchen Fällen ist der Vorsatz nicht auf die Herbeiführung des Unfallereignisses gerichtet; es besteht gerade die – falsche - Hoffnung, es werde zu einem Unfall nicht kommen. Ist der Vorsatz dagegen auf die Unfallfolge selbst gerichtet wie zB bei der Selbstverstümmelung oder beim Suizid, liegt schon begrifflich ein Unfall nicht vor.

> Jedoch hat das BSG **im sozEntschR** teilweise strengere Maßstäbe angelegt und bei selbst geschaffenen Gefahren die Wesentlichkeit einer Ursache aus dem geschützten Bereich gelegentlich stärker von ihrer Zurechenbarkeit zum Schutzbereich des sozEntschR abhängig gemacht.[1]

So hat das BSG ua entschieden: Hantiert ein 15-Jähriger mit einem von ihm gefundenen Sprengkörper und wird er durch dessen Explosion verletzt, so ist idR davon auszugehen, dass er die erforderliche Verantwortungsreife hatte, um die Gefahr zu erkennen und zu vermeiden; sein eigenes Handeln ist daher die allein wesentliche Bedingung und der zurückgebliebene kriegseigentümliche Gefahrenbereich (§ 5 Abs 1.e BVG) demgegenüber eine an Bedeutung klar zurücktretende Ursache.[2] Im Rahmen des OEG hat es bei einer leichtfertigen Beteiligung des Geschädigten an einer Schlägerei die Entschädigung ausgeschlossen,[3] andererseits aber doch eine solche selbst geschaffene Gefahr nach dem OEG selbst dann verneint, wenn der Täter durch das Opfer erheblich provoziert worden ist[4] oder wenn ein Geldbote einen Geldräuber verfolgt und in einer Notwehrlage gegenüber dem mit schussbereiter Maschinenpistole ausgerüsteten Räuber den Schusswechsel eröffnet.[5]

---

[1] BSGE 1, 71; BSG SozR BVG Nr 58 zu § 1 BVG; SozR 3100 § 1 Nr 23; SozR 3-3100 § 1 Nr 7 und § 5 Nr 9
[2] BSGE 1, 72; vgl auch BSG SozR Nr 58 zu § 1 BVG und SozR 3-3100 § 5 Nr 9 mwN
[3] BSG Breith 1981, 153
[4] BSG SozR 3-3800 § 2 Nr 5
[5] BSGE 52, 281

Das gilt auch für mittelbare Schäden (S 84).

So hat das BSG zwar bei dem Unfall eines kriegsbeschädigten Fußgängers, bei dem die bestehende Schädigungsfolge und ein grob verkehrswidriges Verhalten zum Unfalleintritt zusammengewirkt hatten, den ursächlichen Zusammenhang mit der Schädigungsfolge für den dadurch eingetretenen Gesundheitsschaden (noch) bejaht.[6] Dagegen hat es für Gesundheitsschäden von Kriegsbeschädigten infolge Teilnahme am Kraftfahrzeugverkehr entschieden, dass bei einem Verkehrsunfall die Selbstgefährdung, die der Beschädigte auf sich nehme, indem er trotz seiner Behinderung ein Kfz führt, in seinen eigenen Verantwortungsbereich falle und daher dieses Handeln – nicht die durch die Schädigungsfolge bestehende Behinderung – die (allein) wesentliche Ursache sei.[7]

Lebensverkürzung um ein Jahr

> Zu den Sonderfällen des Kausalitätsrechts gehört auch die sog **Lebensverkürzung um ein Jahr**.[8]

Die Gewährung von Hinterbliebenenversorgung hängt sowohl in der GUV wie auch im sozEntschR davon ab, dass eine Schädigung aus dem geschützten Risikobereich zumindest eine wesentliche Teilursache des Todes bildet. Ist der Tod sofortige und unmittelbare Folge des schädigenden Ereignisses, ist diese Feststellung idR unschwer zu treffen. Schwieriger kann sich die Beurteilung hingegen erweisen, wenn der Tod erst später und unter zusätzlicher Mitwirkung anderer, schädigungsunabhängiger Faktoren eintritt, vor allem aber, wenn primäre Todesursache ein schädigungsunabhängiges Krankheitsgeschehen ist.

Beispiel: Der Versicherte leidet seit langem an einer schweren Siliko-Tbc mit erheblichen Funktionsausfällen als Berufskrankheit, die nach Art und Verlaufsform sein Ableben in absehbarer Zeit erwarten lässt. Unabhängig hiervon tritt ein Magen-Ca hinzu, an dessen Folgen der Versicherte alsbald verstirbt. Der Tod wäre aber nicht zu diesem frühen Zeitpunkt eingetreten, wenn die Herz-Lungen-Funktion durch die Berufskrankheit nicht so stark herabgesetzt gewesen wäre.

Haben in solchen Fällen die bestehenden BK-, Unfall- bzw Schädigungsfolgen den schädigungsunabhängigen Krankheitsprozess ungünstig beeinflusst und den letalen Ausgang erheblich beschleu-

---

[6] BSG SozR 3100 § 1 Nr 23 mwN
[7] BSG SozR 3-3100 § 1 Nr 7 mwN; dagegen mit Recht *Brackmann* GUV § 8 Rdz 317 mwN
[8] vgl hierzu weiterführend *Erlenkämper* S 165

3.1 Sozialrechtliche Kausalitätslehre

nigt, oder ist der durch den schädigungsunabhängigen Krankheitsprozess verursachte Tod infolge einer schädigungsbedingten Herabsetzung der allgemeinen Resistenz- oder Belastungsfähigkeit deutlich früher eingetreten, erhebt sich zwangsläufig die Frage, ob dies nicht Auswirkungen auf die Beurteilung der Kausalität zwischen Schädigung und Tod haben muss.

Vielfach wird sich die Problematik durch eine lebensnahe, sachgerechte Abwägung hinsichtlich der ursächlichen Bedeutung der einzelnen mitwirkenden Kausalreihen im Rahmen der konkurrierenden Kausalität lösen lassen. Denn idR wird der schädigungsbedingte lebensverkürzende Krankheitsprozess zumindest auch eine wesentliche Teilursache iS der allgemeinen Grundsätze zur konkurrierenden Kausalität für den Eintritt des Todes bilden.

> **!** Für die Fallgruppen, in denen eine solche Lösung nicht möglich ist, hat das Bundessozialgericht sowohl für die GUV wie für das sozEntschR in ständiger Rechtsprechung entschieden:
> Ist zu den anerkannten BK-, Unfall- oder Schädigungsfolgen eine andere, schädigungsunabhängige Krankheit hinzugetreten, die den Tod unmittelbar bewirkt hat, so bilden die BK-, Unfall- bzw Schädigungsfolgen gleichwohl eine wesentliche (Teil-)Ursache für den Tod des Betroffenen, wenn sie den – grundsätzlich unfallbzw schädigungsunabhängigen – Tod um mindestens etwa 1 Jahr beschleunigt bzw früher herbeigeführt haben.[1]

Verschiebung der Wesensgrundlage eines Leidens

Zu den weiteren Besonderheiten der sozialrechtlichen Kausalitätslehre gehört die sog **Verschiebung der Wesensgrundlage eines Leidens**.[2]

> **!** Es handelt sich hier um die Konstellation, dass ein bisheriger unfall- oder schädigungsbedingter Leidens*grund*, die sog Wesensgrundlage des Leidens, als wesentliche Ursache wegfällt und durch eine andere schädigungsunabhängige, den Wesensgehalt des Leidens nunmehr allein oder doch eindeutig überwiegend bestimmende Ursache ersetzt wird, während das Leidens*bild*, der objektive Leidenszustand, nach außen hin unverändert bleibt, also während dieses Vorgangs keine äußerlich erkennbare Veränderung des Zustandsbildes, insbesondere kein symptomfreies Intervall eintritt.

Auch hierzu ein *Beispiel*: Ein Arbeitsunfall hat eine neurogene Lähmung verursacht. Später bildet sich die organische Nervenschädigung nachweisbar zurück; die Lähmung bleibt indes bestehen, nach nervenärztlichem Urteil aufgrund unfallunabhängiger psychogener Mechanismen.

Hier geht es um die Rechtsfrage, ob ein solcher Sachverhalt eine wesentliche Änderung iS des § 48 SGB X (S 282) begründen kann, obwohl das äußere Leidensbild unverändert fortbesteht und sich nur in seiner inneren Struktur geändert hat.

Aus rein *rechtlicher* Sicht ist die Anwendbarkeit des § 48 SGB X in Fällen dieser Art grundsätzlich zu bejahen. Denn hier liegt eine wesentliche Änderung der Verhältnisse iS dieser Vorschrift vor. Die Entschädigung kann also entzogen oder herabgesetzt werden, wenn die ursprüngliche unfallbzw schädigungsbedingte Kausalität wegfällt und durch eine andere, schädigungsunabhängige Kausalreihe ersetzt bzw in ihrer Bedeutung entscheidend zurückgedrängt wird.[3]

Dagegen wird es *tatsächlicher* Hinsicht vielfach schwierig sein zu beweisen, dass eine solche Wesensverschiebung tatsächlich stattgefunden hat.[4] Denn die Änderung vollzieht sich ja im „Inneren" und ist damit dem objektiven Nachweis vielfach kaum zugänglich.

Eine Argumentation etwa in der Weise, dass „nach gesicherter ärztlicher Erfahrung aus einer Vielzahl gleich gelagerter Fälle" die Auswirkungen des Unfalls bzw der sonstigen Schädigung abgeklungen sein, das objektiv unverändert fortbestehende Leidensbild daher jetzt auf anderen, schädigungsunabhängigen Ursachen beruhen

---

[1] BSGE 2, 265; 12, 247; 13, 175; 22, 200; 25, 49; 40, 273; 62, 220; BSG SozR 3100 § 1 Nr 21; *Brackmann/Krasney* § 8 Rdz 404 ff; § 63 Rdz 18 ff; *Erlenkämper* S 166, jeweils mwN

[2] vgl hierzu weiterführend *Erlenkämper* S 166

[3] BSGE 18, 17 (unter Aufgabe früherer Rspr); *Erlenkämper* KOV 1963, 185

[4] *Erlenkämper* S 168

müsse, vermag hier wie in allen vergleichbaren Situationen den erforderlichen Beweis allerdings nicht zu ersetzen (S 54, 70). Denn nach den Grundsätzen der sozialrechtlichen Kausalitätslehre kommt es nicht darauf an, ob in vergleichbarer Lage der Schaden bei einer Vielzahl *anderer* Personen behoben ist, sondern ob überzeugend nachgewiesen werden kann, dass er auch bei *diesem* Betroffenen entfallen ist bzw sich in seiner Wesensgrundlage geändert hat.[1]

Lässt sich aber – wie zB im Ausgangsbeispiel – eindeutig nachweisen, dass die anfängliche unfallbedingte neurogene Nervenfunktionsstörung ausgeheilt und weggefallen ist und auch andere unfallbedingte Ursachen für den Fortbestand der Lähmungserscheinungen – auch als mittelbarer Schaden – nicht bestehen, ist eine wesentliche Änderung der Verhältnisse iS des § 48 SGB X zu bejahen.

Literatur

Anhaltspunkte für die ärztliche Gutachtertätigkeit im sozEntschR und nach dem SchwbG 2008, herausgegeben vom Bundesministerium für Arbeit und Sozialordnung. Die *Anhaltspunkte* sind mit Wirkung vom 01.01.2009 ohne inhaltliche Veränderung ersetzt worden durch die Anlage zur Versorgungsmedizin-Verordnung vom 10.12.2008.

Bereiter-Hahn, W., H. Schieke, G. Mehrtens: Gesetzliche Unfallversicherung (Stand: 2003), Schmidt, Berlin

Blessin, E., H. Giessler: BEG-Schlußgesetz, Beck, München

Bley, H., W. Gitter ua: Sozialgesetzbuch, Sozialversicherung (sog Gesamt-Kommentar; Stand: 2003), Chmielorz, Wiesbaden

Brackmann, K.: Handbuch der Sozialversicherung einschließlich des SGB, 12. Auflage (Stand: 2003), Asgard, Bonn

Elster, W.: Berufskrankheitenrecht, 2. Auflage (Stand: 2003), Asgard, Bonn

Erlenkämper, A.: Arzt und Sozialrecht, 2003, Steinkopff, Darmstadt

Erlenkämper, A., W. Fichte: Sozialrecht, 5. Auflage 2003, Heymanns, Köln

Kater, H., K. Leube: Gesetzliche Unfallversicherung SGB VII, Vahlen, Münster

Lauterbach, H.: Gesetzliche Unfallversicherung, 4. Auflage (Stand: 2003), Kohlhammer, Stuttgart

Ludolph, E., R. Lehmann, J. Schürmann: Kursbuch der ärztlichen Begutachtung (Stand 2003), Ecomed, Landsberg

Mehrhoff, F., G. Muhr: Unfallbegutachtung, 10. Auflage, de Gruyter, Berlin

Mehrtens, G, E. Perlebach: Die Berufskrankheitenverordnung (Stand: 2003), Schmidt, Berlin

Niesel, K. (Hrsg): Sozialversicherungsrecht (Kasseler Kommentar; Stand: 2003), Beck, München

Palandt, O.: BGB, 62. Auflage 2003, Beck, München

Rohr, K., H. Sträßer: Bundesversorgungsrecht mit Verfahrensrecht (Stand 2003), Asgard, Sankt Augustin

Schönberger, A., G. Mehrtens, H. Valentin: Arbeitsunfall und Berufskrankheit, 6. Auflage, Schmidt, Berlin

Wilke, G.: Soziales Entschädigungsrecht, 7. Auflage 1992, Beck, München

3.2 Gesetzliche Grundlagen: Sozialrecht

A. Erlenkämper, D. Hollo

Das Sozialrecht war früher – und ist zT auch heute noch – in einer Reihe von Einzelgesetzen verstreut geregelt. Anfang der 70er-Jahre hat der Gesetzgeber begonnen, diesen Rechtsbereich in *einem* Gesetzeswerk, dem Sozialgesetzbuch, zusammenzufassen.

Das Sozialgesetzbuch umfasst gegenwärtig folgende Bereiche:
- SGB I: Allgemeiner Teil
- SGB II: Grundsicherung für Arbeitsuchende
- SGB III: Arbeitsförderung
- SGB IV: Gemeinsame Vorschriften für die Sozialversicherung
- SGB V: Gesetzliche Krankenversicherung
- SGB VI: Gesetzliche Rentenversicherung
- SGB VII: Gesetzliche Unfallversicherung
- SGB VIII: Kinder- und Jugendhilfe
- SGB IX: Rehabilitation und Teilhabe behinderter Menschen
- SGB X: Verwaltungsverfahren
- SGB XI: Gesetzliche Pflegeversicherung
- SGB XII: Sozialhilfe

In den restlichen Bereichen des Sozialrechts (ua sozEntschR, BAföG, Kinder-, Wohn-, Elterngeld) gelten bis zu ihrer Einordnung in das SGB die bisherigen maßgebenden Einzelgesetze (zB BVG) weiter.

---

[1] vgl in anderem Zusammenhang BSG SozR 3200 § 81 Nr 3

3.2.1 Sozialgesetzbuch I (SGB I)

Das SGB I definiert mit Geltung für das gesamte Sozialrecht soziale Grundrechte und wesentliche gemeinsame Grundsätze des Leistungsrechts. Aus seinem Inhalt können hier nur einige Bestimmungen wiedergegeben werden, die auch für die sozialmedizinische Begutachtung Bedeutung gewinnen können.

Soziale Grundrechte

In § 1 SGB I definiert das Gesetz sein Grundanliegen:

> „Das Recht des Sozialgesetzbuchs soll zur Verwirklichung sozialer Gerechtigkeit und sozialer Sicherheit Sozialleistungen einschließlich sozialer und erzieherischer Hilfen gestalten. Es soll dazu beitragen:
> - ein menschenwürdiges Dasein zu sichern,
> - gleiche Voraussetzungen für die freie Entfaltung der Persönlichkeit, insbesondere für junge Menschen, zu schaffen,
> - die Familie zu schützen und zu fördern,
> - den Erwerb des Lebensunterhalts durch eine frei gewählte Tätigkeit zu ermöglichen,
> - besondere Belastungen des Lebens, auch durch Hilfe zur Selbsthilfe, abzuwenden oder auszugleichen."

Zur Erfüllung dieser Aufgaben werden in den §§ 3 – 10 SGB I die **sozialen Rechte** des Einzelnen konstituiert, und zwar auf:
- Bildungsförderung, § 3 Abs 1,
- Arbeitsförderung, § 3 Abs 2,
- Leistungen aus der Sozialversicherung, § 4,
- soziale Entschädigung für Gesundheitsschäden infolge besonderer Opfer, § 5,
- Minderung des Familienaufwands, § 6,
- Zuschuss für eine angemessene Wohnung, § 7,
- Kinder- und Jugendhilfe, § 8,
- Sozialhilfe, § 9,
- Teilhabe behinderter Menschen, § 10.

Diese begründen aber keine unmittelbaren Rechtsansprüche gegen einen Sozialleistungsträger; sie haben rechtliche Wirkungen nur, soweit sie durch ein Gesetz konkretisiert worden sind. Sie sind aber bei der Auslegung dieser Gesetze und bei der Ausübung von Ermessen zu beachten. Dabei ist sicherzustellen, dass die sozialen Rechte möglichst weitgehend verwirklicht werden, § 2 Abs 2 SGB I. Ergänzend bestimmt § 17 Abs 1 Nr 1 SGB I, dass die Leistungsträger darauf hinzuwirken haben, dass jeder Berechtigte die ihm zustehenden Leistungen in zeitgemäßer Weise umfassend und schnell erhält.

Rechte und Pflichten in den einzelnen Sozialrechtsbereichen dürfen im Übrigen nur begründet, festgestellt, geändert oder aufgehoben werden, soweit ein Gesetz dies vorschreibt oder zulässt, § 31 SGB I.

Das SGB I enthält weiterhin ua Regelungen über die Entstehung, Fälligkeit, Verzinsung, Verjährung und den Verzicht von Ansprüchen, über die Auszahlung von Sozialleistungen bei Verletzung der Unterhaltspflicht, über Aufrechnung, Verpfändung und Pfändung von Sozialleistungen sowie über die Rechtsnachfolge bei Ansprüchen auf Geldleistungen. Da diese sozialmedizinisch weitgehend ohne Bedeutung sind, wird von ihrer Darstellung abgesehen.[1]

Auch im sozialmedizinischen Bereich können jedoch die nachfolgenden Regelungen Bedeutung erlangen.

Sozialgeheimnis

> Nach § 35 Abs 1 S 1 SGB I hat jeder Anspruch darauf, dass die ihn betreffenden Sozialdaten (§ 67 Abs 1 SGB X) von den Leistungsträgern nicht unbefugt erhoben, verarbeitet oder genutzt werden (Sozialgeheimnis).

Sozialdaten sind Einzelangaben über persönliche oder sachliche Verhältnisse einer bestimmten oder bestimmbaren natürlichen Person, die von einer in § 35 Abs 1 SGB I genannten Stellen im Hinblick auf ihre Aufgaben nach dem SGB erhoben, verarbeitet oder genutzt werden (§ 67 Abs 1 S 1 SGB X). Diese Daten werden unter anderem auch geschützt durch das Strafrecht (§ 203 StGB), das ärztliche Berufsrecht (ärztliche Schweigepflicht) und das öffentliche Dienstrecht (dienstrechtliche Verschwiegenheitspflicht, §§ 39 BRRG, 61 BBG).

 Eine Offenbarung von personenbezogenen Daten ua aus dem ärztlichen Bereich ist daher nur zulässig, wenn der Betroffene im Einzelfall eingewilligt hat oder eine gesetzliche Offenbarungsbefugnis besteht, §§ 35 Abs 2 SGB I, 67 bis 77 SGB X.

---

[1] vgl hierzu weiterführend *Erlenkämper/Fichte* S 129 ff

3 Sozialrecht

Handlungsfähigkeit

Handlungsfähig iS des SGB ist (auch) ein Minderjähriger, wenn er das 15. Lebensjahr vollendet hat, § 36 Abs 1 SGB I.

Er kann selbstständig – also ohne Mitwirkung seines gesetzlichen Vertreters – Anträge stellen und Leistungen entgegennehmen. Die Handlungsfähigkeit kann vom gesetzlichen Vertreter aber durch schriftliche Erklärung gegenüber dem Leistungsträger eingeschränkt werden. Die Rücknahme von Anträgen, der Verzicht auf Sozialleistungen und die Entgegennahme von Darlehen bedürfen der Zustimmung des gesetzlichen Vertreters, § 36 Abs 2 SGB I.

Aufklärung, Auskunft, Beratung, sozialrechtlicher Herstellungsanspruch

Die Sozialleistungsträger und ihre Verbände sind zu Aufklärung, Auskunft und Beratung verpflichtet, §§ 13 – 15 SGB I.

Aufklärung ist die Informationen einer großen Anzahl von Personen durch Merkblätter, Zeitschriften, Plakate, Rundfunk- und Fernsehinformationen, Informationsveranstaltungen usw, um die Bevölkerung in die Lage zu versetzen, ihre Rechte und Pflichten aus dem SGB selbst zu erkennen und wahrzunehmen.

> Zur **Auskunft über alle sozialen Angelegenheiten** sind die nach Landesrecht zuständigen Stellen (idR die Versicherungsämter der Gemeinden) sowie die Kranken- und Pflegekassen verpflichtet, § 15 SGB I.

Damit stehen den Berechtigten, die Art und Umfang ihrer Ansprüche wie auch die zuständigen Leistungsträger häufig nicht kennen, Anlaufstellen offen, von denen sie Auskünfte und Hinweise über ihre Rechte und Pflichten erhalten.

Diese Auskunftspflicht erstreckt sich aber nur auf die Benennung des zuständigen Sozialleistungsträgers sowie auf Sach- und Rechtsfragen, die für den Auskunftsuchenden von Bedeutung sein können, soweit die Auskunftsstellen dazu imstande sind, § 15 Abs 2 SGB I. Diese sind aber verpflichtet, untereinander und mit den anderen Leistungsträgern mit dem Ziel zusammenzuarbeiten, eine möglichst umfassende Auskunftserteilung durch eine Stelle sicherzustellen, § 15 Abs 3 SGB I.

Zusätzlich bieten die nach §§ 22 ff SGB IX einzurichtenden gemeinsamen **örtlichen Servicestellen der Rehabilitationsträger** (S 183) behinderten und von Behinderung bedrohten Menschen, ihren Vertrauenspersonen und Personensorgeberechtigten Beratung und Unterstützung, § 60 ff SGB IX.

> Darüber hinaus hat jeder Bürger Anspruch auf **Beratung** über seine sozialen Rechte und Pflichten durch den zuständigen Sozialleistungsträger, § 14 SGB I.

Die Beratungspflicht erstreckt sich – anders als die Auskunftspflicht – auch und gerade auf die Einzelheiten der Rechte und Pflichten und die in Betracht kommenden Sozialleistungen.

Sie ist damit ein ganz wesentlicher Bestandteil des Systems der sozialen Sicherheit: Sie gewährleistet, dass der Einzelne seine Rechte auch tatsächlich wahrnehmen und in möglichst günstiger Weise gestalten kann.

>
> Verletzt der zuständige Leistungsträger oder eine für ihn handelnde Behörde diese Beratungspflicht und kommt es dadurch bei dem Betroffenen zu einem Schaden, ist der Leistungsträger bei Verschulden verpflichtet, den hierdurch entstandenen Schaden im Wege des Amtshaftungsanspruchs (§ 839 BGB) iVm Art 34 des Grundgesetzes (GG) auszugleichen oder diesen Nachteil nach den Grundsätzen über den **sozialrechtlichen Herstellungsanspruch**[1] zu beseitigen, soweit dies nach dem geltenden Recht möglich und zulässig ist.

Anträge

> Anträge auf Sozialleistungen sind grundsätzlich bei dem zuständigen Leistungsträger zu stellen, § 16 Abs 1 SGB I.

Sie werden aber auch von allen anderen Leistungsträgern und von allen Gemeinden – bei Personen, die sich im Ausland aufhalten, auch von den amtlichen Vertretungen der Bundesrepublik im Ausland – entgegengenommen, § 16 Abs 1 Satz 2 SGB I.

Anträge, die bei einem unzuständigen Leistungsträger gestellt werden, sind von diesem unverzüglich an den zuständigen Leistungsträger weiterzuleiten. Ist die Sozialleistung von einem Antrag abhängig, gilt der Antrag als in dem Zeitpunkt gestellt, in dem er bei der unzuständigen Stelle eingegangen ist, § 16 Abs 2 SGB I.

Die Leistungsträger sind ua verpflichtet, darauf hinzuwirken, dass unvollständige Angaben ergänzt werden, § 16 Abs 3 SGB I.

---

[1] vgl hierzu weiterführend *Erlenkämper/Fichte* S 137

3.2.1 Sozialgesetzbuch I (SGB I)

Rechtsanspruch, Ermessen

> Auf Sozialleistungen besteht ein **Rechtsanspruch**, soweit nicht nach den Einzelgesetzen der Leistungsträger ermächtigt ist, bei der Entscheidung über die Leistung nach seinem Ermessen zu handeln, § 38 SGB I.
>
> Ist der Leistungsträger ermächtigt, bei der Entscheidung nach seinem Ermessen zu handeln, hat er dieses Ermessen entsprechend dem Zweck der Ermächtigung auszuüben und die gesetzlichen Grenzen des Ermessens einzuhalten, § 39 SGB I.

Im Gesetz werden solche Ermessensermächtigungen idR durch das Wort „....kann..." zum Ausdruck gebracht. Die Praxis spricht daher auch von sog Kann-Bestimmungen und Kann-Leistungen.

So *kann* zB die Krankenkasse aus medizinischen Gründen erforderliche ambulante Vorsorgeleistungen erbringen, wenn ambulante Leistungen nicht ausreichen, und die Satzung der Krankenkasse *kann* zu den Kosten, die dem Versicherten im Zusammenhang mit dieser Leistung entstehen, einen Zuschuss vorsehen, § 23 Abs 2 SGB V. So *kann* der RentV-Träger Leistungen zur medizinischen Rehabilitation, Leistungen zur Teilhabe am Arbeitsleben sowie ergänzende Leistungen erbringen, wenn die persönlichen und versicherungsrechtlichen Voraussetzungen dafür erfüllt sind, § 9 Abs 1 und 2 SGB VI.

Aber nicht jede Vorschrift, die das Wort „kann" verwendet, ist allein deswegen eine Ermessensvorschrift. Das Wort „kann" bedeutet gelegentlich auch nur die Ermächtigung des Sozialleistungsträgers, von einem sonst bestehenden Grundsatz oder einer allgemeinen Regelung abzuweichen. Sind die Voraussetzungen für eine solche Abweichung erfüllt, besteht vielfach ein direkter Anspruch auf Umsetzung der Ausnahmeregelung.

So *kann* zwar zB gem § 1 Abs 3 Satz 2 BVG mit Zustimmung des BMA eine Gesundheitsstörung als Schädigungsfolge anerkannt werden, wenn die zur Anerkennung einer Gesundheitsstörung als Folge einer Schädigung erforderliche Wahrscheinlichkeit nur deshalb nicht gegeben ist, weil über die Ursache des festgestellten Leidens in der medizinischen Wissenschaft Ungewissheit besteht. Dieses „kann" steht hier aber für „darf". Daher *muss* hier Versorgung gewährt werden, wenn die übrigen Voraussetzungen vorliegen.

Verwaltungsakte, denen eine Ermessensausübung zugrunde liegt, bedürfen einer besonders sorgfältigen Begründung.

Die Begründung vor allem von ablehnenden Ermessensentscheidungen muss ua den Sachverhalt und die Gesichtspunkte erkennen lassen, von denen die Behörde bei der Ausübung des Ermessens ausgegangen ist, § 35 Abs 1 Satz 2 SGB X. Denn der Betroffene hat einen Anspruch darauf, die Gründe für die getroffene Entscheidung zu erfahren, damit er ggf seine Rechtsposition angemessen verteidigen kann. Ob der Leistungsträger sein Ermessen überhaupt oder fehlerhaft ausgeübt hat, kann der Betroffene gemäß § 54 Abs 2 S 2 SGG in einem sozialgerichtlichen Verfahren gerichtlich überprüfen lassen.

In **sozialmedizinischen Gutachten** und beratungsärztlichen Stellungnahmen, die Ermessensleistungen betreffen, muss daher im Einzelnen dargetan werden, von welchem Sachverhalt (ua Befund, Diagnose, ggf Prognose) einschließlich aller sonstigen für die Entscheidung bedeutsamen (zB beruflichen, familiären usw) Verhältnisse ausgegangen wird, welche Gesichtspunkte im Einzelnen für und welche gegen die begehrte Ermessensleistung sprechen und auf welchen Gründen die Stellungnahme im Einzelnen beruht.

Geht es zB um die Gewährung einer Maßnahme zur medizinischen Rehabilitation, die im Ermessen des Leistungsträgers steht, genügt es nicht zu sagen: „....kann nicht befürwortet werden..." oder „....Der Erfolg kann auch durch ambulante Maßnahmen der Krankenkasse erreicht werden...". Es muss schon im Einzelnen dargetan werden, welche Befunde der Beurteilung zugrunde liegen, welche Maßnahmen (ambulante und/oder stationäre) hier in Betracht kommen und ob die erforderlichen Maßnahmen unter den konkret bestehenden (zB beruflichen und/oder familiären) Verhältnissen tatsächlich ambulant oder doch nur unter stationären Bedingungen mit der nötigen Erfolgsaussicht durchgeführt werden können.

Im **gerichtlichen Verfahren** kann die Ermessensausübung nur darauf überprüft werden, ob die gesetzlichen Grenzen des Ermessens eingehalten und von dem Ermessen in einer dem Zweck der Ermächtigung entsprechenden Weise Gebrauch gemacht worden ist, §§ 54 Abs 2 SGG, 114 VwGO.

Ist die Behörde indes von einem unvollständig oder unzutreffend festgestellten Sachverhalt ausgegangen, hat sie die ermessensunabhängigen Tatbestandsvoraussetzungen unrichtig festgestellt, von dem ihr obliegenden Ermessen erkennbar keinen Gebrauch gemacht oder das ausgeübte Ermessen nicht bzw nicht sachgerecht begründet, ist der Verwaltungsakt allein aus diesen Gründen fehlerhaft. Eine unvollständige Begründung kann aber im sozialgerichtlichen Verfahren noch nachgeholt oder ergänzt werden, § 41 SGB X.

3 Sozialrecht

Vorschüsse, vorläufige Leistungen

> **Vorschüsse** hat der zuständige Leistungsträger auf Antrag des Berechtigten zu zahlen, wenn ein Anspruch auf Geldleistungen dem Grunde nach besteht und die Feststellung der Höhe voraussichtlich längere Zeit in Anspruch nimmt. Die Vorschusszahlung hat spätestens einen Kalendermonat nach Eingang des Antrags zu beginnen, § 42 SGB I.

Der Leistungsberechtigte ist also nicht mehr gezwungen, im Notfall Sozialhilfe in Anspruch zu nehmen, wenn der Anspruch wenigstens dem Grunde nach besteht.

Die Beantragung eines Vorschusses empfiehlt sich ua bei Anträgen auf Rentenleistungen der GRV, weil hier die Feststellung ua der rechtserheblichen Versicherungszeiten auch heute noch längere Zeit dauern kann, sowie auf Leistungen der Hinterbliebenenversorgung auch in anderen Sozialrechtsbereichen, damit die Leistungen nahtlos aufeinander folgen.

> **Vorläufige Leistungen** sind auf Antrag zu erbringen, wenn ein Anspruch auf Sozialleistungen besteht, aber zwischen mehreren Leistungsträgern streitig ist, wer von ihnen zur Leistung verpflichtet ist. Diese hat ggf der zuerst angegangene Leistungsträger zu erbringen, § 43 SGB I.

Die früheren besonderen Vorschriften über **vorläufige Leistungen im Rehabilitationsbereich** (§ 6 Abs 2 RehaAnglG aF) sind mit Inkrafttreten des SGB IX weggefallen. Hier sieht § 14 SGB IX jetzt ein eigenes beschleunigtes Verfahren zur schnellstmöglichen Einleitung der erforderlichen Maßnahmen vor.

Sonderrechtsnachfolge

> Stirbt ein Sozialleistungsberechtigter, so tritt im Sozialrecht eine Sonderrechtsnachfolge ein, die gegenüber der Erbfolge nach bürgerlichem Recht vorrangig und von dieser unabhängig ist, § 56 SGB I.

Die zivilrechtliche Erbfolge tritt nur dann ein, wenn fällige Ansprüche auf Geldleistungen nicht nach den §§ 56, 57 SGB I einem Sonderrechtsnachfolger zustehen, § 58 SGB I.

Danach stehen fällige Ansprüche auf laufende Geldleistungen beim Tode des Berechtigten nacheinander zu:
- dem Ehegatten,
- dem Lebenspartner,
- den Kindern,
- den Eltern,
- dem Haushaltsführer,

wenn diese mit dem Berechtigten zurzeit seines Todes in einen gemeinsamen Haushalt gelebt haben oder von ihm wesentlich unterhalten worden sind. Mehreren Personen einer Gruppe stehen die Ansprüche zu gleichen Teilen zu, § 56 Abs. 1 SGB I.

Mitwirkungspflichten

> Wer Sozialleistungen beantragt oder erhält, ist zu einer **sachgerechten Mitwirkung** verpflichtet, §§ 60 ff SGB I.

Ua besteht die – auch für den ärztlichen Sachverständigen wichtige – Verpflichtung:
- alle Tatsachen anzugeben, die für die Leistung erheblich sind, und auf Verlangen des zuständigen Leistungsträgers der Erteilung der erforderlichen Auskünfte (ua der behandelnden Ärzte und Krankenhäuser sowie der bisher tätig gewordenen Gutachter) zuzustimmen, § 60 Abs 1 Nr 1 SGB I,
- Änderungen in den Verhältnissen, die für die Leistung erheblich sind oder über die im Zusammenhang mit der Leistung Erklärungen abgegeben worden sind (zB über den Bezug von Einkommen oder anderen Sozialleistungen), unverzüglich mitzuteilen, § 60 Abs 1 Nr 2 SGB I,
- Beweismittel zu bezeichnen und auf Verlangen des zuständigen Leistungsträgers Beweisurkunden (zB auch ärztliche Befunde, Röntgenaufnahmen usw) vorzulegen oder ihrer Vorlage zuzustimmen, § 60 Abs 1 Nr 3 SGB I,
- auf Verlangen des zuständigen Leistungsträgers ua zur mündlichen Erörterung des Antrags persönlich zu erscheinen, § 61 SGB I,
- sich auf Verlangen des zuständigen Leistungsträgers ärztlichen und psychologischen Untersuchungsmaßnahmen zu unterziehen, soweit diese für die Entscheidung über die Leistung erforderlich sind, § 62 SGB I,
- sich auf Verlangen des zuständigen Leistungsträgers einer Heilbehandlung zu unterziehen, wenn Sozialleistungen wegen Krankheit oder Behinderung beantragt oder bezogen werden und zu erwarten ist, dass sie eine Besserung seines Gesundheitszustandes herbeiführen oder eine Verschlechterung verhindern werden, § 63 SGB I,
- auf Verlangen des zuständigen Leistungsträgers an Leistungen zur Teilhabe am Arbeitsleben (§ 4 SGB IX; früher: berufliche Rehabilitation) teilzunehmen, wenn Sozialleistungen wegen Minderung der Erwerbsfähigkeit oder Arbeitslosigkeit beantragt oder bezogen werden und bei angemessener Berücksichtigung der beruflichen Neigungen und Leistungsfähigkeit zu erwarten ist, dass sie die Erwerbs- oder Vermittlungsfähigkeit auf Dauer fördern oder erhalten werden, § 64 SGB I.

> ! Die Mitwirkungspflichten nach den §§ 60–64 SGB I unterliegen jedoch gewissen **Einschränkungen**, § 65 Abs 1 SGB I.

Eine Mitwirkungspflicht nach diesen Vorschriften besteht insbesondere nicht, § 65 Abs 1 SGB I, soweit:
- ihre Erfüllung nicht in einem angemessenen Verhältnis zu der in Anspruch genommenen Sozialleistung steht,
- ihre Erfüllung dem Betroffenen aus einem wichtigen Grund nicht zugemutet werden kann oder
- der Leistungsträger sich durch einen geringeren Aufwand als der Antragsteller oder Leistungsberechtigte die erforderlichen Kenntnisse selbst beschaffen kann (zB durch Beiziehung von Befundunterlagen der behandelnden Ärzte).

> ! Darüber hinaus können einzelne Behandlungen und Untersuchungen **abgelehnt** werden, § 65 Abs 2 SGB I.

Das gilt ua für Behandlungen und Eingriffe,
- bei denen im Einzelfall ein Schaden für Leben oder Gesundheit nicht mit hoher Wahrscheinlichkeit ausgeschlossen werden kann,
- die mit erheblichen Schmerzen verbunden sind oder
- die einen erheblichen Eingriff in die körperliche Unversehrtheit bedeuten.

> Bei **fehlender Mitwirkung**, wenn also der Berechtigte seinen Mitwirkungspflichten nach den §§ 60 ff SGB I unbegründet nicht nachkommt, kann der Leistungsträger die Leistung bis zur Nachholung der Mitwirkung ganz oder teilweise versagen oder entziehen, § 66 SGB I.

Dies gilt einmal, wenn hierdurch oder durch sonstiges absichtliches Handeln die Aufklärung des Sachverhalts erheblich erschwert wird, § 66 Abs 1 SGB I. Es gilt auch, wenn der Berechtigte eine Sozialleistung wegen Pflegebedürftigkeit, Arbeitsunfähigkeit, Gefährdung oder Minderung der Erwerbsfähigkeit, anerkannten Schädigungsfolgen oder wegen Arbeitslosigkeit beantragt oder erhält und unter Würdigung aller Umstände mit Wahrscheinlichkeit anzunehmen ist, dass deshalb seine Fähigkeit zur selbstständigen Lebensführung oder seine Arbeits-, Erwerbs- oder Vermittlungsfähigkeit beeinträchtigt oder nicht verbessert wird, § 66 Abs 2 SGB I.

> ! Sozialleistungen dürfen wegen fehlender Mitwirkung aber nur versagt oder entzogen werden, nachdem der Berechtigte auf diese Folgen schriftlich hingewiesen worden ist und seiner Mitwirkungspflicht innerhalb einer ihm gesetzten angemessenen Frist nicht nachgekommen ist, § 66 Abs 3 SGB I.

Wird die Mitwirkung nachgeholt und liegen die Leistungsvoraussetzungen vor, kann der Leistungsträger die Leistungen, die er nach § 66 SGB I versagt oder entzogen hat, nachträglich ganz oder teilweise doch noch erbringen, § 67 SGB I.

Literatur

Bley, H., W. Gitter ua: Sozialgesetzbuch, Sozialversicherung (Gesamtkommentar; Stand: 2005) Chmielorz, Wiesbaden

Erlenkämper, A.: Arzt und Sozialrecht, Steinkopff, Darmstadt

Erlenkämper, A., W. Fichte: Sozialrecht, 6. Auflage 2008, Luchterhand, Köln

Hauck, K., W. Noftz: SGB I (Stand: 2008), Schmidt, Berlin

Niesel, K. (Hrsg): Sozialversicherungsrecht (Kasseler Kommentar, Stand: 2003), Beck, München

3.2.2 Grundsicherung für Arbeitsuchende (SGB II)

Die Arbeitsmarktreformen 2003 (sog Hartz-IV-Reformen) haben einerseits zur Zusammenführung der bisherigen Arbeitslosenhilfe (§§ 190 ff SGB III aF) und der Sozialhilfe, andererseits zur Herauslösung der erwerbsfähigen Hilfebedürftigen aus der Sozialhilfe geführt. Erwerbsfähige Hilfebedürftige werden nunmehr ausschließlich von der Grundsicherung für Arbeitsuchende erfasst, gesetzlich geregelt in dem neuen SGB II. Nicht erwerbsfähige Hilfebedürftige erhalten weiterhin Sozialhilfe nach dem neuen SGB XII (S 205).

Hier kann über diese neuen Regelungen nur ein grober Überblick gegeben werden, zumal diese sozialmedizinisch nur von geringer Relevanz sind.[1]

Grundlagen

> Die Grundsicherung soll die Eigenverantwortung von erwerbsfähigen Hilfebedürftigen und Personen, die mit ihnen in einer Bedarfsgemeinschaft

---

[1] weiterführend *Erlenkämper/Fichte* S 158 ff

leben, stärken und dazu beitragen, dass sie ihren Lebensunterhalt unabhängig von der Grundsicherung aus eigenen Mitteln und Kräften bestreiten können.

Sie soll erwerbsfähige Hilfebedürftige bei der Aufnahme oder Beibehaltung einer Erwerbstätigkeit unterstützen und den Lebensunterhalt sichern, soweit sie ihn nicht auf andere Weise bestreiten können, § 1 Abs 1 SGB II.

Die **Grundsicherung für Arbeitsuchende** umfasst, § 1 Abs 2 SGB II, Leistungen:
➤ zur Beendigung oder Verringerung der Hilfebedürftigkeit insbesondere durch Eingliederung in Arbeit und
➤ zur Sicherung des Lebensunterhaltes.

Die **Leistungen der Grundsicherung** für Arbeitsuchende, § 4 Abs 1 SGB II werden erbracht in Form von:
➤ Dienstleistungen, insbesondere durch Information, Beratung und umfassende Unterstützung durch einen persönlichen Ansprechpartner mit dem Ziel der Eingliederung in Arbeit,
➤ Geldleistungen, insbesondere zur Eingliederung der erwerbsfähigen Hilfebedürftigen in Arbeit und zur Sicherung des Lebensunterhalts der erwerbsfähigen Hilfebedürftigen und der mit ihnen in einer Bedarfsgemeinschaft lebenden Personen, und
➤ Sachleistungen.

Diese Leistungen sind aber subsidiär. Sie dürfen nur erbracht werden, soweit die Hilfebedürftigkeit nicht anderweitig beseitigt werden kann, § 3 Abs 3 SGB II.

Träger der Leistungen ist grundsätzlich die Bundesagentur für Arbeit, § 6 Abs 1 Nr 1 SGB II. Für bestimmte Leistungen, insbesondere für Unterkunft und Heizung, sind die Kommunen, dh idR die kreisfreien Städte und Kreise, zuständig, § 6 Abs 1 Nr 2 SGB II.

Die **Kosten der Leistungen** der Grundsicherung trägt der Bund, soweit diese Leistungen von der Bundesagentur für Arbeit erbracht werden, § 46 Abs 1 Satz 1 SGB II. Soweit die Kommunen originär für Leistungen nach dem SGB II zuständig sind, haben diese die Kosten hierfür zu tragen. Der Bund beteiligt sich aber in gewissem Ausmaß zweckgebunden an den Leistungen für Unterkunft und Heizung, § 46 Abs 5 bis 10 SGB II.

Anspruchsvoraussetzungen

Leistungsberechtigt, § 7 Abs 1 und 2 SGB II, sind Personen:

➤ die das 15. Lebensjahr vollendet und idR das 65. Lebensjahr noch nicht vollendet haben,
Die Altersgrenze wird für Personen, die nach dem 31. 12. 1946 geboren sind, stufenweise bis auf das 67. Lebensjahr angehoben.
➤ die erwerbsfähig sind,
➤ die hilfebedürftig sind,
➤ die ihren gewöhnlichen Aufenthalt in der Bundesrepublik Deutschland haben und
➤ die mit erwerbsfähigen Hilfebedürftigen in einer Bedarfsgemeinschaft leben.

Ausgenommen sind Ausländer, deren Aufenthaltsrecht sich ua allein aus dem Zweck der Arbeitssuche ergibt, sowie Asylbewerber, § 7 Abs 1 Satz 2 SGB II.

Erwerbsfähig ist, wer nicht wegen Krankheit oder Behinderung auf absehbare Zeit außerstande ist, unter den üblichen Bedingungen des allgemeinen Arbeitsmarktes mindestens 3 Stunden täglich erwerbstätig zu sein, § 8 Abs 1 SGB II.

Diese Regelung entspricht dem Begriff der vollen Erwerbsminderung in § 43 Abs 2 Satz 2 SGB VI. Das bedeutet, dass erwerbsfähig im Sinne des § 8 Abs 1 SGB II ist, wer nicht iS des § 43 Abs 2 Satz 2 SGB VI voll erwerbsgemindert ist.

Ob der Arbeitsuchende erwerbsfähig iS des § 8 SGB II und hilfebedürftig iS des § 9 SGB II ist, stellt idR die Agentur für Arbeit (Arbeitsamt) fest, § 44 a SGB II.

Widerspricht der kommunale oder ein anderer Leistungsträger, der bei voller Erwerbsminderung zuständig wäre (zB der KrV-, RentV-, Reha- oder Sozialhilfe-Träger), dieser Feststellung, entscheidet eine gemeinsame Einigungsstelle, §§ 44a, 45 SGB II. Diese soll eine einvernehmliche Entscheidung anstreben, § 45 Abs 2 Satz 1 SGB II. Die Einigungsstelle ermittelt den Sachverhalt von Amts wegen und zieht zu diesem Zweck erforderlichenfalls auch Sachverständige hinzu, § 45 Abs 2 Sätze 2 und 3 SGB II. Die Entscheidung der Einigungsstelle ist für die an der Entscheidung beteiligten Träger bindend.

Hilfebedürftig ist, wer seinen Lebensunterhalt, seine Eingliederung in Arbeit und den Lebensunterhalt der mit ihm in einer Bedarfsgemeinschaft lebenden Personen nicht oder nicht ausreichend aus eigenen Kräften und Mitteln, vor allem nicht durch Aufnahme einer zumutbaren Arbeit oder aus dem zu berücksichtigenden Einkommen und Vermögen, sichern kann und die erforderliche

3.2.2 Grundsicherung für Arbeitsuchende (SGB II)

> Hilfe auch nicht von anderen, insbesondere nicht von Angehörigen (zB durch Unterhalt) oder von Trägern anderer Sozialleistungen erhält, § 9 Abs 1 SGB II.

Der **Bedarf** einer allein stehenden erwerbsfähigen Person setzt sich zusammen aus:
- dem Regelbedarf, § 20 Abs 2 Satz 1 SGB II,
- einem etwaigen Mehrbedarf beim Lebensunterhalt, § 21 Abs 2, 4 – 6
- Leistungen für Unterkunft und Heizung, § 22 SGB II und
- Sonderbedarfe (Erstausstattungen für die Wohnung, Bekleidung usw), § 23 Abs 3 SGB II.

Zumutbar ist dem erwerbsfähigen Hilfebedürftigen grundsätzlich jede Arbeit (Erwerbstätigkeit), die er körperlich, geistig oder seelisch auszuüben in der Lage ist, § 10 Abs 1 SGB II. Ua gelten als unzumutbar Arbeiten nicht allein aufgrund einer Geringwertigkeit oder einer Verschlechterung gegenüber Ausbildung oder früherer Arbeit, wegen weiter Entfernung des Beschäftigungsortes und wegen ungünstiger Arbeitsbedingungen, § 10 Abs 2 SGB II.

Als Einkommen zu berücksichtigen sind alle Einnahmen in Geld oder Geldeswert mit Ausnahme ua der Leistungen des SGB II, der Grundrenten des sozEntschR, § 11 Abs 1 SGB II. Abzusetzen hiervon sind ua die hierauf entrichteten Steuern, Pflichtbeiträge zur Sozialversicherung, die notwendigen Werbungskosten sowie für Erwerbstätige ein Freibetrag nach § 30 SGB II, § 11 Abs 2 SGB II.

Als Vermögen sind grundsätzlich alle verwertbaren Vermögensgegenstände mit Ausnahme der in § 12 Abs 2 SGB II genannten Vermögenswerte und des in § 12 Abs 3 SGB II im Einzelnen aufgeführten Schonvermögens wie angemessener Hausrat, angemessenes Kraftfahrzeug, ein selbst genutztes Hausgrundstück von angemessener Größe usw zu berücksichtigen.

Zu berücksichtigen sind bei Personen, die in einer Bedarfsgemeinschaft (§ 7 Abs 3 SGB II) leben, auch das Einkommen und Vermögen des Partners iS des § 7 Abs 3 Nr 3 SGB II, § 9 Abs 2 Satz 1 SGB II.

> Leistungen der Grundsicherung für Arbeitsuchende erhalten auch Personen, die mit dem erwerbsfähigen Hilfebedürftigen in einer **Bedarfsgemeinschaft** leben und selbst hilfebedürftig sind, § 7 Abs 2 SGB II.

Zur Bedarfsgemeinschaft gehören, § 7 Abs 3 SGB II:
- die erwerbsfähigen Hilfebedürftigen, Nr 1,
- die im Haushalt lebenden Eltern und der im Haushalt lebende Elternteil eines unverheirateten erwerbsfähigen Kindes, welches das 25. Lebensjahr noch nicht vollendet hat, und der im Haushalt lebende Partner dieses Elternteils, Nr 2,
- als Partner der erwerbsfähigen Hilfebedürftigen
  a. der nicht dauernd getrennt lebende Ehegatte, Nr 3 a,
  b. der nicht dauernd getrennt lebende Lebenspartner (hierzu zählt auch der Partner einer eingetragenen gleichgeschlechtlichen Partnerschaft), Nr 3 b,
  c. die Person, die – unter Beachtung der gesetzlichen Veränderung gem § 7 Abs 3a SGB II – mit dem erwerbsfähigen Hilfebedürftigen in einem gemeinsamen Haushalt so zusammenlebt, dass nach verständiger Würdigung der wechselseitige Wille anzunehmen ist, Verantwortung füreinander zu tragen und füreinander einzustehen, Nr 3 c,
- die dem Haushalt angehörenden unverheirateten Kinder in den Nummern 1 – 3 genannten Personen, wenn sie das 25. Lebensjahr noch nicht vollendet haben, soweit sie die Leistungen zur Sicherung ihres Lebensunterhaltes nicht aus eigenem Einkommen oder Vermögen beschaffen können, Nr. 4.

Leben Hilfebedürftige in Haushaltsgemeinschaft mit Verwandten und Verschwägerten, so wird – widerlegbar – vermutet, dass sie von ihnen Leistungen erhalten, soweit dies nach dem Einkommen und Vermögen erwartet werden kann. Eine Haushaltsgemeinschaft liegt vor, wenn Hilfebedürftige mit Verwandten und Verschwägerten in einem gemeinsamen Haushalt leben und „aus einem Topf" wirtschaften, also in einer Wohn- und Wirtschaftsgemeinschaft leben[1], § 9 Abs 5 SGB II.

Bei unverheirateten Kindern, die mit ihren Eltern oder einem Elternteil in einer Bedarfsgemeinschaft leben und die die Leistungen zur Sicherung ihres Lebensunterhaltes nicht selbst beschaffen können, sind auch das Einkommen und Vermögen der Eltern oder des Elternteils und dessen in Bedarfsgemeinschaft lebenden Partners zu berücksichtigen, § 9 Abs 2 Satz 2 SGB II iVm § 7 Abs 3 Nr 2, 4 SGB II. Dies bedeutet, dass auch das Einkommen und Vermögen des in der Bedarfsgemeinschaft lebenden „Stiefelternteils" nach Maßgabe des § 9 Abs 5 SGB II auf den Bedarf des nicht leiblichen Kindes anzurechnen ist.[2]

Leistungen nach dem SGB II erhält idR nicht, § 7 Abs 4 SGB II, wer:
- in einer stationären Einrichtung untergebracht ist,
- Rente wegen Alters oder ähnliche Leistungen öffentlich-rechtlicher Art bezieht,
- sich ohne Zustimmung des persönlichen Ansprechpartners außerhalb des in der Erreichbarkeitsanordnung definierten zeit- und ortsnahen Bereiches aufhält (Abs 4a),

---

[1] *Brün/Schoch* in LPK-SGB II, § 9 Rdz 55
[2] LSG Nds-Bremen Beschluss vom 18.04.2007 – L 9 As 139/07 ER

3 Sozialrecht

- als Auszubildender im Rahmen des Bundesausbildungsförderungsgesetzes (BAföG) oder der §§ 60 bis 62 SGB III (berufliche Ausbildung, berufsvorbereitende Bildungsmaßnahmen) dem Grunde nach förderungsfähig ist, § 7 Abs. 5 SGB II.

Leistungen

> Als **Leistungen der Grundsicherung** für Arbeitsuchende werden Leistungen:
> - zur Eingliederung in Arbeit (sog aktive Leistungen), §§ 14 – 18 SGB II und
> - zur Sicherung des Lebensunterhaltes (sog passive Leistungen), §§ 19 – 35 SGB II
>
> erbracht. Leistungen zur Eingliederung in Arbeit haben Vorrang vor den Leistungen zum Lebensunterhalt, § 3 Abs. 3 SGB II.

Die Leistungsträger unterstützen erwerbsfähige Hilfebedürftige umfassend mit dem Ziel der **Eingliederung in Arbeit**, § 14 SGB II.

Als Leistungen zur Eingliederung stehen den erwerbsfähigen Hilfebedürftigen alle wesentlichen Eingliederungsleistungen nach dem SGB III, dem Arbeitsförderungsrecht, zur Verfügung, § 16 Abs 1 SGB II, ua Ausbildungsvermittlung und Arbeitsvermittlung, Beratung, Leistungen zur Teilhabe am Arbeitsleben, Mobilitätshilfen, Förderung der beruflichen Weiterbildung usw. Darüber hinaus können weitere Leistungen erbracht werden, die für die Eingliederung des erwerbsfähigen Hilfebedürftigen in das Erwerbsleben erforderlich sind, § 16 Abs 2 SGB II. Hierzu zählt für diejenigen erwerbsfähigen Hilfebedürftigen, die keine Arbeit finden können, ua die Schaffung von Arbeitsgelegenheiten, so zB Arbeitsgelegenheiten für im öffentlichen Interesse liegende zusätzliche Arbeiten mit Mehraufwandsentschädigung (die sog „Ein-Euro-Jobs"), § 16 Abs 3 Satz 2 SGB II.

> Erwerbsfähige Hilfebedürftige erhalten als Arbeitslosengeld II (Alg II) **Leistungen zur Sicherung des Lebensunterhalts** einschließlich der angemessenen Kosten für Unterkunft und Heizung, §§ 19 ff SGB II. Nicht erwerbsfähige Angehörige, die mit erwerbsfähigen Hilfebedürftigen in Bedarfsgemeinschaft leben, erhalten **Sozialgeld,** soweit sie keinen Anspruch auf Leistungen aus der Sozialhilfe haben, § 28 SGB II.

Das Alg II setzt sich zusammen aus:
- der Regelleistung zur Sicherung des Lebensunterhaltes, § 20 SGB II,
- dem befristeten Zuschlag nach Bezug von Arbeitslosengeld, § 24 SGB II,
- den Leistungen für Mehrbedarfe beim Lebensunterhalt, § 21 SGB II,
- Leistungen für Unterkunft und Heizung, § 22 SGB II,
- Anspruch auf Regelsonderbedarfe in besonderen Fällen, § 23 Abs 1 SGB II und
- Einzelfallsonderbedarfe in besonderen Fällen, § 23 Abs 3 SGB II.

Die **Regelleistung zur Sicherung des Lebensunterhalts** umfasst insbesondere Ernährung, Kleidung, Körperpflege und den sonstigen Bedarf des täglichen Lebens, § 20 Abs 1 SGB II. Die **monatliche Regelleistung** (Alg II) beträgt seit dem 01.07.2008 für Personen, die allein stehend oder allein erziehend sind oder deren Partner minderjährig ist, idR 351,– €, § 20 Abs 2 SGB II. Daneben erhalten einige Gruppen von erwerbsfähigen Hilfebedürftigen Leistungen für Mehrbedarfe, ua werdende Mütter, Alleinerziehende, bestimmte Behinderte, § 21 SGB II, sowie idR einen Kinderzuschlag für die in ihrem Haushalt lebenden unverheirateten Kinder, die noch nicht das 25. Lebensjahr vollendet haben, § 6a Abs 1 BKGG.

Die **Leistungen für Unterkunft und Heizung** werden in Höhe der tatsächlichen Aufwendungen erbracht, soweit diese angemessen sind, § 22 SGB II. Sie werden vom kommunalen Träger erbracht, § 6 Abs 1 SGB II.

Da **volljährige Kinder**, die das 25. Lebensjahr noch nicht vollendet haben, grundsätzlich in die Bedarfsgemeinschaft der Eltern einbezogen sind (§ 7 Abs 3 SGB II) gleichwohl eine eigene Wohnung beziehen, können sie Leistungen für Unterkunft und Heizung idR nur erhalten, wenn für den Bezug einer eigenen Wohnung ein wichtiger Grund vorliegt und der kommunale Träger die Übernahme der Kosten vor Abschluss des Mietvertrages zugesichert hat, § 22 Abs 2 a SGB II.

Kann im Einzelfall ein grundsätzlich von den Regelleistungen umfasster, nach den Umständen **unabweisbarer besonderer Bedarf** zur Sicherung des Lebensunterhalts weder durch das einzusetzende Vermögen noch auf andere Weise gedeckt werden, erbringt die Agentur für Arbeit bei entsprechendem Nachweis den Bedarf als Sachleistung oder als Geldleistung und gewährt dem Hilfebedürftigen ein entsprechendes Darlehen, § 23 SGB II.

Soweit ein erwerbsfähiger Hilfebedürftiger Alg II innerhalb von zwei Jahren nach dem Ende des Bezugs von (normalem) Arbeitslosengeld nach dem SGB III bezieht, erhält er zur Abfederung finanzieller Härten in diesem Zeitraum einen monatlichen Zuschlag idR in Höhe von zwei Dritteln des Unterschiedsbetrages zwischen dem zuletzt bezogenen Arbeitslosengeld und dem ihm und den mit ihm in Bedarfsgemeinschaft lebenden Angehörigen erstmalig nach dem Ende des Bezuges von Arbeitslosengeld zustehenden Alg II.

Sozialgeld erhalten nicht erwerbsfähige Angehörige, die mit erwerbsfähigen Hilfebedürftigen in einer Bedarfsgemeinschaft leben, soweit sie keinen Anspruch auf Leistungen der Grundsicherung im Alter und bei Erwerbsminderung gemäß § 41 ff SGB XII haben. Das Sozialgeld

3.2.3 Arbeitsförderung (SGB III)

umfasst Leistungen zur Sicherung des Lebensunterhaltes einschließlich der angemessenen Kosten für Unterkunft und Heizung, die dem Alg II weitgehend entsprechen, § 28 SGB II.

> **!** Dem Grundsatz des Förderns und Forderns entsprechend soll der erwerbsfähige Hilfebedürftige verpflichtet werden, auch selbst alle Wege zur Behebung seiner Arbeitslosigkeit zu beschreiten.

Weigert sich der erwerbsfähige Hilfebedürftige sich trotz Belehrung über die Rechtsfolgen, konkrete Schritte zur Behebung seiner Hilfebedürftigkeit zu unternehmen, ua eine zumutbare Arbeit oder Ausbildung aufzunehmen oder fortzuführen, hat er eine zumutbare Maßnahme zur Eingliederung in Arbeit nicht angetreten, abgebrochen oder Anlass für den Abbruch gegeben, oder kommt er einer Aufforderung des Arbeitsamts, sich zu melden oder bei einem ärztlichen oder psychologischen Untersuchungstermin zu erscheinen, nicht nach, wird das Alg II idR in einer ersten Stufe um 30 vH der Regelleistung abgesenkt und der Zuschlag nach § 24 SGB II nicht gezahlt, § 31 SGB II. Dies gilt nicht, wenn er einen wichtigen Grund für sein Verhalten nachweist. Bei einer wiederholter Pflichtverletzung wird das Alg II weiter gemindert, § 31 Abs 3 SGB II.

Literatur

Erlenkämper, A., W. Fichte: Sozialrecht, 6. Auflage 2008, Luchterhand, Köln
Münder, J.: SGB II, 2. Auflage 2007, Nomos, Baden-Baden
Eicher, W., W. Spellbring: Grundsicherung für Arbeitssuchende, 2. Auflage, Beck, München

3.2.3 Arbeitsförderung (SGB III)

Hier kann nur auf einige wenige grundlegende, auch für den sozialmedizinischen Bereich bedeutsame Bestimmungen näher eingegangen werden.[1]

Aufgabe

> Aufgabe der Arbeitsförderung ist es, die Chancengleichheit und soziale Gerechtigkeit im Bereich der Berufsausbildung und Berufsausübung zu fördern und zu sichern und den Ausgleich auf dem Arbeitsmarkt zu unterstützen.[2] Das Gesetz verfolgt damit auch allgemeine arbeitsmarktpolitische Ziele.

Die Leistungen der Arbeitsförderung sollen dazu beitragen, dass ein hoher Beschäftigungsstand erreicht und die Beschäftigungsstruktur ständig verbessert wird. Sie sind insbesondere darauf auszurichten, das Entstehen von Arbeitslosigkeit zu vermeiden oder die Dauer der Arbeitslosigkeit zu verkürzen. Dabei ist die Gleichstellung von Frauen und Männern als durchgängiges Prinzip zu verfolgen. Die Leistungen sind so einzusetzen, dass sie der beschäftigungspolitischen Zielsetzung der Sozial-, Wirtschafts- und Finanzpolitik der Bundesregierung entsprechen, § 1 Abs 1 SGB III. Die Leistungen der Arbeitsförderung sollen insbesondere, § 1 Abs 2 SGB III:

➢ den Ausgleich von Angebot und Nachfrage auf dem Ausbildungs- und Arbeitsmarkt unterstützen,
➢ die zügige Besetzung offener Stellen ermöglichen,
➢ die individuelle Beschäftigungsfähigkeit durch Erhalt und Ausbau von Kenntnissen, Fertigkeiten sowie Fähigkeiten fördern,
➢ unterwertiger Beschäftigung entgegenwirken und
➢ zu einer Weiterentwicklung der regionalen Beschäftigungs- und Infrastruktur beitragen.

Das Arbeitsförderungsrecht ist auch Sozialversicherungsrecht und regelt die Versicherung des Risikos der Arbeitslosigkeit. Die Versicherungspflicht ist in den §§ 24 ff, das Beitragsrecht in den §§ 340 ff SGB III geregelt.

Gesetzliche Grundlagen

> Gesetzliche Grundlage des Arbeitsförderungsrechts ist seit dem 01.01.1998 das SGB III, das das frühere Arbeitsförderungsgesetz (AFG) ersetzt hat.

Das SGB III ist wegen der angespannten Arbeitsmarktlage häufig geändert worden und wird auch in naher Zukunft weiteren Änderungen unterworfen werden.

Ergänzend bestehen neben einigen Rechtsverordnungen zahlreiche sog „Anordnungen" der Bundesagentur für Arbeit, die – weitergehend als sonstige Verwaltungsvorschriften – als autonomes Satzungsrecht unmittelbare Rechtswirkungen haben, soweit sie mit dem Gesetz in Einklang stehen.

Träger

Träger der Arbeitsförderung ist die Bundesagentur für Arbeit mit Sitz in Nürnberg, § 367 SGB III.

Die Bundesagentur gliedert sich in Regionaldirektionen (früher: Landesarbeitsämter) und die örtlichen Agenturen für Arbeit (früher: Arbeitsämter), § 367 Abs 2 SGB III. Die Leistungen der Arbeitsförderung sollen zur ortsnahen Leistungserbringung vorrangig durch die örtlichen Agenturen für Arbeit erbracht werden, § 9 Abs 1 SGB III.

---
[1] vgl hierzu weiterführend: *Erlenkämper/Fichte* S 216 ff
[2] *Gagel* SGB III § 1 Rdz 1

3 Sozialrecht

Leistungen

Das Gesetz unterscheidet als Leistungen:
- die Unterstützung der Beratung und Vermittlung, §§ 45 – 47 SGB III,
- die aktive Arbeitsförderung, §§ 48 – 115 SGB III, mithin alle Leistungen der Arbeitsförderung mit Ausnahme von Arbeitslosengeld bei Arbeitslosigkeit, Teilarbeitslosengeld und Insolvenzgeld, § 3 Abs 4 SGB III,
- den Entgeltersatz (Arbeitslosengeld bei Arbeitslosigkeit, Teilarbeitslosengeld und Insolvenzgeld), §§ 116 bis 208 SGB III.

Die Vermittlung in Ausbildung und Arbeit hat Vorrang von den Leistungen zum Ersatz des Arbeitsentgelts bei Arbeitslosigkeit, § 4 Abs 1 SGB III, und auch grundsätzlich im Verhältnis zu den sonstigen Leistungen der aktiven Arbeitsförderung, § 4 Abs 2 SGB III. Diese Leistungen der aktiven Arbeitsförderung gehen den Entgeltersatzleistungen vor, § 5 SGB III.

Arbeitnehmer erhalten folgende Leistungen, § 3 Abs 1 SGB III:
- Berufsberatung sowie Ausbildungs- und Arbeitsvermittlung und diese unterstützende Leistungen
- Maßnahmen der Eignungsfeststellung, Trainingsmaßnahmen zur Verbesserung der Eingliederungsaussichten
- Mobilitätshilfen zur Aufnahme einer Beschäftigung
- Gründungszuschuss zur Aufnahme einer selbstständigen Tätigkeit
- Berufsausbildungsbeihilfe während einer beruflichen Ausbildung oder einer berufsvorbereitenden Bildungsmaßnahme
- Übernahme der Weiterbildungskosten während der Teilnahme an einer beruflichen Weiterbildung
- allgemeine und als behinderte Menschen zusätzlich besondere Leistungen zur Teilhabe am Arbeitsleben und diese ergänzende Leistungen nach dem SGB III und dem SGB IX, insbesondere Ausbildungsgeld, Übernahme der Teilnahmekosten und Übergangsgeld
- Arbeitslosengeld während Arbeitslosigkeit, Teilarbeitslosengeld während Teilarbeitslosigkeit sowie Arbeitslosengeld bei beruflicher Weiterbildung (sog Entgeltersatzleistungen)
- Kurzarbeitergeld bei Arbeitsausfall
- Insolvenzgeld bei Zahlungsunfähigkeit des Arbeitgebers
- Wintergeld in der Bauwirtschaft
- Transferleistungen an Arbeitnehmer, die aufgrund von Betriebsänderungen oder im Anschluss an die Beendigung eines Berufsausbildungsverhältnisses von Arbeitslosigkeit bedroht sind.

Arbeitgeber erhalten als Leistungen, § 3 Abs 2 SGB III:
- Arbeitsmarktberatung sowie Ausbildungs- und Arbeitsvermittlung,
- Zuschüsse zu den Arbeitsentgelten bei Eingliederung von leistungsgeminderten Arbeitnehmern, bei Neugründungen, bei der Förderung der beruflichen Weiterbildung durch Vertretung sowie im Rahmen der Förderung der beruflichen Weiterbildung beschäftigter Arbeitnehmer,
- Zuschüsse zur Ausbildungsvergütung bei Durchführung von Maßnahmen während der betrieblichen Ausbildungszeit sowie weitere Zuschüsse bei behinderten Menschen,
- Erstattung der Praktikumsvergütung,
- Erstattung von Beiträgen zur Sozialversicherung für Bezieher von Saison-Kurzarbeitergeld.

Träger von Arbeitsförderungsmaßnahmen erhalten ua folgende Leistungen, § 3 Abs 3 SGB III:
- Zuschüsse zu zusätzlichen Maßnahmen der betrieblichen Ausbildung
- Übernahmen der Kosten für die Ausbildung in einer außerbetrieblichen Einrichtung und die Beschäftigung begleitenden Eingliederungshilfen sowie Zuschüsse zu den Aktivierungshilfen
- Zuschüsse zu Arbeitsbeschaffungsmaßnahmen
- Zuschüsse zu Maßnahmen im Rahmen der Förderung der beruflichen Weiterbildung durch Vertretung
- Zuschüsse zu Arbeiten zur Verbesserung der Infrastruktur.

Berufsberatung, Arbeitsvermittlung

Berufsberatung

> Die Agentur für Arbeit hat Jugendlichen und Erwachsenen, die am Arbeitsleben teilnehmen oder teilnehmen wollen, Berufsberatung, §§ 29, 30 – 33 SGB III, und Arbeitgebern Arbeitsmarktberatung anzubieten, §§ 29, 34 SGB III.

Art und Umfang der Beratung richten sich nach dem Beratungsbedarf des einzelnen Ratsuchenden.

Die **Berufsberatung** umfasst die Erteilung von Auskunft und Rat, § 30 SGB III:
- zur Berufswahl, beruflichen Entwicklung und zum Berufswechsel,
- zur Lage und Entwicklung des Arbeitsmarktes und der Berufe,
- zu den Möglichkeiten der beruflichen Bildung,
- zur Ausbildungs- und Arbeitsplatzsuche,
- zu Leistungen der Arbeitsförderung.

Die Berufsberatung erstreckt sich auch auf die Erteilung von Auskunft und Rat zu Fragen der Ausbildungsförderung und der schulischen Bildung, soweit sie für die

3.2.3 Arbeitsförderung (SGB III)

Berufswahl und die berufliche Bildung von Bedeutung sind. Dabei sind Neigung, Eignung und Leistungsfähigkeit der Ratsuchenden sowie die Beschäftigungsmöglichkeiten zu berücksichtigen, § 31 SGB III.

Die Agentur für Arbeit soll die Ratsuchenden mit ihrem Einverständnis **ärztlich und psychologisch untersuchen und begutachten** lassen, soweit dies für die Feststellung der Berufseignung oder Vermittlungsfähigkeit erforderlich ist, § 32 SGB III. Dies ist ua auch Aufgabe des ärztlichen Sachverständigen.

Arbeitsvermittlung

> Die Agentur für Arbeit hat Ausbildungssuchenden, Arbeitsuchenden und Arbeitgebern Ausbildungs- und Arbeitsvermittlung anzubieten, § 35 SGB III.

Die Vermittlung umfasst alle Tätigkeiten, die darauf gerichtet sind, Ausbildungs- und Arbeitsuchende mit Arbeitgebern zur Begründung eines Ausbildungs- bzw Beschäftigungsverhältnisses zusammenzuführen. Es hat dabei Neigung, Eignung und Leistungsfähigkeit der Ausbildungs- bzw Arbeitsuchenden sowie die Anforderungen der angebotenen Stellen zu berücksichtigen.

Die Agentur für Arbeit übt die Beratung und Vermittlung idR unentgeltlich aus, § 43 SGB III.

Die Agentur für Arbeit kann zu seiner Unterstützung Dritte – zB private Vermittler – mit der Vermittlung Ausbildungssuchender oder Arbeitsuchender oder mit Teilaufgaben ihrer Vermittlung beauftragen, § 37 a SGB III.

Ein Arbeitsloser kann vom Arbeitsamt die Beauftragung eines Dritten mit seiner Vermittlung verlangen, wenn er 6 Monate nach Eintritt seiner Arbeitslosigkeit noch arbeitslos ist, § 37 Abs 4 SGB III. Für die Vermittlungstätigkeit des Dritten kann ein Honorar vereinbart werden.

In einer Eingliederungsvereinbarung zwischen der Agentur für Arbeit und dem Arbeitslosen oder Ausbildungssuchenden werden für einen zu bestimmenden Zeitraum Vermittlungsbemühungen der Agentur für Arbeit, die Eigenbemühungen des Arbeitslosen oder Ausbildungssuchenden sowie, soweit die Voraussetzungen vorliegen, künftige Leistungen der aktiven Arbeitsförderung festgelegt, § 35 Abs 4 SGB III.

Förderung der beruflichen Bildung und der Arbeitsaufnahme

Die Arbeitsverwaltung fördert als Leistungen der aktiven Arbeitsförderung ua, §§ 45 ff SGB III:

- die Unterstützung der Beratung und Vermittlung, §§ 45 ff SGB III,
- die Verbesserung der Eingliederungsaussichten (Eignungsfeststellung, Trainingsmaßnahmen), §§ 48 ff SGB III,
- die Förderung der Aufnahme einer Beschäftigung (Mobilitätshilfen, zB Übergangsbeihilfe für den Lebensunterhalt, Ausrüstungs-, Reisekosten-, Fahrkosten-, Trennungskosten- und Umzugskostenbeihilfe), §§ 53 ff SGB III,
- die Förderung der Aufnahme einer selbstständigen Tätigkeit (Gründungszuschuss zur Sicherung des Lebensunterhaltes und zur sozialen Sicherung), §§ 57 f SGB III,
- den Existenzgründungszuschuss, 421 l SGB III,
- die berufliche Ausbildung, §§ 59 ff SGB III,
- die berufliche Weiterbildung, §§ 77 ff SGB III,
- die Förderung der Teilhabe behinderter Menschen am Arbeitsleben, §§ 97 ff SGB III,
- das Kurzarbeitergeld, §§ 169 ff SGB III,
- Transferleistungen (Maßnahmen zur Eingliederung von Arbeitnehmern, die aufgrund von Betriebsänderungen oder im Anschluss an die Beendigung eines Berufsausbildungsverhältnisses von Arbeitslosigkeit bedroht sind). §§ 216 a f SGB III
- Arbeitsbeschaffungsmaßnahmen, §§ 260 ff SGB III
- Strukturanpassungsmaßnahmen, §§ 270 ff SGB III.

Auf die Einzelheiten kann hier nicht eingegangen werden.[1]

Förderung der Teilhabe Behinderter am Arbeitsleben

> Behinderten können Leistungen zur Förderung der Teilhabe am Arbeitsleben erbracht werden, die wegen Art oder Schwere der Behinderung erforderlich sind, um ihre Erwerbsfähigkeit zu erhalten, zu bessern, herzustellen oder wiederherzustellen und ihre Teilhabe am Arbeitsleben zu sichern, § 97 Abs 1 SGB III.

Bei der Auswahl der Leistungen sind Eignung, Neigung, bisherige Tätigkeit sowie Lage und Entwicklung des Arbeitsmarktes angemessen zu berücksichtigen. Soweit es erforderlich ist, schließt das Verfahren zur Auswahl der Leistungen eine Abklärung der beruflichen Eignung oder eine Arbeitserprobung ein, § 97 Abs 2 SGB III.

Als **Leistungen zur Teilhabe am Arbeitsleben** können erbracht werden:

---

[1] vgl hierzu weiterführend *Erlenkämper/Fichte* S 233 ff

3 Sozialrecht

Allgemeine Leistungen, § 100 SGB III:
- Unterstützung der Beratung und Vermittlung
- Verbesserung der Aussichten auf Teilhabe am Arbeitsleben
- Förderung der Aufnahme einer Beschäftigung
- Förderung der Aufnahme einer selbstständigen Tätigkeit
- Förderung der Berufsausbildung
- Förderung der beruflichen Weiterbildung

Besondere Leistungen, § 103 SGB III:
- Übergangsgeld nach den §§ 160–162 SGB III,
- Ausbildungsgeld, wenn ein Übergangsgeld nicht erbracht werden kann
- Übernahme der Teilnahmekosten für eine Maßnahme

Die Leistungen zur Teilhabe am Arbeitsleben dürfen nur erbracht werden, sofern nicht ein anderer Rehabilitationsträger iS des SGB IX zuständig ist, § 22 Abs 2 SGB III.

Solange und soweit eine solche vorrangige Stelle die erforderlichen Leistungen nicht gewährt, sind diese von der Arbeitsverwaltung zu erbringen, § 23 SGB III.

Entgeltersatzleistungen

Entgeltersatzleistungen, § 116 SGB III, sind:
- Arbeitslosengeld (Alg) bei Arbeitslosigkeit und bei beruflicher Weiterbildung,
- Teilarbeitslosengeld bei Teilarbeitslosigkeit,
- Unterhaltsgeld bei Teilnahme an Maßnahmen der beruflichen Weiterbildung,
- Übergangsgeld bei Teilnahme an Leistungen zur Teilhabe am Arbeitsleben, Kurzarbeitergeld, Insolvenzgeld wegen Zahlungsunfähigkeit des Arbeitgebers.

Einzelheiten können hier nur hinsichtlich des Alg erörtert werden.[1]

Arbeitslosengeld (Alg) bei Arbeitslosigkeit

> Arbeitnehmer haben Anspruch auf Arbeitslosengeld, § 117 SGB III
> - bei Arbeitslosigkeit oder
> - bei berufliche Bildung.

Anspruch auf Arbeitslosengeld bei Arbeitslosigkeit haben Arbeitnehmer, § 118 SGB III, die:
- arbeitslos sind, § 119 SGB III,
- sich bei der Agentur für Arbeit arbeitslos gemeldet, § 122 SGB III, und
- die Anwartschaftszeit erfüllt haben, § 123 SGB III.

Für Arbeitnehmer, die das 65. Lebensjahr vollendet haben, besteht vom Beginn des folgenden Monats an keinen Anspruch auf Arbeitslosengeld (mehr), § 117 Abs 2 SGB III.

Der Anspruch kann sich auch auf ein **Teilarbeitslosengeld** richten, § 150 SGB III.

Teilarbeitslos ist, wer eine versicherungspflichtige Beschäftigung verloren hat, die er neben einer weiteren versicherungspflichtigen Beschäftigung ausgeübt hat, und eine versicherungspflichtige Beschäftigung sucht.

> **Arbeitslos** ist ein Arbeitnehmer, § 119 SGB III, der:
> - nicht in einem Beschäftigungsverhältnis steht (Beschäftigungslosigkeit),
> - sich bemüht, seine Beschäftigungslosigkeit zu beenden (Eigenbemühungen) und
> - den Vermittlungsbemühungen der Agentur für Arbeit zur Verfügung steht (Verfügbarkeit).

Beschäftigungslosigkeit ist nicht ausgeschlossen, wenn der Arbeitnehmer derzeit eine weniger als 15 Wochenstunden umfassende Beschäftigung, selbstständige Tätigkeit oder Tätigkeit als mithelfender Familienangehöriger (Erwerbstätigkeit) ausübt. Übt ein Arbeitnehmer mehrere Beschäftigungen aus, werden diese zusammengerechnet, § 119 Abs 3 SGB III.

Eine ehrenamtliche Betätigung schließt Arbeitslosigkeit nicht aus, wenn dadurch die berufliche Eingliederung des Arbeitslosen nicht beeinträchtigt wird, § 119 Abs 2 SGB III.

Ist der Arbeitslose Schüler oder Student einer Schule, Hochschule oder sonstigen Ausbildungsstätte, so wird idR vermutet, dass er nur versicherungsfreie Beschäftigungen ausüben kann, § 120 Abs 2 SGB III.

Im Rahmen der **Eigenbemühungen** hat der Arbeitslose alle Möglichkeiten zur beruflichen Eingliederung zu nutzen, § 119 Abs 4 SGB III. Hierzu gehören insbesondere:
- die Wahrnehmung der Verpflichtungen aus der Eingliederungsvereinbarung,
- die Mitwirkung bei der Vermittlung durch Dritte oder
- die Inanspruchnahme der Selbstinformationseinrichtungen der Agentur für Arbeit.

Verfügbar ist, § 119 Abs 5 SGB III, wer:
- eine versicherungspflichtige, mindestens 15 Stunden wöchentlich umfassende zumutbare Beschäftigung unter den üblichen Bedingungen des für ihn in Betracht kommenden Arbeitsmarktes ausüben kann und darf,

---

[1] vgl hierzu weiterführend *Erlenkämper/Fichte* S 244 ff

3.2.3 Arbeitsförderung (SGB III)

- bereit ist, eine derartige Beschäftigung anzunehmen und auszuüben,
- Vorschlägen der Agentur für Arbeit zur beruflichen Eingliederung zeit- und ortsnah Folge leisten kann und
- bereit ist, an Maßnahmen zur beruflichen Eingliederung in das Erwerbsleben teilzunehmen.

Ob die Voraussetzungen für Verfügbarkeit iS des §§ 119 SGB III vorliegen, ob also der Arbeitsuchende eine versicherungspflichtige, mindestens 15 Stunden wöchentlich umfassende Beschäftigung unter den üblichen Bedingungen des für ihn in Betracht kommenden Arbeitsmarktes aufnehmen und ausüben kann, ist ggf durch Einholen eines medizinischen Sachverständigengutachtens aufzuklären.

Zumutbar sind einem Arbeitslosen alle seiner Arbeitsfähigkeit entsprechenden Beschäftigungen, soweit nicht allgemeine oder personenbezogene Gründe der Zumutbarkeit einer Beschäftigung entgegenstehen, § 121 SGB III.

Aus *allgemeinen Gründen* ist eine Beschäftigung einem Arbeitslosen insbesondere nicht zumutbar, die gegen gesetzliche, tarifliche oder in Betriebsvereinbarungen festgelegte Bestimmungen über Arbeitsbedingungen oder gegen Bestimmungen des Arbeitsschutzes verstößt, § 121 Abs 2 SGB III.

Aus *personenbezogenen Gründen* ist eine Beschäftigung einem Arbeitslosen ua nicht zumutbar, wenn das daraus erzielbare Arbeitsentgelt erheblich niedriger ist als das der Bemessung des Arbeitslosengeldes zugrunde liegende Arbeitsentgelt; nicht zumutbar ist in den ersten drei Monaten der Arbeitslosigkeit eine Minderung um mehr als 20 vH und in den folgenden drei Monaten um mehr als 30 vH dieses Arbeitsentgeltes, § 121 Abs 3 SGB III. Gleiches gilt, wenn die täglichen Pendelzeiten zwischen der Wohnung und der Arbeitsstätte im Vergleich zur Arbeitszeit unverhältnismäßig lang sind; unverhältnismäßig lang sind idR 2,5 Stunden für eine Arbeitszeit von mehr als 6 Stunden und 2 Stunden für eine Arbeitszeit von sechs Stunden und weniger, § 121 Abs 4 SGB III.

Eine Beschäftigung ist aber nicht schon deshalb unzumutbar, weil sie befristet ist, vorübergehend eine getrennte Haushaltsführung erfordert oder nicht zum Kreis der Beschäftigungen gehört, für die der Arbeitnehmer ausgebildet ist oder die er bisher ausgeübt hat, § 121 Abs 5 SGB III.

Arbeitslos melden muss sich der Arbeitslose persönlich bei der zuständigen Agentur für Arbeit, § 122 SGB III.

> Die **Anwartschaftszeit** erfüllt idR, wer in der Rahmenfrist mindestens zwölf Monate in einem Versicherungspflichtverhältnis gestanden hat, § 123 SGB III. Die Rahmenfrist beträgt idR zwei Jahre und beginnt mit dem Tag vor der Erfüllung aller sonstigen Voraussetzungen für den Anspruch auf Arbeitslosengeld, § 124 SGB III.

Versicherungspflichtig sind insbesondere Personen, die gegen Arbeitsentgelt oder zu ihrer Berufsausbildung beschäftigt (versicherungspflichtige Beschäftigung) sind, § 25 SGB III.

Dazu zählen ua auch Personen in der Zeit des Bezuges von Mutterschafts-, Kranken-, Versorgungskranken-, Verletzten- oder Übergangsgeld von einem Reha-Träger oder von Rente wegen voller Erwerbsminderung von einem RentV-Träger, § 26 Abs 2 SGB III. Versicherungspflichtig sind auch Personen in der Zeit, in der sie ein Kind erziehen, das das dritte Lebensjahr noch nicht vollendet hat, unter bestimmten Voraussetzungen, § 26 Abs 2 a SGB III.

> Anspruch auf Alg hat auch, wer allein deshalb nicht arbeitslos ist, weil er wegen einer mehr als 6-monatigen **Minderung seiner Leistungsfähigkeit** versicherungspflichtige, mindestens 15 Stunden wöchentlich umfassende Beschäftigungen nicht unter den Bedingungen ausüben kann, die auf dem für ihn in Betracht kommenden Arbeitsmarkt ohne Berücksichtigung der Minderung der Leistungsfähigkeit üblich sind, wenn keine verminderte Erwerbsfähigkeit iS der GRV festgestellt worden ist, § 125 SGB III.

Die **Feststellung**, ob eine verminderte Erwerbsfähigkeit vorliegt, trifft nicht die Agentur für Arbeit oder der Arbeitsamtsarzt, sondern der zuständige RentV-Träger, § 125 Abs 1 Satz 2 SGB III.

Das Arbeitsamt soll den Arbeitslosen in solchen Fällen aber unverzüglich auffordern, innerhalb eines Monats einen Antrag auf Maßnahmen zur medizinischen Rehabilitation oder zur Teilhabe am Arbeitsleben (der ggf als Rentenantrag gilt, § 116 Abs 2 SGB VI) zu stellen. Stellt der Arbeitslose den Antrag nicht, ruht der Anspruch auf Alg vom Tage nach Ablauf der Frist an bis zum Tage, an dem der Arbeitslose einen Antrag auf solche Maßnahmen oder einen Antrag auf Rente wegen Erwerbsminderung stellt, § 125 Abs 2 SGB III; stellt der Arbeitslosen diesen Antrag hingegen fristgemäß, so gilt er im Zeitpunkt des Antrages auf Arbeitslosengeld als gestellt, § 125 Abs. 2 SGB III.

> Wird ein Arbeitsloser während des Bezugs von Alg **infolge Krankheit unverschuldet arbeitsunfähig** oder wird er auf Kosten der Krankenkasse stationär behandelt, verliert er dadurch

3 Sozialrecht

> nicht den Anspruch auf Alg für die Zeit der Arbeitsunfähigkeit oder stationären Behandlung bis zur Dauer von 6 Wochen (Leistungsfortzahlung), § 126 Abs 1 SGB III.

Eine Leistungsfortzahlung erfolgt auch im Fall einer nach ärztlichem Zeugnis erforderlichen Beaufsichtigung, Betreuung oder Pflege eines erkrankten Kindes des Arbeitslosen bis zur Dauer von 10, bei allein erziehenden Arbeitslosen bis zur Dauer von 20 Tagen für jedes Kind in jedem Kalenderjahr, wenn eine andere im Haushalt des Arbeitslosen lebende Person diese Aufgabe nicht übernehmen kann und das Kind das zwölfte Lebensjahr noch nicht vollendet hat oder behindert und auf Hilfe angewiesen ist. Alg wird jedoch für nicht mehr als 25, für allein erziehende Arbeitslose für nicht mehr als 50 Tage in jedem Kalenderjahr fortgezahlt.

Nach Ablauf der Leistungsfortzahlung nach dem SGB III zahlt die Krankenkasse Krankengeld, § 44 SGB V.

Die Arbeitsunfähigkeit ist bei Arbeitslosen dann nicht mehr nach der zuletzt verrichteten Erwerbstätigkeit zu beurteilen, sondern nach dem Tätigkeitsbereich, der für eine Vermittlung des Arbeitslosen in Betracht kommt.

> Die **Höhe des Alg** beträgt idR, § 129 SGB III:
> ➤ für Arbeitslose, die (oder deren Ehegatte oder Lebenspartner) mindestens ein Kind haben, (erhöhter Leistungssatz) 67 vH,
> ➤ für die übrigen Arbeitslosen (allgemeiner Leistungssatz) 60 vH
> des pauschalierten Nettoentgelts, § 129 SGB III.

Die **Dauer des Anspruchs** auf Alg ist zeitlich befristet und richtet sich nach der Dauer der Versicherungspflichtverhältnisse innerhalb einer um ein Jahr erweiterten Rahmenfrist von insgesamt drei Jahren und dem Lebensalter, das der Arbeitslose bei der Entstehung des Anspruchs vollendet hat, § 127 SGB III.

Sie beträgt 6 Monate nach insgesamt 12 Monaten Versicherungspflichtverhältnissen und verlängert sich stufenweise bis auf 12 Monate nach Versicherungspflichtverhältnissen von insgesamt mindestens 24 Monaten, nach Vollendung des 58. Lebensjahres stufenweise bis zur Höchstdauer von 24 Monaten bei Versicherungspflichtverhältnissen von insgesamt 48 Monaten, § 127 Abs 2 SGB III.

Das **Alg ruht** unter bestimmten Voraussetzungen, §§ 142 ff.

Das gilt ua bei Bezug bestimmter anderer Sozialleistungen (ua Kranken- oder Verletztengeld, Rente wegen Alters oder voller Erwerbsminderung), § 142 SGB III und von Arbeitsentgelt, § 143 SGB III. Der Anspruch auf Alg ruht auch, soweit der Arbeitslose wegen der Beendigung des Arbeitsverhältnisses eine Entlassungsentschädigung (Abfindung, Entschädigung oder ähnliche Leistung) erhält oder beanspruchen kann und das Arbeitsverhältnis ohne Einhaltung einer ordentlichen Kündigungsfrist beendet worden ist, § 143 a SGB III.

Das Ruhen bewirkt, dass das Alg nicht ausgezahlt wird.

Sperrzeit

> Der Anspruch auf Alg ruht darüber hinaus bei **Eintritt einer Sperrzeit**, § 144 SGB III.

Eine **Sperrzeit**, § 144 Abs 1 SGB III, tritt insbesondere ein, wenn der Arbeitslose:
➤ das Beschäftigungsverhältnis gelöst oder durch ein arbeitsvertragswidriges Verhalten Anlass für die Lösung des Beschäftigungsverhältnisses gegeben und dadurch vorsätzlich oder grob fahrlässig die Arbeitslosigkeit herbeigeführt hat, zB bei Abschluss eines Aufhebungsvertrages oder eines Aufhebungsvergleichs[1] (Sperrzeit bei Arbeitsaufgabe),
➤ trotz Belehrung über die Rechtsfolgen eine von der Agentur für Arbeit angebotene Beschäftigung nicht angenommen oder nicht angetreten hat (Sperrzeit bei Arbeitsablehnung),
➤ trotz Belehrung über die Rechtsfolgen die von der Agentur für Arbeit geforderten Eigenbemühungen nicht nachweist (Sperrzeit bei unzureichenden Eigenbemühungen),
➤ sich weigert, trotz Belehrung über die Rechtsfolgen an einer Maßnahme der Eignungsfeststellung, einer Trainingsmaßnahme oder einer Maßnahme zur beruflichen Ausbildung oder Weiterbildung oder einer Maßnahme zur Teilnahme an Arbeitsleben teilzunehmen (Sperrzeit bei Ablehnung einer beruflichen Eingliederungsmaßnahme),
➤ die Teilnahme an einer zuvor genannten Maßnahme abgebrochen oder durch maßnahmewidriges Verhalten Anlass für den Ausschluss aus einer dieser Maßnahmen gegeben hat (Sperrzeit bei Abbruch einer beruflichen Eingliederungsmaßnahme),
➤ einer Aufforderung der Agentur für Arbeit, sich zu melden oder zu einem ärztlichen oder psychologischen Untersuchungstermin zu erscheinen (§ 309 SGB III), trotz Belehrung über die Rechtsfolgen nicht nachkommt (Sperrzeit bei Meldeversäumnis),
➤ seiner Meldepflicht nach § 37 b SGB III – frühzeitige Arbeitsuche – nicht nachgekommen ist (Sperrzeit bei verspäteter Arbeitsuchendmeldung).

---

[1] BSGE 66, 94, 96; 77, 48, 50; BSG SozR 3-4300 § 144 Nr 8; SozR 4-4300 § 144 Nr 6, 17

3.2.3 Arbeitsförderung (SGB III)

Eine Sperrzeit tritt nicht ein, wenn der Arbeitslose einen wichtigen Grund für sein Verhalten hatte. Ein wichtiger Grund zB für eine Arbeitsaufgabe oder Arbeitsablehnung kann darin liegen, dass der Arbeitslose den Leistungsanforderungen der jeweiligen Tätigkeit nicht (mehr) gewachsen ist.

Die **Dauer der Sperrzeit** beträgt bei Arbeitsaufgabe idR 12 Wochen, im Fall einer besonderen Härte 6 Wochen und in bestimmten weiteren Ausnahmefällen 1, 3, oder 6 Wochen, § 144 Abs 3 und 4 SGB III.

Während der Sperrzeit **ruht der Anspruch** auf Alg; das Alg wird für diese Zeit also nicht gezahlt.

Der **Anspruch auf Alg erlischt vollständig** ua, wenn der Arbeitslose nach der Entstehung des Anspruchs Anlass für den Eintritt von Sperrzeiten mit einer Dauer von insgesamt mindestens 21 Wochen gegeben hat, der Arbeitslose über den Eintritt der Sperrzeiten schriftliche Bescheide erhalten hat und auf diese Rechtsfolgen hingewiesen worden ist, § 147 SGB III.

Arbeitslosenhilfe (Alhi)

Der frühere **Anspruch auf Arbeitslosenhilfe** (§§ 190 ff SGB III aF) ist mit Wirkung zum 01.01.2005 weggefallen.

Er wird durch die im SGB II geregelten Leistungen der Grundsicherung für Arbeitsuchende (Arbeitslosengeld II und Leistungen für Unterkunft und Heizung für Erwerbsfähige) ersetzt.

Ruhen des Anspruchs bei Arbeitskämpfen

Arbeitskämpfe können bei Arbeitnehmern zur Arbeitslosigkeit führen. Fraglich ist, ob in einem solchen Fall der Arbeitnehmer Anspruch auf Alg hat. Grundsätzlich darf durch die Leistung von Alg nicht in Arbeitskämpfe – und zur Entlastung der Streikkasse auf Kosten der Beitragszahler zur Arbeitslosenversicherung – eingegriffen werden.

> Demzufolge ruht der Anspruch auf Arbeitslosengeld bis zur Beendigung des Arbeitskampfes, falls der Arbeitnehmer durch **Beteiligung** an einem inländischen Arbeitskampf arbeitslos geworden ist, § 146 Abs 2 SGB III.

Ist hingegen der Arbeitnehmer durch einen inländischen Arbeitskampf, an dem er **nicht beteiligt** ist, arbeitslos geworden, so ruht der Anspruch auf Arbeitslosengeld bis zur Beendigung des Arbeitskampfes nur, § 146 Abs 3 SGB III, wenn der Betrieb, in dem der Arbeitslose beschäftigt war,
- dem räumlichen und fachlichen Geltungsbereich des umkämpften Tarifvertrages zuzuordnen ist oder
- nicht dem räumlichen, aber dem fachlichen Geltungsbereich des umkämpften Tarifvertrages zuzuordnen ist und im räumlichen Geltungsbereich des Tarifvertrages, dem der Betrieb zuzuordnen ist,
    a. eine Forderung erhoben worden ist, die eine Hauptforderung des Arbeitskampfes nach Art und Umfang gleich ist, ohne mit ihr übereinstimmen zu müssen, und
    b. das Arbeitskampfergebnis aller Voraussicht nach in dem räumlichen Geltungsbereich des nicht umkämpften Tarifvertrages im Wesentlichen übernommen wird.

Insolvenzgeld

> Arbeitnehmer haben **Anspruch auf Insolvenzgeld**, wenn sie im Inland beschäftigt waren und bei einem Insolvenzereignis für die vorausgehenden drei Monate des Arbeitsverhältnisses noch Ansprüche auf Arbeitsentgelt haben, § 183 SGB III.

Insolvenzereignisse sind, § 183 Abs 1 SGB III,
- die Eröffnung des Insolvenzverfahrens über das Vermögen des Arbeitgebers,
- die Abweisung des Antrags auf Eröffnung des Insolvenzverfahrens mangels Masse oder
- die vollständige Beendigung der Betriebstätigkeit im Inland, wenn ein Antrag auf Eröffnung des Insolvenzverfahrens nicht gestellt worden ist und ein Insolvenzverfahren offensichtlich mangels Masse nicht in Betracht kommt.

Ausländerbeschäftigung, Arbeitsgenehmigung

Hinsichtlich der Ausländerbeschäftigung hat die Agentur für Arbeit eine eigenständige Zuständigkeit nur noch bei der Entscheidung über die Erteilung von Arbeitsgenehmigungen für den Arbeitsmarktzugang von Staatsbürgern der mittel- und osteuropäischen EU-Beitrittsstaaten (wie Polen, Tschechien, Estland, Lettland, Litauen, Ungarn, Slowenien, Slowakei), § 284 SGB III.

Der Zugang zum Arbeitsmarkt ist im Übrigen im Ausländerrecht, dem Aufenthaltsgesetz, geregelt, und die Bundesagentur für Arbeit ist auf eine interne Beteiligung gegenüber der Ausländerbehörde begrenzt.[1]

Literatur

Erlenkämper, A., W. Fichte: Sozialrecht, 6. Auflage 2008, Luchterhand, Neuwied

Gagel, A. (Hrsg): Arbeitsförderung SGB III (Stand: 2008), Beck, München

Eicher, W., R. Schlegel: SGB III Arbeitsförderung (Stand 2008), Luchterhand, Neuwied

Kruse, J. ua: Sozialgesetzbuch III, Arbeitsförderung, 2008, Nomos, Baden-Baden

3.2.4 Gemeinsame Vorschriften für die Sozialversicherung (SGB IV)

Das SGB IV mit seinen „Gemeinsamen Vorschriften für die Sozialversicherung" gilt nur für die eigentliche Sozialversicherung, also die GKV, die GRV (einschließlich der Altershilfe für Landwirte), die GUV, die GPV, § 1 Abs 1 SGB IV, sowie für die Künstlersozialversicherung nach dem KSVG (§ 30 a KSVG).

Die Vorschriften gelten mit einigen Ausnahmen aber auch für die Arbeitsförderung. Die Bundesagentur für Arbeit gilt iS dieser Vorschriften als Versicherungsträger, § 1 Abs 1 Satz 2 SGB IV. Es gilt aber nicht für das sozEntschR sowie (mit bestimmten Ausnahmen) für die Sozialhilfe und die Grundsicherung für Arbeitsuchende, § 1 Abs 2 SGB IV.

Das SGB IV enthält zahlreiche Einzelbestimmungen ua über den versicherten Personenkreis, Geltungsbereich und Umfang der Versicherung, Beschäftigung (einschließlich geringfügiger Beschäftigung) und selbstständige Tätigkeit, Arbeitsentgelt und Einkommen, Beiträge und Leistungen, die Versicherungsnummer, Meldepflichten, den Gesamtsozialversicherungsbeitrag und über die Sozialversicherungsträger und ihre Verfassung. Diese Vorschriften können hier nicht referiert werden,[2] weil sie für die sozialmedizinische Begutachtung ohne Bedeutung sind.

Erwähnt seien jedoch folgende Bestimmungen:

Beschäftigung ist die nichtselbstständige Arbeit, insbesondere in einem Arbeitsverhältnis, § 7 Abs 1 SGB IV.

Anhaltspunkte für eine Beschäftigung sind eine Tätigkeit nach Weisungen des Arbeitgebers insbesondere in Bezug auf Zeit, Dauer und Ort der Arbeitsausführung, eine Eingliederung in die Arbeitsorganisation des Weisungsgebers, § 7 Abs 1 SGB IV, und die persönliche Abhängigkeit des Arbeitnehmers gegenüber dem Arbeitgeber. Als Beschäftigung gilt auch der Erwerb beruflicher Kenntnisse, Fertigkeiten oder Erfahrungen im Rahmen betrieblicher Berufsbildung, § 7 Abs 2 SGB IV.

Eine **geringfügige Beschäftigung** begründet in der Regel keine Sozialversicherungspflicht und liegt vor, §§ 8, 8 a SGB IV, wenn:

➤ das Arbeitsentgelt aus dieser Beschäftigung regelmäßig im Monat 400,– € nicht übersteigt,

➤ die Beschäftigung innerhalb eines Kalenderjahres auf längstens 2 Monate oder 50 Arbeitstage nach ihrer Eigenart begrenzt zu sein pflegt oder im Voraus vertraglich begrenzt ist, es sei denn, dass die Beschäftigung berufsmäßig ausgeübt wird (zB in einer Probezeit) und ihr Entgelt die vorgenannte Grenze übersteigt oder

➤ diese ausschließlich im Privathaushalt ausgeübt wird, vorausgesetzt, dass die Tätigkeiten durch einen privaten Haushalt begründet sind und sonst gewöhnlich durch die Mitglieder des privaten Haushalts erledigt werden.

Berufsmäßig ist eine Beschäftigung, wenn der betreffende Arbeitnehmer durch die kurzfristige Beschäftigung seinen Lebensunterhalt überwiegend oder doch in einem solchen Umfang verdient, dass seine wirtschaftliche Stellung zu einem erheblichen Teil auf der Beschäftigung beruht.[3]

Mehrere geringfügige Beschäftigungen sowie eine normale und eine geringfügige Beschäftigung sind zusammenzurechnen. Das gilt entsprechend, soweit anstelle einer geringfügigen Beschäftigung eine geringfügige selbstständige Tätigkeit ausgeübt wird, § 8 Abs 2 SGB IV.

Arbeitsentgelt sind alle laufenden oder einmaligen Einnahmen aus einer Beschäftigung, gleichgültig, ob ein Rechtsanspruch auf die Einnahmen besteht, unter welcher Bezeichnung und in welcher Form sie geleistet werden und ob sie unmittelbar aus der Beschäftigung oder im Zusammenhang mit ihr erzielt werden, § 14 Abs 1 SGB IV.

Arbeitseinkommen ist der nach den allgemeinen Gewinnermittlungsvorschriften des Einkommensteuerrechts ermittelte Gewinn aus einer selbstständigen Tätigkeit, § 15 Abs 1 SGB IV. **Gesamteinkommen** ist die Summe der Einkünfte im Sinne des Einkommensteuerrechts; es

---

[1] *Gagel* § 284 Rdz 1
[2] vgl hierzu weiterführend *Erlenkämper/Fichte* S 281
[3] BSG SozR 3-2400 § 8 Nr 1, 3-2500 § 6 Nr. 11

umfasst insbesondere das Arbeitsentgelt und das Arbeitseinkommen, § 16 SGB IV.

Die **Bezugsgröße**, die in zahlreichen Bestimmungen verwendet wird, ist das aufgerundete durchschnittliche Arbeitsentgelt aller Versicherten der GRV im vorvergangenen Jahr, § 18 SGB IV.

Die Bezugsgröße wird jährlich neu durch Verordnung festgesetzt. Sie beträgt ab 01.01.2009:
- in den alten Bundesländern 30 240,– € jährlich (= 2520,– € monatlich),
- in den neuen Bundesländern 25 620,– € jährlich (= 2135,– € monatlich).

Als **Gesamtsozialversicherungsbeitrag** sind die **Beiträge** in der Kranken- und Rentenversicherung, nach dem Recht der Arbeitsförderung sowie zur Pflegeversicherung durch den Arbeitgeber im Wege des sog **Lohnabzugsverfahren** an die Krankenkasse (**Einzugsstelle**) zu zahlen, §§ 28 d ff SGB IV.

Zuständige Einzugsstelle für den Gesamtsozialversicherungsbeitrag ist die Krankenkasse, von der die Krankenversicherung durchgeführt wird. Die Einzugsstelle entscheidet über die Versicherungspflicht und die Beitragshöhe in der Kranken-, Pflege- und Rentenversicherung sowie nach dem Recht der Arbeitsförderung.

Literatur

Bley, H., W. Gitter ua: Sozialgesetzbuch, Sozialversicherung (Gesamtkommentar; Stand: 2008)

Erlenkämper, A., W. Fichte: Sozialrecht, 6. Auflage 2008, Luchterhand, Neuwied

Hauck, K., H. Haines: Sozialgesetzbuch (Stand: 2008), Schmidt, Berlin

Niesel, K. (Hrsg): Sozialversicherungsrecht (Kasseler Kommentar, Stand: 2008), Beck, München

3.2.5 Gesetzliche Krankenversicherung (SGB V)

Aufgabe

> Die GKV hat die Aufgabe, die Gesundheit der Versicherten zu erhalten, wiederherzustellen oder den Gesundheitszustand zu bessern, § 1 SGB V. Sie gewährt dem Versicherten und seiner Familie Hilfe bei Krankheit und krankheitsbedingter Arbeitsunfähigkeit sowie bei Schwangerschaft und Geburt und schützt durch Maßnahmen zur Vorsorge und zur Früherkennung.

Die Versicherten sind für ihre Gesundheit mit verantwortlich; sie sollen durch eine gesundheitsbewusste Lebensführung, durch frühzeitige Beteiligung an gesundheitlichen Vorsorgemaßnahmen sowie durch aktive Mitwirkung an Krankenbehandlung und Rehabilitation dazu beitragen, den Eintritt von Krankheit und Behinderung zu vermeiden oder ihre Folgen zu überwinden. Die Krankenkassen haben dem Versicherten dabei durch Aufklärung, Beratung und Leistungen zu helfen und auf gesunde Lebensverhältnisse hinzuwirken, § 1 Satz 2 Nr 3 SGB V.

Neben der GKV schützen auch die private Krankenversicherung (ua Selbstständige) und die beamtenrechtliche Beihilfe (Beamte) gegen das Risiko der Krankheit.

Gesetzliche Grundlagen

Die GKV ist seit 1989 im **Sozialgesetzbuch V (SGB V)** geregelt.

In der früheren RVO verblieben sind lediglich die Bestimmungen über Leistungen bei Schwangerschaft und Mutterschaft, §§ 195 ff RVO.

Das SGB V ist seit seinem Inkrafttreten mehrfach geändert worden, zuletzt durch das GKV-Wettbewerbsstärkungsgesetz (GKV-WSG).[1]

Auch gegenwärtig bestehen über die zum 01.01.2009 anstehenden Reformen (S 129) hinaus im politischen Raum Bestrebungen über weit reichende Änderungen mit dem Ziel, die Kosten des Gesundheitswesens zu reduzieren.

Versicherungsträger

Träger der GKV sind, §§ 143 ff SGB V, die gesetzlichen Krankenkassen (KK), die in folgenden Kassenarten organisiert sind:
- die Ortskrankenkassen, §§ 143 ff SGB V
- die Betriebskrankenkassen, §§ 147 ff SGB V
- die Innungskrankenkassen, §§ 157 ff SGB V
- die See-Krankenkasse, § 165 SGB V
- die landwirtschaftlichen Krankenkassen, § 166 SGB V
- die Deutsche Rentenversicherung Knappschaft-Bahn-See, § 167 SGB V
- die Ersatzkassen, § 168 ff SGB V

Die Versicherten können grundsätzlich die für sie zuständige Krankenkasse wählen, §§ 173 ff SGB V.

---

[1] BGBl I 2007 S 378

3 Sozialrecht

Versicherter Personenkreis

Versicherungspflichtig sind insbesondere, § 5 SGB V, zT unter weiteren Voraussetzungen:[1]
- Arbeiter, Angestellte und zu ihrer Berufsausbildung Beschäftigte, die gegen Arbeitsentgelt beschäftigt sind (sofern die Jahresarbeitsentgeltgrenze nicht überschritten wird, s unten), Nr 1,
- Leistungsempfänger der Arbeitsförderung und der Grundsicherung für Arbeitsuchende (SGB II und III), Nr 2, 2a
- Teilnehmer an Leistungen zur Teilhabe am Arbeitsleben sowie an Abklärungen der beruflichen Eignung oder Arbeitserprobung, es sei denn, die Maßnahmen werden nach den Vorschriften des BVG erbracht, Nr 6,
- Behinderte, die in Werkstätten für Behinderte, Anstalten, Heimen usw tätig sind, Nr 7 und 8,
- Studenten, die an einer staatlich anerkannten Hochschule eingeschrieben sind, Nr 9.

Versicherungsfrei sind ua, zT unter weiteren Voraussetzungen, § 6 SGB V:[2]
- Angestellte und (jetzt auch) Arbeiter, deren regelmäßiges Jahresarbeitsentgelt 75 vH der Jahresarbeitsentgeltgrenze übersteigt,[3]
- Beamte und andere Beschäftigte im öffentlichen Dienst, wenn sie nach beamtenrechtlichen Vorschriften oder Grundsätzen Anspruch auf Fortzahlung der Bezüge bei Krankheit oder Ruhegehalt bzw vergleichbare Bezüge und auf Beihilfe oder Heilfürsorge haben,
- Studenten für eine Beschäftigung während ihres Studiums.

Versicherungsfrei ist ferner, wer eine **geringfügige Beschäftigung** nach § 8 SGB IV (S 114) ausübt, § 7 SGB V.

Unter bestimmten Voraussetzungen ist auf Antrag die **Befreiung von der Versicherungspflicht** möglich, § 8 SGB V.

Bestimmte Personengruppen können der **Versicherung (freiwillig) beitreten**, § 9 SGB V.

Dazu gehören ua Personen, die als Mitglieder aus der Versicherungspflicht oder aus der Familienversicherung ausscheiden, und Schwerbehinderte iS des SGB IX.

Versichert sind unter bestimmten Voraussetzungen (auch) der Ehegatte, der Lebenspartner und die Kinder von Mitgliedern (sog **Familienversicherung**), § 10 SGB V.[4]

Die Familienversicherung unterliegt jedoch zahlreichen Beschränkungen, ua bei Wohnsitz der Familienangehörigen außerhalb der Bundesrepublik, bei eigenem Einkommen, bei Kindern auch hinsichtlich des Alters.

Mitgliedschaft

Die Mitgliedschaft versicherungspflichtig Beschäftigte **beginnt** mit dem Tag des Eintritts in das Beschäftigungsverhältnis, § 186 Abs 1 SGB V.[5]

Die Mitgliedschaft der Bezieher von Alg II nach dem SGB II und Arbeitslosen- und Unterhaltsgeld nach dem SGB III beginnt mit dem Tag, von dem an die Leistung bezogen wird, § 186 Abs 2 a SGB V. Die Mitgliedschaft weiterer pflichtversicherter Personengruppen richtet sich nach § 186 Abs 3 – 9 SGB V, freiwillig Versicherter nach § 188 SGB V, von Rentenantragstellern nach § 189 SGB V.

Die Mitgliedschaft Versicherungspflichtiger **endet** mit dem Tod, die Mitgliedschaft versicherungspflichtig Beschäftigter darüber hinaus mit Ablauf des Tages, an dem das Beschäftigungsverhältnis gegen Arbeitsentgelt endet, § 190 Abs 1 und 2 SGB V.

Das Ende der Mitgliedschaft anderer Versicherter richtet sich nach §§ 190, 191 SGB V.

Erhalten bleibt die Mitgliedschaft Versicherungspflichtiger ua, § 192 SGB V, solange:
- sie sich in einem rechtmäßigen Arbeitskampf befinden,
- Kranken-, Mutterschafts-, Erziehungs- oder Elterngeld bezogen oder eine Elternzeit in Anspruch genommen wird.

Finanzierung

Die Mittel der Krankenversicherung werden insbesondere durch Beiträge aufgebracht, §§ 220 ff SGB V.[6]

Die Beiträge, deren Höhe bis zum 31.12.2008 jede KK durch ihre Satzung regelt, werden bei versicherungspflichtig Beschäftigten idR von den Arbeitgebern und ihren Beschäftigten jeweils zur Hälfte getragen, § 249 Abs 1 SGB V, bei versicherungspflichtigen Rentnern je zur Hälfte von den Rentnern und den Rentenversicherungsträgern, § 249 a SGB V. Ab 01.01.2009 setzt die Bundesregierung den Beitragssatz in der GKV bundeseinheitlich für alle Kassen fest, § 241 SGB V. Sämtliche Bei-

---

[1] vgl hierzu weiterführend *Erlenkämper/Fichte* S 305 ff
[2] vgl hierzu weiterführend *Erlenkämper/Fichte* S 313
[3] Jahresarbeitsentgeltgrenze in der GKV 2008 Jährlich: 48 150,– €; monatlich: 4012,50 €; 2009 jährlich: 48 600,– €, monatlich 4050,– €
[4] vgl hierzu weiterführend *Erlenkämper/Fichte* S 356
[5] vgl hierzu weiterführend *Erlenkämper/Fichte* S 316
[6] vgl hierzu weiterführend *Erlenkämper/Fichte* S 319

3.2.5 Gesetzliche Krankenversicherung (SGB V)

träge fließen in einen Gesundheitsfonds und werden von dort den einzelnen Kassen in Form von Mittelzuweisungen zugewiesen, § 252 SGB V.

Leistungen: Allgemein

> Die Versicherten haben Anspruch auf folgende Leistungen, § 11 SGB V:
> ➤ zur Verhütung von Krankheiten und von deren Verschlimmerung, §§ 20 – 24 SGB V
> ➤ zur Empfängnisverhütung, bei Sterilisation und bei nicht rechtswidrigem Schwangerschaftsabbruch, §§ 24 a und 24 b SGB V
> ➤ zur Früherkennung von Krankheiten, §§ 25 ff SGB V
> ➤ zur Behandlung von Krankheiten, §§ 27 ff SGB V
> ➤ Gewährung von Krankengeld, §§ 44 ff SGB V
> ➤ das trägerübergreifende persönliche Budget nach § 17 Abs 2 – 4 SGB IX
> ➤ Zahnersatz, §§ 55 ff SGB V
> ➤ Übernahme von Fahrtkosten, § 60 SGB V
> ➤ bei Schwangerschaft und Mutterschaft, §§ 195 ff RVO
> ➤ zur medizinischen Rehabilitation nach Maßgabe des SGB IX, die notwendig sind, um eine Behinderung oder Pflegebedürftigkeit abzuwenden, zu beseitigen, zu mindern, auszugleichen, ihre Verschlimmerung zu verhüten oder ihre Folgen zu mildern, § 11 Abs 2 SGB V
> ➤ Anspruch auf ein Versorgungsmanagement insbesondere zur Lösung von Problemen beim Übergang in die verschiedenen Versorgungsbereiche, § 11 Abs 4 S 1 SGB V.

Die früheren Leistungen wegen Schwerpflegebedürftigkeit (§§ 53 ff SGB V aF) sind seit 1995 mit Inkrafttreten der GPV, die früheren Maßnahmen zur Gesundheitsförderung (früher: § 11 Abs 1 Nr 1 SGB V) seit 1997 und das Sterbegeld (früher §§ 58 ff SGB V) seit 2004 entfallen.

! Kein Anspruch aus der GKV besteht auf Leistungen, die **als Folge eines Arbeitsunfalls oder einer Berufskrankheit** iS der GUV zu erbringen sind, § 11 Abs 5 SGB V.

Ist der Arbeitsunfall bzw die Berufskrankheit (noch) nicht anerkannt, muss die Krankenkasse zunächst die notwendigen Leistungen erbringen, kann aber ggf Erstattung aus der GUV verlangen.

Haben sich Versicherte eine Krankheit vorsätzlich oder bei einem von ihnen begangenen Verbrechen oder vorsätzlichen Vergehen zugezogen, kann – Ermessensausübung – die Krankenkasse sie an den Kosten der Leistungen in angemessener Höhe beteiligen und das Krankengeld ganz oder teilweise für die Dauer dieser Krankheit versagen und zurückfordern, § 52 Abs 1 SGB V.

Die Krankenkasse hat in dieser Weise auch zu verfahren, soweit sich Versicherte eine Krankheit durch eine medizinisch nicht indizierte Maßnahme (zB eine ästhetische Operation), eine Tätowierung usw zugezogen haben, § 52 Abs 2 SGB V.

> Die **Leistungen** müssen ausreichend, zweckmäßig und wirtschaftlich sein, § 12 SGB V.

Sie dürfen das Maß des Notwendigen nicht überschreiten. Leistungen, die nicht notwendig oder unwirtschaftlich sind, können Versicherte nicht beanspruchen, dürfen die Leistungserbringer nicht bewirken und die Krankenkassen nicht bewilligen, § 12 SGB V.

> Die Leistungen der GKV sind idR **Sach- bzw Dienstleistungen,** soweit das SGB V oder das SGB IX nichts Abweichendes vorsehen, §§ 2 Abs 2 SGB V.

Die Krankenkasse darf daher anstelle dieser Sach- oder Dienstleistungen idR keine Kostenerstattung leisten, es sei denn, sie hat eine unaufschiebbare Leistung nicht rechtzeitig erbringen können (zB privatärztliche Notfallbehandlung) oder zu Unrecht abgelehnt, § 13 Abs 3 SGB V.

Versicherte können aber inzwischen anstelle der Sach- oder Dienstleistung **Kostenerstattung** wählen, § 13 Abs 2 SGB V.

Hierüber haben sie ihre KK vor Inanspruchnahme der Leistung in Kenntnis zu setzen. Der Leistungserbringer (zB Arzt, Ergotherapeut) hat den Versicherten vor Inanspruchnahme der Leistung darüber zu informieren, dass Kosten, die von der KK nicht übernommen werden, von dem Versicherten selbst zu tragen sind. Eine Einschränkung der Wahl auf bestimmte Bereiche (zB Arzt, Zahnarzt, Krankenhaus, Heilmittel) ist möglich. Anspruch auf Erstattung besteht höchstens in Höhe der Vergütung, die die KK bei Erbringung als Sachleistung zu tragen hätte, § 13 Abs 2 SGB V.

Eine Kostenerstattung ist auch zulässig bei der Inanspruchnahme von Leistungserbringern **in anderen Staaten der Europäischen Union** und des Europäischen Wirtschaftsraumes, § 13 Abs 4 SGB V, bei der Inanspruchnahme von Krankenhausleistungen aber nur nach vorheriger Zustimmung der Krankenkassen, § 13 Abs 5 SGB V.

Der **Anspruch auf Leistungen** ruht ua, § 16 SGB V, solange Versicherte:

- sich im Ausland aufhalten, und zwar auch dann, wenn sie dort während eines vorübergehenden Aufenthalts erkranken, soweit im SGB V nichts Abweichendes bestimmt und insbesondere nicht die Leistungspflicht durch EU-Recht oder zwischenstaatliche Sozialversicherungsabkommen begründet ist,[1]
- Dienst aufgrund einer gesetzlichen Dienstpflicht oder Dienstleistungen und Übungen nach dem Soldatengesetz leisten,
- nach dienstrechtlichen Vorschriften Anspruch auf Heilfürsorge haben oder als Entwicklungshelfer Entwicklungsdienst leisten,
- sich in Untersuchungshaft befinden oder eine Freiheitsstrafe verbüßen.

Ärztliche Behandlung wird (nur) von (Vertrags-)Ärzten erbracht, § 15 Abs 1 SGB V.

Die selbstständige und eigenverantwortliche Behandlung durch Nichtärzte (zB Heilpraktiker, Chiropraktiker, Psychologen, Ergo- oder Physiotherapeuten usw) bleibt auch weiterhin ausgeschlossen.[2] Sind Hilfeleistungen solcher anderen Personen erforderlich, dürfen sie nur erbracht werden, wenn und soweit sie vom Arzt angeordnet und von ihm verantwortet werden, §§ 15 Abs 1 Satz 2, 28 Abs 1 S 2 SGB V.

Approbierte Psychotherapeuten können aber unter bestimmten Voraussetzungen in das Arztregister eingetragen werden, § 95 c SGB V.

Die Versicherten haben dem Arzt vor Beginn der Behandlung ihre **Krankenversicherungskarte** vorzulegen, § 15 Abs 2 SGB V.

Für die Inanspruchnahme anderer Leistungen (zB orthopädische oder andere Hilfsmittel) stellt die Krankenkasse Berechtigungsscheine aus, die vor Inanspruchnahme der Leistung dem Leistungserbringer auszuhändigen sind, § 15 Abs 3 SGB V.

Leistungen zur Verhütung von Krankheiten sowie zur Empfängnisverhütung, bei Sterilisation und bei Schwangerschaftsabbruch

Die Krankenkassen erbringen **Leistungen zur primären Prävention**.

Diese umfassen Leistungen zur Verbesserung des allgemeinen Gesundheitszustandes, zur Verminderung sozial bedingter Ungleichheit von Gesundheitschancen und zur betrieblichen Gesundheitsförderung; die KK unterstützen zur Förderung der Selbsthilfe Selbsthilfegruppen und Selbsthilfeorganisationen und arbeiten zur Verhütung arbeitsbedingter Gesundheitsgefahren mit den Trägern der GUV zusammen, §§ 20 – 20 c SGB V.

Ist anzunehmen, dass bei einem Versicherten eine berufsbedingte gesundheitliche Gefährdung oder eine Berufskrankheit vorliegt, hat die Krankenkasse dies unverzüglich den für den Arbeitsschutz zuständigen Stellen und dem UV-Träger mitzuteilen, § 20 b Abs 1 S 3 SGB V.

Als **Vorsorgeleistung** haben Versicherte ua Anspruch auf ärztliche Behandlung und Versorgung mit Arznei-, Verband- sowie Heil- und Hilfsmitteln, § 23 Abs 1 SGB V, wenn diese notwendig sind, um:
- eine Schwächung der Gesundheit, die in absehbarer Zeit voraussichtlich zu einer Krankheit führen würde, zu beseitigen,
- einer Gefährdung der gesundheitlichen Entwicklung eines Kindes entgegenzuwirken,
- Krankheiten zu verhüten oder deren Verschlimmerung zu vermeiden oder
- Pflegebedürftigkeit zu vermeiden.

Reichen diese Leistungen nicht aus, kann die Krankenkasse weitere Maßnahmen in Form einer **Vorsorgekur** in anerkannten Kurorten erbringen, und zwar entweder ambulant („freie Kur" mit einem Kostenzuschuss bis zu 13,– € täglich), § 23 Abs 2 SGB V, oder stationär mit Unterkunft und Verpflegung in einer Vertragseinrichtung (mit einer Zuzahlung von zurzeit 10,– € täglich; andererseits wird idR Krankengeld gewährt), §§ 23 Abs 2 – 6 SGB V. Diese weiteren Maßnahmen sind jetzt aber idR auf 3 (früher: 4) Wochen begrenzt und dürfen nicht vor Ablauf von 4 (früher: 3) Jahren nach Durchführung solcher oder ähnlicher Maßnahmen erneut erbracht werden, § 23 Abs 5 SGB V.

Versicherte haben ferner Anspruch auf **ärztliche Beratung über Fragen der Empfängnisregelung und – bis zum vollendeten 20. Lebensjahr – auf Versorgung mit empfängnisverhütenden Mitteln bzw deren Verordnung**, § 24 a SGB V, sowie auf Leistungen bei einer nicht rechtswidrigen **Sterilisation** und einem nicht rechtswidrigen **Schwangerschaftsabbruch** durch einen Arzt, § 24 b SGB V.[3]

Außerdem haben Versicherte – Mütter und Väter – unter den in § 23 Abs 1 SGB V genannten Voraussetzungen (s oben) Anspruch auf aus medizinischen Gründen erforderliche Vorsorgeleistungen in einer Einrichtung des Müttergenesungswerkes oder einer gleichartigen Einrichtung, § 24 Abs 1 SGB V.

---

[1] KassKom SGB V § 16 Anm 8
[2] BSG SozR 2200 § 368 Nr 4
[3] vgl hierzu weiterführend *Erlenkämper/Fichte* S 353

3.2.5 Gesetzliche Krankenversicherung (SGB V)

Leistungen zur Früherkennung von Krankheiten

> Versicherte, die das 35. Lebensjahr vollendet haben, haben jedes zweite Jahr Anspruch auf eine ärztliche Gesundheitsuntersuchung zur **Früherkennung von Krankheiten**, insbesondere zur Früherkennung von Herz-, Kreislauf- und Nierenerkrankungen sowie der Zuckerkrankheit, § 25 Abs 1 SGB V.

Zur **Früherkennung von Krebskrankheiten** haben die Versicherten darüber hinaus einmal jährlich Anspruch auf Untersuchung, § 25 Abs 2 SGB V, und zwar:
- Frauen frühestens vom Beginn des 20. Lebensjahres,
- Männer frühestens vom Beginn des 45. Lebensjahres an.

Versicherte Kinder haben bis zur Vollendung des 6. Lebensjahres Anspruch auf Untersuchungen sowie nach Vollendung des 10. Lebensjahres auf eine Untersuchung zur Früherkennung von Krankheiten, die ihre körperliche oder geistige Entwicklung in nicht geringfügigem Maße gefährden, § 26 Abs 1 SGB V.

Zur **Verhütung von Zahnerkrankungen** können weitere Maßnahmen in Anspruch genommen werden, §§ 21, 22 SGB V.

Leistungen bei Krankheit

> **Krankheit iS der GKV** ist ein regelwidriger Körper- oder Geisteszustand, der die Notwendigkeit einer ärztlichen Heilbehandlung und/oder Arbeitsunfähigkeit begründet.[1]

Ob ein regelwidriger Körper- oder Geisteszustand vorliegt, richtet sich nach dem Leitbild des gesunden Menschen.[2]

! Damit ist Krankheit iS der GKV nicht *jede* Krankheit im medizinischem Sinn, nicht *jeder* regelwidrige Körper- oder Geisteszustand, sondern nur ein solcher, der entweder ärztliche Behandlung erfordert oder (auch) Arbeitsunfähigkeit bewirkt.

Daher kommt nicht jeder körperlichen Unregelmäßigkeit Krankheitswert zu. Eine Krankheit liegt nur vor, wenn der Versicherte in seiner Körperfunktion beeinträchtigt wird oder wenn die anatomische Abweichung entstellend wirkt.[3]

Auch geistig oder seelisch bedingte Störungen wie psychoreaktive Störungen, Psychosen, Depressionen und Neurosen sowie Alkohol- und Drogenabhängigkeit sind Krankheit, wenn sie von dem Betroffenen allein nicht überwunden werden können, daher behandlungsbedürftig sind oder Arbeitsunfähigkeit bewirken.[4]

Das altersbedingte Nachlassen der körperlichen und geistigen Kräfte hingegen ist kein regelwidriger Körperzustand; er entspricht der natürlichen Alterung des Menschen.

Andererseits ist der Versicherungsfall der Krankheit idR nicht auf ein einzelnes Leiden, auf ein isoliertes medizinisches Krankheitsbild zu beziehen oder zu beschränken.

Entscheidend ist vielmehr der gesamte „Zustand des Krankseins". Daher begründet eine neu hinzutretende Krankheit keinen neuen Versicherungsfall, wenn noch Behandlungsbedürftigkeit oder Arbeitsunfähigkeit wegen einer früheren Erkrankung besteht, und dementsprechend keinen neuen Anspruch auf Krankengeld, § 48 Abs 1 Satz 2 SGB V.[5]

Auf die **Ursache der Krankheit** kommt es idR nicht entscheidend an.

Eine anspruchsbegründende Krankheit liegt auch dann vor, wenn sie angeboren ist, vorsätzlich (zB durch Schlägerei, Selbstverstümmelung, Suizidversuch) herbeigeführt wird oder bei einer strafbaren Handlung entsteht. In den letzteren Fällen kann die KK den Versicherten jedoch ggf an den Kosten der Leistungen in angemessener Höhe beteiligen und das Krankengeld ganz oder teilweise für die Dauer dieser Krankheit versagen und zurückfordern, § 52 SGB V.

Die Ursache kann aber dann von Bedeutung sein, wenn eine Zuständigkeit anderer Leistungsträger (zB der GUV, § 11 Abs 5 SGB V) in Betracht kommt.

---

[1] stdRspr; vgl ua BSGE 13, 134; 28, 214; 33, 202; 35, 10; 39, 167; *Erlenkämper* S 200; *Erlenkämper/Fichte* S 322; *Krauskopf* § 27 Rdz 3 ff; *Peters* § 27 Rdz 30 ff, jeweils mwN

[2] BSGE 59, 119, 121

[3] BSGE 82, 158, 163 f (Hodenprothese); BSGE 93, 94 (Hautverfärbungen); BSGE 93, 252 (brustvergrößernde Operation); BSG SozR 4-2500 § 27 Nr 2 (fehlende Augenbrauen und Wimpern)

[4] BSG SozR 3-2500 § 27 Nr 5

[5] vgl hierzu weiterführend *Erlenkämper* S 511

> **Notwendigkeit einer Krankenbehandlung** ist gegeben, § 27 Abs 1 SGB V, wenn durch sie der regelwidrige Körper- oder Geisteszustand erkannt, behoben, gebessert oder seine Verschlimmerung verhütet werden kann, wenn Schmerzen oder sonstige Krankheitsbeschwerden gelindert werden können oder das Leben – wenn auch nur begrenzte Zeit – verlängert werden kann.[1]
>
> **Arbeitsunfähig** ist, wer infolge einer Erkrankung nicht oder nur mit der Gefahr, seinen Zustand zu verschlimmern, seine bisherige Erwerbstätigkeit weiter verrichten kann.[2]

Krankenbehandlung

> Versicherte haben Anspruch auf **Krankenbehandlung**, wenn diese notwendig ist, um eine Krankheit zu erkennen, zu heilen, ihre Verschlimmerung zu verhüten oder Krankheitsbeschwerden zu lindern, § 27 Abs 1 SGB V.

Die Krankenbehandlung umfasst, § 27 Abs 1 Satz 2 SGB V:
- ärztliche Behandlung einschließlich Psychotherapie als ärztliche und psychotherapeutische Behandlung, Nr 1, § 28 Abs 1 SGB V,
- zahnärztliche Behandlung einschließlich Versorgung mit Zahnersatz, Zahnkronen und Suprakonstruktionen, Nr 2, 2a, §§ 28 Abs 2, 29 SGB V,
- Versorgung mit Arznei-, Verband-, Heil- und Hilfsmitteln, Nr 3, §§ 31 – 36 SGB V,
- häusliche Krankenpflege und Haushaltshilfe, Nr 4, §§ 37, 37a, 38 SGB V,
- Krankenhausbehandlung, Nr 5, § 39 SGB V,
- Leistungen zur medizinischen Rehabilitation und ergänzende Leistungen, Nr 6, §§ 40 – 43 SGB V,
- stationäre und ambulante Hospizleistungen, § 39 a SGB V,
- nichtärztliche sozialpädiatrische Leistungen für Kinder, § 43 a SGB V,
- Leistungen zur künstlichen Befruchtung, § 27 a SGB V,
- Leistungen zur Herstellung der Zeugungs- und Empfängnisfähigkeit, § 27 Abs 1 Satz 3 SGB V.

Ärztliche Behandlung, Arznei-, Heil-, Hilfsmittel

> Die KK ist zur Gewährung ärztlicher Behandlung der bei ihr Versicherten verpflichtet, § 27 Abs 1 S 2 Nr 1 SGB V.

Die **ärztliche Behandlung** umfasst die Tätigkeit des Arztes, die zur Verhütung, Früherkennung und Behandlung von Krankheiten nach den Regeln der ärztlichen Kunst ausreichend und zweckmäßig ist, § 28 Abs 1 SGB V.

Die Leistungen müssen ausreichend, zweckmäßig und wirtschaftlich sein; sie dürfen das Maß des Notwendigen nicht übersteigen; Leistungen, die nicht notwendig oder unwirtschaftlich sind, können Versicherte nicht beanspruchen, dürfen die Leistungserbringer nicht erbringen und die KK nicht bewilligen, § 12 Abs 1 SGB V.

Einzelheiten zur Sicherstellung der Versorgung sind in Richtlinien über die Gewähr für eine ausreichende, zweckmäßige und wirtschaftliche Versorgung der Versicherten bestimmt, § 92 Abs 1 SGB V. Diese Richtlinien sind mit wenigen Ausnahmen für den Versicherten, die KK, für die an der ambulanten ärztlichen Versorgung teilnehmenden Leistungserbringer und für die zugelassenen Krankenhäuser verbindlich, §§ 91 Abs 9, 92 Abs 8 SGB V; sie gelten mithin ähnlich wie gesetzliche Vorschriften.

Behandlungsmethoden, Arznei- und Heilmittel der besonderen Therapierichtungen sind nicht ausgeschlossen, § 2 Abs 1 S 2 SGB V. Qualität und Wirksamkeit der Leistungen haben dem allgemein anerkannten Stand der medizinischen Erkenntnisse zu entsprechen und den medizinischen Fortschritt zu berücksichtigen, § 2 Abs 1 S 3 SGB V.

Neue Untersuchungs- und Behandlungsmethoden (sog Außenseitermethoden) dürfen in der vertragsärztlichen Versorgung zulasten der KK idR aber nur erbracht werden, wenn der Gemeinsame Bundesausschuss eine Empfehlung ua über die Anerkennung des diagnostischen Nutzens der neuen Methode sowie deren medizinische Notwendigkeit und Wirtschaftlichkeit nach dem jeweiligen Stand der wissenschaftlichen Erkenntnisse in der jeweiligen Therapierichtung abgegeben hat, § 135 Abs 1 S 1 Nr 1 SGB V.

Eine Leistungsverweigerung der Krankenkasse unter alleiniger Berufung darauf, eine bestimmte neue ärztliche Behandlungsmethode sei im Rahmen der GKV ausgeschlossen, weil der zuständige Bundesausschuss diese noch nicht anerkannt oder sie sich zumindest in der Praxis und in der medizinischen Fachdiskussion noch nicht

---

[1] BSGE 28, 199, 201; 47, 83
[2] stdRspr; vgl ua BSGE 19, 179; 26, 288; BSG SozR 4-2500 § 44 Nr 7; *Erlenkämper* S 18; *Erlenkämper/Fichte* S 345; 310; *Krauskopf* § 44 Rdz 13; *Peters* § 44 Rdz 46 ff, jeweils mwN

3.2.5 Gesetzliche Krankenversicherung (SGB V)

durchgesetzt habe, kann allerdings gegen das Grundgesetz verstoßen.[1]

Ärztliche Behandlung wird (nur) von (Vertrags-) Ärzten erbracht, § 15 Abs 1 SGB V.[2]

Zur ärztlichen Behandlung gehört auch die **Hilfeleistung anderer Personen** (zB Ergo-, Physiotherapeuten usw), die vom Arzt angeordnet und von ihm zu verantworten ist, § 28 SGB V. Nach wie vor besteht kein Anspruch auf unmittelbare Behandlung durch Nichtärzte (zB Ergo- und Physiotherapeuten, Heilpraktiker usw).[3] Etwas anderes gilt nur für zugelassene Psychotherapeuten[4] entsprechend den Psychotherapie-Richtlinien, § 28 Abs 3 SGB V.

Unter den zur vertragsärztlichen Versorgung zugelassenen oder ermächtigten Ärzten und ärztlich geleiteten Einrichtungen haben die Versicherten **freie Arztwahl**, § 76 SGB V.

Hat sich ein Versicherter freiwillig für die Teilnahme an der hausarztzentrierten Versorgung gemäß § 73 b SGB V entschieden, ist er verpflichtet, einen von ihm aus dem Kreis der Hausärzte gemäß § 73 b Abs 4 SGB V gewählten Hausarzt sowie ambulante fachärztliche Behandlung mit Ausnahme der Leistungen der Augenärzte und Frauenärzte nur auf dessen Überweisung in Anspruch zu nehmen.

Die **zahnärztliche Behandlung** richtet sich nach § 28 Abs 2 SGB V.

Ein unmittelbarer Anspruch auf **psychotherapeutische Behandlung** einer Krankheit durch psychologische Psychotherapeuten und Kinder- bzw Jugendlichenpsychotherapeuten, die zur psychotherapeutischen Behandlung zugelassen sind, besteht nach § 28 Absatz 3 S 1 SGB V iVm der Psychotherapie-Richtlinien.

Eine „**Praxisgebühr**", eine Zuzahlung in Höhe von 10,– €, leisten volljährige Versicherte je Kalendervierteljahr für jede erste Inanspruchnahme eines an der ambulanten ärztlichen, zahnärztlichen oder psychotherapeutischen Versorgung teilnehmenden Leistungserbringers, § 28 Abs 4 SGB V.

Versicherte haben Anspruch auf Versorgung mit **apothekenpflichtigen Arzneimitteln**, soweit die Arzneimittel nicht nach § 34 SGB V (nicht verschreibungspflichtige Arzneimittel mit Ausnahme ua für Kinder bis zum 12. Lebensjahr) oder durch Richtlinien nach § 92 Abs 1 S 2 Nr. 6 SGB V ausgeschlossen sind, und Anspruch auf Versorgung mit **Verbandmitteln**, § 31 Abs 1 SGB V.

Volljährige Versicherte haben zu den Kosten der Arznei- und Verbandmittel, für die ein Festbetrag (§ 35 SGB V) nicht festgesetzt ist, idR eine **Zuzahlung** in Höhe von 10 vH, mindestens jedoch 5,– € und höchstens 10,– €, allerdings jeweils nicht mehr als die Kosten des Mittels zu leisten, § 31 Abs 3 SGB V.

Versicherte haben Anspruch auf Versorgung mit **Heilmitteln**, soweit sie nicht nach § 34 SGB V ausgeschlossen sind, § 32 SGB V.[5]

Heilmittel sind Gegenstände, Therapien und Dienstleistungen, die im Rahmen der Krankenbehandlung äußerlich auf den Körper einwirken,[6] wie zB medizinische Bäder, Bestrahlungen, Massagen, Krankengymnastik und sonstige Leistungen der Ergo- bzw Physiotherapie sowie Sprach- und Beschäftigungstherapie. Sie müssen in unmittelbarem Zusammenhang mit der Krankenbehandlung stehen, also einem Heilzweck dienen oder einen Heilerfolg sichern.[7] Heilmittel, insbesondere Leistungen der physikalischen Therapie, der Sprachtherapie oder der Beschäftigungstherapie, dürfen an Versicherte nur nach Maßgabe der Heil- und Hilfsmittel-Richtlinien aufgrund vertragsärztlicher Verordnung und von zugelassenen Leistungserbringern abgegeben bzw erbracht werden, § 124 SGB V, mit denen entsprechende Verträge bestehen, § 125 Abs 2 SGB V.

Erwachsene Versicherte haben zu den Kosten der Heilmittel als **Zuzahlung** 10 vH der Kosten sowie 10,– € je Verordnung an die abgebende Stelle zu leisten, §§ 32 Abs 2, 61 S 3 SGB V.

Versicherte haben weiterhin Anspruch auf Versorgung mit **Hilfsmitteln**.[8]

Hierzu gehören ua Hörhilfen, Körperersatzstücke, orthopädische und andere Hilfsmittel, die im Einzelfall erforderlich sind, um den Erfolg der Krankenbehandlung zu sichern, einer drohenden Behinderung vorzubeugen

---

[1] BVerfGE 46, 160; BVerfGE 97, 271; 286f; BVerfGE 106, 275; vgl hierzu auch BSG SGb 2007, 287 und BSG SGb 2007, 287
[2] vgl hierzu weiterführend *Erlenkämper* S 203
[3] BSG SozR 2200 § 368 Nr 4
[4] Psychotherapeutengesetz vom 16. 06. 1998
[5] vgl hierzu die Heil- und Hilfsmittel-Richtlinien des Bundesausschusses der Ärzte und Krankenkassen
[6] *Erlenkämper* S 208; *Erlenkämper/Fichte* S 331; *Krauskopf* § 27 SGB V Rdz 39, jeweils mwN
[7] BSG SozR 2200 § 182 Nr 60 und SozR 2200 § 182 b Nr 18; SozR 4-2500 § 27 Nr 7
[8] vgl hierzu weiterführend *Erlenkämper* S 209; *Erlenkämper/Fichte* S 331

3 Sozialrecht

oder eine Behinderung auszugleichen, soweit die Hilfsmittel nicht als allgemeine Gebrauchsgegenstände des täglichen Lebens anzusehen oder nach § 34 SGB V von der Versorgung ausgeschlossen sind, § 33 Abs 1 SGB V.[1] Der Anspruch umfasst idR auch die notwendige Änderung, Instandsetzung und Ersatzbeschaffung von Hilfsmitteln sowie die Ausbildung in ihrem Gebrauch, § 33 Abs 1 S 4 SGB V. Die Krankenkasse kann den Versicherten die erforderlichen Hilfsmittel auch leihweise überlassen und die Bewilligung davon abhängig machen, dass die Versicherten sich das Hilfsmittel anpassen oder sich in seinem Gebrauch ausbilden lassen, § 33 Abs 5 SGB V.

Alle volljährigen Versicherten haben zur Hilfsmittelversorgung eine Zuzahlung in Höhe von 10 vH zu leisten, mindestens jedoch 5,– € und höchstens 10,– € je Hilfsmittel, allerdings jeweils nicht mehr als die Kosten des Mittels, §§ 33 Abs 8, 61 S 1 SGB V.

> **!** Eine **Leistungspflicht der Krankenkasse** besteht aber nur für solche Hilfsmittel, die notwendig und unmittelbar darauf gerichtet sind, eine fehlende oder gestörte Funktion (zB Greifen, Gehen, Hören) zu beheben oder auszugleichen.[2]

Das ist ua nur der Fall, wenn der Versicherte (auch unter Berücksichtigung der Prinzipien von Notwendigkeit, Zweckmäßigkeit und Wirtschaftlichkeit, § 12 SGB V) zwangsläufig gerade auf dieses Hilfsmittel angewiesen ist. Ein Anspruch gegen die Krankenkassen besteht dagegen nicht, wenn das Hilfsmittel lediglich die Auswirkungen der Behinderung in einzelnen (zB beruflichen, gesellschaftlichen oder privaten) Lebensbereichen beheben oder mildern soll.

Soweit eine Leistungspflicht der KK nicht besteht, sind evtl weitergehende Ansprüche gegen einen Rehabilitationsträger (zB zum Zwecke der Teilhabe am Arbeitsleben) oder nachrangig gegen den Sozialhilfeträger (zB im Wege der Hilfe zur Pflege, §§ 2 Abs 1, 61 Abs 2 SGB XII) in Betracht zu ziehen.

Für bestimmte Gruppen von Arznei-, Verband- und Hilfsmittel werden **Festbeträge** festgesetzt, §§ 35, 35a, 35b, 35 c und 36 SGB V.

Ist für eine Leistung ein Festbetrag festgesetzt, erfüllt die Krankenkasse ihre Leistungspflicht mit dem Festbetrag, § 12 Abs 2 SGB V nach Maßgabe der §§ 33 Abs 7, 31 Abs 2 SGB V. Dies gilt aber nicht, wenn der für ein Hilfsmittel festgesetzte Festbetrag für den Ausgleich der konkret vorliegenden Behinderung objektiv nicht ausreicht.[3]

> Neben der ärztlichen Behandlung erhalten Versicherte **häusliche Krankenpflege** durch geeignete Pflegekräfte in ihrem Haushalt oder ihrer Familie oder sonst an einem geeigneten Ort, insbesondere in betreuten Wohnformen, Schulen und Kindergärten, bei besonders hohem Pflegebedarf auch in Werkstätten für behinderte Menschen, wenn Krankenhausbehandlung geboten, aber nicht ausführbar ist, oder wenn sie durch die häusliche Krankenpflege vermieden oder verkürzt wird, § 37 SGB V.

Die häusliche Krankenpflege umfasst die im Einzelfall erforderliche Grund- und Behandlungspflege sowie hauswirtschaftliche Versorgung, § 37 Abs 1 Satz 2 SGB V. Der Anspruch besteht bis zu 4 Wochen je Krankheitsfall, in begründeten Ausnahmefällen auch länger, wenn der Medizinische Dienst (§ 275 SGB V) die Erforderlichkeit aus den zuvor genannten Gründen festgestellt hat, § 37 Abs 1 Sätze 3 und 4 SGB V. Häusliche Krankenpflege wird auch dann erbracht, wenn sie zur Sicherung des Ziels der ärztlichen Behandlung erforderlich ist, § 37 Abs 2 SGB V.

Der Anspruch besteht nur, soweit eine im Haushalt lebende Person den Kranken in dem erforderlichen Umfang nicht pflegen und versorgen kann, § 37 Abs 3 SGB V. Kann die Krankenkasse keine Kraft für die häusliche Krankenpflege stellen oder besteht Grund, davon abzusehen, sind den Versicherten die Kosten für eine selbstbeschaffte Kraft in angemessener Höhe zu ersetzen, § 37 Abs 4 SGB V.

> **Haushaltshilfe** erhalten Versicherte, wenn ihnen wegen Krankenhausbehandlung, häuslicher Krankenpflege oder wegen einer Leistung ua als Vorsorge- oder Rehabilitationskur die Weiterführung des Haushalts nicht möglich ist und in dem Haushalt ein Kind lebt, dass das 12. Lebensjahr noch nicht vollendet hat oder das behindert und auf Hilfe angewiesen ist, § 38 SGB V.

Die Satzung kann bestimmen, dass die KK auch in anderen Fällen Haushaltshilfe erbringt, wenn Versicherten wegen Krankheit die Weiterführung des Haushalts nicht möglich ist, § 38 Abs 2 SGB V.

Der Anspruch besteht auch hier nur, soweit eine im Haushalt lebende Person diesen nicht weiterführen kann, § 38 Abs 3 SGB V. Kann die Krankenkasse keine

---

[1] vgl hierzu die Heil- und Hilfsmittel-Richtlinien des Bundesausschusses der Ärzte und Krankenkassen

[2] vgl hierzu im Einzelnen und mit zahlreichen Beispielen aus der Rechtsprechung *Erlenkämper/Fichte* S 332; *Krauskopf* § 27 Rdz 43 ff; *Peters* § 27 Rdz 373 ff

[3] BSG SozR 4-2500 § 33 Nr 1; LSG Celle NZS 2006, 204 ff; vgl auch BVerfG SozR 3-2500 § 35 Nr 2

3.2.5 Gesetzliche Krankenversicherung (SGB V)

Haushaltshilfe stellen oder besteht Grund, davon abzusehen, sind dem Versicherten die Kosten für eine selbstbeschaffte Haushaltshilfe in angemessener Höhe zu erstatten, § 38 Abs 4 SGB V.

Volljährige Versicherte haben auch hier eine Zuzahlung in Höhe von 10 vH zu leisten, mindestens jedoch 5,– € und höchstens 10,– € je Maßnahme, allerdings jeweils nicht mehr als die tatsächlichen Kosten, §§ 38 Abs 5, 61 S 1 SGB V.

> Anspruch auf **Soziotherapie** – diese umfasst die Koordinierung der verordneten Leistungen sowie die Anleitung und Motivation zu deren Inanspruchnahme und wird neben und zusätzlich zu den Leistungen nach den §§ 27 ff SGB V gewährt – haben Versicherte, die wegen schwerer psychischer Erkrankung nicht in der Lage sind, ärztliche oder ärztlich verordnete Leistungen selbstständig in Anspruch zu nehmen, wenn dadurch Krankenhausbehandlung vermieden oder verkürzt wird oder wenn diese geboten, jedoch nicht ausführbar ist, § 37 a Abs 1 SGB V.

Auch für diese Leistung sind Zuzahlungen zu leisten, §§ 37 a Abs 3, 61 S 1 SGB V.

> Anspruch auf spezialisierte ambulante **Palliativversorgung** haben Versicherte mit einer nicht heilbaren, fortschreitenden und weit fortgeschrittenen Erkrankung bei einer zugleich begrenzten Lebenserwartung, die eine besonders aufwendige Versorgung benötigen, aufgrund einer Verordnung durch einen Vertragsarzt oder Krankenhausarzt, § 37 b Abs 1 SGB V.

Einen entsprechenden Anspruch haben auch Versicherte in stationären Pflegeeinrichtungen iS von § 72 Abs 1 SGB XI.

Krankenhausbehandlung

> Versicherte haben Anspruch auf **Krankenhausbehandlung** in einem zugelassenen Krankenhaus, § 39 SGB V. Diese wird voll- oder teilstationär, vor- oder nachstationär sowie ambulant erbracht, § 39 Abs 1 Satz 1 SGB V.

Anspruch auf vollstationäre Behandlung besteht nur, wenn die Aufnahme (oder Weiterführung)[1] nach Prüfung durch das Krankenhaus erforderlich ist, weil das Behandlungsziel nicht durch teil-, vor- bzw nachstationäre oder ambulante Behandlung einschließlich häuslicher Krankenpflege, sondern nur mit den besonderen Mitteln einer (vollstationären) Krankenhausbehandlung[2] erreicht werden kann, § 39 Abs 1 Satz 2 SGB V.

> Erforderlich ist die Krankenhausbehandlung, wenn die medizinische Versorgung nur mithilfe der besonderen Mittel des Krankenhauses durchgeführt,[3] wenn also die Krankheit allein durch die besonderen diagnostischen und therapeutischen Maßnahmen in einem Krankenhaus mit Aussicht auf Erfolg beeinflusst werden kann und eine ambulante ärztliche Versorgung nicht ausreicht, um eine Krankheit zu erkennen, zu heilen, ihre Verschlimmerung zu verhüten, das Leben zu verlängern oder Krankheitsbeschwerden zu lindern.[4]

Abzugrenzen ist die Krankenhausbehandlung vom Pflegefall, der dann vorliegt, wenn die stationäre Behandlung lediglich dem Zweck dient, einem Zustand der Hilflosigkeit zu begegnen und die erforderlichen Pflegemaßnahmen nicht notwendiger Teil einer ärztlichen Behandlung sind, die nur mit den spezifischen Mitteln des Krankenhauses durchzuführen sind.[5]

Zur Krankenhausbehandlung gehört auch eine ambulant durchgeführte präoperative Eigenblutentnahme.[6]

> Die Krankenhausbehandlung wird als Sachleistung erbracht und umfasst alle Leistungen, die im Einzelfall nach Art und Schwere der Krankheit für die medizinische Versorgung des Versicherten notwendig sind, insbesondere ärztliche Behandlung, Krankenpflege, Versorgung mit Arznei-, Heil- und Hilfsmitteln, Unterkunft und Verpflegung, § 39 Abs 1 Satz 3 SGB V.

Volljährige Versicherte haben idR vom Beginn der vollstationären Krankenhausbehandlung an – innerhalb eines Kalenderjahres aber nur für längstens 28 Tage – eine

---

[1] wegen der Abgrenzung zum Pflegefall vgl *Erlenkämper* S 514
[2] stdRspr; vgl ua BSG SozR 2200 § 184 Nr 11, 15, 27; BSG 23.04.1996 – 1 RK 10/95 –, DOK 1996, 445
[3] BSGE 86, 166; 92, 300; BSG NZS 2008, 419
[4] BSG SozR 2200 § 184 Nr 11; BSGE 94, 161; BSGE 92, 300; BSG SozR 3-2500 § 109 Nr 9; SozR 4-2500 § 39 Nr 8
[5] BSGE 47, 83, 85; BSG USK 80 211; BSG SozR 2200 § 184 Nr 11
[6] BSG SozR 3-2500 § 116 Nr 9

Zuzahlung von 10,– € je Kalendertag an das Krankenhaus zu leisten, die den Betrag an die Krankenkasse weiterleitet, § 39 Abs 4 SGB V. Das gilt nicht für teilstationäre Behandlungen.

Andererseits wird bei stationärer Krankenhausbehandlung idR Krankengeld gewährt, § 44 Abs 1 S 1 SGB V (s unten).

Medizinische Rehabilitation

> Reicht die ambulante Krankenbehandlung nicht aus, kann die Krankenkasse **ambulante Rehabilitationsleistungen** in Rehabilitationseinrichtungen, mit denen ein Vertrag nach § 111 SGB V besteht (sog freie Kur), oder in wohnortnahen Einrichtungen erbringen, § 40 Abs 1 SGB V.

Reicht eine solche Maßnahme nicht aus, kann die Krankenkasse **stationäre Behandlung** mit Unterkunft und Verpflegung in einer Rehabilitationseinrichtung erbringen, § 40 Abs 2 SGB V. Stationäre Leistungen, die nicht anstelle einer sonst erforderlichen Krankenhausbehandlung (als sog AHB) erbracht werden, dürfen von der Krankenkasse nur durchgeführt werden, wenn sie von anderen Sozialversicherungsträgern (insbesondere den RentV-Trägern) nach den für diese geltenden Vorschriften nicht erbracht werden können, § 40 Abs 4 SGB V.

Die Krankenkasse bestimmt Art, Dauer, Umfang, Beginn und Durchführung der Leistungen sowie die Rehabilitationseinrichtung entsprechend den medizinischen Erfordernissen des Einzelfalls nach pflichtgemäßem Ermessen, § 40 Abs 3 SGB V.

Ambulante Rehabilitationskuren sollen für längstens 20 Behandlungstage, stationäre Rehabilitationskuren für längstens 3 Wochen erbracht werden, es sei denn, eine Verlängerung der Leistung ist aus medizinischen Gründen dringend erforderlich, § 40 Abs 3 SGB V. Ambulante und stationäre Kuren dürfen nicht vor Ablauf von 4 (früher: 3) Jahren nach Durchführung solcher oder ähnlicher Leistungen (auch anderer Sozialleistungsträger) erbracht werden, es sei denn, eine vorzeitige Leistung ist aus gesundheitlichen Gründen dringend erforderlich, § 40 Abs 3 S 4 SGB V.

Volljährige Versicherte haben bei stationären Vorsorge- und Rehabilitationskuren idR eine Zuzahlung von 10,– € je Kalendertag an die Einrichtung zu entrichten, § 40 Abs 5 SGB V; andererseits wird idR Krankengeld gewährt, § 44 Abs 1 S 1 SGB V (s unten).

> Versicherte haben Anspruch auf **Belastungserprobung und Arbeitstherapie**, wenn solche Leistungen von anderen Sozialversicherungsträgern nach den für diese geltenden Vorschriften nicht erbracht werden können, § 42 SGB V.

Die KK kann, wenn sie zuletzt Krankenbehandlung geleistet hat oder leistet, neben den unterhaltssichernden und ergänzenden Leistungen nach SGB IX (S 182) als **ergänzende Leistung zur Rehabilitation**, § 43 Abs 1 SGB V:

> Leistungen zur Rehabilitation ganz oder teilweise erbringen oder fördern, die unter Berücksichtigung von Art oder Schwere der Behinderung erforderlich sind, um das Ziel der Rehabilitation zu erreichen oder zu sichern, aber nicht zu den Leistungen zur Teilhabe am Arbeitsleben oder den Leistungen zur allgemeinen sozialen Eingliederung gehören,

> wirksame und effiziente Patientenschulungsmaßnahmen für chronisch Kranke erbringen; Angehörige und ständiges Betreuungspersonen sind einzubeziehen, wenn dies aus medizinischen Gründen erforderlich ist.

Versicherten Kindern werden darüber hinaus nichtärztliche sozialpädiatrische Leistungen, insbesondere psychologische, heilpädagogische und psychosoziale Leistungen (Leistungen mit den Ziel, Schädigungen oder Störungen in der körperlichen, geistig-seelischen und sozialen Entwicklung von Kindern frühzeitig zu erkennen, zu verhindern, zu heilen oder in ihren Auswirkungen zu mindern) gewährt, soweit sie unter ärztlicher Verantwortung erbracht werden und erforderlich sind, um eine Krankheit zu frühestmöglichem Zeitpunkt zu erkennen und einen Behandlungsplan aufzustellen, § 43 a SGB V.

Krankengeld

> Versicherte haben Anspruch auf **Krankengeld**, wenn die Krankheit sie arbeitsunfähig macht oder sie auf Kosten der KK stationär in einem Krankenhaus, einer Vorsorge- oder Rehabilitationseinrichtung behandelt werden, § 44 Abs 1 SGB V.
>
> **Arbeitsunfähig** (S 16) ist ein Versicherter, der infolge einer Erkrankung seiner bisherigen, zuletzt vor Eintritt des Versicherungsfalls konkret ausgeübten Erwerbstätigkeit nicht oder nur mit der Gefahr, seinen Zustand zu verschlimmern, nachgehen kann.[1]

Versicherte haben Anspruch auf Krankengeld auch, wenn es nach ärztlichem Zeugnis erforderlich ist, dass sie zur Beaufsichtigung, Betreuung oder Pflege ihres **mitversicherten erkrankten Kindes** der Arbeit fernbleiben, eine andere in ihrem Haushalt lebende Person das Kind nicht beaufsichtigen, betreuen oder pflegen kann und das Kind das 12. Lebensjahr noch nicht vollendet hat oder behindert und auf Hilfe angewiesen ist, § 45 Abs 1 SGB V. Der Anspruch besteht in jedem Kalenderjahr für jedes

---

[1] BSG SozR 3-2500 § 44 Nr 9

3.2.5 Gesetzliche Krankenversicherung (SGB V)

Kind längstens für 10, bei Alleinerziehenden für 20 Arbeitstage, insgesamt aber höchstens für 25 bzw 50 Arbeitstage je Kalenderjahr, § 45 Abs 2 SGB V.

Keinen Anspruch auf Krankengeld haben ua Bezieher von Alg II, Rehabilitanden, Studenten, Praktikanten und Familienversicherte, § 44 Abs 1 Satz 2 SGB V, ferner Bezieher ua von Rente wegen Alters oder wegen voller Erwerbsminderung aus der GRV, Ruhegehalt nach beamtenrechtlichen Vorschriften oder Grundsätzen oder Vorruhestandsgeld vom jeweiligen Beginn an, § 50 Abs 1 SGB V. Für freiwillig Versicherte kann die Krankenkasse in ihrer Satzung den Anspruch auf Krankengeld ausschließen oder zu einem späteren Zeitpunkt entstehen lassen, § 44 Abs 2 SGB V.[1]

Der Anspruch auf **Krankengeld** beginnt bei Krankenhausbehandlung oder (stationärer) Behandlung in einer Vorsorge- oder Rehabilitationseinrichtung mit deren Beginn, im Übrigen mit dem Tag, der auf den Tag der ärztlichen Feststellung der Arbeitsunfähigkeit folgt, § 46 SGB V. Die Feststellung der Arbeitsunfähigkeit kann durch jeden Arzt – regelmäßig durch den behandelnden Vertragsarzt im Rahmen vertragsärztlicher Versorgung – aufgrund ärztlicher Untersuchung nach den Arbeitsunfähigkeitsrichtlinien erfolgen.

Die **Höhe des Krankengeldes** beträgt idR 70 vH des im letzten Entgeltabrechnungszeitraum vor Beginn der Arbeitsunfähigkeit erzielten regelmäßigen (Brutto-)Arbeitsentgelts bzw Arbeitseinkommens, soweit es der Beitragsberechnung unterliegt (sog Regelentgelt); es darf 90 vH des bisherigen Nettoentgelts nicht übersteigen, § 47 SGB V. Das Krankengeld für Bezieher von Arbeitslosen- oder Unterhaltsgeld nach dem SGB III wird in Höhe des zuletzt bezogenen Arbeitslosen- bzw Unterhaltsgeldes gewährt, § 47 b Abs 1 S 1 SGB V.

Die **Dauer des Krankengeldes** ist (theoretisch) nicht begrenzt, § 48 Abs 1 SGB V. Für den Fall der Arbeitsunfähigkeit wegen derselben Krankheit wird Krankengeld jedoch für längstens 78 Wochen (= 1 ½ Jahre) innerhalb einer sog **Blockfrist** von 3 Jahren, gerechnet vom Beginn der Arbeitsunfähigkeit an, gezahlt, § 48 Abs 1 Satz 1 SGB V. Tritt während der Arbeitsunfähigkeit eine weitere Krankheit hinzu, wird die Leistungsdauer nicht verlängert, § 48 Abs 1 S 2 SGB V. Für Versicherte, die im letzten Dreijahreszeitraum (Blockfrist) für 78 Wochen Krankengeld bezogen haben, besteht nach Beginn einer neuen Blockfrist ein neuer Anspruch auf Krankengeld wegen derselben Krankheit nur, wenn sie bei Eintritt der erneuten Arbeitsunfähigkeit mit Anspruch auf Krankengeld versichert sind und in der Zwischenzeit zumindest 6 Monate nicht wegen dieser Krankheit arbeitsunfähig und erwerbstätig waren oder der Arbeitsvermittlung zur Verfügung standen, § 48 Abs 2 SGB V.[2]

> ! „Dieselbe Krankheit" liegt nur vor, wenn es sich tatsächlich um ein nach Identität und Qualität einheitliches Krankheitsgeschehen handelt (S 326).

Eine bloß gleiche, gleichartige oder auf dieselbe Ursache zurückgehende Erkrankung reicht nicht aus. Die Krankheit muss dieselbe Ursache und dasselbe Erscheinungsbild haben und Ausdruck eines einheitlichen, fortbestehenden Grundleidens sein.[3] Eine solche Identität besteht zB nicht, wenn eine Koxarthrose zunächst links und erst später auch rechts Behandlungsbedürftigkeit und Arbeitsunfähigkeit bewirkt, dazwischen aber keine Behandlungsbedürftigkeit und keine Arbeitsunfähigkeit bestanden hat. Eine solche Identität liegt indes vor bei einer wiederholten Erkrankung, bei nicht behobenem, jedoch medizinisch ausgeheiltem Grundleiden, bei dem in gewissen zeitlichen Abständen Krankheitsschübe auftreten, die Behandlungsbedürftigkeit und/oder Arbeitsunfähigkeit auslösen.

Krankengeld hat Lohnersatzfunktion.[4]

Ein Anspruch hierauf ist grundsätzlich nur begründet, wenn infolge der Arbeitsunfähigkeit Einkünfte (ua die Entgeltfortzahlung durch den Arbeitgeber) entfallen.

Der **Anspruch auf Krankengeld** ruht daher (zT unter weiteren Voraussetzungen bzw Ausnahmen), § 49 SGB V, ua:

- soweit und solange der Versicherte beitragspflichtiges Arbeitsentgelt oder Arbeitseinkommen erhält (zB infolge Lohnfortzahlung oder stufenweiser Wiedereingliederung), ausgenommen einmalig gezahltes Arbeitsentgelt (zB Weihnachtsgeld),
- solange Versicherte Elternzeit nach dem Bundeselterngeld- und Elternzeitgesetz (BEEG) in Anspruch nehmen, es sei denn, die Arbeitsunfähigkeit ist vor Beginn der Elternzeit eingetreten oder das Krankengeld ist aus dem Arbeitsentgelt zu berechnen, das aus einer versicherungspflichtigen Beschäftigung während der Elternzeit erzielt worden ist,
- solange der Versicherte ua Mutterschafts-, Verletzten-, Unterhalts-, Übergangs- oder Arbeitslosengeld bezieht oder der Anspruch wegen einer Sperrzeit nach dem SGB III ruht (S 112), und zwar auch insoweit, als das Krankengeld höher ist als diese Leistungen,
- solange die Arbeitsunfähigkeit der Krankenkasse nicht gemeldet worden ist, sofern die Meldung nicht innerhalb einer Woche nach Beginn der Arbeitsunfähigkeit nachgeholt wird.

---

[1] so auch BSG SozR 3-2500 § 44 Nr 4
[2] vgl hierzu S 326; eingehender *Erlenkämper* S 511
[3] BSGE 25, 37; KassKom SGB V § 48 Rdz 4; *Krauskopf* § 48 Rdz 8
[4] BSG SozR 3-2500 § 44 Nr 8

3 Sozialrecht

Der **Anspruch auf Krankengeld endet**, § 50 Abs 1 SGB V, wenn dem Versicherten gewährt wird, ua:
- Rente wegen voller Erwerbsminderung, Berufsunfähigkeit oder Vollrente wegen Alters aus der GRV,
- Ruhegehalt nach beamtenrechtlichen Vorschriften oder Grundsätzen,
- Vorruhestandsgeld oder
- vergleichbare Leistungen.

Ist über den Beginn der genannten Leistungen hinaus Krankengeld gezahlt worden und übersteigt dieses den Betrag jener Leistungen, kann die Krankenkasse den überschießenden Betrag vom Versicherten nicht zurückfordern, § 50 Abs 1 Satz 2 SGB V.

Gekürzt wird das Krankengeld, § 50 Abs 2 SGB V, wenn die Leistung von einem Zeitpunkt nach dem Beginn der Arbeitsunfähigkeit oder der stationären Behandlung an zuerkannt wird, um den Zahlbetrag ua:
- der Altersrente, der Rente wegen Erwerbsunfähigkeit oder der Landabgaberente aus der Alterssicherung der Landwirte,
- der Rente wegen teilweiser Erwerbsminderung oder Berufsunfähigkeit oder der Teilrente wegen Alters aus der GRV,
- der Knappschaftsausgleichsleistung oder der Rente für Bergleute oder
- einer vergleichbaren Leistung.

Versicherten, deren **Erwerbsfähigkeit** nach ärztlichem Gutachten **erheblich gefährdet oder gemindert** ist, kann die Krankenkasse eine Frist von 10 Wochen setzen, innerhalb der sie einen Antrag auf Leistungen zur medizinischen Rehabilitation oder zur Teilhabe am Arbeitsleben (der ggf als Antrag auf Rente gilt, § 116 Abs 2 SGB VI[1] zu stellen haben, § 51 Abs 1 SGB V.

Dasselbe gilt, wenn Versicherte die Voraussetzungen für den Bezug von **Regelaltersrente** aus der GRV nach dem SGB VI oder Altersrente aus der Alterssicherung der Landwirte bei Vollendung des 65. Lebensjahres erfüllen, für die Beantragung dieser Leistung, § 51 Abs 2 SGB V. Stellt der Versicherte diese Anträge innerhalb dieser Frist nicht, entfällt nach Belehrung über die Rechtsfolgen der Anspruch auf Krankengeld mit Ablauf der Frist, § 51 Abs 3 SGB V.[2]

Die **Beurteilung** der erheblichen Gefährdung oder Minderung der Erwerbsfähigkeit muss aufgrund eines ärztlichen Gutachtens – ein ärztliches Attest oder eine ärztliche Bescheinigung reichen insoweit nicht aus – erfolgen, in dem die erhobenen Befunde wiedergegeben und der Arzt die Leistungseinschränkung und deren voraussichtliche Dauer aufgrund der festgestellten Gesundheitsstörungen gutachterlich beurteilt.[3]

> **!** Können arbeitsunfähige Versicherte nach ärztlicher Feststellung ihre **bisherige Tätigkeit teilweise verrichten** (noch oder wieder) und können sie durch **stufenweise Wiederaufnahme** ihrer Tätigkeit voraussichtlich besser wieder in das Erwerbsleben eingegliedert werden, soll der Arzt auf der Bescheinigung über die Arbeitsunfähigkeit Art und Umfang der möglichen Tätigkeit angeben und dabei in geeigneten Fällen die Stellungnahme des Betriebsarztes oder mit Zustimmung der Krankenkasse die Stellungnahme des Medizinischen Dienstes (§ 275 SGB V, S 127) einholen, § 74 SGB V.

Das Krankengeld wird während einer solchen Maßnahme in voller Höhe weitergewährt, das durch die Maßnahme erzielte Arbeitsentgelt jedoch angerechnet.

Fahrkosten

> Die Krankenkasse übernimmt Kosten für Fahrten einschließlich der Transporte durch Rettungsdienste nach § 133 SGB V usw, sofern sie in Zusammenhang mit einer Leistung der Krankenkasse aus zwingenden medizinischen Gründen notwendig sind, § 60 Abs 1 SGB V.

Die Krankenkasse übernimmt Fahrkosten zu einer ambulanten Behandlung (unter Abzug der Zuzahlung nach § 61 S 1 SGB V) nur nach vorheriger Genehmigung und in besonderen Ausnahmefällen nach Maßgabe der Krankentransport-Richtlinien, um eines der Behandlungsziele des § 27 SGB V zu erreichen, § 60 Abs 1 S 3 SGB V.

Die Krankenkasse übernimmt im Übrigen die Fahrkosten in Höhe des die Zuzahlung nach § 61 Abs 1 SGB V je Fahrt übersteigenden Betrages, § 60 Abs 2 SGB V,
- bei Leistungen, die stationär erbracht werden,
- bei Rettungsfahrten zum Krankenhaus auch dann, wenn eine stationäre Behandlung nicht erforderlich ist,
- bei anderen Fahrten von Versicherten, die während der Fahrt einer fachlichen Betreuung oder der besonderen Einrichtungen eines Krankenkraftwagens bedürfen oder bei denen dies aufgrund ihres Zustandes zu erwarten ist (Krankentransport),

---

[1] BSG SozR 3-1300 § 86 Nr 3
[2] KassKom SGB V § 51 Rdz 11

[3] BSG SozR 3-2500 § 183 Nr 2

3.2.5 Gesetzliche Krankenversicherung (SGB V)

➤ bei Fahrten zu einer ambulanten Krankenbehandlung sowie zu einer vor- und nachstationären Behandlung oder ambulanten Operation im Krankenhaus, wenn dadurch eine an sich gebotene voll- oder teilstationäre Krankenhausbehandlung vermieden oder verkürzt wird oder diese nicht ausführbar ist, wie bei einer stationären Krankenhausbehandlung.

Im Übrigen übernimmt die Krankenkasse Fahrtkosten (nur), wenn der Versicherte durch sie unzumutbar belastet würde (§ 61 SGB V) oder soweit bestimmte Belastungsgrenzen (§ 62 SGB V) überschritten werden.

Leistungen bei Schwangerschaft und Mutterschaft

> Die diesbezüglichen gesetzlichen Regelungen finden sich weiterhin in der RVO. Sie sind in das SGB V nicht übernommen worden.

Zwar sind Schwangerschaft und Mutterschaft bei komplikationslos verlaufender Schwangerschaft und Geburt keine Krankheit und begründen grundsätzlich keine Leistungspflicht der gesetzlichen Krankenversicherung nach dem SGB V. Diese Leistungspflicht bedarf daher einer gesonderten gesetzlichen Grundlage, die sie in §§ 195 ff RVO gefunden hat. Die Schwangere oder Mutter muss im Zeitpunkt des Leistungsfalles in der gesetzlichen Krankenversicherung selbst versichert oder als Familienmitglied familienversichert sein.[1]

Die **Leistungen** bei Schwangerschaft und Mutterschaft umfassen, § 195 Abs 1 RVO:
➤ ärztliche Betreuung und Hebammenhilfe,
➤ Versorgung mit Arznei-, Verband - und Heilmitteln,
➤ stationäre Entbindung,
➤ häusliche Pflege,
➤ Haushaltshilfe und
➤ Mutterschaftsgeld.

Für die Leistungen gelten die Vorschriften des SGB V über die Krankenbehandlung weitgehend entsprechend, § 195 Abs 2 RVO.[2]

Sterbegeld

Beim Tod eines Versicherten wurde bis zum 31.12.2003 ein Zuschuss zu den Bestattungskosten (Sterbegeld) gezahlt, wenn der Verstorbene am 01.01.1989 versichert war, § 58 SGB V aF.

Das Sterbegeld ist zum 01.01.2004 als Leistung der gesetzlichen Krankenversicherung vollständig weggefallen.

Weitere Vorschriften

Das SGB V enthält darüber hinaus zahlreiche weitere Regelungen ua über die Beziehungen der Krankenkassen zu den Leistungserbringern (einschließlich Kassenarztrecht[3]), die Konzertierte Aktion im Gesundheitswesen sowie zur Organisation der Krankenkassen und ihrer Verbände, die Finanzierung usw, auf die in diesem Rahmen nicht eingegangen werden kann.

Medizinischer Dienst der Krankenversicherung

> Die Krankenkassen sind in den gesetzlich bestimmten Fällen oder wenn es nach Art, Schwere, Dauer, Häufigkeit der Erkrankung oder nach dem Krankheitsverlauf angezeigt ist, verpflichtet, eine **gutachtliche Stellungnahme des Medizinischen Dienstes** einzuholen, § 275 SGB V.

Dies gilt allgemein, § 275 Abs 1 SGB V:
➤ bei Erbringung von Leistungen, insbesondere zur Prüfung von Voraussetzungen, Art und Umfang der Leistung, sowie bei Auffälligkeiten zur Prüfung der ordnungsgemäßen Abrechnung,
➤ zur Einleitung von Leistungen zur Teilhabe, insbesondere zur Koordinierung der Leistungen und Zusammenarbeit der Rehabilitationsträger nach den §§ 10 – 12 SGB IX, im Benehmen mit dem behandelnden Arzt,
➤ bei Arbeitsunfähigkeit zur Sicherung des Behandlungserfolgs, insbesondere zur Einleitung von Maßnahmen der Leistungsträger für die Wiederherstellung der Arbeitsfähigkeit, oder zur Beseitigung von Zweifeln an der Arbeitsunfähigkeit.

Zweifel an der Arbeitsunfähigkeit sind insbesondere in Fällen anzunehmen, § 275 Abs 1 a SGB V, in denen:
➤ Versicherte auffällig häufig oder auffällig häufig nur für kurze Dauer arbeitsunfähig sind oder der Beginn der Arbeitsunfähigkeit häufig auf einen Arbeitstag am Beginn oder am Ende einer Woche fällt, oder
➤ die Arbeitsunfähigkeit von einem Arzt festgestellt worden ist, der durch die Häufigkeit der von ihm ausgestellten Bescheinigungen über Arbeitsunfähigkeit auffällig geworden ist.

---

[1] BSGE 49, 240, 242
[2] vgl hierzu weiterführend *Erlenkämper* S 220 und *Erlenkämper/Fichte* S 352

[3] vgl hierzu weiterführend *Erlenkämper/Fichte* S 364

Die Prüfung hat unverzüglich nach Vorlage der ärztlichen Feststellung über die Arbeitsunfähigkeit zu erfolgen, § 275 Abs 2 S 1 SGB V.

> ! **Auch der Arbeitgeber** kann verlangen, dass die Krankenkasse eine solche gutachtliche Stellungnahme des Medizinischen Dienstes zur Überprüfung der Arbeitsunfähigkeit einholt und ihm das Ergebnis bekannt gibt, §§ 275 Abs 1 a Satz 3, 277 Abs 2 SGB V.

Der Medizinische Dienst überprüft ferner bei Vertragsärzten stichprobenartig und zeitnah die getroffenen Feststellungen der Arbeitsunfähigkeit, § 275 Abs 1 b SGB V.

Darüber hinaus *haben* die Krankenkassen durch den Medizinischen Dienst prüfen zu lassen, § 275 Abs 2 SGB V:
- die Notwendigkeit medizinischer Vorsorge- und Rehabilitationsleistungen nach einem ärztlichen Behandlungsplan vor Bewilligung und bei beantragter Verlängerung, insbesondere bei sog Anschlussheilbehandlungen,
- bei Antrag auf Kostenübernahme einer Behandlung außerhalb der Bundesrepublik, ob die Behandlung der Krankheit nur dort möglich ist,
- ob und für welchen Zeitraum häusliche Krankenpflege für länger als 4 Wochen erforderlich ist,
- ob Versorgung mit Zahnersatz aus medizinischen Gründen ausnahmsweise unaufschiebbar ist.

Ferner *können* die Krankenkassen in geeigneten Fällen durch den Medizinischen Dienst die **medizinischen Voraussetzungen und die Notwendigkeit bestimmter Leistungen** prüfen lassen, § 275 Abs 3 SGB V, ua
- vor Bewilligung eines Hilfsmittels: ob das Hilfsmittel erforderlich ist; der Medizinische Dienst hat hierbei den Versicherten zu beraten und mit den orthopädischen Versorgungsstellen zusammenzuarbeiten,
- bei einer Dialysebehandlung: welche Form der ambulanten Dialysebehandlung unter Berücksichtigung des Einzelfalls notwendig und wirtschaftlich ist,
- ob Versicherten bei der Inanspruchnahme von Versicherungsleistungen aus Behandlungsfehlern ein Schaden entstanden ist.

> ! Die Ärzte des Medizinischen Dienstes sind bei der Wahrnehmung ihrer medizinischen Aufgaben nur ihrem ärztlichen Gewissen unterworfen; sie sind nicht berechtigt, in die ärztliche Behandlung der Vertragsärzte einzugreifen, § 275 Abs 5 SGB V.

Der Medizinische Dienst hat dem behandelnden Arzt und ggf sonstigen beteiligten Leistungserbringern und der Krankenkasse das Ergebnis der Begutachtung und die erforderlichen Angaben über den Befund mitzuteilen. Der Versicherte kann der Befundmitteilung an die Leistungserbringer aber widersprechen, § 277 Abs 1 SGB V.

Die KK hat, solange ein Anspruch auf Fortzahlung des Arbeitsentgelts besteht, dem Arbeitgeber und dem Versicherten das Ergebnis des Gutachtens des Medizinischen Dienstes über die Arbeitsunfähigkeit mitzuteilen, wenn das Gutachten mit der Bescheinigung des Kassenarztes im Ergebnis nicht übereinstimmt; die Mitteilung darf aber keine Angaben über die Krankheit des Versicherten enthalten, § 277 Abs 2 SGB V.

Verfahrensrechtliches

Für die ärztliche Behandlung und andere Leistungen erhält der Versicherte seit dem 01.01.1995 eine **Krankenversichertenkarte**, § 15 Abs 2 SGB V, die zum Nachweis der Berechtigung für die Inanspruchnahme der Leistungen vorzulegen ist.

Für die Inanspruchnahme anderer Leistungen (zB größere Hilfsmittel) stellt die Krankenkasse **Berechtigungsscheine** aus, § 15 Abs 3 SGB V.

Krankengeld wird im Allgemeinen aufgrund der Arbeitsunfähigkeitsbescheinigung des behandelnden Arztes ohne förmlichen Antrag gewährt, sofern die Voraussetzungen feststehen, §§ 44 Abs 1, 46 Abs 1 SGB V.

Besondere Leistungen wie zB Reisekosten, häusliche Krankenpflege, Behandlung in Kur- und Spezialeinrichtungen, Haushaltshilfe usw müssen dagegen bei der Krankenkasse ausdrücklich beantragt werden.

Die Leistungen der GKV werden von den Krankenkassen vielfach **ohne förmlichen Bescheid** gewährt.

Auch die – vollständige oder teilweise – Ablehnung beantragter Leistungen erfolgt vielfach mündlich oder durch einfache schriftliche Mitteilung. Der Versicherte kann aber einen schriftlich begründeten Verwaltungsakt (Bescheid) verlangen, aus dem sich die Ablehnungsgründe oder zB die genaue Höhe und Berechnungsweise des Krankengeldes ergeben, §§ 33, 35 SGB X.

Der **Rechtsweg** gegen Bescheide bzw Widerspruchsbescheide (Klage, Berufung, Revision) führt zu den Gerichten der Sozialgerichtsbarkeit, § 51 SGG.

3.2.6 Gesetzliche Rentenversicherung (SGB VI)

Reform der GKV

Durch das GKV-WSG vom 26.03.2007[1] (überwiegend in Kraft seit dem 01.04.2007) tritt mit Wirkung vom 01.01.2009 eine weit reichende Strukturreform in Kraft:
- Reform des Finanzierungssystems der GKV durch Einführung des Gesundheitsfonds mit einheitlichem Beitragssatz für alle Beitragszahler in der GKV
- Reform der PKV mit erleichterter Übertragbarkeit von Altersrückstellungen bei Tarifwechsel innerhalb des Unternehmens bzw bei Wechsel in ein anderes Unternehmen und Einführung eines Basistarifes zu GKV-entsprechenden Versicherungsbedingungen mit Kontrahierungszwang ohne Risikozuschlägen und -ausschlüssen

Diese Reformen sind allerdings für die sozialmedizinische Begutachtung weitgehend ohne Bedeutung.

Literatur

Bley, H., W. Gitter ua: Sozialgesetzbuch, Sozialversicherung (Gesamtkommentar, Stand: 2008), Chmielorz, Wiesbaden

Erlenkämper, A.: Arzt und Sozialrecht, Steinkopff, Darmstadt

Erlenkämper, A., W. Fichte: Sozialrecht, 6. Auflage 2008, Luchterhand, Neuwied

Hauck, K., W. Noftz: Sozialgesetzbuch (Stand: 2008), Schmidt, Berlin

Niesel, K. (Hrsg): Kasseler Kommentar (Stand: 2008), Beck, München

Krauskopf, D.: Soziale Krankenversicherung, Pflegeversicherung, (Stand 2008) Beck, München

Peters, H.: Handbuch der Krankenversicherung (Stand: 2008), Kohlhammer, Stuttgart

3.2.6 Gesetzliche Rentenversicherung (SGB VI)

Aufgabe

Die gesetzliche Rentenversicherung (GRV) schützt den Versicherten und die von ihm wirtschaftlich abhängigen Familienangehörigen vor dem Risiko vorzeitiger, durch Krankheit oder Behinderung verminderter Erwerbsfähigkeit und gewährleistet die Altersversorgung des Versicherten sowie die Versorgung seiner Hinterbliebenen im Todesfall. Sie gewährt Leistungen zur medizinischen Rehabilitation und zur Teilhabe am Arbeitsleben, Renten wegen verminderter Erwerbsfähigkeit, wegen Alters und wegen Todes (Hinterbliebenenrenten).

Gesetzliche Grundlagen, Versicherungsträger

Gesetzlich geregelt ist die GRV im SGB VI.

Die GRV ist ein Sammelbegriff für verschiedene Versicherungszweige, die gleiche Zwecke verfolgen und bis 1991 rechtlich weitgehend gleich, aber in verschiedenen Gesetzen (ua AVG, RVO, RKG) geregelt waren. 1992 sind die Regelungen für die einzelnen Versicherungszweige völlig neu geordnet und in *einem* Gesetz, dem SGB VI, zusammengefasst worden, das nunmehr für alle Versicherungszweige einheitlich gilt.

Auch das SGB VI ist seitdem wiederholt und zT tiefgreifend geändert worden. Insbesondere sind seit dem 01.01.2001 die früheren Renten wegen Berufs- und Erwerbsunfähigkeit entfallen und durch Renten wegen teilweiser und voller Erwerbsminderung ersetzt worden. Weitere wichtige Reformen stellen die Neuorganisation der Rentenversicherung unter dem Dach der Deutschen Rentenversicherung zum 01.01.2005 und die Anhebung der Altersgrenzen zum 01.01.2008 dar.

Die Aufgaben der gesetzlichen Rentenversicherung (allgemeine Rentenversicherung und knappschaftliche Rentenversicherung) werden von Bundes- und Regionalträgern wahrgenommen, § 125 SGB VI.

Bundesträger sind die **Deutsche Rentenversicherung Bund (DRV Bund)** und die Deutsche Rentenversicherung Knappschaft-Bahn-See. Der Name der **Regionalträger** besteht aus der Bezeichnung „Deutsche Rentenversicherung" und einem Zusatz für ihre jeweilige Zuständigkeit.

Damit ist die überkommene Unterscheidung zwischen der RentV der Angestellten und der RentV der Arbeiter endgültig entfallen. Entfallen ist auch die bisherige Selbstständigkeit der BfA einerseits und der regionalen LVA's.

Versicherter Personenkreis

Versicherungspflichtig sind, § 1 SGB VI:
- Personen, die (unabhängig von der Höhe) gegen Arbeitsentgelt oder zu ihrer Berufsausbildung beschäftigt sind, Nr 1,

---
[1] BGBl I S 378

3 Sozialrecht

- behinderte Menschen, die in anerkannten Behindertenwerkstätten, in Heimarbeit oder in Anstalten, Heimen oder gleichartigen Einrichtungen in gewisser Regelmäßigkeit Leistungen in bestimmten Umfang erbringen, Nr 2,
- Personen, die in Einrichtungen der Jugendhilfe, in Berufsbildungswerken oder ähnlichen Einrichtungen für behinderte Menschen für eine Erwerbstätigkeit befähigt werden sollen, Nr 3,
- Auszubildende in außerbetrieblichen Einrichtungen, Nr 3a,
- Mitglieder geistlicher Genossenschaften usw während ihres Dienstes für die Gemeinschaft und während der außerschulischen Ausbildung, Nr 4.

Versicherungspflichtig sind ferner (zT unter weiteren Voraussetzungen), § 2 SGB VI, ua die als **Selbstständige** tätigen:
- Lehrer und Erzieher, Nr 1,
- Pflegepersonen, die in der Kranken-, Wochen-, Säuglings- oder Kinderpflege tätig sind, Nr 2,
- Hebammen und Entbindungspfleger, Nr 3,
- Künstler und Publizisten nach näherer Bestimmung des KSVG, Nr 5,
- Hausgewerbetreibende, Nr 6
- Handwerker, die in die Handwerksrolle eingetragen sind, Nr 8,
- Scheinselbstständige, dh Personen, die im Zusammenhang mit ihrer selbstständigen Tätigkeit regelmäßig keinen versicherungspflichtigen Arbeitnehmer beschäftigen und auf Dauer und im Wesentlichen nur für einen Auftraggeber tätig sind, Nr 9.

Versicherungspflichtig sind ferner nach § 3 SGB VI ua Personen in der Zeit:
- für die sie von einem Leistungsträger (Versorgungs-), Kranken-, Verletzten-, Übergangs-, Unterhaltsgeld, Alg oder Alhi beziehen, wenn sie im letzten Jahr vor Beginn der Leistung zuletzt versicherungspflichtig waren,
- in der sie einen Pflegebedürftigen iS des § 14 SGB XI (S 196) nicht erwerbsmäßig für wenigstens 14 Wochenstunden pflegen, wenn der Pflegebedürftige Anspruch auf Leistungen der sozialen oder privaten Pflegepflichtversicherung hat.

Versicherungspflichtig auf Antrag sind ua Personen, die nicht nur vorübergehend selbstständig sind, wenn sie die Versicherungspflicht innerhalb von 5 Jahren (früher: innerhalb von 2 Jahren) nach Aufnahme der selbstständigen Tätigkeit beantragen, § 4 SGB VI.

Versicherungsfrei sind ua, § 5 SGB VI:
- Beamte, Richter, Berufssoldaten sowie andere Beschäftigte im öffentlichen Dienst, wenn ihnen nach beamtenrechtlichen Vorschriften oder Grundsätzen Anwartschaft auf Versorgung bei verminderter Erwerbsfähigkeit und im Alter sowie auf Hinterbliebenenversorgung gewährleistet ist, Abs 1 Nr 1 und 2,
- Personen, die geringfügige Beschäftigungen oder geringfügige selbstständige Tätigkeiten iS des § 8 SGB IV (S 114) ausüben, Abs 2 Nr 1 und 2; geringfügig Beschäftigte können aber durch schriftliche Erklärung gegenüber dem Arbeitgeber auf die Versicherungsfreiheit verzichten,
- Personen, die eine Vollrente wegen Alters (S 134; früher: Altersruhegeld) oder eine Altersversorgung nach beamtenrechtlichen Vorschriften usw erhalten, Abs 4.

Von der Versicherungspflicht befreit werden auf Antrag bestimmte Personengruppen unter bestimmten Voraussetzungen, § 6 SGB VI.

Unter diese Vorschrift fallen ua Angestellte oder selbstständig Tätige, die aufgrund einer durch Gesetz angeordneten oder auf Gesetz beruhenden Verpflichtung Mitglieder einer öffentlich-rechtlichen Versicherungseinrichtung oder Versorgungseinrichtung ihrer Berufsgruppe (berufsständischer Versorgungseinrichtungen wie zB ärztlicher Versorgungswerke) sind.

Freiwillig versichern können sich Personen, die nicht versicherungspflichtig sind, für Zeiten von der Vollendung des 16. Lebensjahres an, § 7 SGB VI.

Personen, die (zB als Beamte usw) versicherungsfrei oder von der Versicherungspflicht befreit sind, können sich nur dann freiwillig versichern, wenn sie die allgemeine Wartezeit (§ 50 SGB VI: 5 Jahre) erfüllt haben.

Die frühere Möglichkeit zur Höherversicherung ist im SGB VI nicht mehr vorgesehen.

Nachversichert werden ua Personen, die als Beamte usw versicherungsfrei oder von der Versicherungspflicht befreit worden waren, wenn sie aus der Beschäftigung ohne Anspruch oder Anwartschaft auf Versorgung ausscheiden, § 8 SGB VI.

Leistungen

Die Rentenversicherung erbringt:
- Leistungen zur medizinischen Rehabilitation, zur Teilhabe am Arbeitsleben sowie ergänzende Leistungen, §§ 9 ff SGB VI,
- Renten an Versicherte, und zwar:
  – Altersrenten, §§ 35 ff SGB VI,
  – Renten wegen verminderter Erwerbsfähigkeit, § 43 SGB VI,
- Renten wegen Todes (Hinterbliebenenrenten), §§ 46 ff SGB VI.

3.2.6 Gesetzliche Rentenversicherung (SGB VI)

Leistungen zur medizinischen Rehabilitation und zur Teilhabe am Arbeitsleben

Die GRV erbringt als **Leistungen zur Teilhabe** Leistungen zur medizinischen Rehabilitation, Leistungen zur Teilhabe am Arbeitsleben sowie ergänzende Leistungen,[1] § 9 Abs 1 SGB VI, um:

- den Auswirkungen einer Krankheit oder einer körperlichen, geistigen oder seelischen Behinderung auf die Erwerbsfähigkeit der Versicherten entgegenzuwirken oder sie zu überwinden und
- dadurch entweder Beeinträchtigungen der Erwerbsfähigkeit der Versicherten oder ihr vorzeitiges Ausscheiden aus dem Erwerbsleben zu verhindern oder sie möglichst dauerhaft in das Erwerbsleben wieder einzugliedern.

> **!** Die Leistungen zur Teilhabe haben **Vorrang** vor Rentenleistungen, die bei erfolgreichen Leistungen zur Teilhabe nicht oder voraussichtlich erst zu einem späteren Zeitpunkt zu erbringen sind, § 9 Abs 1 Satz 2 SGB VI („Rehabilitation geht vor Rente").

Die Leistungen zur Teilhabe (also zur medizinischen Rehabilitation und zur Teilhabe am Arbeitsleben) werden nur erbracht, wenn die **persönlichen und versicherungsrechtlichen Voraussetzungen** dafür erfüllt sind, § 9 Abs 2 SGB VI.

Die **persönlichen Voraussetzungen** erfüllen Versicherte, § 10 SGB VI:

- deren Erwerbsfähigkeit wegen Krankheit oder körperlicher, geistiger oder seelischer Behinderung erheblich gefährdet oder gemindert ist und
- bei denen voraussichtlich:
- bei erheblicher Gefährdung der Erwerbsfähigkeit eine Minderung der Erwerbsfähigkeit durch Leistungen zur medizinischen Rehabilitation oder zur Teilhabe am Arbeitsleben abgewendet werden kann,
- bei geminderter Erwerbsfähigkeit diese durch Leistungen zur medizinischen Rehabilitation oder zur Teilhabe am Arbeitsleben wesentlich gebessert oder wiederhergestellt oder hierdurch deren wesentliche Verschlechterung abgewendet werden kann,
- bei teilweiser Erwerbsminderung ohne Aussicht auf eine wesentliche Besserung der Erwerbsfähigkeit der Arbeitsplatz durch Leistungen zur Teilhabe am Arbeitsleben erhalten werden kann.

Die **versicherungsrechtlichen Voraussetzungen** erfüllen Versicherte, § 11 SGB VI, die bei Antragstellung:

- die Wartezeit von 15 Jahren erfüllt haben, oder
- eine Rente wegen verminderter Erwerbsfähigkeit beziehen, oder
- in den letzten 2 Jahren vor der Antragstellung 6 Kalendermonate mit Pflichtbeiträgen für eine versicherte Beschäftigung oder Tätigkeit haben, oder
- innerhalb von 2 Jahren nach Beendigung einer Ausbildung eine versicherte Beschäftigung oder selbstständige Tätigkeit aufgenommen und bis zum Antrag ausgeübt haben oder nach einer solchen Beschäftigung oder Tätigkeit bis zum Antrag arbeitsunfähig oder arbeitslos gewesen sind, oder
- vermindert erwerbsfähig sind oder bei denen dies in absehbarer Zeit zu erwarten ist, wenn sie die allgemeine Wartezeit (5 Jahre) erfüllt haben,
- ohne diese Leistungen Anspruch auf Rente wegen verminderter Erwerbsfähigkeit hätten, oder
- unmittelbar im Anschluss an Leistungen zur medizinischen Rehabilitation Leistungen zur Teilhabe für eine voraussichtlich erfolgreiche Rehabilitation benötigen.

Keine Leistungen werden erbracht, § 12 Abs 1 SGB VI, für Versicherte, die:

- wegen eines Arbeitsunfalls, einer Berufskrankheit oder einer Schädigung iS des sozEntschR gleichartige Leistungen eines anderen Rehabilitationsträgers erhalten können,
- eine Rente wegen Alters von wenigstens ⅔ der Vollrente beziehen oder beantragt haben,
- eine Beschäftigung ausüben, aus der ihnen nach beamtenrechtlichen oder entsprechenden Vorschriften Anwartschaft auf Versorgung gewährleistet ist,
- als Bezieher einer Versorgung wegen Erreichens einer Altersgrenze versicherungsfrei sind,
- eine Leistung beziehen, die regelmäßig bis zum Beginn einer Rente wegen Alters gezahlt wird, oder
- sich in (Untersuchungs-)Haft befinden und einstweilig nach § 126 a Abs 1 StPO untergebracht sind; dies gilt nicht für Versicherte im erleichterten Strafvollzug bei Leistungen zur Teilhabe am Arbeitsleben.

> **Leistungen zur medizinischen Rehabilitation** erbringen die RentV-Träger im Rahmen der Leistungen nach den §§ 26 – 31 SGB IX (S 179), § 15 Abs 1 SGB VI.

Ausgenommen sind Leistungen nach § 26 Abs 2 Nr 2 und § 30 SGB IX (Maßnahmen zur Früherkennung und Frühförderung behinderter und von Behinderung bedrohter Kinder), § 15 Abs 1 S 1 SGB VI.

Keine medizinischen Leistungen zur Rehabilitation erbringt der RentV-Träger (bzw nur nach Maßgabe näherer Vereinbarungen mit den Spitzenverbänden der Kranken-

---

[1] vgl hierzu weiterführend *Erlenkämper* S 232

kassen wie zB bei der sog Anschlussheilbehandlung), § 13 Abs 2 – 4 SGB VI:
- in der Phase akuter Behandlungsbedürftigkeit einer Krankheit, es sei denn, die Behandlungsbedürftigkeit tritt während Leistungen zur medizinischen Rehabilitation ein,
- anstelle einer sonst erforderlichen Krankenhausbehandlung,
- wenn sie dem allgemein anerkannten Stand medizinischer Erkenntnisse nicht entsprechen.

Stationäre Leistungen in Einrichtungen der medizinischen Rehabilitation müssen nach Art oder Schwere der Erkrankung erforderlich sein, § 15 Abs 2 Satz 3 SGB VI. Sie sollen für längstens 3 Wochen erbracht werden, länger nur, wenn dies erforderlich ist, um das Rehabilitationsziel zu erreichen, § 15 Abs 3 SGB VI.

Eine **Zuzahlung** haben Versicherte, die das 18. Lebensjahr vollendet haben, für stationäre medizinische Leistungen in Höhe der entsprechenden Zuzahlung der GKV (derzeit: 10,– €) je Kalendertag zu erbringen, bei einer Leistung in unmittelbarem Anschluss an eine Krankenhausbehandlung (Anschlussrehabilitation) jedoch insgesamt für längstens 14 Tage je Kalenderjahr, § 32 SGB VI.

Leistungen zur medizinischen Rehabilitation werden **nicht vor Ablauf von 4 Jahren** nach Durchführung solcher oder ähnlicher Leistungen aufgrund öffentlich-rechtlicher Vorschriften (zB GKV, GUV, sozEntschR) erbracht, es sei denn, dass vorzeitige Leistungen aus gesundheitlichen Gründen dringend erforderlich sind, § 12 Abs 2 SGB VI.

Leistungen zur Teilhabe am Arbeitsleben erbringen die RentV-Träger nach Maßgabe der §§ 33 – 38 SGB IX (S 180) sowie im Eingangsverfahren und im Berufsbildungsbereich der Werkstätten für behinderte Menschen nach § 40 SGB IX (S 181), § 16 SGB VI.

Die Leistungen zur Teilhabe werden ergänzt durch das **Übergangsgeld**, § 20 SGB VI, sowie durch die **ergänzenden Leistungen** nach § 44 Abs 1 Nr 2 – 6 und Abs 2 sowie den §§ 53 und 54 SGB IX (S 182), § 28 SGB VI.

Als **sonstige Leistungen zur Teilhabe**, § 31 SGB VI, können erbracht werden:
- Leistungen zur Eingliederung von Versicherten in das Erwerbsleben, insbesondere nachgehende Leistungen zur Sicherung des Erfolges der Leistungen zur Teilhabe,
- stationäre medizinische Leistungen zur Sicherung der Erwerbsfähigkeit für Versicherte, die eine besonders gesundheitsgefährdende, ihre Erwerbsfähigkeit ungünstig beeinflussende Beschäftigung ausüben,

- Nach- und Festigungskuren wegen Geschwulsterkrankungen für Versicherte, Bezieher einer Rente sowie ihre Angehörigen,
- stationäre Heilbehandlung für Kinder von Versicherten, Bezieher einer Rente wegen Alters, wegen verminderter Erwerbsfähigkeit oder für Bezieher einer Waisenrente, wenn hierdurch voraussichtlich eine erhebliche Gefährdung der Gesundheit beseitigt oder eine beeinträchtigte Gesundheit wesentlich gebessert oder wiederhergestellt werden kann.

Die Leistungen zur Teilhabe „können" (**Ermessensleistung**) erbracht werden, § 9 Abs 2 SGB VI.

Ein Rechtsanspruch auf die Gewährung dieser Leistungen besteht nur dann, wenn das Ermessen des Reha-Trägers „auf Null reduziert" ist, etwa weil eine bestimmte Leistung unabweisbar erforderlich ist.

Seit Inkrafttreten des SGB IX zum 01. 07. 2001 kann es zudem bei erforderlichen Leistungen zur Teilhabe auch zu einem Anspruch auf Erstattung der Aufwendungen für eine vom Versicherten selbst beschaffte Leistung kommen, wenn der Rehabilitationsträger nicht fristgerecht entscheidet, §§ 14, 15 SGB IX.

Die Leistungen zur Teilhabe haben **Vorrang vor Rentenleistungen**, die bei erfolgreichen Leistungen zur Teilhabe nicht oder voraussichtlich erst zu einem späteren Zeitpunkt zu erbringen sind, § 9 Abs 1 Satz 2 SGB VI.

IdR werden daher bei einer Leistungsminderung des Versicherten, die durch Reha-Maßnahmen behoben werden kann, solche Leistungen gewährt werden *müssen*. Der RentV-Träger kann in diesen Fällen nach pflichtgemäßem Ermessen allein Art, Dauer, Umfang, Beginn und Durchführung dieser Leistungen sowie die Rehabilitationseinrichtung bestimmen, § 13 Abs 1 SGB VI.

Rentenarten

Renten werden geleistet, § 33 Abs 1 SGB VI:
- wegen Alters (früher: Altersruhegeld),
- wegen verminderter Erwerbsfähigkeit oder
- wegen Todes (Hinterbliebenenrenten).

Rente wegen Alters wird geleistet, § 33 Abs 2 SGB VI, als:
- Regelaltersrente,
- Altersrente für langjährig Versicherte,
- Altersrente für schwer behinderte Menschen,
- Altersrente für langjährig unter Tage beschäftigte Bergleute,

3.2.6 Gesetzliche Rentenversicherung (SGB VI)

sowie nach den Vorschriften der §§ 237, 237 a SGB VI als:
- Altersrente wegen Arbeitslosigkeit oder nach Altersteilzeitarbeit,
- Altersrente für Frauen.

Rente wegen verminderter Erwerbsfähigkeit wird geleistet, § 33 Abs 3 SGB VI, als:
- Rente wegen teilweiser Erwerbsminderung,
- Rente wegen voller Erwerbsminderung,
- Rente für Bergleute,

sowie gemäß § 240 SGB VI:
- Rente wegen teilweiser Erwerbsminderung bei Berufsunfähigkeit.

Rente wegen Todes wird geleistet, § 33 Abs 4 SGB VI, als:
- Witwen- oder Witwerrente (W-Rente),
- Erziehungsrente,
- Waisenrente,

sowie gemäß § 243 SGB VI als:
- sog Geschiedenenrente (Witwen- und Witwerrenten) für frühere Ehegatten, deren Ehe vor dem 01.07.1977 geschieden worden ist.

Versicherte und Hinterbliebene haben Anspruch auf Rente nur, wenn die für die jeweilige Rente erforderliche Mindestversicherungszeit (**Wartezeit**) erfüllt ist und die jeweiligen besonderen versicherungsrechtlichen und persönlichen Voraussetzungen vorliegen, § 34 Abs 1 SGB VI.

Sowohl die Renten wegen Alters vor Vollendung des 65. Lebensjahres wie auch die Renten wegen verminderter Erwerbsfähigkeit werden jedoch nur geleistet, wenn bestimmte Hinzuverdienstgrenzen nicht überschritten werden, §§ 34 Abs 2, 43 Abs 5, 96 a SGB VI.

Renten an Versicherte

Renten wegen Alters

Seit dem 01.01.2008 haben Versicherte Anspruch auf die **Regelaltersrente,** § 35 SGB VI, nur noch, wenn sie:
- das 67. Lebensjahr (bis 31.12.2007: 65. Lebensjahr, vgl wegen der Übergangsfristen § 235 SGB VI) vollendet und
- die allgemeine Wartezeit (§ 50 SGB VI: 5 Jahre) erfüllt haben.

Auch als **Altersrente für langjährig Versicherte** können Versicherte die Altersrente seit dem 01.01.2008 regulär erst nach Vollendung des 67. Lebensjahres in Anspruch nehmen. Eine vorzeitige Inanspruchnahme ist möglich, § 36 SGB VI, wenn sie:
- das 63. Lebensjahr (bis 31.12.2007: 62. Lebensjahr, vgl wegen der Übergangsfristen § 236 SGB VI) vollendet und
- eine Wartezeit von 35 Jahren erfüllt haben.

Auf **Altersrente für Schwerbehinderte** haben Versicherte seit dem 01.01.2008 Anspruch, § 37 SGB VI, wenn sie:
- das 65. Lebensjahr (reguläre Inanspruchnahme, bis zum 31.12.2007: 63. Lebensjahr) bzw das 62. Lebensjahr (vorzeitige Inanspruchnahme, bis zum 31.12.2007: 60. Lebensjahr) vollendet haben (zu den Übergangsfristen vgl § 236 a SGB VI),
- bei Beginn der Altersrente als Schwerbehinderte anerkannt sind (S 186) und
- eine Wartezeit von 35 Jahren erfüllt haben.

Anspruch auf **Altersrente für besonders langjährig Versicherte** haben zukünftig (ab 01.01.2012) Versicherte, § 38 SGB VI, wenn sie:
- das 65. Lebensjahr vollendet haben und
- die Wartezeit von 45 Jahren erfüllt haben.

Auf **Altersrente für langjährig unter Tage beschäftigte Bergleute** haben ab 01.01.2008 langjährig im Bergbau unter Tage beschäftigte Versicherte Anspruch, § 40 SGB VI, wenn sie:
- das 62. Lebensjahr (bis zum 31.12.2007: 60. Lebensjahr, zu den Übergangsfristen vgl § 238 SGb VI) vollendet und
- die Wartezeit von 25 Jahren erfüllt haben.

Darüber hinaus haben versicherte Bergleute Anspruch auf **Knappschaftsausgleichsleistung** ua, wenn sie nach Vollendung des 55. Lebensjahres aus einem knappschaftlichen Betrieb ausscheiden, nach dem 31.12.1971 ihre bisherige Beschäftigung unter Tage infolge im Bergbau verminderter Berufsfähigkeit wechseln mussten und die Wartezeit von 25 Jahren mit Beitragszeiten aufgrund einer Beschäftigung mit ständigen Arbeiten unter Tage erfüllt haben, § 239 SGB VI.

Anspruch auf **vorzeitige Altersrente wegen Arbeitslosigkeit oder nach Altersteilzeitarbeit** haben seit dem 01.01.2000 mit dem Außerkrafttreten von § 38 SGB VI aF nur noch Versicherte, § 237 SGB VI, wenn sie:
- vor dem 01.01.1952 geboren sind,
- das 60. Lebensjahr vollendet haben,
- entweder bei Beginn der Rente arbeitslos (S 46) sind und innerhalb der letzten 1½ Jahre vor Beginn der Rente insgesamt 52 Wochen arbeitslos waren oder 24 Kalendermonate Altersteilzeitarbeit ausgeübt haben,
- in den letzten 10 Jahren vor Beginn der Rente idR mindestens 8 Jahre Pflichtbeitragszeiten haben, und
- die Wartezeit von 15 Jahren erfüllt haben.

Versicherte Frauen haben Anspruch auf die vorzeitige Altersrente für Frauen seit dem 01.01.2000 mit dem Au-

ßerkrafttreten von § 39 SGB VI nur noch, wenn sie, § 237 a SGB VI,
- vor dem 01.01.1952 geboren sind,
- das 60. Lebensjahr vollendet,
- nach Vollendung des 40. Lebensjahres mehr als 10 Jahre Pflichtbeiträge für eine versicherte Beschäftigung oder Tätigkeit und
- eine Wartezeit von 15 Jahren erfüllt haben.

Die **Altersgrenzen** für die vorzeitigen Altersrenten werden **stufenweise erhöht**, §§ 235 ff SGB VI.

Versicherte, die unter die erhöhten Altersgrenzen fallen, können die **vorzeitige** Altersrente auch weiterhin bis zu 3 Jahren vor der erhöhten Altersgrenze in Anspruch nehmen. Dabei wird der Vorteil der längeren Rentenbezugsdauer jedoch durch einen **Rentenabschlag** von 0,3 vH pro Monat gegenüber der normalen Altersrente ausgeglichen, § 77 Abs 2 SGB VI.

Die Altersrenten können nunmehr als **Vollrente** oder als **Teilrente** in Anspruch genommen werden, § 42 SGB VI.

Die Teilrente kann ein Drittel, die Hälfte oder zwei Drittel der Vollrente betragen, § 42 Abs 2 SGB VI.

Anspruch auf eine vorzeitige Altersrente besteht zudem nur, wenn bestimmte **Hinzuverdienstgrenzen** nicht überschritten werden, § 34 Abs 2 SGB VI.

Dem Arbeitsentgelt aus einer Beschäftigung steht der Bezug von Vorruhestandsgeld gleich. Mehrere Beschäftigungen und selbstständige Tätigkeiten werden zusammengerechnet.

Renten wegen verminderter Erwerbsfähigkeit

> **!** Mit Wirkung ab 01.01.2001 sind in der GRV für neue Versicherungsfälle die bisherigen Renten wegen Berufs- und Erwerbsunfähigkeit (§ 43, 44 SGB VI aF, unten S 137, 141) entfallen. Sie werden ersetzt durch die neuen Renten wegen teilweiser oder voller Erwerbsminderung, § 43 Abs 1 und 2 SGB VI nF, sowie durch die Rente wegen teilweiser Erwerbsminderung bei Berufsunfähigkeit für Versicherte, die vor dem 01.01.1961 geboren sind, § 240 SGB VI.[1]

Durch die neuen Versicherungsfälle soll erreicht werden, dass vor Erreichen der Altersgrenze für die Altersrente Rente wegen verminderter Erwerbsfähigkeit nur noch gewährt wird, wenn der Versicherte allein aus Gesundheitsgründen nicht mehr mindestens 6 Stunden täglich lohnbringend erwerbstätig sein kann.

Renten wegen teilweiser oder voller Erwerbsminderung

> Versicherte haben bis zur Vollendung des 65. Lebensjahres Anspruch auf Rente wegen teilweiser oder voller Erwerbsminderung, § 43 Abs 1 und 2 SGB VI nF, wenn sie:
> - teilweise bzw voll erwerbsgemindert sind,
> - in den letzten 5 Jahren vor Eintritt der Erwerbsminderung 3 Jahre Pflichtbeiträge für eine versicherte Beschäftigung oder Tätigkeit haben, und
> - vor Eintritt der Erwerbsminderung die allgemeine Wartezeit erfüllt haben.

Der Zeitraum von 5 Jahren vor Eintritt der Erwerbsminderung verlängert sich, wenn hierfür keine Pflichtbeiträgen entrichtet worden sind, ua um Zeiten krankheitsbedingter Arbeitsunfähigkeit oder Arbeitslosigkeit und um Zeiten des Bezugs einer Rente wegen verminderter Erwerbsfähigkeit, § 43 Abs 4 SGB VI nF.

Eine Pflichtbeitragszeit von 3 Jahren für eine versicherte Beschäftigung oder Tätigkeit ist nicht erforderlich, wenn die Erwerbsminderung aufgrund eines Tatbestandes eingetreten ist, durch den die allgemeine Wartezeit vorzeitig erfüllt ist (S 145; zB Arbeitsunfall, Berufskrankheit, Wehrdienstbeschädigung), § 43 Abs 5 SGB VI.

Auf die Wartezeit und die Vorversicherungszeit werden ggf auch die Zeiten angerechnet, in denen der Versicherte in einem anderen EU-Staat oder einem Staat versichert war, mit dem ein entsprechendes Sozialversicherungsabkommen besteht.

> **Teilweise erwerbsgemindert** (S 23) sind Versicherte, die wegen Krankheit oder Behinderung auf nicht absehbare Zeit außerstande sind, unter den üblichen Bedingungen des allgemeinen Arbeitsmarktes mindestens 6 Stunden täglich erwerbstätig zu sein; dabei ist die jeweilige Arbeitsmarktlage nicht zu berücksichtigen, § 43 Abs 1 Satz 2 SGB VI nF.
>
> **Voll erwerbsgemindert** (S 23) sind Versicherte, die wegen Krankheit oder Behinderung auf nicht absehbare Zeit außerstande sind, unter den üblichen Bedingungen des allgemeinen Arbeitsmarktes mindestens 3 Stunden täglich erwerbstätig zu sein; auch dabei ist die jeweilige Arbeitsmarktlage

---

[1] weiterführend *Erlenkämper/Fichte* S 426

3.2.6 Gesetzliche Rentenversicherung (SGB VI)

nicht zu berücksichtigen, § 43 Abs 2 Satz 2 SGB VI nF.

Voll erwerbsgemindert sind auch, § 43 Abs 2 Satz 3 SGB VI:
- Versicherte nach § 1 Satz 1 Nr 2 SGB VI (Behinderte in Behindertenwerkstätten oder Anstalten, S 130), die wegen Art oder Schwere der Behinderung nicht auf dem allgemeinen Arbeitsmarkt tätig sein können,
- Versicherte, die bereits vor Erfüllung der allgemeinen Wartezeit (§ 50 SGB VI: 5 Jahre) voll erwerbsgemindert waren, in der Zeit einer nicht erfolgreichen Eingliederung in den allgemeinen Arbeitsmarkt.

Anspruch auf Rente wegen voller Erwerbsminderung haben ferner auch Versicherte, die bereits vor Erfüllung der allgemeinen Wartezeit (§ 50 SGB VI: 5 Jahre) voll erwerbsgemindert waren und seitdem ununterbrochen voll erwerbsgemindert sind, wenn sie eine Wartezeit von 20 Jahren erfüllt haben, § 43 Abs 6 SGB VI.

Erwerbsgemindert ist nicht, wer unter den üblichen Bedingungen des allgemeinen Arbeitsmarktes mindestens 6 Stunden täglich erwerbstätig sein kann; dabei ist die jeweilige Arbeitsmarktlage nicht zu berücksichtigen, § 43 Abs 3 SGB VI.

Die bislang für die Beurteilung der Berufsunfähigkeit wesentliche Frage nach der restlichen **Erwerbsfähigkeit im bisherigen Beruf** bzw der Zumutbarkeit von **Verweisungstätigkeiten,** die anhand der individuellen Erwerbsbiographie des Versicherten zu beurteilen war, spielt nach der Neuregelung keine Rolle mehr.

Denn nach der Legaldefinition der teilweisen wie der vollen Erwerbsminderung kommt es allein noch auf die Erwerbsfähigkeit des Versicherten auf dem allgemeinen Arbeitsmarkt an.
Die Frage der Verweisbarkeit hat dagegen – aber nur noch – für die neue Rente wegen verminderter Erwerbsfähigkeit bei Berufsunfähigkeit (§ 240 SGB VI) auch weiterhin Bedeutung.

Andererseits kommt es für die Beurteilung der Erwerbsfähigkeit weiterhin darauf an, ob er trotz bestehender Gesundheitsstörungen eine solche Erwerbstätigkeit regelmäßig unter den **üblichen Bedingungen des Arbeitsmarkts** verrichten kann.[1]

Daher ist weiterhin zu prüfen, ob dieser dem Versicherten *wegen seiner besonderen krankheits- bzw behinderungsbedingten Leistungseinschränkungen* **praktisch verschlossen** ist (sog konkrete Betrachtungsweise, S 142).[2] Das gilt vor allem, wenn seine Erwerbsfähigkeit infolge einer Summierung ungewöhnlicher Leistungseinschränkungen so stark eingeschränkt ist, dass er seine verbliebene Erwerbsfähigkeit unter den üblichen Bedingungen des Arbeitsmarkts nicht mehr lohnbringend realisieren kann.[3]

Versicherte mit einem Restleistungsvermögen von 3 bis unter 6 Stunden, die teilweise erwerbsgemindert sind und daher eigentlich nur Anspruch auf eine Renten wegen teilweiser Erwerbsminderung hätten, erhalten dennoch die Rente wegen voller Erwerbsminderung, wenn ihnen ein Teilzeitarbeitsplatz nicht vermittelt werden kann. Auch Versicherte, die abstrakt zwar mehr als 6 Stunden erwerbstätig sein können, denen der Arbeitsmarkt aber aus Gesundheitsgründen praktisch verschlossen ist, erhalten die volle Rente.

Daher haben RentV-Träger bzw Gericht bei einem derartig eingeschränkten Leistungsvermögen auch weiterhin zumindest *eine* dem Restleistungsvermögen angepasste Tätigkeit zu benennen, die dem Restleistungsvermögen des Versicherten entspricht, wenn der Rentenanspruch abgelehnt werden soll (S 143).

Ursache der Erwerbsminderung können nach dem Wortlaut des Gesetzes nur Krankheiten oder Behinderungen sein.

Der Begriff der **Behinderung** ist hier nicht im (besonderen) Sinn des Rehabilitationsrechts zu sehen; er umfasst daher auch die (altersphysiologische) Schwäche der körperlichen und geistigen Kräfte.
Andere Ursachen, wie zB das Lebensalter schlechthin, fehlende Wettbewerbsfähigkeit, persönliche Gründe wie Bindungen an Haus, Wohnung oder Familie, Inanspruchnahme durch Betreuung von Kindern oder pflegebedürftigen Angehörigen, wirtschaftliche Einflüsse wie Konjunktur- oder Strukturverhältnisse des allgemeinen oder des örtlichen Arbeitsmarktes, hierdurch oder durch man-

---

[1] BSG SozR 4-2600 § 43 Nr 10
[2] *Eicher/Haase/Rauschenbach* § 43 Anm 5; *Erlenkämper/Fichte* S 430; KassKom § 43 SGB VI Rdz 30; *Ruland/Försterling* SGB VI § 43 Rdz 189 ff
[3] Die noch in der Vorauflage vertretene Auffassung, die teilweise oder volle Erwerbsminderung sei ausschließlich abstrakt, dh nur aus gesundheitlicher Sicht zu beantworten, wird nicht aufrecht erhalten.

gelnde Motivation des Versicherten bedingte Schwierigkeiten bei der Arbeitsvermittlung können dagegen eine Erwerbsminderung nicht begründen.

> ❗ **Krankheit** (S 12) und **Behinderung** (S 15) bedeuten einen regelwidrigen körperlichen, geistigen oder seelischen Zustand, der klinisch-funktionell manifest ist und die Erwerbsfähigkeit des Versicherten nicht nur kurzzeitig oder geringfügig, sondern dauerhaft und erheblich beeinträchtigt.[1] Auf Behandlungsbedürftigkeit oder Arbeitsunfähigkeit kommt es hier nicht an.

Der Krankheitsbegriff bezieht sich hier nicht auf ein einzelnes Leiden, einen bestimmten, diagnostisch genau eingrenzbaren Krankheitsprozess. Maßgebend ist vielmehr, ob ein „**Zustand des Krankseins**" (S 14) – aus welchen pathogenetischen Gründen auch immer – besteht und dieser Zustand die Erwerbsfähigkeit des Versicherten erheblich und dauerhaft beeinträchtigt.

Für diesen „**Zustand des Krankseins**" ist nicht primär von Bedeutung, ob er durch ein einzelnes Leiden (und ggf durch welches) oder erst durch die Summation mehrerer Gesundheitsschäden und/oder ihrer klinisch-funktionellen Auswirkungen (auch aus verschiedenen ärztlichen Fachbereichen) ausgelöst wird. Daher spielt die Frage, wie der Zustand des Krankseins diagnostisch und ätiologisch einzuordnen und zu qualifizieren ist, vielfach nur eine untergeordnete Rolle; von entscheidender Bedeutung ist vielmehr, in welchem Ausmaß die vorhandenen Funktionsbeeinträchtigungen die Erwerbsfähigkeit beeinträchtigen.

Auch **psychische Krankheiten oder Behinderungen** können (für sich allein oder in Verbindung mit somatischen Krankheiten oder Behinderungen) eine Erwerbsminderung auslösen, wenn sie die Erwerbsfähigkeit des Versicherten dauerhaft und erheblich beeinträchtigen.

Hierzu gehören nicht nur Prozesse organneurologischer Genese und sog Kernneurosen, sondern auch alle sonstigen psychischen Krankheiten, Schwächen, Fehlhaltungen und sonstige Störungen von Krankheitswert wie zB (larvierte) Depressionen, Phobien, Hypochondrien, psychosomatische und psychoreaktive Störungen, ferner (echte) Alkohol- und Drogenabhängigkeit. Derartige Störungen müssen aber aus eigener Kraft nicht überwindbar, dh so eingeschliffen und fixiert sein, dass sie sich einer Steuerung durch den Willen entziehen. Die Simulationsnähe vieler solcher Fehlhaltungen erfordert es, an den Nachweis strenge Anforderungen zu stellen.[2]

Auch Orthopäden und Unfallchirurgen sollten daher, wenn sich bei der Begutachtung Anzeichen für solche Erkrankungen zeigen, in ihren Gutachten darauf hinweisen und ggf eine entsprechende Zusatzbegutachtung anregen.

Sog **eingebrachte Leiden**, dh angeborene, frühkindlich oder juvenil erworbene Krankheiten oder Behinderungen (zB Poliomyelitis, Conterganschaden, infantile zerebrale Paresen usw), die schon vor Eintritt in das Versicherungsleben manifest bestanden haben, können für sich allein eine Erwerbsminderung idR nicht begründen.[3]

Auch Renten wegen verminderter Erwerbsfähigkeit werden nur geleistet, wenn eine festgelegte **Hinzuverdienstgrenze** nicht überschritten wird, § 96 a SGB VI.

Abhängig von der Höhe des erzielten Hinzuverdienstes wird gewährt:
➤ eine Rente wegen teilweiser Erwerbsminderung in voller oder halber Höhe,
➤ eine Rente wegen voller Erwerbsminderung in voller Höhe, in Höhe von ¾, ½, oder ¼.

Die Hinzuverdienstgrenze beträgt bei einer Rente wegen voller Erwerbsminderung in voller Höhe 400,– €. Im Übrigen bestimmt sie sich nach einem komplizierten Schlüssel, § 96 a Abs 2 SGB VI.

Rente wegen teilweiser Erwerbsminderung bei Berufsunfähigkeit

Das seit dem 01.01.2001 geltende Recht sieht für Versicherte, die vor dem 02.01.1961 geboren sind, darüber hinaus eine (neue) **Rente wegen teilweiser Erwerbsminderung bei Berufsunfähigkeit** vor, § 240 SGB VI.

Anspruch auf eine solche Rente haben, sofern die allgemeinen versicherungsrechtlichen Voraussetzungen für eine Rente wegen verminderter Erwerbsfähigkeit nach § 43 SGB VI erfüllt sind, bis zur Vollendung des 65. Lebensjahres auch Versicherte, § 240 Abs 1 SGB VI, die:
➤ vor dem 02.02.1961 geboren und
➤ berufsunfähig sind.

> **Berufsunfähig iS des § 240 SGB VI** sind Versicherte, deren Erwerbsfähigkeit wegen Krankheit

---
[1] stdRspr; vgl ua BSG SozR 2200 § 1246 Nr 62, 65, 66
[2] BSG SozR 2200 § 1246 Nr 62, 65, 66; SozR 4-2600 § 44 Nr 1
[3] *Erlenkämper/Fichte* S 401 mwN

3.2.6 Gesetzliche Rentenversicherung (SGB VI)

oder Behinderung im Vergleich zur Erwerbsfähigkeit von körperlich, geistig und seelisch gesunden Versicherten mit ähnlicher Ausbildung und gleichwertigen Kenntnissen und Fähigkeiten **auf weniger als 6 Stunden** gesunken ist. Der Kreis der Tätigkeiten, nach denen die Erwerbsfähigkeit von Versicherten zu beurteilen ist, umfasst alle Tätigkeiten, die ihren Kräften und Fähigkeiten entsprechen und ihnen unter Berücksichtigung der Dauer und des Umfangs ihrer Ausbildung sowie ihres bisherigen Berufs und der besonderen Anforderungen ihrer bisherigen Berufstätigkeit zugemutet werden können.

Zumutbar ist stets eine Tätigkeit, für die ein Versicherter durch Leistungen zur Teilhabe am Arbeitsleben (früher: berufliche Rehabilitation) mit Erfolg ausgebildet oder umgeschult worden ist, § 240 Abs 2 Satz 3 SGB VI, sofern er (noch) ausreichende Kenntnisse und Fähigkeiten zur Ausübung des Umschulungsberufs besitzt.[1]

Berufsunfähig ist nicht, wer eine zumutbare Tätigkeit mindestens 6 Stunden täglich ausüben kann; dabei ist die jeweilige Arbeitsmarktlage nicht zu berücksichtigen, § 240 Abs 2 SGB VI.

> **!** Die **Voraussetzungen für diese Rente** sind aber mit denen der alten Rente wegen Berufsunfähigkeit (s unten) **nicht voll identisch**.

§ 43 Abs 2 SGB VI aF stellte es darauf ab, ob die Erwerbsfähigkeit „auf weniger als die Hälfte..." herabgesunken war. Nach § 240 Abs 2 SGB VI kommt es nunmehr darauf an, ob die Erwerbsfähigkeit „auf weniger als 6 Stunden..." gesunken ist. Auch ist berufsunfähig nach dieser Vorschrift nicht, wer eine zumutbare Tätigkeit mindestens 6 Stunden täglich (§ 43 Abs 2 SGB VI aF: vollschichtig) ausüben kann.

Im Übrigen hat sich der **Begriff der Berufsunfähigkeit** gegenüber dem bisherigen Recht nicht geändert, sodass auch bei der sozialmedizinischen Begutachtung die bisherigen Maßstäbe und Kriterien (s unten) anwendbar bleiben.

Rente wegen Berufsunfähigkeit nach altem Recht

> Die Rente wegen **Berufsunfähigkeit** nach § 43 SGB VI aF ist für neue Versicherungsfälle seit dem 01. 01. 2001 weggefallen.

Streitigkeiten über die Frage, ob Berufsunfähigkeit bereits vor dem 01. 01. 2001 eingetreten war, werden die Versicherungsträger, die Gerichte der Sozialgerichtsbarkeit und damit die ärztlichen Gutachter aber voraussichtlich noch lange beschäftigen.

Denn die Rente wegen Berufsunfähigkeit nach altem Recht unterliegt nicht so starken Einschränkungen wie die Rente wegen teilweiser Erwerbsminderung. So werden viele Versicherte versuchen, die Feststellung des Eintritts eines solchen Versicherungsfalls noch vor dem 01. 01. 2001 durchzusetzen.

Versicherte haben für Versicherungsfälle vor dem 01. 01. 2001 bis zur Vollendung des 65. Lebensjahres Anspruch auf **Rente wegen Berufsunfähigkeit**, § 43 Abs 1 SGB VI aF, wenn sie:
- berufsunfähig sind,
- in den letzten 5 Jahren vor Eintritt der Berufsunfähigkeit mindestens 3 Jahre Pflichtbeiträge aus einer versicherten Beschäftigung oder Tätigkeit haben, und
- vor Eintritt der Berufsunfähigkeit die allgemeine Wartezeit (§ 50 SGB VI: 5 Jahre) erfüllt haben.

Für die versicherungsrechtlichen Voraussetzungen gelten ähnliche Regelungen wie für die Rente wegen voller oder teilweiser Erwerbsminderung (oben S 134).

Auch die Rente wegen Berufsunfähigkeit alten Rechts wird – abhängig von der Höhe eines etwa erzielten Hinzuverdienstes (§ 96 a Abs 2 Nr 2 SGB VI aF) – in voller Höhe, in Höhe von 2/3 oder 1/3 geleistet, § 43 Abs 5 SGB VI aF.

> **Berufsunfähig nach altem Recht** sind Versicherte, deren Erwerbsfähigkeit wegen Krankheit oder Behinderung **auf weniger als die Hälfte** derjenigen von körperlich, geistig und seelisch gesunden Versicherten mit ähnlicher Ausbildung und gleichwertigen Kenntnissen und Fähigkeiten gesunken ist; der Kreis der Tätigkeiten, nach denen die Erwerbsfähigkeit von Versicherten zu beurteilen ist, umfasst alle Tätigkeiten, die ihren Kräften und Fähigkeiten entsprechen und ihnen unter Berücksichtigung der Dauer und des Umfangs ihrer Ausbildung sowie ihres bisherigen Berufs und der besonderen Anforderungen an die bisherige Berufstätigkeit zugemutet werden können, § 43 Abs 2 SGB VI aF.[2]

Zumutbar ist stets eine Tätigkeit, für die der Versicherte durch Leistungen zur beruflichen Rehabilitation (jetzt: Maßnahmen zur Teilhabe am Arbeitsleben) mit Erfolg

---

[1] BSG SozR 3-2200 § 1246 Nr 35

[2] vgl hierzu weiterführend *Erlenkämper* S 241; *Erlenkämper/Fichte* S 366

ausgebildet oder umgeschult worden ist, § 43 Abs 2 Satz 3 SGB VI aF, sofern er (noch) ausreichende Kenntnisse und Fähigkeiten zur Ausübung des Umschulungsberufs besitzt.¹

Berufsunfähig ist nicht, wer eine zumutbare Tätigkeit vollschichtig ausüben kann; dabei ist die jeweilige Arbeitsmarktlage nicht zu berücksichtigen, § 43 Abs 2 Satz 4 SGB VI aF. Das gilt insbesondere für die Frage, ob der Versicherte wegen seines geminderten Leistungsvermögens einen entsprechenden Arbeitsplatz finden kann.

> **Berufsunfähig** ist also – entgegen einer auch in ärztlichen Kreisen immer noch verbreiteten Meinung – ein Versicherter nicht schon dann, wenn er **seine Tätigkeit am bisherigen Arbeitsplatz** infolge Krankheit oder Behinderung dauerhaft nicht mehr ausüben kann. Berufsunfähigkeit besteht daher nur, wenn der Versicherte *weder* seinen bisherigen Beruf *noch* eine sonstige – ggf auch berufsfremde – Tätigkeit ausüben kann, auf die er mit Rücksicht auf seinen bisherigen Beruf sozial zumutbar verwiesen werden kann (sog Verweisungstätigkeit, s unten).

Daher sind zB Handwerker wie gelernte Maurer, Schlosser, Dreher, Elektriker usw, aber auch Ärzte, Ingenieure, Krankenschwestern oder gelernte Kaufleute nicht schon allein deswegen berufsunfähig, weil sie die Arbeiten **ihres bisherigen Tätigkeitsbereichs** nicht mehr verrichten können. Zunächst ist zu prüfen, ob sie auf anderen Arbeitsplätzen ihres bisherigen Berufs – auch bei anderen Arbeitgebern – noch arbeiten können. Ist das zu verneinen, kommt es darauf an, welche anderen zumutbaren Verweisungstätigkeiten sie noch ausüben können. Berufsunfähigkeit liegt nur vor, wenn sie **weder** Arbeiten im Rahmen ihres bisherigen Berufs noch solche zumutbaren Verweisungstätigkeiten verrichten können (unten S 140).

Das gilt auch **für selbstständige Tätige** (zB Ärzte, Rechtsanwälte, Unternehmer, Handwerksmeister, Hebammen, Physiotherapeuten usw), sofern sie überhaupt in die GRV eingebunden sind bzw die versicherungsrechtlichen Voraussetzungen für eine Rentengewährung erfüllen. Auch sie müssen sich, wenn sie ihren bisherigen Beruf infolge Krankheit usw nicht mehr ausüben können, auf andere, rechtlich zumutbare Tätigkeiten – auch in abhängiger Stellung – verweisen lassen, bevor ein Anspruch auf Rente wegen Berufsunfähigkeit entsteht.

> **Ursache der Berufsunfähigkeit** können nach dem Wortlaut des Gesetzes auch hier nur Krankheiten oder Behinderungen sein (S 135).

> Den **Umfang der Leistungsminderung**, der Berufsunfähigkeit alten Rechts bewirkt, bestimmte das Gesetz dahin, dass die Erwerbsfähigkeit des Versicherten **auf weniger als die Hälfte** derjenigen von körperlich, geistig und seelisch gesunden vergleichbaren Versicherten herabgesunken sein muss, § 43 Abs 2 SGB VI aF.

Bei der Berufsunfähigkeit alten Rechts ist dieses Herabsinken **konkret zu beurteilen**.²

Nach dieser sog konkreten Betrachtungsweise (S 142) gilt daher auch für Versicherte, die infolge Krankheit oder Behinderung eine qualitativ zumutbare Tätigkeit **nicht mehr vollschichtig** verrichten können, der Arbeitsmarkt idR als praktisch verschlossen (unten S 142); sie sind berufsunfähig, idR sogar erwerbsunfähig. Etwas anderes gilt nur, wenn sie einen zumutbaren Teilzeitarbeitsplatz tatsächlich innehaben oder ihnen ein solcher angeboten wird.

Auch die Berufsunfähigkeit iS des § 240 SGB VI **ist konkret zu beurteilen** (oben S 135).

Auch hier kommt es allein darauf an, ob der Versicherten infolge Krankheit oder Behinderung **nicht mehr mindestens 6 Stunden** täglich in seinem Beruf oder einer zumutbaren Verweisungstätigkeit arbeiten kann. Denn berufsunfähig ist gemäß § 240 Abs 2 SGB VI nicht, wer eine zumutbare Tätigkeit *mindestens 6 Stunden* täglich ausüben kann; dabei ist die jeweilige Arbeitsmarktlage nicht zu berücksichtigen.

Andererseits kommt es auch hier für die Beurteilung der Fähigkeit, ob der Versicherte diese 6 Stunden täglich erwerbstätig sein kann, darauf an, ob er trotz bestehender Gesundheitsstörungen eine solche Erwerbstätigkeit regelmäßig unter den **üblichen Bedingungen des Arbeitsmarkts** verrichten kann (oben S 135).

> Bei der **sozialmedizinischen Begutachtung** ist das Ausmaß dieser Leistungsminderung stets nach den realen Gegebenheiten und Anforderungen der Arbeitswelt zu beurteilen.

---

¹ BSG SozR 3-2200 § 1246 Nr 35

² BSG Großer Senat SozR RVO § 1246 Nr 79 und SozR 2200 § 1246 Nr 13; SozR 4-2600 § 43 Nr 4

3.2.6 Gesetzliche Rentenversicherung (SGB VI)

Bei der Beurteilung der Erwerbsfähigkeit ist nicht entscheidend darauf abzustellen, ob der einzelne Versicherte zB am Fahrradergometer noch leichte Arbeit leisten kann, sondern darauf, ob er auch unter tagtäglicher Arbeitsbelastung üblichen Erwartungen und Anforderungen der Arbeitgeber insbesondere an Quantität, Qualität und Regelmäßigkeit der Arbeitsleistung noch gewachsen ist und so seine (restliche) Erwerbsfähigkeit tatsächlich (noch) in Erwerbsarbeit und damit in Erwerbseinkommen umsetzen kann.

> **!** Für die sozialmedizinische Beurteilung kommt es – im Gegensatz etwa zu den Bewertungskriterien für die MdE in der GUV, des GdS im sozEntschR bzw den GdB im SchwbG – nicht entscheidend darauf an, inwieweit die Erwerbsfähigkeit **gemindert**, sondern darauf, inwieweit sie **noch erhalten** ist, dh inwieweit der Versicherte trotz einer geminderten Erwerbsfähigkeit noch arbeiten und Erwerbseinkommen erzielen kann.

Daher ist im **sozialmedizinischen Gutachten** ein positives und negatives Leistungsbild zu erstellen. Es ist konkret darzulegen, welche Arbeiten (zB körperliche leichte/mittelschwere/schwere) der Versicherte noch bzw nicht mehr verrichten kann und welche weiteren qualitativen Einschränkungen (zB kein häufiges/schweres Heben/Tragen, nicht oder nicht ständig im Sitzen/Gehen/Stehen, ohne intensive manuelle Tätigkeit, ohne Anforderungen an gutes Sehvermögen, ohne Einwirkungen von Nässe/Hitze/Lärm/Gasen usw) bestehen. Denn nur anhand eines solchen konkreten Leistungsbildes können RentV-Träger und Gerichte – ggf mit Hilfe berufskundiger Sachverständiger – entscheiden, ob und ggf welche Arbeiten der einzelne Versicherte im Rahmen seines bisherigen Berufs oder zumutbarer Verweisungstätigkeiten noch leisten kann.

Insbesondere vermag eine bestehende oder auch förmlich anerkannte MdE (bzw ein GdS oder ein GdB) um 50 vH oder mehr für sich allein Berufsunfähigkeit nicht zu begründen.

So ist zB selbst ein Blinder oder doppelt Beinamputierter (MdE jeweils 100 vH), der in einen behinderungsgerechten Beruf umgeschult worden ist, idR nicht (mehr) berufsunfähig.

Die **Kriterien der Berufsunfähigkeit** werden nach der ständigen Rechtsprechung des Bundessozialgerichts[1] von folgenden Faktoren bestimmt:

- vom qualitativen Wert des bisherigen Berufs des Versicherten und dem dadurch begründeten sog Berufsschutz
- von der Frage, ob der Versicherte in diesem Beruf – insgesamt oder beschränkt auf Teilbereiche – noch tätig sein kann
- ggf von der Frage nach zumutbaren Verweisungstätigkeiten, jenen – auch berufsfremden – Tätigkeiten also, die der Versicherte unter Berücksichtigung seines bisherigen Berufs und dem darin erworbenen Berufsschutz nach seinen Kräften und Fähigkeiten noch zumutbar verrichten kann

> **!** Die Frage, ob ein Versicherter berufsunfähig ist oder nicht, ist somit nicht primär eine medizinische, sondern eine **Rechtsfrage**, die abschließend nicht vom Arzt, sondern vom RentV-Träger bzw vom Gericht entschieden wird. Die dazu erforderlichen sozialmedizinischen Feststellungen bilden nur eine Teilgrundlage für diese Entscheidung.

Daher sollte es ein Arzt in Bescheinigungen, Berichten oder Gutachten vermeiden, den Patienten als berufsunfähig zu bezeichnen, sondern sich auf die Beschreibung der bestehenden Funktionsminderungen beschränken.

Unter dem **bisherigen Beruf** des Versicherten ist die Berufstätigkeit zu verstehen, die sein versicherungspflichtiges Erwerbsleben entscheidend geprägt hat.

Das wird vielfach die letzte versicherungspflichtige Beschäftigung oder Tätigkeit sein, wenn diese zugleich die qualitativ höchste im Berufsleben des Versicherten gewesen ist.[2]

Hat sich der Versicherte dagegen von einem früheren Beruf endgültig abgewandt (zB freiwillige Aufgabe des erlernten Berufs, Aufnahme einer anderen Tätigkeit aus nicht krankheitsbedingten Gründen), so tritt dadurch idR eine **Lösung vom bisherigen Beruf** ein mit der Folge, dass dieser nicht mehr den „bisherigen Beruf" bildet. Eine solche Lösung vom Beruf tritt aber nicht ein, wenn der Versicherte seine bisherige Berufstätigkeit krankheitsbedingt hat aufgeben müssen und er die andere Tätigkeit nur infolge der Erkrankung oder zB zur Vermeidung von Arbeitslosigkeit aufgenommen hat.

Berufsunfähigkeit kommt überhaupt nur in Betracht, wenn der Versicherte diesen **bisherigen Beruf nicht mehr ausüben kann.**

---

[1] vgl ua BSG SozR 3-2200 § 1246 Nr 1, 2, 14, 17, 21, 27, 32; SozR 3-2600 § 43 Nr 14 jeweils mwN; *Erlenkämper/Fichte* S 406 ff

[2] stdRspr; vgl ua BSG SozR 2200 § 1246 Nr 160, 163, 164; SozR 3-2200 § 1246 Nr 22; SozR 4-2600 § 43 Nr 4

3 Sozialrecht

Entscheidend ist dabei nicht, ob er den Anforderungen **seines bisherigen Arbeitsplatzes** im Beruf noch gewachsen ist, sondern ob er den Beruf **als solchen** überhaupt nicht mehr – auch nicht auf anderen Arbeitsplätzen, bei anderen Arbeitgebern oder in Teilbereichen – ausüben kann.

So ist zB nicht berufsunfähig ein gelernter Elektriker, der zwar in der Hausinstallation oder als Betriebselektriker krankheitsbedingt nicht mehr einsetzbar ist, aber als Reparaturelektriker oder im Gerätebau qualifizierte Elektrikerarbeiten noch verrichten kann. Gleiches gilt für eine Krankenschwester, die zwar nicht mehr als Schwester auf pflegeintensiven Stationen, aber noch als EKG-Schwester oder in Reha-Kliniken vollwertig arbeiten kann, oder für einen Arzt, der zwar nicht mehr operieren, aber als niedergelassener oder beratender Arzt (zB bei Versicherungsträgern) ärztlich tätig sein kann.

Für die Annahme von Berufsunfähigkeit reicht es zudem nicht aus, dass der Versicherte diesen bisherigen Beruf nicht mehr ausüben kann. Berufsunfähig ist ein Versicherter nur, wenn er **weder** seinen bisherigen Beruf **noch** eine ihm sozial zumutbare sog **Verweisungstätigkeit** ausüben kann.[1]

Denn der Kreis der Tätigkeiten, nach denen die Erwerbsfähigkeit eines Versicherten zu beurteilen ist, umfasst nach § 43 Abs 2 Satz 2 SGB VI aF **alle** Tätigkeiten, die seinen Kräften und Fähigkeiten entsprechen und ihm unter Berücksichtigung der Dauer und des Umfangs seiner Ausbildung sowie seines bisherigen Berufs und der besonderen Anforderungen an die bisherige Berufstätigkeit zugemutet werden können.

Zur qualitativen Bewertung sowohl des bisherigen Berufs wie auch der hiernach zumutbaren Verweisungstätigkeiten hat das Bundessozialgericht für die RentV der Arbeiter in ständiger Rechtsprechung ein **Mehrstufenschema** entwickelt, das durch vier *Leitberufe* gekennzeichnet ist:[2]

➤ Meister und Vorarbeiter mit Vorgesetztenfunktion; besonders hoch qualifizierte Facharbeiter
➤ Facharbeiter
➤ angelernte Arbeiter
➤ ungelernte Arbeiter

Für die **Angestelltenversicherung** gelten – jedoch nach oben hin offen – vergleichbare Stufen.

Zumutbar verwiesen[3] werden können die einzelnen Versicherten jeweils nur auf Tätigkeiten der gleichen oder der nächstniedrigeren Stufe des Schemas, also zB der gelernte Versicherte auf andere gelernte sowie angelernte Tätigkeiten, der angelernte Versicherte auch auf ungelernte Tätigkeiten. Stets zumutbar verwiesen können Versicherte auf Tätigkeiten, für die sie durch Leistungen der beruflichen Rehabilitation mit Erfolg ausgebildet oder umgeschult worden sind, § 43 Abs 2 Satz 3 SGB VI aF, auch dann, wenn diese nach solchen Kriterien nicht zumutbar wären. Voraussetzung ist allerdings (zB wenn die Umschulung längere Zeit zurückliegt), dass sie (noch) ausreichende Kenntnisse und Fähigkeiten zur Ausübung des Umschulungsberufs besitzen.[4]

Voraussetzung für eine solche Verweisung ist, dass die in Aussicht genommene Verweisungstätigkeit den Kräften und Fähigkeiten des Versicherten entspricht. Er muss also sowohl nach den ihm verbliebenen gesundheitlichen Kräften wie auch nach seinen beruflichen Kenntnissen und Fähigkeiten die in Aussicht genommene Verweisungstätigkeit nach kurzer Einarbeitungszeit vollwertig verrichten können.[5]

Dazu gehört ggf auch, dass der Versicherte nach seinen geistigen Kräften für eine in Aussicht genommene Verweisungstätigkeit die erforderliche Umstellungs- und Anpassungsfähigkeit besitzt.[6]

Bei der **Berufsunfähigkeit alten Rechts** kann ein Versicherter nicht verwiesen werden auf Tätigkeiten, für die ihm infolge seiner Krankheit bzw Behinderung der **Arbeitsmarkt praktisch verschlossen** ist (sog konkrete Betrachtungsweise, unten S 142).

Diese Voraussetzung ist idR erfüllt, wenn der Versicherte die erwogene Verweisungstätigkeit **nicht mehr vollschichtig** verrichten kann, es sei denn, er hat einen zumutbaren Teilzeitarbeitsplatz tatsächlich inne. Dann liegt idR aber nicht nur Berufs-, sondern auch Erwerbsunfähigkeit alten Rechts vor. Etwas anderes gilt nur für solche Berufe und Tätigkeiten, für die im täglich erreichbaren Umkreis ein offener Teilzeitarbeitsmarkt tatsächlich existiert.

Wer eine zumutbare Tätigkeit **noch vollschichtig** ausüben kann, ist dagegen in aller Regel nicht berufsunfähig; denn dann ist die jeweilige Arbeitsmarktlage – dh die Frage, ob es entsprechende Arbeitsplätze auf dem Arbeitsmarkt gibt oder nicht – nicht zu berücksichtigen, § 43 Abs 1 Satz 2 SGB VI aF.

Dies gilt aber nur für die Berufsunfähigkeit alten Rechts, nicht auch für die Berufsunfähigkeit iS des § 240 SGB VI nF.

---

[1] stdRspr; vgl ua BSG SozR 2200 § 1246 Nr 22, 137; BSG SozR 3-2200 § 1246 Nr 41; BSG SozR 3-2600 § 43 Nr 13; SozR 4-2600 § 43 Nr 4
[2] vgl hierzu weiterführend *Erlenkämper/Fichte* S 406
[3] vgl hierzu weiterführend *Erlenkämper/Fichte* S 411
[4] BSG SozR 3-2200 § 1246 Nr 35
[5] stdRspr; vgl ua BSG SozR 3-2200 § 1246 Nr 34, 44 mwN
[6] stdRspr; vgl ua BSG SozR 3-2200 § 1246 Nr 55 mwN; *Erlenkämper* S 528

3.2.6 Gesetzliche Rentenversicherung (SGB VI)

Rente wegen Erwerbsunfähigkeit nach altem Recht

> Auch die Rente wegen Erwerbsunfähigkeit fällt als Rentenleistung für Versicherungsfälle seit dem 01.01.2001 weg, und zwar vollständig. Für Versicherungsfälle nach diesem Zeitpunkt kommt nur noch Rente wegen verminderter Erwerbsfähigkeit (Rente wegen voller oder teilweiser Erwerbsminderung) in Betracht.

Streitigkeiten über die Frage, ob Erwerbsunfähigkeit bereits vor dem 01.01.2001 vorgelegen hat, werden aber die Versicherungsträger, die Gerichte der Sozialgerichtsbarkeit und damit die ärztlichen Gutachter auch hier voraussichtlich noch lange beschäftigen. Denn die Rente wegen voller Erwerbsminderung unterliegt erheblich stärkeren Einschränkungen als die Rente wegen Erwerbsunfähigkeit nach altem Recht. So werden viele Versicherte versuchen, die Feststellung des Eintritts eines solchen Versicherungsfalls noch vor dem 01.01.2001 durchzusetzen.

Versicherte haben für Versicherungsfälle vor dem 01.01.2001 Anspruch auf **Rente wegen Erwerbsunfähigkeit** bis zur Vollendung des 65. Lebensjahres, § 44 Abs 1 SGB VI **aF**, wenn sie:
- erwerbsunfähig sind,
- in den letzten 5 Jahren vor Eintritt der Erwerbsunfähigkeit 3 Jahre Pflichtbeitragszeiten haben, und
- vor Eintritt der Erwerbsunfähigkeit die allgemeine Wartezeit (§ 50 SGB VI: 5 Jahre) erfüllt haben.

Für die versicherungsrechtlichen Voraussetzungen gelten ähnliche Regelungen wie für die Rente wegen voller oder teilweiser Erwerbsminderung (oben S 134).

Auch die Rente wegen Erwerbsunfähigkeit ist abhängig von der Höhe eines etwa erzielten **Hinzuverdienstes**, § 43 Abs 5 SGB VI aF.

> **Erwerbsunfähig** sind Versicherte, die wegen Krankheit oder Behinderung auf nicht absehbare Zeit außerstande sind, eine Erwerbstätigkeit in gewisser Regelmäßigkeit auszuüben oder Arbeitsentgelt oder Arbeitseinkommen zu erzielen, das monatlich 325,- € (früher: 630,-DM) übersteigt, § 44 Abs 2 SGB VI aF.

Erwerbsunfähig sind auch Versicherte nach § 1 Nr 2 SGB VI (S 130, bestimmte Behinderte), die wegen Art oder Schwere der Behinderung nicht auf dem allgemeinen Arbeitsmarkt tätig sein können, § 44 Abs 2 SGB VI aF.

Versicherte, die bereits vor Erfüllung der allgemeinen Wartezeit (§ 50 Abs 1 SGB VI: 5 Jahre) erwerbsunfähig waren, deswegen Anspruch auf eine Rente wegen Erwerbsunfähigkeit nicht erwerben konnten und ununterbrochen erwerbsunfähig sind, erlangen gleichwohl den Anspruch auf Rente wegen Erwerbsunfähigkeit, wenn sie (zB durch Tätigkeit in einer Werkstatt für Behinderte oder an einem sonstigen beschützten Arbeitsplatz) eine besondere Wartezeit von 20 Jahren erfüllen, § 44 Abs 3 SGB VI aF.

Erwerbsunfähig ist **nicht**, § 44 Abs 2 Satz 2 SGB VI aF:
- wer (noch) eine selbstständige Erwerbstätigkeit ausübt,
- wer eine Tätigkeit noch vollschichtig ausüben kann.

Dabei ist die jeweilige Arbeitsmarktlage – dh die Frage, ob er einen entsprechenden Arbeitsplatz erlangen kann oder nicht – nicht zu berücksichtigen.[1]

> **Ursache der Erwerbsunfähigkeit** können nach dem Wortlaut des Gesetzes auch hier nur **Krankheiten** oder **Behinderungen** sein (oben S 135).

Der **Umfang der Leistungsminderung**, der Erwerbsunfähigkeit bewirkt, muss hier größer sein als bei der Berufsunfähigkeit.

> Das Gesetz bestimmt ihn für den Regelfall dahin, dass der Versicherte infolge Krankheit oder Behinderung auf nicht absehbare Zeit außerstande sein muss, eine Erwerbstätigkeit mit gewisser Regelmäßigkeit auszuüben oder mehr als nur geringfügige Einkünfte (325,- € bzw 630,-DM) zu erzielen, § 44 Abs 2 SGB VI aF.

Bei der Beurteilung kommt es – im Gegensatz etwa zu den Bewertungskriterien für die MdE in der GUV, den GdS im sozEntschR oder den GdB im SchwbG – nicht entscheidend darauf an, inwieweit die Erwerbsfähigkeit **gemindert**, sondern darauf, inwieweit sie **noch erhalten** ist, dh ob der Versicherte trotz einer geminderten Erwerbsfähigkeit noch arbeiten und Erwerbseinkommen erzielen kann. Daher ist auch hier im sozialmedizinischen Gutachten ein positives und negatives Leistungsbild zu erstellen, dh konkret darzulegen, welche Arbeiten der Versicherte noch bzw nicht mehr verrichten kann und

---

[1] zu den möglichen Ausnahmen s unten

welche weiteren qualitativen Einschränkungen ggf bestehen (S 22).

Insbesondere vermag eine bestehende oder auch förmlich anerkannte MdE (bzw ein GdSchF oder ein GdB) selbst um 100 vH für sich allein Erwerbsunfähigkeit nicht zu begründen. So ist zB ein Blinder oder doppelt Beinamputierter (MdE jeweils 100 vH), der in einen behinderungsgerechten Beruf umgeschult worden ist, nicht mehr erwerbsunfähig, ggf sogar nicht mehr berufsunfähig.

> **!** Die Erwerbsfähigkeit ist – anders als bei den neuen Renten wegen Erwerbsminderung – nicht abstrakt, sondern **konkret** zu beurteilen.[1]

Infolge dieser sog **konkreten Betrachtungsweise** liegt Erwerbsunfähigkeit auch vor, wenn ein Versicherter zwar bei abstrakter Betrachtung noch erwerbstätig sein und mehr als 325,– € als Erwerbseinkommen erzielen könnte, wenn ihm aber wegen seiner herabgesetzten Erwerbsfähigkeit **der Arbeitsmarkt praktisch verschlossen** und so eine weitere lohnbringende Verwertung seiner restlichen Erwerbsfähigkeit faktisch nicht möglich ist.[2]

Diese Voraussetzung ist idR erfüllt bei Versicherten, die infolge Krankheit oder Behinderung **nicht mehr vollschichtig** arbeiten können.[3]

Denn für solcherweise behinderte Versicherte gibt es idR Arbeitsplätze, auf denen sie ihre restliche Erwerbsfähigkeit noch lohnbringend verwerten könnten, in der Arbeitswelt nicht in ausreichender Zahl. Etwas anderes gilt nur für solche Berufe bzw Tätigkeiten, für die im täglich erreichbaren Umkreis ein offener Teilzeitarbeitsmarkt tatsächlich existiert.

Dagegen ist kraft ausdrücklicher gesetzlicher Bestimmung idR nicht erwerbsunfähig, wer noch vollschichtig arbeiten kann, § 44 Abs 2 Satz 2 SGB VI aF.

Darüber hinaus kann der Arbeitsmarkt auch dann **praktisch verschlossen** sein,[4] wenn der Versicherte zwar – abstrakt gesehen – noch vollschichtig arbeiten könnte, in seiner Erwerbsfähigkeit infolge einer Summierung ungewöhnlicher Leistungseinschränkungen aber so stark eingeschränkt ist, dass er seine verbliebene Erwerbsfähigkeit im praktischen Arbeitsleben nicht mehr lohnbringend realisieren kann, ua weil:

- seine Erwerbsfähigkeit durch eine schwere spezifische Leistungsbehinderung oder eine Summierung ungewöhnlicher Leistungsbehinderungen besonders stark eingeschränkt ist (sog atypische Leistungseinschränkungen),
- er nur noch Tätigkeiten unter nicht betriebsüblichen Arbeitsbedingungen (zB infolge der Notwendigkeit, zusätzliche Pausen einzulegen) verrichten kann,
- er aus gesundheitlichen Gründen Arbeitsplätze nicht mehr aufsuchen kann, dh idR Fußwege zum und vom Arbeitsplatz bzw zu und von öffentlichen Verkehrsmitteln von mehr als 500 m nicht mehr regelmäßig bewältigen kann (Einschränkung der Wegefähigkeit),[5]
- Tätigkeiten, auf denen er seine restliche Erwerbsfähigkeit noch lohnbringend verwerten könnte, nur in geringer Zahl vorkommen und/oder für einen Außenstehenden praktisch nicht erreichbar sind, weil sie regelmäßig leistungsgeminderten Angehörigen des eigenen Betriebes vorbehalten bleiben (sog Schonarbeitsplätze).

Eine **Summierung ungewöhnlicher Leistungseinschränkungen** ist nur dann in Betracht zu ziehen, wenn die Fähigkeit des Versicherten, zumindest körperlich leichte Arbeit vollschichtig zu verrichten, zusätzlich in erheblichem Umfang eingeschränkt ist.[6] Dabei sind grundsätzlich alle qualitativen Einschränkungen zu berücksichtigen, die nicht bereits von dem Erfordernis „körperlich leichte Arbeit" erfasst werden; das Merkmal „körperlich leicht" deckt daher begrifflich ua solche Leistungseinschränkungen *nicht* mit ab, die das Hör- oder Sehvermögen, die Belastbarkeit der Hände oder die Einwirkung bestimmter Witterungseinflüsse (zB Kälte, Nässe, Staub) betreffen.[7]

Voraussetzung ist, dass der Versicherte aus derartigen Gründen keinen Arbeitsplatz innehat oder (zB als Schonarbeitsplatz beim bisherigen Arbeitgeber) erhalten kann, bei Beeinträchtigung der Wegefähigkeit weiterhin, dass er den Arbeitsplatz auch nicht mit einem eigenen Kraftfahrzeug (ggf mit Hilfe entsprechender Leistungen zur Teilhabe) oder durch Mitnahme durch Werksbusse, Familienangehörige, Arbeitskollegen usw erreichen kann.[8]

---

[1] stdRspr; vgl ua BSG GS SozR RVO § 1246 Nr 79, § 1247 Nr 20 und SozR 2200 § 1246 Nr 13

[2] stdRspr; vgl ua BSG GS SozR RVO § 1246 Nr 79, § 1247 Nr 20; SozR 2200 § 1246 Nr 13; vgl zu weitere Einzelheiten *Erlenkämper/Fichte* S 420 ff

[3] stdRspr seit BSG GS SozR 2200 § 1246 Nr 13

[4] BSG SozR 2200 § 1246 Nr 137, 139; SozR 3-2200 § 1246 Nr 50, jeweils mwN; vgl hierzu weiterführend *Erlenkämper* S 250; *Erlenkämper/Fichte* S 421

[5] vgl hierzu ua BSG SozR 2200 § 1247 Nr 33, 47, 50, 53, 56; SozR 3-2200 § 1247 Nr 10

[6] BSG SozR 3-2600 § 43 Nr 19

[7] BSG SozR 3-2600 § 43 Nr 21

[8] stdRspr; vgl ua BSG SozR 2200 § 1247 Nr 33, 47, 50, 53, 56; SozR 3-2200 § 1247 Nr 10

3.2.6 Gesetzliche Rentenversicherung (SGB VI)

Will der RentV-Träger oder das Gericht den Versicherten trotz Vorliegens solcher Gründe nicht für erwerbsunfähig erachten, muss zumindest **eine Tätigkeit konkret benannt** werden, die der Versicherte trotz derartiger erheblicher Einschränkungen seiner Erwerbsfähigkeit noch ausüben kann.[1]

> **!** Bei der **sozialmedizinischen Beurteilung** ist das Ausmaß der Leistungsminderung auch hier nach den realen Erwartungen und Anforderungen der Arbeitswelt zu beurteilen.

Auch hier ist daher bei der Beurteilung der Erwerbsfähigkeit nicht entscheidend darauf abzustellen, ob der einzelne Versicherte zB am Fahrradergometer noch leichte Arbeit leisten kann, sondern darauf, ob er auch unter tagtäglicher Arbeitsbelastung eine vollschichtige Erwerbstätigkeit, die üblichen Erwartungen und Anforderungen der Arbeitgeber insbesondere an Quantität, Qualität und Regelmäßigkeit der Arbeitsleistung entspricht, tatsächlich noch gewachsen ist und er seine (restliche) Erwerbsfähigkeit so tatsächlich (noch) in vollschichtige Erwerbsarbeit und in entsprechendes Erwerbseinkommen umsetzen kann.

Bei der Beurteilung kommt es – im Gegensatz etwa zu den Bewertungskriterien für die MdE in der GUV, den GdS im sozEntschR oder den GdB nach dem SchwbG – nicht entscheidend darauf an, inwieweit die Erwerbsfähigkeit **gemindert**, sondern darauf, inwieweit sie **noch erhalten** ist, dh inwieweit der Versicherte trotz einer geminderten Erwerbsfähigkeit noch arbeiten und Erwerbseinkommen erzielen kann.

> **!** Im **sozialmedizinischen Gutachten** zur Erwerbsunfähigkeit alten Rechts ist daher den Fragen, ob ein Versicherter – wenn auch mit qualitativen Einschränkungen – noch vollschichtig arbeiten kann oder nicht mehr, welche qualitative Einschränkungen zusätzlich bestehen und ob er ggf einen zumutbaren Arbeitsplatz noch erreichen kann (sog Wegefähigkeit), besondere Beachtung zu widmen.

Die Beurteilung, dass der Versicherte **nicht mehr vollschichtig** arbeiten kann, bedarf einer überzeugenden und nachvollziehbaren Begründung anhand der Befunde des konkreten Einzelfalls. Ebenso muss bei schwerwiegenden Befunden und/oder weit reichenden Leistungseinschränkungen überzeugend dargelegt werden, dass und aus welchen Gründen der Versicherte trotzdem noch vollschichtig arbeiten kann.

Liegen schwerwiegende Funktionsstörungen der Haltungs- und Bewegungsorgane, aber auch zB des Herz-Kreislauf-Systems vor, ist bei grundsätzlich noch vollschichtigem Leistungsvermögen stets auch ohne besondere Frage zu prüfen und im Gutachten festzuhalten, ob der Versicherte noch über eine ausreichende **Wegefähigkeit** verfügt, dh ob er Fußwege zu und von Arbeitsplätzen, die er nach seiner restlichen Erwerbsfähigkeit grundsätzlich noch ausfüllen könnte, und ggf zusätzlich zu und von öffentlichen Verkehrsmitteln **von mehr als 500 m** noch regelmäßig bewältigen kann oder nicht mehr.

Rente für Bergleute

> Versicherte haben bis zur Vollendung des 65. Lebensjahres Anspruch auf **Rente für Bergleute** (früher: Bergmannsrente wegen verminderter bergmännischer Berufsfähigkeit), § 45 SGB VI, wenn sie:
> ➤ im Bergbau vermindert berufsfähig sind,
> ➤ in den letzten 5 Jahren vor Eintritt der im Bergbau verminderten Berufsfähigkeit 3 Jahre knappschaftliche Pflichtbeitragszeiten haben und
> ➤ vor Eintritt der im Bergbau verminderten Berufsfähigkeit die allgemeine Wartezeit (§ 50 SGB VI: 5 Jahre) in der knappschaftlichen RentV erfüllt haben.

Im **Bergbau vermindert berufsfähig** sind Versicherte, die wegen Krankheit oder Behinderung weder die von ihnen bisher ausgeübte knappschaftliche Beschäftigung noch eine andere, wirtschaftlich im Wesentlichen gleichwertige knappschaftliche Beschäftigung auszuüben imstande sind, die von Personen mit ähnlicher Ausbildung sowie gleichwertigen Kenntnissen und Fähigkeiten ausgeübt wird. Nicht im Bergbau vermindert berufsfähig sind Versicherte, die eine in diesem Sinn gleichwertige Beschäftigung außerhalb des Bergbaus tatsächlich ausüben, § 45 Abs 2 SGB VI.

Anspruch auf Rente für Bergleute haben auch Versicherte, die das 50. Lebensjahr vollendet haben, im Vergleich zu der von ihnen bisher ausgeübten knappschaftlichen Beschäftigung eine wirtschaftlich gleichwertige Beschäftigung nicht mehr ausüben und die Wartezeit von 25 Jahren erfüllt haben, § 45 Abs 3 SGB VI.

---

[1] stdRspr; vgl ua BSG SozR 2200 § 1247 Nr 21, 33; SozR 3-2200 § 1247 Nr 8; SozR 3-2600 § 43 Nr 13; SozR 3-2600 § 44 Nr 12

3 Sozialrecht

Renten wegen Todes (Hinterbliebenenrenten)

Anlässlich des **Todes** des Versicherten sichert die GRV auch dessen Hinterbliebene. Sie gewährt in diesem Fall:
- Witwen-/Witwerrente, § 46 SGB VI,
- Erziehungsrente, § 47 SGB VI
- Waisenrente, § 48 SGB VI.

Witwen- und Witwerrenten (W-Renten)

> **Witwen oder Witwer**, die nicht wieder geheiratet haben, haben nach dem Tode des versicherten Ehegatten Anspruch auf eine Witwen- oder Witwerrente (sog **kleine W-Rente**), wenn der versicherte Ehegatte die allgemeine Wartezeit (§ 50 SGB VI: 5 Jahre) erfüllt hat, § 46 Abs 1 SGB VI.

Der Anspruch besteht seit dem 01.01.2002 aber nur noch für längstens für 24 Kalendermonate nach Ablauf des Monats, in dem der Versicherte verstorben ist, § 46 Abs 1 Satz 2 SGB VI.

> Anspruch auf die **große W-Rente**, § 46 Abs 2 SGB VI, haben Witwen und Witwer, die nicht wieder geheiratet haben, wenn sie:
> - ein eigenes Kind oder ein Kind des versicherten Ehegatten, das das 18. Lebensjahr noch nicht vollendet hat, erziehen, oder
> - das 47. Lebensjahr (bis zum 31.12.2007: 45. Lebensjahr, wegen der Übergangsfristen vgl. § 242 a SGB VI) vollendet haben, oder
> - (teilweise oder voll) erwerbsgemindert sind.

Bezieher von W-Renten erhalten bei der ersten Wiederheirat eine **Heiratsabfindung** in Höhe des 24-fachen Monatsbetrags, § 107 SGB VI.

Witwen bzw Witwer, die zunächst wieder geheiratet hatten, deren erneute Ehe aber aufgelöst (durch Tod oder Scheidung) oder für nichtig erklärt ist, haben unter den sonstigen Voraussetzungen des § 46 Abs 1 und 2 SGB VI Anspruch auf kleine oder große W-Rente (**W-Rente nach dem vorletzten Ehegatten**, früher: wiederaufgelebte W-Rente), § 46 Abs 3 SGB VI.

Seit 1986 werden auf alle W-Renten idR **Erwerbs- bzw Erwerbsersatz- und Vermögenseinkommen** (§§ 18 a bis 18 e SGB IV) angerechnet, soweit es bestimmte Grenzwerte übersteigt, § 97 SGB VI.

Witwen- und Witwerrente an geschiedene Ehegatten (sog Geschiedenenrente)

> Anspruch auf **kleine** (hier ohne Beschränkung auf 24 Monate) und **große W-Rente** besteht auch für geschiedene Ehegatten, deren Ehe vor dem 01.07.1977 geschieden worden ist und die nicht wieder geheiratet haben, § 243 SGB VI.

Voraussetzung ist, dass sie ua im letzten Jahr vor dem Tode des geschiedenen Ehegatten (Versicherter) **Unterhalt** von diesem erhalten haben oder im letzten wirtschaftlichen Dauerzustand vor dessen Tode einen Anspruch hierauf hatten, unter sonst ähnlichen Voraussetzungen wie bei der normalen W-Rente.

Geschiedene Ehegatten, deren Ehe nach dem 30.06.1977 geschieden worden ist, erhalten demgegenüber idR einen **Versorgungsausgleich**, §§ 1587 ff BGB, durch den eine Rentenanwartschaft aus eigener Versicherung erhöht oder begründet wird, und ggf eine Erziehungsrente (s nachstehend).

Erziehungsrenten

> Geschiedene Ehegatten haben bis zur Vollendung des 65. Lebensjahres Anspruch auf **Erziehungsrente**, § 47 SGB VI, wenn:
> - ihre Ehe nach dem 30.06.1977 geschieden,
> - ihr geschiedener Ehegatte gestorben ist,
> - sie ein eigenes Kind oder ein Kind des geschiedenen Ehegatten erziehen,
> - sie nicht wieder geheiratet haben und
> - sie bis zum Tod des geschiedenen Ehegatten die allgemeine Wartezeit (§ 50 SGB VI: 5 Jahre) erfüllt haben.

Anspruch auf Erziehungsrente besteht bis zur Vollendung des 65. Lebensjahres idR auch für verwitwete Ehegatten, für die ein Rentensplitting unter Ehegatten durchgeführt wurde, § 47 Abs 3 SGB VI.

Auch auf die Erziehungsrente wird **Erwerbs- bzw Erwerbsersatz- und Vermögenseinkommen** (§ 18 a bis 18 e SGB IV) idR angerechnet, soweit es bestimmte Grenzwerte übersteigt, § 97 SGB VI.

3.2.6 Gesetzliche Rentenversicherung (SGB VI)

Waisenrenten

> **Kinder** haben nach dem Tode eines Elternteils Anspruch auf **Waisenrente**, und zwar:
>
> auf **Halbwaisenrente**, § 48 Abs 1 SGB VI, wenn:
> - sie noch einen Elternteil haben, der unbeschadet der wirtschaftlichen Verhältnisse unterhaltspflichtig ist, und
> - der verstorbene Elternteil die allgemeine Wartezeit (§ 50 SGB VI: 5 Jahre) erfüllt hat, und
>
> auf **Vollwaisenrente**, § 48 Abs 2 SGB VI, wenn:
> - sie keinen Elternteil mehr haben, der unbeschadet der wirtschaftlichen Verhältnisse unterhaltspflichtig war, und
> - der verstorbene Elternteil die allgemeine Wartezeit erfüllt hat.

Als Kinder werden auch berücksichtigt, § 48 Abs 3 SGB VI, Stiefkinder und Pflegekinder sowie Enkel und Geschwister, die in den Haushalt der Witwe oder des Witwers aufgenommen waren oder von diesen überwiegend unterhalten wurden.

Der Anspruch auf Halb- oder Vollwaisenrente besteht idR längstens, § 48 Abs 4 SGB VI,
- bis zur Vollendung des 18. Lebensjahres, oder
- bis zur Vollendung des 27. Lebensjahres, wenn die Waise sich in Schul- oder Berufsausbildung befindet, ein freiwilliges soziales oder ökologisches Jahr leistet oder wegen körperlicher, geistiger oder seelischer Behinderung außerstande ist, sich selbst zu unterhalten.[1]

Auch auf die Waisenrenten wird – wie bei allen Renten von Todes wegen – **Erwerbs- bzw Erwerbsersatz- und Vermögenseinkommen** (§ 18a– 18 e SGB IV, S 115) angerechnet, soweit es bestimmte Grenzwerte übersteigt, § 97 SGB VI.

Renten auf Zeit; Befristung

> Renten wegen verminderter Erwerbsfähigkeit und große W-Renten wegen Erwerbsminderung werden idR (nur) auf Zeit geleistet, § 102 Abs 2 Satz 1 SGB VI.[2]

Die Befristung darf für längstens 3 Jahre nach Rentenbeginn ausgesprochen werden. Sie kann wiederholt werden, darf jedoch bei sich anschließenden Befristungen die Gesamtdauer von 6 Jahren nicht übersteigen, § 102 Abs 2 Satz 3 SGB VI. Besteht der ursprüngliche Befristungsgrund dann noch fort, ist sie als normale Rente weiter zu gewähren.

Große W-Renten wegen Kindererziehung (§ 46 SGB VI) und Erziehungsrenten (§ 47 SGB VI, s unten) werden auf das Ende des Kalendermonats befristet, in dem die Kindererziehung voraussichtlich endet, § 102 Abs 3 SGB VI. Waisenrenten werden auf das Ende des Kalendermonats befristet, in dem voraussichtlich der Anspruch entfallen wird, § 102 Abs 4 SGB VI.

Befristete Renten wegen verminderter Erwerbsfähigkeit und große W-Renten wegen Erwerbsminderung werden zudem **nicht vor Beginn des 7. Kalendermonats** nach dem Eintritt der Minderung der Erwerbsfähigkeit geleistet, § 101 Abs 1 und 2 SGB VI.

Befristete Renten enden mit Ablauf der Frist, ohne dass es einer ausdrücklichen Entziehung bedarf.

Dies schließt aber eine vorherige Entziehung oder Umwandlung der Rente aus anderen Gründen nicht aus, § 102 Abs 1 SGB VI.

Berechnung der Renten

Die **Rentenberechnung** ist ein äußerst komplexer Vorgang, der durch das SGB VI eher noch unübersichtlicher geworden ist. Im hier gegebenen Rahmen kann daher nur auf einige wenige Bestimmungen eingegangen werden, die auch für den sozialmedizinischen Gutachter von Bedeutung sein können.[3]

Wartezeiten

> Für alle Rentenansprüche aus der GRV ist die Erfüllung bestimmter Mindestversicherungszeiten (**Wartezeiten**) Voraussetzung für die Gewährung von Leistungen § 34 Abs 1, SGB VI.

Die **allgemeine Wartezeit**, § 50 SGB VI, beträgt 5 Jahre. Auf diese und auf die besonderen Wartezeiten von 15 bzw 20 Jahren werden (nur noch) Beitragszeiten (§ 55 SGB VI) angerechnet, § 51 Abs 1 SGB VI. Auf die Wartezeit von 35 Jahren werden dagegen weitgehend alle rentenrechtlichen Zeiten (s unten) angerechnet.

Die allgemeine Wartezeit ist **vorzeitig erfüllt**, wenn der Versicherte ua wegen eines Arbeitsunfalls, einer Be-

---

[1] vgl hierzu weiterführend *Erlenkämper/Fichte* S 446
[2] vgl hierzu weiterführend *Erlenkämper/Fichte* S 432, 485
[3] vgl hierzu weiterführend *Erlenkämper/Fichte* S 459 ff

rufskrankheit oder einer Wehr- bzw Zivildienstbeschädigung vermindert erwerbsfähig geworden oder gestorben ist, § 53 SGB VI.

Die allgemeine Wartezeit ist auch vorzeitig erfüllt, wenn Versicherte vor Ablauf von 6 Jahren nach Beendigung einer Ausbildung voll erwerbsgemindert geworden oder gestorben sind und in den letzten 2 Jahren vorher mindestens ein Jahr Pflichtbeiträge für eine versicherte Beschäftigung oder Tätigkeit haben, § 53 Abs 2 SGB VI.

Rentenrechtliche Zeiten

Rentenrechtliche Zeiten (bisher: Versicherungszeiten) sind, § 54 SGB VI:
➤ Beitragszeiten,
➤ beitragsfreie Zeiten und
➤ Berücksichtigungszeiten.

Beitragszeiten sind insbesondere Zeiten, für die nach Bundesrecht Pflichtbeiträge (Pflichtbeitragszeiten) oder freiwillige Beiträge gezahlt worden sind oder nach besonderen Vorschriften als gezahlt gelten, § 55 SGB VI. Als Beitragszeiten gelten auch **Kindererziehungszeiten** (§ 56 SGB VI).

Beitragsfreie Zeiten sind Kalendermonate, die mit Anrechnungszeiten (§ 58 SGB VI), Zurechnungszeiten (§ 59 SGB VI), oder mit Ersatzzeiten (§ 250 SGB VI) belegt sind, wenn für diese nicht auch Beiträge gezahlt worden sind, § 54 Abs 4 SGB VI.

Berücksichtigungszeiten sind Zeiten der Erziehung eines Kindes bis zu dessen 10. Lebensjahr, soweit die Voraussetzungen für die Anrechnung einer Kindererziehungszeit auch in dieser Zeit vorliegen, sowie Zeiten der nicht erwerbsmäßigen Pflege eines Pflegebedürftigen, § 57 SGB VI.

Höhe der Rente

Die **Höhe** der Renten ist grundsätzlich vom Lohn und den entrichteten Beiträgen abhängig und richtet sich vor allem nach der Höhe der während des Versicherungslebens durch Beiträge versicherten Arbeitsentgelte und Arbeitseinkommen, § 63 Abs 1 SGB VI.

Beginn der Rente

Eine **Rente aus eigener Versicherung** wird von dem Kalendermonat an geleistet, zu dessen Beginn die Anspruchsvoraussetzungen für die Rente erfüllt sind, wenn die Rente bis zum Ende des 3. Kalendermonats nach Ablauf des Monats beantragt wird, in dem die Anspruchsvoraussetzungen erfüllt sind.

Bei späterer Antragstellung wird eine Rente aus eigener Versicherung erst von dem Kalendermonat an geleistet, in dem die Rente beantragt wird, § 99 Abs 1 SGB VI.

Bei der **sozialmedizinische Begutachtung** ist in entsprechenden Fällen daher – anders als nach früherem Recht – stets zu prüfen, ob zB die verminderte Erwerbsfähigkeit nicht nur im Antragsmonat, sondern auch bereits in den vorausgegangenen 3 Kalendermonaten bestanden hat.

Eine **Hinterbliebenenrente** wird von dem Kalendermonat an geleistet, zu dessen Beginn die Anspruchsvoraussetzungen für die Rente erfüllt sind, aber nicht für mehr als 12 Kalendermonate vor dem Antragsmonat, § 99 Abs 2 SGB VI.

Sie wird bereits vom Todestag an geleistet, wenn an den Versicherten eine Rente im Sterbemonat nicht zu leisten ist.

Befristete Renten wegen verminderter Erwerbsfähigkeit sowie befristete große W-Renten wegen Erwerbsminderung werden nicht vor Beginn des 7. Kalendermonats nach dem Eintritt der Minderung der Erwerbsfähigkeit geleistet, § 101 Abs 1 und 2 SGB VI.

Zusammentreffen von Renten

Bei **Zusammentreffen von Renten** der GRV mit anderen Rentenansprüchen ua aus der GUV, mit Arbeitsentgelt oder Arbeitslosengeld kommt es unter bestimmten Voraussetzungen zu einem – völligen oder teilweisen – Ruhen der Rente, §§ 89 ff SGB VI. Dies gilt vor allem für Hinterbliebenenrenten, § 97 SGB VI.[1]

Verfahrensrechtliches

Versicherten- und Hinterbliebenenrenten werden idR **nur auf Antrag** des Berechtigten gewährt, § 99 SGB VI.

Versichertenrenten **beginnen** mit Beginn des Kalendermonats, in dem die Anspruchsvoraussetzungen erfüllt sind, sofern die Rente bis zum Ende des 3. Kalendermonats nach Ablauf des Monats beantragt wird, § 99 Abs 1 SGB VI (s oben).

---

[1] vgl hierzu weiterführend *Erlenkämper/Fichte* S 484

Hinterbliebenenrenten werden von dem Kalendermonat an geleistet, in dem die Anspruchsvoraussetzungen erfüllt sind, aber nicht für mehr als 12 Kalendermonate vor dem Antragsmonat. Sie werden bereits vom Todestag an geleistet, wenn an den Versicherten eine Rente im Sterbemonat nicht zu leisten ist, § 99 Abs 2 SGB VI (oben S 146).

Bei **wesentlicher Änderung** der Voraussetzungen für die Höhe einer Rente wird die Rente außer bei einem Zusammentreffen von Rente und Einkommen in neuer Höhe von dem Kalendermonat an geleistet, zu dessen Beginn die Änderung wirksam ist, § 100 SGB VI.

Fallen die Anspruchsvoraussetzungen für eine Rente weg, **endet** diese mit dem Beginn des Kalendermonats, zu dessen Beginn der Wegfall wirksam ist.

Entfällt ein Anspruch auf Rente, weil sich die Erwerbsfähigkeit der Berechtigten nach einer Leistung zur medizinischen Rehabilitation oder zur Teilhabe am Arbeitsleben gebessert hat, endet die Rentenzahlung erst mit Beginn des 4. Kalendermonats nach der Besserung, § 100 Abs 3 SGB VI.

Über Anträge auf Leistungen aus der GRV entscheidet der zuständige Versicherungsträger durch **schriftlichen** Verwaltungsakt (**Bescheid**), § 117 SGB VI.

Vor jeder Herabsetzung oder Entziehung von Leistungen bedarf es der **Anhörung** des Betroffenen nach § 24 SGB X.

Der Rechtsweg (Klage, Berufung, Revision) führt zu den Gerichten der Sozialgerichtsbarkeit, § 51 SGG.

Literatur

Brackmann, K.: Handbuch der Sozialversicherung einschließlich des SGB, 12. Auflage (Stand: 2008), Asgard, Sankt Augustin

Eicher, H., W. Haase, F. Rauschenbach: Die Rentenversicherung im SGB (Stand:2008), Jehle, Heidelberg

Erlenkämper, A.: Arzt und Sozialrecht, 2003, Steinkopff, Darmstadt

Erlenkämper, A., W. Fichte: Sozialrecht, 6. Auflage 2008, Luchterhand, Neuwied

Hauck, K., W. Noftz: Sozialgesetzbuch (Stand: 2008), Schmidt, Berlin

Niesel, K. (Hrsg): Sozialversicherungsrecht (Kasseler Kommentar, Stand: 2008), Beck, München

Ruland, F., J. Försterling: Gemeinschaftskommentar zum Sozialgesetzbuch – Gesetzliche Rentenversicherung – (Stand: 2008), Luchterhand, Neuwied

Sozialmedizinische Begutachtung in der GRV, herausgegeben vom Verband Deutscher Rentenversicherungsträger, 6. Auflage 2003, Springer, Berlin

3.2.7 Gesetzliche Unfallversicherung (SGB VII)

Aufgabe

Aufgabe der gesetzlichen Unfallversicherung (GUV) ist es, § 1 SGB VII,
- mit allen geeigneten Mitteln Arbeitsunfälle und Berufskrankheiten sowie arbeitsbedingte Gesundheitsgefahren zu verhüten,
- nach Eintritt von Arbeitsunfällen oder Berufskrankheiten die Gesundheit und die Leistungsfähigkeit der Versicherten mit allen geeigneten Mitteln wiederherzustellen und sie oder ihre Hinterbliebenen durch Geldleistungen zu entschädigen.

In Erfüllung dieser Aufgabe stellt sie ein breites Instrumentarium an Maßnahmen der Prävention zur Verfügung, gewährleistet Erste Hilfe und unfallmedizinische Versorgung (ua Heilbehandlung, Verletztengeld, medizinische Rehabilitation), erbringt Leistungen zur Teilhabe am Arbeitsleben und gewährt Verletztengeld sowie Renten bei bleibender Erwerbsminderung und bei Tod infolge Arbeitsunfall oder Berufskrankheit.

Die GUV war ursprünglich primär gedacht und konzipiert zur Ablösung von Schadensersatzansprüchen des Arbeitnehmers gegen den Unternehmer aus Arbeitsvertrag und Delikt (§§ 823, 831 BGB) und zum Schutz der Versicherten bei Eintritt eines Arbeitsunfalls oder einer Berufskrankheit im Zusammenhang mit der abhängigen Arbeit durch eine leistungsfähige Versicherung (sog „echte Unfallversicherung"). Durch die Einbeziehung ua von Wegeunfällen und Berufskrankheiten sowie die Erstreckung des Versicherungsschutzes auf zahlreiche andere Personengruppen (ua Kinder, Schüler, Studenten, ehrenamtlich Tätige, Blut- und Organspender, Nothelfer, Rehabilitanden, Pflegepersonen, Leibesfrucht usw, sog „unechte Unfallversicherung") ist sie zunehmend in den Status einer echten Sozialversicherung hinein gewachsen. Die Finanzierung ausschließlich durch Umlagen von den Arbeitgebern bzw Haftungsträgern weist aber auch heute noch auf das ursprüngliche Konzept hin.

Stärker noch als in anderen Zweigen der Sozialversicherung steht hier seit jeher die Prävention von Arbeitsunfällen und Berufskrankheiten sowie die Rehabilitation im Vordergrund: Unfallverhütungsvorschriften, Sicher-

3 Sozialrecht

heitsbeauftragte in den Betrieben, regelmäßige Überwachung der Betriebe, Meldepflichten für Berufskrankheiten, wirksame Erste Hilfe in den Unternehmen und ärztliche Erstversorgung (Durchgangsärzte), Heilbehandlung durch qualifizierte Fachärzte und Krankenhäuser, eigene berufsgenossenschaftliche Krankenhäuser, Spezialkliniken und Sonderabteilungen und eine wirksame organisatorische Abstimmung aller Maßnahmen zur medizinischen Rehabilitation und zur Teilhabe am Arbeitsleben sowie umfassende Maßnahmen zur Verhütung von Eintritt oder Verschlimmerung von Berufskrankheiten sind hier seit jeher Selbstverständlichkeiten.

Gesetzliche Grundlagen

> Gesetzlich geregelt ist die GUV seit dem 01.01.1997 im SGB VII sowie in einigen ergänzenden Rechtsverordnungen, insbesondere in der Berufskrankheitenverordnung (BKV) und der Verordnung über die orthopädische Versorgung Unfallverletzter (OrthVersorg UVV).

Träger der GUV

Entsprechend ihrer geschichtlichen Entwicklung ist die GUV stark gegliedert.

Im gewerblichen Bereich sind Träger der GUV die **Berufsgenossenschaften**, §§ 114, 121 ff SGB VII.

Gegliedert sind sie nicht primär regional, sondern nach Gewerbe- bzw Industriebereichen. Mitglieder der Berufsgenossenschaften sind – anders als zB in GKV und GRV – allein die Unternehmer, nicht (auch) die Versicherten; jene tragen auch ua nach Maßgabe der Unfallhäufigkeit in den einzelnen Betrieben (Gefahrenklassen) die Beiträge zur GUV allein, §§ 150 ff SGB VII.

Die **Landwirtschaftlichen Berufsgenossenschaften**, §§ 123, 124 SGB VII, und die **See-Berufsgenossenschaft**, § 121 Abs 2 und 3 SGB VII, sind zuständig für die Entschädigung von Arbeitsunfällen in ihren Sonderbereichen.

Der Bund ist zuständig ua für alle von ihm betriebenen Behörden und Unternehmen, die Bundeswehr, die Bundesanstalt für Arbeit und für Personen, die als Meldepflichtige nach dem SGB II oder SGB III versichert sind, Entwicklungshelfer sowie das Deutsche Rote Kreuz und das Technische Hilfswerk (Zivilschutz), § 125 SGB VII. Wahrgenommen werden die Aufgaben durch die **Unfallkasse des Bundes** (früher: Bundesausführungsbehörde für Unfallversicherung), §§ 114, 125 SGB VII.

Für die Deutsche Bahn sowie Post und Telekom (mit ihren jeweiligen Tochterunternehmen) bestehen jedoch besondere Unfallkassen, §§ 114, 126, 127 SGB VII.

Die **Länder und Gemeinden** entschädigen Arbeitsunfälle und Berufskrankheiten aus ihren Zuständigkeitsbereichen durch eigene **Unfallkassen** oder Gemeindeunfallversicherungsverbände, §§ 114, 116, 117 SGB VII.

Die Länder und Gemeinden können auch gemeinsame Unfallkassen für die Unfallversicherung im Landesbereich und für die Unfallversicherung einer oder mehrerer Gemeinden errichten, § 116 SGB VII.

Finanzierung

Die „echte Unfallversicherung" wird durch Beiträge, die „unechte Unfallversicherung" aus Steuermitteln finanziert.

Beitragspflichtig sind nur die Unternehmer, für deren Unternehmen Versicherte tätig sind oder die selbst versichert sind, § 150 SGB VII, nicht jedoch die Versicherten selbst. Die Aufbringung der Mittel der GUV ist in den §§ 150 ff SGB VII geregelt. Die Beiträge zur GUV werden nachträglich als Umlage nach dem Aufwand des Vorjahres erhoben, § 152 Abs. 1 SGB VII.

Versicherter Personenkreis

Kraft Gesetzes in der GUV sind versichert, § 2 Abs 1 SGB VII:[1]
- abhängig Beschäftigte, Nr 1,
- Lernende während der beruflichen Aus- und Fortbildung in Betriebsstätten, Lehrwerkstätten, Schulungskursen und ähnlichen Einrichtungen, Nr 2,
- Personen, die sich Untersuchungen, Prüfungen oder ähnlichen Maßnahmen unterziehen, die aufgrund von Rechtsvorschriften zur Aufnahme einer versicherten Tätigkeit oder infolge einer abgeschlossenen versicherten Tätigkeit erforderlich sind, soweit diese Maßnahmen vom Unternehmen oder einer Behörde veranlasst worden sind, Nr 3,
- Behinderte, die in anerkannten Werkstätten für behinderte Menschen oder in anerkannten Blindenwerkstätten oder für diese Einrichtungen in Heimarbeit tätig sind, Nr 4,
- Personen, Nr 5, die
  a. Unternehmer eines landwirtschaftlichen Unternehmens sind und ihre im Unternehmen mitarbeitenden Ehegatten und Lebenspartner,

---

[1] vgl hierzu weiterführend *Erlenkämper* S 261; *Erlenkämper/Fichte* S 542

3.2.7 Gesetzliche Unfallversicherung (SGB VII)

- b. im landwirtschaftlichen Unternehmen nicht nur vorübergehend mitarbeitende Familienangehörige,
- c. in landwirtschaftlichen Unternehmen in der Rechtsform von Kapital- oder Personenhandelsgesellschaften regelmäßig wie Unternehmer selbständig tätig sind,
- d. ehrenamtlich in Unternehmen tätig sind, die unmittelbar der Sicherung, Überwachung oder Förderung der Landwirtschaft überwiegend dienen,
- e. ehrenamtlich in den Berufsverbänden der Landwirtschaft tätig sind, wenn für das Unternehmen eine landwirtschaftliche Berufsgenossenschaft zuständig ist,

➤ Hausgewerbetreibende und Zwischenmeister sowie ihre mitarbeitenden Ehegatten und Lebenspartner, Nr 6,

➤ selbstständig tätige Küstenschiffer und Küstenfischer, die zur Besatzung ihres Fahrzeugs gehören oder als Küstenfischer ohne Fahrzeug fischen und regelmäßig nicht mehr als vier Arbeitnehmer beschäftigen, sowie ihre mitarbeitenden Ehegatten und Lebenspartner, Nr 7,

➤ Kinder während des Besuchs von Kindergärten und anderen genehmigten Tageseinrichtungen, Nr 8.a,

➤ Schüler während des Besuchs von allgemein oder berufsbildenden Schulen und während der Teilnahme an unmittelbar vor oder nach dem Unterricht von der Schule oder im Zusammenwirken mit ihr durchgeführten Betreuungsmaßnahmen, Nr 8.b,

➤ Studierende während der Aus- und Fortbildung an Hochschulen, Nr 8.c,

➤ Personen, die selbständig oder unentgeltlich, insbesondere ehrenamtlich im Gesundheitswesen oder in der Wohlfahrtspflege tätig sind, Nr 9,

➤ Personen, die für Körperschaften, Anstalten oder Stiftungen des öffentlichen Rechts oder deren Verbände oder Arbeitsgemeinschaften, für öffentlich-rechtliche Religionsgemeinschaften oder für die in den Nummern 2 und 8 (s oben) genannten Einrichtungen ehrenamtlich tätig sind oder an Ausbildungsveranstaltungen für diese Tätigkeit teilnehmen, Nr 10, Tätigkeiten aufgrund mitgliedschaftlicher Verpflichtung (zB in Verbänden,[1] in Sport-, Heimatvereinen,[2] Gewerkschaften[3] oder politischen Parteien[4] usw) begründen idR keinen Versicherungsschutz,

➤ Personen, die von einer Körperschaft, Anstalt oder Stiftung des öffentlichen Rechts (zB Polizei, Feuerwehr usw) zur Unterstützung einer Diensthandlung herangezogen werden, Nr 11.a,

➤ Personen die von einer dazu berechtigten öffentlichen Stelle (zB Polizei, Staatsanwaltschaft, Gericht usw) als Zeugen zur Beweiserhebung herangezogen werden, Nr 11.b,

➤ Personen, die in Unternehmen zur Hilfe bei Unglücksfällen oder im Zivilschutz unentgeltlich, insbesondere ehrenamtlich tätig sind oder an Ausbildungsveranstaltungen dieser Unternehmen teilnehmen, Nr 12,

➤ Personen, die bei Unglücksfällen oder gemeiner Gefahr oder Not Hilfe leisten oder einen anderen aus erheblicher gegenwärtiger Gefahr für seine Gesundheit retten, Nr 13.a,

➤ Personen, die Blut oder körpereigenes Gewebe spenden, Nr 13.b,

➤ Personen, die sich bei der Verfolgung oder Festnahme einer Person, die einer Straftat verdächtig ist oder zum Schutz eines widerrechtlich Angegriffenen persönlich einsetzen, Nr 13.c,

➤ Personen, die nach den Vorschriften des SGB II oder III der Meldepflicht unterliegen, wenn sie einer besonderen, an sie im Einzelfall gerichteten Aufforderung einer Dienststelle der Bundesagentur für Arbeit oder eines nach dem SGB II zuständigen oder zugelassenen Trägers nachkommen, diese oder eine andere Stelle aufzusuchen, Nr 14,

➤ Personen, die auf Kosten einer Krankenkasse oder eines RentV-Trägers oder einer landwirtschaftlichen Alterskasse stationäre oder teilstationäre Behandlung oder Leistungen stationärer oder teilstationäre medizinischer Rehabilitation erhalten, Nr 15.a,
nicht erfasst von dieser Vorschrift werden jedoch Unfälle, die *bei der Durchführung* solcher Maßnahmen eintreten. Denn der Versicherungsschutz umfasst nicht das medizinische Behandlungsrisiko,[5]

➤ Personen, die zur Vorbereitung von Leistungen zur Teilhabe am Arbeitsleben auf Aufforderung eines RentV-Trägers oder der Bundesagentur für Arbeit einen dieser Träger oder eine andere Stelle aufsuchen, Nr 15.b,

➤ Personen, die auf Kosten eines UV-Trägers an vorbeugenden Maßnahmen nach § 3 BKVO teilnehmen, Nr 15.c,

➤ Personen, die bei der Schaffung öffentlich geförderten Wohnraums im Rahmen der Selbsthilfe tätig sind, Nr 16,

➤ Pflegepersonen iS des § 19 SGB XI bei der Pflege eines Pflegebedürftigen iS des § 14 SGB XI (S 196), Nr 17.

Die Satzung der einzelnen Versicherungsträger kann den **Versicherungsschutz auf bestimmte Personengruppen erstrecken**, § 3 Abs 1 SGB VII, und zwar auf:

➤ Unternehmer und ihre mitarbeitenden Ehegatten und Lebenspartner (mit Ausnahme ua von Haushaltsführenden), Nr 1,

➤ Personen, die sich auf der Unternehmensstätte aufhalten (zB Besucher), Nr 2,

---

[1] BSGE 17, 73; 31, 275
[2] BSG SozR 2200 § 539 Nr 101, 123
[3] BSG SozR 3-2200 § 539 Nr 18
[4] BSGE 59, 284; BSG SozR 2200 § 539 Nr 114

[5] BSG SozR 2200 § 539 Nr 47, 48, 56, 71; SozR 3-2200 § 539 Nr 2

- Personen, die im Ausland für eine staatliche deutsche Einrichtung tätig sind, Nr 3, und
- ehrenamtliche Tätige und bürgerschaftlich Engagierte, Nr 4.

Versichert sind ferner Personen, die – ohne unmittelbar unter die vorgenannten Bestimmungen zu fallen – **wie ein nach § 2 Abs 1 Nr 1 SGB VII Versicherter** tätig werden, auch bei nur vorübergehender Tätigkeit, § 2 Abs 2 SGB VII.[1]

Voraussetzung für den Versicherungsschutz ist, dass es sich um eine Tätigkeit handelt, die sonst ihrer Art nach von Personen verrichtet wird, die in einem Beschäftigungsverhältnis stehen, die einem Beschäftigungsverhältnis ähnlich ist und nicht vorwiegend eigenwirtschaftlichen Interessen dieser Personen dient,[2] soweit die Grundstruktur eines Beschäftigungsverhältnisses gegeben ist, weil eine ernstliche Tätigkeit von wirtschaftlichem Wert vorliegt, die einem fremden Unternehmen dienen soll (Handlungstendenz) und dem wirklichen oder mutmaßlichen Willen des Unternehmers entspricht.[3] Die Tätigkeit darf daher nicht wie von einem gewerbsmäßigen Unternehmer ausgeführt werden, sondern muss arbeitnehmerähnlich sein.[4] Daher steht ua Schwarzarbeit als unternehmerähnliche Tätigkeit idR nicht unter Versicherungsschutz. Hilfeleistungen unter Verwandten oder Nachbarn stehen dem Versicherungsschutz nicht grundsätzlich entgegen,[5] wohl aber von familiären oder nachbarschaftlichen Beziehungen geprägte reine Gefälligkeitshandlungen[6] und wesentlich familienhaft geprägte Arbeiten in der häuslichen Gemeinschaft.[7] Tätigkeiten aufgrund mitgliedschaftlicher Verpflichtung[8] (zB in Verbänden,[9] in Sport-, Heimatvereinen,[10] Gewerkschaften[11] oder politischen Parteien[12] usw) begründen auch nach dieser Vorschrift idR keinen Versicherungsschutz.

Soweit in § 2 Abs 1 und 2 SGB XI weder eine Beschäftigung noch eine selbstständige Tätigkeit vorausgesetzt wird, gelten diese Bestimmungen idR nur für Tätigkeiten, die im Bundesgebiet ausgeübt werden, § 2 Abs 3 Satz 2 SGB VII.

Für Hilfeleistungen bei Unglücksfällen usw (§ 2 Abs 1 Nr 13) besteht Versicherungsschutz aber auch für Personen, die außerhalb der Bundesrepublik tätig werden (zB der Arzt oder sonstiger Helfer, der im Ausland in Notfällen Hilfe leistet), wenn sie ihren Wohnsitz oder ständigen Aufenthalt im Inland haben, § 2 Abs 3 Satz 3 SGB VII.

Auf schriftlichen Antrag können der GUV **freiwillig beitreten**, sofern sie nicht schon kraft Gesetzes oder Satzung versichert sind, § 6 Abs 1 SGB VII:
- Unternehmer und ihre im Unternehmen tätigen Ehegatten und Lebenspartner (ausgenommen auch hier ua Haushaltsführende), Nr 1, sowie
- Personen, die in Kapital- oder Personengesellschaften (zB AG, GmbH) regelmäßig wie Unternehmer selbständig tätig sind, Nr 2,
- gewählte Ehrenamtsträger in gemeinnützigen Organisationen, Nr 3, und
- Personen, die in Verbandsgremien und Kommissionen für Arbeitgeberorganisationen und Gewerkschaften sowie anderen selbstständigen Arbeitnehmervereinigungen mit sozial- oder berufspolitischer Zielsetzung (sonstige Arbeitnehmervereinigungen) ehrenamtlich tätig sind oder an Ausbildungsveranstaltungen für diese Tätigkeit teilnehmen, Nr 4.

Versicherungsfrei sind (auch ohne Antrag) ua, § 4 SGB VII:
- Personen, die durch andere Versorgungswerke ausreichend gegen die Risiken aus der GUV geschützt sind, zB Beamte durch die beamtenrechtlichen Unfallfürsorgevorschriften gem §§ 30ff BeamtVG, Richter, Soldaten und satzungsmäßige Mitglieder geistlicher Gemeinschaften, Abs 1 Nr 1 – 3,
- Personen, bei denen davon ausgegangen werden kann, dass sie die betreffende Tätigkeit im Rahmen ihres Privatlebens privatnützig – also nicht gewerbsmäßig – verrichten, zB Fischerei- und Jagdgäste, Binnenfischer, Imker, Tierzüchter ohne Bodenbewirtschaftung, Familienangehörige bei Gefälligkeitsverhältnissen, Abs 2,
- Personen, bei denen von einer hinreichenden wirtschaftlichen Fähigkeit zur Eigenvorsorge ausgegangen werden kann, zB Ärzte, Zahnärzte, Tierärzte, Psychotherapeuten, Kinder- und Jugendlichenpsychotherapeuten, Heilpraktiker und Apotheker, soweit sie eine selbstständige Tätigkeit ausüben, Abs 3,
- unentgeltlich im Haushalt tätige Verwandte, Abs 4.

Von der Unfallversicherung können sich auf Antrag unwiderruflich befreien lassen unter bestimmten Voraussetzungen Landwirte, wenn das landwirtschaftliche Unternehmen eine Größe von 0,2 ha nicht überschreitet, § 5 SGB VII.

---

[1] vgl hierzu weiterführend *Erlenkämper/Fichte* S 549
[2] stdRspr; vgl ua BSG SozR 2200 § 539 Nr 119; SozR 3-2200 § 539 Nr 8, 25
[3] BSG SozR 4-2700 § 2 Nr 6
[4] BSG SozR 2200 § 539 Nr 24, 25; SozR 3-2200 § 539 Nr 16, 28
[5] BSG SozR 3-2200 § 548 Nr 20 mwN
[6] BSG SozR 2200 § 539 Nr 43, 49, 56, 57, 66; SozR 3-2200 § 539 Nr 14, 15
[7] BSG SozR 3-2200 § 539 Nr 25
[8] BSG SozR 4-2700 § 2 Nr 5
[9] BSGE 17, 73; 31, 275
[10] BSG SozR 2200 § 539 Nr 101, 123
[11] BSG SozR 3-2200 § 539 Nr 18
[12] BSGE 59, 284; BSG SozR 2200 § 539 Nr 114

3.2.7 Gesetzliche Unfallversicherung (SGB VII)

Prävention

> Die UV-Träger haben mit allen geeigneten Mitteln für die **Verhütung von Arbeitsunfällen, Berufskrankheiten und arbeitsbedingten Gesundheitsgefahren** und für eine wirksame Erste Hilfe zu sorgen. Sie sollen auch den Ursachen von arbeitsbedingten Gefahren für Leben und Gesundheit nachgehen. Sie haben insoweit mit den Krankenkassen zusammenzuarbeiten, §§ 14 SGB VII, 20 SGB V.

Die UV-Träger erlassen zu diesem Zweck Unfallverhütungsvorschriften als autonomes Satzungsrecht, § 15 SGB VII.

Die UV-Träger haben die Durchführung der Maßnahmen zur Verhütung von Arbeitsunfällen, Berufskrankheiten, arbeitsbedingten Gesundheitsgefahren und für eine wirksame Erste Hilfe in den Unternehmen zu überwachen sowie die Unternehmer und die Versicherten zu beraten. Sie können im Einzelfall anordnen, welche Maßnahmen Unternehmer oder Versicherte zu treffen haben, § 17 SGB VII. Die Unfallverhütung wird durch technische Aufsichtsbeamte überwacht, §§ 17 ff SGB VII.

Versicherungsfälle

> Versicherungsfälle sind **Arbeitsunfälle und Berufskrankheiten**, § 7 Abs 1 SGB VII.

Der **Wegeunfall** nach § 8 Abs 2 SGB VII (unten S 155) ist in der Gesetzessystematik ein Unterfall des Arbeitsunfalls. Zu weiteren Unterfällen s unten S 154.

Versicherungsfall ist auch der **Gesundheitsschaden einer Leibesfrucht** infolge eines Versicherungsfalls der Mutter während der Schwangerschaft; die Leibesfrucht steht insoweit einem Versicherten gleich, § 12 Satz 1 SGB VII.

Arbeitsunfall

> Arbeitsunfall ist der Unfall eines Versicherten infolge einer den Versicherungsschutz nach den §§ 2, 3 oder 6 SGB VII begründenden Tätigkeit (versicherte Tätigkeit), § 8 Abs 1 Satz 1 SGB VII.[1]

Für die Feststellung des **ursächlichen Zusammenhangs** zwischen dem Unfallereignis und dem Primärschaden (bzw dem Tod) sowie dem Primärschaden und der Unfallfolge gilt die sozialrechtliche Kausalitätslehre (S 51), die Theorie der wesentlichen Bedingung.

Danach ist für die Feststellung eines Arbeitsunfalls idR erforderlich, dass die zum Unfall führende Verrichtung des Versicherten der versicherten Tätigkeit zuzurechnen ist (innerer bzw sachlicher Zusammenhang), diese Verrichtung zu dem zeitlich begrenzten, von außen auf den Körper einwirkenden Ereignis – dem Unfallereignis – geführt (Unfallkausalität) und das Unfallereignis einen Gesundheitserstschaden (Primärschaden) oder den Tod des Versicherten verursacht hat (haftungsbegründende Kausalität).[2] Das Fortbestehen von länger andauernden Unfallfolgen aufgrund des Primärschadens (haftungsausfüllende Kausalität) ist dagegen keine Voraussetzung für die Anerkennung eines Arbeitsunfalls, sondern nur für die Gewährung einer Verletztenrente.[3]

> **Unfall** (S 6) ist ein zeitlich begrenztes, von außen auf den Körper einwirkende Ereignis, das zu einem Gesundheitsschaden oder zum Tod führt, § 8 Abs 1 Satz 2 SGB VII.

Das Ereignis muss „**von außen**" auf den Versicherten einwirken und dient der Abgrenzung zu einem Ereignis aus innerer Ursache (S 9), dh von aus dem Menschen selbst kommendes Ereignis wie Herzinfarkt, Kreislaufkollaps usw, wenn diese während der versicherten Tätigkeit auftreten, sowie zu vorsätzlichen Selbstschädigungen und zur Selbsttötung, die nicht die Voraussetzungen eines Unfallereignisses erfüllen.

Das Tatbestandsmerkmal „**zeitliche Begrenztheit**" grenzt den Unfall von der Berufskrankheit ab. Die Unfalleinwirkungen dürfen sich maximal auf die Zeit einer Arbeitsschicht erstrecken.[4]

Der **Unfallbegriff** wird von der Rechtsprechung durchweg sehr weit ausgelegt (S 7).

Sie erstreckt den Versicherungsschutz über die von außen kommenden Gewalteinwirkungen hinaus auf zahlreiche sonstige schädigende Einwirkungen des Arbeitslebens, sofern sie zeitlich auf *eine* Arbeitsschicht begrenzt sind, so zB Ausgleiten, Umknicken, Stolpern[5], Fallen (mit

---

[1] vgl hierzu weiterführend *Erlenkämper* S 269 und *Erlenkämper/Fichte* S 554

[2] BSG SozR 4-2700 § 8 Nr 14, 17, 22

[3] Die hier wiedergegebene Systematik entspricht den jüngsten Tendenzen in der Rechtsprechung des BSG, stimmt aber zT nicht mit der auf S 48 ff wiedergebenen traditionellen Rechtssystematik überein.

[4] BSGE 15, 112; BSG Breith 2009, 36

[5] BSG SozR 4-2700 § 8 Nr 15

allen Abstützungsversuchen), das Auftreffen des Körpers auf dem Boden bei einem Sturz, ferner Kraftanstrengungen wie zB Heben, Tragen oder Bewegen schwererer Lasten,[1] und zwar auch dann, wenn es sich um betriebsübliche Belastungen handelt und die Einwirkung nicht unvorhergesehen eintritt (S 8). Entsteht der Schaden dagegen erst infolge wiederholter derartiger Einwirkungen in *mehreren* Arbeitsschichten, kommt ein Arbeitsunfall nicht in Betracht, sondern allenfalls eine Berufskrankheit.

> ❗ Voraussetzung für die Annahme eines Unfallereignisses ist insbesondere nicht, dass ein **besonders ungewöhnliches Geschehen**,[2] eine **außergewöhnliche Belastung** oder eine **erhöhte Betriebsgefahr** eingewirkt hat (S 8).

Ein Arbeitsunfall kann auch durch ein *normales betriebliches Geschehen*, eine *gewöhnliche* Belastungen und bei *betriebsüblicher Tätigkeit* eintreten, wenn hierdurch ein Gesundheitsschaden bewirkt wird.[3] Die Annahme eines Arbeitsunfalls erfordert somit entgegen verbreiteter sozialmedizinischer Ansicht bei Vorliegen der sonstigen Voraussetzungen nicht, dass eine erhöhte Betriebsgefahr oder außergewöhnliche, betriebs*un*übliche Belastung vorgelegen hat, und auch nicht, dass die Belastung als bestimmungswidrig oder unphysiologisch gewertet wird oder die Einwirkung den Körper (zB die Muskel-Sehnen-Strukturen) unvorbereitet und unkoordiniert getroffen hat.

Kommt es daher zB beim Anheben eines schweren Gegenstandes zu einem Sehnenriss oder einem Bandscheibenvorfall, so liegt ein Arbeitsunfall vor, auch wenn die Kraftanstrengung bei betriebsüblicher Tätigkeit und durch gewohnte Belastungen erfolgt, die Belastung für einen Gesunden physiologisch gewesen wäre und die betroffenen Organstrukturen durchaus vorbereitet und nicht unplanmäßig und unkoordiniert trifft. Auch im Übrigen besteht der Versicherungsschutz nicht nur, wenn von der geschützten Tätigkeit eine erhöhte Gefahr für den Schadenseintritt ausgeht, sondern auch gegenüber den sog Gefahren des täglichen Lebens,[4] jenen Einwirkungen also, die im unversicherten Alltagsleben ebenso vorkommen wie bei versicherten Tätigkeiten (S 8).

> ❗ Die **unfallbringende Handlung** muss in einem **inneren (sachlichen) Zusammenhang** (S 49) mit der versicherten Tätigkeit stehen.[5]

Sie muss also betriebsbedingt oder doch betriebsdienlich sein und in der Absicht ausgeführt werden, die versicherte Tätigkeit zu fördern.[6] Ein nur örtlicher oder zeitlicher Zusammenhang reicht nicht aus.[7] Maßgebliches Kriterium für die wertende Entscheidung über den sachlichen Zusammenhang zwischen versicherter Tätigkeit und Verrichtung zur Zeit des Unfalls ist die Handlungstendenz des Versicherten, ob er eine dem Beschäftigungsunternehmen dienende Verrichtung ausüben wollte.[8]

Der Verletzte muss der Einwirkung, die den Schaden bewirkt hat, infolge der versicherten Tätigkeit ausgesetzt gewesen sein.[9] Ist diese Gefahr ausschließlich oder eindeutig überwiegend der unversicherten privaten Sphäre entsprungen (zB durch eine sog eigenwirtschaftliche Tätigkeit), ist also der Unfall zwar „bei", aber nicht „infolge" der versicherten Tätigkeit eingetreten, besteht kein Versicherungsschutz.[10]

Eigenwirtschaftliche Tätigkeiten, die persönlichen, privaten Interessen dienen oder denen jeder Mensch unabhängig von einer versicherten Tätigkeit im Rahmen der Befriedigung von Grundbedürfnissen nachgeht, stehen daher auch dann nicht in dem erforderlichen inneren Zusammenhang, wenn sie am Arbeitsplatz, während der Arbeitszeit oder unter Benutzung von Betriebseinrichtungen erfolgen.[11]

Bei sog **gemischten Tätigkeiten**,[12] bei denen eine einheitliche Handlung untrennbar eigenwirtschaftlichen Interessen und zugleich der versicherten Tätigkeit dient und die sich nicht eindeutig in einen versicherten und einen unversicherten Teil trennen lässt, besteht Versicherungsschutz nur dann, wenn sie von der Handlungstendenz her auch wesentlich der versicherten Tätigkeit zu dienen bestimmt ist.[13] Nicht erforderlich ist, dass die unfallbringende Handlung *überwiegend* betrieblichen Inte-

---

[1] BSG SozR 4-2700 § 8 Nr 15
[2] BSG SozR 4-2700 § 8 Nr 15, 18, 22
[3] einhM; vgl ua BSG 9, 222; 15, 112; BSG SozR 2200 § 548 Nr 75, 84, 91; SozR 3-2200 § 548 Nr 4; *Erlenkämper/Fichte* S 33; KassKomm SGB VII § 8 Rdz 24; *Lauterbach* § 8 Rdz 91 ff; *Schönberger/Mehrtens/Valentin* S 75
[4] BSG SozR 3-2200 § 548 Nr 4; SozR 4-2700 § 8 Nr 15
[5] BSG SozR 4-2700 § 8 Nr 14, 17, 22, 24
[6] BSG SozR 4-2700 § 8 Nr 19
[7] BSG 29. 03. 1984 - 2 RU 21/83 -; BSG SozR 4-2700 § 8 Nr 11; *Erlenkämper/Fichte* S 555; KassKom SGB VII § 8 Rdz 10
[8] BSG SozR 4-2700 § 8 Nr 14
[9] BSG SGb 1981, 484; BSG SozR 4-2700 § 8 Nr 17
[10] BSG SozR 2200 § 550 Nr 37
[11] einhM, vgl ua BSG SozR 3-2200 § 548 Nr 22; *Brackmann* GUV § 8 Rdz 46; *Erlenkämper/Fichte* S 557; *Lauterbach* § 8 Rdz 217, 238, jeweils mwN
[12] vgl hierzu *Bereiter-Hahn* § 8 Rdz 7.21; *Brackmann* GUV § 8 Rdz 47; *Erlenkämper/Fichte* S 558; KassKomm SGB VII § 8 Rdz 44; *Lauterbach* § 8 Rdz 214
[13] BSG SozR 3-2200 § 548 Nr 19 mwN; BSGE 87, 224

3.2.7 Gesetzliche Unfallversicherung (SGB VII)

ressen dient; es genügt, dass diese eine wesentliche Teilursache bilden.[1] Wird hingegen kein Zweck verfolgt, der dem versicherten Bereich dient, ist dieser nur Nebenzweck (zB Mitnahme eines Geschäftsbriefs auf einem privaten Weg)[2] oder enthält der private Anteil eine selbst geschaffene Gefahr, die allein wesentliche Ursache des Unfalls ist,[3] besteht kein rechtlich wesentlicher innerer Zusammenhang.

Streit oder Spielereien am Arbeitsplatz begründen idR keinen Versicherungsschutz. Schwerwiegende **Streitigkeiten und verbale wie auch tätliche Auseinandersetzungen**[4] zwischen Betriebsangehörigen können dann einen Arbeitsunfall bilden, wenn die Auseinandersetzung in einem wesentlichen inneren und ursächlichen Zusammenhang mit der betrieblichen Tätigkeit bzw mit betrieblichen Vorgängen steht.[5] **Streit oder Spielereien unter Schülern** und unvernünftige Verhaltensweisen aufgrund gruppendynamischer Prozesse zB während einer Klassenfahrt begründen hingegen regelmäßig den Versicherungsschutz, weil Streit und Spieltrieb als alterstypische Erscheinungen anzusehen sind.[6]

Betriebliche Gemeinschaftsveranstaltungen[7] stehen unter Versicherungsschutz, wenn und solange sie von dem Unternehmer veranstaltet sind oder mit seiner Billigung stattfinden und von allen Betriebsangehörigen bzw bestimmten Gruppen besucht werden oder ihnen doch offen stehen[8] und soweit die Veranstaltung nach Ziel und Konzeption auf eine möglichst umfassende Teilnahme der Betriebsangehörigen und der Pflege der Verbundenheit zwischen Unternehmensleitung und den Beschäftigten sowie unter den Beschäftigten zu dienen bestimmt ist. Dagegen unterliegen Unternehmungen zur Freizeitgestaltung oder zur Befriedigung sportlicher oder kultureller Interessen der Beschäftigten auch dann nicht der Versicherung, wenn sie im räumlichen und zeitlichen Zusammenhang mit der Betriebstätigkeit erfolgen und von dem Unternehmen gebilligt oder unterstützt werden.[9]

Betriebssport[10] steht unter Versicherungsschutz nur, wenn er dem Ausgleich der beruflichen Belastungen dient, mit der versicherten Tätigkeit auch organisatorisch in engem Zusammenhang steht, mit gewisser Regelmäßigkeit betrieben wird und der Teilnehmerkreis im Wesentlichen auf Unternehmensangehörige beschränkt ist.[11] Sportliche Wettkämpfe zwischen Betriebssportgemeinschaften außerhalb der regelmäßigen Übungsstunden oder eine mehrtägige Skiausfahrt erfüllen diese Voraussetzungen idR nicht.[12]

Ist der Unfall unter Mitwirkung einer sog **inneren Ursache** (zB Herzinfarkt, Kreislaufkollaps, epileptischer Anfall) eingetreten, besteht ein rechtlich wesentlicher Zusammenhang mit der versicherten Tätigkeit nur dann, wenn Umstände der versicherten Tätigkeit daneben eine wesentliche Teilursache für den Eintritt des Unfall oder seiner Folgen bilden (S 9).

Das gilt auch für **Trunkenheit**. Kann der Versicherte trotz Alkoholgenuss noch ernsthafte, dem Unternehmen förderliche Arbeit leisten, bleibt der Versicherungsschutz idR erhalten;[13] kann er dies (zB infolge Volltrunkenheit) nicht mehr, dann hat er sich von der versicherten Tätigkeit gelöst und es besteht kein wesentlicher innerer Zusammenhang mit der versicherten Tätigkeit mehr.[14] Selbst bei **Trunkenheit am Steuer** geht der Versicherungsschutz nur verloren, wenn diese die allein wesentliche Ursache des Unfalls bildet. Entsprechendes gilt bei **Drogen- und Medikamenteneinwirkungen**.[15]

Selbst geschaffene oder erhöhte Gefahren (S 94, zB Leichtsinn wie Aufspringen auf fahrenden Zug, Abschalten oder Umgehen von Arbeitsschutzvorrichtungen, Nichttragen von Schutzkleidung usw) schließen den ursächlichen Zusammenhang nicht grundsätzlich aus. Entscheidend ist hier, ob die versicherte Tätigkeit trotz der selbst geschaffenen Gefahr noch zumindest eine wesentliche Teilursache des Unfalls gebildet hat oder ob das Verhalten in so hohem Maße vernunftwidrig gewesen ist und zu einer solch erheblichen zusätzlichen Gefährdung geführt hat, dass die versicherte Tätigkeit nicht mehr als wesentliche Bedingung des Unfalls gewertet werden

---

[1] BSG SozR 3-2200 § 548 Nr 19

[2] BSG SozR 2200 § 548 Nr 23; § 550 Nr 62

[3] BSG SozR 2200 § 548 Nr 93

[4] vgl *Bereiter-Hahn* § 8 Rdz 7.43; *Brackmann* GUV § 8 Rdz 171; KassKomm SGB VII § 8 Rdz 105; *Lauterbach* § 8 Rdz 274, jeweils mwN

[5] BSG SozR Nr 34, 55, 68, 74 zu § 542 RVO aF; Nr 11 zu § 548 RVO; SozR 2200 § 550 Nr 48

[6] BSG SozR 4-2700 § 8 Nr 7, 25

[7] vgl hierzu im Einzelnen *Bereiter-Hahn* § 8 Rdz 7.20; *Brackmann* GUV § 8 Rdz 118 ff; *Erlenkämper/Fichte* S 558; KassKomm SGB VII § 8 Rdz 77; *Lauterbach* § 8 Rdz 151 ff, jeweils mwN; *Krasney* NZS 2006, 57

[8] stdRspr; vgl ua BSG SozR 2200 § 548 Nr 30, 69; SozR 3-2200 § 548 Nr 21, 27, 40; SozR 4-2700 § 8 Nr 2, jeweils mwN

[9] BSG SozR 4-1500 § 163 Nr 1

[10] Das gilt auch für die Sportausübung eines Rehabilitanden in einem Berufsförderungswerk: BSG SozR 2200 § 539 Nr 118; SozR 3-2200 § 539 Nr 33; Lauterbach § 8 Rdz 194 ff

[11] BSG SozR 4-2700 § 8 Nr 16

[12] BSG SozR 2200 § 548 Nr 14; SozR 3-2200 § 548 Nr 10, 16, 29

[13] BSG SozR 2200 § 548 Nr 77; SozR 3-2200 § 548 Nr 9

[14] stdRspr; vgl ua BSG 20, 215, 218; BSG SozR 2200 § 548 Nr 45 mwN

[15] BSG SozR 2200 § 548 Nr 77; SozR 4-2700 § 8 Nr 22

kann.¹ Allein auf die Verbotswidrigkeit des Handelns kommt es nicht an, § 7 Abs 2 SGB VII.

Auf **Dienstwegen und -reisen**², die betrieblich veranlasst sind, besteht Versicherungsschutz nach § 2 Abs 1 SGB VII, weil es sich – anders als beim Wegeunfall – unmittelbar um eine versicherte Tätigkeit handelt und nicht – wie beim Wegeunfall – um Wege zur oder von der Arbeit iS des § 8 Abs 2 SGB VII handelt. Die unfallbringende Handlung muss mit der versicherten Tätigkeit aber in innerem Zusammenhang stehen:³ Geschieht der Unfall bei einer den betrieblichen Interessen dienlichen Tätigkeit, besteht Versicherungsschutz; bei einer grundsätzlich dem privaten Lebensbereich zuzuordnenden Verrichtung (zB Spaziergang, Schwimmen, Saunabesuch usw während der Freizeit) besteht Versicherungsschutz dagegen grundsätzlich nicht,⁴ sondern nur dann, wenn der Unfall aufgrund besonderer Gefahren, die ursächlich wesentlich mit der Dienstreise zusammenhängen, eingetreten ist.⁵

Unterfälle des Arbeitsunfalls

Bestimmte Tätigkeiten, die betrieblich veranlasst sind und im Interesse des Betriebes vorgenommen werden, stehen unter dem Schutz der GUV, auch wenn die Risiken vom Unternehmer nicht beherrschbar und beeinflussbar sind.

Zu diesen Verrichtungen, bei denen der Versicherungsschutz auf einen ansonsten unversicherten Bereich ausgedehnt wird, gehören, § 8 Abs 2 SGB VII:

➤ das Zurücklegen eines mit der versicherten Tätigkeit zusammenhängenden unmittelbaren Weges zum und vom Ort der Tätigkeit, Nr 1 (sog **Wegeunfall**, s unten),
➤ das Zurücklegen des von dem unmittelbaren Weg zum und vom Ort der Tätigkeit abweichenden Weges, Nr 2, um:
 a. Kinder von Versicherten, die mit ihnen in einem gemeinsamen Haushalt leben, wegen ihrer, ihrer Ehegatten oder ihrer Lebenspartner beruflichen Tätigkeit fremder Obhut anzuvertrauen oder
 b. mit anderen Berufstätigen oder Versicherten gemeinsam ein Fahrzeug zu benutzen,
➤ das Zurücklegen des von einem unmittelbaren Weg zum und vom Ort der Tätigkeit abweichenden Weges der Kinder von Personen, die mit ihnen in einem gemeinsamen Haushalt leben, wenn die Abweichung darauf beruht, dass die Kinder wegen der beruflichen Tätigkeit dieser Personen, deren Ehegatten oder deren Lebenspartnern fremder Obhut anvertraut werden, Nr 3,
➤ das Zurücklegen des mit der versicherten Tätigkeit zusammenhängenden Weges zur und von der ständigen Familienwohnung, wenn der Versicherte wegen der Entfernung seiner Familienwohnung von dem Ort der Tätigkeit an diesem oder in dessen Nähe eine Unterkunft hat, Nr 4 (sog **Familienheimfahrt**),

Versicherungsschutz genießen weiter ua:
➤ Personen bei dem mit der versicherten Tätigkeit zusammenhängenden Verwahren, Befördern, Instandhalten und Erneuern eines Arbeitsgeräts oder einer Schutzausrüstung sowie deren Erstbeschaffung, wenn diese auf Veranlassung des Unternehmers erfolgt, § 8 Abs 2 Nr 5 SGB VII.
Unter den Begriff des Arbeitsgerätes fällt aber nicht jeder Gegenstand, nur weil er zur Verrichtung einer betriebsbezogenen Tätigkeit irgendwie verwendet werden kann. Voraussetzung ist vielmehr, dass er zu einer den betrieblichen Erfordernissen entsprechenden Arbeitsverrichtung zwingend benötigt wird.⁶
Als Arbeitsgerät gelten in der Schülerversicherung auch Schulbücher und -hefte, Schreibgeräte usw und selbst ein Malkasten bei Schülern, wenn die Beschaffung auf Veranlassung der Schule erfolgt, diese alsbald im Unterricht benötigt werden und der Weg wesentlich dem Zwecke ihrer Besorgung dient.⁷
➤ Personen, die infolge der Durchführung einer Heilbehandlung, von Leistungen zur Teilhabe am Arbeitsleben oder einer Maßnahme nach § 3 BKV, bei der Wiederherstellung oder Erneuerung eines Hilfsmittels oder bei einer zur Aufklärung des Sachverhaltes eines Versicherungsfalls angeordneten Untersuchung einschließlich der dazu notwendigen Wege einen Unfall erleiden, § 11 Abs 1 SGB VII.
Das gilt entsprechend, wenn der Versicherte auf Aufforderung des UV-Trägers diesen, eine von ihm bezeichnete oder mit der Durchführung der Maßnahmen beauftragten Stelle zur Vorbereitung solcher Maßnahmen aufsucht, § 11 Abs 2 SGB VII.

---

¹ einhM; vgl ua BSG SozR 2200 § 550 Nr 5, 14, 21; SozR 3-2200 § 548 Nr 4; *Lauterbach* § 8 Rdz 243 ff; *Erlenkämper* S 163; *Erlenkämper/Fichte* S 111, 556, jeweils mwN
² vgl hierzu im einzelnen *Bereiter-Hahn* § 8 Rdz 7.15; *Brackmann* GUV § 8 Rdz 87; *Erlenkämper/Fichte* S 560; KassKomm SGB VII § 8 Rdz 124; *Lauterbach* § 8 Rdz 287; vgl auch BSG SozR 4-2200 § 550 Nr 1
³ BSG SozR 2200 § 539 Nr 110; SozR 3-2200 § 548 Nr 3, 25
⁴ BSG SozR 2200 § 539 Nr 110; § 548 Nr 33, 95; SozR 3-2200 § 539 Nr 17; BSG SozR 4-2200 § 550 Nr 1
⁵ stdRspr; vgl ua BSG SozR 2200 § 548 Nr 33, 50 mwN

⁶ LSG Darmstadt Breith 1982, 192 mwN
⁷ BSG SozR 2200 § 548 Nr 55; § 549 Nr 1, 2, 6; SozR 3-2200 § 549 Nr 1

3.2.7 Gesetzliche Unfallversicherung (SGB VII)

In der **See- und Binnenschifffahrt** sind Versicherungsfälle ua auch Unfälle infolge von Elementarereignissen, der einem Hafen oder dem Liegeplatz eines Fahrzeugs eigentümlichen Gefahren und der Beförderung von Land zum Fahrzeug oder vom Fahrzeug zum Land sowie beim Retten oder Bergen von Menschen oder Sachen, § 10 SGB VII.

Wegeunfall als Arbeitsunfall

> Versichert sind auch Wege nach und von dem Ort der Tätigkeit (sog Wegeunfall), dh Wege zwischen dem Ort der versicherten Tätigkeit und dem häuslichen Bereich, § 8 Abs 2 Nr 1 SGB VII.

! Versicherungsschutz für Wegeunfälle besteht aber nur, wenn der zum oder vom Arbeitsplatz führende Weg in einem **inneren Zusammenhang** mit der versicherten Tätigkeit steht und dieser bzw die dem Weg innewohnende allgemeine Verkehrsgefahr zumindest eine **wesentliche Teilursache** iS der sozialrechtlichen Kausalitätslehre für den Unfall bildet.

Dieser **innere Zusammenhang** setzt voraus, dass das Zurücklegen des Wegs wesentlich dazu bestimmt ist, den Ort der Tätigkeit oder nach Beendigung der Tätigkeit die eigene Wohnung zu erreichen.[1] Steht der Weg mit der betrieblichen Tätigkeit nicht in innerem Zusammenhang, dient der Weg vielmehr überwiegend **privaten Zwecken** oder erliegt der Versicherte auf dem Weg einer betriebsfremden, insbesondere einer seiner privaten Lebenssphäre zuzurechnenden Gefahr, so ist er nicht geschützt.[2] Wesentliches Kriterium für die Wesentlichkeit oder Unwesentlichkeit des versicherten Zwecks ist das betriebliche Interesse an dem Weg.[3] Der Versicherungsschutz für einen Unfall auf einem grundsätzlich versicherten Weg wird daher nicht durch verkehrswidrige Fahrweisen ausgeschlossen, auch wenn der Versicherte wegen fahrlässiger Straßenverkehrsgefährdung bestraft wird, § 7 Abs 2 SGB VII.[4] Allerdings können Leistungen ganz oder teilweise versagt oder entzogen werden, wenn der Versicherungsfall bei einer vom Versicherten begangenen Handlung eingetreten ist, die nach rechtskräftigem strafgerichtlichen Urteil ein Verbrechen oder vorsätzliches Vergehen ist, § 101 Abs 2 Satz 1 SGB VII.[5]

Ist der Weg nicht ausschließlich betrieblich bedingt, sondern dient er zugleich privaten Zwecken, und lässt sich der Weg nicht eindeutig in einen betriebsbezogenen und einen eigenwirtschaftlichen Teil trennen, steht der gesamte Weg unter Versicherungsschutz, wenn dieser auch dem versicherten Zweck wesentlich zu dienen bestimmt ist (sog **gemischte Tätigkeit**, oben S 152).

Bei **Trunkenheit am Steuer** geht der Versicherungsschutz nur verloren, wenn die Trunkenheit die allein wesentliche Bedingung des Wegeunfalls bildet. Gleiches gilt bei Drogeneinwirkung[6] und Medikamentenabusus.[7] Bei **absoluter Fahruntüchtigkeit** mit einer Blutalkoholkonzentration (BAK) von 1,1 ‰ und mehr wird hingegen vermutet, dass die Folgen des Alkohols für die Verursachung des Unfalls überragende Bedeutung haben.[8]

Von den **Endpunkten des Weges** ist im Gesetz allein der Ort der Tätigkeit als Endpunkt des Hinweges und Ausgangspunkt des Rückweges festgelegt.

Daher ist es nicht zwingende Voraussetzung für den Versicherungsschutz, dass der Hinweg von der eigenen Wohnung aus angetreten worden ist oder der Rückweg dort enden sollte.[9] Anderer Grenzpunkt kann auch ein sog dritter Ort sein, wenn die Länge des Weges in einem angemessenen Verhältnis zu den üblicherweise zu oder von dem Ort der Tätigkeit zurückgelegten Weg steht und der Weg mit der Tätigkeit im Unternehmen in einem engeren Zusammenhang steht.[10]

Andererseits genügt es nicht, dass der Ort der Tätigkeit End- bzw Ausgangspunkt des Weges ist; es muss insoweit stets ein rechtlich wesentlicher innerer Zusammenhang zwischen der betrieblichen Tätigkeit und dem Zurücklegen des konkreten Weges bestehen.[11] Ein solcher kann bei Wegen von und zur Wohnung des Versicherten idR angenommen werden, nicht dagegen, wenn für die Wahl eines anderen Ausgangs- oder Zielpunktes (zB Wohnung der Freundin oder von Verwandten) persönliche Gründe (zB Besuch, Wochenendurlaub) bestimmend gewesen sind.[12] Gleichwohl wird in der Rechtsprechung vielfach auch dann, wenn für die Wahl eines anderen Ausgangs- oder Zielpunkts persönliche Gründe maßgebend waren, ein Versicherungsschutz bejaht, wenn hierfür gewichtige

---

[1] BSG SozR 4-2700 § 8 Nr 3
[2] BSG SozR 2200 § 550 Nr 37; SozR 3-2200 § 550 Nr 1, 4, 9
[3] BSG SozR 2200 § 548 Nr 23; § 550 Nr 62 (am Ende); SozR 3-2200 § 548 Nr 19, SozR 4-2700 § 8 Nr 21
[4] BSG SozR 3-2200 § 550 Nr 21
[5] BSG SozR 4-2700 § 101 Nr 1
[6] BSG SozR 4-2700 § 8 Nr 22
[7] BSG SozR 2200 § 548 Nr 77
[8] BSG SozR 4-2700 § 8 Nr 22
[9] BSG SozR 2200 § 550 Nr 78
[10] BSG SozR 3-2700 § 8 Nr 14
[11] BSG SozR 2200 § 548 Nr 60; § 550 Nr 37, 53
[12] BSG SozR 2200 § 550 Nr 76, 78; SozR 3-2200 § 550 Nr 13

Gründe vorgelegen haben und/oder dieser Weg nicht unangemessen weiter war als der übliche Weg von bzw zur Wohnung.[1]

Bei alledem ist der Versicherungsschutz nicht auf täglich nur einen Hin- und Rückweg beschränkt, sondern umfasst zB auch den Hin- und Rückweg bei einer längeren Arbeitsunterbrechung (zB Mittagspause).[2]

Beginn und Ende des Versicherungsschutzes nach § 8 Abs 2 SGB VII liegen an der Grenze des häuslichen Lebensbereichs, idR also mit dem Durchschreiten der Außentür des vom Beschäftigten bewohnten Gebäudes,[3] in einem Mehrparteienhaus erst an der Außentür des Gebäudes.[4]

In der **Wahl des Weges** ist der Versicherte grundsätzlich frei.

Geschützt ist daher auch ein streckenmäßig längerer Weg, wenn er zB einer Verkürzung der Wegezeit, einer Minderung des Verkehrsrisikos[5] oder der Umgehung eines Verkehrsstaus dient.[6]

Kein Versicherungsschutz besteht hingegen auf einem **Umweg**, der die unmittelbare kürzeste Wegstrecke des Arbeitsweges nicht unerheblich verlängert, der als Zielrichtung zwar den Ort der Tätigkeit oder beim Rückweg den anderen Grenzpunkt des Wegs iS des § 8 Abs 2 Nr 1 SGB VII beibehalten hat,[7] für dessen Wahl aber allein oder überwiegend persönliche, dem privaten Lebensbereich zuzurechnende Gründe maßgebend sind.

Kein Versicherungsschutz besteht auch auf einem **Abweg**, dh wenn der Versicherte den normalen Arbeitsweg aus eigenwirtschaftlichen Gründen (zB für private Besorgungen) verlässt und anschließend auf den normalen Arbeitsweg zurückkehrt. Das gilt aber kraft Gesetzes nicht für Um- oder Abwege iS des § 8 Abs 2 Nr 2 bis 5 SGB VII (S 154), wenn also zB der Versicherte sein Kind in fremde Obhut bringt oder mit anderen berufstätigen oder versicherten Personen als Fahrgemeinschaft gemeinsam ein Fahrzeug für den Arbeitsweg benutzt.

Wird in den Arbeitsweg eine längere eigenwirtschaftliche **Unterbrechung** eingeschoben (zB Einkauf in einem Geschäft, Gaststättenbesuch), so wird idR auch der Versicherungsschutz mit dem Verlassen des Fahrzeugs für diese Zeit unterbrochen.[8] Er lebt erst mit der Fortsetzung der Fahrt wieder auf, es sei denn, die Unterbrechung ist nur geringfügig (zB Zeitungs-, Brötchen-, Zigarettenkauf ohne Verlassen des Straßenraums).[9] Der Versicherungsschutz lebt mit der Fortsetzung der Fahrt aber nur wieder auf, wenn die Unterbrechung einen zeitlichen Rahmen von maximal zwei Stunden nicht überschreitet.[10] Wird der Arbeitsweg für längere Zeit als zwei Stunden unterbrochen, tritt eine vollständige **Lösung von der versicherten Tätigkeit** einschließlich des Arbeitswegs ein mit der Folge, dass für den restlichen Weg kein Versicherungsschutz mehr besteht.[11]

Berufskrankheit

Die Berufskrankheit ist ein **eigenständiger Versicherungsfall**, §§ 7 Abs 1, 9 SGB VII[12].

> **Berufskrankheiten** sind nicht alle Krankheiten, die durch berufliche Einwirkungen entstehen, sondern nur bestimmte Krankheiten, die in einer besonderen Rechtsverordnung, der **Berufskrankheiten-Verordnung** (BKV), im Einzelnen aufgeführt sind (sog Listenerkrankungen) und die der Versicherte infolge einer gem §§ 2, 3 oder 6 SGB VII versicherten Tätigkeit erleidet, § 9 SGB VII.

Als Berufskrankheiten werden in diese **BK-Liste** (nur) solche Krankheiten aufgenommen, die nach den Erkenntnissen der medizinischen Wissenschaft durch besondere Einwirkungen verursacht sind, denen bestimmte Personengruppen durch ihre versicherte Tätigkeit in erheblich höherem Grad als die übrige Bevölkerung ausgesetzt sind, § 9 Abs 1 SGB VII.

Die Berufskrankheiten sind in der Anlage zur BKV[13] in 6 Gruppen aufgeführt:

---

[1] vgl ua BSG SozR 2200 § 550 Nr 57, 78; SozR 3-2200 § 550 Nr 5, 10; SozR 3-2700 § 8 Nr 14
[2] BSG SozR 2200 § 550 Nr 62, 66
[3] stdRspr; vgl BSG SozR 2200 § 550 Nr 22 mwN, BSG SozR 3-2700 § 8 Nr 3
[4] BSG SozR 3-2200 § 550 Nr 15
[5] BSGE 4, 219; *Brackmann* GUV § 8 Rdz 224; KassKomm SGB VII § 8 Rdz 201; *Lauterbach* § 8 Rdz 464, 465
[6] BSG NJW 1983, 2959
[7] BSG SozR 2200 § 550 Nr 24; *Brackmann* GUV § 8 Rdz 226
[8] BSG SozR 4-2700 § 8 Nr 3; *Bereiter-Hahn* § 8 Rdz 12.21; *Brackmann* GUV § 8 Rdz 231; *Erlenkämper/Fichte* S 566; KassKomm SGB VII § 8 Rdz 197; *Lauterbach* § 8 Rdz 468
[9] stdRspr; vgl ua BSG SozR 2200 § 550 Nr 20, 41, 44, 69; BSG SozR 3-2200 § 550 Nr 4, 8, 14; BSG SozR 4-2700 § 8 Nr 3
[10] stdRspr; vgl ua BSG SozR 2200 § 550 Nr 20, 44; SozR 3-2200 § 550 Nr 4, 15; BSG SozR 4-2700 § 8 Nr 19
[11] einhM; vgl ua BSG SozR 2200 § 550 Nr 12, 27, 42, 55, 75; SozR 4-2700 § 8 Nr 19; *Bereiter-Hahn* § 8 Rdz 12.37; *Brackmann* GUV § 8 Rdz 245; *Erlenkämper/Fichte* S 566; *Lauterbach* § 8 Rdz 490
[12] vgl hierzu weiterführend *Erlenkämper* S 278 und *Erlenkämper/Fichte* S 569
[13] *Bereiter-Hahn* nach § 9 SGB VII; KassKom § 9 Anhang 2; vgl auch S 549

3.2.7 Gesetzliche Unfallversicherung (SGB VII)

➤ durch chemische Einwirkungen verursachte Krankheiten, Nr 1
➤ durch physikalische Einwirkungen verursachte Krankheiten, Nr 2
➤ durch Infektionserreger oder Parasiten verursachte Krankheiten sowie Tropenkrankheiten, Nr 3
➤ Erkrankungen der Atemwege und der Lungen, des Rippenfells und Bauchfells, Nr 4
➤ Hautkrankheiten, Nr 5
➤ Krankheiten sonstiger Ursache, Nr 6

Innerhalb dieser Gruppen werden die einzelnen Berufskrankheiten mit einer vierstelligen Ordnungsnummer aufgezählt.

Zur Liste der gegenwärtig anerkannten Berufskrankheiten (sog **BK-Liste**) und zu den **orthopädischen Aspekten** hierzu s S 347, 549.

Für Ärzte besteht eine gesetzliche **Anzeigepflicht** bei begründetem Verdacht auf Vorliegen einer Berufskrankheit gegenüber dem zuständigen UV-Träger oder der für den medizinischen Arbeitsschutz zuständigen Stelle, §§ 202 SGB VII, 5 BKV.

Das BMA hat zu den einzelnen Berufskrankheiten **Merkblätter** für die ärztliche Meldung herausgegeben, die die Voraussetzungen für die Anerkennung von Erkrankungen als Berufskrankheiten in Einzelheiten umreißen, jedoch keine verbindliche Festlegung der Anspruchsvoraussetzungen bewirken. Sie werden jeweils im Bundesarbeitsblatt veröffentlicht.

Eintritt des Versicherungsfalles

Voraussetzungen für den Versicherungsfall einer Berufskrankheit sind:
➤ versicherte Person,
➤ versicherte Tätigkeit,
➤ Einwirkung auf den Körper von außen,
 darunter fallen nach der Art der Einwirkungen Staub, Gase, Rauch, Dämpfe, Hitze, Kälte, mechanische Belastungen, Strahlen, Infektionen und auch psychische Belastungen, aber auch Gefahrstoffe, Maschinen, Arbeitsgeräte,
➤ ursächlicher Zusammenhang zwischen versicherter Tätigkeit und äußerer Einwirkung,
➤ Gesundheitsschaden,
➤ ursächlicher Zusammenhang zwischen äußerer Einwirkung und Gesundheitsschaden,
➤ ggf zusätzlich die Erfüllung eines oder mehrerer besonderer versicherungsrechtlicher Merkmale (zB sog Listenvorbehalte, Tätigkeiten in bestimmten Gefährdungsbereichen, Zwang zur Unterlassung aller Tätigkeiten).

Für das Vorliegen des Tatbestandes der Berufskrankheit ist ein **ursächlicher Zusammenhang** zwischen der versicherten Tätigkeit und der schädigenden Einwirkung und zwischen der schädigenden Einwirkung und der Erkrankung erforderlich.

Dabei müssen die Krankheit, die versicherte Tätigkeit und die durch sie bedingten schädigenden Einwirkungen nach Art und Ausmaß iS des „**Vollbeweises**", also mit einer an Sicherheit grenzenden Wahrscheinlichkeit, nachgewiesen sein (S 67)[1]. Nur für den ursächlichen Zusammenhang zwischen diesen tatsächlichen Voraussetzungen genügt nach der auch sonst im Sozialrecht geltenden sozialrechtlichen Kausalitätslehre dagegen grundsätzlich die (hinreichende) **Wahrscheinlichkeit**, dh nach vernünftiger Abwägung aller Umstände müssen die auf die berufliche Verursachung der Krankheit deutenden Faktoren so überwiegen, dass darauf die Entscheidung gestützt werden kann, wenn also mehr für als gegen den Ursachenzusammenhang spricht;[2] die reine Möglichkeit reicht auch hier nicht aus.[3]

Für den Ursachenzusammenhang gilt, wie auch sonst in der GUV, die sozialrechtliche Kausalitätslehre, die Theorie der wesentlichen Bedingung.[4]

Danach ist es nicht erforderlich, dass die versicherte Tätigkeit und die hiervon ausgehenden Noxen die alleinige oder doch allein wesentliche Ursache der Erkrankung sind.

Es genügt, dass die beruflichen Einwirkungen eine **wesentliche Teilursache** (S 58) bilden. Dazu gehört, dass die schädigenden Einwirkungen iS der jeweiligen Listenkrankheit nachgewiesen sind (s oben), und zwar in einem Ausmaß, das den gesicherten Erfahrungswerten über die für die jeweilige BK erforderliche Dosis-Wirkungs-Voraussetzungen bzw der Dosis-Häufigkeits-Beziehung entspricht. Die diesbezüglichen tatsächlichen Feststellungen sind aber idR nicht vom ärztlichen Gutachter zu treffen, sondern vom UV-Träger bzw seinem techni-

---

[1] BSGE 7, 141, 143
[2] BSG SozR § 548 Nr 38; BSG SozR 4-5671 Anl 1 Nr 4104 Nr 2; SozR 3-5670 Anl 1 Nr 2108 Nr 2; SozR 3-1300 § 48 Nr 67; *Brackmann* GUV § 9 Rdz 205
[3] BSG SozR 4-2700 § 9 Nr 7 mwN
[4] BSG SozR 4-2700 § 9 Nr 9

schen Aufsichtsdienst (TAD) und dem ärztlichen Gutachter als sog Anknüpfungstatsache vorzugeben.

Es können daher daneben durchaus auch außerberufliche, der unversicherten Lebenssphäre zuzuordnende Faktoren exogener (zB Sportausübung beim Meniskusschaden) oder endogener Art (zB degenerative Schadensanlage) an der Entstehung der Krankheit mitwirken, ohne dass deswegen ein rechtlich wesentlicher Kausalzusammenhang mit der versicherten Tätigkeit von vornherein entfällt. Nur wenn derartige berufsfremde Faktoren an Bedeutung so eindeutig überwiegen, dass sie bei der gebotenen Abwägung (S 61) als die allein wesentliche Ursache der Krankheit angesehen werden müssen, weil die beruflichen Einwirkungen demgegenüber praktisch bedeutungslos sind, entfällt auch hier ein rechtlich wesentlicher Ursachenzusammenhang mit der versicherten Tätigkeit.

> Etwas anderes gilt nur, wenn die **Beweisvermutung** des § 9 Abs 3 SGB VII[1] eingreift: Erkranken Versicherte, die infolge der besonderen Bedingungen ihrer versicherten Tätigkeit in erhöhtem Maße der Gefahr der Erkrankung an einer in der BKV genannten BK ausgesetzt waren, an einer solchen Krankheit und können Anhaltspunkte für eine Verursachung außerhalb der versicherten Tätigkeit nicht festgestellt werden, wird vermutet, dass diese infolge der versicherten Tätigkeit verursacht worden ist, § 9 Abs 3 SGB VII.

Das erhöhte Maß der Gefahr der Erkrankung setzt eine konkrete Gefahrenerhöhung des einzelnen Versicherten durch die **besonderen Bedingungen** seiner versicherten Tätigkeit voraus, die über die Exposition der „**erheblichen höheren Gefahr**" iS des § 9 Abs 1 Satz 2 SGB VII hinausgeht.[2] Liegen diese Voraussetzungen vor, wird gesetzlich vermutet, dass die Erkrankung infolge der versicherten Tätigkeit verursacht worden ist.

Konkrete Anhaltspunkte für eine außerberufliche Verursachung müssen voll nachgewiesen sein.[3] Die außerberufliche Verursachung braucht aber nicht wahrscheinlich zu sein; es genügen Anhaltspunkte für einen solchen Zusammenhang, sodass die ernsthafte Möglichkeit der anderweitigen Verursachung ausreicht.[4] Der Nachweis solcher Anhaltspunkte schließt die gesetzliche Vermutung aus mit der Folge, dass die allgemeinen Beweisregeln gelten. Es gibt daher keine Vermutung iS eines „Automatismus", dass eine bestimmte Krankheit durch eine berufsbedingte Schadstoffexposition verursacht worden ist.[5]

Eine Erleichterung der Beweiswürdigung kann sich aus den **Grundsätzen des Beweises des ersten Anscheins** (prima-facie-Beweis) ergeben, der auch im sozialgerichtlichen Verfahren anwendbar ist.[6]

Es handelt sich hierbei um die Tatsachenvermutung, dass auf der Grundlage der Lebenserfahrung gewisse typische Sachverhalte bestimmte Folgen auslösen oder umgekehrt bestimmte Folgen auf einen typischen Geschehensablauf hindeuten.[7] Dieser Beweis des ersten Anscheins ist auch bei der Feststellung von Berufskrankheiten nicht ausgeschlossen.[8] Bei der Anwendung dieser Grundsätze anlässlich der Feststellung einer BK darf jedoch nicht allein auf das Vorliegen der Tatbestandsmerkmale der jeweiligen BK in der Anlage zur BKV abgestellt werden, sondern es müssen gesicherte Erfahrungssätze um einen typischen Geschehensablauf vorliegen.[9] Ein solcher Anscheinsbeweis ist bejaht worden bei einem Meniskusschaden eines Versicherten, der während seiner Untertagetätigkeit mindestens 3 Jahre regelmäßig Tätigkeiten in hockender, kniender oder liegender Körperhaltung verrichtet oder in schräger Lage in niedrigen (geringmächtigen) Flözen gearbeitet hat,[10] verneint worden ist er jedoch bei einer bandscheibenbedingten Erkrankung der Lendenwirbelsäule (BK 2108), wenn schon die arbeitstechnischen Voraussetzungen nicht erfüllt sind.[11]

Bei zahlreichen Erkrankungen, die auch ohne besondere berufsspezifische Einwirkungen häufig auftreten, ist die Anerkennung als BK vielfach davon abhängig, dass bestimmte weitere Voraussetzungen (sog **Listenvorbehalte**) erfüllt sind.

So kann zB ein Meniskusschaden nur nach mehrjährigen andauernden oder häufig wiederkehrenden, die Kniegelenke überdurchschnittlich belastenden Tätigkeiten[12] anerkannt werden, eine Schleimbeutelerkrankung nur, wenn sie durch ständigen Druck hervorgerufen und chronisch geworden ist,[13] bandscheibenbedingte Erkran-

---

[1] *Brackmann* GUV § 9 Rdz 158
[2] KassKomm § 9 SGB VII Rdz 28; *Brackmann* GUV SGB VII § 9 Rdz 222 ff mwN; aA *Erlenkämper* SGb 1997, 503; *Erlenkämper/Fichte* S 574 mwN
[3] BSG 4-2700 § 9 Nr 7; *Brackmann* GUV § 9 Rdz 232; KassKomm § 9 SGB VII Rdz 29
[4] KassKomm SGB VII § 9 Rdz 29; *Brackmann* GUV § 9 Rdz 232; *Lauterbach* § 9 Rdz 305; teilweise abweichend *Erlenkämper* S 284 f und SGb 1997, 505

[5] BSG SozR 4-5671 Anl 1 Nr 4104 Nr 2
[6] BSGE 8, 247; 19, 54; 24, 25; *Meyer-Ladewig* § 128 Rdz 9
[7] *Meyer-Ladewig* § 128 Rdz 9
[8] *Brackmann* GUV § 9 Rdz 215; BSG SozR 5670 Anl 1 Nr 2102 Nr 2; BSG SGb 1999, 39
[9] BSG SGb 1999, 39
[10] BSG SozR 5677 Anl 1 Nr 42 Nr. 1; BSG SozR 5670 Anl 1 Nr. 2102 Nr 2
[11] BSG SGb 1999, 39
[12] BK Nr 2102
[13] BK Nr 2105

3.2.7 Gesetzliche Unfallversicherung (SGB VII)

kungen nur, wenn sie auf langjährigen schweren Belastungen der Wirbelsäule beruhen.[1]

Die Anerkennung von Erkrankungen als BK kann zudem davon abhängig gemacht werden, dass sie zum **Unterlassen aller Tätigkeiten** geführt haben, die für Entstehung, Verschlimmerung oder Wiederaufleben der Krankheit ursächlich waren oder sein können, § 9 Abs 1 Satz 2 SGB VII. Zu diesen Listen-BK gehören nach der Anlage zur BKV ua:

- Nr 2101 Erkrankungen der Sehnen,
- Nr 2104 Durchblutungsstörungen an den Händen,
- Nr 2108 – 2110 Bandscheibenbedingte Erkrankungen der Lenden- und Halswirbelsäule.

Dieser **Unterlassungszwang** setzt idR voraus, dass die Tätigkeiten, die zu der Erkrankung geführt haben, aus arbeitsmedizinischen Gründen nicht mehr ausgeübt werden sollen, und dass der Versicherte die schädigende Tätigkeit und auch alle anderen Tätigkeiten, die für die Entstehung, die Verschlimmerung oder das Wiederaufleben der Krankheit ursächlich sein können, tatsächlich aufgegeben hat. Auf das Motiv des Versicherten kommt es nicht an. Eine bloße Verminderung der Gefährdung genügt nicht.[2]

> **!** Die UV-Träger sind verpflichtet, bereits vor Aufgabe einer noch verrichteten gefährdenden Tätigkeit durch den Versicherten darüber zu entscheiden, ob die übrigen Voraussetzungen für die Anerkennung einer BK erfüllt sind, § 9 Abs 4 SGB VII.

Damit ist gewährleistet, dass hinsichtlich einer Erkrankung, deretwegen der Versicherte die gefährdende Tätigkeit aufgeben soll oder will, vorab verbindlich entschieden wird, ob diese *nach* ihrer Aufgabe auch als BK anerkannt und entschädigt wird.

Weiterhin gelten für zahlreiche Berufskrankheiten einerseits bestimmte **Dosis-Wirkungs-Voraussetzungen** und andererseits bestimmte **Dosis-Häufigkeits-Beziehungen** (ua BK 4104: Lungenkrebs aufgrund von Asbest).[3]

Diese sind teils unmittelbar in der BK-Liste, teils in Konventionen festgehalten. Sie müssen erfüllt sein, soll eine schädigende berufliche Einwirkung, die eine conditio sine qua non für den Eintritt des streitigen Gesundheitsschadens bildet, auch als wesentliche (Teil-)Ursache beurteilt werden.

> **!** **Schwierigkeiten bei der Beurteilung** des ursächlichen Zusammenhangs zwischen den schädigenden Einwirkungen und der Erkrankung können sich vor allem bei solchen Erkrankungen ergeben, die auch unabhängig von solchen spezifisch beruflichen Einwirkungen häufiger auftreten (zB Schleimbeutel-, Meniskus-, Sehnenscheiden- und bandscheibenbedingte Erkrankungen; zahlreiche Infektionskrankheiten).

Dazu bedarf es im **sozialmedizinischen Gutachten** sorgfältiger Erfassung und Prüfung aller maßgebenden Umstände in medizinischer (zB Vorerkrankungen, nachweisbar bestehende Schadensanlagen zB degenerativer Art), beruflicher (Art, Dauer und Schwere der beruflichen Noxen, Infektionsrisiken usw) und außerberuflicher (Einwirkungen und Risiken aus unversicherten Bereichen wie zB Urlaub, Sport, Hobby, Freizeit- oder nebenberuflicher Tätigkeit, degenerative Prozesse usw) Hinsicht, um berufliche und außerberufliche Noxen und Risiken in ihrer Bedeutung für den Eintritt der Erkrankung abwägen zu können.

Zu beachten ist auch hier, dass diese Umstände – die berufsbedingten ebenso wie die berufsfremden – stets in ihren tatsächlichen Grundlagen iS des Vollbeweises nachgewiesen sein müssen, wenn sie in die Zusammenhangsbeurteilung eingehen sollen (S 59), und dass die Beurteilung nicht pauschal erfolgen darf, sondern die einzelnen Kausalfaktoren hinsichtlich ihrer tatsächlichen Grundlagen, der Wahrscheinlichkeit ihrer ursächlichen Beteiligung und ihrer Bedeutung für den Eintritt des Schadens in getrennten Schritten zu prüfen sind (S 65, 88).

> **!** Besondere Schwierigkeiten bei der Beurteilung des ursächlichen Zusammenhangs bestehen auch hier vielfach, wenn an der Erkrankung eine **Schadensanlage** ursächlich wesentlich beteiligt ist. Dann ist es von besonderer Wichtigkeit, dass die Beurteilung exakt nach den sozialrechtlichen Grundsätzen über die Beurteilung anlagebedingter Leiden erfolgt (S 72).[4]

Denn nach dem Schutzzweck des Gesetzes ist der Versicherte grundsätzlich auch hinsichtlich solcher **Schadensanlagen** in dem Gesundheitszustand geschützt, in dem er sich bei Beginn der schädigenden beruflichen Einwirkungen befunden hat (S 54). Treffen daher schädigende berufliche Noxen auf eine solche Schadensanlage, darf den beruflichen Einwirkungen die rechtliche Qualität

---

[1] BK's Nr 2108 – 2110
[2] BSG SozR 3-5670 Anl 1 Nr 2108 Nr 2; SozR 3-5670 Anl 1 Nr 4301 Nr 2; SozR 4-5671 Anl 1 Nr 5101 Nr 1
[3] *Brackmann* GUV § 9 Rdz 75, 76

[4] vgl hierzu das Schema S 93

3 Sozialrecht

einer wesentlichen Teilursache nicht von vornherein etwa mit der Begründung abgesprochen werden, die beruflichen Einwirkungen hätten angesichts der mitwirkenden Schadensanlage keine wesentliche ursächliche Bedeutung für den Eintritt der Erkrankung; hier habe sich daher kein versichertes Risiko realisiert, ein Gesunder hätte einen solchen Schaden nicht erlitten. Es darf auch nicht argumentiert werden, bei dem Eintritt einer anlagebedingten Erkrankung handele es sich stets um die berufsunabhängige Manifestierung der Schadensanlage, die nur „bei Gelegenheit" der schädigenden Einwirkungen eingetreten sei (S 78).

Soll erwogen werden, die Schadensanlage sei gegenüber den beruflichen Einwirkungen von überwiegender ursächlicher Bedeutung für den Eintritt der Erkrankung, muss diese zunächst nach Art und Ausmaß für den konkret zu beurteilenden Einzelfall in ihren tatsächlichen Grundlagen iS des Vollbeweises sicher nachgewiesen sein (S 59); sonst stellt sich nach der Rechtsprechung des Bundessozialgerichts „erst gar nicht die Frage", ob sie überhaupt Ursache im Rechtssinn sein könnte.[1]

Ist die Erkrankung mit hinreichender Wahrscheinlichkeit durch eine nachgewiesene Schadensanlage mitbedingt, darf eine eindeutig überwiegende Verursachung durch diese Schadensanlage zudem nur angenommen werden, wenn die aus ihr erwachsene Krankheitsdisposition nachweisbar bereits so stark ausgeprägt und so leicht ansprechbar war, dass die Erkrankung mit hoher Wahrscheinlichkeit auch ohne die schädigenden beruflichen Einwirkungen zu annähernd gleicher Zeit und in annähernd gleicher Schwere durch andere Einwirkungen des unversicherten Privatlebens oder aus sich heraus eingetreten wäre (S 75).

Dies gilt nicht zuletzt für die **bandscheibenbedingten Erkrankungen** iS der BK Nr 2108 – 2110, an deren Entstehung regelmäßig allgemeine degenerative Verschleißvorgänge parallel mitwirken. Hier lässt sich die im sozialmedizinischen Schrifttum vielfach versuchte Ausgrenzung ua von mono- oder bisegmentalen Erkrankungen und/oder die Beschränkung auf besonders schwerwiegende oder das altersentsprechende Ausmaß erheblich übersteigende Veränderungen mit den Grundsätzen der sozialrechtlichen Kausalitätslehre in aller Regel nicht vereinbaren.[2]

> Eine Erkrankung ist **als Berufskrankheit** nicht erst **anzuerkennen**, wenn ein **Leistungsfall** iS des § 9 Abs 5 SGB VII eintritt, die Erkrankung also Behandlungsbedürftigkeit, Arbeitsunfähigkeit oder eine rentenberechtigende MdE bewirkt, sondern stets schon, wenn der **Versicherungsfall** eingetreten ist (S 5), wenn also die Erkrankung klinisch-funktionell manifest oder doch pathologisch eindeutig identifizierbar ist und die Listenvoraussetzungen vorliegen (sog **Anerkennung dem Grunde nach**).[3]

Bei der sozialmedizinischen Begutachtung ist daher nicht darauf abzustellen, ob eine „entschädigungspflichtige" Berufskrankheit vorliegt, sondern ob die Erkrankung – unabhängig von Behandlungsbedürftigkeit, Arbeitsunfähigkeit oder rentenberechtigender MdE – klinisch-funktionell manifest oder doch pathologisch eindeutig identifizierbar ist.

Nicht selten liegt zwischen dem Beginn der schädigenden beruflichen Einwirkungen aus der versicherten Tätigkeit[4] und der klinisch-funktionellen Manifestation der BK ein längerer Zeitraum. Haben während dieser Zeit neben den beruflichen Noxen auch anderen schädigende exogene Einflüsse oder endogene Entwicklungen aus der unversicherten privaten Lebenssphäre an der Entstehung der Erkrankung mitgewirkt, spricht man von einem **Parallelschaden** (S 39).

Hat der Versicherte zB neben einer die Kniegelenke überdurchschnittlich belastenden Berufstätigkeit iS der BK Nr 2101 gleichzeitig aktiven Sport mit entsprechender Belastung der Kniegelenke ausgeübt, erhebt sich die Frage, wie diese verschiedenen parallel wirkenden Einwirkungen rechtlich zu bewerten sind. Gleiches gilt vor allem bei länger dauernden beruflichen Einwirkungen für parallel einsetzende degenerative Prozesse.

Auch hierfür gelten die Grundsätze der sozialrechtlichen Kausalitätslehre über die konkurrierende Kausalität (S 58).

Daher müssen solche parallel wirkenden berufsfremden Einwirkungen und Entwicklungen nach Art und Ausmaß in ihren tatsächlichen Grundlagen **iS des Vollbeweises nachgewiesen** sein, sonst darf sich die Frage nach ihrer ursächlichen Bedeutung gar nicht erst stellen (S 76). Auch wenn dieser Nachweis erbracht ist, genügt es für die Bejahung eines wesentlichen ursächlichen Zusammenhangs mit den schädigenden beruflichen Noxen, dass

---

[1] stdRspr; vgl ua BSG 61,127; BSG SozR 2200 § 548 Nr 84 und § 550 Nr 8; BSG SozR 3-2200 § 548 Nr 11; BSG 06. 12. 1989 – 2 RU 7/89 – Meso B 240/123
[2] vgl hierzu weiterführend *Erlenkämper* BG 1996, 846 und SGb 1997, 610 mwN; BSG SozR 3-5680 Art 2 Nr 1
[3] BSG SozR 2200 § 551 Nr 35 (entgegen früherer Rspr); vgl auch *Bereiter-Hahn* § 9 Rdz 7; *Brackmann* GUV § 9 Rdz 242, 244; *Erlenkämper/Fichte* S 578; KassKomm SGB VII § 9 Rdz 5
[4] Bei sog Latenzschäden auch zwischen dem Ende der beruflichen Einwirkungen und dem Beginn der Erkrankung.

3.2.7 Gesetzliche Unfallversicherung (SGB VII)

diese neben solchen berufsfremden Einwirkungen eine **wesentliche Teilursache** für den Eintritt der Berufskrankheit bilden. Ein rechtlich wesentlicher ursächlicher Zusammenhang mit den beruflichen Noxen darf daher auch hier nur verneint werden, wenn die nachgewiesenen berufsfremden Einwirkungen an Bedeutung so sehr überwiegen, dass sie bei der gebotenen objektiven, vernünftigen und lebensnahen Abwägung als die allein wesentliche Ursache der Krankheit angesehen werden müssen und die beruflichen Einwirkungen demgegenüber praktisch bedeutungslos sind (S 58).

Dem **Tod infolge eines Versicherungsfalls** steht der Tod von Versicherten gleich, deren Erwerbsfähigkeit durch die Folgen einer Berufskrankheit nach den Nummern 4101 – 4104 der BK-Liste (ua Silikose, Asbestose und dadurch bedingte Ca-Erkrankungen) um 50 vH oder mehr gemindert war, § 63 SGB VII.

Dies gilt nicht, wenn offenkundig ist, dass der Tod mit der Berufskrankheit nicht in ursächlichem Zusammenhang steht (zB Tod durch privaten Autounfall).

Eine Obduktion zum Zwecke einer solchen Feststellung darf nicht gefordert werden, § 63 Abs 2 SGB VII.

> **Berufskrankheit und Arbeitsunfall** schließen sich idR wechselseitig aus.[1]

Berufskrankheiten sind ganz überwiegend das Ergebnis länger dauernder Einwirkungen; der Arbeitsunfall setzt dagegen ein zeitlich eng – jedenfalls auf eine Arbeitsschicht – begrenztes Unfallereignis voraus.

Der Arbeitsunfall unterscheidet sich von einer Berufskrankheit (BK) insbesondere dadurch, dass der Arbeitsunfall ein zeitlich begrenztes, plötzlich von außen auf den Körper einwirkendes schädigendes Ereignis ist, dessen Entstehung zeitlich maximal auf eine Arbeitsschicht begrenzt ist, die BK sich hingegen idR allmählich über einen längeren Zeitraum entwickelt, in dem der Versicherte den gesundheitlich schädigenden Einwirkungen ausgesetzt ist.[2]

Die Übergänge können im Einzelfall jedoch fließend sein. So kann zB eine Vergiftung oder eine Infektion durchaus während einer bestimmten Arbeitsschicht eintreten und dadurch die Merkmale einer Berufskrankheit wie auch eines Arbeitsunfalls erfüllen (Infektionskrankheit infolge einer einmaligen Ansteckung als BK 3101 der Anlage zur BKV)[3] oder eine Explosion (Unfall) mit Freisetzung giftiger Gase (Berufskrankheit). In solchen Fällen finden die Vorschriften über die Berufskrankheit Anwendung. Eine BK kann auch durch eine Häufung kleinerer Schädigungen auftreten, die erst allmählich eine Erkrankung verursachen.[4]

Quasi-Berufskrankheit („Wie-BK")

> Auch wenn eine Krankheit, die ein Versicherter infolge der versicherten Tätigkeit erlitten hat, nicht die Voraussetzungen einer BK erfüllt, kann diese **„wie eine Berufskrankheit"** als Versicherungsfall entschädigt werden, sofern im Zeitpunkt der Entscheidung nach neuen Erkenntnissen der medizinischen Wissenschaft die Voraussetzungen für eine Bezeichnung nach § 9 Abs 1 Satz 2 SGB VII erfüllt sind, § 9 Abs 2 SGB VII.

Voraussetzungen für die Anerkennung einer Quasi-BK (sog „Wie-BK") sind demnach:
- Vorliegen einer Krankheit,
- die Krankheit ist nicht in der BK-Liste verzeichnet oder bei dieser Krankheit liegen die dort bestimmten Voraussetzungen nicht vor,
- ursächlicher Zusammenhang zwischen der Krankheit mit einer nach §§ 2, 3 und 6 SGB VII versicherten Tätigkeit,
- Zugehörigkeit des Versicherten zu einer Personengruppe, die den schädigenden Einwirkungen ihrer Tätigkeit im Zeitpunkt der Entscheidung nach neuen, allgemein anerkannten medizinischen Erkenntnissen in erheblich höherem Maß ausgesetzt ist als die übrige Bevölkerung,
- Ursachenzusammenhang zwischen diesen Einwirkungen und der Krankheit der betreffenden Art,
- diese Einwirkungen müssen im Zeitpunkt der Entscheidung nach neuen Erkenntnissen der medizinischen Wissenschaft generell geeignet sein, Krankheiten der betreffenden Art zu verursachen.

Mit dieser Regelung sollen solche Krankheiten als „Quasi-BK" entschädigt werden, die nur deshalb nicht in die BK-Liste aufgenommen worden sind, weil die neuen Erkenntnisse der medizinischen Wissenschaft über die besondere Gefährdung bestimmter Personengruppen in ihrer Arbeit bei der letzten Fassung der Anlage zur BKV noch nicht vorhanden waren oder trotz Nachprüfung noch nicht ausgereicht hatten[5] oder die sich erst nach Erlass der letzten Änderungsverordnung „zur Berufskrankheitenreife" verdichtet und inzwischen allgemeine wissenschaftliche Anerkennung gefunden haben.[6]

---

[1] einhM; vgl ua *Erlenkämper/Fichte* S 577 mwN
[2] *Brackmann* GUV § 9 Rdz 19
[3] BSG SozR 4-2700 § 9 Nr 5
[4] *Brackmann* GUV § 9 Rdz 22; BSG SozR 2200 § 571 Nr 7
[5] BSG SozR 3-2200 § 551 Nr 9 mwN
[6] BSGE 44, 90,93; BSG SozR 2200 § 551 Nr 18

§ 9 Abs 2 SGB VII ist danach keine „Generalklausel", nach der jede Krankheit, deren ursächlicher Zusammenhang mit der beruflichen Tätigkeit im Einzelfall zumindest hinreichend wahrscheinlich ist, als „Quasi-BK" anerkannt werden kann.

Leistungen

Auf Versicherungsfälle nach § 7 Abs 1 SGB VII, dh auf Arbeitsunfälle und Berufskrankheiten, sind die Vorschriften über Leistungen nach Eintritt des Versicherungsfalles (§ 26 ff SGB VII) grundsätzlich gleichermaßen anzuwenden.

Bei Berufskrankheiten kommt als Besonderheit die Gewährung von Leistungen aus vorbeugenden Gründen gem § 3 BKV hinzu.

Leistungen vor Eintritt eines Versicherungsfalls

Besteht für Versicherte die Gefahr, dass eine BK entsteht, wiederauflebt oder sich verschlimmert, haben die UV-Träger dieser Gefahr mit allen geeigneten Mitteln entgegenzuwirken. Ist die Gefahr gleichwohl nicht zu beseitigen, haben sie darauf hinzuwirken, dass die Versicherten die gefährdende Tätigkeit unterlassen, § 3 Abs 1 BKV.
§ 3 BVK konkretisiert den Anspruch des Versicherten auf **Maßnahmen zur Verhütung von Berufskrankheiten** und hat präventiven Charakter, nämlich die Vermeidung von Gesundheitsschäden vor Eintritt eines Versicherungsfalls.

Versicherte, die die gefährdende Tätigkeit unterlassen, weil die Gefahr fortbesteht, haben zum Ausgleich hierdurch verursachter Minderungen des Verdienstes oder sonstiger wirtschaftlicher Nachteile gegen den UV-Träger Anspruch auf Übergangsleistungen, § 3 Abs 2 Satz 1 BKV. Als Übergangsleistung wird ein einmaliger Betrag bis zur Höhe der Vollrente oder eine monatliche wiederkehrende Zahlung bis zur Höhe 1½ der Vollrente längstens für die Dauer von 5 Jahren gezahlt, § 3 Abs 2 BKV.

Leistungen nach Eintritt eines Versicherungsfalls

Versicherte haben nach Eintritt eines Versicherungsfalls Anspruch, § 26 Abs 1 SGB VII, auf:

- Heilbehandlung einschließlich Leistungen der medizinischen Rehabilitation, §§ 27 – 34 SGB VII,
- Leistungen zur Teilhabe am Arbeitsleben nach §§ 33 – 38 und 40 SGB IX, am Leben in der Gemeinschaft und ergänzende Leistungen, §§ 35, 39 – 43 SGB VII,
- Leistungen bei Pflegebedürftigkeit, § 44 SGB VII,
- Verletztengeld, §§ 45 – 52 SGB VII,
- Übergangsgeld, §§ 49 – 52 SGB VII,
- Rente an Versicherte, §§ 56 – 62 SGB VII,
- Leistungen an Hinterbliebene (Sterbegeld, Erstattung von Überführungskosten, Beihilfen), §§ 63 – 71 SGB VII.

Der UV-Träger hat mit allen geeigneten Mitteln möglichst frühzeitig, § 26 Abs 2 SGB VII, ua:

- den durch den Versicherungsfall verursachten Gesundheitsschaden zu beseitigen oder zu bessern, seine Verschlimmerung zu verhüten und seine Folgen zu mildern,
- den Versicherten einen ihren Neigungen und Fähigkeiten entsprechenden Platz im Arbeitsleben zu sichern,
- Hilfen zur Bewältigung der Anforderungen des täglichen Lebens und zur Teilhabe am Leben in der Gemeinschaft sowie zur Führung eines möglichst selbstständigen Lebens unter Berücksichtigung von Art und Schwere des Gesundheitsschadens bereitzustellen.

Leistungen zur Rehabilitation und zur Heilbehandlung haben Vorrang vor Rentenleistungen, § 26 Abs 3 SGB VII.

Qualität und Wirksamkeit der Leistungen zur Heilbehandlung und Teilhabe haben dem allgemein anerkannten Stand der medizinischen Erkenntnisse zu entsprechen und den medizinischen Fortschritt zu berücksichtigen § 26 Abs 4 SGB VII.

Die UV-Träger bestimmen im Einzelfall Art, Umfang und Durchführung der Heilbehandlung und der Leistungen zur Teilhabe sowie die Einrichtungen, die diese Leistungen erbringen, nach pflichtgemäßem Ermessen, § 26 Abs 5 SGB VII.

Heilbehandlung

Die Heilbehandlung, § 27 SGB VII, umfasst insbesondere:
- Erstversorgung,
- ärztliche und zahnärztliche Behandlung,
- Versorgung mit Arznei-, Verband-, Heil- und Hilfsmitteln,

3.2.7 Gesetzliche Unfallversicherung (SGB VII)

- häusliche Krankenpflege,
- Behandlung in Krankenhäusern und Rehabilitationseinrichtungen,
- Leistungen zur medizinischen Rehabilitation nach § 26 SGB IX (S 179),
- Wiederherstellung oder Erneuerung eines durch einen Arbeitsunfall beschädigten oder in Verlust geratenes Hilfsmittel (§ 8 Abs 3 SGB VII, § 27 Abs 2 SGB VII).

> **!** Im Rahmen der Heilbehandlung haben die UV-Träger alle Maßnahmen zu treffen, durch die eine möglichst frühzeitig nach dem Versicherungsfall einsetzende und sachgemäße Heilbehandlung und, soweit erforderlich, besondere unfallmedizinische oder Berufskrankheiten-Behandlung gewährleistet wird, § 34 Abs 1 SGB VII.

Sie können zu diesem Zweck die von den Ärzten und Krankenhäusern zu erfüllenden Voraussetzungen im Hinblick auf die fachliche Befähigung, die sächliche und personelle Ausstattung sowie die zu übernehmenden Pflichten festlegen. Sie können daneben nach Art und Schwere des Gesundheitsschadens besondere Verfahren für die Heilbehandlung vorsehen (zB in Spezialkrankenhäusern oder -abteilungen), § 34 Abs 1 Sätze 2 und 3 SGB VII.

Die UV-Träger haben an der Durchführung der besonderen unfallmedizinischen Behandlung geeignete Ärzte und Krankenhäuser zu beteiligen, die diesen Anforderungen entsprechen, § 34 Abs 2 SGB VII.

Die Verbände der UV-Träger sowie die Kassenärztliche Bundesvereinigung schließen mit Wirkung für ihre Mitglieder **Verträge** über die Durchführung der Heilbehandlung, die Vergütung der Ärzte sowie die Art und Weise der Abrechnung, § 34 Abs 3 SGB VII.

Ein besonderes Verfahren auf der Grundlage des § 34 Abs 1 SGB I ist das **Durchgangsarzt-(D-Arzt-) Verfahren** gemäß §§ 24 ff des Vertrages Ärzte/UV-Träger:[1]

Die nach einem Arbeitsunfall zuerst in Anspruch genommenen Ärzte müssen die Unfallversicherten bestimmten als D-Ärzte zugelassenen Fachärzten spezieller unfallmedizinischer Disziplinen vorstellen, die sofort für die UV-Träger bindend die erforderliche ärztliche Versorgung einleiten und entscheiden, ob und ggf welche besondere Heilbehandlung durchzuführen ist.

Heilmittel sind alle ärztlich verordneten Dienstleistungen, die einem Heilzweck dienen oder einen Heilerfolg sichern und nur von entsprechend ausgebildeten Personen erbracht werden dürfen, § 30 Satz 1 SGB VII.[2]

Hierzu gehören insbesondere Maßnahmen der physikalischen Therapie sowie der Sprach- und Beschäftigungstherapie, § 30 Satz 2 SGB VII.

Hilfsmittel sind alle ärztlich verordneten Sachen, die den Erfolg der Heilbehandlung sichern oder die Folgen von Gesundheitsschäden mildern oder ausgleichen, § 31 SGB Abs 1 Satz 1 VII.[3]

Dazu gehören insbesondere Körperersatzstücke, orthopädische und andere Hilfsmittel einschließlich der notwendigen Änderung, Instandsetzung und Ersatzbeschaffung sowie der Ausbildung im Gebrauch der Hilfsmittel. Soweit für Hilfsmittel Festbeträge iS des § 36 SGB V festgesetzt sind, trägt der UV-Träger die Kosten bis zur Höhe dieser Beträge. Verordnet der Arzt in diesen Fällen ein Arznei- oder Verbandmittel, dessen Preis den Festbetrag überschreitet, hat der Arzt den Versicherten auf die sich aus seiner Verordnung ergebenden Mehrkosten hinzuweisen.

> In der **Verordnung über die orthopädische Versorgung Unfallverletzter** (OrthVersorgUVV) sind nähere Bestimmungen über Art und Umfang der Versorgung mit Körperersatzstücken, orthopädischen und anderen Hilfsmitteln getroffen worden. Die UV-Träger haben zur Sicherstellung einer gleichmäßigen Versorgung ergänzende Richtlinien vereinbart.

Hiernach umfasst die orthopädische Versorgung die Ausstattung mit Körperersatzstücken, orthopädischen und anderen Hilfsmitteln, die geeignet sind, den Erfolg der Heilbehandlung zu sichern, die Folgen der Verletzung zu erleichtern oder die durch den Arbeitsunfall geschaffene Lage des Verletzten zu verbessern; bei der Versorgung sind Art und Schwere der Verletzungsfolgen sowie die beruflichen und persönlichen Verhältnisse des Verletzten zu berücksichtigen, § 1 OrthVersorg UVV.

Körperersatzstücke und **Hilfsmittel** sind ua insbesondere, § 2 OrthVersorg UVV:

---

[1] Vertrag gem § 34 Abs 3 SGB VII zwischen dem Hauptverband der gewerblichen Berufsgenossenschaften, dem Bundesverband der landwirtschaftlichen Berufsgenossenschaften, dem Bundesverband der Unfallkassen einerseits und der kassenärztlichen Bundesvereinigung andererseits über die Durchführung der Heilbehandlung, die Vergütung der Ärzte sowie die Art und Weise der Abrechnung der ärztlichen Leistungen (Vertrag Ärzte/Unfallversicherungsträger) – abgedruckt ua in Brackmann GUV Anlage 1 zu § 34 SGB VII

[2] vgl auch S 121
[3] vgl auch S 121

- Kunstglieder, Kunstaugen, Zahnersatz und andere künstliche Körperteile,
- Stützapparate,
- orthopädisches Schuhwerk,
- Stockstützen und andere Gehhilfen,
- Krankenfahrzeuge (Rollstühle),
- Hilfsmittel und Geräte zur Unterstützung oder zum Ersatz von Körperfunktionen,
- Zubehör, das dem Zweck des Hilfsmittels dient und ohne das das Hilfsmittel nicht sachgerecht benutzt werden kann.

Die **Körperersatzstücke** und **Hilfsmittel** sollen dem allgemeinen Stand der technischen Entwicklung entsprechen; sie sind in der erforderlichen Zahl (zB Kunstbeine und orthopädische Schuhe bei der Erstausstattung idR in doppelter Zahl) zu liefern, § 3 Abs 1 – 4 OrthVersorg UVV. Sie sind bei Bedarf instand zu setzen oder zu ersetzen, § 3 Abs 5 OrthVersorg UVV. Die Lieferung kann davon abhängig gemacht werden, dass der Verletzte sich auf Kosten des UV-Trägers einer dazu erforderlichen Ausbildung unterzieht, § 5 OrthVersorg UVV.

Krankenfahrzeuge (**Rollstühle**) sind zu gewähren, wenn die Gehfähigkeit durch die Unfallfolgen erheblich beeinträchtigt ist und die Behinderung durch Körperersatzstücke oder orthopädische Hilfsmittel nicht genügend behoben werden kann, § 6 Abs 1 OrthVersorg UVV.

Der UV-Träger soll anstelle des Rollstuhls einem erheblich gehbehinderten Verletzten auf Antrag einen Zuschuss zur **Beschaffung eines Kfz** gewähren, wenn der Verletzte in der Lage ist, ein Kfz zu führen oder wenn ihm ein geeigneter Fahrer (zB Ehegatte) zur Verfügung steht; er kann einem Verletzten einen Zuschuss auch gewähren, wenn seine Wiedereingliederung dadurch gefördert wird. Neben dem Zuschuss kann er auch noch ein Darlehen gewähren, § 6 Abs 2 – 4 OrthVersorg UVV. Zusätzlich hat er die Kosten einer notwendigen besonderen Ausrüstung oder eines Umbaus zu übernehmen, soweit diesen Einrichtungen wegen der Verletzungsfolgen erforderlich sind, § 6 Abs 5 OrthVersorg UVV. Die Kosten der Haltung des Kfz sowie die Kosten von Reparaturen hat der Verletzte dagegen idR selbst zu tragen; zu notwendigen größeren Reparaturen kann der UV-Träger jedoch einen Zuschuss oder ein Darlehen gewähren, § 6 Abs 6 OrthVersorg UVV.

Ferner besteht Anspruch auf **Entschädigung für außergewöhnlichen Verschleiß an Kleidung oder Wäsche**, §§ 31 Abs 2 SGB VII, 7 OrthVersorgUVV. Maßgebend sind die Vorschriften des § 15 BVG und der hierzu ergangenen Durchführungsverordnung (S 225).

Versicherte erhalten in ihrem Haushalt oder ihrer Familie neben der ärztlichen Behandlung **häusliche Krankenpflege** durch geeignete Pflegekräfte, wenn Krankenhausbehandlung geboten, aber nicht ausführbar ist oder wenn sie durch die häusliche Krankenpflege vermieden oder verkürzt werden kann und das Ziel der Heilbehandlung nicht gefährdet wird, § 32 Abs 1 SGB VII.

Die häusliche Krankenpflege umfasst die im Einzelfall aufgrund ärztlicher Verordnung erforderliche Grund- und Behandlungspflege sowie hauswirtschaftliche Versorgung, § 32 Abs 2 SGB VII. Der Anspruch besteht nur, soweit es einer im Haushalt des Versicherten lebenden Person nicht zuzumuten ist, Krankenpflege zu erbringen. Kann eine Pflegekraft nicht gestellt werden oder besteht Grund, von einer Gestellung abzusehen, sind die Kosten für eine selbst beschaffte Pflegekraft in angemessener Höhe zu erstatten, § 32 Abs 3 SGB VII.

Stationäre Behandlung in einem Krankenhaus oder in einer Rehabilitationseinrichtung wird erbracht, wenn die Aufnahme erforderlich ist, weil das Behandlungsziel anders nicht erreicht werden kann, § 33 Abs 1 Satz 1 SGB VII.

Sie wird als voll- oder teilstationäre Behandlung erbracht. Sie umfasst im Rahmen des Versorgungsauftrages des Krankenhauses oder der Rehabilitationseinrichtung alle Leistungen, die im Einzelfall für die medizinische Versorgung der Versicherten notwendig sind, insbesondere ärztliche Behandlung, Krankenpflege, Versorgung mit Arznei-, Verband-, Heil- und Hilfsmitteln, Unterkunft und Verpflegung, § 33 Abs 1 Sätze 2 und 3 SGB VII.

Bei Gesundheitsschäden, für die wegen ihrer Art oder Schwere besondere unfallmedizinische stationäre Behandlung angezeigt ist, wird diese in besonderen Einrichtungen erbracht, § 33 Abs 3 SGB VII. Die UV-Träger unterhalten ua **berufsgenossenschaftliche Unfallkliniken** und Spezialabteilungen in anderen Krankenhäusern, die auf die Behandlung von arbeitsunfalltypischen Verletzungen spezialisiert sind.

Leistungen zur Teilhabe am Arbeitsleben, am Leben in der Gemeinschaft und ergänzende Leistungen

> Die UV-Träger erbringen die **Leistungen zur Teilhabe am Arbeitsleben** nach den §§ 33 – 38 SGB IX (S 180) sowie in Werkstätten für behinderte Menschen nach den §§ 40 und 41 SGB IX, § 35 Abs 1 SGB VII.

Die Leistungen zur Teilhabe am Arbeitsleben umfassen auch Hilfen zu einer angemessenen Schulbildung einschließlich der Vorbereitung hierzu oder zur Entwicklung der geistigen und körperlichen Fähigkeiten vor Beginn der Schulpflicht, § 35 Abs 2 SGB VII.

Die **Leistungen zur Teilhabe am Leben in der Gemeinschaft** und die **ergänzenden Leistungen** sind

3.2.7 Gesetzliche Unfallversicherung (SGB VII)

in den §§ 44, 53 und 54 SGB IX geregelt (S 182), § 39 SGB VII.

Neben den dort bestimmten Leistungen umfassen die Leistungen der UV-Träger zusätzlich, § 39 Abs 1 SGB VII:
- Kraftfahrzeughilfe und
- sonstige Leistungen zur Erreichung und zur Sicherstellung des Erfolgs der Leistungen zur medizinischen Rehabilitation und zur Teilhabe.

Zum Ausgleich besonderer Härten kann den Versicherten oder deren Angehörigen eine besondere Unterstützung gewährt werden, § 39 Abs 2 SGB VII.

Kraftfahrzeughilfe wird erbracht, wenn der Versicherte infolge Art oder Schwere des Gesundheitsschadens nicht nur vorübergehend auf die Benutzung eines Kraftfahrzeugs angewiesen ist, um die Teilhabe am Arbeitsleben oder am Leben in der Gemeinschaft zu ermöglichen, § 40 Abs 1 SGB VII.

Sie umfasst Leistungen zur Beschaffung eines Kraftfahrzeugs, für eine behinderungsbedingte Zusatzausstattung und zur Erlangung einer Fahrerlaubnis, § 40 Abs 2 SGB VII. Für die Kraftfahrzeughilfe gilt die Verordnung über Kraftfahrzeughilfe (KfzHV), § 40 Abs 2 SGB VII.

Der UV-Träger kann im Einzelfall zur Vermeidung einer wirtschaftlichen Notlage auch einen Zuschuss zahlen, der über demjenigen liegt, der in den §§ 6 und 8 KfzHV vorgesehen ist, § 40 Abs 4 SGB VII.

Noch weitergehende Zuschüsse sind nach der Verordnung über die orthopädische Versorgung (OrthVersorg-UVV) möglich (s oben).

Als sonstige Leistung wird **Wohnungshilfe** erbracht, wenn infolge Art oder Schwere des Gesundheitsschadens nicht nur vorübergehend die behindertengerechte Anpassung vorhandenen oder die Bereitstellung behindertengerechten Wohnraums erforderlich ist, § 41 Abs 1 SGB VII.

Wohnungshilfe wird ferner erbracht, wenn sie zur Sicherung der beruflichen Eingliederung erforderlich ist, § 41 Abs 2 SGB VII. Die Wohnungshilfe umfasst auch Umzugskosten sowie Kosten für die Bereitstellung von Wohnraum für eine Pflegekraft, § 41 Abs 3 SGB VII.

Haushaltshilfe und **Leistungen zur Kinderbetreuung** werden nach § 54 Abs 1–3 SGB IX (S 183) geleistet, § 42 SGB VII.

Reisekosten, die im Zusammenhang mit der Ausführung von Leistungen zur medizinischen Rehabilitation oder zur Teilhabe am Arbeitsleben erforderlich sind, werden nach § 53 SGB IX erbracht, § 43 Abs 1 Satz 1 SGB VII.

Reisekosten zur Ausführung der Heilbehandlung werden nach Maßgabe des § 43 Abs 2–5 SGB VII übernommen, § 43 Abs 1 Satz 2 SGB VII.

Zu den Reisekosten gehören für die Versicherten und für eine wegen des Gesundheitsschadens erforderliche Begleitperson, § 43 Abs 2 SGB VII:
- Fahr- und Transportkosten,
- Verpflegungs- und Übernachtungskosten,
- Kosten des Gepäcktransports,
- Wegstreckenentschädigung.

Reisekosten werden idR auch für zwei Familienheimfahrten im Monat oder anstelle von Familienheimfahrten für zwei Fahrten eines Angehörigen zum Aufenthaltsort des Versicherten übernommen, § 43 Abs 3 SGB VII.

Für eine **Begleitperson** wird entgangener Arbeitsverdienst ersetzt, wenn der Ersatz in einem angemessenen Verhältnis zu den sonst für eine Pflegekraft entstehenden Kosten steht, § 43 Abs 4 SGB VII.

Für die **Versicherten der landwirtschaftlichen Berufsgenossenschaften** gelten weitere Sonderbestimmungen ua zur Betriebs- und Haushaltshilfe, § 54 SGB VII.

Leistungen bei Pflegebedürftigkeit

> **Anspruch auf Pflege** (S 41) besteht, solange der Verletzte infolge eines Versicherungsfalls so hilflos ist, dass er für die gewöhnlichen und wiederkehrenden Verrichtungen im Ablauf des täglichen Lebens in erheblichem Umfang der Hilfe bedarf, § 44 SGB VII.

Der Anspruch auf Pflege wird erfüllt durch die Zahlung von Pflegegeld, Gestellung einer Pflegekraft oder Gewährung von Heimpflege, § 44 Abs 1 SGB VII.

Das Pflegegeld wird unter Berücksichtigung der Art und Schwere des Gesundheitsschadens sowie des Umfangs der erforderlichen Hilfe in Höhe (ab 01.07.2008) zwischen 300,– und 1199,– € in den alten Bundesländern und in Höhe zwischen 260,– und 1040,– € in den neuen Bundesländern gezahlt. Das Pflegegeld wird zum 01.07. eines jeden Jahres wie die Rentenleistungen an die Einkommensentwicklung angepasst, § 44 Abs 2 SGB VII.

Übersteigen die Aufwendungen für eine Pflegekraft das Pflegegeld, kann es angemessen erhöht werden, § 44 Abs 2 Satz 3 SGB VII.

Die **Pflegebedürftigkeit** muss aber „infolge des Versicherungsfalls" bestehen. Der Arbeitsunfall muss also auch hier zumindest eine wesentliche Teilursache iS der sozialrechtlichen Kausalitätslehre bilden (S 52).

3 Sozialrecht

Verletztengeld

Verletztengeld wird geleistet, § 45 Abs 1 SGB VII, wenn der Versicherte:
- infolge des Versicherungsfalls arbeitsunfähig ist oder wegen einer Maßnahme der Heilbehandlung eine ganztägige Erwerbstätigkeit nicht ausüben kann, Nr 1, und
- unmittelbar vor Beginn der Arbeitsunfähigkeit oder der Heilbehandlung Anspruch ua auf Arbeitsentgelt, Arbeitseinkommen, (Versorgungs-) Kranken-, Verletzten-, Übergangs-, Arbeitslosengeld oder Arbeitslosenhilfe hatte, Nr 2.

Das **Verletztengeld** bezweckt – wie das Krankengeld – im Fall der Arbeitsunfähigkeit infolge eines Arbeitsunfalls den Ersatz von Entgeltausfall nach Ende des Anspruchs auf Entgeltfortzahlung nach dem EFZG.

Arbeitsunfähigkeit infolge eines Versicherungsfalles richtet sich inhaltlich nach dem Begriff der Arbeitsunfähigkeit im Krankengeldrecht der GKV gem §§ 44 ff SGB V (S 16, 124). Danach liegt Arbeitsunfähigkeit vor, wenn ein Versicherter aufgrund der Folgen eines Versicherungsfalles nicht in der Lage ist, seiner zuletzt ausgeübten oder gleich oder ähnlich gearteten Tätigkeit nachzugehen.

Verletztengeld wird auch erbracht, § 45 Abs 2 SGB VII, wenn:
- Leistungen zur Teilhabe am Arbeitsleben erforderlich sind,
- diese Maßnahmen sich aus Gründen, die der Versicherte nicht zu vertreten haben, nicht unmittelbar an die Heilbehandlung anschließen,
- der Versicherte seine bisherige berufliche Tätigkeit nicht wieder aufnehmen oder ihm eine andere zumutbare Tätigkeit nicht vermittelt werden oder er diese aus wichtigem Grund nicht ausüben kann und
- die Voraussetzungen des § 45 Abs 1 Nr 2 (s oben) erfüllt sind.

Dieses **Verletztengeld** wird bis zum Beginn der Leistungen zur Teilhabe am Arbeitsleben erbracht, auch für die Zeit bis zum Beginn und während der Durchführung einer Maßnahme der Berufsfindung und Arbeitserprobung, § 45 Abs 2 Satz 2 und 3 SGB VII.

Werden in einer Einrichtung Maßnahmen der Heilbehandlung und gleichzeitig berufsfördernde Maßnahmen für Versicherte erbracht, erhalten Versicherte Verletztengeld, wenn sie arbeitsunfähig sind oder wegen der Maßnahmen eine ganztägige Erwerbstätigkeit nicht ausüben können und die Voraussetzungen des § 45 Abs 1 Nr 2 SGB VII (s oben) erfüllt sind.

Ist ein Kind durch einen Versicherungsfall verletzt, gelten für die Beaufsichtigung, Betreuung oder Pflege die Bestimmungen des § 45 SGB V (S 124) entsprechend.

Das Verletztengeld beginnt idR mit dem Tag, ab dem die Arbeitsunfähigkeit ärztlich festgestellt wird, oder mit dem Tag des Beginns einer Heilbehandlungsmaßnahme, die den Versicherten an der Ausübung einer ganztägigen Erwerbstätigkeit hindert, § 46 Abs 1 SGB VII.

Das **Verletztengeld endet**, § 46 Abs 3 Satz 1 SGB VII:
- mit dem letzten Tag der Arbeitsunfähigkeit oder der Hinderung an einer ganztägigen Erwerbstätigkeit durch eine Heilbehandlungsmaßnahme,
- mit dem Tag, der dem Tag vorausgeht, an dem ein Anspruch auf Übergangsgeld entsteht (s unten).

Ist mit dem Wiedereintritt der Arbeitsfähigkeit nicht zu rechnen und sind Leistungen zur Teilhabe am Arbeitsleben nicht zu erbringen, endet das Verletztengeld, § 46 Abs 3 Satz 2 SGB VII:
- mit dem Tag, an dem die Heilbehandlung so weit abgeschlossen ist, dass der Versicherte eine zumutbare, zur Verfügung stehende Berufs- oder Erwerbstätigkeit aufnehmen kann,
- mit Beginn einer Rente wegen voller Erwerbsminderung, Erwerbsunfähigkeit oder einer Vollrente wegen Alters aus der GRV oder vergleichbarer Leistungen, es sei denn, dass diese Leistungen mit dem Versicherungsfall im Zusammenhang stehen,
- im Übrigen mit Ablauf der 78. Woche, gerechnet vom Tag des Beginns der Arbeitsunfähigkeit an, jedoch nicht vor dem Ende der stationären Behandlung.

Die **Höhe des Verletztengelds** richtet sich für Versicherte, die Arbeitsentgelt oder Arbeitseinkommen erzielt haben, nach den Bestimmungen über das Krankengeld der GKV (§ 47 Abs 1 und 2 SGB V, S 125), § 47 SGB VII.

Hier gilt jedoch ua die Maßgabe, dass:
- Anknüpfungspunkt hierfür das regelmäßige Arbeitseinkommen bis zu einer an den Höchstjahresarbeitsverdienst (§ 85 SGB VII) gekoppelten Höchstgrenze ist,
- das Verletztengeld 80 vH des Regelentgelts beträgt und das Nettoarbeitsentgelt nicht übersteigt.

Im Fall der **Wiedererkrankung** an den Folgen des Versicherungsfalls gelten diese Regelungen entsprechend mit der Maßgabe, dass anstelle des Zeitpunkts der ersten Arbeitsunfähigkeit auf den der Wiedererkrankung abgestellt wird, § 48 SGB VII.

3.2.7 Gesetzliche Unfallversicherung (SGB VII)

Übergangsgeld

> **Übergangsgeld** wird gezahlt, wenn der Versicherte infolge des Versicherungsfalls Leistungen zur Teilhabe am Arbeitsleben erhält, § 49 SGB VII.

Die Zahlung von **Übergangsgeld** bezweckt die wirtschaftliche Absicherung des Versicherten für die Dauer der Teilhabe am Arbeitsleben infolge eines Versicherungsfalles.
Höhe und Berechnung des Übergangsgeldes bestimmen sich nach den §§ 46 – 51 SGB IX (S 182); im Übrigen gelten die Vorschriften für das Verletztengeld entsprechend, § 50 SGB VII.
Auf das Verletzten- und Übergangsgeld wird bestimmtes gleichzeitig erzieltes Einkommen angerechnet. Einzelheiten ergeben sich aus § 52 SGB VII.

Rente an Versicherte
(früher: Verletztenrente)

> **Anspruch auf Rente** hat der Versicherte, wenn seine Erwerbsfähigkeit infolge eines Versicherungsfalls über die 26. Woche (früher: 13. Woche) nach dem Versicherungsfall hinaus um wenigstens 20 vH gemindert ist, § 56 Abs 1 Satz 1 SGB VII.

Die **Rente** dient dem Ausgleich des durch den Versicherungsfall bedingten abstrakten Schadens im Erwerbsleben infolge eines Verlustes an Erwerbseinkommen aufgrund eines unfallbedingten Gesundheitsschadens.
Die **Höhe der Rente** hängt zum einen von dem maßgebenden Jahresarbeitsverdienstes, zum anderen von der bestehenden MdE ab. Sie beträgt zwei Drittel des maßgebenden Jahresarbeitsverdienstes, wenn der Versicherte seine Erwerbsfähigkeit verloren hat (MdE: 100 vH; sog Vollrente[1]), § 56 Abs 3 Satz 1 SGB VII. Bei einer MdE unter 100 vH wird eine Teilrente in Höhe des Vomhundertsatzes der Vollrente geleistet, der dem Grad der Minderung der Erwerbsfähigkeit entspricht, § 56 Abs 3 Satz 2 SGB VII.

> Die **MdE** (S 25) richtet sich nach dem Umfang der sich aus der Beeinträchtigung des körperlichen und geistigen Leistungsvermögens ergebenden verminderten Arbeitsmöglichkeiten auf dem gesamten Gebiet des Erwerbslebens, § 56 Abs 2 SGB VII, dh auf dem sog allgemeinen Arbeitsmarkt[2] ohne Rücksicht auf den bisherigen Beruf oder die bisherige Tätigkeit[3].

Bei der Bemessung der MdE muss ein fachkundiger Arzt mitwirken.
Denn die Beurteilung, in welchem Umfang die körperlichen und geistigen Fähigkeiten durch die Unfallfolgen beeinträchtigt sind, liegt in erster Linie auf ärztlich-wissenschaftlichem Gebiet.[4] Die UV-Träger oder Gerichte sind zwar **nicht** an seine Schätzung gebunden und haben die MdE letztlich in eigener Verantwortung zu prüfen und festzustellen. Denn die Bemessung des Grades der MdE ist eine tatsächliche Feststellung, die das Gericht gem § 128 Abs 1 Satz 1 SGG nach seiner freien, aus dem Gesamtergebnis des Verfahrens gewonnenen Überzeugung trifft.[5] Bei der Beurteilung der MdE sind auch die von der Rechtsprechung sowie von den versicherungsrechtlichen und versicherungsmedizinischen Schrifttum herausgearbeiteten allgemeinen Erfahrungssätze (sog MdE-Tabellen) zu beachten, die zwar nicht im Einzelfall bindend sind, aber die Grundlage für eine gleiche und gerechte Beurteilung der MdE in zahlreichen Parallelfällen der täglichen Praxis bilden.[6]
Bei **jugendlichen Versicherten** wird die MdE nach den Auswirkungen bemessen, die sich bei Erwachsenen mit gleichem Gesundheitsschaden ergeben würden, § 56 Abs 2 Satz 2 SGB VII. Die MdE ist bei Jugendlichen jedoch höher als bei einem Erwachsenen anzusetzen, wenn eine noch nicht abgeschlossene körperliche Entwicklung über den eigentlichen Körperschaden hinaus ungünstig beeinflusst wird (zB unfallbedingter Hörverlust oder Minderung der Sehfähigkeit, welche die geistige Entwicklung beeinträchtigen, oder eine schwere Entstellung mit Entwicklungsstörungen).

Unter dem Gesichtspunkt des **besonderen beruflichen Betroffenseins** (S 29) werden bei der Bemessung der MdE Nachteile berücksichtigt, die ein Versicherter dadurch erleidet, dass er bestimmte von ihm erworbene besondere berufliche Kenntnisse und Erfahrungen infolge des Versicherungsfalls nicht mehr oder nur noch in verminder-

---

[1] Die Rente ist frei von Belastungen durch Lohn- bzw Einkommensteuer und Sozialversicherungsbeiträgen; netto bewirkt die Vollrente daher einen weitgehend vollständigen Lohnausgleich.

[2] BSGE 1, 174, 178; BSG SozR 2200 § 581 Nr 22, 28
[3] KassKomm SGB VII § 56 Rdz 16
[4] BSGE 4, 147, 149; BSG SozR 2200 § 581 Nr 23
[5] BSG SozR 3-2200 § 581 Nr 8
[6] vgl hierzu S 30

tem Umfang nutzen kann, soweit solche Nachteile nicht durch sonstige Fähigkeiten, deren Nutzung ihm zugemutet werden kann, ausgeglichen werden, § 56 Abs 2 Satz 3 SGB VII.

Es handelt sich hierbei um eine Härteklausel[1] für die Fälle, in denen der Versicherte infolge des Versicherungsfalles seine verbliebenen Fähigkeiten nur noch unter Inkaufnahme eines unzumutbaren sozialen Abstiegs verwerten kann.[2]

Eine Höherbewertung der MdE wegen einer unbilligen Härte kommt in Betracht insbesondere unter Berücksichtigung:
- des Alters des Verletzten,[3]
- der Dauer der Ausbildung,[4]
- der Dauer der Ausbildung der speziellen beruflichen Tätigkeit,[5]
- der beruflichen Fertigkeiten,[6] und
- der besonderen günstigen Stellung im Erwerbsleben durch die bisher versicherte Tätigkeit.[7]

Von der Rechtsprechung ist bislang eine Höherbewertung ua **anerkannt** für:
- Geiger/Musiklehrer, Konzertpianist, Tänzerin,[8]
- Flugzeugführer,[9]
- Kaffeeprüfer mit Verlust des Geruchssinns,[10]
- Zahnarzt,[11]
- Vertragsfußballspieler.[12]

Für **Schwerverletzte** (Versicherte mit Anspruch auf eine oder mehreren Rente(n) mit einer MdE um insgesamt 50 vH oder mehr), die infolge des Versicherungsfalls einer Erwerbstätigkeit nicht mehr nachgehen können und keinen Anspruch auf Rente aus der GRV haben, erhöht sich die Rente um 10 vH, § 57 SGB VII.

Bei **Arbeitslosen**, die infolge des Versicherungsfalls ohne Anspruch auf Arbeitsentgelt oder Arbeitseinkommen sind und deren Rente zusammen mit dem Arbeitslosengeld oder dem Arbeitslosengeld II die Höhe des Übergangsgeldes nicht erreicht, wird die Rente idR längstens für zwei Jahre um den Unterschiedsbetrag erhöht, sofern kein Anspruch auf weitere Sozialleistungen besteht, der zusammen mit der Rente das Übergangsgeld erreicht, § 58 SGB VII.

Beziehen Versicherte **mehrere Renten** der GUV, so dürfen diese (ohne die Erhöhung für Schwerverletzte) zusammen zwei Drittel des höchsten der Jahresarbeitsverdienste nicht übersteigen, die diesen Renten zugrunde liegen. Soweit die Renten den Höchstbetrag übersteigen, werden sie verhältnismäßig gekürzt, § 59 SGB VII.

Beziehen Versicherte neben der Rente aus der GUV auch eine solche aus der GRV, wird die Rente aus der GRV insoweit nicht geleistet, als die Summe der zusammentreffenden Rentenbeträge vor Einkommensanrechnung einen bestimmten Grenzbetrag übersteigt, § 93 SGB VI.

Für die Dauer einer **Heimpflege** von mehr als einem Kalendermonat kann der UV-Träger die Rente mindern, aber höchstens um die Hälfte und nur, soweit dies nach den persönlichen Bedürfnissen und Verhältnissen der Versicherten angemessen ist, § 60 SGB VII.

> Rente ist idR nur zu gewähren, wenn eine **Mindest-MdE um 20 vH** besteht, § 56 Abs 1 Satz 1 SGB VII.

Etwas anderes gilt nur, wenn die Erwerbsfähigkeit infolge mehrerer Versicherungsfälle gemindert ist und die Prozentsätze zusammen wenigstens die Zahl 20 erreichen und die Folgen eines jeden Versicherungsfalls eine MdE um wenigstens 10 vH bewirken (sog **Stütz-MdE**), § 56 Abs 1 Satz 2 und 3 SGB VII. Dann besteht für jeden – auch für einen früheren – Versicherungsfall Anspruch auf Rente.

Den Versicherungsfällen der GUV stehen gleich Unfälle oder Entschädigungsfälle nach den Beamtengesetzen und dem sozEntschR, die Entschädigung für Unfälle und Beschädigungen gewähren und somit einen vergleichbaren sozialpolitischen Grund haben. Hierzu zählen das BEG, OEG, BSeuchG, nicht jedoch das SchwbR, § 56 Abs 1 Satz 4 SGB VII. Jene werden als Stützfälle iS des § 56 Abs 1 Satz 2 SGB VII berücksichtigt, obgleich für die Bemessung der MdE in den Bereichen der GUV und des SozEntschR unterschiedliche Maßstäbe angewendet werden. Der UV-Träger ist dabei an die Feststellung der MdE durch den anderen Verwaltungsträger (zB Versorgungsamt) idR gebunden; selbst feststellen darf er die MdE nur, wenn insoweit noch keine verbindliche Entscheidung vorliegt.[13]

---

[1] KassKomm SGB VII § 56 Rdz 28
[2] BSG SozR 3-2200 § 581 Nr 6
[3] BSG SozR 2200 § 581 Nr 8
[4] BSG SozR 2200 § 581 Nr 8
[5] BSG SozR § 581 RVO Nr 9 und 10
[6] BSG SozR 2200 § 581 Nr 2
[7] BSG SozR § 581 RVO Nr 10 und 12
[8] BSG SozR § 581 Nr 2
[9] BSG SozR 3-2200 § 581 Nr 1
[10] BSG Nr 10 zu § 581 RVO
[11] LSG Rheinland-Pfalz Breith 1995, 688
[12] BSG SozR 2200 § 581 Nr 2

[13] BSG SozR 2200 § 581 Nr 14, 15

3.2.7 Gesetzliche Unfallversicherung (SGB VII)

Bei der sozialmedizinischen Begutachtung ist die Höhe der tatsächlich bestehenden MdE daher stets auch dann ausdrücklich festzustellen, wenn diese ein rentenberechtigendes Ausmaß nicht erreicht, aber 10 vH oder mehr beträgt.[1]

Während der ersten 3 Jahre nach dem Versicherungsfall soll der UV-Träger die Rente als **vorläufige Entschädigung** festsetzen, wenn der Umfang der MdE noch nicht abschließend festgestellt werden kann.[2]

Innerhalb dieses Zeitraums kann die MdE jederzeit ohne Rücksicht auf die Dauer der Veränderung neu festgestellt werden, § 62 Abs 1 SGB VII, dh erhöht oder herabgesetzt werden. Voraussetzung ist allerdings das Vorliegen einer wesentlichen Änderung der Verhältnisse iS einer Besserung oder Verschlechterung der Schädigungsfolgen um mehr als 5 vH der Vollrente, § 73 Abs 3 SGB VII.

Spätestens mit Ablauf von drei Jahren nach dem Versicherungsfall wird die vorläufige Entschädigung als **Rente auf unbestimmte Zeit** (früher: Dauerrente) geleistet, und zwar kraft Gesetzes auch dann, wenn die Rente als vorläufige Entschädigung nicht durch einen Bescheid in eine Rente auf unbestimmte Zeit umgewandelt worden ist.

Bei der **erstmaligen Feststellung der Rente** nach der vorläufigen Entschädigung kann die MdE abweichend von der vorläufigen Entschädigung festgestellt werden, auch wenn sich die Verhältnisse gegenüber dem Zustand im Zeitpunkt der Feststellung der Rente als vorläufige Entschädigung nicht geändert haben, § 62 Abs 2 SGB VII.

Von der vorläufigen Entschädigung machen die UV-Träger in der Praxis häufig Gebrauch, vor allem, wenn Heilung, Stabilisierung oder Gewöhnung noch nicht voll abgeschlossen sind. Denn die vorläufige Entschädigung hat einen ganz wesentlichen praktischen Vorzug: Sowohl während der Laufzeit der vorläufigen Entschädigung wie auch bei der später notwendigen Festsetzung der Rente auf unbestimmte Zeit ist der UV-Träger an die der vorläufigen Entschädigung zugrunde gelegte MdE nicht gebunden; er kann diese – anders als bei der Neufeststellung von Renten auf unbestimmte Zeit – ohne den Nachweis einer wesentlichen Änderung anders festsetzen. Das ermöglicht eine schnelle und unbürokratische Feststellung der vorläufigen Entschädigung gerade in schwierigen Fällen, aber auch eine gewisse Großzügigkeit bei der Bemessung der MdE in diesem Rahmen.

Bei der sozialmedizinischen Begutachtung sollte daher bei der Beurteilung der MdE unterschieden werden, ob es um eine vorläufige Entschädigung oder Rente auf unbestimmte Zeit geht.

Die **Rente beginnt** (auch in Gestalt der vorläufigen Entschädigung) idR mit dem Tag, der auf den Tag folgt, § 72 Abs 1 SGB VII, an dem:
- der Anspruch auf Verletztengeld endet (S 166),
- der Versicherungsfall eingetreten ist, wenn kein Anspruch auf Verletztengeld entstanden ist, jedoch nur, wenn eine MdE von mindestens 20 vH über die 26. Woche nach dem Versicherungsfall hinaus besteht, § 56 Abs 1 SGB VII.

Bei der **sozialmedizinischen Begutachtung der MdE** ist daher darauf zu achten, zu welchem Zeitpunkt die Rente beginnt und ob seit diesem Zeitpunkt ggf wesentliche Änderungen in den maßgebenden Verhältnissen eingetreten sind, die eine Beurteilung nach getrennten Zeitabschnitten notwendig machen.

Bei einer **wesentlichen Änderung** der für die Höhe einer Rente (zB der MdE) maßgeblichen tatsächlichen oder rechtlichen Verhältnisse (Voraussetzungen) nach ihrer letzten bindenden Feststellung iS des § 48 SGB X wird die Rente in neuer Höhe nach Ablauf des Monats geleistet, in dem die Änderung wirksam geworden ist, § 73 Abs 1 SGB VII.

Bei der Feststellung der MdE ist eine **Änderung** iS des § 48 Abs 1 SGB X nur **wesentlich**, wenn sie mehr als 5 vH beträgt; bei Renten auf unbestimmte Zeit muss zusätzlich die Veränderung der MdE länger als 3 Monate andauern, § 73 Abs 3 SGB VII.

Der Rentenanspruch auf unbestimmte Zeit kann aufgrund einer **Änderung der MdE** zuungunsten des Versicherten nur in Abständen von mindestens einem Jahr herabgesetzt werden, § 74 Abs 1 SGB VII.

Die **Rente endet**, wenn aus tatsächlichen oder rechtlichen Gründen ihre Anspruchsvoraussetzun-

---

[1] BSG SozR 2200 § 581 Nr 20
[2] vgl hierzu weiterführend *Erlenkämper/Fichte* S 590

gen weggefallen sind, mit Ablauf des Monats, in dem der Wegfall wirksam geworden ist, § 73 Abs 2 SGB VII.

Renten werden bis zum Ende des Kalendermonats geleistet, in dem der Berechtigte gestorben ist, § 73 Abs 6 SGB VII.

Leistungen bei Tod (Hinterbliebenenversorgung)

> **Hinterbliebene** haben Anspruch, § 63 SGB VII, auf:
> ➤ Sterbegeld,
> ➤ Erstattung der Kosten der Überführung an den Ort der Bestattung,
> ➤ Hinterbliebenenrenten,
> ➤ Beihilfe.

Mit Wirkung vom 01.01.2005 erhalten auch **gleichgeschlechtliche Lebenspartner** (§ 33 b SGB I) Hinterbliebenenleistungen aus der GUV unter der Voraussetzung, dass der Tod – unabhängig von dem Eintritt des Versicherungsfalles – nach dem 31.12.2004 eingetreten ist, § 63 Abs 1 a SGB VII.

> Der Anspruch auf die Leistungen besteht nur, wenn der **Tod infolge eines Versicherungsfalls** eingetreten ist (Ausnahme: Beihilfen), § 63 Abs 1 Satz 2 SGB VII.

Diese Leistungen werden also nur gewährt, wenn der Tod des Versicherten mit hinreichender Wahrscheinlichkeit durch einen Versicherungsfall bzw dessen Folgen wesentlich verursacht worden ist.

Dem Tod infolge eines Versicherungsfalls steht der Tod von Versicherten gleich, deren Erwerbsfähigkeit durch die Folgen einer Berufskrankheit nach den Nummern 4101 – 4104 der BK-Liste um 50 vH oder mehr gemindert war. Dies gilt nicht, wenn offenkundig ist, dass der Tod mit der Berufskrankheit nicht in ursächlichem Zusammenhang steht (zB Tod durch privaten Verkehrsunfall). Eine Obduktion zum Zwecke einer solchen Feststellung darf nicht gefordert werden, § 63 Abs 2 SGB VII.

Ist ein Versicherter getötet worden, so kann der UV-Träger die Entnahme einer Blutprobe zur Feststellung von Tatsachen (zB Blutalkoholgehalt) anordnen, die für die Entschädigungspflicht von Bedeutung sind, § 63 Abs 3 SGB VII.

> Für die Beurteilung dieses ursächlichen Zusammenhangs gelten auch hier die Grundsätze der **sozialrechtlichen Kausalitätslehre** (S 51).

Somit ist auch hier also nicht erforderlich, dass ein Versicherungsfall die alleinige oder allein wesentliche Ursache des Todes gebildet hat; es genügt, wenn er – ggf neben anderen, unfallunabhängigen Faktoren – eine **wesentliche Teilursache** (S 58) war, sofern nicht unfallunabhängige Faktoren an Bedeutung eindeutig überwiegen. Diese Beurteilung setzt idR voraus, dass aufgrund Sachverständigenbeweises Feststellungen über die medizinische Bedeutung der Mitursachen und über ihr Verhältnis zueinander getroffen worden sind.[1]

Ein rechtserheblicher Ursachenzusammenhang besteht auch dann, wenn der Versicherungsfall zu einer **Lebensverkürzung um wenigstens ein Jahr** (S 96) geführt hat: Leidet ein Versicherter sowohl an den gesundheitlichen Folgen eines Arbeitsunfalls oder einer Berufskrankheit als auch an einer von einem Versicherungsfall unabhängigen Gesundheitsstörung, die auch ohne die Folgen des Versicherungsfalls zum Tod des Versicherten geführt hätte, dann ist der Versicherungsfall eine rechtlich wesentliche Bedingung – und damit ursächlich – für den Eintritt des Todes, wenn durch die Folgen des Versicherungsfalls der Tod um *ein* Jahr früher eingetreten ist.[2]

Anders als im sozEntschR (S 229) gilt hier aber der Tod nicht schon dann als Unfallfolge, wenn der Verletzte an einem Leiden stirbt, das als Unfallfolge bzw als Berufskrankheit anerkannt war.

Hier ist stets konkret zu prüfen, ob die anerkannten Unfallfolgen tatsächlich zumindest wesentliche Teilursache des Todes waren.[3] Die frühere Feststellung hat insoweit keine bindende Wirkung hinsichtlich des Anspruchs auf Hinterbliebenenrente.[4]

Witwen- bzw Witwerrenten

> Eine **Witwen- bzw Witwerrente** (W-Rente) erhalten Witwen bzw Witwer, solange sie nicht wieder geheiratet haben, § 65 Abs 1 Satz 1 SGB VII.

Witwen und Witwer erhalten schon seit 1986 stets gleicherweise Rente, wenn der andere Ehegatte an den Folgen eines Arbeitsunfalls oder einer Berufskrankheit verstirbt; die Rentengewährung hängt also nicht mehr – wie früher – davon ab, dass der Versicherte die Familie überwiegend unterhalten hat. Allerdings ruht die W-Rente jetzt ganz oder teilweise, wenn sie mit Erwerbs- oder Erwerbsersatzeinkommen iS der §§ 18a– 18 e SGB

---

[1] BSG SozR Nr 6 zu § 589 RVO
[2] BSG SozR Nr 32 zu § 548 RVO; SozR 2200 § 589 Nr 2 und 10
[3] BSG 29.03.1984 - 2 RU 23/83 -
[4] BSG SozR Nr 41 zu § 128 SGG

3.2.7 Gesetzliche Unfallversicherung (SGB VII)

IV zusammentreffen und das Einkommen bestimmte Grenzen übersteigt, § 65 Abs 3 SGB VII.

Kein Anspruch auf W-Rente besteht, wenn die Ehe erst nach dem Versicherungsfall geschlossen worden ist und der Tod innerhalb des ersten Jahres dieser Ehe eingetreten ist, es sei denn, dass nach den besonderen Umständen des Einzelfalls die Annahme nicht gerechtfertigt ist, dass es der alleinige oder überwiegende Zweck der Heirat war, einen Anspruch auf Hinterbliebenenversorgung zu begründen, § 65 Abs 6 SGB VII.

Sind **mehrere Berechtigte** vorhanden und ist neben der W-Rente auch noch eine sog Geschiedenen-Rente (unten) zu gewähren, so erhält jeder der Berechtigten nur einen der Dauer der jeweiligen Ehe entsprechenden Anteil der vollen Rente, § 66 Abs 2 SGB VII.

Witwen- oder Witwerrente (sog **wiederaufgelebte W-Rente**) wird auf Antrag auch an überlebende Ehegatten gezahlt, die wieder geheiratet haben, wenn die erneute Ehe aufgelöst (zB durch Tod oder Scheidung) oder für nichtig erklärt ist und sie im Zeitpunkt der Wiederheirat Anspruch auf eine solche Rente hatten. Auf eine solche W-Rente werden jedoch für denselben Zeitraum bestehende Ansprüche auf W-Rente, Versorgung, Unterhalt oder auf sonstige Rente nach dem letzten Ehegatten angerechnet, es sei denn, dass die Ansprüche nicht zu verwirklichen sind, § 65 Abs 5 SGB VII.

Frühere Ehegatten von Versicherten, deren Ehe mit ihnen geschieden, für nichtig erklärt oder aufgehoben ist, erhalten auf Antrag eine W-Rente (sog **Geschiedenenrente**), wenn die Versicherten ihnen während des letzten Jahres vor ihrem Tod Unterhalt geleistet haben oder dem früheren Ehegatten im letzten wirtschaftlichen Dauerzustand vor dem Tod der Versicherten ein Anspruch auf Unterhalt zustand, § 66 Abs 1 Satz 1 SGB VII. Der Anspruch besteht hier – anders als in der GRV (S 144) – auch für Ehen, die nach 1977 geschieden worden sind. Für ab 01.07.1977 Geschiedene wird die Rente an einen früheren Ehegatten nur solange gewährt, wie der Verstorbene ohne den Versicherungsfall unterhaltspflichtig gewesen wäre, § 66 Abs 1 Satz 2 SGB VII.

Die **Höhe der W-Rente** ergibt sich im Einzelnen aus § 65 Abs 2 SGB VII.

Sie beträgt idR 30 vH des maßgebenden Jahresarbeitsverdienstes, in einigen Sonderfällen 40 vH.

Waisenrenten

> **Waisenrente** erhalten Kinder von verstorbenen Versicherten, § 67 SGB VII, und zwar eine:
> ➤ Halbwaisenrente, wenn sie noch einen Elternteil haben,
> ➤ Vollwaisenrente, wenn sie keine Eltern mehr haben.

Als Kinder werden auch berücksichtigt Stiefkinder und Pflegekinder, die in den Haushalt der Versicherten aufgenommen waren, sowie Enkel und Geschwister, die in den Haushalt der Versicherten aufgenommen waren oder von ihnen überwiegend unterhalten wurden. § 67 Abs 2 SGB VII.

Die **Höhe der Waisenrente** beträgt bei Vollwaisen 30 vH, bei Halbwaisen 20 vH des maßgebenden Jahresarbeitsverdienstes, § 68 SGB VII. Auch hier ruht die Waisenrente einer über 18 Jahre alten Waise ganz oder teilweise, wenn sie mit Erwerbs- oder Erwerbsersatzeinkommen iS der §§ 18a– 18 e SGB IV zusammentrifft und das Einkommen bestimmte Grenzen übersteigt, § 68 Abs 2 SGB VII.

Waisenrente wird idR nur bis zur Vollendung des 18. Lebensjahres gewährt, nur in Ausnahmefällen bis zur Vollendung des 27. Lebensjahres, § 67 Abs 3 SGB VII.

Elternrente

> **Verwandte der aufsteigenden Linie (Eltern, Großeltern)** sowie Stief- oder Pflegeeltern erhalten unter bestimmten weiteren Voraussetzungen eine Rente (sog Elternrente), solange sie ohne den Versicherungsfall gegen die Verstorbenen einen Anspruch auf Unterhalt wegen Unterhaltsbedürftigkeit hätten geltend machen können, § 69 SGB VII.

Beihilfen

> **Witwen oder Witwer** von Versicherten erhalten eine einmalige Beihilfe idR in Höhe von 40 vH des Jahresarbeitsverdienstes, § 71 SGB VII, wenn:
> ➤ ein Anspruch auf Hinterbliebenenrente nicht besteht, weil der Tod der Versicherten nicht Folge eines Versicherungsfalls war, und
> ➤ die Versicherten zurzeit ihres Todes Anspruch auf eine Rente nach einer Minderung der Erwerbsfähigkeit von 50 vH oder mehr oder auf mehrere Renten hatten, deren Vomhundertsätze zusammen mindestens die Zahl 50 erreichen.

Vollwaisen, die bei Tod der Versicherten infolge eines Versicherungsfalls Anspruch auf Waisenrente hätten, wird Beihilfe in gleicher Höhe gewährt, wenn sie zurzeit des Todes des Versicherten mit diesem in häuslicher Gemeinschaft gelebt haben und von ihm überwiegend unterhalten worden sind; sind mehrere Waisen vorhanden, wird die Waisenbeihilfe gleichmäßig verteilt, § 71 Abs 3 SGB VII.

3 Sozialrecht

Haben Versicherte **länger als 10 Jahre** eine Rente nach einer MdE um 80 vH oder mehr bezogen und sind sie nicht an den Folgen eines Versicherungsfalls gestorben, kann unter bestimmten weiteren Voraussetzungen anstelle der einmaligen Beihilfe den Berechtigten eine **laufende Beihilfe** bis zur Höhe einer Hinterbliebenenrente gezahlt werden, § 71 Abs 4 SGB VII.

Rentenabfindungen

Renten können unter bestimmten Voraussetzungen **abgefunden** werden, §§ 75 ff SGB VII.[1]

Mit einer sog **Gesamtvergütung** kann der Versicherte abgefunden werden, wenn voraussichtlich nur Rente in Gestalt einer vorläufigen Entschädigung zu zahlen ist, § 75 SGB VII.

Renten auf unbestimmte Zeit können auf Antrag des Versicherten mit einem Kapitalbetrag abgefunden werden, §§ 76, 78 SGB VII.

W-Renten werden bei der ersten Wiederheirat der Berechtigten mit dem 24-fachen Monatsbetrag abgefunden, § 80 SGB VII.

Verfahrensrechtliches

Die Leistungen der GUV setzen idR – anders als zB in der GRV – **keinen förmlichen Antrag** des Berechtigten voraus.

Der Unfall ist idR nicht vom Verletzten, sondern vom Unternehmer anzuzeigen, §§ 193, 194 SB VII. Hat der Unternehmer keine unmittelbare Kenntnis (zB bei Wegeunfällen), sollte der Versicherte den Unfall dem Unternehmer möglichst sofort melden. Gehört der Versicherte keinem Unternehmen an (zB bei Hilfeleistungen nach § 2 Abs 1 Nr 11, 13 SGB VII), sollte der Versicherte den Unfall bei dem zuständigen UV-Träger (oder beim Versicherungsamt oder einem anderen Leistungsträger, § 16 SGB I, S 100) selbst anzeigen. Bei Verdacht auf Vorliegen einer Berufskrankheit hat **der behandelnde Arzt** dem UV-Träger oder der Gewerbeaufsicht Anzeige zu erstatten, §§ 202 SGB VII, 5 BKVO. Geschieht dies – aus welchen Gründen auch immer – nicht, sollte der Versicherte auch hier die Anzeige selbst erstatten.

Der **Rechtsweg** gegen Bescheide der UV-Träger über die Entscheidung, ob ein Versicherungsfall (Arbeitsunfall bzw Berufskrankheit) vorliegt, welche Gesundheitsstörungen Unfall- bzw BK-Folge sind und welche nicht, sowie ggf über die Höhe der zustehenden Leistungen führt nach Durchführung des obligatorischen Widerspruchsverfahrens (mit Widerspruchsbescheid) zu den Gerichten der Sozialgerichtsbarkeit, § 51 Abs 1 Nr 3 SGG.

Reform der gesetzlichen Unfallversicherung

Die geplante **Reform der GUV** verfolgt das Ziel, durch Straffung der Organisation die Wirtschaftlichkeit und Effektivität zu verbessern und die Zielgenauigkeit der Leistungen zu erhöhen, dem Umfang des Erwerbsschadens stärker Rechnung zu tragen und eine systematisch bessere Abstimmung der Leistungen der GUV mit den Leistungen der gesetzlichen Rentenversicherung anzustreben.

Da die Vorschläge zu den Reformen des Leistungsrechts bei Gewerkschaften und Arbeitgebern auf Kritik stießen, hat man sich darauf verständigt, zunächst nur die Strukturen der GUV zu modernisieren (Gesetzentwurf zur Modernisierung der gesetzlichen Unfallversicherung [UVMG] – Unfallversicherungsmodernisierungsgesetz):

Der Gesetzentwurf sieht vor, die Anzahl der gewerblichen Berufsgenossenschaften von derzeit 23 auf 9 und die Zahl der UV-Träger der öffentlichen Hand (Unfallkassen) von zurzeit 27 auf einen Träger pro Bundesland und auf einen Träger auf Bundesebene zu verringern.

Die geplante **Reform des Leistungsrechts** ist demgegenüber zunächst verschoben.

Kern des Entwurfs war, das gegenwärtige System der **abstrakten Schadensbemessung** durch ein neues System zu ersetzen, das die Entschädigung aufsplitten soll in **einen Erwerbs- und einen Gesundheitsschaden**. Die heutige Rente aus der GUV soll nach dem „Arbeitsentwurf eines Gesetzes zur Reform der gesetzlichen Unfallversicherung (UV-Reform-Gesetz [UVRG]) – Zweiter Teil: Leistungsreform der gesetzlichen Unfallversicherung" in **zwei gesonderte Leistungen** aufgegliedert werden:
➤ in eine einkommensabhängige Erwerbsminderungsrente zum Ausgleich des Erwerbsschadens (Erwerbsminderungsrente) und
➤ in einen einkommensunabhängigen Ausgleich des Gesundheitsschadens (Gesundheitsschadensausgleich).

Die **Erwerbsminderungsrente** soll gegenüber der jetzigen Rente an Versicherte gem § 56 SGB VII bringen:
➤ Entschädigung des konkreten Erwerbsschadens auf der Basis von 60 vH des tatsächlichen Brutto-Einkommensverlusts (Nettoausgleich),
➤ Bemessung nach dem Vergleich des vor dem Unfall erzielten Einkommens mit dem unfallbedingt erzielbaren Einkommen (wirtschaftlicher Schaden durch den

---

[1] vgl hierzu weiterführend *Erlenkämper/Fichte* S 599

Versicherungsfall); geringfügige Einkommensverluste von weniger als 10 vH des Einkommens bleiben unberücksichtigt,
- Beschränkung der Erwerbsminderungsrente auf die Zeit des Erwerbslebens,
- Vorrang der Erwerbsminderungsrente der GUV gegenüber der Rente wegen Erwerbsminderung der GRV, die während des Bezugs der Erwerbsminderungsrente ruht,
- Motivation zur Beschäftigung durch Verbesserungen bei der Anrechnung von Hinzuverdienst, durch Erhöhung des Übergangsgeldes bei beruflicher Rehabilitation und durch Aufstockung der Erwerbsminderungsrente bei Arbeitslosigkeit bis zu 2 Jahren,
- Ausgleich des Erwerbsschadens durch Beiträge bis zum Ende der Erwerbsphase an den gesetzlichen RentV-Träger zum Ausgleich unfallbedingter Versorgungslücken in der Alterssicherung.

Kernpunkte des **Gesundheitsschadensausgleichs** sind ua:
- einkommensunabhängiger Ausgleich des immateriellen Gesundheitsschadens als eigenständige Leistung (vergleichbar mit Schmerzensgeld),
- Untergrenze der Entschädigung nach einer MdE von mindestens 30 vH (Anlehnung an das sozEntschR),
- einkommensunabhängige Leistung des Ausgleichs als eine grundsätzlich lebenslänglich zu zahlende monatliche Rente,
- Bemessung des Ausgleichs nach einem neuen „Grad der Schädigungsfolge (GdS)" mit Bemessung des GdS wie im sozEntschR nach den *Anhaltspunkten* bzw ab 01.01.2009 nach der Anlage zur Versorgungsmedizin-Verordnung vom 10.12.2008 (S 30),
- der Ausgleich begründet als „höchstpersönlicher Anspruch des Versicherten" bei dessen Tod keine Hinterbliebenenleistung.

Literatur

Bereiter-Hahn, W., G. Mehrtens: Gesetzliche Unfallversicherung (Stand: 2008), Schmidt, Berlin

Brackmann, K.: Handbuch der Sozialversicherung Bd 3, Gesetzliche Unfallversicherung, 12. Auflage (Stand: 2008), Asgard, Sankt Augustin

Erlenkämper, A.: Arzt und Sozialrecht, 2003, Steinkopff, Darmstadt

Erlenkämper, A., W. Fichte: Sozialrecht, 6. Auflage 2008, Luchterhand, Neuwied

Hauck, K., W. Noftz: Sozialgesetzbuch SGB VII (Stand: 2008), Schmidt, Berlin

Lauterbach, H.: Unfallversicherung Sozialgesetzbuch VII, 4. Auflage (Stand: 2008), Kohlhammer, Stuttgart

Ludolph, E., R. Lehmann, J. Schürmann: Kursbuch der ärztlichen Begutachtung (Stand 2008), Ecomed, Landsberg

Mehrtens, G., S. Brandenburg: Die Berufskrankheitenverordnung (BKV, Stand 2008), Schmidt, Berlin

Niesel, K. (Hrsg): Sozialversicherungsrecht (Kasseler Kommentar, Stand: 2008), Beck, München

Mehrhoff, F., C. Meindl, G. Muhr: Unfallbegutachtung, 11. Auflage 2005, de Gruyter, Berlin

Schönberger, A., G. Mehrtens, H. Valentin: Arbeitsunfall und Berufskrankheit, 7. Auflage 2003, Schmidt, Berlin

3.2.8 Kinder- und Jugendhilfe (SGB VIII)

Allgemeines

Ziel des am 01.01.1991 in Kraft getretenen Achten Buches Sozialgesetzbuch (SGB VIII) „Kinder- und Jugendhilfe" war die Ablösung des aus dem Jahre 1922 stammenden Jugendwohlfahrtsgesetzes durch ein modernes, präventiv orientiertes Leistungsgesetz, das die Eltern bei ihren Erziehungsaufgaben unterstützt und jungen Menschen das Hineinwachsen in die Gesellschaft erleichtert.[1]

Zuständigkeit und Organisation

Träger der öffentlichen Jugendhilfe sind idR die Gemeinden und Kreise; sie arbeiten mit der freien Jugendhilfe zusammen, § 69 SGB VIII.

Die öffentliche Jugendhilfe soll mit der freien Jugendhilfe zum Wohl junger Menschen und ihrer Familien partnerschaftlich zusammenarbeiten, § 4 SGB VIII, und ihre freiwillige Tätigkeit auf dem Gebiet der Jugendhilfe fördern, § 74 SGB VIII.

Ziel der Jugendhilfe

Jeder junge Mensch hat ein Recht auf Förderung seiner Entwicklung und auf Erziehung zu einer eigenverantwortlichen und gemeinschaftsfähigen Persönlichkeit, § 1 Abs 1 SGB VIII. Pflege und Erziehung der Kinder sind das natürliche Recht der Eltern und die zuvörderst ihnen obliegende Pflicht. Über ihre Betätigung wacht die staatliche Gemeinschaft, § 1 Abs 2 SGB VIII.

Die Jugendhilfe soll zur Verwirklichung dieser Rechte insbesondere, § 1 Abs 3 SGB VIII:
- junge Menschen in ihrer individuellen und sozialen Entwicklung fördern und dazu beitragen, Benachteiligungen zu vermeiden oder abzubauen,

---

[1] vgl weiterführend *Erlenkämper/Fichte* S 603 ff mwN

- Eltern und andere Erziehungsberechtigte bei der Erziehung beraten und unterstützen,
- Kinder und Jugendliche vor Gefahren für ihr Wohl schützen,
- dazu beitragen, positive Lebensbedingungen für junge Menschen und ihre Familien sowie eine kinder- und familienfreundliche Umwelt zu erhalten oder zu schaffen.

Leistungen und andere Aufgaben

Leistungen nach dem SGB VIII werden jungen Menschen, Müttern, Vätern und Personenberechtigten von Kindern und Jugendlichen gewährt, die ihren tatsächlichen Aufenthalt im Bundesgebiet haben, § 6 SGB VI.

Leistungen der Jugendhilfe sind, § 2 Abs 2 SGB VIII:
- Angebote der Jugendarbeit, der Jugendsozialarbeit und des erzieherischen Kinder- und Jugendschutzes (§§ 11 – 14 SGB VIII),
- Angebote zur Förderung der Erziehung in der Familie (§§ 16 – 21 SGB VIII),
- Angebote zur Förderung von Kindern in Tageseinrichtungen und in Tagespflege (§§ 22 – 25 SGB VIII),
- Hilfe zur Erziehung und ergänzende Leistungen (§§ 27 – 37, §§ 39, 40 SGB VIII),
- Hilfe für seelisch behinderte Kinder und Jugendliche und ergänzende Leistungen (§§ 35a– 37, 39, 40 SGB VIII),
- Hilfe für junge Volljährige und Nachbetreuung (§ 41 SGB VIII).

Andere Aufgaben der Jugendhilfe sind, § 2 Abs 3 SGB VIII:
- die Inobhutnahme von Kindern und Jugendlichen (§ 42 SGB VIII),
- die Erteilung, der Widerruf und die Zurücknahme der Pflegeerlaubnis (§§ 43, 44 SGB VIII),
- die Erteilung, der Widerruf und die Zurücknahme der Erlaubnis für den Betrieb einer Einrichtung sowie die Erteilung nachträglicher Auflagen und die damit verbundenen Aufgaben (§§ 45 – 47, 48 a SGB VIII),
- die Tätigkeitsuntersagung (§§ 48, 48 a SGB VIII),
- die Mitwirkung in Verfahren vor den Vormundschafts- und den Familiengerichten (§ 50 SGB VIII),
- die Beratung und Belehrung in Verfahren zur Annahme als Kind (§ 51 SGB VIII),
- die Mitwirkung in Verfahren nach dem Jugendgerichtsgesetz (§ 52 SGB VIII),
- die Beratung und Unterstützung von Müttern bei Vaterschaftsfeststellung und Geltendmachung von Unterhaltsansprüchen sowie von Pflegern und Vormündern (§§ 52a, 53 SGB VIII),
- die Erteilung, der Widerruf und die Zurücknahme der Erlaubnis zur Übernahme von Vereinsvormundschaften (§ 54 SGB VIII),
- Beistandschaft, Amtspflegschaft, Amtsvormundschaft und Gegenvormundschaft des Jugendamtes (§§ 55 – 58 SGB VIII),
- die Beurkundung und Beglaubigung (§ 59 SGB VIII) und die Aufnahme von vollstreckbaren Urkunden (§ 60 SGB VIII).

Literatur

Fieseler, G., H Schleicher, M. Busch: GK-SGB VIII (Stand: 2009), Luchterhand, Neuwied

Münder, J., R Wiesner: Kinder- und Jugendhilferecht, 2007, Nomos, Baden-Baden

Wiesner, R.: SGB VIII – Kinder- und Jugendhilfe, 3. Auflage 2006, Beck, München

3.2.9 Rehabilitation und Teilhabe behinderter Menschen (SGB IX – Teil I, §§ 1 – 67)

Aufgabe

Zum 01.07.2001 ist das Recht zur Rehabilitation und Eingliederung behinderter Menschen zusammengefasst, weiterentwickelt und als **SGB IX** in das Sozialgesetzbuch eingegliedert worden.[1]

Der Begriff „**Rehabilitation**" wird im SGB IX nur noch für die **medizinische Rehabilitation** verwendet. Alle anderen Leistungen werden als **Leistungen zur Teilhabe** (am Arbeitsleben, am Leben in der Gemeinschaft usw) bezeichnet.

Einbezogen in das SGB IX ist jetzt auch das **Schwerbehindertenrecht** (§§ 68 ff SGB IX).

Dieses wird zur besseren Übersicht in einem gesonderten Kapitel (3.2.10: Schwerbehindertenrecht, unten S 184) abgehandelt.

Im **Mittelpunkt des SGB IX** steht die Aufgabe, behinderten und von Behinderung bedrohten Menschen ein selbstbestimmtes und gleichberechtigtes Leben in der Gesellschaft zu ermöglichen und Benachteiligungen zu vermeiden bzw ihnen entgegenzuwirken, § 1 SGB IX.

---

[1] vgl hierzu weiterführend *Erlenkämper* S 308; *Erlenkämper/Fichte* S 616 ff

3.2.9 Rehabilitation und Teilhabe behinderter Menschen (SGB IX – Teil I)

Rechtsgrundlagen

Das Recht der **Rehabilitation** und der **behinderten Menschen** ist nunmehr in dem eigenständigen **Sozialgesetzbuch SGB IX** geregelt. Dieses besteht aus **zwei Teilen**:

➤ aus den Regelungen für Behinderte und von Behinderung bedrohte Menschen (§ 1 – 67 SGB IX, (Teil 1) und
➤ aus den besonderen Regelungen zur Teilhabe schwerbehinderter Menschen (Schwerbehindertenrecht, §§ 68 – 160 SGB IX, Teil 2), insbesondere die Regelungen zur Teilhabe schwerbehinderter Menschen am Arbeitsleben.

Mit Inkrafttreten des SGB IX sind das frühere Rehabilitations-Angleichungsgesetz (RehaAnglG) und das bisherige Schwerbehindertengesetz (SchwbG) weggefallen. Das neue Gesetz regelt die Leistungen zur Teilhabe sehr viel umfassender als das bisherige Recht.

Das Recht der Rehabilitation ist im SGB IX zusammenhängend geregelt, gibt aber nur einen allgemeinen Rahmen für die Regelungen des Behindertenrechts. Es enthält keine eigenen Rechtsansprüche auf Leistungen zur Rehabilitation. Diese und die Zuständigkeit der Leistungsträger ergeben sich aus den für den jeweiligen Leistungsträger geltenden Leistungsgesetzen.

Rehabilitationsträger (Reha-Träger), Zuständigkeit, Servicestellen

Das SGB IX hat zwar das Leistungsrecht weitgehend vereinheitlicht, nicht dagegen die Trägerschaft für die Leistungen zur Teilhabe.

Träger der Leistungen zur Teilhabe (**Reha-Träger**) können in unterschiedlichem Ausmaß sein, § 6 SGB IX, die Träger:
➤ der gesetzlichen Krankenversicherung (§§ 40 – 43 a SGB V),
➤ der gesetzlichen Unfallversicherung (§§ 26 – 52 SGB VII),
➤ der gesetzlichen Rentenversicherung (§§ 9 – 32 SGB VI),
➤ der Alterssicherung der Landwirte (§§ 7 – 10 ALG),
➤ der Arbeitsförderung (§§ 19, 97 – 115, 160 – 162, 236 – 253 SGB III),
➤ des sozialen Entschädigungsrechts (§§ 9 Abs 1, 10 – 24, 26, 26e, 27b, 27 c BVG),
➤ der Kinder- und Jugendhilfe (§§ 10 Abs 2 Satz 2, 27, 35a, 140 SGB VIII) sowie
➤ der (nachrangigen) Sozialhilfe, sofern kein anderer Sozialleistungsträger zuständig ist (§§ 53 ff SGB XII).

Die Reha-Träger nehmen ihre Aufgaben selbstständig und eigenverantwortlich wahr, § 6 Abs 2 SGB IX, sind aber zu einer engen Zusammenarbeit verpflichtet, §§ 10 ff SGB IX.

Keine Träger für behinderte Menschen sind die Pflegekassen nach dem SGB XI.

Die **schnelle Klärung der Zuständigkeit** und die **schnelle Entscheidung** über einen gestellten Antrag auf Leistungen zur medizinischen Rehabilitation oder zur Teilhabe – früher häufig ein Problem – war dem Gesetzgeber ein besonderes Anliegen. Dies ist daher im SGB IX völlig neu und anders als bisher geregelt.

Zunächst richten die Reha-Träger unter Nutzung bestehender Strukturen in allen Landkreisen und kreisfreien Städten **gemeinsame Servicestellen** ein, §§ 23 SGB IX. Diese **Servicestellen** bieten behinderten und von Behinderung bedrohten Menschen, den Personensorgeberechtigten und ihren Vertrauenspersonen (zB auch den behandelnden Ärzten) Beratung und Unterstützung an, § 22 Abs 1 SGB IX. Sie haben insbesondere:
➤ über Leistungsvoraussetzungen, Leistungen der Reha-Träger, besondere Hilfen im Arbeitsleben sowie über die Verwaltungsabläufe zu informieren,
➤ bei der Klärung des Rehabilitationsbedarfs, bei der Inanspruchnahme von Leistungen zur Teilhabe, bei der Inanspruchnahme eines persönlichen Budgets und der besonderen Hilfen im Arbeitsleben sowie bei der Erfüllung von Mitwirkungspflichten zu helfen,
➤ zu klären, welcher Reha-Träger zuständig ist, auf klare und sachdienliche Anträge hinzuwirken und sie an den zuständigen Reha-Träger weiterzuleiten,
➤ bei einem Rehabilitationsbedarf, der voraussichtlich ein Gutachten erfordert, den zuständigen Reha-Träger darüber zu informieren,
➤ die Entscheidung des zuständigen Reha-Trägers in Fällen, in denen die Notwendigkeit von Leistungen zur Teilhabe offenkundig ist, so umfassend vorzubereiten, dass dieser unverzüglich entscheiden kann,
➤ bis zur Entscheidung oder Leistung des Reha-Trägers den behinderten oder von Behinderung bedrohten Menschen unterstützend zu begleiten,
➤ bei den Reha-Trägern auf zeitnahe Entscheidungen und Leistungen hinzuwirken und
➤ zwischen mehreren Reha-Trägern und Beteiligten auch während der Leistungserbringung zu koordinieren und zu vermitteln.

Werden **Leistungen zur Teilhabe beantragt**, stellt der zunächst angegangene Reha-Träger zur zügigen Zuständigkeitsklärung innerhalb von 2 Wochen nach Eingang des Antrages bei ihm fest, ob er nach dem für ihn geltenden Leistungsgesetz für die Leistung zuständig ist, § 14 Abs 1 SGB IX.

Stellt er bei der Prüfung fest, dass er für die Leistung nicht zuständig ist, leitet er den Antrag unverzüglich dem nach seiner Auffassung zuständigen Reha-Träger zu, § 14 Abs 1 Satz 1 SGB IX.

Muss für eine solche Feststellung die Ursache der Behinderung geklärt werden und ist diese Klärung in der Frist nicht möglich, wird der Antrag unverzüglich dem Reha-Träger zugeleitet, der die Leistung ohne Rücksicht auf die Ursache erbringt (vielfach der RentV-Träger oder das Arbeitsamt), § 14 Abs 1 Satz 3 SGB IX.

Wird der Antrag nicht weitergeleitet, stellt der zuerst angegangene Reha-Träger den Rehabilitationsbedarf unverzüglich selbst fest. Muss für diese Feststellung ein Gutachten nicht eingeholt werden, entscheidet der Reha-Träger innerhalb von 3 Wochen nach Antragseingang. Wird der Antrag weitergeleitet, gelten die Fristen für den Reha-Träger, an den der Antrag weitergeleitet wird, entsprechend. Ist für die Feststellung des Rehabilitationsbedarfs ein Gutachten erforderlich, wird die Entscheidung innerhalb von zwei Wochen nach Vorliegen des Gutachtens getroffen, § 14 Abs 2 Sätze 1 – 4 SGB IX.

Kann der Reha-Träger, an den der Antrag weitergeleitet worden ist, für die beantragte Leistung nicht Träger nach § 6 Abs 1 SGB IX sein, klärt er unverzüglich mit dem nach seiner Auffassung zuständigen Reha-Träger, von wem und in welcher Weise über den Antrag innerhalb der Frist nach § 14 Abs 2 Sätze 2 und 4 SGB IX entschieden wird, und unterrichtet hierüber den Antragsteller, § 14 Abs 2 Satz 5 SGB IX.

Ist für die Feststellung des Rehabilitationsbedarfs ein Gutachten erforderlich, beauftragt der Reha-Träger unverzüglich einen geeigneten Sachverständigen. Er benennt dem Leistungsberechtigten idR drei möglichst wohnortnahe Sachverständige unter Berücksichtigung bestehender sozialmedizinischer Dienste. Hat sich der Leistungsberechtigte für einen der benannten Sachverständigen entschieden, wird dem Wunsch Rechnung getragen. **Der Sachverständige** nimmt eine umfassende sozialmedizinische, bei Bedarf auch psychologische Begutachtung vor und **erstellt das Gutachten innerhalb von zwei Wochen nach Auftragserteilung.** Die in dem Gutachten getroffenen Feststellungen zum Rehabilitationsbedarf werden den Entscheidungen der Rehabilitationsträger zugrunde gelegt, § 14 Abs 5 SGB IX.

Kann über den Antrag auf Leistungen zur Teilhabe nicht innerhalb der genannten Fristen entschieden werden, teilt der Reha-Träger dies dem Leistungsberechtigten unter Darlegung der Gründe rechtzeitig mit, § 15 Abs 1 Satz 1 SGB IX. Erfolgt die Mitteilung nicht oder liegt ein zureichender Grund nicht vor, kann der Leistungsberechtigte dem Reha-Träger eine angemessene Frist setzen und dabei erklären, dass er sich nach Ablauf der Frist die erforderliche Leistung selbst beschafft. Beschafft er sich nach Ablauf der Frist eine erforderliche Leistung selbst, ist der zuständige Reha-Träger zur Erstattung der Aufwendungen verpflichtet, soweit die Grundsätze der Wirtschaftlichkeit und Sparsamkeit beachtet sind. Die Erstattungspflicht besteht auch, wenn der Reha-Träger eine unaufschiebbare Leistung nicht rechtzeitig erbringen kann oder er eine Leistung zu Unrecht abgelehnt hat, § 15 Abs 1 SGB IX.

Wegen des unbestimmten Gebotes der Wirtschaftlichkeit und Sparsamkeit, des evtl Nichtvorliegens eines rechtlichen Grundes und der Angemessenheit der Dauer der zu setzenden Nachfrist trägt der Betroffene allerdings das Risiko, im Falle einer selbst beschafften Leistung die damit verbundenen Kosten nicht erstattet zu erhalten.

Diese Regelungen zum Kostenerstattungsanspruch des Leistungsberechtigten gelten nicht für die Träger der Sozialhilfe, der öffentlichen Jugendhilfe und der Kriegsopferfürsorge, § 15 Abs 1 Satz 5 SGB IX.

Behinderte, von Behinderung Bedrohte, Schwerbehinderte und Gleichgestellte

> § 2 Abs 1 SGB IX definiert den Begriff der Behinderung, der für den gesamten Bereich des Sozialrechts gilt, und grenzt den nach dem SGB IX berechtigten Personenkreis ein.

§ 2 SGB IX definiert 4 Begriffe:
➤ behinderte Menschen
➤ von Behinderung bedrohte Menschen
➤ schwerbehinderte Menschen und
➤ schwerbehinderten Menschen Gleichgestellte.

Menschen sind **behindert**, wenn ihre körperliche Funktion, geistige Fähigkeit oder seelische Gesundheit mit hoher Wahrscheinlichkeit länger als 6 Monate von dem für das Lebensalter typischen Zustand abweichen und daher ihre Teilhabe am Leben in der Gesellschaft beeinträchtigt ist, § 2 Abs 1 Satz 1 SGB IX.

Menschen sind **von Behinderung bedroht**, wenn diese Beeinträchtigung zu erwarten ist, § 2 Abs 1 Satz 2 SGB IX.

Die Gesundheitsschäden, die auf körperlichem, geistigem oder seelischem Bereich liegen können, müssen zu einer Funktionsminderung und diese zu einer Einschränkung bei der Bewältigung des täglichen Lebens, also der Mobi-

3.2.9 Rehabilitation und Teilhabe behinderter Menschen (SGB IX – Teil I)

lität, der Denk- und der Lernfähigkeit, führen und aufgrund dieser Funktionsbeeinträchtigung muss die Teilnahme am täglichen Leben in den Bereichen der Arbeit, des Berufes und der Teilhabe an der Gesellschaft eingeschränkt sein.

Ob dieser Zustand der Einschränkung der Teilhabe mit hoher Wahrscheinlichkeit länger als 6 Monate bestehen bleibt, kann idR nur von einem Arzt prognostisch beurteilt werden. Übliche Kinder- und Alterserscheinungen begründen grundsätzlich keine Behinderung.

Schwerbehindert sind Menschen, wenn bei ihnen ein Grad der Behinderung (GdB) von wenigstens 50 vorliegt und sie ihren Wohnsitz, gewöhnlichen Aufenthalt oder ihre Beschäftigung auf einem Arbeitsplatz iS des § 73 SGB IX rechtmäßig im Bundesgebiet haben, § 2 Abs 2 SGB IX.

Schwerbehinderten gleichgestellt werden sollen Behinderte mit einem GdB von weniger als 50, aber wenigstens 30, wenn sie infolge ihrer Behinderung ohne die Gleichstellung einen geeigneten Arbeitsplatz iS des § 73 SGB IX nicht erlangen oder nicht behalten können (**gleichgestellte behinderte Menschen**), § 2 Abs 3 SGB IX.

Leistungen zur Teilhabe

Die **Leistungen zur Teilhabe** umfassen die notwendigen Sozialleistungen, um unabhängig von der Ursache der Behinderung, § 4 Abs 1 SGB IX,
➤ die Behinderung abzuwenden, zu beseitigen, zu mindern, ihre Verschlimmerung zu verhüten oder ihre Folgen zu mildern, Nr 1,
➤ Einschränkungen der Erwerbsfähigkeit oder Pflegebedürftigkeit zu vermeiden, zu überwinden, zu mindern oder eine Verschlimmerung zu verhüten sowie den vorzeitigen Bezug anderer Sozialleistungen zu vermeiden oder laufende Sozialleistungen zu mindern, Nr 2,
➤ die Teilhabe am Arbeitsleben entsprechend den Neigungen und Fähigkeiten dauerhaft zu sichern, Nr 3 oder
➤ die persönliche Entwicklung ganzheitlich zu fördern und die Teilhabe am Leben in der Gesellschaft sowie eine möglichst selbstständige oder selbstbestimmte Lebensführung zu ermöglichen oder zu erleichtern, Nr 4.

Allgemeine Regelungen

Das SGB IX beinhaltet folgende Leistungsgrundsätze:
➤ Leistungserbringung mit dem Ziel der Teilhabe, § 4 SGB IX
➤ Prävention vor Rehabilitation, §§ 3, 4 Nr 2 SGB IX
➤ ambulante Leistung vor stationärer Erbringung, § 19 Abs 2 SGB IX
➤ Individualisierung der Leistung

Ziel des SGB IX ist die Integration des Behinderten und von Behinderung bedrohten Menschen in die Gesellschaft und die Ermöglichung eines selbstbestimmten Lebens und die Förderung deren Teilhabe an der Gesellschaft, insbesondere am Arbeitsleben mit medizinischen, beruflichen und sozialen Leistungen. Entsprechend dieser Zielsetzung werden diese Leistungen als „Leistungen zur Teilhabe" zusammengefasst. Teilhabe bedeutet danach die Förderung der persönlichen Entwicklung und die Ermöglichung eines selbstständigen und selbstbestimmten Lebens.

> Die **Prävention** hat Vorrang vor der Rehabilitation.

Die Reha-Träger haben darauf hinzuwirken, dass der Eintritt einer Behinderung einschließlich einer chronischen Krankheit vermieden wird, § 3 SGB IX.

Ambulante, teilstationäre und betriebliche Leistungen ggf unter Einbeziehung familienentlastender und unterstützender Dienste in wohnortnahen Einrichtungen haben Vorrang vor stationärer Erbringung. Durch die Einbeziehung familienentlastender und familienunterstützender Dienste wird dem Grundsatz Rechnung getragen, dass die Integration behinderter Menschen idR bei der Stärkung und Unterstützung ihrer Familie ansetzen muss.

Berechtigten Wünschen des Leistungsempfängers wird entsprochen sowie auf persönliche und familiäre Bedürfnisse und Gegebenheiten Rücksicht genommen, § 9 SGB IX.

> Die **Leistungen zur Teilhabe haben Vorrang vor Rentenleistungen**, die bei erfolgreichen Leistungen zur Teilhabe nicht oder voraussichtlich erst zu einem späteren Zeitpunkt zu erbringen wären, § 8 Abs 2 SGB IX („Rehabilitation geht vor Rente").

Dies gilt während des Bezugs einer Rente entsprechend.

Werden daher bei einem Reha-Träger Sozialleistungen wegen oder unter Berücksichtigung einer Behinderung oder einer drohenden Behinderung beantragt oder erbracht, prüft dieser unabhängig von der Entscheidung über diese Leistungen, ob Leistungen zur Teilhabe voraussichtlich erfolgreich sind, § 8 Abs 1 SGB IX.

Soweit Leistungen verschiedener Leistungsgruppen oder mehrerer Reha-Träger erforderlich sind, sind die Beteiligten verpflichtet, ihre **Leistungen zu koordinieren**, § 10 SGB IX (früher: Gesamtplan zur Rehabilitation).

Der zuständige Reha-Träger ist dafür verantwortlich, dass alle beteiligten Reha-Träger im Benehmen miteinander und in Abstimmung mit den Leistungsberechtigten die nach dem individuellen Bedarf voraussichtlich erforderlichen Leistungen funktionsbezogen feststellen und schriftlich so zusammenstellen, dass sie nahtlos ineinander greifen. Die Leistungen werden entsprechend dem Verlauf der Rehabilitation angepasst und darauf ausgerichtet, den Leistungsberechtigten unter Berücksichtigung der Besonderheiten des Einzelfalls eine umfassende Teilhabe am Leben in der Gesellschaft zügig, wirksam, wirtschaftlich und auf Dauer zu ermöglichen. Dabei sichern die Reha-Träger durchgehend die Verfahren entsprechend dem jeweiligen Bedarf und gewährleisten, dass die wirksame und wirtschaftliche Ausführung der Leistungen nach gleichen Maßstäben und Grundsätzen erfolgt, § 10 Abs 1 SGB IX.

Soweit es im Einzelfall geboten ist, prüft der zuständige Reha-Träger gleichzeitig mit der Einleitung einer Leistung zur medizinischen Rehabilitation, während ihrer Ausführung und nach ihrem Abschluss, ob durch geeignete Leistungen zur Teilhabe am Arbeitsleben die Erwerbsfähigkeit des behinderten oder von Behinderung bedrohten Menschen erhalten, gebessert oder wiederhergestellt werden kann. Wird während einer Leistung zur medizinischen Rehabilitation erkennbar, dass der bisherige Arbeitsplatz gefährdet ist, wird mit den Betroffenen sowie dem zuständigen Reha-Träger unverzüglich geklärt, ob Leistungen zur Teilhabe am Arbeitsleben erforderlich sind, § 11 SGB IX.

Die Reha-Träger sind verantwortlich, dass die im Einzelfall erforderlichen Leistungen zur Teilhabe nahtlos, zügig sowie nach Gegenstand, Umfang und Ausführung einheitlich erbracht werden, Abgrenzungsfragen einvernehmlich geklärt werden, Beratung geleistet wird, Begutachtungen möglichst nach einheitlichen Grundsätzen durchgeführt werden sowie Prävention geleistet wird. Sie und ihre Verbände sollen zur gemeinsamen Wahrnehmung von Aufgaben zur Teilhabe behinderter Menschen insbesondere regionale Arbeitsgemeinschaften bilden, § 12 SGB IX.

Ausführung der Leistungen zur Teilhabe

Der zuständige Reha-Träger kann die Leistungen zur Teilhabe ua, § 17 SGB IX:
➤ allein oder gemeinsam mit anderen Leistungsträgern,
➤ durch andere Leistungsträger,
➤ unter Inanspruchnahme von geeigneten, insbesondere auch freien und gemeinnützigen oder privaten Rehabilitationsdiensten und -einrichtungen erbringen. Er bleibt für die Ausführung der Leistungen aber stets selbst verantwortlich.

Andere Leistungsträger oder Reha-Einrichtungen können insbesondere dann in Anspruch genommen werden, wenn der Reha-Träger die Leistung dadurch wirksamer oder wirtschaftlicher erbringen kann, § 17 Abs 1 Satz 2 SGB IX. Sachleistungen können auch im Ausland erbracht werden, wenn sie dort bei zumindest gleicher Qualität und Wirksamkeit wirtschaftlicher ausgeführt werden können, § 18 SGB IX.

Auf Antrag können Leistungen zur Teilhabe auch durch ein **persönliches Budget** ausgeführt werden, um dem Leistungsberechtigten in eigener Verantwortung ein möglichst selbstbestimmtes Leben zu ermöglichen, § 17 Abs 2 Satz 1 SGB IX.

Hierdurch wird die durch § 9 Abs 2 SGB IX mögliche Umwandlung von Sach- und Geldleistungen ergänzt; Leistungen im Rahmen des persönlichen Budgets stellen idR Geldleistungen dar, in begründeten Ausnahmefällen auch durch Ausgabe von Gutscheinen, § 17 Abs 3 Sätze 1 und 2 SGB IX. Bei der Ausführung des persönlichen Budgets ist der individuelle Bedarf festzustellen. Hierbei sind die Rehabilitationsträger, die Pflegekassen und die Integrationsämter zu beteiligen, § 17 Abs 2 Satz 3 SGB IX. Das persönliche Budget wird von den beteiligten Leistungsträgern tägerübergreifend als Komplexleistung erbracht, § 17 Abs 2 Satz 3 SGB IX, die aus der Sicht des Leistungsempfängers wie „aus einer Hand" geleistet wird. Die budgetfähigen Leistungen ergeben sich aus § 17 Abs 2 Satz 4 SGB IX. Die Höhe des persönlichen Budgets wird auf der Grundlage der nach § 10 Abs 1 SGB IX – Koordinierung der Leistungen – getroffenen Feststellungen so bemessen, dass der individuell festgestellte Bedarf gedeckt wird, § 17 Abs 3 Satz 3 SGB IX. An die Entscheidung der Leistung zur Teilhabe durch ein persönliches Budget ist der Antragsteller für die Dauer von 6 Monaten gebunden.

Das Verfahren über die Entscheidung bei Leistungen mehrerer Leistungsträger richtet sich nach § 17 Abs 4 SGB IX.

Leistungsgruppen

Zur **Teilhabe** werden erbracht, § 5 SGB IX:
➤ Leistungen zur medizinischen Rehabilitation (Nr 1), §§ 26 – 32 SGB IX,
➤ Leistungen zur Teilhabe am Arbeitsleben (Nr 2), §§ 33 – 43 SGB IX,
➤ unterhaltssichernde und andere ergänzende Leistungen (Nr 3), §§ 44 – 54 SGB IX und

3.2.9 Rehabilitation und Teilhabe behinderter Menschen (SGB IX – Teil I)

➤ Leistungen zur Teilhabe am Leben in der Gemeinschaft (Nr 4), §§ 55 – 59 SGB IX.

Leistungen zur medizinischen Rehabilitation, §§ 26 – 32 SGB IX

Zur **medizinischen Rehabilitation** behinderter und von Behinderung bedrohter Menschen werden die erforderlichen Leistungen erbracht, § 26 Abs 1 SGB IX, um:
➤ Behinderungen einschließlich chronischer Krankheiten abzuwenden, zu beseitigen, zu mindern, auszugleichen, eine Verschlimmerung zu verhüten oder
➤ Einschränkungen der Erwerbsfähigkeit und Pflegebedürftigkeit zu vermeiden, zu überwinden, zu mindern, eine Verschlimmerung zu verhüten sowie den vorzeitigen Bezug von laufenden Sozialleistungen zu vermeiden oder laufende Sozialleistungen zu mindern.

Leistungen zur medizinischen Rehabilitation umfassen insbesondere, § 26 Abs 2 SGB IX:
➤ Behandlung durch Ärzte, Zahnärzte und Angehörige anderer Heilberufe, soweit deren Leistungen unter ärztlicher Aufsicht oder auf ärztliche Anordnung ausgeführt werden, einschließlich der Anleitung, eigene Heilungskräfte zu entwickeln,
➤ Früherkennung und Frühförderung behinderter und von Behinderung bedrohter Kinder,
➤ Arznei- und Verbandmittel,
➤ Heilmittel einschließlich physikalischer, Sprach- und Beschäftigungstherapie,
➤ Psychotherapie als ärztliche und psychotherapeutische Behandlung,
➤ Hilfsmittel,
➤ Belastungserprobung und Arbeitstherapie.

Bestandteil der Leistungen nach § 26 Abs 1 SGB IX sind auch **medizinische, psychologische und pädagogische Hilfen**, soweit diese Leistungen im Einzelfall erforderlich sind, um die genannten Ziele zu erreichen oder zu sichern und Krankheitsfolgen zu vermeiden, zu überwinden, zu mindern oder ihre Verschlimmerung zu verhüten, § 26 Abs 3 SGB IX, insbesondere:
➤ Hilfen zur Unterstützung bei der Krankheits- und Behinderungsverarbeitung,
➤ Aktivierung von Selbsthilfepotentialen,
➤ mit Zustimmung der Leistungsberechtigten Information und Beratung von Partnern und Angehörigen sowie von Vorgesetzten und Kollegen,
➤ Vermittlung von Kontakten zu örtlichen Selbsthilfe- und Beratungsmöglichkeiten,
➤ Hilfen zur seelischen Stabilisierung und zur Förderung der sozialen Kompetenz, ua durch Training sozialer und kommunikativer Fähigkeiten und im Umgang mit Krisensituationen,
➤ Training lebenspraktischer Fähigkeiten,
➤ Anleitung und Motivation zur Inanspruchnahme von Leistungen der medizinischen Rehabilitation.

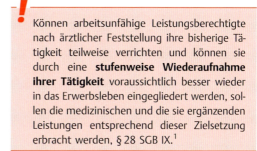

Können arbeitsunfähige Leistungsberechtigte nach ärztlicher Feststellung ihre bisherige Tätigkeit teilweise verrichten und können sie durch eine **stufenweise Wiederaufnahme ihrer Tätigkeit** voraussichtlich besser wieder in das Erwerbsleben eingegliedert werden, sollen die medizinischen und die sie ergänzenden Leistungen entsprechend dieser Zielsetzung erbracht werden, § 28 SGB IX.[1]

Die medizinischen **Leistungen zur Früherkennung und Frühförderung** behinderter und von Behinderung bedrohter Kinder nach § 26 Abs 2 SGB IX umfassen auch, § 30 Abs 1 SGB IX:
➤ die medizinischen Leistungen der mit dieser Zielsetzung fachübergreifend arbeitenden Dienste und Einrichtungen,
➤ nichtärztliche sozialpädiatrische, psychologische, heilpädagogische, psychosoziale Leistungen und die Beratung der Erziehungsberechtigten, auch in fachübergreifend arbeitenden Diensten und Einrichtungen, wenn sie unter ärztlicher Verantwortung erbracht werden und erforderlich sind, um eine drohende oder bereits eingetretene Behinderung zum frühestmöglichen Zeitpunkt zu erkennen und einen individuellen Behandlungsplan aufzustellen.

Leistungen zur Früherkennung und Frühförderung behinderter und von Behinderung bedrohter Kinder umfassen des Weiteren nichtärztliche therapeutische, psychologische, heilpädagogische, sonderpädagogische, psychosoziale Leistungen und die Beratung der Erziehungsberechtigten durch interdisziplinäre Frühförderstellen, wenn sie erforderlich sind, um eine drohende oder bereits eingetretene Behinderung zum frühestmöglichen Zeitpunkt zu erkennen oder die Behinderung durch gezielte Förder- und Behandlungsmaßnahmen auszugleichen oder zu mildern, § 30 Abs 2 SGB IX.

Hilfsmittel (Körperersatzstücke sowie orthopädische und andere Hilfsmittel) umfassen die Hilfen, die von den Leistungsempfängern getragen oder mitgeführt oder bei einem Wohnungswechsel mitgenommen werden können und unter Berücksichtigung der Umstände des Einzelfalles erforderlich sind, § 31 Abs 1 SGB IX, um:
➤ einer drohenden Behinderung vorzubeugen,
➤ den Erfolg einer Heilbehandlung zu sichern oder

---
[1] so auch § 74 SGB V

➤ eine Behinderung bei der Befriedigung von Grundbedürfnissen des täglichen Lebens auszugleichen, soweit sie nicht allgemeine Gebrauchsgegenstände des täglichen Lebens sind.

Der Anspruch umfaßt auch die notwendige **Änderung**, **Instandhaltung**, **Ersatzbeschaffung** sowie die **Ausbildung** im Gebrauch der Hilfsmittel, § 31 Abs 2 SGB IX. Der Rehabilitationsträger soll:
➤ vor einer Ersatzbeschaffung prüfen, ob eine Änderung oder Instandsetzung von bisher benutzten Hilfsmitteln wirtschaftlicher und gleich wirksam ist,
➤ die Bewilligung der Hilfsmittel davon abhängig machen, dass die behinderten Menschen sie sich anpassen oder sich in ihrem Gebrauch ausbilden lassen.

Wählen Leistungsempfänger ein geeignetes Hilfsmittel in einer aufwendigeren Ausführung als notwendig, tragen sie die **Mehrkosten** selbst, § 31 Abs 3 SGB IX. Hilfsmittel können auch leihweise überlassen werden, § 31 Abs 4 SGB IX.

Leistungsträger können alle Rehabilitationsträger – mit Ausnahme der Bundesagentur für Arbeit – sein, § 6 SGB IX.

Leistungen zur Teilhabe am Arbeitsleben, §§ 33 – 43 SGB IX

Zu den **Leistungen zur Teilhabe** am Arbeitsleben zählen insbesondere Hilfen für den behinderten Menschen, § 33 Abs 3 SGB IX:
➤ zur Erhaltung oder Erlangung eines Arbeitsplatzes, Nr 1,
➤ der Berufsvorbereitung, Nr 2,
➤ der beruflichen Anpassung und Weiterbildung, Nr 3,
➤ der beruflichen Ausbildung, Nr 4,
➤ Gewährung eines Gründungszuschusses entsprechend § 57 SGB III, Nr 5 und
➤ sonstige Integrationshilfen, Nr 6.

Zur Teilhabe am Arbeitsleben werden die erforderlichen Leistungen erbracht, um die Erwerbsfähigkeit behinderter oder von Behinderung bedrohter Menschen entsprechend ihrer Leistungsfähigkeit zu erhalten, zu verbessern, herzustellen oder wiederherzustellen und ihre Teilhabe am Arbeitsleben möglichst auf Dauer zu sichern, § 33 Abs 1 SGB IX.

Behinderten **Frauen** werden gleiche Chancen im Erwerbsleben gesichert, insbesondere durch in der beruflichen Zielsetzung geeignete, wohnortnahe und auch in Teilzeit nutzbare Angebote, § 33 Abs 2 SGB IX.

Die **Leistungen** umfassen insbesondere, § 33 Abs 3 SGB IX:

➤ Hilfen zur Erhaltung oder Erlangung eines Arbeitsplatzes einschließlich Leistungen zur Beratung und Vermittlung, Trainingsmaßnahmen und Mobilitätshilfen,
➤ Berufsvorbereitung einschließlich einer wegen der Behinderung erforderlichen Grundausbildung,
➤ berufliche Anpassung und Weiterbildung, auch soweit die Leistungen einen zur Teilnahme erforderlichen schulischen Abschluss einschließen,
➤ berufliche Ausbildung, auch soweit die Leistungen in einem zeitlich nicht überwiegenden Abschnitt schulisch durchgeführt werden,
➤ Gründungszuschuss entsprechend § 57 SGB III durch die Rehabilitationsträger nach § 6 Abs 1 Nr 2 – 5 SGB IX,
➤ sonstige Hilfen zur Förderung der Teilhabe am Arbeitsleben, um behinderten Menschen eine angemessene und geeignete Beschäftigung oder eine selbstständige Tätigkeit zu ermöglichen und zu erhalten, § 33 Abs 5 SGB IX.

Bei der **Auswahl der Leistungen** werden Eignung, Neigung, bisherige Tätigkeit sowie Lage und Entwicklung auf dem Arbeitsmarkt angemessen berücksichtigt. Soweit erforderlich, wird dabei die berufliche Eignung abgeklärt oder eine Arbeitserprobung durchgeführt, § 33 Abs 4 SGB IX. Die Leistungen werden auch für Zeiten notwendiger Praktika erbracht.

Die Leistungen werden durch **Berufsbildungswerke**, Berufsförderungswerke und vergleichbare Einrichtungen der beruflichen Rehabilitation ausgeführt, soweit Art oder Schwere der Behinderung oder die Sicherung des Erfolges die besonderen Hilfen dieser Einrichtungen erforderlich machen, § 35 SGB IX.

Leistungen in anerkannten **Werkstätten für behinderte Menschen** werden erbracht, um die Leistungs- oder Erwerbsfähigkeit der behinderten Menschen zu erhalten, zu entwickeln, zu verbessern oder wiederherzustellen, die Persönlichkeit dieser Menschen weiterzuentwickeln und ihre Beschäftigung zu ermöglichen oder zu sichern, § 39 SGB IX.

Die Leistungen umfassen auch **medizinische, psychologische und pädagogische Hilfen**, soweit diese Leistungen im Einzelfall erforderlich sind, um die genannten Ziele zu erreichen oder zu sichern und Krankheitsfolgen zu vermeiden, zu überwinden, zu mindern oder ihre Verschlimmerung zu verhüten, § 33 Abs 6 SGB IX, insbesondere:
➤ Hilfen zur Unterstützung bei der Krankheits- und Behinderungsverarbeitung,
➤ Aktivierung von Selbsthilfepotenzialen,
➤ mit Zustimmung der Leistungsberechtigten Information und Beratung von Partnern und Angehörigen sowie von Vorgesetzten und Kollegen,
➤ Vermittlung von Kontakten zu örtlichen Selbsthilfe- und Beratungsmöglichkeiten,

3.2.9 Rehabilitation und Teilhabe behinderter Menschen (SGB IX – Teil I)

- Hilfen zur seelischen Stabilisierung und zur Förderung der sozialen Kompetenz, unter anderem durch Training sozialer und kommunikativer Fähigkeiten und im Umgang mit Krisensituationen,
- Training lebenspraktischer Fähigkeiten,
- Anleitung und Motivation zur Inanspruchnahme von Leistungen zur Teilhabe am Arbeitsleben,
- Beteiligung von Integrationsfachdiensten (§ 110 SGB IX) im Rahmen ihrer Aufgabenstellung.

Zu den Leistungen gehört auch, § 33 Abs 7 SGB IX, die Übernahme:
- der erforderlichen Kosten für Unterkunft und Verpflegung, wenn für die Ausführung einer Leistung eine Unterbringung außerhalb des eigenen oder des elterlichen Haushalts wegen Art oder Schwere der Behinderung oder zur Sicherung des Erfolges der Teilhabe notwendig ist,
- der erforderlichen Kosten, die mit der Ausführung einer Leistung in unmittelbarem Zusammenhang stehen, insbesondere für Lehrgangskosten, Prüfungsgebühren, Lernmittel, Arbeitskleidung und Arbeitsgerät.

Die Leistungen umfassen ferner, § 33 Abs 8 SGB IX:
- Kraftfahrzeughilfe nach der KfzHV,
- den Ausgleich unvermeidbaren Verdienstausfalls des behinderten Menschen oder einer erforderlichen Begleitperson wegen Fahrten der An- und Abreise zu einer Bildungsmaßnahme und zur Vorstellung bei einem Arbeitgeber, einem Träger oder einer Einrichtung für behinderte Menschen durch die Rehabilitationsträger nach § 6 Abs 1 Nr 2 – 5 SGB IX,
- die Kosten einer notwendigen Arbeitsassistenz für schwerbehinderte Menschen als Hilfe zur Erlangung eines Arbeitsplatzes,
- Kosten für Hilfsmittel, die wegen Art oder Schwere der Behinderung zur Berufsausübung, zur Teilnahme an einer Leistung zur Teilhabe am Arbeitsleben oder zur Erhöhung der Sicherheit auf dem Weg vom und zum Arbeitsplatz und am Arbeitsplatz erforderlich sind, es sei denn, dass eine Verpflichtung des Arbeitgebers besteht oder solche Leistungen als medizinische Leistung erbracht werden können,
- Kosten technischer Arbeitshilfen, die wegen Art oder Schwere der Behinderung zur Berufsausübung erforderlich sind und
- Kosten der Beschaffung, der Ausstattung und der Erhaltung einer behinderungsgerechten Wohnung in angemessenem Umfang.

Kraftfahrzeughilfe nach der KfzHV wird gewährt, wenn der Behinderte infolge seiner Behinderung nicht nur vorübergehend auf die Benutzung eines Kfz angewiesen ist, um seinen Arbeits- oder Ausbildungsort zu erreichen, oder wenn er infolge seiner Behinderung nur auf diese Weise beruflich eingegliedert werden kann, § 3 KfzHV.

Gefördert werden **nach der KfzHV** die Beschaffung (auch Ersatzbeschaffung) und die behindertengerechte Zusatzausstattung des Kfz, ggf auch die Erlangung der Fahrerlaubnis, § 2 KfzHV. Die Hilfe wird idR als Zuschuss nach Maßgabe des Einkommens des Behinderten gewährt; die Kosten für die behindertengerechte Zusatzausstattung und deren Reparatur werden voll übernommen. Die Kosten des Betriebs und der Instandhaltung sind vom Behinderten im Übrigen jedoch stets selbst zu tragen.

Für die **GUV** gilt etwas abweichend und weitergehend, dass Kfz-Hilfe zu leisten ist, wenn der Versicherte infolge Art oder Schwere des Gesundheitsschadens nicht nur vorübergehend auf die Benutzung eines Kfz angewiesen ist, um die Teilhabe am Arbeitsleben und am Leben in der Gemeinschaft, zu ermöglichen, § 40 Abs 1 SGB VII.

Im **sozEntschR** können Beschädigte als weitergehende sog Ersatzleistung ua Zuschüsse zur Beschaffung, Instandhaltung und Änderung von Motorfahrzeugen anstelle bestimmter Hilfsmittel und für Abstellmöglichkeiten von Motorfahrzeugen erhalten, § 11 Abs 3 BVG.

Ergänzend gelten für **Versicherte der GUV** die Bestimmungen der VO über die orthopädische Versorgung Unfallverletzter (OrthVersorgUVV, S 163), für Beschädigte des sozEntschR die Bestimmungen der VO über die orthopädische Versorgung (OrthV/BVG, S 224) fort. Hiernach sind nicht nur weitergehende Zuschüsse und Darlehen zur (Wieder-)Beschaffung, sondern ggf auch zu den Kosten für Instandhaltung möglich.

Die Reha-Träger können zur Teilhabe am Arbeitsleben **Leistungen auch an Arbeitgeber** erbringen, § 34 SGB IX, insbesondere als:
- Ausbildungszuschüsse zur betrieblichen Ausführung von Bildungsleistungen,
- Eingliederungszuschüsse,
- Zuschüsse für Arbeitshilfen im Betrieb,
- teilweise oder volle Kostenerstattung für eine befristete Probebeschäftigung.

Ferner werden **Leistungen in anerkannten Werkstätten für behinderte Menschen** (S 180) erbracht, um die Leistungs- oder Erwerbsfähigkeit der behinderten Menschen zu erhalten, zu entwickeln, zu verbessern oder wiederherzustellen, die Persönlichkeit dieser Menschen weiterzuentwickeln und ihre Beschäftigung zu ermöglichen oder zu sichern, §§ 39 ff SGB IX.

Als Leistungsträger kommen alle Reha-Träger (§ 6 SGB IX) mit Ausnahme der Krankenkassen in Betracht.

Unterhaltssichernde und ergänzende Leistungen, §§ 44 – 54 SGB IX

Die Leistungen zur medizinischen Rehabilitation und zur Teilhabe am Arbeitsleben werden idR, § 44 SGB IX, ergänzt durch **ergänzende Leistungen** wie:
- (Versorgungs-)Krankengeld, Verletzten-, Übergangs-, Ausbildungsgeld oder Unterhaltsbeihilfe,
- Beiträge und Beitragszuschüsse zur GKV, zur GUV, zur GRV sowie zur Bundesagentur für Arbeit und Pflegeversicherung,
- ärztlich verordneten Rehabilitationssport in Gruppen unter ärztlicher Betreuung und Überwachung, einschließlich Übungen für behinderte oder von Behinderung bedrohte Frauen und Mädchen, die der Stärkung des Selbstbewusstseins dienen,
- ärztlich verordnetes Funktionstraining in Gruppen unter fachkundiger Anleitung und Überwachung,
- Reisekosten,
- Betriebs- oder Haushaltshilfe und Kinderbetreuungskosten.

Im Zusammenhang mit **Leistungen zur medizinischen Rehabilitation als Leistungen zum Lebensunterhalt** leisten, § 45 Abs 1 SGB IX:
- die gesetzlichen Krankenkassen Krankengeld,
- die UV-Träger Verletztengeld,
- die RentV-Träger Übergangsgeld,
- die Träger des sozEntschR Versorgungskrankengeld.

Übergangsgeld leisten im Zusammenhang mit **Leistungen zur Teilhabe am Arbeitsleben**, § 45 Abs 2 SGB IX:
- die UV-Träger,
- die RentV-Träger,
- die Bundesagentur für Arbeit,
- die Träger der Kriegsopferfürsorge.

Behinderte oder von Behinderung bedrohte Menschen haben Anspruch auf Übergangsgeld wie bei Leistungen zur Teilhabe am Arbeitsleben auch für den Zeitraum, in dem die **berufliche Eignung** abgeklärt oder eine **Arbeitserprobung** durchgeführt wird und sie wegen der Teilnahme kein oder ein geringeres Arbeitsentgelt oder Arbeitseinkommen erzielen, § 45 Abs 3 SGB IX.

Während der Ausführung von Leistungen zur **erstmaligen beruflichen Ausbildung behinderter Menschen** und berufsvorbereitenden Bildungsmaßnahmen sowie im Eingangsverfahren und im Berufsbildungsbereich von Werkstätten für behinderte Menschen leisten, § 45 Abs 5 SGB IX:
- die Bundesagentur für Arbeit Ausbildungsgeld,
- die Träger der Kriegsopferfürsorge Unterhaltsbeihilfe unter den Voraussetzungen der §§ 26, 26 a BVG.

Die **Höhe des Übergangsgelds** beträgt, § 46 Abs 1 Satz 3 SGB IX:
- für Leistungsempfänger, die mindestens ein Kind haben oder deren Ehegatten oder Lebenspartner, mit denen sie in häuslicher Gemeinschaft leben, eine Erwerbstätigkeit nicht ausüben können, weil sie den Leistungsempfänger pflegen oder selbst der Pflege bedürfen und keinen Anspruch auf Leistungen aus der Pflegeversicherung haben, 75 vH,
- für die übrigen Leistungsempfänger 68 vH

des Regelentgelts. Als Regelentgelt werden der Berechnung des Übergangsgeldes zugrunde gelegt 80 vH des erzielten regelmäßigen Arbeitsentgelts und Arbeitseinkommens, soweit es der Beitragsberechnung unterliegt, höchstens jedoch das Nettoarbeitsentgelt; hierbei gilt die für den Rehabilitationsträger jeweils geltende Beitragsbemessungsgrenze, § 46 Abs 1 Satz 1 SGB IX.

Auf das Übergangsgeld wird in bestimmtem Umfang anderweitiges Einkommen angerechnet, § 52 SGB IX.

Sind nach **Abschluss von Leistungen** zur medizinischen Rehabilitation oder von Leistungen zur Teilhabe am Arbeitsleben weitere Leistungen zur Teilhabe am Arbeitsleben erforderlich, für die dem Grunde nach Anspruch auf Übergangsgeld besteht, und können diese aus Gründen, die der Leistungsempfänger nicht zu vertreten hat, nicht unmittelbar anschließend durchgeführt werden, werden das Verletzten-, Versorgungskranken- oder Übergangsgeld für diese Zeit weiter gezahlt, wenn der Leistungsempfänger arbeitsunfähig ist und keinen Anspruch auf Krankengeld mehr hat oder ihm eine zumutbare Beschäftigung aus Gründen, die er nicht zu vertreten hat, nicht vermittelt werden kann, § 51 SGB Abs 1 IX.

Kann ein Leistungsempfänger Leistungen zur Teilhabe am Arbeitsleben allein aus gesundheitlichen Gründen nicht mehr, aber voraussichtlich wieder in Anspruch nehmen, werden Übergangsgeld und Unterhaltsbeihilfe bis zum Ende dieser Leistungen, längstens bis zu 6 Wochen weiter gezahlt, § 51 Abs 3 SGB IX.

Ist ein Leistungsempfänger im Anschluss an eine abgeschlossene Leistung zur Teilhabe am Arbeitsleben arbeitslos, werden Übergangsgeld und Unterhaltsbeihilfe während der Arbeitslosigkeit bis zu 3 Monate in verminderter Höhe weiter gezahlt, wenn er sich bei der Agentur für Arbeit arbeitslos gemeldet hat und einen Anspruch auf Arbeitslosengeld von mindestens 3 Monaten nicht geltend machen kann, § 51 Abs 4 SGB IX.

Als **Reisekosten** werden die im Zusammenhang mit der Ausführung einer Leistung zur medizinischen Rehabilitation oder zur Teilhabe am Arbeitsleben erforderlichen Fahr-, Verpflegungs- und Übernachtungskosten übernommen, § 53 Abs 1 SGB IX.

Hierzu gehören auch die Kosten für **besondere Beförderungsmittel**, deren Inanspruchnahme wegen Art oder Schwere der Behinderung erforderlich ist, für eine wegen

3.2.9 Rehabilitation und Teilhabe behinderter Menschen (SGB IX – Teil I)

der Behinderung erforderliche Begleitperson einschließlich des für die Zeit der Begleitung entstehenden Verdienstausfalls, für **Kinder**, deren Mitnahme an den Rehabilitationsort erforderlich ist, weil ihre anderweitige Betreuung nicht sichergestellt ist, sowie für den erforderlichen Gepäcktransport, § 53 Abs 1 SGB IX.

Während der Ausführung von Leistungen zur Teilhabe am Arbeitsleben werden Reisekosten idR auch für 2 **Familienheimfahrten** je Monat übernommen. Anstelle der Kosten für die Familienheimfahrten können für **Fahrten von Angehörigen** vom Wohnort zum Aufenthaltsort der Leistungsempfänger und zurück Reisekosten übernommen werden, § 53 Abs 2 SGB IX.

Reisekosten für Familienheimfahrten werden auch im Zusammenhang mit Leistungen zur medizinischen Rehabilitation übernommen, wenn die Leistungen länger als 8 Wochen erbracht werden, § 53 Abs 3 SGB IX.

Haushaltshilfe wird in entsprechender Anwendung des § 38 Abs 4 SGB V (S 122) geleistet, § 54 Abs 1 SGB IX, wenn:
- dem Leistungsempfänger wegen der Ausführung einer Leistung zur medizinischen Rehabilitation oder einer Leistung zur Teilhabe am Arbeitsleben die Weiterführung des Haushalts nicht möglich ist,
- eine andere im Haushalt lebende Person den Haushalt nicht weiterführen kann und
- im Haushalt ein Kind lebt, das bei Beginn der Haushaltshilfe das 12. Lebensjahr noch nicht vollendet hat oder behindert und auf Hilfe angewiesen ist.

Anstelle der Haushaltshilfe werden auf Antrag die Kosten für die Mitnahme oder anderweitige Unterbringung des Kindes bis zur Höhe der Kosten der sonst zu erbringenden Haushaltshilfe übernommen, wenn die Unterbringung und Betreuung des Kindes in dieser Weise sichergestellt ist, § 54 Abs 2 SGB IX.

Kinderbetreuungskosten werden bis zu einem Betrag von 130,– € je Kind und Monat übernommen, wenn sie durch die Ausführung einer Leistung zur medizinischen Rehabilitation oder zur Teilhabe am Arbeitsleben unvermeidbar entstehen, § 54 Abs 3 SGB IX.

Leistungsträger für die unterhaltssichernden Leistungen sind – mit Ausnahme der Träger der Jugend- und Sozialhilfe – alle Leistungsträger, für die ergänzenden Leistungen alle Sozialleistungsträger, § 6 Abs 1 SGB IX.

Leistungen zur Teilhabe am Leben in der Gemeinschaft, §§ 55 – 59 SGB IX

> Als Leistungen zur Teilhabe am Leben in der Gemeinschaft werden die Leistungen erbracht, die den behinderten Menschen die Teilhabe am Leben in der Gesellschaft ermöglichen oder sichern oder sie so weit wie möglich unabhängig von Pflege machen und die nach den allgemeinen Bestimmungen nicht erbracht werden, § 55 Abs 1 SGB IX.

Solche Leistungen sind insbesondere, § 55 Abs 2 SGB IX:
- Versorgung mit anderen als den in § 31 SGB IX genannten Hilfsmitteln oder den in § 33 SGB IX genannten Hilfen,
- heilpädagogische Leistungen für Kinder, die noch nicht eingeschult sind,
- Hilfen zum Erwerb praktischer Kenntnisse und Fähigkeiten, die erforderlich und geeignet sind, behinderten Menschen die für sie erreichbare Teilnahme am Leben in der Gemeinschaft zu ermöglichen,
- Hilfen zur Förderung der Verständigung mit der Umwelt,
- Hilfen bei der Beschaffung, dem Umbau, der Ausstattung und Erhaltung einer Wohnung, die den besonderen Bedürfnissen des behinderten Menschen entspricht,
- Hilfen zu selbstbestimmtem Leben in betreuten Wohnmöglichkeiten,
- Hilfen zur Teilhabe am gemeinschaftlichen und kulturellen Leben.

Als Leistungsträger für diese Leistungen zur Teilhabe am Leben in der Gemeinschaft kommen die Träger der GUV, der Kriegsopferversorgung, der Kriegsopferfürsorge, der Jugendhilfe und der Sozialhilfe in Betracht, § 6 Abs 1 SGB IX.

Sicherung von Beratung und Auskunft

> Eltern, Vormünder, Pfleger und Betreuer, die bei ihrer Personensorge anvertrauten Menschen Behinderungen (§ 2 Abs 1 SGB IX) wahrnehmen oder hierauf hingewiesen werden, sollen im Rahmen ihres Erziehungs- oder Betreuungsauftrags die behinderten Menschen einer gemeinsamen **Servicestelle**[1] oder einer sonstigen **Beratungsstelle** für Rehabilitation oder einem **Arzt** zur Beratung über die geeigneten Leistungen zur Teilhabe vorstellen, § 60 SGB IX.

Ärzte weisen – auch im Fall einer drohenden Behinderung – auf die Möglichkeit der Beratung durch eine gemeinsame Servicestelle oder eine sonstige Beratungsstelle für Rehabilitation hin. Die Beratung der Ärzte erstreckt sich auf die geeigneten Leistungen zur Teilhabe. Werdende Eltern werden auf den Beratungsanspruch auch bei den Schwangerschaftsberatungsstellen hingewiesen, § 61 Abs 1 SGB IX.

---

[1] www.reha-servicestellen.de

Hebammen, Entbindungspfleger, Medizinalpersonen (außer Ärzten), Lehrer, Sozialarbeiter, Jugendleiter und Erzieher, die bei Ausübung ihres Berufs Behinderungen bei Kindern wahrnehmen, weisen die Personensorgeberechtigten auf die Behinderung und auf die Beratungsangebote nach § 60 SGB IX hin.

Nehmen Medizinalpersonen (außer Ärzten) und Sozialarbeiter bei Ausübung ihres Berufs Behinderungen bei volljährigen Menschen wahr, empfehlen sie diesen Menschen oder den für sie bestellten Betreuern, eine Beratungsstelle für Rehabilitation oder einen Arzt zur Beratung über die geeigneten Leistungen zur Teilhabe aufzusuchen, § 60 Abs 3 SGB IX.

Klagerecht der Verbände

§ 63 SGB IX normiert ein besonderes **Klagerecht der Verbände**, die nach ihrer Satzung behinderte Menschen auf Bundes- oder Landesebene vertreten, ohne selbst am Prozess beteiligt zu sein, um durch eine von ihnen wahrgenommene Prozessstandschaft die gerichtliche Geltendmachung von Rechten behinderter Menschen an ihrer Stelle und mit ihrem Einverständnis zu erleichtern.

Voraussetzung ist, dass
- ein behinderter Mensch in seinen Rechten nach dem SGB IX verletzt ist,
- dieser mit der Klage einverstanden ist und
- alle Verfahrensvoraussetzungen wie bei einem Rechtsschutzersuchen durch den behinderten Menschen selbst vorliegen.

Literatur

Erlenkämper, A.: Arzt und Sozialrecht, Steinkopff, Darmstadt
Erlenkämper, A., W. Fichte: Sozialrecht, 6. Auflage 2008, Luchterhand, Neuwied
Knittel, B.: SGB IX – Rehabilitation und Teilhabe behinderter Menschen (Stand: 2006), Schulz, Starnberg
Lachwitz, K., W. Schellhorn, F. Welti: HK-SGB IX, 2. Auflage 2006, Luchterhand, Neuwied
Mrozynsky P.: SGB IX Teil 1, 2002, Beck, München
Wiegand, B.: SGB IX Teil 1 (Stand: 2008), Schmidt, Berlin

3.2.10 Schwerbehindertenrecht (SGB IX – Teil II, §§ 68 ff)

Aufgabe

> Das Schwerbehindertenrecht (SchwbR) will schwerbehinderten und ihnen gleichgestellten behinderten Menschen möglichst weitgehend die Teilhabe am Arbeitsleben und am Leben in der Gemeinschaft ermöglichen bzw erleichtern und ergänzt die allgemeinen Regeln den Teil I des SGB IX.[1]

Gesetzliche Grundlage

Das SchwbR war früher in einem besonderen Gesetz, dem Schwerbehindertengesetz (SchwbG) geregelt.

Mit Inkrafttreten des SGB IX am 01.07.2001 ist das SchwbR in dieses Gesetzbuch übernommen worden, §§ 68 ff SGB IX.

Das Gesetz (Teil II) übernimmt im Wesentlichen die bisherigen Regelungen des SchwbG. Das SchwbR wird ergänzt durch das Behindertengleichstellungsgesetz (BGG)[2] und Allgemeines Gleichbehandlungsgesetz (AGG)[3].

> **Voraussetzung** für die Anwendbarkeit der Regelungen des SGB IX Teil II ist die Feststellung einer Behinderung und des Grades der Behinderung (GdB), § 69 Abs 1 SGB IX.

Träger des Schwerbehindertenrechts

Die **Durchführung des SchwbR** obliegt:
- den **Versorgungsämtern** hinsichtlich der Feststellungen der Behinderung, des GdB sowie der sonstigen Merkmale für die Inanspruchnahme von Nachteilsausgleichen, § 69 Abs 4 Satz 1, Abs 5 SGB IX,
- den **Integrationsämtern** (früher: Hauptfürsorgestellen) ua hinsichtlich der Erhebung und Verwendung der Ausgleichsabgabe (§ 77 Abs 4–7 SGB IX), des Kündigungsschutzes (§§ 85 ff SGB IX) und der begleitenden Hilfe im Arbeitsleben, §§ 81 Abs 4 Nr 5, 102 Abs 2–5 SGB IX,
- der **Bundesagentur für Arbeit**, § 104 SGB IX, insbesondere:
- die Berufsberatung, Ausbildungs- und Arbeitsvermittlung der schwerbehinderten Menschen einschließlich der Vermittlung von in Werkstätten für behinderte Menschen Beschäftigten auf den allgemeinen Arbeitsmarkt,

---

[1] vgl hierzu weiterführend *Erlenkämper* S 319; *Erlenkämper/Fichte* S 666 ff
[2] siehe unten S 193
[3] siehe unten S 194

3.2.10 Schwerbehindertenrecht (SGB IX – Teil II, §§ 68 ff)

- die Beratung der Arbeitgeber bei der Besetzung von Ausbildungs- und Arbeitsplätzen mit schwerbehinderten Menschen,
- die Förderung der Teilhabe schwerbehinderter Menschen am Arbeitsleben auf dem allgemeinen Arbeitsmarkt, insbesondere solcher schwerbehinderter Menschen, die wegen Art oder Schwere ihrer Behinderung oder sonstiger Umstände im Arbeitsleben besonders betroffen sind, die langzeitarbeitslos, im Anschluss an eine Beschäftigung in einer anerkannten Werkstatt für behinderte Menschen oder einem Integrationsprojekt eingestellt werden, als Teilzeitbeschäftigte oder zur Aus- oder Weiterbildung eingestellt werden,
- im Rahmen von Arbeitsbeschaffungsmaßnahmen die besondere Förderung schwerbehinderter Menschen,
- die Gleichstellung mit schwerbehinderten Menschen (§ 2 Abs 3 SGB IX), deren Widerruf und Rücknahme,
- die Überwachung der Erfüllung der Beschäftigungspflicht,
- die Erfassung der Werkstätten für behinderte Menschen, ihre Anerkennung und die Aufhebung der Anerkennung.

Außerdem können **Integrationsfachdienste** im Auftrag der Bundesanstalt für Arbeit, anderer Rehabilitationsträger und der Integrationsämter an der Durchführung der Maßnahmen zur Teilhabe schwerbehinderter Menschen am Arbeitsleben beteiligt werden, die einen besonderen Bedarf an arbeitsbegleitender Betreuung haben, § 109 SGB IX.

Behinderung, Schwerbehinderung, Grad der Behinderung

> Eine **Behinderung** iS des SchwbR liegt vor, wenn die körperliche Funktion, geistige Fähigkeit oder seelische Gesundheit eines Menschen mit hoher Wahrscheinlichkeit länger als 6 Monate von dem für das Lebensalter typischen Zustand abweicht und daher seine Teilhabe am Leben in der Gesellschaft beeinträchtigt ist, § 2 Abs 1 SGB IX.

> **!** Unter **Behinderung** ist hier nicht der regelwidriger körperlicher, geistiger oder seelischer Zustand als solcher zu verstehen, sondern die *funktionellen Auswirkungen* einer nicht nur vorübergehenden Funktionsbeeinträchtigung, die auf einer Krankheit bzw einem regelwidrigen körperlichen, geistigen oder seelischen Zustand beruht und zu Beeinträchtigungen in Beruf und Gesellschaft führt.[1]

Die Auswirkungen der Behinderung auf die Teilhabe am Leben in der Gesellschaft werden als **Grad der Behinderung** (**GdB**, S 25) nach Zehnergraden abgestuft festgestellt, § 69 Abs 1 Satz 3 SGB IX.

Eine solche Feststellung ist nur zu treffen, wenn ein GdB von wenigstens 20 vorliegt, § 69 Abs 1 Satz 5 SGB IX.

> **!** Für den GdB gelten die im Rahmen des § 30 Abs 1 BVG für die MdE (jetzt: GdS) festgelegten Maßstäbe entsprechend, § 69 Abs 1 Satz 4 SGB IX.

Liegen mehrere Funktionsstörungen vor, ist der GdB nach den Auswirkungen der Funktionsbeeinträchtigungen in ihrer Gesamtheit unter Berücksichtigung ihrer wechselseitigen Beziehungen festzustellen (sog **Gesamt-GdB**, S 32), § 69 Abs 3 SGB IX.[2] Dabei ist zu beachten, dass die Auswirkungen von einzelnen Funktionsbeeinträchtigungen einander verstärken, sich überschneiden, aber auch gänzlich voneinander unabhängig sein können.[3] Gleichgültig ist, auf welche Ursachen die Auswirkungen zurückzuführen sind.[4]

Das SchwbR kennt nur einen Gesamtzustand der Behinderung.

Dieser kann auf den Auswirkungen mehrerer nebeneinander bestehender Gesundheitsstörungen und der dadurch bedingten Funktionsbeeinträchtigungen beruhen. Daher kann eine isolierte Feststellung von Gesundheitsstörungen bzw Funktionsbeeinträchtigungen als (weitere) Behinderung nicht begehrt werden.[5] Dementsprechend ist der GdB für diesen Gesamtzustand der Behinderung festzustellen, nicht für einzelne Funktionsbeeinträchtigungen. Soweit hierfür einzelne GdB's (sog Einzel-GdB's) angegeben werden, handelt es sich rechtlich lediglich um verwaltungsinterne Bewertungsfaktoren für die Einschätzung des (Gesamt-)GdB.[6]

---

[1] BSG SozR 3-3870 § 4 Nr 19
[2] BSG SozR 3-3870 § 4 Nr 19; vgl auch *AHP* Nr 19
[3] BSG SozR 3870 § 3 Nr 4; SozR 3-3870 § 4 Nr 5, 9; vgl auch *AHP* Nr 19
[4] BSG SozR 3870 § 3 Nr 4; SozR 3-3870 § 4 Nr 5, 9; vgl auch *AHP* Nr 19
[5] BSG SozR 3-3870 § 4 Nr 24
[6] BSG SozR 3-3870 § 3 Nr 7

3 Sozialrecht

> ❗ Im **sozialmedizinischen Gutachten** sind gleichwohl die einzelnen Gesundheitsstörungen, die dadurch bedingten Funktionsbeeinträchtigungen und der dadurch jeweils bewirkte (Einzel-)GdB detailliert anzuführen und zu diskutieren; erst dann ist der durch alle vorliegenden Funktionsbeeinträchtigungen bewirkte Gesamt-GdB (S 32) zu bewerten.[1]

Denn nur auf diese Weise können Versorgungsamt bzw Sozialgericht die Schlüssigkeit des Gutachtens und der GdB-Bewertung nachprüfen. Dabei ist zu beachten, dass die Auswirkungen der einzelnen Gesundheitsstörungen und der dadurch bewirkten Funktionsbeeinträchtigungen sich überschneiden, wechselseitig verstärken, aber auch gänzlich voneinander unabhängig sein können (s oben).

> **Schwerbehindert** iS des SGB IX sind Menschen, bei denen ein **GdB von wenigstens 50** vorliegt und die ihren Wohnsitz, ihren gewöhnlichen Aufenthalt oder ihre Beschäftigung rechtmäßig im Bundesgebiet haben, § 2 Abs 2 SGB IX.

Das Gesetz beschränkt sich also nicht nur auf Deutsche, sondern erfasst auch **Ausländer**, sofern sie sich rechtmäßig hier aufhalten.

Schwerbehinderten gleichgestellt werden können behinderte Menschen mit einem GdB von weniger als 50, aber wenigstens 30, wenn sie infolge ihrer Behinderung ohne die Gleichstellung einen geeigneten Arbeitsplatz nicht erlangen oder nicht behalten können (gleichgestellte behinderte Menschen), § 2 Abs 3 SGB IX.

Die Gleichstellung wird durch die Bundesagentur für Arbeit, nicht vom Versorgungsamt vorgenommen, § 68 Abs 2 SGB IX Die Gleichgestellten nehmen an allen Vergünstigungen des (echten) Schwerbehinderten teil mit Ausnahme des Zusatzurlaubs (§ 125 SGB IX) und der unentgeltlichen Beförderung schwerbehinderter Menschen (§§ 145 ff SGB IX).

Feststellung der Behinderung und des GdB

> Auf Antrag des behinderten Menschen stellt das Versorgungsamt das **Vorliegen der Behinderung** und den **Grad der Behinderung** (GdB) durch Bescheid fest, § 69 Abs 1 Satz 1 SGB IX. Eine solche Feststellung ist nur zu treffen, wenn ein GdB von wenigstens 20 vorliegt, § 69 Abs 1 Satz 5 SGB IX.

Eine solche Feststellung ist nicht zu treffen, wenn eine Feststellung über das Vorliegen einer Behinderung und den Grad der hierauf beruhenden MdE schon in einem **Rentenbescheid** (zB aus der GUV oder dem sozEntschR) oder in einer entsprechenden Verwaltungs- oder Gerichtsentscheidung getroffen worden ist, es sei denn, der behinderte Mensch macht ein Interesse an einer anderweitigen Feststellung (zB wegen bestehender weiterer, dort nicht berücksichtigter Funktionsstörungen) glaubhaft. Eine solche bereits getroffene Feststellung gilt sonst zugleich als Feststellung des Grades der Behinderung, § 69 Abs 2 SGB IX.

Eine Feststellung der MdE durch **Arbeitsunfallfolgen** ist für die Versorgungsbehörde allerdings nicht verbindlich, wenn sie den GdB unter Berücksichtigung weiterer gesundheitlicher Beeinträchtigungen festzustellen hat.[2]

Für den **GdB** (S 25) finden die Maßstäbe des § 30 Abs 1 BVG über die MdE (jetzt: GdS) entsprechende Anwendung, § 69 Abs 1 Satz 4 SGB IX.

Zur Erleichterung der Beurteilung hat der BMA „**Anhaltspunkte für die ärztliche Gutachtertätigkeit im sozEntschR und nach dem SchwbG**" („*Anhaltspunkte*", AHP) – zuletzt in der Ausgabe von 2008 – herausgegeben, die ua die gleiche Beurteilung gleichartiger Gesundheitsstörungen erleichtern sollen und für die ärztliche, aber auch die rechtliche Beurteilung weitgehend verbindlich sind.[3] Sie können durch Einzelfallgutachten nicht hinsichtlich ihrer generellen Richtigkeit widerlegt werden, soweit und solange sie dem Stand der medizinischen Wissenschaft entsprechen und kein Sonderfall vorliegt.

> ❗ Nach ständiger Rechtsprechung des BSG sind die AHP zwar keine rechtlich verbindliche Norm, sie bündeln jedoch das ärztliche Erfahrungswissen im Sinn eines vorweggenommenen allgemeinen Sachverständigengutachtens und sind im Interesse der grundgesetzlich gewährleisteten Gleichbehandlung aller behinderter Menschen (Art 3 Abs 1 GG) als abstrakt generelles Beurteilungsgefüge auf den Einzelfall anzuwenden.

Die AHP können selbst die Gerichte nur in beschränktem Umfang überprüfen; sie dürfen nur in besonders be-

---

[1] BSG SozR 3-3870 § 4 Nr 19; vgl *AHP* Nr 19
[2] BSG SozR 4-3250 § 69 Nr 4
[3] BSG SozR 3-3870 § 3 Nr 5, 8, § 4 Nr 6

3.2.10 Schwerbehindertenrecht (SGB IX – Teil II, §§ 68 ff)

gründeten Einzelfällen von ihnen abweichen.[1] Trotz Fehlens einer gesetzlichen Ermächtigungsgrundlage haben weder BSG[2] noch das BVerfG[3] es als angezeigt angesehen, gegen die Anwendbarkeit der AHP vorzugehen. Der Gesetzgeber hat nunmehr durch Anfügen eines Abs 17 in § 30 BVG für die Verrechtlichung der AHP eine Ermächtigungsgrundlage für eine vom Bundesministerium für Arbeit und Soziales zu erlassene Rechtsverordnung geschaffen. In Ausführung dieser Ermächtigungsgrundlage ist die Anlage zu § 2 der Versorgungsmedizin-Verordnung vom 10.12.2008 ergangen. Nach den in dieser Anlage enthaltenen „Versorgungsmedizinischen Grundsätzen" hat sich seit dem 01.01.2009 die Beurteilung zu richten.

Feststellung weiterer gesundheitlicher Merkmale

> Sind neben dem Vorliegen einer Behinderung weitere **gesundheitliche Merkmale** Voraussetzung für die Inanspruchnahme von **Nachteilsausgleichen (Vergünstigungsmerkmale)**, die in den Schwerbehindertenausweis als sog **Merkzeichen** eingetragen werden, so treffen die Versorgungsämter im Verfahren zur Feststellung der Behinderung auch die hierfür erforderlichen Feststellungen, § 69 Abs 4 SGB IX.

Der Begriff der **Nachteilsausgleiche** ist in § 126 Abs 1 SGB IX definiert: Hilfen für behinderte Menschen zum Ausgleich behinderungsbedingter Nachteile oder Mehraufwendungen. Sie werden so gestaltet, dass sie unabhängig von der Ursache der Behinderung Art und Schwere der Behinderung Rechnung tragen.

Zu den gesundheitlichen **Merkmalen** gehören vor allem:
- die dauernde Einbuße der körperlichen Beweglichkeit, § 33 b Abs 2 Nr 2 b EStG,
- die erhebliche Beeinträchtigung der Bewegungsfähigkeit im Straßenverkehr (Merkzeichen „G"), § 146 Abs 1 SGB IX,
- die außergewöhnliche Gehbehinderung (Merkzeichen „aG"), § 6 Abs 1 Nr 14 StVG,
- die Notwendigkeit ständiger Begleitung (bei Benutzung öffentlicher Verkehrsmittel) (Merkzeichen „B"), § 146 Abs 2 SGB IX,
- Hilflosigkeit (Merkzeichen „H"), § 33 Abs 3 Satz 3, Abs 4 EStG,
- Befreiung von der Rundfunkgebührenpflicht (Merkzeichen „RF"), geregelt in landesrechtlichen Verordnungen über die Befreiung von Rundfunkgebührenpflicht,
- Blindheit (Merkzeichen „BL"), § 72 Abs 5 SGB XII, § 145 Abs 1 SGB IX; AHP Nr 23,
- Benutzung der 1. Wagenklasse mit Fahrausweis der 2. Wagenklasse (Merkzeichen „1. Kl."), § 3 Abs 1 Nr 6 SchbAwV; AHP 2004 Nr 34 S 142,
- Gehörlosigkeit (Merkzeichen „Gl"), § 145 Abs 1 Satz 1 SGB IX.

Dauernde Einbuße der körperlichen Beweglichkeit

Das Merkmal „**dauernde Einbuße der körperlichen Beweglichkeit**" erhalten Behinderte mit einem GdB von weniger als 50, aber mindestens 25, wenn die Behinderung – aus welchen Gründen auch immer – mindestens teilweise zur Einbuße der Fähigkeit, sich körperlich von einem Ort zum einem anderen zu bewegen, geführt hat.[4]

Diese Voraussetzungen werden nicht im Feststellungsbescheid nach § 69 Abs 1 Satz 1 SGB IX und auch nicht im Schwerbehindertenausweis, sondern in einer besonderen **Bescheinigung** des Versorgungsamts dokumentiert,[5] § 65 Abs 1 Nr 2 a EStDV.[6]

Vergünstigungen:
- Möglichkeit der Inanspruchnahme eines einkommensteuerrechtlichen Pauschbetrages von derzeit 310,- € bei einem GdB von 30 und 430,- € bei einem GdB von 40

Erhebliche Beeinträchtigung der Bewegungsfähigkeit im Straßenverkehr (Merkzeichen „G")

Das Merkzeichen **„G"** erhalten **Schwerbehinderte**, wenn sie in ihrer Bewegungsfähigkeit im Straßenverkehr erheblich beeinträchtigt sind, § 145 Abs 1 Satz 1 SGB IX.

In seiner Bewegungsfähigkeit im Straßenverkehr erheblich beeinträchtigt ist, wer infolge einer Einschränkung des Gehvermögens – auch durch innere Leiden oder infolge von Anfällen oder von Störungen der Orientierungsfähigkeit – nicht ohne erhebliche Schwierigkeiten oder nicht ohne Gefahren für sich oder andere Wegstrecken im Ortsverkehr zurückzulegen vermag, die üblicherweise noch zu Fuß zurückgelegt werden, § 146 Abs 1 Satz 1 SGB IX.[7] Als ortsübliche Wegstrecke, die allgemein

---

[1] stdRspr; vgl ua BSG SozR 3-3970 § 3 Nr 5, SozR 4-3250 § 69 Nr 2
[2] SozR 4-3250 § 69 Nr 2
[3] SozR 3-3870 § 3 Nr 6
[4] BSG Breith 1993, 74, 75
[5] AHP Nr 29
[6] BSG SozR 3-3870 § 4 Nr 24
[7] AHP Nr 30

3 Sozialrecht

altersunabhängig von nicht behinderten Menschen noch zu Fuß zurückgelegt werden, gilt eine Wegstrecke von etwa 2 km, die in einer halben Stunde zurückgelegt wird.[1]

Die Voraussetzungen sind als erfüllt anzusehen, wenn auf die Gehfähigkeit sich auswirkende Funktionsstörungen der unteren Gliedmaßen und/oder der LWS bestehen, die für sich einen GdB von 50 bedingen, bei Behinderungen an den unteren Gliedmaßen mit einem GdB unter 50 dann, wenn diese Behinderungen sich auf die Gehfähigkeit besonders auswirken, wie zB bei Versteifung des Hüftgelenks, Versteifung des Knie- oder Fußgelenks in ungünstiger Stellung, arterieller Verschlusskrankheit mit einem GdB von 40.

Die Bewegungsfähigkeit kann auch infolge **innerer Leiden** erheblich beeinträchtigt sein, zB durch Herzschäden mit Beeinträchtigung der Herzleistung, bei Atembehinderungen mit dauernder Einschränkung der Lungenfunktion, bei hirnorganischen Anfällen oder bei Störungen der Orientierungsfähigkeit (zB Sehbehinderungen bei einem GdB von wenigstens 70, bei Taubheit oder an Taubheit grenzender Schwerhörigkeit), ferner bei geistig behinderten Menschen.

Vergünstigungen („G"):

- unentgeltliche Beförderung im öffentlichen Nahverkehr, §§ 145 – 147 SGB IX (unten S 193) oder **wahlweise**
- Kraftfahrzeugsteuerermäßigung um 50 %, § 3 a Abs 2 Satz 1 KraftStG
- Abzugsbetrag für die Kfz-Benutzung zwischen Wohnung und Arbeitsstelle bei einem GdB von 50: 0,30 € je km, § 9 Abs 2 Satz 11 Nr 2 EStG
- Abzugsbetrag für Privatfahrten bei einem GdB von wenigstens 70: bis zu 3000 km × 0,30 € = 900,– €, § 33 Abs 1 Satz 1 EStG
- Mehrbedarfserhöhung um 17 vH des maßgeblichen Regelsatzes nach dem SGB XII für Personen, die die Altersgrenze nach § 41 Abs 2 SGB XII erreicht haben (Nr 1) oder dieser Altersgrenze noch nicht erreicht haben und voll erwerbsgemindert nach dem SGB VI sind, § 30 Abs 1 SGB XII

Außergewöhnliche Gehbehinderung (Merkzeichen „aG")

Außergewöhnlich gehbehindert sind schwerbehinderte Menschen, die sich wegen der Schwere ihres Leidens dauernd nur mit fremder Hilfe oder nur mit großer Anstrengung außerhalb ihres Kraftfahrzeuges bewegen können, § 6 Abs 1 Nr 14 StVG, § 46 Abs 1 Nr 1 StVO.[2]

Hierzu zählen Querschnittgelähmte, Doppeloberschenkelamputierte, Doppelunterschenkelamputierte, Hüftexartikulierte und einseitig Oberschenkelamputierte, die dauernd außer Stande sind, ein Kunstbein zu tragen oder nur eine Beckenkorbprothese tragen können oder zugleich unterschenkel- oder armamputiert sind, sowie andere Schwerbehinderte, die nach versorgungsärztlicher Feststellung (auch aufgrund von Erkrankungen) dem vorstehenden Personenkreis gleichzustellen sind. Ein Betroffener ist **gleichzustellen**, wenn seine Gehfähigkeit in anderer Weise in ungewöhnlich hohem Maße eingeschränkt ist und er sich nur unter ebenso großen Anstrengungen wie die vorgenannten Gruppen oder nur noch mit fremder Hilfe fortbewegen kann.[3]

Erforderlich ist stets, dass wegen einer außergewöhnlichen Behinderung beim Gehen die Fortbewegungsmöglichkeit auf das Schwerste eingeschränkt ist.[4] Der Schwerbehinderte muss aber nicht nahezu unfähig sein, sich fortzubewegen; es reicht aus, wenn er selbst unter Einsatz orthopädischer Hilfsmittel praktisch vom ersten Schritt außerhalb seines Kfz an nur mit fremder Hilfe oder nur mit großer Anstrengung gehen kann.

Vergünstigungen („aG"):

- unentgeltliche Beförderung im öffentlichen Nahverkehr, §§ 145 – 147 SGB IX (unten S 193)
- Kraftfahrzeugsteuerbefreiung um 100 %, § 3 a Abs 1 KraftStG
- Anerkennung der Kfz-Kosten für Privatfahrten als außergewöhnliche Belastung bis zu 15 000 km à 0,30 € = 4500,– €, § 33 EStG
- Parkerleichterungen durch die Nutzung gesondert ausgewiesener Parkplätze (mit Rollstuhlfahrersymbol gekennzeichnet, Zusatzzeichen 1020-11/1044-10, 1044-11 StVO)
- Parkplatzreservierung, § 46 Abs 1 Nr 11 StVO
- Befreiung von verschiedenen Parkbeschränkungen (zB vom eingeschränkten Halteverbot oder auf für Anwohner reservierte Parkplätze für die Dauer bis zu 3 Stunden), Parken in Fußgängerzonen während der Ladezeiten, Parken sowohl an Parkuhren als auch bei Parkscheinautomaten ohne Gebühr und zeitliche Begrenzung, § 46 Abs 1 StVO
- kostenloser Fahrdienst für behinderte Menschen in vielen Gemeinden/Landkreisen unter bestimmten Voraussetzungen (DRK, Malteser-Hilfsdienst, Johanniter-Unfallhilfe, Taxen)
- Ausnahmen von allgemeinen Fahrverboten, § 40 Bundesimmissionsschutzgesetz

---

[1] BSG SozR 3-3870 § 60 Nr 2; AHP Nr 30 Abs 2
[2] AHP Nr 31
[3] BSG SozR 3-3870 § 4 Nr 23
[4] BSG SozR 3-3870 § 3 Nr 18

3.2.10 Schwerbehindertenrecht (SGB IX – Teil II, §§ 68 ff)

Notwendigkeit ständiger Begleitung (Merkzeichen „B")

Ständige Begleitung ist bei Schwerbehinderten notwendig, die bei Benutzung öffentlicher Verkehrsmittel infolge ihrer Behinderung zur Vermeidung von Gefahren für sich oder andere regelmäßig auf fremde Hilfe angewiesen sind, § 146 Abs 2 SGB IX.

Voraussetzung ist, dass bei der Benutzung öffentlicher Verkehrsmittel regelmäßig fremde Hilfe beim Ein- und Aussteigen oder während der Fahrt des Verkehrsmittels notwendig ist oder bereit sein muss oder Hilfen zum Ausgleich von Orientierungsstörungen (zB bei Sehbehinderung, geistiger Behinderung) erforderlich sind.[1]

Die Notwendigkeit ständiger Begleitung ist insbesondere anzunehmen bei:
- Querschnittgelähmten,
- Ohnhändern,
- Blinden und
- den in AHP Nr 30 Abs 4 und 5 genannten Seh- und Hörbehinderten, geistig Behinderten und Anfallskranken, bei denen die Annahme einer erheblichen Beeinträchtigung der Bewegungsfähigkeit im Straßenverkehr gerechtfertigt ist.

Vergünstigungen („B"):
- unentgeltliche Beförderung der Begleitperson im öffentlichen Nah- und Fernverkehr, §§ 145 – 147 SGB IX (unten S 193), jedoch nicht im Luftverkehr

Befreiung von der Rundfunkgebührenpflicht (Merkzeichen „RF")

Behinderte Menschen sind nach landesrechtlichen Vorschriften von der **Rundfunkgebührenpflicht** zu befreien, wenn sie nicht nur vorübergehend um wenigstens 80 vH in ihrer Erwerbsfähigkeit gemindert sind und wegen ihres Leidens an öffentlichen Veranstaltungen ständig nicht teilnehmen können.[2]

Vergünstigungen („RF"):
- Befreiung von der Rundfunkgebührenpflicht
- Sozialtarif bei Telefon durch die Telekom oder auch bei anderen Telefonanbietern

Hilflosigkeit (Merkzeichen „H")

Im Schwerbehindertenausweis ist das Merkzeichen **„H"** einzutragen, wenn der schwerbehinderte Mensch **hilflos** iS des § 33 b EStG oder entsprechender Vorschriften ist.

Für dieses Merkzeichen gelten dieselben Kriterien wie die für die Pflegezulage iS von § 35 Abs 1 BVG (S 228).[3]

Eine Person ist **hilflos** (S 41), wenn sie für eine Reihe von häufig und regelmäßig wiederkehrenden Verrichtungen zur Sicherung ihrer persönlichen Existenz im Ablauf eines jeden Tages fremder Hilfe dauernd bedarf, § 33 b Abs 6 Satz 3 EStG, auch in Form einer Überwachung oder einer erforderlichen Anleitung zu den in §§ 33 b Abs 6 Satz 3 EStG genannten Verrichtungen, oder wenn die Hilfe zwar nicht dauernd geleistet werden muss, jedoch eine ständige Bereitschaft zur Hilfeleistung erforderlich ist, § 33 b Abs 6 Satz 4 EStG.

Vergünstigungen („H"):
- unentgeltliche Beförderung im öffentlichen Nahverkehr ohne Eigenbeteiligung, §§ 145 – 147 SGB IX (unten S 193)
- Kraftfahrzeugsteuerbefreiung, § 3 a Abs 1 KraftStG
- Behindertenpauschbetrag in Höhe von 3700,– € als außergewöhnliche Belastung, § 33 b Abs 3 Satz 3 EStG
- Pflegepauschbetrag in Höhe von 924,– € jährlich für den Steuerpflichtigen wegen der außergewöhnlichen Belastungen durch die Pflege einer hilflosen Person anstatt einer Steuerermäßigung nach § 33 EStG als außergewöhnliche Belastung, § 33 b Abs 6 Satz 1 EStG
- Abzugsfähigkeit von Aufwendungen durch die Beschäftigung einer Hilfe im Haushalt in Höhe von 924,– € als außergewöhnliche Belastung für die Pflege des Steuerpflichtigen, seines Ehegatten, eines der Kinder oder sonst jemanden, der zum Haushalt gehört und unterhalten wird und hilflos ist, § 33 a Abs 3 Nr 2 EStG

Gehörlos (Merkzeichen „Gl")

Mit dem Inkrafttreten des SGB IX wurde im Vollzug von § 145 Abs 1 Satz 1 SGB IX das Merkzeichen **„Gl"** eingeführt. Damit wird **gehörlosen Menschen** ein eigenes Merkzeichen eingeräumt.

Der **Begriff der Gehörlosigkeit** wird in § 145 Abs 1 Satz 1 SGB IX nicht definiert. „Gehörlos" sind nicht nur behinderte Menschen mit vollständigem Hörverlust auf

---
[1] AHP Nr 32
[2] AHP Nr 33

[3] BSG SozR 3-3870 § 4 Nr 12; BSG SozR 4-3250 § 69 Nr 1

beiden Ohren (Taubheit beiderseits), sondern auch Hörbehinderte mit an **Taubheit grenzender Schwerhörigkeit** beiderseits, wenn daneben schwere **Sprachstörungen** (zB insbesondere bei schwer verständlicher Lautsprache, geringem Sprachschatz) vorliegen. Das trifft idR bei hörbehinderten Menschen zu, bei denen die an Taubheit grenzende Schwerhörigkeit angeboren oder in der Kindheit erworben worden ist.[1]

Vergünstigungen („Gl"):

- unentgeltliche Beförderung im öffentlichen Nahverkehr, §§ 145 – 147 SGB IX, wahlweise Kraftfahrzeugsteuerermäßigung, § 3 a Abs 2 Satz 1 Kraftfahrzeugsteuergesetz (KraftStG)
- Abzugsbetrag für Kfz-Benutzung zwischen Wohnung und Arbeitsstätte: GdB wenigstens 50 und Merkzeichen „G" oder 0,30 € je km, § 9 Abs 2 Satz 11 EStG
- bei GdB wenigstens 90 Sozialtarif für Telefon (Telekom)

Gesundheitliche Voraussetzungen für die Benutzung der 1. Wagenklasse mit Fahrausweis für die 2. Klasse (Merkzeichen „1.Kl.")

Im Schwerbehindertenausweis ist auf der Rückseite das Merkzeichen „**1. Kl.**" einzutragen, wenn der Schwerbehinderte die im Verkehr mit Eisenbahnen tariflich festgelegten gesundheitlichen Voraussetzungen für die Benutzung der 1. Wagenklasse mit Fahrausweis der 2. Wagenklasse erfüllt, § 3 Abs 1 Nr 6 Schwerbehindertenausweis-Verordnung.

Zu diesem Personenkreis gehören schwer kriegsbeschädigte Menschen sowie Verfolgte iS des Bundesentschädigungsgesetzes mit einer MdE um mindestens 70 vH, wenn ihr auf den anerkannten Schädigungsfolgen beruhender körperlicher Zustand bei Eisenbahnfahrten die Unterbringung in der 1. Klasse erfordert.

Blindheit (Merkzeichen „Bl")

Der Nachteilsausgleich „**Blindheit**" (Merkzeichen „Bl") ist in den Schwerbehindertenausweis einzutragen, wenn der Schwerbehinderte blind ist, § 69 Abs 4 SGB IX iVm § 72 Abs 5 SGB XII.

Blind ist nicht nur ein Behinderter, dem das Augenlicht vollständig fehlt.[2] Blinden stehen Personen gleich, deren beidäugige Gesamtsehschärfe nicht mehr als 1//50 beträgt oder bei denen dem Schweregrad dieser Sehschärfe gleichzuachtende, nicht nur vorübergehende Störungen des Sehvermögens vorliegen, § 72 Abs 5 SGB XII.

Vergünstigungen („Bl"):

- unentgeltliche Beförderung im öffentlichen Nahverkehr, §§ 145 – 147 SGB IX (unten S 193), Kraftfahrzeugsteuerbefreiung, § 3 a Abs 1 Kfz-Steuer-Gesetz,
- Befreiung von der Rundfunkgebührenpflicht
- Sozialtarif beim Telefon
- Pauschbetrag als außergewöhnliche Belastung: 3700,– €, § 33 b EStG
- Gewährung von Pflegezulage zumindest der Stufe 3 des § 31 Abs 4 BVG, § 35 Abs 1 Satz 6 BVG
- Gewährung von Pflegegeld und häusliche Pflegehilfe nach dem SGB IX und dem SGB XII
- Parkerleichterungen, Parkplatzreservierung, § 46 Abs 1 StVO
- Befreiung von der Hundesteuer
- Befreiung von der Umsatzsteuer unter bestimmten Voraussetzungen, § 4 Nr 19 UStG
- portofreie Beförderung von Blindensendungen
- unentgeltliche Beförderung von Begleitpersonen blinder Menschen im internationalen Eisenbahnverkehr
- Gewährung von Blindengeld nach den Blindengesetzen der Länder, subsidiär nach § 72 SGB XII (Blindenhilfe)

Schwerbehindertenausweis

Auf Antrag des Behinderten stellt das Versorgungsamt aufgrund einer der Behinderung (Feststellungsbescheid) einen Ausweis („**Schwerbehindertenausweis**") über die Eigenschaft als schwerbehinderter Mensch, den Grad der Behinderung (GdB) sowie ggf über die gesundheitlichen Merkmale für weitere Vergünstigungen aus, § 69 Abs 5 SGB IX.

Der Ausweis dient dem Nachweis für die Inanspruchnahme von Leistungen und sonstigen Hilfen, die schwerbehinderten Menschen zustehen. Die Gültigkeitsdauer des Ausweises wird befristet. Er wird eingezogen, sobald der gesetzliche Schutz schwerbehinderter Menschen erloschen ist. Der Ausweis wird berichtigt, sobald eine Neufeststellung unanfechtbar geworden ist, § 69 Abs 5 Satz 2 ff SGB IX.

Weitere Rechtswirkungen bei Behinderung und Schwerbehinderung

Aus der Vielzahl von Bestimmungen, die den Schwerbehinderten vor allem im Arbeitsleben schützend begleiten, können hier nur erwähnt werden:

---

[1] *Müller/Wenner/Schorn* SGB IX § 145 Rdz 17; *Knittel* SGB IX § 69 Rdz 92
[2] AHP Nr 23

3.2.10 Schwerbehindertenrecht (SGB IX – Teil II, §§ 68 ff)

Beschäftigungspflicht der Arbeitgeber

Zur Förderung der Beschäftigung schwerbehinderter Menschen haben private und öffentliche Arbeitgeber mit jahresdurchschnittlich mindestens **20 Arbeitsplätzen** in ihrem Betrieb eine bestimmte Pflichtquote schwerbehinderter und ihnen gleichgestellter Arbeitnehmer auf wenigstens **5% der Arbeitsplätze** zu beschäftigen, § 71 Abs 1 SGB IX.

Schwerbehinderte Frauen sind besonders zu berücksichtigen, § 71 Abs 1 Satz 2 SGB IX.

Im Rahmen der Erfüllung der Beschäftigungspflicht sind in angemessenem Umfang zu beschäftigen, § 72 SGB IX:
- ➤ Schwerbehinderte, die nach Art oder Schwere ihrer Behinderung im Arbeitsleben besonders betroffen sind, insbesondere solche,
  - die zur Ausübung der Beschäftigung wegen ihrer Behinderung nicht nur vorübergehend einer besonderen Hilfskraft bedürfen,
  - deren Beschäftigung infolge ihrer Behinderung nicht nur vorübergehend mit außergewöhnlichen Aufwendungen für den Arbeitgeber verbunden ist,
  - die infolge ihrer Behinderung nicht nur vorübergehend offensichtlich nur eine wesentlich verminderte Arbeitsleistung erbringen können,
  - bei denen ein GdB von wenigstens 50 allein infolge geistiger oder seelischer Behinderung oder eines Anfallsleidens vorliegt oder
  - die wegen Art oder Schwere der Behinderung keine abgeschlossene Berufsbildung haben,
- ➤ Schwerbehinderte, die das 50. Lebensjahr vollendet haben.

Arbeitgeber mit Stellen zur beruflichen Bildung, insbesondere für Auszubildende, haben im Rahmen der Erfüllung der Beschäftigungspflicht einen angemessenen Anteil dieser Stellen mit Schwerbehinderten zu besetzen, § 72 Abs 2 SGB IX.

Das Arbeitsamt kann die Anrechnung eines Schwerbehinderten, besonders eines schwerbehinderten Menschen iS des § 72 Abs 1 SGB IX, auf mehr als einen Pflichtarbeitsplatz, höchstens 3 Pflichtarbeitsplätze, zulassen, wenn dessen Teilhabe am Arbeitsleben auf besondere Schwierigkeiten stößt, § 76 Abs 1 SGB IX. Ein Schwerbehinderter, der beruflich ausgebildet wird, wird auf zwei Pflichtarbeitsplätze angerechnet, § 76 Abs 2 SGB IX.

Arbeitgeber sind auch verpflichtet zu prüfen, ob freie Arbeitsplätze mit Schwerbehinderten, insbesondere mit bei der Agentur für Arbeit arbeitslos oder arbeitsuchend gemeldeten Schwerbehinderten besetzt werden können, § 81 Abs 1 Satz 1 SGB IX.

Solange Arbeitgeber die vorgeschriebene Zahl schwerbehinderter Menschen nicht beschäftigen, entrichten sie für jeden unbesetzten Pflichtarbeitsplatz monatlich eine **Ausgleichsabgabe** in Höhe von 105,– bis 260,– €, § 77 Abs 1 Satz 1 SGB IX; die Zahlung der Ausgleichsabgabe hebt die Pflicht zur Beschäftigung schwerbehinderter Menschen nicht auf, § 77 Abs 1 Satz 2 SGB IX.

Die Ausgleichsabgabe darf nur für besondere Leistungen zur Förderung der Teilhabe Schwerbehinderter am Arbeitsleben einschließlich begleitender Hilfe im Arbeitsleben verwendet werden, § 77 Abs 5 SGB IX.

Benachteiligungsverbot

Arbeitgeber dürfen Schwerbehinderte nicht wegen ihrer Behinderung benachteiligen, § 81 Abs 2 SGB IX. Im Einzelnen gelten hierzu die Regelungen des **Allgemeinen Gleichbehandlungsgesetzes**[1].

Das Benachteiligungsverbot gilt bei allen Arbeits- und Beschäftigungsverhältnissen, insbesondere bei der Anbahnung von Arbeitsverhältnissen, bei Vereinbarungen anlässlich eines Arbeits- bzw Beschäftigungsverhältnisses wie bei Vertragsänderungen und Änderungen von Arbeitsbedingungen, bei Weisungen im Rahmen des Direktionsrechts, bei Kündigungen und bei beruflichem Aufstieg.[2]

Kündigungsschutz

Die Kündigung des Arbeitsverhältnisses eines Schwerbehinderten durch den Arbeitgeber bedarf der vorherigen **Zustimmung des Integrationsamts** (früher: Hauptfürsorgestelle), § 85 SGB IX. Die Kündigungsfrist beträgt mindestens 4 Wochen, § 86 SGB IX.

Die Zustimmung zur Kündigung beantragt der Arbeitgeber bei dem für den Sitz des Betriebes oder der Dienststelle zuständigen **Integrationsamt** schriftlich, § 87 Abs 1 Satz 1 SGB IX. Diese holt eine Stellungnahme des Betriebsrates oder Personalrates und der Schwerbehindertenvertretung ein und hört den schwerbehinderten Menschen an, § 87 Abs 2 SGB IX. Dies gilt auch für außerordentliche Kündigungen, § 91 SGB IX. Die Beendigung des Arbeitsverhältnisses eines schwerbehinderten Menschen bedarf auch dann der vorherigen Zustimmung des Integrationsamtes, wenn sie im Falle des Eintritts einer teilweisen Erwerbsminderung, einer Erwerbsminderung auf Zeit oder einer Berufs- bzw Erwerbsunfähigkeit auf Zeit ohne Kündigung erfolgt, § 92 SGB IX.

---

[1] siehe unten S 194
[2] *Müller/Wenner/Schorn* SGB IX § 81 Rdz 32

Zusatzurlaub

Schwerbehinderte haben Anspruch auf **bezahlten zusätzlichen Urlaub** von fünf Arbeitstagen im Jahr, § 125 SGB IX.

Dieser Anspruch besteht jedoch nur für den (echten) Schwerbehinderten, nicht auch für den nach § 2 Abs 3 SGB IX gleichgestellten behinderten Menschen.

Integrationsvereinbarungen

Die Arbeitgeber treffen mit der Schwerbehindertenvertretung und Betriebs-, Personal-, Richter-, Staatsanwalts- und Präsidialrat **Integrationsvereinbarungen** über die Eingliederung schwerbehinderter Menschen, insbesondere zur Personalplanung, Arbeitsplatzgestaltung, Arbeitsorganisation und Arbeitszeit, § 83 Abs 1, Abs 2 SGB IX.

Bei personen-, verhaltens- oder betriebsbedingten Schwierigkeiten, die das Beschäftigungsverhältnis des Schwerbehinderten gefährden, sollen die Arbeitgeber möglichst frühzeitig die Schwerbehindertenvertretung und den Betriebs- und Personalrat sowie das Integrationsamt einschalten, § 84 Abs 1 SGB IX.

Begleitende Hilfe im Arbeitsleben

Die Integrationsämter (früher: Hauptfürsorgestellen) haben in enger Zusammenarbeit mit der Bundesagentur für Arbeit und den übrigen Reha-Trägern **begleitende Hilfe im Arbeitsleben** zu leisten, § 102 Abs 1 Satz 1 Nr 3, Abs 2 SGB IX.

Diese soll dahin wirken, dass die Schwerbehinderten in ihrer sozialen Stellung nicht absinken, auf Arbeitsplätzen beschäftigt werden, auf denen sie ihre Fähigkeiten und Kenntnisse voll verwerten und weiterentwickeln können sowie durch Leistungen der Reha-Träger und Maßnahmen der Arbeitgeber befähigt werden, sich am Arbeitsplatz und im Wettbewerb mit nicht behinderten Menschen zu behaupten. Die begleitende Hilfe im Arbeitsleben umfasst auch die nach den Umständen des Einzelfalls notwendige psychosoziale Betreuung der Schwerbehinderten. Das Integrationsamt kann an der Durchführung der begleitenden Hilfen im Arbeitsleben Integrationsfachdienste einschließlich psychosozialer Dienste freier gemeinnütziger Einrichtungen und Organisationen beteiligen. Das Integrationsamt soll außerdem darauf Einfluss nehmen, dass Schwierigkeiten im Arbeitsleben verhindert oder beseitigt werden, § 102 Abs 2 SGB IX.

Auch **Geldleistungen** kann das Integrationsamt im Rahmen seiner Zuständigkeit für die begleitende Hilfe im Arbeitsleben aus den ihm zur Verfügung stehenden Mitteln erbringen, § 102 Abs 3 SGB IX, auch als persönliches Budget, §§ 102 Abs 7, 17 SGB IX – insbesondere:

➤ **an schwerbehinderte Menschen**:
  – für technische Arbeitshilfen,
  – zum Erreichen des Arbeitsplatzes,
  – zur Gründung und Erhaltung einer selbstständigen beruflichen Existenz,
  – zur Beschaffung, Ausstattung und Erhaltung einer behinderungsgerechten Wohnung,
  – zur Teilnahme an Maßnahmen zur Erhaltung und Erweiterung beruflicher Kenntnisse und Fertigkeiten und
  – in besonderen Lebenslagen,
➤ **an Arbeitgeber** ua zur behinderungsgerechten Einrichtung von Arbeitsplätzen für schwerbehinderte Menschen und für außergewöhnliche Belastungen, die mit der Beschäftigung schwerbehinderter Menschen verbunden sind, vor allem, wenn ohne diese Leistungen das Beschäftigungsverhältnis gefährdet würde.
➤ **an Träger von Integrationsfachdiensten** einschließlich psychosozialer Dienste freier gemeinnütziger Einrichtungen und Organisationen sowie an Träger von Integrationsprojekten.

Schwerbehinderte haben auch Anspruch auf Übernahme der Kosten einer notwendigen **Arbeitsassistenz** (zB Vorleser für einen Blinden), § 102 Abs 4 SGB IX.

Die (grundsätzlich vorrangige) Verpflichtung Anderer, insbesondere der Reha-Träger, bleibt durch diese Hilfen unberührt, § 102 Abs 5 SGB IX.

Beschäftigung in Werkstätten für behinderte Menschen

> Die **Werkstatt für behinderte Menschen** ist eine Einrichtung zur Teilhabe behinderter Menschen am Arbeitsleben und zur Eingliederung in das Arbeitsleben, § 136 SGB IX.

Sie hat denjenigen behinderten Menschen, die wegen Art oder Schwere der Behinderung nicht, noch nicht oder noch nicht wieder auf dem allgemeinen Arbeitsmarkt beschäftigt werden können, § 136 Abs 1 SGB IX:
➤ eine angemessene berufliche Bildung und eine Beschäftigung zu einem ihrer Leistung angemessenen Arbeitsentgelt aus dem Arbeitsergebnis anzubieten und
➤ zu ermöglichen, ihre Leistungs- oder Erwerbsfähigkeit zu erhalten, zu entwickeln, zu erhöhen oder wiederzugewinnen und dabei ihre Persönlichkeit weiterzuentwickeln.

Die Werkstatt muss über ein möglichst breites **Angebot** an Berufsbildungs- und Arbeitsplätzen sowie über qualifiziertes Personal und einen begleitenden Dienst verfügen. Sie fördert den Übergang geeigneter Personen

3.2.10 Schwerbehindertenrecht (SGB IX – Teil II, §§ 68 ff)

auf den allgemeinen Arbeitsmarkt durch geeignete Maßnahmen, § 136 Abs 1 SGB IX.

Die Werkstatt steht allen vorgenannten behinderten Menschen unabhängig von Art oder Schwere der Behinderung offen, sofern erwartet werden kann, dass sie spätestens nach Teilnahme an Maßnahmen im Berufsbildungsbereich wenigstens ein Mindestmaß wirtschaftlich verwertbarer Arbeitsleistung erbringen werden, §§ 136 Abs 2, 137 SGB IX.

Behinderte Menschen, die die Voraussetzungen für eine Beschäftigung in einer Werkstatt nicht erfüllen (insbesondere wegen Art und Schwere der Behinderung), sollen in Einrichtungen oder Gruppen betreut und gefördert werden, die der Werkstatt angegliedert sind, § 136 Abs 3 SGB IX.

Werkstätten für behinderte Menschen bedürfen der Anerkennung, § 142 SGB IX. Die Entscheidung über die Anerkennung trifft auf Antrag die Bundesagentur für Arbeit im Einvernehmen mit dem überörtlichen Träger der Sozialhilfe. Die Bundesagentur für Arbeit führt ein Verzeichnis der anerkannten Werkstätten für behinderte Menschen, § 142 SGB IX. Das gilt auch für Blindenwerkstätten, § 143 SGB IX.

Die näheren Einzelheiten werden durch eine Rechtsverordnung geregelt, § 144 SGB IX.

Unentgeltliche Beförderung Schwerbehinderter

Schwerbehinderte Menschen, die infolge ihrer Behinderung in ihrer **Bewegungsfreiheit** im Straßenverkehr **erheblich beeinträchtigt**[1] oder die **hilflos**[2] oder **gehörlos**[3] sind, werden von Unternehmern, die öffentlichen Personenverkehr betreiben, gegen Vorzeigen eines entsprechend gekennzeichneten Ausweises **im Nahverkehr unentgeltlich befördert**, § 145 Abs 1 Satz 1 SGB IX.

Voraussetzung für die unentgeltliche Beförderung ist, dass der Schwerbehindertenausweis mit einer gültigen **Wertmarke** (s unten) versehen ist, § 145 Abs 1 Satz 2 SGB IX.

Nahverkehr ist der Verkehr ua, § 147 Abs 1 SGB IX:
- mit Straßenbahnen, Omnibussen, S-Bahnen und ähnlichen Verkehrsverbundsystemen des Nahverkehrs,
- mit Nahverkehrszügen der Deutschen Bahn AG im Umkreis von 50 km um den Wohnsitz oder gewöhnlichen Aufenthaltsort des Schwerbehinderten.

Der Wertmarke (s unten) wird zur eindeutigen Festlegung ein Verzeichnis der Orte beigefügt, die diese Voraussetzung erfüllen.

---

[1] siehe oben S 187
[2] siehe oben S 189
[3] siehe oben S 189

Zuschlagpflichtige Züge (zB D-, IC- und ICE-Züge) dürfen zwar gleichfalls benutzt werden, die Wertmarke entbindet dann aber nicht von den tarifmäßigen Zuschlägen.

Nahverkehrsmittel (Straßenbahnen, Omnibusse, S-Bahnen usw) können solche schwerbehinderten Menschen mit entsprechend gekennzeichnetem Ausweis und Wertmarke unentgeltlich auch an Orten benutzen, die außerhalb des Umkreises von 50 km liegen.

Darüber hinaus besteht im **Nah-** und **Fernverkehr** für die genannten Schwerbehinderten auch ohne Wertmarke Anspruch auf unentgeltliche Beförderung, § 145 Abs 2 SGB IX, für:
- die Begleitperson, sofern eine ständige Begleitung notwendig (s oben S 189) und dies im Ausweis des Schwerbehinderten eingetragen ist (Merkmal „B"), der Anspruch auf unentgeltliche Beförderung besteht aber nur für die Begleitperson, nicht auch für den schwerbehinderten Menschen selbst,
- das Handgepäck, einen mitgeführten Krankenfahrstuhl, soweit die Beschaffenheit des Verkehrsmittels es zulässt, sonstiger orthopädischer Hilfsmittel und eines Führhundes.

Die **Wertmarke** wird gegen Entrichtung eines Betrages von 60,– € für ein Jahr (oder 30,– € für ½ Jahr) ausgegeben, § 145 Abs 1 Satz 3 SGB IX.

Die Wertmarke wird auf Antrag **kostenlos** an schwerbehinderte Menschen ausgegeben, § 145 Abs 1 Satz 5 SGB IX, die ua:
- blind iS des § 72 Abs 5 SGB XI oder entsprechender Vorschriften oder
- hilflos iS des § 33 b EStG oder entsprechender Vorschriften sind oder
- die Leistungen zur Sicherung des Lebensunterhaltes nach dem SGB II oder Leistungen nach den 3. und 4. Kapitel des SGB XII, dem SGB VIII oder den §§ 27 a und 27 d BVG erhalten.

Die Ausgabe der Wertmarken erfolgt auf Antrag idR durch die Versorgungsämter, § 145 Abs 1 Satz 7 u 8 SGB IX. Wertmarken werden nicht ausgegeben, solange der Schwerbehindertenausweis einen gültigen Vermerk über die Inanspruchnahme von Kraftfahrzeugsteuerermäßigung (s oben) trägt, § 145 Abs 1 Satz 6 SGB IX.

Behindertengleichstellungsgesetz (BGG)

Das BGG zielt auf die konkrete und praxisorientierte Ausgestaltung des aus Art 3 Abs 3 Satz 2 GG („Niemand darf wegen seiner Behinderung benachteiligt werden.") fließenden Rechtsposition und darauf ab, möglichst viele Barrieren zu beseitigen, die behinderte Menschen an einer gleichen Teilhabe hindern.

Das BGG gilt in erster Linie für alle Behörden, Körperschaften und Anstalten des Bundes, mithin für Ministerien und ua auch für die Bundesagentur für Arbeit und die Deutsche Rentenversicherung sowie auch für Behörden, soweit sie Bundesrecht ausführen wie zB Versorgungs- und Sozialämter.

Der Begriff der **Behinderung** in § 3 BGG übernimmt die in § 2 Abs 1 Satz 1 SGB IX (S 176) festgelegte Bestimmung.

Ua die Berücksichtigung der besonderen Belange behinderter **Frauen** ist ein zentraler Baustein des BGG für eine umfassende Gleichstellung, weil gerade behinderte Frauen oft in doppelter Hinsicht benachteiligt werden: Sie gehören gleichzeitig sowohl der benachteiligten Gruppe der Frau als auch der benachteiligten Gruppe behinderter Menschen an.

Zentrale Elemente des BGG sind:
- das **Benachteiligungsverbot**: Eine Benachteiligung liegt vor, wenn behinderte und nicht behinderte Menschen ohne zwingenden Grund unterschiedlich behandelt werden und dadurch behinderte Menschen in der gleichberechtigten Teilhabe am Leben in der Gesellschaft unmittelbar oder mittelbar beeinträchtigt werden, § 7 BGG und
- die **Barrierefreiheit**: Barrierefrei sind bauliche und sonstige Anlagen, Verkehrsmittel, technische Gebrauchsgegenstände, Systeme der Informationsverarbeitung, akustische und visuelle Informationsquellen und Kommunikationseinrichtungen sowie andere gestaltete Lebensbereiche, wenn sie für behinderte Menschen in der allgemein üblichen Weise, ohne besondere Erschwernis und grundsätzlich ohne fremde Hilfe zugänglich und nutzbar sind, § 4 BGG. Barrierefreiheit wird nicht nur als Beseitigung räumlicher Barrieren für Rollstuhlfahrer und gehbehinderte Menschen oder die kontrastreiche Gestaltung der Lebensumwelt für sehbehinderte Menschen angesehen, sondern auch eine barrierefreie Kommunikation für blinde und sehbehinderte Menschen in den elektronischen Medien, wie ebenfalls die barrierefreie Kommunikation mittels Gebärdensprachdolmetscher oder über andere Kommunikationshilfen für hör- und sprachbehinderte Menschen.

Nach § 13 Abs 3 BGG anerkannte Verbände der Selbsthilfe behinderter Menschen können – orientiert an § 63 SGB IX – in Vertretung der Behinderten, aber auch im eigenen Namen, das verletzte Recht Behinderter zur Gleichstellung gerichtlich durchsetzen, §§ 12, 13 BGG. Außerdem können diese Verbände mit einer öffentlich-rechtlichen Verbandsklage – also auch ohne Beteiligung eines konkret Betroffenen – gegen eine benachteiligende Regelung gerichtlich vorgehen, § 13 BGG.

Allgemeines Gleichbehandlungsgesetz (AGG)

Auch durch das **Allgemeine Gleichbehandlungsgesetz** (AGG) sollen ungerechtfertigte Benachteiligungen ua aus Gründen einer Behinderung verhindert und beseitigt werden, § 1 AGG.

Das AGG erstreckt diese Pflichten zur Gleichstellung auf den **Privatrechtsverkehr** für das Verhalten der Bürger untereinander, was den Trägern öffentlicher Gewalt durch § 7 BGG auferlegt ist. Die hierdurch geschützten Personen erhalten Rechtsansprüche gegen den Arbeitgeber, § 6 AGG, und im Zivilrechtsverkehr gegen Private, §§ 19 ff AGG.

Literatur

Anhaltspunkte für die ärztliche Gutachtertätigkeit im sozEntschR und nach dem SchwbG, herausgegeben vom Bundesministerium für Arbeit und Sozialordnung, 2008 (AHP)

Anlage „Versorgungsmedizinische Grundsätze" zur Versorgungsmedizin-Verordnung vom 10. 12. 2008

Dörner, H.: Schwerbehindertengesetz (Stand: 2008), Schulz, Starnberg

Erlenkämper, A.: Arzt und Sozialrecht, Steinkopff, Darmstadt

Erlenkämper, A., W. Fichte: Sozialrecht, 6. Auflage 2008, Luchterhand, Neuwied

Hauck, K., W. Noftz: SGB IX – Rehabilitation und Teilhabe behinderter Menschen (Stand: 2008), Schmidt, Berlin

Knittel, B.: SGB IX – Rehabilitation und Teilhabe behinderter Menschen (Stand: 2008), Schulz, Starnberg

Müller-Wenner, D., U. Schorn: SGB IX Teil 2, 2003, Beck, München

Wiegand, B. (Hrsg): SGB IX / Teil 2 – Schwerbehindertenrecht (Stand: 2008), Schmidt, Berlin

3.2.11 Gesetzliche Pflegeversicherung (SGB XI)

Aufgabe

Zur sozialen Absicherung des Risikos der Pflegebedürftigkeit ist 1995 als neuer eigenständiger Zweig der Sozialversicherung die soziale Pflegeversicherung (GPV) eingeführt worden. Sie hat zur **Aufgabe**, Pflegebedürftigen Hilfe zu leisten, die wegen der Schwere der Pflegebedürftigkeit auf solidarische Unterstützung angewiesen sind, § 1 Abs 1 und 4 SGB XI.[1]

---

[1] vgl hierzu weiterführend *Erlenkämper* S 31 und 331; *Erlenkämper/Fichte* S 333

3.2.11 Gesetzliche Pflegeversicherung (SGB XI)

Das SGB XI verpflichtet auch alle Personen, die nicht in der GKV versichert sind, zum Abschluss eines entsprechenden Vertrags mit einem privaten Krankenversicherungsunternehmen (Private Pflegepflichtversicherung, S 205), § 1 Abs 2 SGB XI.

Gesetzliche Grundlagen

Die GPV ist in einem gesonderten Buch des Sozialgesetzbuches, dem **SGB XI**, geregelt, das 2008 weiterentwickelt worden ist.

Ergänzend zum Gesetz sind Richtlinien der Spitzenverbände der Pflegekassen über die Abgrenzung der Merkmale der Pflegebedürftigkeit und der Pflegestufen sowie zum Verfahren der Feststellung der Pflegebedürftigkeit (**Pflegebedürftigkeits-Richtlinien – PflRi**) vom 07.11.1994 idF vom 11.05.2006 ergangen.[1] Diese besitzen jedoch keinen Normcharakter und sind daher zwar für die Pflegekassen und den MDK, aber nicht für die Gerichte bindend.[2] Ergänzend haben die Spitzenverbände der Pflegekassen umfangreiche Richtlinien zur Begutachtung von Pflegebedürftigkeit nach dem SGB XI vom 21.03.1997 idF vom 22.08.2001[3] und Empfehlungen über das Verfahren zur Feststellung der Pflegebedürftigkeit in vollstationären Einrichtungen der Behindertenhilfe vom 17.06.1996 herausgegeben.

Versicherungsträger

Träger der GPV sind die P**flegekassen**, §§ 1 Abs 3, 46 SGB XI. Deren Aufgaben werden von den Krankenkassen (S 115) wahrgenommen, § 46 Abs 2 SGB XI.

Finanzierung

Die **Mittel** für die Pflegeversicherung werden durch Beiträge und sonstige Einnahmen der Mitglieder und Arbeitgeber grundsätzlich je zur Hälfte finanziert, §§ 1 Abs 6 S 1, 54 Abs 1 SGB XI.

Für versicherte Familienangehörige und eingetragene Lebenspartner werden Beiträge nicht erhoben, § 1 Abs 6 S 3, 56 Abs 1 SGB XI.

Die **Beitragshöhe** beträgt seit dem 01.07.2008 1,95 % der beitragspflichtigen Einnahmen, § 55 Abs 1 SGB XI. Seit 2005 wird für Kinderlose, die das 23. Lebensjahr vollendet haben, ein Beitragszuschlag in Höhe von 0,25 % erhoben, den diese allein zu tragen haben, §§ 55 Abs 3, 58 Abs 1 S 3 SGB XI.

---

[1] abgedruckt ua bei *Hauck/Noftz* SGB XI C 400
[2] *Krauskopf* § 17 SGB XI Rdz 3
[3] abgedruckt ua bei *Hauck/Noftz* SGB XI C 410

Versicherter Personenkreis

> Die Pflegeversicherung ist eine **Pflichtversicherung** zur sozialen Absicherung der Pflegebedürftigkeit, § 1 Abs 1 SGB XI. In ihren Schutz sind kraft Gesetzes alle Personen einbezogen, die in der GKV versichert sind (S 116), §§ 1 Abs 2, 20 SGB XI. Die GPV folgt weitgehend den Regeln der GKV.

Familienangehörige sind in der GPV unter den gleichen Voraussetzungen wie in der GKV (S 116) mitversichert, § 25 SGB XI. Die Versicherungspflicht erstreckt sich auch auf Personengruppen, die nicht in der GKV versichert sind (ua Anspruchsberechtigte nach dem BVG, dem LAG, BEG), § 21 SGB XI.

In der GPV pflichtversichert sind auch freiwillig Versicherte der GKV, § 20 Abs 3 SGB XI. Sie können sich jedoch auf Antrag von der Versicherungspflicht befreien lassen, wenn sie nachweisen, dass sie bei einem privaten Versicherungsunternehmen gegen Pflegebedürftigkeit versichert sind und für sich und ihre Angehörigen, die bei Versicherungspflicht nach § 25 SGB XI mit versichert wären, gleichwertige Leistungen beanspruchen können, § 22 Abs 1 SGB XI.

Darüber hinaus sind auch Personen, die gegen das Risiko Krankheit bei einem Krankenversicherungsunternehmen mit Anspruch auf allgemeine Krankenhausleistungen **privat versichert** sind, verpflichtet, zur Absicherung des Risikos der Pflegebedürftigkeit einen Versicherungsvertrag abzuschließen und aufrechtzuerhalten, §§ 1 Abs 2, 23 SGB XI (S 205).

Leistungen: Allgemein

> Die Leistungen der GPV sollen den Pflegebedürftigen helfen, trotz ihres Hilfebedarfs ein möglichst selbstständiges und selbstbestimmtes Leben zu führen, das der Würde des Menschen entspricht, § 2 Abs 1 SGB XI.

Die Hilfen sind darauf auszurichten, die körperlichen, geistigen und seelischen Kräfte der Pflegebedürftigen wiederzugewinnen oder zu erhalten § 2 Abs 1 S 2 SGB XI. Pflegebedürftige, die professionelle Leistungen in Anspruch nehmen, können zwischen Einrichtungen und Diensten verschiedener Träger wählen. Ihren Wünschen zur Gestaltung der Hilfe soll, soweit sie angemessen sind, im Rahmen des Leistungsrechts entsprochen werden, § 2 Abs 2 SGB XI.

Die Leistungen in der GPV müssen wirksam und wirtschaftlich sein, dürfen das Maß des Notwendigen nicht übersteigen und nur im notwendigen Umfang in Anspruch genommen werden; es gilt – wie in der GKV – das Wirtschaftlichkeitsgebot, §§ 4 Abs 3, 29 Abs 1 SGB XI.

Die GPV soll mit ihren Leistungen **vorrangig die häusliche Pflege** und die Pflegebereitschaft der Angehörigen und Nachbarn unterstützen, damit die Pflegebedürftigen möglichst lange in ihrer häuslichen Umgebung bleiben können, § 3 SGB XI.

Leistungen der **teilstationären** Pflege und der **Kurzzeitpflege** gehen den Leistungen der **vollstationären** Pflege vor, § 3 S 2 SGB XI. Auch **Rehabilitationsleistungen** haben Vorrang vor **Pflegeleistungen**, §§ 5, 31 SGB XI.

Die Pflege soll gemeinsam mit solchen Rehabilitationsmaßnahmen dem Pflegebedürftigen helfen, trotz seines Hilfebedarfs eine möglichst weitgehende **Selbstständigkeit** im täglichen Leben zu fördern, zu erhalten bzw. wiederherzustellen, Ziffer 2 PflRi. Dabei ist insbesondere anzustreben:
- vorhandene Selbstversorgungsfähigkeiten zu erhalten und solche, die verloren gegangen sind, zu reaktivieren,
- bei der Leistungserbringung die Kommunikation zu verbessern,
- dass geistig und seelisch Behinderte, psychisch Kranke und geistig verwirrte Menschen sich in ihrer Umgebung und auch zeitlich zurechtfinden.

Vorrang vor den Leistungen der Pflegeversicherung haben Entschädigungsleistungen wegen Pflegebedürftigkeit aus:
- dem sozEntschR,
- der GUV sowie
- der gesetzlich geregelten Unfallversorgung oder Unfallfürsorge (zB der Beamten), § 13 Abs 1 SGB XI.

Dagegen haben die Leistungen der Pflegeversicherung Vorrang vor den Leistungen zur Pflege ua nach dem SGB XII, dem LAG und der Kriegsopferfürsorge. Leistungen zur Pflege nach diesen Gesetzen sind jedoch zu gewähren, wenn und soweit Leistungen der Pflegeversicherung nicht erbracht werden oder diese Gesetze dem Grunde oder der Höhe nach weitergehende Leistungen als die Pflegeversicherung vorsehen, § 13 Abs 3 SGB XI.

Die Leistungen zur häuslichen Krankenpflege (§ 37 SGB V, S 122) sowie der Eingliederungshilfe für behinderte Menschen nach dem SGB XII, dem sozEntschR und dem SGB VIII bleiben unberührt; sie sind im Verhältnis zur Pflegeversicherung nicht nachrangig, § 13 Abs 2 und 3 S 3 SGB XI. Notwendige Hilfe in stationären Einrichtungen nach § 71 Abs 4 SGB XII, die keine Pflegeeinrichtungen (Pflegeheime) iS des § 71 Abs 2 SGB XII sind, ist einschließlich der Pflegeleistungen zu gewähren, § 13 Abs 3 S 3 SGB XII.

Die Zuordnung zu einer Pflegestufe, die Anerkennung als Härtefall sowie die Bewilligung von Leistungen können **befristet** werden und enden mit Ablauf der Frist, wenn und soweit eine Verringerung des Hilfebedarfs nach der Einschätzung des MDK zu erwarten ist, § 33 Abs 1 S 4 SGB XI.

Leistungsberechtigter Personenkreis

Leistungen wegen Pflegebedürftigkeit werden auf Antrag gewährt, wenn **Pflegebedürftigkeit** vorliegt und die **Wartezeit** erfüllt ist.

Die **Wartezeit** ist seit dem 01.07.2008 erfüllt, wenn der Versicherte in den letzten 10 Jahren vor der Antragstellung mindestens **2 Jahre** (bis zum 30.6.2008: 5 Jahre) als Mitglied in der Pflegeversicherung versichert oder nach § 25 SGB IX familienversichert war, 33 Abs 2 Nr 6 SGB XI.

> **Pflegebedürftig** sind Personen, die wegen einer körperlichen, geistigen oder seelischen Krankheit oder Behinderung für die gewöhnlichen und regelmäßig wiederkehrenden Verrichtungen im Ablauf des täglichen Lebens auf Dauer, voraussichtlich für mindestens 6 Monate, in erheblichem oder höherem Maße der Hilfe bedürfen, § 14 Abs 1 SGB XI (S 41).

Krankheiten oder Behinderungen in diesem Sinn sind (nur), § 14 Abs 2 SGB XI:
- Verluste, Lähmungen oder andere Funktionsstörungen am Stütz- und Bewegungsapparat,
- Funktionsstörungen der inneren Organe oder der Sinnesorgane,
- Störungen des Zentralnervensystems wie Antriebs-, Gedächtnis- oder Orientierungsstörungen sowie endogene Psychosen, Neurosen oder geistige Behinderungen.

Die **Hilfe** besteht, § 14 Abs 3 SGB XI, in der
- Unterstützung,
- in der teilweisen oder vollständigen Übernahme der Verrichtungen im Ablauf des täglichen Lebens oder
- in der Beaufsichtigung oder Anleitung mit dem Ziel der eigenständigen Übernahme dieser Verrichtungen.

Gewöhnliche und regelmäßig wiederkehrende Verrichtungen sind, § 14 Abs 4 SGB XI, Ziffer 3.4.1 PflRi, ua:
- im Bereich der **Körperpflege** das Waschen, Duschen, Baden, die Zahnpflege, das Kämmen, Rasieren, die Darm- oder Blasenentleerung,
- im Bereich der **Ernährung** das mundgerechte Zubereiten oder die Aufnahme der Nahrung,
- im Bereich der **Mobilität** das selbstständige Aufstehen und Zu-Bett-Gehen, An- und Auskleiden, Gehen, Ste-

3.2.11 Gesetzliche Pflegeversicherung (SGB XI)

hen, Treppensteigen oder das Verlassen und Wiederaufsuchen der Wohnung,
> im Bereich der **hauswirtschaftlichen Versorgung** das Einkaufen, Kochen, Reinigen der Wohnung, Spülen, Wechseln und Waschen der Wäsche und Kleidung oder das Beheizen.

Dieser Verrichtungskatalog ist **abschließend** und erlaubt keinen Ergänzung der ausschließlich verrichtungsbezogenen Bemessung des Pflegebedarfs, auch nicht eine Berücksichtigung ua des allgemeinen Aufsichts- und Betreuungsbedarfs bei geistig behinderten Menschen, der Kommunikation, der Bildung und Freizeitgestaltung, der notwendigen Begleitung eines pflegebedürftigen Kindes zu Schule und der notwendigen ständigen Anwesenheit und Aufsicht einer Pflegeperson zur Vermeidung einer möglichen Selbst- und Fremdgefährdung eines geistig behinderten Menschen.[1]

Nach Ziffer 3.4.2 PflRi gehören ua bei der **Ernährung** zur mundgerechten Zubereitung und zur Aufnahme der Nahrung alle Tätigkeiten, die der unmittelbaren Vorbereitung hierzu dienen und die die Aufnahme von fester oder flüssiger Nahrung ermöglichen, wie zB portions- und temperaturgerechte Vorgabe und der Umgang mit Besteck, nicht dagegen das Kochen, das unter die hauswirtschaftliche Versorgung fällt.

Unter **Mobilität** ist das Bewegen im Zusammenhang mit den Verrichtungen im Bereich der Körperpflege, der Ernährung und der hauswirtschaftlichen Versorgung zu verstehen. Beim Verlassen und Wiederaufsuchen der Wohnung sind nur solche Verrichtungen außerhalb der Wohnung zu berücksichtigen, die für die Aufrechterhaltung der Lebensführung im Hause unumgänglich sind und das persönliche Erscheinen des Pflegebedürftigen erfordern. Weiterer Hilfebedarf, zB bei Spaziergängen oder Besuch von kulturellen Veranstaltungen, bleibt unberücksichtigt.

Bei der **hauswirtschaftlichen Versorgung** umfasst das Einkaufen auch zB den Überblick, welche Lebensmittel wo eingekauft werden müssen, Kenntnis des Wertes von Geldmünzen und Banknoten und Kenntnis der Genieß- bzw Haltbarkeit von Lebensmitteln. Zum Kochen gehört auch das Vor- und Zubereiten der Bestandteile der Mahlzeiten. Das Reinigen der Wohnung beschränkt sich auf den allgemein üblichen Lebensbereich. Der Begriff Waschen der Wäsche und Kleidung umfasst die gesamte Pflege der Wäsche und Kleidung (zB Bügeln, Ausbessern), das Beheizen umfasst auch die Beschaffung und Entsorgung des Heizmaterials.

Die **Hilfe** muss in Form der Unterstützung bei den pflegerelevanten Verrichtungen des täglichen Lebens, der teilweisen oder vollständigen Übernahme dieser Verrichtungen, der Beaufsichtigung der Ausführung dieser Verrichtungen oder der Anleitung zur Selbstvornahme durch die Pflegeperson erforderlich sein.

Ziel der Hilfe ist es, die eigenständige Übernahme der Verrichtungen durch die pflegebedürftige Person möglichst weitgehend zu ermöglichen. Bei der Beurteilung, ob und ggf in welcher Form Hilfe benötigt wird, ist das häusliche und soziale Umfeld des Pflegebedürftigen zu berücksichtigen. Ein Hilfebedarf kann nicht allein deshalb verneint werden, weil sich der Pflegebedürftige tagsüber außerhalb der Wohnung (zB in Einrichtungen) aufhält, Ziffer 3.5 PflRi.

Zu einem **Mindesthilfehilfebedarf** in einem der Bereich Körperpflege, Ernährung und Mobilität (**Grundbedarf**) muss ein Hilfebedarf im Bereich der **hauswirtschaftlichen Versorgung** hinzutreten; ein Hilfebedarf allein im Bereich der Grundpflege reicht für die Einstufung in eine Pflegestufe nicht aus.[2] Der Hilfebedarf im Bereich der **hauswirtschaftlichen Versorgung** muss **zusätzlich** zum Hilfebedarf in den Bereichen der Grundpflege bestehen; ein Hilfebedarf nur bei der hauswirtschaftlichen Versorgung begründet keine Pflegebedürftigkeit iS des SGB XI, Ziffer 4.1 PflRi.

Wesentliche Ursache des Hilfebedarfs und damit **der Pflegebedürftigkeit** müssen Krankheit oder Behinderung sein, die wiederum wesentliche Ursache dafür sein müssen, dass die Fähigkeit, bestimmte Verrichtungen im Ablauf des täglichen Lebens auszuüben, eingeschränkt oder nicht vorhanden ist.[3]

Diese ursächlichen Zusammenhänge sind nach der sozialrechtlichen Kausalitätslehre, der Lehre von der rechtlich wesentlichen Bedingung (S 51) zu beurteilen. Maßstab der Beurteilung der Pflegebedürftigkeit ist daher ausschließlich die Fähigkeit zur Ausübung dieser Verrichtungen und nicht Art oder Schwere vorliegender Erkrankungen (wie zB Krebs oder Aids) oder Behinderungen (wie zB Amputation, Taubheit, Blindheit, Lähmung). Entscheidungen anderer Leistungsträger über das Vorliegen einer Behinderung, von Hilflosigkeit iS des SchwbR oder die Gewährung von Rente sind ohne bindende Wirkung für die Beurteilung der Pflegebedürftigkeit iS der GPV, Ziffer 3.3 PflRi.

Pflegebedürftigkeit ist aber auch dann gegeben, wenn der Pflegebedürftige die Verrichtung zwar motorisch ausüben, jedoch deren Notwendigkeit nicht erkennen oder nicht in sinnvolles zweckgerichtetes Handeln umsetzen kann (zB bei Antriebs- oder Gedächtnisstörungen, verminderter Orientierung, bei Verwechseln oder Nichterkennen vertrauter Personen sowie bei Störungen der emotionalen Kontrolle), Ziffer 3.3 PflRi.

---

[1] BSGE 82, 27; BSG SozR 3-3300 § 14 Nr 8
[2] KassKomm § 14 SGB XI Rdz 4
[3] BSG SozR 3-2500 § 53 Nr 4; KassKomm § 14 SGB XI Rdz 6

Unterstützung bedeutet, noch vorhandene Fähigkeiten bei den Verrichtungen des täglichen Lebens zu erhalten und zu fördern sowie dem Pflegebedürftigen zu helfen, verloren gegangene Fähigkeiten wieder zu erlernen und nicht vorhandene zu entwickeln (aktivierende Pflege). Zur Unterstützung gehört auch, den Pflegebedürftigen zur richtigen Nutzung der ihm überlassenen Hilfsmittel anzuleiten. Bei kranken oder behinderten Kindern gehören hierzu auch sonstige pflegerische Maßnahmen durch die Pflegeperson (pflegeunterstützende Maßnahmen). Maßnahmen der Krankenbehandlung, der medizinischen Rehabilitation oder der Behandlungspflege können bei der Feststellung des Pflegebedarfs nicht berücksichtigt werden. Ziffer 3.5.1 PflRi.

Teilweise oder vollständige Übernahme iS des § 14 Abs 3 SGB XI bedeutet, dass die Pflegeperson den Teil der Verrichtungen des täglichen Lebens übernimmt, den der Pflegebedürftige selbst nicht ausführen kann, Ziffer 3.5.2 PflRi. **Beaufsichtigung und Anleitung** zielen darauf, dass die täglichen Verrichtungen vom Pflegebedürftigen in sinnvoller Weise selbst durchgeführt werden. Sie kommen insbesondere bei geistig und seelisch Behinderten, psychisch Kranken sowie geistig verwirrten Menschen in Betracht. Beaufsichtigung und Anleitung richten sich auch darauf, körperliche, psychische und geistige Fähigkeiten zu fördern und zu erhalten, Eigen- oder Fremdgefährdung zu vermeiden (zB durch unsachgemäßen Umgang mit Strom, Wasser oder offenem Feuer) sowie Ängste, Reizbarkeit oder Aggressionen abzubauen, Ziffer 3.5.3 PflRi.

Nicht zum berücksichtigungsfähigen Hilfebedarf gehören Maßnahmen zur Durchführung der beruflichen und sozialen (gesellschaftlichen) Eingliederung, Maßnahmen der medizinischen Rehabilitation sowie Maßnahmen zur Förderung der Kommunikation, Ziffer 3.5.4 PflRi

Pflegestufen

Zur Gewährleistung einer bedarfsgerechten Pflege wird der leistungsberechtigte Personenkreis einer der folgenden 3 **Pflegestufen** zugeordnet, § 15 Abs 1 SGB XI, Ziffer 4 PflRi:
- **Pflegestufe I: Erheblich Pflegebedürftige** sind Personen, die bei der Körperpflege, der Ernährung oder der Mobilität für wenigstens 2 Verrichtungen aus einem oder mehreren der vorgenannten Bereiche mindestens einmal täglich der Hilfe bedürfen und zusätzlich mehrfach in der Woche Hilfen bei der hauswirtschaftlichen Versorgung benötigen.
- **Pflegestufe II: Schwerpflegebedürftige** sind Personen, die bei der Körperpflege, der Ernährung oder der Mobilität mindestens dreimal täglich zu verschiedenen Tageszeiten der Hilfe bedürfen und zusätzlich mehrfach in der Woche Hilfen bei der hauswirtschaftlichen Versorgung benötigen.
- **Pflegestufe III: Schwerstpflegebedürftige** sind Personen, die bei der Körperpflege, der Ernährung oder der Mobilität täglich rund um die Uhr, auch nachts, der Hilfe bedürfen und zusätzlich mehrfach in der Woche Hilfen bei der hauswirtschaftlichen Versorgung benötigen.

Bei **Kindern** ist als Maßstab für die Bewertung der zusätzliche Hilfebedarf gegenüber einem gesunden gleichaltrigen Kind maßgebend, § 15 Abs 2 SGB XI.

Voraussetzung für die Gewährung von Leistungen nach dem SGB XI ist, dass **zumindest einmal täglich** Hilfe im Bereich der Grundpflege erforderlich ist (Pflegestufe I) und – dies gilt bei allen Pflegestufen – **zusätzlich** mehrfach in der Woche Hilfe bei der hauswirtschaftlichen Versorgung notwendig ist, § 15 Abs 1 SGB IX.

Unter **Grundpflege** ist die pflegerische Hilfe bei den Verrichtungen nach § 14 Abs. 4 Nr 1 – 3 SGB XI – Verrichtungen aus den Bereichen Körperpflege, Ernährung und Mobilität – zu verstehen.[1] Diese ist abzugrenzen von der **Behandlungspflege** (**krankheitsspezifischen Pflegemaßnahmen**). Der Begriff „Behandlungspflege" ist im Gesetz nicht näher definiert. Das BSG hat die Behandlungspflege dahingehend umschrieben, dass es sich um Hilfeleistungen handelt, die durch bestimmte Erkrankungen erforderlich werden, typischerweise nicht von einem Arzt, sondern von Vertretern medizinischer Hilfsberufe oder teilweise auch von Laien erbracht werden und der Behandlung einer Erkrankung zu dienen bestimmt sind.[2] **Verrichtungsbezogene krankheitsspezifische Pflegemaßnahmen** sind Maßnahmen der Behandlungspflege, bei denen der behandlungspflegerische Hilfebedarf untrennbarer Bestandteil einer Verrichtung nach § 14 Abs 4 SGB XI ist oder mit einer solchen Verrichtung notwendig in einem unmittelbaren zeitlichen und sachlichen Zusammenhang steht, § 15 Abs 3 S 3 SGB XI. Diese verrichtungsbezogenen krankheitsspezifischen Pflegemaßnahmen sind im Rahmen der Pflegeversicherung bei der Feststellung des Zeitaufwands nach § 15 Abs 3 S 1 SGB IX zusätzlich zum Hilfebedarf bei der jeweiligen Grundpflegeleistung zu berücksichtigen, wenn sie Bestandteil der Hilfe

---

[1] BSG SozR 4-3300 § 14 Nr 3; KassKomm § 14 SGB XI Rdz 15
[2] BSG 82, 27

3.2.11 Gesetzliche Pflegeversicherung (SGB XI)

bei den Verrichtungen des § 14 Abs 4 SGB XI sind; dies gilt auch dann, wenn der Hilfebedarf zu Leistungen nach dem SGB V führt, § 15 Abs 3 S 2 SGB XI.

Eine Pflegeleistung findet **nachts** statt, wenn sie zwischen 22 und 6 Uhr aus pflegerischen Gründen in diesem Zeitraum objektiv erforderlich ist und nicht auf einen anderen Zeitpunkt verschoben werden kann.[1] Eine tatsächlich vorhandene **Rufbereitschaft** zur Nachtzeit reicht nicht aus.[2]

Ein Anstieg des Pflegebedarfs für voraussichtlich weniger als sechs Monate rechtfertigt eine höhere Einstufung nicht, wenn danach eine **Besserung** zu erwarten ist.[3]

> **Kriterien** für die Zuordnung zu einer der drei Pflegestufen sind vor allem die **Häufigkeit des Hilfebedarfs** und der **zeitliche Mindestaufwand**.

Geringfügiger oder nur kurzzeitig anfallender Hilfebedarf führt nicht zur Anerkennung einer Pflegebedürftigkeit. Auch Hilfebedarf nur bei der hauswirtschaftlichen Versorgung begründet keine Pflegebedürftigkeit.

Der **Zeitaufwand**, den ein Familienangehöriger oder eine andere nicht als Pflegekraft ausgebildete Pflegeperson für die erforderlichen Leistungen der Grundpflege und hauswirtschaftlichen Versorgung benötigt, muss wöchentlich im Tagesdurchschnitt betragen, § 15 Abs 3 SGB XI:

- in der **Pflegestufe I** mindestens 1 ½ Stunden; hierbei müssen auf die Grundpflege mehr als 45 Minuten entfallen,
- in der **Pflegestufe II** mindestens 3 Stunden; hierbei müssen auf die Grundpflege mindestens 2 Stunden entfallen,
- in der **Pflegestufe III** mindestens 5 Stunden; hierbei müssen auf die Grundpflege mindestens 4 Stunden entfallen.

Dieser notwendige Hilfebedarf ist individuell auf die Situation des jeweiligen Pflegebedürftigen zu beziehen; dabei muss der pflegerische Aufwand gegenüber der hauswirtschaftlichen Versorgung im Vordergrund stehen.

Die Feststellung und Überprüfung im Einzelfall, ob die Voraussetzungen der Pflegebedürftigkeit erfüllt sind und welche Stufe der Pflegebedürftigkeit vorliegt, hat die Pflegekasse durch den Medizinischen Dienst aufgrund einer Untersuchung des Antragstellers prüfen zu lassen, § 18 Abs 1 SGB XI, ggf durch ergänzende Begutachtung durch eine Pflegefachkraft, § 18 Abs 7 SGB XI.

---

[1] BSG SozR 3-3300 § 15 Nr 1, 5
[2] BSG SozR 3-3300 § 14 Nr 14
[3] BSG SozR 3-3300 § 15 Nr 1

Leistungen

Die Leistungen bei **Pflegebedürftigkeit** unterscheiden sich der **Art** nach:

- Leistungen bei häuslicher Pflege als ambulante Pflegesachleistungen (§ 36 SGB XI) oder Pflegegeld (§ 37 SGB IX)
- Leistungen bei teilstationärer Pflege und Kurzzeitpflege (41, 42 SGB XI)
- Leistungen bei voll stationärer Pflege (§§ 43 ff SGBXI)

Die Pflegeversicherung gewährt als **Leistungen** im Einzelnen, § 28 SGB XI:

- Pflegesachleistung (§ 36),
- Pflegegeld für selbst beschaffte Pflegehilfen (§ 37),
- Kombination von Geldleistung und Sachleistung (§ 38),
- häusliche Pflege bei Verhinderung der Pflegeperson (§ 39),
- Pflegehilfsmittel und technische Hilfen (§ 40),
- teilstationäre Tages- und Nachtpflege in einer Einrichtung (§ 41),
- Kurzzeitpflege in einer Einrichtung (§ 42),
- vollstationäre Pflege (§ 43),
- Pflege in vollstationären Einrichtungen der Hilfe für behinderte Menschen (§ 43a),
- Leistungen zur sozialen Sicherung der Pflegepersonen (§ 44),
- zusätzliche Leistungen bei Pflegezeit (§ 44a),
- Pflegekurse für Angehörige und ehrenamtliche Pflegepersonen (§ 45),
- zusätzliche Betreuungsleistungen (§ 45b),
- Leistungen des persönlichen Budgets nach § 17 Abs 2 bis 4 SGB IX.

Personen, die nach beamtenrechtlichen Vorschriften oder Grundsätzen bei Krankheit und Pflege Anspruch auf Beihilfe oder Heilfürsorge gegen ihren Dienstherrn haben, erhalten die jeweils zustehenden Leistungen – auch Sachleistungen – der GPV lediglich zur Hälfte, § 28 Abs 2 SGB XI.

> Außerdem werden gesonderte Leistungen für Pflegebedürftige in häuslicher Pflege mit **erheblichem allgemeinen Betreuungsbedarf** gewährt, §§ 45 a und 45 b SGB XI.

Diese Leistungen betreffen Pflegebedürftige in häuslicher Pflege, bei denen neben dem Hilfebedarf im Bereich der Grundpflege und der hauswirtschaftlichen Versorgung (§§ 14 und 15) ein erheblicher Bedarf an allgemeiner Beaufsichtigung und Betreuung infolge **demenzbedingter Fähigkeitsstörungen**, geistiger Behinderungen oder psychischer Erkrankungen gegeben ist, die dauerhaft zu einer erheblichen **Einschränkung der Alltagskom-**

petenz führen. Diese Pflegebedürftigen können über die in § 28 Abs 1 SGB XI genannten Ansprüche hinaus – also neben den Leistungen der ambulanten oder teilstationären Pflege – zusätzliche Betreuungsleistungen in Anspruch nehmen, § 45 a Abs 1 SGB XI, und sie erhalten hierzu einen zusätzlichen Betreuungsbetrag in Höhe von höchstens 100,– € monatlich (Grundbetrag) oder 200,– € (erhöhter Betrag), § 45 b Abs 1 SGB XI. In § 45 a Abs 2 SGB XI werden die für die Bewertung, ob die Einschränkung der Alltagskompetenz erheblich ist, maßgebenden Schädigungen und Fähigkeitsstörungen aufgezählt. Die Höhe des jeweiligen Anspruchs wird von der Pflegekasse auf Empfehlung des MDK im Einzelfall festgelegt und dem Versicherten mitgeteilt.

> Pflegebedürftige haben bei **häuslicher Pflege** Anspruch auf Grundpflege und hauswirtschaftliche Versorgung als Sachleistung (häusliche Pflegehilfe), § 30 Abs 1 S 1 SGB XI.

Die **Pflegesachleistungen** (häusliche ambulante Pflegehilfe) werden durch geeignete Pflegekräfte erbracht, die entweder bei der Pflegekasse oder bei einer durch einen Versorgungsvertrag mit der Pflegekasse beauftragten ambulanten Pflegeeinrichtung angestellt sind. Leistungen der häuslichen Pflege werden auch geleistet, wenn der Pflegebedürftige nicht in seinem eigenen Haushalt gepflegt wird, jedoch nicht, wenn der Pflegebedürftige in einer stationären Pflegeeinrichtung gepflegt wird, § 36 Abs 1 SGB XI.

Die häuslichen ambulanten Pflegesachleistungen umfassen Grundpflege und hauswirtschaftliche Versorgung als Sachleistung (häusliche Pflegehilfe), § 36 Abs 1 SGB XI. Ausgeschlossen sind verrichtungsbezogene krankheitsspezifische Pflegemaßnahmen, soweit diese im Rahmen der häuslichen Krankenpflege durch die GKV nach §§ 37 ff SGB V zu leisten sind, § 36 Abs 2 SGB XI. Der Anspruch auf häusliche Pflegehilfe umfasst je Kalendermonat Pflegeeinsätze bis zu einem Gesamtwert, § 36 Abs 3 SGB XI, in Höhe von:

	ab 01.07. 2008	ab 01.01. 2010	ab 01.01. 2012
in der Pflegestufe I	420,– €	440,– €	450,– €
in der Pflegestufe II	980,– €	1040,– €	1100,– €
in der Pflegestufe III	1470,– €	1510,– €	1550,– €

In besonders gelagerten Einzelfällen können Pflegebedürftige der Pflegestufe III zur Vermeidung von Härten weitere Pflegeeinsätze bis zu einem Gesamtwert von 1918,– € monatlich erhalten. Voraussetzung ist ein außergewöhnlich hoher Pflegeaufwand (zB Ca- oder Aids-Erkrankung im Endstadium), der das übliche Maß der Pflegestufe III weit übersteigt, § 36 Abs 4 SGB XI.

Mehrere Pflegebedürftige können Pflege- und Betreuungsleistungen sowie hauswirtschaftliche Versorgung **gemeinsam** als Sachleistung in Anspruch nehmen, § 36 Abs 1 S 5 SGB XI.

Für **selbst beschaffte Pflegehilfe** kann anstelle der Sachleistung „häusliche Pflegehilfe" ein **Pflegegeld** beantragt werden, § 37 Abs 1 SGB XI.

Dieses beträgt monatlich:

	ab 01.07. 2008	ab 01.01. 2010	ab 01.01. 2012
in der Pflegestufe I	215,– €	225,– €	235,– €
in der Pflegestufe II	420,– €	430,– €	440,– €
in der Pflegestufe III	675,– €	685,– €	700,– €

Voraussetzung ist, dass der Pflegebedürftige mit dem Pflegegeld die erforderliche Grundpflege und hauswirtschaftliche Versorgung durch eine **Pflegeperson** (zB Familienangehörige, Nachbarn usw) selbst sicherstellen kann, § 37 Abs 1 S 2 SGB XI. Der Anspruch auf die Geldleistung besteht jedoch ua nicht – der Anspruch auf Leistung ruht –, soweit im Rahmen des Anspruchs auf häusliche Krankenpflege (§ 37 SGB V) auch Anspruch auf Grundpflege und hauswirtschaftliche Versorgung besteht sowie die selbst sichergestellte Pflege während eines längeren Zeitraums – zB wegen längerer vollstationärer Krankenhausbehandlung – nicht erbracht werden kann, § 34 SGB XI.

Für eine **Ersatzpflegekraft** übernimmt die Pflegekasse die Kosten für längstens 4 Wochen je Kalenderjahr, wenn die Pflegeperson verhindert (zB wegen Erholungsurlaubs, Krankheit usw) ist, jedoch nur bis zu 1470,– € ab dem 01.07.2008, bis zu 1510,– € ab dem 01.01.2010 und bis zu 1550,– ab dem 01.01.2012 jeweils je Kalenderjahr, § 39 SGB XI (sog Ersatz- oder Verhinderungspflege). Voraussetzung ist, dass die Pflegeperson den Pflegebedürftigen vor der erstmaligen Verhinderung mindestens 6 Monate in seiner häuslichen Umgebung gepflegt hat, § 39 S 2 SGB XI.

Pflegebedürftige, die Pflegegeld beziehen, haben bei Pflegestufe I und II halbjährlich einmal, bei der Pflegestufe III vierteljährlich einmal eine **Beratung** in der eigenen Häuslichkeit durch eine zugelassene Pflegeeinrichtung oder auch eine anerkannte Beratungsstelle mit nachgewiesener pflegefachlicher Kompetenz oder durch eine von der Pflegekasse beauftragte, jedoch von ihr nicht beschäftigte Pflegefachkraft abzurufen, § 37 Abs 3 SGB XI.

3.2.11 Gesetzliche Pflegeversicherung (SGB XI)

Der Pflegebedürftige kann auch eine **Kombination zwischen Sachleistung und Pflegegeld** in Anspruch nehmen, § 38 SGB XI.

Nimmt der Pflegebedürftige die **Sachleistungen** nach § 36 Abs 3 und 4 SGB XI nur teilweise in Anspruch, erhält er daneben ein anteiliges Pflegegeld nach § 37 SGB XI. Das Pflegegeld wird um den Prozentsatz vermindert, in dem der Pflegebedürftige Sachleistungen in Anspruch nimmt. An die Entscheidung, in welchem Verhältnis er Geld- und Sachleistung in Anspruch nehmen will, ist der Pflegebedürftige für die Dauer von 6 Monaten gebunden, 38 SGB XI.

Die Leistungen bei häuslicher Pflege werden ergänzt um Ansprüche auf Versorgung mit **Pflegehilfsmitteln**, sofern diese nicht von der GKV oder einem anderen Leistungsträger zu leisten sind, § 40 SGB XI.

Diese sollen zur Erleichterung der Pflege oder zur Linderung der Beschwerden des Pflegebedürftigen beitragen oder ihm eine selbstständigere Lebensführung ermöglichen, § 40 Abs 1 S 1 SGB XI. Technische Hilfsmittel können in geeigneten Fällen auch nur leihweise überlassen werden, § 40 Abs 3 SGB XI.

Zusätzlich können die Pflegekassen – subsidiär im Verhältnis zu anderen Leistungsträgern – finanzielle Zuschüsse für **Maßnahmen zur Verbesserung des individuellen Wohnumfeldes** gewähren, § 40 Abs 4 SGB XI.

Voraussetzung für die Gewährung eines solchen Zuschusses ist, dass durch die vorgesehene Maßnahme im Einzelfall – zB durch technische Hilfsmittel im Haushalt – die häusliche Pflege ermöglicht, erheblich erleichtert oder eine möglichst selbstständige Lebensführung des Pflegebedürftigen wiederhergestellt wird, § 40 Abs 4 S 3 SGB XI. Die Entscheidung, ob und in welcher Höhe ein Zuschuss gewährt wird, liegt im Ermessen der Pflegekasse.[1]

Lässt sich die häusliche Pflege nicht in ausreichendem Umfang sicherstellen, hat der Pflegebedürftige Anspruch auf eine **teilstationäre Pflege** in Einrichtungen der Tages- oder Nachtpflege einschließlich der Beförderung von und zur Einrichtung, § 41 Abs 1 SGB XI.

Der Anspruch auf teilstationäre Pflege umfasst je Kalendermonat, § 41 Abs 2 S 2 SGB XI:

	ab 01.07.2008	ab 01.01.2010	ab 01.01.2012
in der Pflegestufe I	420,– €	440,– €	450,– €
in der Pflegestufe II	980,– €	1040,– €	1100,– €
in der Pflegestufe III	1470,– €	1510,– €	1550,– €

Pflegebedürftige können nach Maßgabe des § 41 Abs. 4 bis 6 SGB IX die Ansprüche auf Tages- und Nachtpflege, Pflegegeld und Pflegesachleistung bis zu bestimmten Höchstsätzen nach ihrer Wahl miteinander kombinieren, § 41 Abs 3 SGB XI.

Anspruch auf **Kurzzeitpflege in einer vollstationären Einrichtung** bis zu 4 Wochen pro Kalenderjahr besteht für eine Übergangszeit im Anschluss an eine stationäre Behandlung oder in sonstigen vorübergehenden Krisensituationen, wenn die häusliche Pflege zeitweise nicht, noch nicht oder nicht im erforderlichen Umfang erbracht werden kann und auch teilstationäre Pflege nicht ausreicht, § 42 SGB XI.

Die Pflegekassen übernimmt die pflegebedingten Aufwendungen, die Aufwendungen der sozialen Betreuung sowie die Aufwendungen für Leistungen der medizinischen Behandlungspflege bis zum Gesamtbetrag von 1470,– € ab dem 01.07.2008, von 1510,– € ab dem 01.01.2010 und von 1550,– € ab dem 01.01.2012.

Anspruch auf **Kurzzeitpflege** steht in begründeten Einzelfällen bei zu Hause gepflegten **Kindern** bis zur Vollendung des 18. Lebensjahres in geeigneten Einrichtungen der Hilfe für behinderte Menschen und anderen geeigneten Einrichtungen, wenn die Pflege in einer von den Pflegekassen zur Kurzzeitpflege zugelassenen Pflegeeinrichtung nicht möglich ist oder nicht zumutbar erscheint, § 42 Abs 3 S 1 SGB XI.

Pflegebedürftige haben Anspruch auf Pflege in **vollstationären Einrichtungen**, wenn häusliche oder teilstationäre Pflege nicht möglich ist oder wegen der Besonderheiten des einzelnen Falles nicht in Betracht kommt, § 43 Abs. 1 SGB IX.

Für diese Feststellung ist auch bei **stationärer Pflege** allein der Bedarf bei den in § 14 Abs 4 SGB XI aufgeführten Verrichtungen maßgebend.[2]

---

[1] BSG SozR 3-3300 § 40 Nr 3

[2] BSG SozR 3-3300 § 43 SGB XI Nr 1; *Hauck/Noftz* SGB XI § 43 Rdz 6a

3 Sozialrecht

Übernommen werden (nur) die **pflegebedingten** Aufwendungen. Dazu gehören alle Aufwendungen, die für die Versorgung des Pflegebedürftigen nach Art und Schwere der Pflegebedürftigkeit erforderlich sind, nicht jedoch die Aufwendungen ua für Unterkunft und Verpflegung.[1]

Für die pflegebedingten Aufwendungen einschließlich der Aufwendungen für die soziale Betreuung und die medizinischen Behandlungspflege werden je Kalendermonat pauschal geleistet, § 43 Abs 2 SGB:
- für Pflegebedürftige der Pflegestufe I: 1023,– €,
- für Pflegebedürftige der Pflegestufe II: 1279,– €,
- für Pflegebedürftige der Pflegestufe III: 1470,– €.

Die Ansprüche nach der Pflegestufe III werden stufenweise angehoben, § 43 Abs 2 Nr 3 SGB XI, und zwar:
- ab dem 01.01.2010 auf 1510,– € und
- ab dem 01.01.2012 auf 1550,– €.

Für Pflegebedürftige, bei denen nach § 43 Abs 3 SGB IX ein außergewöhnlich hoher und intensiver Pflegeaufwand anerkannt ist, der das übliche Maß der Pflegestufe III weit übersteigt (zB bei Apallikern, schwerer Demenz oder im Endstadium von Krebserkrankungen), werden Aufwendungen von 1750,-€ je Kalendermonat übernommen. Die Leistungen für besondere Härtefälle der Stufe III werden gleichfalls angehoben, § 43 Abs 2 Nr 4 SGB XI, und zwar:
- ab dem 01.01.2010 auf 1825,– € und
- ab dem 01.01.2012 auf 1918,– €.

Vollstationäre Pflege kann insbesondere erforderlich sein, Ziffer 4.4 PflRi, bei:
- Fehlen einer Pflegeperson,
- fehlender Pflegebereitschaft möglicher Pflegepersonen,
- drohender oder bereits eingetretener Überforderung der Pflegepersonen,
- drohender oder bereits eingetretener Verwahrlosung des Pflegebedürftigen,
- Eigen- und Fremdgefährdungstendenzen des Pflegebedürftigen,
- räumlichen Gegebenheiten im häuslichen Bereich, die keine häusliche Pflege ermöglichen und durch Maßnahmen zur Verbesserung des individuellen Wohnumfeldes nicht zu verbessern sind.

Wählen Pflegebedürftige vollstationäre Pflege, obwohl diese nach Feststellung der Pflegekasse nicht erforderlich ist, erhalten sie zu den pflegebedingten Aufwendungen einen Zuschuss in Höhe des Wertes der für die jeweilige Pflegestufe vorgesehenen Gesamtwertes der Pflegesachleistungen, § 43 Abs 4 SGB XI.

> Für Pflegebedürftige in einer **vollstationären Einrichtung der Hilfe für behinderte Menschen,** in der die Teilnahme am Arbeitsleben und am Leben in der Gemeinschaft, die schulische Ausbildung oder die Erziehung behinderter Menschen im Vordergrund des Einrichtungszweckes stehen (§ 71 Abs 4 SGB XI), übernimmt die Pflegekasse zur Abgeltung der Pflegeaufwendungen pauschal 10 vH des Heimentgelts, § 43 a SGB XI.

Vorrang von Prävention und Rehabilitation

> Die Pflegekassen haben bei den jeweils zuständigen anderen Leistungsträgern (zB der GKV, GRV, GUV, sozEntschR) darauf hinzuwirken, dass frühzeitig alle geeigneten Maßnahmen der **Prävention**, der **Krankenbehandlung** und der **Rehabilitation** eingeleitet werden, um den Eintritt von Pflegebedürftigkeit zu vermeiden, § 5 Abs 1 SGB XI.

Die Leistungsträger haben im Rahmen ihres Leistungsrechts **auch nach Eintritt** der Pflegebedürftigkeit ihre medizinischen und ergänzenden Leistungen zur Rehabilitation in vollem Umfang einzusetzen und darauf hinzuwirken, dass die Pflegebedürftigkeit überwunden, gemindert sowie eine Verschlimmerung verhindert wird, § 5 Abs 2 SGB XI.

Auch die Versicherten sollen durch gesundheitsbewusste **Lebensführung**, durch frühzeitige Beteiligung an Vorsorgemaßnahmen und durch aktive Mitwirkung an Krankenbehandlung und medizinischer Rehabilitation dazu beitragen, Pflegebedürftigkeit zu vermeiden (**Eigenverantwortung**), § 6 Abs 1 SGB XI.

Nach Eintritt der Pflegebedürftigkeit haben die Pflegebedürftigen an Maßnahmen der medizinischen Rehabilitation und der aktivierenden Pflege mitzuwirken, um die Pflegebedürftigkeit zu überwinden, zu mindern oder eine Verschlimmerung zu verhindern, § 6 Abs 2 SGB XI.

Soziale Sicherung der Pflegeperson

Pflegepersonen sind Personen, die einen Pflegebedürftigen iS des §§ 14, 15 SGB XI nicht erwerbsmäßig in seiner häuslichen Umgebung pflegen, § 19 Satz 1 SGB XI.

Im Vordergrund der sozialen Sicherung der Pflegepersonen, die bei der Aufnahme der Pflegetätigkeit

---

[1] KassKomm § 43 SGB XI Rdz 20

3.2.11 Gesetzliche Pflegeversicherung (SGB XI)

ihre eigene Erwerbstätigkeit ganz oder teilweise aufgeben oder wegen der Pflege eine Erwerbstätigkeit nicht aufnehmen, steht deren **Altersversorgung**, § 44 Abs 1 SGB XI.

Erwerbsmäßig tätige Pflegepersonen, die gegen Arbeitsentgelt beschäftigt sind, sind kraft Gesetzes **versicherungspflichtig in der GRV**, § 1 S 1 Nr 1 SGB VI. Nicht erwerbsmäßig tätige Pflegepersonen, die einen Pflegebedürftigen iS des § 14 SGB XI wenigstens 14 Stunden wöchentlich in seiner häuslichen Umgebung pflegen, sind in dieser Zeit **versicherungspflichtig in der GRV**, wenn der Pflegebedürftige Anspruch auf Leistungen aus der sozialen oder einer privaten Pflegeversicherung hat, § 3 S 1 Nr 1 a SGB VI.

Darüber hinaus sind die Pflegepersonen ua während der pflegerischen Tätigkeit auch in den **Versicherungsschutz der GUV** einbezogen, § 2 Abs 1 Nr 17 SGB VII.

Pflegepersonen, die nach Beendigung der Pflegetätigkeit in das Erwerbsleben zurückkehren wollen, können bei **beruflicher Weiterbildung** nach Maßgabe des SGB III bei Vorliegen der dort genannten Voraussetzungen gefördert werden, § 44 Abs. 1 S 7 SGB XI, und erhalten hierdurch verbesserte Möglichkeiten zur Rückkehr ins Erwerbsleben.

Das neue Pflegezeitgesetz

> Am 01. 07. 2008 neu in Kraft getreten ist das Gesetz über die Pflegezeit (**Pflegezeitgesetz**, PflegeZG). **Zweck** dieses Gesetzes – ein durch sozialrechtliche Vorschriften flankiertes arbeitsrechtliches Gesetz – ist es, Beschäftigten die Möglichkeit zu eröffnen, pflegebedürftige nahe Angehörige in häuslicher Umgebung zu pflegen und damit die Vereinbarkeit von Beruf und familiärer Pflege zu verbessern, § 1 PflegeZG.

Dieses **Ziel** soll dadurch erreicht werden, dass Arbeitnehmer unter bestimmten Voraussetzungen einen Anspruch haben auf:
- Freistellung von der Arbeit bei kurzzeitiger Arbeitsverhinderung durch den unerwarteten Eintritt einer besonderen Pflegesituation, § 2 PflegeZG, sowie auf:
- eine Pflegezeit bei einer längeren Dauer der Pflege in häuslicher Umgebung, § 3 PflegeZG.

Voraussetzung für die kurzzeitige Arbeitsverhinderung und die Pflegezeit ist, dass es sich um die Pflege eines nahen Angehörigen in häuslicher Umgebung handelt, §§ 1, 2 Abs 1, 3 Abs 1 PflegeZG.

Nahe Angehörige iS des PflegeZG sind:
- Großeltern, Eltern, Schwiegereltern,
- Ehegatten, Lebenspartner, Partner einer eheähnlichen Gemeinschaft, Geschwister,
- Kinder, Adoptiv- oder Pflegekinder, die Kinder, Adoptiv- oder Pflegekinder des Ehegatten oder Lebenspartners, Schwiegerkinder und Enkelkinder, § 7 Abs 3 PflegeZG.

Beschäftigte sind nach diesem Gesetz:
- Arbeitnehmerinnen und Arbeitnehmer,
- die zu ihrer Berufsbildung Beschäftigten,
- Personen, die wegen ihrer wirtschaftlichen Unselbständigkeit als arbeitnehmerähnliche Personen anzusehen sind; zu diesen gehören auch die in Heimarbeit Beschäftigten und die ihnen Gleichgestellten, § 7 Abs 1 PflegeZG.

Voraussetzung ist darüber hinaus, dass die Pflege in **häuslicher Umgebung** durchgeführt wird. Das setzt jedoch nicht voraus, dass die Pflege in der Wohnung des Angehörigen geleistet wird.

> …Beschäftigte haben ferner das Recht, bis zu **10 Arbeitstage** der **Arbeit fernzubleiben**, wenn dies erforderlich ist, um für einen pflegebedürftigen nahen Angehörigen in einer akut aufgetretenen Pflegesituation eine bedarfsgerechte Pflege zu organisieren oder eine pflegerische Versorgung in dieser Zeit sicherzustellen, § 2 Abs 1 PflegeZG…

Die Beschäftigten sind verpflichtet, dem Arbeitgeber ihre Verhinderung an der Arbeitsleistung und deren voraussichtliche Dauer unverzüglich **mitzuteilen** und auf Verlangen des Arbeitgebers eine **ärztliche Bescheinigung** über die Pflegebedürftigkeit des nahen Angehörigen und die Erforderlichkeit der zuvor genannten Maßnahmen vorzulegen, § 2 Abs 2 PflegeZG. Einer **Zustimmung** des Arbeitgebers bedarf es insoweit nicht. Der Arbeitgeber ist zur **Fortzahlung der Vergütung** nur verpflichtet, soweit sich eine solche Verpflichtung aus anderen gesetzlichen Vorschriften – zB aus § 616 BGB oder aus § 19 Abs 1 Nr 2 b Berufsbildungsgesetz – oder aufgrund einer individual- oder kollektivrechtlichen Vereinbarung ergibt, § 2 Abs 3 PflegeZG. Auf die Größe des Betriebes bzw auf eine Mindestzahl von Beschäftigten in diesem Betrieb kommt es insoweit nicht an.

> Beschäftigte sind für längstens 6 Monate für jeden pflegebedürftigen nahen Angehörigen von der Arbeitsleistung vollständig oder teilweise freizustellen, wenn sie einen pflegebedürftigen nahen Angehörigen in häuslicher Umgebung pflegen (**Pflegezeit**), § 3 Abs 1 Satz 1 PflegeZG. Der Anspruch besteht nicht gegenüber Arbeitgeber mit idR 15 oder weniger Beschäftigten, § 3 Abs 1 Satz 2 PflegeZG.

Die Pflegebedürftigkeit des nahen Angehörigen ist durch Vorlage einer Bescheinigung der Pflegekasse oder des MDK **nachzuweisen**, § 3 Abs 2 Satz 1 PflegeZG, wie auch entsprechende Nachweise in der privaten Pflege-Pflichtversicherung zu erbringen sind, § 3 Abs 2 Satz 2 PflegeZG.

Die Beschäftigten, die Pflegezeit beanspruchen wollen, sind verpflichtet, dies dem Arbeitgeber spätestens 10 Arbeitstage vor Beginn schriftlich **anzukündigen** und gleichzeitig zu erklären, für welchen Zeitraum und in welchem Umfang die Freistellung von der Arbeitsleistung in Anspruch genommen werden soll, § 3 Abs 3 Satz 1 PflegeZG. Wer nur eine teilweise Freistellung in Anspruch nehmen will, hat auch die gewünschte Verteilung der Arbeitszeit anzugeben, § 3 Abs 3 Satz 2 PflegeZG, und über die Verringerung und die Verteilung der Arbeitszeit mit dem Arbeitgeber eine **schriftliche Vereinbarung** zu treffen; hierbei hat der Arbeitgeber den Wünschen der Beschäftigten zu entsprechen, es sei denn, dass dringende betriebliche Gründe entgegen stehen, § 3 Abs 4 PflegeZG.

Die Pflegezeit beträgt für jeden pflegebedürftigen nahen Angehörigen längstens **6 Monate** (Höchstdauer), § 4 Abs 1 Satz 1 PflegeZG.

Das bedeutet, dass der Arbeitnehmer, soweit er mehrere pflegebedürftige Angehörige **zeitversetzt** pflegt, den Anspruch auf Pflegezeit für jeden seiner Angehörigen hat.

Die Pflegezeit **endet** vorzeitig 4 Wochen nach Eintritt der veränderten Umstände, soweit der nahe Angehörige nicht mehr pflegebedürftig oder die häusliche Pflege des nahen Angehörigen unmöglich oder unzumutbar ist, § 4 Abs 2 S 1 PflegeZG.

Der Arbeitgeber ist über die veränderten Umstände unverzüglich zu unterrichten, § 4 Abs 2 Satz 2 PflegeZG. Im Übrigen kann die Pflegezeit nur vorzeitig beendet werden, wenn der Arbeitgeber zustimmt, § 4 Abs 2 Satz 3 PflegeZG.

> Die Beschäftigten genießen **Kündigungsschutz**.

Der Arbeitgeber darf das Beschäftigungsverhältnis von der Ankündigung bis zur Beendigung der kurzzeitigen Arbeitsverhinderung nach § 2 PflegeZG oder der Pflegezeit nach § 3 PflegeZG nicht kündigen, § 5 Abs 1 PflegeZG. Eine Kündigung ist nur in besonderen Ausnahmefällen unter den Voraussetzungen des § 5 Abs 2 PflegeZG möglich.

Während der **kurzzeitigen Arbeitsverhinderung** gem § 2 PflegeZG bleibt der **sozialrechtliche Versicherungsschutz** für Beschäftigte in der Kranken-, Pflege-, Renten- und Arbeitslosenversicherung bestehen.

Denn eine Beschäftigung gegen Arbeitsentgelt gilt als fortbestehend, solange das Beschäftigungsverhältnis ohne Anspruch auf Arbeitsentgelt fortdauert, jedoch nicht länger als 1 Monat, § 7 Abs 3 Satz 1 SGB IV. Beiträge werden für die Tage der Arbeitsverhinderung bei Wegfall des Arbeitsentgeltes nicht gezahlt.

Bei Inanspruchnahme einer **Pflegezeit** endet die Versicherungspflicht von Arbeitnehmern, deren Beschäftigung durch die Inanspruchnahme von Pflegezeit nach § 3 PflegeZG unterbrochen wird, für diese Beschäftigung ab Beginn der Freistellung, also ohne Fortbestand einer beitragsfreien Versicherungspflicht, § 7 Abs 3 SGB IV.

Pflegepersonen sind aber während der Inanspruchnahme einer **Pflegezeit** iS des PflegeZG nach dem Recht der Arbeitsförderung versichert, § 44a Abs 2 SGB XI. Sie sind versicherungspflichtig in der GRV in der Zeit, in der sie einen Pflegebedürftigen iS des § 14 SGB XI nicht erwerbsmäßig wenigstens 14 Stunden wöchentlich in seiner häuslichen Umgebung pflegen (nicht erwerbsmäßig tätige Pflegepersonen), sofern der Pflegebedürftige Anspruch auf Leistungen aus der sozialen oder privaten Pflegeversicherung hat, § 3 Satz 1 Nr 1a SGB VI, sowie versichert in der GUV bei der Pflege eines Pflegebedürftigen iS des § 14 SGB XI, § 2 Abs 1 Nr 17 SGB VII.

Verfahren

> Versicherte erhalten die Leistungen der Pflegeversicherung (nur) **auf Antrag**, § 33 Abs 1 SGB XI.

Die Pflegekasse leitet die **Anträge** zur Feststellung von Pflegebedürftigkeit unverzüglich an den **MDK** zur Begutachtung weiter. Dem Antragsteller soll spätestens **5 Wochen** nach Eingang des Antrags von der zuständigen Pflegekasse die Entscheidung schriftlich mitgeteilt werden, § 18 Abs 3 S 1 und 2 SGB XI.

Die Pflegekassen haben durch den MDK prüfen zu lassen, ob die Voraussetzungen der Pflegebedürftigkeit erfüllt sind und welche Pflegestufe vorliegt, § 18 Abs 1 S 1 SGB XI. Im Rahmen dieser Prüfungen hat der MDK durch eine Untersuchung des Antragstellers die Einschränkungen bei den Verrichtungen iS des § 14 Abs 4 SGB XI festzustellen und Art, Umfang und voraussichtliche Dauer der Hilfebedürftigkeit und ggf das Vorliegen einer erheblich eingeschränkten Alltagskompetenz nach § 45a SGB XI zu ermitteln, § 18 Abs 1 S 2 SGB XI. Darüber hinaus sind auch Feststellungen darüber zu treffen, ob und in welchem Umfang Maßnahmen zur Beseitigung, Minderung oder Verhütung einer Verschlimmerung der Pflegebedürftigkeit einschließlich der Leistung zur medizinischen Rehabilitation geeignet, notwendig und zumutbar sind, § 18 Abs 1 S 3 SGB XI. Der MDK hat den Versicherten idR in seinem Wohnraum zu untersuchen, § 18 Abs 2 S 1 SGB XI. Die Aufgaben des MDK werden durch Ärzte in enger Zusammenarbeit mit Pflegefachkräften und anderen geeigneten Fachkräften wahrgenommen, § 18 Abs 7 S 1 SGB XI.

Die **Leistungen beginnen** mit der Antragstellung, frühestens jedoch mit dem Zeitpunkt, in dem die Anspruchsvoraussetzungen vorliegen, § 33 Abs 1 S 2 SGB XI.

Wird der Antrag später als einen Monat nach Eintritt der Pflegebedürftigkeit gestellt, werden die Leistungen vom Beginn des Monats der Antragstellung an gewährt, § 33 Abs 1 S 3 SGB XI.

Pflegebedürftige haben ab dem 01.01.2009 gegenüber den Pflegekassen **Anspruch auf individuelle Beratung und Hilfestellung** durch einen Pflegerberater/in bei der Auswahl und Inanspruchnahme von vorgesehenen Sozialleistungen sowie sonstigen Hilfsangeboten, die auf die Unterstützung von Menschen mit Pflege-, Versorgungs- oder Betreuungsbedarf ausgerichtet sind (Pflegeberatung), § 7 a Abs 1 S 1 SGB XI.

Zur wohnortnahen Beratung, Versorgung und Betreuung der Versicherten richten die Pflegekassen und Krankenkassen **Pflegestützpunkte** ein, sofern die zuständige oberste Landesbehörde dies bestimmt, § 92 c Abs 1 S 1 SGB XI.

Aufgaben der Pflegestützpunkte sind insbesondere, § 92 c Abs 2 SGB XI:
- umfassende sowie unabhängige Auskunft und Beratung zu den Rechten und Pflichten nach dem SGB und zur Auswahl und Inanspruchnahme der vorgesehenen Sozialleistungen und sonstigen Hilfsangebote,
- Koordinierung aller für die wohnortnahe Versorgung und Betreuung in Betracht kommenden gesundheitsfördernden, präventiven, kurativen, rehabilitativen und sonstigen medizinischen sowie pflegerischen und sozialen Hilfs- und Unterstützungsangebote,
- Vernetzung von Versorgungs- und Betreuungsangeboten.

Private Pflegepflichtversicherung (PPV)

Personen, die gegen das Risiko Krankheit bei einem privaten Krankenversicherungsunternehmen mit Anspruch auf allgemeine Krankenhausleistungen versichert sind, sind verpflichtet, zur Absicherung des Risikos der Pflegebedürftigkeit einen Versicherungsvertrag abzuschließen und aufrechtzuerhalten, § 23 Abs S 1 SGB XI.

Der Vertrag muss ab dem Zeitpunkt des Eintritts der Versicherungspflicht für sie selbst und ihre Angehörigen, für die in der GPV nach § 25 SGB XI eine Familienversicherung bestünde, **Vertragsleistungen** vorsehen, die nach Art und Umfang den Leistungen der GPV gleichwertig sind, § 23 Abs 1 S 2 SGB XI. Dabei tritt an die Stelle der **Sachleistungen** eine der Höhe nach gleiche **Kostenerstattung**, § 23 Abs 1 Satz 3 SGB XI.

Auch Personen, die nach **beamtenrechtlichen** Vorschriften oder Grundsätzen bei Pflegebedürftigkeit Anspruch auf Beihilfe haben, sind idR zum Abschluss einer entsprechenden anteiligen beihilfekonformen Versicherung verpflichtet. Die beihilfekonforme Versicherung ist so auszugestalten, dass ihre Vertragsleistungen zusammen mit den Beihilfeleistungen den in GPV vorgeschriebenen Versicherungsschutz gewährleisten, § 23 Abs 3 SGB XI.

Das private Krankenversicherungsunternehmen ist verpflichtet, § 23 Abs 6 SGB XI,
- für die Feststellung der Pflegebedürftigkeit sowie für die Zuordnung zu einer Pflegestufe dieselben Maßstäbe wie in der sozialen Pflegeversicherung anzulegen, und
- die in der sozialen Pflegeversicherung zurückgelegte Versicherungszeit des Mitglieds und seiner nach § 25 familienversicherten Angehörigen auf die Wartezeit anzurechnen.

Der **Rechtsweg** gegen Entscheidungen des Versicherungsunternehmens in Angelegenheiten der sozialen Pflegeversicherung führt, obwohl dieses idR in der Rechtsform einer privatrechtlichen Gesellschaft betrieben wird, zu den Gerichten der **Sozialgerichtsbarkeit**, § 51 Abs 1 Nr 2 SGG.[1]

Literatur

Erlenkämper, A.: Arzt und Sozialrecht, Steinkopff, Darmstadt

Erlenkämper, A., W. Fichte: Sozialrecht, 6. Auflage 2008, Heymanns, Köln

Hauck, K., W. Noftz: SGB XI – Soziale Pflegeversicherung (Stand: 2008), Schmidt, Berlin

Klie, Th., U. Krahmer: Soziale Pflegeversicherung, 2. Auflage 2003, Nomos, Baden-Baden

Krauskopf, D.: Soziale Krankenversicherung, Pflegeversicherung, (Stand 2008), Beck, München

Udsching, P.: SGB XI – Soziale Pflegeversicherung, 2. Auflage 2000, Beck, München

3.2.12 Sozialhilferecht (SGB XII)

Rechtsgrundlagen

Das Sozialhilferecht war bis zum 31.12.2004 im **Bundessozialhilfegesetz** (BSHG) geregelt. Mit Wirkung vom 01.01.2005 ist es durch das **SGB XII - Sozialhilfe -** ersetzt worden.[2]

---

[1] so jetzt ausdrücklich § 51 Abs 1 Nr 2 SGG; BSG SozR 3 -1500 § 51 Nr 19

[2] weiterführend *Erlenkämper/Fichte* S 861

3 Sozialrecht

Das SGB XII regelt nur noch die Ansprüche von Bedürftigen, die einer beruflichen Tätigkeit nicht mehr nachgehen können. Ein Anspruch auf Leistungen nach dem SGB XII besteht jetzt nur noch, wenn eine Erwerbsfähigkeit unter 3 Stunden täglich vorliegt, §§ 8 Abs 1, 21 SGB XII.

Gleichzeitig ist das erst seit 2003 geltende **Grundsicherungsgesetz** (GSiG), nach dessen Zweck der Personenkreis der hilfebedürftigen über 65-Jährigen und der voll erwerbsgeminderten Personen aus der Sozialhilfe herausgenommen und hierfür eine eigenständige Sozialleistung geschaffen worden war, wieder aufgehoben worden. Die Grundsicherung ist jetzt in das SGB XII (§§ 41 – 46) eingegliedert, § 8 Nr 2 SGB XII.

Aufgabe

> **Aufgabe** der Sozialhilfe ist es, dem Leistungsberechtigten die Führung eines Lebens zu ermöglichen, das der Würde des Menschen entspricht, § 1 Satz 1 SGB XII. Die Leistung soll die Leistungsberechtigten soweit wie möglich befähigen, unabhängig von der Sozialhilfe zu leben.

Darauf haben auch die Leistungsberechtigten nach ihren Kräften hinzuarbeiten, § 1 Satz 2 SGB XII. Zur Erreichung dieser Ziele haben die Leistungsberechtigten und die Träger der Sozialhilfe im Rahmen ihrer Rechte und Pflichten zusammenzuwirken, § 1 Satz 3 SGB XII.

Aus dem SGB XII **ausgegliedert** sind Leistungen für **Asylbewerber**, vollziehbar zur Ausreise verpflichtete Ausländer sowie ihre Ehegatten und minderjährigen Kinder. Diese erhalten Leistungen nach dem am 01.11.1993 in Kraft getretenen Asylbewerberleistungsgesetz (AsylbLG, S 212).

Träger der Sozialhilfe

Geleistet wird die Sozialhilfe von örtlichen und überörtlichen Trägern, § 3 Abs 1 SGB XII. Örtliche Träger der Sozialhilfe sind die kreisfreien Städte und die Landkreise, soweit nicht durch Landesrecht etwas anderes bestimmt wird, § 3 Abs 2 Satz 1 SGB XII.

Sachlich zuständig ist der örtliche Träger der Sozialhilfe (Sozialamt), soweit nicht ein überörtliche Träger zuständig ist, §§ 3 Abs 2, § 97 Abs 1 SGB XII. Die sachliche Zuständigkeit des überörtlichen Trägers der Sozialhilfe wird nach Landesrecht bestimmt.

Die Träger der Sozialhilfe sollen bei der Durchführung des SGB XII mit den Kirchen und Religionsgesellschaften des öffentlichen Rechts sowie den Verbänden der freien Wohlfahrtspflege zusammenarbeiten, § 5 Abs 2 SGB XII.

Art und Umfang der Leistungen

Die Sozialhilfe umfasst, § 8 SGB XII:
- Hilfe zum Lebensunterhalt (§§ 27 – 40 SGB XII),
- Grundsicherung im Alter und bei Erwerbsminderung (§§ 41 – 46 SGB XII),
- Hilfen zur Gesundheit (§§ 47 – 52 SGB XII),
- Eingliederungshilfe für behinderte Menschen (§§ 53 – 60 SGB XII),
- Hilfe zur Pflege (§§ 61 – 66 SGB XII),
- Hilfe zur Überwindung besonderer sozialer Schwierigkeiten (§§ 67 – 69 SGB XII),
- Hilfe in anderen Lebenslagen (§§ 70 – 74 SGB XII) sowie
- die jeweils gebotene Beratung und Unterstützung.

> Auf Sozialhilfe besteht ein **Rechtsanspruch**, soweit im Gesetz nichts anderes bestimmt ist, § 17 Abs 1 SGB XII.

Über Art und Maß der Leistungserbringung ist nach pflichtgemäßem Ermessen zu entscheiden, soweit das Ermessen nicht ausgeschlossen wird, § 17 Abs 2 SGB XII.

Die Leistungen richten sich nach der Besonderheit des Einzelfalles, insbesondere nach der Art des Bedarfs, den örtlichen Verhältnissen, den eigenen Kräften und Mitteln der Person oder des Haushalts bei der Hilfe zum Lebensunterhalt, § 9 Abs 1 SGB XII.

Dem Leistungsberechtigten ist ein **Wunschrecht** eingeräumt, welches sich auf die Gestaltung der Leistung richtet und dem entsprochen werden soll, soweit es angemessen ist. Hierdurch soll dem Leistungsberechtigten ein – soweit möglich – selbstbestimmtes Leben gewährleistet und seine Eigenverantwortung gefördert und er befähigt werden, unabhängig von der Sozialhilfe zu leben. Der Träger der Sozialhilfe soll idR Wünschen nicht entsprechen, mit deren Erfüllung unverhältnismäßige Mehrkosten verbunden wären, § 9 Abs 2 SGB XII.

> Die Sozialhilfe ist subsidiär, dh nachrangig.

Sozialhilfe erhält nicht, wer sich vor allem durch Einsatz seiner Arbeitskraft, seines Einkommens und seines Vermögens selbst helfen kann oder wer die erforderliche Leistung von anderen, insbesondere von Angehörigen oder von Trägern anderer Sozialleistungen, erhält, § 2 SGB XII.

Den Leistungsberechtigten darf eine **Tätigkeit nicht zugemutet** werden, § 11 Abs 4 SGB XII, wenn:
- sie wegen Erwerbsminderung, Krankheit, Behinderung oder Pflegebedürftigkeit hierzu nicht in der Lage sind, oder

3.2.12 Sozialhilferecht (SGB XII)

- sie ein der Regelaltersgrenze der gesetzlichen Rentenversicherung (S 133) entsprechendes Lebensalter erreicht oder überschritten haben, oder
- der Tätigkeit ein sonstiger wichtiger Grund entgegensteht,
- soweit dadurch die geordnete Erziehung eines Kindes gefährdet würde.

Die Sozialhilfe – mit Ausnahme der Leistungen der Grundsicherung im Alter und bei Erwerbsminderung – setzt ein, sobald dem Träger der Sozialhilfe oder den von ihm beauftragten Stellen bekannt wird, dass die Voraussetzungen für die Leistung vorliegen, § 18 SGB XII.

Leistungen werden als **Dienst-**, **Geld-** oder **Sachleistungen** erbracht (Sozialleistungen), § 10 Abs 1 SGB XII.

Anspruchsberechtigter Personenkreis

Sozialhilfe erhält, wer sich in den Einzelbereichen, für die Maßnahmen bzw Leistungen vorgesehen sind, selbst nicht helfen kann und die erforderliche Hilfe auch nicht von anderen erhält. Sozialhilfe erhält nicht, wer sich vor allem durch Einsatz seiner Arbeitskraft, seines Einkommens und seines Vermögens selbst helfen kann oder wer die erforderliche Leistung von anderen, insbesondere von Angehörigen oder von Trägern anderer Sozialleistungen, erhält, § 2 SGB XII.

Personen, die in **eheähnlicher oder lebenspartnerschaftsähnlicher Gemeinschaft** leben, dürfen hinsichtlich der Voraussetzungen sowie des Umfangs der Sozialhilfe nicht besser gestellt werden als Ehegatten, § 20 SGB XII. Lebt eine Person, die Sozialhilfe beansprucht, gemeinsam mit anderen Personen in einer Wohnung, so wird idR vermutet, dass sie gemeinsam wirtschaften (Haushaltsgemeinschaft) und dass sie von ihnen Leistungen zum Lebensunterhalt erhält, soweit dies nach ihrem Einkommen und Vermögen erwartet werden kann, § 34 SGB XII.

Personen, die nach dem SGB II als **Erwerbsfähige** oder als Angehörige dem Grunde nach leistungsberechtigt sind, erhalten idR keine Leistungen für den Lebensunterhalt, § 21 SGB XII.

Auszubildende, deren Ausbildung im Rahmen des Bundesausbildungsförderungsgesetzes (BAFöG) oder dem SGB III dem Grunde nach förderungsfähig sind, haben idR **keinen Anspruch** auf Hilfe zum Lebensunterhalt und keinen Anspruch auf Grundsicherung im Alter und bei Erwerbsminderung, § 22 SGB XII.

Ausländern, die sich im Inland tatsächlich aufhalten, ist Hilfe zum Lebensunterhalt, Hilfe bei Krankheit, Hilfe bei Schwangerschaft und Mutterschaft sowie Hilfe zur Pflege nach dem SGB XII zu leisten, § 23 Abs 1 Satz 1 SGB XII. Im Übrigen kann Sozialhilfe geleistet werden, soweit dies im Einzelfall gerechtfertigt ist, § 23 Abs 1 Satz 2 SGB XII. Diese Einschränkungen gelten nicht für **Deutschen gleichgestellte Ausländer** mit einem verfestigten Aufenthaltsstatus, mithin für Ausländer, die im Besitz einer **Niederlassungserlaubnis** oder eines **befristeten Aufenthaltstitels** sind und sich voraussichtlich dauerhaft im Bundesgebiet aufhalten, § 23 Abs 1 Satz 4 SGB XII.

Asylbewerber erhalten keine Leistungen der Sozialhilfe, § 23 Abs 2 SGB XII. Sie erhalten Leistungen nach dem Asylbewerberleistungsgesetz (S 212).

Deutsche, die ihren gewöhnlichen Aufenthalt im **Ausland** haben, erhalten keine Leistungen nach dem SGB XII, § 24 Abs 1 Satz 1 SGB XII.

Hiervon kann im Einzelfall nur abgewichen werden, soweit dies wegen einer außergewöhnlichen Notlage unabweisbar ist und zugleich nachgewiesen wird, dass eine Rückkehr in das Inland aus in § 24 Abs 1 Satz 2 SGB XII genannten Gründen nicht möglich ist, § 24 Abs 1 Satz 2 SGB XII.

Hilfe zum Lebensunterhalt

Hilfe zum Lebensunterhalt (§§ 27 – 40 SGB XII) ist Personen zu leisten, die ihren notwendigen Lebensunterhalt nicht oder nicht ausreichend aus eigenen Kräften und Mitteln, insbesondere aus ihrem Einkommen und Vermögen, beschaffen können, § 19 Abs 1 Satz 1 SGB XII.

Der **notwendige Lebensunterhalt** umfasst insbesondere Ernährung, Unterkunft, Kleidung, Körperpflege, Hausrat, Heizung und persönliche Bedürfnisse des täglichen Lebens, § 27 Abs 1 Satz 1 SGB XII. Zu den persönlichen Bedürfnissen des täglichen Lebens gehören in vertretbarem Umfang auch Beziehungen zur Umwelt und eine Teilnahme am kulturellen Leben. Der gesamte Bedarf des notwendigen Lebensunterhaltes außerhalb von Einrichtungen mit **Ausnahme** von Leistungen für **Unterkunft und Heizung** und der **Sonderbedarfe** nach den §§ 30 bis 34 SGB XII wird nach Regelsätzen erbracht. Die Regelsätze werden hier – anders als in § 20 SGB II – nicht im Gesetz, sondern in der nach § 28 SGB XII erlassenen Regelsatzverordnung (RSV) bestimmt. Sie sind (einstweilen) gleich hoch wie die Alg-II-Regelleistungen nach dem SGB II. Der Eckregelsatz verändert sich auch hier jeweils zum 01.07. eines Jahres um den Prozentsatz, um den sich der aktuelle Rentenwert in der GRV verändert.

3 Sozialrecht

Die **Höhe der Regelsätze** beträgt ab 01.07.2008:

Regelsätze	Satz	Betrag
Haushaltsvorstand und Alleinstehende (Eckregelsatz)	100 %	351,– €
Haushaltsangehörige 0 bis 13 Jahr	60 %	211,– €
Haushaltsangehörige ab 14 Jahre	80 %	281,– €
Zwei Partner ab 18 Jahren	90 %	316,– €

Nicht von den Regelsätzen umfasst sind die Kosten für die **Unterkunft**, die in Höhe der tatsächlichen Aufwendungen unter Berücksichtigung der Besonderheit des Einzelfalles in angemessenem Umfang erbracht werden, § 19 Abs 1 SGB XII, und die Leistungen für **Heizung**, die in tatsächlicher angemessener Höhe übernommen werden, § 29 Abs 3 Satz 1 SGB XII.

Einen **Mehrbedarf** als Zuschlag zu den Regelsatzleistungen erhalten nach einem umfangreichen Katalog ua Schwerbehinderte, die entweder die Regelaltersgrenze nach § 41 Abs 2 SGB VI erreicht haben oder voll erwerbsgemindert iS des § 43 SGB VI sind, Alleinerziehende, Behinderte in Ausbildung, Kranke wegen kostenaufwendiger Ernährung, § 30 SGB XII.

Hilfe zum Lebensunterhalt kann auch Personen – evtl unter angemessener Kostenbeteiligung – geleistet werden, die ein für den notwendigen Lebensunterhalt ausreichendes Einkommen oder Vermögen haben, jedoch Hilfe zu einzelnen für ihren **Lebensunterhalt erforderlichen Tätigkeiten** wie zB zur Reinigung der Wohnung, zum Einkaufen und zur Zubereitung von Mahlzeiten benötigen, § 27 Abs 3 SGB XII.

Hilfe zum Lebensunterhalt kann auch als **einmalige Leistung** für einen **einmaligen Bedarf** – wie zB Erstausstattung für die Wohnung einschließlich Haushaltsgeräten, für Bekleidung und bei Schwangerschaft und Geburt sowie mehrtägige Klassenfahrten im Rahmen der schulrechtlichen Bestimmungen – gesondert gewährt werden, § 31 Abs 1 SGB XII. Diese Leistungen werden auch erbracht, wenn die Leistungsberechtigten keine Regelsatzleistungen benötigen, den Bedarf jedoch aus eigenen Kräften und Mitteln nicht voll decken können, § 31 Abs 2 SGB XII.

Der Sozialhilfeträger ist auch verpflichtet, für einen bestimmten Personenkreis die **Beiträge für die Kranken- und Pflegeversicherung** zu übernehmen, § 32 Abs 1 SGB XII.

In **Einrichtungen** wird der notwendige Lebensunterhalt übernommen und umfasst den darin erbrachten sowie in stationären Einrichtungen zusätzlich den weiteren notwendigen Lebensunterhalt, § 35 Abs 1 Satz 1 SGB XII. Er umfasst auch ua einen angemessenen Barbetrag zur persönlichen Verfügung („Taschengeld"), § 31 Abs 2 Satz 1 SGB XII.

Hilfe zum Lebensunterhalt wird nur gewährt, wenn der Hilfebedürftige seinen notwendigen Lebensunterhalt nicht aus **eigenen Kräften** und **Mitteln**, insbesondere aus seinem **Einkommen** und **Vermögen**, bestreiten kann, § 19 Abs 1 SGB XII.

Zum anrechenbaren Einkommen gehören alle Einkünfte in Geld oder Geldeswert mit Ausnahme der Leistungen nach dem SGB XII, des Zuschlages nach § 24 SGB II, der Grundrente nach dem BVG usw, § 82 Abs 1 SGB XII, insbesondere also Arbeitsentgelt, Arbeitslosengeld, Krankengeld oder Renten, aber auch Mieteinnahmen, §§ 82 ff SGB XII.

Zum Vermögen gehört das gesamte verwertbare Vermögen, § 90 Abs 1 SGB XII, mit Ausnahme eines sog Schonvermögens, § 90 Abs 2 SGB XII.

Grundsicherung im Alter und bei Erwerbsminderung

Die Regelungen der **Grundsicherung im Alter und bei Erwerbsminderung**, §§ 41–46 SGB XII, gehen auf das Grundsicherungsgesetz (GSiG) zurück, das am 01.01.2003 in Kraft getreten war.

Im Vordergrund des GSiG stand das Anliegen des Gesetzgebers, der Altersarmut bzw der „verschämten Armut" zu begegnen: Diese Menschen haben oft begründete Ansprüche auf Sozialleistungen nicht geltend gemacht. Mangelnde Information und fehlende Kenntnis der Anspruchsvoraussetzungen haben hier ebenso eine Rolle gespielt wie die Angst vor Behördengängen und vor sozialer Kontrolle. Vor allem bei älteren Menschen kam die Furcht vor einem Unterhaltsrückgriff auf ihre Kinder dazu.

Das GSiG ist jetzt in das **SGB XII als Teil der Sozialhilfe** eingegliedert. Es unterscheidet sich von den allgemeinen Regeln des SGB XII insbesondere durch:

➤ Vorrang der Leistungen der Grundsicherung gegenüber den Leistungen der Hilfe zum Lebensunterhalt, § 19 Abs 2 Satz 3 SGB XII,
➤ Leistungen der Grundsicherung nur auf Antrag, §§ 18 Abs 1, 41 Abs 1 Satz 1 SGB XII,
➤ Ausschluss des Übergangs des Unterhaltsanspruchs gegenüber Eltern und Kindern, § 94 Abs 1 Satz 3 SGB XII,
➤ Ausschluss des Kostenersatzes für Grundsicherungsleistungen durch die Erben, § 102 Abs 5 SGB XII.

3.2.12 Sozialhilferecht (SGB XII)

> **Grundsicherung im Alter und bei Erwerbsminderung** ist Personen zu leisten, die die Altersgrenze (§ 41 Abs 2 SGB XII) erreicht haben oder das 18. Lebensjahr vollendet haben und dauerhaft voll erwerbsgemindert sind, sofern sie ihren notwendigen Lebensunterhalt nicht oder nicht ausreichend aus eigenen Kräften und Mitteln, insbesondere aus ihrem Einkommen und Vermögen, beschaffen können, § 19 Abs 2 Satz 1 SGB XII.

Die Leistungen der Grundsicherung im Alter und bei Erwerbsminderung gehen der Hilfe zum Lebensunterhalt nach den §§ 27 ff SGB XII vor, § 19 Abs 2 Satz 3 SGB XII.

Anspruchsvoraussetzungen für die Leistungen der Grundsicherung sind, §§ 19 Abs 2, 41 Abs 1 – 3 SGB XII:
- Vollendung mindestens des 65. Lebensjahres bzw der Altersgrenze gem § 41 Abs 2 SGB XII, bzw
- Vollendung des 18. Lebensjahres und dauerhafte volle Erwerbsminderung, § 41 Abs 1 Satz 1 SGB XII,
- gewöhnlicher Aufenthalt im Inland, § 41 Abs 1 SGB XII,
- Hilfebedürftigkeit und Antragstellung, § 41 Abs 1 Satz 1 SGB XII.

Leistungsberechtigt wegen einer **dauerhaften vollen Erwerbsminderung** nach § 41 Abs 1 SGB XII ist, wer das 18. Lebensjahr vollendet hat, unabhängig von der jeweiligen Arbeitsmarktlage voll erwerbsgemindert iS des § 43 Abs 2 SGB VI ist und bei dem es unwahrscheinlich ist, dass die volle Erwerbsminderung behoben werden kann, § 41 Abs 3 SGB XII.

Voll erwerbsgemindert sind Versicherte, die wegen Krankheit oder Behinderung auf nicht absehbare Zeit außer Stande sind, unter den üblichen Bedingungen des Arbeitsmarktes mindestens 3 Stunden täglich erwerbstätig zu sein, § 43 Abs 2 Satz 3 SGB VI. Voll erwerbsgemindert sind auch Versicherte, die wegen Art oder Schwere der Behinderung nicht auf dem allgemeinen Arbeitsmarkt tätig sein können, § 43 Abs 2 Satz 3, Nr 1 SGB VI; dazu gehören vor allem die in Werkstätten für behinderte Menschen beschäftigten Personen (§ 136 SGB IX). Voll erwerbsgemindert sind auch Versicherte, die bereits vor Erfüllung der allgemeinen Wartezeit voll erwerbsgemindert waren, in der Zeit einer nicht erfolgreichen Eingliederung in den allgemeinen Arbeitsmarkt, § 43 Abs 2 Nr 2 SGB VI.

Die **Leistungen** der Grundsicherung im Alter und bei Erwerbsminderung umfassen, § 42 Satz 1 SGB XII:
- den für den Leistungsberechtigten maßgebenden Regelsatz nach § 28 SGB XII (Nr 1),
- die Aufwendungen für Unterkunft und Heizung entsprechend § 29 SGB XII, bei Leistungen in einer stationären Einrichtung sind als Kosten für Unterkunft und Heizung Beträge in Höhe der durchschnittlichen angemessenen tatsächlichen Aufwendungen für die Warmmiete eines Einpersonenhaushaltes im Bereich des nach § 98 SGB XII zuständigen Trägers der Sozialhilfe zugrunde zu legen (Nr 2),
- die Mehrbedarfe entsprechend § 30 SGB XII sowie die einmaligen Bedarfe entsprechend § 31 SGB XII (Nr 3),
- die Übernahme von Kranken- und Pflegeversicherungsbeiträgen entsprechend § 32 SGB XII (Nr 4) und
- Hilfe zum Lebensunterhalt in Sonderfällen nach § 34 SGB XII (Nr 5).

Kann im Einzelfall ein von den Regelsätzen umfasster und nach den Umständen unabweisbar gebotener Bedarf auf keine andere Weise gedeckt werden, sollen auf Antrag hierfür notwendige Leistungen als **Darlehen** erbracht werden, § 42 SGB XII.

Einkommen und Vermögen des nicht getrennt lebenden Ehegatten oder Lebenspartners sowie des Partners einer eheähnlichen Gemeinschaft, die dessen notwendigen Lebensunterhalt übersteigen, sind zu berücksichtigen, § 43 Abs 1 SGB XII.

Unterhaltsansprüche der Leistungsberechtigten **gegenüber ihren Kindern und Eltern** bleiben unberücksichtigt, sofern deren jährliches Gesamteinkommen unter einem Betrag von 100 000,– € liegt, § 43 Abs 2 Satz 1 SGB XII, wie andererseits auch der Übergang von Unterhaltsansprüchen auf den Träger der Sozialhilfe gegenüber Eltern und Kindern ausgeschlossen ist, § 94 Abs 1 Satz 3 SGB XII.

Leistungen der Grundsicherung werden nur auf **ausdrücklichen Antrag** hin gewährt, § 41 Abs 1 Satz 1 SGB XII.

Hilfe zur Gesundheit

Als **Hilfen zur Gesundheit** werden erbracht, § 51 SGB XII:
- vorbeugende Gesundheitshilfe, § 47 SGB XII,
- Hilfe bei Krankheit, § 48 SGB XII,
- Hilfe zur Familienplanung, § 49 SGB XII,
- Hilfe bei Schwangerschaft und Mutterschaft, § 50 SGB XII, und
- Hilfe bei Sterilisation.

> **Anspruch auf Krankenhilfe** haben Personen, die nicht der Versicherungspflicht in der gesetzlichen Krankenversicherung unterliegen und folglich keinen gesetzlichen Versicherungsschutz besitzen.

Ein Anspruch auf Krankenhilfe besteht daher nicht im Falle einer:
- Familienversicherung nach § 10 SGB V,
- einer freiwilligen Versicherung nach § 9 SGB V, oder
- einer privaten Krankenversicherung.

3 Sozialrecht

Eingliederungshilfe für behinderte Menschen

> Personen, die durch eine **Behinderung** iS des § 2 Abs 1 SGB IX wesentlich in ihrer Fähigkeit, an der Gesellschaft teilzuhaben, eingeschränkt oder von einer solchen wesentlichen Behinderung bedroht sind, erhalten Leistungen der **Eingliederungshilfe**, wenn und solange nach der Besonderheit des Einzelfalles, insbesondere nach Art oder Schwere der Behinderung, Aussicht besteht, dass die Aufgabe der Eingliederungshilfe erfüllt werden kann, § 53 Abs 1 SGB XII. Personen mit einer anderen körperlichen, geistigen oder seelischen Behinderung können Leistungen der Eingliederungshilfe erhalten, § 53 Abs 1 Satz 2 SGB XII.

> **!** Besondere **Aufgabe** der Eingliederungshilfe ist es, eine drohende Behinderung zu verhüten oder eine Behinderung oder deren Folgen zu beseitigen oder zu mildern und die behinderten Menschen in die Gesellschaft einzugliedern, § 53 Abs 3 Satz 1 SGB XII.

Leistungen der Eingliederungshilfe sind Leistungen nach dem **SGB IX**, §§ 53 Abs 4, 54 Abs 1 SGB XII, nämlich:
- Leistungen zur medizinischen Rehabilitation, § 26 SGB IX,
- Leistungen zur Teilhabe am Arbeitsleben, § 33 SGB IX,
- Leistungen im Arbeitsbereich, § 41 SGB IX, und
- Leistungen zur Teilhabe am Leben in der Gemeinschaft, § 55 SGB IX

Daneben werden zur Eingliederungshilfe erbracht insbesondere, § 54 Abs 1 SGB XII:
- Hilfen zu einer angemessenen Schulbildung, insbesondere im Rahmen der allgemeinen Schulpflicht und zum Besuch weiterführender Schulen einschließlich der Vorbereitung hierzu (Nr 1),
- Hilfe zur schulischen Ausbildung für einen angemessenen Beruf einschließlich des Besuchs einer Hochschule (Nr 2),
- Hilfe zur Ausbildung für eine sonstige angemessene Tätigkeit (Nr 3),
- Hilfe in vergleichbaren sonstigen Beschäftigungsstätten nach § 56 SGB XII (Nr 4), und
- nachgehende Hilfen zur Sicherung der Wirksamkeit der ärztlichen und ärztlich verordneten Leistungen und zur Sicherung der Teilhabe der behinderten Menschen am Arbeitsleben (Nr 5).

Einzelheiten zu den Maßnahmen der Eingliederungshilfe werden im medizinischen Teil dargestellt (S 596).

Hilfe zur Pflege

> Personen, die wegen einer körperlichen, geistigen oder seelischen Krankheit oder Behinderung für die gewöhnlichen und regelmäßig wiederkehrenden Verrichtungen im Ablauf des täglichen Lebens auf Dauer, voraussichtlich für mindestens 6 Monate, in erheblichem oder höherem Maße der Hilfe bedürfen, ist **Hilfe zur Pflege** zu leisten, § 61 Abs 1 Satz 1 SGB XII.

Im Gegensatz zur Regelung in der gesetzlichen Pflegeversicherung nach dem SGB XI (§ 14 Abs 1 SGB XI, S 196) wird Hilfe zur Pflege auch kranken und behinderten Menschen geleistet, die voraussichtlich für weniger als 6 Monate der Pflege bedürfen oder einen geringeren Bedarf als nach § 61 Abs 1 Satz 1 SGB XII haben oder die der Hilfe für andere gewöhnliche und regelmäßig wiederkehrende Verrichtungen gem § 61 Abs 5 SGB XII bedürfen, § 61 Abs 1 Satz 2 SGB XII.

Die **Hilfe zur Pflege** umfasst häusliche Pflege, Hilfsmittel, teilstationäre Pflege, Kurzzeitpflege und stationäre Pflege. Der Inhalt dieser Leistungen bestimmt sich nach den Regelungen der gesetzlichen Pflegeversicherung, § 61 Abs 2 SGB XII.

Krankheiten oder Behinderungen sind, § 61 Abs 3 SGB XII:
- Verlust, Lähmungen und andere Funktionsstörungen am Stütz- und Bewegungsapparat (Nr 1),
- Funktionsstörungen der inneren Organe oder der Sinnesorgane (Nr 2),
- Störungen des zentralen Nervensystems wie Antriebs-, Gedächtnis- oder Orientierungsstörungen sowie endogene Psychosen, Neurosen oder geistige Behinderungen (Nr 3), sowie
- andere Krankheiten oder Behinderungen, infolge derer Personen pflegebedürftig iS des § 61 Abs 1 SGB XII sind (Nr 4).

Die gewöhnlichen und regelmäßig wiederkehrenden Verrichtungen iS des § 61 Abs 1 SGB XII entsprechen denen der GPV (S 196).

Der **Bedarf** des Leistungsberechtigten nach § 61 Abs 1 SGB XII besteht in der Unterstützung, in der teilweisen oder vollständigen Übernahme der Verrichtungen im Ablauf des täglichen Lebens oder in Beaufsichtigung oder Anleitung mit dem Ziel der eigenständigen Übernahme dieser Verrichtungen, § 61 Abs 4 SGB XII.

3.2.12 Sozialhilferecht (SGB XII)

> Die **Entscheidung der Pflegekasse** über das Ausmaß der Pflegebedürftigkeit nach dem SGB XI ist auch der Entscheidung im Rahmen der Hilfe zur Pflege zugrunde zu legen, § 62 SGB XII.

Die Regelungen der GPV sind auch sonst entsprechend anzuwenden, § 61 Abs 6 SGB XII.

Auch die **Höhe des Pflegegeldes** richtet sich nach § 37 Abs 1 SGB XI, § 64 SGB XII.

Weitere Einzelheiten zu der Hilfe zur Pflege werden im medizinischen Teil dargestellt (S 604).

Hilfe zur Überwindung besonderer sozialer Schwierigkeiten

> Personen, bei denen besondere Lebensverhältnisse mit sozialen Schwierigkeiten verbunden sind, sind **Leistungen zur Überwindung** dieser Schwierigkeiten zu erbringen, wenn sie aus eigener Kraft hierzu nicht fähig sind, § 67 SGB XII.

Bei den besonderen Lebensverhältnissen handelt es sich um nachteilige Umstände existenzieller Grundbedürfnisse wie zB ua menschenwürdige Wohnverhältnisse, wirtschaftliche Mindeststandards zur Sicherung des Lebensunterhaltes, Möglichkeit zur gesellschaftlichen Selbstentfaltung und Lebensverhältnisse ohne Gewaltanwendung/-androhung in der Partnerschaft oder in der Familie.

Die Leistungen umfassen alle Maßnahmen, die notwendig sind, um die Schwierigkeiten abzuwenden, zu beseitigen, zu mildern oder ihre Verschlimmerung zu verhüten, insbesondere Beratung und persönliche Betreuung für die Leistungsberechtigten und ihre Angehörigen, Hilfen zur Ausbildung, Erlangen und Sicherung eines Arbeitsplatzes sowie Maßnahmen bei der Erhaltung und Beschaffung einer Wohnung, § 68 Abs 1 SGB XII.

Die Leistung wird ohne Rücksicht auf **Einkommen und Vermögen** erbracht und, soweit im Einzelfall Dienstleistungen erforderlich sind, auch ohne Berücksichtigung von Einkommen und Vermögen nicht getrennt lebender Ehegatten oder Lebenspartner, bei Minderjährigen und Unverheirateten auch das ihrer Eltern oder eines Elternteiles, § 68 Abs 2 SGB XII.

Hilfe in anderen Lebenslagen

Zu diesen Hilfen in anderen Lebenslagen gehören:
- Hilfen zur Weiterführung des Haushalts, § 70 SGB XII,
- Altenhilfe, § 71 SGB XII,
- Blindenhilfe, § 72 SGB XII,
- Hilfe in sonstigen Lebenslagen, § 73 SGB XII, und
- Bestattungskosten, § 74 SGB XII.

Leistungen zur Weiterführung des Haushalts sollen Personen mit eigenem Haushalt erhalten, wenn keiner der Haushaltsangehörigen den Haushalt führen kann und die Weiterführung des Haushalts geboten ist, § 70 Abs 1 Satz 1 SGB XII.

Alten Menschen soll außer den Leistungen nach den übrigen Bestimmungen des SGB XII **Altenhilfe** gewährt werden, die dazu beitragen soll, Schwierigkeiten, die durch das Alter entstehen, zu verhüten, zu überwinden oder zu mildern und alten Menschen die Möglichkeit zu erhalten, am Leben in der Gemeinschaft teilzunehmen, § 71 Abs 1 SGB XII. Die Leistungen der Altenhilfe ergeben sich aus § 71 Abs 2 SGB XII.

Blindenhilfe wird blinden Menschen zum Ausgleich der durch die Blindheit bedingten Mehraufwendungen gewährt, soweit sie keine gleichartigen Leistungen nach anderen Rechtsvorschriften – zB Pflegezulage für Kriegsblinde nach § 35 BVG, Pflegegeld für Unfallblinde nach § 44 SGB VII, Leistungen nach den Landesblindengesetzen – erhalten, § 72 Abs 1 Satz 1 SGB XII. Blinden Menschen stehen Personen gleich, deren beidäugige Gesamtsehschärfe nicht mehr als $1/50$ beträgt oder bei denen dem Schweregrad dieser Sehschärfe gleichzuachtende, nicht nur vorübergehende Störungen des Sehvermögens vorliegen, § 72 Abs 5 SGB XII.

Leistungen können auch **in sonstigen Lebenslagen** erbracht werden, wenn sie den Einsatz öffentlicher Mittel rechtfertigen, § 73 SGB XII.

Hierbei handelt es sich um eine subsidiäre Auffangsnorm für alle unbenannten besonderen Notlagen, die weder innerhalb des SGB XII noch in den anderen Bereichen des Sozialrechts geregelt wird.

Dem Sozialhilfeträger ist sowohl hinsichtlich der Frage, ob er leistet als auch in welcher Art und Weise, **Ermessen** eingeräumt.

Einsatz von Einkommen und Vermögen

> **Sozialhilfe** erhält **nicht**, wer sich vor allem durch Einsatz seiner Arbeitskraft, seines Einkommens und seines Vermögens selbst helfen kann oder wer die erforderliche Leistung von anderen, insbesondere von Angehörigen oder von Trägern anderer Sozialleistungen, erhält, § 2 Abs 1 SGB XII.

Danach ist insbesondere bei der Grundsicherung und Hilfe zum Lebensunterhalt das **anrechenbare Einkommen** vollständig zur Bedarfsdeckung einzusetzen. Eine Sonderregelung gilt hinsichtlich der sonstigen Hilfen des SGB XII, bei denen Einkommen nur in zumutbarem Umfang angerechnet wird.

Zum anrechenbaren Einkommen gehören alle Einkünfte in Geld oder Geldeswert mit Ausnahme der Leistungen nach dem SGB XII, des Zuschlages nach § 24 SGB II, der Grundrente nach dem BVG usw, § 82 Abs 1 SGB XII, insbesondere also Arbeitsentgelt, Arbeitslosengeld, Krankengeld oder Renten, aber auch Mieteinnahmen, §§ 82 ff SGB XII.

Einzusetzen ist auch das gesamte **verwertbare Vermögen**, § 90 Abs 1 SGB XII. Nicht zu berücksichtigen sind die in § 90 Abs 2 SGB XII aufgezählten Vermögensgegenstände und Vermögenswerte (sog **Schonvermögen**), die nicht zum Lebensunterhalt eingesetzt werden müssen.

Besonderheiten des Einzelfalls können im Rahmen einer **Härteklausel** berücksichtigt werden, § 90 Abs 3 SGB XII.

Übergang von Ansprüchen

Der **Nachrang von Sozialhilfeleistungen** ergibt sich nicht nur aus §§ 2, 19 SGB XII, sondern findet seinen Niederschlag auch in den Regelungen über den **Übergang von Ansprüchen** gegen:
- einen vorrangig zur Leistung verpflichteten Sozialleistungsträger, §§ 102 ff SGB X,
- einen anderen (Dritten), der nicht Leistungsträger iS des § 12 SGB I und nicht Unterhaltsschuldner ist, § 93 SGB XII,
- einen Unterhaltsschuldner wegen Unterhaltsansprüche nach bürgerlichem Recht, § 94 Abs 1 Satz 1 SGB XII,
- Kostenersatz für zu Unrecht erbrachter Leistungen, § 104 SGB XII,
- bei Doppelleistungen, § 105 SGB XII, und bei schuldhaftem Verhalten, § 103 SGB XII,
- Kostenersatz durch Erben, § 102 SGB XII, soweit die besonderen Gründe, welche die Heranziehung von Einkommen oder Vermögen des Leistungsberechtigten ausschließen, im Erbfall für die Erben nicht greifen, und stellt mithin eine Ausnahme von dem Grundsatz dar, dass der Leistungsberechtigte rechtmäßig erbrachte Sozialhilfeleistungen nicht zu ersetzen hat,
- Kostenersatz des Erben bei schuldhaftem Verhalten des Leistungsberechtigten, § 103 Abs 2 SGB XII,
- gesetzlicher Anspruchsübergang des Anspruchs auf Sozialhilfe auf denjenigen, der Leistungen in Einrichtungen (§ 13 Abs 2 SGB XII) oder Pflegeleistungen erbracht hat, im Falle des Todes des Leistungsberechtigten, § 19 Abs 6 SGB XII.

Asylbewerberleistungsgesetz (AsylbLG)

> Das **Asylbewerberleistungsgesetz** (AsylbLG), das kein Teil des SGB ist (vgl § 68 SGB I), ist seit dem 01.11.1993 in Kraft. Es regelt als eigenständiges Gesetz die Leistungen an die in § 1 Abs 1 AsylbLG aufgeführten Ausländer zur Sicherstellung ihres Existenzminimums während ihres Aufenthaltes in Deutschland, die gem § 23 Abs 2 SGB XII keine Leistungen der Sozialhilfe erhalten.

Gesetzgeberisches Ziel des AsylbLG ist, alle Gruppen asylsuchender Ausländer zu erfassen, die Leistungsbemessung unter den Sozialhilfesatz zu senken, um damit die Sozialausgaben für Asylbewerber und vergleichbare Gruppen zu senken, die Städte und Gemeinden finanziell zu entlasten und einreisende Ausländer abzuschrecken. Außerdem verfolgt das Gesetz das **Ziel**, keinen Anreiz zu schaffen, aus wirtschaftlichen Gründen nach Deutschland einzureisen. Die Umstellung der Leistungen an diesen Personenkreis auf Sachleistungen beabsichtigt, den Schlepperorganisationen den Nährboden zu entziehen.

Leistungsberechtigte

Leistungsberechtigt, § 1 Abs 1 AsylbLG, sind Ausländer, die sich tatsächlich im Bundesgebiet aufhalten und die:
- eine Aufenthaltsgestattung nach dem Asylverfahrensgesetz zur Durchführung des Asylverfahrens besitzen, Nr 1,
- als asylsuchende Ausländer über einen Flughafen aus einem sicheren Herkunftsstaat bzw ohne gültigen Pass einreisen wollen und denen die Einreise nicht oder noch nicht gestattet ist (sog Flughafenverfahren), Nr 2,
- wegen des Krieges in ihrem Heimatland eine Aufenthaltserlaubnis nach den §§ 23 Abs 1, 24, 25 Abs 4 Satz 1, Abs 4a oder des Abs 5 des Aufenthaltsgesetzes besitzen, Nr 3,
- eine Duldung nach § 60a Aufenthaltsgesetz (aus völkerrechtlichen oder humanitären Gründen) besitzen, Nr 4,
- vollziehbar ausreisepflichtig nach den §§ 50 ff Aufenthaltsgesetz sind, Nr 5,
- ausländischen Ehegatten und ausländischen Kinder der zuvor genannten Personengruppen, ohne dass sie selbst die dort genannten Voraussetzungen erfüllen, Nr 6,
- Folgeantragsteller und Zweitantragsteller nach den §§ 71, 71a Asylverfahrensgesetz sind, Nr 7.

Ausgenommen vom Leistungsrecht nach dem AsylbLG sind die Ausländer für die Zeit, für die ihnen ein anderer Aufenthaltstitel als die in Abs 1 Nr 3 bezeichnete Aufenthaltserlaubnis mit einer Gesamtgeltungsdauer von mehr als 6 Monaten erteilt worden ist; diese erhalten Sozialhilfe nach § 23 SGB XII.

3.2.12 Sozialhilferecht (SGB XII)

Leistungsberechtigte, die Leistungen nach dem AsylbLG **rechtsmissbräuchlich** in Anspruch nehmen, erhalten Leistungen nach dem AsylbLG nur, soweit dies im Einzelfall nach den Umständen unabweisbar geboten ist, § 1 a AsylbLG.

Hierzu zählen Personen, die in die Bundesrepublik eingereist sind, um Leistungen nach dem AsylbLG zu erlangen, oder bei denen aus von ihnen zu vertretenden Gründen aufenthaltsbeendende Maßnahmen (zB Ausweisung, Abschiebung oder Zurückschiebung) nicht vollzogen werden können.

Leistungsberechtigte, die über eine Dauer von insgesamt 48 Monaten Leistungen nach § 3 AsylbLG erhalten haben und die die Dauer des Aufenthalts nicht missbräuchlich selbst beeinflusst haben, erhalten Leistungen nach dem SGB XII, § 2 Abs 1 AsylbLG.

Grundleistungen

> Der **notwendige Bedarf** an Ernährung, Unterkunft, Heizung, Kleidung, Gesundheits- und Körperpflege und Gebrauchs- und Verbrauchsgütern des Haushalts wird durch **Sachleistungen** gedeckt.

Kann Kleidung nicht als Sachleistung geleistet werden, so kann sie in Form von Wertgutscheinen oder anderen vergleichbaren unbaren Abrechnungen gewährt werden. Gebrauchsgüter des Haushalts können leihweise zur Verfügung gestellt werden, § 3 Abs 1 Satz 1 und 2 AsylbLG.

Zusätzlich erhalten Leistungsberechtigte bis zur Vollendung des 14. Lebensjahres 40,–DM und vom Beginn des 15. Lebensjahres an 80,–DM (bzw entsprechende Beträge in Euro) monatlich als **Geldbetrag** zur Deckung persönlicher Bedürfnisse des täglichen Lebens, § 3 Abs 1 Satz 3 AsylbLG.

Die **Leistungen** nach dem AsylbLG sind **deutlich geringer** als die nach dem SGB XII.

Bei einer Unterbringung außerhalb von Aufnahmeeinrichtungen iS des Asylverfahrensgesetzes können, soweit es nach den Umständen erforderlich ist, anstelle von vorrangig zu gewährenden Sachleistungen Leistungen in Form von **Wertgutscheinen**, von anderen vergleichbaren **unbaren Abrechnungen** oder von **Geldleistungen** im gleichen Wert gewährt werden.

Erforderliche **ärztliche** und **zahnärztliche Behandlung** einschließlich der Versorgung mit Arznei- und Verbandmitteln werden lediglich zur Behandlung akuter Erkrankungen und Schmerzzustände gewährt, § 4 Abs 1 Satz 1 AsylbLG. Werdenden Müttern und Wöchnerinnen hingegen sind ärztliche und pflegerische Hilfe und Betreuung, Hebammenhilfe, Arznei- Verband- und Heilmittel zu gewähren.

In Aufnahmeeinrichtungen iS des Asylverfahrensgesetzes und in vergleichbaren Einrichtungen sollen Arbeitsgelegenheiten insbesondere zur Aufrechterhaltung und Betreibung der Einrichtung zur Verfügung gestellt werden, § 5 Abs 1 Satz 1 AsylbLG.

Verfügbares **Einkommen und Vermögen** sind von dem Leistungsberechtigten und seinen im selben Haushalt lebenden Familienangehörigen vor Eintritt von Leistungen nach dem AsylbLG aufzubrauchen, § 7 Abs 1 Satz 1 AsylbLG.

Verfahrensrechtliches

> **Sozialhilfe** – mit Ausnahme der Leistungen der Grundsicherung im Alter und bei Erwerbsminderung – **setzt ein**, sobald dem Träger der Sozialhilfe oder den von ihm beauftragten Stellen bekannt wird, dass die Voraussetzungen für die Leistung vorliegen, § 18 Abs 1 SGB XII.

Dies bedeutet, dass Sozialhilfe **von Amts wegen** gewährt wird. Sie ist nicht von einem **Antrag** des Hilfebedürftigen abhängig.

Soweit Landesrecht nichts Abweichendes bestimmt, sind vor dem Erlass des Verwaltungsakts über einen Widerspruch gegen die Ablehnung der Sozialhilfe oder gegen die Festsetzung ihrer Art und Höhe **sozial erfahrene Dritte** insbesondere aus Vereinigungen, die Bedürftige betreuen, oder aus Vereinigungen von Sozialleistungsempfängern, **beratend zu beteiligen**, § 116 Abs 2 SGB XII.

In Angelegenheiten der Sozialhilfe ist für Klagen jetzt der **Rechtsweg** zu den Gerichten der **Sozialgerichtsbarkeit** eröffnet, § 51 Abs 1 Nr 6 a SGG.

> Das **AsylbLG** ist nicht Teil des SGB.

Es ist in § 68 SGB I nicht aufgeführt. Demzufolge finden grundsätzlich weder das **SGB I** noch das **SGB X** Anwendung mit Ausnahme der Vorschriften, auf die das AsylbLG ausdrücklich verweist, §§ 7 Abs 4, 9 Abs 3 AsylbLG:

- analoge Anwendung der §§ 60 – 67 SGB I über die Mitwirkung des Leistungsberechtigten,
- analoge Anwendung des § 99 SGB X über die Auskunftspflicht von Angehörigen, Unterhaltspflichtigen und sonstigen Personen,
- der §§ 44 – 50 SGB X über die Rücknahme, Widerruf und Aufhebung von Verwaltungsakten und Erstattung zu Unrecht erbrachter Leistungen, und
- entsprechende Anwendung der §§ 102 – 114 SGB X über Erstattungsansprüche der Leistungsträger untereinander.

Auch für **Streitigkeiten** nach dem AsylbLG sind jetzt die Gerichte der **Sozialgerichtsbarkeit** zuständig, § 51 Abs 1 Nr 6 a SGG.

3 Sozialrecht

Literatur

Erlenkämper, A.: Arzt und Sozialrecht, Steinkopff, Darmstadt

Erlenkämper, A., W. Fichte: Sozialrecht, 6. Auflage 2008, Luchterhand, Neuwied

Linhart, H., O. Adolph: Sozialgesetzbuch II, Sozialgesetzbuch XII, Asylbewerberleistungsgesetz (Stand 2008), Müller Jehle, Heidelberg

Münder, J., C. Armborst et al.: Sozialgesetzbuch XII, 8. Auflage 2008, Nomos, Baden-Baden

Oestreicher, E.: SGB XII/II Sozialhilfe und Grundsicherung für Arbeitsuchende (Stand: 2008), Beck, München

Schellhorn, W., H. Schellhorn, K.H. Hohm: SGB XII – Sozialhilfe, 17. Auflage 2006, Luchterhand, Neuwied

3.2.13 Soziales Entschädigungsrecht

Rechtsgrundlagen

> Personen, die einen Gesundheitsschaden erleiden, für dessen Folgen die staatliche Gemeinschaft in Abgeltung eines besonderen Opfers oder aus anderen Gründen nach versorgungsrechtlichen Grundsätzen einsteht, haben ein Recht, § 5 Abs 1 SGB I, auf:
> - die notwendigen Maßnahmen zur Erhaltung, zur Besserung und zur Wiederherstellung der Gesundheit und der Leistungsfähigkeit (Nr 1), und
> - angemessene wirtschaftliche Versorgung (Nr 2).

Ein Recht auf angemessene wirtschaftliche Versorgung haben auch die **Hinterbliebenen** eines Beschädigten, § 5 Abs 2 SGB I.

Die **Voraussetzungen** des Anspruchs auf soziale Entschädigung regeln **Spezialgesetze**, für die Leistungen des sozialen Entschädigungsrechts grundlegend das Bundesversorgungsgesetz (BVG).

Das sozEntschR umfasst das Recht der Kriegsopferversorgung (KOV) sowie eine Reihe von Gesetzen bzw Gesetzesteilen, die die Entschädigung von Gesundheitsschäden aus anderen Ursachen nach den Grundsätzen der KOV regeln.[1] Die hier maßgebenden Gesetze sind im Wesentlichen:

- das Bundesversorgungsgesetz (BVG): Es regelt die Entschädigung für Gesundheitsschäden durch (früheren) Wehrdienst und Krieg,
- das Soldatenversorgungsgesetz (SVG): Es regelt die Entschädigung für Wehrdienstbeschädigungen von Wehrpflichtigen und Soldaten auf Zeit der Bundeswehr,
- das Zivildienstgesetz (ZDG): Es regelt die Entschädigung von Gesundheitsschäden aufgrund von Zivildienst,
- das Opferentschädigungsgesetz (OEG): Es regelt die Entschädigung der Opfer von Gewalttaten,
- das Infektionsschutzgesetz (IfSG; früher: BSeuchG): Es regelt die Entschädigung von Gesundheitsschäden infolge einer Schutzimpfung oder einer andere Maßnahme der spezifischen Prophylaxe.

Daneben gibt es noch einige ältere, heute kaum noch aktuelle Gesetze, ua das Unterhaltsbeihilfegesetz, das Häftlingshilfegesetz, das Strafrechtliche Rehabilitationsgesetz (StRehaG), das Verwaltungsrechtliche Rehabilitationsgesetz (VgRehaG), die hinsichtlich der Versorgung von Gesundheitsschäden auf das BVG Bezug nehmen.

> **Leitgesetz** und gesetzliche **Grundlage** für die **Leistungen** des sozEntschR ist das **Bundesversorgungsgesetz (BVG)** mit einigen ergänzenden Rechtsverordnungen und Verwaltungsvorschriften, die die gesetzlichen Tatbestände und ihre Anwendung ergänzen und erläutern.

Die übrigen Gesetze des sozEntschR nehmen hinsichtlich der Leistungen weitgehend auf das BVG Bezug. Selbstständig geregelt sind dort nur die allgemeinen Anspruchsvoraussetzungen, insbesondere der Kreis der geschützten Personen (s unten).

Ergänzend hat das Bundesministerium für Arbeit und Sozialordnung „**Anhaltspunkte für die ärztliche Gutachtertätigkeit im sozEntschR und nach dem Schwerbehindertengesetz**" (Anhaltspunkte, AHP) herausgegeben, die weitere Hinweise für die Beurteilung und Bewertung der medizinisch relevanten Sachverhalte für ärztliche Gutachter enthalten. Diese besitzen trotz fehlender gesetzlicher **Ermächtigungsgrundlage** eine rechtsnormähnliche Qualität und sind daher als sog antizipierte Gutachten insbesondere für den ärztlichen Gutachter weitgehend verbindlich, es sei denn, dass sie im Einzelfall dem gegenwärtigen Kenntnisstand der sozialmedizinischen Wissenschaft nicht mehr entsprechen oder ein Sonderfall vorliegt.[2]

---

[1] vgl hierzu weiterführend *Erlenkämper* S 361; *Erlenkämper/Fichte* S 694

[2] BSG SozR 3-3870 § 3 Nr 5; § 4 Nr 6; BVerfG SozR 3-3870 § 3 Nr 6

3.2.13 Soziales Entschädigungsrecht

Die Anhaltspunkte sind mit Wirkung vom 01.01.2009 ersetzt worden durch die Anlage „Versorgungsmedizinische Grundsätze" zur Versorgungsmedizin-Verordnung vom 10.12.2008.

Träger

Die Durchführung des sozEntschR ist idR Angelegenheit der Länder.

Wahrgenommen werden die Aufgaben von den regional zuständigen Versorgungs- und Landesversorgungsämtern, bei Zivildienstbeschädigungen durch das Bundesamt für den Zivildienst, in Angelegenheiten der Kriegsopferfürsorge von den Gemeinden bzw Landesfürsorgestellen.

Geschützter Personen- und Risikobereich (Entschädigungstatbestände)

Kriegsopferversorgung (BVG)

> Anspruch auf Versorgung nach dem BVG haben Personen, die durch eine militärische oder militärähnliche Dienstverrichtung, durch Unfall (S 6) während der Ausübung solchen Dienstes oder durch die diesem Dienst eigentümlichen Verhältnisse eine gesundheitliche Schädigung erlitten haben, § 1 Abs 1 BVG.[1]

Ist der Beschädigte an den Folgen der Schädigung verstorben, erhalten seine Hinterbliebenen auf Antrag Versorgung, § 1 Abs 5 BVG. Dies gilt aber nicht für Partner einer nichtehelichen Lebensgemeinschaft.[2]

! Die Tatbestände des BVG erfassen nicht die militärische Dienstverrichtung in der **Bundeswehr**; diese ist im Soldatenversorgungsgesetz (SVG; s unten) geregelt.

Einer Schädigung iS des § 1 Abs 1 BVG stehen gleich Gesundheitsschäden, die durch eine Reihe anderer Tatbestände herbeigeführt worden sind, ua durch unmittelbare Kriegseinwirkung, Kriegsgefangenschaft, Unfälle im Zusammenhang mit Heilbehandlungsmaßnahmen, §§ 1 Abs 2, 8 a BVG.[3]

> **Militärischer Dienst** ist jeder nach (damaligem) deutschem Wehrrecht geleistete Dienst als Soldat oder Wehrmachtsbeamter sowie der Dienst im Deutschen Volkssturm, in der Feldgendarmerie und in den Heimatflakbatterien, § 2 Abs 1 BVG.

Als **unmittelbare Kriegseinwirkung** gelten, § 5 BVG, wenn sie in Zusammenhang mit einem der beiden Weltkriege stehen, ua:

- Kampfhandlungen und damit unmittelbar zusammenhängende militärische Maßnahmen, insbesondere die Einwirkung von Kampfmitteln,
- nachträgliche Auswirkungen kriegerischer Vorgänge, die einen kriegseigentümlichen Gefahrenbereich hinterlassen haben.

Durch dem **Wehrdienst eigentümliche Verhältnisse** ist eine Schädigung herbeigeführt, wenn sie den besonderen, von den Verhältnissen des zivilen Lebens abweichenden und diesen idR fremden Verhältnissen des militärischen oder militärähnlichen Dienstes zuzurechnen sind, VV Nr 3 zu § 1 BVG.

Diese „wehrdiensteigentümlichen Verhältnisse" gestatten die Berücksichtigung einer Vielzahl besonderer Gefahren, die mit dem Wehrdienst zusammenhängen, ohne von ihm unmittelbar umfasst zu werden. Es muss sich dabei aber um Verhältnisse bzw Gefahren handeln, die sich von denen des zivilen Lebens grundsätzlich unterscheiden, die also gerade für den militärischen bzw militärähnlichen Dienst typisch und mit ihm idR zwangsläufig verbunden sind.[4]

Zu den wehrdiensteigentümlichen Verhältnissen zählen ua die Besonderheiten der Heilfürsorge durch den Sanitätsdienst von Wehrmacht oder Bundeswehr. Schädigungen, die infolge derartiger Besonderheiten (zB Behandlungsfehler, pflichtwidriges Unterlassen der notwendigen Überweisung an einen Facharzt) entstehen, sind daher grundsätzlich zu entschädigen.[5]

Soldatenversorgung (SVG)

> Die Versorgung von ehemaligen Soldaten der Bundeswehr – hierzu zählen Berufssoldaten, Soldaten auf Zeit und Wehrpflichtige –, die eine Wehrdienstbeschädigung erlitten haben, und ihrer Hinterbliebenen richtet sich nicht unmittelbar nach dem BVG, sondern dem SVG, § 80 SVG.

---

[1] vgl hierzu weiterführend *Erlenkämper* S 362; *Erlenkämper/Fichte* S 694

[2] BSG SozR 3-3100 § 38 Nr 3

[3] *Erlenkämper* S 362; *Erlenkämper/Fichte* S 694

[4] stdRspr; vgl ua BSG SozR 3100 § 1 Nr 15; 3200 § 81 Nr 1, 6, 7, 9, 11, 14, 21

[5] vgl ua BSG SozR 3200 § 81 Nr 15, 20

3 Sozialrecht

Bei **Berufssoldaten** besteht gegenüber den Soldaten auf Zeit und den Wehrpflichtigen eine Besonderheit: Diese haben für eine erlittene Wehrdienstbeschädigung zwar auch Anspruch auf Versorgung nach den §§ 80 ff SVG. Sie erhalten jedoch vorrangig ein Unfallruhegeld aus beamtenrechtlicher Versorgung gem § 27 Abs 1 SVG iVm den Vorschriften des Beamtenversorgungsgesetzes, soweit sie wegen eines Dienstunfalls (vorzeitig) in den Ruhestand versetzt werden. Die Ansprüche auf Versorgung wegen einer Wehrdienstbeschädigung gem §§ 80 ff SVG ruhen jedoch in Höhe des Unterschiedsbetrages zwischen der allgemeinen Versorgung nach dem SVG für Berufssoldaten gem §§ 14 ff SVG und dem Unfallruhegehalt gem § 27 SVG.[1]

Bei der Versorgung nach § 27 SVG handelt es sich um eine beamtenrechtliche Versorgung. Lediglich die §§ 80 – 89, 91 a und 92 a SVG gehören zum Bereich des sozEntschR.

Beschädigtenversorgung erhalten, § 80 SVG:
➤ Soldaten, die eine Wehrdienstbeschädigung erlitten haben, nach dem Ausscheiden aus dem Dienst,
➤ Zivilpersonen, die eine Wehrdienstbeschädigung erlitten haben,
➤ Hinterbliebene von Beschädigten,
➤ Partner einer eheähnlichen Gemeinschaft für die ersten 3 Jahre, wenn der Partner an Schädigungsfolgen verstorben ist und der andere unter Verzicht auf eine Erwerbstätigkeit die Betreuung eines gemeinschaftlichen Kindes ausübt.

sowie nach § 85 SVG:
➤ Soldaten, die bereits während der Dienstzeit wegen der Folgen einer Wehrdienstbeschädigung einen Ausgleich in Höhe der Grundrente und der Schwerstbeschädigtenzulage nach dem BVG erhalten haben.

Wehrdienstbeschädigung[2] **ist eine gesundheitliche Schädigung, § 81 Abs 1 SVG, die herbeigeführt worden ist durch:**
➤ eine Wehrdienstverrichtung,
➤ einen Unfall während der Dienstausübung, oder
➤ durch die dem Wehrdienst eigentümlichen Verhältnisse.

Wehrdienstbeschädigung ist auch eine gesundheitliche Schädigung, die herbeigeführt worden ist, § 81 Abs 2 SVG, durch:
➤ einen Angriff auf den Soldaten wegen seines pflichtgemäßen dienstlichen Verhaltens Nr 1a,
➤ wegen seiner Zugehörigkeit zur Bundeswehr Nr 1b,

➤ bei Kriegshandlungen, Aufruhr oder Unruhen, denen er am Ort seines dienstlich angeordneten Aufenthalts im Ausland besonders ausgesetzt war, Nr 1c,
➤ einen Unfall, den der Beschädigte auf einem Hin- oder Rückweg erleidet, der notwendig ist, um eine Maßnahme der Heilbehandlung, eine Badekur, Versehrtenleibesübungen als Gruppenbehandlung oder Leistungen zur Teilhabe am Arbeitsleben nach § 26 BVG durchzuführen oder um auf Verlangen einer zuständigen Behörde oder eines Gerichtes wegen der Beschädigtenversorgung persönlich zu erscheinen oder bei der Durchführung einer dieser Maßnahmen, Nr 2,
➤ gesundheitsschädigende Verhältnisse, denen er am Ort seines dienstlich angeordneten Aufenthalts im Ausland besonders ausgesetzt war, Nr 3.

Zum Wehrdienst gehören auch, § 81 Abs 3 SVG:
➤ die Teilnahme an einer dienstlichen Veranstaltung iS des § 81 Abs 2 Soldatengesetz,
➤ die mit dem Wehrdienst zusammenhängenden Dienstreisen, Dienstgänge und die dienstliche Tätigkeit am Bestimmungsort,
➤ die Teilnahme an den dienstlichen Veranstaltungen,
➤ Nebentätigkeiten im öffentlichen Dienst oder in dem ihm gleichstehenden Dienst, zu deren Übernahme der Soldat verpflichtet ist, oder Tätigkeiten, deren Wahrnehmung von ihm im Zusammenhang mit den Dienstgeschäften erwartet wird, sofern der Soldat hierbei nicht in der GUV versichert ist.

Als Wehrdienst gilt ferner, § 81 Abs 4 SVG:
➤ das Erscheinen zur Feststellung der Wehrtauglichkeit, zu einer Eignungsprüfung oder zur Wehrüberwachung auf Anordnung der zuständigen Dienststelle,
➤ das Zurücklegen des mit dem Wehrdienst zusammenhängenden Weges zu und von der Dienststelle (einschließlich der sog Familienheimfahrten, s unten).

Der Zusammenhang mit dem Wehrdienst gilt – in Anlehnung an die entsprechenden Regelungen in der GUV (§ 8 Abs 2 SGB VII) – als nicht unterbrochen, wenn der Soldat von dem unmittelbaren Weg zwischen Wohnung und Dienststelle in vertretbarem Umfang abweicht, § 81 Abs 4 Satz 2 SVG, weil:
➤ er sein Kind, das mit ihm in einem Haushalt lebt, wegen des Wehrdienstes oder wegen der beruflichen Tätigkeit seines Ehegatten fremder Obhut anvertraut,
➤ er mit einem anderen Soldaten oder mit berufstätigen oder in der GUV versicherten Personen gemeinsam ein Fahrzeug für den Weg zu und von der Dienststelle benutzt.

Hat der Soldat wegen der Entfernung seiner ständigen Familienwohnung vom Dienstort oder wegen der Kasernierungspflicht am Dienstort oder in dessen Nähe eine Unterkunft, so gelten diese Vorschriften auch für den

---

[1] *Erlenkämper/Fichte* S 743
[2] BSG SozR 4-3200 § 81 Nr 4

3.2.13 Soziales Entschädigungsrecht

Weg zu und von der Familienwohnung (sog Familienheimfahrten), § 81 Abs 4 Satz 3 SVG.

Einem Soldaten wird Versorgung in gleicher Weise wie für die Folgen einer Wehrdienstbeschädigung gewährt, wenn er zur Wahrnehmung einer Tätigkeit, die öffentlichen Belangen oder dienstlichen Interessen dient, beurlaubt worden ist; so kann ihm oder seinen Hinterbliebenen mit Zustimmung des Bundesministeriums für Arbeit und Soziales für die Folgen einer gesundheitlichen Schädigung, die der Soldat durch diese Tätigkeit oder durch einen Unfall während der Ausübung dieser Tätigkeit erlitten hat, Versorgung in gleicher Weise wie für die Folgen einer Wehrdienstbeschädigung gewährt werden, § 81 a SVG.

Versorgung wird darüber hinaus in einigen besonderen Fällen gewährt, ua bei gesundheitlichen Schädigungen eines Berechtigten oder Leistungsempfängers in Zusammenhang mit einer Heilmaßnahme nach dem SVG, § 81 b, bei besonderer Verwendung im Ausland, § 81 c–d, sowie wenn ein dienstlich im Ausland verwendeter Soldat, ein Familienangehöriger oder eine andere zur häuslichen Gemeinschaft gehörende Person dort ua durch einen tätlichen Angriff eine gesundheitliche Schädigung erleidet, § 81 e SVG, ferner das Kind einer Soldatin, das durch eine Wehrdienstbeschädigung oder durch eine gesundheitliche Schädigung der Mutter während der Schwangerschaft unmittelbar geschädigt wurde, § 81 f SVG.

Entsprechend den Grundsätzen der GUV genießt ein Soldat Versorgungsschutz auch bei Handlungen, die in einem engen inneren Zusammenhang mit dem Dienst stehen; das kann ua der Fall sein, wenn der Soldat bei privaten Verrichtungen besonderen Gefahren seiner auswärtigen Dienstunterkunft erliegt.[1]

Wehrdienstverrichtung ist die konkrete Verrichtung – unabhängig von Ort und Zeit der Dienstleistung –, mit welcher der Beschädigte im Zeitpunkt des Unfalls eine dienstliche Aufgabe erfüllte bzw erfüllen wollte, die ihm durch soldatische Pflicht, militärische Grundsätze, durch allgemeine Dienstvorschriften oder durch besonderen Befehl gestellt worden war.[2]

Unfall (S 6) während der Dienstausübung iS des § 81 Abs 1 SVG ist gleichbedeutend mit dem Unfall iS des Rechts der GUV.[3]

Ebenso wie auch der Unfall iS des § 27 Abs 2 Satz 1 SVG setzt der Unfall iS des § 81 Abs 1 SVG eine äußere Einwirkung voraus.

Geschützt ist der Soldat aber nicht nur gegen solche Unfälle, die er infolge der Ausübung, sondern auch gegen solche, die er nur *gleichzeitig* („während") mit der Ausübung des Wehrdienstes erleidet.[4] Insoweit reicht ein rein zeitlicher Zusammenhang mit der Dienstausübung aus.[5] Für die Feststellung des inneren Zusammenhangs (S 49) zwischen der primär geschützten Tätigkeit (Wehrdienst) und der konkreten unfallbringenden Handlung ist maßgebend auf die Handlungstendenz des Soldaten abzustellen, wie sie insbesondere durch die objektiven Umstände des Einzelfalles bestätigt wird.[6]

Wehrdiensteigentümliche Verhältnisse iS des § 81 Abs 1 SVG sind Verhältnisse, die der Eigenart des Dienstes entsprechen, im Allgemeinen eng mit dem Dienst verbunden sind und aus der besonderen Rechtsnatur dieses Verhältnisses und der damit verbundenen Beschränkung der persönlichen Freiheit der Soldaten folgen.[7]

Wehrdiensteigentümliche Verhältnisse können sich auch außerhalb der Ausübung des Wehrdienstes in der Freizeit, während Dienstpausen und während privater Verrichtungen ergeben.[8] Den wehrdiensteigentümlichen Verhältnissen sind ferner besondere Verhaltensweisen des Soldaten zuzurechnen, wenn sie seine Eigenverantwortung einschränken und ihn ua zu einer bestimmten Gestaltung seiner Freizeit zwingen wie zB Zwang zu besonderem kameradschaftlichen Verhalten[9] oder zum Kasernenaufenthalt auch während der Freizeit.[10]

Als Wehrdienstbeschädigung entschädigt werden können auch Erkrankungen, die den Berufskrankheiten iS der GUV entsprechen und in der BK-Liste aufgeführt sind, soweit wehrdiensteigentümliche Verhältnisse als Ursache in einem Maß vorliegen, dass andere Ursachen in den Hintergrund treten.[11]

Das Berufskrankheitenrecht der GUV ist insoweit Vorbild. War ein Soldat im Dienst Einwirkungen ausgesetzt, die nach den Erkenntnissen in der GUV das Krankheitsrisiko in auffallender Weise erhöhen und ist die Krankheit deswegen in die BK-Liste aufgenommen worden, so sind diese Einwirkungen idR auch wehrdiensteigentümlich. Auch die Grundsätze des § 9 Abs 2 SGB VII – Anerkennung als „Wie-BK" – sind insoweit anzuwenden.[12]

---

[1] BSG SozR 4-3200 § 81 Nr 3
[2] BSG SozR 3200 § 81 Nr 19
[3] BSG SozR 3200 § 81 Nr 18
[4] BSG SozR 3200 § 81 Nr 18
[5] BSG SozR 3-3200 § 81 Nr 8
[6] BSG SozR 4-3200 § 81 Nr 2
[7] BSG 17. 12. 1997 – 9 RV 19/96 –
[8] BSG SozR 3200 § 81 Nr 30; BSG 17. 12. 1997 – 9 RV 19/96 –
[9] BSG SozR 3200 § 81 Nr 11
[10] BSG SozR 3200 § 81 Nr 19
[11] BSG SozR 3-3200 § 81 Nr 3
[12] BSG SozR 3-3200 § 81 Nr 5, 8

3 Sozialrecht

> Zur Anerkennung einer Gesundheitsstörung als Folge einer Wehrdienstbeschädigung genügt die **Wahrscheinlichkeit des ursächlichen Zusammenhangs**, § 81 Abs 6 SVG.

Für die Beurteilung dieses ursächlichen Zusammenhangs gilt auch hier die sozialrechtlichen Kausalitätslehre (S 51).

Hiernach ist nicht erforderlich, dass die Dienstverrichtung usw die alleinige oder doch allein wesentliche Ursache der schädigenden Einwirkungen ist; es genügt, dass sie eine wesentliche Teilursache (S 58) bildet.

Wenn die zur Anerkennung einer Gesundheitsstörung als Folge einer Wehrdienstbeschädigung erforderliche Wahrscheinlichkeit nur deshalb nicht gegeben ist, weil über die Ursache des festgestellten Leidens in der medizinischen Wissenschaft Ungewissheit besteht, kann mit Zustimmung des BMA die Gesundheitsstörung als Folge einer Wehrdienstbeschädigung anerkannt werden (sog **Kann-Versorgung**, S 222), § 81 Abs 6 SVG.

Zivildienstversorgung (ZDG)

> Ein Zivildienstleistender hat Anspruch auf Versorgung für die gesundheitlichen und wirtschaftlichen Folgen einer Zivildienstbeschädigung, § 47 Abs 1 ZDG.

Zivildienstbeschädigung ist eine gesundheitliche Schädigung, die durch eine Dienstverrichtung, durch einen während der Ausübung von Zivildienst erlittenen Unfall (S 6) oder durch die dem Zivildienst eigentümlichen Verhältnisse (oben S 217) herbeigeführt worden ist, § 47 Abs 2 ZDG.

Auf die Zivildienstbeschädigung finden die für die Wehrdienstbeschädigung iS des SVG (s oben) geltenden Grundsätze weitgehend entsprechend Anwendung, §§ 47, 47a–b ZDG.

Opferentschädigung (OEG)

> Wer im Bundesgebiet oder auf einem deutschen Schiff oder Luftfahrzeug infolge eines vorsätzlichen rechtswidrigen tätlichen Angriffs gegen seine oder eine andere Person oder durch dessen rechtmäßige Abwehr eine gesundheitliche Schädigung erleidet, erhält wegen der gesundheitlichen und wirtschaftlichen Folgen dieser Schädigung auf Antrag Versorgung in entsprechender Anwendung des BVG, § 1 OEG. Dasselbe gilt für Hinterbliebene eines solchen Geschädigten, § 1 Abs 8 OEG.[1]

Gleichgestellt sind dem tätlichen Angriff, § 1 Abs 2 OEG:
- die vorsätzliche Beibringung von Gift,
- die wenigstens fahrlässige Herbeiführung einer Gefahr für Leib und Leben eines anderen durch ein mit gemeingefährlichen Mitteln begangenes Verbrechen.

Gleichgestellt ist ferner eine Schädigung, die auf einem Unfall iS des § 1 Abs 2.e oder f BVG (in Zusammenhang mit Heilbehandlung, Vorsprachen usw) oder bei der unverzüglichen Erstattung der Strafanzeige beruht, § 1 Abs 3 OEG.

Der **„vorsätzliche tätliche Angriff"** setzt idR ein gewaltsames Handeln voraus, das in feindseliger Willensrichtung unmittelbar auf eine bestimmte Person zielt und in rechtswidriger und idR strafbarer Weise auf die körperliche Integrität des Opfers einwirken und diese verletzen soll.[2]

Bleibt der Täter unbekannt, müssen wenigstens die äußeren Tatumstände überzeugende Hinweise auf eine solche Willensrichtung geben.[3] Das OEG macht die Entschädigung grundsätzlich davon abhängig, dass ein vorsätzlicher tätlicher Angriff nachgewiesen und nicht nur wahrscheinlich ist; die Schwierigkeit, die feindselige Haltung eines unbekannten Täters nachzuweisen, rechtfertigt keine Beweiserleichterung.[4] Das gilt zB für die Verletzung durch einen Revolverschuss, der nicht nachweisbar auf einen vorsätzlichen tätlichen Angriff gegen den Betroffenen zurückzuführen ist.[5]

Täter eines vorsätzlichen rechtswidrigen tätlichen Angriffs können – ohne feste Altersgrenzen – auch Kinder sein; denn mit natürlichem Vorsatz vermag auch zu handeln, wer weder seine Tat moralisch bewerten noch seine Impulse kontrollieren kann.[6]

---

[1] weiterführend *Erlenkämper* S 369, *Erlenkämper/Fichte* S 756
[2] BSG SozR 3800 § 1 Nr 1, 6, SozR 4-3800 § 1 Nr 1, 2, 3, 5, 10
[3] BSG SozR 3800 § 1 Nr 4
[4] BSG Breith 1989, 488
[5] BSG SozR 3800 § 1 Nr 13
[6] BSG SozR 4-3800 § 1 Nr 11

> **Zu versagen** sind Leistungen, wenn der Geschädigte die Schädigung selbst verursacht hat oder wenn es aus sonstigen, insbesondere in dem eigenen Verhalten des Anspruchstellers liegenden Gründen unbillig wäre, Entschädigung zu gewähren, § 2 Abs 1 OEG.

Leistungen können auch versagt werden, wenn der Geschädigte es unterlassen hat, das ihm Mögliche zur Aufklärung des Sachverhalts und zur Verfolgung des Täters beizutragen, insbesondere unverzüglich Strafanzeige zu erstatten, § 2 Abs 2 OEG.

Ob der Geschädigte die Schädigung iS des § 2 Abs 1 OEG **selbst verursacht** hat, bestimmt sich nach den Grundsätzen der sozialrechtlichen Kausalitätslehre; danach ist eine Ursache wesentlich, wenn sie in ihrer Bedeutung und Tragweite für den Erfolg im Verhältnis zu den übrigen Umständen im Wesentlichen gleichwertig ist.[1]

Das eigene Verhalten des Geschädigten ist aber idR nur dann als wesentliche (Mit-)Ursache zu werten, wenn er sich bewusst oder leichtfertig einer Gefahr selbst aussetzt und dadurch einen Schaden erleidet oder wenn das eigene Verhalten von der Rechtsordnung gleichfalls missbilligt wird.[2]

Leistungen sind jedoch nicht deshalb zu versagen, weil der Geschädigte einem rechtswidrigen Angriff in **Notwehr oder Nothilfe** („... gegen sich oder einen anderen...") entgegengetreten ist.[3]

Eine Unbilligkeit iS des § 2 Abs 1 OEG liegt aber vor, wenn der Geschädigte einer ständigen Gefahr zum Opfer gefallen ist, der er sich bei einem Mindestmaß an Selbstverantwortung hätte entziehen können.[4] Bei leichtfertiger Beteiligung an einer Schlägerei hat der Geschädigte daher keinen Anspruch auf Entschädigung.[5] Opferentschädigung ist jedoch nicht zu versagen, wenn das Opfer mit friedlichen Mitteln vergeblich versucht hat, Streit zu schlichten.[6] Ein Anspruch auf Gewaltopferentschädigung ist auch nicht bereits dann wegen Unbilligkeit iS des § 2 Abs 1 OEG ausgeschlossen, wenn sich in den tätlichen Angriff eines Häftlings gegen einen anderen eine „gefängniseigentümliche Gefahr des Strafvollzuges" verwirklicht.[7]

Entschädigung von Impfschäden (IfSG)

Das Gesetz zur Verhütung und Bekämpfung von Infektionskrankheiten bei Menschen (Infektionsschutzgesetz, IfSG) ist am 01.01.2001 in Kraft getreten und hat das bisherige Bundesseuchengesetz (BSeuchG) ersetzt.

> Wer durch eine **Schutzimpfung** oder durch eine andere **Maßnahme der spezifischen Prophylaxe**, die:
> ➤ von einer zuständigen Landesbehörde öffentlich empfohlen und in ihrem Bereich vorgenommen wurde, Nr 1,
> ➤ aufgrund dieses Gesetzes angeordnet wurde, Nr 2,
> ➤ gesetzlich vorgeschrieben war, Nr 3, oder
> ➤ aufgrund der Verordnungen zur Ausführung der Internationalen Gesundheitsvorschriften durchgeführt worden ist, Nr 4,
>
> eine gesundheitliche Schädigung erlitten hat, erhält nach der Schutzimpfung wegen eines Impfschadens iS des § 2 Nr 11 IfSG (s unten) oder in dessen entsprechender Anwendung bei einer anderen Maßnahme (s unten) wegen der gesundheitlichen und wirtschaftlichen Folgen der Schädigung auf Antrag Versorgung in entsprechender Anwendung der Vorschriften des BVG, § 60 Abs 1 Satz 1 IfSG.

Versorgung erhält auch, wer als Deutscher im Ausland einen Impfschaden durch eine Impfung erlitten hat, zu der er aufgrund des Impfgesetzes bei einem Aufenthalt im Bundesgebiet verpflichtet gewesen wäre, § 60 Abs 2 IfSG. Die Versorgung wird hier nur gewährt, wenn der Geschädigte:
➤ nicht im Geltungsbereich dieses Gesetzes geimpft werden konnte,
➤ von einem Arzt geimpft worden ist, und
➤ zurzeit der Impfung in häuslicher Gemeinschaft mit einem Elternteil oder einem Sorgeberechtigten gelebt hat, der sich aus beruflichen Gründen oder zur Ausbildung nicht nur vorübergehend im Ausland aufgehalten hat.

---

[1] BSG SozR 3800 § 2 Nr 1
[2] BSG SozR 3-3800 § 2 Nr 3, 4
[3] BSG SozR 3800 § 2 Nr 3
[4] BSG SozR 3800 § 2 Nr 5; SozR 4-3800 § 2 Nr 1
[5] BSG SozR 3800 § 2 Nr 2
[6] BSG SozR 3800 § 2 Nr 7
[7] BSG *Breith* 2008, 346 unter Aufgabe von BSG SozR 3-3800 § 1 Nr 19; BSG SozR 4-3800 § 2 Nr 2

Versorgung erhalten auf Antrag auch die Hinterbliebenen eines Geschädigten iS des § 60 IfSG in entsprechender Anwendung der Vorschriften des BVG, § 60 Abs 4 IfSG.

Schutzimpfung ist die Gabe eines Impfstoffes mit dem Ziel, vor einer übertragbaren Krankheit zu schützen, § 2 Nr 9 IfSG.

Eine Schutzimpfung liegt schon dann vor, wenn der Impfstoff in den Körper der Betroffenen eingebracht worden ist, eine immunologische Auseinandersetzung des Körpers ist nicht erforderlich; ein Impfschaden liegt daher auch dann vor, wenn dieser nicht auf einer immunologischen Reaktion, sondern auf einer anderen Schädigung durch die Impfung beruht.[1]

Eine **andere Maßnahme der spezifischen Prophylaxe** ist die Gabe von Antikörpern (passive Immunprophylaxe) oder die Gabe von Medikamenten (Chemoprophylaxe) zum Schutz vor Weiterverbreitung bestimmter übertragbarer Krankheiten, § 2 Nr 10 IfSG.

> Ein Impfschaden ist die gesundheitliche und wirtschaftliche Folge einer über das übliche Ausmaß einer Impfreaktion hinausgehende gesundheitliche Schädigung durch eine Schutzimpfung, § 2 Nr 11 IfSG.

Ein Impfschaden liegt auch vor, wenn mit vermehrungsfähigen Erregern geimpft wurde und eine andere als die geimpfte Person geschädigt wurde, § 2 Nr 11 IfSG.

> Zur Anerkennung eines Gesundheitsschadens als Folge einer Schädigung iS des § 60 IfSG genügt auch hier die Wahrscheinlichkeit des ursächlichen Zusammenhangs, § 61 IfSG.

Wenn diese Wahrscheinlichkeit nur deshalb nicht gegeben ist, weil über die Ursache des festgestellten Leidens in der medizinischen Wissenschaft Ungewissheit besteht, kann mit Zustimmung der für die KOV zuständigen obersten Landesbehörde der Gesundheitsschaden als Folge einer Schädigung iS des § 60 anerkannt werden (sog Kann-Versorgung, § 61 Satz 2 IfSG, S 222). Die Zustimmung kann allgemein erteilt werden, § 61 Satz 3 IfSG.

Im Rahmen der Impfschadenversorgung müssen entsprechend den allgemeinen Grundsätzen die schädigende Einwirkung (Impfung), die gesundheitliche Schädigung (unübliche Impfreaktion) und die Schädigungsfolge (Dauerleiden) im Wege des Vollbeweises nachgewiesen sein; die Wahrscheinlichkeit reicht nur für den ursächlichen Zusammenhang zwischen diesen nachgewiesenen Tatsachen aus.[2]

> Bei Zusammentreffen eines Impfschadens oder einer gesundheitliche Schädigung durch andere Maßnahme der spezifischen Prophylaxe iS des § 60 IfSG mit Ansprüchen aus einer Schädigung iS des § 1 BVG oder der anderen Gesetzen, die eine entsprechende Anwendung des BVG vorsehen (zB SVG, ZDG, OEG), ist unter Berücksichtigung des durch die gesamten Schädigungsfolgen bedingten Grades der Schädigungsfolgen (GdS, S 25) eine einheitliche Rente festzusetzen, § 63 Abs 1 IfSG.

Zuständig für die Durchführung der Versorgung nach den §§ 60 ff IfSG ist das örtlich zuständige Versorgungsamt, § 64 IfSG.

Schädigendes Ereignis; Schädigungsfolge; ursächlicher Zusammenhang[3]

> Versorgung nach dem BVG erhält auf Antrag nur, wer durch gesundheitsschädigende Einwirkungen iS des § 1 BVG bzw der entsprechend anwendbaren anderen Gesetze des sozEntschR als Folge eine **gesundheitliche Schädigung** erlitten hat, § 1 Abs 1 BVG.

Einer **gesundheitlichen Schädigung** iS des § 1 Abs 1 BVG steht die Beschädigung eines am Körper getragenen Hilfsmittels, einer Brille sowie von Kontaktlinsen oder Zahnersatz gleich, § 8 b BVG. Sach-, Vermögens- oder immaterielle Schäden werden nicht entschädigt.

Soweit der Gesundheitsschaden auf einem **Unfall** (auch: Wegeunfall[4]) beruht, kann weitgehend auf den allgemeinen Unfallbegriff (S 6) und die Grundsätze der GUV zum Arbeitsunfall (S 151) zurückgegriffen werden. Geschützt ist hier aber – anders als in der GUV – der Soldat nicht nur gegen solche Unfälle, die er *infolge* der Ausübung, sondern auch gegen solche, die er *während* der Ausübung des Wehrdienstes erleidet, §§ 1 Abs 1 BVG, 81 Abs 1 SVG.

Schädigenden Einwirkungen sind hier nicht nur Unfälle; diese können auch aus anderen Dienstverrichtungen oder aus diensteigentümlichen Verhältnisse erwachsen.

---

[1] BSG SozR 3850 § 51 Nr 8
[2] BSG SozR 3850 § 51 Nr 9
[3] weiterführend *Erlenkämper* S 373, *Erlenkämper/Fichte* S 703
[4] vgl hierzu ua BSG SozR 3200 § 81 Nr 18

3.2.13 Soziales Entschädigungsrecht

Wegen einer nicht auf einem Unfall beruhenden Krankheit ist Versorgung idR aber nur zu gewähren, wenn sich diese typischerweise infolge außergewöhnlicher wehrdiensteigentümlicher Einwirkungen entwickelt hat.[1] War der Soldat im Dienst Einwirkungen ausgesetzt, die in der GUV zur Entschädigung als Berufskrankheit führen, sind diese Einwirkungen idR auch wehrdiensteigentümlich.[2]

Auch **psychische Folgen** von schädigenden Einwirkungen sind als Schädigungsfolge zu erfassen und zu entschädigen.[3]

> ❗ Das gesundheitsschädigende Ereignis muss, soll eine Schädigung iS des BVG und der entsprechend anwendbaren Gesetze in Betracht kommen, mit hinreichender Wahrscheinlichkeit mit dem militärischen Dienst usw in **ursächlichem Zusammenhang** stehen (sog **haftungsbegründende Kausalität**), § 1 Abs 3 BVG.

Für die Beurteilung dieses ursächlichen Zusammenhangs – iS der **Entstehung**, aber auch nur iS der **Verschlimmerung** (S 81)[4] – gilt auch hier die **sozialrechtliche Kausalitätslehre** (S 51). Hiernach ist nicht erforderlich, dass die Dienstverrichtung usw die alleinige oder doch allein wesentliche Ursache für die schädigende Einwirkung ist; es genügt, dass sie – ggf neben anderen, schädigungsunabhängigen Faktoren – eine **wesentliche Teilursache** (S 58) bildet, sofern nicht diese anderen Faktoren an Bedeutung eindeutig überwiegen. Ein nur örtlicher oder zeitlicher Zusammenhang reicht nicht aus.

Für Unfälle ist hingegen nicht erforderlich, dass sie *infolge* der Ausübung des Wehrdienstes eingetreten sind; sie werden auch entschädigt, wenn sie *während* der Ausübung eintreten, §§ 1 Abs 1 BVG, 81 Abs 1 SVG.

> ❗ Die gesundheitliche Schädigung infolge des schädigenden Ereignisses muss weiterhin als Folge einen gesundheitlichen Schaden, eine Schädigungsfolge, herbeigeführt haben (sog **haftungsausfüllende Kausalität**).

Auch für diesen ursächlichen Zusammenhang gilt die sozialrechtliche Kausalitätslehre.[5]

Danach besteht ein rechtserheblicher Kausalzusammenhang auch insoweit immer – aber auch nur – dann, wenn die schädigenden Einwirkungen zumindest eine **wesentliche Teilursache** (S 58) für den Eintritt des Gesundheitsschadens bilden. Auch hier ist also nicht erforderlich, dass die Einwirkungen die alleinige oder allein wesentliche Ursache des Schadens bilden; es genügt, wenn sie eine unter mehreren mitwirkenden Teilursachen sind, sofern die schädigungsunabhängigen Ursachen an Bedeutung nicht eindeutig überwiegen.

Das Mitwirken einer **Schadensanlage** (S 72) an dem Eintritt des Gesundheitsschadens schließt einen rechtserheblichen Kausalzusammenhang nur aus, wenn diese für den Eintritt des Schadens rechtlich allein wesentlich ursächlich ist. Dies darf nur angenommen und das schädigende Ereignis als **Gelegenheitsursache** (S 79) nur beurteilt werden, wenn die aus der Schadensanlage erwachsene Krankheitsdisposition nachweisbar bereits so stark ausgeprägt und so leicht ansprechbar war, dass der Gesundheitsschaden mit hoher Wahrscheinlichkeit auch ohne das schädigende Ereignis zu annähernd gleicher Zeit und in annähernd gleicher Schwere durch Einwirkungen des täglichen Lebens oder aus sich heraus eingetreten wäre (S 76).[6]

> Zum entschädigungspflichtigen Gesundheitsschaden gehört auch der **mittelbare Schaden** (S 84).[7]

Ein solcher kann zB bestehen, wenn der Beschädigte infolge einer schädigungsbedingten Seh- oder Bewegungsbehinderung stürzt oder einer Gefahr (zB herannahendes Auto) nicht rechtzeitig ausweichen kann,[8] aber auch, wenn – ggf auch als Spätfolge – auf dem Boden der ursprünglichen Schädigungsfolge eine andere, eigenständige Krankheit eintritt (zB Osteomyelitis nach offener Knochenverletzung, sonstige Behandlungsfolgen wie zB die sog Spritzen-Hepatitis usw).

> Sowohl für die haftungsbegründende als auch für die haftungsausfüllende Kausalität genügt die **Wahrscheinlichkeit** des ursächlichen Zusammenhangs, § 1 Abs 3 BVG.[9]

Wahrscheinlichkeit iS des § 1 Abs 3 BVG liegt vor, wenn unter Berücksichtigung der herrschenden medizinisch-wissenschaftlichen Lehrmeinung mehr für als gegen den ursächlichen Zusammenhang spricht, VV Nr 9 zu § 1 BVG.[10] Die Beweiserleichterung der Wahrschein-

---

[1] BSG SozR 3-3200 § 81 Nr 6, 8
[2] BSG SozR 3-3200 § 81 Nr 8; SozR 4-3200 § 81 Nr 5
[3] vgl *Anhaltspunkte* Nr 70 ff; BSG SozR 4-3800 § 1 Nr 2, 3
[4] VV Nr 4 zu § 1 BVG
[5] vgl hierzu das Schema S 91
[6] so auch BSG SozR 3-3800 § 1 Nr 3 (am Ende)
[7] VV Nr 4 zu § 1 BVG
[8] so zB BSG SozR 3100 § 1 Nr 23 mwN
[9] ebenso §§ 81 Abs 5 SVG, 47 Abs 6 ZDG, 1 Abs 7 OEG, § 61 IfSG
[10] vgl auch *Anhaltspunkte* Nr 38

lichkeit gilt jedoch auch hier nur für die Beurteilung der Zusammenhangsfrage selbst, nicht auch für die Feststellung der hierfür maßgebenden Tatsachen und Geschehnisabläufe; diese bedürfen vielmehr stets des sog **Vollbeweises** (S 67). Vor allem bei zeitlich weit zurückliegenden Schädigungsereignissen dürfen an diesen Beweis aber keine überhöhten Anforderungen gestellt werden.

Im Wege eines solchen Vollbeweises nachgewiesen sein müssen aber nicht nur die sog anspruchsbegründenden Tatsachen, sondern auch alle anderen Tatsachen und Umstände, die der Beurteilung der Kausalität zugrunde gelegt werden sollen, vor allem also etwaige schädigungsunabhängige Kausalfaktoren (zB Schadensanlagen), deren ursächliche Beteiligung an dem Eintritt des Schadens im Bereich der haftungsausfüllenden Kausalität und damit bei der sozialmedizinischen Beurteilung diskutiert werden soll.

> Ist die zur Anerkennung einer Gesundheitsstörung als Schädigungsfolge erforderliche Wahrscheinlichkeit nur deshalb nicht gegeben, weil über die Ursache des festgestellten Leidens in der medizinischen Wissenschaft Ungewissheit besteht, können die Versorgungsbehörden mit Zustimmung des BMA die Gesundheitsstörung dennoch als Schädigungsfolge anerkennen und Versorgung gewähren (sog **Kann-Versorgung**), § 1 Abs 3 Satz 2 BVG.¹

Bei dieser Vorschrift handelt es sich nicht um eine echte sog Kann-Bestimmung, auch nicht um eine echte Ermessenleistung. Die Anerkennung von Krankheiten, die nicht mit hinreichender Wahrscheinlichkeit auf den Wehrdienst zurückgeführt werden können, steht nicht im Ermessen der Versorgungsbehörden, wenn die Voraussetzungen des § 1 Abs 3 Satz 2 BVG (bzw der vergleichbaren Bestimmungen der übrigen Gesetze des sozEntschR) erfüllt sind.²

Eine **Anerkennung** nach dieser Vorschrift setzt eine enge zeitliche Verbindung zwischen der Manifestation des Leidens bzw seiner ersten Frühsymptome³ und einem als Schädigungsereignis in Betracht kommenden Tatbestand voraus. Es müssen außerdem Schädigungseinwirkungen vorhanden sein, die wegen der Ungewissheit in der medizinischen Wissenschaft nicht mit der erforderlichen Wahrscheinlichkeit als Ursache des Gesundheitsschadens bewertet werden können.⁴ Ungewissheiten bei der Feststellung des Sachverhalts, die unabhängig von der ätiologischen Unsicherheit bestehen, rechtfertigen eine Kann-Versorgung nicht.⁵

Nach den Richtlinien des BMA kommt – durchweg unter weiteren besonderen Voraussetzungen – eine solche **Kann-Versorgung** ua in Betracht bei folgenden Krankheiten, die Berührung zum Haltungs- und Bewegungsapparat haben:⁶
➤ Endangiitis obliterans,
➤ multiple Sklerose,
➤ amyotrophische Lateralsklerose,
➤ spastische Spinalparese,
➤ spinale progressive Muskelatrophie,
➤ Syringomyelie,
➤ progressive Muskeldystrophie,
➤ chronische Polyarthritis (cP),
➤ Spondylarthritiden,
➤ Reiter-Krankheit,
➤ aseptische Knochen- und Knorpelnekrosen.

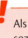

> Als **Schädigungsfolge anerkannt** werden im sozEntschR – anders als in der GUV – nicht die Folgen eines *bestimmten* Unfalls oder sonstiger schädigender Einwirkungen, sondern *alle* Folgen schädigender Einwirkungen iS des BVG und der übrigen Gesetze des sozEntschR, und zwar unabhängig davon, ob sie einem einzigen schädigenden Ereignis entspringen oder mehreren (zB mehrere Verwundungen oder Einwirkungen zB iS des SVG oder des OEG).⁷

Anerkannt werden zudem nur die *Folgen* solcher schädigenden Einwirkungen, nicht auch das Unfall- oder sonstige schädigende Ereignis, das den Schaden verursacht hat. Bei späterer Geltendmachung weiterer Folgen aus demselben schädigenden Ereignis kann die Versorgungsbehörde daher ohne Bindung an die frühere Feststellung erneut prüfen und entscheiden, ob dieses einen Schädigungstatbestand iS des BVG erfüllt oder nicht.⁸

Umfang der Versorgung

> Die Versorgung umfasst, § 9 BVG:
> ➤ Heil- und Krankenbehandlung, Versehrtenleibesübungen, §§ 10 – 24 a BVG,

---

¹ ebenso §§ 81 Abs 5 Satz 2 SVG, 47 Abs 6 Satz 2 ZDG, 1 Abs 7 OEG, 52 Abs 2 Satz 2 BSeuchG; BSG SozR 3-3200 § 81 Nr 13
² BSG SozR 3-3100 § 1 Nr 14; BSG Breith 1995, 352; vgl *Erlenkämper/Fichte* S 709
³ vgl VV Nr 9 zu § 1 BVG; *Anhaltspunkte* Nr 39
⁴ VV Nr 9 zu § 1 BVG
⁵ BSG SozR 3100 § 1 Nr 19; *Anhaltspunkte* Nr 39
⁶ vgl im Übrigen *Anhaltspunkte* Nr 39; *Erlenkämper* S 378; *Erlenkämper/Fichte* S 709
⁷ BSGE 9, 80
⁸ BSG SozR Nr 29, 84 zu § 1 BVG

3.2.13 Soziales Entschädigungsrecht

- Leistungen der Kriegsopferfürsorge, §§ 25 – 27 j BVG,
- Beschädigtenrente, §§ 29 – 34 BVG,
- Pflegezulage, § 35 BVG,
- Hinterbliebenrente, § 38 – 52 BVG,
- Bestattungsgeld beim Tod von Hinterbliebenen, § 53 BVG.

Die Versorgungsleistungen des BVG erhalten auch Personen, die durch die anderen Gesetze des sozEntschR erfasst werden.

Heil- und Krankenbehandlung[1]

Heilbehandlung wird nur Beschädigten und idR nur für Gesundheitsstörungen gewährt, die als Schädigungsfolge anerkannt oder durch eine anerkannte Schädigungsfolge verursacht sind, § 10 Abs 1 BVG. Schwerbeschädigten wird Heilbehandlung aber auch für Gesundheitsstörungen gewährt, die nicht als Schädigungsfolge anerkannt sind, § 10 Abs 2 BVG.

Die Heilbehandlung soll die Gesundheitsstörungen oder die durch sie bewirkte Beeinträchtigung der Berufs- oder Erwerbsfähigkeit beseitigen oder bessern, eine Zunahme des Leidens verhüten, Pflegebedürftigkeit vermeiden, überwinden, mindern oder Verschlimmerungen verhüten, körperliche Beschwerden beheben, die Folgen der Schädigung erleichtern oder dem Beschädigten entsprechend den in § 4 Abs 1 SGB IX genannten Zielen eine möglichst umfassende Teilhabe am Leben in der Gesellschaft ermöglichen, § 10 Abs 1 Satz 1 BVG.

Ist eine Gesundheitsstörung nur iS der Verschlimmerung als Schädigungsfolge anerkannt, wird Heilbehandlung für die gesamte Gesundheitsstörung gewährt, es sei denn, dass der als Schädigungsfolge anerkannte Anteil der Gesundheitsstörung auf den Zustand, der die Heilbehandlung erfordert, ohne Einfluss ist, § 10 Abs 1 Satz 2 BVG.

Heilbehandlung ist aber auch dann zu gewähren, wenn der Gesundheitsschaden, der eine bestimmte Behandlungsmaßnahme erforderlich macht, nicht als Schädigungsfolge anerkannt ist, aber durch eine anerkannte Schädigungsfolge verursacht ist, VV Nr 1 zu § 10 BVG.

! Als **Krankenbehandlung** wird jene weitere Form der Heilbehandlung bezeichnet, die für nicht als Schädigungsfolge anerkannte Krankheiten an Leistungsempfänger, denen kein eigener Anspruch auf Krankenbehandlung nach dem BVG zusteht, die vielmehr lediglich in den Genuss der Leistungen aufgrund des Anspruchs eines anderen, des Beschädigten, gelangen, gewährt wird, § 10 Abs 4 BVG.

Krankenbehandlung wird – zT unter weiteren Voraussetzungen, § 10 Abs 7 – gewährt, § 10 Abs 4 BVG:
- dem Schwerbeschädigten für den Ehegatten, den Lebenspartner und die Kinder sowie für sonstige Angehörige, die mit ihm in häuslicher Gemeinschaft leben und von ihm überwiegend unterhalten werden,
- dem Empfänger einer Pflegezulage für Personen, die seine unentgeltliche Wartung und Pflege nicht nur vorübergehend übernommen haben,
- den Witwen und hinterbliebenen Lebenspartnern, Waisen und versorgungsberechtigten Eltern,

ferner, § 10 Abs 5 BVG:
- Beschädigten mit einer MdE um weniger als 50 vH für sich und für die vorgenannten Angehörigen,
- den Witwen und hinterbliebenen Lebenspartnern für die vorgenannten Angehörigen.

Berechtigten, die die Voraussetzungen der Abs 2, 4 oder 5 des § 10 BVG erfüllen, werden für sich und die Leistungsempfänger Leistungen auch zur Förderung der Gesundheit und zur Verhütung und Früherkennung von Krankheiten sowie Leistungen bei Schwangerschaft und Mutterschaft gewährt, § 10 Abs 6 BVG.

Die **Heilbehandlung** umfasst insbesondere, § 11 Abs 1 BVG:
- ambulante ärztliche und zahnärztliche Behandlung,
- Versorgung mit Arznei- und Verbandmitteln,
- Versorgung mit Heilmitteln einschließlich Krankengymnastik, Bewegungs-, Sprach- und Beschäftigungstherapie sowie mit Brillengläsern und Kontaktlinsen,
- Versorgung mit Zahnersatz,
- stationäre Krankenhausbehandlung,
- stationäre Behandlung in einer Rehabilitationseinrichtung,
- häusliche Krankenpflege,
- Versorgung mit Hilfsmitteln,
- Belastungserprobung und Arbeitstherapie,
- nichtärztliche sozialpädiatrische Leistungen,
- Psychotherapie als ärztliche und psychotherapeutische Behandlung und Soziotherapie,
- Haushaltshilfe unter bestimmten Voraussetzungen (Abs 4).

Für die **Krankenbehandlung** gilt § 11 Abs 1 BVG entsprechend mit Ausnahme der (vollständigen) Versorgung mit Zahnersatz, § 12 Abs 1 BVG.

---

[1] weiterführend *Erlenkämper* S 379, *Erlenkämper/Fichte* S 711

Die Leistungen der Heil- und Krankenbehandlung werden idR als Sachleistungen erbracht, § 18 BVG.

Die Vorschriften für die Leistungen, zu denen die Krankenkassen ihren Mitgliedern verpflichtet sind, gelten im Übrigen entsprechend, §§ 11 Abs 1 Satz 2, 12 Abs 1 BVG. Sie sind den Empfängern aber ohne Beteiligung an den Kosten (Ausnahme: Zahnersatz im Rahmen der Krankenbehandlung) zu gewähren; das gilt auch für den Ersatz der Fahrtkosten im Rahmen der Heil- und Krankenbehandlung durch die Krankenkassen, § 18 Abs 1 BVG.

Kostenerstattung für eine nach der Anerkennung selbst durchgeführte Heil- oder Krankenbehandlung ist nur zulässig, wenn unvermeidbare Umstände die Inanspruchnahme der Sachleistung unmöglich gemacht haben, § 18 Abs 4 BVG.

Versehrtenleibesübungen werden in Übungsgruppen unter ärztlicher Betreuung und fachkundiger Leitung im Rahmen regelmäßiger örtlicher Übungsveranstaltungen geeigneter Sportgemeinschaften durchgeführt, § 11 a BVG und die hierzu ergänzend ergangene Versehrtenleibesübungen-Verordnung (VÜbV).

Die **Versorgung mit Hilfsmitteln**, § 13 Abs 1 BVG, umfasst die Ausstattung mit Körperersatzstücken, orthopädischen und anderen Hilfsmitteln, Blindenführhunden sowie mit Zubehör der Hilfsmittel, der Instandhaltung und den Ersatz der Hilfsmittel und des Zubehörs sowie die Ausbildung im Gebrauch von Hilfsmitteln.

Die Hilfsmittel sind in erforderlicher Zahl aufgrund fachärztlicher Verordnung in technisch-wissenschaftlich anerkannter, dauerhafter Ausführung und Ausstattung zu gewähren; sie müssen den persönlichen und beruflichen Bedürfnissen des Berechtigten oder des Leistungsempfängers angepasst sein und dem allgemein anerkannten Stand der medizinischen Erkenntnisse und der technischen Entwicklung entsprechen, § 13 Abs 2 BVG. Die Bewilligung kann davon abhängig gemacht werden, dass der Berechtigte oder Leistungsempfänger sie sich anpassen lässt oder sich, um mit dem Gebrauch vertraut zu werden, einer Ausbildung unterzieht, § 13 Abs 3 BVG. Anspruch auf Instandhaltung und Ersatz der Hilfsmittel besteht (nur), wenn ihre Unbrauchbarkeit oder ihr Verlust nicht auf Missbrauch, Vorsatz oder grobe Fahrlässigkeit des Berechtigten oder Leistungsempfängers zurückzuführen ist, § 13 Abs 4 BVG.

Bei der Versorgung ua mit Hilfsmitteln dürfen Sachleistungen auf Antrag in Umfang, Material oder Ausführung über das Maß des Notwendigen hinaus erbracht werden, wenn auch dadurch der Versorgungszweck erreicht wird und der Berechtigte die Mehrkosten übernimmt, § 18 Abs 2 BVG.

Zur Ergänzung der Versorgung mit Hilfsmitteln können Beschädigte unter bestimmten Voraussetzungen als Ersatzleistung Zuschüsse erhalten, und zwar ua zur Beschaffung, Instandhaltung und Änderung von Motorfahrzeugen oder Fahrrädern anstelle bestimmter Hilfsmittel und für Abstellmöglichkeiten von Rollstühlen und Motorfahrzeugen, § 11 Abs 3 BVG.

Die Einzelheiten sind in der „Verordnung über die Versorgung mit Hilfsmitteln und über Ersatzleistungen nach dem BVG" (**Orthopädieverordnung – OrthV/BVG**) geregelt.

Danach werden als **Körperersatzstücke** ua geliefert, in der Erstausstattung in doppelter Ausführung, § 2 OrthV:
- künstliche Glieder (Armamputierte können zusätzlich eine Kosmetikprothese oder eine Funktionsprothese erhalten, insgesamt jedoch nicht mehr als zwei gleichartige Armprothesen),
- Gesichtsersatzstücke mit und ohne Brille.

Als **orthopädische Hilfsmittel** werden geliefert, §§ 3 ff OrthV:
- Stützapparate,
- orthopädisches Schuhwerk,
- Schuhe für Beinamputierte,
- Handschuhe,
- Gehhilfen,
- Rollstühle,
- Hilfen zur Lagerung,
- schützende Hilfen.

Als **Gehhilfen** werden insbesondere Achselstützen, Unterarmgehstützen, Handstöcke, Gehgestelle, Gehwagen oder Gehbänkchen geliefert, § 11 OrthV.

Einen **Rollstuhl** erhält, wer wegen wesentlicher Einschränkung der Gehfähigkeit auf die Benutzung angewiesen ist; dem Ausmaß der Gehbehinderung entsprechend kann für den Haus- und Straßengebrauch je ein handbetriebener Rollstuhl geliefert werden, § 12 Abs 1 OrthV. Einen faltbaren Rollstuhl für den Straßengebrauch können zusätzlich erhalten Querschnittgelähmte, Vier- und Dreifachamputierte, Doppel-Oberschenkelamputierte sowie einseitig Beinamputierte, die dauernd außerstande sind, eine Beinprothese zu tragen und zugleich armamputiert sind, § 12 Abs 2 OrthV.

Ein **elektrisch betriebener Rollstuhl** kann anstelle eines der handbetriebenen Rollstühle geliefert werden, wenn dieser vom Behinderten nicht selbst bedient werden kann. Wer dringend darauf angewiesen ist, kann ausnahmsweise für innen und außen je einen elektrisch betriebenen Rollstuhl erhalten, § 12 Abs 3 OrthV.

3.2.13 Soziales Entschädigungsrecht

Zur Ergänzung der Versorgung mit Hilfsmitteln können über die allgemeinen Bestimmungen über die Kfz-Hilfe (S 181) hinaus ua **Zuschüsse zur Beschaffung eines Motorfahrzeugs** gewährt werden, § 23 OrthV.

Verursachen die anerkannten Schädigungsfolgen einen **außergewöhnlichen Verschleiß an Kleidung oder Wäsche**, so sind die dadurch entstehenden Kosten mit einem monatlichen Pauschbetrag zu ersetzen, § 15 BVG.

Einzelheiten regelt die VO zur Durchführung des § 15 BVG. Diese hat ua auch für die GUV Geltung.

Versorgungskrankengeld wird nach Maßgabe weiterer Regelungen gewährt, § 16 BVG:
- Beschädigten, wenn sie wegen einer Gesundheitsstörung, die als Schädigungsfolge anerkannt oder durch eine anerkannte Schädigungsfolge verursacht ist, arbeitsunfähig iS der Vorschriften der GKV (S 124) werden; bei Gesundheitsstörungen, die nur iS der Verschlimmerung als Schädigungsfolge anerkannt sind, tritt an deren Stelle die gesamte Gesundheitsstörung, es sei denn, dass die als Folge einer Schädigung anerkannte Gesundheitsstörung auf die Arbeitsunfähigkeit ohne Einfluss ist, § 16 Abs 1 a BVG,
- Beschädigten, wenn sie wegen anderer Gesundheitsstörungen arbeitsunfähig werden, sofern ihnen wegen dieser Gesundheitsstörung Heil- oder Krankenbehandlung zu gewähren ist, Abs 1.b,
- Witwen und hinterbliebenen Lebenspartnern, Waisen und versorgungsberechtigten Eltern, wenn sie arbeitsunfähig werden, sofern ihnen Krankenbehandlung zu gewähren ist, § 16 Abs 1.c.

Als **arbeitsunfähig** ist auch anzusehen, wer:
- wegen der Durchführung einer stationären Behandlungsmaßnahme der Heil- oder Krankenbehandlung, einer Badekur, Abs 2.a, oder
- ohne arbeitsunfähig zu sein, wegen einer anderen Behandlungsmaßnahme der Heil- und Krankenbehandlung, Abs 2.b, ausgenommen die Anpassung und die Instandsetzung von Hilfsmitteln, § 16 Abs 2b

keine ganztägige Erwerbstätigkeit ausüben kann.

Der Anspruch auf Versorgungskrankengeld ruht bei Zusammentreffen mit bestimmten anderen Sozialleistungen, § 16 Abs 4 und 5 BVG.

Die **Höhe des Versorgungskrankengeldes** beträgt – abweichend vom normalen Krankengeld – idR (noch) 80 vH des erzielten regelmäßigen Entgelts (Regelentgelts), darf das entgangene Nettoarbeitsentgelt aber nicht übersteigen, §§ 16a– 16 h BVG.

Weiterhin kann zusätzlich eine Beihilfe – ua für selbstständig Tätige, VV Nr 2 zu § 17 BVG – in angemessener Höhe gewährt werden, wenn eine notwendige Maßnahme der Behandlung einer anerkannten Schädigungsfolge zu einer erheblichen Beeinträchtigung der Erwerbsgrundlage des Beschädigten führt; diese soll im Allgemeinen 36,– € täglich nicht übersteigen, § 17 BVG.

Kriegsopferfürsorge

Aufgabe der Kriegsopferfürsorge ist es, sich der Beschädigten und ihrer Familienmitglieder sowie der Hinterbliebenen in allen Lebenslagen anzunehmen, um die Folgen der Schädigung oder des Verlustes des Ehegatten, Elternteils, Kindes oder Enkelkindes angemessen auszugleichen oder zu mildern, § 25 Abs 2 BVG.

> Leistungen der Kriegsopferfürsorge erhalten Beschädigte und Hinterbliebene zur Ergänzung der übrigen Leistungen nach dem BVG als besondere Hilfen im Einzelfall, § 24 Abs 1 Nr 2 SGB I, § 25 Abs 1 BVG.

Diese Leistungen erhalten, § 25 Abs 3 BVG:
- Beschädigte, die Grundrente beziehen oder Anspruch auf Heilbehandlung nach § 10 Abs 1 BVG haben,
- Hinterbliebene, die Hinterbliebenenrente, Witwen- oder Waisenbeihilfe usw beziehen.

Beschädigte erhalten Leistungen auch für Familienmitglieder, soweit diese ihren Bedarf nicht aus eigenem Einkommen oder Vermögen decken können und der Beschädigte den Lebensunterhalt der Familie überwiegend bestreitet, vor der Schädigung bestritten hat oder ohne die Schädigung wahrscheinlich bestreiten würde, § 25 Abs 4 BVG.

Leistungen der Kriegsopferfürsorge werden gewährt, wenn und soweit die Beschädigten infolge der Schädigung und die Hinterbliebenen infolge des Verlustes des Ehegatten oder Lebenspartners, Elternteils usw nicht in der Lage sind, den anzuerkennenden Bedarf aus den übrigen Leistungen nach dem BVG und dem sonstigen Einkommen und Vermögen zu decken, § 25 a BVG.

Leistungen der Kriegsopferfürsorge sind, § 25 b BVG:
- Leistungen zur Teilhabe am Arbeitsleben und ergänzende Leistungen, §§ 26, 26 a BVG,
- Krankenhilfe, § 26 b BVG,
- Hilfe zur Pflege, § 26 c BVG
- Hilfe zur Weiterführung des Haushalts, § 26 d BVG,
- Altenhilfe, § 26 e BVG
- Erziehungsbeihilfe, § 27 BVG,
- ergänzende Hilfe zum Lebensunterhalt, § 27 a BVG,
- Erholungshilfe, § 27 b BVG,
- Wohnungshilfe, § 27 c BVG,
- Hilfe in besonderen Lebenslagen, § 27 d BVG,
- Sonderfürsorge ua für Empfänger von Pflegezulage, Hirnbeschädigte, § 27 e BVG.

3 Sozialrecht

Die Leistungen zur Teilhabe am Arbeitsleben werden nach den Vorschriften des SGB IX (S 180) erbracht, die übrigen nach den Vorschriften über die entsprechenden Hilfen nach dem SGB XII (S 206). Ergänzende Einzelheiten sind in den §§ 25b–27i BVG und in einer ergänzenden Verordnung zur Kriegsopferfürsorge sowie in der KfzHV (S 181) geregelt.

Beschädigtenrente; Berufsschadensausgleich; Pflegezulage

Grundrente

Beschädigte erhalten eine monatliche **Grundrente** abhängig von dem Grad der Schädigungsfolgen (GdS) zwischen 120,– € (bei einem GdS von 30) und 631,– € (bei einem GdS von 100), § 31 Abs 1 BVG.[1]

Die Grundrente erhöht sich für **Schwerbeschädigte**, die das 65. Lebensjahr vollendet haben, § 31 Abs 1 Satz 2 BVG, – ebenfalls vom GdS abhängig – zwischen 24,– € (bei einem GdS von 50 oder 60) und 37,– € (bei einem GdS von mindestens 90).

Eine **Schwerbeschädigung** liegt vor, wenn ein GdS von mindestens 50 festgestellt ist, § 31 Abs 2 BVG.

Beschädigte, bei denen **Blindheit** als Folge einer Schädigung anerkannt ist, erhalten stets die Rente nach einem GdS von 100. Beschädigte mit Anspruch auf eine **Pflegezulage** gelten stets als Schwerbeschädigte und erhalten mindestens eine Versorgung nach einem GdS von 50, § 31 Abs 3 BVG.

Beschädigte mit einem GdS von 100, die durch die anerkannten Schädigungsfolgen gesundheitlich außergewöhnlich betroffen sind, erhalten eine in Stufen I–VI gestaffelte monatliche **Schwerstbeschädigtenzulage** zwischen 72,– € (Stufe I) und 449,– € (Stufe VI), § 31 Abs 4 BVG.

Die Einzelheiten über die Bemessung sind in einer DVO zu § 31 Abs 4 BVG geregelt. Danach werden die einzelnen Stufen der Zulage nach Punktzahlen ermittelt, die sich aus den Einzel-Graden der verschiedenen Schädigungsfolgen ergeben.

> **!** Der **GdS** (S 25) ist nach den allgemeinen Auswirkungen der Funktionsbeeinträchtigungen, die durch die als Schädigungsfolgen anerkannten körperlichen, geistigen oder seelischen Gesundheitsstörungen bedingt sind, in **allen Lebensbereichen** zu beurteilen, § 30 Abs 1 Satz 1 BVG.

Der GdS ist nach 10er-Graden von 10–100 zu bemessen; ein bis zu 5 Grad geringerer Grad der Schädigungsfolgen wird vom höheren 10er-Grad mit umfasst, § 10 Abs 1 Satz 2 BVG. Damit wird faktisch Rente ab einem GdS von 25 gewährt.

Vorübergehende Gesundheitsstörungen sind nicht zu berücksichtigen; als vorübergehend gilt ein Zeitraum bis zu 6 Monaten, § 30 Abs 1 Satz 3 BVG. Bei beschädigten Kindern und Jugendlichen ist der Grad der Schädigungsfolgen nach dem Grad zu bemessen, der sich bei Erwachsenen mit gleicher Gesundheitsstörung ergibt, § 31 Abs 1 Satz 4 BVG.

Für erhebliche äußere Körperschäden sind als Mindest-Grade der Schädigungsfolgen festgesetzt, § 30 Abs 1 Satz 5 BVG, VV Nr 5 (früher: Nr 4) zu § 30 BVG, ua – soweit orthopädisch von Bedeutung – für:

- Rückenmarkverletzung mit schweren Funktionsstörungen: 70
- Verlust eines Armes im Schultergelenk oder mit sehr kurzem Oberarmstumpf: 80
- Verlust eines Armes im Oberarm oder im Ellenbogengelenk: 70
- Verlust eines Armes im Unterarm: 50
- Verlust aller Finger einer Hand: 50
- Verlust des ganzen Daumens einschließlich Mittelhandknochen einer Hand: 30
- Verlust eines Beines im Bereich des Oberschenkels bis zur Kniehöhe (zB Amputation nach Gritti): 70
- Verlust eines Beines im Bereich des Unterschenkels bei genügender Funktionstüchtigkeit des Stumpfes und der Gelenke: 50
- Verlust eines Beines im Bereich des Unterschenkels bei ungenügender Funktion des Stumpfes und der Gelenke: 60
- Verlust beider Beine im Bereich der Unterschenkel bei Funktionstüchtigkeit der Stümpfe und der Gelenke: 80
- Teilverlust des Fußes mit Erhalt der Ferse (Absetzung nach Pirogow)
  – einseitig: 40
  – beidseitig: 70
- Teilverlust des Fußes (Absetzung nach Lisfranc und Sharp)
  – einseitig: 30
  – beidseitig: 50
- Teilverlust des Fußes (Absetzung nach Chopart)
  – einseitig: 30
  – beidseitig: 60
- Verlust aller Zehen beider Füße: 30

Diese anderen, gegenüber der GUV vielfach höheren Einstufungen haben ihre Grundlage in historischen Gegebenheiten.[2]

---

[1] Stand der Beträge: 01.07.2008

[2] vgl hierzu *Erlenkämper* S 46

3.2.13 Soziales Entschädigungsrecht

Die *Anhaltspunkte* bzw. ab 01.01.2009 die „Versorgungsmedizinischen Grundsätze" (Anlage zur Versorgungsmedizin-Verordung v. 10.12.2008) geben weitere wichtige Hinweise für die Beurteilung des GdS – in den Anhaltspunkten noch als MdE bezeichnet –, die in der Synopse S Kap. 6.2 ergänzt und vertieft werden.

> Der **Grad der Schädigungsfolgen** ist **höher zu bewerten**, wenn der Beschädigte durch die Art der Schädigungsfolgen in seinem vor der Schädigung ausgeübten oder begonnenen Beruf, in seinem nachweisbar angestrebten oder in dem Beruf besonders betroffen ist, den er nach Eintritt der Schädigung ausgeübt hat oder noch ausübt, sog **besondere berufliche Betroffenheit**, § 30 Abs 2 BVG.

Die Anwendung dieser Vorschrift wird in der Praxis von Versorgungsverwaltung und Gerichten idR deutlich großzügiger gehandhabt als die vergleichbare Vorschrift des § 56 Abs 2 Satz 3 SGB VII in der GUV.

Der Anspruch auf eine solche Höherbewertung entsteht jedoch, sofern Maßnahmen zur Rehabilitation erfolgversprechend und zumutbar sind, frühestens in dem Monat, in dem solche Maßnahmen abgeschlossen sind, § 29 BVG.

Die Feststellung von Art und Ausmaß eines solchen beruflichen Betroffenseins ist im Übrigen Aufgabe der Versorgungsbehörden bzw Gerichte, nicht des ärztlichen Gutachters. Dieser sollte jedoch auf das Vorliegen eines solchen Tatbestandes ggf hinweisen.

> Liegen **mehrere Schädigungsereignisse** iS des BVG und/oder der das BVG für entsprechend anwendbar erklärenden Gesetze vor oder tritt zB zu einer alten Schädigung nach dem BVG, SVG oder ZDG jetzt ein Unfall aus Anlass einer Heilbehandlung (§ 1 Abs 2.e oder f BVG), ein Impfschaden oder eine Schädigung iS des OEG hinzu, ist unter Berücksichtigung des durch die *gesamten* Schädigungsfolgen aus allen Teilbereichen des soz EntschR bedingten GdS eine einheitliche Rente festzusetzen (S 222).[1]

Berufsschadensausgleich

> Berufsschadensausgleich erhalten rentenberechtigte Beschädigte, deren Einkommen aus gegenwärtiger oder früherer Tätigkeit durch die Schädigungsfolgen gemindert ist, § 30 Abs 3 BVG.

Der Berufsschadensausgleich wird in Höhe von 42,5 vH des Einkommensverlustes oder in pauschalierter Form gewährt, § 30 Abs 3 BVG.

Die weiteren Einzelheiten zum Berufsschadensausgleich sind in § 30 Abs 4 – 16 BVG sowie in einer besonderen Berufsschadensausgleichsverordnung geregelt.

Ausgleichsrente

> Neben der Grundrente erhalten **Schwerbeschädigte** eine **Ausgleichsrente**, wenn sie infolge ihres Gesundheitszustandes, hohen Alters oder aus einem von ihnen nicht zu vertretenden sonstigen Grund eine ihnen zumutbare Erwerbstätigkeit nicht oder nur in beschränktem Umfang oder nur mit überdurchschnittlichem Kräfteeinsatz ausüben können, § 32 Abs 1 BVG.

Die **volle Ausgleichsrente** beträgt (Stand: ab 01.07.2008) – nach dem GdS gestaffelt – monatlich zwischen 387,– € (bei einem GdS 50 oder 60) und 631,– € (bei Erwerbsunfähigkeit), § 32 Abs 2 BVG.

Die Ausgleichsrente ist – anders als die Grundrente – **einkommensabhängig**; sie ist um das anzurechnende Einkommen zu mindern, § 33 Abs 1 BVG. Die Einzelheiten hierzu sind in § 33 Abs 1 – 5 BVG und in einer besonderen Ausgleichsrentenverordnung sowie in ergänzenden Anrechnungsverordnungen geregelt.

Empfänger einer Pflegezulage (§ 35 BVG, s unten) nach Stufe I oder II erhalten wenigstens die Hälfte der vollen Ausgleichsrente, nach Stufe III oder höher die volle Ausgleichsrente, auch wenn die Pflegezulage nach § 35 Abs 4 BVG nicht gezahlt wird oder nach § 65 Abs 1 BVG ruht, § 33 Abs 4 BVG.

Für **jugendliche Schwerbeschädigte** mindert sich die Ausgleichsrente bis zu 30 vH (vor Vollendung des 14. Lebensjahres) bzw bis zu 50 vH (vor Vollendung des 18. Lebensjahres), es sei denn, dass sie ihren Lebensunterhalt allein bestreiten müssen, § 34 BVG.

Schwerbeschädigte erhalten – gleichfalls einkommensabhängig – für den Ehegatten oder Lebenspartner einen **Ehegattenzuschlag** in Höhe von (ab 01.07.2008) 69,– €. Den Zuschlag erhalten auch Schwerbeschädigte, deren Ehe oder Lebenspartnerschaft (zB durch Tod oder Scheidung) aufgelöst oder für nichtig erklärt worden ist, wenn sie im eigenen Haushalt für ein Kind sorgen, § 33 a Abs 1 BVG. Empfänger von Pflegezulage erhalten den vollen Zuschlag (ohne Einkommensanrechnung), § 33 a Abs 2 BVG.

---

[1] so ausdrücklich §§ 84 Abs 3 SVG, 47 Abs 8 ZDG, § 63 Abs 1 IfSG, 3 Abs 1 OEG

3 Sozialrecht

Schwerbeschädigte erhalten für jedes Kind einen **Kinderzuschlag** in Höhe des gesetzlichen Kindergeldes, es sei denn, für dasselbe Kind besteht bereits ein unmittelbarer Anspruch auf Kindergeld oder entsprechende Leistungen, § 33 b BVG.

Pflegezulage

> **Pflegezulage** wird gewährt, solange der Beschädigte infolge der Schädigung **hilflos** ist, § 35 BVG.

Hilflos (S 41) ist der Beschädigte, wenn er für eine Reihe von häufig und regelmäßig wiederkehrenden Verrichtungen zur Sicherung seiner persönlichen Existenz im Ablauf eines jeden Tages fremder Hilfe dauernd bedarf, § 35 Abs 1 Satz 2 BVG.

Diese Voraussetzungen sind auch erfüllt, wenn die Hilfe in Form einer Überwachung oder Anleitung zu den genannten Verrichtungen erforderlich ist oder wenn die Hilfe zwar nicht dauernd geleistet werden muss, jedoch eine ständige Bereitschaft zur Hilfeleistung erforderlich ist, § 35 Abs 1 Satz 3 BVG. Bei der Beurteilung der Hilflosigkeit iS von § 35 Abs 1 BVG ist hauswirtschaftlicher Hilfebedarf grundsätzlich nicht zu berücksichtigen.[1]

Die Pflegezulage wird in verschiedenen Stufen (Stufe I–VI) in Höhe von 266,– € (Stufe I) bis 1325,– € (Stufe VI) – Stand: ab 01.07.2008 – gezahlt. Ist die Gesundheitsstörung so schwer, dass sie dauerndes Krankenlager oder außergewöhnliche Pflege erfordert, wird die Pflegezulage je nach Lage des Falles unter Berücksichtigung des Umfangs der notwendigen Pflege erhöht (Stufen II–VI). Blinde erhalten mindestens die Pflegezulage nach Stufe III (645,– €), erwerbsunfähige Hirnbeschädigte mindestens nach Stufe I (266,– €), § 35 Abs 1 BVG.

Wird die fremde Hilfe von Dritten aufgrund eines Arbeitsvertrages geleistet und übersteigen die dafür aufzuwendenden angemessenen Kosten den Betrag der pauschalen Pflegezulage, wird diese um den übersteigenden Betrag erhöht. Lebt der Beschädigte mit seinem Ehegatten, Lebenspartner oder einem Elternteil in häuslicher Gemeinschaft, ist die Pflegezulage so zu erhöhen, dass er nur ein Viertel der von ihm aufzuwendenden angemessenen Kosten aus der pauschalen Pflegezulage zu zahlen hat und ihm mindestens die Hälfte der pauschalen Pflegezulage verbleibt; in Ausnahmefällen kann der verbleibende Anteil noch bis zum vollen Betrag der pauschalen Pflegezulage erhöht werden, § 35 Abs 2 BVG.

Während einer stationären Behandlung wird die Pflegezulage nach den Stufen I und II bis zum Ende des 1., im Übrigen bis zum Ablauf des 12. auf die Aufnahme folgenden Kalendermonats in voller Höhe weitergezahlt, darüber hinaus nur zu einem Viertel und nur unter bestimmten weiteren Voraussetzungen, § 35 Abs 3 – 4 BVG.

Tritt die Hilflosigkeit gleichzeitig mit der Notwendigkeit stationärer Behandlung oder während einer solchen ein, besteht für die Zeit vor dem Kalendermonat der Entlassung kein Anspruch auf Pflegezulage. Für diese Zeit wird eine **Pflegebeihilfe** in Höhe eines Viertels der pauschalen Pflegezulage nach Stufe I gezahlt, wenn der Beschädigte mit seinem Ehegatten, Lebenspartner oder einem Elternteil in häuslicher Gemeinschaft lebt; in begründeten Ausnahmefällen kann, soweit eine stärkere Beteiligung des Ehegatten, des Lebenspartners, eines Elternteils oder die Beteiligung einer anderen nahe stehenden Person an der Pflege medizinisch erforderlich ist, eine Pflegebeihilfe bis zur Höhe der pauschalen Pflegezulage nach Stufe I gezahlt werden, § 35 Abs 5 BVG.

Für Beschädigte, die infolge der Schädigung dauernder Pflege iS des § 35 Abs 1 BVG bedürfen, werden, wenn geeignete Pflege sonst nicht sichergestellt werden kann, die Kosten der nicht nur vorübergehenden **Heimpflege**, soweit sie Unterkunft, Verpflegung und Betreuung einschließlich notwendiger Pflege umfassen, unter Anrechnung auf die Versorgungsbezüge übernommen, § 35 Abs 6 BVG. Dem Beschädigten ist jedoch von seinen Versorgungsbezügen zur Bestreitung der sonstigen Bedürfnisse ein Betrag in Höhe der Grundrente eines erwerbsunfähigen Beschädigten und den Angehörigen ein Betrag mindestens in Höhe der Hinterbliebenenbezüge zu belassen, die ihnen zustehen würden, wenn der Beschädigte an den Folgen der Schädigung gestorben wäre, § 35 Abs 6 Satz 2 BVG.

> **!** Für die einzelnen **Stufen der Pflegezulage** gibt es im Übrigen keine gesetzlichen Regelungen; die Einstufung hat unter Berücksichtigung von Art und Schwere des Leidens sowie dem Ausmaß der erforderlichen Pflege und der hierfür nach dem täglichen Zeitaufwand erforderlichen Betreuungsleistungen zu erfolgen. Die zeitlichen Grenzwerte der sozialen Pflegeversicherung können zwar nicht unmittelbar übernommen werden, sie lassen sich jedoch als Orientierungspunkte nutzen.[2]

In den VV zu § 35 BVG sind als Beispiele und Anhaltspunkte für vergleichbare Fälle genannt ua:[3]

➤ Nr 10: Doppelamputierte ohne weitere Gesundheitsstörungen: IdR Stufe I, jedoch bei Verlust beider Beine im Oberschenkel Stufe II, beider Hände oder Unterarme Stufe III, beider Oberarme oder dreier Gliedmaßen Stufe IV.

---

[1] BSG SozR 3-3100 § 35 Nr 6; BSG SozR 3-3100 § 35 Nr 12; SozR 4-3250 § 69 Nr 1

[2] BSG SozR 3-3100 § 35 Nr 12; BSG SozR 4-3250 § 69 Nr 1; SozR 4-3100 § 35 Nr 4

[3] vgl auch *Anhaltspunkte* Nr 50 S 165 ff

3.2.13 Soziales Entschädigungsrecht

- Nr 8: Blinde mit weiteren anerkannten Schädigungsfolgen, die das Pflegebedürfnis erhöhen: mindestens Stufe IV.
  Blinden stehen dabei Beschädigte gleich, deren Sehschärfe so gering ist, dass sie sich in einer ihnen nicht vertrauten Umwelt ohne fremde Hilfe nicht zurechtfinden können, Nr 7.
- Nr 5: Querschnittgelähmte mit Blasen- und Mastdarmlähmungen, Hirnbeschädigte mit schweren psychischen und physischen Störungen und Gebrauchsbehinderungen mehrerer Gliedmaßen, Ohnhänder mit Verlust beider Beine im Oberschenkel, blinde Doppel-Oberschenkelamputierte, Blinde mit Verlust eines Armes im Oberarm und eines Beines im Oberschenkel: Stufe V.
- Nr 6: Blinde mit völligem Gehörverlust, blinde Ohnhänder, Beschädigte mit Verlust beider Arme im Oberarm und beider Beine im Oberschenkel, weiterhin Beschädigte, bei denen neben einem Leidenszustand, der bereits die Gewährung von Pflegezulage nach Stufe V rechtfertigt, noch eine weitere Gesundheitsstörung vorliegt, die das Pflegebedürfnis wesentlich erhöht (zB erhebliche Gebrauchbehinderung beider Arme bei vollständiger Lähmung beider Beine mit Blasen- und Mastdarmlähmung), ferner andere Beschädigte, deren außergewöhnlicher Leidenszustand und deren Pflegebedürfnis vergleichbar ist: Stufe VI.

Zum **Begriff der Hilflosigkeit** und den Unterschieden zwischen der Hilflosigkeit iS des § 35 BVG und anderen Rechtsgebieten s S 41.

Die Hilflosigkeit muss hier stets „**infolge der Schädigung**" bestehen, dh die Hilflosigkeit muss in einem rechtlich wesentlichen ursächlichen Zusammenhang mit der Schädigung stehen. Auch hier genügt es, dass die Schädigung eine *wesentliche Teilursache* für den Eintritt der Hilflosigkeit bildet; es ist also nicht erforderlich, dass die Schädigung die alleinige, allein wesentliche oder auch nur zeitlich letzte Ursache für den Eintritt der Hilflosigkeit war.[1] Die Frage der Hilflosigkeit ist nicht nach dem Zustand im Zeitpunkt der Schädigung zu beurteilen, sondern nach dem ihres Eintritts. Daher sind auch etwaige nach der Schädigung eingetretene schädigungsunabhängige Erkrankungen, Unfälle wie auch allgemeine Alterserscheinungen bei der Prüfung zu berücksichtigen, ob Hilflosigkeit jetzt vorliegt.[2]

Hat der Beschädigte zB im letzten Weltkrieg ein Bein verloren und muss jetzt aus schädigungsunabhängigen Gründen (zB infolge einer Endangiitis obliterans) auch das andere Bein amputiert werden, so besteht die dadurch ggf eintretende Hilflosigkeit „infolge der Schädigung", weil die Kriegsbeschädigung eine wesentliche Teilursache für den jetzigen Zustand der Hilflosigkeit bildet.[3] Etwas anderes gilt nach den allgemeinen Grundsätzen nur dann, wenn jene schädigungsunabhängigen Erkrankungen usw im Verhältnis zur Schädigungsfolge die eindeutig überwiegende und damit rechtlich allein wesentliche Ursache der Hilflosigkeit bilden.[4]

Ob Hilflosigkeit vorliegt, ist im Übrigen eine Tatfrage, die nicht allein nach den ärztlichen Befunden zu beurteilen ist, sondern nach der allgemeinen Lebenserfahrung unter Berücksichtigung aller Umstände des Einzelfalls.[5] Bei Säuglingen und Kleinkindern ist nur der Teil der Hilflosigkeit zu berücksichtigen, der den Umfang der Hilfsbedürftigkeit eines gesunden gleichaltrigen Kindes übersteigt.[6]

Hinterbliebenenversorgung

Als Leistungen der **Hinterbliebenenversorgung** werden ua gewährt:
- Bestattungsgeld, § 36 BVG,
- Sterbegeld, § 37 BVG,
- Witwen- und Witwerrenten (W-Renten), Hinterbliebenenrente für hinterbliebene Lebenspartner, §§ 38 – 44 BVG,
- Waisenrenten, §§ 45 – 47 BVG,
- Witwen- und Waisenbeihilfen, § 48 BVG,
- sog Geschiedenenrenten (Renten an früheren Ehegatten), § 42 BVG,
- Elternrenten, §§ 49 – 51 BVG,
- Verschollenheitsrenten, § 52 BVG,
- Heiratsabfindungen, § 44 Abs 1 BVG,
- Wiederaufleben von W-Renten, § 44 Abs 2 BVG.

> Allen Leistungen der Hinterbliebenenversorgung – mit Ausnahme von Witwen- und Waisenbeihilfen – ist gemeinsam, dass sie idR nur gewährt werden, wenn der Beschädigte an den **Folgen der Schädigung** verstorben ist, § 38 BVG.

Anders als in der GUV (S 170) gilt der **Tod als Folge der Schädigung** hier auch dann, wenn der Beschädigte an einem Leiden verstirbt, das als Schädigungsfolge rechtsverbindlich anerkannt und für das ihm im Zeitpunkt des Todes Rente zuerkannt war, § 38 Abs 1 Satz 2 BVG.

Für die Beurteilung der Kausalität ist auch hier die **sozialrechtliche Kausalitätslehre** (S 51) maßgebend. Somit ist nicht erforderlich, dass die Schädigung die allei-

---

[1] stdRspr, vgl ua BSG SozR 3100 § 35 Nr 11 mwN; BSG SozSich 1986, 292
[2] BSG SozR 3100 § 35 Nr 2
[3] vgl BSG SozR BVG § 35 Nr 9
[4] BSG SozR 3100 § 35 Nr 11
[5] BSG SozR BVG § 35 Nr 7; vgl auch VV Nr 1 zu § 35 BVG
[6] *Anhaltspunkte* Nr 22

nige oder doch allein wesentliche Ursache des Todes gebildet hat; es genügt, wenn sie – ggf neben anderen, schädigungsunabhängigen Faktoren – eine *wesentliche Teilursache* (S 58) war, sofern nicht die schädigungsunabhängigen Faktoren an Bedeutung eindeutig überwiegen.[1] Ein rechtserheblicher Ursachenzusammenhang besteht auch dann, wenn die Schädigung zu einer Lebensverkürzung um ein Jahr (S 96) geführt hat.[2]

Die **Rechtsvermutung**, dass der Tod als Folge der Schädigung gilt, wenn der Beschädigte an einem als Schädigungsfolge anerkannten Leiden verstorben ist, für das ihm Rente zuerkannt war, betrifft aber nur die Kausalität zwischen der Schädigung und dem Schädigungsleiden, nicht auch die Kausalität zwischen Schädigungsleiden und Tod. Die letztere Frage ist vielmehr in freier Beweiswürdigung unter Beachtung der Grundsätze der sozialrechtlichen Kausalitätslehre in jedem Fall besonders zu prüfen.[3]

Bestattungs- und Sterbegeld

> **Bestattungsgeld** und **Sterbegeld** werden beim Tod eines rentenberechtigten Beschädigten gezahlt, §§ 36, 37 BVG.

Stirbt ein Beschädigter an den Folgen einer Schädigung außerhalb seines ständigen Wohnsitzes, so sind auch die notwendigen Überführungskosten dem zu erstatten, der sie getragen hat, § 36 Abs 5 und 6 BVG.

Witwenrente (W-Rente)

> Witwenrente erhält die Ehefrau und der hinterbliebene Lebenspartner, wenn der Beschädigte an den Folgen einer Schädigung verstorben ist, § 38 Abs 1 BVG. Der Witwer erhält Versorgung wie eine Witwe, § 43 BVG.

Auch die W-Rente wird als Grund- und Ausgleichsrente gewährt, §§ 40, 41 BVG.

Die **Grundrente** beträgt (Stand: 01.07.2008) 378,– €, § 40 BVG.

Ausgleichsrente erhalten nur Witwen und Witwer, § 41 BVG, die:
- durch Krankheit oder andere Gebrechen nicht nur vorübergehend wenigstens die Hälfte ihrer Erwerbsfähigkeit verloren haben, oder
- das 47. Lebensjahr vollendet haben, oder
- für mindestens ein Kind des Verstorbenen oder ein eigenes Kind sorgen, das eine Waisenrente nach dem BVG bezieht, oder
- aus anderen zwingenden Gründen eine Erwerbstätigkeit nicht ausüben können.

Ausgleichsrente ist – wie die Ausgleichsrente des Beschädigten – um anrechenbares anderes Einkommen zu mindern, § 41 Abs 3 BVG.

Einen zusätzlichen **Schadensausgleich**, der in seinem Wesen dem Berufsschadensausgleich des Beschädigten entspricht, erhalten Witwen bzw Witwer, deren Einkommen geringer ist als die Hälfte des Einkommens, das der Ehegatte ohne die Schädigung erzielt hätte, § 40 a BVG.

Zusätzlich erhalten Witwe bzw Witwer eines Pflegezulageempfängers einen sog **Pflegeausgleich**, wenn sie den Beschädigten während der Ehe länger als 10 Jahre gepflegt haben und der Beschädigte infolge der Schädigung mindestens in einem der Stufe II entsprechenden Umfang hilflos war, § 40 b BVG.

Waisenrenten

> **Waisenrente** erhalten nach dem Tode des Beschädigten seine Kinder bis zur Vollendung des 18. Lebensjahres, § 45 Abs 1 BVG.

Auch die Waisenrente wird als Grund- und Ausgleichsrente gewährt, §§ 46, 47 BVG.

Waisenrente wird auch nach Vollendung des 18. Lebensjahres gewährt, § 45 Abs 3 BVG, für Waisen, die:
- sich in einer Schul- oder Berufsausbildung befinden, längstens bis zur Vollendung des 27. Lebensjahres,
- sich in einer Übergangszeit von höchstens 4 Kalendermonaten insbesondere zwischen 2 Ausbildungsabschnitten oder zwischen einem Ausbildungsabschnitt und der Ableistung des gesetzlichen Wehr- oder Zivildienstes – längstens bis zur Vollendung des 27. Lebensjahres – befinden,
- ein freiwilliges soziales oder ökologisches Jahr leisten, längstens bis zur Vollendung des 27. Lebensjahres,
- infolge körperlicher oder geistiger Gebrechen spätestens bei Vollendung des 27. Lebensjahres außerstande sind, sich selbst zu unterhalten, solange dieser Zustand dauert, über die Vollendung des 27. Lebensjahres hinaus jedoch nur, wenn der Ehegatte oder Lebenspartner außerstande sind, sie zu unterhalten.

Die Ausgleichsrente ist – wie die Ausgleichsrente des Beschädigten oder der Witwe – um anrechenbares anderes Einkommen zu mindern, § 47 Abs 2 BVG iVm § 33 BVG.

---

[1] stdRspr; vgl ua BSG SozR BVG § 38 Nr 12
[2] BSG SozR 3100 § 1 Nr 21 mwN
[3] BSG SozR BVG § 38 Nr 15, 17; SozR 3-3100 § 38 Nr 2

3.2.13 Soziales Entschädigungsrecht

Sog Geschiedenenrente

> Eine W-Rente als sog **Geschiedenenrente** erhält der frühere Ehegatte eines Beschädigten im Falle der Scheidung, Aufhebung oder Nichtigerklärung der Ehe oder Aufhebung der Lebenspartnerschaft, wenn der Verstorbene zurzeit seines Todes Unterhalt nach ehe- oder familienrechtlichen Vorschriften oder aus sonstigen Gründen zu leisten hatte oder im letzten Jahr vor seinem Tode geleistet hat, § 42 Abs 1 BVG.

Der Anspruch auf Geschiedenenrente besteht hier – anders als in der GRV, aber ähnlich wie in der GUV – nicht nur, wenn die Ehe nach dem 01.07.1977 geschieden worden ist. Die Versorgung wird aber nur so lange geleistet, wie der frühere Ehegatte nach den ehe- oder familienrechtlichen Vorschriften unterhaltsberechtigt gewesen wäre oder sonst Unterhaltsleistungen erhalten hätte, § 42 Abs 1 Satz 2 BVG.

Witwen- und Waisenbeihilfen

> **Witwen- und Waisenbeihilfen** werden unter bestimmten weiteren Voraussetzungen gewährt, wenn der Beschädigte nicht an den Folgen der Schädigung verstorben ist und deswegen nach § 38 Abs 1 BVG kein Anspruch auf die normale Hinterbliebenenversorgung besteht, § 48 BVG. Das gilt auch für Witwer, § 48 Abs 4 BVG.

Denn auch in diesen Fällen besteht nicht selten ein Versorgungsbedürfnis, wenn nämlich ein rentenberechtigter Beschädigter nicht an den Folgen der Schädigung gestorben ist, er aber wegen der Folgen der Schädigung gehindert war, eine entsprechende Erwerbstätigkeit auszuüben und dadurch die Versorgung seiner Hinterbliebenen erheblich beeinträchtigt wird.

Die Voraussetzungen gelten bei Hinterbliebenen von Schwerbeschädigten ua als erfüllt, wenn der Beschädigte im Zeitpunkt seines Todes Anspruch auf Beschädigtenrente eines Erwerbsunfähigen, auf Pflegezulage oder mindestens 5 Jahre Anspruch auf Berufsschadensausgleich hatte, § 48 Abs 1 Satz 5 BVG.

Elternrente

> **Elternrente** wird Eltern gewährt, wenn der Beschädigte an den Folgen eines Schädigung gestorben ist, § 49 BVG.

Elternrente erhält aber nur, wer voll erwerbsgemindert oder erwerbsunfähig iS der GRV ist, aus anderen zwingenden Gründen eine zumutbare Erwerbstätigkeit nicht ausüben kann oder das 60. Lebensjahr vollendet hat, § 50 BVG.

Verschollenheitsrente

Verschollenheitsrente wird gewährt, wenn eine Person, deren Hinterbliebenen Versorgung zustehen würde, verschollen ist, § 52 BVG.

Heiratsabfindung

Heiratet eine versorgungsberechtigte Witwe bzw ein Witwer wieder, so erlischt der Anspruch auf ihre Hinterbliebenenversorgung mit Ablauf des Monats der neuen Eheschließung, § 60 Abs 4 BVG. Anstelle der wegfallenden Rentenansprüche wird eine Abfindung (sog **Heiratsabfindung**) in Höhe des 50-Fachen der monatlichen Grundrente gewährt, § 44 Abs 1 BVG.

Entsprechendes gilt, wenn Witwen- bzw Witwerbeihilfe bezogen worden ist, § 48 Abs 3 BVG.

Wiederaufleben von W-Renten

Wird die neue Ehe aufgelöst (zB durch Tod oder Scheidung) oder für nichtig erklärt, kommt es zu einem **Wiederaufleben des Anspruchs** auf die frühere Witwen- bzw Witwerversorgung, § 44 Abs 2 – 6 BVG.

Versorgungs-, Renten- und Unterhaltsansprüche, die sich aus der neuen Ehe herleiten, sind auf die wiederauflebende Versorgung anzurechnen, soweit sie zu verwirklichen sind, § 44 Abs 5 BVG.

Ist eine W-Rente früher nicht bezogen worden, der frühere Ehegatte aber an den Folgen einer Schädigung gestorben, so wird W-Rente gezahlt, wenn ohne die Wiederverheiratung ein Anspruch auf W-Rente bestehen würde, § 44 Abs 6 BVG.

Härteausgleich

> Sofern sich in einzelnen Fällen aus den Vorschriften des BVG besondere Härten ergeben, kann die Versorgungsverwaltung mit Zustimmung des BMA einen Ausgleich gewähren, den sog **Härteausgleich**, § 89 BVG. Ähnliches gilt für die übrigen Gesetze des sozEntschR (SVG, ZDG, OEG usw).[1] Der Anspruch auf Härteausgleich setzt voraus,

---

[1] vgl hierzu weiterführend *Erlenkämper/Fichte* S 733

dass kein anderer gesetzlicher Entschädigungsanspruch wegen derselben Ursache besteht.[1]

Bei dem Härteausgleich handelt es sich – anders als bei der sog Kann-Versorgung nach § 1 Abs 3 Satz 2 BVG – um eine echte sog **Kann-Bestimmung**; die Gewährung liegt also im **Ermessen** der Versorgungsbehörden. Der Härteausgleich ist ein eigener, selbstständiger Anspruch, der eines besonderen Antrags und einer selbstständigen Entscheidung bedarf.[2]

Eine **besondere Härte** ist gegeben, wenn bei Würdigung des Gesamtinhalts des BVG (und der entsprechend anwendbaren anderen Gesetze des sozEntschR) der Ausschluss von Versorgung oder von einzelnen Versorgungsleistungen deren Sinn und Zweck widerspräche, VV Nr 1 zu § 89 BVG.

Ein Hauptanwendungsbereich war (und ist) die sog Brautversorgung, die unter besonderen Umständen auch für den Bereich des SVG in Betracht kommen kann,[3] nicht dagegen für den des OEG.[4]

Verfahrensrechtliches

Für das **Verfahren** gelten die Vorschriften des SGB I und des SGB X.

Ergänzend gilt das „Gesetz über das Verwaltungsverfahren in der Kriegsopferversorgung" (VerwVG). Dieses ist allerdings durch die Einführung des SGB I und X inhaltlich in weiten Teilen überholt und außer Kraft gesetzt worden. Insbesondere gelten die früher wichtigen Bestimmungen dieses Gesetzes über die Berichtigung von Bescheiden (§§ 40 ff VerwVG) nicht mehr; sie sind durch die §§ 44 ff SGB X ersetzt worden. Weiterhin gilt jedoch die Bestimmung, dass die Angaben des Antragstellers, die sich auf die mit der Schädigung in Zusammenhang stehenden Tatsachen beziehen, der Entscheidung zugrunde zu legen sind, wenn Unterlagen nicht vorhanden oder verloren gegangen sind, soweit sie nach den Umständen des Falles glaubhaft erscheinen, § 15 VerwVG. Bei der Glaubhaftmachung handelt es sich um eine Beweiserleichterung und bildet den mildesten Beweismaßstab des Sozialrechts und wird unter den zuvor genannten Voraussetzungen für den Nachweis der mit der Schädigungsfolge zusammenhängenden Tatsachen angewandt.[5]

Die Leistungen des sozEntschR werden grundsätzlich **nur auf Antrag** gewährt, § 1 Abs 1 und 5 BVG.

Die **Beschädigtenversorgung beginnt** idR mit dem Monat, in dem ihre Voraussetzungen erfüllt sind, frühestens mit dem Antragsmonat, § 60 Abs 1 BVG. Dies gilt entsprechend, wenn eine höhere Leistung beantragt wird, § 60 Abs 2 BVG.

Die Hinterbliebenenversorgung **beginnt** mit dem auf den Sterbemonat folgenden Monat, wenn der Erstantrag vor Ablauf eines Jahres nach dem Tod des Beschädigten gestellt wird, § 61 Satz 2.a BVG, bei späterer Antragstellung erst mit Beginn des Antragsmonats, §§ 61, 60 Abs 1 BVG.

Eine **Minderung oder Entziehung** der Leistungen tritt idR mit Ablauf des Monats ein, in dem die Voraussetzungen für ihre Gewährung weggefallen sind, § 60 Abs 4 Satz 1 BVG.

Beruht die Minderung oder Entziehung der Leistung auf einer Besserung des Gesundheitszustands, tritt sie mit Ablauf des Monats ein, der auf die Bekanntgabe des die Änderung aussprechenden Bescheides folgt, § 60 Abs 4 Satz 2 BVG. Der Grad der Schädigungsfolgen **eines rentenberechtigten Beschädigten** darf aber nicht vor Ablauf von 2 Jahren nach Bekanntgabe des (letzten) Feststellungsbescheids niedriger festgesetzt werden, § 62 Abs 2 BVG. Etwas anderes gilt nur, wenn durch eine Heilbehandlung eine wesentliche und nachhaltige Steigerung der Erwerbsfähigkeit erreicht worden ist; auch dann darf die Neufeststellung jedoch frühestens nach Ablauf eines Jahres nach Abschluss dieser Heilbehandlung erfolgen, § 62 Abs 2 Satz 2 BVG.

Bei **Versorgungsberechtigten, die das 55. Lebensjahr vollendet haben**, sind der Grad der Schädigungsfolgen und die Schwerstbeschädigtenzulage wegen Besserung des Gesundheitszustandes nicht niedriger festzusetzen, wenn sie in den letzten 10 Jahren seit ihrer Feststellung unverändert geblieben sind, § 62 Abs 3 BVG.

Der **Rechtsweg** führt zu den Gerichten der Sozialgerichtsbarkeit, § 51 SGG.

Literatur

Anhaltspunkte für die ärztliche Gutachtertätigkeit im sozEntschR und nach dem SchwbG, herausgegeben vom Bundesministerium für Arbeit und Sozialordnung (Stand 2008)

Erlenkämper, A.: Arzt und Sozialrecht, Steinkopff, Darmstadt

Erlenkämper, A., W. Fichte: Sozialrecht, 6. Auflage, Luchterhand, Neuwied

Rohr, K., H. Sträßer, D. Dahm: Bundesversorgungsrecht soziales Entschädigungsrecht und Sozialgesetzbuch mit Verfahrensrecht, (Stand 2008), Asgard, St Augustin

„Versorgungsmedizinische Grundsätze" (Anlage zur Versorgungsmedizin-Verordnung vom 10.12.2008

Thannheiser, W., G. Wende, R. Zech: Handbuch des Bundesversorgungsrechts soziale Entschädigung und Rehabilitation (Stand: 2008), Boorberg, Stuttgart

Wilke, G.: Soziales Entschädigungsrecht, 7. Auflage 1992, Stutz, München

---

[1] BSG SozR 3-3100 § 89 Nr 9
[2] BSG SozR 3100 § 89 Nr 2
[3] *Wilke* § 89 BVG Anm 1, 3, 7
[4] BSG SozR 3-3100 § 89 Nr 1
[5] BSG SozR 3-3900 § 15 Nr 4

3.2.14 Soziale Förderung

> Unter dem Titel „soziale Förderung" werden weitere Sozialleistungen zusammengefasst, die die sozialen Entfaltungsmöglichkeiten sichern und Chancengleichheit herstellen sollen.

Wegen der geringen sozialmedizinischen Relevanz werden nur Grundzüge der einzelnen Rechtsgebiete stark verkürzt dargestellt.

Ausbildungsförderung (BAföG)

Die **Ausbildungsförderung** ist vor allem im **Bundesausbildungsförderungsgesetz** (BAföG) und den hierzu ergangenen Rechtsverordnungen geregelt.[1]

Aber auch das **SGB III** – Arbeitsförderung – enthält Bestimmungen zur Förderung der Berufsausbildung (§§ 59 ff SGB III) und der beruflichen Weiterbildung (§ 77 ff SGB III).

Aufgabe

Die Ausbildungsförderung will die Chancengleichheit und soziale Gerechtigkeit im Bereich der Schul-, Fachschul- und Hochschulausbildung sichern.

Sie soll eine der Neigung, Eignung und Leistung entsprechende Ausbildung ermöglichen, wenn dem Berechtigten die für seinen Lebensunterhalt und seine Ausbildung erforderlichen Mittel anderweitig nicht zur Verfügung stehen, § 1 BAföG.

Zu den anderweitigen Mitteln gehören neben etwaigem eigenen Einkommen und Vermögen vor allem die bestehenden Unterhaltsansprüche gegen Ehegatten und Eltern.

Gefördert wird die Schul-, vor allem aber die Fachschul- und Hochschulausbildung, und zwar auch –sofern die Altersgrenzen gewahrt und die jeweilige Förderungshöchstdauer nicht überschritten sind – im sog zweiten Bildungsweg.

Die Förderung erfolgt teils durch (verlorene) Zuschüsse, teils durch Darlehen. Die Förderungsdarlehen werden zinsfrei gewährt; sie sind – nach 5 tilgungsfreien Jahren – in regelmäßigen monatlichen Raten zu tilgen, sofern entsprechendes Einkommen erzielt wird.

Träger

Träger der Ausbildungsförderung sind die Länder, § 40 BAföG.

Wahrgenommen werden die Aufgaben von den Ämtern für Ausbildungsförderung bei den Gemeinden und Landkreisen, für Studenten an den Universitäten bzw Hochschulen.

Förderungsfähige Ausbildung

Ausbildungsförderung wird nur für **bestimmte Ausbildungsstätten** geleistet, § 2 BAföG.

Hierzu gehören ua die Ausbildung an weiterführenden allgemein bildenden Schulen und Berufsfachschulen ab Klasse 10, bestimmte Abendschulen, Berufsaufbauschulen, Hochschulen und die Teilnahme an Fernunterrichtslehrgängen, § 3 BAföG.

Ausbildungsförderung wird grundsätzlich nur für eine **Ausbildung im Inland** geleistet, §§ 4 ff BAföG.

Ausbildungsförderung wird grundsätzlich nur für eine **Erstausbildung** gewährt, § 7 Abs 1 BAföG, nur ausnahmsweise für eine einzige weitere Ausbildung, § 7 Abs 2 BAföG oder für eine andere Ausbildung nach Abbruch der ersten, § 7 Abs 3 BAföG.

Für die Förderungsfähigkeit bestehen **Altersgrenzen**: Ausbildungsförderung wird – mit zahlreichen Ausnahmen – nicht mehr geleistet, wenn der Berechtigte bei Beginn des Ausbildungsabschnitts, für den er Förderung begehrt, das 30. Lebensjahr vollendet hat, § 10 Abs 3 BAföG.

Ausbildungsförderung erhalten **Deutsche** und bestimmte Gruppen gleichgestellter Ausländer, § 8 Abs 1 BAföG.

Ausbildungsförderung wird nur gewährt, wenn die **Leistungen** erwarten lassen, dass der Berechtigte das angestrebte Ausbildungsziel erreichen wird, § 9 Abs 1 BAföG.

Ausbildungsförderung wird nur für eine bestimmte Zeit der **Höchstförderungsdauer** geleistet, § 15 Abs 2 BAföG. Diese entspricht der Regelstudienzeit der entsprechenden Hochschulgesetze, § 15 a BAföG.

Leistungen

Die Ausbildungsförderung wird idR als Zuschuss, als Darlehen oder Bankdarlehen für den Lebensunterhalt und die Ausbildung geleistet (**Bedarf**), § 11 Abs 1 BAföG.

Der Bedarf wird durch monatliche Bedarfssätze pauschal nach einem festen Bedarfssatz zuzüglich Kosten der Unterkunft und der Beiträge für die gesetzliche Kranken- und Pflegeversicherung gesetzlich festgesetzt, §§ 12 ff BAföG.

---

[1] weiterführend *Erlenkämper/Fichte* S 814

Bei Studierenden gilt als **monatlicher Bedarf** (Stand: 01.08.2008), § 13 BAföG, für Auszubildende in:
- Fachschulklassen, deren Besuch eine abgeschlossene Berufsausbildung voraussetzt, von Abendgymnasium und Kollegs 341,- €,
- höheren Fachschulen, Akademien und Hochschulen 366,- €.

Der Bedarf erhöht sich für die Unterkunft, § 13 Abs 2 BAföG, wenn der Auszubildende:
- bei seinen Eltern wohnt, um monatlich 48,- €,
- nicht bei seinen Eltern wohnt, um monatlich 146,- €.

Soweit die Mietkosten für eine auswärtige Unterkunft nachweislich den Betrag von 146,- € übersteigen, erhöht sich der Bedarf um bis zu monatlich 72,- €.

Auf den Bedarf sind **Einkommen und Vermögen** des Auszubildenden sowie Einkommen seines Ehegatten und seiner Eltern in dieser Reihenfolge anzurechnen, § 11 Abs 2 BAföG.

Verfahrensrechtliches

Über die Leistung von Ausbildungsförderung und über die Höhe der Darlehenssumme wird nur auf schriftlichen Antrag entschieden, § 46 Abs 1 BAföG.

Die Ausbildungsförderung wird vom Beginn des Monats an geleistet, in dem die Ausbildung aufgenommen wird, frühestens jedoch vom Beginn des Antragsmonats an, § 15 Abs 1 BAföG. Der Bewilligungszeitraum umfasst regelmäßig 1 Jahr, § 50 Abs 3 BAföG.

Für öffentlich-rechtliche Streitigkeiten aus dem BAföG ist der **Rechtsweg** zu den Verwaltungsgerichten eröffnet, § 54 Abs 1 BAföG.

Kindergeld (BKGG, EStG)

Kindergeld (KiG) wird als Teil des Familienlastenausgleichs zum Zweck der Minderung der Unterhaltslast für Kinder geleistet, § 6 SGB I.[1]

Die entsprechenden gesetzlichen Regelungen finden sich derzeit aber nicht primär im Bundeskindergeldgesetz (BKGG), sondern im Einkommensteuergesetz (EStG). Nach dem BKGG kann KiG nur dann in Anspruch genommen werden, wenn nicht der Familienleistungsausgleich nach § 31 EStG zur Anwendung kommt, § 25 Abs 1 SGB I. KiG wird vorrangig bewirkt nach dem EStG als:
- Kinderfreibetrag, §§ 31 Satz 1, 32 Abs 6 EStG, oder
- Steuervergütung durch Kindergeld, §§ 62 ff EStG, und
- nur ausnahmsweise als echte Sozialleistung nach dem BKGG, § 25 Abs 1 SGB I.

Als **Kinder** werden – im EStG und BKGG weitgehend übereinstimmend geregelt – berücksichtigt, § 63 EStG, § 2 BKGG:
- Kinder iS des § 32 Abs 1 EStG (leibliche Kinder, Pflegekinder, Stiefkinder),
- in den Haushalt des Berechtigten aufgenommene Kinder des Ehegatten, § 63 Abs 1 Satz 1 Nr 2 EStG, § 2 Abs 1 Nr 1 BKGG,
- aufgenommene Enkel, § 63 Abs 1 Satz 1 Nr 3 EStG, § 2 Abs 1 Nr 3 BKGG,

unter Beachtung der **Altersgrenzen**, § 32 Abs 3 EStG, § 2 Abs 2 BKGG:
- bis zur Vollendung des 18. Lebensjahres,
- bis zur Vollendung des 21. Lebensjahres, soweit sie arbeitslos sind,
- bis zur Vollendung des 25. Lebensjahres, insbesondere in Berufsausbildung, in der Übergangszeit zwischen 2 Ausbildungsabschnitten oder zwischen zwei Ausbildungsabschnitt und Ableistung des Wehr- oder Zivildienstes usw,
- wegen körperlicher, geistiger oder seelischer Behinderung, soweit sie außer Stande sind, sich selbst zu unterhalten, und die Behinderung vor Vollendung des 25. Lebensjahres eingetreten ist.

Kinder sind nur zu berücksichtigen, wenn sie Einkünfte und Bezüge von nicht mehr als 7680,- € im Kalenderjahr haben, § 32 Abs 4 Sätze 2 bis 7 EStG, § 2 Abs 2 Satz 2 BKGG.

Höhe des steuerrechtlichen und des sozialrechtlichen KiG stimmen überein.

Es beträgt, § 66 Abs 1 EStG, § 6 Abs 1 BKGG (Stand: 01.07.2008):
- für das erste, zweite und das dritte Kind monatlich 154,- €, und
- für das vierte und jedes weitere Kind jeweils 179,- € monatlich.

KiG wird nur auf schriftlichen **Antrag** bei der zuständigen Familienkasse gewährt, § 67 Abs 1 Satz 1 EStG, § 9 Abs 1 BKGG, die das KiG festsetzt, § 70 Abs 1 EStG, § 13 BKGG.

Familienkasse ist die Agentur für Arbeit. Familienkasse der Angehörigen des öffentlichen Dienstes ist der Dienstherr bzw Arbeitgeber, § 72 EStG.

Zuständig für Streitigkeiten nach dem BKGG sind die Sozialgerichte, § 15 BKGG, für Streitigkeiten über Kindergeld nach dem EStG die Finanzgerichte, § 33 Abs 1 Nr 1 FGO.

---

[1] weiterführend *Erlenkämper/Fichte* S 777

3.2.14 Soziale Förderung

Elterngeld und Elternzeit (BEEG)

Elterngeld

Elterngeld wird zur Minderung der Unterhaltslast für Kinder als Teil der Minderung des Familienaufwands gewährt, § 6 SGB I.[1]

Das Gesetz zum Elterngeld und zur Erziehungszeit (Bundeselterngeldgesetz, BEEG) hat das bisherige Erziehungsgeld mit Wirkung ab 01.07.2007 abgelöst. Im Gegensatz zum kindbezogenen Erziehungsgeld, das unter Berücksichtigung festgesetzter Einkommensgrenzen als monatlicher Pauschbetrag geleistet wird, ist das Elterngeld eine elternbezogene Entgeltersatzleistung, die sich am vorangegangenen Nettoeinkommen orientiert.

Anspruch auf Elterngeld hat, § 1 Abs 1 BEEG, wer:
- einen Wohnsitz oder seinen gewöhnlichen Aufenthalt in Deutschland nach näherer Ausgestaltung gem § 1 Abs 2 BEEG hat,
- mit seinem Kind in einem Haushalt lebt,
  Als Kind gilt auch das mit dem Ziel der Annahme als Kind aufgenommene Kind sowie ein Kind des Ehegatten, der Ehegattin, des Lebenspartners oder der Lebenspartnerin bei Zusammenleben in dem oder Aufnahme in den Haushalt, § 1 Abs 3 BEEG,
- dieses Kind selbst betreut und erzieht.
  Können die Eltern wegen einer schweren Krankheit, Schwerbehinderung oder Tod ihr Kind nicht betreuen, haben Verwandte bis zum 3. Grad und ihre Ehegatten bzw Lebenspartner Anspruch auf Elterngeld, wenn sie die übrigen Voraussetzungen erfüllen, § 1 Abs 4 BEEG.
- keine oder keine volle Erwerbstätigkeit ausübt.
  Eine Person ist ua nicht voll erwerbstätig, wenn ihre wöchentliche Arbeitszeit 30 Wochenstunden im Durchschnitt des Monats nicht übersteigt oder sie eine Beschäftigung zur Berufsbildung ausübt, § 1 Abs 6 BEEG.

Grundsätzlich haben nur Eltern Anspruch auf Elterngeld, die sich voraussichtlich dauerhaft im Inland aufhalten werden, § 1 Abs 7 BEEG.

Elterngeld wird in Höhe von 67 vH des in den letzten 12 Kalendermonaten vor der Geburt des Kindes durchschnittlich erzielten monatlichen Einkommens aus Erwerbstätigkeit bis zu einem Höchstbetrag von 1800,- € monatlich gezahlt, § 2 BEEG.

In den Fällen, in denen das durchschnittlich erzielte monatliche Einkommen aus Erwerbstätigkeit vor der Geburt geringer als 1000,- € war, erhöht sich der Prozentsatz bis zu 100 vH, § 2 Abs 2 BEEG. Elterngeld wird mindestens in Höhe von 300,- € gezahlt (für Mütter oder Väter ohne Einkommen, Hausfrauen/Hausmänner, Arbeitslose, Studierende usw), § 2 Abs 5 BEEG.

Elterngeld kann in der Zeit vom Tag der Geburt bis zur Vollendung des 14. Lebensmonats des Kindes bezogen werden, § 4 Abs 1 BEEG.

Das Elterngeld wird in Monatsbeträgen idR für 12 Monate gezahlt. Ein Elternteil kann aber grundsätzlich höchstens für 12 Monate Elterngeld beziehen, § 4 Abs 3 BEEG. Die Eltern haben Anspruch auf 2 weitere Monatsbeträge, wenn auch für diese 2 Monate eine Minderung des Einkommens aus Erwerbstätigkeit erfolgt, § 4 Abs 2 BEEG.

Erfüllen beide Elternteile die Anspruchsvoraussetzungen, bestimmen sie, wer von ihnen welche Monatsbeträge in Anspruch nimmt, § 5 Abs 1 BEEG.

Elterngeld wird nur auf schriftlichen Antrag und rückwirkend nur für die letzten 3 Monate vor Beginn des Monats gewährt, in dem der Antrag auf Elterngeld eingegangen ist, § 7 BEEG.

Über öffentlich-rechtliche Streitigkeiten nach dem BEEG entscheiden die Gerichte der **Sozialgerichtsbarkeit**, § 13 Abs 1 BEEG.

Elternzeit

Elternzeit ist die Zeit einer unbezahlten Freistellung von der Arbeit nach der Geburt eines Kindes, auf die die Eltern einen Rechtsanspruch haben. Gesetzlich geregelt ist die Elternzeit in den §§ 15 – 21 BEEG.[2]

Anspruch auf Elternzeit haben Arbeitnehmerinnen und Arbeitnehmer, § 15 Abs 1 BEEG, wenn sie:
- mit ihrem Kind oder
- mit einem Kind, für das sie die Anspruchsvoraussetzungen nach § 1 Abs 3 oder Abs 4 BEEG erfüllen, oder
- mit einem Kind, das sie in Vollzeitpflege nach § 33 SGB VIII aufgenommen haben, und
- dieses Kind selbst betreuen und erziehen.

Nicht sorgeberechtigte Elternteile bedürfen der Zustimmung des sorgeberechtigten Elternteils, § 15 Abs 1 Satz 2 BEEG.

Arbeitnehmer können auch eine Verringerung der Arbeitszeit und ihre Ausgestaltung beantragen, § 15 Abs 5 BEEG.

Anspruchsberechtigt ist jeder Elternteil.

Elternzeit kann von jedem Elternteil – auch anteilig, von jedem Elternteil allein oder von beiden Elternteilen gemeinsam – genommen werden, § 15 Abs 3 BEEG. Eine

---
[1] weiterführend *Erlenkämper/Fichte* S 799

[2] weiterführend *Erlenkämper/Fichte* S 804

Teilzeitbeschäftigung bis zu 30 Wochenstunden ist möglich, § 15 Abs 4 Satz 1 BEEG.

Der Anspruch auf Elternzeit besteht bis zur Vollendung des 3. Lebensjahres eines Kindes, § 15 Abs 2 Satz 1 BEEG.

Die Zeit der Mutterschutzfrist nach § 6a Abs 1 MuSchG wird auf diese Begrenzung angerechnet, § 15 Abs 2 Satz 2 BEEG.

Wer Elternzeit beanspruchen will, muss sie grundsätzlich spätestens 7 Wochen vor Beginn schriftlich vom Arbeitgeber verlangen und gleichzeitig erklären, für welche Zeit innerhalb von 2 Jahren Elternzeit genommen werden soll, § 16 Abs 1 BEEG.

Arbeitnehmer genießen **Kündigungsschutz**, **§ 18 BEEG**.

Der Arbeitgeber darf das Arbeitsverhältnis idR ab dem Zeitpunkt, von dem an Elternzeit verlangt worden ist, höchstens jedoch 8 Wochen vor Beginn der Elternzeit, und während der Elternzeit nicht kündigen, § 18 Abs 1 Satz 1 BEEG.

Der Arbeitnehmer kann das Arbeitsverhältnis zum Ende der Elternzeit nur unter Einhaltung einer Kündigungsfrist von 3 Monaten kündigen, § 19 BEEG.

Unterhaltsvorschussgesetz

Das Gesetz zur Sicherung des Unterhaltes von Kindern alleinstehender Mütter und Väter durch Unterhaltsvorschüsse oder -ausfallleistungen (Unterhaltsvorschussgesetz, UhVorschG) gilt als besonderer Teil des SGB, § 68 Nr 14 SGB I.

Es soll den Schwierigkeiten begegnen, die alleinstehenden Elternteilen und ihren Kindern entstehen, wenn der andere Elternteil, bei dem das Kind nicht lebt, § 1 Abs 1 UhVorschG:
➤ sich seiner Unterhaltspflicht ganz oder teilweise entzieht,
➤ zur Unterhaltszahlung nicht oder nicht in hinreichendem Maße in der Lage ist oder
➤ verstorben ist.

Anspruchsberechtigt, § 1 Abs 1 UhVorschG, **ist das Kind selbst** – nicht der Elternteil –, das:
➤ das 12. Lebensjahr noch nicht vollendet hat,
➤ in Deutschland bei einem seiner Elternteile lebt, dessen Elternteil ledig, verwitwet, geschieden oder von seinem Ehegatten oder Lebenspartner dauernd iS des § 1567 BGB getrennt lebt und das nicht oder nicht regelmäßig
➤ Unterhalt von dem anderen Elternteil oder

➤ Waisenbezüge mindestens in Höhe der Leistung nach dem UhVorschG erhält, wenn dieser Eltern- oder ein Stiefelternteil gestorben ist.

Die Unterhaltsleistung bemisst sich monatlich in Höhe des sich nach § 1612a Abs 1 Satz 3 Nr 1 oder 2 BGB iVm § 32 Abs 6 Satz 1 EStG ergebenden monatlichen Mindestunterhaltes, § 2 UhVorschG.

Sie beträgt mindestens monatlich 279,– € (bis zur Vollendung des 6. Lebensjahres) und 322,– € (bis zur Vollendung des 12. Lebensjahres). Angerechnet werden das für ein erstes Kind zu zahlende Kindergeld, wenn ein Elternteil, bei dem das Kind lebt, Anspruch auf volles Kindergeld hat, § 2 Abs 1 und 2 UhVorschG, sowie die Einkünfte des Kindes aus Unterhaltszahlungen des Elternteils, bei dem es nicht lebt, oder von Waisenbezügen, § 2 Abs 3 UhVorschG.

Die Unterhaltsleistung wird für höchstens 72 Monate gezahlt, § 3 UhVorschG.

Die Ansprüche des Kindes gegenüber dem Unterhaltsverpflichteten gehen in Höhe der Unterhaltsleistungen nach dem UhVorschG auf den zuständigen Sozialleistungsträger über (gesetzlicher Forderungsübergang), § 7 Abs 1 UhVorschG.

Die Geldleistungen werden zu einem Drittel vom Bund, im Übrigen von den Ländern getragen, § 8 UhVorschG.

Die Unterhaltsleistung wird auf schriftlichen Antrag des Elternteils, bei dem das berechtigte Kind lebt, oder seines gesetzlichen Vertreters gewährt, § 9 Abs 1 S 1 UhVorschG.

Die Stelle, an die der Antrag zu richten ist, wird durch Landesrecht bestimmt, § 9 Abs 1 S 2 UhVorschG.

Mutterschaftsgeld

Nach dem Mutterschutzgesetz (MuSchG) wird **Mutterschaftsgeld** als **Lohnersatz** (§ 200 Abs 4 RVO) von den gesetzlichen Krankenkassen während der Schutzfristen 6 Wochen vor (§ 3 Abs 2 MuSchG) und 8 Wochen nach der Entbindung (§ 6 Abs 1 MuSchG) sowie für den Entbindungstag gezahlt, § 13 Abs 1 MuSchG, § 200 Abs 3 RVO.

Das Mutterschaftsgeld der gesetzlichen Krankenkassen erhalten **Frauen**:
➤ die pflicht- oder freiwillig versicherte Mitglieder einer gesetzlichen Krankenkasse sind, § 13 Abs 1 Satz 1 MuSchG, und
➤ die bei Arbeitsunfähigkeit Anspruch auf Krankengeld haben, § 200 Abs 1 RVO, und
➤ die in einem Arbeits- oder Heimarbeitsverhältnis stehen, § 200 Abs 2 Satz 1 RVO, oder

3.2.14 Soziale Förderung

- deren Arbeitsverhältnis während der Schwangerschaft oder der Schutzfrist nach § 6 Abs 1 MuSchG zulässig gem § 9 Abs 3 MuSchG aufgelöst worden ist, § 200 Abs 2 Satz 1 RVO, oder
- deren Arbeitsverhältnis während der Schutzfristen vor oder nach der Geburt beginnt, von Beginn des Arbeitsverhältnisses an, § 200 Abs 2 Satz 5 RVO, oder
- die bei Beginn der Schutzfristen in keinem Arbeitsverhältnis stehen, jedoch bei einer gesetzlichen Krankenkasse mit Anspruch auf Krankengeld versichert sind, in Höhe des Krankengeldes, § 200 Abs 2 Satz 7 RVO.

Steht die Frau in einem Arbeitsverhältnis, richtet sich die **Höhe des Mutterschaftsgelds** der Krankenkasse nach dem um die gesetzlichen Abzüge verminderte durchschnittliche kalendertägliche Arbeitsentgelt der letzten 3 abgerechneten Kalendermonate vor Beginn der Schutzfrist nach § 3 Abs 2 MuSchG, § 200 Abs 2 Satz 1 RVO.

Das Mutterschaftsgeld der Krankenkasse beträgt aber höchstens 13,– € je Kalendertag, § 200 Abs 2 Satz 2 RVO. Übersteigt das Arbeitsentgelt 13,– € kalendertäglich, wird der übersteigende Betrag vom Arbeitgeber (oder vom Bund) nach den Vorschriften des MuSchG gezahlt, § 200 Abs 2 Satz 6 RVO.

Arbeitnehmerinnen, die **nicht** selbst **Mitglied** einer gesetzlichen Krankenkasse sind (wie privat krankenversicherte oder in der GKV familienversicherte Frauen), erhalten Mutterschaftsgeld in Höhe von insgesamt höchstens 210,– € seitens des Bundesversicherungsamts (Mutterschaftsgeldstelle), § 13 Abs 2 MuSchG.

Wohngeld

Wer für eine angemessene Wohnung Aufwendungen erbringen muss, die ihm nicht zugemutet werden können, hat ein Recht auf Zuschuss zur Miete oder zu vergleichbaren Aufwendungen, § 7 SGB I. Konkretisiert ist das Wohngeldrecht in dem **Wohngeldgesetz** (WoGG), das bis zu seiner Einordnung in das SGB als dessen besonderer Teil gilt, § 68 Nr 10 SGB I.

Wohngeld wird zur wirtschaftlichen Sicherung angemessenen und familiengerechten Wohnens als **Mietzuschuss** bei Mietwohnungen oder als **Lastenzuschuss** bei Eigenheimen bzw Eigentumswohnungen zu den Aufwendungen für den Wohnraum geleistet, § 1 Abs 1 WoGG.[1]

Von dem Wohngeld sind ua **ausgeschlossen**, § 1 Abs 2 Nr 1 – 6 WoGG, Empfänger von:
- Alg II und Sozialgeld (Nr 1),
- Grundsicherung im Alter und bei Erwerbsminderung nach dem SGB XII (Nr 2),
- Hilfe zum Lebensunterhalt nach dem SGB XII (Nr 3),
- ergänzender Hilfe zum Lebensunterhalt nach dem BVG (Nr 4a)

Die **Höhe des Wohngeldes** errechnet sich in Anwendung einer vorgegebenen Formel nach folgenden Faktoren, § 2 Abs 1 WoGG:
- Anzahl der zum Haushalt rechnenden Familienmitglieder, § 4 WoGG
- Höhe des Familieneinkommens, §§ 9 ff WoGG
- Höhe der zu berücksichtigenden angemessenen Miete bzw Belastung, §§ 5 bis 7 WoGG

Ergänzende Regelungen für die Berechnung von Miete und Lasten sowie des zu berücksichtigenden Einkommens sind in einer besonderen Wohngeldverordnung (WoGV) enthalten.

Die **Höchstbeträge** für Miete und Belastung folgen aus der Tabelle zu § 8 Abs 1 WoGG.

Der Anspruch auf Wohngeld setzt einen Antrag insbesondere des Mieters bzw Eigentümers voraus, § 3 Abs 1 und 2 WoGG.

Durch das derzeit noch im Gesetzgebungsverfahren befindliche Gesetz zur **Neuregelung des Wohngeldrechts** und zur Änderung anderer wohnungsrechtlicher Vorschriften soll sich das durchschnittliche Wohngeld vom 01.01.2009 an von 90,– auf 120,– € erhöhen. Zusätzlich sollen Heizkosten von pauschal 0,50 Cent pro qm normierter Wohnfläche als Mietkosten berücksichtigt werden können. Ferner sollen der Tabellenwert zu § 8 Abs 1 WoGG für das Wohngeld um 8 vH und der Höchstbetrag für Miete und Belastung um 10 vH erhöht werden.

Literatur

Buchner, H., M. Becker: Mutterschutzgesetz und Bundeselterngeld- und Elternzeitgesetz, 8. Auflage 2008, Beck, München

Fuchsloch, C., K. Scheiwe: Leitfaden Elterngeld, 2007, Beck, München

Grüner, H., G. Dalichau: Bundeserziehungsgeldgesetz, Stand: 2006, Schulz, Starnberg

Helmbrecht, F.: Unterhaltsvorschussgesetz, 5. Auflage 2004, Forum Veg, Godesberg

Knorr, G., O. E. Krasney: Entgeltfortzahlung – Krankengeld – Mutterschaftsgeld (Stand 2007), Schmidt, Berlin

Ramsauer, M., M. Stallbaum, S. Sternal: Bundesausbildungsförderungsgesetz, 4. Auflage 2005, Beck, München

---

[1] weiterführend *Erlenkämper/Fichte* S 764

3 Sozialrecht

Rancke, F. (Hrsg.): Mutterschutz, Elterngeld, Elternzeit, 2007, Nomos, Baden-Baden

Richter, R., B. Schmidt ua: Die sozialen Rechte der jungen Familie, 2007, Nomos, Baden-Baden

Rothe, F., E. A. Blanke: Bundesausbildungsförderungsgesetz – Bundesgesetz über die individuelle Förderung der Ausbildung – BAföG –, 5. Auflage (Stand: 2008), Kohlhammer, Stuttgart

Schwerz, G.: Wohngeldgesetz mit Durchführungsvorschrift, 4. Auflage 2006, Nomos, Baden-Baden

Seewald, O.: Kindergeldrecht (Stand 2008), Heymanns, Köln

Zmarzlik, J., M. Zipperer ua: Mutterschutzgesetz – Mutterschaftsleistungen – mit Mutterschutzverordnung – 9. Auflage 2006, Heymanns, Köln

4 Zivilrecht

P. W. Gaidzik

Das neben dem Strafrecht älteste Rechtsgebiet, das Zivilrecht, erfasst nahezu sämtliche Bereiche des täglichen Lebens. Das allgemeine und besondere Schuldrecht mit seinen diversen Vertrags- bzw Schuldtypen gehört ebenso hierher, wie das Sachen- oder Erbrecht, weite Teile des Wirtschaftsrechts sowie das gesamte Familienrecht. Die zentrale Rechtsgrundlage des Zivilrechts bildet das schon mit Beginn des vorigen Jahrhunderts in Kraft getretene Bürgerliche Gesetzbuch (BGB).

Dieses wird durch weitere Gesetze zu speziellen Bereichen ergänzt, wie etwa dem Straßenverkehrsgesetz, welches ua auch Haftpflichtansprüche im Straßenverkehr regelt, oder dem Versicherungsvertragsgesetz als dem wesentlichen rechtlichen Rahmen für die Privatversicherung. Neben statusrechtlichen Fragen (zB Beginn und Ende der Rechtsfähigkeit) regelt das Zivilrecht in erster Linie Ansprüche von Privatrechtssubjekten (natürliche Personen und juristische Personen des Privatrechts) untereinander oder auch – aus historischen Gründen – Schadensersatzansprüche gegenüber Körperschaften des Öffentlichen Rechts (Staats- oder Amtshaftung).

Angesichts der Komplexität des Zivilrechts beschränkt sich die folgende Darstellung auf einige Teilbereiche, die für die Praxis der orthopädischen Begutachtung von besonderer Bedeutung sind:
➤ Schadensersatzansprüche wegen Vertragsverletzung, unerlaubter Handlung oder besonderer Tatbestände der Gefährdungshaftung
➤ Leistungsansprüche aus der Privatversicherung

4.1 Zivilrechtliche Kausalitätslehre

Vertragliche oder gesetzliche Ansprüche knüpfen in der Regel an bestimmte Ursache-Wirkungs-Beziehungen an. So setzt ein Haftpflichtanspruch voraus, dass ein die Haftpflicht begründendes äußeres Ereignis (vorwerfbares Handeln oder Unterlassen, Verwirklichung einer Betriebsgefahr, Nebenwirkung eines Medikaments etc) mit dem Schaden in einem **ursächlichen Zusammenhang** steht. Ebenso können auch Leistungsansprüche aus einem Versicherungsvertrag von bestimmten Kausalbeziehungen abhängig sein.

So führt zB ein Gesundheitsschaden in der privaten Unfallversicherung nur dann zur Leistungspflicht, wenn er Folge eines Unfallereignisses ist, nicht jedoch, wenn es sich ausschließlich um das Resultat eines inneren Leidens handelt. Ähnliche Kausalerfordernisse finden sich auch in vielen Sachversicherungsbereichen.

Dabei gilt es wie schon im Sozialrecht auch im Zivilrecht, die Differenzierung zwischen dem anspruchs- bzw haftungsbegründenden Kausalzusammenhang einerseits und dem anspruchs- bzw haftungsausfüllenden Kausalzusammenhang andererseits zu beachten, mit hier weit reichenden Konsequenzen insbesondere im Hinblick auf die unterschiedlichen Beweisanforderungen (s unten). Im Zivilrecht vollzieht sich die Kausalitätsprüfung – wiederum ähnlich dem Sozialrecht – in 2 Stufen.

Zunächst ist auch hier die Frage nach der **conditio sine qua non**, also der Kausalität im „philosophisch-naturwissenschaftlichen Sinn", zu stellen. Die so identifizierten Kausalbedingungen sollen dann aber einer weiteren Wertung unterzogen werden.

4 Zivilrecht

> Die **"Lehre von der adäquaten Verursachung"** bejaht die rechtlich erhebliche Kausalität einer Bedingung, wenn diese "nicht nur unter besonders eigenartigen, ganz unwahrscheinlichen und nach dem regelmäßigen Verlauf der Dinge außer Betracht zu lassenden Umständen, sondern wenn sie aus objektiver Sicht und allgemeiner Lebenserfahrung generell geeignet war, die Möglichkeit eines Erfolges von der Art des Eingetretenen in nicht unerheblicher Weise zu erhöhen".

Dieser ursprünglich von dem Freiburger Physiologen Johannes von Kries entwickelte Kausalbegriff hat schon früh Eingang in die Rechtsprechung gefunden und gilt im Grundsatz bis heute im gesamten Zivilrecht.

Die ursprüngliche Tendenz dieser Lehre, die Bewertung von Kausalfaktoren an Vorhersagewahrscheinlichkeiten zu knüpfen, ist allerdings weitgehend verloren gegangen. Die Gerichte haben in der Umsetzung nicht zuletzt auch unter dem Aspekt des Opferschutzes stets betont, dass die notwendige "objektive nachträgliche Prognose" nicht aus der Perspektive etwa des Schädigers, sondern aus der des "optimalen Beobachters" vorzunehmen ist, der über "maximales Erfahrungswissen" verfügt und von allen kausal relevanten Umständen Kenntnis besitzt, einschließlich eines "besonderen Täterwissens".

So führt allein die Tatsache, dass eine schädigende Handlung nur aufgrund einer besonderen – eventuell krankhaften – **Veranlagung** des Opfers die nachfolgende Körper- bzw Gesundheitsschädigung verursachen konnte, nicht etwa zur Entlastung des Schädigers, da ein dergestalt "optimaler Beobachter" die besondere Schadensdisposition des Opfers kennt und in die Prognoseprüfung einstellen kann.

Dementsprechend finden sich nur vereinzelt Fälle von Gesundheitsschäden, in denen der adäquate Kausalzusammenhang im Rahmen einer Anspruchsprüfung verneint wurde. In der Regel ging es um Schadensverläufe, wo der Gesundheitsschaden nur in einem "äußeren" Zusammenhang mit dem haftungsbegründenden Geschehen stand, so etwa der Impfschaden nach aktiver Immunisierung "anlässlich" einer Unfallverletzung[1] oder die schadensverursachende Invagination des Nahtgebietes nach Abtragung eines Meckel-Divertikels, die der Operateur bei "Gelegenheit" der Versorgung des unfallbedingten inneren Verletzung vorgenommen hatte.[2]

Statt über den Kausalitätsbegriff erfolgt die **notwendige Begrenzung der** *zurechenbaren* **Schadensfolgen** durch die Zivilgerichte eher unter Billigkeitsaspekten bzw über den *Schutzzweck* der verletzten Norm oder der jeweiligen Vertragsbestimmung, mithin über Prüfinstrumente, die außerhalb des gutachtlichen Kompetenzbereiches liegen.

Bei *konkurrierender* oder *kumulativer Kausalität*, wenn also mehrere Ursachen gleichzeitig oder in einer zeitlichen Abfolge (*mittelbare Kausalität*) zu dem Schaden beigetragen haben, gelten ähnliche Grundsätze wie im Sozialrecht (S 58).

So ist es für die Schadenszurechnung unerheblich, dass ein haftungsbegründendes Ereignis den Schaden nicht allein herbeiführen konnte, zur Entstehung des Schadens vielmehr notwendig weitere Bedingungen erforderlich waren; die bloße Mitverursachung des Schadens reicht aus, ohne dass es im Zivilrecht allerdings auf eine besondere Qualität der Mitursächlichkeit im Sinne einer "wesentlichen Teilursache" ankommt.[3] Ebenso wenig entfällt der Zurechnungszusammenhang, wenn in die vom Schädiger in Gang gesetzte Ursachenkette durch einen Dritten oder sonst richtunggebend eingegriffen wird (zB ärztlicher Behandlungsfehler, Infektion im Krankenhaus nach Verkehrsunfall), es sei denn, dass es sich um einen ganz ungewöhnlichen, keinesfalls zu erwartenden Schadensverlauf handelt und die Folgen außerhalb jeder Erwartung stehen, was im Bereich der Arzthaftung freilich erst jenseits des "groben Behandlungsfehlers (s unten) anzunehmen ist.[4]

Anders hingegen die Beurteilung hypothetischer Kausalverläufe. Hat ein haftungsbegründendes Ereignis einen Gesundheitsschaden verursacht, der mit hoher Wahrscheinlichkeit zu einem späteren Zeitpunkt unabhängig von diesem Ereignis ebenfalls eingetreten wäre (zB unfallbedingter Verlust des Unterschenkels bei bereits vorbestehender hochgradiger Gefäßerkrankung), kann die Haftung auf den dazwischen liegenden Zeitraum begrenzt sein.

---

[1] BGH NJW 1963, 1671
[2] BGH NJW 1957, 1475
[3] *Schlegelmilch* S 7
[4] OLG Köln VersR 1994, 987

4.2 Haftpflichtrecht (§§ 823 ff; 249 ff BGB)

Haftpflicht ist eine Kurzbezeichnung für die zivilrechtliche Verpflichtung, für den einem anderen zugefügten Schaden Schadensersatz leisten zu müssen, also zu „haften".

Diese Verpflichtung kann aus der Verletzung einer vertraglich eingegangenen Verpflichtung oder aus einem deliktischen Verhalten bzw – in der Terminologie des BGB – einer *„unerlaubten Handlung"* resultieren. Meist handelt es sich hierbei um Formen der *Verschuldenshaftung*, dh nicht die Schadenszufügung als solche, sondern erst das schuldhafte Verhalten des Schädigers vermag dessen Haftung zu begründen.

Teils im BGB, überwiegend aber in weiteren Gesetzen findet sich darüber hinaus Tatbestände der sog Gefährdungshaftung, die auf ein Verschulden als Haftungsvoraussetzung verzichten, so bei der Haftung des Tierhalters gemäß § 833 BGB oder des Kfz-Halters in der Straßenverkehrshaftung gemäß § 7 StVG. Zwischen Gefährdungs- und Verschuldenshaftung bewegt sich schließlich noch die Haftung für „vermutetes Verschulden", wie zB bei der Haftung des Geschäftsherrn für seine Verrichtungsgehilfen gemäß § 831 BGB, der Eltern oder sonstigen Aufsichtspflichtigen für minderjährige Kinder gemäß § 832 BGB, des Tieraufsehers gemäß § 834 BGB oder – außerhalb des BGB – des Kfz-Führers gemäß § 18 StVG. Hier bildet das Verschulden zwar ein notwendiges Tatbestandselement der Haftung, jedoch wird ein schuldhaftes Verhalten des Schädigers – von ihm widerlegbar – gesetzlich vermutet.

Das für den Schädiger uU existenzbedrohende Haftpflichtrisiko lässt sich – selbstredend nur unterhalb der Vorsatzschwelle, § 103 VVG nF – durch eine entsprechende private Versicherung absichern (zB Privat-, Berufs-, Gebäudehaftpflichtversicherung usw); für besonders gefährdende Bereiche (ua Kfz-, Eisenbahn-, Luftverkehr) ist eine solche als Versicherung sogar gesetzlich verpflichtend vorgeschrieben.

Während die Haftung aus Tatbeständen des BGB grundsätzlich unbeschränkt ist, sehen Tatbestände der Gefährdungshaftung häufig Höchstbegrenzungen vor. In beiden Fällen können zudem Haftungshöhe und der versicherungsvertraglich gewährte Deckungsumfang auseinander fallen, zB bei einem vereinbarten Selbstbehalt.

> **Haftpflichtansprüche aus Verträgen** finden ihre gesetzliche Grundlage in § 280 BGB: Verletzt der Schuldner eine Pflicht aus dem Schuldverhältnis, so kann der Gläubiger Ersatz des hierdurch entstehenden Schadens verlangen. Dies gilt nicht, wenn der Schuldner die Pflichtverletzung nicht zu vertreten hat.

Gutachtlich in diesem Zusammenhang von besonderem Interesse ist der „Behandlungsvertrag" zwischen Arzt und Patient, der dem Arzt neben diversen Nebenpflichten (zB Pflicht zur Eingriffsaufklärung, s unten) in erster Linie die Verpflichtung zur fachgerechten Diagnostik und Therapie auferlegt und im Falle der Verletzung dieser Pflicht die Vertragshaftung des Arztes begründet, wenn und soweit der Patient infolge dieser Pflichtverletzung einen Schaden davongetragen hat.

Haftpflichtansprüche von Arbeitnehmern gegen Arbeitgeber (wie auch untereinander) wegen Körperverletzungen anlässlich der Erfüllung von Arbeitsverträgen werden durch die – beitragsmäßig deswegen allein von den Arbeitgebern getragene – GUV abgedeckt (§§ 104 ff SGB VII) und sind als zivilrechtlicher Anspruch weitgehend ausgeschlossen.

> Eine **unerlaubte Handlung** begeht ua, wer vorsätzlich oder fahrlässig das Leben, den Körper, die Gesundheit, die Freiheit, das Eigentum oder ein sonstiges Recht eines anderen widerrechtlich verletzt, § 823 Abs 1 BGB, gegen ein den Schutz eines anderen bezweckendes Gesetz verstößt, § 823 Abs 2 BGB oder einem anderen in einer gegen die guten Sitten verstoßenden Weise vorsätzlich Schaden zufügt, § 826 BGB.

Unter den Oberbegriff „unerlaubte Handlung" fällt aber auch die schon erwähnte Haftung des Geschäftsherrn (§ 831 BGB), die Haftpflicht der Eltern bzw Aufsichtsverpflichteten (§ 832 BGB), des Tierhalters und -aufsehers (§§ 833, 834 BGB), des Grundstücksbesitzers (§§ 836 – 838 BGB), die Amtshaftung (§ 839 BGB) sowie – seit dem 01. 08. 2002 – die Haftung des gerichtlichen Sachverständigen (§ 839 a BGB).

> Schadensersatzansprüche aus Vertrag und unerlaubter Handlung können im deutschen Recht nebeneinander bestehen bzw geltend gemacht werden.

So verletzt ein Arzt, der einen Behandlungsfehler begeht oder seine Pflicht zur Eingriffsaufklärung verletzt,

4 Zivilrecht

nicht nur seine Pflichten aus dem Arzt-Patienten-Vertrag, sondern begeht auch eine unerlaubte Handlung.[1]

Voraussetzungen des Haftpflichtanspruchs

Die Voraussetzungen eines Haftpflichtanspruchs richten sich nach der jeweils einschlägigen Haftungsnorm.

> Sie knüpfen idR an ein Verhalten des Haftpflichtigen an, welches – adäquat ursächlich bzw innerhalb des Schutzwecks von Norm oder Vertragsklausel – bei einem anderen zu einem Schaden geführt hat.

> **!** Verhalten kann dabei sowohl ein positives Tun als auch ein Unterlassen sein, sofern den Haftpflichtigen die Rechtspflicht traf, den Eintritt des Schadens abzuwenden.

Solche Rechts- bzw Garantenpflichten können kraft Gesetzes (zB Fürsorgepflichten der Eltern als Ausfluss ihres Personensorgerechts), aufgrund faktischer Übernahme von Schutzpflichten insbesondere im Rahmen von Vertragsverhältnissen (zB Obhutspflichten des Arztes gegenüber dem Patienten als Bestandteil des Behandlungsverhältnisses) oder aus sonstigen Gründen (zB deliktischen Vorverhaltens) entstehen.[2]

> Als weitere Voraussetzung muss dieses schadensverursachende Verhalten **rechtswidrig** gewesen sein, also von der Rechtsordnung missbilligt werden.

Hieran fehlt, wenn dem Schädiger ein Rechtfertigungsgrund zur Seite stand, er zB in Notwehr (§ 227 BGB) oder Nothilfe (§ 228 BGB) gehandelt hat, oder der „Geschädigte" in die Verletzung seiner Rechtsgüter eingewilligt hat. So beseitigt die „informierte Zustimmung" des Patienten die ansonsten gegebene Rechtswidrigkeit eines lege artis durchgeführten Heileingriffs.

> Liegt kein Tatbestand einer Gefährdungshaftung vor, muss schließlich dem Schädiger als letztes notwendiges Element der Vorwurf des **Verschuldens** gemacht werden können. Schuldhaft handelt, wer vorsätzlich oder fahrlässig den jeweiligen Haftungstatbestand verwirklicht (§ 276 BGB).

Vorsatz bedeutet, schlagwortartig formuliert, das Wissen und Wollen des rechtswidrigen Erfolges.

Der Handelnde muss den rechtswidrigen Erfolg vorausgesehen und in seinen Willen aufgenommen haben. Nicht erforderlich ist, dass der Erfolg erwünscht oder beabsichtigt war; es genügt, dass er für den Urheber vorhersehbar war und zumindest billigend in Kauf genommen worden ist[3] (sog bedingter Vorsatz). Der Vorsatz muss sich nicht stets auch auf Art und Ausmaß des Schadens erstrecken; es genügt zB im Rahmen des § 823 BGB die bewusste und gewollte Verletzung des geschützten Rechtsguts. Ein Gegenbeispiel liefert § 826 BGB, der die wenigstens bedingt vorsätzliche Schädigung voraussetzt.[4] Die Absicht als eine gesteigerte Form des Vorsatzes liegt vor, wenn das Wollen gerade auf die Herbeiführung des rechtswidrigen Erfolgs gerichtet ist.

Fahrlässig handelt, wer die im Verkehr erforderliche Sorgfalt außer Acht lässt.

Für den *Begriff der Fahrlässigkeit* gilt – anders als im Strafrecht – kein individueller, auf Fähigkeiten, Kenntnisse, Erfahrungen, Einsichtsvermögen, Geschicklichkeit usw des Schädigers abstellender, sondern ein **objektiv-typisierender Maßstab** (die „im Verkehr erforderliche Sorgfalt"). Denn im Rechtsverkehr muss grundsätzlich jeder Teilnehmer darauf vertrauen dürfen, dass die übrigen Teilnehmer die für die Erfüllung ihrer Pflichten erforderlichen Fähigkeiten, Kenntnisse usw besitzen.[5]
Fahrlässig handelt, wer den möglichen schädigenden Erfolg seines Handelns erkannt, aber darauf vertraut hat, der Schaden werde nicht eintreten (sog bewusste Fahrlässigkeit), aber auch, wer den möglichen schädlichen Erfolg seines Handelns nicht erkannt hat, indessen bei Anwendung der im Verkehr erforderlichen Sorgfalt hätte erkennen können (sog unbewusste Fahrlässigkeit).
Grob fahrlässig handelt schließlich, wer die im Verkehr erforderliche Sorgfalt in besonders schwerem Maße verletzt.[6] Das ist ua zu bejahen, wenn schon einfachste, ganz nahe liegende Überlegungen nicht angestellt werden oder das nicht beachtet wird, was im gegebenen Fall jedem einleuchten musste.[7]

Durch vertragliche Vereinbarung, teils aber auch durch ausdrückliche gesetzliche Anordnung, kann

---

[1] BGH NJW 1959, 1583
[2] *Schlegelmilch* S 2
[3] BGHZ 7, 311
[4] *Schlegelmilch* S 26
[5] *Schlegelmilch* S 27
[6] *Schlegelmilch* S 30 f
[7] BGH NJW-RR 1988, 919

4.2 Haftpflichtrecht (§§ 823 ff; 249 ff BGB)

der Verschuldensmaßstab – in Grenzen – modifiziert werden.

So setzt etwa § 839 a BGB ein „grob fahrlässig" erstelltes unrichtiges Gutachten voraus; lediglich leichte Nachlässigkeiten des Gutachters bleiben sonach ohne haftungsrechtliche Folgen.

> **!** Die Haftung wegen Vorsatzes kann im Voraus allerdings nicht erlassen werden (§ 276 Abs 3 BGB), und auch sonst sind Haftungsbeschränkungen gesetzlichen, insbesondere auch verfassungsrechtlichen Restriktionen unterworfen.

Beispielsweise wäre eine generelle Beschränkung der Arzthaftung auf „grobe Fahrlässigkeit" etwa im Rahmen des Krankenhausaufnahmevertrages wegen der Hochrangigkeit der Schutzgüter „Leben und körperliche Unversehrtheit" ohne Weiteres gesetzes- bzw sittenwidrig und damit rechtsunwirksam.

Mitverschulden

Im Sozialrecht, das ein Verschulden als rechtsbegründendes wie auch als rechtshinderndes Merkmal idR nicht kennt, ist ein mitwirkendes Verschulden des Betroffenen an der Entstehung des Schadens zumeist ohne rechtliche Bedeutung.

Zwar kann ein mitwirkendes Handeln des Betroffenen von wesentlicher ursächlicher Bedeutung sein (zB bei der sog selbst geschaffenen Gefahr); auf ein Verschulden kommt es dabei aber idR nicht an.

> Im **Zivilrecht** hängt dagegen die Haftung für einen verursachten Schaden von einem schuldhaften, zumindest aber – im Bereich der Gefährdungshaftung – von einem rechtlich missbilligten Verhalten des Schädigers ab. Von daher ist es nahe liegend, dass für die Schadensersatzpflicht nicht nur *seinem* Verschulden, sondern auch dem *Mitverschulden des Geschädigten* Bedeutung zukommt.

Dem liegt der Rechtsgedanke zugrunde, dass derjenige, der die im Eigeninteresse bestehende Verpflichtung, sich selbst vor Schaden zu bewahren, „schuldhaft" außer Acht lässt, den Verlust oder eine Kürzung seines Schadensersatzanspruchs hinnehmen muss.[1]

Gemäß §§ 254, 846 BGB hängt daher, wenn bei der Entstehung des Schadens ein **Mitverschulden** des Geschädigten mitgewirkt hat, die Verpflichtung zum Ersatz sowie der Umfang des zu leistenden Ersatzes durch den Schädiger von den Umständen, insbesondere davon ab, inwieweit der Schaden vorwiegend von dem einen oder anderen Teil zu verantworten ist.

Dies gilt auch dann, wenn sich das Verschulden des Geschädigten darauf beschränkt, dass er es unterlassen hat, den Schädiger auf die ihm bekannte Gefahr eines ungewöhnlich hohen Schadens aufmerksam zu machen, die der Schädiger weder kannte noch kennen musste (zB Allergie gegen Kontrastmittel usw), oder dass er es unterlassen hat, den Schaden abzuwenden oder zu mindern.[2]

Für das Mitverschulden ist zunächst zu prüfen, ob das Handeln des *Schädigers* (zB durch einen Behandlungsfehler oder die Unterlassung der gebotenen ärztlichen Aufklärung) auch angesichts des mitwirkenden Handelns (oder Unterlassens) des Geschädigten eine adäquate Ursache für die Entstehung des Schadens gebildet hat.

Nur wenn diese Voraussetzung erfüllt ist und das Handeln des Schädigers auch rechtswidrig und schuldhaft war, stellt sich überhaupt die Frage eines Mitverschuldens des Geschädigten.

Weiterhin ist zu fragen, ob auch das Handeln bzw Unterlassen des *Geschädigten* für die Entstehung des Schadens – adäquat – kausal war.

Nur wenn auch diese Voraussetzung gegeben ist und der Geschädigte diejenige Sorgfalt außer Acht gelassen hat, die ein *ordentlicher* und *verständiger Mensch* zur Vermeidung eigenen Schadens anzuwenden pflegt,[3] kann ein Mitverschulden und hierfür das Ausmaß von Verursachung und Verschulden des Schädigers einerseits und des Geschädigten andererseits geprüft und abgewogen werden.[4]

> Liegen die Voraussetzungen des § 254 BGB vor, kommt es dann im Ergebnis zu einer **Schadensteilung** bzw einer **Herabsetzung** der Schadensersatzleistung.

Damit sind die **Rechtsfolgen** hier völlig anders als im Sozialrecht.

---

[1] ausführlich *Schlegelmilch* S 32 ff

[2] aus dem Bereich der Arzthaftung zB BGH NJW 1992, 2961; OLG Köln NJW-RR 1992, 986
[3] BGH VersR 1990, 1362
[4] *Schlegelmilch* S 5 mit zahlreichen Einzelbeispielen

Im Sozialrecht hat der Leistungsträger stets für den *vollen* Schaden einzutreten, auch wenn an seiner Entstehung ein Handeln des Betroffenen selbst, eines Dritten oder andere Ursachen kausal beteiligt sind.

Fragen um Verschulden oder Mitverschulden stellen sich hier idR nicht. Daher ist dem Sozialrecht auch eine irgendwie geartete Schadenteilung je nachdem, inwieweit der Schaden auf dem geschützten Risiko und inwieweit er auf solchen anderen, schädigungsunabhängigen Ursachen beruht, grundsätzlich fremd. Etwas anderes gilt dort nur, wenn schädigungsunabhängigen Kausalfaktoren die rechtliche Bedeutung einer allein wesentlichen Ursache iS der sozialrechtlichen Kausalitätslehre zukommt; dann wird eine Entschädigung aber überhaupt nicht gewährt, auch nicht teilweise („Alles-oder-Nichts-Prinzip").

! Wegen der völlig andersartigen Rechtsstruktur ist es nicht zulässig, die im Zivilrecht geltenden Grundsätze über das Mitverschulden des Geschädigten und die daraus resultierende Kürzung des zivilrechtlichen Schadensersatzanspruchs auf das Sozialrecht zu übertragen und umgekehrt.

Freilich darf die praktische Bedeutung des Mitverschuldenseinwandes nicht überschätzt werden. Zum einen steht er in vollem Umfang zur Darlegungs- und Beweislast des Schädigers (s unten), zum anderen muss sich das „Mitverschulden" des Geschädigten sowohl an dessen Kenntnis- und Erfahrungshorizont als auch an der Zumutbarkeit des schadensvermeidenden oder -mindernden Verhaltens messen lassen. Ein medizinisch nicht vorgebildeter Patient, dem man nicht nachdrücklich die Notwendigkeit einer Wiedervorstellung bei Auftreten bestimmter Komplikationen vor Augen geführt hat, wird, wenn er den Arzt bei komplikativem Verlauf nicht wieder aufsucht, ein „Mitverschulden" in aller Regel ebenso wenig gegen sich gelten lassen müssen, wie der Geschädigte, der aufgrund der erheblichen gesundheitlichen Risiken vom Versuch einer operativen Beseitigung der Schädigungsfolgen Abstand nimmt.[1]

Beweismaß und Beweislast

Das Zivilrecht bzw der Zivilprozess ist anders als der Straf-, Verwaltungs- oder Sozialgerichtsprozess durch ein komplexes, teils gesetzlich begründetes, teils aber richterrechtlich entwickeltes System von Beweismaß- und Beweislastregeln geprägt:

> **Beweismaß:** Mit welchem Grad an Wahrscheinlichkeit muss ein behaupteter Umstand nachgewiesen sein, um zur Grundlage einer gerichtlichen Entscheidung werden zu können.
> **Beweislast:** Wer muss für einen behaupteten Umstand den Beweis antreten (*subjektive Beweislast bzw Beweisführungslast*) und wer trägt das Risiko der Nichtbeweisbarkeit dieses Umstands (*objektive Beweislast*).

Den Ausgangspunkt für das erforderliche Beweismaß bilden die §§ 286, 287 ZPO. § 286 ZPO normiert den **„Vollbeweis"**.

Das Gericht muss den behaupteten Umstand „für wahr erachten", wozu in der ständigen Formulierung des BGH „der für das praktische Leben brauchbare Grad an Gewissheit erforderlich ist, aber auch ausreicht, der Zweifeln Schweigen gebietet, ohne diese gänzlich auszuschließen".[2]

Aus dem Verzicht auf das „Für-Wahr-Erachten" in § 287 Abs 1 ZPO wird demgegenüber eine Beweismaßreduktion abgeleitet. In der Formulierung des Bundesgerichtshofs genügt hier „die sachlich fundierte Überzeugung des Gerichtes bei höherer oder deutlich höherer Wahrscheinlichkeit der behaupteten Tatsache, dh es bedarf zwar keiner subjektiven Gewissheit des Gerichtes, jedoch ist die bloße Möglichkeit auch hier unzureichend.[3]

! Am Anwendungsbereich dieser Vorschriften im Zivilrecht werden die Unterschiede zu den Beweisregeln im Sozialrecht deutlich. Während dort die Tatsachen stets des Vollbeweises bedürfen, hingegen sämtliche kausalen Verknüpfungen – nur – mit Wahrscheinlichkeit nachzuweisen sind, orientieren sich die Beweisanforderungen des Zivilrechts an der Differenzierung von Anspruchsgrund und -höhe.

Der Vollbeweis gemäß § 286 ZPO ist für sämtliche anspruchs- bzw haftungsbegründenden Tatsachen erforderlich, einschließlich ihrer ursächlichen Verknüpfung sowie etwaiger Einwendungen gegen das „Ob" der Leistung bzw Haftung. § 287 ZPO gilt hingegen mit seiner Beweiserleichterung für die Höhe bzw den Umfang eines Schadensersatzanspruchs bzw einer Forderung, wenn und so-

---

[1] vgl dazu auch *Schlegelmilch* S 48
[2] BGH VersR 2003, 474, 475 mwN
[3] BGH VersR 2004, 118

4.2 Haftpflichtrecht (§§ 823 ff; 249 ff BGB)

weit die Haftung bzw der Anspruch dem Grunde nach feststeht.

Diese Grundsätze werden durch gesetzliche Beweisvermutungen und/oder weitere Beweiserleichterungen ergänzt.

Dazu rechnet zB der **Anscheinsbeweis** (prima facie). Danach ist selbst der Vollbeweis geführt, wenn ein bestimmter Geschehensablauf „nach allgemeiner Lebenserfahrung regelmäßig auf eine bestimmte Ursache hindeutet". Es ist dann Sache des Beweisgegners, diesen Anscheinsbeweis dadurch zu erschüttern, dass er die Möglichkeit eines atypischen Verlaufs behauptet und belegt.[1]

Für den Anspruchsgrund ist grundsätzlich der Anspruchssteller subjektiv und objektiv beweisbelastet.

Jedoch können auch hier gesetzlich verankerte oder richterrechtlich entwickelte Ausnahmen zu Änderungen in der Beweisverteilung führen. Neben den verschiedentlich erwähnten gesetzlichen Verschuldensvermutungen und dem eher seltenen Fall einer – schuldhaften – Beweisvereitelung des Gegners geschieht dies vor allem aus Billigkeitserwägungen heraus, wenn und soweit die herkömmliche Beweisverteilung zu untragbaren Ergebnissen zu führen droht; man denke etwa an die Beweislastumkehr bei „groben Behandlungsfehlern" im Arzthaftungsrecht.

Für Einwendungen gegen den Anspruch trägt hingegen der Anspruchsgegner die subjektive wie objektive Beweislast, so etwa der Schädiger für das Vorliegen von Rechtfertigungsgründen oder der Versicherer für die Voraussetzungen der Ausschlussklauseln oder mitwirkende Krankheiten bzw Gebrechen in der privaten Unfallversicherung.

Art und Höhe des Haftpflichtanspruchs

In Art und Höhe unterscheidet sich der zivilrechtliche Schadensersatzanspruch völlig von den Leistungsansprüchen des Sozialrechts.

Im gesamten Sozialrecht werden die Leistungen aus den einzelnen Rechtsbereichen weitgehend unabhängig von einem eingetretenen konkreten Schaden nach eigenständigen, weitgehend abstrakten, von der Einbuße an Erwerbs*fähigkeit*, nicht von Erwerbs*einkommen* abhängigen Maßstäben gewährt. Auch dort, wo schädigende Ereignisse von außen wirksam waren (zB GUV und sozEntschR), wird der durch solche Ereignisse bewirkte Schaden nicht konkret, sondern nach abstrakten Maßstäben entschädigt (S 26).

Für das **Zivilrecht** gilt dagegen der Grundsatz des **konkreten Schadenausgleichs**.

Pönalisierende Elemente, wie man sie insbesondere in den US-amerikanischen Zivilrechtsordnungen kennt (*punitive damages*), sind dem deutschen Zivilrecht grundsätzlich fremd.

Der Schädiger hat grundsätzlich den Zustand herzustellen, der ohne das schädigende Ereignis bestehen würde, § 249 Abs 1 BGB (sog *Naturalrestitution*).

Ist wegen Verletzung einer Person oder wegen Beschädigung einer Sache Schadensersatz zu leisten, so kann der Geschädigte statt der Naturalrestitution den dazu erforderlichen Geldbetrag verlangen, § 249 Abs 2 BGB. Soweit die Naturalrestitution nicht bzw nur mit unverhältnismäßigen Aufwendungen möglich oder zur Entschädigung nicht ausreichend ist, kann die Entschädigung auch in Geld erfolgen, § 251 BGB.

Der **Vermögensschaden** ist – anders als im Sozialrecht – grundsätzlich **konkret zu berechnen** und zu entschädigen. Abzustellen ist auf die **Differenz** zwischen der jetzigen Vermögenslage des Geschädigten und der, die ohne das schädigende Ereignis bestehen würde.[2]

Der zu ersetzende Schaden umfasst dabei auch einen entgangenen Gewinn. Als entgangen gilt der Gewinn, welcher nach dem gewöhnlichen Lauf der Dinge oder nach den besonderen Umständen, insbesondere nach den getroffenen Anstalten und Vorkehrungen, mit Wahrscheinlichkeit erwartet werden konnte, § 252 BGB. Spiegelbildlich dazu im deliktischen Bereich § 842 BGB: Die Verpflichtung zum Schadensersatz wegen einer gegen eine Person gerichteten unerlaubten Handlung erstreckt sich auch auf die Nachteile, welche die Handlung für den Erwerb oder das Fortkommen des Verletzten herbeiführt.

---

[1] näher dazu *Schlegelmilch* S 1439 ff

[2] *Schlegelmilch* S 57

4 Zivilrecht

> Wird infolge einer **Verletzung des Körpers oder der Gesundheit** die Erwerbsfähigkeit des Verletzten aufgehoben oder gemindert oder tritt eine Vermehrung der Bedürfnisse ein, ist dem Betroffenen Schadensersatz durch Entrichtung einer Geldrente zu leisten, § 843 BGB.

Der Ersatzanspruch erstreckt sich dabei nicht nur auf den Schaden an Erwerbseinkommen im beruflichen Bereich, sondern auch zB durch die ausfallende Arbeitstätigkeit im eigenen Haushalt (sog *Haushaltsführungsschaden*),[1] ferner auf die schädigungsbedingt bestehenden vermehrten Bedürfnisse[2] durch notwendige Pflege, Haushaltshilfe, Kuren, selbst zB durch höhere Miete für eine Erdgeschosswohnung eines schwer Gehbehinderten.

Neben dem vorübergehenden oder dauerhaften Ausfall von Arbeits- oder sonstigem Erwerbseinkommen umfasst die Schadensersatzpflicht bei Personenschäden ferner die Kosten der notwendigen Heilbehandlung zu einer möglichst umfassenden Wiederherstellung der körperlichen Unversehrtheit und der Erwerbsfähigkeit einschließlich einer etwa notwendigen beruflichen Rehabilitation,[3] soweit sie nicht von Dritten geleistet werden (zB Privat- oder Sozialversicherung; dann aber ggf Forderungsübergang oder Erstattungsanspruch gemäß § 116 SGB X bzw § 86 VVG nF).

Grundsätzlich kann nur der Geschädigte selbst Schadensersatzansprüche stellen.

Hiervon gibt es einige – wenige – Ausnahmen: War etwa im Falle der Tötung der Getötete zur Zeit der Verletzung einem Dritten (zB Ehefrau, Kindern, Eltern) gegenüber kraft Gesetzes unterhaltspflichtig oder konnte er unterhaltspflichtig werden, hat der aus unerlaubter Handlung Ersatzpflichtige dem Dritten durch Entrichtung einer Geldrente insoweit Schadensersatz zu leisten, als der Getötete während der mutmaßlichen Dauer seines Lebens zur Gewährung des Unterhalts verpflichtet gewesen sein würde. Die Ersatzpflicht tritt auch dann ein, wenn der Dritte zur Zeit der Verletzung gezeugt, aber noch nicht geboren war, § 844 BGB.

Im Falle der Tötung, der Verletzung des Körpers oder der Gesundheit sowie im Falle der Freiheitsentziehung hat der Ersatzpflichtige, wenn der Verletzte kraft Gesetzes einem Dritten zur Leistung von Diensten verpflichtet war, ferner dem Dritten für die entgehenden Dienste durch Entrichtung einer Geldrente Ersatz zu leisten, § 845 BGB.

> Die **Höhe** der als Schadensersatz zu leistenden Geldrente (oder einer an ihre Stelle tretenden Kapitalabfindung) ist gleichfalls *konkret* zu berechnen.

Bei vollständigem *Verlust der Erwerbsfähigkeit* ist idR von dem tatsächlich entgehenden Brutto-Arbeitslohn (zuzüglich der Arbeitgeberanteile zur Sozialversicherung) bzw dem entgehenden Gewinn aus selbständiger Erwerbstätigkeit auszugehen.[4]

Bei verminderter Erwerbsfähigkeit kommt es darauf an, inwieweit der Geschädigte die ihm verbliebene Erwerbsfähigkeit wirtschaftlich noch nutzen kann und inwieweit er infolge der verminderten Erwerbsfähigkeit tatsächlich eine Einbuße an Erwerbseinkommen erleidet. Verliert der Betroffene wegen der Folgen der Schädigung seinen bisherigen Arbeitsplatz und kann er wegen der verbliebenen Verminderung seiner Erwerbsfähigkeit einen neuen nicht erhalten, so ist der gesamte entgehende Arbeitsverdienst zu ersetzen. Soweit Ausgleichsleistungen Dritter (zB Sozialleistungen, Beamtenversorgung) erfolgen, mindern sie zwar den Schadensersatzanspruch des Geschädigten, lösen idR aber einen Forderungsübergang oder Erstattungsanspruch des Dritten gegen den Schädiger aus (zB des Arbeitgebers gem § 6 Entgeltfortzahlungsgesetz, EFZG, oder des Sozialversicherungsträgers gem § 116 SGB X).

> Daneben unterfallen auch **Nichtvermögensschäden** unter Umständen der Ersatzpflicht.

Konnte früher ein **Schmerzensgeldanspruch** ausschließlich bei Vorliegen einer unerlaubten Handlung gemäß den §§ 823 ff BGB zugebilligt werden (§ 847 aF BGB), hat der Gesetzgeber mit § 253 Abs 2 BGB diese Differenzierung aufgegeben: Danach kann – auf delikts- wie vertragsrechtlicher Grundlage – wegen einer Verletzung des Körpers, der Gesundheit, der Freiheit oder der sexuellen Selbstbestimmung als Schadensersatz eine billige Entschädigung in Geld auch für einen solchen Schaden gefordert werden, der kein Vermögensschaden ist. Gleichzeitig wurden auch die praktisch relevanten Tatbestände der Gefährdungshaftung für Schmerzensgeldansprüche geöffnet (zB § 11 StVG).

Zu den entschädigungspflichtigen **immateriellen Schäden** gehören nicht nur unmittelbare körperliche Schmerzen.

---

[1] näher dazu *Schlegelmilch* S 152 ff
[2] ausführlich zur Reichweite der §§ 842, 843 BGB *Schlegelmilch* S 119 ff
[3] *Schlegelmilch* S 120 ff
[4] eingehend zu den unterschiedlichen Aspekten des Erwerbs- und Fortkommensschäden bei abhängig Beschäftigten, Beamten und Selbstständigen *Schlegelmilch* S 135 ff

Dazu gehören auch alle sonstigen nachteiligen Dauerfolgen und Einbußen an Lebensqualität in körperlicher und seelischer Hinsicht, vor allem infolge dauerhafter schwerer Behinderung zB durch Querschnittlähmung, Entstellung, Wesensänderung, Verlust oder wesentliche Beeinträchtigung von Greif-, Geh-, Seh-, Hörfähigkeit usw.[1] Darüber hinaus soll das Schmerzensgeld auch zu einer gewissen Genugtuung des Geschädigten führen, was allerdings in der forensischen Praxis hinter den Gedanken des Schadenausgleichs zurücktritt und allenfalls noch einen Randaspekt bildet. So kann eine vorsätzliche, statt einer nur fahrlässigen Schädigung ebenso eine Schmerzensgelderhöhung bewirken wie die grundlos verweigerte bzw nur zögerliche Schadensregulierung durch den Schädiger bzw dessen Haftpflichtversicherer.

Im deutschen Zivilrecht werden die immateriellen Schäden insgesamt und nicht nach Einzelaspekten getrennt entschädigt, wie in vielen Ländern des romanischen Rechtskreises.[2]

Das Schmerzensgeld wird grundsätzlich als Einmalzahlung geleistet, bei massiven Dauerschäden, derer sich der Verletzte immer wieder neu und schmerzlich bewusst wird und die in Zukunft das körperliche und seelische Wohlbefinden oder die Lebensfreude beeinträchtigen, kommt auch eine laufende – nicht steuerpflichtige und nicht dynamisierbare, aber bei Verschlimmerung des Leidens einer Abänderungsklage gemäß § 323 ZPO zugängliche – Rente als Schadensersatzleistung in Betracht.[3]

4.3 Privatversicherungen

Private Versicherungen gibt es gegen zahlreiche Risiken, zB als Kranken-, Pflege-, Unfall-, Lebens-, Kasko-, Haftpflicht-, Wasserschäden-, Feuerversicherung usw. Je nach versichertem Gegenstand lassen sich Vermögens- und Personenversicherungen unterscheiden.

> **!** Für den Gutachter bedeutsamer ist allerdings die Abgrenzung von **Summen-** und **Schadensversicherungen**.

Summenversicherungen leisten im Versicherungsfall eine vertraglich festgelegte Summe, unabhängig von Vorhandensein und Umfang eines – finanziellen – Schadens (zB Lebens- oder Unfallversicherung). Schadensversicherungen decken hingegen ausschließlich und nur im jeweiligen Umfang Schäden, die der Versicherungsnehmer oder – bei drittbegünstigenden Verträgen – die versicherte Person an Vermögen oder sonstigen Rechtsgütern erlitten hat (zB Gebäude-, Krankenversicherung) bzw die – haftpflichtbegründend – Dritten zugefügt worden sind (Privat-, Berufs- oder Kfz-Haftpflichtversicherung).

> **Maßgebliche Grundlage** des Versicherungsverhältnisses bildet der zwischen Versicherer und Versicherungsnehmer geschlossene Vertrag.

Ein solcher Versicherungsvertrag bezieht idR allgemeine Versicherungsbedingungen ggf mit individuellen Modifikationen ein, die damit ebenfalls Vertragsbestandteil werden. Nachträgliche Veränderungen des Vertrags, zB die Einbeziehung neu gefasster Versicherungsbedingungen, bedürfen der Zustimmung. Den rechtlichen Rahmen, der auch der Vertragsfreiheit der Parteien Grenzen setzt, liefert das zuletzt zum 01. 01. 2008 neu gefasste Versicherungsvertragsgesetz (VVG), das die Befugnisse der Bundesanstalt für Finanzdienstleistungsaufsicht regelnde Versicherungsaufsichtsgesetz (VAG) sowie einige spezielle Gesetzeswerke, wie zB im Bereich der Kfz-Haftpflichtversicherung das Pflichtversicherungsgesetz (PflVG).

Private Unfallversicherung (PUV)

> Die private Unfallversicherung (PUV) bietet nach Maßgabe der im Versicherungsvertrag getroffenen Vereinbarungen iVm mit den einbezogenen **Allgemeinen Unfallversicherungsbedingungen (AUB)** Versicherungsschutz bei Unfällen, die dem Versicherten während der Wirksamkeit des Vertrages zustoßen.

Der Text der Musterbedingungen ist mehrfach überarbeitet worden. Bis 1993 unterlag er zudem der Genehmigungspflicht durch das Bundesaufsichtsamt für das Versicherungswesen. Seither können die Gesellschaften

---

[1] eingehend dazu *Schlegelmilch* S 185
[2] näher dazu *Gaidzik* S 77 ff
[3] vgl dazu *Schlegelmilch* S 194 mit weiteren Rechtsprechungsbeispielen

in den Grenzen des VVG eigene Bedingungstexte verwenden, die Musterbedingungen des Versicherungsverbandes haben nur noch empfehlenden Charakter. Mittlerweile liegen die AUB 2008 vor. Die jeweiligen AUB-Texte werden mit der Jahreszahl ihrer Verabschiedung gekennzeichnet. Der Großteil der derzeit aktuellen Verträge nimmt auf die AUB 88 oder 94 Bezug, weshalb sich auch die nachfolgende Darstellung hieran orientiert. Da ein neues Bedingungswerk nicht automatisch Vertragsbestandteil wird, sondern es hierzu einer einvernehmlichen Vertragsänderung bedarf, finden sich auch weiterhin noch Verträge mit den AUB 61, die sich in einigen für die Begutachtung wichtigen Punkten unterscheiden.

Versicherungsvertragsklauseln bzw -bedingungen sind stets anhand der „Verständnismöglichkeiten des durchschnittlichen Versicherten ohne spezielle versicherungsrechtlichen Kenntnisse"[1] auszulegen, dh es kommt weder auf die mit einer bestimmten Regelung verfolgten Absicht des Versicherers an, noch ist, von Einzelfragen abgesehen, die medizinische Fachterminologie maßgeblich.

Versicherungsfall; Ein- und Ausschlüsse

> Ein **Unfall** liegt hier vor, wenn der Versicherte durch ein plötzlich von außen auf seinen Körper wirkendes Ereignis (Unfallereignis) unfreiwillig eine Gesundheitsschädigung erleidet, § 1.III AUB.

Der Unfallbegriff der PUV ist damit teils enger, teils weiter als in der GUV. Muss dort der Unfall infolge einer versicherten Tätigkeit eingetreten sein, sind in der PUV Unfallereignisse aus allen Lebensbereichen gedeckt. Demgegenüber reicht eine „zeitlich begrenzte" Einwirkung in Gestalt etwa einer Arbeitsschicht in der PUV nicht aus, das Unfallereignis muss den Versicherten vielmehr „plötzlich", dh „schlagartig" bzw „innerhalb einer kurzen Zeitspanne" und „unerwartet" treffen.[2]

Beiden Unfallversicherungsformen ist wiederum gemeinsam, dass infolge des Unfallereignisses beim Versicherten eine Gesundheitsschädigung eingetreten sein muss. Der Ursachenzusammenhang mit dem Unfallereignis ist hier allerdings – wie auch die übrigen Unfallkomponenten – im Vollbeweis zu sichern, wobei die Beweislast in vollem Umfang beim Versicherten liegt.[3] Lediglich für das Merkmal der „Unfreiwilligkeit" der Gesundheitsschädigung stellt § 178 Abs 2 S 2 VVG nF eine durch den Versicherer widerlegbare Beweisvermutung zugunsten des Versicherten auf.

> Als Teilgebiet des Zivilrechts vollzieht sich die Kausalitätsprüfung wie im allgemeinen Haftpflichtrecht.

Auch hier kommt der Adäquanz aber keine nennenswerte Filterfunktion zu, insbesondere ist die Schadensursächlichkeit eines Unfallereignisses nicht allein deshalb zu verneinen, weil es sich erst in Zusammenwirken mit körpereigenen „Schadensanlagen" für den Versicherten nachteilig auswirken konnte. Ebenso ist hier ohne Bedeutung, dass andere als das Unfallereignis denselben Gesundheitsschaden zu einem späteren Zeitpunkt herbeigeführt haben bzw hätten herbeiführen können.[4]

> **!** § 1.IV AUB erweitert den Versicherungsschutz über äußere Einwirkungen im Sinne des oben skizzierten Unfallbegriffs hinaus auf **„erhöhte Kraftanstrengungen an Gliedmaßen oder Wirbelsäule"**, sofern hierdurch „ein Gelenk verrenkt wird oder Muskel, Sehnen, Bänder oder Kapseln gezerrt oder zerrissen werden".

Voraussetzung ist also ein kontrollierter, jedoch mit einem erhöhten Einsatz von Muskelkraft verbundener Bewegungsablauf. Unkontrollierte Ausweich- oder Abfangbewegungen des Versicherten zB bei Abrutschen von Gegenständen und nach Auffassung der Rechtsprechung hingegen Reaktionen auf „äußere Einwirkungen", stellen mithin unmittelbar „Unfallereignisse iS von § 1.III AUB" dar. Der Leistungseinschluss steht zur Beweislast des Versicherten und ist im Übrigen auch nicht erweiternd auslegungsfähig.[5] Werden andere als die dort genannten Strukturen durch eine erhöhte Kraftanstrengung geschädigt, wie etwa Menisci, Bandscheiben oder Nerven, besteht daher ebenso wenig Deckungsschutz wie im Fall des Sehnenrisses innerhalb eines geplanten Bewegungsablaufs ohne sonderliche Kraftentfaltung.

> Der singulären Leistungsausweitung des § 1.IV AUB stehen eine ganze Reihe von **Leistungsausschlüssen** gegenüber, in denen der Versicherungsschutz versagt wird, obwohl die Merkmale eines Unfalls iS des § 1.III AUB erfüllt sind.

---

[1] *Prölss/Martin*, Vorbem III Rdz 2 f mit zahlreichen Rechtsprechungsnachweisen
[2] *Grimm* 1 AUB 99, Rdz 19 ff
[3] *Grimm* 1 AUB 99, Rdz 45
[4] *Grimm*, 1 AUB 99, Rdz 50
[5] *Prölss/Martin* § 1 AUB 94 Rdz 27; speziell zu Bandscheibenschäden *Grimm* 5 AUB 99, Rdz 63 aE

4.3 Privatversicherungen

Hier liegt die Beweislast für das Vorliegen des Ausschlusstatbestandes beim Versicherer. Sieht die jeweilige Klausel einen Wiedereinschluss vor (zB weil der eigentlich ausgeschlossene Umstand sich als Folge eines anderen Unfallereignisses darstellt), trägt hierfür der Versicherte die Beweislast.

Für die orthopädische Begutachtung sind folgende Ausschlussklauseln relevant:

➤ Unfälle durch *Geistes- oder Bewusstseinsstörungen*, auch soweit diese auf Trunkenheit beruhen, sowie durch Schlaganfälle, epileptische oder andere Krampfanfälle, die den ganzen Körper ergreifen, § 2.I.1 AUB

  Versicherungsschutz besteht jedoch, wenn diese Störungen oder Anfälle durch ein unter diesen Vertrag fallendes Unfallereignis verursacht waren.

➤ Unfälle, die dem Versicherten dadurch zustoßen, dass er vorsätzlich eine *Straftat* ausführt oder versucht, § 2.I.2 AUB

➤ Gesundheitsschäden durch *Strahlen*, § 2.II.1 AUB

➤ Gesundheitsschädigungen durch *Heilmaßnahmen* oder Eingriffe, die der Versicherte an seinem Körper vornimmt oder vornehmen lässt, § 2.II.2 AUB

  Versicherungsschutz besteht jedoch, wenn die Eingriffe oder Heilmaßnahmen – auch strahlendiagnostische und -therapeutische – durch einen unter den Vertrag fallenden Unfall veranlasst waren.

➤ *Infektionen*, § 2.II.3 AUB

  Versicherungsschutz besteht jedoch, wenn die Krankheitserreger durch eine unter den Vertrag fallende Unfallverletzung in den Körper gelangt sind.

  Nicht als Unfallverletzung gelten dabei Haut- oder Schleimhautverletzungen, die als solche geringfügig sind und durch die Krankheitserreger sofort oder später in den Körper gelangen; für Tollwut und Wundstarrkrampf entfällt diese Einschränkung.

  Für Infektionen, die durch Heilmaßnahmen verursacht sind, besteht Versicherungsschutz jedoch, wenn die Heilmaßnahmen durch einen unter den Vertrag fallenden Unfall veranlasst waren.

➤ *Vergiftungen* infolge Einnahme fester oder flüssiger Stoffe durch den Schlund, § 2.II.4 AUB

➤ Bauch- oder Unterleibsbrüche, § 2.III.1 AUB

  Versicherungsschutz besteht jedoch, wenn sie durch eine unter den Vertrag fallende gewaltsame von außen kommende Einwirkung entstanden sind.

➤ Schädigungen an *Bandscheiben* sowie *Blutungen* aus inneren Organen und Gehirnblutungen, § 2.III.2 AUB

  Versicherungsschutz besteht jedoch, wenn ein unter den Vertrag fallendes Unfallereignis iS des § 1. III AUB die überwiegende Ursache ist.

Mit dem grundsätzlichen Ausschluss von Bandscheibenschäden wurde der zu den AUB 61 geführte Streit, ob ein solcher Schaden als „Zerreißung an der Wirbelsäule" iS der schon damals existierenden Leistungserweiterung gelten kann, beendet. Mit dem Erfordernis des Unfallereignisses als „überwiegender Ursache" ist gleichzeitig klargestellt, dass vorbestehende Degenerationen des Gewebes im Unterschied zu § 8 AUB (s unten) nicht „Krankheits"-charakter besitzen müssen. Vielmehr sind auch altersentsprechende Verschleißerscheinungen in die Abwägung der Ursachenbeiträge mit einzustellen.

➤ *Krankhafte Störungen* infolge *psychischer Reaktionen*, gleichgültig, wodurch diese verursacht sind, § 2.IV AUB.

Darüber hinaus sind **nicht versicherbar** und trotz Beitragszahlung nicht versichert *dauernd pflegebedürftige Personen* sowie *Geisteskranke*[1].

Pflegebedürftig ist, wer für die Verrichtungen des täglichen Lebens überwiegend fremder Hilfe bedarf, § 3.I AUB. Ein bisher bestehender Versicherungsschutz erlischt, sobald der Versicherte in diesem Sinn nicht mehr versicherbar ist, § 3.II AUB.

Die in den AUB 61 noch zusätzlich enthaltenen Ausschluss von Berufs- und Gewerbekrankheiten, Licht-, Temperatur- und Witterungseinflüssen sowie von Krampfadern und Unterschenkelgeschwüren wurden in die späteren Fassungen der AUB nicht mehr aufgenommen.

Leistungsarten

Auch die Leistungsarten sind vertraglich frei vereinbar.

Einige Gesellschaften bieten für den Fall schwerer Verletzungen feste Beträge als „Sofortleistung" an, andere die Zahlung von Kurbeihilfen, die Übernahme von Kosten für Such-, Rettungs- und Bergungsmaßnahmen oder die Behandlung von Unfallverletzungen einschließlich einer plastisch-chirurgischen Versorgung bis hin zur Zahlung eines „Schmerzensgeldes".

Als Kernleistungen der PUV können aber folgende Leistungen gelten:
➤ Invaliditätsleistungen
➤ Übergangsleistungen
➤ Tagegeld
➤ Krankenhaustagegeld

---

[1] Die AUB 2008 verzichten auf Empfehlungen zur generellen Versicherungsfähigkeit bestimmter Personengruppen.

- Genesungsgeld
- Todesfallleistung

Die Höhe der jeweiligen Leistung ist dann ebenfalls in dem individuellen Vertrag festgelegt und bestimmt dann letztlich auch die zu zahlende Versicherungsprämie.

Invaliditätsleistung (§ 7.I AUB)

Der **Anspruch** entsteht, wenn der Unfall zu einer dauernden Beeinträchtigung der körperlichen oder geistigen Leistungsfähigkeit (Invalidität) des Versicherten führt.

Die noch in den AUB 61 als Definition enthaltene „dauernde Beeinträchtigung der Arbeitsfähigkeit" wurde mit der Neufassung 1988 aufgegeben, ohne dass mit der terminologischen Änderung eine inhaltliche Ausweitung einherging. Schon damals waren noch nicht oder nicht mehr berufstätige Personen in den Versicherungsschutz einbezogen. Die Invalidität muss innerhalb eines Jahres nach dem Unfall eingetreten sowie, falls nicht der jeweilige Vertrag andere Fristen vorsieht, spätestens vor Ablauf einer Frist von weiteren 3 Monaten – schriftlich – ärztlich festgestellt und geltend gemacht sein, § 7.I.1 AUB.

Hat der Versicherte bei Eintritt des Unfalls das 65. Lebensjahr vollendet, so wird die Leistung als Rente gemäß § 14 AUB erbracht, § 7.I.1 Satz 2 AUB.[1]

Die **Höhe der Leistung** richtet sich – neben dem vertraglich für die Invaliditätsleistung fixierten Betrag – nach dem Grad der Invalidität, § 7.I.2 AUB.

Als feste Invaliditätsgrade gelten – unter Ausschluss des Nachweises einer höheren oder geringeren Invalidität zB aufgrund besonderer individueller Fähigkeit oder des konkreten Berufs – bei Verlust oder Funktionsunfähigkeit, § 7.I.2.a AUB (sog **Gliedertaxe**):
- eines Armes im Schultergelenk[2] 70 vH,
- eines Armes bis oberhalb des Ellenbogengelenks 65 vH,
- eines Armes unterhalb des Ellenbogengelenks 60 vH,
- einer Hand im Handgelenk[3] 55 vH,
- eines Daumens 20 vH,
- eines Zeigefingers 10 vH,
- eines anderen Fingers 5 vH,
- eines Beines über der Mitte des Oberschenkels 70 vH,
- eines Beines bis zur Mitte des Oberschenkels 60 vH,
- eines Beines bis unterhalb des Knies 50 vH,
- eines Beines bis zur Mitte des Unterschenkels 45 vH,
- eines Fußes im Fußgelenk[4] 40 vH,
- einer großen Zehe 5 vH,
- einer anderen Zehe 2 vH,
- eines Auges 50 vH,
- des Gehörs auf einem Ohr 30 vH,
- des Geruchs 30 vH,
- des Geschmacks 5 vH.

Auch hier kann der konkrete Versicherungsvertrag Abweichungen enthalten, insbesondere eine Anhebung der Prozentsätze (**verbesserte Gliedertaxe**).

Bei **Teilverlust oder nur teilweiser Funktionsbeeinträchtigung** eines dieser Körperteile oder Sinnesorgane wird der entsprechende Teil der vorstehenden Prozentsätze angenommen, § 7.I.2.b AUB, nach gängiger Praxis in Bruchteilen des jeweiligen Taxenwertes ausgedrückt, also zB ¼ Armwert oder ½ Beinwert.[5]

Werden durch den Unfall Körperteile oder Sinnesorgane betroffen, deren Verlust oder Funktionsunfähigkeit in der „Gliedertaxe" nicht geregelt ist, so ist maßgebend, inwieweit die normale körperliche oder geistige Leistungsfähigkeit des Versicherten unter ausschließlicher Berücksichtigung medizinischer Gesichtspunkte beeinträchtigt ist,[6] § 7.I.2.c AUB.

Sind durch den Unfall **mehrere körperliche oder geistige Funktionen** beeinträchtigt, werden die Invaliditätsgrade, die sich nach § 7.I.2 AUB ergeben, zusammengerechnet; mehr als 100 vH dürfen jedoch nicht angenommen werden, § 7.I.2.d AUB.

Anders als in der GUV ist hier also grundsätzlich keine „Gesamt-MdE" iS des Sozialrechts (S 32) zu bilden.

Allerdings: Treffen außerhalb der Gliedertaxe zu bemessende Funktionsstörungen aufeinander, behalten lediglich die AUB 88 und 94 auch insoweit dieses tendenziell für den Versicherten günstige Additionsprinzip bei, während die anderen Fassungen eine Gesamtbewertung der allgemeinen Leistungsbeeinträchtigung vorschreiben, ohne jedoch hierfür nähere inhaltliche Kriterien vorzugeben.[7]

---

[1] Die AUB 2008 sehen nur noch Kapitalzahlungen vor.
[2] Seit 2004 nehmen die AUB im Arm-, Bein- und Fußwert nicht mehr auf das Gelenk Bezug, um die vom BGH gerügten Formulierungsunschärfen zu vermeiden.
[3] s Fußnote 2
[4] s Fußnote 2
[5] vgl hierzu die Einschätzungsempfehlungen S 705
[6] vgl hierzu die Einschätzungsempfehlungen S 705
[7] *Grimm* 2 AUB 99 Rdz 38

4.3 Privatversicherungen

> Wird durch den Unfall eine körperliche oder geistige Funktion betroffen, die schon vorher dauernd beeinträchtigt war (sog **Vorinvalidität**), was zur Beweislast des Versicherers steht, so wird ein Abzug in Höhe dieser Vorinvalidität vorgenommen, der seinerseits nach den vorstehenden Vorschriften zu bemessen ist, § 7.I.3 AUB.

Damit ist die Beurteilung von Vorschäden deutlich anderen Regelungen unterworfen als im Sozialrecht (S 34).

Kommt es hier infolge funktioneller Überlagerungen von Vor- und Unfallschaden zu einer höheren als der normalen Funktionseinbuße, ist eine so begründete Höherbewertung ausgeschlossen; denn bei den ausdrücklich aufgeführten Gesundheitsschäden der Gliedertaxe (§ 7. I.2.a AUB) gelten die dort genannten Invaliditätsgrade „unter Ausschluss des Nachweises einer höheren oder geringen Invalidität". Andererseits sind die in § 7.I.2.a AUB genannten Invaliditätsgrade zT höher als die entsprechenden MdE-Sätze in der GUV.[1]

Führt der Unfallschaden dagegen infolge eines – funktionell wirksamen – Vorschadens zu einer geringeren als der normalen Funktionseinbuße, ist von der nach den allgemeinen Vorschriften bestehenden Invalidität ein Abzug in Höhe dieser sog Vorinvalidität vorzunehmen, der nach § 7.I.2 AUB zu bemessen ist.

> **!** Tritt der **Tod** unfallbedingt innerhalb eines Jahres nach dem Unfall ein, so besteht kein Anspruch auf Invaliditätsleistung, § 7.I.4 AUB, sondern nur – soweit versichert – auf Todesfallleistung nach § 7.VI AUB.

Stirbt der Versicherte aus unfallfremder Ursache innerhalb eines Jahres nach dem Unfall oder – gleichgültig aus welcher Ursache – später als 1 Jahr nach dem Unfall und war ein Anspruch auf Invaliditätsleistung nach § 7.I.1 AUB entstanden, so ist die Invaliditätsleistung nach dem Invaliditätsgrad zu leisten, mit dem aufgrund der zuletzt erhobenen ärztlichen Befunde zu rechnen gewesen wäre, § 7.I.5 AUB.

Übergangsleistung (§ 7.II AUB)

Besteht nach Ablauf von 6 Monaten seit Eintritt des Unfalls ohne Mitwirkung von Krankheiten oder Gebrechen noch eine unfallbedingte Beeinträchtigung der normalen körperlichen oder geistigen Leistungsfähigkeit von mehr als 50 vH und hat diese Beeinträchtigung bis dahin ununterbrochen bestanden, so wird – sofern im Vertrag dem Grunde wie der Höhe nach vereinbart – eine **Übergangsleistung** als Einmalzahlung erbracht, § 7.II AUB 88, um den „leistungsarmen Zeitraum" zwischen behandlungsgebundenen Leistungen und der Zahlung der Invaliditätsleistung finanziell abzusichern.[2]

Tagegeld (§ 7.III AUB)

Führt der Unfall zu einer Beeinträchtigung der Arbeitsfähigkeit, so wird – sofern im Vertrag vereinbart – für die Dauer der ärztlichen Behandlung **Tagegeld** gezahlt, § 7.III.1 AUB.

Das Tagegeld wird nach dem Grad der Beeinträchtigung abgestuft. Für die Bemessung des Grades der Beeinträchtigung ist die Berufstätigkeit oder Beschäftigung des Versicherten maßgebend, § 7.II.1 AUB.

Das Tagegeld wird längstens für 1 Jahr, vom Unfalltage an gerechnet, gezahlt, § 7.III.2 AUB.

Krankenhaustagegeld (§ 7.IV AUB)

Krankenhaustagegeld wird – sofern versichert – für jeden Kalendertag gezahlt, an dem sich der Versicherte wegen des Unfalls in medizinisch notwendiger vollstationärer Heilbehandlung befindet, längstens jedoch für 2 Jahre, vom Unfalltag an gerechnet, § 7.IV.1 AUB.

Das Krankenhaustagegeld entfällt bei einem Aufenthalt in Sanatorien, Erholungsheimen und Kuranstalten, § 7.IV.2 AUB, es sei denn, es handelt sich um eine Anschlussheilbehandlung (AHB), die dem Krankenhausaufenthalt gleich steht.

Genesungsgeld (§ 7.V AUB)

Genesungsgeld wird – sofern versichert – für die gleiche Zahl von Kalendertagen gezahlt, für die Krankenhaustagegeld geleistet wird, längstens jedoch für 100 Tage, § 7.V AUB.

Die Höhe beträgt:
- für den 1.– 10. Tag 100 vH,
- für den 11.– 20. Tag 50 vH,
- für den 21.– 100. Tag 25 vH

des Krankenhaustagegeldes, § 7.V.1 AUB. Der Anspruch auf Genesungsgeld entsteht mit der Entlassung aus dem Krankenhaus, § 7.V.3 AUB.

---

[1] so ua ein Auge: 50 vH; Gehör einseitig: 30 vH; für die Haltungs- und Bewegungsorgane: vgl die Einschätzungsempfehlungen S 705 ff und die Synopse S 717 ff

[2] *Grimm* 2 AUB 99 Rdz 50

Mehrere vollstationäre Krankenhausaufenthalte wegen desselben Unfalls gelten als ununterbrochener Krankenhausaufenthalt, § 7.V.2 AUB.

Todesfallleistung (§ 7.VI AUB)

Führt der Unfall innerhalb eines Jahres zum Tod, so entsteht der Anspruch auf Leistung nach der für den Todesfall versicherten Summe, § 7.VI AUB.

Der Anspruch auf Todesfallleistung ist damit auf die Fälle beschränkt, in denen der Tod innerhalb eines Jahres nach dem Unfall eintritt; nach Ablauf des ersten Jahres entfällt die Leistungspflicht des Versicherers, auch wenn der Tod auf den Unfallfolgen beruht.

Stirbt der Versicherte aus unfallfremder Ursache innerhalb eines Jahres nach dem Unfall oder – gleichgültig, aus welcher Ursache – später als 1 Jahr nach dem Unfall und war ein Anspruch auf Invaliditätsleistung (§ 7.I AUB) entstanden, aber noch nicht erfüllt worden, so ist diese Leistung nach dem Invaliditätsgrad zu erbringen, mit dem aufgrund des zuletzt erhobenen ärztlichen Befundes zu rechnen war, § 7.I.5 AUB.

Leistungseinschränkung „pro rata" Kausalität

> Haben Krankheiten oder Gebrechen bei der durch ein Unfallereignis hervorgerufenen Gesundheitsschädigung oder deren Folgen mitgewirkt, so wird die Leistung entsprechend dem Anteil der Krankheit oder des Gebrechens gekürzt, wenn dieser Anteil mindestens 25 vH beträgt, § 8 AUB.

Hiermit unterscheidet sich die PUV deutlich vom Sozial- oder auch dem allgemeinen Haftpflichtrecht. Geht es dort bei der Entschädigung um **„Alles oder Nichts"**, findet hier im Rahmen der Leistungsberechnung eine prozentuale Bewertung der Ursachenbeiträge statt. § 8 AUB gilt – mit Ausnahme der Übergangsleistungen – für alle der vorstehend dargestellten Leistungsarten.

> ! Nicht jeder „innere" Kausalfaktor führt indes zur Einschränkung der Versicherungsleistung.

Es muss sich um eine „Krankheit" iS eines regelwidrigen, objektiv vorhandenen und ärztlich feststellbaren Körperzustand oder um ein Gebrechen iS eines dauernd abnormen Gesundheitszustands handeln, der eine „einwandfreie Ausübung der normalen Körperfunktionen nicht mehr zulässt".[1] Bloße „konstitutionelle Schwächen bzw Körperdispositionen" oder eine „erhöhte Empfäng-

lichkeit für bestimmte Krankheiten" erfüllen diese begrifflichen Voraussetzungen ebenso wenig wie altersentsprechende Funktionsdefizite bzw degenerative Veränderungen oder bloße Normabweichungen.[2]

Andererseits ist nicht erforderlich, dass sich die Krankheit bereits in einem Funktionsdefizit manifestiert hat, wie das für die Vorinvalidität gemäß § 7.I.3 AUB vorauszusetzen ist, oder dass der Versicherte hiervon Kenntnis hat bzw sich subjektiv „krank" fühlt. Damit aber kann es auch nicht auf eine „Behandlungsbedürftigkeit" als Begriffselement ankommen,[3] schon weil therapeutische Optionen bei einem Leiden fehlen können, ohne dass dessen „Krankheitscharakter" aus der Perspektive des verständigen Versicherten ernsthaft in Zweifel zu ziehen ist.

> Krankheit bzw Gebrechen müssen zumindest zu 25 vH an der – primären – Gesundheitsschädigung oder den Unfallfolgen mitgewirkt haben, was zur Beweislast des Versicherers steht.[4] Eine Mitwirkung am Unfallereignis selbst begründet keine Leistungskürzung.[5]

Stürzt etwa ein Versicherter infolge eines schmerzhaften Wadenkrampfes und zieht sich dabei eine Oberschenkelhalsfraktur zu, die in Fehlstellung verheilt und zu entsprechenden Funktionseinschränkungen führt, so werden diese voll entschädigt, weil kein Krampfanfall iS von § 2.I.1 AUB vorlag, der „den ganzen Körper" ergriff, und weil der Wadenkrampf sich auf die Oberschenkelhalsfraktur oder deren Folgen nicht negativ ausgewirkt hat.

Private Pflegepflichtversicherung (PPV)

Mit der sozialen Pflegepflichtversicherung (SGB XI, S 195) ist für Personen, die nicht in der GKV, sondern idR privat krankenversichert sind und für die daher nicht automatisch Versicherungspflicht auch in der sozialen Pflegepflichtversicherung besteht, eine **Versicherungspflicht in der privaten Pflegepflichtversicherung** eingeführt worden.

Die privaten Krankenversicherungsunternehmen haben dementsprechend Tarife für die PPV geschaffen, denen die Musterbedingungen MB/PPV zugrunde liegen, nunmehr in der Fassung aus 2008, womit ua die Regelungen der VVG-Reform umgesetzt werden.

---

[1] *Grimm* 3 AUB 99 Rdz 2
[2] strittig bei allergischen Dispositionen, vgl *Grimm* 3 AUB 99 Rdz 2 mwN
[3] so aber OLG Düsseldorf r+s 2005, 300
[4] *Grimm* 3 AUB 99 Rdz 7
[5] BGH VersR 1989, 902

4.3 Privatversicherungen

Nach § 23 SGB XI (S 195, 205) sind Personen, die gegen das Risiko Krankheit bei einem privaten Krankenversicherungsunternehmen mit Anspruch auf allgemeine Krankenhausleistungen versichert sind, verpflichtet, bei diesem Unternehmen (oder einem anderen) zur Absicherung des Risikos der Pflegebedürftigkeit einen Versicherungsvertrag abzuschließen und aufrechtzuerhalten.

Der Vertrag muss ab dem Zeitpunkt des Eintritts der Versicherungspflicht für sie selbst und ihre Angehörigen, für die in der GPV nach § 25 SGB XI eine Familienversicherung bestünde, Vertragsleistungen vorsehen, die nach Art und Umfang den Leistungen der GPV gleichwertig sind. Personen, die nach beamtenrechtlichen Vorschriften oder Grundsätzen bei Pflegebedürftigkeit Anspruch auf Beihilfe haben, sind zum Abschluss einer entsprechenden anteiligen beihilfekonformen Versicherung verpflichtet, sofern sie nicht in der GKV freiwillig versichert sind und dadurch der Versicherungspflicht in der GPV unterliegen, § 20 Abs 3 SGB XI.

> **!** In der PPV tritt an die Stelle der Sachleistungen der GPV eine der Höhe nach gleiche Kostenerstattung, § 23 Abs 1 Satz 3 SGB XI.

Voraussetzungen und Leistungen der PPV richten sich maßgeblich nach den Regelungen des SGB XI, und auch für Streitigkeiten ist nicht der Zivil-, sondern der Sozialrechtsweg eröffnet (§ 51 Abs 1 Nr 2 SGG).[1]

Das die Pflegeversicherung betreibende Versicherungsunternehmen ist verpflichtet, § 23 Abs 6 SGB XI:
- der Feststellung der Pflegebedürftigkeit sowie der Zuordnung zu einer Pflegestufe dieselben Maßstäbe wie die GPV (S 205) zugrunde zulegen und
- die in der GPV zurückgelegten Versicherungszeiten des Mitglieds und seiner familienversicherten Angehörigen auf die Wartezeit anzurechnen.

Andere Versicherungen

Lebensversicherung

Die Lebensversicherung gewährt ihre Leistungen (Kapital oder Rente) bei Tod des Versicherten bzw mit Erreichen des vertraglich vereinbarten Lebensalters.

Hier gibt es zahlreiche unterschiedliche Ausgestaltungen für bestimmte Versicherungsmodelle (so ua das Modell der sog Riester-Rente). Die reine Lebensversicherung wird vielfach mit einer Zusatzversicherung für den Fall des Unfalltods (s oben) oder von Berufs- oder Erwerbsunfähigkeit (Leistungen von Kapital bzw Rente und Beitragsfreistellung für die Lebensversicherung) gekoppelt.

Soweit die Verträge einen Kapitalaufbau vorsehen, werden als maßgebliches Bedingungswerk die **Allgemeinen Bedingungen für die kapitalbildende Lebensversicherung** (ALB) einbezogen, wobei auch hier unterschiedliche Fassungen existieren.

Tritt der Tod in unmittelbarem oder mittelbarem Zusammenhang mit **kriegerischen Ereignissen** ein, wird nur das vorhandene Deckungskapital gezahlt.

Etwas anderes gilt nur, wenn Gesetze oder Anordnungen der Aufsichtsbehörde eine höhere Leistung vorschreiben (§ 7 ALB 86). Diese Leistungseinschränkung gilt im Übrigen nicht, wenn es sich um kriegerische Ereignisse außerhalb der Bundesrepublik Deutschland handelt und der Versicherte hieran nicht aktiv beteiligt war.[2]

> Bei **Selbsttötung** des Versicherten bleibt – vorbehaltlich abweichender einzelvertraglicher Vereinbarungen – die Leistungspflicht des Versicherers in voller Höhe bestehen, wenn beim Ableben seit Zahlung des Einlösungsbeitrags oder Wiederherstellung der Versicherung 3 Jahre verstrichen sind oder wenn nachgewiesen wird, dass die Tat in einem die freie Willensbestimmung ausschließenden Zustand krankhafter Störung der Geistestätigkeit begangen worden ist; anderenfalls ist (nur) ein etwaig vorhandenes Deckungskapital auszuzahlen, § 8 ALB 86.

---

[1] BSG VersR 1998, 486

[2] *Prölss/Martin* ALB 86 § 7 Rdz 2

Erwerbsunfähigkeits-Zusatzversicherung

Die Erwerbsunfähigkeitsversicherung wird von Lebensversicherungsunternehmen entweder als selbständige oder in Kombination mit einer Risikolebensversicherung als Zusatzversicherung angeboten.

> **Erwerbsunfähig** ist hier der Versicherte, der infolge Krankheit, Körperverletzung oder Kräfteverfalls, die ärztlich nachzuweisen sind, voraussichtlich dauernd eine Erwerbstätigkeit in gewisser Regelmäßigkeit nicht mehr ausüben oder nicht mehr als geringfügige Einkünfte durch Erwerbstätigkeit erzielen kann.

Erwerbsunfähigkeit liegt auch vor, wenn der Versicherte mindestens 6 Monate lang ununterbrochen infolge Krankheit, Körperverletzung oder Kräfteverfall, die ärztlich nachzuweisen sind, außerstande gewesen ist, eine Erwerbstätigkeit in gewisser Regelmäßigkeit auszuüben oder mehr als nur geringfügige Einkünfte durch Erwerbstätigkeit zu erzielen, und dieser Zustand im Zeitpunkt der Feststellung fortbesteht.

Für den ärztlichen Nachweis hat der Versicherte ausführliche Berichte der behandelnden Ärzte vorzulegen; das Versicherungsunternehmen kann außerdem (auf seine Kosten) weitere notwendige Nachweise und ggf ärztliche Gutachten verlangen.

Berufsunfähigkeits-Zusatzversicherung

Für Selbstständige und Freiberufler, aber auch für Mitglieder der gesetzlichen Rentenversicherung kommt der privaten Absicherung der Berufsfähigkeit wachsende Bedeutung zu.

Die Versicherung kann eigenständig oder ebenfalls in Verknüpfung mit einem Lebensversicherungsvertrag als Zusatzversicherung bestehen. Letzteres hat den Vorteil, dass im Leistungsfall der Lebensversicherungsvertrag beitragsfrei gestellt wird, mithin kein finanzieller Verlust in der Altersvorsorge droht, wenn und sobald das Erwerbseinkommen mit Eintritt der Berufsunfähigkeit längerfristig oder auf Dauer entfällt.

> **Vollständige Berufsunfähigkeit** liegt vor, wenn der Versicherte infolge Krankheit, Körperverletzung oder Kräfteverfalls, die ärztlich nachzuweisen sind, voraussichtlich dauernd außerstande ist, seinen Beruf oder eine andere Tätigkeit auszuüben, die er aufgrund seiner Ausbildung und Erfahrung ausüben kann und die seiner bisherigen Lebensstellung entspricht.

> **Teilweise Berufsunfähigkeit** liegt vor, wenn die vorstehend genannten Voraussetzungen nur in einem bestimmten Grad voraussichtlich dauernd erfüllt sind.

Ist der Versicherte mindestens 6 Monate lang ununterbrochen infolge Krankheit, Körperverletzung oder Kräfteverfall, die ärztlich nachzuweisen sind, außerstande gewesen, seinen Beruf oder eine andere Tätigkeit auszuüben, die aufgrund seiner Ausbildung und Erfahrung ausgeübt werden kann und seiner bisherigen Lebensstellung entspricht, so gilt die Fortdauer dieses Zustandes als vollständige oder teilweise Berufsunfähigkeit.

Üblicherweise erfordern die Verträge keine vollständige Berufsunfähigkeit, sondern gewähren Leistungen bereits ab einer bestimmten prozentualen Schwelle der beruflichen Beeinträchtigung, zB mindestens 50 vH.

Hier kommt es dann in der Prüfung darauf an, ob der Versicherte aufgrund seiner gesundheitlichen Situation nicht mehr in der Lage ist, seine konkrete Berufstätigkeit wenigstens noch zu 50 vH auszuüben, was im Gutachten eine detaillierte Analyse des positiven und negativen Leistungsbildes – qualitativ wie quantitativ – unter Bezug auf die jeweilige Beschäftigung voraussetzt. Jedweder Rekurs auf typisierte Berufsbilder oder gar die Maßstäbe des allgemeinen Arbeitsmarktes sind in der Berufsunfähigkeitsversicherung unzulässig. Maßgeblich ist allein die aktuelle bzw die zuletzt ausgeübte Tätigkeit des Versicherten.[1]

Vor diesem Hintergrund sollte bereits in der Gutachtenanforderung eine Beschreibung des Berufsbildes mit zeitlicher Aufschlüsselung der Einzeltätigkeiten enthalten sein, um eine sachgerechte gutachtliche Bewertung zu ermöglichen. Bleiben die Einschränkungen in zeitlicher Hinsicht unter der vertraglich maßgeblichen Schwelle von zB 50 vH, kann dennoch die Leistungspflicht des Versicherers begründet sein, wenn und soweit dem Versicherten für seinen Beruf „**prägende Einzeltätigkeiten**" unmöglich geworden sind,[2] so etwa Vermessungstätigkeiten eines selbstständigen Dachdeckermeister auf der Baustelle als Voraussetzung für sinnvolle Planung und Arbeitsorganisation im Büro. Ist diese Einzeltätigkeit aufgrund zB eines Knieschadens nicht mehr möglich und kann dieses gesundheitliche Defizit aufgrund der Betriebsgröße auch nicht im Wege einer „Betriebsumorganisation"[3] durch andere Kräfte kompensiert werden, läge eine höhergradige Berufsunfähigkeit selbst dann vor, wenn der zeitliche Umfang der Baustellentätigkeit des Versicherten die Grenze von 50% (noch) nicht erreicht.

---

[1] *Prölss/Martin* BUZ § 2 Rdz 9
[2] *Prölss/Martin* BUZ § 2 Rdz 15 mwN
[3] zu diesem Begriff *Prölss/Martin* BUZ § 2 Rdz 20

4.3 Privatversicherungen

> **!** Ein weiterer – häufiger – Streitpunkt in der Berufunfähigkeitsversicherung ist die Verweisungsklausel[1] auf andere mögliche und zumutbare Tätigkeiten, was mittlerweile einige Gesellschaften veranlasst hat, auf diese Leistungseinschränkung gänzlich zu verzichten.

Der orthopädische Gutachter sollte zu potenziellen Verweisungsberufen nur auf ausdrückliche Nachfrage hin Stellung beziehen und sich ausdrücklich auf die gesundheitlichen Anforderungen im Vergleich zur aktuellen Beschäftigung beschränken. Ob eine Tätigkeit tatsächlich einen zulässigen **Verweisungsberuf** darstellt, enthält auch wirtschaftliche und soziale Komponenten (zB Verdienst und Wertschätzung in der bisherigen Tätigkeit[2]), die eine Verweisung ausschließen, obschon der Versicherte gesundheitlich durchaus in der Lage wäre, diesen Beruf auszuüben.

Private Krankenversicherung (PKV)

Die PKV bietet Versicherungsschutz für Krankheiten, Unfälle und andere im Vertrag genannten Ereignisse. Sie versichert nach Maßgabe des Einzelvertrages insbesondere die Risiken der Behandlungskosten (ambulant und stationär) und – in Gestalt der Kranken(haus)tagegeldversicherung – einer längerfristigen krankheitsbedingten Arbeitsunfähigkeit.

Das in die jeweiligen Verträge einbezogene Bedingungswerk sind die Musterbedingungen für die Krankheitskosten- und Krankenhaustagegeldversicherung (MB/KK) bzw die Musterbedingungen für die Krankentagegeldversicherung (MB/KT) in der jeweiligen Fassung.

> Bei den **Krankheitskosten- und Krankenhaustagegeldversicherungen** ist Versicherungsfall die medizinisch notwendige – für das Krankenhaustagegeld: stationäre – Heilbehandlung einer versicherten Person wegen Krankheit oder Unfallfolgen, § 1 Nr 2 MB/KK 94.

Der **Versicherungsfall** beginnt mit der Heilbehandlung und endet, wenn nach medizinischem Befund Behandlungsbedürftigkeit nicht mehr besteht. Muss die Heilbehandlung auf eine Krankheit oder Unfallfolge ausgedehnt werden, die mit der bisher behandelten nicht ursächlich zusammenhängt, so entsteht insoweit ein neuer Versicherungsfall, § 1 Nr 2 MB/KK 94.

Als Versicherungsfall gelten auch, § 1 Nr 2 Satz 2 MB/KK 94:
- Untersuchung und medizinisch notwendige Behandlung wegen Schwangerschaft und Entbindung,
- ambulante Untersuchungen zur Früherkennung von Krankheiten nach gesetzlich eingeführten Programmen (gezielte Vorsorgeuntersuchungen),
- Tod, soweit Leistungen hierfür vereinbar sind.

In der **Krankentagegeldversicherungen** ist Versicherungsfall gleichfalls die medizinisch notwendige Heilbehandlung einer versicherten Person wegen Krankheit oder Unfallfolgen, in deren Verlauf Arbeitsunfähigkeit festgestellt wird, § 1 Nr 2 MB/KT 94.

Der **Versicherungsfall** beginnt mit der Heilbehandlung und endet, wenn nach medizinischem Befund keine Arbeitsunfähigkeit und keine Behandlungsbedürftigkeit mehr bestehen. Eine während der Behandlung neu eingetretene und behandelte Krankheit oder Unfallfolge, in deren Verlauf Arbeitsunfähigkeit ärztlich festgestellt wird, begründet nur dann einen neuen Versicherungsfall, wenn sie mit der ersten Krankheit oder Unfallfolge in keinem ursächlichen Zusammenhang steht. Wird Arbeitsunfähigkeit gleichzeitig durch mehrere Krankheiten oder Unfallfolgen hervorgerufen, so wird das Krankentagegeld nur einmal gezahlt, § 1 Nr 2 MB/KT 94.

> **Arbeitsunfähigkeit** iS dieser Bedingungen liegt vor, wenn die versicherte Person ihre berufliche Tätigkeit nach medizinischem Befund vorübergehend in keiner Weise ausüben kann, sie auch nicht ausübt und keiner anderweitigen Erwerbstätigkeit nachgeht (§ 1 Abs 3 MB/KT 94).

Danach ist der Versicherte nicht – vollständig – arbeitsunfähig, wenn er in einem nicht ganz unbedeutenden Umfang noch aufsichtsführende, überprüfende oder sonstige seiner Stellung entsprechende Tätigkeiten ausführen kann.[3] Andererseits schließt nicht jede Tätigkeit des Versicherten, die weder seine Arbeitsunfähigkeit infrage stellt noch unmittelbar eine Erwerbsquelle bildet, sondern nur der „Erhaltung der Existenzgrundlage" dient oder völlig „untergeordnete Hilfstätigkeiten" darstellt, einen Krankentagegeldanspruch aus.[4]

Keine Leistungspflicht besteht ua, soweit im Einzeltarif oder -vertrag nicht anders vereinbart, § 5 MB/KK 94 und § 5 MB/KT 94:

---

[1] dazu eingehend *Prölss/Martin* BUZ § 2 Rdz 23 ff
[2] *Prölss/Martin* BUZ § 2 Rdz 38 ff
[3] *Prölss/Martin* MBKT 94 § 1 Rdz 9
[4] *Prölss/Martin* MBKT 94 § 1 Rdz 11

- für solche Krankheiten einschließlich ihrer Folgen sowie für Folgen von Unfällen und für Todesfälle, die durch Kriegsereignisse verursacht oder als Wehrdienstbeschädigung anerkannt und nicht ausdrücklich in den Versicherungsschutz eingeschlossen sind,
- für auf Vorsatz beruhende Krankheiten und Unfälle einschließlich deren Folgen,
- für Entziehungsmaßnahmen einschließlich Entziehungskuren,
- für Kur- und Sanatoriumsbehandlungen (ausgenommen AHB) sowie für Rehabilitationsmaßnahmen der gesetzlichen Rehabilitationsträger, wenn der Tarif nichts anderes vorsieht, sowie für ambulante Heilbehandlungen in einem Heilbad oder Kurort.
Die Einschränkung entfällt, wenn die versicherte Person dort ihren ständigen Wohnsitz hat oder während eines vorübergehenden Aufenthaltes durch eine vom Aufenthaltszweck unabhängige Erkrankung oder einen dort eingetretenen Unfall Heilbehandlung notwendig wird,
- für wissenschaftlich nicht allgemein anerkannte Untersuchungs- oder Behandlungsmethoden und Arzneimittel,
- für eine durch Pflegebedürftigkeit oder Verwahrung bedingte Unterbringung,

darüber hinaus für die Krankentagegeldversicherung, auch für Arbeitsunfähigkeit
- wegen Krankheiten und Unfallfolgen, die auf eine durch Alkoholgenuss bedingte Bewusstseinsstörung zurückzuführen sind,
- ausschließlich wegen Schwangerschaft, Schwangerschaftsabbruch, Fehlgeburt oder Entbindung,
- während der gesetzlichen Beschäftigungsverbote nach dem Mutterschutzgesetz,
- wenn sich die versicherte Person nicht an ihrem deutschen Wohnsitz aufhält.

Wird die versicherte Person in Deutschland außerhalb ihres Wohnsitzes arbeitsunfähig, so steht ihr das Krankentagegeld auch zu, solange die Erkrankung oder Unfallfolge nach medizinischem Befund eine Rückkehr ausschließt.

Das Versicherungsverhältnis im Bereich der Krankentagegeldversicherung endet ua mit Eintritt der **Berufsunfähigkeit** des Versicherten.

Diese liegt nach Maßgabe von § 15 b) MB/KT 94 vor, wenn die versicherte Person nach medizinischem Befund im bisher ausgeübten Beruf auf nicht absehbare Zeit mehr als 50 vH erwerbsunfähig ist. „Nicht absehbar" ist nach Auffassung einiger Obergerichte ein Zeitraum von mehr als 3 Jahren.[1]

> In der **Pflegekrankenversicherung** ist Versicherungsfall die Pflegebedürftigkeit einer versicherten Person, § 1 Nr 2 MB/PV 94.

Die Pflegekrankenversicherung, die schon vor Einführung der Pflegepflichtversicherung als Zweig der PKV bestanden hat, ist von der Versicherungsgesellschaften durchweg weitergeführt, zT als Ergänzungsversicherung zur Pflegepflichtversicherung (s oben) umgewandelt worden. Die Leistungen – vorwiegend als Pflegetagegeld – werden idR zusätzlich zu den Leistungen der Pflegepflichtversicherung gewährt.

> **Pflegebedürftigkeit** liegt hier vor, wenn die versicherte Person so hilflos ist, dass sie nach objektivem medizinischem Befund für die Verrichtungen im Ablauf des täglichen Lebens in erheblichem Umfang täglich der Hilfe einer anderen Person bedarf, § 1 Abs 2 MB/PV 94.

Als Verrichtungen im Ablauf des täglichen Lebens gelten Aufstehen und Zubettgehen, An- und Auskleiden, Waschen, Kämmen und Rasieren, Einnehmen von Mahlzeiten und Getränken, Stuhlgang und Wasserlassen, § 1 Abs 3 MB/PV 94.

Keine Leistungspflicht besteht auch hier ua für Versicherungsfälle, die durch Kriegseinwirkung verursacht oder deren Ursachen als Wehrdienstbeschädigung anerkannt und nicht ausdrücklich in den Versicherungsschutz eingeschlossen sind, und für Versicherungsfälle, die auf Vorsatz oder Sucht beruhen, § 5 MB/PV 94.

---

[1] *Prölss/Martin* MBKT 94 § 15 Rdz 25

4.4 Haftung des Arztes

Das Arzthaftungsrecht bildet rechtssystematisch ein Teilgebiet des allgemeinen Haftpflichtrechts, sodass die dort geltenden Normen und Regeln etwa zum Kausalitätsbegriff, zu Beweismaß oder zur Beweislast auch hier grundsätzlich Anwendung finden.

Andererseits wurde und wird die Arzthaftpflicht wie kaum ein anderes Rechtsgebiet durch die Zivilgerichte fortentwickelt, wodurch die allgemeinen Regeln in vielfacher Hinsicht – und zwar zumeist zugunsten der Patientenseite – Ergänzungen bzw Modifikationen erfahren haben. Das Bundesverfassungsgericht hat diese sehr weitgehende richterliche Rechtsfortbildung mit ihren mittlerweile filigran ausgestalteten „arztrechtstypischen" Beweisregeln ausdrücklich legitimiert, um die angesichts der Hochrangigkeit der betroffenen Rechtsgüter „Leben und Gesundheit" von Verfassung wegen gebotene „Waffengleichheit" im Arzthaftpflichtprozess herzustellen.[1]

Inhaltlich befasst sich das Arzthaftungsrecht mit der Frage, ob und unter welchen Voraussetzungen der Arzt, das nachgeordnete Personal oder der Klinik- bzw Einrichtungsträger sich gegenüber einem Patienten schadensersatzpflichtig macht oder, anders gewendet, der Patient einen Schadensersatzanspruch für erlittene Gesundheitsschäden gegenüber den Genannten mit Erfolg geltend machen kann.

Haftungsvoraussetzungen

Mit Aufsuchen des Arztes/der Klinik und faktischer Behandlungsübernahme kommt ein „Behandlungsvertrag" zustande, der rechtlich in aller Regel als Dienstvertrag (§ 611 BGB) einzuordnen ist und dem Arzt bzw – je nach Vertragsgestaltung – dem Klinikträger die Pflicht auferlegt, die Behandlung des Patienten nach den Regeln des jeweiligen Fachs vorzunehmen. Verletzen der Arzt bzw die Klinikmitarbeiter – schuldhaft – diese oder weitere aus dem Behandlungsvertrag resultierende Pflichten, sind dem Patienten die daraus erwachsenden Schäden nach Maßgabe von § 280 BGB zu ersetzen.

Gleichzeitig sind „Körper und Gesundheit", mithin Rechtsgüter betroffen, deren rechtswidrige und schuldhafte Verletzung bzw Schädigung Schadensersatzansprüche nach dem Recht der „unerlaubten Handlung" gemäß §§ 823 ff BGB begründen.

Mit den schon erwähnten Änderungen hinsichtlich der Ersatzpflicht für immaterielle Schäden und der parallelen Ausgestaltung der Verjährungsregeln in den §§ 194 ff BGB sind die vertragliche und deliktische Haftung des Arztes deckungsgleich. Ungeachtet der jeweiligen normativen Grundlage lässt sich die Arzthaftung danach differenzieren, ob der Vorwurf eines Behandlungsfehlers oder einer unzulänglichen Eingriffsaufklärung erhoben wird.

Behandlungsfehlerhaftung

> Der Begriff des „Behandlungsfehlers" (der schon seit längerem in der forensischen Praxis ungebräuchliche und zudem missverständliche Begriff des „Kunstfehlers" sollte vermieden werden!) ist weit zu fassen.

Ein haftungsbegründendes Fehlverhalten kann jeden Abschnitt des Behandlungsverlaufs betreffen, also Anamnese, Diagnose (Nichterheben gebotener, Fehlinterpretation erhobener Befunde), Prophylaxe, Therapie, Nachsorge, Rehabilitation usw. Darüber hinaus kann schon die Übernahme der Behandlung trotz fehlender fachlicher Kompetenz („Übernahmeverschulden") oder auch organisatorische, personelle oder apparative Defizite („Organisationsverschulden") die Haftung gegenüber dem Patienten auslösen. Da Ärzten und Pflegepersonal im Rahmen der Behandlung Schadensabwendungspflichten treffen („Garantenstellung"), ist es in aller Regel unerheblich, ob ein fehlerhaftes Verhalten sich in einem aktiven Tun oder in einem pflichtwidrigen Unterlassen geäußert hat. Die Rechtsprechung lässt sich in der Beurteilung nicht ausschließlich von den anerkannten Regeln der Schulmedizin leiten. Entscheidend ist vielmehr, ob der für die Behandlung verantwortliche Arzt unter Einsatz der von ihm objektiv zu fordernden medizinischen Kenntnisse und Erfahrungen im konkreten Fall vertretbare Entscheidungen über die diagnostischen und therapeutischen Maßnahmen getroffen und diese Maßnahmen sorgfältig durchgeführt hat.[2]

---

[1] BVerfG NJW 1979, 1925 und zuletzt noch NJW 2004, 2079

[2] BGH VersR 1987, 770

4 Zivilrecht

Es kommt sonach nicht darauf an, wie der dazu durch das Gericht zu befragende medizinische Sachverständige selbst in der jeweiligen Behandlungssituation vorgegangen wäre. Vielmehr hat er im Hinblick auf den Grundsatz der Methodenfreiheit ausschließlich die „Vertretbarkeit" des konkreten Vorgehens zu beurteilen, womit die Vertretbarkeit letztlich mit dem Begriff des „Standards" verknüpft ist.

Der **Standard** orientiert sich in erster Linie am – zum Behandlungszeitpunkt! – aktuellen Fachschrifttum und der allgemeinen klinischen Erfahrung.

Evidenzbasierte Erkenntnis ist wünschenswert und in der Bewertung vorrangig; andererseits kann aber auch eine (noch) nicht durch prospektive kontrollierte klinische Studien abgesicherte „gute klinische Praxis" standardbildend wirken. Umgekehrt reicht die bloße „Üblichkeit" eines Vorgehens nicht aus, den haftungsrechtlich gebotenen Standard festzulegen. Ebenso ist wie im allgemeinen Haftpflichtrecht auch in der Arzthaftpflicht unerheblich, ob der konkret Beschuldigte um diesen Standard wusste oder aufgrund seines Kenntnisstandes wissen konnte; entscheidend ist allein der „auf die allgemeinen Verkehrsbedürfnisse ausgerichtete objektive Sorgfaltsmaßstab"[1], also das „Verhalten eines gewissenhaften Arztes in dem jeweiligen Fachgebiet" (daher auch **Facharztstandard**"). Der Anspruch des Patienten auf dergestalt fachärztliche Versorgung erfordert zwar nicht stets die formelle Facharztqualifikation der handelnden Personen; immer ist jedoch der materielle Facharztstandard durch geeignete organisatorische Maßnahmen bzw Kontrollen sicherzustellen.

!
Ein unbedingt zu vermeidender Gutachtenfehler resultiert aus der Wandelbarkeit medizinischer Erkenntnis sowie dem Umstand, dass bis zur prozessualen Auseinandersetzung meist schon mehrere Jahre vergangen sind. Die Darstellung des gebotenen (fach-)ärztlichen Standards hat ausnahmslos aus der **Perspektive ex ante** zu erfolgen, dh ausschlaggebend ist grundsätzlich der Kenntnis- und Wissensstand zum Zeitpunkt der streitbefangenen Behandlung.

Nachträglich erlangte Befunde des Patienten oder gar spätere Änderungen im fachwissenschaftlichen Meinungsbild bleiben daher außer Betracht. Indessen kann ein Verhalten, welches zum Behandlungszeitpunkt der seinerzeit vertretenen Lehrmeinung (noch) widersprach, sich im weiteren Verlauf aufgrund neuerer Erkenntnisse tatsächlich aber als sachgerecht erwiesen hat, nicht als Anknüpfungspunkt einer Haftung dienen.

Ein weiteres Problem in diesem Zusammenhang ist die zunehmende Arbeitsteilung in der Medizin. Hieraus kann für den Gutachter die Abgrenzung von Verantwortungsbereichen notwendig werden, wenn der von ihm aufgezeigte Sorgfaltspflichtverstoß seine eigentliche Ursache in Versäumnissen des vor- oder nachgeordneten Personals (vertikale Arbeitsteilung) oder der vor-, mit- oder nachbehandelnden Kollegen anderer Fächer (horizontale Arbeitsteilung) hatte.

So kann schon die Übertragung einer Aufgabe an eine hierzu nicht ausreichend qualifizierte Person einen „Delegationsfehler" als Unterfall des Organisationsverschuldens darstellen, wie etwa die Anordnung der selbständigen Eingriffsdurchführung durch einen unerfahrenen Assistenzarzt ohne fachärztliche Aufsicht.[2] Den so Überforderten trifft der Vorwurf des „Übernahmeverschuldens", sofern er trotz der Anordnung hätte Bedenken haben und eine Gefährdung der Patienten hätte voraussehen müssen[3] bzw sich ihm diese Bedenken „hätten aufdrängen müssen".[4] Andererseits kann sich ein in der Ausbildung befindlicher Assistenzarzt auf die Indikationsstellung des Chef- oder Oberarztes zu einer Behandlungsmaßnahme[5] ebenso verlassen, wie auf eine vom Oberarzt gebilligte Diagnose oder ein sonst mit ihm abgestimmtes Vorgehen.[6]

!
In gleicher Weise ist die Delegation an sich „ärztlicher" Behandlungsaufgaben an nichtärztliches Personal zu beurteilen, zumindest sofern dies ohne konkrete Anweisung, Anleitung und unmittelbare Aufsicht geschieht.

Dabei hat sich die erforderliche Kontrolldichte wiederum an dem Gefährdungspotenzial für den Patienten auszurichten. Ein Kernbereich, etwa die Durchführung von

---

[1] zB BGH VersR 1991, 469
[2] BGH NJW 1984, 655 und NJW 1992, 1560
[3] BGH NJW 1984, 655
[4] OLG Düsseldorf VersR 2005, 230
[5] OLG Düsseldorf VersR 1991, 1412 und VersR 2005, 230
[6] OLG Köln VersR 1993, 1157; OLG Hamm VersR 1998, 104

4.4 Haftung des Arztes

Operationen, bleibt einer Delegation jedenfalls grundsätzlich verschlossen. Grenzfragen sind nach wie vor strittig. Die Vornahme von subkutanen, intravenösen wie auch intramuskulären Injektionen einschließlich von Injektionen in bereits liegenden intravasalen Zugängen und – erst recht – die Blutentnahme zur Gewinnung von Kapillar- und Venenblut durch examiniertes Pflegepersonal wird man mittlerweile wohl als generell zulässig erachten müssen, solange sich nicht im Einzelfall besondere Schwierigkeiten/Komplikationsrisiken bieten.

> **!** In der – horizontalen – Arbeitsteilung zwischen den Fachgebieten hat die Rechtsprechung den Vertrauensgrundsatz akzeptiert, wonach man auf die sorgfaltsgerechte Aufgabenerfüllung des konsiliarisch hinzugezogenen oder im Rahmen einer Behandlungskette tätig gewordenen Kollegen vertrauen darf, solange keine offensichtlichen Qualifikationsmängel vorliegen oder Fehlleistungen des Kollegen tatsächlich erkannt wurden bzw wegen Evidenz ohne Weiteres erkennbar waren.[1]

Es bestehen sonach im Zusammenwirken der Disziplinen keine generellen Überprüfungspflichten, jedoch immer eine Verpflichtung zu klärenden Rückfragen bei Bedenken oder Zweifeln.[2] Innerhalb desselben Fachgebietes werden die Kontrollpflichten enger gesehen. So haben Chirurg/Orthopäde die übersandten/mitgebrachten Röntgenaufnahmen selbst zu befunden und so Diagnose und Therapieindikation des Vorbehandlers zu überprüfen.[3] Hingegen darf der niedergelassene Arzt bei einer vorangegangenen stationären Behandlung grundsätzlich von der Richtigkeit der dort erhobenen diagnostischen Befunde und übermittelten Empfehlungen angesichts der Überlegenheit der personellen und apparativen Ausstattung der Klinik ausgehen und muss daher nicht von sich aus eventuelle diagnostische Lücken schließen oder ohne besondere Anhaltspunkte weitere oder andere differenzialdiagnostischen Überlegungen anstellen.[4]

Sind mehreren Beteiligten schadensstiftende Sorgfaltspflichtverstöße anzulasten, besteht gegenüber dem Patienten eine **gesamtschuldnerische Haftung**, dh der Patient kann jeden voll in Anspruch nehmen, erhält aber insgesamt seinen Schaden nur einmal ersetzt. Zwischen den Schädigern kann dann in Abhängigkeit von den Ursachenanteilen und dem Verschuldensgrad eine Schadensteilung nach Quoten erfolgen. Im Rahmen einer Behandlungskette hat der Erstbehandler grundsätzlich auch für – selbst grobe – Fehler des Nachbehandlers einzustehen. Der **Zurechnungszusammenhang** entfällt erst dort, wo der Fehler mit der erstbehandelten Krankheit nichts zu tun hatte oder der Nachbehandler in ganz außergewöhnlicher Weise die gebotene Sorgfalt außer Acht ließ.[5]

Der Einfluss von **Leitlinien der Fachgesellschaften** auf den haftungsrechtlich zu fordernden Standard wird seit Jahren kontrovers diskutiert („Handlungsnormen", „Entscheidungskorridore" oder bloße „Handlungsempfehlungen"), ohne dass bislang ein endgültiger Konsens feststellbar wäre.

Die Rechtsprechung neigt trotz anders lautender Stimmen im Schrifttum bislang eher dazu, den Leitlinien eine unmittelbare Verbindlichkeit abzusprechen und dem Arzt im Hinblick auf seine Therapiefreiheit grundsätzlich die Möglichkeit zu belassen, hiervon abzuweichen.[6] Strittig bleibt, ob es insoweit einer besonderen Begründung anhand konkret nachgewiesener Besonderheiten des Einzelfalls bedarf und wer hierfür das Beweisrisiko trägt. Eine flexible Handhabung scheint schon deshalb geboten, weil Leitlinien auch ihrerseits qualitative Unterschiede aufweisen und von unterschiedlichen Fachgesellschaften zuweilen sogar in sich widersprüchliche Empfehlungen in Leitlinienform existieren.

> Der Gutachter sollte daher stets prüfen,
> - ob für den zu beurteilenden Sachverhalt überhaupt eine einschlägige Leitlinie existiert, ggf welchen Evidenzgrades,
> - ob sie im Behandlungszeitpunkt den Stand der medizinisch-wissenschaftlichen Erkenntnis (noch) zutreffend wiedergab,
> - ob der beschuldigte Arzt diese Leitlinie befolgt hat oder hiervon abgewichen ist, und
> - ob es für die Abweichung sachliche Gründe gibt, die der Arzt ggf. auch ins Feld geführt und – soweit erforderlich – dokumentiert hat, die das Abweichen aus fachlicher Sicht vertretbar erscheinen lässt.

---

[1] vgl BGH MedR 2003, 169
[2] OLG Düsseldorf NJW-RR 2004, 22
[3] vgl KG GesR 2004, 136
[4] vgl OLG Hamm VersR 1998, 323
[5] OLG Köln VersR 1994, 987
[6] OLG Hamm VersR 2000, 1373: Leitlinien können den Erkenntnisstand der medizinischen Wissenschaft nur deklaratorisch wiedergeben und ihn ggf ergänzen, nicht aber konstitutiv begründen.

Inwieweit sich diese Überlegungen auch auf Richtlinien des Bundesausschusses gemäß §§ 91 ff SGB V übertragen lassen, erscheint zweifelhaft. Immerhin repräsentieren sich hierin die Entscheidungen eines gesetzlich wie satzungsrechtlich legitimierten Organs, die zumindest für dessen Rechtsraum – gesetzliche Krankenversicherung – verpflichtend sind und im Falle einer Verletzung definierte Sanktionen für die Beteiligten nach sich ziehen. Es liegt daher nahe, hierin nicht nur einen sozialrechtlich verbindlichen Leistungskatalog, sondern auch einen maßgeblichen Bezugspunkt für den haftungsrechtlich gebotenen (Mindest-)Standard zu sehen, der jedenfalls nicht unterschritten werden darf, was zumindest für die Mutterschaftsrichtlinien in der Rechtsprechung auch anerkannt ist.[1]

Ebenfalls noch in der Diskussion befindlich ist die Frage, ob und in welchem Ausmaß eventuelle Abstufungen in der Qualifikation und insbesondere Defizite in den **apparativen/personellen Ressourcen** den haftungsrechtlich zu fordernden Standard beeinflussen. Die Rechtsprechung hat in der Vergangenheit diesem Aspekt allenfalls in Grenzen Rechnung getragen.

> **!** Entscheidend für die Beurteilung ist der objektiv berechtigte Erwartungshorizont des Patienten, sodass zB der Facharzt innerhalb seines Fachgebietes grundsätzlich ein anderes Maß an Sorgfalt und Können schuldet als der Arzt für Allgemeinmedizin.[2]

Universitätskliniken oder ein Haus der Maximalversorgung müssen andere Maßstäbe an Kenntnisse und Fähigkeiten des Personals sowie die apparative Ausstattung gegen sich gelten lassen als ein Krankenhaus der Grund- und Regelversorgung.[3] Letzteres sollte der Sachverständige, der häufig in größeren Kliniken tätig ist, in der Beurteilung des Behandlungsverlaufs in besonderer Weise beherzigen, dh er darf nicht unbesehen Ausstattung und Verfügbarkeit zB in der bildgebenden Diagnostik seines beruflichen Umfelds auf die möglicherweise gänzlich anderen Versorgungsstrukturen vor Ort übertragen. Stets darf aber der Patient in den personellen und apparativen Ressourcen einen „Mindeststandard" einfordern, dessen Unterschreitung als Unterfall des Organisationsverschuldens ohne Weiteres zur Haftung führt. Gleiches gilt selbstverständlich dann, wenn über den an sich gebotenen Standard hinausgehende, jedoch faktisch vorhandene Spezialkenntnisse[4], Medikamente, personelle oder technische Geräte nicht zum Einsatz gelangen.[5]

Andererseits bleibt bei an sich entschuldbaren Ausstattungsdefiziten zu prüfen, ob vor diesem Hintergrund die Behandlung überhaupt übernommen werden durfte bzw eine Verlegung oder Überweisung des Patienten möglich und angezeigt war. Denn darin kann ebenfalls ein haftungsbegründender Sorgfaltspflichtverstoß gesehen werden („Übernahmeverschulden"). Freilich hat der Patient auch insoweit keinen Anspruch auf das jeweils neueste Therapiekonzept oder die beste bzw modernste Ausstattung. Ebenso wenig besteht eine dahingehende Aufklärungspflicht, wenn und solange die vorgehaltene Ausstattung (noch) dem medizinischen Standard entspricht.[6]

> Eine sachverständig festgestellte Pflichtverletzung führt nur dann im Ergebnis zur Haftung, wenn sie sich in einem nachgewiesenen Schaden verwirklicht hat, wobei – wie auch sonst im Haftpflichtrecht – eine Mitursächlichkeit des Behandlungsfehlers ausreicht, um die Haftung des Verantwortlichen in vollem Umfang zu begründen.

Vorwurf unzulänglicher Eingriffsaufklärung

Aufklärungspflichten treffen den Arzt in unterschiedlicher Weise.

Zum einen kann die Information dazu dienen, dem Patienten bestimmte Verhaltensempfehlungen zu geben, um den Heilungsverlauf zu sichern bzw mögliche Risiken zu mindern oder auszuschließen („therapeutische oder Sicherungsaufklärung"). Diese Form der Aufklärung ist unmittelbarer Teil der ärztlichen Behandlung und unterfällt damit systematisch der vorstehend skizzierten Behandlungsfehlerhaftung, einschließlich den dort geltenden Regelungen zu Beweismaß und -last.

Zum anderen kann die Information zum Ziel haben, dem Patienten „Bedeutung und Tragweite einer angeratenen Maßnahme vor Augen zu führen" und ihm so eine informierte Entscheidung – zustimmend oder ablehnend – zu ermöglichen („Eingriffs- oder Selbstbestimmungsaufklärung"). Bereits das Reichsgericht hatte bekanntlich den ärztlichen Heileingriff rechtlich als Körperverletzung eingeordnet, deren Rechtswidrigkeit nur entfällt, wenn und soweit der Patient hierin einwilligt.[7]

---

[1] vgl dazu BGH VersR 2004, 645 und KG NJW 2004, 691
[2] BGH VersR 1991, 469
[3] vgl BGH VersR 1992, 238
[4] BGH VersR 1997, 1357
[5] BGH VersR 1989, 851
[6] BGH NJW 1988, 763; OLG Köln VersR 1998, 847
[7] RGSt 25, 375

4.4 Haftung des Arztes

Im Lichte der auch verfassungsrechtlich verankerten Persönlichkeitsrechte hängt die Wirksamkeit einer solchen Erklärung in der aktuellen Rechtslage zusätzlich davon ab, dass der Patient zuvor über Verlauf, Risiken und etwaige Alternativen hinreichende Informationen erhalten hat (Prinzip des **„informed consent"**). Diese „Eingriffsaufklärung" ist allerdings nicht auf operative Interventionen im engeren Sinn beschränkt, vielmehr ist jede diagnostische oder therapeutische Maßnahme, die in die körperliche Integrität des Patienten mechanisch, chemisch (auch: medikamentös!) oder physikalisch eingreift, aus den vorgenannten Gründen aufklärungspflichtig.

! Inhaltlich lassen sich folgende Problemfelder der Eingriffsaufklärung differenzieren:
Wer? Aufklärungspflichtig ist grundsätzlich der behandelnde Arzt, wobei die Delegation an einen ärztlichen Kollegen möglich bleibt, falls dieser über ausreichende Erfahrung mit der angeratenen Maßnahme verfügt. Formelle Facharztqualifikation ist insoweit allerdings nicht erforderlich.
Wen? Aufklärungsadressat ist der Patient selbst, nicht etwa dessen Angehörige, sofern diese nicht – bei Minderjährigen – kraft ihres elterlichen Sorgerechts oder aus sonstiger Gründen (gerichtliche Betreuerstellung oder Vorsorgebevollmächtigter) rechtlich befugt sind, für den Patienten in die Maßnahme einzuwilligen. Bei vorübergehend bewusstlosen Patienten ist der mutmaßliche Wille zu prüfen, dh ob Anhaltspunkte dafür ersichtlich sind, dass der Patient zB aus religiösen oder weltanschaulichen Gründen der Maßnahme nicht zustimmen würde.
Wie? Maßgeblich ist grundsätzlich allein das mündliche Aufklärungsgespräch. Die im Klinikalltag üblichen Formulare können dieses Gespräch vorbereiten und unterstützen, es jedoch nicht ersetzen. Ferner erleichtern sie den Nachweis von Aufklärung und Einwilligung des Patienten, insbesondere wenn sie individualisierende handschriftliche Vermerke, Skizzen usw. enthalten. Die Information muss in verständlicher Form erfolgen, bei ausländischen Patienten ist dies durch Hinzuziehung muttersprachlicher Klinikmitarbeiter oder eines Dolmetschers sicherzustellen.
Wann? Nach der üblichen Formulierung der Rechtsprechung ist der Patient zu einem Zeitpunkt aufzuklären, in welchem er „noch das Für und Wider der angeratenen Maßnahme abwägen kann". Ein Gespräch am Vortag eines Eingriffs wird daher regelmäßig ausreichend sein, bei üblicherweise ambulant durchzuführenden Eingriffen haben die Gerichte selbst ein unmittelbar zuvor erfolgtes Aufklärungsgespräch als (noch) rechtzeitig gebilligt.
Worüber? Um einer invasiven Maßnahme „informiert" zustimmen zu können, ist der Patient zunächst über die vorliegende Erkrankung einschließlich ihrer Prognose in Kenntnis zu setzen (**Diagnoseaufklärung**). Ferner ist ihm in laienverständlicher Form die Durchführung des Eingriffs zu vermitteln, einschließlich sicherer Folgen, Dringlichkeit, Erfolgschancen etc (**Verlaufsaufklärung**). Grundsätzlich ist die Therapiewahl Sache des Arztes. Bestehen aber zu der von ihm beabsichtigten Maßnahme andere diagnostische oder therapeutische Optionen mit gleichwertigen Chancen, jedoch qualitativ oder quantitativ andersartigen Risiken, hat das Aufklärungsgespräch sich auch auf diese „ernsthaften Behandlungsalternativen" zu erstrecken (zB konservative statt operative Frakturbehandlung). Schließlich ist der Patient über potenzielle negative Folgen zu informieren (**Risikoaufklärung**). Entgegen einem noch immer weit verbreiteten Irrtum kommt es hierbei grundsätzlich nicht auf Komplikationshäufigkeiten an. Zwar ist nicht jedes theoretisch denkbare Risiko in das Gespräch einzubeziehen, da das Selbstbestimmungsrecht lediglich erfordert, dem Patienten im „großen Ganzen" das Risikospektrum zu vermitteln. Die Rechtsprechung hat aber mehrfach betont, dass auch ein seltenes Risiko aufklärungspflichtig sein kann, wenn und soweit es der angeratenen Maßnahme spezifisch anhaftet, für den medizinischen Laien überraschend ist und seine Verwirklichung die weitere Lebensführung des Patienten maßgeblich verändert, was bei schwerwiegenden Risiken letztlich stets zu bejahen sein dürfte.[1]

Ein nachgewiesenes inhaltliches oder zeitliches Aufklärungsdefizit führt nicht ohne Weiteres zur Haftung.

Wendet der Arzt ein, dass sich der Patient auch bei sachgerechter Information der Maßnahme unterzogen hätte, muss der Patient im Gegenzug **plausibel darlegen**,

---
[1] vgl BGH VersR 1996, 195

dass und warum er bei korrekter Information nicht – zumindest nicht in diesem Zeitpunkt – der Maßnahme zugestimmt oder seine Entscheidung zumindest infrage gestellt hätte („**ernsthafter Entscheidungskonflikt**").[1] Ist ihm dies gelungen und kann die Gegenseite nicht zB aus dem Verhalten des Patienten bei früheren oder späteren Eingriffen den Nachweis einer „hypothetischen" Zustimmung bei sachgerechter Aufklärung führen, war die – ansonsten lege artis vorgenommene – Maßnahme rechtswidrig und der Haftende ist in den Grenzen der Adäquanz bzw Zurechenbarkeit für sämtliche negativen Folgen einstandspflichtig. Insoweit gilt das für den Behandlungsfehlervorwurf Gesagte, womit für die Haftung auch hier ausreicht, dass der ansonsten lege artis vorgenommene, jedoch mangels wirksamer Einwilligung rechtswidrige Eingriff neben anderen Ursachen die Gesundheitsschädigung wenigstens mit herbeigeführt hat.

Beweisrechtliche Aspekte

Es gelten im Grundsatz die Regeln des allgemeinen Haftpflichtrechts, wonach der Geschädigte den Haftungsgrund einschließlich des verursachten Primärschadens iS des Vollbeweises zu beweisen hat.

> Für die Arzthaftung sowohl im vertraglichen wie deliktischen Bereich folgt daraus die Beweislast des Patienten für den schuldhaften Behandlungsfehler und den so verursachten – primären – Gesundheitsschaden, wobei der Vollbeweis gemäß § 286 ZPO erforderlich ist.

Die Weiterentwicklung der Primärschädigung sowie die hieraus resultierenden Funktionsstörungen stehen zwar auch zur Beweislast des Patienten, unterliegen jedoch im Beweismaß der Privilegierung des § 287 ZPO.

Eine nur scheinbare Ausnahme von diesem Prinzip bildet die Beweislastverteilung im Bereich der Aufklärungsrüge. Ausgehend wiederum von der erwähnten Konstruktion des Heileingriffs als einer tatbestandlichen Körperverletzung, bildet die Einwilligung des zuvor ordnungsgemäß informierten Patienten einen „Rechtfertigungsgrund", dessen Voraussetzungen aber nach allgemeinen Grundsätzen zur Beweislast des „Schädigers" stehen, weshalb der Arzt die vollständige und rechtzeitige Aufklärung des Patienten nachzuweisen hat.

Die Rechtsprechung hat indessen angesichts der Beweisnöte des regelmäßig fachunkundigen Patienten auch im Behandlungsfehlerbereich schon sehr früh ein für das Arzthaftungsrecht spezifisches und mittlerweile sehr differenziert ausgestaltetes **System möglicher Beweiserleichterungen** zugunsten des Patienten entwickelt. Der Sachverständige muss dieses System in seinen Grundzügen kennen, da er sich nicht selten vor die Aufgabe durch die Gerichte gestellt sieht, die faktischen Voraussetzungen solcher Beweiserleichterungen zu prüfen.

>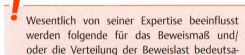
> Wesentlich von seiner Expertise beeinflusst werden folgende für das Beweismaß und/oder die Verteilung der Beweislast bedeutsame Rechtsfiguren:
> ➤ Dokumentationsmängel
> ➤ voll beherrschbare Risikosphäre
> ➤ grober Behandlungsfehler/fundamentaler Diagnosefehler
> ➤ Verstoß gegen die Befunderhebungs- und Befundsicherungspflichten

Dokumentationsmängel

Grundlage eines Arzthaftungsprozesses ist die Behandlungsdokumentation, die Aufschluss über den Zustand des Patienten zum Behandlungszeitpunkt, die vorgenommenen Maßnahmen und den weiteren Symptomverlauf gibt oder doch geben sollte. Sie bildet auch den wesentlichen Bezugspunkt für den medizinischen Sachverständigen. Hieraus folgt freilich nicht, dass der Vortrag der Parteien unbeachtet bleiben darf. Vielmehr muss der Gutachter eventuelle Abweichungen der schriftsätzlichen Schilderungen des Behandlungsverlaufs zur Kenntnis nehmen und – ggf alternativ – in seine Beurteilung einfließen lassen. Es ist dann eine Frage der weiteren Beweisaufnahme und -würdigung durch das Gericht, von welchem Tatsachenvortrag in der Entscheidung auszugehen ist.

Etwaige Lücken oder Widersprüche in der Dokumentation müssen dem Patienten die grundsätzlich ihm obliegende Beweisführung erschweren oder gar vereiteln. Neben dem rein forensischen Aspekt dient die Dokumen-

---

[1] zB BGH VersR 1992, 960; für den Fall verspäteter Aufklärung auch NJW 2003, 2012

4.4 Haftung des Arztes

tation aber auch und in erster Linie der Sicherheit des Patienten im zeitlichen Längsschnitt einer Behandlung und erst recht in einem horizontal oder vertikal arbeitsteiligen Behandlungsgeschehen. Entgegen früherer Ansicht ist eine ordnungsgemäße Dokumentation keinesfalls bloße „Gedächtnisstütze des Arztes", sondern liegt auch und insbesondere im Interesse der Patienten.

> **!** Folgerichtig wird eine **Rechtspflicht des Arztes zur ordnungsgemäßen Dokumentation** angenommen, die sich als Nebenpflicht auf dem geschlossenen Behandlungsvertrag mit dem Patienten gründet und zwischenzeitlich auch in das Berufsrecht Eingang fand (§ 10 MBO-Ä).

Hieraus folgt auch die allgemeine zehnjährige Aufbewahrungspflicht, sofern nicht in speziellen Regelungen längere (zB §§ 28 Abs 4 Nr 1 RöVO, 43 Abs 5 StrahlenschutzVO: 30 Jahre) oder kürzere Aufbewahrungsfristen (z. B. § 5 BtMVV: 5 Jahre) für bestimmte Unterlagen vorgesehen sind.

Die Rechtsprechung hat den Gedanken der **Patientensicherheit** in den Vordergrund gerückt und nur solchen Bestandteilen der Krankenakte prozessuale bzw beweisrechtliche Relevanz zugesprochen, deren Dokumentation aus medizinischen, nicht etwa nur aus rechtlichen Gründen geboten war.[1]

> **!** Es ist also unerheblich, ob ein Vermerk in der rechtlichen Auseinandersetzung die Klärung eines für die Entscheidungsfindung wichtigen Umstands erleichtert hätte.[2] Maßgeblich ist allein, ob es guter klinischer Übung entsprochen hätte und für die weitere Behandlung wenigstens potenziell wichtig gewesen wäre, einen bestimmten Befund oder Vorgang zu dokumentieren.[3]

Dokumentationspflichtig sind daher alle wichtigen diagnostischen und therapeutischen Maßnahmen und Verlaufsdaten, soweit sie für das weitere Behandlungsgeschehen bedeutsam sind bzw werden können.[4] Hieraus

folgt, dass zB unauffällige Kontrollbefunde[5] oder Routinemaßnahmen nicht oder nur eingeschränkt – zB in Gestalt genereller Dienstanweisungen zu bestimmten Behandlungs- oder Pflegeroutinen – schriftlich festzuhalten sind. Andererseits können in besonderen Gefährdungssituationen – zB Einsatz von Berufsanfängern – verschärfte Dokumentationspflichten bestehen.[6]

> Liegt eine relevante, dh aus medizinisch-gutachtlicher Perspektive zu beanstandende **Dokumentationslücke** vor, wird zugunsten des beweisbelasteten Patienten vermutet, dass eine nicht schriftlich festgehaltene Maßnahme tatsächlich unterblieben ist bzw sich ein Geschehensablauf so vollzogen hat, wie er dokumentiert wurde. Es ist dann Sache der Anspruchsgegners, diese Beweisvermutung zB durch Zeugen zu widerlegen.

Ein Dokumentationsversäumnis löst also nicht schon unmittelbar die Haftung der Behandlerseite aus, sie gewährt dem Patienten lediglich Erleichterungen in der Beweisführung in Form – widerlegbarer – Beweisvermutungen.

Voll beherrschbare Risikosphäre

Von dem Gedanken ausgehend, dass die aus der „Eigenart des lebenden Organismus resultierenden Unwägbarkeiten" beweisrechtlich nicht zulasten des Arztes gehen dürfen, hat die Rechtsprechung im Kernbereich ärztlichen Handelns eine im Schrifttum zuweilen geforderte generelle Beweislastumkehr abgelehnt. Anders dort, wo sich ein Risiko aus der von der Behandlerseite „voll beherrschbaren Sphäre" verwirklicht hat.

Folgende Fallgruppen lassen sich differenzieren:
- Fehlfunktionen eines medizinischen Gerätes[7]
- Mängel in der Organisation oder Koordination des Behandlungsgeschehens, einschließlich der hierfür benötigten Materialien[8]
- Sturzschäden während des Transportes oder einer Pflegemaßnahme[9]

---

[1] BGH NJW 1999, 3408
[2] BGH NJW 1999, 2375
[3] OLG Zweibrücken NJW-RR 2000, 235
[4] vgl zB OLG Düsseldorf MedR 1996, 79
[5] BGH NJW 1993, 2375; OLG Köln NJW 1999, 1790; siehe aber auch OLG Stuttgart VersR 1998, 1550: auch unauffälliger Lokalbefund dokumentationspflichtig, wenn er eine bestehende Verdachtsdiagnose – hier: Kniegelenksinfektion – entkräftet
[6] BGH NJW 1985, 2193
[7] OLG Hamm VersR 1999, 1111
[8] BGH VersR 1982, 161
[9] BGH VersR 1991, 310 und 1058

- Schäden nach Anfängereingriffen[1]
- Lagerungsschäden[2]

Die **„Lagerungsschäden"** sind in jüngerer Zeit wieder verstärkt in die Diskussion geraten, da offenbar selbst bei technisch einwandfreier Lagerung auf dem Operationstisch Schäden peripherer Nerven auftreten können.[3]

Grundvoraussetzung dieses von der Rechtsprechung geschaffenen Instituts ist jedoch, dass eine durch korrektes Handeln generell vermeidbare Ursache außerhalb der „Risikosphäre" des Patienten schon durch den Schadenseintritt unterstellt oder im Einzelfall gutachtlich eindeutig gesichert werden kann. Dann – aber auch nur dann – muss sich die Behandlerseite sowohl hinsichtlich der Einhaltung der gebotenen Sorgfalt (zB Gerät wurde ordnungsgemäß gewartet und die Fehlfunktion war vor dem Schadensereignis nicht erkennbar) wie auch der Schadenskausalität (zB Körperschaden ist unabhängig vom Gerätedefekt entstanden) entlasten, dh es kommt zu einer sehr weitgehenden Beweislastumkehr zugunsten des Anspruchstellers.

Das beweisrechtliche Instrument der **„voll beherrschbaren Risikosphäre"** weist gewisse Parallelen zum „Anscheinsbeweis" (= Beweis „prima facie") auf, wobei die Judikatur zuweilen beide Begriffe bemüht und eine scharfe Trennung vermissen lässt.

Hier wie dort wird aus einem Schadenseintritt „nach allgemeiner Lebenserfahrung" auf eine bestimmte – haftungsauslösende – Ursache geschlossen. Während aber die Beweisvermutung „prima facie" bereits dann „erschüttert" ist, wenn die „reale Möglichkeit eines atypischen Geschehensablaufs" dargelegt werden kann, muss die Behandlerseite den – vollen – Gegenbeweis gemäß § 286 ZPO führen, wenn der Schaden aus einer dergestalt „voll beherrschbaren Risikosphäre" herrührt.

Grober Behandlungsfehler/fundamentaler Diagnosefehler

Die Rechtsprechung empfand es ferner als unbillig, dem Patienten auch dann noch die Beweislast für die Schadensursächlichkeit aufzubürden, wenn gerade der gravierende Fehler eines Arztes die Aufklärung der Kausalzusammenhänge durch „Verschiebung des Ursachenspektrums" erschwere. Um hier zu Beweiserleichterungen zu gelangen, schuf der BGH die Rechtsfigur des „groben Behandlungsfehlers" mit folgender Definition in ständiger Spruchpraxis:

> Ein grober Behandlungsfehler ist ein Fehlverhalten, welches aus objektiver Sicht eindeutig gegen bewährte ärztliche Behandlungsregeln bzw gesicherte grundlegende Erkenntnisse der Medizin verstößt und aus objektiver Sicht nicht mehr verständlich erscheint, weil ein solcher Fehler einem Arzt schlechterdings nicht unterlaufen darf.[4]

Zwar handelt es sich beim groben Behandlungsfehler erkennbar um einen – unbestimmten – Rechtsbegriff, der keiner rein medizinischen Beurteilung zugänglich ist, jedoch hat der BGH in den vergangenen Jahren wiederholt betont, dass die juristische Wertung nicht gegen die fachlichen Ausführungen des Sachverständigen erfolgen dürfe, vielmehr in dessen Darlegungen eine hinreichende Grundlage finden müsse.[5] Früher schlossen die Gerichte schon aus Formulierungen in einem Gutachten wie „eindeutig fehlerhaft" oä auf das Vorliegen eines „groben Behandlungsfehlers".

> **!** Jetzt bedarf es dagegen einer detaillierten Begründung, dass und warum ein Fehlverhalten objektiv nicht nur elementare Regeln der Diagnostik/Therapie verletzt, sondern darüber hinaus auch einem Arzt schlechterdings nicht unterlaufen darf. Auf eine subjektiv gesteigerte Vorwerfbarkeit in Bezug auf den konkret Beschuldigten kommt es hingegen nicht an![6]

Ein solch grobes Fehlverhalten kann jeden Behandlungsabschnitt betreffen. Er ist nicht auf das ärztliche Personal beschränkt[7] und umfasst auch grobe Organisations- oder Beratungsfehler.[8] Hingegen gibt es keinen groben Fehler im Bereich der Eingriffsaufklärung.[9] Bei Diagnosemängeln finden sich in der Rechtsprechung differenzierte Wertungen, da letztlich jeder Diagnose in gewissem Umfang Unsicherheiten anhaften (müssen). So wird eher das Nichterheben (zB Unterlassen einer phlebografischen Abklärung nach einer Fußverletzung aufgetretener Wadenschmerzen[10]) als die Fehlinterpretation

---

[1] BGH VersR 1984, 60
[2] BGH VersR 1984, 386
[3] BGH VersR 1995, 539; OLG Oldenburg VersR 1995, 1194
[4] zB BGH VersR 1995, 46
[5] BGH VersR 2001, 1030 und 1115
[6] BGH MedR 1992, 214
[7] zB OLG Oldenburg VersR 1997, 749
[8] zB OLG Hamm VersR 1994, 729
[9] BGH VersR 1987, 770
[10] OLG Köln VersR 1993, 190

4.4 Haftung des Arztes

vorhandener Befunde (zB Übersehen einer eindeutig erkennbaren Fraktur im Röntgenbild[1]) als grob bzw „fundamental" fehlerhaft eingestuft. Hier ist die Grenze erst dann überschritten, wenn ein eindeutiges Krankheitsbild verkannt oder unkritisch an einer zunächst gestellten Verdachtsdiagnose festgehalten wurde, obschon sich Zweifel an deren Richtigkeit geradezu aufdrängen mussten.[2]

Bei Behandlungs- wie Diagnosefehlern kommt es stets auf die Beurteilung des Gesamtgeschehens an, sodass mehrere Einzelfehler, die für sich genommen (noch) nicht sonderlich schwer wiegen, in der Addition einen groben Sorgfaltspflichtverstoß indizieren können.[3]

Andererseits können Besonderheiten des Einzelfalls – zB erschwerte Behandlungsbedingungen, mangelnde Compliance des Patienten trotz adäquater ärztlicher Bemühungen etc – den eigentlich gravierenden Fehler in einem anderen Licht erscheinen lassen.

> Hat der Patient einen „groben Behandlungsfehler" oder „fundamentalen Diagnosefehler" bewiesen, kehrt sich die Beweislast bereits dann um, wenn der Fehler abstrakt geeignet war, die Schädigung herbeizuführen, ein wenigstens wahrscheinlicher Zusammenhang ist nicht erforderlich.[4]

Der nunmehr nachweisbelastete Arzt hat dann nach den Maßstäben des § 286 ZPO den (Gegen-)Beweis zu führen, dass auch bei sachgerechtem Vorgehen derselbe Gesundheitsschaden zu erwarten gewesen wäre bzw der Kausalzusammenhang zwischen Fehler und Schaden „ganz unwahrscheinlich" bzw „rein theoretisch" erscheint.[5]

Die Beweislastumkehr beschränkt sich allerdings auf den haftungsbegründenden Kausalzusammenhang zwischen Fehler und – primärer – Körper- bzw Gesundheitsschädigung. Für die Weiterentwicklung des Schadensbildes, die geklagten Funktionsstörungen und die daraus resultierenden finanziellen Einbußen bleibt grundsätzlich der Patient in der Beweispflicht, jedoch mit den Erleichterungen des § 287 ZPO im Beweismaß.

Verstoß gegen Befunderhebungspflichten

Ein vergleichsweise junges, ebenfalls durch die Gerichte entwickeltes beweisrechtliches Instrument im Arzthaftungsprozess ist der Verstoß gegen Pflichten in der (Kontroll-)Befunderhebung und -sicherung. In Anlehnung an die Überlegungen zum groben Sorgfaltspflichtverstoß soll es sich nicht zulasten des Patienten auswirken, wenn durch eine pflichtwidrig geschaffene Befundlücke Unsicherheiten in die Kausalitätsbeurteilung hineingetragen werden.

> Jedoch knüpft die Rechtsprechung hier nicht an das Ausmaß der Pflichtwidrigkeit an, sondern gibt eine besondere **Prüfungsreihenfolge** vor[6]:
> 1. War die Erhebung eines bestimmten (Kontroll-)Befundes objektiv geboten?
> 2. Hätte sich bei Durchführung entsprechender Untersuchungen mit „hinreichender" Wahrscheinlichkeit ein reaktionspflichtiger Befund dargestellt?
> 3. Wäre die Verkennung dieses Befundes bzw. eine Nichtreaktion hierauf ein gravierendes ärztliches Fehlverhalten im Sinne eines groben Behandlungs- oder Diagnosefehlers?

In gleicher Weise ist zu verfahren, wenn der Kontrollbefund zwar ursprünglich erhoben, jedoch der Befundträger (zB Röntgenaufnahme etc) aufgrund eines Verstoßes gegen die Verwahrungspflichten nicht mehr auffindbar ist und auch nicht auf sonstige Weise, zB durch aktenkundige Befundberichte, rekonstruiert werden kann.[7]

Sind alle 3 Fragen zu bejahen, wird das für sich genommen (noch) nicht grob fehlerhafte Verhalten in den beweisrechtlichen Konsequenzen der groben Pflichtverletzung gleichgestellt, dh zugunsten des Patienten greift für den haftungsbegründenden Kausalzusammenhang eine Beweislastumkehr durch; der Behandlerseite verbleibt nur noch die Möglichkeit des Gegenbeweises mangelnder oder höchst unwahrscheinlicher Schadensverursachung. Nach Auffassung einiger Oberlandesgerichte setzt die geforderte „hinreichende Wahrscheinlichkeit" voraus, dass ein reaktionspflichtiger Befund im betreffenden Zeitpunkt mindestens wahrscheinlich (über 50 %) gewesen

---

[1] OLG Celle VersR 1998, 54
[2] vgl OLG Düsseldorf VersR 1987, 994; OLG Köln VersR 1988, 1299
[3] OLG Stuttgart VersR 1997, 700
[4] BGH VersR 2000, 1146
[5] BGH VersR 1998, 457

[6] grundlegend: BGH VersR 1996, 633
[7] so schon BGH aaO; OLG Zweibrücken NJW-RR 2001, 667

wäre.[1] Ein höchstrichterliches Urteil hierzu steht bislang aus.

Die aus dieser Rechtsfigur für den Sachverständigen resultierenden Umsetzungsprobleme sind nicht zu unterschätzen: Er muss retrospektiv einen Krankheitsverlauf rekonstruieren, um zunächst die Wahrscheinlichkeit eines reaktionspflichtigen Befundes zu ermitteln, und sodann die hypothetische Nichtreaktion auf diesen – gleichfalls hypothetischen – Befund im Ausmaß der Pflichtwidrigkeit zu gewichten. Dies wird bei qualitativen Befunden sicherlich eher möglich sein als bei quantitativen Befunden, wie zB Laborparametern, bei wenigstens nachträglich erhobenen Befunden, die eine Extrapolation in die Vergangenheit erlauben, eher als bei einer nur anhand von Literaturdaten möglichen Rekonstruktion des Krankheitsverlaufs. Zuweilen mag es auch nur an der Perspektive liegen, ob man das Verkennen einer Fraktur im Röntgenbild als – einfachen – Diagnosefehler, das Unterlassen einer näheren Betrachtung mittels Lupe hingegen als „Verstoß gegen die Befunderhebungspflichten" deuten möchte, wie dies der BGH in einer jüngeren Entscheidung anklingen ließ.[2] Ob diese Divergenzen sachlich zu rechtfertigen sind, mag ebenso dahinstehen wie die Frage, ob es dieses Sonderwegs überhaupt bedurft hätte, da die Rechtsprechung schon bisher den nicht erhobenen Befund tendenziell eher als „fundamentalen Diagnosefehler" zu werten bereit war als dessen bloße Fehlinterpretation. Vor dem Hintergrund, dass die Anspruchstellerseite so bereits unterhalb der Schwelle des groben Sorgfaltspflichtverstoßes der Beweisführungspflicht im Bereich des haftungsbegründenden Kausalzusammenhangs enthoben ist, wird der Verstoß gegen die Befunderhebungspflichten zukünftig sicherlich eine zentrale Bedeutung in der Begutachtung von Arzthaftungsfällen einnehmen.

Literatur

Gaidzik, P.W.: Schmerzensgeld – Ein internationaler Vergleich, in: Arbeitsgemeinschaft Rechtsanwälte im Medizinrecht (Hrsg), Arzthaftungsrecht – Rechtspraxis und Perspektiven, 2006, Springer, Berlin, S 77 – 91

Grimm, W.: Unfallversicherung (Kommentar zu den AUB), 4. Auflage 2006, Beck, München

Prölss/Martin: Versicherungsvertragsgesetz, 27. Auflage 2004, Beck, München

Schlegelmilch, G. (Hrsg): Geigel – Der Haftpflichtprozess, 25. Auflage 2008, Beck, München

Steffen, E., B. Pauge: Arzthaftungsrecht, 10. Auflage 2006, RWS, Köln

---

[1] OLG Köln VersR 2004, 247; OLG Dresden VersR 2004, 648; OLG Koblenz NJW 2005, 1200

[2] BGH VersR 2008, 644, 646

5 Gesetzliche Grundlagen: Sonstiges Recht

P. W. Gaidzik

5.1 Bundesentschädigungsgesetz (BEG)

Das BEG gewährt finanzielle Kompensation für Schäden durch nationalsozialistische Verfolgung. Entschädigt werden Schäden am Leben, an Körper und Gesundheit, Freiheit, Eigentum und Vermögen sowie im beruflichen und wirtschaftlichen Fortkommen.

Opfer nationalsozialistischer Verfolgung (Verfolgter) ist, wer aus Gründen politischer Gegnerschaft gegen den Nationalsozialismus oder aus Gründen der Rasse, des Glaubens oder der Weltanschauung durch nationalsozialistische Gewaltmaßnahmen verfolgt worden ist und hierdurch Schaden an Leben, Körper, Gesundheit, Freiheit, Eigentum, Vermögen oder in seinem beruflichen oder wirtschaftlichen Fortkommen erlitten hat, sowie verschiedene gleichgestellte Gruppen (insbesondere nahe Angehörige des unmittelbar Betroffenen), § 1 BEG.

Nationalsozialistische Gewaltmaßnahmen sind solche Maßnahmen, die aus den Verfolgungsgründen des § 1 BEG auf Veranlassung oder mit Billigung einer Dienststelle oder eines Amtsträgers des Reiches, eines Landes oder einer sonstigen Körperschaft usw, der NSDAP, ihrer Gliederungen oder ihrer angeschlossenen Verbände gegen den Verfolgten gerichtet worden sind. Der Annahme solcher Gewaltmaßnahmen steht nicht entgegen, dass sie auf gesetzlichen Vorschriften beruht haben oder in missbräuchlicher Anwendung gesetzlicher Vorschriften gegen den Verfolgten gerichtet worden sind, § 2 BEG.

Die **Durchführung der Entschädigung** ist Sache der Länder. Wahrgenommen werden die Aufgaben von den Bezirksregierungen bzw Regierungspräsidien oder besonderen Landesämtern für Entschädigung.

Die Anspruchsvoraussetzungen und die einzelnen Entschädigungsarten können hier im Einzelnen nicht wiedergegeben werden.

Die praktische Bedeutung dieses Gesetzeswerkes nimmt aus zeitlichen Gründen verständlicherweise ab, immerhin wurden aber im Jahr 2000 im gesamten Bundesgebiet noch ca. 90 000 laufende Renten bezahlt, sodass für die orthopädische Begutachtung auch heute noch die nachfolgenden Bestimmungen relevant werden können.

Schaden am Leben

Anspruch auf Entschädigung für **Schaden an Leben** besteht, wenn der Verfolgte getötet oder in den Tod getrieben worden ist, § 15 BEG.

Der Tod muss während der Verfolgung oder innerhalb von 8 Monaten nach Abschluss der Verfolgung, die seinen Tod verursacht hat, eingetreten sein, § 15 Abs 1 BEG. Es genügt, dass der ursächliche Zusammenhang zwischen Tod und Verfolgung wahrscheinlich (S 64) ist, § 15 Abs 1 Satz 2 BEG.

Für die Beurteilung des **ursächlichen Zusammenhangs** gilt hier die zivilrechtliche Adäquanzlehre (S 239) mit gewissen Modifikationen.

Ist der Verfolgte während der Deportation oder während einer Freiheitsentziehung iS dieses Gesetzes oder innerhalb von 8 Monaten nach Beendigung von Deportation bzw Freiheitsentziehung verstorben, wird der Zusammenhang – unwiderlegbar – vermutet, § 15 Abs 2 BEG.

Schaden an Körper und Gesundheit

Anspruch auf Entschädigung wegen **Schaden an Körper und Gesundheit** besteht, wenn der Verfolgte an seinem Körper oder an seiner Gesundheit nicht unerheblich geschädigt worden ist, § 28 BEG.

Auch hier genügt es, dass der ursächliche Zusammenhang zwischen dem Schaden und der Verfolgung wahrscheinlich (S 64) ist, § 28 Abs 1 Satz 2 BEG. Für die Beurteilung des **ursächlichen Zusammenhangs** ist die zivilrechtliche Adäquanzlehre (S 239) mit gewissen Modifikationen maßgebend, nicht die sozialrechtliche Kausalitätslehre. Vor allem für die Beurteilung der Mitverursachung anlagebedingter Leiden[1] sowie für die Abgrenzung zwischen Entstehung und Verschlimmerung[2] gelten aber weitgehend dieselben Grundsätze wie im Sozialrecht (S 81).

Die Vermutung des § 15 Abs 2 BEG (s oben) über den Zusammenhang bei Deportation und Freiheitsentziehung gilt entsprechend, § 28 Abs 2 BEG; sie bezieht sich aber nur darauf, dass die seinerzeit eingetretene Schädigung auf Verfolgungsmaßnahmen beruht, nicht auch auf den ursächlichen Zusammenhang zwischen dieser Schädigung und dem derzeitigen Gesundheitszustand der Verfolgten, § 1 2. DVO-BEG. Sie ist zudem widerlegbar, wenn das Gegenteil mit an Sicherheit grenzender Wahrscheinlichkeit feststeht.[3]

Als unerheblich gilt eine Schädigung, die weder die geistige noch die körperliche Leistungsfähigkeit des Verfolgten nachhaltig beeinträchtigt hat und voraussichtlich auch nicht beeinträchtigen wird, § 28 Abs 3 BEG. Nachhaltig ist die Beeinträchtigung der Leistungsfähigkeit, wenn mit Wahrscheinlichkeit anzunehmen ist, dass sie nicht nur vorübergehend bestanden hat oder nicht nur vorübergehend bestehen bleiben wird, § 5 2. DVO-BEG.

Darüber hinaus gibt die 2. DVO-BEG einige Begriffsdefinitionen, die von denen des Sozialrechts zT abweichen. Sie müssen bei einer Begutachtung von Entschädigungsfällen nach dem BEG beachtet werden.

Eine **Verschlimmerung** liegt vor, wenn sich der Krankheitswert eines früheren Leidens durch nationalsozialistische Gewaltmaßnahmen erhöht hat, § 3 Abs 1 2. DVO-BEG.

Eine *abgrenzbare Verschlimmerung* liegt vor, wenn die nationalsozialistischen Gewaltmaßnahmen den Krankheitswert des früheren Leidens erhöht haben, ohne dessen Verlaufsrichtung zu ändern; das Leiden ist dann nur in dem der Verschlimmerung entsprechenden Umfang ein Verfolgungsschaden, § 3 Abs 2 2. DVO-BEG.

Eine *richtunggebende Verschlimmerung* liegt vor, wenn die nationalsozialistischen Gewaltmaßnahmen den Krankheitswert des früheren Leidens erhöht und dessen Verlaufsform geändert haben; das Leiden gilt dann in vollem Umfang als Verfolgungsschaden, § 3 Abs 3 2. DVO-BEG.

Ein **anlagebedingtes Leiden** gilt als durch nationalsozialistische Gewaltmaßnahmen iS der Entstehung als verursacht, wenn es durch diese Gewaltmaßnahmen wesentlich mitverursacht worden ist, § 4 2. DVO-BEG. Als wesentlich wird eine Mitverursachung angesehen, wenn der verfolgungsbedingte Anteil an der gesamten, durch das konkrete Leiden verursachten Erwerbsminderung mindestens 25 vH beträgt.[4]

Ein **Härteausgleich** kann gewährt werden, wenn die Wahrscheinlichkeit des ursächlichen Zusammenhangs zwischen einem Schaden an Körper und Gesundheit und der Verfolgung nur deshalb nicht festzustellen ist, weil über die Ursache des Leidens in der ärztlichen Wissenschaft Ungewissheit besteht, § 171 Abs 2.a BEG.

Für eine Anerkennung im Wege des Härteausgleichs kommen dieselben Leiden unter gleichen Voraussetzungen in Betracht wie nach § 1 Abs 3 Satz 2 BVG (S 222).[5]

Entschädigungsleistungen

Als **Entschädigungsleistungen** werden gewährt, § 29 BEG:
➤ Heilverfahren,
➤ Rente,
➤ Kapitalentschädigung,
➤ Hausgeld,
➤ Umschulungsbeihilfe,
➤ Versorgung der Hinterbliebenen.

Umfang und Erfüllung des Anspruchs auf **Heilverfahren** richten sich nach den Vorschriften über die Unfallfürsorge der Bundesbeamten, § 30 BEG.

Der Anspruch hängt nicht davon ab, dass eine MdE um mindestens 25 vH besteht. Er besteht auch dann für den gesamten Schaden, wenn dieser nur abgrenzbar verschlimmert worden ist, sofern der Verfolgungsschaden auf den Zustand, der die Heilbehandlung erfordert, nicht ohne Einfluss ist, § 8 2. DVO-BEG.

Das Heilverfahren umfasst die notwendige ärztliche Behandlung, Versorgung mit Arznei- und anderen Heilmitteln sowie Ausstattung mit Körperersatzstücken, orthopädischen und anderen Hilfsmitteln, die den Erfolg der Heilbehandlung sichern oder die Folgen der Schädigung erleichtern sollen, sowie die notwendige Pflege, § 9 2. DVO-BEG. Kuren in einer Heilanstalt, in einem Badeort, die Ausstattung mit Körperersatzstücken, orthopädischen oder anderen Hilfsmitteln sowie die psychotherapeuti-

---

[1] *Blessin/Giessler* § 28 Anm III.3.b mwN; siehe auch weiter unten
[2] *Blessin/Giessler* § 28 Anm 3.a und c mwN; siehe auch weiter unten
[3] *Blessin/Giessler* § 28 Anm IV.3.c mwN
[4] stdRspr, vgl BGH RzW 1958, 196; 1959, 91 und 318; 1962, 425; 1964, 137; 1965, 423; *Blessin/Giessler* § 28 Anm 3.b.dd mwN
[5] *Blessin/Giessler* § 171 Anm IV.1

5.1 Bundesentschädigungsgesetz (BEG)

sche Behandlung bedürfen der vorherigen Zustimmung der Entschädigungsbehörde, § 10 Abs 2 2. DVO-BEG.

Rente steht dem Verfolgten im Falle und für die Dauer einer Beeinträchtigung der Erwerbsfähigkeit um mindestens 25 vH, § 31 Abs 1 BEG.

Anspruch auf Rente besteht grundsätzlich nur, wenn und solange der Verfolgte wegen eines *verfolgungsbedingten* Körper- oder Gesundheitsschadens entsprechend beeinträchtigt ist.[1] War der Verfolgte insgesamt mindestens 1 Jahr in Konzentrationslagerhaft und ist seine Erwerbsfähigkeit im Zeitpunkt der Entscheidung[2] *insgesamt* (also unter Einbeziehung sämtlicher Gesundheitsschäden[3]) um 25 vH oder mehr gemindert, so wird für den Anspruch auf Rente zu seinen Gunsten vermutet, dass die verfolgungsbedingte MdE 25 vH beträgt, § 31 Abs 2 BEG.[4] Auch diese Vermutung ist jedoch widerlegbar (zB bei angeborenen Leiden oder eindeutigem Nachschaden).[5] Sie schließt im Übrigen eine höhere verfolgungsbedingte MdE nicht aus; jedoch muss der Ursachenzusammenhang dann nach den allgemeinen Grundsätzen wahrscheinlich sein.[6]

Der **Grad der MdE** („der Minderung und der Beeinträchtigung der Erwerbsfähigkeit") ist danach zu beurteilen, wie weit der Verfolgte im allgemeinen Erwerbsleben geistig und körperlich leistungsfähig ist.

Der vor dem Beginn der Verfolgung ausgeübte Beruf oder eine vor diesem Zeitpunkt bereits begonnene oder nachweisbar angestrebte Berufsausbildung ist zu berücksichtigen, § 33 Abs 1 BEG. Stand der Verfolgte vor Beginn der Verfolgung wegen seines Alters noch nicht im Erwerbsleben, so sind die Minderung und die Beeinträchtigung der Erwerbsfähigkeit nach dem Grad zu bemessen, der sich bei Erwachsenen mit gleicher Schädigung an Körper oder Gesundheit ergeben würde, § 33 Abs 2 BEG. Ist die Erwerbsfähigkeit des Verfolgten neben der Beeinträchtigung durch die verfolgungsbedingte Schädigung auch durch andere Ursachen gemindert, so wird bei der Bemessung der Höhe der Rente nur die durch die verfolgungsbedingte Schädigung herbeigeführte Beeinträchtigung der Erwerbsfähigkeit zugrunde gelegt, § 34 BEG.

Das BEG entspricht damit inhaltlich weitgehend den Bestimmungen des § 30 Abs 1 und 2 BVG; für den MdE-Begriff sind daher die dort geltenden Grundsätze (S 25) sowie die „Anhaltspunkte" heranziehen.[7]

Die **Höhe der Rente** selbst richtet sich einmal nach der Höhe der MdE, zum anderen nach zahlreichen außermedizinischen, insbesondere persönlichen und wirtschaftliche Verhältnissen, § 31 Abs 3–5, 32 BEG, §§ 12 ff 2. DVO-BEG.

Sie wird idR nach einem Prozentsatz des Diensteinkommens eines vergleichbaren Bundesbeamten festgesetzt, § 31 Abs 3 BEG. Für bestimmte MdE-Sätze wird die Rente jedoch in einer Mindesthöhe gewährt, § 32 BEG. Beträgt die (Gesamt-)MdE mindestens 50 vH, setzt der Anspruch auf die Mindestrente nicht voraus, dass die MdE ausschließlich auf der Verfolgung beruht, § 32 Abs 2 Satz 2 BEG.

Für die Zeit vor dem 01.11.1953 stand dem Verfolgten vom Beginn der Beeinträchtigung seiner Erwerbsfähigkeit um mindestens 25 vH an eine **Kapitalentschädigung** zu, § 36 BEG.

Hausgeld steht dem Verfolgten zu, wenn er durch ein Heilverfahren einen Verdienstausfall erleidet, § 38 BEG.

Umschulungsbeihilfe kann dem Verfolgten gewährt werden, der zu einer Umschulung für einen anderen Beruf bereit ist, wenn mit Wahrscheinlichkeit zu erwarten ist, dass die Umschulung seine Leistungsfähigkeit wiederherstellen oder bessern wird, § 40 BEG.

Hinterbliebenenversorgung wird in gleicher Weise wie beim Schaden am Leben (s oben) nach Maßgabe der Vorschriften über die Unfallversorgung der Bundesbeamten gewährt, wenn der Verfolgte später als 8 Monate (sonst: Schaden am Leben, § 15 BEG, s oben) nach Abschluss der Verfolgung, die seinen Tod verursacht hat, verstorben ist, § 41 BEG.

Auch hier genügt es, dass der ursächliche Zusammenhang zwischen dem auf der Verfolgung beruhenden Schaden an Körper oder Gesundheit und dem Tod wahrscheinlich ist; die Vermutung des § 31 Abs 2 BEG findet hier keine Anwendung, § 41 Abs 2 BEG.

Ist ein Verfolgter, der bis zum Tode eine Rente nach einer MdE um mindestens 70 vH bezogen hat, nicht an den Folgen der Schädigung gestorben, so erhalten für die Dauer der Bedürftigkeit die Witwe und ggf die Kinder des Verfolgten eine **Beihilfe** in Höhe von ⅔ der Witwen- bzw Waisenrente, § 41 a BEG.

Anspruch auf **Krankenversorgung** steht dem Verfolgten darüber hinaus zu, soweit ein Anspruch auf Rente wegen Schaden an Leben, Körper oder Ge-

---

[1] *Blessin/Giessler* § 31 Anm II.1
[2] § 11 a Abs 1 2. DVO-BEG
[3] *Blessin/Giessler* § 31 Anm II.2.a.bb
[4] Der Gesetzgeber hat die terminologische Änderung von der „Minderung der Erwerbsfähigkeit" in den „Grad der Schädigungsfolgen" (GdS) im sozEntschR für das BEG bislang nicht nachvollzogen.
[5] *Blessin/Giessler* § 31 Anm II.c
[6] *Blessin/Giessler* § 31 Anm II.b.aa
[7] stdRspr, vgl ua BGH RzW 1957, 121; 1958, 398; 1959, 69; 1961, 211; 1965, 363; *Blessin/Giessler* § 33 Anm I.1

5 Gesetzliche Grundlagen: Sonstiges Recht

sundheit verbindlich festgestellt ist, solange er seinen Wohnsitz oder dauernden Aufenthalt in der Bundesrepublik hat, § 141 a BEG.

Anspruch besteht auch für den Ehegatten und die Kinder des Verfolgten, solange für diese nach Beamtenrecht Kinderzuschläge gewährt werden können, wenn sie mit ihm in häuslicher Gemeinschaft leben oder von ihm überwiegend unterhalten werden, § 141 a Abs 2 BEG. Die Ansprüche sind jedoch ausgeschlossen, soweit ein entsprechender Anspruch gegen einen Sozialversicherungsträger, aus Vertrag (ausgenommen Ansprüche aus privater Kranken- oder Unfallversicherung) besteht oder das Einkommen des Verfolgten selbst bzw des Ehegatten oder eines Kindes die für die GKV maßgebende Jahresarbeitsverdienstgrenze übersteigt, § 141 a Abs 3 BEG.

Krankenversorgung wird nur gewährt, wenn eine Krankheit iS der Vorschriften der GKV (S 12) vorliegt. Anspruch besteht nur auf solche Leistungen, die zur Heilung oder Linderung nach den Regeln der ärztlichen Kunst zweckmäßig und ausreichend sind; Leistungen, die für die Erzielung des Heilerfolges nicht notwendig oder unwirtschaftlich sind, kann der Verfolgte nicht beanspruchen, § 141 b BEG.

Die Krankenversorgung umfasst ambulante ärztliche und zahnärztliche Behandlung sowie Versorgung mit Arznei-, Verband- und kleineren Heilmitteln, § 141 c Abs 1 BEG. Anstelle der ambulanten ärztlichen oder zahnärztlichen Behandlung kann stationäre Behandlung in einem Krankenhaus gewährt werden, § 141 c Abs 2 BEG. Im Übrigen finden die Vorschriften der GKV Anwendung, § 141 c Abs 3 BEG; es besteht jedoch keine Verpflichtung, Gebühren oder Zuzahlungen zu entrichten, § 141 c Abs 4 BEG.

Verfahrensrechtliches

Entschädigung wird nur auf Antrag gewährt; der Antrag ist an die jeweils zuständige Entschädigungsbehörde zu richten, § 189 BEG.

Die **Fristen** für die (erstmalige) Beantragung von Entschädigung sind idR am 01.04.1958 abgelaufen, § 189 Abs 1 Satz 2 BEG. Einzelne Ansprüche, die dabei nicht angemeldet worden waren, konnten noch bis zum 31.12.1965 nachgemeldet werden, § 189 a Abs 1 BEG. Seit dem 01.01.1966 kann ein weiterer Anspruch nur noch insoweit angemeldet werden, als er auf Tatsachen gestützt wird, die erst nach dem 31.12.1964 eingetreten sind; in diesem Fall ist der Anspruch innerhalb eines Jahres nach Eintritt dieser Tatsachen anzumelden, § 189 a Abs 2 BEG. Auch diese Frist ist allerdings mit dem 31.12.1969 ausgelaufen, sodass Neuanträge seither nicht mehr gestellt werden können.

Die Entschädigungsbehörde entscheidet über die geltend gemachten Ansprüche durch **Bescheid**, § 195 BEG.

Der **Rechtsweg** führt nicht zu den Sozial- oder Verwaltungsgerichten, sondern zu den Zivilgerichten (Entschädigungskammern bzw -senate der Landgerichte, Oberlandesgerichte und des Bundesgerichtshof), § 208 BEG.

Ist ein Anspruch auf wiederkehrende Leistungen zuerkannt oder abgelehnt worden und ist eine **wesentliche Änderung der tatsächlichen Verhältnisse** eingetreten, die für die Zuerkennung oder Ablehnung maßgebend waren, so ist die Entschädigungsbehörde befugt und auf Verlangen des Antragstellers verpflichtet, einen neuen Bescheid über den Anspruch zu erlassen, soweit die Änderung der tatsächlichen Verhältnisse eine neue Entscheidung notwendig macht, § 206 BEG.

Literatur

Blessin, E., H. Giessler: Bundesentschädigungs-Schlußgesetz, Beck, München

5.2 Lastenausgleichsgesetz (LAG)

Das Lastenausgleichsgesetz (LAG) hat ua der Abgeltung von Schäden und Verlusten gedient, die sich infolge Zerstörung und Vertreibung in der Kriegs- und Nachkriegszeit ergeben haben, § 1 LAG.

Auf die Einzelheiten des Gesetzes kann hier nicht eingegangen werden. Hinsichtlich der praktischen Bedeutung gilt das zum BEG Gesagte, sodass nachfolgend nur einige wichtige Grundsätze erläutert werden sollen.

Kriegsschadenrente wird gewährt, wenn der Geschädigte in vorgeschrittenem Lebensalter steht oder infolge von Krankheit oder Gebrechen dauernd erwerbsunfähig ist oder ihm nach seinen Einkommensverhältnissen die Bestreitung des Le-

5.2 Lastenausgleichsgesetz (LAG)

bensunterhalts nicht möglich oder nicht zumutbar ist, §§ 261 ff LAG. Sie wird als Unterhaltshilfe, als Entschädigungsrente oder in beiden Formen gewährt, § 263 LAG.

Erwerbsunfähigkeit iS des LAG liegt vor, wenn der Geschädigte dauernd außerstande ist, durch eine Tätigkeit, die seinen Kräften und Fähigkeiten entspricht und ihm unter billiger Berücksichtigung seiner Ausbildung und seines bisherigen Berufs zugemutet werden kann, die Hälfte dessen zu erwerben, was ein körperlich und geistiger gesunder Mensch derselben Art mit ähnlicher Ausbildung in derselben Gegend durch Arbeit zu verdienen pflegt, § 265 Abs 1 LAG. Einem Erwerbsunfähigen gleichgestellt wird unter bestimmten Voraussetzungen auch eine allein stehende Frau, wenn sie für mehrere zu ihrem Haushalt gehörende Kinder zu sorgen hat, § 265 Abs 2 LAG.

Der **Begriff der Erwerbsunfähigkeit** weicht hier somit von dem der GRV ab und entspricht eher dem der (alten) Berufsunfähigkeit.

Die **Entschädigungsrente** (§§ 279 ff LAG) ist idR nur von außermedizinischen Voraussetzungen abhängig.

Unterhaltshilfe wird, sofern die allgemeinen Voraussetzungen für die Kriegsschadenrente erfüllt sind, gewährt, solange die Einkünfte bestimmte, ua vom Familienstand abhängige Einkommenshöchstbeträge nicht übersteigen, §§ 267 ff LAG.

Der Einkommenshöchstbetrag erhöht sich ua um eine sog **Pflegezulage**, wenn der allein stehende Berechtigte oder bei nicht dauernd getrennt lebenden Ehegatten beide Ehegatten infolge körperlicher oder geistiger Gebrechen so hilflos (S 41) sind, dass sie nicht ohne fremde Wartung und Pflege bestehen können; das gleiche gilt, wenn der eine Ehegatte infolge körperlicher Behinderung nicht in der Lage ist, die Wartung und Pflege des hilflosen anderen Ehegatten zu übernehmen, sofern eine Pflegeperson zur Verfügung steht, § 267 Abs 1 Satz 2 und 3 LAG.

Daneben erhalten Empfänger von Unterhaltshilfe **Krankenversorgung** nach Art, Form und Maß der Leistungen der Sozialhilfe (§ 51 SGB XII; S 209), sofern nicht Ansprüche nach anderen Gesetzen bestehen, § 276 LAG.

Auch hier ist die Frist für Erstanträge auf Lastenausgleichsleistungen grundsätzlich am 31.12.1995 abgelaufen, sodass sich in der Praxis lediglich noch die Frage nach eventuellen Leistungserhöhungen bei Verschlechterungen im Gesundheitszustand stellt.

Für die verwaltungsorganisatorische Abwicklung sind in den Bundesländern Landesausgleichsämter und auf Bundesebene das Bundesausgleichsamt eingerichtet. Der Rechtsweg führt in die Verwaltungsgerichtsbarkeit.

6 Gesetzliche Grundlagen: Verfahrensrecht

P. W. Gaidzik

Das Verfahrensrecht für das **gerichtliche Verfahren** gliedert sich vom Aufbau unserer Rechtsordnung her in drei große Gruppen:

> - das **Zivilrecht** (Bürgerliches Recht und verwandte Rechtsgebiete) mit der Zivilprozessordnung (ZPO) sowie das **Arbeitsrecht** mit einem besonderen Arbeitsgerichtsgesetz (ArbGG).

Die Verfahren dienen in erster Linie der Sicherung und Durchsetzung **privatrechtlicher Ansprüche** von Privatpersonen untereinander, die sich rechtlich gleichrangig gegenüberstehen. Aus historischen Gründen sind auch Haftungsansprüche des Bürgers gegenüber dem Staat bzw dessen Untergliederungen als „Amtshaftung" dem Zivilrecht zugewiesen.

Arbeitsrechtliche Ansprüche sind nicht vor den normalen Zivilgerichten (Amts-, Landgericht usw), sondern vor den Arbeitsgerichten geltend zu machen.

Von der ZPO erfasst werden auch die Angelegenheiten der sog freiwilligen Gerichtsbarkeit (ua Vormundschafts-, Nachlass-, Register-, Grundbuchwesen), die weitgehend verwaltungsrechtliche Züge tragen. Unter die ZPO fallen ferner die Entscheidungen nach dem BEG, obwohl es sich dabei inhaltlich eher um verwaltungsrechtliche Ansprüche handelt.

Die ZPO ist darüber hinaus von allgemeiner Bedeutung, weil VwGO und SGG an zahlreichen Stellen Bestimmungen der ZPO für entsprechend anwendbar erklären.

> - das **Strafrecht** (Strafgesetzbuch und andere Gesetze) mit der Strafprozessordnung (StPO).

Das Strafverfahren ist dadurch gekennzeichnet, dass der Staat als Träger der Strafgewalt strafbare Handlungen durch die Staatsanwaltschaft als Ermittlungs- und Anklageorgan verfolgt und den Strafanspruch gegen den Angeklagten vor den Strafgerichten (Amts-, Land-, Oberlandesgerichte, BGH) geltend macht.

Zivil- und Strafgerichte werden auch als „**ordentliche Gerichtsbarkeit**" bezeichnet.

> - das **Verwaltungsrecht**.

Dieses gliedert sich wiederum in 3 große Bereiche mit unterschiedlichen Gerichten und Prozessordnungen:

- das **allgemeine Verwaltungsrecht** mit der (allgemeinen) Verwaltungsgerichtsbarkeit und der Verwaltungsgerichtsordnung (VwGO),
- das **Sozialrecht** mit den Sozialgerichten und dem Sozialgerichtsgesetz (SGG),
- das **Steuerrecht** mit den Finanzgerichten und der Finanzgerichtsordnung (FGO).

Verwaltungs-, Sozial- und Finanzgerichte werden der „**außerordentlichen Gerichtsbarkeit**" zugerechnet.

Dem gerichtlichen Verfahren ist hier meist ein gleichfalls rechtsförmlich ausgestaltetes Verwaltungsverfahren (s unten) vorgeschaltet.

Das verwaltungsgerichtliche Verfahren unterscheidet sich ua dadurch von den Verfahren gegenüber Privatpersonen, dass im Grundsatz alle Maßnahmen und Entscheidungen der Behörden zunächst im Rahmen eines vorgeschalteten Verwaltungsverfahrens (s unten) getroffen werden.

Die in diesem Verwaltungsverfahren erlassenen Verwaltungsakte werden „bestandskräftig", dh für den Betroffenen rechtlich verbindlich, wenn er hiergegen nicht bzw nicht rechtzeitig (Frist idR: 1 Monat) Widerspruch (oder ähnlich genannte Rechtsbehelfe) bzw Klage vor den Verwaltungs-, Sozial- bzw Finanzgerichten erhebt und so seine Ansprüche gegen den Staat geltend macht bzw sich gegen hoheitliche Eingriffe der Verwaltung zur Wehr setzt. Zuweilen verzichtet das Gesetz auf ein solches Vorverfahren, sodass der Betroffene die ihn belastende Verwaltungsentscheidung nur noch durch Klageerhebung im Rechtsweg angreifen kann.

Die **Zuständigkeiten** sind sachlich nicht immer frei von Widersprüchen und nur historisch zu erklären.

So ist für Klagen in Angelegenheiten ua der Kriegsopferfürsorge nach dem BVG sowie der Jugendhilfe der Rechtsweg zu den (allgemeinen) Verwaltungsgerichten eröffnet, obwohl es sich um Rechtsmaterien handelt, die ihrem Wesen nach Sozialrecht sind und im Sozialgesetzbuch geregelt sind. Andererseits ist zB für Rechtsstreitigkeiten nach dem BEG der Rechtsweg zu den ordentlichen Gerichten (Entschädigungskammern und -senate) gegeben, obwohl es sich von der Sache her um Verwaltungsrecht handelt.

Für das **Verwaltungsverfahren**, das den Verwaltungsentscheidungen vorausgeht, gibt es Verfahrensordnungen, die die Rechte und Pflichten so-

6 Gesetzliche Grundlagen: Verfahrensrecht

wohl der Verwaltungsbehörden wie auch des Staatsbürgers im Rahmen des Verwaltungsverfahrens regeln.

Dies sind (im hier interessierenden Bereich):
➤ das SGB X (S 278) für den gesamten Bereich des Sozialrechts, auch für die Rechtsmaterien des SGB, die der Rechtsprechung der (allgemeinen) Verwaltungsgerichtsbarkeit unterliegen,
➤ die Verwaltungsverfahrensgesetze des Bundes (VwVfG, S 278) und der Länder für die allgemeine Verwaltung.

6.1 Zivilprozess (ZPO)

Auf die Einzelheiten des Verfahrens nach der ZPO kann hier nicht eingegangen werden. Dargestellt werden können nur einige wenige Grundzüge des Verfahrens, deren Kenntnis auch für den gutachtlich tätigen Arzt von Bedeutung ist.

Grundzüge des Verfahrens

Die Zivilgerichtsbarkeit gliedert sich in die:
➤ Amtsgerichte (AG),
➤ Landgerichte (LG),
➤ Oberlandesgerichte (OLG),
➤ den Bundesgerichtshof (BGH).

Die Zuständigkeit der **Amtsgerichte** umfasst ua Streitigkeiten über vermögensrechtliche Ansprüche bis zu einem Streitwert von 5000,- €, alle miet- und familienrechtliche Streitigkeiten (einschließlich der Ehescheidung) sowie die gesamte sog freiwillige Gerichtsbarkeit (ua Vormundschafts-, Betreuungs-, Pflegschafts-, Nachlass-, Konkurs-, Register-, Grundbuchsachen).

Die Zuständigkeit der **Landgerichte** umfasst erstinstanzlich ua alle übrigen vermögensrechtliche Streitigkeiten sowie Klagen nach dem BEG; es ist ferner Berufungs- und Beschwerdeinstanz gegenüber den Entscheidungen des Amtsgerichts.

Das **Oberlandesgericht** ist primär Berufungsinstanz gegen Urteile der Landgerichte, der **Bundesgerichtshof** zuständig für die Entscheidung über die Rechtsmittel der Revision, der Sprungrevision und der Rechtsbeschwerde.

Das Verfahren vor den Zivilgerichten wird durch Erhebung der **Klage eingeleitet**, die auf eine unmittelbare Leistung gerichtet sein kann **(Zahlungs-/Leistungsklage)** oder nur die Feststellung einer Leistungspflicht des oder der Beklagten begehrt **(Feststellungsklage)**.

Letzteres bietet sich zB dann an, wenn von den Parteien ausschließlich über die Haftung dem Grunde nach gestritten wird, über Vorhandensein und Ausmaß des eingetretenen Schadens hingegen Einigkeit besteht oder wenn die Schadensentwicklung noch nicht abgeschlossen ist und wegen drohender Zukunftsschäden eine endgültige Bezifferung des Anspruchs (noch) nicht möglich ist. Beide Klageformen können auch für Vergangenheit und Zukunft kombiniert werden.

Über die Klage wird idR aufgrund mündlicher Verhandlung und ggf nach Beweisaufnahme durch Urteil entschieden.

Die **Klage** bestimmt Inhalt und Umfang des Rechtsstreits, den sog Streitgegenstand.

Sie ist – anders als im verwaltungs- und sozialgerichtlichen Verfahren – an Fristen idR nicht gebunden.

Vor den Landgerichten und in allen höheren Rechtszügen müssen die Parteien durch einen bei dem Prozessgericht zugelassenen Rechtsanwalt als Bevollmächtigten vertreten sein (sog **Vertretungszwang**), § 78 ZPO.

Eine Partei, die nach ihren persönlichen und wirtschaftlichen Verhältnissen die Kosten der Prozessführung (insbesondere Gerichts- und Anwaltskosten) nicht, nur zum Teil oder nur in Raten aufbringen kann, erhält auf Antrag **Prozesskostenhilfe**, wenn die beabsichtigte Rechtsverfolgung oder Rechtsverteidigung hinreichende Aussicht auf Erfolg bietet und nicht mutwillig erscheint, §§ 114 ff ZPO.

Das Gericht darf über den **Streitgegenstand** idR nur im Rahmen der von den Parteien gestellten Anträge entscheiden, § 308 ZPO, und es darf idR nur mit entsprechenden Beweisantritten der Parteien eine Beweisaufnahme über entscheidungsrelevante Umstände durchführen (sog **Partei- oder Verhandlungsmaxime**, § 282 ZPO, im Gegensatz zur sog Amtsmaxime, die das verwaltungs- und insbesondere das sozialgerichtliche Verfahren beherrscht). Nur ausnahmsweise (zB § 448 ZPO – ergänzende Vernehmung einer Partei; § 411 Abs 3 ZPO – Ladung des Sachverständigen zur mündlichen Erläuterung) kann das Gericht insoweit auch ohne ausdrücklichen Antrag tätig werden. Insbesondere aber im Arzthaftungsprozess ist aus verfassungsrechtlichen Gründen („Waffengleichheit") zugunsten der – idR nicht sachkundigen –

6.1 Zivilprozess (ZPO)

Klägerseite das Geschehen weitgehend von Amts wegen aufzuklären.

Das Gericht hat nach dem **Grundsatz der freien Beweiswürdigung** zu entscheiden.

Es hat unter Berücksichtigung des gesamten Inhalts der Verhandlungen und der Ergebnisse der Beweisaufnahme nach freier Überzeugung zu entscheiden, ob eine tatsächliche Behauptung für wahr zu erachten ist oder nicht, § 286 Abs 1 ZPO. Das Gericht ist dabei an **keine festen Beweisregeln** gebunden, § 286 Abs 2 ZPO.

Das bedeutet ua, dass das Gericht nicht an den Inhalt einer Zeugenaussage oder der Bekundungen eines Sachverständigen gebunden ist, wenn diese (zB durch fehlende rechtliche Schlüssigkeit, unzureichende oder nicht überzeugende Begründung in der Beurteilung, aufgrund anderer Beweismittel oder der allgemeinen Lebenserfahrung) dem Gericht nicht die Überzeugung der Richtigkeit vermitteln. Daher sind – hier wie überall – an die Begründung der Beurteilung von Sachverständigengutachten hohe Anforderungen zu stellen; unzureichend oder nicht überzeugend begründete Gutachten können idR nicht die notwendige Überzeugung des Gerichts begründen.

Grundsätzlich muss jede Partei für die jeweils ihre Rechtsposition stützenden Tatsachen den Beweis führen (**Beweisführungslast** oder **subjektive Beweislast**) und trägt umgekehrt das Risiko der Nichterweislichkeit dieser Tatsachen (**objektive Beweislast**).

Förmlich geregelt ist in der ZPO das **Beweisverfahren** ua für:
➤ den Augenscheinsbeweis, §§ 371 ff ZPO,
➤ den Zeugenbeweis, §§ 373 ff ZPO,
➤ den Sachverständigenbeweis, §§ 402 ff ZPO (s unten),
➤ den Urkundenbeweis, §§ 415 ff ZPO,
➤ die Parteivernehmung, §§ 445 ff ZPO.

Bei Entscheidungsreife endet der Rechtsstreit durch (End-)**Urteil**, § 300 ZPO.

Erscheint eine der Parteien im Termin zur mündlichen Verhandlung trotz ordnungsmäßer Ladung nicht, so ist auf Antrag der jeweils anderen Partei ein sog **Versäumnisurteil** zu erlassen. Bei Säumnis des Klägers ist die Klage abzuweisen, § 330 ZPO. Bei Säumnis des Beklagten gilt das tatsächliche Vorbringen des Klägers als vom Beklagten zugestanden und das Gericht wird, falls dieser Vortrag den geltend gemachten Anspruch rechtfertigt, den Beklagten antragsgemäß verurteilen, § 331 ZPO. In beiden Fällen steht der säumigen Partei das binnen zwei Wochen nach Zustellung des Versäumnisurteils einzulegende Rechtsmittel des Einspruchs zu, woraufhin der Prozess, soweit der Einspruch reicht, in die Lage zurückversetzt wird, in der er sich vor Eintritt der Versäumnis befand.

Erkennt eine Partei den gegen sie geltend gemachten Anspruch in der mündlichen Verhandlung ganz oder teilweise an, so ist sie auf Antrag ihrem Anerkenntnis gemäß zu verurteilen (sog **Anerkenntnisurteil**), § 307 ZPO.

Gegen die im ersten Rechtszug erlassenen (End-)Urteile findet die **Berufung** statt, § 511 ZPO.

In Rechtsstreitigkeiten über vermögensrechtliche Ansprüche ist die **Berufung nur zulässig**, wenn der Wert des Beschwerdegegenstandes 600,- € übersteigt oder das erstinstanzliche Gericht die Berufung zugelassen hat, § 511 Abs 2 ZPO. Ein Versäumnisurteil kann mit der Berufung nicht angefochten werden, § 514 ZPO.

Diese ist gemäß § 517 ZPO idR innerhalb eines Monats seit Zustellung des – vollständig abgefassten – Urteils schriftlich (§ 519 ZPO) einzulegen (**Berufungsfrist**) und innerhalb eines weiteren Monats zu begründen, § 520 ZPO. Die Begründungsfrist kann auf Antrag nur um einen weiteren Monat verlängert werden.

Früher führte die Berufung meist zu einer kompletten Neuauflage des erstinstanzlichen Verfahrens, insbesondere der dort erfolgten Beweisaufnahme. Heute nach der Reform des Zivilprozessrechts sind die tatsächlichen Feststellungen im ersten Rechtszug durch neuen Vortrag bzw neue Angriffs- oder Verteidigungsmittel in zweiter Instanz nur noch eingeschränkt angreifbar (vgl §§ 529 bis 532 ZPO). Das vermag sicherlich die Justiz zu entlasten, erhöht andererseits aber die inhaltliche Güte gerichtlicher Entscheidungen nicht zwangsläufig.

Über die Berufung entscheidet das Berufungsgericht **durch Urteil**.

Dieses kann aber – auch dies ein Element der vom Gesetzgeber gewünschten Verfahrensbeschleunigung – durch einstimmigen Beschluss die Berufung zurückweisen, weil die Berufung keine Aussicht auf Erfolg hat, die Rechtssache keine grundsätzliche Bedeutung hat und die Fortbildung des Rechts oder die Sicherung einer einheitlichen Rechtsprechung eine Entscheidung des Berufungsgerichts nicht erfordert, § 522 Abs 2 ZPO.

Gegen die in der Berufungsinstanz von den Oberlandesgerichten erlassenen (End-)Urteile findet die **Revision** statt, wenn das Oberlandesgericht sie im Urteil oder das Revisionsgericht sie auf eine sog Nichtzulassungsbeschwerde hin zugelassen hat, § 543 ZPO.

Die Revision kann nur darauf gestützt werden, dass die Entscheidung auf der Verletzung ua einer Vorschrift des Bundesrechts beruht, § 545 ZPO, oder bestimmte sog absolute Revisionsgründe vorliegen, § 547 ZPO.

Für die Einlegung und Begründung der Revision gilt das zur Berufung Gesagte entsprechend, §§ 548, 549, 551 ZPO.

6 Gesetzliche Grundlagen: Verfahrensrecht

Das Rechtsmittel der **Beschwerde** findet in den im Gesetz besonders hervorgehobenen Fällen statt sowie idR gegen Beschlüsse und sonstige Entscheidungen des Gerichts, die kein Urteil sind, §§ 567, 574 ZPO.

Die Beschwerde ist idR bei dem Gericht einzulegen, das die angefochtene Entscheidung erlassen hat, § 569 ZPO. Hilft dieses der Beschwerde nicht ab, hat hierüber das im Rechtszug nächst höhere Gericht zu entscheiden, § 572 ZPO.

Der Sachverständigenbeweis

Von Bedeutung für die ärztliche Begutachtung sind insbesondere die Vorschriften über den Sachverständigenbeweis, zumal diese auch in der VwGO (§ 98) und im SGG (§ 118 Abs 1) weitgehend entsprechende Anwendung finden.

Die ZPO kennt nur den **Beweis durch Sachverständige**, nicht durch sachverständige Institutionen und auch nicht abstrakt durch Gutachten. Sachverständige können daher, vom Sonderfall des „Behördengutachtens" (vgl §§ 83 Abs 3, 256 Abs 2 StPO) einmal abgesehen, grundsätzlich nur *natürliche Personen* sein, nicht auch Institutionen wie zB Kliniken, Krankenhäuser oder Institute. Der Beweisbeschluss des Gerichts wird sich daher in aller Regel an eine *natürliche Person* richten, die namentlich bestimmt (oder doch eindeutig bestimmbar[1]) sein muss.

Im Gegensatz zu den gelegentlichen Wünschen vor allem größerer Kliniken ist es daher im gerichtlichen Verfahren grundsätzlich unzulässig, Beweis durch Einholung eines Gutachtens von einer bestimmten Klinik (zB Orthopädische Universitätsklinik in...) oder einer sonstigen Einrichtung (zB Institut für...) zu erheben und die Auswahl des konkreten Sachverständigen der Institution zu überlassen. Folgerichtig kommt auch keine **Delegation des Gutachtenauftrags** (S 305) an eine andere als die zum Sachverständigen bestimmte Person (zB Abteilungs-, Ober-, Assistenzarzt) in Betracht. Das wird in § 407 a Abs 2 ZPO sowie den hierauf Bezug nehmenden Prozessordnungen ausdrücklich angeordnet, ist aber auch für den Strafprozess aus den dort geltenden Verfahrensgrundsätzen der Mündlichkeit und Unmittelbarkeit in gleicher Weise abzuleiten.

Die **Auswahl der Sachverständigen** erfolgt durch das Gericht. Es kann sich auf die Ernennung eines einzigen Sachverständigen beschränken, und es kann an Stelle des zuerst ernannten Sachverständigen einen oder mehrere andere (zB auch Zusatzgutachter) ernennen, § 404 Abs 1 ZPO.

Eine **Ablehnung** des Sachverständiger durch die Prozessbeteiligten kann (nur) aus denselben Gründen erfolgen, die (auch) zur Ablehnung eines Richters berechtigen, § 406 ZPO, ua in Sachen eines Ehegatten oder Verwandten (§ 41 ZPO) oder bei Besorgnis der Befangenheit (§ 42 ZPO).

Ein Sachverständigen ist **zur Erstattung des Gutachtens verpflichtet**, wenn er ua die Wissenschaft, deren Kenntnis Voraussetzung der Begutachtung ist, öffentlich zum Erwerb ausübt oder wenn er zur Ausübung derselben öffentlich bestellt oder ermächtigt ist, § 407 ZPO.

Zur **Verweigerung des Gutachtens** berechtigen den Sachverständigen (nur) dieselben Gründe, die (auch) einen Zeugen zur Zeugnisverweigerung berechtigen, ua also Verlöbnis, Ehe oder nahe Verwandtschaft mit einer Partei, § 383 ZPO, aber auch Fragen, deren Beantwortung dem Sachverständigen oder einem nahen Angehörigen einen unmittelbaren vermögensrechtlichen Schaden, Unehre oder die Gefahr strafrechtlicher Verfolgung einbringen würde, § 384 ZPO.

Im Falle des **Nichterscheinens** oder der **Weigerung** eines zur Erstattung des Gutachtens verpflichteten Sachverständigen werden diesem die dadurch verursachten Kosten auferlegt; zugleich wird gegen ihn ein Ordnungsgeld verhängt, im Falle wiederholter Weigerung auch mehrmals, § 409 ZPO.

Das Gericht hat die **Tätigkeit des Sachverständigen zu leiten** und kann ihm für Art und Umfang seiner Tätigkeit Weisungen erteilen, § 404 a Abs 1 ZPO.

Soweit es die Besonderheit des Falles erfordert, soll das Gericht den Sachverständigen vor Abfassung der Beweisfragen hören, ihn in seine Aufgabe einweisen und ihm auf Verlangen den Auftrag erläutern, § 404 a Abs 2 ZPO. Bei streitigem Sachverhalt bestimmt das Gericht, welche Tatsachen der Sachverständige der Begutachtung zugrunde legen soll, § 404 a Abs 3 ZPO. Soweit erforderlich, bestimmt das Gericht, in welchem Umfang der Sachverständige zur Aufklärung der Beweisfrage befugt ist (zB selbstständiges Beiziehen von Röntgenaufnahmen, Labor- und anderen Befunden von anderen Ärzten bzw Krankenhäusern), inwieweit er mit den Parteien in Verbindung treten darf (zB ambulante oder stationäre Untersuchung) und wann er ihnen die Teilnahme an seinen Ermittlungen zu gestatten hat, § 404 a Abs 4 ZPO.

Der Sachverständige hat nach Eingang des Gutachtenauftrags **unverzüglich zu prüfen**, ob der Auftrag in sein Fachgebiet fällt und von ihm ohne

---

[1] zB: Direktor der Orthopädischen Universitätsklinik I in... Sachverständiger ist dann aber nur der Direktor selbst!

die Hinzuziehung weiterer Sachverständiger erledigt werden kann. Ist das nicht der Fall, so hat der Sachverständige das Gericht unverzüglich zu verständigen, § 407 a Abs 1 ZPO.

Der Sachverständige ist nicht befugt, den Auftrag auf einen anderen zu übertragen. Soweit er sich der Mitarbeit einer anderen Person bedient, hat er diese namhaft zu machen und den Umfang ihrer Tätigkeit anzugeben, falls es sich nicht um Hilfsdienste von untergeordneter Bedeutung handelt, § 407 a Abs 2 ZPO.

Hat der Sachverständige Zweifel an Inhalt und Umfang des Auftrags, so hat er unverzüglich eine Klärung durch das Gericht herbeizuführen, § 407 a Abs 3 Satz 1 ZPO.

Erwachsen voraussichtlich Kosten, die erkennbar einen angeforderten Kostenvorschuss erheblich übersteigen, so hat der Sachverständige rechtzeitig hierauf hinzuweisen, § 407 a Abs 3 Satz 2 ZPO.

Der Sachverständige wird vor oder nach Erstattung des Gutachtens beeidigt, § 410 Abs 1 Satz 1 ZPO.[1]

Ein ausdrücklicher Verzicht auf die Vereidigung durch die Parteien ist aber zulässig und in der Praxis üblich (§§ 391, 402 ZPO).

Die Eidesnorm geht dahin, dass der Sachverständige das von ihm erforderte Gutachten unparteiisch und nach bestem Wissen und Gewissen erstatten werde oder erstattet habe, § 410 Abs 1 Satz 2 ZPO. Ist der Sachverständige für die Erstattung von Gutachten der betreffenden Art allgemein beeidigt, so genügt die Berufung auf den geleisteten Eid, die in einem schriftlichen Gutachten auch schriftlich erklärt werden kann, § 410 Abs 2 ZPO.

Wird eine **schriftliche Begutachtung** angeordnet, hat der Sachverständige das von ihm unterschriebene Gutachten auf der Geschäftsstelle niederzulegen[2]; das Gericht kann ihm hierzu eine **Frist** bestimmen, § 411 Abs 1 ZPO.

Versäumt ein zur Erstattung des Gutachtens verpflichteter Sachverständiger die Frist, so kann gegen ihn ein Ordnungsgeld verhängt werden, sofern ihm vorher eine Nachfrist gesetzt und die Verhängung des Ordnungsgelds angedroht worden ist, im Falle wiederholter Fristversäumnis auch mehrfach, § 411 Abs 2 ZPO.

Das Gericht kann das persönliche Erscheinen des Sachverständigen anordnen, um sein schriftliches Gutachten zu erläutern, § 411 Abs 3 ZPO.

Literatur

Baumbach, A., W. Lauterbach et al.: Zivilprozessordnung, 61. Auflage 2008, Beck, München

6.2 Strafprozess (StPO)

Im Strafprozess wird der orthopädische Gutachter eher selten gefragt sein. Allenfalls wenn die orthopädische Behandlung eines Arztes zur (strafrechtlichen) Überprüfung steht, werden sich Staatsanwaltschaft als Herrin des Ermittlungsverfahrens oder nachfolgend das Strafgericht seiner gutachtlichen Hilfe bedienen müssen. Anders als in den anderen Rechtszweigen kennt die Strafprozessordnung grundsätzlich nur das in der Hauptverhandlung mündlich erstattete Gutachten als zulässiges Beweismittel für eine Sachentscheidung des Gerichts. Ein meist bereits im Ermittlungsverfahren schriftlich fixiertes Gutachten dient hier sonach nur der Vorbereitung.

Auch im Strafprozess wird der Sachverständige durch das Gericht bestellt, ein weiteres Gutachten wird nur eingeholt, wenn das Gutachten von falschen Anknüpfungstatsachen ausgegangen oder sonst widersprüchlich ist bzw in dem – eher theoretischen Fall – wenn ein anderer Sachverständiger „über überlegene Forschungsmittel" verfügen sollte (§ 244 Abs 4 StPO). Allerdings hat die Verteidigung die Möglichkeit, einen zunächst privatgutachtlich beauftragten Sachverständigen ordnungsgemäß zu laden und in der Hauptverhandlung als „präsentes Beweismittel" zu stellen. Einen sodann gestellten (Beweis-)Antrag auf Vernehmung dieses Sachverständigen kann das Gericht nur unter sehr engen Voraussetzungen ablehnen.

Literatur

Ulsenheimer, K: Arztstrafrecht in der Praxis, 4. Auflage 2007, C.F. Müller, Heidelberg

---

[1] Im sozialgerichtlichen Verfahren werden Sachverständige aber nur beeidigt, wenn das Gericht dies im Hinblick auf die Bedeutung des Gutachtens für die Entscheidung des Rechtsstreits für notwendig erachtet, § 118 Abs 2 SGG.

[2] Hier genügt die Übersendung durch die Post.

6.3 Verwaltungsverfahren (SGB X; VwVfG)[1]

Allgemeines

Das öffentlich-rechtliche Verwaltungsverfahren – ua bei den Sozialleistungsträgern – unterscheidet sich grundsätzlich und wesentlich von dem Verfahren zur Durchsetzung privatrechtlicher Ansprüche gegen private Kranken-, Lebens-, Unfall- oder Haftpflichtversicherer.

Im **Privatversicherungsrecht** stehen sich insoweit zwei rechtlich gleichrangige Partner gegenüber. Ihre Rechtsbeziehungen sind privatrechtlicher Natur, die in erster Linie ihre Grundlage in den vertraglichen Vereinbarungen – ggf unter Einbeziehung allgemeiner Versicherungsbedingungen (zB AUB, MB/KK) – finden. Die Vertragsfreiheit der Parteien ist insoweit nur durch den gesetzlichen Rahmen (zB Vertragsrecht des BGB, Versicherungsvertragsgesetz) begrenzt.

Ansprüche aus Versicherungsverträgen hat der Berechtigte zunächst gegenüber dem Versicherer geltend zu machen. Verweigert der Versicherer die beanspruchte Leistung ganz oder teilweise, kann er Klage vor dem zuständigen ordentlichen Gericht (Amts- bzw Landgericht) erheben. Abgesehen von den allgemeinen Verjährungs- oder besonderen vertraglichen Ausschlussfristen ist die Geltendmachung solcher Ansprüche an Fristen nicht gebunden.

Im **Verwaltungsrecht** (und damit auch im Sozialrecht) ist die Rechtslage demgegenüber völlig anders.

Die Verwaltungsbehörden insbesondere von Bund, Ländern und Gemeinden sind hier ebenso wie die Sozialleistungsträger (zB Krankenkasse, UV-, RentV-Träger, Arbeits-, Versorgungs- oder Sozialamt) keine privatrechtlich verfassten Gesellschaften, sondern öffentlich-rechtliche Körperschaften, Anstalten oder sonstige Verwaltungsbehörden und damit unmittelbar oder mittelbar Organe der Staatsgewalt. Sie werden nicht aufgrund vertraglich begründeter Verpflichtungen, sondern in Ausübung der ihnen vom Gesetz übertragenen Aufgaben „hoheitlich" tätig. Rechte und Pflichten der Behörden wie der Betroffenen resultieren nicht aus frei vereinbarten Verträgen, sondern aus einem durch Gesetz begründeten und ausgestalteten besonderen Verwaltungs- bzw Sozialrechtsverhältnis öffentlich-rechtlicher Natur. Die Handlungen und Entscheidungen der Behörden wie auch der Sozialleistungsträger vollziehen sich daher auch nicht nach den Grundsätzen und Normen des Privatrechts, sondern nach denen des Verwaltungsrechts.

Hiernach wird ua der **Sozialleistungsanspruch** des einzelnen Berechtigten nicht unmittelbar durch die Sozialleistungsgesetze begründet; diese regeln nur abstrakt die Leistungsvoraussetzungen. Zur Konkretisierung der Rechte aus dem Sozialrechtsverhältnis bedarf es zusätzlich eines besonderen Verwaltungsakts (§§ 31 SGB X, 35 VwVfG), durch den von dem Sozialleistungsträger für den jeweiligen Einzelfall konkretisiert und geregelt wird, welche unmittelbaren Rechtswirkungen (zB Krankengeld oder Rente in bestimmter Höhe) bestehen oder nicht bestehen. Anders als die insoweit unverbindliche „Entscheidung" eines privatrechtlichen Versicherungsunternehmens wird ein solcher Verwaltungsakt idR auch in der Sache bindend (S 280), sofern er nicht innerhalb enger Fristen (idR 1 Monat nach Zugang bzw. Bekanntgabe) mit Erfolg angefochten wird. Rücknahme bzw Widerruf bestandskräftiger Verwaltungsakte durch die Sozialleistungsträger sind an enge Voraussetzungen geknüpft (s unten), und aus ihnen kann ggf (zB aus Beitrags- und Erstattungsbescheiden) ähnlich wie aus einem gerichtlichen Urteil unmittelbar vollstreckt werden, §§ 66 SGB X, 1 ff Verwaltungsvollstreckungsgesetz.

Ähnlich wie für das Prozessrecht gibt es auch im Verwaltungsrecht unterschiedliche **Verwaltungsverfahrensgesetze**, insbesondere:

➤ für das **allgemeine Verwaltungsrecht** das Verwaltungsverfahrensgesetz des Bundes (VwVfG) sowie die weitgehend übereinstimmenden Verwaltungsverfahrensgesetze der Länder,
➤ für das **Sozialrecht** das 10. Buch des Sozialgesetzbuches – Verwaltungsverfahren – (SGB X),
➤ für das Steuerrecht die Abgabenordnung.

Wegen der überwiegenden Bedeutung für die ärztliche Begutachtung wird hier primär auf das **SGB X** eingegangen, und auch das nur in einigen Grundzügen, deren Kenntnis auch für den ärztlichen Gutachter von Bedeutung ist. Jedoch wird auf die entsprechenden – vielfach gleich lautenden – Vorschriften des VwVfG ergänzend hingewiesen.

Verwaltungsverfahren

Verwaltungsverfahren ist die nach außen wirkende Tätigkeit der Behörden, dh jeder Stelle, die Aufgaben der öffentlichen Verwaltung wahrnimmt (§§ 1 SGB X, 1 VwVfG), die auf die Prüfung der Voraussetzungen, die Vorbereitung und den Erlass eines Verwaltungsakts oder auf den Abschluss

---

[1] vgl hierzu weiterführend *Erlenkämper* S 426; *Erlenkämper/Fichte* S 913

6.3 Verwaltungsverfahren (SGB X; VwVfG)

eines öffentlich-rechtlichen Vertrages gerichtet ist, §§ 8 SGB X, 9 VwVfG.

Zur Beteiligung am Verwaltungsverfahren und zur Vornahme von Verfahrenshandlungen sind fähig ua Personen, die nach bürgerlichem Recht geschäftsfähig sind oder durch Vorschriften des öffentlichen Rechts als handlungsfähig anerkannt sind, §§ 11 SGB X, 12 VwVfG.

Für den Bereich des Sozialrechts (zB auch BAFöG) kann selbständig Anträge auf Sozialleistungen stellen sowie Sozialleistungen entgegennehmen, wer das 15. Lebensjahr vollendet hat; der Leistungsträger soll bei minderjährigen Antragstellern aber den gesetzlichen Vertreter über die Antragstellung und die erbrachten Sozialleistungen unterrichten, § 36 SGB I (S 100).

Ein Beteiligter kann sich durch einen Bevollmächtigten vertreten lassen und zu Verhandlungen oder Besprechungen mit einem Beistand erscheinen, §§ 13 SGB X, 14 VwVfG.

Anträge – durch die ein Verwaltungsverfahren häufig in Gang gesetzt wird – sind bei dem zuständigen Leistungsträger zu stellen, § 16 SGB I (S 100).

Sie werden auch von allen anderen Leistungsträgern, von allen Gemeinden und bei Personen, die im Ausland wohnen, auch von den amtlichen Vertretungen der Bundesrepublik im Ausland entgegengenommen, § 16 Abs 2 SGB I. Anträge, die bei einer unzuständigen Behörde gestellt werden, sind von dieser unverzüglich an den zuständigen Leistungsträger weiterzuleiten; ist die Sozialleistung von einem Antrag abhängig, gilt der Antrag als zu dem Zeitpunkt gestellt, in dem er bei der unzuständigen Behörde eingegangen ist, § 16 Abs 2 SGB I. Die Leistungsträger sind verpflichtet, darauf hinzuwirken, dass die Anträge klar und sachdienlich gestellt werden, § 16 Abs 3 SGB I, der Zugang zu den Sozialleistungen möglichst einfach gestaltet wird und jeder Berechtigte die ihm zustehenden Sozialleistungen in zeitgemäßer Weise und schnell erhält, § 17 SGB I. Hierbei sind die Leistungsträger zur Beratung über die bestehenden Rechte und Pflichten verpflichtet, § 14 SGB I.

Die Behörde ermittelt den **Sachverhalt von Amts wegen**, §§ 20 SGB X, 24 VwVfG.

Sie bestimmt Art und Umfang der Ermittlungen. Dabei ist sie an das Vorbringen und die Beweisanträge der Beteiligten nicht gebunden, hat aber alle für den Einzelfall bedeutsamen – auch die für den Beteiligten günstigen – Umstände zu berücksichtigen, §§ 20 SGB X, 24 VwVfG. Sie darf die Entgegennahme von Anträgen oder Erklärungen, die in ihre Zuständigkeit fallen, auch dann nicht verweigern, wenn sie diese in der Sache für unzulässig oder unbegründet hält, Abs 3 der §§ 20 SGB X, 24 VwVfG.

Bei der Ermittlung des Sachverhalts sollen die **Beteiligten mitwirken**, insbesondere die ihnen bekannten Tatsachen und Beweismittel angeben, Abs 2 der §§ 21 SGB X, 26 VwVfG.

Ein Beteiligter, der Sozialleistungen beantragt oder erhält, ist in bestimmten Ausmaß **zur Mitwirkung verpflichtet**, §§ 61 ff SGB I (S102). Bei Verletzung dieser Mitwirkungspflichten kann eine vollständige oder teilweise Versagung der Sozialleistungen in Betracht kommen (S 103).

Für **Zeugen und Sachverständige** besteht eine Pflicht zur Aussage, wenn sie durch Rechtsvorschrift vorgesehen ist, zur Erstattung von Gutachten ua im Rahmen des § 407 ZPO, sofern für die Entscheidung der Behörde „unabweisbar" erforderlich. Verweigern Zeugen oder Sachverständige unberechtigterweise die Aussage bzw die Erstattung des Gutachtens, kann sie die Behörde durch das jeweils zuständige Sozial- oder Verwaltungsgericht vernehmen lassen, § 22 SGB X.

Zwar wird die subjektive Beweislast bzw Beweisführungslast im Sozialverwaltungsverfahren durch die Pflicht zur Amtsermittlung ersetzt. Es verbleibt aber bei den Grundsätzen der objektiven Beweislast, sodass der Anspruchssteller auch hier das Risiko dafür trägt, dass sich trotz umfassender Sachverhaltsaufklärung der Behörde die anspruchsbegründenden Tatsachen nicht mit dem jeweils notwendigen Grad an Sicherheit nachweisen lassen. Umgekehrt liegt hinsichtlich der anspruchshindernden oder -vernichtenden Tatsachen die Beweislast regelmäßig bei der Behörde.

Zu den Beweisanforderungen und der Beweislast im Rahmen der Kausalitätsbeurteilung s S 63.

Anhörung

Soll ein Verwaltungsakt, der in die **Rechte eines Beteiligten eingreift** (zB Herabsetzung oder Entziehung einer Sozialleistung, Heranziehung zu Erstattung oder Kostenersatz) erlassen werden, ist der Beteiligte vor Erlass des Verwaltungsakts anzuhören; es ist ihm Gelegenheit zu geben, sich zu den für die Entscheidung erheblichen Tatsachen vor dem Erlass des Verwaltungsakts zu äußern, §§ 24 SGB X, 28 VwVfG.

Von der Anhörung darf nur in wenigen, gesetzlich genau bestimmten[1] Ausnahmefällen abgesehen werden, Abs 2 der §§ 24 SGB X, 28 VwVfG.

Ist die Anhörung unterblieben, kann sie im Widerspruchs-, Klage- oder Berufungsverfahren rechtswirksam nachgeholt werden, § 41 Abs 2 SGB X. Ist die Anhörung nicht rechtswirksam nachgeholt worden, unterliegt der

---

[1] vgl hierzu weiterführend *Erlenkämper/Fichte* S 920

Änderungs- oder Entziehungsbescheid allein deswegen der Aufhebung, § 42 Satz 2 SGB X.

Verwaltungsakt

Verwaltungsakt ist jede Verfügung, Entscheidung oder andere hoheitliche Maßnahme, die eine Behörde zur Regelung eines Einzelfalls auf dem Gebiet des öffentlichen Rechts trifft und die auf unmittelbare Rechtswirkungen nach außen gerichtet ist, §§ 31 SGB X, 35 VwVfG.

Im Sozialrecht ergehen Verwaltungsakte überwiegend in schriftlicher Form als sog **Bescheide**. In vielen Leistungsbereichen (zB GRV, GUV, sozEntschR) ist die Schriftform zwingend vorgeschrieben.

Im Übrigen können Verwaltungsakte aber auch mündlich oder in anderer Weise ergehen (zB Ablehnung eines Hilfsmittels usw durch die Krankenkasse), § 33 Abs 2 SGB X. Ein zulässigerweise mündlich erlassener Verwaltungsakt ist aber schriftlich zu bestätigen, wenn hieran ein berechtigtes Interesse besteht und der Betroffene dies unverzüglich verlangt, Abs 2 Satz 2 der §§ 33 SGB X, 37 VwVfG.

Ein schriftlicher oder schriftlich bestätigter Verwaltungsakt bedarf idR einer **schriftlichen Begründung**, §§ 35 SGB X, 39 VwVfG.

Dies gilt insbesondere für **Ermessensentscheidungen** (S 101), Abs 1 Satz 3 der §§ 35 SGB X, 39 VwVfG.

Vor allem ablehnende Ermessensentscheidungen (zB hinsichtlich medizinischer Rehabilitationsmaßnahmen) müssen in der Begründung erkennen lassen, von welchem Sachverhalt die Behörde ausgegangen ist, inwieweit die allgemeinen Tatbestandsvoraussetzungen des geltend gemachten Anspruchs gegeben sind, ob die Behörde das ihr obliegende Ermessen erkannt und ausgeübt hat und welche Ermessensgesichtspunkte – positiv wie negativ – der Entscheidung zugrunde gelegen haben. Denn der Verwaltungsakt muss aus sich heraus dem Betroffenen und ggf den Gerichten ermöglichen, die getroffene Entscheidung in vollem Umfang nachzuvollziehen. Ermessensentscheidungen, die diesen Voraussetzungen nicht genügen, unterliegen allein wegen dieses Fehlers der Aufhebung im Klageverfahren; ein Nachschieben von Ermessensgründen ist vor allem im sozialgerichtlichen Verfahren idR nicht mehr zulässig.[1]

Sozialmedizinische Gutachten, die der Vorbereitung einer solchen Ermessensentscheidung dienen, müssen daher entsprechend umfassend und sorgfältig begründet werden.

Wirksamkeit und Bestandskraft von Verwaltungsakten

Ein Verwaltungsakt wird gegenüber demjenigen, für den er bestimmt ist oder der von ihm betroffen wird, grundsätzlich in dem Zeitpunkt wirksam, in dem er ihm bekannt gegeben wird; er bleibt wirksam, solange und soweit er nicht zurückgenommen, widerrufen oder anderweitig aufgehoben wird oder sich durch Zeitablauf oder in anderer Weise inhaltlich erledigt hat, §§ 39 SGB X, 43 VwVfG.

Verwaltungsakte, gegen die der Rechtsweg zu den Gerichten der Sozialgerichtsbarkeit gegeben ist, werden darüber hinaus für die Beteiligten auch **in der Sache bindend**, sofern der hiergegen gegebene Rechtsbehelf (Widerspruch, Klage) nicht oder erfolglos eingelegt worden ist, § 77 SGG.

Diese **Bindung in der Sache** bedeutet – ähnlich wie die Rechtskraft gerichtlicher Urteile – das Verbot, über den Regelungsgegenstand des Verwaltungsakts erneut zu entscheiden. Die Behörde darf daher nach Eintritt der Bindung über den bereits geregelten Anspruch nicht erneut entscheiden, und der Betroffene kann eine derartige erneute Entscheidung auch nicht verlangen, soweit durch Gesetz nicht ausdrücklich etwas anderes bestimmt ist.

Das SGB X begründet durch die Bestimmungen der §§ 44 ff SGB X aber relativ weit gefasste Möglichkeiten, diese Bindungswirkung zu durchbrechen (s unten).

Rechtsbehelfsverfahren

Gegen den von einer Behörde erlassenen Verwaltungsakt ist der Rechtsbehelf des **Widerspruchs** gegeben.

Ist der Rechtsweg zu den Gerichten der Sozialgerichtsbarkeit gegeben, sind die Einzelheiten nicht im SGB X, sondern im SGG geregelt. Ist der Rechtsweg zu den (allgemeinen) Verwaltungsgerichten gegeben, finden sich die entsprechenden Regelungen in der VwGO.

Sowohl nach dem SGG (§ 78 Abs 1) wie auch nach der VwGO (§ 68 Abs 1) sind **vor Erhebung der Anfechtungsklage** Rechtmäßigkeit und Zweckmäßigkeit des Verwaltungsakts idR in einem **Vorverfahren** (Widerspruchsverfahren) nachzuprüfen.

Das Vorverfahren beginnt mit der **Erhebung des Widerspruchs**, §§ 83 SGG, 69 VwGO.

Die **Widerspruchsfrist** beträgt einen Monat, nachdem der Verwaltungsakt dem Betroffenen zugegangen bzw bekannt gegeben worden ist, §§ 84 SGG, 70 VwGO. Der **Widerspruch** kann schriftlich oder zur Niederschrift bei

---

[1] vgl hierzu weiterführend *Erlenkämper/Fichte* S 928

der Behörde eingelegt werden, die den Verwaltungsakt erlassen hat. Im Geltungsbereich des SGG gilt die Widerspruchsfrist auch dann gewahrt, wenn die Widerspruchsschrift ua bei einer anderen inländischen Behörde rechtzeitig eingeht, § 84 Abs 2 SGG.

Hält die Behörde bzw die zuständige Widerspruchsstelle den Widerspruch für begründet, so ist ihm durch einen sog **Abhilfebescheid** abzuhelfen; andernfalls ist ein **Widerspruchsbescheid** zu erlassen, §§ 85 SGG, 72, 73 VwGO.

Rücknahme und Aufhebung von Verwaltungsakten

Für die Durchbrechung von Wirksamkeit und Bindung unanfechtbar gewordener Verwaltungsakte kennt das SGB X folgende Begriffe bzw Rechtsinstitute:

> die **Rücknahme** für die Aufhebung eines *rechtswidrigen* Verwaltungsakts, §§ 44, 45 SGB X
> den **Widerruf** für die Aufhebung eines *rechtmäßigen* Verwaltungsakts, §§ 46, 47 SGB X
> die **Aufhebung** von infolge wesentlicher Änderung der Verhältnisse späterhin rechtswidrig gewordenen Verwaltungsakten, § 48 SGB X

Bei der **Rücknahme eines rechtswidrigen Verwaltungsakts** unterscheidet das Gesetz weiterhin zwischen der Rücknahme:

> eines *nicht begünstigenden* (idR belastenden) Verwaltungsakts, § 44 SGB X,
> eines *begünstigenden* Verwaltungsakts, § 45 SGB X.

Ähnliches gilt für den – im Sozialrecht seltenen – Widerruf eines rechtmäßigen Verwaltungsakts, §§ 46, 47 SGB X, auf den hier nicht weiter eingegangen wird.

Im allgemeinen Verwaltungsverfahrensrecht gelten die gleichen Begriffe; die dort maßgebenden Bestimmungen unterscheiden sich von denen des SGB X jedoch in Einzelheiten, §§ 48 ff VwVfG.

Leider sind diese Vorschriften kompliziert ausgestaltet und nur schwer durchschaubar und nachvollziehbar. Wegen der Bedeutung auch im Rahmen der sozialmedizinischen Begutachtung müssen die entscheidenden Grundzüge aber jedenfalls für das Sozialrecht dargestellt werden.

Rücknahme eines rechtswidrigen nicht begünstigenden Verwaltungsakts

Soweit sich im Einzelfall ergibt, dass bei Erlass eines Verwaltungsakts das maßgebende Recht unrichtig angewandt oder von einem Sachverhalt ausgegangen worden ist, der sich als unrichtig erweist, und deshalb Sozialleistungen zu Unrecht nicht erbracht oder Beiträge zu Unrecht erhoben worden sind, ist der Verwaltungsakt, auch wenn er unanfechtbar geworden ist, mit Wirkung für die Vergangenheit zurückzunehmen, § 44 Abs 1 SGB X.[1]

Das gilt nicht, wenn der Verwaltungsakt auf Angaben beruht, die der Betroffene vorsätzlich in wesentlicher Beziehung unrichtig oder unvollständig gemacht hat, § 44 Abs 1 Satz 2 SGB X.

Andere rechtswidrige nicht begünstigende Verwaltungsakte sind jedenfalls mit Wirkung für die Zukunft ganz oder teilweise zurückzunehmen; die Behörde kann sie nach ihrem Ermessen auch für die Vergangenheit zurücknehmen, § 44 Abs 2 SGB X.

Der Verwaltungsakt, der zurückgenommen werden soll, muss hiernach **rechtswidrig** gewesen sein, und zwar schon **bei seinem Erlass**; der Fall, dass der Verwaltungsakt zunächst rechtmäßig war, später aber aufgrund einer Änderung der Verhältnisse rechtswidrig geworden ist, regelt sich nicht nach dieser Vorschrift, sondern nach § 48 SGB X (s unten).

Der Verwaltungsakt muss weiterhin „**nicht begünstigend**" gewesen sein. Mit dieser Definition wird primär die Gruppe der **belastenden Verwaltungsakte** erfasst, insbesondere also die Fallgruppen, dass eine beantragte Sozialleistung (ganz oder teilweise) zu Unrecht abgelehnt oder Beiträge, Erstattungsansprüche usw zu Unrecht gegen den Betroffenen festgestellt worden sind.

Sind diese Voraussetzungen gegeben, so „ist" der Verwaltungsakt zurückzunehmen.

Insoweit handelt es sich also um eine „Muss-Vorschrift", deren Erfüllung ggf mit der Klage vor den Sozialgerichten erzwungen werden kann. Insbesondere steht der Behörde – anders als zT nach dem vor dem Inkrafttreten des SGB X geltenden Recht – in aller Regel kein

---

[1] Nach der stdRspr des BVerwG sollen die Verwaltungsakte der Sozialhilfe nicht hierzu zählen, auch wenn sie solche wiederkehrenden Leistungen (zB Hilfe zum Lebensunterhalt, Pflege-, Blindengeld usw) gewähren, so ua BVerwG *Buchholz* 436.0 § 39 Nr 5; § 69 Nr 3, 5. Ob das BSG – nachdem der Rechtsweg nunmehr zu den Gerichten der Sozialgerichtsbarkeit führt – diese Rechtsprechung fortsetzen wird, erscheint zweifelhaft.

Ermessen hinsichtlich der Frage zu, ob und inwieweit sie den früheren rechtswidrigen Verwaltungsakt zurücknehmen will oder nicht.

Ist ein Verwaltungsakt über die Gewährung oder Nichtgewährung von Sozialleistungen für die Vergangenheit zurückgenommen (und hierüber neu und nunmehr rechtmäßig entschieden) worden, werden die zustehenden Sozialleistungen jedoch **rückwirkend längstens für einen Zeitraum bis zu 4 Jahren** erbracht, § 44 Abs 4 SGB X.

Bei dieser Vierjahresfrist handelt es sich um eine Ausschluss-, nicht um eine Verjährungsfrist. Sie gilt also auch dann, wenn den Berechtigten an der früheren unrichtigen Entscheidung keinerlei Verschulden trifft und selbst dann, wenn diese auf einem offensichtlichen Fehlverhalten der Behörde beruht. Anders als bei Verjährungsfristen kann der Berechtigte nicht geltend machen, dass die Berufung der Behörde auf die Verjährung eine Treu und Glauben widersprechende unzulässige Rechtsausübung sei.

Rücknahme eines rechtswidrigen begünstigenden Verwaltungsakts

Soweit ein Verwaltungsakt, der ein Recht oder einen rechtlich wesentlichen Vorteil begründet oder bestätigt hat (begünstigender Verwaltungsakt) rechtswidrig ist, darf er, nachdem er unanfechtbar geworden ist, nur unter bestimmten engen Voraussetzungen zurückgenommen werden, § 45 Abs 1 SGB X.

Ein rechtswidriger begünstigender Verwaltungsakt darf nicht zurückgenommen werden, soweit der Begünstigte auf den Bestand des Verwaltungsakts vertraut hat und sein Vertrauen unter Abwägung mit dem öffentlichen Interesse an einer Rücknahme schutzwürdig ist. Das Vertrauen ist idR schutzwürdig, wenn der Begünstigte erbrachte Leistungen verbraucht oder eine Vermögensdisposition getroffen hat, die er nicht mehr oder nur unter unzumutbaren Nachteilen rückgängig machen kann, § 45 Abs 2 Satz 1 und 2 SGB X.

Auf Vertrauen kann sich der Begünstigte nicht berufen, § 45 Abs 2 Satz 3 SGB X, soweit:
- er den Verwaltungsakt durch arglistige Täuschung, Drohung oder Bestechung erwirkt hat, Nr 1,
- der Verwaltungsakt auf Angaben beruht, die der Begünstigte vorsätzlich oder grob fahrlässig in wesentlicher Beziehung unrichtig oder unvollständig gemacht hat, Nr 2, oder
- er die Rechtswidrigkeit des Verwaltungsakts kannte oder infolge grober Fahrlässigkeit nicht kannte, Nr 3.

Grobe Fahrlässigkeit liegt vor, wenn der Begünstigte die erforderliche Sorgfalt in besonders schwerem Maße verletzt hat.

Die Rücknahme rechtswidriger begünstigender Verwaltungsakte mit Dauerwirkung (zB Rentenbescheide der GUV und GRV) ist darüber hinaus nur innerhalb bestimmter **Fristen** zulässig, § 45 Abs 3 SGB X.

Die Rücknahme eines rechtswidrigen begünstigenden Verwaltungsakts darf idR **nur für die Zukunft** erfolgen. Mit Wirkung **auch für die Vergangenheit** darf der Verwaltungsakt idR nur in den Fällen des § 45 Abs 2 (ua Täuschung, falsche Angaben, Kenntnis der Rechtswidrigkeit) zurückgenommen werden und nur, wenn dies innerhalb eines Jahres nach Kenntnis der Rücknahmegründe geschieht, § 45 Abs 4 SGB X.

Auch wenn der frühere begünstigende Verwaltungsakt nach alledem rücknehmbar ist und auch alle Fristen eingehalten sind, steht die **Rücknahme im Ermessen** der Behörde; denn nach § 45 Abs 1 SGB X „darf" sie den Verwaltungsakt zurücknehmen, muss dies aber nicht.

Hat sie allerdings dieses Ermessen tatsächlich nicht erkennbar ausgeübt, unterliegt ein gleichwohl ergangener Rücknahmebescheid allein aus diesem Grund der Aufhebung im sozialgerichtlichen Verfahren. Dementsprechend muss der Rücknahmebescheid erkennen lassen, dass die Behörde das ihr obliegende Ermessen gesehen und auch tatsächlich ausgeübt hat, und er muss in der notwendigen (S 101) Begründung des Bescheids den Sachverhalt und die Gesichtspunkte erkennbar machen, von denen sie bei der Ausübung des Ermessens ausgegangen ist.

Aufhebung von Verwaltungsakten mit Dauerwirkung wegen wesentlicher Änderung der Verhältnisse

Soweit in den tatsächlichen oder rechtlichen Verhältnissen, die bei Erlass eines Verwaltungsakts mit Dauerwirkung vorgelegen haben, nachträglich eine **wesentliche Änderung** eintritt, ist der Verwaltungsakt aufzuheben, § 48 Abs 1 Satz 1 SGB X. Einschränkungen hinsichtlich der Aufhebung wegen wesentlicher Änderung von Verwaltungsakten gelten ua nach den §§ 99, 100 SGB VI, 73, 74 SGB VII und 60 ff BVG.

Verwaltungsakte mit Dauerwirkung sind alle Verwaltungsakte, die sich nicht in der Gewährung einer einmaligen Leistung oder einer einmaligen Gestaltung der Rechtslage erschöpfen, sondern ein auf Dauer berechnetes oder in seinem Bestand vom Verwaltungsakt abhängiges Rechtsverhältnis begründen oder abändern. Dazu gehören praktisch alle Bescheide des Sozialrechts, die über eine laufende, wiederkehrende Leistung entscheiden, insbesondere über Renten der GUV, GRV und des

6.3 Verwaltungsverfahren (SGB X; VwVfG)

sozEntschR, über Kranken-, Verletzten-, Übergangs-, Arbeitslosengeld usw.[1]

Die Aufhebung von Verwaltungsakten nach § 48 SGB X darf nur erfolgen, soweit in den tatsächlichen oder rechtlichen Verhältnissen nachträglich eine **wesentliche Änderung** eingetreten ist.

Ob in **tatsächlicher Hinsicht** eine solche Änderung eingetreten ist, muss durch einen Vergleich des gegenwärtigen Sachverhalts mit dem Sachverhalt festgestellt werden, der bei Erlass des früheren Bescheids[2] vorgelegen hat; denn nur „soweit" darf eine Aufhebung erfolgen. Insbesondere berechtigt lediglich eine andere Beurteilung (zB der Kausalitätsverhältnisse, von MdE bzw GdS oder des Leistungsvermögens) eines nicht oder nur unwesentlich veränderten Sachverhalts nicht zur Aufhebung eines Verwaltungsakts nach dieser Vorschrift; sie kann allenfalls zur Rücknahme nach den §§ 44, 45 SGB X führen.[3]

Diese Änderung muss auch **nachträglich** eingetreten sein,[4] also nach dem Erlass des letzten Verwaltungsakts, der den streitigen Anspruch geregelt hat. War die Änderung schon im Zeitpunkt des Erlasses des früheren Bescheids eingetreten, kommt nur eine Rücknahme nach den §§ 44, 45 SGB X in Betracht.

Die Aufhebung des früheren Verwaltungsakts darf stets nur in der **Richtung** und in dem **Ausmaß** erfolgen, in dem sich der dem früheren Verwaltungsakt zugrunde liegende Sachverhalt geändert hat („Soweit...").[5] § 48 SGB X bietet daher insbesondere keine Handhabe zu einer nachträglichen Korrektur fehlerhafter früherer Entscheidungen (zB von Fehldiagnosen, unrichtigen Kausalitätsbeurteilungen oder MdE-Bewertungen) aus Anlass oder im Rahmen einer nach dieser Vorschrift aus anderem Anlass gebotenen Neufeststellung. Die Behörde (und der für sie tätig werdende Gutachter) ist an die früheren Feststellungen für die Teilbereiche, die sachlich unverändert geblieben sind, gebunden, auch wenn sich jetzt zeigt, dass diese unrichtig waren; insoweit darf eine Korrektur allenfalls nach den Vorschriften der §§ 44, 45 SGB X erfolgen. Hat sich der Sachverhalt in mehreren Richtungen geändert (zB Besserung der einen, Verschlimmerung einer anderen rechtserheblichen Gesundheitsstörung), darf die Neufeststellung gleichfalls nur insoweit erfolgen, wie in dem jeweiligen Teilbereich eine Änderung eingetreten ist; vor allem bei der Gesamtbewertung (zB bei der MdE bzw GdS) darf eine Neufeststellung nur insoweit vorgenommen werden, wie tatsächlich insgesamt eine Änderung eingetreten ist.

Bei inaktiven, nach ärztlicher Erfahrung aber zu Rückfällen neigenden Krankheiten (zB Tbc, Osteomyelitis) liegt eine wesentliche Änderung iS der sog **Heilungsbewährung** auch dann vor, wenn sich zwar der objektive Krankheitsbefund seit der letzten Feststellung nicht mehr wesentlich geändert hat, aufgrund der länger andauernden Inaktivität jetzt aber eine weitgehend endgültige (Defekt-)Ausheilung angenommen werden kann.[6] Auch **Anpassung und Gewöhnung** (zB nach schwieriger prothetischer Versorgung) können zu einer wesentlichen Änderung der Verhältnisse ebenso führen wie eine nachweisbare sog „**Verschiebung der Wesensgrundlage eines Leidens**" (S 97).

Die Änderung muss sich stets auf den für den streitigen Anspruch rechtserheblichen Sachverhalt beziehen; Änderungen in anderen Lebensbereichen erfüllen diese Voraussetzung idR nicht. Eine solche rechtlich unerhebliche Änderung sieht das BSG zB bei dem sog **Nachschaden** (S 40) als gegeben an, auch wenn sich hierdurch die Auswirkungen der in sich unverändert bestehenden Unfall- bzw Schädigungsfolgen auf die Erwerbsfähigkeit bzw die Lebensqualität deutlich geändert haben.

Die eingetretene Änderung muss auch **wesentlich** sein; eine nur geringfügige, unbedeutende Änderung der Verhältnisse berechtigt zur Aufhebung des früheren Verwaltungsakts nicht. Ua muss die Änderung für den streitigen Anspruch von rechtserheblicher Bedeutung sein, also zB zu einer Veränderung der Leistungshöhe führen. Daher begründet eine Änderung von MdE, GdB oder GdS um nur 5 vH eine wesentliche Änderung idR nicht; etwas anderes gilt nur, wenn hiervon die Schwerverletzten-, Schwerbeschädigten- oder Schwerbehinderteneigenschaft abhängt.

Die wesentliche Änderung muss auch in tatsächlicher Hinsicht **nachgewiesen** sein. Im *medizinischen Bereich* gilt dies vor allem für (angebliche) Besserungen ursprünglicher Unfall- oder Schädigungsfolgen. Hierzu hat das BSG unmissverständlich klargestellt, dass die schlichte Argumentation, nach der ärztlichen Erfahrung aus einer Vielzahl gleich gelagerter Fälle klängen ursprünglich unfallbedingte Beschwerden dieser Art nach einer bestimmten Zeit ab, etwaige dennoch fortbestehende Beschwerden müssten daher unfallunabhängiger Genese sein, rechtlich nicht schlüssig ist und den notwendigen Nachweis einer wesentlichen Änderung nicht ersetzen kann.[7]

---

[1] Nach der stdRspr des BVerwG sollen die Verwaltungsakte der Sozialhilfe nicht hierzu zählen, auch wenn sie solche wiederkehrenden Leistungen (zB Hilfe zum Lebensunterhalt, Pflege-, Blindengeld usw) gewähren, so ua BVerwG Buchholz 436.0 § 39 Nr 5; § 69 Nr 3. Ob das BSG – nachdem der Rechtsweg nunmehr zu den Gerichten der Sozialgerichtsbarkeit führt – diese Rechtsprechung fortsetzen wird, erscheint zweifelhaft.

[2] Also nicht: des Gutachtens, das dem früheren Bescheid zugrunde gelegen hat.

[3] vgl hierzu aber § 48 Abs 3 SGB X (unten S 284)

[4] einhM; vgl ua BSG SozR 1300 § 48 Nr 11; 3200 § 81 Nr 3; *Erlenkämper/Fichte* S 833

[5] einhM; vgl *Erlenkämper/Fichte* S 954

[6] stdRspr, ua BSG SozR BVG § 62 Nr 17

[7] BSG SozR 3200 § 81 Nr 3; vgl auch S 54, 70

Die Aufhebung des Verwaltungsakts erfolgt idR mit Wirkung **nur für die Zukunft**, § 48 Abs 1 Satz 1 SGB X.

Mit Wirkung **vom Zeitpunkt der Änderung** an soll der Bescheid aufgehoben werden, § 48 Abs 1 Satz 2 SGB X, soweit:
- die Aufhebung zugunsten des Betroffenen erfolgt, Nr 1,
- der Betroffene einer durch Rechtsvorschrift (zB § 60 Abs 1 Nr 1 SGB I, S 102, oder einer Auflage im Bescheid) vorgeschriebenen Pflicht zur Mitteilung wesentlicher für ihn nachteiliger Änderungen der Verhältnisse vorsätzlich oder grobfahrlässig nicht nachgekommen ist, Nr 2,
- nach Antragstellung oder Erlass des Bescheids Einkommen oder Vermögen erzielt worden ist, das zum Wegfall oder zur Minderung des Anspruchs geführt haben würde, Nr 3,
- der Betroffene wusste oder grobfahrlässig nicht wusste, dass der sich aus dem Bescheid ergebende Anspruch kraft Gesetzes zum Ruhen gekommen oder ganz oder teilweise weggefallen ist, Nr 4.

Die Aufhebung mit Wirkung für die Vergangenheit auch hier an **Fristen** gebunden. Sie muss idR innerhalb eines Jahres nach Kenntnis der maßgebenden Tatsachen erfolgen, es sei denn, die Aufhebung wirkt zugunsten des Betroffenen, § 48 Abs 4 iVm § 45 Abs 2 SGB X.

War der frühere Verwaltungsakt ein **rechtswidriger begünstigender Verwaltungsakt**, der aber trotz Rechtswidrigkeit nach § 45 SGB X nicht (zB wegen bestehendem Vertrauensschutz) oder nicht mehr (zB wegen Ablauf der Fristen) zurückgenommen werden kann, darf bei einer Änderung der Verhältnisse zugunsten des Betroffenen die neu festzustellende Leistung nicht über den Betrag hinaus gehen, wie er sich der Höhe nach ohne die Bestandskraft des früheren Verwaltungsakts ergeben würde (sog **Einfrieren von Leistungen**), § 48 Abs 3 SGB X.

War zB in dem früheren Verwaltungsakt zu Unrecht eine Unfallfolge als solche anerkannt, die MdE zu hoch eingeschätzt[1], eine verminderte Erwerbsfähigkeit festgestellt oder aus anderen Gründen die Leistung zu hoch festgesetzt worden, kann dieser Verwaltungsakt aus den erwähnten Gründen aber nicht zurückgenommen und die Leistung den wirklichen Verhältnissen entsprechend neu festgestellt werden, tritt nunmehr aber eine zugunsten des Betroffenen wirkende wesentliche Änderung (zB Verschlimmerung der anerkannten Unfall- bzw Schädigungsfolge, Erhöhung des Rentenanspruchs infolge einer Rentenanpassung) ein, so wird die zu Unrecht zu hoch gewährte Leistung solange „eingefroren", bis die tatsächlich zustehende Leistung den bisherigen Zahlbetrag erreicht.

Soweit die Aufhebung und Neufeststellung nach § 48 SGB X zuungunsten des Betroffenen wirkt und damit in seine Rechte eingreift, hat dem Erlass eines solchen Bescheids die gesetzlich vorgeschriebene **Anhörung** nach § 24 SGB X (S 279) vorauszugehen.

Die **Beweislast** für das Vorliegen eines Aufhebungsgrundes richtet sich auch hier nach den allgemeinen Grundsätzen (S 71).

Danach hat der Berechtigte die Last des nicht erbrachten Beweises zu tragen, wenn die Aufhebung zu seinen Gunsten wirken würde, die Behörde dagegen, wenn die Aufhebung zu einem Wegfall oder Herabsetzung der Leistung führen würde.

Erstattung zu Unrecht erbrachter Leistungen

Soweit ein Verwaltungsakt aufgehoben worden ist, sind bereits erbrachte Leistungen zu erstatten; Sach- und Dienstleistungen sind in Geld zu erstatten, § 50 Abs 1 SGB X.

Die Erstattungspflicht tritt direkt als Folge der Aufhebung des früheren Verwaltungsakts ein, sie folgt quasi automatisch. Soweit der frühere Verwaltungsakt nach den §§ 45, 48 SGB X auch mit Wirkung für die Vergangenheit zulässigerweise aufgehoben wird, müssen die hiernach zu Unrecht erbrachten Leistungen erstattet werden, ohne dass weitere Einwendungen vorgebracht werden können.

Soweit **Leistungen ohne Verwaltungsakt** zu Unrecht erbracht worden sind, sind diese gleichfalls zu erstatten, § 50 Abs 2 SGB X.

Hier gelten aber die – die Rücknehmbarkeit von Verwaltungsakten einschränkenden – Bestimmungen der §§ 45, 48 SGB X entsprechend.

Erstattungsansprüche der Leistungsträger untereinander

Gerade im Sozialrecht ergibt sich häufig, dass *ein* Leistungsträger zunächst Leistungen erbracht hat, sich später jedoch herausstellt, dass in Wahrheit

---

[1] BSG SozR 3-3100 § 62 Nr 2

nicht er, sondern *ein anderer* Träger zu Erbringung der Leistung verpflichtet war.

Fälle dieser Art kommen in der Praxis in großer Zahl vor. Hat zB die Krankenkasse zunächst Krankengeld geleistet, wird dem Versicherten aber anschließend die Rente wegen verminderter Erwerbsfähigkeit aus der GRV zugesprochen, kann die Krankenkasse Erstattung des Krankengeldes für die Zeit seit Rentenbeginn verlangen. Gleiches gilt, wenn die Krankenkasse zunächst Leistungen bei Krankheit erbracht hat, sich aber später herausstellt, dass es sich insoweit um Folgen eine Unfalls bzw einer Berufskrankheit gehandelt hat, wenn der Sozialhilfeträger Leistungen erbracht hat, für die in Wahrheit ein anderer Sozialleistungsträger zuständig war, wenn ein zunächst angegangener Leistungsträger vorläufige Leistungen erbracht hat usw.

Das SGB X hat die Erstattungspflicht der Sozialleistungsträger untereinander zusammenfassend geregelt, und zwar für folgende Fallgruppen:

- wenn ein Leistungsträger aufgrund gesetzlicher Bestimmungen (zB § 43 SGB I, S 102) **vorläufige Leistungen** erbracht hat, gegen den in Wahrheit verpflichteten, § 102 SGB X,
- wenn Sozialleistungen erbracht worden sind, der Anspruch aber nachträglich ganz oder teilweise **entfallen** ist, § 103 SGB X,
- für den **nachrangig** verpflichteten Leistungsträger gegen den vorrangig verpflichteten, § 104 SGB X,
- für den als **unzuständiger** leistenden Leistungsträger gegen den zuständigen, § 105 SGB X.

Sonstige Bestimmungen

Schutz von Sozialdaten

Jeder Staatsbürger hat Anspruch darauf, dass Einzelangaben über seine persönlichen und sachlichen Verhältnisse (personenbezogene Daten) von den Leistungsträgern als **Sozialgeheimnis** gewahrt und nicht unbefugt offenbart werden, § 35 SGB I. Eine **Offenbarung von personenbezogenen Daten** ist daher nur zulässig, soweit der Betroffene im Einzelfall eingewilligt hat oder eine gesetzliche Offenbarungsbefugnis besteht, §§ 35 Abs 2 SGB I, 67 bis 77 SGB X.

Die Einwilligung des Betroffenen bedarf der Schriftform, soweit nicht wegen besonderer Umstände eine andere Form angemessen ist, § 67 Abs 2 SGB X. Zur Erteilung der Einwilligung sind Personen, die Sozialleistungen beantragen oder erhalten, im Rahmen ihrer gesetzlichen Mitwirkungspflichten ggf verpflichtet, § 60 Abs 1 Nr 1 SGB I (S 102).

Soweit eine Offenbarung nicht zulässig ist, besteht keine Auskunfts- oder Zeugnispflicht und keine Pflicht zur Vorlegung oder Auslieferung von Schriftstücken, Akten und ähnlichen Unterlagen, § 35 Abs 3 SGB I.

Gesetzliche Offenbarungsbefugnisse bestehen ua, zT aber mit erheblichen weiteren Einschränkungen:

- im Rahmen der Amtshilfe, § 68 SGB X,
- für die Erfüllung der gesetzlichen Aufgaben nach dem SGB, § 69 SGB X,
- für die Erfüllung der gesetzlichen Aufgaben bei der Durchführung des Arbeitsschutzes, § 70 SGB X,
- zur Abwendung geplanter Straftaten iS des § 138 StGB[1], § 71 Abs 1 Nr 1 SGB X,
- zum Schutz der öffentlichen Gesundheit ua nach dem IfSG, § 71 Abs 1 Nr 2 SGB X,
- zur rechtmäßigen Erfüllung der Aufgaben des Verfassungsschutzes usw sowie des Bundeskriminalamts, § 72 SGB X,
- auf richterliche Anordnung zur Aufklärung von Verbrechen und Vergehen, § 73 SGB X,
- zur Durchführung des Versorgungsausgleichs sowie zur Geltendmachung gesetzlicher oder vertraglicher Unterhaltsansprüche, § 74 SGB X,
- für die wissenschaftliche Forschung oder für die Planung im Sozialleistungsbereich, § 75 SGB X.

Die Offenbarung personenbezogener Daten, die zB einem Sozialleistungsträger **von einem Arzt** zugänglich gemacht worden sind, ist nur unter den Voraussetzungen zulässig, unter denen der Arzt selbst offenbarungsbefugt wäre, § 76 Abs 1 SGB X. Das gilt nicht für personenbezogene Daten, die in Zusammenhang mit einer Begutachtung wegen der Erbringung von Sozialleistungen oder wegen der Ausstellung einer Bescheinigung zugänglich gemacht werden; der Betroffene kann der Offenbarung jedoch widersprechen, § 76 Abs 2 SGB X.

Für den **Arzt selbst** gilt insoweit vor allem § 300 StGB. Danach macht sich strafbar, wer unbefugt ein fremdes Geheimnis offenbart, das ihm ua in seiner Eigenschaft als Arzt anvertraut oder bekannt geworden ist. Nicht unbefugt handelt der Arzt, wenn der Patient in die Offenbarung eingewilligt hat. Die Einwilligung bedarf auch hier regelmäßig der Schriftform. Zur Erteilung der Einwilligung sind Personen, die Sozialleistungen beantragen oder erhalten, aber verpflichtet, § 60 Abs 1 Nr 1 SGB I (S 102).

Bitten Sozialleistungsträger oder Sozialgerichte um einen Befundbericht oder eine sonstige Auskunft des behandelnden Arztes, kann idR davon ausgegangen werden, dass eine entsprechende schriftliche Einwilligung vorliegt. Denn die Antragsformulare der Sozialleistungsträger enthalten eine solche Einwilligungserklärung, und die Gerichte fordern regelmäßig eine solche ausdrückliche

---

[1] ua Hochverrat, Mord, Raub, erpresserischer Entführung

Erklärung der Kläger an, bevor sie schriftliche Auskünfte von Ärzten anfordern.

Zusammenarbeit der Leistungsträger

Das SGB X enthält auch eine Reihe von Bestimmungen über die Zusammenarbeit der Leistungsträger untereinander und mit Dritten, §§ 86 ff SGB X. Von Bedeutung für die sozialmedizinische Begutachtung ist hier vor allem die nachfolgende Bestimmung:

Veranlasst ein Leistungsträger eine **ärztliche Untersuchung** (oder eine psychologische Eignungsuntersuchung) im Rahmen der Feststellung, ob die Voraussetzungen für eine Sozialleistung vorliegen, sollen die Untersuchungen in der Art und Weise vorgenommen und deren Ergebnisse so festgehalten werden, dass sie auch bei der Prüfung der Voraussetzungen anderer Sozialleistungen verwendet werden können, § 96 Abs 1 SGB X.

Der Umfang der Untersuchungsmaßnahme richtet sich zwar nach der Aufgabe des Leistungsträgers, der die Untersuchung veranlasst hat; die Untersuchungsbefunde sollen aber auch bei der Feststellung, ob die Voraussetzungen einer anderen Sozialleistung vorliegen, verwertet werden, § 96 Abs 1 Satz 2 und 3 SGB X.

Durch Vereinbarungen haben die Leistungsträger sicherzustellen, dass Untersuchungen unterbleiben, soweit bereits verwertbare Untersuchungsergebnisse vorliegen. Für den Einzelfall sowie nach Möglichkeit für eine Vielzahl von Fällen haben die Leistungsträger zu vereinbaren, dass bei der Begutachtung der Voraussetzungen von Sozialleistungen die Untersuchungen nach einheitlichen und vergleichbaren Grundlagen, Maßstäben und Verfahren vorgenommen und die Ergebnisse der Untersuchungen festgehalten werden. Sie können darüber hinaus vereinbaren, dass sich der Umfang der Untersuchungsmaßnahme nach den Aufgaben der beteiligten Leistungsträger richtet; soweit sich die Untersuchungsmaßnahme hierdurch erweitert, ist die Zustimmung des Betroffenen erforderlich, § 96 Abs 2 SGB X. Dagegen ist die Bildung einer Zentraldatei mehrerer Leistungsträger für Daten der ärztlich untersuchten Leistungsempfänger nicht zulässig, § 96 Abs 3 SGB X.

Dass diese – seit 1983 in Kraft befindlichen – Bestimmungen bisher in größerem Ausmaß realisiert worden sind, ist allerdings nicht ersichtlich.

Literatur

Erlenkämper, A., W. Fichte: Sozialrecht, 6 Auflage 2008, Luchterhand, Köln

Kopp, F. O., U. Ramsauer: VwVfG, 10. Auflage 2007, Beck, München

von Wulfen, M., K. Engelmann, E. Roos: SGB X, 5. Auflage 2008, Beck, München

6.4 Sozialgerichtliches und verwaltungsgerichtliches Verfahren[1]

Aufbau und Rechtsweg

Die Sozialgerichtsbarkeit ist dreistufig aufgebaut:
- Das **Sozialgericht** entscheidet im ersten Rechtszug grundsätzlich über alle Streitigkeiten, für die der Rechtsweg vor den Gerichten der Sozialgerichtsbarkeit offen steht, § 8 SGG. Örtlich zuständig ist idR das Sozialgericht, in dessen Bezirk der Kläger zur Zeit der Klageerhebung seinen Wohnsitz hat; steht er in einem Beschäftigungsverhältnis, so kann er auch vor dem für den Beschäftigungsort zuständigen Sozialgericht klagen, § 57 SGG. Die Kammern des Sozialgerichts sind mit einem Berufsrichter (dem Vorsitzenden) und 2 ehrenamtlichen Richtern besetzt, § 12 SGG.
- Das **Landessozialgericht** entscheidet im zweiten Rechtszug über die Berufung gegen die Urteile und die Beschwerden gegen andere Entscheidungen der Sozialgerichte, § 29 SGG. Die Senate des LSG werden in der Besetzung mit einem Vorsitzenden, 2 weiteren Berufsrichtern und 2 ehrenamtlichen Richtern tätig, § 33 SGG.
- Das **Bundessozialgericht** entscheidet über das Rechtsmittel der Revision, § 39 Abs 1 SGG, sowie in einigen Sonderfällen in erster und letzter Instanz, § 39 Abs 2 SGG. Die Senate des BSG entscheiden gleichfalls in der Besetzung mit

---
[1] vgl hierzu weiterführend *Erlenkämper* S 441; eingehender *Erlenkämper/Fichte* S 979

6.4 Sozialgerichtliches und verwaltungsgerichtliches Verfahren

einem Vorsitzenden, 2 weiteren Berufsrichtern und 2 ehrenamtlichen Richtern, § 40 SGG.

Der **Rechtsweg** zu den Gerichten der Sozialgerichtsbarkeit ist gegeben für alle öffentlich-rechtliche Streitigkeiten in Angelegenheiten der Sozialversicherung (einschließlich aller Nebengebiete), der Arbeitsförderung (einschließlich der übrigen Aufgaben der Bundesanstalt für Arbeit), des sozEntschR sowie über sonstige öffentlich-rechtliche Streitigkeiten, für die durch Gesetz der Rechtsweg vor diesen Gerichten eröffnet wird, § 51 SGG.

Von den hier behandelten Rechtsmaterien des SGB entscheiden die Gerichte der Sozialgerichtsbarkeit über die Streitigkeiten:
➤ nach dem SGB II bis VII sowie IX, XI und XII,
➤ des sozEntschR (ohne Kriegsopferfürsorge, s unten).

Die **Verwaltungsgerichtsbarkeit** ist gleichfalls dreistufig aufgebaut:
➤ Das **Verwaltungsgericht** entscheidet im ersten Rechtszug über alle Streitigkeiten, für die der Verwaltungsrechtsweg offen steht, § 45 VwGO, soweit keine ausschließliche Zuständigkeit der Oberverwaltungsgerichte oder des Bundesverwaltungsgerichts besteht. Die Kammern des Verwaltungsgerichts entscheiden in der Besetzung mit 3 (Berufs-)Richtern und 2 ehrenamtlichen Richtern, § 5 VwGO.
➤ Die **Oberverwaltungsgerichte** (in einigen süddeutschen Ländern Verwaltungsgerichtshöfe genannt) entscheiden über Berufungen gegen Urteile und über Beschwerden gegen sonstige Entscheidungen der Verwaltungsgerichte, § 46 VwGO, sowie in einigen Sonderfällen oder aufgrund besonderer landesrechtlicher Bestimmung auch in erster Instanz, §§ 47, 48 VwGO. Die Senate des OVG entscheiden idR in der Besetzung mit 3 (Berufs-)Richtern; die Landesgesetzgebung kann vorsehen, dass die Senate in der Besetzung mit 5 Richtern entschieden, von denen 2 ehrenamtliche Richter sein können, § 9 VwGO.
➤ Das **Bundesverwaltungsgericht** entscheidet insbesondere über das Rechtsmittel der Revision gegen Urteile der Oberverwaltungsgerichte, § 49 VwGO, sowie in einigen Sonderfällen in erster und letzter Instanz, § 50 VwGO. Die Senate des BVerwG entscheiden in der Besetzung mit 5 (Berufs-)Richtern, § 10 VwGO.

Der **Rechtsweg** zu den Gerichten der (allgemeinen) Verwaltungsgerichtsbarkeit ist gegeben in allen öffentlich-rechtlichen Streitigkeiten, soweit diese nicht durch Bundes- oder Landesgesetz einem anderen Gericht ausdrücklich zugewiesen sind, § 40 VwGO.

Von den hier behandelten Rechtsmaterien des SGB entscheiden die Verwaltungsgerichte nur noch über Streitigkeiten aus der Kriegsopferfürsorge (§§ 25 ff BVG).

Rechtsschutz, Klagearten, Klage

Rechtsschutz wird auf Klage gewährt, §§ 53 SGG, 42 VwGO.

Durch eine solche Klage kann ua begehrt werden, §§ 54, 55 SGG, 42, 43 VwGO:
➤ die Aufhebung oder Abänderung eines Verwaltungsakts (Anfechtungsklage),
➤ die Verurteilung zum Erlass eines abgelehnten Verwaltungsakts (Verpflichtungsklage),
➤ die Verurteilung zum Erlass eines unterlassenen Verwaltungsakts (Vornahme-, Untätigkeitsklage),
➤ gleichzeitig mit der Anfechtungsklage die Verurteilung zu einer Leistung, auf die ein Rechtsanspruch besteht (verbundene Anfechtungs- und Leistungsklage),
➤ die Verurteilung zu einer Leistung, auf die ein Rechtsanspruch besteht, wenn ein Verwaltungsakt nicht zu ergehen hat (reine Leistungsklage),
➤ die Feststellung des Bestehens oder Nichtbestehens eines Rechtsverhältnisses, vor den Sozialgerichten auch die Feststellung, ob eine Gesundheitsstörung oder der Tod Folge eines Arbeitsunfalls, einer Berufskrankheit oder einer Schädigung iS des sozEntschR ist oder welcher Versicherungsträger zuständig ist (Feststellungsklage).

Die **Anfechtungsklage** setzt voraus, dass der Kläger geltend macht, durch den Verwaltungsakt beschwert zu sein, dh behauptet, dass der Verwaltungsakt rechtswidrig ist, § 54 Abs 2 SGG, bzw durch den Verwaltungsakt in seinen Rechten verletzt werde, § 42 Abs 2 VwGO. Soweit die Behörde ermächtigt war, nach ihrem Ermessen zu handeln (S 101), ist Rechtswidrigkeit auch gegeben, wenn die gesetzlichen Grenzen des Ermessens überschritten sind oder von dem Ermessen in einer dem Zweck der Ermächtigung nicht entsprechenden Weise Gebrauch gemacht worden ist, §§ 54 Abs 2 SGG, 114 VwGO.

Die **Untätigkeitsklage** ist erst nach Ablauf von 6 Monaten seit dem Antrag auf Vornahme des Verwaltungsakts zulässig, §§ 88 SGG, 75 VwGO.

Die **Feststellungsklage** setzt voraus, dass der Kläger ein berechtigtes Interesse an der baldigen Feststellung hat, §§ 55 SGG, 43 VwGO.

Die **Klage** ist bei dem zuständigen Gericht schriftlich oder zur Niederschrift des Urkundsbeamten der Geschäftsstelle zu erheben, §§ 90 SGG, 81 VwGO.

Sie muss den Beklagten sowie den Klagegegenstand benennen, sie soll ferner einen bestimmten Antrag enthalten und die zur Begründung dienenden Tatsachen und Beweismittel angeben, § 92 SGG, 82 VwGO. Genügt eine Klage diesen Vorgaben nicht, hat der Vorsitzende den Kläger zu der erforderlichen Ergänzung innerhalb einer bestimmten Frist aufzufordern, hinsichtlich der Benennung des Beklagten sowie des Klagegegenstandes sogar mit ausschließender Wirkung, falls der Kläger diese Frist missachtet (§§ 92 Abs 2 SGG, 82 Abs 2 VwGO).

Vor Erhebung der Anfechtungsklage sind Rechtmäßigkeit und Zweckmäßigkeit des Verwaltungsakts, sofern nichts anderes gesetzlich angeordnet ist, in einem **Vorverfahren** nachzuprüfen, §§ 78 SGG, 68 VwGO.

Die **Klagefrist** beträgt idR einen Monat nach Zustellung bzw Bekanntgabe des Verwaltungsakts, §§ 87 SGG, 74 VwGO. Im Geltungsbereich des SGG gilt die Klagefrist auch dann als gewahrt, wenn die Klageschrift innerhalb der Klagefrist ua bei einer anderen inländischen Behörde eingegangen ist, § 91 SGG.

War der Kläger ohne Verschulden gehindert, die Klagefrist einzuhalten, so ist ihm auf Antrag **Wiedereinsetzung in den vorigen Stand** zu gewähren, §§ 67 SGG, 60 VwGO.

Eine Partei, die nach ihren persönlichen und wirtschaftlichen Verhältnissen die Kosten der Prozessführung (Gerichts- und notwendige Anwaltskosten) nicht, nur zum Teil oder nur in Raten aufbringen kann, erhält auf Antrag in entsprechender Anwendung der Vorschriften der ZPO **Prozesskostenhilfe**, wenn die beabsichtigte Rechtsverfolgung oder Rechtsverteidigung hinreichende Aussicht auf Erfolg bietet und nicht mutwillig erscheint, §§ 73 a SGG, 166 VwGO.

Verfahren, Beweisaufnahme

Im Verfahren vor den Gerichten der Sozialgerichtsbarkeit und der (allgemeinen) Verwaltungsgerichtsbarkeit gilt – anders als im Zivilprozess – die sog **Amtsmaxime** (Untersuchungsgrundsatz): Das Gericht erforscht den gesamten Sachverhalt von Amts wegen unter Heranziehung der Beteiligten; es ist – anders als im Verfahren nach der ZPO – an deren Vorbringen und Beweisanträge nicht gebunden, §§ 103 SGG, 86 VwGO.

Der Rechtsstreit soll möglichst in *nur einer* mündlichen Verhandlung entschieden werden, §§ 106 Abs 2 SGG, 87 VwGO.

Das Gericht hat daher bereits vor der mündlichen Verhandlung alle Maßnahmen zu treffen, die hierfür notwendig sind. Es kann hierzu ua vorab Krankenpapiere, Untersuchungsbefunde usw beiziehen, Auskünfte jeder Art (auch zB Befundberichte der behandelnden Ärzte) einholen und die Begutachtung durch Sachverständige anordnen und durchführen, § 106 Abs 2 SGG.

Soweit das SGG und die VwGO für das Verfahren keine besonderen Vorschriften enthalten, ist die ZPO entsprechend anzuwenden, wenn die grundsätzlichen Unterschiede der Verfahrensarten dies nicht ausschließen, §§ 202 SGG, 173 VwGO. Für die Durchführung der **Beweisaufnahme**, insbesondere auch für den Sachverständigenbeweis, gelten im Wesentlichen die Vorschriften der ZPO, §§ 118 Abs 1 SGG, 98 VwGO.

Der **Beweis durch Sachverständige** wird hier idR durch Einholung schriftlicher Gutachten im vorbereitenden Verfahren durchgeführt. Hinsichtlich der Verpflichtung des Sachverständigen zu Erstattung von Gutachten und die Folgen von Weigerung oder Säumnis s S 303. Das Gericht kann auch hier die Vernehmung des Sachverständigen in der mündlichen Verhandlung anordnen oder sein Erscheinen zur Erläuterung eines schriftlichen Gutachtens anordnen.

Abweichend von den Beweisvorschriften anderer Prozessordnungen muss in der Sozialgerichtsbarkeit auf Antrag des Leistungsberechtigten **ein bestimmter Arzt** („Arzt des Vertrauens") gutachtlich gehört werden, § 109 SGG, soweit die Beweisfrage, über die der Arzt sich gutachtlich äußern soll, rechtserheblich ist.

Im Rahmen dieses Antragsrechts können auch mehrere Ärzte benannt werden, allerdings nur, soweit dies sachlich geboten ist, zB weil die zu beurteilenden Organe/Organsysteme unterschiedlichen Fachgebieten zuzuordnen sind. Der Leistungsberechtigte muss einen Arzt benennen; Angehörige sonstiger Heilberufe kommen grundsätzlich nicht in Betracht, von der allerdings streitig diskutierten Ausnahme des klinischen Psychologen zumindest als Zusatzgutachter einmal abgesehen.

Das Gericht darf den Antrag nach § 109 SGG nur ablehnen, wenn durch die Zulassung die Erledigung des Rechtsstreits verzögert würde und der Antrag nach der freien Überzeugung des Gerichts in der Absicht, das Verfahren zu verschleppen, oder aus grober Nachlässigkeit nicht früher gestellt worden ist, § 109 Abs 2 SGG. Allerdings kann das Gericht – und gegenwärtig ist das die Praxis – von der Möglichkeit des § 109 Abs 1 S 2 SGG die Einholung des beantragten Gutachtens von einem Kostenvorschuss abhängig machen, und den Antrag ablehnen, wenn dieser Vorschuss nicht oder nicht rechtzeitig ohne hinreichende Entschuldigung eingegangen ist.

Für das Gutachten nach § 109 SGG gelten die allgemeinen Regelungen, ua dass der Arzt – und zwar der benannte Arzt persönlich – verpflichtet ist, seiner Ernennung zum Sachverständigen Folge zu leisten und das Gutachten zu erstatten, wenn kein spezielles Gutachtenverweigerungsrecht besteht.

Das Gericht entscheidet in **freier Beweiswürdigung** nach seiner freien, aus dem Gesamtergebnis des Verfahrens gewonnenen Überzeugung, §§ 128 SGG, 108 VwGO.

Das Gericht ist auch hier an **keine festen Beweisregeln** gebunden, insbesondere nicht an den Inhalt einer Zeugenaussage oder der Ausführungen eines Sachverständigen. Das Gericht darf im Gegenteil derartige Ausführungen nicht ungeprüft übernehmen, sondern muss sie im Rahmen der freien Beweiswürdigung kritisch überprüfen, ob sie geeignet sind, die notwendige Überzeugung des Gerichts zu begründen.[1] Daher steht weniger das Ergebnis als die in sich stimmige und nachvollziehbare Begründung des Sachverständigengutachtens im Fokus der gerichtlichen Qualitätsanforderungen.

Im Übrigen gelten für das sozial- und verwaltungsgerichtliche Verfahren die Ausführungen zum (Sozial-)Verwaltungsverfahren entsprechend. Verwaltungs- wie Sozialgerichte haben die rechterheblichen Tatsachen von Amts wegen zu ermitteln. Das Gericht stellen alle für die Entscheidung rechtserheblichen Tatsachen von Amts wegen fest. Im Fall der Nichterweislichkeit einer behaupteten anspruchsbegründenden Tatsache trägt auch hier der Anspruchssteller die objektive **Beweislast**, für anspruchsbeseitigende Einwendungen hingegen die Behörde.[2]

Gerichtsbescheid, Klagerücknahme, Anerkenntnis, Vergleich

Weist eine Rechtssache keine besonderen Schwierigkeiten tatsächlicher oder rechtlicher Art auf und ist der Sachverhalt geklärt, kann das Gericht nach vorheriger Anhörung der Beteiligten ohne mündliche Verhandlung durch **Gerichtsbescheid**[3] entscheiden; hierzu gelten die Vorschriften über Urteile entsprechend, §§ 105 SGG, 84 VwGO.

Die Beteiligten können innerhalb eines Monats nach Zustellung des Gerichtsbescheids gegen diesen das Rechtsmittel einlegen, das zulässig wäre, wenn das Gericht durch Urteil entschieden hätte. Ist die Berufung nicht statthaft, kann mündliche Verhandlung beantragt werden, §§ 105 Abs 2 SGG, 84 Abs 2 VwGO. Wird diese beantragt, kann das Gericht in dem Urteil von einer weiteren Darstellung des Tatbestands und der Entscheidungsgründe absehen, soweit es der Begründung des Gerichtsbescheids folgt und dies in seiner Entscheidung feststellt, §§ 105 Abs 4 SGG, 84 Abs 4 VwGO.

Die **Rücknahme der Klage** kann der Kläger bis zur Rechtskraft des Urteils erklären, §§ 102 SGG, 92 VwGO. Die Klagerücknahme kann ganz oder teilweise erfolgen.

Im Verfahren nach dem SGG kann zu dem streitigen Anspruch (idR vonseiten des Beklagten) ein **Anerkenntnis** abgegeben werden. Dieses erledigt den Prozess, wenn es von den übrigen Beteiligten angenommen wird, § 101 Abs 2 SGG

Der Rechtsstreit kann auch durch **Rücknahme des angefochtenen Verwaltungsakts** durch den Beklagten seine Erledigung finden, sofern der streitige Anspruch dadurch vollständig erledigt wird und die Beteiligten die Erledigung in der Hauptsache übereinstimmend erklären.

Um den geltend gemachten Anspruch vollständig oder zum Teil zu erledigen, können die Beteiligten ferner zur Niederschrift des Gerichts einen **Vergleich** (sog Prozessvergleich) schließen, soweit sie über den Gegenstand der Klage verfügen können, §§ 101 SGG, 106 VwGO.

Ein Vergleich kann im *sozialgerichtlichen* Verfahren auch schriftsätzlich (zB schriftliches Vergleichsangebot des Beklagten, Annahme durch den Kläger; Vergleichsvorschlag des Gerichts, Annahme durch die Beteiligten) geschlossen werden, sog **außergerichtlicher Vergleich**. Auch dieser erledigt das Verfahren, sofern der Kläger damit gleichzeitig seine Klage zurücknimmt oder die Beteiligten übereinstimmend erklären, dass dadurch der Rechtsstreit in der Hauptsache erledigt ist.

Im *verwaltungsgerichtlichen* Verfahren kann gleichfalls ein Prozessvergleich abgeschlossen werden, §§ 87, 106 VwGO.

Mündliche Verhandlung, Urteil, Beschluss

Das Gericht entscheidet, soweit nichts anderes bestimmt ist, aufgrund **mündlicher Verhandlung**, §§ 124 Abs 1 SGG, 101 Abs 1 VwGO.

Der Vorsitzende des Spruchkörpers hat darauf hinzuwirken, dass der Rechtsstreit möglichst in *nur einer*

---

[1] so ua *Meyer-Ladewig* § 128 Rdz 7
[2] *Meyer-Ladewig* § 103 Rdz 19; *Kopp/Schenke* § 108 Rdz 13
[3] Der Gerichtsbescheid ist 1993 zur Verkürzung der sozialgerichtlichen Verfahren eingeführt worden und hat den früheren Vorbescheid ersetzt. Die VwGO kennt ein ähnliches Verfahren.

mündlichen Verhandlung erledigt wird, §§ 106 Abs 2 SGG, 87 VwGO.

Mit Einverständnis der Beteiligten kann das Gericht auch ohne mündliche Verhandlung entscheiden, §§ 124 Abs 2 SGG, 101 Abs 2 VwGO.

Das Gericht kann das **persönliche Erscheinen** eines (natürlichen) Beteiligten zur mündlichen Verhandlung anordnen sowie **Zeugen und Sachverständige** laden, §§ 111 SGG, 95 VwGO.

Über die Klage wird, sofern nichts anderes bestimmt, insbesondere der Rechtsstreit nicht vorher schon anderweitig (zB durch Klagerücknahme, Anerkenntnis, Vergleich oder Gerichtsbescheid) erledigt worden ist, durch **Urteil** entschieden, §§ 126 SGG, 107 VwGO.

Versäumnisurteile kennen SGG und VwGO nicht. Erscheint ein Beteiligter zur mündlichen Verhandlung nicht, so kann das Gericht auch ohne ihn (im sozialgerichtlichen Verfahren: sofern in der Ladung auf diese Möglichkeit hingewiesen worden ist) auf Antrag der übrigen Beteiligten **nach Lage der Akten** entscheiden, §§ 102 Abs 2 VwGO, 126 SGG.

Urteile, die nicht durch ein Rechtsmittel angefochten worden sind und auch nicht mehr angefochten werden können, binden die Beteiligten und ihre Rechtsnachfolger, soweit über den Streitgegenstand entschieden worden ist, § 141 SGG.

Entscheidungen des Gerichts, die keine Urteile sind, ergehen durch **Beschluss**, §§ 124 Abs 3, 142 SGG, 122 VwGO.

Sie ergehen idR ohne mündliche Verhandlung und ohne Mitwirkung der ehrenamtlichen Richter, §§ 142 SGG, 122 VwGO. Sie sind schriftlich zu begründen, wenn sie durch ein Rechtsmittel angefochten werden können oder über ein Rechtsmittel entscheiden, Abs 2 der §§ 142 SGG, 122 VwGO.

Berufung

Gegen die Urteile der Sozialgerichte und Verwaltungsgerichte findet die **Berufung** statt, soweit nichts anderes bestimmt ist, §§ 143 SGG, 124 VwGO.

Die Vorschriften über die Berufung sind im sozialgerichtlichen Verfahren 1993 vollständig umgestaltet worden. Die früher weitgehend unbeschränkt zulässige Berufung ist jetzt vielfach nur noch zulässig, wenn sie vom Sozialgericht oder vom Landessozialgericht ausdrücklich zugelassen worden ist.

Im **sozialgerichtlichen Verfahren** bedarf die **Berufung der Zulassung** in dem Urteil des Sozialgerichts (oder auf Beschwerde durch Beschluss des Landessozialgerichts), § 144 Abs 1 SGG, wenn der Wert des Beschwerdegegenstandes:
➤ bei einer Klage, die eine Geld- oder Sachleistung oder einen hierauf gerichteten Verwaltungsakt betrifft, 750,- Euro, Nr 1, oder
➤ bei einer Erstattungsstreitigkeit zwischen juristischen Personen des öffentlichen Rechts oder Behörden 10 000,- Euro, Nr 2,

nicht übersteigt. Das gilt nicht, wenn die Berufung wiederkehrende oder laufende Leistungen für mehr als ein Jahr betrifft.

Die **Berufung ist zuzulassen**, § 144 Abs 2 SGG, wenn:
➤ die Rechtssache grundsätzliche Bedeutung hat, Nr 1,
➤ das Urteil von einer Entscheidung des Landessozialgerichts, des Bundessozialgerichts oder des Gemeinsamen Senats der obersten Gerichtshöfe des Bundes abweicht und auf dieser Abweichung beruht, Nr 2, oder
➤ ein der Beurteilung des Berufungsgerichts unterliegender Verfahrensmangel geltend gemacht wird und vorliegt, auf dem die Entscheidung beruhen kann, Nr 3.

Das Landessozialgericht ist an die Zulassung durch das Sozialgericht gebunden, § 144 Abs 3 SGG. Die Berufung ist ausgeschlossen, wenn es sich um die Kosten des Verfahrens handelt, § 144 Abs 4 GG.

Hat das Sozialgericht die Berufung nicht zugelassen, kann die **Nichtzulassung durch Beschwerde angefochten** werden, § 145 Abs 1 SGG.

Die **Beschwerde** (sog Nichtzulassungsbeschwerde) ist bei dem Sozialgericht, gegen dessen Urteil Berufung eingelegt werden soll, innerhalb eines Monats nach Zustellung des vollständigen Urteils einzulegen. Die Beschwerde soll das angefochtene Urteil bezeichnen und die zur Begründung dienenden Tatsachen und Beweismittel angeben, § 145 Abs 2 SGG.

Wird der Beschwerde **nicht abgeholfen**, entscheidet das Landessozialgericht durch Beschluss, § 145 Abs 4 SGG.

Die Berufung ist bei dem Landessozialgericht innerhalb eines Monats nach Zustellung des Urteils schriftlich oder zur Niederschrift des Urkundsbeamten der Geschäftsstelle einzulegen, § 151 SGG.

Die Berufungsfrist ist auch gewahrt, wenn die Berufung innerhalb der Frist bei dem Sozialgericht schriftlich oder zur Niederschrift des Urkundsbeamten der Geschäftsstelle eingelegt wird.

Die Berufungsschrift soll das angefochtene Urteil bezeichnen, einen bestimmten Antrag enthalten und die zur Begründung dienenden Tatsachen und Beweismittel angeben.

6.4 Sozialgerichtliches und verwaltungsgerichtliches Verfahren

Im **verwaltungsgerichtlichen Verfahren** ist die Berufung gleichfalls nur zulässig, wenn sie vom Verwaltungsgericht im Urteil oder vom Oberverwaltungsgericht zugelassen wird, §§ 124, 124 a VwGO.

Auch hier ist die Berufung nur unter ähnlichen Voraussetzungen wie im sozialgerichtlichen Verfahren zuzulassen, § 124 Abs 2 VwGO. Ist die Berufung vom Verwaltungsgericht nicht zugelassen worden, kann die Zulassung nachträglich innerhalb eines Monats beantragt werden, § 124 a Abs 4 VwGO. Über den Antrag entscheidet das Oberverwaltungsgericht durch Beschluss, § 124 a Abs 5 VwGO.

Einzulegen ist die Berufung beim Verwaltungsgericht, § 124 a Abs 2 S 1 VwGO.

Die **Berufungsfrist** beträgt idR einen Monat nach Zustellung des vollständig abgesetzten Urteils, § 124 a Abs 2 VwGO.

Die Berufung muss das angefochtene Urteil bezeichnen, § 124 a Abs 2 S 2 VwGO, und innerhalb von zwei Monaten nach Zustellung des vollständigen Urteils schriftlich begründet werden, § 124 a Abs 3 VwGO.

Für das **Berufungsverfahren** gelten im sozial- wie im verwaltungsgerichtlichen Verfahren die Vorschriften über das Verfahren im ersten Rechtszug weitgehend entsprechend, §§ 153 SGG, 125 VwGO.

Ist die Berufung nicht statthaft, nicht in der gesetzlichen Frist, nicht schriftlich bzw zur Niederschrift des Urkundsbeamten der Geschäftsstelle eingelegt im verwaltungsgerichtlichen Verfahren nicht rechtzeitig oder nicht ordnungsgemäß begründet worden, so ist sie als **unzulässig zu verwerfen**. Die Entscheidung ergeht idR durch **Beschluss**, § 158 SGG, 125 Abs 2 VwGO.

Das Berufungsgericht kann (außer in den Fällen des § 105 Abs 2 Satz 1 SGG, in denen das Sozialgericht durch Gerichtsbescheid entschieden hat) die **Berufung durch Beschluss** zurückweisen, wenn es sie **einstimmig für unbegründet** (im verwaltungsgerichtlichen Verfahren auch: für begründet) und eine mündliche Verhandlung nicht für erforderlich hält, §§ 153 Abs 4 SGG, 130 a VwGO.

War der Berufungskläger ohne Verschulden gehindert, die Berufungsfrist einzuhalten, so ist ihm auf Antrag **Wiedereinsetzung in den vorigen Stand** zu gewähren, §§ 67 SGG, 60 VwGO.

Auch für das Berufungsverfahren erhält ein Beteiligter auf Antrag **Prozesskostenhilfe**, wenn die beabsichtigte Rechtsverfolgung oder Rechtsverteidigung hinreichende Aussicht auf Erfolg bietet und nicht mutwillig erscheint, §§ 73 a SGG, 166 VwGO.

Revision

Gegen das Urteil eines Landessozialgerichts oder eines Oberverwaltungsgerichts steht den Beteiligten die **Revision** an das Bundessozialgericht bzw Bundesverwaltungsgericht zu, idR aber nur, wenn sie von der vorhergehenden Instanz ausdrücklich zugelassen worden ist, §§ 160 SGG, 132 VwGO.

Die Nichtzulassung der Revision kann aber selbständig mit der sog **Nichtzulassungsbeschwerde** angefochten werden, §§ 160 a SGG, 133 VwGO.

Gegen erstinstanzliche Urteile der Sozial- bzw Verwaltungsgerichte steht den Beteiligten darüber hinaus die sog **Sprungrevision** unter Umgehung der Berufungsinstanz zu, wenn der Rechtsmittelgegner zustimmt und sie von der ersten Instanz im Urteil oder durch besonderen Beschluss zugelassen worden ist, §§ 161 SGG, 134 VwGO.

Die Revision kann nur auf eine **Rechtsverletzung** gestützt werden, und zwar grundsätzlich nur auf die Verletzung von Bundesrecht (also nicht auch von Landesrecht), §§ 162 SGG, 137 Abs 1 VwGO.

An die im angefochtenen Urteil getroffenen tatsächlichen Feststellungen ist das Revisionsgericht idR gebunden, §§ 163 SGG, 137 Abs 2 VwGO. Damit unterliegt ua die Würdigung von Sachverständigengutachten durch das Berufungsgericht grundsätzlich nicht der Kontrolle durch das Revisionsgericht.

Die **Revisionsfrist** beträgt einen Monat nach Zustellung des vollständigen Urteils oder des Beschlusses über die Zulassung der Revision, §§ 164 SGG, 139 VwGO.

Im Gegensatz zu Klage und Berufung muss die Revision, soll sie nicht als unzulässig verworfen werden, **schriftlich begründet** werden, und zwar innerhalb von 2 Monaten, §§ 164 Abs 2 SGG, 139 Abs 3 VwGO.

Im Revisionsverfahren besteht **Vertretungszwang**, dh die Beteiligten müssen sich vor dem Bundesverwaltungsgericht durch einen Rechtsanwalt oder einen Rechtslehrer an einer deutschen Hochschule vertreten lassen, § 67 Abs 4 VwGO, vor dem Bundessozialgericht durch einen Rechtsanwalt oder durch Mitglieder oder Angestellte von Gewerkschaften oder bestimmten anderen Verbänden, § 73 Abs 4 SGG.

Für das **Verfahren** gelten die Vorschriften über die Berufung im Übrigen weitgehend entsprechend, §§ 165 SGG, 141 VwGO.

Beschwerde

Gegen die Entscheidungen der Sozial- und Verwaltungsgerichte, die nicht Urteile oder Gerichtsbescheide sind, steht den Beteiligten die **Beschwerde** an das Landessozial- bzw Oberverwaltungsgericht zu, §§ 172 SGG, 146 VwGO.

6 Gesetzliche Grundlagen: Verfahrensrecht

Die Beschwerde ist idR bei dem Gericht einzulegen, das die angefochtene Entscheidung erlassen hat, §§ 173 SGG, 147 VwGO. Hilft dieses Gericht der Beschwerde nicht ab, entscheidet hierüber das LSG bzw OVG durch Beschluss, §§ 176 SGG, 150 VwGO. Die Entscheidungen des Beschwerdegerichts können mit einer (weiteren) Beschwerde idR nicht mehr angefochten werden, §§ 177 SGG, 152 VwGO.

Damit können ua Entscheidungen der Landessozial- und Oberverwaltungsgerichte über die Höhe von Sachverständigenentschädigungen nicht mit einer weiteren Beschwerde an das BSG bzw BVerwG angefochten werden, auch wenn eine solche zur Sicherung einer einheitlichen Praxis im gesamten Bundesgebiet wünschenswert wäre.

Literatur

Kopp, F. O., W. Schenke: VwGO, 15. Auflage 2007, Beck, München

Krasney, E., P. Udsching: Handbuch des sozialgerichtlichen Verfahrens, 5. Auflage 2008, Schmidt, Berlin

Meyer-Ladewig, J., W. Keller, S. Leitherer: SGG, 9. Auflage 2008, Beck, München

7 Rechtsstellung des Gutachters

P. W. Gaidzik

7.1 Atteste, Befundberichte

Atteste, ärztliche Bescheinigungen (auf Wunsch des Patienten)

Von den behandelnden Ärzten in Praxis und Klinik sind häufig auf Wunsch des Patienten Atteste bzw Bescheinigungen zu Diagnose und Befunden auszustellen, ggf mit weiteren Angaben zum Krankheitsverlauf, zu etwaigen Zukunftsrisiken, zu vorhandenen therapeutischen Optionen usw.

Der Patient ist in vielfacher Hinsicht auf solche Bescheinigungen angewiesen. Daher wird man, soweit eine solche Pflicht nicht ohnehin kraft Gesetzes besteht (zB die Arbeitsunfähigkeits- oder Impfbescheinigung), einen Rechtsanspruch des Patienten als Nebenpflicht des Behandlungsvertrages bejahen müssen.[1]

> Rechtlich betrachtet handelt es sich bei derartigen Bescheinigungen um Privaturkunden iS von § 416 ZPO bzw um Gesundheitszeugnisse iS von § 278 StGB. Der Inhalt muss also „wahr" sein.

Der Arzt hat daher beim Abfassen des Attestes die notwendige Sorgfalt walten zu lassen, was ihm auch § 25 Musterberufsordnung-Ärzte (MBO-Ä) als berufsrechtliche Pflicht auferlegt. Missachtet der Arzt diese Anforderungen, liegt daher nicht nur eine Verletzung des Berufsrechts vor, sondern er macht sich uU schadenersatzpflichtig und, falls er die Bescheinigung zum Gebrauch bei einer Behörde oder Versicherungsgesellschaft wider besseres Wissen unrichtig ausstellt, sogar strafbar, § 278 StGB.

Er muss sich ferner bewusst sein, dass er je nach Zweck der Bescheinigung vom Versicherer, der Behörde (Versicherungsträger, Arbeits-, Versorgungs,- Sozialamt usw) um ergänzende Erläuterung gebeten oder im Falle eines nachfolgenden Rechtsstreits als – sachverständiger – Zeuge mit möglicher Vereidigung vernommen werden kann.

> **!** Er sollte sich daher vor „**Gefälligkeitsattesten**", wie sie gelegentlich von den Patienten erwartet werden, hüten. Das gilt besonders, wenn die erbetene Bescheinigung über eine bloße Befund- oder Krankheitsbeschreibung hinaus geht, wenn also der behandelnde Arzt eine *privatärztliche Stellungnahme* zu bestimmten rechtlichen Fragenkomplexen (zB Arbeits-, Berufsunfähigkeit, verminderte Erwerbsfähigkeit, Kausalität mit bestimmten (Unfall-)Ereignissen, MdE bzw GdB usw) abgeben soll.

Zum einen handelt es sich hier vielfach um gesetzlich verankerte Auskunftspflichten (wie zB die Beurteilung der Arbeitsunfähigkeit für die Krankenkasse oder den Arbeitgeber auf entsprechenden Vordrucken). Zum anderen kann aber auch aus sonstigen Gründen ein berechtigtes Interesse des Patienten bestehen. Zu denken ist zB an die bedingungsgemäß erforderlichen Nachweise für die privaten Kranken- sowie die Berufs- und Erwerbsunfähigkeitsversicherungen sowie die Feststellung unfallbedingter Dauerfolgen innerhalb der vertraglich festgelegten Frist in der PUV (S 250).

Dabei wird es aber nicht selten um Fragenkomplexe gehen, deren Beurteilung gleichermaßen von medizinischen wie außermedizinischen Umständen abhängt, zB bei der Arbeitsunfähigkeit iS der GKV von den Leistungsanforderungen des konkreten Arbeitsplatzes (S 18), bei der Berufsunfähigkeit iS der GRV von anderen Einsatzmöglichkeiten im Rahmen des bisherigen Berufs oder in zumutbaren Verweisungstätigkeiten (S 22). Hier wird rasch die Grenze der ärztlichen Kompetenz erreicht sein, und der Arzt wird sich prüfen müssen, ob er trotz seiner Behandlungsbeziehung eine solche weit in den Rechtsbereich hineinragende Bescheinigung verantworten kann. Im Allgemeinen sollte er sich auf die Beschrei-

---
[1] *Laufs/Uhlenbruck* § 53 Rdz 4

bung der geklagten Beschwerden, der objektiven Befundlage und den daraus resultierenden funktionellen Beeinträchtigungen beschränken.

Der vom Patienten angegebene Verwendungszweck (zB zur Vorlage beim gesetzlichen oder privaten Kranken-, Unfall-, Rentenversicherungsträger, beim Arbeits-, Versorgungs-, Sozialamt usw) sollte in der Bescheinigung regelmäßig vermerkt werden, um einen Missbrauch für andere Zwecke auszuschließen.

Befundberichte (auf Anforderung der Leistungsträger bzw Gerichte)

Nicht nur der Patient, auch Versicherungsgesellschaften, Sozialversicherungsträger sonstige Behörden sowie nicht zuletzt die Gerichte sind auf Befundberichte des behandelnden Arztes angewiesen. Zumeist werden dann konkrete Fragen gestellt. Häufig wird die Beantwortung durch Verwendung eines Vordrucks erleichtert.

> Soweit keine Rechtspflicht zur Äußerung besteht, die den Arzt gleichzeitig von seiner beruflichen Schweigepflicht entbindet, bedürfen solche Auskünfte der Zustimmung des Patienten.

Wird der Bericht aufgrund eines Antrags auf Versicherungs- oder Sozialleistungen angefordert, wird die Zustimmung des Patienten vielfach bereits in den Antragsformularen enthalten sein. Sie kann im Übrigen aber auch *konkludent* erteilt werden, zB durch die Tatsache, dass eine bestimmte Versicherungs- oder Sozialleistung beantragt wird. Aus Gründen der besseren Nachweisbarkeit sollte man aber auf eine schriftliche Einverständniserklärung des Patienten dringen.

Sofern der Arzt der Aufforderung zur Erstellung eines solchen Berichts unberechtigterweise nicht oder nicht „in angemessener Zeit" (§ 25 MBO-Ä) nachkommt, können wiederum berufs- und haftungsrechtliche Konsequenzen drohen. Im Sozialverwaltungs- oder sozialgerichtlichen Verfahren kann zudem die Zeugenaussage durch persönlich Ladung und Vernehmung erzwungen werden. Ein solches Verfahren ist für alle Beteiligten mit einem erheblichen Mehraufwand an Zeit und Geld verbunden und schon deshalb möglichst zu vermeiden.

> Ungeachtet der rechtlichen Vorgaben sollte es ohnehin ein **nobile officium** eines jeden Arztes sein, den angeforderten Bericht schnellstmöglich zu erstatten.

Denn die von ihm mitgeteilten Befunde tragen dazu bei, den Krankheitsverlauf zu verfolgen und Mehrfachuntersuchungen zu vermeiden. Zudem macht die anfordernde Stelle ihre weiteren Maßnahmen (zB Einholung von Gutachten) idR davon abhängig, dass zunächst die bereits anderweitig erhobenen Befunde zusammengetragen werden. Jede Verzögerung in der Beantwortung des Ersuchens verzögert daher die Entscheidung über den Anspruch des Patienten.

> Für den **Inhalt** eines solchen Berichts gilt das oben Gesagte entsprechend, dh er muss richtig und vollständig sein. Insbesondere sind die gestellten Fragen – soweit möglich – zu beantworten.

Die der Anfrage zugrunde liegenden Bestimmungen begründen in der Regel Auskunfts-, nicht aber Herausgabepflichten des Arztes. Liegt aber das Einverständnis des Patienten vor oder ist der Arzt aus sonstigen Gründen von der Schweigepflicht entbunden, können eigene wie auch Fremdbefunde (zB Röntgen-, Laborbefunde usw, zweckmäßigerweise in Kopie) beigefügt werden, schon um entsprechenden Rückfragen der anfragenden Stelle vorzubeugen.

Dies dient in mehrfacher Hinsicht auch dem Patienten. Zum einen gebieten es die ärztliche Fürsorgepflicht ebenso wie rechtliche[1] Gründe, Mehrfachuntersuchungen möglichst zu vermeiden und bereits vorliegende Untersuchungsergebnisse zu verwerten. Zum anderen sind die Sozialleistungsträger und Gerichte sowie die von ihnen bestellten Gutachter im Interesse der vollständigen und wahrheitsgemäßen Sachaufklärung darauf angewiesen, vorhandene Befunde sowie ggf auch anderweitige Angaben zu Anamnese und Krankheitsverlauf schnell und vollständig zu erhalten, um so eine sachgerechte Beurteilung zu ermöglichen oder ggf zusätzliche Maßnahmen zur (weiteren) Aufklärung des Sachverhalts veranlassen zu können.

> Der Arzt, der seine Unterlagen (in Kopie) *vollständig* zur Verfügung stellt, hilft daher seinem Patienten bei der schnellen Klärung des Sachverhalts und trägt dazu bei, dass nicht wesentliche Gesichtspunkte mangels Kenntnis der Vorbefunde unberücksichtigt bleiben.

---

[1] vgl §§ 96 Abs 2, 100 SGB X

Zumindest sollten die in solchen Unterlagen enthaltenen technischen Befunde (zB Labor-, EKG-, Röntgen-, CT-Befunde usw) angegeben und mitgeteilt werden, bei welchen anderen Ärzten (mit vollständiger Anschrift) diese und weitere Untersuchungen erfolgt sind.

Ausnahmen sind dort denkbar, wo Befundunterlagen Angaben über höchstpersönliche Umstände des Patienten oder Mitteilungen des Kollegen enthalten, die höchstpersönlicher Natur sind und/oder zu dem streitigen Anspruch erkennbar in keiner sachlichen Beziehung stehen. Sofern derartige Unterlagen Daten enthalten, die dem Patienten aus bestimmten Gründen (zB noch nicht mitgeteilter Tumorverdacht, Angaben zu psychischen Auffälligkeiten oder aus dem sozialen und familiären Umfeld) nicht bekannt werden sollen, empfiehlt sich ein entsprechend deutlicher Hinweis an die anfordernde Stelle. Je nach Auftraggeber können dann die notwendigen Vorkehrungen getroffen und bei Aktenanforderung durch den Patienten die entsprechenden Unterlagen von der Einsicht ausgeschlossen bzw die aus rechtsstaatlichen Gründen gebotene Verfahrenstransparenz auf anderem Weg sichergestellt werden (zB Einsichtnahme durch Verfahrensbevollmächtigte oder beauftragte Ärzte seines Vertrauens).

7.2 Privatgutachten

Ärzte werden ferner von Privatpersonen und/oder ihren Rechtsanwälten häufig um Gutachten zum Nachweis bestimmter Ansprüche gegenüber privaten oder öffentlichen Versicherungen usw gebeten, insbesondere wenn der betreffende Arzt sich schon früher zu konkreten medizinischen Fragen literarisch oder in Gutachten in einem bestimmten Sinn geäußert hat.

Häufig stößt ein derartiger Wunsch bei dem Arzt auf Ablehnung, und zwar mit dem Hinweis, er sei sonst für einen nachfolgenden Rechtsstreit als Gutachter „verbrannt"; zudem sei ein solches – nur „Privatgutachten" – de jure wie de facto von zweifelhaftem Wert.

Letztlich schwingt hier eine unzutreffende Gleichsetzung des „Privatgutachtens" mit dem „parteilichen Gutachten" mit. Dabei ist sicherlich nicht zu verkennen, dass sich die Frage der Übernahme eines solchen Auftrags für den bislang mit der Angelegenheit nicht befassten und oder seinen (potenziellen) „Auftraggeber" bereits behandelnden Arzt durchaus unterschiedlich darstellt.

Die Notwendigkeit privatgutachtlicher Expertise steht allerdings außer Zweifel, und zwar aus folgenden Gründen:

Das Leitbild unserer Verfahrens- und Prozessordnungen ist die vermeintlich singuläre Wahrheit im Tatsächlichen.

Während der Gesetzgeber im rein rechtlichen Bereich dem kritischen Diskurs als Instrument der Wahrheitsfindung in differenzierter Weise Rechnung trägt, indem er zB überhaupt Rechtsmittel ermöglicht und die Zahl der Berufsrichter in den Spruchkörpern in den höheren Instanzen häufig noch anwachsen lässt, erachtet er die einzelne gutachtliche Meinung zur Sachverhaltsklärung grundsätzlich für ausreichend, wenn und solange die Unabhängigkeit und Objektivität des Sachverständigen gewährleistet ist. Folgerichtig sehen die Prozessordnungen ein weiteres Sachverständigengutachten nur bei erkennbaren inhaltlichen oder methodischen Defiziten vor, wenn also das Gericht (!) das Gutachten für „ungenügend" erachtet (§ 412 ZPO) oder „die Sachkunde des Gutachters zweifelhaft ist", sein Gutachten „von unzutreffenden tatsächlichen und/oder rechtlichen Voraussetzungen ausgeht", „Widersprüche enthält" oder ein anderer Sachverständiger über „überlegene Forschungsmittel" verfügt (§ 244 Abs 4 StPO).

Dass ein – insbesondere medizinisches – Gutachten nahezu stets Wertungselemente enthält, was unterschiedliche Gutachtermeinungen bei ansonsten gleichermaßen korrekter Methodik zwanglos erklärt, ist folglich dem System des „gerichtlichen Sachverständigen" wesensfremd. § 109 SGG (S 288), der es dem Antragsteller ermöglicht, im sozialgerichtlichen Verfahren einen „bestimmten Arzt" als Gutachter anzuhören, bildet hiervon eine nur scheinbare, historisch begründete Ausnahme, was die häufig in der Richterschaft geäußerten Vorbehalte und die immer wieder geführten Diskussionen über die Zweckmäßigkeit dieser Vorschrift verständlich werden lässt.

Damit aber ist das Privatgutachten ein nahezu unentbehrliches Korrektiv, um die Verfahrensbeteiligten als medizinische Laien auf unterschiedliche Interpretationsansätze aufmerksam zu machen und so einen Beitrag zur Überprüfung des gerichtlichen Sachverständigengutachtens aus fachlicher Perspektive liefern zu können.

7 Rechtsstellung des Gutachters

Übrigens: Das von einer privaten Versicherungsgesellschaft vorgerichtlich in Auftrag gegebene Gutachten ist rechtstechnisch ebenfalls ein „Privatgutachten", kann also in einen nachfolgenden Rechtsstreit lediglich als „urkundlich belegter substanziierter Parteivortrag" gelten. Dies enthebt aber nach ständiger höchstrichterlicher Spruchpraxis Gericht und nachfolgend bestellte Sachverständige nicht von ihrer Pflicht, sich mit einem solchen Gutachten auseinanderzusetzen.

Andererseits treffen – und auch das ist zu betonen – den Privatgutachter im Grundsatz dieselben Pflichten wie im Falle der Beauftragung durch ein Gericht oder eine Behörde.

Insbesondere hat er auch in dieser Funktion strikte Neutralität und Objektivität zu wahren, mit den oben angesprochenen berufs-, haftungs- und strafrechtlichen Konsequenzen für ein inhaltlich unrichtiges „Gefälligkeitsgutachten".

> **!** Dies kann den behandelnden Arzt in Konflikte führen. Er ist zwar nicht von Gesetzes wegen von der Begutachtung ausgeschlossen und gilt – von besonderen Konstellationen abgesehen – auch nicht ohne Weiteres als „befangen". Er muss aber bereit und in der Lage sein, den mit der Funktion als Gutachter zwangsläufig verbundenen Perspektivwechsel konsequent zu vollziehen. Andernfalls ist im dringend anzuraten, den Auftrag abzulehnen.

Die mit einem Privatgutachten verbundenen praktischen Probleme sind hingegen lösbar.

So kann der möglicherweise selektiven Auswahl der Anknüpfungstatsachen durch den Auftraggeber durch eine ausdrückliche Klarstellung vorgebeugt werden, auf welchem Aktenmaterial und sonstigen Fakten das Gutachten beruht.

Das sollte im Übrigen trotz der Vergütungsprobleme in der Sozialgerichtsbarkeit auch für den gerichtlichen oder im behördlichen Auftrag tätig gewordenen Sachverständigen selbstverständlich sein, weil letztlich nur so eine Kontrolle möglich wird, ob der beurteilungsrelevante Sachverhalt vollständig verarbeitet worden ist. Die übliche Floskeln, wonach der Akteninhalt nicht wiedergegeben zu werden braucht, weil dessen Kenntnis bei den Verfahrensbeteiligten vorausgesetzt werden könne, dient eher einem vordergründigen Kostensenkungsinteresse, steht aber im Gegensatz zur gutachtlichen Methodik, erschwert dem Sachverständigen die erneute Einarbeitung bei Nachfragen und trifft darüber hinaus, wie die forensische Erfahrung lehrt, gerade in komplexeren Fällen keineswegs immer zu.

Zuweilen kann der Gutachter im Privatauftrag auf Vergütungsprobleme stoßen, wenn sein Ergebnis mit den Vorstellungen des Auftraggebers nicht korreliert. Dem ist aber durch eine rechtlich zulässige Vorauszahlung in Höhe des mutmaßlich entstehenden Honoraranspruchs vorzubeugen.

7.3 Gutachten im Verwaltungsverfahren der Sozialleistungsträger

Eine besondere Stellung kommt dem Gutachter zu, wenn er im Auftrag von Sozialleistungsträgern (Versicherungsträger der GKV, GUV und GRV, Arbeits-, Sozial- oder Versorgungsämter usw) im Rahmen eines anhängigen Verwaltungsverfahrens tätig wird.

Die Stellung des Gutachters im Verwaltungsverfahren und damit seine Rechte und Pflichten kommen denjenigen des gerichtlichen Sachverständigen recht nahe, sind aber keineswegs identisch.

Schon die zuweilen apodiktisch formulierte Verpflichtung des Gutachters zur Übernahme eines Auftrags bedarf einer differenzierten Betrachtung. Die Verwaltungsverfahrensgesetze des Bundes und der Länder sehen eine Übernahmepflicht eines Gutachtenauftrags nur für die ausdrücklich gesetzlich anzuordnenden sog „förmlichen Verwaltungsverfahren" vor (vgl §§ 26, 65 VwVfG), wie etwa dem Musterungsverfahren. Auch im Sozialverwaltungsverfahren besteht eine Aussagepflicht als Zeuge oder eine Begutachtungspflicht außerhalb spezieller Rechtsvorschriften (zB im Bereich des öffentlichen Dienstes) nur dann, „wenn die Aussage bzw Erstattung von Gutachten im Rahmen von § 407 ZPO zur Entscheidung über die...Sozialleistung unabweisbar ist" (§ 21 Abs 3 SGB X). In einem solchen Fall kann der Sozialversicherungsträger Aussage bzw Gutachten erforderlichenfalls sogar über die Einschaltung des zuständigen Gerichts erzwingen. Dies gilt ebenso für zB den behandelnden Arzt, wenn er als sachverständiger Zeuge zu einer Befundmitteilung aufgefordert wird.

Ansonsten aber ist der medizinische Sachverständige prozessrechtlich ein grundsätzlich austauschbares „Beweismittel", sofern er nicht ausnahmsweise exklusiv über eine spezielle Expertise oder Geräteausstattung verfügt, die ihn dann zumindest faktisch „unersetzlich" machen könnte.

Von diesen Ausnahmen abgesehen steht es sonach dem Gutachter frei, den Gutachtenauftrag eines Sozialleistungsträgers abzulehnen.[1]

> Übernimmt er den Auftrag, kann sein Gutachten in einem nachfolgenden Sozial- oder Verwaltungsgerichtsprozess als Beweisergebnis des Verwaltungsverfahrens verwertet werden, ist mithin nicht bloßes „Parteigutachten".

Des Weiteren hat die Übernahme des behördlichen Auftrags Konsequenzen für die Haftung des Gutachters im Außenverhältnis zum Probanden sowie für die Vergütung.

7.4 Gerichtliche Sachverständigengutachten

Funktion und Aufgabe des ärztlichen Sachverständigen

Das ärztliche Sachverständigengutachten hat für das gerichtliche Verfahren eine **große praktische und rechtliche Bedeutung**.

> Prozessual ist das Gutachten zwar nur ein Beweismittel und der Sachverständige (nur) Helfer bzw fachkundiger Berater des Gerichts bei dessen Entscheidungsfindung. Seine faktische Bedeutung geht jedoch weiter. Der Richter besitzt in aller Regel keine eigenen medizinischen Fachkenntnisse. Er ist daher gehalten, sich in seiner Entscheidung für die dabei erforderliche Feststellung und Würdigung medizinisch relevanter Tatsachen und den daraus abgeleiteten Folgerungen (zB hinsichtlich eines ursächlichen Zusammenhangs mit bestimmten Ereignissen) auf die Feststellungen und Beurteilungen ärztlicher Sachverständiger zu stützen.

Der Richter hat das ärztliche Sachverständigengutachten zwar – wie jedes Beweismittel – auf seine Schlüssigkeit hin zu prüfen und hinsichtlich seiner Überzeugungskraft zu würdigen (s unten). Wegen der fehlenden medizinischen Kenntnisse ist ihm eine solche Überprüfung aber nur in engen Grenzen möglich. Das hat nicht selten zur Folge, dass er die ärztlichen Feststellungen in seine Entscheidung übernimmt, diese also unmittelbar in das Urteil „durchschlagen", was die schon aufgezeigte Bedeutung des Gutachtens unterstreicht.

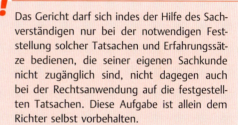

Das Gericht darf sich indes der Hilfe des Sachverständigen nur bei der notwendigen Feststellung solcher Tatsachen und Erfahrungssätze bedienen, die seiner eigenen Sachkunde nicht zugänglich sind, nicht dagegen auch bei der Rechtsanwendung auf die festgestellten Tatsachen. Diese Aufgabe ist allein dem Richter selbst vorbehalten.

Der Bundesgerichtshof hat dies in einer für alle Rechtsbereiche wegweisenden Entscheidung einmal wie folgt formuliert:

„Der Sachverständige ist ein Gehilfe des Richters. Er hat dem Gericht den Tatsachenstoff zu unterbreiten, der nur aufgrund besonders sachkundiger Beobachtungen gewonnen werden kann, und das wissenschaftliche Rüstzeug zu vermitteln, das die Auswertung ermöglicht. Der Sachverständige ist jedoch weder berufen noch in der Lage, dem Richter die Verantwortung für die Feststellungen abzunehmen, dem dem Urteil zugrunde gelegt werden. Das gilt nicht nur von der Ermittlung des Sachverhalts, von dem der Sachverständige in seinem Gutachten auszugehen hat – den Anknüpfungstatsachen –, sondern auch von seinen ärztlichen Beobachtungen und Folgerungen. Selbst diese hat der Richter sogar in solchen Fällen, in denen es sich...um besondere wissenschaftliche Fragen handelt, auf ihre Überzeugungskraft zu prüfen."[2]

---

[1] zT abweichend *Erlenkämper* S 455 und in der Vorauflage S 227
[2] BGHSt 7, 239

7 Rechtsstellung des Gutachters

Der ärztliche Sachverständige hat daher – ungeachtet seiner besonderen Aufgaben im Arztstraf- und -haftungsrecht – in erster Linie über den Gesundheitszustand, also über Art, Ausmaß und Schweregrad von Krankheiten, das Bestehen oder Nichtbestehen bestimmter Gesundheitsschäden und ihrer funktionellen Auswirkungen ua auf Arbeits- und Erwerbsfähigkeit Feststellungen zu treffen.

Er hat begründet darzulegen, welche Umstände zur Entstehung oder Verschlimmerung bestimmter Gesundheitsschäden beigetragen haben bzw welche Bedeutung die verschiedenen mitwirkenden Ursachen aus ärztlicher Sicht besitzen. Er hat schließlich sachverständig zu beurteilen, welche Funktionsbeeinträchtigungen durch die bestehenden Gesundheitsschäden bewirkt werden und welche Arbeiten damit noch bzw nicht mehr verrichtet werden können. Obschon bereits an der Grenze seiner medizinischen Kompetenz liegend, weil in unterschiedlichem Ausmaß schon juristische Aspekte einbeziehend, verlangt die Rechtspraxis vom Gutachter darüber hinaus die Beurteilung der „Wesentlichkeit" einer (Teil-)Ursache (S 52) sowie – als Entscheidungsvorschlag! – eine Einschätzung der MdE bzw des GdB/GdS, der zeitlichen Einschränkung der Erwerbsfähigkeit in der konkreten Berufstätigkeit oder nach den „Maßstäben des allgemeinen Arbeitsmarktes" usw. Hier sollte der Sachverständige besondere Vorsicht üben und zu erkennen geben, von welchem Begriffsverständnis er ausgeht.

> **Generell außerhalb seiner Sachkunde** und daher jenseits seines Aufgabenbereichs liegt es hingegen, sich über reine **Rechtsbegriffe** zu äußern, also zB zu der Frage, ob eine bestehende Gesundheitsstörung Krankheit in einem bestimmten Rechtssinn (zB iS der GKV, GRV oder eines privaten Versicherungsvertrags, Berufskrankheit usw) ist, ob ein Schadensereignis die begrifflichen Voraussetzungen eines Arbeits- oder Dienstunfalls bzw eines Unfalls iS der PUV erfüllt usw. Denn in diesen Rechtsfragen ist das Gericht selbst „sachverständig"; es benötigt hierzu, wenn ihm die erforderlichen medizinischen Tatsachen und Erfahrungssätze vermittelt werden, keine Entscheidungshilfe des Sachverständigen.

So geschieht es auch heute noch – zuweilen freilich provoziert durch ihrerseits missverständliche oder unzutreffende Formulierungen in Beweisbeschlüssen bzw -anordnungen –, dass ärztliche Sachverständige vom Vorliegen oder Nichtvorliegen von „Krankheit iS der GKV" (oder gar noch „iS der RVO") sprechen, obwohl sie erkennbar Umfang und Grenzen dieses Begriffs nicht voll übersehen, dass Arbeitsunfähigkeit angenommen wird ohne den erforderlichen Bezug auf die maßgebende letzte Erwerbstätigkeit, dass ein Gesundheitsschaden als Folge eines Arbeitsunfalls beurteilt wird, obwohl ein Arbeitsunfall aus außermedizinischen Gründen nicht vorliegt, Berufsunfähigkeit bejaht wird, ohne dass weitere Einsatzmöglichkeiten im bisherigen Beruf und/oder zumutbare Verweisungsmöglichkeiten geprüft sind, oder Erwerbsunfähigkeit iS des § 44 SGB VI aF verneint wird, obwohl dem Versicherten der Arbeitsmarkt aus außermedizinischen Gründen praktisch verschlossen ist, oder im Arzthaftungsprozess ein Verhalten als fahrlässig oder gar grob fahrlässig beurteilt wird.

> Die ärztlichen Schlussfolgerungen haben auf dem vorhandenen Tatsachenmaterial zu gründen.

Die Terminologie ist aber nicht völlig einheitlich. Zuweilen wird, insbesondere im Strafprozess, zwischen vom Sachverständigen kraft seiner besonderen Sachkunde erhobenen **Befundtatsachen** und die letztlich von jedermann festzustellenden **Zusatztatsachen** unterschieden, die in ihrer Kombination dann die **Anknüpfungstatsachen** für das ärztliche Gutachten liefern. Andere setzen den Begriff der **Anknüpfungstatsachen** mit dem vom Gericht zur Verfügung zu stellenden Tatsachen – zB zu Hergang und Einwirkungen eines Unfalls, aber auch dem Akteninhalt allgemein – gleich und stellen die vom Sachverständigen selbst erhobenen Tatsachen als **Befundtatsachen** gegenüber. Nennenswerte praktische Bedeutung haben diese terminologischen Differenzen freilich nicht.

> Wesentlicher ist dagegen die damit in Zusammenhang stehende Frage, ob und in welchem Umfang sich der Sachverständige außerhalb des Akteninhalts, Befragung und Untersuchung des Probanden eventuell weiterer tatsächlicher Informationsquellen bedienen darf, um die Beweisfragen des Gerichts zu beantworten.

So darf der Sachverständige nicht selbst Zeugen zur Krankheitsentwicklung oder zum Unfallhergang hören,[1] nicht selbstständig Akten anderer Sozialleistungsträger

---

[1] Sollte dies im Einzelfall zwingend erforderlich sein (zB zur Klärung, ob ein Anfall epileptischer Natur war), darf dies nur in einem besonderen Termin zur Beweisaufnahme durch das Gericht und in Gegenwart der Prozessbeteiligten erfolgen.

7.4 Gerichtliche Sachverständigengutachten

oder sonstiger Behörden beiziehen. Er sollte, falls keine ausdrückliche richterliche Anordnung vorliegt, nicht aus eigener Initiative Befundberichte anderer Ärzte, Krankenhäuser oder Rehabilitationseinrichtungen anfordern usw. Stellt er bei Sichtung der ihm übersandten Akten fest, dass solche Unterlagen fehlen, zur sachgerechten Erstattung des Gutachtens aber erforderlich sind, muss er das Gericht bitten, diese beizuziehen und ihm zur Verfügung zu stellen, damit der verfassungsrechtliche Grundsatz des rechtlichen Gehörs (Art 103 GG) der Prozessbeteiligten gewahrt bleibt.

Die Grenzen sind hier aber bisweilen fließend und je nach Rechtsgebiet durchaus unterschiedlich zu ziehen. So hat das Sozialgericht – wie im Übrigen auch die Staatsanwaltschaft im strafrechtlichen Ermittlungsverfahren – den Sachverhalt von Amts wegen aufzuklären (Amtsermittlungsprinzip). Hier wird der Sachverständige eher Eigeninitiative entwickeln können, zumal ein solches Vorgehen zweifellos der Verfahrensbeschleunigung und der Aussagekraft des Gutachtens dient.[1]

Zurückhaltung ist demgegenüber im streng formalisierten Zivilprozess geboten, wo schon das Tatsachenmaterial in bestimmter Art und Weise in das Verfahren eingeführt werden muss, nämlich – bei Anwaltszwang – grundsätzlich über den Prozessvertreter der jeweiligen Partei. Daher sollten vom Probanden spontan und ohne entsprechende richterliche Anordnung mitgebrachte Befundunterlagen zwar entgegengenommen, ihre Verwertung im Gutachten aber von einer vorherigen – wenigstens telefonisch einzuholenden – Zustimmung des Gerichtes abhängig gemacht werden. Ähnliches gilt für die bei einer zufällig anwesenden Begleitperson erhobene „Fremdanamnese", die rechtstechnisch gleichfalls eine „Zeugenaussage" darstellt.

Das ärztliche Sachverständigengutachten als Beweismittel im gerichtlichen Verfahren

> Das ärztliche Sachverständigengutachten hat – ebenso wie zB der Zeugenbeweis – im gerichtlichen Verfahren die **Funktion eines Beweismittels**. Wegen dieser seiner prozessualen Bedeutung ist es rechtsförmlich geregelt.

Für das sozialgerichtliche Verfahren enthält das SGG praktisch keine eigenständigen gesetzlichen Regelungen über das Beweisverfahren. Es nimmt hierfür vielmehr weitgehend Bezug auf die Vorschriften über das Beweisverfahren in der ZPO. Auf den Beweis durch Sachverständige sind daher die §§ 402 ff ZPO anzuwenden (S 288). Gleiches gilt für den in der Verwaltungsgerichtsordnung (VwGO) geregelten Verwaltungsgerichtsprozess, während die Strafprozessordnung (StPO) wiederum eigenständige Regelungen enthält.

Der Beweisaufnahme geht ein **Beweisbeschluss** bzw eine Beweisanordnung des Gerichts voraus, §§ 358 ZPO, 106 SGG, § 87 VwGO oder § 244 Abs 2 StPO.

Dieser muss die streitigen Tatsachen bzw das Beweisthema, über die der Beweis zu erheben ist, sowie das Beweismittel bezeichnen und den Sachverständigen benennen (vgl § 359 ZPO).

Im **sozialgerichtlichen Verfahren** wird der Sachverständigenbeweis idR durch Einholung von *schriftlichen* Gutachten erhoben. Ausschließlich mündlich erstattete Gutachten (**Termingutachten**) kommen hier wie im Zivilprozess vor, sind aber in der Praxis eher selten. Falls das Gericht es für sinnvoll erachtet (§ 411 Abs 3 ZPO) oder auf Antrag einer Partei in Ausübung ihres Fragerechts (§§ 397, 402 ZPO), ist der Sachverständige zur mündlichen Erläuterung bzw Ergänzung seines schriftlichen Gutachtens zu laden.

Während die Zivilgerichte einem solchen Antrag unterhalb der Schwelle des Rechtsmissbrauchs im Hinblick auf die diesbezüglich sehr restriktive Judikatur des BGH[2] nahezu stets folgen, üben die Sozialgerichte unter Hinweis auf die „Besonderheiten des Sozialgerichtsprozesses" hier bislang eine rechtlich bedenkliche und zudem der gutachtlichen Qualitätssicherung abträgliche Zurückhaltung. Die Forderung etwa, einem solchen Antrag wäre nur zu folgen gewesen, wenn sich das Tatsachengericht zur mündlichen Befragung hätte „gedrängt" fühlen müssen[3], findet im Gesetzeswortlaut keine Stütze und verkennt die systematischen Unterschiede der Ermessensregelung des § 411 Abs 3 ZPO und der das Gericht bindenden Vorschrift des § 397 ZPO.

Lediglich im Strafprozess ist wegen der dort geltenden prozessualen Grundsätze das mündlich erstattete Gutachten entscheidend und daher die Regel, ggf vorbereitet durch eine zuvor erstellte schriftliche Ausarbeitung.

Die **Auswahl des Sachverständigen** erfolgt als Ausfluss des schon erwähnten Prinzips des gerichtlichen Sachverständigen vornehmlich durch das Prozessgericht. Neben der sozialgerichtlichen

---

[1] aA *Erlenkämper* S 459; vgl aber unten S 301

[2] vgl statt vieler BGH VersR 2003, 926

[3] BSG 12.04.2000 – B 9 SB 2/99 R –; s aber auch BSG 27.11.2007 – B 5a/5 R 60/07 B – sowie BSG 20.07.2005 – B 13 RJ 58/05 B –

7 Rechtsstellung des Gutachters

Besonderheit des § 109 SGG (S 288) wird diese Befugnis des Gerichts im Zivilprozess lediglich durch die – eher theoretische – Möglichkeit einer Einigung der Parteien auf die Person des Sachverständigen gemäß § 404 Abs 4 ZPO und im Strafprozess durch den Antrag auf Vernehmung eines Sachverständigen als „präsentes Beweismittel" gemäß § 245 StPO eingeschränkt. Ansonsten verbleibt es bei einem bloßen Vorschlagsrecht der Beteiligten/Parteien.

> ❗ **Sachverständiger ist nur**, wer – im Regelfall als natürliche Person – durch Beweisbeschluss bzw -anordnung ernannt worden ist.

Das Gesetz bestimmt ausdrücklich, dass das **Gericht die Tätigkeit des Sachverständigen zu leiten**, ihn in seine Aufgabe einzuweisen, ihm auf Verlangen den Auftrag zu erläutern, ihn auf seine Pflichten hinzuweisen hat und ihm Weisungen erteilen kann, §§ 404a, 407 a ZPO (S 276) (weniger ausführlich, aber gleichbedeutend § 78 StPO).

Soweit erforderlich, bestimmt das Gericht, in welchem Umfang der Sachverständige zur eigenen Aufklärung der Beweisfrage befugt ist, § 404a Abs 4 ZPO (zB stationäre oder ambulante Untersuchung, kostenaufwendige Untersuchungsverfahren usw).

Bei streitigem Sachverhalt (zB zum Unfallhergang) hat das Gericht dem Sachverständigen die von ihm zugrunde zu legenden Tatsachen – ggf nach zunächst durchgeführter Beweisaufnahme – vorzugeben, § 404 Abs 3 ZPO.

Der Sachverständige hat unverzüglich nach Eingang des Gutachtenauftrags zu prüfen, ob der Auftrag **in sein Fachgebiet** fällt und von ihm ohne Hinzuziehung weiterer Sachverständiger erledigt werden kann. Ist das nicht der Fall, hat er das Gericht *unverzüglich* zu benachrichtigen, § 407 a Abs 1 ZPO. Ggf wird er sodann entpflichtet bzw der Beweisbeschluss um ein notwendiges Zusatzgutachten ergänzt.

Erwachsen voraussichtlich durch die Begutachtung Kosten, die erkennbar unverhältnismäßig hoch sind oder einen angeforderten Kostenvorschuss (auch nach § 109 SGG, S 288) erheblich übersteigen, hat er Zweifel an Inhalt und Umfang des Auftrags (auch bei aus fachlicher Sicht unzulänglich formulierten Beweisfragen), so hat der Sachverständige *rechtzeitig* das Gericht hierauf hinzuweisen bzw *unverzüglich* eine Klärung durch das Gericht herbeizuführen, § 407 a Abs 3 ZPO.

Aus der Funktion des ärztlichen Sachverständigengutachtens als prozessualem Beweismittel und der Pflicht des Gerichts, nach seiner freien, aus dem Gesamtergebnis des Verfahrens gewonnenen Überzeugung zu entscheiden (§§ 286, 287 ZPO, 128 SGG, 108 VwGO, § 261 StPO), folgt, dass das Gericht sich nicht darauf beschränken darf, die Ergebnisse eines Sachverständigengutachtens unmittelbar und ohne weitere eigene Prüfung zur Grundlage der Entscheidung zu machen.

> ❗ Das Gericht ist nicht nur berechtigt, sondern verpflichtet, zu prüfen, ob ein vorliegendes Sachverständigengutachten geeignet ist, die notwendige Überzeugung der Richtigkeit der darin gewonnenen Ergebnisse zu vermitteln.[1]

Dazu gehört einmal, dass das Gericht **Schlüssigkeit und Überzeugungskraft des Gutachtens** in sich kritisch zu prüfen und – selbstständig – zu würdigen hat.

Das Gericht muss also ua prüfen, ob alle für die Beurteilung bedeutsamen anamnestischen Angaben und Befunde erhoben und diskutiert, alle medizinisch relevanten Faktoren nachgewiesen und ausgewertet, die nach Sachlage erforderlichen Erwägungen (zB in differenzialdiagnostischer Hinsicht, Diskrepanz zwischen Befunden und Klagen, Abwägung zwischen schädigungsbedingten und schädigungsunabhängigen Kausalfaktoren, Art und Umfang der zumutbaren Arbeiten bzw der zu beachtenden Einschränkungen, Einschätzung von MdE bzw GdB usw) angestellt, die gewonnenen Ergebnisse vollständig abgehandelt, zu den bisher vorliegenden Tatsachen und Beweismitteln in Beziehung gesetzt und so insgesamt schlüssig und überzeugend beurteilt worden sind.

Insbesondere bei Zusammenhangsgutachten hat das Gericht ferner zu kontrollieren, ob die Beurteilung den im jeweiligen Rechtsgebiet geltenden Kausalitäts- und Beweismaßregeln entspricht. Eine solche Prüfung und Würdigung ist nur möglich, wenn das Gutachten insgesamt in einer für den Richter rechtlich schlüssigen, logisch nachvollziehbaren und sachlich überzeugenden Weise begründet worden ist.

Das Gericht muss weiterhin **das Gutachten in seinem Beweiswert abwägen** gegen Wert und Gewicht der übrigen vorliegenden Beweismittel (zB ärztliche Gutachten aus dem vorausgegangenen Verwaltungsverfahren oder dem bisherigen Gerichtsverfahren, Bescheinigungen, Berichte und sonstige Stellungnahmen der behandelnden oder sonstwie zu Wort gekommenen Ärzte usw).

---

[1] BGHSt 7, 239

7.4 Gerichtliche Sachverständigengutachten

Denn das Gericht muss seine Entscheidung nach dem *Gesamtergebnis* des Verfahrens fällen. Dies gilt vor allem, wenn sich das jetzige Gutachten mit den bereits vorliegenden Beweismitteln nach Ergebnis oder Begründung nicht deckt und der Sachverständige zu den früheren abweichenden Beweisergebnissen nicht oder nicht ausreichend überzeugend Stellung genommen hat. Kollegiale Rücksichtnahme ist hier nur in der Form, nicht aber in der Sache geboten!

Genügt das Gutachten diesen Erfordernissen nicht, kann und muss das Gericht ggf eine erneute Begutachtung – auch durch andere Sachverständige – anordnen, § 412 ZPO bzw – von Amts wegen – den Sachverständigen zwecks Ergänzung bzw Erläuterung seines Gutachtens zu einer mündlichen Verhandlung laden, § 411 Abs 3 ZPO.

Form und Inhalt der ärztlichen Sachverständigentätigkeit

> Geht von einem Gericht ein Gutachtenauftrag (Beweisbeschluss oder -anordnung) ein, muss der Sachverständige *unverzüglich* (also nicht erst später, wenn er mit der Bearbeitung beginnen will) prüfen, ob der Auftrag **in sein Fachgebiet fällt** und mit den ihm zur Verfügung stehenden Mitteln sachgerecht erledigt werden kann.

Hält der Sachverständige nach Durchsicht der Akten die **Einholung weiterer Befundunterlagen** (zB über frühere Röntgen-, CT-, Kernspin-, Laboruntersuchungen; Krankenhaus- oder Operationsberichte usw) für notwendig, darf er derartige Unterlagen grundsätzlich **nicht selbst beiziehen**, sondern muss sie vom Gericht beiziehen lassen. Auch insoweit ist er verpflichtet, dem Gericht *unverzüglich* Kenntnis hiervon zu geben, § 407 a ZPO.

Denn bei solchen Unterlagen handelt es sich um (weitere) Beweismittel, die aus rechtsstaatlichen Gründen als solche in das Verfahren förmlich eingeführt und den Parteien zur Kenntnis gegeben werden müssen, damit sie sich hierzu äußern können. Denn im gerichtlichen Verfahren darf kein Beweismittel verwendet werden, das die Prozessbeteiligten nicht kennen und zu dem sie keine Stellung haben nehmen können (verfassungsrechtlich verbürgter Anspruch auf rechtliches Gehör).

Hat der Sachverständige derartige Befundunterlagen ausnahmsweise (zB Röntgenaufnahmen oder Laborbefunde anlässlich früherer Untersuchungen oder Behandlungen im eigenen Hause) unmittelbar beigezogen, so muss er diese im Gutachten kenntlich zu machen und die Unterlagen im Original (zB CT-, Röntgenaufnahmen) oder Kopie beifügen.

> **!** Hält der Sachverständige zur vollständigen Klärung des streitigen Sachverhalts die Beiziehung eines fachfremden (zB internistischen, rheumatologischen, neurologischen, psychiatrischen oder auch röntgenologischen) **Zusatzgutachtens** für erforderlich, so hat er das Gericht auch hierüber *unverzüglich* zu verständigen und seine Weisungen abzuwarten, § 407 a Abs 1 ZPO.
> Insbesondere sollte er ein solches Zusatzgutachten nicht selbst veranlassen.

Denn hierzu bedarf es einer Änderung und Ergänzung des der Beweisaufnahme zugrunde liegenden Beweisbeschlusses bzw der Beweisanordnung. Das Gericht muss, um auch das Zusatzgutachten als Sachverständigenbeweis werten zu können, auch den Zusatzgutachter zum gerichtlichen Sachverständigen bestellen und mit der Erstattung eines (Zusatz-)Gutachtens beauftragen. Zusatzgutachten, die ohne einen solchen ausdrücklichen gerichtlichen Auftrag erstattet werden, dürfen grundsätzlich im Prozess nicht als Beweismittel verwendet und auch nicht vergütet werden.

Vielfach wird der Sachverständige aber selbst als ausreichend kompetent anzusehen sein, Befunde auch aus Nachbardisziplinen (zB eindeutige röntgenologische, internistische oder neurologische Befunde) in seine Beurteilung einzubeziehen.

In Grenzfällen oder bei unklarer Genese kann aber zB ein internistisches, rheumatologisches, neurologisches, ggf auch ein röntgenologisches oder nuklearmedizinisches oder ein psychiatrisches oder psychosomatisches Zusatzgutachten zur vollständigen Klärung und abschließenden Beurteilung notwendig sein.

Wird ein Zusatzgutachter als weiterer Sachverständiger bestellt, soll der sog Hauptgutachter die Untersuchungen möglichst so koordinieren, dass auch die Untersuchungen des Zusatzgutachters am selben Tag (oder während der Dauer einer angeordneten stationären Untersuchung) durchgeführt werden.

Der Zusatzgutachter hat die gestellten Beweisfragen idR beschränkt auf sein Sachgebiet zu beantworten. Die abschließende Beurteilung und zusammenfassende Würdigung der Befunde aus Haupt- und Zusatzgutachten obliegen dagegen dem Hauptgutachter.

Keine Zusatzgutachten in diesem Sinn sind ua Röntgen-, Labor- oder sonstige technischen Untersuchungen,

7 Rechtsstellung des Gutachters

die der Sachverständige veranlasst, auch wenn sie von einem anderen Arzt oder unter dessen Verantwortung durchgeführt werden und neben der Befundbeschreibung eine kurze gutachtliche Äußerung umfassen, mit entsprechenden vergütungsrechtlichen Konsequenzen.

> Weiterhin muss sich der Sachverständige vorab vergewissern, um **welche Ansprüche** es geht und worauf es bei der Entscheidung in medizinischer Hinsicht ankommt.

Denn hiervon hängen vielfach die weiteren Maßnahmen – ua Fragestellung bei der Erhebung von Anamnese und Beschwerdebild, Art und Umfang der Befunderhebungen und Untersuchungsmethoden usw – entscheidend ab. Hat er insoweit Fragen oder Zweifel, muss er unverzüglich eine Klärung durch das Gericht herbeiführen, § 407 a Abs 3 ZPO.

> Das Gutachten selbst muss, soll es als Grundlage der richterlichen Entscheidung dienen können, den gesamten für den streitigen Einzelfall **medizinisch relevanten Sachverhalt vollständig aufarbeiten** und hieraus unter Abwägung von Pro und Contra die zur Beantwortung der Beweisfragen notwendigen Schlussfolgerungen ziehen.

Hierzu bedarf es zunächst einer guten und ausreichend vollständigen **Anamnese**. Diese muss um so sorgfältiger erhoben werden, je mehr es für die abschließende Beurteilung – ua bei der Prüfung von ursächlichen Zusammenhängen – auf frühere Krankheiten, Vorschädigungen oder sonstige Einwirkungen aus dem beruflichen und auch außerberuflichen Bereich ankommt. Die in der Untersuchungssituation gemachten Angaben sind zu früheren Bekundungen des Probanden selbst in (Unfall-)Anzeigen, Anträgen, Schriftsätzen oder anlässlich früherer Begutachtungen, sowie zu Zeugenaussagen, Berichten seiner behandelnden Ärzte usw in Beziehung zu setzen; etwaige Divergenzen sind aufzuzeigen.

Weiterhin müssen alle **Klagen und Beschwerden**, die bei der jetzigen Untersuchung, aber auch in vorausgegangenen Anträgen, Schriftsätzen, Gutachten und Attesten mitgeteilt worden sind, vollständig erfasst und abgehandelt werden. Denn auch das Gericht muss diesen Fragen – soweit im jeweiligen Rechtsgebiet entscheidungserheblich – auf entsprechende Parteivortrag oder von Amts wegen nachgehen und in seiner Entscheidung, wiederum gestützt auf das Sachverständigengutachten, nachvollziehbar begründen können, dass weitere rechtserhebliche Krankheiten, Behinderungen, Funktionsstörungen usw nicht (mehr) vorliegen oder doch nicht nachweisbar sind.

Die **Befunderhebung** muss dem streitigen Anspruch und den gestellten Beweisfragen entsprechend vollständig sein, sollte sich aber stets im Rahmen des objektiv Erforderlichen halten. Soweit medizinisch-technische Befunde (zB Röntgen-, Labor-, CT-, Kernspin-, Szintigrafie-Befunde usw) von anderen Ärzten bereits vorliegen, sind diese möglichst zu verwerten; neue eigene Untersuchungen sind – auch aus medizin- wie strahlenrechtlichen Gründen – nur statthaft, soweit deren Ergebnis zB zu Kontrollzwecken bei möglichen zwischenzeitlichen Befundänderungen unverzichtbar erscheint. Ergibt sich aus Akten oder Anamnese, dass derartige Befunde bei anderer Gelegenheit erhoben, vom Gericht aber noch nicht beigezogen worden sind, darf der Sachverständige diese grundsätzlich nicht selbst – insbesondere nicht verdeckt – einholen, sondern zunächst eine Klärung des weiteren Procedere durch das Gericht herbeiführen. Dasselbe gilt, wenn zB Angehörige oder andere Zeugen zu Einzelheiten der medizinischen Befundtatsachen im Rahmen einer Fremdanamnese gehört werden sollen (s oben). Sind ausnahmsweise Befundunterlagen aus dem eigenen Haus oder von dritten Stellen unmittelbar beigezogen worden, sind sie im Original oder Kopie dem Gutachten beizufügen.

Bestehen erhebliche **Diskrepanzen** zwischen Klagen und objektivierbaren Befunden, so ist auf die Gründe hierfür einzugehen, ggf auch darzutun, dass und inwieweit sich die Klagen mit den eigenen Befunden nicht oder nicht mehr decken und ob ggf Anhaltspunkte für eine Verursachung der Beschwerden durch krankhafte Störungen auf anderer Fachgebieten (zB auf psychiatrischem Gebiet) bestehen. Ebenso ist in geeigneter Weise darzutun, wenn objektive Befunderhebungen zB durch mangelnde Mitarbeit, Gegenspannen usw erschwert oder unmöglich gemacht werden oder gar Anhaltspunkte für **Aggravation oder Simulation** bestehen.

Die **Beurteilung** als Kernstück des Gutachtens muss erkennen lassen, dass der Sachverständige den gesamten medizinisch relevanten Sachverhalt vollständig erfasst und umfassend gewürdigt hat. Dazu hat er die medizinischen wie auch die relevanten außermedizinischen Tatsachen (zB bisherige Tätigkeit bzw Beruf, Unfallhergang, berufliche Einwirkungen, mitwirkende unfallfremde Ursachen und Vorschädigungen usw), auf die er sich stützt, und die Erwägungen, die seine Beurteilung tragen, aber auch etwaige Zweifel, die verbleiben, dem Gericht im Einzelnen nachvollziehbar darzustellen. Im Hinblick auf die unterschiedlichen Beweisanforderungen in den einzelnen Rechtsgebieten ist darüber hinaus deutlich zu machen, ob die jeweiligen Tatsachen als gesichert gelten können oder hierfür nur eine mehr oder minder große Wahrscheinlichkeit oder gar nur Möglichkeit besteht. Vermutungen, Annahmen, Hypothesen oder sonstige Unterstellungen sind nicht geeignet, gutachtliche Schlussfolgerungen beweiskräftig zu tragen (S 68).

Die Beurteilung darf sich zudem nur auf – sofern vorhanden – **medizinisch-wissenschaftlich** *gesicherte* **Er-**

7.4 Gerichtliche Sachverständigengutachten

kenntnisse stützen. Will der Sachverständige von einer „herrschenden" Meinung im Fachschrifttum abweichen, hat er dies kenntlich zu machen und sorgfältig sowie für die Verfahrensbeteiligten als medizinische Laien nachvollziehbar zu begründen.

Das hierin gelegene Gebot einer in gewisser Weise evidenzbasierten medizinischen Begutachtung erfordert insbesondere auch die **begriffliche Klarheit** des Sachverständigen. Diagnosen sind anhand der üblichen Klassifikationen aufzuführen, Syndromdiagnosen oder gar selbst geprägte Termini zu vermeiden. Letzteres gilt auch für die Verwendung inhaltsleerer, für die Begutachtung untauglicher Floskeln aus dem Klinikalltag (zB „Zustand nach..." oder „Verdacht auf...").

Der Sachverständige hat sämtliche aktenkundige Befunde, Beurteilungen und sonstige **Stellungnahmen anderer Ärzte** in seinem Gutachten zu diskutieren und mit seiner Beurteilung abzugleichen. Er hat kenntlich zu machen, inwieweit sie mit seinen eigenen Befunden und Beurteilungen übereinstimmen, insbesondere aber, ob, in welchen Punkten und aus welchen Gründen sie sich unterscheiden. Soweit er fremde medizinische (zB Befunde in früheren Gutachten oder Berichten der behandelnden Ärzte) oder außermedizinische (zB Angaben des Probanden zur bisherigen Erwerbstätigkeit, zum Unfallhergang, zu beruflichen bzw außerberuflichen Einwirkungen usw) Fakten zum Gegenstand seiner Beurteilung machen will, muss er vorab kritisch prüfen und dartun, ob die jeweiligen Tatsachen wirklich mit der jeweils erforderlichen Sicherheit nachgewiesen sind. Zweifel sind hier sinnvollerweise mit dem Gericht abzuklären. Insbesondere im Zivilprozess kann sich bei streitigem Sachverhalt gelegentlich auch eine alternative Betrachtung im Gutachten anbieten.

Liegen **Vorgutachten** vor (zB aus dem Verwaltungs- oder bisherigen gerichtlichen Verfahren), muss der Sachverständige zu deren Ergebnissen ausdrücklich Stellung nehmen, etwaige Abweichungen deutlich machen und eingehend begründen. Denn auch das Gericht muss sein Urteil nach dem *Gesamtergebnis* des Verfahrens fällen und dabei *alle* vorliegenden Beweismittel würdigen, nicht nur diejenigen, denen es im Ergebnis zu folgen beabsichtigt. Für diese nicht zuletzt revisionsrechtlich notwendige Diskussion bedarf es durchweg der Hilfe des ärztlichen Sachverständigen.

Sachverständigengutachten sind kein **Austragungsort unterschiedlicher medizinisch-wissenschaftlicher Meinungen und Streitigkeiten**, wenn und soweit es für den streitigen Einzelfall nicht gerade hierauf ankommen sollte. Ist letzteres der Fall, müssen Meinung und Gegenmeinung dargestellt und die eigene Meinung unter Abhandlung der Gegenmeinung sorgfältig begründet werden.

Nach alledem muss es **oberstes Leitprinzip bei der Erarbeitung eines Gutachtens** sein, den medizinischen Sachverhalt so aufzubereiten, dass das Gericht wie auch die Verfahrensbeteiligten eine mit einer für sie schlüssigen und nachvollziehbaren Begründung versehenen Bewertung erhalten, die unmittelbar und ohne weitere Rückfragen eine Entscheidung über die anstehenden Rechtsfragen erlaubt.

Verpflichtung zur Erstattung von Gutachten

Die Erstattung ärztlicher Sachverständigengutachten ist keine Nebentätigkeit, die je nach Einstellung als willkommener Nebenerwerb oder als lästige Begleiterscheinung der täglichen Berufsarbeit betrachtet werden darf.

Der gerichtliche Sachverständige erfüllt – ähnlich wie der Zeuge – eine **staatsbürgerliche Pflicht**. Und ebenso wie der Zeuge darf der approbierte Arzt, sofern der Auftrag in sein Fachgebiet fällt, die Erfüllung dieser Pflicht nicht verweigern oder ungebührlich verzögern.

Zur **Verweigerung** des Gutachtens berechtigen den Sachverständigen idR (nur) dieselben Gründe (zB Verwandtschaft oder sonstige persönliche Befangenheit), die auch einen Zeugen zur Zeugnisverweigerung berechtigten, §§ 409, 383, 384 ZPO[1] bzw §§ 74, 22, 52, 53 StPO.

Die **Erfüllung dieser Pflicht** kann notfalls erzwungen werden.

Nach § 407 Abs 1 ZPO hat der zum Sachverständigen Ernannte der Ernennung Folge zu leisten, wenn er zur Erstattung von Gutachten der erforderten Art öffentlich bestellt ist oder wenn er die Wissenschaft, die Kunst oder das Gewerbe, deren Kenntnis Voraussetzung der Begutachtung ist, öffentlich zum Erwerb ausübt oder wenn er zur Ausübung derselben öffentlich bestellt oder ermächtigt ist.

Einem Sachverständiger, der nicht erscheint oder sich weigert, ein Gutachten zu erstatten, obgleich er dazu verpflichtet ist, werden die dadurch verursachten Kosten auferlegt; zugleich wird gegen ihn ein Ordnungsgeld verhängt, im Fall wiederholter Weigerung auch mehrmals, § 409 ZPO.

---

[1] SGG und VwGO verweisen diesbezüglich auf die Vorschriften der ZPO.

7 Rechtsstellung des Gutachters

Allerdings kann die Übernahmepflicht mit der Pflicht zur Erstattung des Gutachtens in *angemessener Zeit* (s unten) kollidieren.

Macht der Arzt glaubhaft Krankheit oder Überlastung durch berufliche oder wissenschaftliche Arbeit geltend, werden Gerichte seine Bestellung zum Sachverständigen idR zurücknehmen und einen anderen Arzt ernennen. Überlastung sollte aber nicht nur ein Vorwand sein, sich der manchmal lästigen Sachverständigenpflicht zu entziehen.

Hilfreich für das Gericht ist es vielfach, wenn der ursprünglich beauftragte Sachverständige (zB Direktor einer größeren Klinik) gleichzeitig einen anderen als Sachverständigen geeigneten Arzt (zB Abteilungs- oder Oberarzt der Klinik) benennt, der zur Erstattung des Gutachtens befähigt und bereit ist.

Im **Strafprozess** werden Sachverständigengutachten idR in der Hauptverhandlung mündlich erstattet.

Im **zivil-, sozial- und verwaltungsgerichtlichen Verfahren** sind auch die **schriftlichen Gutachten** voll gültiges Beweismittel, allerdings mit der Möglichkeit der ergänzenden persönlichen Anhörung des Sachverständigen in der mündlichen Verhandlung. Mündliche **Termingutachten** sind zulässig, in der forensischen Praxis aber eher selten.

> **!** Ist die Erstattung eines **schriftlichen Sachverständigengutachtens** angeordnet, darf der Sachverständige die Erstattung und Vorlage des Gutachtens nicht ungebührlich verzögern. Auch der säumige Sachverständige kann vom Gericht notfalls zur **fristgerechten Erstattung** des Gutachtens mit Zwangsmitteln angehalten werden.

Das Gericht kann dem Sachverständigen – von vornherein oder später – zur Vorlage des Gutachtens eine Frist setzen, § 411 Abs 1 ZPO. Versäumt der zur Erstattung des Gutachtens verpflichtete Sachverständige die Frist, so kann das Gericht ihm eine Nachfrist setzen und, sofern es dies vorher angedroht hat, nach Ablauf der Nachfrist gegen ihn ein Ordnungsgeld verhängen, im Falle wiederholter Fristversäumnis auch mehrmals, § 411 Abs 2 ZPO. Anders als beim Zeugen scheidet beim Sachverständigen eine Ordnungshaft allerdings aus.

Die ärztliche Sachverständigenpflicht umfasst nicht nur die Erstattung eines Gutachtens schlechthin und bei schriftlichem Gutachten dessen fristgerechte Vorlage, sondern auch die **sachgerechte Erstattung** mit vollständiger Erhebung von Anamnese und Befunden, sorgfältiger Würdigung und Beurteilung des gesamten relevanten Sachverhalts und **vollständiger Beantwortung der gestellten Beweisfragen**.

Ist das Gutachten zu oberflächlich oder unvollständig, sind etwa die Befunde unzulänglich erhoben, ist die Beurteilung ohne Feststellung und eingehende Würdigung aller relevanten Tatsachen und ohne nachvollziehbare Begründung erfolgt oder nur auf apodiktische Behauptungen oder Hypothesen gestützt, sind erforderliche Stellungnahmen zu Vorgutachten oder sonstigen Beweisergebnissen unterlassen oder die Beweisfragen des Gerichts nicht oder nicht vollständig beantwortet worden und ist das Gutachten daher praktisch nicht verwendbar, („ungenügend" iS des § 412 ZPO), kann dies neben den schon aufgezeigten prozessualen Konsequenzen im Extremfall den Verlust des Vergütungsanspruchs zu Folge haben.

Ist für das Gutachten ein **Kostenvorschuss** von einer Partei geleistet worden – im Zivilprozess die Regel; im sozialgerichtlichen Verfahren nur in Fällen des § 109 SGG (S 288) – sollte der Sachverständige strikt darauf achten, dass seine Gesamtkosten (also einschließlich aller Sachkosten, bei stationärer Untersuchung die dort geltenden Gebührensätze) den geleisteten Kostenvorschuss nicht übersteigen.

Wird bei Eingang des Auftrags oder in einem späteren Stadium der Begutachtung sichtbar, dass der Kostenvorschuss nicht ausreicht, etwa weil umfangreichere Untersuchungen (zB CT, Kernspin usw) erforderlich sind, ist dem Gericht unverzüglich – ggf telefonisch – entsprechende Nachricht zu geben und die Fortsetzung der Begutachtung von den Weisungen des Gerichts abhängig zu machen, § 407 a Abs 3 ZPO.

Das liegt schon im eigenen Interesse des Sachverständigen. Denn er läuft sonst Gefahr, dass das Gericht seine eigene Liquidation kürzt, um aus dem vorhandenen Kostenvorschuss zunächst die Sachkosten bezahlen zu können.

Persönliche Erstattung des Sachverständigengutachtens

> Die Prozessordnungen kennen, von der für den medizinischen Bereich wenig relevanten Ausnahme des *Behördengutachtens* einmal abgesehen, als **Sachverständige nur natürliche Personen**, nicht auch Kliniken, Institute oder sonstige Einrichtungen.

Beweisbeschlüsse oder -anordnungen der Gerichte sind daher stets an einen namentlich bestimmten (zB „Prof Dr X...") oder doch eindeutig bestimmbaren (zB „Direktor der Orthopädischen Klinik...") Arzt zu richten, also nicht an eine Klinik (zB „Orthopädische Klinik...") oder eine sonstige Institution (zB „Institut für..."). Dem in der Praxis gelegentlich geäußerten Wunsch vor allem größerer Kliniken, den Gutachtenauftrag an die Klinik zu richten und dieser die Auswahl des begutachtenden Arztes zu überlassen, können die Gerichte daher aus Rechtsgründen nicht folgen.

> **!** Dementsprechend ist der durch einen Beweisbeschluss (oder eine Beweisanordnung) namentlich zum Sachverständigen bestellte Arzt verpflichtet, das **Gutachten persönlich zu erstatten**. § 407 a Abs 2 ZPO bestimmt ausdrücklich, dass der Sachverständige nicht befugt ist, den Auftrag an einen Dritten zu übertragen.[1]

Diese Vorschrift gilt kraft Verweisungsvorschrift uneingeschränkt auch im Sozialgerichts- und Verwaltungsprozess. Für den Strafprozess fehlt zwar eine ausdrückliche Regelung, jedoch gilt schon im Hinblick auf die dort geltenden Verfahrensgrundsätze nichts anderes.

Soweit das schriftliche Sachverständigengutachten als Beweismittel zugelassen ist, wird auch **dessen Abfassung** von der persönlichen Leistungspflicht erfasst.

Die Erfüllung dieser persönlichen Leistungspflicht liegt im wohlverstandenen Interesse auch des bestellten Sachverständigen. Denn er selbst – nicht ein etwa beteiligter ärztlicher Mitarbeiter (s unten) – ist es, der ggf zur mündlichen Erläuterung seines Gutachtens vom Gericht geladen wird (§ 411 Abs 3 ZPO), dann unter der Strafdrohung der §§ 153 ff StGB (Falschaussage, Meineid) steht[2] und ggf beeiden muss, dass er das Gutachten „nach bestem Wissen und Gewissen" (§ 410 Abs 1 ZPO) erstattet hat.

Keine Delegation des Gutachtenauftrags

Vielfach sind Ärzte, die von den Gerichten häufig als Sachverständige herangezogen werden (zB Direktoren größerer Kliniken), mit Rücksicht auf ihre sonstige wissenschaftliche oder berufliche Beanspruchung nicht in der Lage, die Vielzahl der an sie gerichteten Gutachtenaufträge in angemessener Zeit persönlich auszuführen.

Dann darf der vom Gericht bestellte Sachverständige den Auftrag aber nicht einfach an einen anderen Arzt bzw ärztlichen Mitarbeiter delegieren. § 407 a Abs 2 ZPO bestimmt jetzt ausdrücklich, dass der Sachverständige nicht befugt ist, den Auftrag auf einen anderen zu übertragen. Das gilt insbesondere auch für den Auftrag zur Erstattung eines schriftlichen Gutachtens.

> **!** In einem solchen Fall ist es vielmehr zwingend erforderlich, dass er dem Gericht seine Verhinderung und deren Gründe *unverzüglich* nach Eingang des Gutachtenauftrags anzeigt und um Entbindung hiervon bittet. Das Gericht wird einer solchen Bitte in aller Regel nachkommen, es sei denn, dass im Einzelfall gerade die wissenschaftliche und/oder praktische Erfahrung des ernannten Sachverständigen gefragt ist.

Nützlich und für alle Beteiligten hilfreich ist es, wenn er mit dieser Anzeige den Hinweis auf einen anderen Arzt (zB Abteilungs-, Oberarzt) verbindet, der persönlich bereit und fachlich geeignet ist, das Gutachten im konkreten Fall zu erstatten.

> Wird das Gutachten entgegen diesen Vorschriften erkennbar nicht von dem bestellten Sachverständigen, sondern einem anderen Arzt erstattet, der nicht durch einen Beweisbeschluss der Gerichts ausdrücklich zum Sachverständigen bestellt worden ist, darf das Gericht ein solches Gutachten als Sachverständigenbeweis in aller Regel nicht verwerten.

Auch der Vergütungsanspruch des Sachverständigen gerät in Gefahr.[3]

Die Praxis insbesondere der Zivilgerichte, in einem solchen Fall durch eine nachträgliche Änderung des Beweisbeschlusses zu „helfen" (§ 360 S 2 ZPO), konterkariert in bedenklicher Weise den Regelungszweck von § 407 a

---
[1] Das gilt auch, wenn für ihn zB als Hochschullehrer und/oder Direktor einer Klinik ein „ständiger Vertreter" bestellt ist.

[2] so ausdrücklich BSG 28. 03. 1984 – 9 a RV 29/83 –

[3] stdRspr; vgl ua BSG SozR SGG § 128 Nr 71, 73, 81, 93; BSG SozR 1500 § 128 Nr 24; BSG 28. 03. 1984 – 9 a RV 2983 – und 29. 11. 1985 – 4 a RJ 97/84 –, jeweils mwN

7 Rechtsstellung des Gutachters

Abs 2 ZPO und kann die Überzeugungskraft des Gutachtens schwerlich erhöhen.

Heranziehung ärztlicher Mitarbeiter

Freilich wurde von der Justiz und jetzt auch vom Gesetzgeber nicht verkannt, dass die Anwendung dieser Vorschriften in voller Breite vor allem die Direktoren größerer Kliniken und selbst ihre auf die Erstattung von Gutachten spezialisierten leitenden Abteilungs- und Oberärzte überfordern würde.

> Bisher schon von der Praxis akzeptiert und jetzt durch § 407 a Abs 2 Satz 2 ZPO ausdrücklich gebilligt wird es daher, wenn sich der vom Gericht bestellte Sachverständige bei der Erstattung des Gutachtens eines ärztlichen Mitarbeiters bedient.[1]

Er darf also die Erhebung der Anamnese, die erste körperliche Untersuchung, die Erhebung und Auswertung der medizinisch-technischen Befunde und den ersten Entwurf des Gutachtens von einem entsprechend qualifizierten ärztlichen Mitarbeiter ausführen lassen (was im Übrigen schon aus Weiterbildungsgründen erforderlich ist).

> **!** Auch dann ist es aber **unerlässlich**, dass der ärztliche Mitarbeiter den Untersuchten mit allen Untersuchungsergebnissen *dem Sachverständigen selbst* vorstellt, dieser sich durch eine – wenn auch kurze – eigene Untersuchung von den entscheidenden Befunden selbst überzeugt und anschließend die medizinisch-technischen Befunde und vor allem den Entwurf des Gutachtens einer kritischen Eigenwertung unterzieht.

Bei einer solchen Hinzuziehung eines ärztlichen Mitarbeiters hat er diesen namhaft zu machen und den Umfang seiner Tätigkeit mitzuteilen, sofern es sich nicht um Hilfsdienste von untergeordneter Bedeutung (zB Blutentnahme) handelt, § 407 a Abs 2 Satz 2 ZPO. Zu unterschreiben hat der Sachverständige das Gutachten stets selbst.

Die zusätzliche Unterschrift des ärztlichen Mitarbeiters ist möglich, rechtlich jedoch nicht erforderlich.

Vor allem bei schriftlichen Gutachten rügen Kläger wiederkehrend, dass sie nicht von dem zum Sachverständigen bestellten Arzt (zB Klinikdirektor), sondern einem anderen Arzt untersucht und begutachtet worden seien.

Den vom Gericht ernannten Sachverständigen hätten sie überhaupt nicht oder nur so kurz gesehen hätten, dass dieser keine eigene Beurteilung über sie habe abgeben können.

Auch wenn Inhalt und Ergebnis des Gutachtens vielfach weniger von der körperlichen Untersuchung als von der Auswertung von Akten, Vorgeschichte, medizinisch-technischen Befunden usw abhängen, geht es dabei nicht nur um Fragen von Stil und Optik. Das Gericht sollte sich darauf verlassen können, dass der von ihm bestellte Sachverständige jedenfalls die entscheidenden körperlichen Befunde selbst kontrolliert und die technischen Befunde sowie die eigentliche Beurteilung überprüft hat. Rückfragen des Gerichts hierzu – für *alle* Beteiligten lästig und peinlich – sind bei glaubhafter entsprechender Rüge des Klägers nicht zu vermeiden. Stellt sich die Behauptung des Klägers als zutreffend heraus, steht die Verwertbarkeit des Gutachtens infrage, mit den schon geschilderten Konsequenzen.

Noch ein weiterer Gesichtspunkt ist zu berücksichtigen: Der vom Gericht bestellte Sachverständige – nicht der Mitarbeiter – kann vom Gericht zur Erläuterung seines Gutachtens vorgeladen und ggf vereidigt werden. Gibt er hierbei Feststellungen und Beurteilungen als eigene wieder, die er nicht selbst getroffen hat, dürfte der Tatbestand des Meineides (§ 154 StGB), in der fahrlässigen Begehungsform des Falscheides oder – wenn er nicht vereidigt wird – der uneidlichen Falschaussage (§ 153 StGB) erfüllt sein, mit entsprechend erheblicher Strafandrohung.

> Es liegt also im Interesse aller Beteiligten, dass der gerichtlich bestellte Sachverständige die ihm übertragene Aufgabe persönlich wahrnimmt oder doch den vorstehend skizzierten Rahmen streng einhält.

Ist er dazu nicht in der Lage, muss er dies von vornherein *unverzüglich* dem Gericht mitteilen. Er sollte dem Gericht dann möglichst zB einen Abteilungs- oder Oberarzt benennen, der zur selbstständigen Erstattung des Gutachtens fähig und bereit ist, anstatt sich der Gefahr mannigfacher Schwierigkeiten auszusetzen und zudem die Beweisaufnahme des Gerichts zu verzögern.

---

[1] vgl ua BSG SozR SGG § 128 Nr 73; BVerwG *Buchholz* 310 § 98 Nr 9; BSG 28. 03. 1984 – 9 a RV 29/83 –

7.5 Entschädigung des Gutachters

Allgemeines

Die Vergütung des Gutachters erfolgt außerhalb justizförmiger Verfahren grundsätzlich nach der Gebührenordnung Ärzte (GOÄ).

Nach § 11 der Bundesärzteordnung regelt die GOÄ jegliche (privat-)ärztliche Tätigkeit mit Mindest- und Höchstsätzen. Für die einfache gutachtliche Äußerung steht die Gebührennummer 80 mit – je nach Steigerungsfaktor – 17,49 – 61,20 €, für die die „schriftliche gutachtliche Äußerung mit einem das gewöhnliche Maß übersteigendem Aufwand" die Nummer 85 mit 29,14 – 102,- € je angefangener Stunde zur Verfügung. Sonstige diagnostische Leistungen werden zusätzlich entsprechend den einschlägigen Gebührennummern abgerechnet. Hinzu kommen Schreibgebühren gemäß den Nummern 95 und 96. Die Verwendung höherer Steigerungsfaktoren sind in den Grenzen von § 5 GOÄ ebenso möglich wie eine abweichende Vereinbarung gem § 2 GOÄ.

Innerhalb justizförmiger Verfahren richtet sich der Honoraranspruch des Gutachters in erster Linie nach dem **„Justizvergütungs- und -entschädigungsgesetz"** (JVEG), das seit dem 01. 07. 2004 das bis dahin geltende „Gesetz über die Entschädigung von Zeugen und Sachverständigen" (ZSEG) abgelöst hat.

Das JVEG gilt zwar unmittelbar vornehmlich für gerichtliche oder von der Staatsanwaltschaft in Auftrag gegebene Sachverständigengutachten. Allerdings können bundes- oder landesrechtliche Vorschriften insoweit auf das JVEG verweisen (zB § 21 Abs 3 SGB X). Damit werden auch Gutachten, die im Verwaltungsverfahren der Sozialleistungsträger eingeholt werden, erfasst, soweit keine vorrangigen vertraglichen Vereinbarungen bestehen, wie zB die auf dem „Abkommen Ärzte – Unfallversicherungsträger" basierende UV-GOÄ im berufsgenossenschaftlichen Bereich. Hierbei handelt es sich um eine vertragliche Abmachung zwischen der Kassenärztlichen Bundesvereinigung und den Trägerverbänden der gesetzlichen Unfallversicherung.

Im Bereich der Rentenversicherung bestehen gegenwärtig lediglich einseitige Empfehlungen der entsprechenden Träger ohne rechtliche Bindungswirkung für den Gutachter.

Vergütung des gerichtlichen Sachverständigen nach dem JVEG

Nach dem JVEG werden Sachverständige im Unterschied zum ZSEG nicht mehr „entschädigt", sondern erhalten für ihre Heranziehung durch Gericht, Staatsanwaltschaft oder (Sozial-)Verwaltungsbehörde zu Beweiszwecken eine Vergütung, § 1 JVEG.

Diese bemisst sich einmal nach dem Zeitaufwand einschließlich *notwendiger* Reise- und Wartezeiten, zum anderen nach dem Schwierigkeitsgrad des Gutachtens (§§ 8, 9 JVEG).

Der im ZSEG enthaltene Zuschlag für „Berufssachverständige" ist ersatzlos entfallen. Individuelle Vereinbarungen sind – in Grenzen – weiterhin möglich (§ 13 JVEG).[1] Die zuständigen Behörden können mit häufig herangezogenen Sachverständigen zudem Rahmenvereinbarungen – insbesondere mit Pauschalhonoraren – treffen (§ 14 JVEG).

 Hinsichtlich des Schwierigkeitsgrades bedient sich der Gesetzgeber einer Klassifikation anhand von Honorargruppen.

„Einfache Gutachten" (zB zur MdE nach Monoverletzungen) sind der unteren Honorargruppe (M1 = 50,- €) zugeordnet.

„Beschreibende (Ist-Zustands-)Begutachtungen nach standardisiertem Schema ohne Erörterung spezieller Kausalzusammenhänge mit einfacher medizinischer Verlaufsprognose und mit durchschnittlichem Schwierigkeitsgrad" sollen der mittleren Honorargruppe (M2 = 60,- €) zugeordnet werden, wobei der Gesetzgeber „insbesondere" Gutachten im Verfahren nach dem SGB IX, zur Minderung der Erwerbsfähigkeit und zur Invalidität beispielhaft aufführt.

Der höchsten Honorargruppe (M3 = 85,- €) bleiben „Gutachten mit hohem Schwierigkeitsgrad" vorbehalten („Begutachtungen spezieller Kausalzusammenhänge und/oder differenzialdiagnostischer Probleme und/oder Beurteilung der Prognose und/oder Beurteilung strittiger Kausalitätsfragen"). Hierunter sollen nach Auffassung des Gesetzgebers ua Behandlungsfehlergutachten, Gutachten in Verfahren nach dem Opferentschädigungsgesetz, zu Berufskrankheiten und zur Minderung der Erwerbsfähig-

---

[1] näher dazu *Meyer/Höver/Bach*, Rdz 13.0 ff

7 Rechtsstellung des Gutachters

keit bei besonderen Schwierigkeiten fallen. Diese bildet freilich – zumindest aus der Perspektive der Sozialgerichtsbarkeit – die absolute Ausnahme, wie dort ohnehin die Tendenz besteht, ärztliche Gutachtertätigkeit entgegen des aufgeführten Katalogs und der erklärten Intention des Gesetzgebers möglichst vollständig den Honorargruppen M1 und M2 zuzuordnen.

Der medizinische Sachverständige wird sonach erst in der höchsten Honorarstufe zB den Gutachtern im Bereich der Datenverarbeitung gleichgestellt, während die Honorarhöhen von Gutachten zB zur Betriebsunterbrechungs- und Verlagerungsschäden oder gar zur Unternehmensbewertung (90,- bzw 95,- €) für ihn gänzlich unerreichbar bleiben.

Auf der untersten Stufe finden sich neben dem ärztlichen Gutachten nur noch Experten aus dem Bereich der Musikinstrumente und der Vermessungstechnik, während zB der Dolmetscher bereits mit 55,- € je Stunde vergütet wird.

> **!** Maßstab für die **Zahl der abzurechnenden Stunden** ist nicht der tatsächliche Aufwand, sondern die aus „Erfahrungen" der Kostenrechtsprechung hergeleitete „objektiv erforderliche Zeit" der Auftragsbearbeitung durch einen erfahrenen Sachverständigen.

Diese in den §§ 9–11 JVEG geregelte Leistungsentschädigung wird ergänzt durch Vorschriften über den Aufwendungsersatz (§§ 6, 7 und 12 JVEG) sowie zur Fahrtkostenerstattung (§ 5 JVEG). Auch hier macht sich bei den Sozialgerichten die Tendenz zur Kosteneinsparung bemerkbar, sei es in Gestalt differenter „Erfahrungswerte" zum Zeitaufwand für das Aktenstudium, sei es in Bezug auf die Relation zwischen Seitenzahl und – wiederum auf Grundlage von „Erfahrungswerten" der Kostenrechtsprechung – der zugestandenen Bearbeitungszeit, mit zudem erstaunlichen Unterschieden in den einzelnen Bundesländern.[1]

Technische Leistungen können vom Gutachter gesondert in Rechnung gestellt werden. Die Gebührenhöhe ist entweder in der Anlage 2 zum JVEG geregelt (zB chemische, bakteriologische Untersuchungen nebst Blutentnahme)[2], zum Teil wird auf Ziffern der GOÄ (radiologische Leistungen des Abschnitts O) mit festgeschriebenem Steigerungsfaktor 1,3 zurückgegriffen (§ 10 JVEG).

Ungeregelt bleiben sonografische Leistungen, die letztlich nach Zeitaufwand, ggf zuzüglich nachweisbarer Sachkosten, abzurechnen sind.

---

[1] eingehend dazu Widder/Gaidzik, MedSach 2005, 127 ff
[2] Hier finden sich in den Nummern 200–203 auch die Honorarsätze für Befundberichte, Formbogengutachten, ärztliche Zeugnisse usw.

Neben der eigentlichen gutachtlichen Leistung sind dem Sachverständigen auch mit dieser Tätigkeit zwangsläufig verbundene **sonstige Aufwendungen** zu ersetzen.

So sind Fahrtkosten, § 5 JVEG, Schreibgebühren (0,75 € je angefangene 1000 Anschläge), Lichtbilder oder an deren Stelle tretende Ausdrucke (2,- € für den ersten und je 0,50 € für weitere Abzüge oder Ausdrucke) gesondert zu vergüten, § 12 JVEG.

Sind ihm sonstige Auslagen oder Aufwendungen entstanden (zB Kosten für Vertretung), sind diese im notwendigen Umfang gleichfalls erstattungsfähig (§ 7 Abs 1 JVEG). Angeforderte oder zur sachgemäßen Vorbereitung gebotene Mehrausfertigungen des Gutachtens werden mit 0,50 € für die ersten 50 und mit 0,15 € für jede weitere Seite bzw auf Datenträger mit 2,50 € je Datei erstattet, § 7 Abs 2 und 3 JVEG.

Schließlich sind noch die für die Vorbereitung und Erstattung des Gutachtens notwendigen Aufwendungen für Hilfskräfte (einschließlich eines Aufschlags von 15 % auf den auf diese entfallenden Teil der Gemeinkosten[3]) sowie die für eine Untersuchung verbrauchten „Stoffe und Werkzeuge" zu ersetzen, § 12 JVEG.

> **!** Seit 2001 unterliegen nichttherapeutisch motivierte Gutachten grundsätzlich der **Umsatzsteuerpflicht**.

Dies dürfte außerhalb vielleicht des Reha- und Krankenversicherungsbereichs auf die meisten medizinischen Gutachten zutreffen. Ob eventuell aus steuerrechtlichen Gründen eine Befreiung in Betracht kommt (zB Kleinunternehmerprivileg), ist abzuklären. Verbleibt es bei der Umsatzsteuerpflicht des Sachverständigen, besteht auch in diesem Umfang ein Erstattungsanspruch, § 12 Abs 1 Nr 4 JVEG.

Verfahrensrechtliches

> **Anspruch auf Vergütung** hat stets nur der im gerichtlichen Beweisbeschluss (bzw in einer Beweisanordnung) namentlich bestimmte Sachverständige. Denn nur er ist Sachverständiger iS des JVEG.

Dem Gericht gegenüber nichtselbstständig liquidationsberechtigt ist daher sowohl der ärztliche Mitarbeiter, der für den gerichtlich bestellten Sachverständigen Teile der Gutachtertätigkeit übernimmt, wie auch der

---

[3] instruktiv hierzu LSG Thüringen MedSach 2005, 137

7.5 Entschädigung des Gutachters

Arzt, der – zB als Röntgen- oder Laborarzt – diagnostische Hilfsleistungen für den Sachverständigen erbringt.

Richtet ein solcher ärztlicher Mitarbeiter gleichwohl die Liquidation für seine Tätigkeit statt an den Sachverständigen unmittelbar an das Gericht, so wird dieses idR unterstellen, dass das im Einvernehmen mit dem Sachverständigen geschieht, und ihn entsprechend vergüten. Gleiches gilt ua für Sachkostenrechnungen von Krankenhäusern und Liquidationen der Schreibkräfte.

> **!** Die Vergütung wird nur **auf Antrag** gewährt, der innerhalb von 3 Monaten bei Gericht geltend zu machen ist, § 2 JVEG.

Der **Anspruch** des Sachverständigen **erlischt**, wenn er dieser Verpflichtung nicht bzw nicht fristgerecht nachkommt. Die Frist kann aber auf (rechtzeitig vor Ablauf zu stellenden) mit Begründung zu versehenden Antrag des Sachverständigen verlängert werden. Der Sachverständige kann auch Wiedereinsetzung in den vorigen Stand innerhalb von 2 Wochen nach Beseitigung des Hindernisses beantragen, wenn er ohne Verschulden verhindert war, die Frist einzuhalten (zB eigener Krankenhaus-, wissenschaftlicher Auslandsaufenthalt).

Die **Geltendmachung** ist grundsätzlich formlos möglich. Allerdings verlangen die Gerichte schon zu Überprüfungszwecken idR die Aufschlüsselung der einzelnen Rechnungspositionen.[1] Ist die Frist eingehalten, bleiben Nachforderungen innerhalb des Verjährungszeitraums von 3 Jahren möglich, (§ 2 Abs 2 JVEG iVm den allgemeinen Verjährungsregeln des BGB). Umgekehrt ist auch die Rückforderung zu viel gezahlten Honorars auf einen Zeitraum von 3 Jahren nach Ablauf des Kalenderjahres begrenzt, in dem die Zahlung erfolgte.

> **Festgesetzt** wird die Vergütung von dem Urkundsbeamten der Geschäftsstelle des Gerichts (dem sog Kostenbeamten).

Dies sollte **unverzüglich** geschehen,[2] was in der Praxis der Justizverwaltung aber leider nicht immer Beachtung findet und bedauerlicherweise mangels Rechtsgrundlage auch keinen Zinsanspruch auslöst.

Die Vergütung wird durch **richterlichen Beschluss** festgesetzt, wenn der Vertreter der Staatskasse oder der Sachverständige selbst die richterliche Festsetzung beantragen (zB weil sie mit der Entscheidung durch den Urkundsbeamten nicht einverstanden sind) oder das Gericht dies für angemessen hält, § 4 Abs 1 S 1 JVEG.

Gegen die richterliche Festsetzung ist die **Beschwerde** zulässig, wenn der Beschwerdewert 200,- € übersteigt oder falls das Gericht die Beschwerde wegen der *grundsätzlichen Bedeutung der zur Entscheidung stehenden Frage* ausdrücklich durch Beschluss zulässt, § 4 Abs 3 JVEG.

Die Beschwerde ist ebenso wie der Antrag auf richterliche Festsetzung an keine Frist gebunden, kann allerdings bei „unangemessen langer Zeit der Untätigkeit" verwirkt sein.[3] Sie wird bei dem Gericht eingelegt, das die angefochtene Entscheidung erlassen hat; dieses kann der Beschwerde ggf abhelfen. Anderenfalls ist sie dem Beschwerdegericht vorzulegen, welches durch Beschluss entscheidet.

Eine (weitere) Beschwerde an die Bundesgerichte (BGH, BVerwG, BSG) ist nicht zulässig, § 4 Abs 5 JVEG. Das leistet leider der schon angesprochenen divergierenden Kostenrechtsprechung insbesondere der Sozialgerichtsbarkeit Vorschub.

Die richterliche Festsetzung wie auch das Beschwerdeverfahren ist gebührenfrei.

Entstehen dem Sachverständigen eigene Kosten (zB durch anwaltliche Vertretung), ist die die Erstattung dieser Kosten auch im Erfolgsfall ausgeschlossen, § 4 Abs 8 JVEG.

> Das Gericht wie auch das Beschwerdegericht können die angegriffene Festsetzung nicht nur zugunsten, sondern auch zum Nachteil des Antragstellers/Beschwerdeführers abändern.

Denn das „Verböserungsverbot" (Verbot einer **reformatio in pejus**) besitzt hier keine Geltung. Sämtliche Rechnungspositionen stehen daher einer Überprüfung offen.

---

[1] *Meyer/Höver/Bach*, Rdz 2.2
[2] *Meyer/Höver/Bach*, Rdz 2.7 aE
[3] *Meyer/Höver/Bach*, Rdz 4.1.4 d

7 Rechtsstellung des Gutachters

7.6 Aufklärungspflichten des Gutachters

Für die Aufklärungspflicht im Rahmen gutachtlicher Untersuchungen ist auf die Grundsätze im kurativen Bereich zu verweisen.

> Auch der als Gutachter tätig werdende Arzt ist also verpflichtet, den Probanden vor der Untersuchung über die vorgesehenen diagnostischen Maßnahmen aufzuklären und seine Einwilligung hierzu einzuholen, wenn und soweit die zur Beantwortung der Beweisfragen notwendige diagnostische Maßnahme in die körperliche Integrität des Patienten eingreift.

Denn ein solcher „Eingriff" erfüllt objektiv den Tatbestand der Körperverletzung iS von §§ 223, 229 StGB bzw 823 BGB. Er bedarf zur Rechtfertigung der Einwilligung des Betroffenen. Deren Rechtswirksamkeit wiederum setzt eine sachgerechte Information voraus. Der Proband ist daher über Art, evtl Schmerzhaftigkeit und mögliche andere Folgen des Eingriffs umfassend und zutreffend zu informieren.

> ❗ IdR wird allerdings im Falle der Begutachtung die Einwilligung in die erforderlichen diagnostischen Maßnahmen unterstellt werden können, wenn diese sich auf das bei einer solchen Untersuchung zu erwartende Maß beschränken und der Proband sich der Begutachtung stellt.

Das gilt zB idR für röntgenologische Untersuchungen. Handelt es sich jedoch um Eingriffe, bei denen im Einzelfall ein Schaden für Leben oder Gesundheit nicht mit hoher Wahrscheinlichkeit ausgeschlossen werden kann, die mit nicht unerheblichen Schmerzen verbunden sind oder aus sonstigen Gründen einen erheblichen Eingriff in die körperliche Unversehrtheit bedeuten (zB Arthroskopie, [Koronar-]Angiografie), ist eine eingehende Information und ausdrückliche – zweckmäßigerweise zu dokumentierende – Zustimmung des Probanden erforderlich. Das gilt auch für Untersuchungen, die zwar aus medizinischer Sicht solche Risiken nicht in sich bergen, von den Betroffenen aber erfahrungsgemäß als besonders belastend empfunden werden (zB Kernspintomografie, umfangreiche hirnelektrische Untersuchungen).

Die Anforderungen an die Aufklärung durch den Gutachter steigern sich, je schmerzhafter er für den Betroffenen werden könnte, je höher das damit verbundene gesundheitliche Risiko ist und je stärker die Maßnahme in das Recht auf körperliche Unversehrtheit eingreift.

Widerspricht der Proband bestimmten diagnostischen Maßnahmen (zB Röntgenuntersuchungen, CT, Kernspin, Angiografie), hat dies der Gutachter – von evtl zulässigen Zwangsmaßnahmen im Strafprozess abgesehen – zu respektieren.

Soweit er die Beweisfragen gleichwohl durch Rückgriff auf vorhandene Befunde und Untersuchungsergebnisse befriedigend beantworten kann, hat er sein Gutachten in dieser Weise zu erstatten. Wenn er dadurch die an ihn gestellten Beweisfragen nicht vollständig oder nicht befriedigend beantworten kann, muss er dies im Gutachten klar zum Ausdruck bringen oder gar – zweckmäßigerweise nach vorheriger Rücksprache mit dem Gericht – den Gutachtenauftrag unerledigt zurückgeben. Dieses wird dann zu prüfen haben, ob und ggf welche rechtlichen Folgerungen aus der Weigerung zu ziehen sind.

> Die Aufklärungspflichten des Gutachters werden durch die Mitwirkungspflichten des Betroffenen zB nach den §§ 60 ff SGB I (S 102) oder entsprechenden vertraglichen Bestimmungen nicht aufgehoben, sondern ergänzt.

So hat sich zB nach § 62 SGB I den erforderlichen ärztlichen Untersuchungsmaßnahmen zu unterziehen, wer Sozialleistungen beantragt oder erhält. Nach § 65 Abs 2 SGB I können jedoch Untersuchungen abgelehnt werden, bei denen im Einzelfall ein Schaden für Leben oder Gesundheit nicht mit hoher Wahrscheinlichkeit ausgeschlossen werden kann, die mit erheblichen Schmerzen verbunden sind oder die einen erheblichen Eingriff in die körperliche Unversehrtheit bedeuten. Das Ablehnungsrecht des § 65 SGB I kann aber sinnvoll nur genutzt werden, wenn der Betroffene durch eine entsprechende vorherige Aufklärung Kenntnis vom Ausmaß der möglichen Schmerzen, des sonstigen Gesundheitsschadens oder Eingriffs in seine körperliche Unversehrtheit erhält.

Gegenüber echten – meist strafprozessualen – **Duldungspflichten**, die ggf mit Zwangsmitteln durchgesetzt werden können, stellen derartige Mitwirkungspflichten rechtssystematisch allerdings nur **Obliegenheiten** dar, die nicht zu erzwingen sind, deren Verletzung aber beweisrechtliche Nachteile für den Probanden nach sich ziehen können.

7.7 Haftung des Gutachters

Haftung für Gesundheitsschäden bei der Untersuchung

> Der Gutachter haftet nach § 823 BGB (S 241) für eine etwaige Körperverletzung des Untersuchten infolge diagnostischer Eingriffe, sofern sein Handeln rechtswidrig war und ihn auch ein Verschuldensvorwurf trifft.

Denn auch diagnostische, in die körperliche Unversehrtheit eingreifende Maßnahmen erfüllen nach ständiger Rechtsprechung tatbestandlich die Voraussetzungen einer strafbewehrten und haftungsrechtlich sanktionierten Körperverletzung (§§ 223, 229 StGB, § 823 BGB).

! Rechtswidrigkeit und Schuld liegen sowohl straf- wie zivilrechtlich insbesondere vor, wenn der Gutachter den Probanden nicht pflichtgemäß aufgeklärt oder dieser nicht eingewilligt hat, oder wenn in der Durchführung der medizinische Standard verletzt worden sein sollte, der Gutachter also nicht entsprechend den Erkenntnissen, Erfahrungen und Erfordernissen der Medizin gehandelt hat.

Die strafrechtliche Verantwortlichkeit trifft alle Gutachter.

Eine etwaige **zivilrechtliche Schadensersatzpflicht** für Körper- und Gesundheitsverletzungen richtet sich hingegen nach dem zugrunde liegenden Auftragsverhältnis.

Der Gutachter, der in **behördlichem** oder im **Auftrag eines Sozialleistungsträgers** nach § 21 Abs 3 SGB X tätig geworden ist, haftet idR nicht persönlich auf Schadensersatz. Es gelten vielmehr die Grundsätze der Amtshaftung (s unten).

Ist der Gutachter **vom Probanden selbst** mit der Begutachtung beauftragt worden, kann er ggf als Vertragspartner gemäß § 280 BGB auf Schadensersatz für eine Gesundheitsschädigung in Anspruch genommen werden.

Denn seit der Schuldrechtsreform kommt auch ein Vertrag als Haftungsgrundlage für Schäden an Körper und Gesundheit in Betracht, § 253 Abs 2 BGB.

Eine vertragliche Haftung des Gutachters **im Rahmen eines Auftrags eines privaten Versicherers** gegenüber dem Probanden hängt von der Interpretation der Rechtsfigur des „Vertrags mit Schutzwirkung zugunsten Dritter" ab (s unten).

Unabhängig vom Auftraggeber und dem zugrunde liegenden Vertragsverhältnis greift bei schuldhafter Verletzung von Körper oder Gesundheit die deliktische Haftung gem §§ 823 ff BGB.

Der **gerichtliche Sachverständige** steht weder in einem Vertragsverhältnis zum Gericht oder den Prozessbeteiligten, noch wird er in aller Regel in Ausübung eines öffentlichen Amtes als Voraussetzung der Amtshaftung tätig. Da § 839 a BGB nur Schäden „infolge der gerichtlichen Entscheidung" regelt, verbleibt es für ihn im Falle von Gesundheitsschäden des Probanden infolge der gutachtlichen Untersuchung ebenfalls bei der allgemeinen deliktischen Haftung.

Haftung für fehlerhafte Gutachten

Hinsichtlich der Einstandspflicht des Sachverständigen für fehlerhafte Gutachten ist ebenfalls zwischen der Begutachtung im gerichtlichen und im außergerichtlichen Raum zu differenzieren.

Haftung des gerichtlichen Sachverständigen nach § 839 a BGB

Der „normale", zu Entscheidungen über finanzielle Ansprüche von den Gerichten als Sachverständiger hinzugezogene Arzt haftete bislang im Regelfall nur für „sittenwidrig" und bedingt vorsätzlich herbeigeführte Schäden gemäß § 826 BGB.

Rechtlicher Hintergrund für diese „Privilegierung" des Gutachters ist der Umstand, dass die allgemeine deliktische Haftung sich auf die in § 823 Abs 1 BGB explizit benannten Rechtsgüter beschränkt, dh Schäden an Körper, Gesundheit, (Fortbewegungs-)Freiheit, Eigentum, nicht jedoch am Vermögen als solchem erfasst. Eine Fahrlässigkeitshaftung im Kontext vermögensrechtlicher Ansprüche konnte den „Fehlbegutachtenden" daher nur treffen, wenn er auf das Gutachten hin vereidigt worden war, da der fahrlässige Falscheid als Schutzgesetz über § 823 Abs 2 BGB zur Einstandspflicht für die daraus resultierenden Schäden führte.

7 Rechtsstellung des Gutachters

Dies empfand der Gesetzgeber als „unbefriedigend" und fügte mit Wirkung zum 01.08.2002 mit § 839 a BGB eine spezielle Haftungsvorschrift für gerichtliche Sachverständige in das BGB ein, die für alle nach dem Stichtag schriftlich erstatteten oder mündlich erläuterten Gutachten gilt[1]:

„§ 839 a Haftung des gerichtlichen Sachverständigen

Erstattet ein vom Gericht ernannter Sachverständiger vorsätzlich oder grob fahrlässig ein unrichtiges Gutachten, so ist er zum Ersatz des Schadens verpflichtet, der einem Verfahrensbeteiligten durch eine gerichtliche Entscheidung entsteht, die auf diesem Gutachten beruht.

§ 839 Abs 3 ist entsprechend anzuwenden."

> § 839 a BGB stellt eine Ausnahmevorschrift dar, die nach der amtlichen Begründung des Gesetzgebers[2] die Haftung des gerichtlichen Sachverständigen abschließend regelt und daher in ihrem Anwendungsbereich den Rückgriff auf das allgemeine Deliktsrecht ausschließt.

Die Haftung für ein grob fehlerhaft erstattetes unrichtiges Gutachten innerhalb eines gerichtlichen Verfahrens, welches bei einem Beteiligten zu einem Vermögensschaden führt, richtet sich somit zukünftig ausschließlich nach § 839 a BGB, unabhängig von der Frage, ob der Gutachter auf sein Gutachten vereidigt wurde oder nicht.

Ob die Anwendungsexklusivität auch ausnahmslos im Verhältnis zu § 826 BGB („sittenwidrige Schädigung") gelten kann, der anders als § 839 a BGB eine Sanktion für schädigendes Verhalten mit gesteigertem Unwertgehalt vorsieht, ohne jedoch die Haftung noch an weitere Voraussetzungen zu knüpfen, bleibt abzuwarten. Das hierfür im Schrifttum ins Feld geführte Argument, dass auch die Amtshaftung des § 839 BGB nach allgemeiner Meinung den Rückgriff auf § 826 BGB ausschließt[3], greift sicherlich zu kurz. Während die sittenwidrige Schädigung eines Amtsträgers stets (auch) die Voraussetzungen der Amtshaftung erfüllt, ist eine solche Parallelität bei § 839 a bzw § 826 BGB eben nicht gegeben.

Ähnlich ungeklärt sind die Möglichkeiten der Ausweitung bzw analogen Anwendung dieser Norm auf Gutachten außerhalb gerichtsförmlicher Verfahren. Zwar würde der erwähnte Ausnahmecharakter rechtssystematisch nicht a priori jedwede erweiternde oder analoge Anwendung ausschließen. Entstehungsgeschichte und Regelungszweck lassen hierfür jedoch kaum Raum. Wortlaut wie auch der erklärte Wille des Gesetzgebers lassen klar die Zielrichtung erkennen, die sachlich nicht gerechtfertigten und häufig von Zufälligkeiten im Prozessverlauf abhängigen Divergenzen zwischen der Haftung für Rechtsgutsverletzungen gemäß § 823 Abs 1 BGB, Schutzgesetzverletzungen iS von § 823 Abs 2 BGB und der lediglich über § 826 BGB abgesicherten Haftung für reine Vermögensschäden zu beseitigen.[4] Das spricht für eine Beschränkung der Anwendung des § 839 a auf gerichtliche oder doch wenigstens gerichtsähnliche Verfahren.

Damit aber steht der von einem Privatversicherer im Vorfeld einer gerichtlichen Auseinandersetzung hinzugezogene Gutachter von vornherein außerhalb des Regelungsbereichs dieser Vorschrift.

Selbst eine analoge Anwendung muss insoweit ausscheiden. Diese von der juristischen Kommentarliteratur, soweit ersichtlich, aus dem Gesetzeszweck einhellig abgeleitete Beschränkung des Anwendungsbereichs ist auch rechtssystematisch begründet. Anders als der gerichtliche Sachverständige, der sich der Beauftragung entsprechend § 407 a Abs 1 ZPO bzw § 75 Abs StPO grundsätzlich nicht entziehen kann, steht es außerhalb gerichtlicher Verfahren dem Arzt frei, den Gutachtenauftrag anzunehmen oder abzulehnen, sodass schon aus diesem Grund keine vergleichbare Interessenlage als methodische Voraussetzung eines Analogieschlusses besteht. Gleiches gilt auch für den im Auftrag einer Gutachterkommission oder Schiedsstelle der Ärztekammern zur Klärung eines Behandlungsfehlervorwurfs tätig gewordenen Arzt.[5]

Umgekehrt wird man die analoge Anwendung dort zu diskutieren haben, wo der Sachverständige unmittelbar oder doch wenigstens mittelbar den genannten prozessrechtlichen Vorschriften unterworfen ist. Das gilt ua im staatsanwaltschaftlich geführten Ermittlungsverfahren, wo § 161 a Abs 1 S 2 StPO eine weitgehende Gleichstellung mit dem gerichtlichen Sachverständigen vorsieht. Streitig ist hingegen, ob dies auch auf das schiedsrichterliche Verfahren der §§ 1025 ff ZPO zutrifft. Ein Schiedsge-

---

[1] Die Übergangsregelung in Art. 229 EGBGB stellt in § 8 auf den Eintritt des „schädigenden Ereignisses" nach dem 31.07.2002 ab, was nach herkömmlicher kollisionsrechtlicher Terminologie den Zeitpunkt der Gutachtenerstattung (haftungsbegründende Pflichtwidrigkeit) oder aber den des rechtskräftigen Verfahrensabschlusses (Schadenseintritt) bezeichnen kann; der BGH hat in einem Urteil vom 06.02.2003 – III ZR 44/02 – ohne nähere Problematisierung des Aspektes offenbar die Gutachtenerstellung als maßgeblichen Zeitpunkt angesehen und § 839 a BGB für unanwendbar gehalten.

[2] BT-Drucksache 14/1755

[3] so Blankenhorn, S. 103

[4] vgl BMJ (Hrsg.), Bericht der Kommission für das Zivilprozessrecht, 1977, 142 f, 358 f

[5] zutreffend *Thole*, GesR 2006, 154, 156

7.7 Haftung des Gutachters

richt kann zwar selbst nur Sachverständige vernehmen, die „freiwillig" vor ihm erscheinen (§ 1035 ZPO), jedoch bietet § 1036 ZPO insoweit ausdrücklich die Amtshilfe durch das staatliche Gericht. Damit besteht zumindest mittelbar eine § 407 a ZPO vergleichbare Übernahmepflicht.

Eine gelegentlich darüber hinaus diskutierte analoge Anwendung des § 839 a BGB auf den im Auftrag einer Verwaltungsbehörde oder – für den Arzt besonders bedeutsam – eines Sozialversicherungsträgers tätigen Gutachter[1] erscheint dagegen nicht möglich. Denn die vorstehenden Überlegungen treffen auf diese Konstellation nach der hier vertretenen Auffassung zur – fehlenden – Übernahmepflicht gerade nicht zu.

Ebenso wenig kommt für einen lediglich als sachverständigen Zeugen vernommenen Arzt, der außerhalb eines Gutachtenauftrags gewonnene Befundtatsachen mitteilt, die analoge Anwendung des § 839 a BGB infrage.[2] Der sachverständige Zeuge hat zwar eine Aussagepflicht gegenüber dem Gericht, diese trifft jedoch andere „nicht sachverständige" Zeugen in gleicher Weise und rechtfertigt daher keine haftungsrechtliche Differenzierung.

> **Tatbestandsvoraussetzung** für eine Anwendung des § 839 a BGB ist, dass der Gutachter von einem „Gericht" ernannt worden ist.

Ungeachtet der schon angesprochenen streitigen Anwendbarkeit auf Schiedsgerichte umfasst § 839 a BGB jedenfalls alle staatlichen Gerichte der ordentlichen wie außerordentlichen Gerichtsbarkeit einschließlich der Berufsgerichte (zB Heilberufsgerichte, Anwaltsgerichtshöfe usw).

> Er muss ferner „vorsätzlich oder grob fahrlässig ein unrichtiges Gutachten erstattet haben".

Das vordergründig eindeutige Tatbestandsmerkmal des „unrichtigen Gutachtens" erweist sich bei näherem Hinsehen als durchaus komplex. Der amtlichen Begründung ist hierzu nichts zu entnehmen, und auch in der bisherigen Gesetzeskommentierung scheint eine befriedigende inhaltliche Konkretisierung noch nicht gelungen.

Relativ unproblematisch werden sich solche Fälle ausscheiden lassen, in denen die „Unrichtigkeit" des Gutachtens sich erst aus der Retrospektive ergibt. So etwa, wenn später erhobene oder zugänglich gewordene Befunde den Sachverhalt in einem anderen Licht erscheinen lassen, dem Sachverständigen diese Befunde aber, aus welchen Gründen auch immer, zum Zeitpunkt der Gutachtenerstattung nicht zugänglich waren. Hier war das Gutachten jedenfalls aus der haftungsrechtlich allein maßgeblichen Perspektive ex ante nicht „unrichtig". Zumindest fehlt es an jedweder Vorwerfbarkeit.

Hieraus folgt aber umgekehrt, dass ex ante vorwerfbar unrichtige Tatsachenfeststellungen des Gutachters, die fehlende Ausschöpfung von Erkenntnismöglichkeiten, die mangelnde Berücksichtigung der aktuellen Fachliteratur oder vorhandener Leitlinien der Fachgesellschaften ebenso wie das Vorspiegeln von Sicherheit, wo allenfalls ein Wahrscheinlichkeitsurteil möglich ist, und in sich fehlerhafte, weil von den Anknüpfungstatsachen nicht gedeckte Schlussfolgerungen einen haftungsbegründenden Mangel darstellen können.

Fraglich ist in diesem Zusammenhang aber, ob ein Gutachten bereits dann „unrichtig" ist, wenn der Sachverständige trotz solcher oder ähnlicher Mängel zu einem Ergebnis gelangt, welches man auch auf methodisch korrektem Weg hätte erzielen können. Noch schwieriger gestaltet sich die Beurteilung, wenn man nicht auf die Methodik, sondern unmittelbar auf vermeintliche oder tatsächliche „Wertungsfehler" abheben will. Wertungen sind bekanntlich nicht als „richtig" oder „falsch", sondern allenfalls als „vertretbar" oder „unvertretbar" kategorisierbar. Der Rückgriff auf „allgemein vertretene Ansichten" als korrigierender Maßstab[3] hilft in der medizinischen Begutachtung allenfalls dort weiter, wo zB evidenzbasierte Kriterien ungeachtet der individuellen Gegebenheiten nur eine gutachtliche Schlussfolgerung erlauben. Das dürfte aber eher selten einmal der Fall sein. Andererseits lässt nicht jeder methodische Mangel, so zB auch ein Verstoß gegen die persönliche Leistungspflicht, ein Gutachten „unrichtig" werden, da anderenfalls dieses Tatbestandsmerkmal neben dem Verschulden keine eigenständige Bedeutung mehr hätte.[4]

> Über die bloße objektive „Unrichtigkeit" hinaus muss dem Sachverständigen der **Vorwurf des Vorsatzes, zumindest aber der groben Fahrlässigkeit** gemacht werden können.

An dieser Erweiterung des erforderlichen Verschuldensgrades vom – wenigstens bedingten – Vorsatz, wie bisher im Rahmen des § 826 BGB, auf eine nunmehr ausreichende „grobe Fahrlässigkeit", entzündete sich vor allem die Diskussion über eine – angebliche – Haftungsverschärfung im Vorfeld und nach Einführung des § 839 a BGB.[5]

---

[1] vgl dazu OLG Koblenz MedR 2006, 482; eine analoge Anwendung bejahend z. B. *Thole*, GesR 2006, 154, 156
[2] zutreffend Ulrich, Rdz 751; aA *Thole* aaO
[3] so aber *Jaeger/Luckey*, Rdz 418
[4] Ob eine Verletzung der persönlichen Begutachtungspflicht stets den Vorwurf zumindest der groben Fahrlässigkeit zu begründen vermag, wie *Ulrich* aaO Rdz 755, und *Blankenhorn* S 166, meinen, erscheint zumindest zweifelhaft.
[5] vgl einerseits *Wittig/Henssen* Orth. Praxis 2003, 67 ff., andererseits *Gaidzik* MedSach 2004, 129 ff

7 Rechtsstellung des Gutachters

> **!** Entsprechend den üblichen Umschreibungen in Literatur und Rechtsprechung handelt der Gutachter **grob fahrlässig**, wenn er die nach den Regeln seines Fachgebietes gebotene Sorgfalt in „außergewöhnlich schwerwiegender Weise" verletzt, „auf der Hand liegende Sorgfaltsregeln missachtet" „schon einfachste, ganz nahe liegende Überlegungen nicht angestellt und das nicht beachtet hat, was im gegebenen Fall jedem Vertreter seines Fachs einleuchten musste".[1]

Der Begriff der „groben Fahrlässigkeit" ist rechtlich eindeutig definiert und berücksichtigt iS einer gesteigerten Vorwerfbarkeit auch subjektive, in der Individualität des Handelnden zu berücksichtigende Umstände.[2] Eine dem „groben Behandlungsfehler" ähnelnde Beschränkung auf die rein objektive Pflichtwidrigkeit kommt folglich nicht in Betracht.[3] In der praktischen Anwendung dürfte dieser hohe Verschuldensgrad daher von der „Begutachtung ins Blaue hinein", die schon nach alter Rechtslage als bedingt vorsätzlich gewertet wurde und über § 826 BGB zur Haftung auch für primäre Vermögensschäden führte,[4] kaum noch zu differenzieren sein.

> Das Gutachten muss weiterhin zur **Grundlage einer gerichtlichen Entscheidung** (= Urteil oder Sachentscheidung durch Beschluss) geworden sein.

Haben sich die Parteien innerhalb des Prozesses oder außergerichtlich verglichen, entfällt ein Anspruch aus § 839 a BGB.

Dies gilt selbst dann, wenn die fehlerhaften Schlussfolgerungen des Gutachters für den Vergleichsschluss maßgeblich gewesen sein sollten. Ein derartiger Irrtum mag uU die Wirksamkeit des Vergleiches berühren, nicht aber eine Haftung des Gutachters begründen.[5]

Die Bereitschaft der Parteien zur gütlichen Einigung dürfte dies freilich kaum fördern. Denn deren anwaltliche Vertreter haben ihre Mandanten pflichtgemäß über den Verlust eines potenziellen Schadensersatzanspruchs gegen den Sachverständigen zu informieren, selbst wenn unter dem Eindruck des Gutachtens ein Vergleich – vielleicht sogar auf ausdrückliche Empfehlung des Gerichts – in der Diskussion steht. Andernfalls müssten sie befürchten, letztendlich selbst nachträglich in die (Anwalts-)Haftung genommen zu werden. Ähnliche Probleme treten dann auf, wenn das Gutachten dazu Anlass gibt, die Klage zurückzunehmen oder aber die klägerische Forderung anzuerkennen. Im erstgenannten Fall kommt es nicht mehr zu einer gerichtlichen (Sach-)Entscheidung, im letztgenannten Fall kann zwar ein „Anerkenntnis"-Urteil ergehen, dieses „beruht" aber dann nicht auf dem vorangegangenen – fehlerhaften – Gutachten, sondern ist zwingende Folge des Anerkenntnisses. Der vereinzelt im juristischen Schrifttum unterbreitete Vorschlag, in diesem Fall wieder auf die allgemeinen Regelungen zurückgreifen zu dürfen oder § 839 a BGB über seinen Wortlaut hinaus anzuwenden[6], ist rechtsmethodisch bedenklich und liefe dem erklärten Normzweck des § 839 a BGB, eine abschließende Regelung treffen zu wollen, erst recht zuwider.

> Soweit eine **Sachentscheidung** ergangen ist, muss diese **auf dem Gutachten „beruhen"**.

Auch dies wirft Fragen auf, so zB, ob hierfür eine anhand der Begründung zu objektivierende Kausalbeziehung zwischen Gutachten und Entscheidungstenor genügt oder auch wertende Gesichtspunkte einfließen müssen. Ferner erscheint zumindest diskussionswürdig, ob den Gutachter das Haftungsrisiko in vollem Umfang treffen soll, wenn das Gericht in seiner nicht mehr anfechtbaren Entscheidung das unrichtige Gutachtenergebnis kritiklos übernommen und sich mit den erkennbaren Mängeln in seiner Herleitung nicht kritisch auseinander gesetzt hat[7] oder ob es zu einer Unterbrechung des Zurechnungszusammenhangs kommen kann, wenn Gericht und Prozessbeteiligte offenkundige Mängel übersehen.

Im Unterschied zum Gutachter als seinem „Gehilfen" steht dem Gericht das „Richter-Privileg" des § 839 Abs 2 Satz 1 BGB zur Seite, das die Haftung auf die vorsätzliche „Rechtsbeugung" beschränkt. Der hieraus resultierende Wertungswiderspruch wird augenfällig, wenn das Gutachten nur partielle Mängel aufweist, etwa der Gutachter bei an sich korrekter Argumentation zu einem „falschen" Ergebnis gelangt. „Beruht" dann die Entscheidung auf einem unrichtigen Gutachten, wenn das Gericht, was nicht nur gelegentlich vorkommen soll, lediglich die Zusammenfassung zur Kenntnis genommen und die entgegenstehenden – zutreffenden – Erwägungen in seiner Herleitung außer Acht gelassen hat?

---

[1] vgl BGHZ 10, 14, 16; weitere Beispiele bei *Ulrich* aaO Rdz 755
[2] BGHZ 10, 14, 17
[3] so aber *Thole* GesR 2006, 154, 157 mwN
[4] BGH NJW 1991, 3282
[5] eingehend und kritisch dazu *Blankenhorn* S 137 ff

[6] näher zum Streitstand *Blankenhorn* S 139 ff
[7] So ausdrücklich *Thole*, GesR 2006, 154, 159: Die Kausalität des Gutachtens für die Gerichtsentscheidung wird auch in aller Regel nicht von etwaigen Fehlern des Gerichts infrage gestellt.

7.7 Haftung des Gutachters

Ähnlich problematisch erscheint die umgekehrte Fallkonstellation, worin der Gutachter mit falscher Begründung zu einer inhaltlich korrekten Schlussfolgerung gelangt (zB eine zutreffende Einschätzung der unfallbedingten MdE trotz unrichtiger Bewertung der einzelnen Ursachenbeiträge). Wenn nun das Gericht nach der von ihm zu fordernden eigenständigen Prüfung der gutachtlichen Gedankengänge auf der Grundlage der vermeintlich überzeugenden – jedoch in Wahrheit fachlich unzutreffenden – Argumentation des Gutachtens in den Einzelaspekten dessen Gesamtergebnis „korrigiert", liegt dann noch eine auf einem unrichtigen Gutachten „beruhende" gerichtliche Entscheidung iS von § 839 a BGB vor? Auch hierzu schweigen sich amtliche Begründung und Kommentarliteratur bislang aus.

> Durch den Verweis auf § 839 Abs 3 BGB ist als Anspruchserfordernis schließlich noch erforderlich, dass der Betroffene es vorsätzlich oder wenigstens fahrlässig unterlassen hat, den **Schaden durch Gebrauch eines Rechtsmittels** gegen die ergangene Entscheidung abzuwenden.

Bei rechtsmittelfähigen Entscheidungen wird dies regelmäßig dann der Fall sein, wenn der Gutachter von falschen oder womöglich beim Probanden gar nicht erhobenen Befunden ausgegangen ist und dies dem Betroffenen bei der gebotenen Überprüfung des erstatteten Gutachtens auch ohne Weiteres erkennbar war. Etwaige Kontroll- bzw Beratungsversäumnisse seines Anwalts müsste sich der Geschädigte in diesem Zusammenhang wie eigenes Verschulden anrechnen lassen.

Die Begutachtung außerhalb gerichtlicher Verfahren

> Bei Gutachten außerhalb gerichtlicher Verfahren richtet sich die Haftung des Gutachters – wie bereits vor Einführung des § 839 a BGB – nach den allgemeinen vertrags- und deliktsrechtlichen Vorschriften.

Beim freien Gutachtenauftrag besteht eine **vertragliche Beziehung** des Auftraggebers mit dem nicht bei ihm angestellten oder in einem öffentlich-rechtlichen Dienstverhältnis befindlichen Gutachter.

In Betracht kommt selbstredend kein echtes „Auftragsverhältnis" iS des § 662 BGB; was die unentgeltliche Leistungserbringung implizieren müsste.

In aller Regel handelt es sich vielmehr um einen – entgeltlichen – Werkvertrag iS des § 631 BGB.

Im Rahmen von dauerhaften Beratungsverhältnissen sind allerdings auch andere Vertragstypen denkbar, so etwa ein Dienst- oder entgeltlicher Geschäftsbesorgungsvertrag. Dieser zwischen den Parteien schriftlich oder konkludent durch Auftragsübernahme geschlossene Vertrag regelt neben Inhalt und Honorierung auch die Frage einer Haftung für etwaige gutachtliche Fehlleistungen, einschließlich des hierbei anzulegenden Verschuldensmaßstabs.

> Fehlt es an einer ausdrücklichen abweichenden Regelung – zB Begrenzung der Haftung auf Vorsatz und grobe Fahrlässigkeit – verbleibt es bei den allgemeinen Grundsätzen, dh der Gutachter haftet für **schuldhafte Verletzungen seiner Vertragspflichten** – hier insbesondere die ordnungsgemäße Erstellung des „Werkes" – für den daraus entstehenden Schaden, § 280 BGB, und zwar nach Maßgabe von § 276 BGB bereits bei nur leichter Fahrlässigkeit.

Schuldhaftes Handeln seiner Mitarbeiter sind ihm wie eigenes Verschulden zuzurechnen, § 278 BGB. Neben Vermögensschäden kann sich die Vertragshaftung seit dem 01.08.2002 zudem auf immaterielle Schäden (= Schmerzensgeld) erstrecken, sofern Körper, Gesundheit, (Fortbewegungs-)Freiheit, Eigentum oder das sexuelle Selbstbestimmungsrecht von der Pflichtverletzung tangiert sind, § 253 Abs 2 BGB nF.

Anspruchsberechtigt bei Verletzung vertraglicher Pflichten ist zum einen der Auftraggeber des Gutachtens.

Vor dem Hintergrund jedenfalls der publizierten Urteile scheint es zu solchen Auseinandersetzungen mit dem Gutachter freilich nur sehr selten zu kommen, sei es, weil die Auftraggeber das Prozessrisiko scheuen, sei es, weil gesellschaftsinterne Kontrollmechanismen greifen (zB durch Beratungsärzte) und zweifelhafte gutachtliche Entscheidungen noch rechtzeitig korrigieren.

Zum anderen kommt aber auch der von der Begutachtung betroffene Proband als Anspruchsinhaber in Betracht.

Anspruchsgrundlage ist hier ggf die Rechtsfigur des „Vertrags mit Schutzwirkung zugunsten Dritter". Der BGH hat in einer jüngeren Entscheidung[1] die Einbeziehung des Probanden in das Vertragsverhältnis Gutachter/Auftraggeber erwogen, wenn „das Versicherungsverhältnis – wie möglicherweise bei der Krankenversicherung – wesentliche Lebensgrundlagen des Versicherten berührt, dessen Leben und Gesundheit von der Eintritts-

---
[1] VersR 2002, 1407

bereitschaft der Versicherung für die Behandlung abhängen können", zugleich aber für Versicherungen, die „lediglich eine Geldzahlung betreffen", einen solchen Drittbezug abgelehnt. Hieraus wäre zu folgern, dass der Proband für erlittene Vermögensschäden den medizinischen Gutachter grundsätzlich nicht haftbar machen kann.[1]

Diese Differenzierung des BGH ist indessen nicht überzeugend. Auch auf reine Geldleistungen abzielende Versicherungen stehen in ihrer Bedeutung für den Betroffenen der Krankenversicherung vielfach nicht nach. Man denke nur an die nicht selten existenzsichernden Unfall- und auch Berufsunfähigkeitsversicherungen. Andererseits dient der „drittschützende Vertrag" der Vermeidung von drohenden Haftungslücken, während für die Probanden bei der Inanspruchnahme des Gutachters häufig die Umgehung der kürzeren versicherungsrechtlichen Verjährungsfristen im Vordergrund steht, die eine nachträgliche Korrektur der Entscheidung des Versicherers häufig nicht mehr erlauben, wenn er von dem vermeintlichen oder tatsächlichen Gutachtenmangel erst später zB im Rahmen weiterer Diagnostik erfährt. Folglich ist dem BGH, wenngleich nicht in der Begründung, so doch im Ergebnis beizupflichten.[2]

> **!** Ein iS von § 839 a BGB „unrichtiges" Gutachten wird sonach auch im außergerichtlichen Raum regelmäßig zur Haftung des Gutachters zumindest gegenüber dem Auftraggeber führen.

Darüber hinaus lassen sich im Einzelfall aus der Verletzung vertraglicher Nebenpflichten weitere Schadensersatzpflichten konstruieren, so wenn der Gutachter zwar die gestellten Fragen umfassend beantwortet, aber sonstige ihm bekannte Umstände verschweigt, die ersichtlich für den Auftraggeber wichtig sind, oder wenn er den Auftrag mit einem übertriebenen, objektiv nicht gerechtfertigten zeitlichen oder technischen Aufwand betreibt und so zur Schadensentstehung beiträgt.[3]

Eine **deliktische Haftung** des Sachverständigen ist **für den Auftraggeber** angesichts dieser umfassenden vertraglichen Haftung, die mittlerweile sowohl im Haftungsumfang wie auch in der Verjährung der deliktischen Haftung gleichgestellt ist, ohne Interesse.

---

[1] so auch LG Bielefeld VersR 2003, 123; aA noch OLGR Celle 1994, 229
[2] vgl dazu auch *Gaidzik*, Forum Medizinische Begutachtung 2008, S 35 ff
[3] *Ulrich* aaO S 403

> Für den Probanden hingegen ist, wenn und soweit man eine Haftung aufgrund einer drittschützenden Wirkung des Gutachtenvertrages ablehnt, die **deliktische Haftung** nach wie vor von großer Bedeutung. Denn von den oben angesprochenen – sehr begrenzten – Möglichkeiten einer analogen Anwendung des § 839 a BGB einmal abgesehen, haftet zB der von einem Privatversicherer **beauftragte** Gutachter dem Probanden gemäß § 823 Abs 1 BGB für alle wenigstens fahrlässig herbeigeführten Körper- und Gesundheitsverletzungen.

Außerhalb des dortigen – abschließenden – Rechtsgüterkatalogs und den besonderen Fällen der Begutachtung in „hoheitlicher" Funktion mit der dann möglichen Amtshaftung nach Maßgabe von § 839 iVm Art 34 GG (s unten) verbleibt es bei Gutachtenmängeln, die zu einer Vermögenseinbuße beim Probanden/Auftraggeber geführt haben, bei der Haftung nach § 826 BGB mit seinen schon dargestellten restriktiven Voraussetzungen.

Auch im deliktischen Bereich muss der Gutachter prinzipiell für schuldhaftes Verhalten der von ihm eingeschalteten Mitarbeiter haftungsrechtlich einstehen, § 831 BGB.

Amtshaftung nach § 839 BGB iVm Art 34 GG

Einen Sonderfall der Haftung des Gutachters bildet § 839 BGB iVm Art 34 GG.

Die Begutachtung stellt grundsätzlich keine hoheitliche Tätigkeit dar. Dies gilt auch für den verbeamteten Gutachter, der dann innerhalb gerichtlicher Verfahren ebenfalls § 839 a BGB unterliegt und außerhalb justizförmiger Verfahren sich allenfalls auf das Verweisungsprivileg in § 839 Abs 1 Satz 2 BGB berufen kann, wenn und soweit der Geschädigte anderweitig Ersatz zu erlangen vermag.

Es verbleiben allerdings einige Fallgruppen, in denen die Grundsätze der Amtshaftung für gutachtliche Fehlleistungen durchgreifen:

Gutachten im (Sozial-)Verwaltungsverfahren. Obschon der nicht selbst dort angestellte Gutachter mit einem öffentlich-rechtlichen **Verwaltungsträger** (zB Rentenversicherung, Berufsgenossenschaft) regelmäßig in einer (werk-)vertraglichen

Beziehung steht, wird mit dessen Gutachten aus der Perspektive des Probanden mittelbar eine dem Verwaltungsträger obliegende hoheitliche Aufgabe erfüllt.[1]

Zwangsmaßnahmen durch Gutachter. Muss der Gutachter im Rahmen des ihm vom Gericht oder von der Staatsanwaltschaft erteilten Auftrags Zwangsmaßnahmen vornehmen (zB Entnahmen von Blutproben zur **Alkoholbestimmung**), handelt er insoweit in Ausübung eines öffentlichen Amtes im Sinne von Art 34 GG.

Behördengutachten oder dienstliches Gutachten. Wird der Begutachtungsauftrag einer Behörde erteilt, haben die dortigen Amtsträger eine auch gegenüber den Verfahrensbeteiligten bestehende Amtspflicht, das erbetene Gutachten unparteiisch, richtig, sachkundig und vollständig zu erstatten. Gleiches gilt für den Fall, in dem zwar nicht die Behörde, sondern deren Mitarbeiter persönlich zum Sachverständigen bestellt worden ist, die Gutachtenerstattung jedoch zu dessen Dienstaufgaben gehört, wie etwa idR bei Ärzten der Arbeitsverwaltung, der Rentenversicherungsträger, des MDK sowie der Gesundheitsämter.

> In all diesen Konstellationen regelt sich die Haftung nach § 839 BGB bzw Art 34 GG, dh der Anspruch des Geschädigten richtet sich gegen die Anstellungskörperschaft des Gutachters bzw gegen diejenige Körperschaft, in deren Aufgabenkreis er tätig geworden ist.

Dies gilt für den Amtsarzt mit oder ohne eigenen Beamtenstatus zB bei der Begutachtung der Dienstfähigkeit eines Beamten ebenso wie für den Arzt in Klinik oder Praxis, der für eine Berufsgenossenschaft bei der Bemessung einer arbeitsunfallbedingten MdE tätig geworden ist.[2] Eine persönliche Haftung des Gutachters scheidet damit insbesondere im weiten Bereich der Sozialverwaltung aus, die jeweils betroffene Körperschaft kann allerdings in Fällen grober Fahrlässigkeit oder bei vorsätzlichem Handeln ihm gegenüber Rückgriff nehmen.

7.8 Haftpflichtversicherung des Gutachters

Mögen die haftungsrechtlichen Risiken auch verhältnismäßig gering sein, ist der medizinische Gutachter doch sicherlich gut beraten, seinen Versicherungsschutz zu überprüfen und zu klären, ob neben einer eventuellen kurativen Tätigkeit auch die Begutachtung in den Versicherungsvertrag einbezogen ist und insbesondere für dort eintretende – primäre – Vermögensschäden ausreichende Deckungssummen zur Verfügung stehen. Werden nicht nur „gelegentlich" Gutachten erstattet, sollte eine schriftliche Klarstellung des Versicherers eingeholt bzw eventuell sogar eine zusätzliche Vermögenshaftpflichtversicherung für den gutachtlichen Bereich mit Deckungssummen von 250 000 – 500 000 € abgeschlossen werden.

Literatur

Blankenhorn, C.: Die Neuregelung der Haftung des gerichtlichen Sachverständigen durch § 839 a BGB, 2004, Dissertation Universität Regensburg

Bundesministerium der Justiz (Hrsg.): Bericht der Kommission für das Zivilprozessrecht, 1977, Bonn

Gaidzik, P.W.: Gravierende Haftungsverschärfung für den gerichtlichen Sachverständigen durch § 839 a BGB?, MedSach 2004, 129 – 132

Gaidzik, P.W.: Haftung des Gutachters, Forum Medizinische Begutachtung 2008, 35 – 40

Jacobs, W.: Haftung für des gerichtlichen Sachverständigen, Zeitschrift für Rechtspolitik 2001, 489 – 493

Jaeger, L., J. Luckey: Das neue Schadensersatzrecht, 2002, ZAP Verlag, Münster

Laufs A., W. Uhlenbruck: Handbuch des Arztrechts, 3. Auflage 2002, Beck, München

Meyer, P., A. Höver, W. Bach: Die Vergütung und Entschädigung von Sachverständigen, Zeugen, Dritten

---

[1] OLG Koblenz MedR 2006, 482

[2] BGHZ 147, 169

und von ehrenamtlichen Richtern nach dem JVEG, 24. Auflage 2007, Carl Heymanns, Berlin

Thole, Ch.: Die zivilrechtliche Haftung des medizinischen Sachverständigen, insbesondere nach § 839 a BGB, Zeitschrift für Gesundheitsrecht 2006, 154 – 160

Ulrich, J.: Der gerichtliche Sachverständige, 12. Auflage 2007, Carl Heymanns, Berlin, München

Widder, B., P. W. Gaidzik: Leistungsgerechte Vergütung nach dem JVEG? MedSach 2005, 127 – 133

Wittig C., R. Henssen R: Gravierende Verschärfung der Arzthaftpflicht bei Gerichtsgutachten nach Neueinführung des § 839 a BGB mit Wirkung vom 01. 08. 2002, Orthopädische Praxis 2003, 67 – 69

8 Rechtliche Aspekte zur Begutachtung in einzelnen Rechtsgebieten

A. Erlenkämper, D. Hollo, P. W. Gaidzik

8.1 Zivilrechtliche Schadensersatzansprüche

Wird ein Arzt als Gutachter in einer Haftpflichtsache tätig, muss er die **fundamentalen Unterschiede** des zivilen Schadensersatzrechts zu den – ihm häufig geläufigeren – vergleichbaren Tatbeständen des Sozialrechts kennen und beachten.

> Geht es um Sachverständigengutachten in einem **gerichtlichen Verfahren**, zwingt der streng formalisierte Zivilprozess den Gutachter, sich besonders eng an die Fragen des Beweisbeschlusses zu halten.

Änderungen und Ergänzungen dürfen hier nie ohne Rücksprache mit dem Gericht vorgenommen werden.

Vorsicht ist hier auch in der Beschaffung der notwendigen **Anknüpfungstatsachen** geboten.

Während aktenkundige Befunde und eigene Befunderhebungen des Sachverständigen unproblematisch verwandt werden dürfen, sollten vom Proband mitgebrachte Unterlagen zwar entgegengenommen, deren Verwertung aber von der zunächst einzuholenden Zustimmung des Gerichts abhängig gemacht werden, sofern nicht – wie in der Praxis durchaus üblich – der Beweisbeschluss den Sachverständigen ausdrücklich zur Beiziehung weiterer Unterlagen ermächtigt. In einem solchen Fall ist er auch ohne Weiteres befugt, von sich aus Befundberichte bei vor- oder nachbehandelnden Ärzten/Kliniken einzuholen.

> **Außerhalb eines Prozesses** ist der Gutachter an diese strikten verfahrensrechtlichen Vorgaben nicht gebunden.

Doch sind auch hier Besonderheiten zu beachten, so insbesondere die **Unterschiede im Kausalitätsbegriff**.

Zwar ist im Haftpflichtrecht wie im Sozialrecht im ersten Schritt zu prüfen, ob eine Bedingung conditio sine qua non für einen Gesundheitsschaden war. Ob sie für deren Herbeiführung iS des Sozialrechts wesentlich war, ist – in den Grenzen der Adäquanz – hingegen für die Haftung eines potenziellen Schädigers ebenso unerheblich wie die Frage, ob sie unmittelbar oder mittelbar, allein oder mit anderen Faktoren den Schaden herbeigeführt hat bzw hat herbeiführen können.

> Ein weiterer wesentlicher Unterschied zum Sozialrecht liegt in dem komplexen Zusammenspiel von Beweismaß- und Beweislastregeln.

Diese muss der Sachverständige – zumindest in Grundzügen – kennen, um die richtigen Maßstäbe an die Beurteilung eines Geschehensablaufs anlegen und in verwertbare Formulierungen für den Auftraggeber umsetzen zu können. Aussagen, wie der Unfall „war geeignet", die fragliche Schädigung hervorzurufen, sind für alle Rechtsgebiete nicht zielführend. Dass mehr für als gegen einen Ursachenzusammenhang spricht, reicht im Sozialrecht regelmäßig aus; im Zivilrecht kann so allenfalls der Nachweis eines Zusammenhangs zwischen der primären Gesundheitsschädigung einerseits und etwaiger Folgeschäden andererseits geführt werden. Dass das Schadensereignis überhaupt zur „Erstschädigung" geführt hat, ist hingegen im Haftpflichtrecht „vollbeweislich", dh jenseits begründeter Zweifel zu sichern.

Beispiel: Hat bei dem Insassen eines PKW ein Auffahrunfall zu einer distalen Radiusfraktur geführt und ist im weiteren Verlauf an dem betroffenen Unterarm ein CRPS I bzw. ein Morbus Sudeck mit weitgehender Funktionslosigkeit des Handgelenks eingetreten, bedürfen lediglich das Unfallereignis selbst, die Fraktur und der Kausalzusammenhang zwischen diesen eines Vollbeweises nach Maßgabe von § 286 ZPO. Die weitere Entwicklung – Entstehung eines CRPS I und dessen kausale Verknüpfung mit der Fraktur sowie die damit verbundenen körperli-

8 Rechtliche Aspekte zur Begutachtung in einzelnen Rechtsgebieten

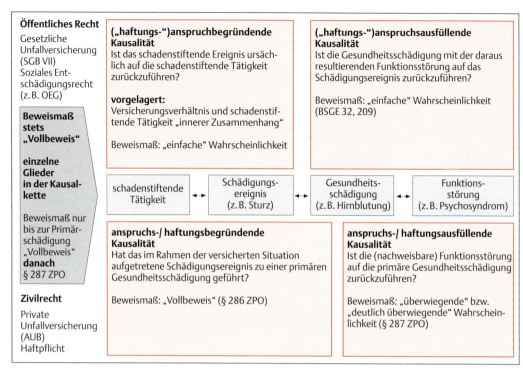

Abb. 8.1 Synopsis der Beweismaßregeln im Sozial- und Zivilrecht.

chen und finanziellen Schäden – unterfallen hingegen der Beweiserleichterung des § 287 ZPO.

Nur terminologische Bedeutung besitzt der Umstand, dass im Sozial(versicherungs)recht die Gesundheitsschädigung dem anspruchs- bzw. „haftungs"auslösenden Kausalzusammenhang[1] zugerechnet wird, während im zivilen Haftungsrecht der Erstschaden (= Rechtsgutsverletzung) dem haftungsbegründenden Kausalzusammenhang angehört (Abb. 8.1).[2]

Ein letzter, nicht minder bedeutsamer Unterschied liegt in der Schadensbemessung. Zivilrechtliche Schadensersatzansprüche dienen – ausschließlich – dem Ausgleich konkret eingetretener und nachgewiesener Schäden.

Geht es um die dauerhafte **Aufhebung oder Einschränkung der Erwerbsfähigkeit** des Geschädigten und ggf um seine infolge der Schädigung erhöhten Bedürfnisse iS der §§ 842, 843 BGB, sind die sozialrechtlichen Maßstäbe über Arbeits-, Berufs- oder Erwerbsunfähigkeit, über die MdE bzw GdB und GdS sowie über Pflegebedürftigkeit und Hilflosigkeit rechtlich ohne Belang. Denn Schadensersatz nach dieser Vorschrift ist nicht (wie im Sozialrecht) nach abstrakten Maßstäben zu leisten, sondern nur für einen konkreten, individuell zu ermittelnden Vermögensschaden, den der Betroffene durch das schädigende Ereignis tatsächlich erleidet.

> **!** Diese nur sozialrechtlich relevanten Begriffe dürfen daher in Gutachten in Haftpflichtsachen nicht verwendet werden. Insbesondere ist es bei geminderter Erwerbsfähigkeit fehl am Platz, diese in den für das Sozialrecht maßgebenden Prozentsätzen an MdE auszudrücken.
> Ob bei dem Geschädigten die **Erwerbsfähigkeit** zeitweilig oder dauerhaft **ganz oder teilweise aufgehoben ist**, muss vielmehr *konkret*

---

[1] Die Übernahme der haftungsrechtlichen Begriffe ins Sozialrecht darf nicht darüber hinwegtäuschen, dass es dort – wie auch in der PUV – naturgemäß um Leistungsansprüche und nicht um Haftung geht.

[2] vgl zu den Fragen um haftungsbegründende und haftungsausfüllende Kausalität aber die jüngste Rechtsprechung des BSG S 50

nach den Anforderungen der bisherigen Erwerbstätigkeit des Geschädigten beurteilt werden.

Die Beurteilung hat sich auf eine Beschreibung der bestehenden Funktionsstörungen nach Art und Ausprägung und ihrer Auswirkungen auf diese konkrete bisherige Erwerbstätigkeit zu beschränken; es ist lediglich darzutun, in welcher Weise, in welchem Umfang und ggf in welchem zeitlichen Ausmaß durch das schädigende Ereignis diese bisherige Erwerbstätigkeit ausgeschlossen oder eingeschränkt wird.

Werden durch die Schädigung erhöhte Bedürfnisse iS dieser Vorschrift ausgelöst, sind auch diese nicht abstrakt zu beurteilen, sondern nach Art und Ausmaß konkret zu beschreiben. Denn Schadensersatz nach § 843 BGB ist nicht (wie im Sozialrecht) *abstrakt* für eine Verletzung der körperlichen Integrität, eine Einbuße an Erwerbsfähigkeit oder eine Erhöhung der Bedürfnisse zu leisten, sondern nur für einen tatsächlich eingetretenen *konkreten Vermögensschaden* infolge der Schädigung.

> **!** Der Schadensersatzanspruch nach § 843 BGB hängt also nicht primär vom Ausmaß der medizinisch bestehenden Funktionsbeeinträchtigungen und schon gar nicht von einer abstrakten MdE ab, sondern allein von dem tatsächlichen Eintritt eines konkreten Vermögensschadens.

Diesen zu bewerten, ist aber keinesfalls Aufgabe des ärztlichen Gutachters.

Denn ein solcher Vermögensschaden hängt vielfach nur zu einem Teil von den medizinischen Folgen der Körperverletzung ab. Entscheidend sind durchweg die Voraussetzungen und Anforderungen der bisherigen Erwerbstätigkeit. So ist es eine vielfach beobachtete Regel, dass die durch eine Körperverletzung Geschädigten, deren MdE nach sozialrechtlichen Maßstäben 20, 40 oder gar mehr Prozent (zB arm- oder beinamputierter Kaufmann oder Beamter) betragen würde, nach Abschluss der Heilbehandlung wieder in ihre frühere oder eine gleichwertige Erwerbstätigkeit zurückkehren und dadurch einen konkreten Vermögensschaden iS eines dauerhaften Einkommensausfall, der nach § 843 BGB allein zu entschädigen wäre, gar nicht erleiden.

Soweit zwar keine Einkommenseinbuße, aber eine **Vermehrung der Bedürfnisse** iS des § 843 BGB infolge der Schädigung besteht, sind diese vom begutachtenden Arzt anhand der bestehenden Funktionsstörungen konkret darzulegen und nach Art und Ausmaß genau zu beschreiben. Dies schließt nicht aus, dass der Gutachter sich zB bei der Bewertung von Beeinträchtigungen in der Haushaltsführung entsprechender Tabellenwerke bedient, die bestimmte Körperschäden mit prozentualen Einschränkungen in der Haushaltsführung verknüpfen. Dies dient lediglich einer von den Gerichten akzeptierten Vereinfachung, die aber stets Abweichungen aufgrund individueller Besonderheiten zulässt.

Auch wenn der Sachverständige von Gerichten und Haftpflichtversichern zuweilen – an sich systemwidrig – ausdrücklich nach einer „MdE" in Prozentsätzen gefragt wird: Üblicherweise geschieht dies entweder iS einer ersten Plausibilitätskontrolle (eine MdE von über 50 vH nach den Maßstäben der GUV wird einen behaupteten leidensbedingten Verlust des Arbeitsplatzes wahrscheinlicher machen als eine MdE von unter 10 vH), oder aber in Bezug auf die konkrete Berufs- bzw Erwerbstätigkeit des Geschädigten.

Im Übrigen begründet die Einbuße an körperlicher Integrität und – abstrakt gesehen – an Erwerbsfähigkeit keinen Schadensersatzanspruch nach den §§ 842, 843 BGB.

> Die gleichen Grundsätze gelten für den Ausgleich **immaterieller Schäden** bei Körper- und Gesundheitsschäden gemäß § 253 Abs 2 BGB.

Auch hier geht es um die konkreten Schmerzen, Verluste an Fähigkeiten oder sonstigen Beeinträchtigungen in der allgemeinen Lebensqualität, die allesamt im Gutachten dezidiert zu beschreiben und mit den festgestellten Gesundheitsbeeinträchtigungen in Bezug zu setzen sind. Ausführungen oder gar Festlegungen zur Höhe eines zu zahlenden Schmerzensgeldes obliegen dem Sachverständigen hingegen nicht.

8.2 Private Unfallversicherung

Birgt schon die allgemeine Haftpflicht wegen der Unterschiede zum eher gewohnten Sozialrecht Fallstricke für den medizinischen Gutachter, so trifft dies auf die private Unfallversicherung in besonderem Maße zu, lässt doch die parallele Namensgebung mit dem gesetzlichen Pendant auch inhaltliche Ähnlichkeiten vermuten. Tatsächlich aber enthält dieses spezielle Rechtsgebiet termino-

8 Rechtliche Aspekte zur Begutachtung in einzelnen Rechtsgebieten

logische und strukturelle Besonderheiten, deren Missachtung ein medizinisches Gutachten angreifbar oder sogar ohne Weiteres unbrauchbar machen kann, wie umgekehrt eine Übertragung dieser terminologischen und strukturellen Besonderheit auf Gutachten für die gesetzliche Unfallversicherung dieses rechtlich unschlüssig machen kann.

> Zudem kommt in keinem anderen Versicherungszweig den individuell vereinbarten Vertragsbedingungen für die Begutachtung eine so entscheidende Bedeutung zu. Der Gutachter sollte sich daher – ggf durch Rückfrage bei dem Auftraggeber – stets vergewissern, welches Bedingungswerk seiner Beurteilung zugrunde zu legen ist.

So erfordert die Frage eines unfallbedingten Bandscheibenschadens im Rahmen der AUB 61 gänzlich andere Überlegungen (Erfüllt das Ereignis die Merkmale des Unfallbegriffs, handelt es sich um eine „Zerreißung an der Wirbelsäule", liegen altersvorauseilende und damit als „mitwirkende Krankheit" leistungsmindernd zu berücksichtigende Degenerationen vor?) als nach den AUB 88 ff (Liegt ein Unfallereignis vor und stellt dieses die „überwiegende Ursache" des Bandscheibenschadens dar?).

Hieraus folgt allerdings nicht, dass der Sachverständige zur Auslegung der Vertragsklauseln berufen wäre.

Im Gegenteil: Versicherungsbedingungen sind nicht nach dem medizinischen Sprachgebrauch, sondern aus den Verständnismöglichkeiten des durchschnittlichen Versicherten heraus zu interpretieren (was manche fachlich nicht oder nur schwer nachvollziehbaren Judikate – etwa der „Gelenkrechtsprechung" des BGH[1] – erklären mag).

> ❗ Daher sollte der Gutachter bei fraglichem Unfallereignis oder Zweifeln am Vorliegen eines Ein- oder Ausschlusstatbestandes die Entscheidung des Auftraggebers zu diesen Zweifeln einholen und sich selbst nur auf die Schilderung der medizinischen Aspekte beschränken.

Nur bei Einzelfragen, zB ob für eine Infektion ein Unfallereignis verantwortlich ist, ob dem Sehnenriss eine erhöhte Kraftanstrengung vorausging oder ob beim Bandscheibenschaden ein Unfall die „überwiegende Ursache" bildet, wird die medizinische Expertise im Bereich der Ein- und Ausschlussklauseln gefragt sein.

> Die Domäne des medizinischen Gutachters ist vielmehr die Prüfung des Kausalzusammenhangs zwischen Unfallereignis und der primären Gesundheitsbeschädigung sowie die Feststellung und Bemessung der Unfallfolgen einschließlich der Objektivierung und Gewichtung etwaiger „mitwirkender Erkrankungen" bzw einer eventuellen Vorinvalidität.

Auch hier ermöglicht letztlich nur die Kenntnis der zugrunde liegenden Vertragsbedingungen sowie die Verteilung von Beweismaß und Beweislast eine sachgerechte Bewertung durch den Gutachter. Wenn und soweit eine Körperschädigung in der jeweiligen „Gliedertaxe" aufgeführt ist, bildet dies den vorrangigen Maßstab für die Einstufung der Invalidität. Dabei kommt es – mittlerweile unstrittig – allein auf die funktionelle Auswirkung eines Unfallschadens und nicht auf den Ort der Verletzung an.

Beispiel: So ist eine in Fehlstellung verheilte Wirbelkörperfraktur mit neurologischen Defiziten in einem Bein ausschließlich nach dem Beinwert zu beurteilen. Etwaige weitere funktionelle Einschränkungen in der Rumpfbeweglichkeit sind – weil in der „Gliedertaxe" nicht aufgeführt – anhand der dadurch bedingten Einschränkung in der „normalen Leistungsfähigkeit" des Versicherten zu bewerten, und zwar im Vergleich zum „durchschnittlichen Versicherten" ohne Berücksichtigung von eventuell überdurchschnittlichen Fähigkeiten des konkret Betroffenen vor dem Unfall.[2]

---

[1] BGH 24.05.2003 – IV ZR 203/03 –; 09.07.2003 – IV ZR 74/02 –

[2] so jedenfalls die hM, vgl ua OLG Hamm NJW-RR 2003, 322; aA *Grimm* AUB 99 2, Rdz 37, der „individuelle Begabungen und Fertigkeiten" im Rahmen eines vom Wortlaut der Klausel gedeckten Beurteilungsspielraums für berücksichtigungsfähig hält.

8.3 Grundsicherung für Arbeitsuchende (SGB II)

Im Vordergrund der medizinischen Begutachtung im SGB II stehen Fragen zur **Erwerbsfähigkeit** des Arbeitsuchenden.

> Das Vorliegen von **Erwerbsfähigkeit** ist Voraussetzung für die Leistungsberechtigung (§ 7 Abs 1 Satz 1 Nr 2 SGB VII) dem Grunde nach und dient der Abgrenzung zu Leistungen anderer Sozialleistungsträger, insbesondere zu den Leistungen der Sozialhilfe nach dem SGB XII.

Der **Begriff der Erwerbsfähigkeit** ergibt sich aus § 8 Abs 1 SGB II (S 104).

Danach ist erwerbsfähig, wer nicht wegen Krankheit oder Behinderung auf absehbare Zeit außer Stande ist, unter den üblichen Bedingungen des allgemeinen Arbeitsmarktes wenigstens 3 Stunden täglich erwerbstätig zu sein. **Ursache** der Erwerbsunfähigkeit müssen **gesundheitliche Gründe** (Krankheit oder Behinderung) sein. Die Regelung lehnt sich an die rentenrechtliche Regelung in § 43 Abs 2 Satz 2 SGB VI an (S 134). Danach sind voll erwerbsgemindert Versicherte, die wegen Krankheit oder Behinderung auf nicht absehbare Zeit – hierbei ist ein Zeitraum von 6 Monaten zugrunde zu legen[1] – außer Stande sind, unter den üblichen Bedingungen des allgemeinen Arbeitsmarktes mindestens 3 Stunden täglich erwerbstätig zu sein, § 43 Abs 2 Satz 2 SGB VI.

Dies bedeutet, dass Versicherte, die iS des § 43 Abs 1 SGB VI **nur teilweise erwerbsgemindert** sind, iS des § 8 Abs 1 SGB II erwerbsfähig sind und Leistungen nach dem SGB II erhalten können.

Die Erwerbsfähigkeit muss infolge Krankheit oder Behinderung gemindert sein.

Die Beurteilung orientiert sich am **Restleistungsvermögen** des Hilfebedürftigen. Zu bewerten ist das Vorliegen und die Auswirkungen von Krankheit oder Behinderung und die Feststellung des quantitativen (zeitlichen) und qualitativen Leistungsvermögens des Hilfebedürftigen.

Maßstab für die Beurteilung der Erwerbsfähigkeit sind die „üblichen Bedingungen des allgemeinen Arbeitsmarktes". Der allgemeine Arbeitsmarkt umfasst alle Erwerbstätigkeiten, also nicht nur solche, die der Ausbildung bzw den Kenntnissen und Fähigkeiten des Hilfebedürftigen bzw seiner zuletzt ausgeübten Tätigkeit entsprechen.

> Im sozialmedizinischen Gutachten hat der ärztliche Sachverständige unter Berücksichtigung der vorliegenden Gesundheitsstörungen und Behinderungen gutachtlich Stellung zu nehmen zu dem:
> - negativen Leistungsvermögen (Welche Tätigkeiten können in welchem zeitlichen Umfang durch die Gesundheitsstörungen nicht mehr ausgeführt werden?) und zu dem
> - positiven Leistungsvermögen (Welche Tätigkeiten können in qualitativer [leichte, mittelschwere, schwere Arbeiten] und in quantitativer Hinsicht [nur noch weniger als 3 Stunden oder mehr] noch geleistet werden?).

Zur Erwerbsfähigkeit gehört auch die Fähigkeit, den **Weg zur Arbeitsstätte** zurückzulegen.

Der Versicherte muss Entfernungen von mehr als 500 m zu Fuß zurücklegen können; denn derartige Wegstrecken sind üblicherweise notwendig, um Arbeitsstellen oder Haltestellen eines öffentlichen Verkehrsmittels zu erreichen (S 142).

8.4 Arbeitsförderung

Ärztliche Gutachten im Rahmen der Arbeitsförderung betreffen zumeist die Arbeitsvermittlung und hier die Frage nach Verfügbarkeit und Arbeitsfähigkeit (Leistungsvermögen) des Arbeitslosen aus ärztlicher Sicht, gelegentlich aber auch um die Verhängung einer Sperrzeit.

---

[1] BSG SGb 2001, 753

Verfügbarkeit und Arbeitsfähigkeit

Nach den §§ 118 ff SGB III (S 46, 110) steht den Vermittlungsbemühungen der Agentur für Arbeit nur zur Verfügung, wer arbeitsfähig und seiner Arbeitsfähigkeit entsprechend arbeitsbereit ist.

Arbeitsfähig ist ein Arbeitsloser ua nur dann, wenn er eine versicherungspflichtige, mindestens 15 Wochenstunden umfassende Beschäftigung unter den üblichen Bedingungen des für ihn in Betracht kommenden Arbeitsmarktes aufnehmen und ausüben kann und darf.

Hier stellt sich auch dem ärztlichen Gutachter zunächst die Frage, ob und inwieweit der Arbeitslose *Tätigkeiten innerhalb seines bisherigen Berufs* noch ausüben kann.

Hat der Gutachter keine genauen Kenntnisse über das Anforderungsprofil dieses Berufs und der verschiedenen Arbeitsmöglichkeiten innerhalb dieses Berufs, sollte er diese Frage vorab durch Rückfrage bei dem Auftraggeber klären. Von ihm wird keine berufskundliche, sondern nur medizinische Sachkunde erwartet.

Im Übrigen ist – auch für die weitere berufskundliche Prüfung der Einsetzbarkeit in anderen Tätigkeitsbereichen – stets ein *positives und negatives Leistungsbild* zu erstellen. Es ist also gutachtlich Stellung zu nehmen zu dem:
- positiven Leistungsvermögen (Welche Tätigkeiten können in qualitativer [leichte, mittelschwere, schwere Arbeiten] und in quantitativer Hinsicht [noch 15 Wochenstunden oder nur noch weniger] noch geleistet werden?), und zu dem
- negativen Leistungsvermögen (Welche Tätigkeiten können nicht mehr bzw nicht/nicht ständig/nur im Wechsel von Gehen/Stehen/Sitzen, nur ohne schweres Heben, Tragen, Zwangshaltung, Bücken infolge der Gesundheitsstörungen ausgeführt werden?).

Bestehende Leistungseinschränkungen sind zu begründen, und zwar umso eingehender, je schwerwiegender sie sind und je stärker sie die Vermittlungsfähigkeit des Arbeitslosen einschränken. Das gilt besonders für Beschränkungen in zeitlicher Hinsicht. Fragen um die Zumutbarkeit einer Beschäftigung sind im ärztlichen Gutachten nur zu behandeln, soweit sie die Zumutbarkeit aus gesundheitlichen Gründen betreffen.

Hierzu gehört auch die Fähigkeit, **Wege zur Arbeitsstätte** von mehr als 500 m zu Fuß zurückzulegen (S 142).

Ergibt die Untersuchung, dass der Arbeitslose allein deswegen nicht verfügbar und arbeitsfähig ist, weil er wegen einer mehr als 6-monatigen **dauerhaften Minderung seiner Leistungsfähigkeit** keine mindestens 15 Wochenstunden umfassende versicherungspflichtige Beschäftigung ausüben kann, die auf dem für ihn in Betracht kommenden Arbeitsmarkt ohne Berücksichtigung der Minderung der Leistungsfähigkeit üblich ist (§ 125 SGB III, S 111), ist hierauf im Gutachten besonders hinzuweisen.

In solchen Fällen wird vielfach eine Erwerbsminderung iS der GRV vorliegen. Gleichwohl hat die Agentur für Arbeit trotz fehlender Arbeitsfähigkeit im Interesse der Nahtlosigkeit der sozialen Sicherheit Alg so lange zu zahlen, bis teilweise oder volle Erwerbsminderung iS der GRV festgestellt worden ist. Die Entscheidung darüber, ob eine solche Erwerbsminderung vorliegt oder nicht, trifft allerdings nicht die Agentur für Arbeit oder ihr Gutachter, sondern der RentV-Träger, § 125 Abs 1 Satz 2 SGB III.

Liegt ein solcher Sachverhalt vor, muss im sozialmedizinischen Gutachten für die Agentur für Arbeit unbedingt hierauf hingewiesen werden. Denn die Agentur soll den Arbeitslosen in solchen Fällen auffordern, innerhalb eines Monats Antrag auf Maßnahmen zur medizinischen Rehabilitation oder zur Teilhabe am Arbeitsleben bei dem zuständigen RentV-Träger (der gemäß § 116 Abs 2 SGB VI ggf auch als Antrag auf Rente gilt) zu stellen, § 125 Abs 2 SGB III. Wird der Antrag nicht gestellt (oder Rente wegen Erwerbsminderung gewährt), ruht der Anspruch auf Alg (S 111).

Sperrzeit

Ärztliche Gutachten werden auch eingeholt, wenn es um die **Verhängung einer Sperrzeit** geht, also um die Frage, ob der Arbeitslose sich versicherungswidrig verhalten hat, indem er ua sein bisheriges Arbeitsverhältnis gelöst, eine ihm angebotene Arbeit nicht angenommen bzw nicht angetreten oder eine Maßnahme zur beruflichen Eingliederung verhindert hat, ohne für sein Verhalten einen wichtigen Grund zu haben, § 144 SGB III (S 112).

Der wichtige Grund muss objektiv vorliegen und vom Leistungsberechtigten nachgewiesen sein, wenn dieser in

8.5 Gesetzliche Krankenversicherung

seiner Sphäre oder seinem Verantwortungsbereich liegt, § 144 Abs 1 S 2 SGB III. Ein wichtiger Grund kann ua vorliegen, wenn der Arbeitslose durch die Anforderungen seines letzten Arbeitsplatzes bzw der ihm angebotenen Tätigkeit oder einer beruflichen Eingliederungsmaßnahme gesundheitlich überfordert ist.

In solchen Fällen ist (ggf durch Rückfrage bei der Vermittlungsstelle) genau zu ermitteln, welchen Leistungsanforderungen der Arbeitslose in einer solchen Tätigkeit usw ausgesetzt war bzw wäre, und im Einzelnen darzulegen, inwieweit er diesen Anforderungen gesundheitlich noch gewachsen ist oder nicht mehr.

8.5 Gesetzliche Krankenversicherung

Soweit orthopädische bzw unfallchirurgische Gutachten aus dem Bereich der GKV angefordert werden, geht es zumeist um die Frage der Arbeitsunfähigkeit oder um Fragen zur Notwendigkeit von Hilfsmitteln.

Hinsichtlich der Aspekte für die Gewährung von Hilfsmitteln siehe unten S 356.

Arbeitsunfähigkeit

Versicherte haben ua Anspruch auf Krankengeld, wenn die Krankheit sie **arbeitsunfähig** (S 16, 124) macht, § 44 Abs 1 Satz 1 SGB V.

Bei der Begutachtung von Arbeitsunfähigkeit ist zu beachten, dass unter der *bisherigen Erwerbstätigkeit* grundsätzlich nur die unmittelbar vor der Erkrankung verrichtete *konkrete Tätigkeit* zu verstehen ist (S 17).

Daher muss das Anforderungsprofil dieser Tätigkeit genau feststehen. Eine Verweisung des Versicherten auf andere Tätigkeiten – selbst gleichwertige – bei demselben oder gar bei anderen Arbeitgebern ist idR nicht zulässig.

Eine krankheitsbedingte Arbeitsunfähigkeit ist aber auch dann zu bejahen, wenn der Versicherte zwar noch seine zuletzt vor Eintritt des Versicherungsfalls konkret ausgeübte Tätigkeit verrichten kann, er jedoch krankheitsbedingt nicht in der Lage ist, den Weg von und zu der Arbeitsstätte zurückzulegen (S 142).

Arbeitsunfähigkeit ist dagegen nicht anzunehmen, wenn dem Versicherten aufgrund des Direktionsrechts des Arbeitgebers eine andere, nach dem konkreten Arbeitsvertrag zumutbare Beschäftigung zugewiesen werden darf (zB Stenotypistin/Telefonistin; Friseuse/Rezeptionistin; Außendienst/Innendienst) und auch tatsächlich zugewiesen wird.

Arbeitsunfähigkeit ist zudem kein absoluter, sondern ein **relativer Begriff**.

Dieselbe Krankheit kann bei dem einen Versicherten Arbeitsunfähigkeit bewirken (zB Beinbruch/Montageschlosser oder Maurer), bei einem anderen dagegen nicht (zB mit Gehgips versorgter Beinbruch/Verwaltungsangestellter mit reiner Schreibtischtätigkeit). Auch deswegen ist es vor der ärztlichen Begutachtung von Arbeitsunfähigkeit zwingend erforderlich, dass der Gutachter sich über die maßgebenden Tätigkeit und ihre Leistungsanforderungen genau informiert, um beurteilen zu können, ob der Versicherte trotz seiner Erkrankung diese Tätigkeit und ggf ab wann wieder ganz oder doch teilweise ausüben kann.

Wichtig ist auch die Beachtung der Regelungen des § 74 SGB V über die Möglichkeiten einer stufenweise Wiedereingliederung in das Erwerbsleben (S 18, 126, 179).

Die „weitere Krankheit"

Versicherte erhalten Krankengeld für den Fall der Arbeitsunfähigkeit wegen **derselben Krankheit** für längstens 78 Wochen innerhalb einer sog Blockfrist von je 3 Jahren (S 125). Diese Leistungsdauer verlängert sich nicht, wenn während der Arbeitsunfähigkeit eine weitere Krankheit hinzutritt, § 48 Abs 1 SGB V.

!
Wird in der laufenden Blockfrist Arbeitsunfähigkeit zunächst nur durch *eine* Krankheit begründet und tritt innerhalb der Bezugsdauer des Krankengeldes zu dieser Krankheit *eine weitere* Krankheit hinzu, die ebenfalls Arbeits-

unfähigkeit bewirken würde, wenn diese nicht noch aufgrund der ersten Erkrankung vorläge, entsteht keine „neue Arbeitsunfähigkeit" mit erneutem Anspruch auf Krankengeld für die Dauer von (weiteren) 78 Wochen, § 48 Abs 1 Satz 2 SGB V.

Denn Leistungsgrund für das Krankengeld ist nicht die Krankheit als solche, sondern das **Bestehen von krankheitsbedingter Arbeitsunfähigkeit.**

Diese Arbeitsunfähigkeit besteht als Leistungsgrund unverändert fort, auch wenn zu der ursprünglichen Krankheit eine weitere hinzutritt, selbst dann, wenn die zuerst bestehende Krankheit während des Krankengeldbezugs ausheilt und die weitere Arbeitsunfähigkeit dann allein auf der später hinzugetretenen Erkrankung beruht. Voraussetzung ist insoweit nur, dass die Krankheiten zumindest an einem Tag zeitgleich nebeneinander bestanden haben.

Probleme können sich hier insbesondere ergeben, wenn die **erste**, ursprünglich allein Arbeitsunfähigkeit bewirkende Krankheit während des Krankengeldbezuges ausheilt und die fortbestehende Arbeitsunfähigkeit in der folgernden Blockfrist allein durch die **zweite** Erkrankung begründet wird.

> ❗ Bewirkt in der nachfolgenden Blockfrist allein diese weitere Erkrankung Arbeitsunfähigkeit, handelt es sich nach der Rechtsprechung des BSG nicht um „dieselbe Krankheit" iS des § 48 Abs 2 SGB V, sodass die verschärften Voraussetzungen dieser Vorschrift keine Anwendung finden.

Krankengeld ist also nach § 48 Abs 1 SGB V erneut zu gewähren.[1] Denn § 48 Abs 2 SGB V ist nur anzuwenden, wenn im letzten 3-Jahres-Zeitraum „wegen derselben Krankheit" für 78 Wochen Krankengeld bezogen worden ist.

Beispiel: Ein Versicherter war ab 13.01.2003 wegen einer Gastroduodenitis arbeitsunfähig. Im Dezember 2003 trat ein Halswirbelsäulensyndrom hinzu, das (für sich allein) gleichfalls Arbeitsunfähigkeit bewirkt hätte. Der Versicherte bezog infolge dieser Arbeitsunfähigkeit Krankengeld für insgesamt 78 Wochen. Die Gastroduodenitis heilte während des Krankengeldbezugs aus; das Krankengeld für den Rest der 78 Wochen wurde allein wegen der Arbeitsunfähigkeit infolge des HWS-Syndroms weitergewährt. Seinen Antrag, Krankengeld wegen Arbeitsunfähigkeit infolge des fortbestehenden HWS-Leidens auch in der ab 13.01.2006 beginnenden neuen Blockfrist zu gewähren, lehnte die Krankenkasse ab. Zu Unrecht: Entgegen der Auffassung der Krankenkasse steht dem geltend gemachten Anspruch § 48 Abs 2 SGB V nicht entgegen. Denn der Versicherte hat in der vorhergehenden Blockfrist *nicht* für 78 Wochen Krankengeld wegen derselben Krankheit – dem HWS-Syndrom – bezogen, deretwegen er seit dem 13.01.2006 arbeitsunfähig ist und Krankengeld begehrt. Die Arbeitsunfähigkeit des Versicherten in der neuen Blockfrist wird nicht durch die Gastroduodenitis, die die Arbeitsunfähigkeit in der 1. Blockfrist (ursprünglich allein) bedingt hatte, sondern durch die in der 1. Blockfrist hinzugetretene Krankheit, das HWS-Syndrom, bewirkt.[2]

„Dieselbe Krankheit"

Versicherte, die in der vorhergehenden Blockfrist **wegen derselben Krankheit** bereits für 78 Wochen Krankengeld bezogen haben, erlangen nach Beginn einer neuen Blockfrist einen erneuten Anspruch auf Krankengeld „wegen derselben Krankheit" nur, wenn sie bei Eintritt der erneuten Arbeitsunfähigkeit weiterhin mit Anspruch auf Krankengeld versichert sind, in der Zwischenzeit mindestens 6 Monate nicht wegen dieser Krankheit arbeitsunfähig waren und erwerbstätig waren oder der Arbeitsvermittlung zur Verfügung gestanden haben, § 48 Abs 2 SGB V (S 125).

Diese verschärften Voraussetzungen des § 48 Abs 2 SGB V greifen aber nur, wenn die erneute Arbeitsunfähigkeit in der späteren Blockfrist **wegen derselben Krankheit** wie in der vorausgegangenen Blockfrist eingetreten ist. Auch an den orthopädischen Gutachter wird daher gelegentlich die Frage gerichtet, ob die Krankheit, die in der späteren Blockfrist erneut Arbeitsunfähigkeit bewirkt, „dieselbe" ist wie in der vorhergehenden Blockfrist.

> Für den Begriff **„derselben Krankheit"** kommt es auf die **Identität der Krankheitsprozesse** bzw **Krankheitsursache** während der verschiedenen Blockfristen an.

Dabei ist die jeweilige diagnostische Bezeichnung ohne Bedeutung. Dieselbe Krankheit setzt ein einheitliches Krankheitsgeschehen in ursächlichem Sinn voraus, sodass nicht Erscheinungsbild oder Erscheinungsform entscheidend sind.[3] Insoweit genügt es, dass ein nicht ausgeheiltes Grundleiden, dh eine nicht behobene Krankheitsursache, weitere Krankheitsschübe bewirkt wie zB

---

[1] BSG SozR 3-2500 § 48 Nr 3
[2] BSG SozR 3-2500 § 48 Nr 3
[3] BSG SozR 3-2500 § 48 Nr 8

bei degenerativen Wirbelsäulenveränderungen mit in zeitlichen Abständen behandlungsbedürftigen Beschwerden.

Probleme bei der Beurteilung können sich ergeben, wenn die in der neuen Blockfrist Arbeitsunfähigkeit bewirkende Krankheit dieselbe ist wie in der vorhergehenden, hierfür aber eine andere diagnostische Bezeichnung gewählt worden ist, oder wenn die Symptome der Krankheiten und/oder ihre Bezeichnungen gleich oder ähnlich sind, aber auf verschiedenen Ursachen beruhen.

> ❗ Bei gleichen oder gleichartigen Krankheiten ist das Vorliegen „derselben Krankheit" zu verneinen, wenn eine Krankheit zunächst ausgeheilt ist und später erneut auftritt. „Dieselbe Krankheit" liegt hingegen vor, wenn ein nicht ausgeheiltes Grundleiden, dh eine nicht behobene Krankheitsursache, Krankheitsschübe bewirkt wie im Fall degenerativer Wirbelsäulenveränderungen, die in zeitlichen Abständen behandlungsbedürftige Beschwerden auslösen.[1]

Beispiele: Als Diagnose der die Arbeitsunfähigkeit in der 1. Blockfrist begründenden Krankheit wurde „Lumbalgie" angegeben, als Diagnose der Erkrankung in der 2. Blockfrist „Bandscheibenbeschwerden L 5/S 1". Ergibt die Nachprüfung, dass die Symptome in der 1. wie auch in der 2. Blockfrist Ausdruck eines fortbestehenden Bandscheibenschadens L 5/S 1 sind, handelt es sich um „dieselbe Krankheit".

Haben die lumbalgischen Beschwerden in der 1. Blockfrist jedoch auf einem akuten Reizzustand der Muskulatur beruht, ist in der 2. Blockfrist dagegen ein Bandscheibenvorfall mit Nervenwurzelreizerscheinungen eingetreten, handelt es sich um verschiedene Krankheiten mit der Folge, dass für die Krankengeldgewährung in der 2. Blockfrist die verschärften Voraussetzungen des § 48 Abs 2 SGB V keine Anwendung finden.

Ist sowohl in der 1. wie auch in der 2. Blockfrist die Arbeitsunfähigkeit bewirkende Erkrankung mit „Lumbalgie" bezeichnet worden, stellt sich bei der Nachprüfung jedoch heraus, dass die lumbalgischen Symptome in der 1. Blockfrist Ausdruck eines akuten muskulären Reizzustandes waren, die der 2. Blockfrist dagegen auf einem inzwischen eingetretenen Bandscheibenvorfall mit Nervenwurzelreizerscheinungen beruhen, liegen trotz identischer diagnostischer Bezeichnung zwei verschiedene Krankheiten vor mit der Folge, dass auch hier für die Krankengeldgewährung in der 2. Blockfrist die verschärften Voraussetzungen des § 48 Abs 2 SGB V nicht gelten.

Eine Identität der Krankheiten ist aber nicht schon dann gegeben, wenn die Krankheitsprozesse lediglich auf einer gemeinsamen Ursache beruhen.

Beispiel: Bestehen fortschreitende, bisher aber klinisch stumme degenerative Verschleißveränderungen am gesamten Skelettsystem, so ist dieser allgemeine degenerative Prozess noch keine Krankheit iS des § 48 SGB V; eine Krankheit iS der GKV entsteht erst, wenn sich dieser allgemeine degenerative Prozess an einzelnen Organen manifestiert und zu entsprechenden Funktionsbeeinträchtigungen führt.

Kommt es daher im späteren Verlauf zB zu einer Arbeitsunfähigkeit bewirkenden Hüftgelenkarthrose zunächst rechts und (nach Wiederherstellung der Arbeitsfähigkeit) später auch links, handelt es sich insoweit um zwei verschiedene Krankheiten, auch wenn diese auf einer gemeinsamen Ursache – dem fortschreitenden degenerativen Verschleiß – beruhen. Für die Hüftgelenkarthrose links ist also Krankengeld nach § 48 Abs 1 SGB V zu gewähren, und zwar sowohl, wenn diese noch in derselben Blockfrist wie auch, wenn sie in der nachfolgenden Blockfrist eintritt.

8.6 Gesetzliche Pflegeversicherung

Bei der Begutachtung für die GPV stehen im Vordergrund Fragen zur **Pflegebedürftigkeit** und zur maßgebenden **Pflegestufe**.

Pflegebedürftigkeit

Zu den Krankheiten, die Pflegebedürftigkeit verursachen können, und zu den Verrichtungen, zu denen Hilfe benötigt wird, s S 44.

> Die **Pflegebedürftigkeit** muss darauf beruhen, dass die Fähigkeit, die in § 14 Abs 4 SGB XI abschließend bezeichneten Verrichtungen im Ablauf des täglichen Lebens auszuüben, infolge Krankheit oder Behinderung eingeschränkt oder nicht mehr vorhanden ist (S 42, 196).

---

[1] BSG SozR 3-2500 § 48 Nr 8, 4-2500 § 48 Nr 3

8 Rechtliche Aspekte zur Begutachtung in einzelnen Rechtsgebieten

Maßstab der Beurteilung der Pflegebedürftigkeit ist ausschließlich die durch Krankheit oder Behinderung iS des § 14 Abs 2 SGB XI bewirkte Beeinträchtigung der Fähigkeiten zur Ausübung solcher Verrichtungen, nicht Art oder Schwere der vorliegenden Erkrankungen (wie zB Krebs oder Aids) oder Behinderungen (wie zB Amputation, Taubheit, Blindheit, Lähmung). Bei der Begutachtung ist daher zu berücksichtigen, dass allein der aus dem konkreten Funktionsausfall resultierende Hilfebedarf bei den genannten Verrichtungen als Grundlage zur Bestimmung der Pflegebedürftigkeit dienen darf.

> ! Der Hilfebedarf im Bereich der **hauswirtschaftlichen Versorgung** muss *zusätzlich* zum Hilfebedarf in den übrigen Bereichen bestehen; ein Hilfebedarf *nur* bei der hauswirtschaftlichen Versorgung begründet keine Pflegebedürftigkeit iS des SGB XI, Ziffer 4.1 PflRi.

Pflegebedürftigkeit ist nicht nur gegeben, wenn die Fähigkeit zu bestimmten Verrichtungen durch *organische* Befunde ausgeschlossen oder erheblich eingeschränkt ist. Sie kann auch bestehen, wenn der Betroffene diese Verrichtungen zwar motorisch ausüben, jedoch deren Notwendigkeit nicht erkennen oder nicht in sinnvolles zweckgerichtetes Handeln umsetzen kann (zB bei Antriebs- und Gedächtnisstörungen, verminderter Orientierung oder Störungen der emotionalen Kontrolle), Ziffer 3.3 PflRi.

Vor allem bei (auch) geistig und seelisch Behinderten, psychisch Kranken sowie geistig verwirrten Menschen bildet daher Bestandteil der Pflege nicht nur die (physische) Übernahme der notwendigen Verrichtungen bzw eine entsprechende Unterstützung (Ziffer 3.5.2 PflRi), sondern auch die Beaufsichtigung und Anleitung ua mit dem Ziel, die körperlichen, psychischen und geistigen Fähigkeiten zu fördern und zu erhalten, Eigen- oder Fremdgefährdung zu vermeiden und Ängste, Reizbarkeit oder Aggressionen abzubauen, Ziffer 3.5.3 PflRi.

Da Krankheiten oder Behinderungen, die schon organisch die Fähigkeit zu den Verrichtungen im Ablauf des täglichen Lebens ausschließen oder doch erheblich einschränken, häufig auch mit psychischen bzw psychoreaktiven Beeinträchtigungen verbunden sind, ist auf das Vorhandensein solcher Beeinträchtigungen und ihre Auswirkung auf die Pflegebedürftigkeit auch in orthopädischen Gutachten zu achten und ggf auf ihr Vorliegen hinzuweisen. Dies gilt nicht zuletzt bei alten Menschen.

> Infolge der Reform der Pflegeversicherung durch das Pflege-Weiterentwicklungsgesetz zählen zum berechtigten Personenkreis seit dem 01. 07. 2008 auch Personen **mit demenzbedingten Fähigkeitsstörungen, geistigen Behinderungen oder psychischen Erkrankungen**, die einen Hilfebedarf im Bereich der Grundpflege und hauswirtschaftlichen Versorgung haben, aber noch nicht pflegebedürftig iS von § 14 SGB XI sind, also ohne mindestens die Pflegestufe I zu erreichen (sog Pflegestufe 0, S 199).

Diese erhalten neben den Leistungen der ambulanten oder teilstationären Pflege zusätzliche Betreuungsleistungen bzw zu deren Finanzierung einen zusätzlichen Betreuungsbetrag, §§ 45 a Abs 1, 45 b Abs 1 SGB XI.

> Die erforderliche **Hilfe** für die gewöhnlichen und regelmäßig wiederkehrenden Verrichtungen im Ablauf des täglichen Lebens besteht in der Unterstützung, in der teilweisen oder vollständigen Übernahme der Verrichtungen im Ablauf des täglichen Lebens oder in Beaufsichtigung oder Anleitung mit dem Ziel der eigenständigen Übernahme dieser Verrichtungen, § 14 Abs 3 SGB XI, Ziffer 3.5 PflRi (S 43).

Pflegebedürftigkeit ist vielfach kein unveränderbarer Zustand, sondern ein Prozess, der durch präventive, therapeutische bzw rehabilitative Maßnahmen und durch aktivierende Pflege beeinflussbar ist.

> ! Im sozialmedizinischen Gutachten ist daher ua auch zu prüfen und zu beurteilen, inwieweit vorhandene Selbstversorgungsaktivitäten erhalten und solche, die verloren gegangen sind, reaktiviert werden können.

Pflegestufen

Die einzelnen **Pflegestufen** und ihre Voraussetzungen sind in § 15 SGB XI festgelegt (S 42, 198), weitere Einzelheiten in den PflRi.

8.6 Gesetzliche Pflegeversicherung

> **!** **Kriterien für die Zuordnung** zu einer der Pflegestufen sind vor allem die Häufigkeit des Hilfebedarfs und der hierfür erforderliche Zeitaufwand. Da diese Kriterien vom begutachtenden Arzt gelegentlich nur schwer einzuschätzen sind, kann insoweit ergänzend die Begutachtung durch Pflegefachkräfte veranlasst werden, Ziffer 5.5 PflRi (S 42).

Zum **Zeitaufwand** sind im Anhang 1 der Richtlinien zur Begutachtung von Pflegebedürftigkeit zwar sog Zeitkorridore für bestimmte regelmäßig vorkommende Hilfeleistungen vorgegeben. Diese beinhalten jedoch keine verbindlichen Vorgaben, sie haben nur Leitfunktion. Für die Feststellung der Pflegebedürftigkeit und die Zuordnung zu einer Pflegestufe ist vielmehr allein der im Einzelfall bestehende individuelle Hilfebedarf des Versicherten maßgeblich. Diese Zeitkorridore entbinden den Gutachter daher insbesondere nicht davon, in jedem Einzelfall den Zeitaufwand für den Hilfebedarf bei der Grundpflege entsprechend der individuellen Situation des Einzelfalles festzustellen. Unzulässig wäre beispielsweise eine schematische und von den Besonderheiten des Einzelfalles losgelöste Festsetzung stets des unteren oder des oberen oder eines arithmetisch gemittelten Zeitwerts.

Besteht wechselnder Hilfebedarf, ist der durchschnittliche Hilfebedarf über einen längeren Zeitraum einzuschätzen.

Sozialmedizinische Beurteilung

Im Rahmen der sozialmedizinischen Beurteilung der Pflegebedürftigkeit ist demnach in dem Gutachten differenziert zu folgenden Sachverhalten Stellung zu nehmen, Ziffern 5.8 PflRi:

- zum Vorliegen der Voraussetzungen für Pflegebedürftigkeit
- zum Beginn der Pflegebedürftigkeit
- zur Pflegestufe
- zu einem etwa vorliegenden außergewöhnlich hohen Pflegeaufwand iS des § 36 Abs 4 SGB XI (S 200)
- zum notwendigen Umfang der Pflegetätigkeit iS des § 44 SGB XI (S 202)
- zu einem etwa vorliegenden erheblichen allgemeinen Betreuungsbedarf infolge einer erheblich eingeschränkten Alltagskompetenz insbesondere bei Demenzkranken, §§ 45a–d, 87 b SGB XI (S 199)
- zur Erforderlichkeit vollstationärer Pflege

In diesem Rahmen sind Feststellungen zu treffen:
- über den Hilfebedarf bei den gesetzlich definierten Verrichtungen,
- über die Häufigkeit der hierzu erforderlichen Hilfeleistungen im Tagesdurchschnitt,
- über den jeweiligen Zeitbedarf für diese Hilfeleistungen im Tages-/Wochendurchschnitt,
- über die zeitliche Gewichtung der Maßnahmen der Grundpflege (ggf einschließlich der pflegeunterstützenden Maßnahmen) und der hauswirtschaftlichen Versorgung,
- über die voraussichtliche Dauer des Hilfebedarfs (mehr als 6 Monate).

Beantragt der Pflegebedürftige Pflegegeld, hat sich die Stellungnahme auch darauf zu erstrecken, ob die häusliche Pflege in geeigneter Weise sichergestellt ist.

Darüber hinaus sind, Ziffer 5.9 PflRi, in einem individuellen Pflegeplan:
- Aussagen über die im Bereich der pflegerischen Leistungen und die im Einzelfall erforderlichen Hilfen zu machen,
- Aussagen über notwendige Hilfsmittel und technische Hilfen (§ 40 SGB XI),
- Vorschläge für Maßnahmen zur Rehabilitation,
- Vorschläge für Maßnahmen zur Prävention,
- Angaben zur Prognose über die weitere Entwicklung der Pflegebedürftigkeit,
- Aussagen über die sich im Einzelfall daraus ergebende Notwendigkeit und die Zeitabstände von Wiederholungsbegutachtungen zu machen.

Dem Gutachter muss bewusst sein, dass das Gutachten idR aufgrund eines einzigen Hausbesuchs erstellt werden muss. Dadurch kann die Tagesform des Antragstellers die Einschätzung des aktuellen Hilfebedarfs beeinflussen; es kommt aber gerade bei alten und/oder psychisch behinderten Personen immer wieder zu euphorischen Einschätzungen der eigenen Leistungsfähigkeit bis hin zur Dissimulation, die bei der Einschätzung des Hilfebedarfs in qualitativer wie quantitativer Hinsicht zu berücksichtigen sind.

8 Rechtliche Aspekte zur Begutachtung in einzelnen Rechtsgebieten

8.7 Gesetzliche Rentenversicherung

Rechtsänderungen zum 01. 01. 2001

Von Bedeutung auch für den sozialmedizinischen Gutachter sind die Rechtsänderungen, die zum 01. 01. 2001 eingetreten sind, und die späteren Änderungen in den für die verschiedenen Rentenarten maßgebenden Altersgrenzen (S 133):

▶ **Rente wegen Berufs- bzw Erwerbsunfähigkeit** nach den §§ 43, 44 SGB VI aF wird nur noch für Versicherungsfälle gewährt, die bis zum 31. 12. 2000 eingetreten sind.

▶ **Rente wegen Berufsunfähigkeit** wird für Versicherte, die vor dem 02. 01. 1961 geboren sind, zwar auch noch nach dem 01. 01. 2001 gewährt, § 240 SGB VI, aber nur noch unter den einschränkenden Leistungsvoraussetzungen dieser Vorschrift.

Berufsunfähig sind danach nur noch Versicherte, deren Erwerbsfähigkeit wegen Krankheit oder Behinderung im Vergleich zur Erwerbsfähigkeit von körperlich, geistig und seelisch gesunden Versicherten mit ähnlicher Ausbildung und gleichwertigen Kenntnissen und Fähigkeiten *auf weniger als 6 Stunden* gesunken ist.

▶ Im Übrigen wird für Versicherungsfälle der verminderten Erwerbsfähigkeit seit dem 01. 01. 2001 Rente nur noch gewährt, wenn die strengeren Voraussetzungen der **teilweisen oder vollen Erwerbsminderung** iS des § 43 SGB VI nF erfüllt sind.

Teilweise erwerbsgemindert sind danach Versicherte nur noch, wenn sie wegen Krankheit oder Behinderung auf nicht absehbare Zeit außerstande sind, unter den üblichen Bedingungen des allgemeinen Arbeitsmarkts *mindestens 6 Stunden* (teilweise Erwerbsminderung, § 43 Abs 1 Satz 2 SGB VI) bzw *mindestens 3 Stunden* (volle Erwerbsminderung, § 43 Abs 2 Satz 2 SGB VI) täglich erwerbstätig zu sein.

▶ Renten wegen verminderter Erwerbsfähigkeit werden idR nur noch **auf Zeit** geleistet, § 102 Abs 2 SGB VI.

Die Befristung erfolgt für längstens 3 Jahre nach Rentenbeginn. Sie kann wiederholt werden. Renten, auf die ein Anspruch unabhängig von der jeweiligen Arbeitsmarktlage besteht, werden unbefristet geleistet, wenn unwahrscheinlich ist, dass die Minderung der Erwerbsfähigkeit behoben werden kann. Hiervon ist nach einer Gesamtdauer der Befristung von 9 Jahren auszugehen.

Allgemeine Aspekte

Sozialmedizinische Gutachten für die GRV betreffen ganz überwiegend die Frage, ob eine Erwerbsminderung vorliegt.

Zu den Aspekten zur Begutachtung von medizinischen Rehabilitationsmaßnahmen oder zur Teilhabe am Arbeitsleben s unten S 354.

 Die **Bewertungsmaßstäbe** sind hier völlig andere als in der GUV oder im sozEntschR.

Dort geht es idR nur um *bestimmte* Gesundheitsschäden, die in ursächlichem Zusammenhang mit einem schädigenden Ereignis stehen. In der GRV sind dagegen grundsätzlich *alle* Krankheiten und Behinderungen zu bewerten, unabhängig von der Frage, durch welche Ursachen sie bewirkt worden sind.

Vor allem die MdE- bzw GdB- oder GdS-Sätze der GUV, des SchwbR und des sozEntschR sind hier ohne jede Bedeutung. Eine Bezugnahme hierauf sollte in ärztlichen Gutachten daher unbedingt vermieden werden.

In der GUV und im sozEntschR werden die rechtlich relevanten Gesundheitsschäden nach weitgehend *abstrakten* Sätzen bewertet. Dagegen geht es in der GRV um die *konkrete* Erwerbsminderung des einzelnen Versicherten und damit um die Frage, ob und inwieweit er im Einzelfall trotz bestehender Krankheit bzw Behinderung noch erwerbstätig sein kann oder nicht mehr.

Das kann zu völlig konträren Ergebnissen zu den anderen Rechtsgebieten führen. So kann zB ein Blinder mit einer MdE um 100 vH durchaus noch in der Lage sein, zB als Telefonist einer vollschichtigen und voll bezahlten Erwerbstätigkeit nachzugehen mit der Folge, dass er iS der GRV nicht erwerbsgemindert ist, weder voll noch teilweise.

Zum Begriff der Krankheit s S 12.

Es muss sich auch hier stets um klinisch-funktionell manifeste Gesundheitsstörungen handeln. Regelwidrige pathologische Befunde, die mit den fortgeschrittenen Methoden der modernen medizinisch-technischen Diagnostik feststellbar sind, aber noch kein in diesem Sinn „krankmachendes" Ausmaß besitzen, sind keine Krankheit iS der GRV.

Die Krankheit muss auch dauerhafter Natur sein. Vorübergehende Krankheiten, die nicht länger als 6 Monate anhalten, bewirken allenfalls Arbeitsunfähigkeit iS der GKV, aber keine Erwerbsminderung iS der GRV.

Anders als in anderen Rechtsbereichen bezieht sich Krankheitsbegriff der GRV zudem nicht primär auf einzelne Leiden, auf bestimmte, diagnostisch genau eingrenzbare Krankheitsprozesse. Maßgebend ist vielmehr,

8.7 Gesetzliche Rentenversicherung

ob ein „**Zustand des Krankseins**" (S 14) – aus welchen pathogenetischen Gründen auch immer – besteht und dieser Zustand ein Ausmaß erreicht, das die Erwerbsfähigkeit in rechtserheblichem Ausmaß mindert.

Als Krankheit rechtlich relevant sind nicht nur körperlich-organische Gesundheitsstörungen, sondern auch psychische, psychoreaktive oder psychosomatische Erkrankungen.

> ❗ Der Begriff der **Behinderung** (S 15) ist in der GRV nicht – wie im SchwbR – auf den Zustand eingeschränkt, der von dem für das Lebensalter Typischen abweicht. Er umfasst weiterhin – entsprechend dem Wortlaut der früheren §§ 1246, 1247 RVO – auch körperliche oder geistige Schwächen.

Solche Schwächen liegen nicht nur vor, wenn sie durch Krankheit bewirkt werden, sondern auch, wenn sie in einem altersphysiologischen Nachlassen der körperlichen oder geistigen Kräfte bestehen. Denn hier geht es um die Erwerbs*fähigkeit*, dh um die Fähigkeit, trotz Krankheit oder Behinderung (einschließlich der hierdurch beeinträchtigten körperlichen bzw geistigen Kräfte) noch lohnbringende Erwerbsarbeit zu verrichten. Die Erwerbsfähigkeit kann daher auch durch ein altersphysiologisches Nachlassen der körperlichen und/oder geistigen Kräfte beeinträchtigt sein, vor allem bei einem Zusammentreffen solcher Schwächen mit (anderen) Krankheiten oder Behinderungen.

> ❗ Für die **Beurteilung der verminderten Erwerbsfähigkeit** in der GRV ist – entgegen dem Anschein aus dem Gesetzeswortlaut – nicht primär maßgebend, inwieweit die Erwerbsfähigkeit durch Krankheit oder Behinderung *gemindert* ist, sondern inwieweit sie *noch erhalten* ist und dem Versicherten trotz Krankheit und Behinderung noch die Verrichtung einer Erwerbstätigkeit ermöglicht.

Denn Rente wegen Erwerbsminderung ist nur zu gewähren, wenn die Erwerbsfähigkeit unter ein 6 bzw 3 Stunden umfassendes Leistungsvermögen herabgesunken ist. Daher steht ganz im Vordergrund die Frage, ob und in welchem Ausmaß der Versicherte trotz Krankheit oder Behinderung noch im jeweils maßgebenden zeitlichen Ausmaß erwerbstätig sein kann.

> ❗ Deswegen ist es in Gutachten für die GRV stets erforderlich, die bestehenden **Funktionsstörungen** genau zu beschreiben und ein komplettes **positives und negatives Leistungsbild** zu erstellen.

Denn die Frage, ob und in welcher Weise der Versicherte mit seiner aus diesem Leistungsbild sich ergebenden Resterwerbsfähigkeit noch erwerbstätig kann, wird auch von außermedizinischen Umständen bestimmt und ist daher vom RentV-Träger bzw im Streitfall von den Gerichten der Sozialgerichtsbarkeit zu prüfen und zu entscheiden.

Damit eine solche Prüfung erfolgen kann, ist im Gutachten stets im Einzelnen darzutun, welche *Funktionen* an welchen Organen bzw Organsystemen nach Art und Ausmaß beeinträchtigt oder entgegen den Behauptungen des Patienten nicht gestört sind, welche körperlichen Arbeiten (leichte/mittelschwere/schwere) er demnach noch verrichten oder nicht mehr leisten kann, inwieweit er mit physisch noch möglichen Arbeiten auch psychisch (noch) belastbar ist, welche weiteren Einschränkungen bestehen (zB nicht/nicht ständig in gebückter/sonstiger Zwangshaltung; nicht/nicht ausschließlich/überwiegend/im Wechsel von Stehen/Gehen/Sitzen; ohne schweres Heben und Tragen; nicht unter Stress, im Akkord oder am Fließband, ohne Überkopfarbeiten, ohne kräftiges Zufassen/manuelle Feinarbeiten/häufiges/gelegentliches [Schreibmaschinen-]Schreiben, ohne Anforderungen an das Hör- bzw Sehvermögen usw), ob über die betriebsüblichen Pausen hinaus weitere Unterbrechungen in den Arbeitsablauf eingeschoben werden müssen, ggf welche Fußwege zur Erreichung eines Arbeitsplatzes bzw von öffentlichen Verkehrsmitteln noch zurückgelegt werden können (s unten).

Weiterhin ist darzutun, ob die hiernach noch möglichen Arbeiten unter regulären beruflichen Anforderungen (s unten) *zeitlichen Begrenzungen* zu unterwerfen sind. Für die teilweise Erwerbsminderung iS der §§ 43 Abs 1, 240 SGB VI liegen die Grenzen bei 6, für die volle Erwerbsminderung iS des § 43 Abs 2 SGB VI bei 3 Stunden arbeitstäglich. Wird nur noch eine unter 6 bzw 3 Stunden liegende Belastbarkeit angenommen, ist dies wegen der weittragenden rechtlichen Folgen besonders sorgfältig zu begründen.

> Die Beurteilung darf sich **nicht allein an medizinisch-klinischen Gesichtspunkten** ausrichten. Denn den rechtlichen Maßstab für die Beurteilung der Erwerbsfähigkeit bilden die üblichen Bedingungen des allgemeinen Arbeitsmarkts, also die **realen Verhältnisse und Anforderungen der heutigen Arbeitswelt**. An diesem Maßstab hat daher auch der ärztliche Gutachter seine Beurteilung auszurichten.

8 Rechtliche Aspekte zur Begutachtung in einzelnen Rechtsgebieten

Nicht zumutbar sind zunächst Arbeiten, die klinisch-funktionell zwar möglich sind, aber nur unter unzumutbaren Schmerzen oder Beschwerden, unter Überforderung der Kraftreserven oder Gefährdung der Restgesundheit verrichtet werden können. Nicht zumutbar sind auch Arbeiten, die den Versicherten psychisch überfordern.

Darüber hinaus muss der Versicherte die klinisch-funktionell möglichen Tätigkeiten auch unter realen Bedingungen einer tagtäglichen Arbeitsbelastung mit der erforderlichen Regelmäßigkeit mehr als 6 bzw 3 Stunden (bei teilweiser oder voller Erwerbsminderung iS des § 43 SGB VI nF) durchhalten können, und er muss trotz der bestehenden Funktions- und Belastbarkeitseinschränkungen in der jeweils maßgebenden Zeit eine üblichen Arbeitgebererwartungen entsprechende qualitativ wie quantitativ vollwertige Arbeitsleistung erbringen können. Denn die für eine lohnbringende Erwerbstätigkeit ausreichende Erwerbsfähigkeit liegt nur vor, wenn der Versicherte trotz Krankheit und Behinderung unter den realen Voraussetzungen, Anforderungen und Leistungserwartungen der heutigen Arbeitswelt tatsächlich noch regelmäßig arbeiten kann und wirklich in der Lage ist, seine restliche Erwerbsfähigkeit im jeweils maßgebenden zeitlichen Ausmaß einzusetzen und lohnbringend zu verwerten. Daher ist auch die ärztliche Begutachtung auf diese Anforderungen und Voraussetzungen abzustellen.

> **!** Wegen der Notwendigkeit, *alle* bestehenden Krankheiten und Behinderungen zu erfassen und bei der Beurteilung der restlichen Erwerbsfähigkeit zu berücksichtigen, ist es in Gutachten für die GRV nicht angebracht, nur die *bestehenden* Krankheiten und Behinderungen in Gestalt einer zusammenfassenden Diagnose aufzuführen und (nur) diese Punkt für Punkt abzuhandeln. Vielmehr sollten die bestehenden Funktionsverhältnisse, geordnet nach Organsystemen, *insgesamt* beschrieben und gewürdigt werden (sog **Zustandsgutachten**).

Dabei ist besonders auf die jeweils *geklagten Beschwerden und Funktionsstörungen* einzugehen und darzutun, inwieweit diese nach Art und Ausmaß aufgrund der erhobenen Befunde als begründet beurteilt werden und inwieweit nicht. Soweit sich Klagen über bestimmte Beschwerden oder Funktionsstörungen nicht objektivieren lassen oder Verdacht auf Aggravation oder gar Simulation besteht, ist dies im Gutachten in angemessener Form und mit entsprechender Begründung auszuführen. Denn auch RentV-Träger und Sozialgerichte müssen in ihren Entscheidungen auf *alle* behaupteten Krankheiten, Behinderungen und dadurch bedingte Funktionsstörungen und Einschränkungen der Erwerbsfähigkeit eingehen

und ggf begründen, welche sie hiervon nicht haben feststellen können. Sie müssen sich daher auch insoweit auf die Ausführungen ihrer Gutachter stützen können.

> **!** Die Notwendigkeit, *alle* bestehenden Krankheiten und Behinderungen zu berücksichtigen, den *gesamten* „Zustand des Krankseins" zu beurteilen, macht es bei der Begutachtung für die GRV häufiger als sonst notwendig, **Zusatzgutachten anderer Fachgebiete** (zB internistisch, neurologisch, ggf auch psychiatrisch) beizuziehen.

Zwar wird man den orthopädischen und unfallchirurgischen Gutachter idR für hinreichend kompetent erachten, Befunde angrenzender Fachbereiche mitzubeurteilen, also zB die röntgenologischen sowie grundlegenden internistischen und/oder neurologischen Befunde zu ermitteln und zu bewerten. Andererseits werden hier gelegentlich doch die speziellen Untersuchungsmittel und Erfahrungen von Ärzten anderer Fachgebiet erforderlich sein, um die bestehenden Krankheiten bzw Behinderungen und die hierdurch bewirkten Funktionsstörungen vollständig zu erfassen und hinsichtlich ihrer Auswirkungen auf die Erwerbsfähigkeit zu beurteilen. Das gilt nicht zuletzt dort, wo psychische bzw psychosomatische Störungen das organische Krankheitsbild überlagern.

Zeigt sich, dass ein solches Zusatzgutachten sachlich erforderlich ist, sollte der Gutachter den RentV-Träger bzw das Gericht unverzüglich – also sofort nach Eingang des Gutachtenauftrags und möglichst unter Benennung eines zur Erstattung des Zusatzgutachtens befähigten und bereiten Kollegen – bitten, den Zusatzgutachter zu bestellen. Ist dies geschehen, sollte er veranlassen, dass das Zusatzgutachten ihm als Hauptgutachter zugeleitet wird. Sein (Haupt-)Gutachten sollte er erst abschließen, wenn ihm das Zusatzgutachten vorliegt. Denn in sein (Haupt-)Gutachten sollte er auch die Ergebnisse des Zusatzgutachtens einbeziehen und die Erwerbsfähigkeit abschließend insgesamt – also nicht nur beschränkt auf sein Fachgebiet – beurteilen. Denn auch der RentV-Träger bzw das Gericht benötigen für ihre Entscheidung eine solche zusammenfassende Beurteilung der Erwerbsfähigkeit des Patienten.

Aber auch dann, wenn erst bei der Untersuchung Befunde sichtbar werden, die auf relevante Krankheiten oder Behinderungen in anderen Fachgebieten hindeuten und die bisher nicht geltend gemacht oder sonstwie hervorgetreten sind (zB Herz-Kreislauf-Insuffizienz, Lungenfunktionsstörungen, Alkohol- oder Drogenabhängigkeit, schwerwiegende psychische Störungen usw), sollte der Gutachter vor Abschluss *seines* Gutachtens den RentV-Träger bzw das Gericht auf die Klärungsbedürftigkeit dieser Symptome hinweisen, erforderlichenfalls auf die Einholung eines entsprechenden Zusatzgutachtens hinwir-

8.7 Gesetzliche Rentenversicherung

ken und sein Gutachten erst abschließen, wenn diese Symptomatik geklärt ist.

> **!** Liegen mehrere **selbständige Gutachten aus verschiedenen Fachbereichen** vor, ist es für die Verwaltungs- bzw Gerichtsentscheidung idR erforderlich, dass die funktionellen Auswirkungen *aller* Krankheiten und Behinderungen aus den verschiedenen Fachgebieten auf die Erwerbsfähigkeit des Versicherten zusammenfassend beurteilt werden.

Diese zusammenfassende Würdigung kann in der Weise geschehen, dass ein erfahrener Sozialmediziner mit dieser Aufgabe betraut wird. Dies geschieht bei den RentV-Trägern regelmäßig durch den dortigen beratenden Arzt.

Im sozialgerichtlichen Verfahren steht ein solcher Beratungsarzt dagegen durchweg nicht zur Verfügung. Hier sollte der zuletzt tätig werdende Sachverständige daher in seiner Zusammenfassung nicht nur die Krankheiten und Behinderungen *seines* Fachgebiets beurteilen, sondern in die Bewertung des Leistungsvermögens auch die Ergebnisse der vorliegenden Gutachten *anderer* Fachgebiete einbeziehen und so die Leistungsminderung nach Maßgabe *aller* bestehenden Krankheiten und Behinderungen beurteilen. Sieht er sich dazu nicht in der Lage, muss er auf die Notwendigkeit einer solchen zusammenfassenden Bewertung durch einen anderen Sachverständigen hinweisen.

> **!** Bei der Erstattung von **Erstgutachten** ist jetzt – anders als nach früherem Recht – nicht primär auf die Erwerbsminderung *im Zeitpunkt der Rentenantragstellung* abzustellen, sondern darauf, ob sie *innerhalb der letzten 3 Monate vor der Rentenantragstellung* eingetreten ist.

Denn nach § 99 SGB VI setzt der Rentenbeginn jetzt mit dem Kalendermonat ein, zu dessen Beginn die Anspruchsvoraussetzungen für die Rente erfüllt sind, wenn die Rente spätestens bis zum Ende des dritten Monats danach beantragt wird. Nur bei späterer Antragstellung wird sie (erst) vom Antragsmonat ab geleistet (S 146).

Berufs- und Erwerbsunfähigkeit alten Rechts

Die bisherigen Renten wegen Berufs- bzw Erwerbsunfähigkeit gemäß §§ 43, 44 SGB VI aF sind für Versicherungsfälle ab dem 01.01.2001 weggefallen und durch die neuen Renten wegen teilweiser oder voller Erwerbsminderung (§ 43 SGB VI nF) bzw die neue Rente wegen teilweiser Erwerbsminderung bei Berufsunfähigkeit (§ 240 SGB VI) ersetzt worden.

Die alten Renten werden den ärztlichen Gutachter allenfalls noch gelegentlich beschäftigen. Daher wird an dieser Stelle hierauf nicht mehr näher eingegangen.

Teilweise und volle Erwerbsminderung

> Bei der Rente wegen **teilweiser oder voller Erwerbsminderung** nach § 43 SGB VI nF kommt es nicht mehr auf den bisherigen Beruf an, sondern allein auf die infolge Krankheit oder Behinderung bestehende Einschränkung in der zeitlichen Belastbarkeit: Rente wegen *teilweiser* Erwerbsminderung erhält nur noch, wer **nicht mehr mindestens 6 Stunden**, Rente wegen *voller* Erwerbsminderung nur noch, wer **nicht mehr mindestens 3 Stunden** täglich unter den üblichen Bedingungen des allgemeinen Arbeitsmarkts erwerbstätig sein kann.

Der frühere Berufsschutz bei Renten wegen Berufsunfähigkeit ist also – abgesehen von den Fällen des § 240 SGB VI – entfallen. Maßgebend sind hier jetzt – wie früher schon bei der Erwerbsunfähigkeit – allein die „üblichen Bedingungen des allgemeinen Arbeitsmarkts". Daher müssen sich jetzt auch Versicherte mit hoher beruflicher Qualifikation idR auf *alle* Tätigkeiten des allgemeinen Arbeitsfeldes, also selbst auf Arbeiten einfacher Art, verweisen lassen, bevor ein Anspruch auf Rente entsteht.

So ist jetzt selbst ein Arzt, Ingenieur, Handwerks- oder Industriemeister nicht voll bzw teilweise erwerbsgemindert, wenn er noch körperlich leichte und qualitativ einfachere Arbeiten 6 bzw 3 Stunden arbeitstäglich verrichten kann.

8 Rechtliche Aspekte zur Begutachtung in einzelnen Rechtsgebieten

Erwerbsgemindert ist nicht, wer unter den üblichen Bedingungen des allgemeinen Arbeitsmarkts **mindestens 6 Stunden** täglich erwerbstätig sein kann; dabei ist die jeweilige Arbeitsmarktlage nicht zu berücksichtigen, §§ 43 Abs 3, 240 Abs 2 Satz 4 SGB VI.

Versicherte, die nach der ihnen verbliebenen Resterwerbsfähigkeit noch 6 Stunden oder mehr erwerbstätig sein können, sind also auch dann nicht erwerbsgemindert iS des § 43 SGB VI, wenn sie ihren bisherigen Arbeitsplatz aus gesundheitlichen Gründen verloren und nach der Arbeitsmarktlage auch keine Aussicht haben, einen neuen zu erhalten. Anders als nach früherem Recht kommt es jetzt insbesondere nicht mehr darauf an, ob sie noch *vollschichtig* einsetzbar sind oder nicht mehr.

Andererseits kommt es für die Beurteilung der Erwerbsfähigkeit weiterhin darauf an, ob der Versicherte trotz bestehender Gesundheitsstörungen eine solche Erwerbstätigkeit regelmäßig unter den **üblichen Bedingungen des Arbeitsmarkts** verrichten kann.[1]

Daher ist weiterhin zu prüfen, ob dieser dem Versicherten *wegen seiner besonderen krankheits- bzw behinderungsbedingten Leistungseinschränkungen* **praktisch verschlossen** ist (sog konkrete Betrachtungsweise, S 135). Das gilt vor allem, wenn seine Erwerbsfähigkeit infolge einer Summierung ungewöhnlicher Leistungseinschränkungen so stark eingeschränkt ist, dass er seine verbliebene Erwerbsfähigkeit unter den üblichen Bedingungen des Arbeitsmarkts nicht mehr lohnbringend realisieren kann (S 142).

Renten wegen **teilweiser oder voller Erwerbsminderung** werden zudem jetzt grundsätzlich nur noch **auf Zeit** geleistet, § 102 Abs 2 SGB VI (S 145).

Die Befristung erfolgt für längstens 3 Jahre nach Rentenbeginn, kann aber wiederholt werden.

Renten, auf die ein Anspruch unabhängig von der jeweiligen Arbeitsmarktlage besteht, werden jedoch unbefristet geleistet, wenn unwahrscheinlich ist, dass die Minderung der Erwerbsfähigkeit behoben werden kann. Der sozialmedizinische Gutachter sollte auf einen solchen Sachverhalt daher ggf hinweisen.

---
[1] BSG SozR 4-2600 § 43 Nr 10

Wegefähigkeit

Nach der Rechtsprechung des BSG ist erwerbsgemindert auch ein Versicherter, der zwar noch mehr als 6 Stunden täglich arbeiten, einen Arbeitsplatz aus gesundheitlichen Gründen aber nicht mehr aufsuchen kann (S 142).

Denn auch dann ist ihm der Arbeitsmarkt praktisch verschlossen, er kann seine restliche Erwerbsfähigkeit nicht mehr unter den üblichen Bedingungen des Arbeitsmarktes realisieren.

Liegen daher schwerwiegende Funktionsstörungen der Bewegungsorgane (aber auch zB des Herz-Kreislauf-Systems oder der Lunge) vor, ist auch bei grundsätzlich noch vollschichtigem Leistungsvermögen daher stets zu prüfen und im Gutachten festzuhalten, ob der Versicherte noch über eine ausreichende **Wegefähigkeit** verfügt, dh ob er Fußwege zu und von Arbeitsplätzen bzw zu und von öffentlichen Verkehrsmitteln und von dort zum Arbeitsplatz bzw zur Wohnung *von mehr als 500 m* (S 142) noch regelmäßig bewältigen kann oder nicht mehr.

Umstellungsfähigkeit

Kann der Versicherte zwar seine bisherige Berufstätigkeit infolge Krankheit oder Behinderung nicht mehr ausüben, nach seinem organischem Leistungsvermögen aber andere, körperlich leichtere Arbeiten noch vollschichtig verrichten, kann sich vor allem bei Versicherten mit einfacherer Persönlichkeitsstruktur und/oder in fortgeschrittenem Lebensalter die Frage stellen, ob und inwieweit sie andere Erwerbstätigkeiten, die zwar ihrem *körperlichen* Leistungsvermögen (noch) entsprechen, auch nach ihrem *geistigen* Leistungsvermögen noch verrichten können.

Denn die Erwerbsfähigkeit ist nur nach Tätigkeiten zu beurteilen, deren Verrichtung dem Versicherten nach seinen gesundheitlichen Kräften tatsächlich noch möglich ist. Zu diesen gesundheitlichen Kräften gehört aber auch die geistige Belastbarkeit und damit die Fähigkeit, sich auf eine gegenüber der bisherigen Tätigkeit anders geartete Erwerbstätigkeit umzustellen.

Je weiter sich nämlich eine in Aussicht genommene andere Erwerbstätigkeit inhaltlich von dem bisherigen Beruf entfernt, desto höhere Anforderungen stellt sie an die Umstellungs- und Anpassungsfähigkeit des Versicherten,[1] die ihrerseits gleichfalls durch Krankheit bzw Behinderung oder auch durch das altersbedingte Nachlassen auch der geistigen Kräfte gemindert sein kann.

Zwar wird man von einem Versicherten, der bisher industrielle Arbeiten geleistet hat, idR erwarten können, dass er auch andere, körperlich leichtere und geistig weniger anspruchsvolle Arbeiten in verwandten Bereichen vollwertig leisten kann. Dagegen darf zB bei einem Versicherten, der während seines gesamten Berufslebens nur einfache körperliche Arbeit (zB im Hoch- oder Tiefbau, aber auch in der Industrie) geleistet hat und sich bereits im fortgeschrittenem Lebensalter (50 Jahre oder mehr) befindet, nicht ohne Weiteres vorausgesetzt werden, dass er sich zB auf Lager- oder Büroarbeiten umstellen kann und einen solchen Berufswechsel auch psychisch verkraftet.[2]

Dieses Problem drängt sich in entsprechenden Fällen eigentlich auf, wird aber von den sozialmedizinischen Gutachtern nicht immer gesehen. Auch wenn diese Frage für das orthopädische bzw unfallchirurgische Gutachten nicht unmittelbar relevant ist, sollte auch ein solcher Gutachter auf die Problematik hinweisen, wenn sie sich nach dem Gesamtbild aufdrängt.

8.8 Gesetzliche Unfallversicherung

In den Gutachten für die GUV stehen Fragen um den Begriff des Unfalls, des ursächlichen Zusammenhangs zwischen Unfallgeschehen (bzw Einwirkungen iS einer Berufskrankheit) und einem Gesundheitserstschaden (Primärschaden), zwischen diesem Gesundheitserstschaden und einem länger bestehenden Folgeschaden sowie der Feststellung und Bewertung der MdE bestehender Unfall- bzw BK-Folgen im Vordergrund.

Unfall

Ob ein **Unfall** iS der GUV vorliegt, ist nicht nach medizinisch-traumatologischen, sondern nach den maßgebenden sozialrechtlichen Kriterien zu beurteilen.

Denn die GUV sieht – anders als die Traumatologie und auch die PUV – den Unfallbegriff sehr weit (S 6). Der Versicherungsschutz erfasst hier grundsätzlich alle schädigenden Ereignisse, die infolge der versicherten Tätigkeit auf den Versicherten einwirken und zu einem Gesundheitsschaden führen.

Zwar ist das Unfallereignis zumeist ein auffallender, eindrucksvoller Vorgang, der vielfach schlagartig einsetzt.

Die Voraussetzungen eines Unfalls erfüllen aber auch unauffälligere Ereignisse wie zB Ausgleiten, Umknicken, Stolpern, Fallen sowie Einwirkungen durch Kraftanstrengungen wie Heben, Tragen, Bewegen und Abfangen schwerer Lasten.

Erforderlich ist – entgegen gelegentlicher sozialmedizinischer Auffassung – nicht, dass ein **besonderes betriebliches Risiko**, eine **außergewöhnliche Belastung** oder eine sonstige **ungewöhnliche Einwirkung** zB aufgrund einer erhöhten Betriebsgefahr vorgelegen haben (S 7).

Auch normale betriebsübliche Tätigkeiten, gewohnte Belastungen und andere Einwirkungen im Rahmen eines betriebsüblichen Geschehens können ebenso wie Gefahren und Einwirkungen, wie sie auch im unversicherten Alltagsleben vorkommen, einen Unfall bilden, wenn sie infolge der versicherten Tätigkeit eintreten und zu einem Gesundheitsschaden führen.

Erforderlich ist auch nicht, dass die Einwirkung das betroffene Organsystem unvorbereitet getroffen hat.

Denn der Unfallcharakter einer Einwirkung wird nicht davon berührt, ob das Organsystem hierauf vorbereitet war (zB bewusstes Anheben einer schweren Last) oder nicht (zB unerwartetes Abfangen einer solchen Last). Denn immer ist es ein zeitlich begrenztes, von außen

---

[1] BSG SozR 2200 § 1246 Nr 33, 38; 3-2200 § 1246 Nr 45

[2] BSG SozR 3-2200 § 1246 Nr 45

auf den Körper einwirkendes Ereignis, das den Gesundheitsschaden (zB Sehnenriss) bewirkt.

Ohne Relevanz für die sozialmedizinische Begutachtung ist die von ärztlichen Gutachtern gelegentlich zur Voraussetzung erhobene Frage, ob die Unfalleinwirkung **generell geeignet** war, den eingetretenen Gesundheitsschaden zu bewirken (unten S 56).

Ebenso ohne rechtliche Bedeutung ist die Frage, ob die Einwirkung durch ein **beliebig austauschbares Ereignis** bewirkt worden ist, wie es auch im täglichen Leben ständig vorkommt. Handelt es sich um ein Unfallereignis und beruht dieses ursächlich auf der versicherten Tätigkeit, liegt ein Arbeitsunfall vor, auch wenn gleichartige Ereignisse im unversicherten Privatleben gleichfalls vorkommen und dort zu gleichartigen Schäden führen können. Denn der Schutz der GUV umfasst nicht nur betriebliche Risiken, die gleichartige Gefährdungen im privaten Lebensbereich übersteigen,[1] sondern auch die sog Gefahren des täglichen Lebens wie zB Stolpern, Stürzen, Heben und Tragen, Treppensteigen,[2] auch die allgemeinen Gefahren des Straßenverkehrs[3]. Für die Beurteilung, ob solche Ereignisse als Arbeitsunfall zu werten sind, kommt es allein darauf an, ob sie rechtlich wesentlich infolge einer versicherten Tätigkeit eingetreten sind. Die Erwägung, dass dem Betroffenen ein gleichartiger Unfall mit gleichartigem Schaden auch im unversicherten Alltagsleben hätte widerfahren können, ist rechtlich irrelevant.[4]

Die Beantwortung der Frage, ob ein Unfall anzunehmen ist, darf auch nicht darauf abgestellt werden, ob die unfallbedingte Einwirkung eine **physiologische bzw unphysiologische oder bestimmungsgemäße Belastung** für die Organstruktur war. Denn es kommt nicht auf die *generelle* Belastbarkeit der betroffenen Organstruktur *bei einem Gesunden* an, sondern ob die Belastung *für den jeweiligen Versicherten* physiologisch oder unphysiologisch war. Das hängt von seiner subjektiven individuellen körperlichen Struktur mit der dadurch bedingten Beschaffenheit und Belastbarkeit des betroffenen Organs ab. In dieser seiner Struktur ist er aber durch das Sozialrecht geschützt (S 54). Daher ist eine ursächlich auf einer versicherten Tätigkeit beruhende Einwirkung, die für den „normalen Gesunden" physiologisch wäre und bei ihm zu einem Gesundheitsschaden nicht geführt hätte, für den jeweiligen Versicherten unphysiologisch und als Unfall zu werten, wenn sie bei ihm einen Gesundheitsschaden bewirkt. Das gilt idR auch dann, wenn der Versicherte durch eine Vorschädigung (zB durch frühere Krankheit oder Privatunfall) oder eine Schadensanlage (zB infolge degenerativer Verschleißvorgänge) für den Eintritt des Gesundheitsschadens besonders prädisponiert war. Denn auch insoweit ist er durch die GUV geschützt (S 72).

> Im Übrigen ist die Frage, ob ein **Unfallereignis im Rechtssinn** vorliegt und dieses infolge einer versicherten Tätigkeit eingetreten ist, vom UV-Träger bzw vom Sozialgericht zu prüfen und dem ärztlichen Gutachter als sog Anknüpfungstatsache vorzugeben.

Ist dies nicht zugleich mit dem Gutachtenauftrag geschehen und liegt der Unfallcharakter des angeschuldigten Ereignisses nicht klar auf der Hand, sollte der Gutachter diese Vorgabe nachfordern und nicht selbst entscheiden wollen, ob das angeschuldigte Geschehen rechtlich als Unfallereignis zu werten ist oder nicht.

Hat der Gutachter aus seiner ärztlichen Sicht Bedenken gegen die Vorgabe des UV-Trägers bzw des Gerichts, sollte er den Auftraggeber vor Erstattung des Gutachtens hierauf hinweisen und eine Überprüfung dieser Entscheidung anregen. Ergeht eine solche Entscheidung, die den Bedenken des Gutachters nicht folgt, ist der Gutachter hieran gebunden. Keinesfalls darf er von sich aus das Gutachten mit der Feststellung abschließen, ein Unfall habe nicht vorgelegen und Unfallfolgen seien daher nicht vorhanden.

Ursächlicher Zusammenhang

Gutachten zu der Frage, ob zwischen einem Unfallereignis infolge versicherter Tätigkeit (kurz: Arbeitsunfall) und dem streitigen Gesundheitsschaden ein rechtlich wesentlicher ursächlicher Zusammenhang besteht, gehören vielfach zu den schwierigsten Aufgaben sozialmedizinischer Gutachter.

Die Zusammenhangsbegutachtung setzt daher nicht nur subtile medizinische Kenntnisse von Ätiologie und Pathogenese des streitigen Gesundheitsschadens voraus, sondern – soll sie zu auch rechtlich zutreffenden Ergebnissen führen – gleichermaßen fundierte Kenntnisse der sozialrechtlichen Kausalitätslehre und der von daher bestehenden Beurteilungskriterien.

---

[1] BSG 31. 07. 1985 – 2 RU 15/84 –
[2] BSG Breith 1986, 387, 390; BSG 18. 02. 1987 – 2 RU 22/86 –
[3] BSG SozR 2200 § 548 Nr 27
[4] BSG SozR 2200 § 548 Nr 75 mwN

8.8 Gesetzliche Unfallversicherung

Zu beachten ist hier zunächst, dass in jüngeren Urteilen des 2. Senats des BSG[1] eine Verschiebung in den seit Jahrzehnten in Literatur und Rechtsprechung gewachsenen **Begriffen der haftungsbegründenden und der haftungsauslösenden Kausalität** vorgenommen worden ist (S 50). Hiernach wird bezeichnet:

> der bisher als *haftungsbegründende Kausalität* definierte Zusammenhang zwischen der versicherten Tätigkeit und dem Unfallereignis als **Unfallkausalität**,
> der bisher als *haftungsauslösende Kausalität* definierte Zusammenhang zwischen dem Unfallereignis und dem Gesundheitserstschaden (Primärschaden) als **haftungsbegründende Kausalität**, und
> der ursächliche Zusammenhang zwischen diesem Gesundheitserstschaden und dem verbleibenden Gesundheitsschaden, Unfallfolge genannt, als **haftungsauslösende Kausalität**.

Ob und inwieweit sich diese inhaltliche Verschiebung gewachsener Begriffe letztlich in Praxis und Rechtsprechung durchsetzen wird, bleibt abzuwarten.

> ❗ Hat ein Arbeitsunfall vorgelegen, liegt jedoch der **ursächliche Zusammenhang** zwischen dem Unfallereignis und dem Gesundheitserstschaden (Primärschaden) einerseits und zwischen diesem Primärschaden und der Unfallfolge nicht klar auf der Hand, so bedarf es sorgfältiger Feststellung und Erörterung aller – medizinischer wie außermedizinischer, unfallbedingter wie unfallfremder – Faktoren und Einwirkungen, die an der Entstehung des Gesundheitserstschadens (Primärschaden) und des bleibenden Gesundheitsschadens (Unfallfolge) mitgewirkt haben.

Insbesondere muss bei der Prüfung **methodisch exakt** in getrennten Einzelschritten vorgegangen werden (S 88).

Auf S 90 ff sind Schemata wiedergegeben, die eine Hilfe für die auch methodisch richtige und vollständige Erfassung und Beurteilung der Zusammenhangsfragen im Regelfall geben.

> ❗ Nach den hier maßgebenden sozialrechtlichen Beurteilungskriterien muss im ärztlichen Gutachten – entgegen vielfacher sozialmedizinischer Begutachtungspraxis – methodisch im Vordergrund die Frage stehen, ob das **Unfallereignis** mit hinreichender Wahrscheinlichkeit eine conditio sine qua non iS der sozialrechtlichen Kausalitätslehre und – für sich gesehen – auch eine wesentliche Bedingung für den Eintritt des streitigen Gesundheitserstschadens bildet (S 52, 88).

Als erstes ist stets zu prüfen, ob das **Unfallereignis** eine Bedingung, eine conditio sine qua non, für den Eintritt des Primärschadens bildet, diese Bedingung also nicht hinweggedacht werden kann, ohne dass gleichzeitig der Gesundheitserstschaden entfällt. Die Antwort auf die Frage, ob das Unfallereignis mit hinreichender Wahrscheinlichkeit eine conditio sine qua non und – für sich gesehen – auch eine wesentliche Bedingung für den Eintritt des Primärschadens bildet, darf nicht davon beeinflusst werden, ob und inwieweit weitere, unfallfremde Faktoren an dem Eintritt dieses Schadens ursächlich beteiligt waren und welche Bedeutung die einzelnen Faktorengruppen – die sog Kausalreihen – für den Schadenseintritt besitzen. Diese Frage ist vielmehr erst in einem späteren zweiten Schritt zu prüfen und zu beantworten.

Die Notwendigkeit, zunächst den ursächlichen Zusammenhang zwischen dem Unfallereignis und dem Primärschaden festzustellen, besteht daher auch dann, wenn sich dem Gutachter aus seiner ärztlichen Erfahrung geradezu aufdrängt, dass hier auch unfallfremde Faktoren wie zB eine Schadensanlage mitgewirkt haben oder ursächlich sogar im Vordergrund stehen. Denn bei der Beurteilung des ursächlichen Zusammenhangs ist auch in solchen Fällen zunächst zu prüfen, ob das *Unfallereignis* mit hinreichender Wahrscheinlichkeit eine conditio sine qua non und – für sich gesehen – eine wesentliche Bedingung für den Eintritt des Primärschadens bildet. Die Frage nach mitwirkenden unfallfremden Ursachen stellt sich nur und erst dann, wenn die Ursächlichkeit des Unfallereignisses feststeht.

> ❗ Kann das Unfallereignis nicht hinweggedacht werden, ohne dass der Primärschaden entfällt, wäre dieser Primärschaden also ohne das Unfallereignis nicht eingetreten, ist dieses Ereignis – für sich gesehen – durchweg auch als **wesentliche Bedingung** zu werten. Denn dann steht das Unfallereignis idR in der erforderlichen besonderen engen Beziehung zu dem streitigen Gesundheitsschaden, in einer Beziehung also, die rechtlich wesentlich ist (S 52).

---

[1] ua BSG SozR 4-2700 § 8 Nr 14, 17, 22

Etwas anderes gilt nur, wenn das Unfallereignis in seiner ursächlichen Bedeutung für den Eintritt des Gesundheitsschadens so geringfügig und unbedeutend war, dass es schon deswegen nicht als wesentliche Bedingung gewichtet werden kann (S 58).

> **!** Erst wenn feststeht, dass das Unfallereignis mit hinreichender Wahrscheinlichkeit den streitigen Gesundheitsschaden iS der conditio sine qua non und – für sich gesehen – auch rechtlich wesentlich verursacht hat, darf in einem weiteren Schritt geprüft werden, ob auch **unfallfremde Faktoren** an dem Eintritt des streitigen Gesundheitsschadens ursächlich beteiligt waren und welche Bedeutung diesen im Verhältnis zum Unfallereignis zukommt.

Vor allem, wenn erwogen wird, dass solche unfallfremden Faktoren eine tatsächlich und rechtlich eindeutig überwiegende Bedeutung für den Eintritt des streitigen Gesundheitsschadens besitzen, müssen diese in ihren tatsächlichen Grundlagen iS des Vollbeweises nachgewiesen sein (s unten).

Weiterhin muss **hinreichend wahrscheinlich** sein, dass ein solcher – in seinen tatsächlichen Grundlagen nachgewiesener – unfallfremder Kausalfaktor eine **conditio sine qua non** für den Eintritt des Primärschadens bildet, auch er also nicht hinweg gedacht werden kann, ohne dass der Gesundheitsschaden entfällt.

Voraussetzung für die Annahme einer Wahrscheinlichkeit des Ursachenzusammenhangs zwischen einem solchen unfallfremden Kausalfaktor und dem streitigen Gesundheitsschaden ist, dass **gesicherte medizinisch-wissenschaftliche Erkenntnisse** über den ursächlichen Zusammenhang zwischen diesem Kausalfaktor und dem Gesundheitsschaden vorliegen (S 74).[1] **Grundlage** der Feststellung des jeweiligen aktuellen wissenschaftlichen Erkenntnisstandes müssen aktuelle Fachbücher und Standardwerke insbesondere zur Begutachtung im jeweiligen Fachbereich sowie – soweit vorhanden – Leitlinien der Arbeitsgemeinschaften der wissenschaftlich-medizinischen Fachgesellschaften und aktuelle Veröffentlichungen sein, die jeweils kritisch zu würdigen sind.

In der Praxis ist häufig zu beobachten, dass in Gutachten insbesondere Schadensanlagen als überwiegende und damit allein wesentliche Bedingung bewertet werden, für die eine solche Ursächlichkeit medizinisch-wissenschaftlich nicht hinreichend gesichert ist, für die insoweit vielmehr nur Hypothesen bestehen. Auf solche Hypothesen, die dem gesicherten Stand der medizinisch-wissenschaftlichen Erkenntnisse nicht, noch nicht oder nicht mehr entsprechen, darf die Wahrscheinlichkeit eines Ursachenzusammenhangs aber nicht gegründet werden.[2]

Bildet der unfallfremde Kausalfaktor mit hinreichender Wahrscheinlichkeit eine conditio sine qua non, ist weiterhin zu prüfen, ob er als Bedingung auch **rechtlich wesentlich** ist (S 52). Ob eine Ursache **wesentlich** ist, muss aus der Auffassung des praktischen Lebens über die besondere Beziehung der Ursache zum Eintritt des Erfolges abgeleitet werden.[3]

Bilden einerseits die Unfalleinwirkungen mit hinreichender Wahrscheinlichkeit eine conditio sine qua non und wegen ihrer engen Beziehung zu dem Primärschaden auch eine wesentliche Bedingung für seinen Eintritt, und ist andererseits hinreichend wahrscheinlich, dass auch ein unfallfremder Kausalfaktor an der Entstehung dieses Primärschadens ursächlich wesentlich beteiligt ist, ist jeder dieser Kausalfaktoren Ursache (Teilursache).

> Es muss dann eine **Abwägung der ursächlichen Bedeutung** dieser verschiedenen Kausalfaktoren für den Eintritt des Gesundheitsschadens nach den Grundsätzen über die konkurrierende Kausalität vorgenommen und begründet werden (S 61).

Vor allem, wenn erwogen wird, der unfallfremde Kausalfaktor überwiege das Unfallereignis in seiner ursächlichen Bedeutung eindeutig und bilde daher die rechtlich allein wesentliche Ursache des Primärschadens, muss *individuell und für den konkreten Einzelfall* sorgfältig geprüft und abgewogen werden, ob der unfallfremde Kausalfaktor das Unfallereignis in seiner ursächlichen Bedeutung wirklich so eindeutig überwiegt, dass er als die allein wesentliche Ursache gewichtet werden muss, und das Unfallereignis demgegenüber in seiner ursächlichen Wirkung tatsächlich derart geringfügig und unbedeutend ist, dass es praktisch außer Betracht bleiben kann und muss.

> Die Vornahme einer solchen Abwägung ist **zwingende Voraussetzung** für eine rechtlich schlüssige Beurteilung des ursächlichen Zusammenhangs in Fällen der konkurrierenden Kausalität, ein „**Muss in jedem Fall**" auch für das ärztliche Gutachten.

---

[1] BSG SozR 4-2700 § 8 Nr 17

[2] BSG 31. 01. 1984 – 2 RU 67/82 –; BSG NJW 1995, 1640

[3] BSGE 1, 150, 156; 1, 72, 76; 12, 242, 246; BSG SozR 4-2700 § 8 Nr 15

8.8 Gesetzliche Unfallversicherung

Vor allem die Verneinung eines wesentlichen ursächlichen Zusammenhangs zwischen dem Unfallereignis und dem Primärschaden wegen eines ursächlich eindeutig überwiegenden unfallfremden Faktors wäre ohne eine solche ausdrückliche und umfassend begründete Abwägung rechtlich nicht schlüssig.[1]

Für diese Abwägung ist von besonderer Bedeutung auch hier der **Schutzzweck des Gesetzes** (S 62). Dieser hat vor allem in schwierigen Grenzfällen den Ausschlag zu geben.

Beweisrechtlich ist zu beachten, dass:
- die versicherte Tätigkeit,
- die Verrichtung zurzeit des Unfallereignisses (unfallbringende Handlung),
- das Unfallereignis,
- der Gesundheitserstschaden und
- die verbleibende Unfallfolge

iS des sog Vollbeweises nachgewiesen sein müssen.

Dieser Vollbeweis erfordert die Feststellung mit einer „an Gewissheit grenzende Wahrscheinlichkeit", sodass kein vernünftiger, die Lebensverhältnisse klar überschauender Mensch noch zweifelt bzw das Gefühl des Zweifels beseitigt ist.[2]

Nur für die Feststellung des ursächlichen Zusammenhangs zwischen dem Unfallereignis und dem Gesundheitserstschaden und zwischen dem Gesundheitserstschaden und der verbleibenden Unfallfolge genügt eine hinreichende Wahrscheinlichkeit (S 64).[3]

Aber nicht nur das Unfallereignis, sondern auch die **unfallfremden Faktoren**, die als ursächlich für den Eintritt des Gesundheitserstschadens bzw für die Unfallfolge erwogen werden, müssen in ihren tatsächlichen Grundlagen iS eines solchen Vollbeweises nachgewiesen sein.

Denn im Verwaltungs- wie im sozialgerichtlichen Verfahren dürfen einer jeden Entscheidung nur Tatsachen zugrunde gelegt werden, die iS eines solchen Vollbeweises nachgewiesen sind.

Dieser Nachweis ist daher die absolute und **unverzichtbare rechtliche Voraussetzung** auch für die Prüfung, ob unfallfremde Faktoren an der Entstehung des Primärschadens ursächlich beteiligt sind, diese unfallfremden Faktoren also nicht hinweg gedacht werden können, ohne dass der Primärschaden entfällt. Kann dieser Nachweis nicht überzeugend geführt werden, darf sich – so das BSG wiederholt wörtlich – „nicht einmal die Frage stellen", ob ein solcher Kausalfaktor auch nur eine conditio sine qua non für den Gesundheitsschaden bildet (S 51, 68).

Der **ärztliche Gutachter**, dessen Aufgabe es ist, Leistungsträger und Gerichte durch sein Gutachten bei der zutreffenden Rechtsfindung zu beraten und zu helfen, ist daher gehalten, diese in der Rechtsordnung begründeten Maßstäbe auch seiner sozialmedizinischen Beurteilung des ursächlichen Zusammenhangs zugrunde zu legen, auch wenn diese *rechtlichen* Maßstäbe mit den traditionellen *medizinischen* Beurteilungskriterien nicht immer übereinstimmen mögen.

Dieser Nachweis kann daher zB nicht schlicht durch Berufung auf eine allgemeine ärztliche Erfahrung (S 54, 70) und auch nicht durch den Rückschluss vom Ergebnis (zB dem Schadensbild) auf die Ursache geführt werden (S 70).

Die allgemeine ärztliche Erfahrung und das Schadensbild können allenfalls ein Indiz dafür bilden, *dass* neben dem Unfall auch andere, unfallfremde Ursachen wie zB eine Schadensanlage wirksam waren. Sie liefern aber nicht den erforderlichen vollen Beweis zB über Schweregrad und Ausmaß der Ansprechbarkeit einer solchen Schadensanlage (S 75) im individuellen Einzelfall.

Die Erörterung derartiger Zusammenhangsfragen kann im sozialmedizinischen Gutachten umso knapper gehalten werden, je klarer und eindeutiger die kausalen Verhältnisse liegen; sie muss umso ausführlicher sein, je unsicherer der ursächliche Zusammenhang und die Bedeutung der mitwirkenden Kausalfaktoren ist. Zu beachten ist vor allem, dass die Beurteilung stets nur auf *nachgewiesene Tatsachen* aufbauen darf; unbewiesene Hypothesen sind wie andere Annahmen und Vermutungen keine rechtlich zulässigen Grundlagen für die Zusammenhangsbeurteilung.

---

[1] stdRspr; vgl zB BSG SozR 3-2200 § 548 Nr 4 mwN
[2] so ua BSGE 7, 106; 7, 141
[3] stdRspr, vgl BSG SozR 4-2700 § 8 Nr 17 mwN

8 Rechtliche Aspekte zur Begutachtung in einzelnen Rechtsgebieten

Art und Umfang der Diskussion sollten dabei stets vom Zweck des Gutachtens her bestimmt werden, dem Leistungsträger bzw Gericht die schlüssige und überzeugende Grundlage für eine sachgerechte Entscheidung des Einzelfalls aufzubereiten.

> Die **Beschreibung des Primärschadens und der verbleibenden Unfallfolge** (bzw des als Berufskrankheit in Betracht kommenden Gesundheitsschadens) im Gutachten hat umfassend und klar zu erfolgen.

Hierzu gehört auch die Feststellung, ob der als Unfallfolge anzuerkennende Gesundheitsschaden durch den Arbeitsunfall iS der Entstehung oder der Verschlimmerung (S 81) verursacht worden ist.

Unfallfolgen dürfen nicht schlicht zB als „Zustand nach..." bezeichnet werden, sondern müssen diesen Zustand im Einzelnen nach Art, Ausmaß und funktioneller Auswirkung genau beschreiben. Denn eine solche präzise Feststellung der Unfallfolgen ist zum einen Voraussetzung für die Anerkennung der Unfallfolgen im Bescheid des UV-Trägers bzw die Fassung des Urteilstenors im sozialgerichtlichen Verfahren, zum anderen der Bemessung der MdE für diese Unfallfolgen.

Beurteilt und nach diesen Maßstäben festgestellt und erörtert werden müssen nicht nur die tatsächlich bestehenden Unfallfolgen, sondern auch die Gesundheitsstörungen, die von dem Betroffenen als Unfallfolge geltend gemacht werden, für die ein wesentlicher ursächlicher Zusammenhang mit dem angeschuldigten Unfallereignis aber nicht besteht oder doch nicht hinreichend wahrscheinlich ist, die unfallunabhängigen Gesundheitsschäden.

Die „geeignete Ursache"

Nicht selten sind Fälle, in denen bei einem als Arbeitsunfall zu wertenden Unfallereignis ein Gesundheitsschaden eintritt, der ärztliche Gutachter einen ursächlichen Zusammenhang zwischen dem Unfallereignis und dem Gesundheitsschaden aber verneinen will, weil nach ärztlicher Erfahrung ein Ereignis wie das vorliegende **generell nicht geeignet** sei, einen Schaden wie den vorliegenden zu bewirken (S 56).

Beispiel: Eine Serviererin hebt einen vollen Sprudelwasserkasten an, um ihn zur Seite zu stellen. Dabei verspürt sie einen plötzlichen starken Schmerz im Kniegelenk. Die anschließende Untersuchung ergibt einen Meniskusriss.

In sozialmedizinischen Gutachten wird dann häufig argumentiert, ein Ereignis wie das angeschuldigte (im Beispiel: Anheben einer Last) sei nach ärztlicher Erfahrung generell nicht geeignet, einen Gesundheitsschaden wie den streitigen (im Beispiel: Meniskusriss) herbeizuführen.

> In Fällen dieser Art darf der ursächliche Zusammenhang aber nicht allein mit dem Argument verneint werden, das Unfallereignis sei nach allgemeiner ärztlicher Erfahrung (auch zB aus biomechanischen Erwägungen) nicht geeignet, den bestehenden Gesundheitsschaden (zB die Meniskusruptur) zu bewirken. Denn dieses Argument ist für sich allein rechtlich nicht relevant. Vielmehr hat die Beurteilung auch hier nach den **Kriterien der sozialrechtlichen Kausalitätslehre** zu erfolgen.

Daher ist auch in Fällen dieser Art zunächst zu prüfen, ob *das Unfallereignis* mit hinreichender Wahrscheinlichkeit eine conditio sine qua non für den Eintritt des streitigen Gesundheitserstschadens bildet.

Diese Frage ist nicht allein nach ärztlichen Kriterien zu beurteilen, sondern in Würdigung *aller* Umstände des Einzelfalls. Entscheidend ist, ob das Unfallereignis bei einer solchen umfassenden Würdigung nicht hinweg gedacht werden kann, ohne dass auch der Gesundheitsschaden entfällt. Ist das der Fall, bildet das Unfallereignis in aller Regel eine conditio sine qua non für den Schadenseintritt. Denn dann *hat* es den Gesundheitsschaden ja verursacht, auch wenn der ursächliche Zusammenhang nach *allgemeiner* ärztlicher Erfahrung (zunächst) nicht erkennbar und nachvollziehbar sein mag.

> **!** Ist daher das Unfallereignis in Ausübung einer versicherten Tätigkeiten eingetreten und bildet das Unfallereignis eine conditio sine qua non für den Gesundheitserstschaden, ist der ursächliche wesentliche Zusammenhang zu bejahen, wenn außer diesem Unfallereignis keine anderen Tatsachen festgestellt sind, die als Konkurrenzursachen wirksam geworden sind.[1]

Ist der ursächliche Zusammenhang zwischen der Unfalleinwirkung und dem Gesundheitsschaden ärztlicher-

---

[1] so ausdrücklich BSG SozR 3-2200 § 548 Nr 11

8.8 Gesetzliche Unfallversicherung

seits (zunächst) nicht erkennbar oder nachvollziehbar, ist ggf weiter aufzuklären, wie das Unfallgeschehen im Einzelnen abgelaufen ist, welche Einwirkungen auf das geschädigte Organ im Einzelnen stattgefunden haben und aufgrund welcher Wirkungsmechanismen der Gesundheitsschaden entstanden ist. Insbesondere bedarf es dann der Klärung, ob hier möglicherweise anomale Geschehnisabläufe oder außergewöhnliche Wirkungsmechanismen (S 54, 70) vorgelegen haben, die den ursächlichen Zusammenhang entgegen der *allgemeinen* ärztlichen Erfahrung erklären.

Ergibt im Ausgangsbeispiel eine solche weitere Sachaufklärung, dass die Versicherte beim Abstellen des Sprudelwasserkastens eine Drehbewegung zur Seite bei feststehendem Fuß vorgenommen hat, die sich auf das Kniegelenk übertragen hat, so ergibt sich eine auch biomechanisch nachvollziehbare Erklärung für den Eintritt der Meniskusruptur.

Schadensanlage und Gelegenheitsursache

Die Maßstäbe der sozialrechtliche Kausalitätslehre gelten auch (und gerade), wenn bei der ärztlichen Begutachtung erwogen werden soll, eine **Schadensanlage** (S 72) habe den Eintritt des streitigen Gesundheitsschadens rechtlich wesentlich oder gar überwiegend bewirkt, das Unfallereignis sei nur als eine **Gelegenheitsursache** (S 79) für den Schadenseintritt anzusehen.[1]

Stehen die Unfalleinwirkungen zwar in tatsächlicher Hinsicht fest, beruht der Eintritt des Gesundheitsschadens aber auch auf einer solchen Schadensanlage, wird im ärztlichen Gutachten leicht voreilig der Schluss gezogen, diese Schadensanlage sei die *(allein) wesentliche Ursache* des eingetretenen Gesundheitsschadens, das Unfallereignis nur Gelegenheitsursache. Eine solche Schlussfolgerung findet sich vor allem dann, wenn die Unfalleinwirkung nicht sehr schwerwiegend war und/oder der Gesundheitsschaden an Organen oder Organstrukturen eintritt, die nach allgemeiner ärztlicher Erfahrung bei einem Gesunden durch derartige Einwirkungen nicht geschädigt werden, weil sie von Natur aus so beschaffen sind, dass sie solchen Belastungen standhalten („....eine gesunde Sehne reißt nicht..."). Führt ein Unfallereignis dennoch zu einem Gesundheitsschaden, liege nach ärztlicher Erfahrung nahe, dass hier eine Schadensanlage ursächlich wesentlich wirksam gewesen sei.

Eine solche vereinfachende Beurteilung entspricht aber nicht den maßgebenden sozialrechtlichen Kriterien.

Denn dann sind an der Entstehung des streitigen Gesundheitsschadens in Wahrheit zwei verschiedene Ursachenkomplexe – einerseits der Unfall, andererseits die Schadensanlage – beteiligt, deren ursächliche Bedeutung nach den Grundsätzen der konkurrierenden Kausalität (S 58) festzustellen und abzuwägen ist.

> Steht das Unfallereignis als Ursache fest, soll aber erwogen werden, eine solche Schadensanlage habe die ursächlich überwiegende Bedeutung für den Eintritt des streitigen Gesundheitsschadens, muss diese Schadensanlage vorab in ihren tatsächlichen Grundlagen **iS des Vollbeweises nachgewiesen** werden (S 59, 68, 73).

UV-Träger und Gerichte dürfen ihren Entscheidungen aus rechtsstaatlichen Gründen nur Umstände zugrunde legen, die in dieser Weise voll bewiesen sind (S 68). Daher müssen auch in ärztlichen Gutachten, die Grundlage dieser Entscheidungen bilden sollen, die die ärztliche Beurteilung tragenden Umstände – hier also auch das Vorliegen einer Schadensanlage – stets in dieser Weise sicher nachgewiesen sein. Hypothesen, Annahmen und Vermutungen und selbst eine gewisse Wahrscheinlichkeit vermögen hier – wie im gesamten Kausalitätsrecht – diesen erforderlichen Beweis nicht zu ersetzen.

Vor allem, wenn die Schadensanlage rein konstitutionell oder degenerativ bedingt ist, werden hier nicht selten **Beweisschwierigkeiten** einsetzen.

Liegen keine konkreten Vorbefunde vor, wird sich eine solche Schadensanlage dem erforderlichen Vollbeweis nicht selten entziehen, weil sie vielfach nur etwas „Angelegtes" und somit noch nicht real Existentes und Beweisbares ist. Gleichwohl kann auf einen solchen Beweis aus den genannten Gründen nicht verzichtet werden.

Dieser Beweis kann nicht allein durch schlichten Rückgriff auf *allgemeines* **ärztliches Erfahrungswissen** geführt werden (S 70).

Denn sozialrechtlich ist nicht relevant, ob *allgemein* nach ärztlicher Erfahrung zB bei Versicherten einer bestimmten Altersgruppe bestimmte degenerative Veränderungen an Gelenken, Sehnen, Bandscheiben oder Menisken und dadurch bedingte Schadensanlagen bestehen. Das Gebot der individualisierenden Prüfung und Beurteilung (S 53) verlangt vielmehr den Nachweis, dass auch bei dem *konkret betroffenen Versicherten* eine solche Schadensanlage tatsächlich vorgelegen hat, welche individuelle Ausprägung sie hatte und in welchem Ausmaß sie für exogene Belastungen ansprechbar war.[2]

Daher kann selbst ein auf gesichertes anatomisch-pathologische Erfahrungswissen gestütztes ärztliches Erfah-

---

[1] zu den hier vielfach bestehenden Diskrepanzen zwischen sozialmedizinischen und sozialrechtlichen Denkansätzen s S 86 und weiterführend *Erlenkämper* S 121 ff

[2] vgl hierzu im einzelnen *Erlenkämper*, MedSach 1991, 39 und 2000, 19; ders SGb 1997, 355, jeweils mwN

rungswissen für sich allein den erforderlichen Beweis der Schadensanlage nach ihrer individuellen Ausprägung und dem Ausmaß ihrer exogenen Ansprechbarkeit nicht erbringen, sondern nur als Indiz dienen, wenn es sich zusätzlich auf nachgewiesene Umstände des konkreten Einzelfalls stützen kann.

> **!** Lässt sich eine Schadensanlage bei dem betroffenen Versicherten in ihrer individuellen Ausprägung und nach dem Ausmaß ihrer Ansprechbarkeit für exogene Einwirkungen schon vom Tatsächlichen her nicht überzeugend nachweisen, darf sich aber – so das BSG wiederholt wörtlich – „erst gar nicht die Frage stellen", ob sie Ursache im Rechtssinn sein könnte.[1]

Unbewiesene bzw nicht beweisbare Schadensanlagen sind hypothetische Ursachen und als solche nicht rechtserheblich. Sie können die Unfalleinwirkungen als tatsächlich vorhandene Ursache nicht aus dem Weg räumen, auch nicht auf dem Umweg über den Begriff der Gelegenheitsursache.[2]

> Steht die Schadensanlage in tatsächlicher Hinsicht in dieser Weise fest, ist in einem weiteren Schritt zu prüfen, ob sie **mit hinreichender Wahrscheinlichkeit eine conditio sine qua non** für den Eintritt des streitigen Gesundheitsschadens bildet, diese also nicht hinweg gedacht werden kann, ohne dass der Schaden entfiele.

Die Wahrscheinlichkeit eines solchen ursächlichen Zusammenhangs darf nur diskutiert werden, wenn tatsächlich *gesicherte* Erkenntnisse der medizinischen Wissenschaft über die ursächliche Wirksamkeit der Schadensanlage vorliegen (S 65). Auch insoweit reichen Annahmen, Vermutungen und Hypothesen nicht aus.

Immer wieder geschieht es in ärztlichen Gutachten, dass Schadensanlagen als wesentliche (oder gar überwiegende) Ursache hingestellt werden, deren ursächliche Wirkung in der medizinischen Wissenschaft umstritten (oder gar überholt) ist.

Soll eine Schadensanlage als wesentliche Ursache bewertet werden, bedarf es daher der Darlegung (und ggf des Nachweises), dass die ursächliche Wirksamkeit dieser Schadensanlage in der medizinischen Wissenschaft anerkannt ist (S 65).

> **!** Auch wenn die Schadensanlage in dieser Weise sicher nachgewiesen ist und mit hinreichender Wahrscheinlichkeit eine Bedingung für den Eintritt des Gesundheitsschadens bildet, darf dies nicht quasi automatisch dazu führen, sie auch als überwiegende und rechtlich allein wesentliche Ursache zu bewerten, wenn auch das Unfallereignis mit hinreichender Wahrscheinlichkeit eine Bedingung für den Eintritt des Gesundheitsschadens bildet.

Denn dann stehen Unfallereignis und Schadensanlage zunächst als Mitursachen nebeneinander.

> In solchen Fällen hat in einem weiteren Schritt eine **Abwägung der ursächlichen Bedeutung** (S 61) zwischen dem Unfallereignis einerseits und der Schadensanlage andererseits zu erfolgen.

Auch bei dieser Abwägung ist dem **Schutzzweck des Gesetzes** (S 62) entscheidendes Gewicht beizumessen.

Daher darf der Schadensanlage, auch wenn sie nachgewiesen und rechtlich wesentlich an der Entstehung des Gesundheitsschadens beteiligt war, bei dieser Abwägung die Bedeutung einer eindeutig überwiegenden und damit rechtlich allein wesentlichen Ursache nur zugesprochen werden, wenn die Unfalleinwirkungen demgegenüber von solch geringem ursächlichen Gewicht sind, dass sie praktisch außer Betracht bleiben müssen (S 58).

> **!** Eine Schadensanlage darf daher nach langjähriger und gesicherter Rechtsprechung als allein wesentliche Ursache idR nur gewertet werden, wenn sie
>
> nachweisbar so stark ausgeprägt und so leicht ansprechbar war, dass es zur Auslösung des Gesundheitsschadens nicht der äußeren Einwirkungen aus der versicherten Tätigkeit bedurft hat, sondern der Schaden wahrscheinlich auch durch andere, alltäglich vorkommende Einwirkungen des unversicherten Alltagslebens zu derselben Zeit eingetreten wäre (S 75).[3]

---

[1] stdRspr; vgl ua BSG 61,127, 130; BSG SozR 2200 § 548 Nr 84 und § 550 Nr 8, 75; 3-2200 § 548 Nr 11; 4-2700 § 8 Nr 17; BSG 06. 12. 1989 – 2 RU 7/89 –, Meso B 240/123 (sog Bizepssehnenurteil)

[2] so ausdrücklich BSG SozR 3-2200 § 548 Nr 4

[3] stdRspr; vgl ua BSG SozR 2200 § 548 Nr 75, 84, 91 und § 589 Nr 10; 3-2200 § 548 Nr 4; SozR 4-2700 § 8 Nr 17; BSG 06. 12. 1989 – 2 RU 7/89 – Meso B 240/123, jeweils mwN

8.8 Gesetzliche Unfallversicherung

Denn nur dann ist es gerechtfertigt, ein Unfallereignis, das eine conditio sine qua non für den Eintritt des Gesundheitsschadens bildet, als nicht wesentliche Ursache zu gewichten, der Schadensanlage den Status einer allein wesentlichen Ursache einzuräumen und so eine Entschädigung des Gesundheitsschadens auszuschließen.

Dies gilt auch für die Beurteilung von Schadensanlagen bei Berufskrankheiten, besonders für solche Krankheiten, die auch in der beruflich nicht entsprechend belasteten Bevölkerung häufig vorkommen (zB bei den BK's Nr 2101, 2102, 2108, unten S 349).

> ! Die **Nichterweisbarkeit einer Schadensanlage** ist jedoch dann nicht problematisch, wenn das Unfallereignis als Ursache beweismäßig feststeht, der Schadensanlage aber – auch wenn sie bewiesen wäre – bei der gebotenen Abwägung mit den Unfalleinwirkungen (S 61) **nur die Bedeutung einer wesentlichen Teilursache** neben den Unfallereignis (als gleichfalls wesentlicher Teilursache) beizumessen wäre.

Dann könnte die Schadensanlage, auch wenn sie nachgewiesen wäre, die rechtliche Wesentlichkeit des Unfallereignisses nicht ausschließen. Denn für die Anerkennung und Entschädigung des Gesundheitsschadens als Unfallfolge genügt es, dass das Unfallereignis eine wesentliche Teilursache bildet, auch wenn daneben andere, unfallfremde Faktoren als weitere wesentliche Teilursachen mitwirken (S 58).

Dann reicht im sozialmedizinischen Gutachten ein Hinweis zB der Art aus, dass nach allgemeiner ärztlicher Erfahrung zwar eine Schadensanlage ursächlich wesentlich mitgewirkt habe, auch wenn diese im Einzelfall nicht hinreichend sicher nachgewiesen werden könne, dass diese Schadensanlage aber auch dann, wenn sie sicher nachgewiesen wäre, nur eine weitere wesentliche Teilursache neben dem Unfallereignis bilde, ihr insbesondere nicht die Bedeutung einer allein wesentlichen Ursache beigemessen werden könne.

> Diese Grundsätze gelten auch, wenn es um die Beurteilung der Frage geht, ob das Unfallereignis nur eine sog **Gelegenheitsursache** (S 79) war, also erwogen wird, der Gesundheitsschaden sei *nur bei Gelegenheit* eines Arbeitsunfalls eingetreten, durch diesen aber nicht wesentlich bedingt.[1]

Auch dann sind Unfallereignis und unfallfremde Ursachen in getrennten Schritten festzustellen und in ihrer ursächlichen Bedeutung gegeneinander abzuwägen. Und auch dann darf eine unfallfremde Ursache als allein wesentliche Ursache nur gewichtet werden, wenn die Unfalleinwirkungen demgegenüber für den Schadenseintritt wirklich praktisch bedeutungslos waren.

Vor allem, wenn erwogen werden soll, eine Schadensanlage sei als allein wesentliche Ursache und das Unfallereignis nur als Gelegenheitsursache zu werten, bedarf es auch hier des überzeugenden Nachweises für den konkreten Einzelfall vom tatsächlichen Bestehen sowie von Ausprägung und Ausmaß der Ansprechbarkeit einer solchen Schadensanlage. Ist das – wie bei manchen solcher Schadensanlagen – nicht möglich, darf sich nach der gesicherten Rechtsprechung des Bundessozialgerichts „gar nicht erst die Frage stellen", ob sie eine Ursache im Rechtssinn bilden könnte.[2]

Auch in diesem Zusammenhang sind unbewiesene bzw nicht beweisbare Schadensanlagen als hypothetische Ursachen nicht rechtserheblich und können die Unfalleinwirkungen als tatsächlich vorhandene Ursache nicht aus dem Weg räumen, auch nicht auf dem Umweg über den Begriff der Gelegenheitsursache.[3]

> Im Übrigen sollte die Verwendung des Begriffs „Gelegenheitsursache" möglichst vermieden und der ursächliche Zusammenhang von vornherein ausschließlich nach den Grundsätzen der konkurrierenden Kausalität geprüft werden.

MdE

Die Bewertung und die Entschädigung der Unfallfolgen richtet sich nach der Höhe der MdE (S 25).

Nach dem Prinzip der abstrakten Schadensberechnung bezeichnet die MdE den durch die Folgen des Versicherungsfalls (Unfallfolgen) bedingten – völligen oder teilweisen – Verlust aller Erwerbsmöglichkeiten auf dem **gesamten Gebiet des Erwerbslebens**, dh dem sog **allgemeinen Arbeitsmarkt**.

---

[1] vgl hierzu eingehend *Erlenkämper* MedSach 1991, 39 und 2000, 19; ders SGb 1997, 355, jeweils mwN

[2] stdRspr; vgl ua BSG SozR 2200 § 548 Nr 75, 84, 91; BSG SozR 2200 § 589 Nr 10; BSG SozR 3-2200 § 548 Nr 4; BSG 06. 12. 1989 – 2 RU 7/89 – Meso B 240/123, jeweils mwN

[3] so ausdrücklich BSG SozR 3-2200 § 548 Nr 4

8 Rechtliche Aspekte zur Begutachtung in einzelnen Rechtsgebieten

 Die MdE ist vom ärztlichen Gutachter grundsätzlich in der Weise *abstrakt zu bewerten* (S 26), dass gleichartige Gesundheitsschäden bei verschiedenen Betroffenen stets gleich bewertet werden.

Hierfür gibt es gerade bei Schäden an den Haltungs- und Bewegungsorganen weitgehend übereinstimmende Richtlinien (MdE-Tabellen), die im vorliegenden Werk zusammengefasst und ergänzt werden.[1] Sie stellen eine unverzichtbare Hilfe für die aus rechtsstaatlichen Gründen erforderliche gleichmäßige Bewertung gleichgelagerter Fälle dar.

Die Bewertung der MdE durch den Gutachter hat insbesondere ohne Rücksicht auf etwaige Besonderheiten durch den Beruf des Verletzten und einen etwaigen tatsächlichen **Minderverdienst** zu erfolgen (S 30).

Bestehen für den vor dem Unfall ausgeübten Beruf durch den Unfall aber *besondere Nachteile* (sog *besonderes berufliches Betroffensein*, S 29, 167), sollte dies im Gutachten angemessen deutlich zum Ausdruck gebracht werden, damit Leistungsträger bzw Gericht die entsprechenden rechtlichen Konsequenzen ziehen können. Eine Höherbewertung der MdE nach § 56 Abs 2 Satz 3 SGB VII ist aber ausschließliche Aufgabe von UV-Träger bzw Gericht, nicht des ärztlichen Gutachters.

Ausgangspunkt für die Bewertung der MdE hat stets die **individuelle Erwerbsfähigkeit** des Versicherten unmittelbar vor Eintritt des Unfalls zu bilden.

Denn durch die GUV ist der Versicherte in dem Gesundheitszustand geschützt, in dem er sich bei Eintritt des Unfalls befunden hat (S 54). Diese individuelle Erwerbsfähigkeit ist es, die durch den Arbeitsunfall gemindert wird.

Diese **individuelle Erwerbsfähigkeit** im Unfallzeitpunkt ist daher bei der Beurteilung der MdE stets mit **100 vH** anzusetzen.[2]

 Hat im Unfallzeitpunkt bereits eine **gesundheitliche Vorschädigung** (zB durch Krankheit oder einen früheren Privatunfall) bestanden, die die Erwerbsfähigkeit gegenüber einem Gesunden beeinträchtigt hatte, ist der Bewertung der unfallbedingten MdE daher gleichwohl *diese individuelle Erwerbsfähigkeit mit 100 vH* zugrunde zu legen und auf diese individuelle Erwerbsfähigkeit der maßgebende abstrakte Satz aus den MdE-Tabellen anzuwenden.

Denn in diesem Gesundheitszustand ist er durch die GUV versichert.

Die Sätze der MdE-Tabellen sind zwar grundsätzlich auf einen vorher Gesunden ausgerichtet. Da die individuelle Erwerbsfähigkeit des Betroffenen vor Eintritt der Schädigung aber stets mit 100 vH anzusetzen und zu beurteilen ist, inwieweit *diese individuelle Erwerbsfähigkeit* durch die Unfallfolge gemindert wird, ist die MdE auch in solchen Fällen stets uneingeschränkt nach den Tabellensätzen zu bewerten.[3]

Bereits **vorher bestehende Vorschädigungen** dürfen daher in aller Regel nicht zu einer niedrigeren MdE führen.[4]

Das gilt vor allem, wenn von Vorschädigung und Unfallfolge **verschiedene Organe bzw Organsysteme** betroffen sind, die sich funktionell nicht entscheidend berühren. Dann ist die MdE stets ebenso zu bemessen wie bei einem vorher Gesunden.[5]

Beispiel: War ein Versicherter vor Eintritt des Arbeitsunfalls durch eine frühere Erkrankung (zB Herzinfarkt, MdE 50 vH) in seiner Erwerbsfähigkeit bereits deutlich gemindert und hat er durch den jetzigen Arbeitsunfall ein Bein verloren (MdE 60 vH), so ist die für die Beurteilung der MdE maßgebende individuelle Erwerbsfähigkeit unmittelbar vor dem Arbeitsunfall trotz der durch den Herzinfarkt bereits eingeschränkten Erwerbsmöglichkeiten mit 100 vH anzusetzen mit dem Ergebnis, dass die Unfallfolge – wie bei jedem Gesunden auch – mit einer MdE um 60 vH zu bewerten ist.

Die Beurteilung darf also insbesondere nicht nach folgendem Denkansatz erfolgen: Die Erwerbsmöglichkeiten des Versicherten waren vor dem Unfall durch die Folgen des Herzinfarkts bereits deutlich eingeschränkt. Daher werden die durch die Vorschädigung bereits eingeschränkten Erwerbsmöglichkeiten durch den Beinverlust lediglich weiter vermindert; somit ist der Beinverlust

---

[1] vgl hierzu die Synopse S 717
[2] einhM; vgl ua BSG 5, 232; 9, 104; 43, 208; BSG SozR 2200 § 580 Nr 5, § 622 Nr 21; SozR 3-2200 § 581 Nr 2, jeweils mwN
[3] so auch *Brackmann* SGB VII § 56 Rdz 52
[4] vgl hierzu S 28
[5] so auch *Anhaltspunkte* Nr 47 (1a); *Bereiter-Hahn* § 56 Rdz 10.5; *Brackmann* SGB VII § 56 Rdz 54; KassKomm SGB VII § 56 Rdz 21

8.8 Gesetzliche Unfallversicherung

nicht – wie bei einem Gesunden – mit 60 vH zu bewerten, sondern deutlich geringer.

Ein solches Vorgehen würde durch die Hintertür das Prinzip des abstrakten Schadensausgleichs (S 26) und den Grundsatz aushebeln, dass der Versicherte in diesem Gesundheitszustand geschützt ist und die individuelle Erwerbsfähigkeit daher stets mit 100 vH anzusetzen ist, auch dann, wenn sie durch eine Vorschädigung bereits herabgesetzt war.

Wird durch den Unfall dagegen **dasselbe Organ oder Organsystem** betroffen, sodass sich Vorschädigung und Unfallfolgen funktionell überschneiden, sind die Grundsätze über den Vorschaden (S 34) anzuwenden.

Die Bewertung der MdE ist stets **individuell** vorzunehmen, also unter Berücksichtigung der Besonderheiten des Einzelfalls vor allem hinsichtlich der konkreten funktionellen Beeinträchtigungen. Abweichungen nach oben können daher vor allem bei besonders ungünstigen Funktionsverhältnissen einzelner Unfallfolgen, bei Summationswirkung zwischen mehreren Unfallfolgen oder bei Zusammentreffen mit unfallfremden Vorschäden geboten sein.

In diesen Fällen genügt im Gutachten die schlichte Widergabe der geschätzten MdE nicht. Die Beurteilung ist dann vielmehr unter Anführung der maßgebenden Befunde und Funktionseinschränkungen im Einzelnen zu begründen, und zwar auch hier umso eingehender, je unübersichtlicher die Verhältnisse für den medizinischen Laien liegen, je mehr Faktoren und Gesichtspunkte bei der Beurteilung mitwirken und je stärker die Ergebnisse von den allgemeinen Richtlinien abweichen.

Nur so genügt das Gutachten rechtsstaatlichen Anforderungen an Klarheit und Durchschaubarkeit der Beurteilungsmaßstäbe, und nur so können UV-Träger und Gericht – aber auch etwaige Nachgutachter – Grundlagen und Ergebnisse der Bewertung überprüfen und nachvollziehen.

Anspruch auf Rente (früher: Verletztenrente) besteht idR nur bei einer (Gesamt-)MdE um mindestens 20 vH, § 56 Abs 1 S 1 SGB VII. Gleichwohl ist es geboten, im ärztlichen Gutachten die MdE auch dann genau zu bewerten, wenn dieser Mindestsatz nicht erreicht wird, die MdE aber mindestens 10 vH beträgt.

Denn auch geringere MdE-Sätze können im Wege der sog Stütz-MdE zur Gewährung von Verletztenrente führen, wenn aus einem früheren oder späteren anderen Arbeits- oder gleichstehenden Unfall eine – ggf für sich allein ebenfalls nicht rentenberechtigende – MdE resultiert (S 168) und die Folgen dieser Versicherungsfälle jeweils eine MdE von wenigstens 10 vH bedingen und die MdE insgesamt wenigstens 20 vH beträgt, § 56 Abs 1 Sätze 2 und 3 SGB VII.

Im **Erstgutachten** („Erstes Rentengutachten") bildet den Bezugszeitpunkt für die MdE-Bewertung normalerweise der Zeitpunkt, in dem die unfallbedingte Arbeitsunfähigkeit entfallen ist.

Denn dies ist idR der Zeitpunkt, in dem die Rente einsetzt. Für die Zeit vorher wird ja idR Verletztengeld gewährt.

Neu ist seit dem Inkrafttreten des SGB VII, dass Rente nur noch gewährt wird, wenn die Erwerbsfähigkeit über die 26. (früher: 13.) Woche nach dem Versicherungsfall hinaus um wenigstens 20 vH gemindert bleibt, § 56 Abs 1 SGB VII.

Nur wenn ein Anspruch auf Verletztengeld nicht entstanden ist (S 169), muss die MdE seit dem Unfallzeitpunkt bewertet werden.

Die Erstbegutachtung wird gemäß § 62 SGB VII häufig nur zur Festsetzung einer **vorläufigen Entschädigung** führen (S 169).

Denn während der ersten 3 Jahre nach dem Versicherungsfall soll der Unfallversicherungsträger die Rente als vorläufige Entschädigung festsetzen, wenn der Umfang der MdE noch nicht abschließend festgestellt werden kann, § 62 Abs 1 Satz 1 SGB VII.

Die rechtliche Möglichkeit, diese vorläufige Entschädigung bzw die ihr zugrunde liegende MdE auch ohne Nachweis einer **wesentlichen Änderung** der Verhältnisse wieder abzuändern (§ 62 Abs 2 Satz 2 SGB VII), entbindet den Gutachter nicht von der Pflicht, auch diese Einschätzung sorgfältig und unter Berücksichtigung aller wesentlichen Aspekte vorzunehmen.

Denn abgesehen davon, dass eine geringere Bewertung der MdE bei der Festsetzung der Rente ohne Änderung in den zugrunde liegenden Verhältnissen erfahrungsgemäß zu Streitigkeiten Anlass gibt, wird die vorläufige Entschädigung, wenn sie nicht rechtzeitig in eine Rente auf unbestimmte Zeit umgewandelt wird, spätestens mit Ablauf von 3 (früher: 2) Jahren automatisch zu einer Rente auf unbestimmte Zeit (§ 62 Abs 2 SGB VII, S 169), und diese darf dann nur noch abgeändert werden, wenn und soweit eine wesentliche Änderung gegenüber den Verhältnissen bei Festsetzung der vorläufigen Entschädigung nachgewiesen werden kann.

Nachuntersuchungen werden veranlasst, um festzustellen, ob gegenüber den Verhältnissen, die im Zeitpunkt der letzten Rentenfestsetzung maßgebend gewesen sind, eine **wesentliche Änderung** – Besserung oder Verschlimmerung der Unfallfolgen und der dadurch bedingten MdE – iS des § 48 SGB X (S 282) eingetreten ist.

Bei der Feststellung der MdE ist eine Änderung iS des § 48 Abs 1 SGB X **nur wesentlich**, wenn sie mehr als 5 vH beträgt; bei Renten auf unbestimmte Zeit muss die Veränderung der MdE zudem länger als 3 Monate andauern, § 73 Abs 3 SGB VII.

Nachuntersuchungen können vom Leistungsträger von Amts wegen veranlasst werden, aber auch auf einem Antrag des Versicherten beruhen. Auch wenn der Antrag vom Versicherten kommt und so regelmäßig eine Erhöhung der MdE zum Ziel hat, ist eine niedrigere Einschätzung der MdE als bisher nicht ausgeschlossen, wenn und soweit in Wahrheit eine Besserung und damit eine Änderung der Verhältnisse gegenüber dem letzten Rentenbescheid eingetreten ist.

Erfolgt die Nachuntersuchung zwecks Umwandlung einer vorläufigen Entschädigung in eine Rente, kann die MdE auch dann abweichend von der früheren Bewertung neu eingeschätzt werden, wenn eine wesentliche Änderung der Verhältnisse nicht nachweisbar ist. Hierbei ist, wenn der letzte Zeitpunkt für die Umwandlung der vorläufigen Entschädigung in eine Rente alsbald bevorsteht, darauf zu achten, dass das Gutachten dem UV-Träger so frühzeitig vorgelegt wird, dass dieser die Umwandlung noch rechtzeitig vornehmen kann.

> **!** Im Übrigen muss **Ausgangspunkt der Beurteilung** einer Änderung von Unfallfolgen und MdE stets der Zustand sein, der bei Erlass des *letzten Rentenbescheides* (nicht: des hierfür maßgebenden *Gutachtens*) vorgelegen hat, und die MdE, mit der dieser Zustand im letzten Rentenbescheid bewertet worden ist.

Denn MdE und Renten dürfen gemäß § 48 Abs 1 SGB X (S 283) nur erhöht oder herabgesetzt werden, „soweit" gegenüber jenen Verhältnissen eine *wesentliche* Änderung – bei einer Änderung der MdE von mehr als 5 vH und bei der Dauer von mehr als 3 Monaten, § 73 Abs 3 SGB VII – eingetreten ist.

Art und Ausmaß der Änderung von Unfallfolgen und MdE sind daher durch einen sorgfältigen Vergleich der nunmehrigen Befunde und ihrer funktionellen Auswirkungen mit denjenigen, die im Zeitpunkt der letzten Rentenfestsetzung vorgelegen haben, zu ermitteln und festzustellen. Eine einfache Neueinschätzung der MdE ohne einen solchen Vergleich und dem daraus abgeleiteten Nachweis einer wesentlichen Änderung wäre rechtlich nicht schlüssig.

Etwaige *Zwischengutachten*, die seit der letzten Rentenfestsetzung erstattet worden sind, aber zu einer Rentenänderung nicht geführt haben, dürfen als maßgebende Vergleichsgrundlage nicht herangezogen werden. Es kommt nicht darauf an, ob sich seit der letzten *Begutachtung* eine wesentliche Änderung ergeben hat, sondern seit der letzten *Rentenfeststellung*. Derartige Zwischengutachten geben jedoch ggf wertvolle Hinweise über Krankheitsverlauf und Befundentwicklung.

> **!** Ergibt die Nachuntersuchung eine **wesentliche Änderung** der anerkannten Unfallfolgen (oder den Eintritt mittelbarer Schäden, S 84) mit einer entsprechenden **Änderung der MdE**, ist auf den Zeitpunkt, zu dem diese Änderung funktionell wirksam geworden ist, einzugehen. Denn nach § 73 Abs 1 SGB VII wird die Rente in neuer Höhe nach Ablauf des Monats geleistet, in dem die Änderung wirksam geworden ist.

Eine Herabsetzung der MdE auch ohne objektive Befundänderung ist ausnahmsweise dann möglich, wenn eine sog **Heilungsbewährung** besteht, also ua eine *Gewöhnung* (zB bei prothetischer Versorgung nach Amputationen, Hüft- oder Kniegelenkendoprothesen usw) eingetreten ist oder wenn bei chronischen bzw chronisch-rezidivierenden Erkrankungen (zB Osteomyelitis, Ca- oder Tbc-Erkrankungen) nach längerer Rezidivfreiheit eine endgültige (Defekt-)Ausheilung angenommen werden kann.

Berufskrankheit

Besondere Anforderungen für den begutachtenden Arzt ergeben sich aus der grundsätzlichen Eigenart der jeweiligen Berufskrankheit, den medizinisch-wissenschaftlichen Problemen über den Wirkungsmechanismus von Gefahrstoffen und belastenden Tätigkeiten, insbesondere aus der Beurteilung des Ursachenzusammenhangs zwischen den Einwirkungen und der geltend gemachten Krankheit auf der Grundlage des aktuellen wissenschaftlichen Erkenntnisstands und den Schwierigkeiten

8.8 Gesetzliche Unfallversicherung

der Ermittlungen der Einwirkungen von schädigenden Stoffen, Belastungen usw.

Listen-BK

Zu den für den fachorthopädischen Sachverständigen bedeutsamen Listen-BK's gehören insbesondere die durch **physikalische Einwirkungen** verursachten Krankheiten der Gruppe 2, und hiervon insbesondere die durch **mechanische Einwirkungen** (Gruppe 2.1) und durch **Druckluft** (Gruppe 2.2) verursachte Krankheiten. Hierzu zählen:[1]

- 2101: Erkrankungen der Sehnenscheiden oder des Sehnengleitgewebes sowie der Sehnen- oder Muskelansätze, die zur Unterlassung aller Tätigkeiten gezwungen haben, die für die Entstehung, die Verschlimmerung oder das Wiederaufleben der Krankheit ursächlich waren oder sein können,
- 2102: Meniskusschäden nach mehrjährigen andauernden oder häufig wiederkehrenden, die Kniegelenke überdurchschnittlich belastenden Tätigkeiten,
- 2103: Erkrankungen durch Erschütterungen bei Arbeit mit Druckwerkzeugen oder gleichartig wirkenden Werkzeugen oder Maschinen,
- 2104: vibrationsbedingte Durchblutungsstörungen an den Händen, die zur Unterlassung aller Tätigkeiten gezwungen haben, die für die Entstehung, Verschlimmerung oder das Wiederaufleben der Krankheit ursächlich waren oder sein können,
- 2105: chronische Erkrankungen der Schleimbeutel durch ständigen Druck,
- 2106: Druckschädigung der Nerven,
- 2107: Abrissbrüche der Wirbelfortsätze,
- 2108: bandscheibenbedingte Erkrankungen der Lendenwirbelsäule durch langjähriges Heben oder Tragen schwerer Lasten oder durch langjährige Tätigkeit in extremer Rumpfbeugehaltung, die zur Unterlassung aller Tätigkeiten gezwungen haben, die für die Entstehung, die Verschlimmerung oder das Wiederaufleben der Krankheit ursächlich waren oder sein können,
- 2109: bandscheibenbedingte Erkrankungen der Halswirbelsäule durch langjähriges Tragen schwerer Lasten auf der Schulter, die zur Unterlassung aller Tätigkeiten gezwungen haben, die für die Entstehung, die Verschlimmerung oder das Wiederaufleben der Krankheit ursächlich waren oder sein können,
- 2110: bandscheibenbedingte Erkrankungen der Lendenwirbelsäule durch langjährige, vorwiegend vertikale Einwirkungen von Ganzkörperschwingungen im Sitzen, die zur Unterlassung aller Tätigkeiten gezwungen haben, die für die Entstehung, die Verschlimmerung oder das Wiederaufleben der Krankheit ursächlich waren oder sein können,
- 2201: Erkrankungen durch Arbeit in Druckluft.

Voraussetzungen für die Anerkennung und Entschädigung einer BK sind:
- versicherte Personen,
- versicherte Tätigkeit,
- Einwirkungen von schädigenden Stoffen, Belastungen usw auf den Körper von außen (arbeitstechnische Voraussetzungen),
- ursächlicher Zusammenhang zwischen versicherter Tätigkeit und äußerer Einwirkung,
- Gesundheitsschaden,
- ursächlicher Zusammenhang zwischen äußerer Einwirkung und Gesundheitsschaden,
- ggf Zwang zum Unterlassen aller gefährdenden Tätigkeiten.

> Tatbestandsvoraussetzung einer BK ist ein ursächlicher Zusammenhang zwischen der versicherten Tätigkeit und der schädigenden Einwirkung einerseits (haftungsbegründende Kausalität) und zwischen der schädigenden Einwirkung und der Erkrankung andererseits (haftungsausfüllende Kausalität)[2].

Die Krankheit, die versicherte Tätigkeit und die durch sie bedingten schädigenden Einwirkungen einschließlich deren Art und Ausmaß müssen iS des **Vollbeweises**, dh mithin mit an Sicherheit grenzender Wahrscheinlichkeit, nachgewiesen sein (S 67).

Für den **ursächlichen Zusammenhang** zwischen diesen Tatsachen genügt eine **hinreichende Wahrscheinlichkeit** (S 64). Soweit die jeweilige BK zur Tatbestandserfüllung die **Unterlassung aller Tätigkeiten** voraussetzt, die für die Entstehung, die Verschlimmerung oder das Wiederaufleben der Krankheit ursächlich waren oder sein können, muss dies gleichfalls im sog **Vollbeweis** bewiesen sein. Die gefährdende Tätigkeit muss aber auch *tatsächlich* unterlassen werden.

Die **Ermittlungen der Einwirkungen** ist schwierig und richtet sich häufig nach sog Dosismodellen.

So wird zB das Ausmaß der Einwirkungen bei der BK Nr 2108 weitgehend nach dem Mainz-Dortmunder-Dosis-Modell (MDD) bestimmt. Dieses ist vom BSG aber dahin modifiziert worden, dass die Grenzwerte abzusenken sind, die Mindestdruckkraft pro Arbeitsvorgang auf 2700 N herabgesetzt, auf eine Tagesdosis verzichtet und die Gesamtbelastungsdosis auf 12,5 mmHg festgesetzt wird.[3]

---

[1] vgl auch S 596

[2] BSG SozR 3-2200 § 551 Nr 16

[3] BSG 30.10.2007 – B 2 U 4/06 R –

Das Vorliegen dieser bestimmten Einwirkungen ist nicht nur Tatbestandsmerkmal. Art und Ausmaß dieser Einwirkungen haben als arbeitstechnische Voraussetzungen zugleich Bedeutung für die Kausalitätsbeurteilung.

Die arbeitstechnischen Voraussetzungen festzustellen, ist nicht Aufgabe des ärztlichen Gutachters. Hingegen ist für die Feststellung der Kausalität zwischen Einwirkung und der bestehenden Gesundheitsstörung die Einholung eines fachkundigen, in der Zusammenhangsbeurteilung versierten ärztlichen Gutachters erforderlich.

Die Beurteilung von Berufskrankheiten bereiten dem ärztlichen Gutachter gelegentlich Probleme.

Sie erfordert nicht nur vielfach ein spezielles medizinisches Wissen über Ätiologie und Pathogenese der jeweiligen Erkrankung sowie über die Dosis-Wirkungs-Beziehungen zwischen bestimmten Einwirkungen und der Entstehung der Krankheit. Die vielfach lang dauernden, nach Ort, Dauer und Intensität häufig nur schwer feststellbaren beruflichen Einwirkungen, die gelegentlich langen Latenzzeiten, die evtl parallel wirksamen außerberuflichen Einwirkungen und (zB degenerativen) anlagebedingten Entwicklungen und die dadurch medizinisch wie rechtlich schwierige Feststellung und Abwägung der ursächlich mitwirkenden Kausalfaktoren hinsichtlich ihrer ursächlichen Bedeutung machen die Zusammenhangsbeurteilung überwiegend schwierig.

Zudem ist hier vielfach eine intensive Zusammenarbeit mit technischen Sachverständigen (zB dem TAD der Berufsgenossenschaften, technischen Sachverständigen wie zB DEKRA, TÜV, Forschungseinrichtungen der Universitäten) für die Feststellung ua von Dosis und Dauer der beruflichen Einwirkungen Voraussetzung für eine medizinischen wie rechtlichen Anforderungen standhaltende Beurteilung.

Die BK muss – ebenso wie der Arbeitsunfall – **„infolge"** einer versicherten Tätigkeit eingetreten, dh mit hinreichender Wahrscheinlichkeit durch Einwirkungen iS einer Listenerkrankung zumindest iS einer wesentlichen Teilursache verursacht worden sein. Auch hier reicht aus, dass die schädigenden beruflichen Einwirkungen eine wesentliche Teilursache sind; sie müssen nicht die alleinige oder allein wesentliche Ursache für die Entstehung der BK sein.

> Für die Beurteilung des ursächlichen Zusammenhangs gilt für Berufskrankheiten eine **besondere Regelung**: Erkranken Versicherte, die infolge der besonderen Bedingungen ihrer versicherten Tätigkeit in erhöhtem Maß der Gefahr der Erkrankung an einer in der BKV aufgeführten Berufskrankheit ausgesetzt waren, an einer solchen Krankheit und können Anhaltspunkte für eine Verursachung außerhalb der versicherten Tätigkeit nicht festgestellt werden, wird vermutet, dass diese infolge der versicherten Tätigkeit verursacht worden ist, § 9 Abs 3 SGB VII, S 158).[1]

Damit besteht eine **gesetzliche Vermutung** des ursächlichen Zusammenhangs[2] zwischen der versicherten Tätigkeit und der Erkrankung, wenn:
➤ bei dem Versicherten eine Listenerkrankung vorliegt,
➤ er infolge der besonderen Bedingungen seiner versicherten Tätigkeit in erhöhtem Maß der Gefahr der Erkrankung an einer in der BKV genannten Krankheit ausgesetzt war und
➤ keine konkreten Anhaltspunkte für eine berufsfremde Verursachung festgestellt sind.

Das **erhöhte Maß der Gefahr der Erkrankung** setzt eine konkrete Gefahrenerhöhung des einzelnen Versicherten durch die besonderen Bedingungen einer versicherten Tätigkeit voraus, die über die Exposition der „**erheblich höheren Gefahr**" iS des § 9 Abs 1 Satz 2 SGB VII hinausgeht.[3]

Liegen diese Voraussetzungen vor, wird **gesetzlich vermutet**, dass die Erkrankung infolge der versicherten Tätigkeit verursacht worden ist, es sei denn, konkrete Anhaltspunkte für eine **außerberufliche Verursachung** durch Umstände außerhalb der versicherten Tätigkeit liegen vor. Diese **tatsächlichen Umstände** müssen voll (sog Vollbeweis) nachgewiesen sein.[4] Die **außerberufliche Verursachung** braucht nicht wahrscheinlich zu sein, sondern es genügen konkrete Anhaltspunkte für den Zusammenhang, sodass die **ernsthafte Möglichkeit** der anderweitigen Verursachung ausreicht.[5] Deren Nachweis schließt die gesetzliche Vermutung aus mit der Folge, dass die **allgemeinen Beweisregeln** gelten. Allgemeine Möglichkeiten oder Hypothesen, dass eine berufsfremde Verursachung vorliegen könnte, reichen hier – wie stets bei der Beurteilung ursächlicher Zusammenhänge – auch dann nicht aus, wenn sie sich auf eine allgemeine ärztliche Erfahrung stützen. Vielmehr müssen die Anhaltspunkte konkret festgestellt sein, dh aus Fakten des konkreten Einzelfalles abgeleitet sein, die in ihren tatsächlichen Grundlagen iS des sog Vollbeweises nachgewiesen sind.[6]

Als **Anhaltspunkte für eine berufsfremde Verursachung** kommen zudem nur solche berufsfremden Kausalfaktoren in Betracht, die – wäre die Beurteilung nach den

---

[1] vgl hierzu eingehend *Erlenkämper* SGB 1997, 505
[2] *Brackmann* SGB VII § 9 Rdz 221 mwN
[3] *Brackmann* SGB VII § 9 Rdz 220 ff; KassKomm § 9 SGB VII Rdz 28, jeweils mwN
[4] *Brackmann* SGB VII § 9 Rdz 232; KassKomm § 9 SGB VII Rdz 29
[5] *Brackmann* SGB VII § 9 Rdz 232 mwN
[6] *Erlenkämper* SGB 1997, 505

8.8 Gesetzliche Unfallversicherung

allgemeinen Grundsätzen der sozialrechtlichen Kausalitätslehre vorzunehmen – bei der erforderlichen Abwägung zwischen beruflichen und berufsfremden Faktoren von ihrer ursächlichen Bedeutung her als allein wesentliche Ursache gewichtet werden könnten und so eine rechtlich wesentliche Verursachung durch die beruflichen Einwirkungen der versicherten Tätigkeit selbst iS einer wesentlichen Teilursache ausschließen würden. Denn nach diesen Grundsätzen können nur solche berufsfremden Kausalfaktoren die beruflichen Einwirkungen als nicht wesentlich verdrängen, die in ihrer ursächlichen Bedeutung für die Entstehung der Erkrankung eindeutig überwiegen und so die tatsächlich und rechtlich allein wesentliche Ursache bilden. Daher können auch hier nur solche Faktoren als „konkrete Anhaltspunkte" für eine berufsfremde Verursachung herangezogen werden, die von ihrer ursächlichen Bedeutung her eindeutig überwiegen und so geeignet wären, die beruflichen Einwirkungen aus der versicherten Tätigkeit auch als wesentliche Teilursache zu verdrängen.[1]

Schwierigkeiten bei der Beurteilung des ursächlichen Zusammenhangs bestehen auch bei der Feststellung einer Berufskrankheit, wenn an dem Eintritt dieser Erkrankung eine **Schadensanlage** ursächlich wesentlich beteiligt ist. In einem solchen Fall ist es insbesondere erforderlich, den Ursachenzusammenhang exakt und konsequent nach den maßgebenden sozialrechtlichen Kriterien zu beurteilen.

Nach dem **Schutzzweck des Gesetzes** (S 54) ist der Versicherte in dem Gesundheitszustand geschützt, in dem er sich bei Beginn der schädigenden Einwirkungen befunden hat, also auch hinsichtlich aller bei ihm in diesem Zeitpunkt bereits bestehenden konstitutionellen oder degenerativen **Schadensanlagen**. Insbesondere darf allein der Umstand, dass eine Schadensanlage vorliegt, nicht dazu führen, eine kausale Beziehung zwischen den schädigenden beruflichen Einwirkungen und einem Gesundheitsschaden zu verneinen.[2] Treffen schädigende Einwirkungen aus einer versicherten Tätigkeit auf eine solche Schadensanlage, darf diesen Einwirkungen daher die rechtliche Qualität zumindest einer wesentlichen Teilursache nicht von vornherein etwa mit der Begründung abgesprochen werden, die Erkrankung habe nur infolge der Schadensanlage eintreten können.

Die Entscheidung, ob die beruflichen Einwirkungen die Erkrankung wesentlich bedingt haben, ist im Gegenteil auf dem Boden der individuellen Konstitution des konkret Betroffenen und somit danach zu treffen und zu beurteilen, ob bei diesem Betroffenen angesichts seiner individuellen Konstitution – also auch einschließlich aller bei ihm bestehenden Vorschädigungen und Schadensanlagen – die schädigenden Einwirkungen für den Eintritt der Erkrankung von wesentlicher ursächlicher Bedeutung gewesen sind (S 55).

Im Rahmen der Prüfung, ob die Schadensanlage gegenüber den Einwirkungen aus der versicherten Tätigkeit von eindeutig überwiegender ursächlicher Bedeutung für den Eintritt der Erkrankung war, sind zunächst die Schadensanlage und Art und Ausmaß ihrer Ansprechbarkeit für den konkret zu beurteilenden Einzelfall in ihren tatsächlichen Grundlagen iS des Vollbeweises sicher nachzuweisen; gelingt dieser Nachweis nicht, stellt sich gar nicht die Frage, ob sie überhaupt Ursache im Rechtssinn sein könne (S 73).[3] Soweit die Erkrankung auch durch schädigende berufliche Einwirkungen (mit) bedingt ist, darf eine eindeutige überwiegende Verursachung durch diese Schadensanlage zudem nur angenommen werden, wenn die erforderliche Abwägung der ursächlichen Bedeutung der beruflichen Einwirkungen einerseits und der Schadensanlage andererseits ergibt, dass diese die schädigenden beruflichen Einwirkungen an Bedeutung so eindeutig überwiegt, dass sie als die tatsächlich und rechtlich allein wesentliche Ursache gewichtet werden muss, und die beruflichen Einwirkungen demgegenüber praktisch unbedeutend sind.

> Die Grundsätze der sozialrechtlichen Kausalitätslehre gelten auch für die **bandscheibenbedingten Erkrankungen der LWS** iS der BK Nr 2108 und 2110 und der HWS iS der BK Nr 2109 der Anlage zur BKV, die erfahrungsgemäß regelmäßig auf einer mitwirkenden degenerativen Schadensanlage beruhen.[4]

Hier lässt sich die im sozialmedizinischen Schrifttum vielfach versuchte Ausgrenzung ua von mono- oder bisegmentalen Erkrankungen und/oder die Beschränkung auf besonders schwerwiegende oder das altersentsprechende Ausmaß erheblich übersteigende Veränderungen mit den Grundsätzen der sozialrechtlichen Kausalitätslehre vielfach nicht vereinbaren. Es muss sich insoweit überzeugend feststellen lassen, dass die Schadensanlage in ihrer ursächlichen Bedeutung so eindeutig überwiegt, dass den schädigenden beruflichen Noxen demgegenüber praktisch keine Bedeutung zukommt.

In diesem Zusammenhang ist auf die Konsensempfehlungen zur Zusammenhangsbegutachtung der auf Anregung des HVBG eingerichteten interdisziplinären Arbeitsgruppe hinzuweisen, die medizinische Beurteilungskriterien zu bandscheibenbedingten Berufskrankheiten der Lendenwirbelsäule herausgearbeitet hat.[5]

---

[1] *Erlenkämper* SGB 1997, 505
[2] *Becker* MedSach 2007, 92, 95
[3] stdRspr; vgl BSG SozR 3-2200 § 548 Nr 11 mwN
[4] *Erlenkämper* BG 1996, 846 und SGB 1997, 610 jeweils mwN
[5] *Bolm-Audorff* Trauma und Berufskrankheit 2005, 211 und 320

8 Rechtliche Aspekte zur Begutachtung in einzelnen Rechtsgebieten

Zur Bestimmung der für eine Krankheitsverursachung erforderlichen **Belastungsdosis** bei der BK 2108 zieht das BSG[1] das MDD heran und sieht diese als eine geeignete Grundlage zur Konkretisierung von „langjährigem" Heben und Tragen „schwerer" Lasten oder „langjährige" Tätigkeit in „extremer Rumpfbeugehaltung" an. Unter Berücksichtigung der Ergebnisse der Deutschen Wirbelsäulenstudie hat das BSG ausgeführt, dass das MDD aber in zweierlei Hinsicht zu modifizieren sei: Zum einen bei der Dosisberechnung müssen auch Belastungen berücksichtigt werden, die in die Berechnungen nach dem MDD keinen Eingang finden. Gleichzeitig müssen die Grenzwerte, ab denen von einem erhöhten Krankheitsrisiko durch die in der Nr 2108 Anlage BKV genannten Einwirkungen auszugehen ist, deutlich niedriger als bisher angesetzt werden.[2]

> ❗ Auch wenn bei einzelnen Listenerkrankungen (wie zB hinsichtlich der bandscheibenbedingten Erkrankung iS der BK 2108) aus medizinisch-wissenschaftlicher Sicht **Zweifel** (fort-)bestehen, ob die für die jeweilige Listenerkrankung vorausgesetzten schädigenden Einwirkungen generell oder jedenfalls bei bestimmten Schadensbildern geeignet sind, einen Ursachenzusammenhang wahrscheinlich zu machen, dürfen in ärztlichen Gutachten solche Zweifel nicht dazu führen, die Wahrscheinlichkeit eines ursächlichen Zusammenhangs oder die rechtliche Wesentlichkeit der beruflichen Einwirkungen generell zu verneinen.

Denn die Entscheidung des Verordnungsgebers, durch die solche Erkrankungen in die BK-Liste aufgenommen worden sind, ist für den ärztlichen Gutachter verbindlich. Er darf – sofern nicht schon die gesetzliche Vermutung des § 9 Abs 3 SGB VII (s oben) greift – in seinem Gutachten daher nur prüfen, ob die beruflichen Einwirkungen im konkreten Einzelfall zumindest eine wesentliche Teilursache bilden oder berufsfremde Faktoren an Bedeutung eindeutig überwiegen.

„Wie-BK" („Quasi-BK")

Sofern eine Krankheit, die ein Versicherter infolge der versicherten Tätigkeit erlitten hat, nicht die Voraussetzungen einer Listenkrankheit erfüllt, weil sie nicht in der BK-Liste bezeichnet ist oder sie nicht die dort bestimmten Voraussetzungen erfüllt, kann eine Entschädigung **„wie eine Berufskrankheit"** infrage kommen, § 9 Abs 2 SGB VII (S 161).

Um die Voraussetzungen einer Listen-BK systematisch und umfassend zu prüfen, hat der ärztliche Gutachter eine bestimmte Prüfungsreihenfolge strikt einzuhalten, und den Gerichten verwertbare Entscheidungshilfen an die Hand zu geben.

Voraussetzungen für die Prüfung und Anerkennung einer „Quasi-BK" sind:
➤ Vorliegen einer Krankheit,
➤ diese Krankheit ist nicht in der BK-Liste verzeichnet oder bei dieser Krankheit liegen die dort bestimmten Voraussetzungen nicht vor,
➤ ursächlicher Zusammenhang zwischen Krankheit mit einer versicherten Tätigkeit,
➤ Zugehörigkeit des Versicherten zu einer bestimmten Personengruppe, die *nach neuen, allgemein anerkannten medizinischen Erkenntnissen* schädigenden beruflichen Einwirkungen in erheblich höherem Maß ausgesetzt war als die übrige Bevölkerung,
➤ Ursachenzusammenhang zwischen diesen Einwirkungen und der Krankheit,
➤ diese Einwirkungen müssen im Zeitpunkt der Entscheidung nach den neuen Erkenntnissen der medizinischen Wissenschaft generell geeignet sein, Krankheiten der betreffenden Art zu verursachen.

Besondere Schwierigkeit bei der Prüfung einer **„Quasi-BK"** sowohl für den ärztlichen Gutachter wie auch für die Berufsgenossenschaft im Verwaltungsverfahren und insbesondere auch für die Sozialgerichte macht, dass gegenüber einer Listen-BK als weitere Voraussetzungen zu prüfen sind, dass:
➤ die angeschuldigten besonderen Einwirkungen nach *neuen, allgemein anerkannten medizinischen Erkenntnissen* generell geeignet sind, die festgestellte Erkrankung zu verursachen oder wesentlich zu verschlimmern und
➤ der Betroffene zu einer Personengruppe gehört, die den schädlichen Einwirkungen aufgrund ihrer Arbeit in erheblich höherem Grade ausgesetzt ist als die übrige Bevölkerung.

Erkenntnisse der medizinischen Wissenschaft sind *neu*, wenn sie in der letzten Änderung der BKV noch nicht berücksichtigt sind,[3] weil sie entweder bei Erlass der letzten Änderungsverordnung noch nicht vorlagen, erst nach Erlass der letzten Änderungsverordnung sich zur „Berufskrankheitenreife" verdichtet haben, oder wenn dem Verordnungsgeber wissenschaftliche Erkenntnisse iS des § 9 Abs 1 SGB VII entgangen und sie ihm deshalb nicht bekannt waren und er sie auch deshalb nicht berücksichtigt hat oder trotz Kenntnis diese nicht erwogen hat.

---

[1] BSG 30.10.2007 – B 2 U 4/06 R –
[2] BSG 30.10.2007 – B 2 U 4/06 R –

[3] BSG SozR 2200 § 551 Nr 18

8.9 Soziales Entschädigungsrecht

> **!** Es ist eine anspruchsvolle, arbeits- und zeitintensive Aufgabe des ärztlichen Gutachters, solche neuen, allgemein anerkannten medizinischen Erkenntnisse – ggf unter Beiziehung der Protokolle der Sitzungen der Sektion „Berufskrankheiten" des Sachverständigenbeirates – und insbesondere unter Anwendung wissenschaftlich anerkannter Erkenntnismethoden ua durch Auswertung epidemiologischer und fachmedizinischer Forschungserkenntnisse und ggf durch umfangreiche fachmedizinische Literaturrecherche – auch mittels Internet-Datenbanken – zu ermitteln und nach wissenschaftlicher Auseinandersetzung die an ihn gestellten Beweisfragen zu beantworten.

8.9 Soziales Entschädigungsrecht

Im sozEntschR stehen bei der ärztlichen Begutachtung ähnlich wie in der GUV Fragen nach dem **Ursachenzusammenhang** von Gesundheitsstörungen mit schädigenden Einwirkungen iS des BVG bzw der entsprechend anwendbaren Gesetze sowie die **Bewertung** der bestehenden Schädigungsfolgen im Vordergrund. Auf die vorstehenden Ausführungen zur GUV wird daher zunächst Bezug genommen.

Jedoch liegen hier die Akzente zT etwas anders, besonders im Bereich der eigentlichen KOV. Während es in der GUV zumeist um die Erfassung und Bewertung der Folgen *eines bestimmten* Unfalls geht, der idR relativ kurz zurückliegt, sind hier *alle* Folgen zu erfassen, die durch schädigende Ereignisse bzw Einwirkungen iS des sozEntschR verursacht sind. Denn das sozEntschR kennt – anders als die GUV – nur *eine* (Gesamt-)Rente für *alle* nach dem sozEntschR zu entschädigenden Gesundheitsschäden (S 222).

Die Ereignisse, auf die es ankommt, liegen zudem vor allem in der KOV vielfach lange Zeit zurück. Sie sind in Hergang wie Auswirkungen gelegentlich schwierig zu rekonstruieren und in ihren ursächlichen Spätwirkungen vielfach nur schwer zu beurteilen und gegenüber schädigungsunabhängigen Einwirkungen abzugrenzen.

Versorgungsrechtliche medizinische Gutachten erfordern von dem medizinischen Sachverständigen zwingend die Kenntnis und Beachtung der **„Anhaltspunkte für die ärztliche Gutachtertätigkeit im sozialen Entschädigungsrecht und nach dem Schwerbehindertenrecht"**, die Grundlage der medizinischen Begutachtungen im sozEntschR und im SchwbR sein müssen[1]

> **!** Zu beachten hat auch der ärztliche Gutachter, dass die Bewertung der Schädigungsfolgen seit dem 01.01.2008 nicht mehr nach einer „Minderung der Erwerbsfähigkeit (MdE)", sondern nach einem (neuen) „Grad der Schädigungsfolge (GdS)" zu erfolgen hat, § 30 Abs 1 BVG (S 226).

Der **inhaltliche Unterschied** zwischen der MdE der GUV und dem GdS des sozEntschR besteht vor allem darin:

▶ Für die **MdE** ist maßgebend die Beeinträchtigung des körperlichen und geistigen Leistungsvermögens durch den Versicherungsfall mit den sich daraus ergebenden verminderten Arbeitsmöglichkeiten **auf dem gesamten Gebiet des Erwerbslebens**.

▶ Für den **GdS** sind dagegen maßgebend die allgemeinen Auswirkungen der Funktionsbeeinträchtigungen, die durch die als Schädigungsfolge anerkannten körperlichen, geistigen oder seelischen Gesundheitsstörungen bedingt sind, **in allen Lebensbereichen**.

Bei der **Bewertung der GdS** ist zu beachten, dass die nach dem BVG maßgebenden Sätze aufgrund besonderer Regelungen von denen der GUV teilweise nach oben hin abweichen.[2] Der GdS ergibt sich für die Schädigungsfolgen aus der Tabelle in den *Versorgungsmedizinischen Grundsätzen*.

Bei diesen Sätzen handelt es sich zudem um Mindestsätze, die im Allgemeinen nicht unterschritten werden dürfen, die bei bestehenden Komplikationen (zB besonders ungünstige Funktions- oder Stumpfverhältnisse, schmerzhafte Neurome usw), bei Summationswirkungen

---

[1] Die *Anhaltspunkte* sind mit Wirkung vom 01.01.2009 ersetzt worden durch die *„Versorgungsmedizinischen Grundsätze"* (Anlage zur Versorgungsmedizin-Verordnung vom 10.12.2008)

[2] vgl hierzu die *Anhaltspunkte* und die Synopse S 717

8 Rechtliche Aspekte zur Begutachtung in einzelnen Rechtsgebieten

mit anderen Schädigungsfolgen oder Zusammentreffen mit Vorschäden (S 34) dagegen erhöht werden können und ggf müssen.

> Tritt hier zu den bereits anerkannten eine weitere Schädigungsfolge aufgrund eines neuen Schädigungsereignisses hinzu, handelt es sich hier rechtlich um eine wesentliche Änderung der Verhältnisse iS des § 48 SGB X (S 282), nicht – wie in der GUV – um einen neuen Versicherungs- und Leistungsfall mit eigenständiger Rente.

Das gilt auch dann, wenn die Gesundheitsschäden auf ggf zeitlich weit auseinander liegenden Ereignissen aus verschiedenen Rechtsbereichen des sozEntschR beruhen. Denn im sozEntschR sind stets *alle* Schädigungsfolgen zusammenzufassen und *mit einem einheitlichen Gesamt-GdS* zu bewerten (S 222), auch wenn sie auf ganz verschiedenen Ereignissen beruhen.

Anspruch auf Beschädigtenrente besteht in allen Teilbereichen des sozEntschR nur bei einem (Gesamt-)GdS um 30 – bzw im Wege der Aufrundung – um 25 vH (Mindest-GdS).

Gleichwohl ist es notwendig, im ärztlichen Gutachten den GdS auch dann genau zu schätzen, wenn diese Mindestsätze nicht erreicht werden. Denn auch geringere GdS-Sätze können im Wege der sog Stütz-MdE zur Gewährung von Rente aus der GUV führen, wenn dort die eigentliche Unfall-MdE für sich allein zur Rentengewährung ebenfalls nicht ausreicht (S 168).

Erstgutachten sind im Bereich der KOV heute selten.

Sie fallen vorwiegend nur noch bei Schädigungsereignissen nach dem SVG, ZDG, OEG oder IfSG an. Auf diese Gutachten sind die oben für die GUV entwickelten Grundsätze weitgehend entsprechend anzuwenden.

Gleiches gilt für **Nachuntersuchungen**. Hier sind jedoch einige **Besonderheiten** zu beachten:

Ua darf der GdS eines rentenberechtigten Beschädigten vor Ablauf von 2 Jahren nach Bekanntgabe des (letzten maßgebenden) Feststellungsbescheides idR *nicht niedriger festgesetzt* werden. Nur wenn durch eine Heilbehandlungsmaßnahme eine wesentliche und nachhaltige Steigerung der Erwerbsfähigkeit erreicht worden ist, darf die niedrigere Festsetzung schon früher erfolgen, auch dann jedoch frühestens ein Jahr nach Abschluss der Heilbehandlung, § 62 Abs 2 BVG (S 232).

Bei Versorgungsberechtigten, die *das 55. Lebensjahr* vollendet haben, dürfen der GdS und ggf die Stufe der Schwerstbeschädigtenzulage wegen Besserung des Gesundheitszustandes nicht mehr niedriger festgesetzt werden, wenn sie in den letzten 10 Jahren unverändert geblieben sind, § 62 Abs 3 BVG (S 232).

> Der GdS ist **kausal** auf Schädigungsfolgen zu beziehen.

Die Beurteilung des ursächlichen Zusammenhangs zwischen dem schädigenden Vorgang und der streitigen Gesundheitsstörung beurteilt sich nach der sozialrechtlichen **Kausalitätslehre der wesentlichen Bedingung** (S 51).

Diese gilt auch für die Beurteilung des ursächlichen Zusammenhangs zwischen Tod und Schädigungsfolge (§ 1 Abs 5 BVG), der Hilflosigkeit als Voraussetzung für eine Pflegezulage (§ 35 Abs 1 BVG), des besonderen beruflichen Betroffenseins (§ 30 Abs 2 BVG), des Pauschbetrages für Kleider- und Wäscheverschleiß (§ 15 BVG), der Heilbehandlung wegen Schädigungsfolgen (§ 10 BVG) und in der Kriegsopferfürsorge (§ 25 ff BVG).

8.10 Schwerbehindertenrecht

Gutachten aus dem Schwerbehindertenrecht beziehen sich ganz überwiegend auf die Fragen, welche **Behinderung** iS des SchwbR vorliegen, wie hoch der hierdurch bedingte **GdB** einzuschätzen ist und welche **Nachteilsausgleiche** (sog Vergünstigungsmerkmale) einzuräumen sind.

> Der **Begriff der Behinderung** (S 15, 176) ist im SchwbR gegenüber dem Behinderungsbegriff in anderen Rechtsgebieten (zB in der GPV und in der GRV) eingeschränkt.

Als **Behinderung** gilt hier nicht jede körperliche, geistige oder seelische Regelwidrigkeit mit nicht nur vorübergehenden Auswirkungen und Funktionsstörungen, sondern nur ein Zustand, der von dem für das Lebensalter typischen abweicht und dadurch die Teilhabe am Leben in der Gesellschaft beeinträchtigt, § 2 Abs 1 SGB IX. Damit sind von der Anerkennung als Behinderung und bei der Bewertung des GdB ua altersphysiologische Degenerations- bzw Verschleißveränderungen und Abbauvorgänge ausgeschlossen.

Die Grenzen zwischen dem (noch) Altersphysiologischen und dem (schon) Krankhaften sind aber auch hier bisweilen fließend, auch abgesehen davon, dass dieses

8.10 Schwerbehindertenrecht

„Altersphysiologische" kein fester Begriff, kein feststehendes Maß ist. IdR wird man davon ausgehen können, dass zB Veränderungen an der Wirbelsäule und den großen Gelenken, die bis auf die altersentsprechend normalen Einschränkungen der Beweglichkeit keine Beschwerden machen, auch keine Behinderung iS des SchwbR sind. Bestehen aber darüber hinausgehende, das altersphysiologische Maß deutlich überschreitende krankhafte Funktionsbeeinträchtigungen des Haltungs- und Bewegungsapparats, ist auch bei älteren Menschen eine Behinderung anzunehmen. Bei der Bewertung des GdB ist dann nicht nur die das altersentsprechende Maß überschreitende Einschränkung zu berücksichtigen, sondern das *gesamte Ausmaß* der durch diese – nunmehr ja als solche anzuerkennende – Behinderung bedingten funktionellen Beeinträchtigung.

> **!** Bei jeder ärztlichen Begutachtung ist es zwingend erforderlich, die „Anhaltspunkte für ärztliche Gutachtertätigkeit im sozialen Entschädigungsrecht und nach dem Schwerbehindertenrecht" (*Anhaltspunkte*) heranzuziehen und der Beurteilung zugrunde zu legen[1]

Von dem medizinischen Sachverständigen ist zu erwarten, dass er über grundlegende Kenntnisse dieser Anhaltspunkte verfügt und diese zur Gleichbehandlung aller behinderten Menschen bei Erstattung seines Gutachtens anwendet.

> Eine **eigenständige Bewertung für das SchwbR** ist jedoch *nicht* zu treffen, wenn eine Feststellung über das Vorliegen einer Behinderung und den Grad einer auf ihr beruhenden MdE/GdS schon in einem Rentenbescheid (zB der GUV oder des sozEntschR), einer entsprechenden (anderen) Verwaltungs- oder Gerichtsentscheidung oder einer vorläufigen Bescheinigung der für diese Entscheidungen zuständigen Dienststellen getroffen worden ist, § 69 Abs 2 SGB IX (S 186).

Etwas anderes gilt nur, wenn der Behinderte ein Interesse an einer anderweitigen Feststellung glaubhaft machen kann. Ein solches besonderes Interesse wird regelmäßig anzunehmen sein, wenn neben den in derartigen Entscheidungen (zB eines UV-Trägers oder Versorgungsamts) festgestellten Gesundheitsschäden (zB bestimmten Unfall- oder Schädigungsfolgen) weitere, schädigungsunabhängige Funktionsstörungen vorliegen und zusammen mit den Unfall- bzw Schädigungsfolgen einen höheren GdB bewirken, aber auch, wenn die angesetzte MdE (zB Unterschenkelverlust in der GUV: MdE 40 vH) nach den Maßstäben des BVG und damit des SchwbR höher zu bewerten ist (im Beispiel: 50 vH).

Nach dem System des Schwerbehindertenrechts im SGB IX hat der Behinderte Anspruch auf Feststellung des für ihn maßgeblichen GdB unabhängig davon, ob sich seine rechtliche und/oder wirtschaftliche Situation dadurch unmittelbar verbessert. Ein besonderes Feststellungsinteresse (Rechtsschutzbedürfnis) ist insoweit nicht erforderlich.[2]

> Bei Gutachten für das SchwbR besonders zu beachten ist die Notwendigkeit der **Bildung eines Gesamt-GdB** (S 32) bei Vorliegen mehrerer Beeinträchtigungen nach § 69 Abs 3 SGB IX.

Danach wird der GdB, soweit mehrere Beeinträchtigungen der Teilhabe am Leben in der Gesellschaft vorliegen, nach den Auswirkungen der Beeinträchtigungen in ihrer Gesamtheit unter Berücksichtigung ihrer wechselseitigen Beziehung festgestellt. Im Gutachten sind zwar die Einzel-GdB-Grade für die einzelnen Beeinträchtigungen anzugeben; bei der Ermittlung des Gesamt-GdB-Grades durch *alle* Funktionsbeeinträchtigungen dürfen jedoch die einzelnen Werte nicht einfach addiert werden. Entscheidend ist insoweit:[3]

- inwieweit die Auswirkungen der einzelnen Beeinträchtigungen voneinander unabhängig sind und unterschiedliche Funktionsbereiche und damit verschiedene für die Erwerbsfähigkeit bedeutsame Bereiche betreffen,
- inwieweit sich eine Beeinträchtigung auf eine andere besonders nachteilig auswirkt (zB bei paarigen Organen),
- inwieweit sich die Auswirkungen der einzelnen Beeinträchtigungen überschneiden,
- inwieweit das Ausmaß einer Beeinträchtigung durch andere Gesundheitsschäden (zB Vorschäden, S 34) verstärkt oder vermindert wird,
- in welchem Ausmaß die allgemeine Lebensqualität trotz der Summe der zu berücksichtigenden Gesundheitsschäden erhalten bleibt.

Bei der Bewertung des Gesamt-GdB sind möglichst Vergleiche mit Gesundheitsschäden anzustellen, deren GdB für den Regelfall feststeht. Sonst wird es idR zweckmäßig sein, von dem Schaden mit der größten Einzelbeeinträchtigung auszugehen und zu prüfen, ob und inwieweit der hierfür anzusetzende Wert durch die übrigen Gesundheitsschäden weiter erhöht wird.[4]

---

[1] stdRspr; vgl ua BSG SozR 3-3870 § 3 Nr 5 und § 4 Nr 6. Die *Anhaltspunkte* sind mit Wirkung vom 01.01.2009 ersetzt worden durch die „*Versorgungsmedizinischen Grundsätze*" (Anlage zur Versorgungsmedizin-Verordnung vom 10.12.2008)

[2] BSG 24.04.2008 – B 9/9 a SB 8/06 R –

[3] vgl *Anhaltspunkte* Nr 19 Abs 3

[4] so ausdrücklich *Anhaltspunkte* Nr 19 Abs 3

8 Rechtliche Aspekte zur Begutachtung in einzelnen Rechtsgebieten

Sind neben dem Vorliegen einer Behinderung weitere **gesundheitliche Merkmale** Voraussetzung für die Inanspruchnahme von **Nachteilsausgleichen** (sog Vergünstigungsmerkmale), so haben auch hierfür die Versorgungsämter und damit die in einem solchen Verfahren tätigen Gutachter die entsprechenden Feststellungen zu treffen, § 69 Abs 4 SGB IX.

Die gesundheitlichen Merkmale sind:
- Blindheit (AHP Nr 21 und 22),
- hochgradige Sehbehinderung (AHP Nr 23),
- dauernde Einbuße der körperlichen Beweglichkeit (AHP Nr 28),
- typische Berufskrankheit (AHP Nr 29),
- erhebliche Beeinträchtigung der Bewegungsfähigkeit im Straßenverkehr (AHP Nr 30),
- außergewöhnliche Gehbehinderung (AHP Nr 31),
- Notwendigkeit ständiger Begleitung (AHP Nr 32),
- gesundheitliche Voraussetzungen für die Befreiung von der Rundfunkgebührenpflicht (AHP Nr 33) und
- gesundheitliche Voraussetzungen für die Benutzung der 1. Wagenklasse mit Fahrausweis für die 2. Wagenklasse (AHP Nr 34).

Zu den Voraussetzungen der in Betracht kommenden Vergünstigungsmerkmale s S 187.

8.11 Medizinische Rehabilitation und Leistungen zur Teilhabe

Rechtsänderungen durch das SGB IX

Durch das SGB IX ist das gesamte Rehabilitationsrecht zusammengefasst und zT einschneidend verändert worden (S 174 ff).

Die einzelnen Rechtsbereiche des Sozialrechts kennen aber auch weiterhin besondere Regelungen ua über (versicherungs-)rechtliche und persönliche Leistungsvoraussetzungen. Diese sind daher stets ergänzend zu beachten.

> Bei der sozialmedizinischen Begutachtung und insbesondere bei ärztlichen Vorschlägen für die im Einzelfall geeigneten Maßnahmen ist das zentrale Anliegen des SGB IX zu beachten, dass behinderte oder von Behinderung bedrohte Menschen die Leistungen nach diesem Gesetz möglichst umfassend erhalten sollen, die erforderlich sind, ihre Teilhabe am Leben in der Gesellschaft zu fördern, Benachteiligungen zu vermeiden oder ihnen entgegenzuwirken, § 1 SGB IX.

Dabei ist ua der deutliche erweiterte Leistungsrahmen sowohl für Maßnahmen der medizinischen Rehabilitation (S 179) wie auch für die Leistungen zur Teilhabe am Arbeitsleben (S 180; früher: berufliche Rehabilitation) und zum Leben in der Gemeinschaft (S 183) zu berücksichtigen.

Leistungen zur medizinischen Rehabilitation

Rehabilitationsleistungen der GKV

Die **GKV** (S 115) erbringt Leistungen zur medizinischen Rehabilitation, die notwendig sind, um einer drohenden Behinderung oder Pflegebedürftigkeit vorzubeugen, diese – wenn sie schon eingetreten sind – zu beseitigen, zu bessern, eine Verschlimmerung zu verhüten oder Pflegebedürftigkeit zu vermeiden oder zu mindern, §§ 11 Abs 2, 40 SGB V.

Ein Anspruch gegen die Krankenkasse besteht aber nur, wenn solche Leistungen von andere Trägern der Sozialversicherung nach den für sie geltenden Vorschriften nicht erbracht werden können, § 40 Abs 4 SGB V.

Reicht bei Versicherten eine ambulante Krankenbehandlung nicht aus, um eine Behinderung oder Pflegebedürftigkeit abzuwenden, zu beseitigen, zu mindern, auszugleichen, ihre Verschlimmerung zu verhüten oder ihre Folgen zu mildern, § 11 Abs 2 SGB V, kann die Krankenkasse aus medizinischen Gründen erforderliche **ambulante Rehabilitationsleistungen**, § 40 Abs 1 SGB V, oder, wenn auch diese nicht ausreichen, **stationäre Leistungen zur Rehabilitation** erbringen, § 40 Abs 2 SGB V.

Die Krankenkasse bestimmt Art, Dauer, Umfang, Beginn und Durchführung der Leistungen sowie die Rehabilitationseinrichtung entsprechend den medizinischen Erfordernissen des Einzelfalls nach pflichtgemäßem Ermessen, § 40 Abs 3 SGB V.

8.11 Medizinische Rehabilitation und Leistungen zur Teilhabe

> **!** Bei der ärztlichen Beurteilung der medizinischen Indikation für Rehabilitationsleistungen der GKV ist daher der Abstufung der Leistungen, wie sie § 40 SGB V umreißt, Rechnung zu tragen.

Danach steht im Vordergrund die (normale) ambulante Krankenbehandlung durch den Arzt, die auch die Behandlung mit Heilmitteln (zB physiotherapeutische Maßnahmen) umfasst.

Reicht diese nicht aus, kann die Krankenkasse ambulante Rehabilitationsleistungen in besonderen Rehabilitationseinrichtungen erbringen.

Nur wenn auch diese Leistungen nicht ausreichen, kommt eine stationäre Rehabilitationsmaßnahme mit Unterkunft und Verpflegung in einer Rehabilitationseinrichtung in Betracht.

> **!** Bei der Beurteilung der medizinischen Indikation sind zudem nicht allein ärztliche Gesichtspunkte zu berücksichtigen.

Denn die Erfolgsaussicht solcher Rehabilitationsmaßnahmen hängt häufig auch von der persönlichen Lebenssituation, dem Alter, Geschlecht, der Familie sowie den religiösen und weltanschaulichen Bedürfnissen und dem sonstigen individuellen beruflichen, familiären und sozialen Umfeld des Versicherten ab. Auch diese Umstände und berechtigte Wünsche des Berechtigten sind daher bei der Beurteilung angemessen zu berücksichtigen, § 9 Abs 1 SGB IX (S 177).

So kann es zB geboten sein, eine stationäre Rehabilitationsmaßnahme zu befürworten, wenn aus rein ärztlicher Sicht auch ambulante Leistungen ausreichen würden, aber solche Umstände im Umfeld es im Interesse des erstrebten Behandlungserfolges angezeigt erscheinen lassen, den Versicherten für die Maßnahme aus diesem Umfeld herauszunehmen und einer stationären Maßnahme zuzuführen. Dies kann ua für berufstätige und/oder allein erziehende Versicherte, aber auch für manchen anderen Beschäftigten und auch für Selbständigen gelten, wenn die Rehabilitationsmaßnahme nur dann erfolgversprechend ist, wenn solche Versicherte für die Zeit der Behandlung aus ihrer Umgebung herausgenommen werden.

> **!** Der Gutachter sollte ggf auch unterhaltssichernde und ergänzende Leistungen (S 182) vorschlagen, wenn diese zur Erreichung der Rehabilitationsziele angezeigt sind.

Rehabilitationsleistungen der GRV

Die **GRV** erbringt, sofern die versicherungsrechtlichen und persönlichen Voraussetzungen erfüllt sind (S 131), Leistungen zur medizinischen Rehabilitation, Leistungen zur Teilhabe am Arbeitsleben sowie ergänzende Leistungen.

Die Leistungen werden aber nur erbracht, um den Auswirkungen einer Krankheit oder einer körperlichen, geistigen oder seelischen Behinderung auf die Erwerbsfähigkeit des Versicherten entgegenzuwirken oder sie zu überwinden. Weiterhin müssen sie darauf ausgerichtet und geeignet sein, Beeinträchtigungen der Erwerbsfähigkeit des Versicherten oder sein vorzeitiges Ausscheiden aus dem Erwerbsleben zu verhindern oder ihn möglichst dauerhaft in das Erwerbsleben wieder einzugliedern, § 9 SGB VI.[1]

Leistungen zur Teilhabe haben **Vorrang** vor Rentenleistungen, die bei erfolgreichen Leistungen zur Teilhabe nicht oder voraussichtlich erst zu einem späteren Zeitpunkt zu erbringen sind, § 9 Abs 1 Satz 2 SGB VI.

> Auch wenn diese Voraussetzungen erfüllt sind, besteht hier grundsätzlich **kein unbedingter Rechtsanspruch** auf solche Leistungen. Denn die Leistungen zur Teilhabe „können" gemäß § 9 Abs 2 SGB VI erbracht werden.

Dennoch handelt es sich hier nicht um echte sog Kann-Leistungen, deren Gewährung oder Nichtgewährung im freien Ermessen des RentV-Trägers steht. Einmal ist der RentV-Träger nach Aufgabe und Zweck dieser Bestimmungen gehalten, notwendige Leistungen zur Teilhabe auch tatsächlich zu erbringen, soweit er diese erbringen darf. Zum anderen haben die Leistungen zur Teilhabe Vorrang vor Rentenleistungen, die bei erfolgreichen Leistungen zur Teilhabe nicht oder voraussichtlich erst zu einem späteren Zeitpunkt zu erbringen sind, § 9 Abs 1 Satz 2 SGB VI.

Besteht also eine Leistungsminderung des Versicherten, die durch Rehabilitationsmaßnahmen behoben oder gebessert werden kann, *müssen* solche Leistungen idR gewährt werden. Der RentV-Träger kann daher unter Beachtung der Grundsätze der Wirtschaftlichkeit und Sparsamkeit in diesen Fällen nach pflichtgemäßem Ermessen allein Art, Dauer, Umfang, Beginn und Durchführung dieser Leistungen sowie die Rehabilitationseinrichtung bestimmen, § 13 Abs 1 SGB VI.

Stationäre Leistungen zur medizinischen Rehabilitation werden auch hier idR nur in Einrichtungen erbracht, die unter ständiger ärztlicher Verantwortung und unter Mitwirkung von besonders geschultem Personal entweder von dem RentV-Träger selbst betrieben werden oder

---

[1] stdRspr; vgl ua BSG SozR 2200 § 1237 a Nr 12; 3-2200 § 1237 Nr 1; BSG Meso B 310/102 und 113

mit denen ein Vertrag nach § 21 SGB IX besteht, § 15 Abs 2 SGB VI.

Hilfsmittel

Soweit es um die Begutachtung von Notwendigkeit und Angemessenheit von orthopädischen und sonstigen **Hilfsmitteln** geht, ist im sozialmedizinischen Gutachten darauf zu achten, für welchen Sozialleistungsbereich die Begutachtung erfolgt. Denn der Umfang der Leistungspflicht ist in den einzelnen Leistungsbereichen unterschiedlich.

So besteht eine **Leistungspflicht** der GKV gem § 33 SGB V nur für solche Hilfsmittel, die notwendig und unmittelbar darauf gerichtet sind, eine fehlende oder gestörte Funktion (zB Greifen, Gehen, Hören, Sehen) zu beheben oder auszugleichen, und nur, wenn der Versicherte zwangsläufig gerade auf *dieses* Hilfsmittel angewiesen ist. Ein Anspruch gegen die Krankenkasse besteht dagegen nicht, wenn das Hilfsmittel lediglich die Auswirkungen der Behinderung in einzelnen (zB beruflichen, gesellschaftlichen oder privaten) Lebensbereichen beheben oder mildern soll (S 122).[1]

Die **Leistungspflicht der anderen Rehabilitationsträger** (GRV, GUV, sozEntschR, Sozialhilfe, ggf auch der Agentur für Arbeit und des Integrationsamts [früher: Hauptfürsorgestelle] hinsichtlich der begleitenden Hilfen im Arbeitsleben nach § 102 SGB IX) geht dagegen vielfach weiter. Hier kommt es nicht allein auf den Ausgleich fehlender oder gestörter Funktionen an, sondern primär auf die Wiedereingliederung des Behinderten in Arbeit und Gesellschaft. Nach §§ 26, 31 SGB IX umfasst der Anspruch alle Hilfen, die unter Berücksichtigung der Umstände des Einzelfalles erforderlich sind, um einer drohenden Behinderung vorzubeugen, den Erfolg einer Heilbehandlung zu sichern oder eine Behinderung bei der Befriedigung von Grundbedürfnissen des täglichen Lebens auszugleichen, soweit sie nicht allgemeine Gebrauchsgegenstände des täglichen Lebens sind.

Diese weitergehenden Bestimmungen des SGB IX gelten für die Leistungen zur Teilhabe aber nur, soweit die für den jeweiligen Reha-Träger geltenden Leistungsgesetze nichts Abweichendes bestimmen, § 7 SGB IX.

Besteht kein Anspruch gegen die Krankenkasse oder einen anderen Reha-Träger, jedoch ein Bedarf an Hilfsmitteln, so sind diese ggf im Wege der Hilfe zur Pflege gem §§ 61 ff SGB XII oder im Wege der Leistungen der **Eingliederungshilfe** gem §§ 53 ff SGB XII nach dem SGB XII zu gewähren.

Dies gilt vor allem für solche Hilfsmittel, die weder dem unmittelbaren Ausgleich fehlender oder gestörter Funktionen noch der beruflichen Rehabilitation dienen, sondern der Hilfe des Behinderten im allgemeinen Leben, insbesondere seiner Integration in das soziale und gesellschaftliche Umfeld, § 53 Abs 1, 3 SGB XII.

Sozialmedizinische Beurteilung

Medizinische Rehabilitationsmaßnahmen – sowohl ambulante wie auch stationäre – sind vielfach insbesondere hinsichtlich der Art der Ausführung sog **Kann-Leistungen**.

Der Reha-Träger *kann* sie gewähren, *muss* dies aber nicht in jedem Fall. Insbesondere Art, Dauer, Umfang, Beginn und Durchführung der Leistungserbringung sowie die Rehabilitationseinrichtung stehen in seinem pflichtgemäßen Ermessen.

Dies gilt vor allem für die **Reha-Leistungen der GKV** (S 120). Die **Krankenkasse** bestimmt nach den medizinischen Erfordernissen des Einzelfalles Art, Dauer, Umfang, Beginn und Durchführung der Leistungen nach § 40 Abs 1 und 2 SGB V sowie die Rehabilitationseinrichtung nach pflichtgemäßem Ermessen; das Ermessen bezieht sich lediglich auf das „Wie" der Leistungserbringung, während dem Grunde nach auf die Leistungen nach § 40 SGB V bei Vorliegen der Leistungsvoraussetzungen ein **Rechtsanspruch** besteht, § 40 Abs 3 Satz 1 SGB V.

Auch die **Leistungen der GRV** zur Teilhabe nach § 9 Abs 2 SGB VI sind zwar dem Wortlaut nach („… können…") als Ermessensleistung ausgestaltet. Liegen die – gerichtlich voll überprüfbaren – Voraussetzungen der Eingangsprüfung (ua die persönlichen und versicherungsrechtlichen Voraussetzungen) vor, ist der RentV-Träger auch hier gleichwohl zur Erbringung von Leistungen verpflichtet; nur die Art der Leistungserbringung ist eine Ermessensentscheidung.

Auch im **Recht der GUV** räumt das SGB VII dem Reha-Träger nur für Art, Dauer, Beginn und Umfang und Durchführung der Reha-Maßnahme einen Ermessensspielraum ein, § 26 Abs 5 Satz 1 SGB VII. Die Entscheidung, ob eine Leistung zu gewähren ist, steht jedoch nicht im Ermessen des Leistungsträgers der GUV, § 26 Abs 1 SGB VII.

Für die **Pflegekasse** besteht im Rahmen der Erbringung vorläufiger Leistungen eine Vorleistungspflicht, soweit die sofortige Leistungserbringung erforderlich ist; hier besteht kein Ermessen, § 32 Abs 1 SGB IX.

Durch diese rechtliche Ausgestaltung entstehen nicht selten Probleme der Gerichte mit ärztlichen Gutachten, die die rechtlichen Voraussetzungen und Grenzen für eine solche Ermessensausübung nicht oder nicht ausreichend beachten und dadurch für die Verwal-

---

[1] zu den Hilfsmitteln, deren Notwendigkeit die Rechtsprechung für die GKV bejaht oder verneint hat, s *Erlenkämper* S 209

8.11 Medizinische Rehabilitation und Leistungen zur Teilhabe

tungsentscheidung des Reha-Trägers keine ausreichende Grundlage schaffen.

Denn für Ermessensentscheidungen schreibt das Gesetz eine besonders eingehende Begründung vor. Diese muss ua erkennen lassen, dass der *gesamte* rechtserhebliche Sachverhalt erkannt und berücksichtigt ist und bei der eigentlichen Ermessensausübung tatsächlich *alle* Gesichtspunkte pro und contra geprüft worden sind, die für die konkrete Entscheidung Bedeutung besitzen (S 101).

Dabei ist zu unterscheiden zwischen den sog **Ermessensvoraussetzungen**, dh den Tatbestandsmerkmalen, die das Gesetz selbst als Anspruchsvoraussetzung vorgibt (zB in der GKV ua die Notwendigkeit, eine Behinderung oder Pflegebedürftigkeit zu beseitigen, zu bessern, eine Verschlimmerung zu verhüten; in der GRV ua die persönlichen und versicherungsrechtlichen Voraussetzungen und die Frage, ob die Reha-Maßnahmen den Auswirkungen einer Krankheit oder einer Behinderung auf die Erwerbsfähigkeit des Versicherten entgegenwirken) und den eigentlichen **Ermessensgesichtspunkten**, dem Abwägen von Pro und Contra der Zweckmäßigkeit in der konkreten Entscheidung.

Die **Ermessensvoraussetzungen** können im Fall einer Klage vom Gericht jeweils in vollem Umfang nachgeprüft werden.

Die **Ermessensgesichtspunkte** dürfen dagegen nur begrenzt darauf überprüft werden, ob der Leistungsträger die gesetzlichen Grenzen seines Ermessens überschritten oder von dem Ermessen in einer dem Zweck der Ermächtigung nicht entsprechenden Weise Gebrauch gemacht hat (S 101). Dazu gehört vor allem, ob in der Ermessensentscheidung tatsächlich der gesamte relevante Sachverhalt festgestellt und gewürdigt und alle Gesichtspunkte pro und contra erwogen worden sind. Da die Entscheidungen der Sozialleistungsträger durchweg auf ärztlichen Stellungnahmen des MDK oder anderer Gutachter bzw Beratungsärzten beruhen, müssen diese ärztlichen Gutachten und Stellungnahmen in Angelegenheiten der medizinischen Rehabilitation daher so begründet werden, dass die darauf gestützten Entscheidungen der späteren Nachprüfung durch die Gerichte standhalten. Gutachtliche Stellungnahmen etwa: „... ist nicht erforderlich..." oder „... kann nicht befürwortet werden..." reichen dafür nicht aus.

Vor allem, wenn für eine objektiv indizierte Reha-Maßnahme die Erfolgsaussicht verneint werden soll (zB wegen früherer disziplinarischer Entlassung, Rückfälligkeit nach früheren Maßnahmen, ungünstigem sozialen Umfeld), bedarf es in der sozialmedizinischen Stellungnahme eingehender Feststellung, Darlegung und Abwägung der Gründe, die einerseits für (zB jetzt glaubhafte Rehabilitationsbereitschaft), andererseits gegen die (erneute) Gewährung der Maßnahme sprechen oder ihre Erfolgsaussicht infrage stellen.[1] Bei schwieriger Rehabilitationsproblematik (zB in Suchtfällen[2]) bedarf es hierzu idR eines nach Methode und Gegenstand detaillierten Gutachtens eines fachspezifisch entsprechend ausgewiesenen Sachverständigen.[3]

Im Rahmen der Ermessensgesichtspunkte ist auch zu berücksichtigen, dass es idR dem Zweck des Gesetzes (der Rehabilitation) entspricht, dass die gesetzlich vorgesehenen Leistungen gewährt werden, wenn sie objektiv erforderlich sind. Entscheidungen über Rehabilitationsmaßnahmen stehen daher, auch wenn sie rechtlich als Kann-Leistungen ausgestaltet sind, den Pflichtleistungen zumindest recht nahe. Die Ablehnung objektiv notwendiger Maßnahmen darf also nur erfolgen, wenn schwerwiegende Umstände des konkreten Einzelfalls entgegenstehen. Wenn wegen derartiger Umstände die Zweckmäßigkeit einer Rehabilitationsmaßnahme verneint werden soll, bedarf es im ärztlichen Gutachten daher eingehender Darlegung dieses Sachverhalts und der daraus abzuleitenden Gründe, die gegen die Gewährung der Maßnahme sprechen oder ihre Erfolgsaussicht infrage stellen. Erwägungen zur finanziellen Auswirkung für den Leistungsträger dürfen die ärztliche Beurteilung nicht beeinflussen.

Leistungen zur Teilhabe am Arbeitsleben

Geht es bei der sozialmedizinischen Begutachtung um Leistungen zur Teilhabe im Arbeitsleben (früher: berufliche Rehabilitation), stehen idR Fragen um die Breite des Leistungsvermögens des Versicherten und die bestehenden Grenzen seiner Belastbarkeit für eine mit der Maßnahme angestrebte (Wieder-)Eingliederung in das Erwerbsleben im Vordergrund. Hierfür gelten weitgehend die allgemeinen Aspekte zur GRV (oben S 355).

Eine Besonderheit bildet in diesem Rahmen der Anspruch auf **Kraftfahrzeughilfe** (§ 33 Abs 8 Nr 1 SGB IX, S 181).

Dieser Anspruch ist für alle Rechtsbereiche in der **Kraftfahrzeughilfe-Verordnung** (KfzHV) weitgehend einheitlich geregelt. Hiernach setzt die Gewährung von Kfz-Hilfe ua voraus, dass der Behinderte infolge seiner Behinderung nicht nur vorübergehend auf die Benutzung eines Kfz angewiesen ist, um seinen Arbeits- oder Ausbildungsort usw zu erreichen, oder dass er infolge seiner Behinderung nur auf diese Weise beruflich eingegliedert werden kann, § 3 KfzHV.

Für die ärztliche Begutachtung kommt es entscheidend darauf an, ob die Behinderung insbesondere im Steh- und Gehvermögens nach Art und Ausmaß tatsächlich so schwerwiegend ist, dass der Behinderte nicht nur gelegentlich oder vorübergehend, sondern regelmäßig und dauerhaft seinen Arbeitsplatz ohne ein Kfz nicht erreichen kann. Voraussetzung ist nicht unbedingt, dass der

---

[1] BSG 31.05.1989 – 4 RA 50/88 –
[2] vgl hierzu *Erlenkämper* S 506
[3] BSG Meso B 310/113

8 Rechtliche Aspekte zur Begutachtung in einzelnen Rechtsgebieten

Behinderte einen Arbeitsplatz gegenwärtig innehat; denn in manchen Fällen ist das Vorhandensein eines Kfz´s die entscheidende Voraussetzung für eine Arbeitsaufnahme. Andererseits ist die Kfz-Hilfe nicht dafür bestimmt, die Einschränkung der Beweglichkeit im *allgemeinen* Leben auszugleichen; sie ist eine Leistung zur Teilhabe am Arbeitsleben, soll also nur die (Wieder-)Eingliederung in das Erwerbsleben ermöglichen bzw erhalten.

Kfz-Hilfe kommt aber auch für solche Behinderte in Betracht, die zwar (theoretisch) öffentliche Verkehrsmittel benutzen könnten, infolge einer Beeinträchtigung ihrer Wegefähigkeit solche öffentlichen Verkehrsmittel aber zu Fuß nicht erreichen können. Im Bereich der GRV wird dies idR angenommen, wenn der Behinderte nur noch Fußwege von maximal 500 m an einem Stück zurücklegen kann.

Für Verletzte der **GUV** und für Beschädigte iS des **sozEntschR** gelten darüber hinaus ergänzende Bestimmungen.

So gewährt die **GUV** Kfz-Hilfe nicht nur im Rahmen der Leistungen zur Teilhabe am Arbeitsleben, sondern auch als Leistung zur Teilhabe am Leben in der Gemeinschaft, § 39 SGB VII. Damit können die Leistungen der Kfz-Hilfe nicht nur Versicherte erhalten, die ein Kfz zur Teilhabe am Arbeitsleben benötigen, sondern auch solche, die durch die Folgen eines Arbeitsunfalls oder einer BK ohne Kfz vom Leben in der Gemeinschaft weitgehend ausgeschlossen wären.

Zudem bestimmt § 6 Abs 4 bis 6 OrthVers UVV, dass erheblich gehbehinderten Verletzten auch unabhängig davon, ob sie dieses zu seiner beruflichen Wiedereingliederung benötigt, anstelle des Krankenfahrzeuges (Rollstuhl) auf Antrag ein Zuschuss und ggf ein weiteres Darlehen zur Beschaffung eines Kfz gewährt werden kann, wenn sie in der Lage sind, ein Kfz zu führen oder wenn ihnen ein geeigneter Fahrer (zB Ehegatte) zur Verfügung steht (S 163).

Im **sozEntschR** können zur Ergänzung der Versorgung mit Hilfsmitteln – auch hier unabhängig davon, ob das Kfz zur Teilhabe am Arbeitsleben benötigt wird – als Ersatzleistung Zuschüsse zu seiner Beschaffung und ggf eine volle Kostenübernahme gewährt werden, §§ 11 Abs 3 BVG, 22 ff OrthV/BVG (S 224).

B

Medizinische Grundlagen
der Begutachtung

1 Allgemeine orthopädische Befunderhebung

1.1 Befunderhebung an den Gliedmaßen

G. Rompe

Messmethode

Gemessen wird nach der **Neutral-0-Methode**, wobei als Bezugsstellung bzw. Nullstellung eine Haltung eingenommen wird, wie sie der gesunde aufrecht stehende Mensch mit hängenden Armen und nach vorn gehaltenen Daumen mit parallelen Füßen einnehmen kann. Von dieser Stellung aus wird der Bewegungsausschlag der Gelenke mit dem Winkelmesser gemessen. Der gemessene Winkel entspricht direkt dem abgelesenen Bewegungsausschlag, und zwar für alle Bewegungen, gleichgültig, ob sie in der sagittalen, der frontalen, der Transversal- oder der Rotationsebene stattfinden.

Es wird grundsätzlich zunächst die aktive (selbsttätige) Bewegung vorgeführt. Im Falle einer Bewegungseinschränkung folgt die durch den Untersucher geführte Bewegung unter Abnahme der Eigenschwere der Gliedmaße, um Bewegungshindernisse, muskuläre Verspannungen usw. zu orten. Zuletzt folgt die passive Prüfung der Gelenke mit eingeschränkter Funktion. Im Messbogen wird die Maximalbewegung dokumentiert.

Die Neutral-0-Methode wurde im Juli 1962 von der American Academy of Orthopedic Surgeons eingeführt, führte rasch zu einer internationalen Verbreitung und wurde noch in den 60-Jahren von der Deutschen Gesellschaft für Orthopädie empfohlen. Nach nunmehr 40-jähriger Anwendung zeigt sich, dass erfahrene Untersucher bei täglicher Anwendung eine Winkelbeurteilungsgenauigkeit durch Schätzung erreichen können, die die Messgenauigkeit wenig erfahrener Untersucher übertrifft (so wie auch ein erfahrener Museumsdirektor sofort bemerkt, wenn ein Bild nicht gerade aufgehängt ist). Auf einschlägige Veröffentlichungen von Kristen (1970), Holm u. Mitarb. (2000) sowie Reichert u. Mitarb. (2005) sei verwiesen.

Als Messinstrumente haben sich durchsichtige Plastikwinkelmesser mit einer Gradeinteilung von 360° bestens bewährt. Diese Plastikwinkelmesser werden mittlerweile in verschiedenen Größen hergestellt. Grundsätzlich sollte aus Gründen einer möglichst genauen Messung ein Winkelmesser mit langen Schenkeln benutzt werden. Für die Umfangsmessungen bevorzugen wir schmale Bandmaße aus Plastik oder stoffüberbezogenem Plastik, da Stahlbänder sich wesentlich schlechter der Haut anpassen.

Die Messung muss so genau wie möglich durchgeführt werden. Da jede Einzelmessung von Natur aus mit systematischen Fehlern belastet ist, sollten die zufälligen Fehler, welche durch Präzisionsmängel der Messinstrumente, ungenaues Anlegen sowie Ungenauigkeiten bei der Beobachtung und Ablesung entstehen, vermieden werden. Beim Ablesen des Winkelmessers ist daher möglichst genau über die Extremitätenachse zu peilen und das Zentrum des Winkelmessers, wenn möglich, mit dem Bewegungszentrum des Gelenkes zur Deckung zu bringen.

Selbstverständlich ergeben sich hier bei fettleibigen Patienten schon bei der Anlegung des Messinstrumentes Schwierigkeiten. Um den Ablesefehler möglichst gering zu halten, sollte die Ablesung auf dem Winkelmesser auf ein Grad genau erfolgen. Bei der Notierung des gemessenen Wertes kann man auf die nächste Fünferstelle auf- oder abrunden.

Zur Protokollierung werden immer 3 Ziffern eingetragen. Bei Gelenken, die über die Nullstellung hinaus in beiden Richtungen zu bewegen sind (z. B. Hüftgelenk: Auswärts- und Einwärtsdre-

1 Allgemeine orthopädische Befunderhebung

hung), wird die 0 zwischen beide Ziffern gesetzt. Man sollte sich angewöhnen, die vom Körper wegführenden Bewegungen als erste zu notieren, da praktisch sämtliche Messanleitungen und vorgedruckten Messbögen nach dieser Anordnung aufgebaut sind.

Ist ein Gelenk, wie z. B. bei Kontrakturen, von der Nullstellung aus nur in einer Richtung zu bewegen, so wird die Zahl 0 vor oder nach der Angabe der Bewegungsendstellung gesetzt. So wird z. B. bei einem Hüftgelenk, das infolge einer Rotationseinschränkung keine Innenrotationsfähigkeit mehr besitzt, vielmehr nur im Sinne der Außenrotation beweglich ist, die 0 hinter die beiden Zahlen gesetzt. Bei der Innenrotationskontraktur würde die 0 vor die beiden Zahlen gesetzt. Die 0 schreiben wir immer als Zahl.

Bei Ankylosen werden nach der 0 oder vor der 0 zwei gleiche Zahlen eingesetzt, um anzuzeigen, dass eine Bewegung nicht möglich ist. Die folgenden Messprotokolle soll dies erläutern:

Hüftgelenk	rechts	links
Extension/Flexion	10 – 0 – 130	0 – 20 – 90
Abduktion/Adduktion	40 – 0 – 30	30 – 0 – 20
Außenrotation/Innenrotation	30 – 0 – 45	30 – 0 – 0

Anmerkung: Das rechte Hüftgelenk ist frei beweglich. Das linke Hüftgelenk zeigt außer dem Wegfall der physiologischen Überstreckung von 10° eine weitere Beugekontraktur von 20° und lässt sich nur bis 90° beugen. Abduktion und Adduktion sind konzentrisch eingeschränkt. Die Außenrotation ist normal, jedoch kann das Gelenk nur bis zur Nullstellung zurückgedreht werden, da die Innenrotation völlig aufgehoben ist.

Kniegelenk	rechts	links
Extension/Flexion	10 – 0 – 150	0 – 20 – 20

Anmerkung: Das rechte Kniegelenk ist normal beweglich. Das linke Kniegelenk ist in einer Beugestellung von 20° versteift.

Zur besseren Dokumentation nach der Neutral-0-Methode wurden Messbögen entwickelt, welche wesentlich die Protokollführung der Untersuchungsbefunde erleichtern (Abb. 1.1, Abb. 1.2, Abb. 1.3).[1]

Schultergürtel und obere Extremitäten

Inspektion

Zunächst ist auf die Konturen der Schultern zu achten, wobei insbesondere auch umschriebene Atrophien der Schulterblattmuskulatur oder des M. deltoideus registriert werden müssen. Frische oder ältere Subluxationen oder Luxationen im Akromioklavikulargelenk sind durch den typischen Hochstand des lateralen Klavikulaendes zu erkennen, der durch eine Gewichtsbelastung des Armes noch verstärkt werden kann. Ferner ist die Höhe und Lagebeziehung der Schulterblätter bei beidbeinigem Barfußstand zu beurteilen. Differenzen in der Schulterblatthöhe und einseitig abstehende Schulterblätter sind nicht nur bei Skoliosen nachweisbar, sondern können auch Hinweise auf eine neurogene Schädigung sein. Umfangsdifferenzen der Arme sind nur sichtbar, wenn sie mehr als 1 cm betragen – also mehr als der physiologische Unterschied beim ausgeprägten Rechts- oder Linkshänder.

Palpation

Geprüft wird zunächst die Festigkeit der Gelenke am medialen und lateralen Schlüsselbeinanteil, also am Sternoklavikular- und Akromioklavikulargelenk. Eine veraltete Luxation in einem dieser Gelenke kann eine Behinderung der Funktion des Schultergürtels verursachen. Bei der Palpation ist ferner auf die Insertionstendopathien zu achten, die sich durch Druckempfindlichkeit im Ansatzbereich der Subskapularis- und der Supraspinatussehne dokumentieren. Gerade bei Einschränkungen der Schultergelenkbeweglichkeit sind oft diese typischen Stellen druckempfindlich. Auch

---

[1] Im Gegensatz zu den Standardwerten der gültigen Messblätter besteht Uneinigkeit zwischen Mitgliedern der Arbeitsgemeinschaft 2 der DGOOC (Sozialmedizin und Begutachtungsfragen), ob manche Bewegungsausschläge von der gesunden Bevölkerung tatsächlich erreicht werden. Für Beweglichkeiten mit diskrepanter Einschätzung haben wir daher einen Varianzbereich der maximalen Beweglichkeit zugelassen.

1.1 Befunderhebung an den Gliedmaßen

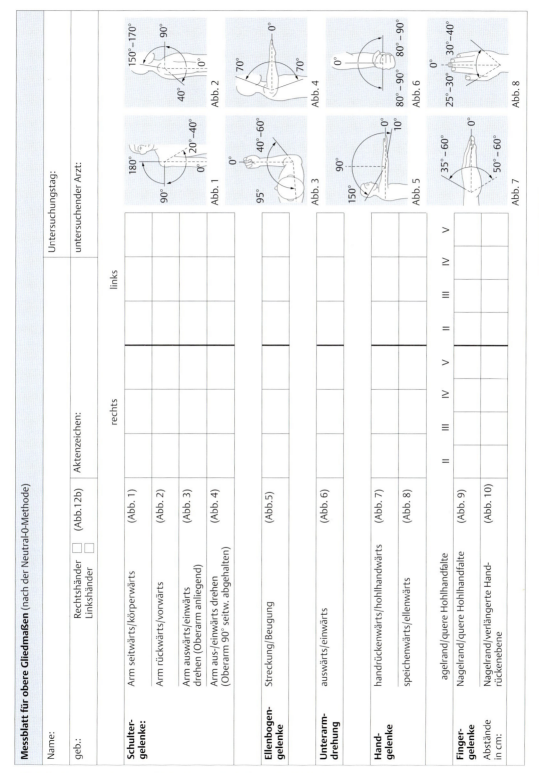

Abb. 1.1 Messblatt für obere Gliedmaßen (nach der Neutral-0-Methode).

1 Allgemeine orthopädische Befunderhebung

Abb. 9 Abb. 10

Abb. 11 Abb. 12

Abb. 12b

		Führungshand:	r	l
		Kämmen		
		Zähneputzen		
		Brotschneiden		
		Streichholzzünden		
		Werfen		
		Hämmern (nur M)		
		Nähen (nur F)		
		Schreiben		

Daumen-gelenke	Streckung/Beugung Grundgelenk						
	Streckung/Beugung Erdgelenk						
	Abspreizung (Winkel zwischen 1. und 2. Mittelhandknochen)						
	in der Handebene (Abb. 11)						
	Rechtwinklig zur Handebene (Abb. 12)						
	Ankreuzen, welche Langfingerkuppen mit der Daumenspitze erreicht werden können	II	III	IV	V		
		II	III	IV	V		
Hand-spanne:	größter Abstand in cm zwischen Daumen und Kleinfingerkuppe						
Umfang-maße in cm: (hängender Arm)	15 cm oberhalb äußerem Oberarmknorren						
	Ellenbogengelenk						
	10 cm unter äußerem Oberarmknorren						
	Handgelenk						
	Mittelhand (ohne Daumen)						
Armlänge in cm:	Schulterhöhe – Speichenende						
Stumpflänge in cm:	Schulterhöhe – Stumpfende						
	äußerer Oberarmknorren – Stumpfende						

1.1 Befunderhebung an den Gliedmaßen

Messblatt für Finger (nach der Neutral-0-Methode)

Name:

geb.:   Rechtshänder ☐   Aktenzeichen: Untersuchungstag:
         Linkshänder ☐   untersuchender Arzt:

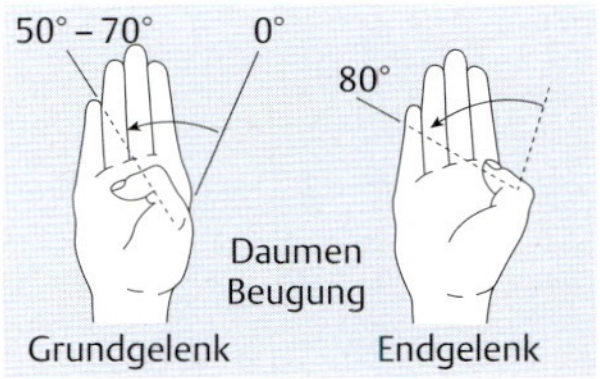

50–70° / 0° / 80° Daumen Beugung Endgelenk / Grundgelenk Abb. 13a

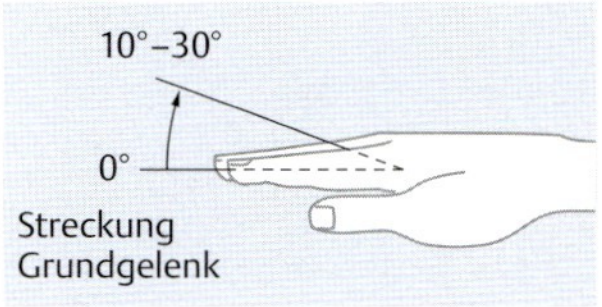

10°–30° / 0° Streckung Grundgelenk Abb. 13b

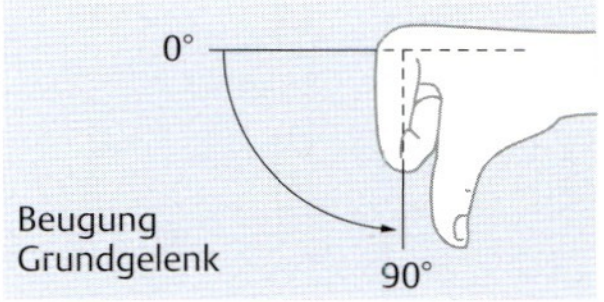

0° / 90° Beugung Grundgelenk Abb. 13c

0° / 90° / 100° Beugung Mittelgelenk Endgelenk Abb. 13d

	rechts		links	
Daumen:	Grundgelenk (Abb. 13a)			
	Endgelenk (Abb. 13a)			
		1. 2. 3. 4.	1. 2. 3. 4.	
	Anführen Abspreizen Opposition			
	rechts		links	
II. Finger:	Grundgelenk (Abb. 13b, c)			
	Mittelgelenk (Abb. 13d)			
	Endgelenk (Abb. 13d)			
III. Finger:	Grundgelenk (Abb. 13b, c)			
	Mittelgelenk (Abb. 13d)			
	Endgelenk (Abb. 13d)			
IV. Finger:	Grundgelenk (Abb. 13b, c)			
	Mittelgelenk (Abb. 13d)			
	Endgelenk (Abb. 13d)			
V. Finger:	Grundgelenk (Abb. 13b, c)			
	Mittelgelenk (Abb. 13d)			
	Endgelenk (Abb. 13d)			

Abstand der Fingerkuppen von der queren Hohlhandbeugefalte: II.   III.   IV.   V.   cm

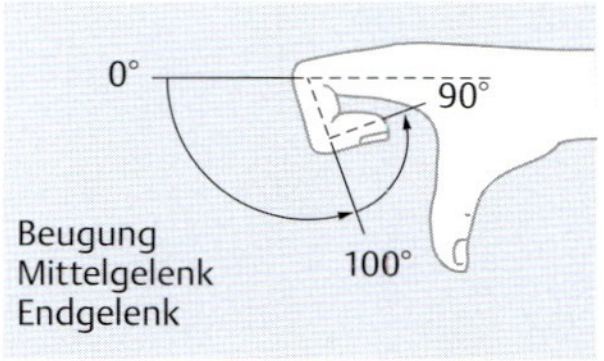

Abb. 1.2   Messblatt für Finger (nach der Neutral-0-Methode).

1 Allgemeine orthopädische Befunderhebung

Messblatt für untere Gliedmaßen (nach der Neutral-0-Methode)

Name:		geb.		Untersuchungstag:
Aktenzeichen:		Standbein: rechts/links		untersuchender Arzt:

			rechts			links		
Hüftgelenke:	Streckung/Beugung	(Abb. 1a und 1b)						
	Abspreizen/Anführen	(Abb. 2)						
	Drehung auswärts/einwärts (Hüftgelenk 90° gebeugt)	(Abb. 3)						
	Drehung auswärts/einwärts (Hüftgelenk gestreckt)	(Abb. 4)						
Kniegelenke:	Streckung/Beugung	(Abb. 5)						
obere Sprunggelenke	Heben/Senken des Fußes	(Abb. 6)						

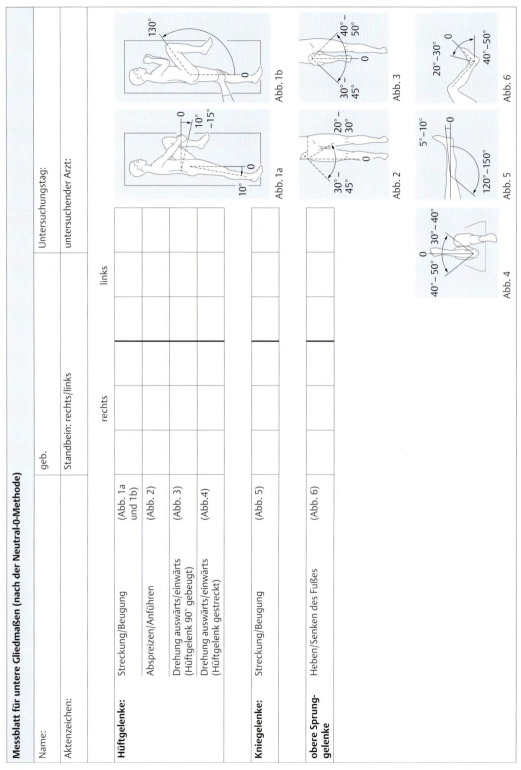

Abb. 1.3 Messblatt für untere Gliedmaßen (nach der Neutral-0-Methode).

1.1 Befunderhebung an den Gliedmaßen

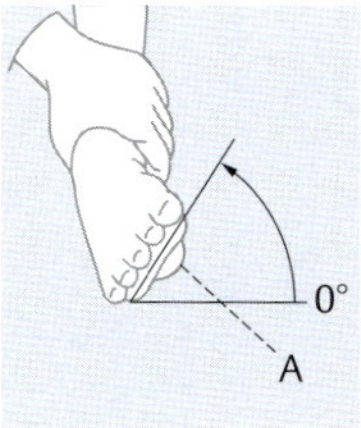

Abb. 7a   Abb. 7b
(A = Achse des Fersenbeins)

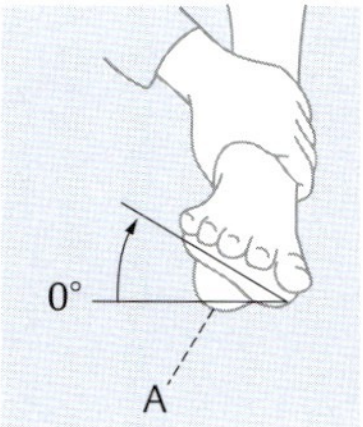

untere Sprunggelenke:	ges. Beweglichkeit (Fuß außenrotieren/heben/senken) (Abb. 7a und 7b)									
	(in Bruchteilen der normalen Beweglichkeit)									
Zehengelenke:	(in Bruchteilen der normalen Beweglichkeit)									
Umfangmaße:	20 cm oberhalb innerem Kniegelenkspalt									
	10 cm oberhalb innerem Kniegelenkspalt									
	Kniescheibenmitte									
	15 cm unterhalb innerem Kniegelenkspalt									
	Unterschenkel, kleinster Umfang									
	Knöchel									
	Rist über Kahnbein									
	Vorfußballen									
Beinlänge in cm:	vorderer, oberer Darmbeinstachel – Außenknöchelspitze									
Stumpflänge in cm:	Sitzbein – Stumpfende									
	innerer Kniegelenkspalt – Stumpfende									

Medizinische Grundlagen

1 Allgemeine orthopädische Befunderhebung

der Verlauf der langen Bizepssehne im Sulcus intertubercularis ist auf Druckempfindlichkeit zu prüfen. Insertionstendopathische Schmerzpunkte finden sich vielfach noch an der seitlichen Begrenzung des Akromions zur oberen Schultergelenkkapsel hin sowie am oberen Teil der Schultergräte und am medialen Skapularand im Ansatzbereich der Levatoren.

Weiter abwärts finden sich die typischen Insertionstendopathien im Ansatzbereich des M. deltoideus, der Olekranonspitze, weitaus am häufigsten jedoch im Ursprungsbereich der Hand- und Fingerstrecker bzw. Hand- und Fingerbeuger am Epicondylus lateralis und medialis.

Schultergelenke

Funktion

Zunächst ist die Funktionsprüfung des gesamten Schultergürtels durchzuführen. Die Beweglichkeit des Schultergürtels im Sinne der Hochhebung der Schulter bzw. des Vorwärts- und Rückwärtsführens der Schulter wird vom funktionellen Gesamteindruck her beurteilt. Bei der Prüfung der Beweglichkeit der Schultergelenke geht jedoch in die Gesamtbeweglichkeit außer dem Bewegungsausmaß der Schultergelenke selbst auch die Beweglichkeit des Schultergürtels mit ein. Es sollte eine gleichzeitige Beurteilung beider Schultergelenke durchgeführt werden, da andernfalls durch ein Ausweichen mit dem Oberkörper sich möglicherweise ein Messfehler einschleicht. Gemessen wird nach der Neutral-0-Methode, wobei als Bezugsstellung bzw. Nullstellung diejenige Armhaltung angenommen wird, bei der die Arme seitwärts am Körper herabhängen und der Daumen nach vorn zeigt.

Abduktion/Adduktion. Aus der Nullstellung heraus werden beide Arme seitwärts geführt, wobei bis zu einer Abduktion von 70° das Schulterblatt sich nicht mitbewegen sollte. Über 70° hinaus muss das Schulterblatt mit der Schultergelenkpfanne gekippt werden, wobei gleichzeitig auch eine gewisse Außendrehbewegung im Schultergelenk stattfindet. Durch Fixation mit der Hand kann bis 70° die Mitbewegung des Schulterblattes verhindert werden. Die Adduktion des Arms im Schultergelenk wird vor dem Körper ausgeführt, lässt sich jedoch manchmal bei sehr dickleibigen Patienten nur ungenügend messen.

Elevation nach vorwärts/rückwärts. Die Elevation nach vorn erfolgt wiederum aus der Nullstellung heraus, wobei über 90° hinaus das Schulterblatt mitbewegt wird. Die Elevation nach rückwärts wird ebenfalls aus der Nullstellung heraus ausgeführt und gemessen. Die Horizontalbewegung der Schultergelenke (bei seitwärts abgespreizten Armen um 90°) nach vorwärts und rückwärts kann zwar zur weiteren Vervollkommnung der Elevation geprüft werden, ist jedoch als besonderer Bewegungsausschlag im Messblatt nicht vorgesehen.

Außenrotation/Innenrotation. Als Standardverfahren sollte zur Messung der Oberarm anliegen und der Ellenbogen rechtwinklig gebeugt sein. Dabei wird der Unterarm als Zeiger benutzt und über ihn mit dem Winkelmesser der Bewegungsausschlag angepeilt.

Bei dieser Messung mit hängendem Oberarm ist die Außenrotation deutlich verringert gegenüber dem zweiten Messverfahren, bei dem der Oberarm um 90° seitwärts abduziert und der Ellenbogen rechtwinklig gebeugt wird. Es empfiehlt sich dabei, zur besseren Führung mit der anderen Hand den Schultergürtel etwas zu fixieren. Bei 90° abgespreiztem Arm sind die Bewegungsausmaße im Allgemeinen etwas größer als bei anliegendem Arm, was insbesondere bei der Prüfung der Außenrotation auffällt. Gerade bei den bewegungseingeschränkten Schultergelenken ist es vorteilhaft, die Rotation in beiden Stellungen zu messen. Auf dem Messbogen sind hierfür auch 2 Rubriken vorgesehen. Die gesonderte Beurteilung der Rotatorenmanschettenfunktion ist sehr wichtig und wird insbesondere durch den Supra- und Infraspinatustest sowie den Impingement-Test nach Neer ermöglicht. Ein Impingement-Schmerz wird hervorgerufen durch eine Kompression von Weichteilen (z. B. Supraspinatussehne, Bursa subdeltoidea und subacromialis) zwischen Oberarmkopf und Schulterhöhe. Abduktion gegen Widerstand verstärkt meist den Schmerz. Durch starke Außenrotation vor Beginn der Abduktion kann der Schmerz regelrecht „umgangen" werden, da jetzt das Tuberculum majus nach hinten ausweichen kann. Auch die Beurteilung der Schultergelenkstabilität ist z. B. durch den Apprehension-Test, evtl. ergänzt durch den Relokationstest, erforderlich (s. Kap. B2.4).

Kombinationsbewegungen. Klinisch wichtige Anhaltspunkte für Gesamtbeweglichkeit und Funktion bieten der Schürzengriff (Innenrotation mit Adduktion von etwa 30°) und der Nackengriff (Außenrotation mit Abduktion von etwa 100°). Die Bestimmung des Abstandes zwischen 7. Halswirbeldornfortsatz und Daumenkuppe erlaubt eine exakte Befunddokumentation.

Ellenbogengelenke

Zunächst ist die Armachse in Streckstellung bei Supination des Unterarmes zu beurteilen. Achsenabweichungen von maximal 10° im Valgussinne können bei Männern noch als physiologisch angesehen werden. Bei Frauen geht die Valgusstellung oft über 10° hinaus. In der Streckstellung des Ellenbogengelenks wird auch eine Prüfung des Bandapparates durchgeführt, wobei insbesondere eine Aufklappbarkeit im Valgussinne Ursache einer erheblichen Instabilität und Funktionsminderung sein kann. Durch Tastbefunde werden Myotendopathien, z. B. die radiale und ulnare Epikondylopathie, festgestellt. Davon zu differenzieren sind die Nervenkompressionssyndrome des N. radialis (Supinatorsyndrom), des N. ulnaris (Rinnensyndrom) sowie des N. medianus (Pronator-teres-Syndrom). Gegebenenfalls ist Verifizierung durch NLG erforderlich.

Funktion

Die **Prüfung der Beweglichkeit** des Ellenbogengelenks geht von der Nullstellung, also der Streckung aus. Eine Überstreckbarkeit bis zu 15° bei Frauen und bis zu 10° bei Männern ist gelegentlich zu beobachten.

Flexion und Extension im Ellenbogengelenk werden in typischer Weise am hängenden Arm geprüft. Die beste Gebrauchsstellung ist bei 90° Flexionsstellung gegeben.

Pro- und Supination des Unterarms werden bei hängendem Oberarm und 90° gebeugtem Unterarm geprüft. Das Handgelenk muss dabei gestreckt bleiben. Der Daumen dient als Zeiger für den Bewegungsausschlag.

 Die Pronation ist für den täglichen Gebrauch wichtiger als die Supination!

Handgelenke

Die **Inspektion** lässt Fehlstellungen, z. B. nach Frakturen, erkennen sowie Handgelenkganglien, die meist dorsal liegen. Die **Palpation** deckt eine Styloiditis ulnae oder radii auf sowie eine Tendovaginitis stenosans de Quervain. Letztere wird oft nicht diagnostiziert. Es handelt sich dabei um eine Stenose der Sehnenscheide um die Sehnen des M. abductor pollicis longus und M. extensor pollicis brevis. Hingegen ist bei der Styloiditis radii 2 Querfinger distal davon der Processus styloideus radii als Insertion der Brachioradialissehne druckschmerzhaft. Bei klopfschmerzhaftem Retinakulum der Flexoren ist an ein Karpaltunnelsyndrom zu denken.

Funktion

Das gestreckte Handgelenk gilt wiederum als Nullstellung. Von dieser Stellung aus werden Dorsalextension und Volarflexion sowie die ulnare und radiale Abduktion gemessen. Üblicherweise und nach Übereinkunft erfolgt diese *Messung in Pronationsstellung des Unterarms,* da in Supinationsstellung etwas andere Werte, insbesondere bezüglich der Ulnarabweichung, gefunden werden können.

Hand und Finger

Die **Inspektion** erfasst Form, spontane Haltung der Hand, Hautfarbe, Beschwielung, Hautfeuchte und Zustand der Nägel. Auch der Zustand der Fingergelenke sowie das Muskelrelief von Daumenballen und Kleinfingerballen sind zu beachten.

Unphysiologische Stellungen von Daumen und Langfingern oder einzelnen Fingergelenken lassen häufig schon Rückschlüsse auf Sehnenverletzungen zu, die durch die Funktionsprüfung nachher abgeklärt werden können.

Die **Funktionsstörung** der tiefen Beugesehne wird bei fixierten Mittelgelenken durch aktive Beugung der Endgelenke durchgeführt; die der oberflächlichen Beugesehnen III–V durch Fixierung der benachbarten Finger in Streckstellung. Hierdurch wird die Funktion der tiefen Beugesehne aufgehoben, nur das Endgelenk ist locker. Nach Durchtrennung der oberflächlichen Beugesehne ist das Endgelenk durch den Zug der tiefen Sehne gebeugt. Beim 2. Finger wird durch festen Spitzgriff (Daumen/Zeigefingerkuppe) die Funktion geprüft.

Wichtig ist die Abgrenzung einer Beugesehnenverletzung von einem motorischen Funktionsausfall, z. B. durch Kontrakturen und Verwachsungen. Bei Letzteren ändert sich die Bewegungseinschränkung je nach Stellung der Nachbargelenke. Arthrogen bedingte Bewegungseinschränkungen hingegen sind durch Stellungsänderungen vom Nachbargelenk nicht zu beeinflussen. Zusätzlich sind hier der aktive und passive Bewegungsumfang immer gleich groß.

Von den **Strecksehnenverletzungen** sind außer dem traumatisch bedingten Abriss am Endglied (Volleyballfinger) die Knopflochdeformität und die Schwanenhalsdeformität anzuführen. Bei der **Knopflochdeformität** des Mittelgelenks kommt es durch Überdehnung oder nach Zerreißung des Tractus intermedius (meist bei Rheumatikern, aber auch traumatisch z. B. durch Schnittverletzungen) zu einem Abgleiten der seitlichen Sehnenzügel nach palmar und dadurch zu einer Beugekontraktur des Mittelgelenks sowie einer Überstreckung des Endgelenks.

Am **Daumen** kommt es durch Zerreißung der Kapsel des Daumengrundgelenks und der Sehne des M. extensor pollicis brevis zu einer ähnlichen Deformität. Hierbei führt dann die erhaltene Sehne des M. extensor pollicis longus zu einer Beugekontraktur des Grundgelenks und einer Überstreckung des Endgelenks (Ninety-to-ninety-Deformität).

Die **Schwanenhalsdeformität** entsteht umgekehrt durch Verkürzung des Strecksehnenmittelzügels und Verlagerung der Seitenzügel nach dorsal über die Gelenkachse. Hierdurch wird das Mittelgelenk überstreckt, Grund- und Endgelenk aber werden gebeugt. Die Ruptur des M. flexor digitorum superficialis erzeugt ein ähnliches Bild.

Die **Stabilität** muss immer im Seitenvergleich geprüft werden. Außer der bekannten Instabilität des Daumengrundgelenks durch Verletzungen des ulnaren Kollateralbandes (Skidaumen) gibt es auch Instabilitäten der Langfingergelenke nach Kollateralbandzerreißungen sowie pathologische Überstreckungen nach Verletzungen der palmaren Kapselplatte.

Folgende Fingergelenkbezeichnungen sind durch Abkürzungen international festgelegt:
➤ DIP: distales Interphalangealgelenk (Fingerendgelenk)
➤ PIP: proximales Interphalangealgelenk (Fingermittelgelenk)
➤ MP: Metakarpophalangealgelenk (Fingergrundgelenk)
➤ CM: Karpometakarpalgelenk (Daumensattelgelenk)

Bei der Prüfung der **Beweglichkeit** müssen zumindest von den betroffenen Fingern die aktiven und passiven Bewegungsumfänge mit Seitenvergleich festgehalten werden (Messbogen).

Der **Spitzgriff** sollte nicht nur mit Daumen und Zeigefinger, sondern auch mit den übrigen Langfingern geprüft werden.

Beim vollständigen **Faustschluss** sollen die Fingerendglieder „eingeschlagen" und die Fingerkuppen versteckt sein. Beim mangelnden Faustschluss durch Funktionsbehinderung einzelner oder aller Langfinger ist der Abstand vom Nagelende zur Hohlhandfalte in Millimetern zu messen und – aufgerundet auf den nächstoberen oder nächstunteren Halbzentimeterwert – im Messprotokoll zu protokollieren.

Zusätzlich sollten für das tägliche Leben wichtige Verrichtungen, wie Kämmen, Zähneputzen, Brotschneiden mit dem Messer, Streichholzanzünden, Schreiben, Umfassen eines Besen- oder Hammerstiels, Führen einer Nadel oder Ähnliches geprüft werden.

Untere Extremitäten

Inspektion

Zu prüfen ist zunächst das Gangbild mit Schuhen und barfuß, wobei zusätzlich zum normalen Gehen noch Hackengang und Zehenspitzengang zu beobachten sind. Im Stehen wird die Horizontalachse des Beckens von hinten und vorn (Linie der vorderen Spinae) geprüft, wobei Beinlängendifferenzen durch definierten Brettchenausgleich zu equilibrieren sind. Zusätzlich wird die Beinlänge mit dem Maßband nachgemessen. Im Zweifels-

1.1 Befunderhebung an den Gliedmaßen

fall ergänzt eine Beckenübersichtsaufnahme im Stehen mit *exakt durchgedrückten Kniegelenken* die klinische Messung.

Der einbeinige Stand vermittelt zunächst einen groben Eindruck von der Kraft der Hüftabduktionsmuskulatur und ist insbesondere nach Traumen im Hüftbereich bzw. nach Operationen zu prüfen. Zu beachten sind auch „virtuelle" Beinverkürzungen durch Gelenkkontrakturen.

Die muskuläre Kontur der Ober- bzw. Unterschenkel ergibt wichtige Hinweise auf bestehende Funktionsstörungen der angrenzenden Gelenke. Es ist zu beachten, dass durch Muskelatrophien Gelenkverdickungen oder sogar Achsenfehlstellungen vorgetäuscht werden können. Im Zweifelsfall ist deshalb die klinische Messung einer Valgus- oder Varusfehlstellung durch Innenknöchel- bzw. Femurkondylenabstand vorzunehmen oder die Achse durch eine lange Röntgenaufnahme genau zu vermessen.

Torsionsfehler am Oberschenkel (z. B. nach Nagelungen) dokumentieren sich durch Veränderungen der Hüftgelenkrotation. Torsionsfehler am Unterschenkel werden am besten im Sitzen mit gebeugtem Kniegelenk (z. B. an der Kante der Untersuchungsliege) in Neutralstellung der oberen Sprunggelenke gemessen. Gröbere Torsionsfehler führen nicht nur zu Störungen des Gangbildes, sondern auch zu Fehlbelastungen des Kniegelenks.

Fersenstellung und Fußform, insbesondere Zustand des Fußlängs- und Fußquergewölbes, sind ebenfalls Gegenstand der Inspektion bei beidbeinigem Barfußstand. Zu notieren sind ferner Zustand der Haut (einschließlich Narben, Pigmentierung, Ulzera und sonstigen Auffälligkeiten), des Fettgewebes sowie der oberflächlichen sichtbaren Venen.

Palpation

Geprüft wird zunächst der Zustand der Muskulatur und der Weichteile insbesondere in Gelenknähe. Weichteilverdickung des Kniegelenks und des oberen Sprunggelenks müssen nicht immer auf einen Erguss hinweisen, sondern sind gelegentlich nur Ausdruck einer Schwellung der Gelenkkapseln bzw. der unmittelbar daran angrenzenden Weichteile. Von derartigen Schwellungen ist am Kniegelenk nach Verletzungen und Operationen insbesondere der Hoffa-Fettkörper für lange Zeit betroffen, ohne dass noch ein wesentlicher Erguss im Kniegelenk vorhanden ist. Das gleiche gilt für die Weichteile des oberen Kniegelenkrezessus.

Insertionstendopathien mit entsprechender Druckempfindlichkeit finden sich insbesondere an der oberen und seitlichen Begrenzung des Trochanter major, am Adduktorenansatz, am oberen und unteren Patellapol, an der Tuberositas tibiae, an der Tibiakante und am Ansatz der Mm. tibiales posterior und anterior. Ligamentopathien äußern sich oft an den Bandursprüngen bzw. Bandansätzen, so z. B. am Skipunkt (im Ursprungsbereich des Innenbandes), am Pes anserinus sowie im Bereich der Innen- und Außenbänder des oberen Sprunggelenks.

Eine weitere häufige Insertionstendopathie findet sich am Ansatz der Achillessehne und am vordersten medialen Fersenbeinrand. Das Gleitlager der Achillessehne ist bei der Achillodynie als Ausdruck chronischer Entzündungszustände oft mit der Sehne verbacken. Die Sehne selbst weist dann vielfach knotige Verdickungen oder narbige Einziehungen auf, die druckempfindlich sind. Zusatzuntersuchungen wie z. B. die Sonografie sind hier hilfreich.

Funktion

Bezüglich der Messung gilt genau das Gleiche wie schon oben gesagt. Wie bei der Schulter können auch hier Funktionsprüfungen allgemeiner Art, z. B. Einbeinstand, Hüpfen, Gesäß-Boden-Abstand bei tiefer Hocke, aufschlussreich sein.

Hüftgelenke

Es müssen immer beide Seiten gemessen und verglichen werden. Die Lordose der Lendenwirbelsäule darf während der Messung nicht zu stark ausgeprägt werden. Sie entspricht normalerweise einer Beckenneigung von 10–15°, wie durch den Thomas-Handgriff überprüft werden kann. Bezugspunkte sind der Beckenkamm, die Spina iliaca und am Oberschenkel der Trochanter major sowie der laterale und mediale Femurkondylus.

Flexion/Extension. Die Prüfung kann in Rückenlage auf einer möglichst harten Unterlage oder auch in Seitenlage erfolgen. Bei der Prüfung in Rückenlage wird das Ausmaß der Lordose festgestellt und bei einer evtl. Flexionskontraktur das entsprechende Knie so weit angehoben und unterlegt, dass die Lordose einer Beckenkippung von ca. 12° nach vorn entspricht. Von dieser Stellung aus wird dann die Flexion des Hüftgelenks gemessen. Die Beugefähigkeit ist erreicht, wenn das Becken mit der Beugebewegung mitgeht (Prüfung durch Fixierung des Beckens mit der Hand). Diese Methode ist zwar etwas umständlich, erlaubt jedoch eine relativ genaue Prüfung der Bewegungsausmaße.

Die Extension wird praktisch in gleicher Form geprüft. Nach Beugung des gegenseitigen Hüftgelenks bis zur Normalstellung des Beckens ist eine Extension bis zur Neutral-0-Stellung dann möglich, wenn der Oberschenkel flach auf die Unterlage aufgelegt werden kann.

Bei der Prüfung in Seitenlage liegt der Patient auf der Gegenseite; das zu messende Hüftgelenk ist gestreckt. Die Lage des Beckens wird durch eine Hand kontrolliert und fixiert. Die andere Hand führt das Knie in Flexions- bzw. Extensionsstellung, bis das Becken mitgeht. Bewegungsgesunde Hüftgelenke lassen sich um etwa 10–15° überstrecken. Die Beugefähigkeit ist bei gebeugtem Knie zu messen. Die Extension kann nur bei gestrecktem Kniegelenk voll erreicht werden.

Abduktion/Adduktion. Sie wird vorzugsweise in Streckstellung gemessen. Es gibt allerdings auch Untersucher, die zusätzlich eine Untersuchung bei 90° Hüftbeugung für notwendig halten. Die beiden vorderen oberen Darmbeinstachel gelten als Bezugspunkte, deren Verbindungsgerade mit der Linie zwischen den Spinae und den lateralen Femurkondylen einen rechten Winkel bei der Neutral-0-Stellung bildet. Es ist im Protokoll zu vermerken, wenn bei stärkerer Einschränkung der Beweglichkeit die Abduktion in Beugestellung gemessen werden muss. Bei Säuglingen ist die Abduktion grundsätzlich nur bei einer Beugestellung in den Hüftgelenken möglich.

Außen-/Innenrotation. Die Standardmessung erfolgt üblicherweise in einer Beugestellung von 90°. Hierbei wird in Rückenlage gemessen. Hüft- und Kniegelenk sind rechtwinklig gebeugt. Ist zusätzlich eine Messung in Streckstellung erwünscht, so wird diese Messung in Bauchlage durchgeführt, wobei das Knie rechtwinklig angebeugt wird. Da gerade am Hüftgelenk die Rotationsausschläge in verschiedenen Beugestellungen verschieden groß sind, muss die Beugestellung im Protokoll vermerkt werden.

Kniegelenk

Bandfestigkeit

Die früher übliche Prüfung des medialen Seitenbandes nur in Streckstellung und des vorderen Kreuzbandes in 90° Beugestellung entspricht nicht mehr den heutigen Erkenntnissen der Kniegelenkmechanik. Nach den grundlegenden Arbeiten, insbesondere von Nicholas, mit Einteilung in einen medialen, lateralen, vorderen und hinteren Komplex spricht man heute von 4 Komplexinstabilitäten:

➤ anteromediale Rotationsinstabilität (häufigste Instabilität) nach Verletzung von vorderem Kreuzband, medialem Seitenband mit dorsomedialer Kapselschale und evtl. medialem Meniskus
➤ anterolaterale Rotationsinstabilität nach Verletzungen von lateralem Seitenband, vorderem Kreuzband und Arkuatumkomplex
➤ posterolaterale Rotationsinstabilität (meist nach direkten Traumen von vorn) nach Verletzung von Arkuatumkomplex und hinterem Kreuzband
➤ posteromediale Rotationsinstabilität (sehr selten) nach Verletzung von medialem Seitenband, hinterem Kreuzband und dorsomedialer Kapsel

Massive Gewalteinwirkung führt oft zu noch ausgedehnteren Verletzungsmustern mit Kombination mehrerer dieser hier angeführten Gruppen.

Klinische Prüfung

 Das Auslösen der „vorderen Schublade" in 90° Beugestellung wird leider immer oft noch als geeignete Stabilitätsprüfung für das vordere Kreuzband angesehen – sie ist es jedoch nicht! Gerade die so häufigen isolierten vorderen Kreuzbandrisse sind mit diesem Zeichen nicht festzustellen. Nur wenn bei gröberen Instabilitäten auch die dorsomediale Kapsel mit verletzt ist, wird die vordere Schublade in 90° positiv.
Der wichtigste Test für dieses wichtigste Band und die vorderen Rotationsinstabilitäten ist der **Lachman-Test**.

Er wird in etwa 20–30° Flexion ausgelöst, indem eine Hand des Untersuchers den Oberschenkel

1.1 Befunderhebung an den Gliedmaßen

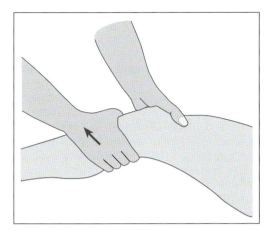

Abb. 1.4 Prüfung des Lachman-Zeichens.

knapp oberhalb des Kniegelenks fixiert und die andere Hand den Tibiakopf umfasst und nach vorn zieht (Abb. 1.4). Ein intaktes vorderes Kreuzband schlägt dabei hart, fast „knallend" an. Bei partiellen oder totalen Rupturen lässt sich jedoch der Tibiakopf weich, federnd und ohne Anschlag nach vorn durchziehen.

Die **Objektivierung** eines vom Patienten angegebenen Instabilitätsgefühls kann durch mehrere Prüfungen erfolgen, so durch den Lemaire-Test, den Pivot-shift-Test nach Macintosh, den Jerk-Test nach Hughston, den Slocum-Test, den Martens-Test und noch mehrere andere. Man sollte immer versuchen, sich mit 1–2 dieser Tests genügend Erfahrung zu verschaffen. Der Versuch, mit möglichst vielen Methoden zu untersuchen, führt nicht zu besseren Erkenntnissen, sondern nur zu mehr Verwirrung. Mit einiger Kenntnis lässt sich z. B. der Pivot-shift-Test recht gut dokumentieren, indem das im Kniegelenk gestreckte Bein mit einer Hand unter der Ferse fixiert, innenrotiert und dabei mit dieser Hand durch axialen Druck nach oben im Kniegelenk langsam gebeugt wird. Die andere Hand drückt in Höhe des Tibiakopfes nach innen und führt sozusagen das Knie. Bei positivem Zeichen schnappt der zunächst nach vorn subluxierte Tibiakopf ab etwa 30–40° Flexion nach dorsal in seine Normalstellung (Wirkung des Tractus iliotibialis) (Abb. 1.5).

Der Jerk-Test ist praktisch ein umgekehrter Pivot-shift-Test und wird bei etwa 70–80° Beugung begonnen. Bei Überführung in Streckung subluxiert dann der Tibiakopf bei etwa 30° nach vorn.

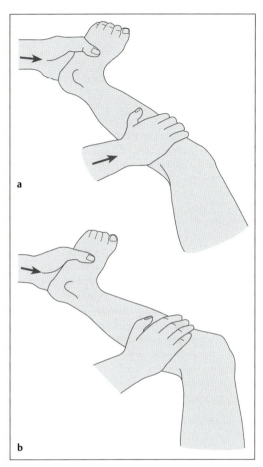

Abb. 1.5 **a** u. **b** Prüfung des Pivot-shift-Zeichens nach Macintosh.

Wichtig für die Auslösung dieser Tests ist eine gute Führung des zu untersuchenden Patienten mit weitgehender muskulärer Entspannung.

Die Prüfung des medialen und lateralen Banderhalts tritt gegenüber den Zeichen der Rotationsinstabilität in den Hintergrund.

Die hinteren Rotationsinstabilitäten sind sehr schwer zu objektivieren. Eine „chronische hintere Schublade" mit spontaner dorsaler Subluxation des Tibiakopfes in 70–80° Beugung ist zwar oft zu sehen, jedoch lässt sich hieraus noch nicht der Schluss auf eine sichere dorsale Instabilität ziehen. Zunächst ist die hintere Schublade bei 90° Flexion in Mittelstellung sowie Außen- und Innenrotation des Unterschenkels zu prüfen. Anschließend ist dieselbe Prüfung in 60–70° Flexion zu wiederho-

1 Allgemeine orthopädische Befunderhebung

len. Bei groben dorsalen Instabilitäten, wie sie oft nach Verkehrsunfällen zu sehen sind, spürt man dabei keinen dorsalen Anschlag. Hierbei kann auch manchmal der „reversed Pivot-shift-Test" nach Jakob gelingen, bei welchem das Knie zunächst in Beugung und der Unterschenkel in Außenrotation gehalten werden. Unter Valgusstress wie beim Pivot-shift-Test geht man dann langsam in die extensionsnahe Stellung über. Schwierig wird die Objektivierung allemal, wenn Komplexinstabilitäten in mehreren Ebenen vorliegen und vielleicht auch noch das vordere Kreuzband zusätzlich insuffizient ist. Diese manuelle Untersuchung ist grundsätzlich die wichtigste Funktionsprüfung und ausschlaggebend für die Beurteilung des Gelenkzustandes. Die radiologische Diagnostik, auch mithilfe apparativer Verfahren, ist zwar als zusätzliche Maßnahme von Bedeutung, kann jedoch die gute manuelle Untersuchung nicht ersetzen. Es kommt hinzu, dass leider der Informationsgehalt vieler sog. gehaltener Röntgenaufnahmen „gleich Null" ist, weil sie nur im a.–p. Strahlengang und ohne definierten Flexionsgrad gemacht wurden. Standardisierte, reproduzierbare gehaltene Aufnahmen sind nur durch technisch sehr aufwändige Halteapparaturen (z. B. nach Scheuba, Rippstein, Stedtfeld u. ä.) zu realisieren.

Der Trend der standardisierten Stabilitätsuntersuchung geht ohnehin in Richtung „nichtradiologische" Messapparate mit Computerauswertung der Instabilitätszeichen.

Der Untersucher darf jedoch nie den Fehler machen, die „quasistatischen" Zeichen bei der Bandprüfung gleichzusetzen mit entsprechenden Ausfällen unter Alltags- oder Sportbelastung. Nicht selten nämlich finden wir relativ wenig objektive Instabilitätszeichen, während über ein „Wegknicken" geklagt wird, und umgekehrt kann das Kniegelenk bei eindeutiger klinischer Insuffizienz subjektiv als stabil empfunden werden. Dieses „Giving Way" kann jedoch auch andere Ursachen, z. B. eine Chondropathia patellae, haben.

Funktion

Kniegelenke können individuell überstreckbar sein, aber auch ein seitengleiches Streckdefizit aufweisen. Gemessen werden üblicherweise Streckung und Beugung, nicht jedoch die Rotation des Unterschenkels.

Oberes Sprunggelenk

Bandfestigkeit

Die laterale Sprunggelenkbandzerreißung ist die häufigste Bandverletzung beim Menschen. Bei der klinischen Untersuchung kann man oft schon bei Supination des Fußes mit dem Daumen der anderen Hand das „Aufgehen" des lateralen Gelenkspalts mit Vorschub der Taluskante fühlen. Bei ausgeprägter lateraler Instabilität ist auch immer eine vermehrte Supination des Gesamtfußes vorhanden. Objektiviert werden kann die Instabilität durch gehaltene a.–p. und Seitenaufnahme in den entsprechenden Halteapparaten, wobei jedoch im Zweifelsfall immer der Seitenvergleich durchzuführen ist. Nicht selten stellt sich eine posttraumatische Instabilität bei näherer Prüfung als individuelle seitengleiche Bandlaxität heraus. Wichtig für eine Prüfung der Stabilität ist auch die Talusschublade mittels gelenknaher Fixation der Tibia von vorn, Fixation der Ferse mit kräftigem Schub.

Es ist ferner wichtig zu wissen, dass es auch posttraumatische **Instabilitäten der unteren Sprunggelenke** gibt, bei denen natürlich die Halteaufnahme des oberen Sprunggelenks falsch-negative Befunde ergeben muss.

Funktion

In der Nullstellung steht der Unterschenkel gegenüber dem Fuß rechtwinklig wie beim aufrechten Stand. Bezugspunkte sind die beiden Malleolen, die vordere Tibiakante sowie der laterale Fußrand. In der Plantarflexion sind eine geringe Seitenverschiebung und Rotation möglich. In der Dorsalextensionsstellung ist der Talus jedoch vollständig in der Malleolengabel fixiert. Es wird üblicherweise bei gebeugtem Kniegelenk gemessen, da dann die Fußmuskulatur besser entspannt ist.

Plantarflexion/Dorsalextension. Debrunner (1973) gibt eine sehr zweckmäßige Messung an, wobei der Fuß flach auf den Boden gesetzt wird und der Unterschenkel maximal nach vorn bzw. nach hinten gebeugt wird. An der Achse des Unterschenkels kann der Bewegungsausschlag gemessen werden. Typischerweise werden jedoch die Bewegungen im oberen Sprunggelenk durch eine Peilung über den lateralen Fußrand gemessen.

Untere Sprunggelenke

Die Bewegungen im unteren Sprunggelenk, im Chopart- und Lisfranc-Gelenk sind praktisch immer miteinander kombiniert. Es empfiehlt sich aber, die Bewegungen im unteren Sprunggelenk und die Bewegungen im Chopart- sowie Lisfranc-Gelenk auch isoliert zu betrachten und zumindest für den persönlichen Eindruck die Bewegungen des Mittelfußes von denen des Vorfußes und des Rückfußes abzugrenzen. Es ist bei einiger Übung durchaus möglich, das Quergewölbe des Fußes als Bezugsachse zu benutzen und die Bewegungsausschläge in Graden zu messen. Üblicherweise genügt jedoch für die Routinefunktionsprüfung die Angabe der Beweglichkeit in Bruchteilen der Norm. Es empfiehlt sich dabei, sowohl das gesamte Bewegungsausmaß (Eversion/Inversion) als auch die Teilbeweglichkeit der sog. vorderen Kammer des Fußes durch Fixation des Rückfußes und der hinteren Kammer durch Fixation des übrigen Fußes zu prüfen.

Zehengelenke

Die Großzehengelenke können im Bedarfsfall nach der Neutral-0-Methode exakt vermessen werden, während dies bei den Zehen II–V normalerweise nicht üblich ist. In besonderen Fällen kann allerdings auch hier nach der Neutral-0-Methode vorgegangen werden.

Umfangs- und Längenmessungen

Umfangmessungen der Beine werden im Liegen durchgeführt. Die gefundenen Messwerte sind, aufgerundet auf die nächste Fünfmillimeterstelle, im Messblatt einzutragen. Die vorgesehenen Messstellen sind im Messblatt angegeben.

Messung der Beinlänge und evtl. Stumpflänge sollten ebenfalls so durchgeführt werden und protokolliert werden, wie es im Messblatt vorgeschlagen ist.

1.2 Befunderhebung an Hals und Rumpf

G. Rompe

Vorbemerkung

Die dreistufige Ordnung des Achsenorgans mit seinen passiven Bauelementen, den energieliefernden Muskeln und den übergreifenden neuralen und vasalen Steuerungen und Versorgungen erfordert einen mehrstufigen Untersuchungsgang. Dabei hat der Gutachter Gelegenheit, sich durch eine geschickte und wechselvolle Untersuchung ein Bild zur Übereinstimmung von Beschwerdeangaben und Funktionsstörungen zu machen.

Es ist wichtig, Einzelbefunde in großer Zahl zu fixieren – auch wenn jeder einzelne Befund für sich allein nicht charakteristisch erscheint – und durch ausführliche Befundbeschreibungen, ggf. auch Foto- und Röntgendokumentation zu ergänzen. Nur so wird es gelingen, das Fundament zu einem ausreichend anschaulichen Gesamtbefund zu legen, anhand dessen später Besserungs- bzw. Verschlimmerungsmerkmale erörtert werden können.

Visuelle Prüfung

Um den Zeitaufwand ökonomisch zu gestalten, ist es zweckmäßig, die Inspektion, die Prüfung der aktiven Haltungsfähigkeit und die Prüfung der aktiven Wirbelsäulenbeweglichkeit gleichzeitig bei den einzelnen Untersuchungsgängen am Patienten vorzunehmen.

Die Befundaufzeichnung beginnt mit Angabe zu Alter, Größe, Gewicht und Konstitutionstyp.

Die Betrachtung von vorn erlaubt die Prüfung des Beckengeradstandes, der Rumpfsymmetrie, des Schultergleichstandes, der Brustkorbform und der Beschaffenheit der Bauchdecke.

Zur Prüfung des Beckengeradstandes am barfuß stehenden Probanden mit durchgestreckten Knien und Fußinnenrandberührung legt der Untersucher die Hände auf die Beckenkämme des Probanden oder besser noch seine Daumen an die untere Begrenzung des vorderen oberen Darmbeinstachels.

1 Allgemeine orthopädische Befunderhebung

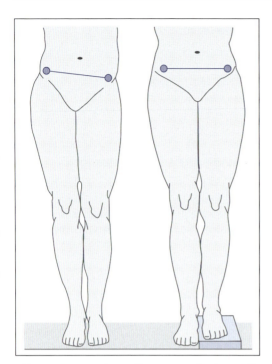

Abb. 1.**6** Messung des Beinlängenunterschieds mit Hilfe der Verbindungslinie beider Spinae iliacae anteriores superiores (aus Chapchal G. Orthopädische Krankenuntersuchung. 2. Aufl. Stuttgart: Enke; 1971).

Diese manuelle Untersuchung hat selbstverständlich erhebliche Fehlerquellen, vor allem wegen des oft ausgedehnten Weichteilpolsters in dieser Region. In Zweifelsfällen ist eine Röntgenaufnahme der Lendenwirbelsäule und/oder des Beckens a.–p. im Stehen zur Befunddokumentation zu veranlassen.

Einem Beckenschiefstand liegen infolge der Hebelarme der beiden Beckenhälften nur $3/5$ der Beckenkammdifferenz als tatsächliche Beinlängendifferenz zugrunde (Roesler u. Rompe 1972).

Der Ausgleich einer Beinlängendifferenz wird deshalb am besten durch Brettchenunterlage unter das verkürzte Bein vorgenommen, bis die Verbindungslinie zwischen den beiden vorderen unteren Darmbeinstacheln horizontal ausgerichtet ist (Abb. 1.**6**). Die Höhe der Brettchenunterlage entspricht dem tatsächlich erforderlichen Beinlängenausgleich.

Am Brustkorb ist nicht nur auf Deformitäten im Sinne vertikal verlaufender Einziehungen und Ausstülpungen (Trichterbrust, Kielbrust) oder quer verlaufende Einschnürungen (Glockenthorax, Harrison-Furche) zu achten, sondern auch eine Brustkorbasymmetrie (Rippenbuckel bei Skoliose) zu beschreiben.

Die Betrachtung von der Seite führt zu Aussagen über Gewohnheitshaltung, Fähigkeiten zur aktiven Aufrichtung des Beckens und der Wirbelsäule, über Ausdehnung der Brustkyphose und Lendenlordose und die Lage ihrer Scheitelwirbel sowie zur Feststellung der Beckenneigung (gemessen an der Abweichung der Linie zwischen dem hinteren oberen und dem vorderen oberen Darmbeinstachel zur Horizontalen, die physiologisch 10 – 15° beträgt).

Bei der Betrachtung von hinten wird der Beckengeradstand durch Auflage der Hände des Untersuchers (oder eines Tasterzirkels mit Wasserwaage) auf die Beckenkämme des Probanden geprüft. Eine Asymmetrie der Michaelis-Raute oder – beim Vorwärtsbeugen – ein seitliches Gefälle des Kreuzbeinplateaus sind Hinweise auf eine Beinlängendifferenz.

Der Verlauf der Dornfortsatzlinie ist im aufrechten Stand vor und nach Ausgleich eines Beckenschiefstandes sowie bei Rumpfvorbeuge um 90° (oder bei Rumpfauflage) zu prüfen. Bei Wirbelsäulenverbiegungen ist zu erwähnen, ob das Lot aus dem 7. Halswirbeldornfortsatz (Vertebra prominens, letzter Dornfortsatz, der Halsbewegungen folgt) den 5. Lendendornfortsatz trifft.

Die Symmetrie der Taillendreiecke, der unteren Schulterblattwinkel, der Schulterbreite und der Schulterkulisse ist zu prüfen (Abb. 1.**7**); sie fehlt bei Wirbelsäulenverbiegungen. Fast alle fixierten Skoliosen gehen mit konvexseitigem Rippenbuckel und Lendenwulst einher, die vor allem bei Vorwärtsbeugung neben der Abweichung der Dornfortsatzreihe und der Brustkorbasymmetrie auffallen (Abb. 1.**8**).

Bei Wirbelsäulenverbiegungen sind Zahl, Richtung und Scheitelpunkt jeder einzelnen Krümmung zu nennen. Wegen der oft erheblichen Diskrepanz zwischen klinischem und radiologischem Befund ist eine Röntgendokumentation anzustreben.

Geprüft werden:

Rechts-/Linksseitneigung des Rumpfes	40 – 0 – 40°
Rechts-/Linksdrehung	30 – 0 – 30°

1.2 Befunderhebung an Hals und Rumpf

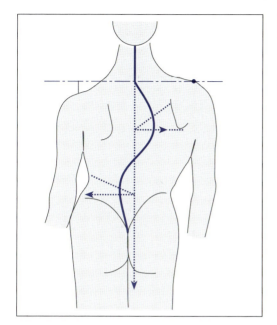

Abb. 1.7 Höhendifferenz der Schultern und Schulterblätter und Asymmetrie der Taillendreiecke sind Kriterien der Skoliose (aus Debrunner HU. Orthopädisches Diagnostikum. 5. Aufl. Stuttgart: Thieme; 1987).

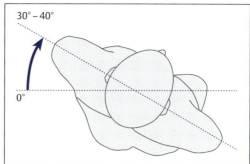

Abb. 1.9 Messung der Rumpfdrehung (nach Debrunner).

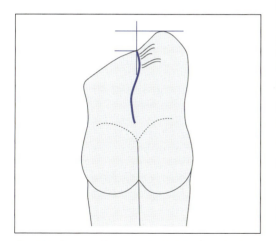

Abb. 1.8 Prüfung des Rippenbuckels bei Rumpfvorbeuge (nach Debrunner).

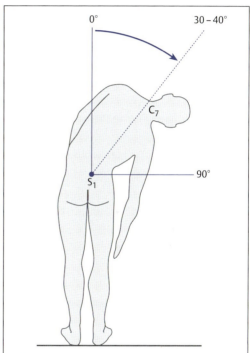

Abb. 1.10 Messung der Seitneigbarkeit des Rumpfes (nach Debrunner).

bei festgestelltem Becken sowie die Vorbeugung und Rückneigung der Wirbelsäule. Rumpfdrehungen werden an der Abweichung der queren Schulterachse zur queren Beckenachse gemessen, die Rumpfseitneigung an der maximalen Annäherung der Fingerkuppe zum Fußboden oder an der Abweichung der „Verbindungslinie 7. Halswirbeldornfortsatz – 5. Lendenwirbeldornfortsatz" zur Vertikalen (Abb. 1.9, Abb. 1.10).

Die Vorbeugung wird an der maximalen Annäherung der Mittelfingerkuppe zum Fußboden festgestellt (Finger-Boden-Abstand in cm).

1 Allgemeine orthopädische Befunderhebung

Über die Entfaltbarkeit der Brustwirbelsäule gibt die Messung nach Ott Auskunft (Abb. 1.11). Gemessen wird die Veränderung einer in Ruhehaltung vom 7. Halswirbeldornfortsatz (Vertebra prominens) nach kaudal aufgetragenen Distanz von 30 cm:

BWS-Vor-/Rückneigung	32 – 30 – 27 cm

Über die Entfaltbarkeit der Lendenwirbelsäule unterrichtet das Maß nach Schober. Festgestellt wird die Veränderung einer in Ruhehaltung vom Dornfortsatz S 1 nach kranial aufgetragenen Distanz von 10 cm:

LWS-Vor-/Rückneigung	15 – 10 – 8 cm

Die Untersuchung der aktiven Rumpfvorbeuge ergibt recht brauchbare Hinweise auf die Kyphosierbarkeit und Rundung der Brust- und Lendenwirbelsäule; die Beobachtung der aktiven Wiederaufrichtung und der Rückneigung erlaubt das Ausmaß der Lordosierbarkeit zu beurteilen. Bei nicht fixierten Kyphosen gibt die Aufrichtung gegen leichten Widerstand der Handfläche des Untersuchers (als Hypomochlion unterhalb des Krümmungsscheitels) Auskunft über die Korrigierbarkeit des Rundrückens.

Die orientierende Funktionsuntersuchung der Halswirbelsäule kann ebenfalls am stehenden Probanden erfolgen und nach der Neutral-0-Methode dokumentiert werden (Abb. 1.12, Abb. 1.13).

Prüfung aus Neutralstellung:	
HWS-Beugung/-Streckung	45 – 0 – 45
HWS-Rechts-/Linksneigung	45 – 0 – 45
HWS-Rechts-/Linksdrehung	80 – 0 – 80
Prüfung aus maximaler Vorbeugung:	
HWS-Rechts-/Linksdrehung	45 – 0 – 45
Prüfung aus maximaler Rückwärtsneigung:	
HWS-Rechts-/Linksdrehung	45 – 0 – 45

Beugung und Streckung der Halswirbelsäule können auch verlässlich mit der Bestimmung des Kinn-Brustbein-Abstands und die Seitneigung durch den Ohrläppchen-Schultereckgelenk-Abstand in Zentimetern dokumentiert werden.

Bei Vorbeugung des Kopfes erfolgt die Drehung infolge Wirbelbandstraffung vorwiegend im Segment C 1/C 2, bei ergiebiger Kopfrotation erfolgt die Nickbewegung fast ausschließlich im Segment C 0/C 1.

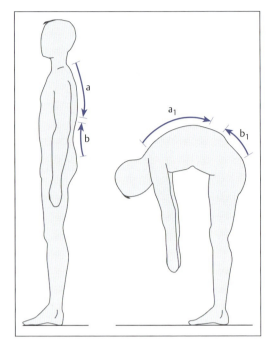

Abb. 1.11 Über die Entfaltbarkeit der Brustwirbelsäule (a–a1) gibt das Ott-Maß, über die Entfaltbarkeit der Lendenwirbelsäule (b–b1) das Schober-Maß Auskunft (nach Debrunner).

Die visuelle Untersuchung des Achsenorgans endet mit der Untersuchung im Liegen. Beim Gang (zum Untersuchungstisch) prüft der Arzt beidhändig die wechselseitige Entspannung der Lendenstreckmuskulatur. Beschrieben wird das Ausmaß der verbleibenden Brustkyphose (Rundrücken) mit Lendenlordose (Hohlkreuz) sowie eines evtl. Hinterhaupt-Unterlagen-Abstands (Flêche) bei Rückenlage des Probanden auf ebener Untersuchungsliege, gefolgt von der Beschreibung eines evtl. Rippenbuckels oder einer Seitausbiegung des Dornfortsatzverlaufs in Bauchlage (mit Hinweisen auf die Befundänderung gegenüber der Untersuchung im Stehen).

Vor allem im Bereich der Halswirbelsäule sollte das Ergebnis einer Bewegungseinschränkung *am liegenden Patienten überprüft werden.*

Viele dieser Befunde – auch die Bewegungsausschläge – lassen sich durch Fotografien im Übrigen besser als durch Worte dokumentieren.

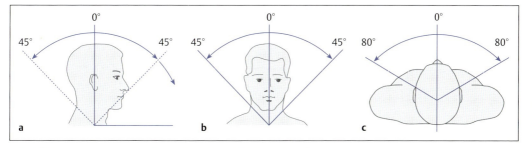

Abb. 1.12 **a–c** Bewegungsausschläge der Halswirbelsäule (nach Debrunner).
a Bei Vor- und Zurückneigen.
b Bei Rechts-/Linksneigung.
c Bei Rechts-/Linksdrehung.

Manuelle Untersuchung

Die manuelle Untersuchung informiert zuverlässig über den Tonus und die Trophik der Weichgewebe (Myogelosen, Hautverschieblichkeit u. ä.). Die Prüfung der Kraftentfaltung beim Rückwärtsaufrichten aus Bauchlage und/oder aus dem Überhang gegen die eigene Schwere (während die Hand des Untersuchers die Funktionsmuskulatur tastet) gehört zu den Feststellungen des Sachverständigen, mit denen latente Paresen, Muskelatrophien und funktionelle Fehlinnervationen belegt werden.

Die eigenständige Wirbelsäulenprüfung sollte stets durch eine fremdtätige Prüfung der Wirbelsäulenbeweglichkeit ergänzt werden, weil letztere ergiebiger und segmentbezogener ist als Summationsaussagen über die Kraft der Rückenstrecker oder den Fersenstauchschmerz.

Die Tastpalpation der Dornfortsatzspitzen gibt einen Hinweis auf Druckempfindlichkeit der ligamentären Strukturen dort.

Die Federungspalpation der Dornfortsätze in Bauchlage führt zu einer Ventralverschiebung des Wirbels und damit zu einer nahezu isolierten Beanspruchung von 2 benachbarten Bewegungssegmenten mit den dazugehörigen Bandscheiben und Bändern; der Aussagewert dieser Untersuchung ist also gerade in funktioneller Hinsicht von hohem Wert.

Bei der Prüfung des segmentalen Bewegungsspiels lässt sich die Vor- und Rückwärtsneigung eines Wirbelsäulensegments in Seitenlage des Patienten bei über das Becken bzw. über den Kopf angreifenden geführten lordosierenden und kyphosierenden Bewegungen am Ausmaß der Exkursion benachbarter Dornfortsätze palpieren.

Die Prüfung der segmentalen Seitneigungsfähigkeit (in der Regel mit Konkavrotation der Dornfortsätze an Brust- und Lendenwirbelsäule bzw. Konvexrotation der Dornfortsätze an der Halswirbelsäule) lässt sich bei passiver Seitneigung des Kopfes gegenüber dem Rumpf bzw. des Rumpfes gegenüber dem Becken ebenfalls an der Reaktion zweier benachbarter Dornfortsätze ablesen.

Eine Übersicht über die Gesamtbeweglichkeit der Halswirbelsäule verschaffen passive und geführte HWS- und Kopfbewegungen für Ventral-, Dorsal-, Lateralflexion und Rotation (Regionaldiagnostik nach Frisch). Insbesondere die segmentweise Tastpalpation bei Seitneigung des Kopfes gibt hinsichtlich der konkavseitigen Konvergenzbewegung (bzw. der Divergenzbewegung auf der Konvexseite) eine gute Information, ob die segmentale Bewegung unbehindert und weich in den einzelnen Segmenten abläuft.

Gerade an der Halswirbelsäule ist es besonders wichtig, nicht nur bei eigentätiger, sondern auch bei *geführter Bewegung* zu prüfen. Die Halsregion ist mit zahlreichen nervalen Rezeptoren ausgestattet, wodurch das Bewegungsmuster der Halswirbelsäule stärker in das Bewegungsbild des Untersuchten eingeordnet ist, als dies für die beiden anderen Regionen der Wirbelsäule gilt. Differenzen zum tatsächlichen Bewegungsvermögen sind deshalb gerade hier besonders häufig.

Die Untersuchung bei geführten Summationsbewegungen und die Abtastung der in der Tiefe liegenden knöchernen Elemente und Gelenkstruktu-

1 Allgemeine orthopädische Befunderhebung

Messblatt für die Wirbelsäule (nach der Neutral-0-Methode)

Name:
geb.:   Aktenzeichen:
Untersuchungstag:
untersuchender Arzt:

Halswirbelsäule:

		rechts	links
Vorneigen/Rückneigen	(Abb. 1)		
Seitneigen rechts/links	(Abb. 2)		
Drehen rechts/links	(Abb. 3)		
Kinnspitzen-Schulterhöhen-Abstand bei maximaler Drehseitneigung rechts/links		___ cm	___ cm

BWS und LWS:

Seitneigen rechts/links	(Abb. 4)		
Drehen im Sitzen rechts/links	(Abb. 5)		
Liegen/Jugulum-Abstand (cm)	(Abb. 6)		
aktive Aufrichtung aus Rückenlage Messstrecke Liege = D7 C7			
Finger-Boden-Abstand (cm)			
a Ott DF C7 – 30 cm kaudal	(Abb. 7, a)		
b Schober DF S1 – 10 cm kranial	(Abb. 7, b)		
c Messstrecke 10 cm mit Mittelpunkt DF L1	(Abb. 7, c)		
Beckentiefstand (cm)		rechts	
		links	
Seitverbiegung Schulterstand (rechts tief/links tief) sagittale Verbiegung (kyphotische oder lordotische Fehlform)			

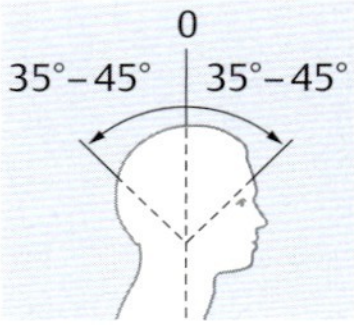

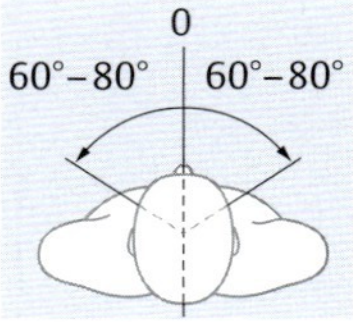

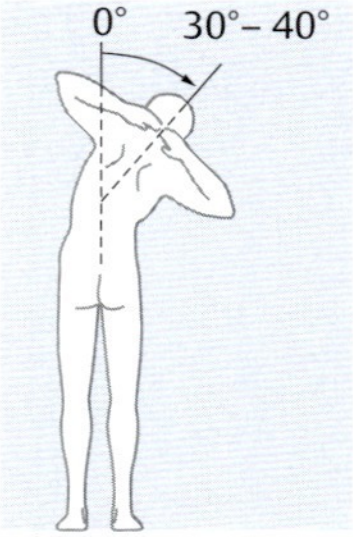

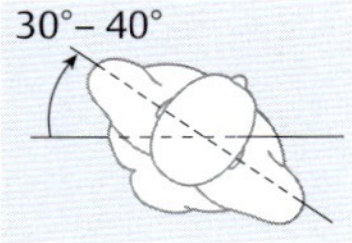

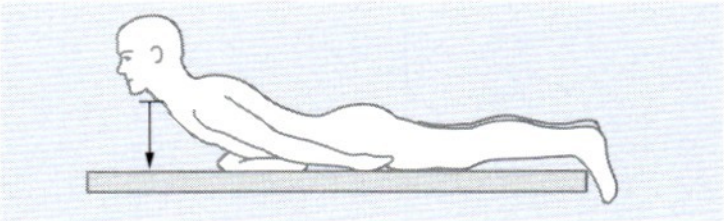

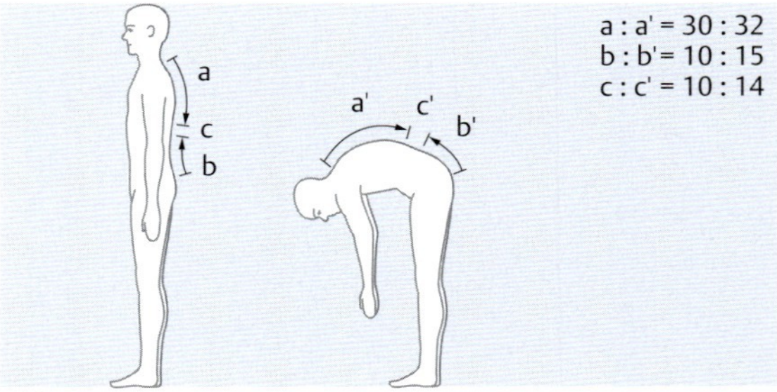

Abb. 1.**13** Messblatt für die Wirbelsäule.

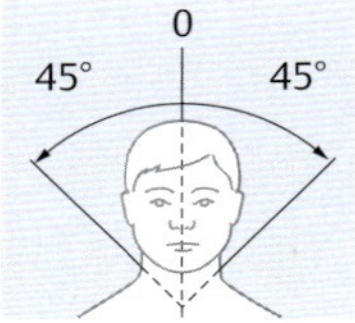

ren verlangt, dass die Kopfhaltemuskulatur der zervikalen Region vollkommen entspannt ist. Die schonendste Untersuchung ist deshalb die, bei der die eine Hand des Untersuchers den Kopf des Probanden stützt, während die andere Hand den Kopf führt. Die geführte Untersuchung der Summationsbewegung ist allerdings ebenso wie die manualmedizinische Untersuchung der monosegmentalen Beweglichkeit sehr stark von der Mitarbeit des Untersuchten abhängig.

Die Dokumentation der segmentalen Bewegung gelingt vorläufig nur auf Funktionsaufnahmen (Röntgen, CT, MRT). Rotationsbewegungen der Hals-Kopf-Gelenke (C 0 –C 2) lassen sich mit der funktionellen zervikalen Computertomografie oder Kernspintomografie darstellen.

Der physiologische Bewegungsausschlag in den einzelnen Zwischenwirbelsegmenten ist gut bekannt (Arlen 1979, Gutmann 1982); sorgfältige Ausmessungen von unter optimalen Bedingungen zustande gekommenen Funktionsaufnahmen eignen sich deshalb zum Nachweis isolierter Bewegungsstörungen.

Nicht nur die Summationsbewegung, auch das Ergebnis der Funktionsaufnahmen ist von der Mitarbeit des Untersuchten abhängig. Auch Ungeübten gelingt es, die Bewegung segmentbezogen zu stören. Bei unzureichender Mitarbeit verlieren deshalb selbst röntgenologische Verlaufskontrollen von Funktionsaufnahmen erheblich an Aussagefähigkeit (Rompe 1989). Das gleiche gilt natürlich auch für andere bildgebende Verfahren.

Die Untersuchung der tiefen (autochthonen) Rückenmuskulatur erfolgt zweckmäßig in entspannter Bauchlage (schmerzlose oder schmerzhafte paravertebrale Muskelhärten, dattelkerngroße Myogelosen, Insertionstendinosen?).

Beschwerden an der Rückseite des Beins verstärken sich oft bei zunehmender Hüftbeugung des im Kniegelenk gestreckten Beins im Liegen. Der Unterlagenabstand kann in Winkelgraden bis zur Erträglichkeitsgrenze angegeben werden (Lasègue-Zeichen). Schmerzverstärkung in dieser Position durch passive Dorsalflexion des Fußes (Bragard-Zeichen) oder passive Dorsalflexion der Großzehe (Turyn-Zeichen) erlaubt die Abgrenzung einer Wurzelreizsymptomatik von einer Verkürzung der ischiokruralen Muskulatur.

Über die Funktion der Kreuzbein-Darmbein-Fugen bzw. Iliosakralgelenke gibt die Prüfung des Vorlaufphänomens, vor allem im Sitzen, einen guten Eindruck: Die Daumen werden von unten an die hinteren Darmbeinstachel gelegt und bei Rumpfvorbeuge bewegen sie sich synchron und in gleichem Ausmaß nach vorn und stehen dann ebenso wie zu Beginn der Rumpfbeuge auf gleicher Höhe.

Weiterhin lässt sich die gleichseitige Kreuzbein-Darmbein-Fuge überprüfen (Zeichen von Mennell). M. iliopsoas und die ischiokrurale Gruppe neigen zu Verkürzungen (als Ursache oder Folge einer Beckenkippung mit Hohlkreuz). Mangelnde Dehnbarkeit des M. iliopsoas (Lenden-Darmbein-Muskel) diagnostiziert man am Ausbleiben der Entlordosierung in Rückenlage, wenn der gegenseitige M. iliopsoas bei angestelltem Bein durch Hüftbeugung entlastet ist; in schweren Fällen verbleibt auch eine Restbeugung im Hüftgelenk. Mangelnde Dehnbarkeit der ischiokruralen Gruppe eines Beins (M. biceps femoris+M. semimembranosus+M. tendinosus = hamstrings) diagnostiziert man an der Streckbehinderung des Kniegelenks bei vorgegebener Hüftbeugung.

Der Halteleistungstest nach Matthiass (Beibehaltung aufgerichteter Rumpfhaltung trotz gleichzeitiger Armvorhalte über 30 Sekunden) ist nur für das Schulkindalter (7 – 14 Jahre) aussagekräftig.

Röntgenbefund

Hinzuziehung und sorgfältige Auswertung alter Röntgenaufnahmen sind mindestens ebenso wichtig wie die Anfertigung neuer Bilder. Die Erstbegutachtung erfordert eine gründliche Röntgendokumenation (mit der z. B. Unfallbefund und unfallunabhängige Veränderungen der Wirbelsäule gegeneinander abgegrenzt werden). Durch Beiziehung aller bildgebender Dokumente (Röntgen, CT, MRT) wird oft eine Neuanfertigung im Rahmen der Begutachtung überflüssig.

Kniescheibenformen. Zwischen den einzelnen Kniescheibenformen sind die Übergänge fließend, sodass letzten Endes auch alle Zwischenstufen beobachtet werden. Eine Abgrenzung zwischen einer normal geformten und dysplastischen Kniescheibe ist problematisch. Nach Debrunner u. Hepp (1994) sind Typ I–III nach Wiberg in der

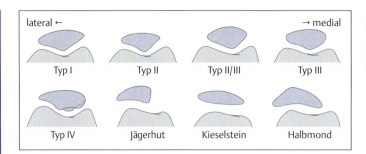

Abb. 1.**14** Einteilung der Kniescheibenformen im axialen Strahlengang (aus: Debrunner HU, Hepp WR. Orthopädisches Diagnostikum. 6. Aufl. Stuttgart: Thieme; 1994).

Durchschnittsbevölkerung häufig anzutreffen. Als Patelladysplasie sollten nur Typ IV, Jägerhut-, Kieselstein- und Halbmondform sowie mehrteilige Kniescheiben als Dysplasie angesprochen werden.

Bei Wirbelsäulenbefunden sind auch unter Berücksichtigung des Grundsatzes der Verhältnismäßigkeit hinsichtlich der Strahlenbelastung Wirbelsäulenganzaufnahmen in 2 Ebenen im Stehen und Abschnittsaufnahmen in 2 Ebenen im Liegen zweckmäßig. Wo die technischen Voraussetzungen für Ganzaufnahmen fehlen, müssen Aufnahmen des betroffenen Wirbelsäulenabschnitts ausreichen, wobei allerdings je 5 angrenzende Wirbelkörper in die Aufnahme einbezogen werden sollten.

Bei der Erstbegutachtung – später nur in besonderen Fällen – sind Funktionsaufnahmen des betroffenen Wirbelsäulenabschnitts seitlich in Vor- und Rückwärtsneigung sowie im sagittalen Strahlengang bei Links- und Rechtsseitneigung zur Bestimmung der Segmentstabilität und -deformierung angezeigt. Spätere Begutachtungen erfordern im Allgemeinen nur die Wiederholung der Aufnahmen des betroffenen Wirbelsäulenabschnitts einschließlich der Nachbarwirbel.

Literatur

Arlen A. Röntgenologische Funktionsdiagnostik der Halswirbelsäule. Manu Med 1979; 17: 2

Buckup K, Hrsg. Klinische Tests an Knochen, Gelenken und Muskeln. Stuttgart: Thieme; 1995

Frisch H, Hrsg. Programmierte Untersuchung des Bewegungsapparates. Chirodiagnostik. 8. Aufl. Berlin: Springer; 2001; 366 – 378

Gutmann G, Hrsg. Die funktionelle Pathologie und Klinik der Wirbelsäule. Band II. Stuttgart: Fischer; 1982

Holm I, Bolstad B, Lütken T, Ervik A, Rokkum M, Stephen H. Reliability of goniometric measurements and visual estimates of hip ROM in patients with osteoarthrosis. Physiotherapy Research International 2000; 5: 241 – 248

Kristen H. Grenzen der Genauigkeit bei Messungen für Dokumentation. Z Orthop 1970; 107: 208 – 213

Ludolph E. Gutachtliche Befunderhebung nach Rückenverletzungen. Akt Traumatol 1996;26:135 – 139

Reichart B, Seifried C, Obenland E et al. Genauigkeit der manuellen Winkelmessung am Ellenbogengelenk. Physikalische Therapie 2005; 26: 327 – 333

Roesler H, Rompe G. Beinlängendifferenz und Verkürzungsausgleich. Z Orthop 1972; 110: 623

Rompe G. Kritische Stellungnahme zum aktuellen Stand der Beschleunigungsverletzung der HWS. In : Krause W, Hrsg. Die Halswirbelsäule. Praktische Orthopädie. Bd. 19. Bruchsal: Stork; 1989: 285

Schmidt-Wiethoff R, Dargel J. Aktuelle Konzepte zur Diagnose und Therapie der vorderen Kreuzbandruptur. Dtsch Zschr Sportmed 2007; 58: 384 – 391

Williams JG, Callaghan M. Comparison of visual estimation and goniometry in determination of a shoulder joint angle. Physiotherapy 1990; 76: 655 – 657

Ulsamer B. Profilaufnahme der Wirbelsäule. orthinform 2006; 2: 34 – 36

1.3 Neurologische Diagnostik des orthopädischen Gutachters

B. Widder

Aufgrund der erheblichen Überschneidungen zwischen den Fachgebieten sollte der orthopädische Sachverständige die Grundlagen der neurologischen Diagnostik beherrschen, um neurologisch bedingte Gesundheitsstörungen nicht zu übersehen und ggf. eine weitere fachneurologische Begutachtung in Auftrag geben zu können – bzw. dem gutachtlichen Auftraggeber zu empfehlen. Hierzu gehören auch „außergewöhnliche", zentralnervös (mit) determinierte Schmerzsyndrome, die von besonderer gutachtlicher Bedeutung sind.

Neurologische Befunderhebung

Eine vollständige neurologische Befunderhebung umfasst stets auch eine eingehende Beurteilung der **Hirnnerven**. Für den orthopädischen Sachverständigen ist diese jedoch aufgrund der anderen Fragestellungen im Allgemeinen verzichtbar, sodass sich hierzu im Folgenden keine Angaben finden. Sollten bei der allgemeinen Befunderhebung Störungen der Gesichts- oder Pupillomotorik, des Geruchssinns, des Schluckens, der Sprache oder der kognitiven Funktionen auffallen oder von dem zu Begutachtenden geklagt werden, ist in jedem Fall eine ergänzende neurologische Begutachtung anzuraten.

Reflexanomalien

Eine ausführliche Prüfung der Reflexe gehört zum „Standardprogramm" jeder neurologischen Untersuchung, da diese weitgehend von der Kooperation des Patienten unabhängig sind und daher als objektive Parameter Bedeutung besitzen. Unterschieden werden Eigen- und Fremdreflexe.

Muskeleigenreflexe

Routinemäßig zu prüfen sind (s. auch Tabelle 1.**4**):
- **Bizepssehnenreflex** (BSR),
- **Trizepssehnenreflex** (TSR),
- **Patellarsehnenreflex** (PSR) – eigentlich korrekter Quadrizepssehnenreflex,
- **Achillessehnenreflex** (ASR) – eigentlich korrekter Gastroknemiussehnenreflex.

Bei nicht auslösbaren Muskeleigenreflexen sollte stets eine Bahnung („Jendrassik-Handgriff") versucht werden (Armeigenreflexe: Zähne zusammenbeißen; Beineigenreflexe: Auseinanderziehen der Hände).

Im Einzelfall weitere wichtige Muskeleigenreflexe sind:
- **Radiusperiostreflex** (RPR): Schlag auf das distale Drittel des Radius in Mittelstellung zwischen Pronation und Supination. Der dem Wurzelsegment C6 zuzurechnende RPR kann sehr gut im Seitenvergleich geprüft werden und gibt darüber hinaus ggf. Hinweise auf das Vorliegen einer Schädigung des N. radialis im Oberarmbereich.
- **Trömner-Reflex**: Beobachtung der Daumenbeugung nach schnellender Bewegung von volar gegen die Fingerkuppen II–V. Dieser Reflex ist nur inkonstant bei hohem Reflexniveau auslösbar, eignet sich dann jedoch hervorragend für den Seitenvergleich und informiert über die Intaktheit der Nervenwurzel C8.
- **Adduktorenreflex**: Adduktion der Beine bei Schlag auf die Innenseite des Kniegelenks. Ein „Übersprechen" auf die kontralaterale Seite deutet auf ein Betroffensein „langer motorischer Bahnen" hin und spricht für eine zentrale Schädigung (Pyramidenbahnschädigung). Darüber hinaus informiert der Reflex über die Intaktheit des N. obturatorius.
- **Fußklonus**: Hierbei handelt es sich um eine rhythmische Folge von Achillessehnenreflexen, ausgelöst durch ruckartige Dorsalbewegung des Fußes. Bei lebhaftem Reflexniveau ist die Zahl der Zuckungen bis zum Abklingen („erschöpflicher" Fußklonus) hervorragend für den Seitenvergleich geeignet, ein „unerschöpflicher" Fußklonus ist so gut wie immer Zeichen einer Pyramidenbahnschädigung.

Das wichtigste Beurteilungskriterium der Muskeleigenreflexe sind Seitenunterschiede, wobei asymmetrisch auslösbare Reflexe zunächst nichts darüber aussagen, ob diese auf einer Seite aufgrund einer peripheren Nervenläsion *abgeschwächt* oder

1 Allgemeine orthopädische Befunderhebung

auf der anderen Seite aufgrund einer Schädigung zentraler langer Bahnen (Pyramidenbahnläsion) pathologisch *gesteigert* sind. Einschätzungen sind daher nur im klinischen Gesamtkontext möglich. Zu beachten sind auch Unterschiede zwischen Arm- und Beineigenreflexen. Sind Letztere wesentlich lebhafter auslösbar als die Reflexe an den Armen, kann dies auf eine Schädigung des thorakalen Rückenmarks hinweisen.

> **Klinische Bedeutung der Muskeleigenreflexe:**
> - Steigerung = zentrale Läsion (Pyramidenbahnläsion)
> - Abschwächung = periphere Läsion (Nervenwurzel oder peripherer Nerv)

Fremdreflexe

Im Gegensatz zur monosynaptischen Auslösung der Muskeleigenreflexe ist der Reflexbogen hier polysynaptisch, d. h. ein taktiler Reiz führt – meist erschöpflich (!) – zu einer motorischen Antwort.

Die wichtigsten Fremdreflexe sind:
- **Bauchhautreflexe**: Symmetrisch in allen Etagen nichtauslösbaren Bauchhautreflexen (Segmente Th 5 – 12) kommt keine Bedeutung zu. Einseitig nicht auslösbare Bauchhautreflexe sind jedoch ein sehr sensibles Zeichen für das Vorliegen einer zentralen Schädigung. Eine geklagte Hemihypästhesie bei gut auslösbaren, völlig symmetrischen Bauchhautreflexen deutet auf eine psychogene Störung hin.
- **Kremasterreflex**: Beim Mann führt Bestreichen der Innenseite des Oberschenkels zur Hebung des gleichseitigen Hodens (M. cremaster). Der Kremasterreflex repräsentiert die Segmente L 1 – 2.
- **Analreflex**: Bei angegebenen Mastdarmstörungen und möglicherweise artefiziell vermindertem Analsphinktertonus schließt ein auslösbarer Analreflex eine relevante Kaudasymptomatik aus, ist allerdings nur inkonstant auslösbar.
- **Babinski-Reflex**: Definitionsgemäß immer pathologisch ist ein positiver Babinski-Reflex als Zeichen einer Pyramidenbahnschädigung. Bei fehlender Sensibilität der Fußsohle z. B. im Rahmen einer Polyneuropathie („stumme Sohle") kann dieser jedoch auch trotz bestehender Pyramidenbahnschädigung fehlen. In einem solchen Fall hilft oft kräftiges Bestreichen der Tibiakante (Oppenheim-Reflex) oder Kneten der Wadenmuskulatur (Gordon-Reflex) (Abb. 1.**15**).

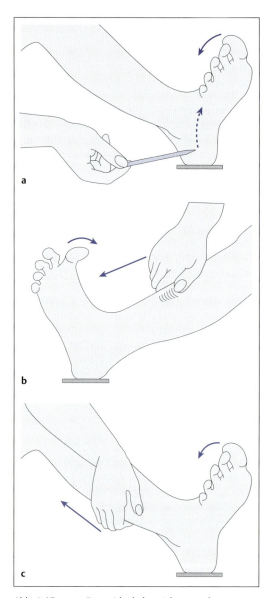

Abb. 1.**15** **a–c** Pyramidenbahnzeichen an den unteren Extremitäten (aus: Mumenthaler M. Neurologie. 7. Aufl. Stuttgart: Thieme; 1982).
a Babinski-Reflex.
b Oppenheim-Reflex.
c Gordon-Reflex

1.3 Neurologische Diagnostik des orthopädischen Gutachters

Paresen

Die Prüfung der Motorik ist jedem Orthopäden selbstverständlich bestens geläufig. Aus dem Blickwinkel der Neurologie gilt es hier, zentrale und periphere Lähmungen auszuschließen bzw. zu differenzieren (Tabelle 1.1). In diesem Kontext kommt auch der Beobachtung wesentliche Bedeutung zu.

Zu beurteilen sind dabei insbesondere:
- **Spontanbewegungen** der Muskulatur. Hierbei sind die in Tabelle 1.2 genannten Formen zu unterscheiden.
- **Bewegungsablauf** (z. B. vermindertes Mitschwingen eines Arms bei halbseitiger Parkinson-Erkrankung, eng an den Körper angepresster Arm bei psychogener Parese, Vernachlässigung einer Seite bei Hemineglekt aufgrund einer zerebralen Schädigung).

Tabelle 1.1 Differenzierung zentraler (1. Motoneuron) und peripherer (2. Motoneuron) Lähmungsmuster.

	1. Motoneuron	2. Motoneuron
Muskelkraft	abgeschwächt/fehlend	abgeschwächt/fehlend
Muskulatur	erhalten	atrophiert
Muskeltonus	spastisch	schlaff
Muskeleigenreflexe	gesteigert	abgeschwächt/fehlend
Babinski-Reflex	positiv	negativ

Zentrale motorische Störungen

Zum Ausschluss bzw. zur Sicherung einer zentralen Parese (*1. Motoneuron* vom Kortex bis zur Rückenmarkebene) gilt es vor allem, komplexe muskelübergreifende Bewegungen zu untersuchen, während die detaillierte Prüfung einzelner Muskeln wenig Sinn macht. Die Angabe des Kraftgrades (s. Tabelle 1.3) sollte sich demnach lediglich auf muskelübergreifende Funktionen beschränken (z. B. 2/5 Handfunktion).

Neben der Prüfung der groben Kraft umfasst die Untersuchung vor allem folgende Punkte:
- **Muskeltonus**: Das Vorhandensein einer vor allem bei ruckartigen passiven Bewegungen auftretenden spastischen Tonuserhöhung weist auf eine Schädigung der Pyramidenbahn hin, während ein „wächserner" Rigor Ausdruck einer extrapyramidalen Bewegungsstörung (z. B. Parkinson-Erkrankung, Medikamenteneffekt) ist.
- **Vorhalteversuche**: Eine Absinktendenz beim Armvorhalteversuch *mit* gleichzeitiger Pronationsbewegung der Hand weist auf eine zentrale Parese hin. Fehlt die Pronation, ist an eine psychogene Parese zu denken.
- **Bewegungskoordination**: siehe S. 390.

Periphere motorische Störungen

Radikuläre und periphere Nervenläsionen betreffen das *2. Motoneuron* von der Rückenmarkebene

Tabelle 1.2 Wichtigste Formen von Spontanbewegungen der Muskeln.

Begriff	Bewegungseffekt	Vorkommen
Fibrillieren	Zuckungen einzelner Muskelfasern, optisch nur an der Zunge sichtbar, ansonsten im EMG nachweisbar („Spontanaktivität")	wie Faszikulieren
Faszikulieren	sichtbare Zuckungen von wechselnden Muskelfaserbündeln (Faszikeln) ohne Bewegungseffekt	bei Schädigung des peripheren motorischen Neurons, jedoch auch „benignes" Faszikulieren möglich
Myoklonien	nichtrhythmische, blitzartige Kontraktionen von Muskeln mit Bewegungseffekt	physiologisch als „Einschlafmyoklonien", pathologisch bei verschiedenen Hirnkrankheiten mit Lokalisation insbesondere im Hirnstamm
Hyperkinese	schnelle, unwillkürliche Bewegungen	Chorea Huntington, Medikamentenüberdosierung bei Parkinson-Erkrankung, Neuroleptika-Nebenwirkung
Athetose	langsame, „wurmartige" Bewegungen	Schädigung der basalen, für die Bewegungssteuerung verantwortlichen Strukturen des Gehirns (Basalganglien)

1 Allgemeine orthopädische Befunderhebung

Tabelle 1.3 Beurteilung des Kraftgrades bei radikulären und peripheren Nervenläsionen (ggf. auch Zwischenschritte, z. B. 4–5/5 oder 5-/5, angeben).

Kraftgrad	Ergebnis
0	fehlende Muskelkontraktion
1	eben sichtbare Muskelanspannung
2	Bewegung bei Ausschaltung der Schwerkraft
3	Bewegung gegen Schwerkraft
4	aktive Anspannung gegen mäßigen Widerstand
5	normale Kraftentfaltung

bis zur neuromuskulären Übertragung. Sie führen zu umschriebenen schlaffen Paresen einzelner Muskeln oder Muskelgruppen; der Kraftgrad der betroffenen Muskeln ist nach der international üblichen Skala (z. B. Armbeugung 3/5) zu bewerten (Tabelle 1.3). Die Kennmuskeln und Muskelfunktionen der wichtigsten radikulären und peripheren Nerven finden sich in Tabelle 1.4. Ergänzend zur orthopädischen Beurteilung der Kraftentfaltung in den verschiedenen Gelenken (s. Kap. 1.1) lässt sich durch Prüfung einiger weniger Muskelfunktionen schnell eine orientierende Untersuchung aller wichtigen Nervenwurzeln und peripheren Nerven zum Ausschluss einer derartigen

Tabelle 1.4 Wichtigste Kennmuskeln und Reflexe zervikaler und lumbosakraler Nervenwurzeln und peripherer Nerven. Definition der Abkürzungen s. S. 383.

Zervikale Nervenwurzeln		
Segment	Kennfunktion	Reflex
C 5	Abduktion in der Schulter	Deltoideusreflex, BSR
C 6	Armbeugung im Ellenbogen	BSR, RPR
C 7	Armstreckung im Ellenbogen	TSR
C 8	Kleinfingerabduktion	Trömner-Reflex
Periphere Armnerven		
Nerv	Kennfunktion	Reflex
N. axillaris	Abduktion in der Schulter	Deltoideusreflex
N. musculocutaneus	Armbeugung (supiniert)	BSR
N. medianus	Daumenopposition	
N. radialis	Hand- und Daumenstreckung	RPR
N. ulnaris	Kleinfingerabduktion, Daumenadduktion	
Lumbosakrale Nervenwurzeln		
Segment	Kennfunktion	Reflex
L 1–2	Hüftbeugung	Kremasterreflex
L 3	Hüftadduktion, (Kniestreckung L 2–4)	PSR
L 4	Fußhebung	PSR
L 5	Großzehenhebung, Hüftabduktion	Tibialis-posterior-Reflex
S 1	Fußsenkung	ASR
S 2–5	Analsphinkter	Analreflex
Periphere Beinerven		
Nerv	Kennfunktion	Reflex
N. femoralis	Kniestreckung	PSR
N. peronaeus	Fußhebung	
N. tibialis	Fußsenkung	ASR
N. obturatorius	Hüftadduktion	Adduktorenreflex

1.3 Neurologische Diagnostik des orthopädischen Gutachters

Läsion durchführen. Multisegmentale Ausfälle mehrerer Nervenwurzeln können Anhaltspunkte für eine Schädigung von Nervenplexus (Plexus brachialis, Plexus lumbosacralis) geben. Zur detaillierten Prüfung und Differenzierung sei auf entsprechende Lehrbücher verwiesen (z. B. Mumenthaler et al. 2007).

Sensibilitätsstörungen

Unter klinischen Gesichtspunkten sind aufgrund der unterschiedlichen anatomischen Bahn 2 Arten der Sensibilität zu unterscheiden (Abb. 1.16):

➤ **Oberflächen- und Tiefensensibilität** mit ipsilateralem Verlauf über die Hinterstränge nach kranial bis zum Hirnstamm (erst dort erfolgt die Kreuzung zur Gegenseite). Für die Prüfung steht ein beachtliches Arsenal an Möglichkeiten mit unterschiedlichem Aufwand zur Verfügung (z. B. Berührungsempfindung mit einem Wattestäbchen, Lageempfindung in den Gelenken, Erkennen von auf die Haut geschriebenen Zahlen, Vibrationsempfindung). Aufgrund der Möglichkeit zur Quantifizierung besitzt vor allem die Beurteilung der Vibrationsempfindung mit der skalierten Stimmgabel Bedeutung. Die Untersuchung unterliegt jedoch der Kooperation des Untersuchten, was bei gutachtlichen Fragestellungen zu berücksichtigen ist. Für objektive Messungen stehen die somatosensibel evozierten Potenziale (s. S. 392) zur Verfügung.

➤ **Temperatur- und Schmerzempfindung** mit Kreuzung zur Gegenseite bereits auf der entsprechenden Rückenmarksebene und Verlauf über die kontralateralen Tractus spinothalamici. Für eine orientierende Temperaturprüfung im Seitenvergleich bzw. zum Vergleich verschiedener Körperteile genügt die Verwendung eines hinreichend kalten Metallteils (z. B. Reflexhammer) oder einer Mineralwasserflasche. Detaillierte Prüfungen erfordern z. B. Reagenzgläser

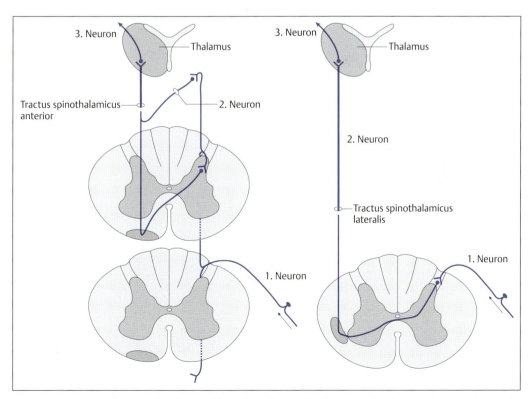

Abb. 1.16 Unterschiedlicher Verlauf der sensiblen Bahnen für die Oberflächen- und Tiefensensibilität (links) sowie die Schmerz- und Temperaturempfindung (rechts) (aus: Duus P. Neurologisch-topische Diagnostik. 7. Aufl. Stuttgart: Thieme; 2001).

1 Allgemeine orthopädische Befunderhebung

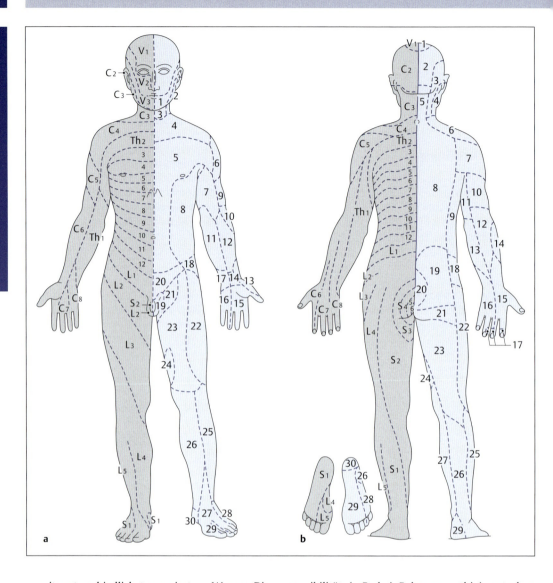

mit unterschiedlich temperiertem Wasser. Die Schmerzempfindung kann unschwer mit einer Nadel geprüft werden, wobei sich die „Spitz-stumpf-Empfindung" gleichermaßen wie das o. g. Zahlenschreiben für eine „Forced Choice"-Untersuchung zur Erkennung psychogener Sensibilitätsstörungen eignet (s. Tabelle 1.**7**).

Beim kooperativen Patienten kann die Fahndung nach Sensibilitätsstörungen sehr reduziert durchgeführt werden, da umschriebene Sensibilitätsstörungen letztlich vom Betroffenen besser als bei jeder Untersuchung bemerkt werden. Lediglich langsam sich entwickelnde Störungen der Tiefen-

sensibilität (z. B. bei Polyneuropathie) entgehen der Beobachtung und müssen zusätzlich erfragt werden (Leitsymptom: Unsicherheit beim Gehen im Dunkeln und/oder auf unebenem Boden). Gleiches gilt für Störungen der Schmerz- und Temperaturempfindung (z. B. bei einer Syringomyelie), die dann meist jedoch mit sichtbaren Verbrennungsnarben und sonstigen Verletzungsfolgen einhergehen.

Werden Sensibilitätsstörungen angegeben, ist im zweiten Schritt eine detaillierte Zuordnung zu Nervenwurzeln bzw. peripheren sensiblen Nerven erforderlich (Abb. 1.**17**). Hierbei erscheint hilfreich,

1.3 Neurologische Diagnostik des orthopädischen Gutachters

◄ Abb. 1.17 a u. b Radikuläre (rechte Körperseite) und periphere sensible (linke Körperseite) Innervationsfelder der Hautsensibiliät (aus: Mumenthaler M et al. Läsionen peripherer Nerven und radikuläre Syndrome. 9. Aufl. Stuttgart: Thieme; 2007).

a
1 N. trigeminus
2 N. auricularis magnus
3 N. transversus colli
4 Nn. supraclaviculares
5 Rr. cutanei anteriores nn. intercostalium
6 N. cutaneus brachii lateralis superior (N. axillaries)
7 N. cutaneus brachii medialis
8 Rr. mammarii laterales nn. intercostalium
9 N. cutaneus brachii posterior (N. radialis)
10 N. cutaneus antebrachii posterior
11 N cutaneus antebrachii medialis
12 N. cutaneus antebrachii lateralis
13 R. superficialis n. radialis
14 R. palmaris n. mediani
15 N. medianus
16 Nn. digitales palmares communes
17 R. palmaris n. ulnaris
18 N. iliohypogastricus (R. cut. lat.)
19 N. ilioinguinalis (Nn. scrotales anteriores)
20 N. iliohypogastricus (R. cut. ant.)
21 N. genitofemoralis (R. femoralis)
22 N. cutaneus femoris lateralis
23 N. femoralis (Rr. cutanei anteriores)
24 N. obturatorius (R. cut.)
25 N. cutaneus surae lateralis
26 N. saphenus
27 N. peronaeus superficialis
28 N. suralis
29 N. peronaeus profundus
30 N. tibialis (Rr. calcanei)

b
1 N. frontalis (V_1)
2 N. occipitalis major
3 N. occipitalis minor
4 N. auricularis magnus
5 Rr. dorsales nn. cervicalium
6 Nn. supraclaviculares
7 N. cutaneus brachii lateralis superior (N. axillaris)
8 Rr. dos. nn. spin. cervic., thorac., lumb.
9 Rr. cutanei laterales nn. intercostalium
10 N. cutaneus brachii posterior
11 N. cutaneus brachii medialis
12 N. cutaneus antebrachii posterior
13 N. cutaneus antebrachii medialis
14 N. cutaneus antebrachii lateralis
15 R. superficialis n. radialis
16 R. dorsalis n. ulnaris
17 N. medianus
18 N. iliohypogastricus (R. cut. lat.)
19 Nn. clunium superiores
20 Nn. clunium medii
21 Nn. clunium inferiores
22 N. cutaneus femoris lateralis
23 N. cutaneus femoris posterior
24 N. obturatorius (R. cut.)
25 N. cutaneus surae lateralis
26 N. plantaris lateralis
27 N. saphenus
28 N. plantaris lateralis
29 N. plantaris medialis
30 Rr. calcanei mediales

die Grenzen zwischen normal und hypästhetisch geklagten Hautarealen mit einem Stift auf der Haut anzuzeichnen und ggf. auch fotografisch zu dokumentieren. Auf diese Weise gelingt eine bessere Zuordnung zu Nerven bzw. Nervenwurzeln und - ohne Hinsehen des zu Untersuchenden - die Reproduzierkeit der sensiblen Störung lässt sich auf diese Weise hervorragend überprüfen.

Gleichgewichts- und Koordinationsstörungen

Gleichgewicht

Zum Nachweis von Gleichgewichtsstörungen dienen verschiedene Stand- und Gangprüfungen. Die wichtigsten sind:

➤ **Romberg-Versuch**: Hierbei wird das sichere Stehen mit geschlossenen Augen bei eng zusammen stehenden Füßen geprüft. Verschwindet eine auftretende Schwankneigung bei Ablenkung (z. B. gleichzeitige Durchführung des Finger-Nase-Versuchs), ist dies als eindeutiges Zeichen einer psychogenen Gleichgewichtsstörung zu werten.

➤ **Unterberger-Versuch**: Eine Drehung um mehr als 45° nach Treten auf der Stelle mit geschlossenen Augen deutet auf eine Schädigung des Gleichgewichtsorgans hin.

➤ **Seiltänzergang**: Balancieren auf einem imaginären Seil (mit offenen und geschlossenen Augen) stellt bereits hohe Anforderungen an das Gleichgewicht.

1 Allgemeine orthopädische Befunderhebung

Tabelle 1.**5** Wichtigste Tremorformen.

Tremor	Symptomatik	Ursache
Ruhetremor	vor allem in Ruhe bestehender Antagonistentremor („Pillendrehertremor") mit Verstärkung bei Emotionen	Parkinson-Syndrom
Haltetremor	Zittern beim Halten von Gegenständen, jedoch auch Kopf(halte-)tremor, Besserung unter Alkohol	essenzieller (familiärer) Tremor
Intentionstremor	Zitterbewegungen kurz vor Erreichen eines Ziels (z. B. Finger-Nase-Versuch)	zerebelläre Schädigung
gemischter Tremor	nicht an bestimmte Aktionen gebundener, unregelmäßiger Tremor	Alkoholentzugstremor
Flattertremor (flapping tremor)	langsamer (1 – 3/s), meist grobschlägiger Tremor („Flügelschlagen")	hepatische oder urämische Enzephalopathie

➤ **Einbeinstand**: Die sensibelste, vor allem für den Seitenvergleich taugliche Prüfung ist das Stehen auf einem Bein mit – nach Ausbalancieren – geschlossenen Augen. Auch Gesunde schaffen dies kaum länger als 5 – 10 Sekunden.

Koordination

Koordination ist die Zusammenfassung von einzelnen Muskelinnervationen zu geordneten, fein dosierten oder zielgerichteten Bewegungen.

Die Untersuchung umfasst im Wesentlichen folgende Elemente:
➤ Beobachtung eines vorhandenen **Tremors** (Tabelle 1.**5**)
➤ **Zeigeversuche** mit Finger-Nase- und Knie-Hacken-Versuch; konstantes Vorbeizeigen deutet auf ein psychogenes Geschehen hin
➤ Prüfung der **Feinmotorik** vor allem durch Beobachtung des Auf- und Zuknöpfens der Kleidung
➤ Prüfung der **Diadochokinese**, d. h. der Fähigkeit zu rasch aufeinander folgenden Bewegungen antagonistischer Muskelgruppen durch z. B. „Einschrauben einer Glühbirne" oder abwechselndes Schlagen mit der Handfläche auf den Handrücken und die Hohlhand der steif gehaltenen gegenseitigen Hand

Störungen des autonomen Nervensystems

Für den chirurgisch-orthopädischen Untersucher relevante Störungen des autonomen (vegetativen) Nervensystems betreffen vor allem die Schweißsekretion. Deren Beobachtung spielt bei der Objektivierung sensibler Nervenläsionen eine wichtige Rolle, da die sudomotorischen Fasern eng an die sensiblen Fasern angelehnt sind. Wird in einem Bereich eine totale Anästhesie und Analgesie angegeben, während die Schweißsekretion völlig erhalten ist, handelt es sich entweder um eine psychogene Gefühlsstörung oder um eine proximale Nervenwurzelläsion bzw. zentrale Schädigung (die sudomotorischen Fasern treten erst ab dem Grenzstrangganglion zu den sensiblen Fasern). Von wesentlicher Bedeutung ist die Erfassung der Schweißsekretion auch bei der Objektivierung komplexer regionaler Schmerzsyndrome, die sowohl mit einer lokalen Hyper- als auch Hypohidrose einhergehen können (s. S. 396).

Die Schweißsekretion an den oberen und unteren Extremitäten kann unschwer im Seitenvergleich mit dem **Ninhydrin-Test** objektiviert werden. Hierzu gibt es kommerziell erhältliche Sprays, oder ein solches kann von jeder Apotheke aus Ninhydrin-Kristallen, die in Aceton zusammen mit etwas Eisessig gelöst werden, hergestellt werden. Nach Pressen beider Hände oder Füße auf ein saugfähiges Papier wird dieses mit Ninhydrin-Lösung besprüht und danach in einem Wärmeschrank oder Backofen bei ca. 100 °C kurzzeitig erwärmt. Mit Schweiß kontaminierte Stellen färben sich dabei violett an (Abb. 1.**18**).

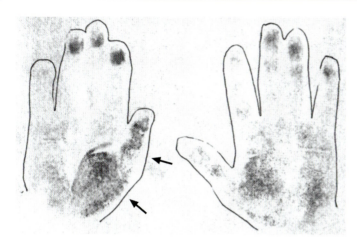

Abb. 1.**18** Ninhydrin-Schweißsekretionstest bei neuropathischem Schmerzsyndrom im Bereich des linken Daumens nach Quetschungsverletzung und Amputation des Daumenendglieds. Beachte die im Seitenvergleich deutlich verstärkte lokale Schweißneigung im Bereich des linken Daumens und Daumenballens.

Neurophysiologische Zusatzuntersuchungen

Zur Diagnosesicherung, differenzialdiagnostischen Abgrenzung insbesondere gegenüber psychogenen Störungen sowie bei der prognostischen Einschätzung von Nervenläsionen sind neurophysiologische Untersuchungsverfahren unverzichtbar (Tabelle 1.**6**).

Elektroneurografie (NLG)

Die Elektroneurografie – üblicherweise mit NLG (Nervenleitgeschwindigkeit) abgekürzt, da die Abkürzung ENG für die Elektronystagmografie „reserviert" ist – prüft die Intaktheit der peripheren motorischen und sensiblen Nervenleitung.

Zu unterscheiden sind dabei 2 Techniken:
- **motorische Elektroneurografie**: Durch elektrische Reizung motorischer Nerven an verschiedenen Stellen in deren Verlauf und Ableitung des zugehörigen Muskelaktionspotenzials mit Oberflächenelektroden sind Aussagen über die motorische Nervenleitgeschwindigkeit möglich (Abb. 1.**19**). Diese liegt in den größeren Nerven – mit physiologischer Reduktion im Alter – üblicherweise bei 40–60 m/s. Zusätzlich gibt die Amplitude des Muskelaktionspotenzials Hinweise auf die Zahl der intakten Nervenfasern. Weitere Aspekte ergeben sich durch Prüfung retrograder Reflektionsphänomene im Reflexbogen des Rückenmarks (sog. „F-Welle"), die Aussagen über Nervenwurzelschäden vermittelt. Die motorische Elektroneurografie ist wenig störanfällig, setzt jedoch bereits manifeste motorische Ausfälle voraus.
- **sensible Elektroneurografie**: Durch elektrische Reizung sensibler Nervenbahnen und Ableitung der Reizweiterleitung im Verlauf des Nervs sind Aussagen zur sensiblen Nervenleitgeschwindigkeit möglich. Dieses Verfahren besitzt eine hohe Spezifität, zeigt jedoch nicht selten – z.B. bei ausgeprägter Adipositas oder Ödemen – keine verwertbaren Antwortpotenziale.

Elektromyografie (EMG)

Die Ableitung von Muskelaktionspotenzialen erfolgt üblicherweise mit dünnen, konzentrischen Nadelelektroden. Sie dient der Erkennung und Differenzierung von Neuro- und Myopathien sowie der Beurteilung von Regenerationsvorgängen in peripheren Nerven.

Hauptbeurteilungsparameter sind:
- **Ableitungen aus dem Muskel in Ruhe:** Zeigen sich hierbei spontan und rhythmisch auftretende niederamplitudige Potenziale (sog. „Spontanaktivität"), deutet dies auf eine Denervierung von Muskelfasern aufgrund einer Nervenschädigung hin. In der praktischen Anwendung problematisch ist die Tatsache, dass eine derartige Spontanaktivität regelmäßig erst 2–3 Wochen nach einer Nervenläsion nachweisbar ist.
- **Ableitung bei geringer Muskelanspannung:** Hierbei gilt es, sowohl die Konfiguration als auch die Amplituden der Muskelaktionspoten-

1 Allgemeine orthopädische Befunderhebung

Tabelle 1.6 Methoden der elektrophysiologischen Diagnostik mit ihren wichtigsten Beurteilungskriterien und Problemen.

Elektroneurografie (Nervenleitgeschwindigkeitsmessung, NLG)	
Ziel	Prüfung der Intaktheit der peripheren motorischen und sensiblen Nervenleitung
Technik	elektrische Reizung von Nerven und Ableitung der motorischen bzw. sensiblen Antwort vom Muskel bzw. Nerv
Kriterien	*distale Latenz*: verlängert vor allem bei distalen Engpasssyndromen (z. B. Karpaltunnelsyndrom) *Nervenleitgeschwindigkeit*: verlangsamt bei primär oder sekundär demyelinisierenden Nervenschäden *Amplitude des Antwortpotenzials*: vermindert bei axonalen Nervenschäden *F-Welle*: Prüfung der proximalen motorischen Strecke bis zum Rückenmark
Probleme	selten Ableiteprobleme bei ausgeprägter Adipositas und/oder Ödemen
Elektromyografie (EMG)	
Ziel	Erkennung und Differenzierung von Neuro- und Myopathien, Verlaufsbeurteilung nach Nervenläsionen
Technik	Ableitung typischer Kennmuskeln mit Nadelelektroden
Kriterien	*akute Schädigung:* Spontanaktivität in Form von Fibrillationen und positiven scharfen Wellen *chronische Schädigung*: polyphasische, verbreiterte Muskelaktionspotenziale, dabei hohe Amplituden bei neurogener Schädigung, niedrige Amplituden bei Myopathie oder Reinnervation
Probleme	nach akuter Nervenschädigung EMG erst nach ca. 14 Tagen „positiv"; bei antikoagulierten Patienten im Allgemeinen nicht durchführbar
Somatosensibel evozierte Potenziale (SEP)	
Ziel	Prüfung der Intaktheit sensibler Nervenbahnen in ihrem Verlauf bis zum Kortex
Technik	sensible Reizung von Nerven oder Hautarealen und Ableitung spinaler und/oder kortikaler Antwortpotenziale
Kriterien	Latenz zwischen Reiz und Antwort als Kriterium für die Intaktheit der sensiblen Nervenbahn, zusätzliche Hinweise anhand der Amplituden (Normwerte, Seitenvergleich)
Probleme	relativ störempfindlich und abhängig von der Kooperation des Patienten
Magnetisch evozierte Potenziale (MEP)	
Ziel	Prüfung der Intaktheit der zentralen und peripheren motorischen Bahn, nur minimal abhängig von der Kooperation des Patienten
Technik	gezielte Magnetstimulation des Kortex bzw. spinal und Ableitung reaktiver Muskelkontraktion an den oberen und/oder unteren Extremitäten
Kriterien	Latenz zwischen Reiz und Antwort sowie Amplitude als Kriterium für die Intaktheit der motorischen Nervenbahn (Normwerte, Seitenvergleich)
Probleme	nicht einsetzbar bei Herzschrittmacher und ferromagnetischen Gegenständen in der Nähe der Stimulation

ziale zu beurteilen. Polyphasische Potenziale finden sich sowohl bei chronischen neurogenen Schäden als auch bei Muskelerkrankungen. Richtungweisend sind in diesem Fall die Amplituden, die bei Neuropathien hoch, bei Myopathien – allerdings auch bei der Regeneration von Nerven – niedrig sind.

- **Ableitung bei maximaler Muskelanspannung:** In der gutachtlichen Situation ist diese Ableitung nur von geringer Relevanz, da bei unzureichendem „Interferenzmuster" sowohl eine pathologische als auch eine willkürliche Minderinnervation des Muskels vorliegen kann.

Somatosensible evozierte Potenziale (SEP)

Durch elektrische Reizung von sensiblen Nerven oder Hautarealen und Ableitung mit spinalen

1.3 Neurologische Diagnostik des orthopädischen Gutachters

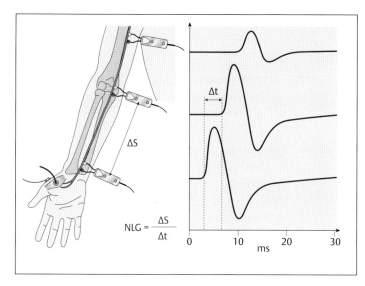

Abb. 1.19 Motorische Neurografie des N. medianus durch Reizung des Nervs an verschiedenen Stellen und Ableitung des resultierenden Muskelaktionspotenzials in der Daumenballenmuskulatur. Aus der gemessenen Strecke zwischen 2 Stimulationsorten und der Differenz zwischen den Latenzzeiten bis zum Auftreten der Muskelaktionspotenziale kann die jeweilige Nervenleitgeschwindigkeit bestimmt werden. Die verminderte Amplitude nach Stimulation am Oberarm weist auf eine Schädigung zwischen Stimulationsort und Ellenbogen („partieller Leitungsblock") hin (modifiziert nach Mumenthaler M et al. Läsionen peripherer Nerven und radikuläre Syndrome. 9. Aufl. Stuttgart: Thieme; 2007).

und/oder kortikalen Oberflächenelektroden lassen sich seitenvergleichende Aussagen über die Intaktheit der sensiblen Nervenbahn machen. Entsprechend der Art der Stimulation sind dabei somatosensibel evozierte Potenziale einzelner Nerven (z. B. N. medianus oder N. tibialis) oder aber auch von Dermatomen (z. B. C 6) erfassbar. Messparameter sind die jeweiligen Latenzen zwischen Stimulation und Reizantwort, für die körpergrößenabhängige Normwerte vorliegen, jedoch auch die Amplituden der Antwortpotenziale im Seitenvergleich. Die Reproduzierbarkeit somatosensibler Potenziale hängt in erheblichem Umfang von der Fähigkeit des Untersuchten zur Entspannung ab, da ansonsten Muskelpotenziale das Bild überlagern. Entsprechend sind SEP nur dann zu verwerten, wenn sich reproduzierbare Potenziale abgrenzen lassen.

Magnetische evozierte Potenziale (MEP)

Die Magnetfeldstimulation nutzt das Prinzip der Induktion eines elektrischen Stromflusses beim schnellen Aufbau eines Magnetfeldes. Damit wird es möglich, weitgehend schmerzlos durch knöcherne Strukturen hindurch Nervenzellen zu depolarisieren. Bei Stimulation motorischer Nervenzellen kommt es in der stimulierten Muskelgruppe – aufgrund des relativ breiten Magnetfelds gelingt es nicht, einzelne kleinere Muskeln zu innervieren – zu einer kurzen Muskelzuckung, die mittels Oberflächenelektroden erfasst werden kann.

In der Routinediagnostik haben sich 2 Stimulationslokalisationen bewährt:
➤ **kortikale Stimulation** und Ableitung an den Armmuskeln (üblicherweise M. biceps brachii oder M. abductor digiti minimi) bzw. an der Unterschenkelmuskulatur (M. tibialis anterior)
➤ **spinale Stimulation** auf Höhe des Austritts der zu dem jeweiligen Muskel führenden Nervenwurzeln

Hieraus lässt sich dann eine *periphere Überleitungszeit*, die Aussagen über die Intaktheit der peripheren motorischen Bahn vermittelt, sowie – durch Subtraktion der beiden gemessenen Latenzen – die *„zentralmotorische Leitungszeit"* (ZML) ermitteln, die den Verlauf des 1. Motoneurons beurteilt (Abb. 1.20). Der wesentliche Vorteil der Methode liegt in der geringen Störunfälligkeit der Ableitung, außerdem ist diese kaum von der Kooperation des Untersuchten abhängig.

1 Allgemeine orthopädische Befunderhebung

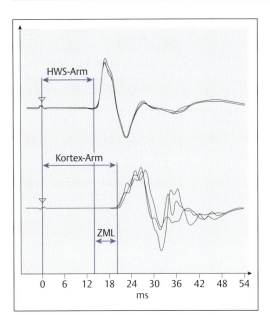

Abb. 1.**20** Muskelaktionspotenziale der Kleinfingerballenmuskulatur nach kortikaler und spinaler magnetischer Stimulation. Aus der Differenz der Latenzzeiten errechnet sich die „zentralmotorische Überleitungszeit" (ZML).

Differenzialdiagnose neurologischer Ausfälle

Psychogen bedingte neurologische Symptome (artefiziell oder im Rahmen einer psychischen Krankheit) sind bemerkenswert häufig, und es gibt so gut wie kein neurologisches Beschwerdebild, das nicht auch psychogen verursacht sein kann. Die Differenzierung psychogener von körperlich begründbaren neurologischen Ausfällen stellt für den Untersucher stets eine erhebliche Herausforderung dar.

Charakteristische Befunde bei allen Formen psychogener neurologischer Ausfälle sind:
- Widerspruch zwischen geltend gemachten Symptomen und objektiven Untersuchungsbefunden,
- fehlende Übereinstimmung mit den bekannten anatomischen Bahnen und physiologischen Mechanismen aufgrund der laienhaften Vorstellungen des Patienten von einer körperlichen Erkrankung,
- auffällige Gleichgültigkeit gegenüber der Störung im Sinne einer „belle indifférence" (allerdings nur bei einem Teil der Betroffenen erkennbar).

Tabelle 1.**7** Charakteristische Befunde bei psychogenen neurologischen Symptomen.

Psychogene Lähmungen	▸ unauffällige Muskeleigenreflexe, fehlende Pyramidenbahnzeichen ▸ unauffälliger Muskeltonus ▸ Fehlen von Muskelatrophien ▸ bei inkompletten Lähmungen sakkadierter Einsatz der Muskelkraft ▸ übertrieben wirkende Kraftanstrengungen bei Muskelprüfungen ▸ aufgehobene Lähmungen im Schlaf und bei Routinetätigkeiten ▸ nach Halten und anschließendem plötzlichen Loslassen fällt die Extremität nicht den Erwartungen der Schwerkraft entsprechend und auch nicht sofort herab ▸ bei Ablenkung synergistische Mitinnervation angeblich gelähmter Muskeln ▸ gleichzeitige Aktivierung agonistischer und antagonistischer Muskelgruppen ▸ unauffällige magnetisch evozierte Potenziale (beweisend!)
Psychogene Sensibilitätsstörungen	▸ Abgrenzung der Sensibilitätsstörung entspricht nicht dem Muster einer radikulären oder peripheren Nervenläsion (meist handschuh- bzw. strumpfförmig, den Begrenzungen von Kleidungsstücken entsprechend) ▸ bei halbseitigen Sensibilitätsstörungen strenge Mittellinienbegrenzung ▸ adäquates Betasten von Gegenständen trotz angegebener völliger Gefühllosigkeit ▸ vermehrt Fehlantworten bei schnell wechselnden „Forced Choice"-Prüfungen (z. B. regelmäßig spitz als stumpf und stumpf als „gar nichts gespürt" angegeben) ▸ unauffällige somatosensibel evozierte Potenziale (beweisend bei guter Reproduzierbarkeit)
Psychogene Gleichgewichtsstörungen	▸ häufig wild gestikulierende Ausgleichsbewegungen ▸ so gut wie keine Verletzungen bei angegebenen Stürzen ▸ Unsicherheit beim Stehen mit geschlossenen Augen verschwindet bei Ablenkung (z. B. gleichzeitig durchgeführte Zeigeversuche)

1.3 Neurologische Diagnostik des orthopädischen Gutachters

Darüber hinaus zeigt Tabelle 1.7 eine Synopsis der für die Differenzialdiagnose wichtigsten Befunde bei klinisch häufigen dissoziativen Symptomkonstellationen.

Prognose neurologischer Ausfälle

Die Prognose einer peripheren Nervenläsion hängt neben der Art der Schädigung entscheidend vom Schweregrad ab (Tabelle 1.8). Neben einer wiederholten klinischen Untersuchung, wobei insbesondere ein fehlendes oder nicht nach distal wanderndes Hoffmann-Tinel-Zeichen als prognostisch ungünstig gewertet werden muss, können elektromyografische bzw. -neurografische Verlaufsuntersuchungen einen wichtigen Beitrag zur Prognoseabschätzung leisten. Allerdings gelingt es erst nach 2–3 Wochen, zuverlässig zwischen einer Neurapraxie (mit guter Prognose) und einer Axonotmesis/Neurotmesis (mit fraglicher Prognose) zu unterscheiden. Weitere Verlaufsuntersuchungen in ca. 6-wöchigen Abständen können das Auftreten oder aber auch das Ausbleiben von Reinnervationsaktivität belegen.

Die Geschwindigkeit der axonalen Regeneration schwankt je nach Nerv zwischen 1 und 5 mm pro Tag, wobei schnelle Regenerationsvorgänge vor allem in proximalen Nervenabschnitten zu finden sind, und diese mit zunehmender Distanz zum neuronalen Zellkörper langsamer werden. Ein vollständiges Ausbleiben einer Reinnervation 6 Monate nach einer peripheren Nervenläsion ist in aller Regel mit einer schlechten Prognose verbunden. Spätestens dann sollte die Indikation zu einem sekundären chirurgischen Eingriff am lädierten Nerv diskutiert werden. Andererseits kann eine sich in Gang befindliche Nervenregeneration auch noch über 1–2 Jahre nach dem Unfall zu einer funktionellen Verbesserung führen. Dies muss vom Gutachter ggf. durch die Empfehlung einer Nachbegutachtung berücksichtigt werden.

„Außergewöhnliche" Schmerzsyndrome

Werden nach einer Verletzung über das „Übliche" hinausgehende Schmerzen geklagt, sind differenzialdiagnostisch folgende Möglichkeiten in Erwägung zu ziehen und ggf. gutachtlich abzuklären:
➤ Entwicklung eines neuropathischen Schmerzsyndroms. Die Bewertung und insbesondere Abgrenzung von psychisch determinierten Schmerzsyndromen erfordert im Allgemeinen eine fachneurologische – besser neurologisch-psychiatrische – Mitbeurteilung.

Tabelle 1.8 Unterschiedliche Schweregrade von Nervenläsionen, diagnostische Merkmale und Prognose.

	Neurapraxie	**Axonotmesis**	**Neurotmesis**
Kontinuität des Nervs	erhalten	erhalten	meist verloren
Morphologisches Substrat	umschriebene Demyelinisierung	Kontinuitätsunterbrechung des Axons (Endoneurium intakt)	vollständige Unterbrechung des Nervs
Motorische Störung	unterschiedlich	komplett	komplett
Sensibilitätsstörung	meist nur mäßig	komplett	komplett
Autonome Störungen	fehlen meist	komplett	komplett
Nervenleitung distal der Läsion	erhalten	aufgehoben	aufgehoben
Willküraktionspotenziale im EMG	fehlen meist	fehlen	fehlen
Denervierungsaktivität im EMG	fehlt	vorhanden (nach 2–3 Wochen)	vorhanden (nach 2–3 Wochen)
Erholung	Tage bis Wochen	spontane Regeneration möglich, ggf. auch im Verlauf von Jahren	ggf. nach Nervennaht
Regeneration	vollständig	variabel	spontan nicht

1 Allgemeine orthopädische Befunderhebung

- Ausbildung eines sog. „komplexen regionalen Schmerzsyndroms" (complex regional pain syndrome, CRPS). Sofern keine entsprechende Kompetenz auf chirurgisch-orthopädischem Fachgebiet vorliegt, ist bei entsprechendem Verdacht eine Zusatzbegutachtung durch hierin erfahrene Neurologen anzustreben.
- Entwicklung eines Schmerzsyndroms im Rahmen einer psychischen Komorbidität. Hierzu ist ggf. eine psychiatrisch-psychosomatische Zusatzbegutachtung erforderlich (s. Kap. B 2.9).

Neuropathische Schmerzsyndrome

Neuropathische Schmerzen entstehen nach einer Schädigung schmerzleitender und/oder schmerzverarbeitender Systeme im peripheren oder zentralen Nervensystem. Besonders häufig finden sich derartige Schmerzen nach Läsionen des N. medianus, des Plexus brachialis oder des N. tibialis.

Klinisch sind neuropathische Schmerzen durch sensible „Plus"-Syndrome gekennzeichnet:
- **Spontanschmerzen** in Ruhe (z. B. ständig vorhandene, häufig brennende Schmerzen oder einschießende Schmerzattacken)
- **evozierte Schmerzen** in Form einer Hyperalgesie und/oder Allodynie bereits bei geringen Berührungsreizen

Sonderformen neuropathischer Schmerzen sind der Deafferenzierungsschmerz nach kompletter Unterbrechung großer Nervenstämme (z. B. bei Amputation) oder Bahnsysteme (z. B. komplette oder inkomplette Querschnittläsion), Phantom- oder Stumpfschmerzen nach Amputationen sowie komplexe regionale Schmerzsyndrome Typ II (Widder 2007).

Aufgabe des neurologischen (Zusatz-)Gutachters ist es insbesondere, die beiden Voraussetzungen für die Anerkennung eines neuropathischen Schmerzsyndroms herauszuarbeiten:

- Nachweis einer stattgehabten Nervenläsion
- Lokalisation der Beschwerden im entsprechenden anatomisch vorgegebenen Versorgungsgebiet. Eine diffuse Schmerzlokalisation lässt Zweifel an der Diagnose eines neuropathischen Schmerzsyndroms aufkommen, es sei denn, es handelt sich um eine Schmerzausbreitung im Sinne eines komplexen regionalen Schmerzsyndroms mit dann allerdings typischen Begleitbefunden.

Komplexe regionale Schmerzsyndrome

Komplexe regionale Schmerzsyndrome sind in der wissenschaftlichen Literatur seit vielen Jahren unter den Begriffen wie „*Morbus Sudeck*", „*sympathische Reflexdystrophie*", „*Algodystrophie*" und „*Kausalgie*" bekannt. Der von der International Association for the Study of Pain (IASP) vorgeschlagene Begriff des „komplexen regionalen Schmerzsyndroms" (Stanton-Hicks et al. 1995) ersetzt die bislang oft unscharf benutzten Begriffe. Gutachtlich sind „komplexe regionale Schmerzsyndrome" vor allem deswegen von wesentlicher Bedeutung, weil das Ausmaß der damit verbundenen Beschwerden definitionsgemäß in krassem Missverhältnis zum Schweregrad des auslösenden Ereignisses steht (Baron 1997) und zumindest beim Typ I (Tabelle 1.9) keine Hinweise auf eine Läsion (größerer) Nerven vorliegen. Auch hält sich die Lokalisation der Schmerzsyndrome nicht an das Versorgungsgebiet von Nerven, sondern zeigt eine Neigung zur Ausbreitung.

Die genaue zentralnervöse Ursache dieser komplexen Schmerzsyndrome ist bis heute nicht eindeutig geklärt, was für gutachtliche Belange jedoch nur von untergeordneter Bedeutung ist. Die Diagnose stützt sich im Wesentlichen auf die typische Anamnese, vor allem jedoch auf die objektiven (!) Begleitsymptome wie ödematöse Verquellung,

Tabelle 1.9 Einteilung komplexer regionaler Schmerzsyndrome (CRPS) (nach Stanton-Hicks et al. 1995).

CRPS	Synonyme	Auslöser
Typ I	Morbus Sudeck, sympathische Reflexdystrophie	meist nach schmerzhaften Traumen der distalen Extremitäten (z. B. Quetschungen, Frakturen) ohne offensichtliche Läsion größerer Nerven
Typ II	Kausalgie	nach partiellen, klinisch und elektrophysiologisch nachweisbaren peripheren Nervenläsionen

1.3 Neurologische Diagnostik des orthopädischen Gutachters

Tabelle 1.10 Symptomatik komplexer regionaler Schmerzsyndrome (nach Widder 2007).

Schmerzen	heftige, meist brennende oder bohrende Spontanschmerzen
	Verstärkung der Schmerzen bei Bewegungen, Herabhängen lassen der Extremität, Berührungsreizen, Wärme- und/oder Kälteexposition
Sensible Störungen	Hyperalgesie, jedoch meist keine Hypästhesie
Motorische Störungen	Kraftminderung insbesondere bei komplexen Bewegungen
	Tremor, Myoklonien, seltener auch komplexe Dystonien mit Neigung zur Generalisierung
	erhaltene Muskeleigenreflexe (CRPS Typ I)
Vegetative Störungen	distale Extremität im Vergleich zur gesunden, normal temperierten Seite um mehr als 1 °C kälter oder wärmer
	rötlich-livide oder blass-zyanotische Hautfarbe
	gestörte Schweißproduktion (je nach Stadium Hyper- oder Hypohidrosis)
	Ödem (insbesondere bei herabhängender Extremität)
Trophische Störungen	gestörtes Nagel- und Haarwachstum (vermehrt in der Akut-, vermindert in der chronischen Phase)
	Hyperkeratose, Fibrosierung und/oder Atrophie der Haut
	Gelenkversteifungen, Sehnenverkürzungen und/oder Muskelatrophien
	Knochenstoffwechselstörung mit Demineralisation (Röntgen, Szintigrafie, MRT)

Hautverfärbungen, Schweißsekretions-, Temperatur- und trophische Störungen (Tabelle 1.10). Radiologische, szinti- und kernspintomografische Untersuchungen stützen die Diagnose, ergeben jedoch nur bei Schädigungen der distalen Extremitäten typische Befunde. Komplexe regionale Schmerzsyndrome können aber auch an anderen Stellen des Körpers auftreten.

Der Ausprägungsgrad trophischer Störungen ist zumindest beim CRPS Typ I auch für gutachtliche Belange von wesentlicher Bedeutung. So sind bei schwerwiegenderen Schmerzsyndromen und Funktionsstörungen zwingend auch trophische Störungen relevanten Ausmaßes zu erwarten (Tabelle 1.11). Beim CRPS Typ II sind trophische Störungen demgegenüber nicht selten nur relativ diskret ausgeprägt. Ausschlaggebend ist in diesem Fall der elektrophysiologische Nachweis einer stattgehabten Nervenläsion.

Nicht selten entwickeln sich im Rahmen komplexer regionaler Schmerzsyndrome auch motorische Ausfälle, die häufig mit einem mehr oder weniger grobschlägigen Zittern verbunden sind. Diese Phänomene vermitteln zumindest auf den ersten Blick nicht selten einen bizarren, psychogenen Eindruck. Neuere Untersuchungen zeigen jedoch, dass es sich hierbei um eine Neglektsymptomatik aufgrund morphologisch nachweisbarer kortikaler Umstrukturierungen handelt (Maihöfner et al. 2007). Ist eine schwerergradige CRPS-Symptomatik anhand objektivierbarer trophischer Störungen (CRPS Typ I) und/oder elektrophysiologischer Befunde (CRPS Typ II) gesichert, sind derartige motorische Störungen daher – neben der Schmerzsymptomatik – gutachtlich zu berücksichtigen.

Tabelle 1.11 Einteilung des Schweregrades komplexer regionaler Schmerzsyndrome (Baron 1997).

Grad	Symptomatik
I	geringer Schmerz, geringe Funktionsstörung, kein hoher Analgetikabedarf, rasche Besserung bei Hochlagerung
II	stärkere Schmerzen und Funktionsstörung, sofortige Besserung bei Immobilisation, protrahierter Verlauf
III	ausgeprägte Schmerzen und Funktionsstörungen, keine Schmerzreduktion durch Immobilisation, ausgeprägte trophische Störungen

Literatur

Baron R. Komplexe regionale Schmerzsyndrome (CRPS) – sympathische Reflexdystrophie und Kausalgie. Akt Neurol 1997; E6 (Suppl.): 1 – 11

Maihöfner C, Baron R, DeCol R et al. The motor system shows adaptive changes in complex regional pain syndrome. Brain 2007; 130: 2671 – 2687

Mumenthaler M, Stöhr M, Müller-Vahl H. Läsionen peripherer Nerven und radikuläre Syndrome. 9. Aufl. Stuttgart: Thieme; 2007

Stanton-Hicks M, Jänig W, Hassenbusch S, Haddox JD, Boas R, Wilson P. Reflex sympathetic dystrophy: changing concepts and taxonomy. Pain 1995; 63: 127–133

Widder B. Schmerzsyndrome. In: Widder B, Gaidzik PW, Hrsg. Begutachtung in der Neurologie. Stuttgart: Thieme; 2007: 278–298

1.4 Technische Orthopädie – orthopädietechnische Hilfsmittel

L. Schilgen, W. Knoche

Vorbemerkung

Der Ursprung des orthopädischen Fachgebietes ist zweifelsohne die Technische Orthopädie. Das symbolhafte Wahrzeichen der Orthopädie, der gerade Pfahl, der mit Hilfe einer Bandage das in seinem vorgegebenen Geradewachstum „behinderte" Bäumchen stützt und lenkt, steht geradezu Pate hierfür (Abb. 1.21). Dieser Pfahl mit seiner Bandage ist für das Bäumchen ein äußeres, ein **extrakorporales** ein orthopädietechnisches Hilfsmittel. Und orthopädietechnische Hilfsmittel sind es, welche die materiellen Voraussetzungen für die therapeutischen Einflussmöglichkeiten der Technischen Orthopädie darstellen. Man kann sagen:

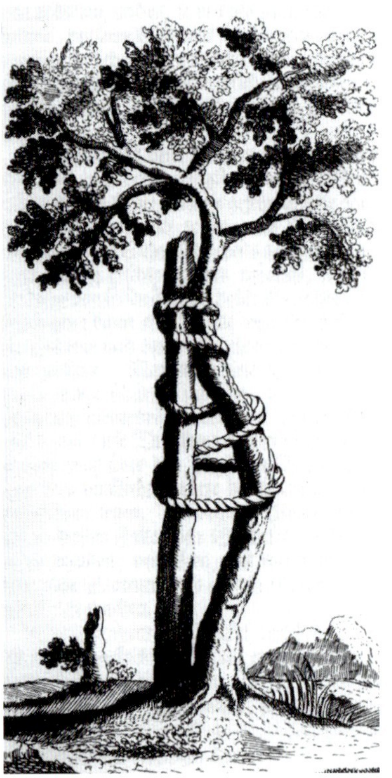

Die Technische Orthopädie ist der extrakorporale Teil des orthopädischen Fachgebietes.

Zwar traten mit der Weiterentwicklung des orthopädischen Fachgebietes **intrakorporale** therapeutische Möglichkeiten, sowohl konservativer als auch insbesondere klinisch-chirurgischer Art, immer mehr in den Vordergrund. Aber auch heute kommt man immer noch und immer wieder auf die Quellen der Orthopädie zurück, nämlich dann, wenn die operativ-chirurgische Orthopädie ihre Behandlungsspielräume ausgeschöpft hat und an ihre Grenzen stößt, beispielsweise bei pathologischen Normabweichungen der Haltungs- und Bewegungsorgane, bei Lähmungen oder Amputationen. Dann kann diese Grenze überschritten werden, hinein in das weite Terrain der extrakorporalen, der Technischen Orthopädie.

So kann man mit Fug und Recht im wohlverstandenen Sinne formulieren: „**Die Technische Orthpädie ist der Anfang – aber auch das Ende – der Orthopädie.**"

Orthopädietechnische Hilfsmittel

Die orthopädietechnischen Hilfsmittel lassen sich einteilen in:
- Prothesen,
- Orthesen,
- technische Hilfen.

Abb. 1.21 Das Wahrzeichen der Orthopädie, das durch eine „Orthese" im Wachstum gelenkte und gestützte Bäumchen.

1.4 Technische Orthopädie – orthopädietechnische Hilfsmittel

> **!** **Prothesen** sind orthopädietechnische Hilfsmittel, die bei Verlust oder bei angeborenem Fehlen von Gliedmaßen oder Gliedmaßenabschnitten diese funktionell und ästhetisch möglichst realistisch zu ersetzen versuchen.
>
> **Orthesen** sind orthopädietechnische Hilfsmittel, die zum Zwecke der therapeutischen Einflussnahme vorhandenen geschädigten oder von der Norm abweichenden Körperabschnitten formschlüssig angepasst sind.
>
> **Technische Hilfen** sind orthopädietechnische Hilfsmittel, die nicht wie Prothesen und Orthesen formschlüssig am Körper getragen werden, sondern gewissermaßen als Werkzeuge eine indirekte Hilfe für Körperbehinderte darstellen. Sie dienen der Leistungsverbesserung bei den „Verrichtungen des täglichen Lebens".

Prothesen

Die Amputationstechnik mit ihren verschiedenen Möglichkeiten stellt bereits eine entscheidende Präformation für die bevorstehende prothetische Versorgung dar. Der Operateur sollte deshalb schon vor der Amputation das rehabilitative Ziel im Auge haben, d. h. die Art der sich anschließenden Versorgungsmöglichkeiten kennen und sein Handeln danach ausrichten.

Bei der Betrachtung aller Stumpfarten und der verschiedenen Stumpfeinbettungen ist zu bedenken, dass Hautpartien zur Belastung herangezogen werden müssen, die von ihrer Bestimmung her dafür nicht vorgesehen waren. Sie unterliegen einem verstärkten Druck, oft einer vermehrten tangentialen Zug- und Schubbelastung und einer „intertrigo"-artigen verminderten Belüftung. Hinzu kommt, dass die prothetisch ersetzten, d. h. amputierten und fehlenden Anteile der Gliederkette der Extremität von den erhaltenen Resten dieser Gliederkette gesteuert werden müssen. Dass jede Art von Prothese zudem selbst im besten Fall nur nach Art einer Pseudarthrose, also mehr oder weniger lose mit dem Stumpf verbunden ist, bedeutet einen weiteren Nachteil. Zusammengefasst handelt es sich folglich beim prothetischen Körperteil-Ersatz um einen stark kompromissbehafteten Körper-Teilersatz.

Prothesen der unteren Extremitäten

Eine erfolgreiche prothetische Versorgung bedarf – das wird aus dem Gesagten klar – gewisser körperlicher Leistungsvoraussetzungen mit Mindestanforderungen an Kraft, Kreislauf, Gleichgewichtssinn und Psyche. Voraussetzungen sind der genaue orthopädisch-ärztliche Befund, die Auswahl der zu verwendenden Materialien, die Kunstfertigkeit des Orthopädiemechanikers und die krankengymnastische Gehschulung.

Eine Darstellung des riesigen Angebots an Prothesenpassteilen und deren individuelle Indikation würde den Rahmen dieses Beitrages bei Weitem sprengen. Für die Herstellung der Schäfte werden heute – neben Holz und Leder – Gießharze und Kunststoffe mit Weichwand-Innentrichtern oder Silikon-Liner verwandt.

Es wird vielfach vergessen und übersehen, dass die Güte der prothetischen Versorgung im Wesentlichen von der Stumpfeinbettung und dem statischen Aufbau des Kunstbeins abhängt. Noch so gute, hoch entwickelte Passteile vermögen diesbezügliche Fehler nicht zu kompensieren. Auch das Gewicht der Prothese wird vielfach überschätzt. Unter Fachleuten gilt: „Eine gut passende Prothese ist fast nie zu schwer, eine nicht passende Prothese fast immer."

Eine krankengymnastische Gehschulung sollte bei jeder Erstversorgung zu einer „conditio sine qua non" erhoben werden.

Fußstümpfe effektiv zu versorgen ist heute durch verbesserte Techniken und neue Materialien wie Kunststoffe, Gießharze und Silikone besser möglich. Auf diesem Gebiet gibt es Grenzüberlappungen zwischen Orthopädiemechanikern und Orthopädieschuhmachern. Ein Innenschuh im orthopädischen Schuh kann hier durchaus seine guten Dienste tun.

Bei **Amputationen im Unterschenkelbereich** kommen mehr und mehr sog. **Kurz-Prothesen** wie KBM-Prothesen (Kondylen-Bettung-Münster) oder Varianten dieser Bauart zum Tragen. Diese Prothesenart ist leicht, kosmetisch ansprechend und funktionell. Durch Silikon-Liner wird die Haftung des Kunstbeins am Stumpf weiter optimiert. Der Patient fühlt sich mit der Prothese „wie verwachsen" (Abb. 1.**22**). Für körperlich schwer arbeitende Patienten allerdings, oder solche mit ul-

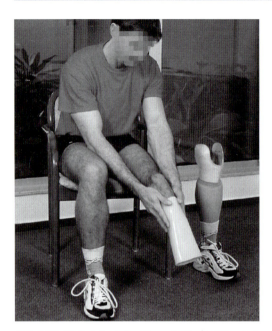 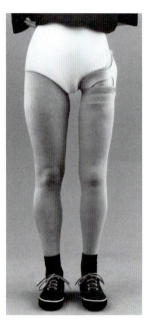

Abb. 1.**22** Unterschenkelprothese als Kurzprothese mit Innentrichter (Silikon-Liner) (mit freundlicher Genehmigung der Firma Otto Bock HealthCare GmbH).

Abb. 1.**23** Oberschenkelprothese (mit Rahmenschaft) (mit freundlicher Genehmigung der Firma Otto Bock HealthCare GmbH).

trakurzen oder problematischen Stümpfen, hat die Unterschenkelprothese mit Gelenkschienen und Oberschenkelhülse auch heute noch ihre Bedeutung.

Der Verlust des anatomischen Kniegelenks bei allen **Oberschenkelamputierten** und Kniegelenkexartikulierten ist ein wesentlicher, entscheidender Nachteil dieser Personengruppe gegenüber den Unterschenkelamputierten. Diese können ihre Prothese mit ihrem Unterschenkelstumpf noch aktiv im Kniegelenk bewegen, was jenen nicht mehr gelingt. Der im Hüftgelenk bewegliche Oberschenkelstumpf muss mit den ihm möglichen Aktionen die gesamte energetische Arbeit des Ersatzbeins allein leisten und die „Oberaufsicht" über die Kunstgliederkette führen (Abb. 1.**23**).

Selbstverständlich hilft ihm die Technik dabei. Die Entwicklung im Kunstbeinbau hat in den letzten Jahrzehnten riesige Fortschritte gemacht. Computergesteuerte Fuß- und Kniegelenke geben dem Patienten eine bisher nicht gekannte Sicherheit und den Alltagssituationen angepasste Dynamik. Selbst das aktive Strecken des Kniegelenks unter Last, das bisher nicht möglich war, ist neuerdings machbar – selbstredend mit Fremdenergie. So kann der oberschenkelamputierte Patient mit seinem Kunstbein und künstlichem Kniegelenk aktiv Treppenstufen erklimmen.

Exartikulationen im Kniegelenk standen früher gegenüber Oberschenkelamputationen in Misskredit wegen der Schwierigkeit, das Kniepassteil der Prothese unterbringen zu können. Dies war nur durch Inkaufnahme eines überlangen, kosmetisch und funktionell störenden Oberschenkelschaftes mit entsprechend verkürztem Unterschenkelschaft erreichbar. Ermöglicht durch verbesserte Kniepassteile sind diese Nachteile heute fast vergessen. Diese sind so konstruiert, dass ihre weit nach oben (proximal) verlagerte Achse mit der anatomischen Achse des natürlichen Kniegelenks nahezu deckungsgleich ist. Deshalb sind Knieexartikulationen den Amputationen im Oberschenkelbereich wegen der besseren Funktionalität sogar deutlich vorzuziehen. Es ist hier die bedeutsame sog. „Endbelastung" möglich, d. h., der Patient „steht" gewissermaßen mit seinem Stumpfende in seiner

1.4 Technische Orthopädie – orthopädietechnische Hilfsmittel

Prothese, während der Oberschenkelamputierte auf seinem Tuber eher „sitzt".

Der CAT-CAM-Schaft, auch der M.A.S.-Schaft, die eine neue Art der Schafteinbettung von Oberschenkelstümpfen darstellen, verzichten auf die Tuberbettung zugunsten einer umfassenden Gesamtbelastung unter Einbeziehung der unteren Anteile der Glutäalmuskulatur. Auch bei der Oberschenkelprothese wird der Silikon-Liner wegen der besseren Haftung eingesetzt.

Der **Beckenkorbprothesenträger**, der Patient, der nur noch einen ultrakurzen Oberschenkelstumpf besitzt bzw. hüftexartikuliert oder gar hemipelvektomiert wurde, ist noch schlechter gestellt. Damit die Prothese funktionieren kann, ist hier neben dem künstlichen Kniegelenk zusätzlich ein künstliches Hüftgelenk erforderlich. Das Gehen mit einer Beckenkorbprothese gestaltet sich entsprechend schwierig. Da ein Beinstumpf fehlt, muss das Becken als Steuerelement der künstlichen Gliederkette (Fuß, Fußgelenk, Unterschenkel, Kniegelenk, Oberschenkel, Hüftgelenk) dienen. Das heißt: Nur durch Beckenkippung und Beckenaufrichtung – bei gleichzeitiger Lordosierung und Kyphosierung der Lendenwirbelsäule – und in Verbindung mit erheblichem Balanceaufwand ist hier der Gehakt vollführbar. In der Regel gelingt das nicht ohne Zuhilfenahme mindestens eines Handstockes (Abb. 1.**24**). Aber auch hier kann die moderne Prothesentechnik mittlerweile – ähnlich wie bei den Oberschenkelprothesen – hilfreiche Dienste leisten.

Schwierig ist das Gehen für **doppelseitig Beinamputierte**. Ist mindestens ein Kniegelenk erhalten, d. h., ist ein Bein im Unterschenkelbereich und das zweite im Oberschenkelbereich amputiert, so ist das – gute körperliche Konstitution vorausgesetzt – noch kompensierbar. Wenn aber beide Kniegelenke geopfert werden mussten, wird es schwierig, wird der Gehakt zur Akrobatik. Entscheidend ist neben den allgemeinen körperlichen Voraussetzungen auch das Alter des Patienten. Bei jungen Leuten gelingt die Versorgung nicht selten erfolgreich. Erstversorgungen im Alter sind kritisch zu sehen und scheitern oft, trotz klinischer Anpassung der Prothese mit krankengymnastischer Übungsbehandlung und Gehschulung. Dann „landet" der Patient im Rollstuhl.

Fehler beim Kunstbeinbau zu erkennen setzt Kenntnisse in diesem sehr speziellen orthopädietechnischen Fachgebiet voraus. Es sollten deshalb fachkundige Kollegen hinzugezogen werden. Ob aber schließlich ein Kunstbein getragen werden kann oder nicht, kann letztendlich nur der Amputierte selbst zu erkennen geben.

Die übersehene **Hüftbeuge- und Abspreizkontraktur** ist ein häufiger Fehler beim Kunstbeinbau. Sie zeigt sich in der Regel umso stärker ausgeprägt, je kürzer der Oberschenkelstumpf ist. Sie wird dadurch verursacht, dass das normalerweise vorhandene muskuläre Gleichgewicht zwischen Hüftbeuge- und Hüftstreckmuskeln, Adduktoren und Abduktoren mit abnehmender Stumpflänge immer mehr zum Ungleichgewicht wird. Die Erklärung hierfür ist in der Tatsache begründet, dass die Adduktoren und wesentliche Teile der Hüftstrecker zu den langen Hüftgelenkmuskeln gehören und vom Becken bis zum Knie herunterreichen, um dort zu inserieren. Konsekutiv muss deshalb eine umso größere Kraftminderung in Kauf genommen werden, je mehr man den Oberschenkel bei der Amputation kürzen, d. h. Substanz dieser Muskeln opfern muss.

Dahingegen erfahren der dominierende Abduktor und der wichtigste Hüftgelenkbeuger (M. glutaeus

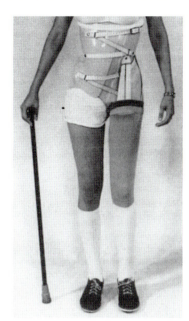

Abb. 1.**24** Hüftexartikulationsprothese bei Hemipelvektomie (mit freundlicher Genehmigung der Klinik für Technische Orthopädie und Rehabilitation, Münster).

1 Allgemeine orthopädische Befunderhebung

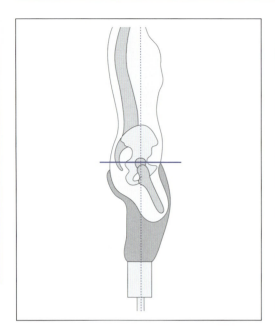

Abb. 1.**25** Richtige, „bananenförmige Schaftgestaltung, richtiger Aufbau des Kunstbeins.

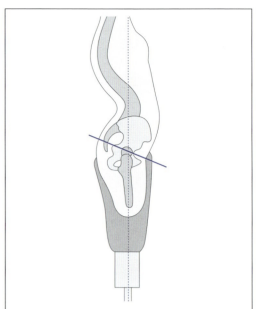

Abb. 1.**26** Falsche Schaftgestaltung bei Beugekontraktur des Stumpfes, erhebliche Hyperlordosierung der Wirbelsäule.

medius bzw. M. iliopsoas) praktisch niemals eine Beeinträchtigung ihrer Funktion, da sie im Bereich des obersten, des proximalen Femurendes inserieren und deshalb auch selbst bei hohen Amputationen nicht tangiert werden. Sie gewinnen dadurch im konkurrierenden Muskelspiel um das Hüftgelenk die Oberhand – je kürzer der Stumpf, desto deutlicher. Und so gerät der Stumpf durch den Tonus der dominierenden Muskeln in Beuge- und Abspreizstellung mit der Tendenz, diese Fehlstellung durch Ausbildung einer Kontraktur zu manifestieren.

Wird eine solche Beugekontraktur in der Form des Schaftes (nicht im Aufbau!) ungenügend berücksichtigt, so kann der Amputierte den aufrechten Stand nur einnehmen durch eine vermehrte unphysiologische Hyperlordosierung der Lendenwirbelsäule mit häufig resultierenden pathogenetischen Konsequenzen (Abb. 1.**25**, Abb. 1.**26**, Abb. 1.**27**).

Bei der **Begutachtung der Beinamputierten** spielt die prothetische Versorgung keine so entscheidende Rolle. Sicher, es gibt „schlechte" Stümpfe und „gute" Stümpfe. Aber was ist ein schlechter Stumpf? Die Hautverhältnisse spielen eine Rolle wie Ulzerationen, sog. Prothesenrandknoten und Allergien.

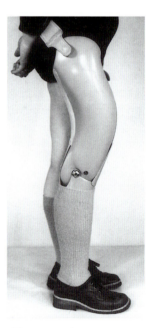

Abb. 1.**27** Richtige Versorgung bei Beugekontraktur des Stumpfes (mit freundlicher Genehmigung der Klinik für Technische Orthopädie und Rehabilitation, Münster).

1.4 Technische Orthopädie – orthopädietechnische Hilfsmittel

Auch eventuelle Narben in den Belastungszonen, Verwachsungen, knochige, nicht muskelplastisch gedeckte Stümpfe, schlechte Durchblutungsverhältnisse, nicht fixierte Muskelanteile im Stumpf, Stumpflähmungen, vermehrtes Schwitzen, oberflächlich liegende Neurome, Weichteilüberhänge, verminderte Beweglichkeit und Schmerzen in den verbliebenen Gelenken stellen eine Beeinträchtigung dar.

> **!** Wichtig bei der Begutachtung Beinamputierter sind eventuelle **Sekundärschäden** an den verbliebenen Haltungs- und Bewegungsorganen. Diese Schäden finden sich insbesondere an der Wirbelsäule, aber auch nicht selten an den Gelenken der kontralateralen Gliedmaße. Hier rein anlagebedingte Schäden von solchen abzugrenzen, die durch die Krankheit verschlimmert oder gar direkt durch die Krankheit verursacht wurden, bedarf eines gerüttelten Maßes an Erfahrung. Gedanken hierzu wurden in „Anhaltspunkte für die ärztliche Gutachtertätigkeit im sozialen Entschädigungsrecht und nach dem Schwerbehindertengesetz" aus dem Jahre 2004, §§ 128 und 129, abgehandelt. Es ist hier unter Zugrundelegung der unumgänglich wichtigen Anamnese eine bis ins Detail gehende Diagnostik erforderlich.

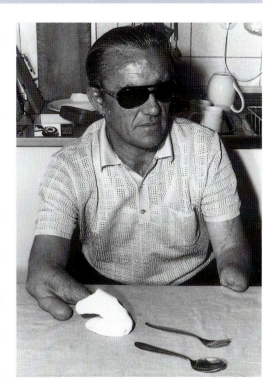

Abb. 1.**28** Blinder Ohnhänder mit rechtsseitigem Krukenberg-Stumpf (mit freundlicher Genehmigung der Klinik für Technische Orthopädie und Rehabilitation, Münster).

Prothesen der oberen Extremitäten

Einseitig Armamputierte tragen – im Gegensatz zu Beinamputierten – häufig keine Prothese. Ein einseitig Beinamputierter kann ohne Prothese nicht gehen. Ein einseitig Armamputierter hingegen kann viele Verrichtungen des täglichen Lebens mit einer Hand bewerkstelligen. Kommt dann noch ein längerer Unterarmstumpf als Hilfshand hinzu, so verbessert sich die Situation noch. Jede Kunsthand – auch die modernste – ist immer ein recht primitiver Ersatz. Es fehlen ihr eben die unsere Hand kennzeichnenden vielfältigen Eigenschaften, nämlich die Sensibilität, das freie kombinatorische Spiel der einzelnen Finger und die Proportionalität der Bewegungen in Bezug auf Zeit und Kraft. Deshalb sind auch die **Krukenberg-Stümpfe**, Unterarmstümpfe mit getrennten, zangenartig gegeneinander beweglichen Radius- und Ulnaanteilen, die besten „Prothesen" (Abb. 1.**28**). Obwohl die Hand fehlt, machen die erhaltene sensible Rückkopplung, die proportionale Muskelaktivität und die Kraft der „Zange" den Krukenberg-Stumpf einem jeglichen Kunstarm weit überlegen. Das gilt ganz besonders für doppelseitigen Handverlust, noch mehr bei blinden Ohnhändern.

Der **Schmuckarm** ist eine rein kosmetische Prothese ohne jegliche Handfunktion. Gelegentlich wird in Verbindung mit einem Ellenbogengelenk ein aktiver Beugezug für den Unterarm angebracht. Aber auch der ist von untergeordneter Bedeutung, ohne praktische Funktion.

Bei **funktionellen Prothesen** unterscheidet man aktiv gesteuerte **Greifarme** und myoelektrisch gesteuerte **Myoarme**. Der gebräuchlichste aktive Arbeitsarm ist der aus den USA stammende und in Deutschland vor allem von **Kuhn** weiterentwickelte Greifarm (Abb. 1.**29**). Er wird aus Gießharz gefertigt mit Kraftzugbandagen und Bowdenzügen, die die Aktionen des Kunstarms ermöglichen, wie beispielsweise das Öffnen, Schließen und Sperren der Kunsthand bzw. des Greifhakens (Hook). Bei

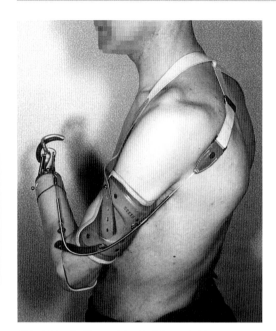

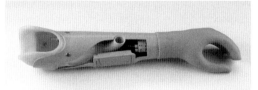

Abb. 1.**30** Myo-Arm, von Muskelaktionen (myoelektrisch) gesteuerte Unterarmprothese mit Akkumulator (mit freundlicher Genehmigung der Firma Otto Bock HealthCare GmbH).

Abb. 1.**29** Greifarm, aktive Betätigung bei Unterarmamputation (mit freundlicher Genehmigung der Klinik für Technische Orthopädie und Rehabilitation, Münster).

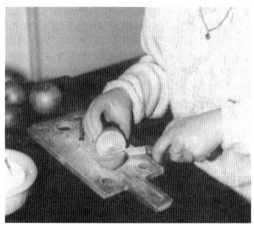

Abb. 1.**31** Myoelektrische Prothese im Einsatz (mit freundlicher Genehmigung der Klinik für Technische Orthopädie und Rehabilitation, Münster).

Oberarmamputierten dient ein weiterer Zug der Beugung der Prothese im Prothesenellenbogengelenk und einer der Sperrung und Entriegelung dieses Gelenks. Die Aktionen mit dem Greifarm müssen vom Betroffenen unter kompetenter ergotherapeutischer Anleitung erlernt und geübt werden.

Wenn der Unterarmstumpf lang genug ist und Pro- und Supination des Stumpfes gut gelingen, sollte man diese Möglichkeit nutzen. Sie kann sowohl dem Pro- und Supinieren als auch dem Öffnen und Schließen der Kunsthand dienen.

Eine Besonderheit unter den durch Eigenkraft zu bedienenden Greifarmen sind die **Sauerbruch-Arme**. Operationen nach Sauerbruch setzen große operative Kenntnisse, die heute schon fast verloren zu gehen drohen, voraus. Prothesenaktionen wie das Öffnen und Schließen der Kunsthand werden bei der Sauerbruch-Prothese durch direkten Muskelzug mittels Stumpfkanälen getätigt. Diese direkte, aktive Muskelsteuerung der Prothesenfunktionen macht die Sauerbruch-Prothese den vorher besprochenen indirekt aktiven Greifarmen weit überlegen. Sauerbruch-Prothesenträger geben deshalb ihrer Versorgung selbst moderneren myoelektrischen Prothesen gegenüber bei weitem den Vorzug.

Neben den durch Eigenkraft zu bedienenden Armprothesen haben durch **Fremdkraft betriebene Prothesen** an Bedeutung gewonnen. Die durch Gasdruck betriebene Prothese hat sich nicht behaupten können, heute sind **myoelektrisch betriebene Prothesen** der Standard (Abb. 1.**30**). Sie werden durch Muskelaktionsströme des Stumpfes oder benachbarter Körperpartien gesteuert (Abb. 1.**31**). Vor der Verordnung einer solchen Prothese ist zu prüfen, ob die Stumpfverhältnisse gut sind, ob die ableitbaren Aktionsströme ausreichen (Prüfgeräte benutzen!) und ob der zu Versorgende genügend Intelligenz mitbringt, die zum sinnvollen Einsatz eines myoelektrischen Kunstarms unerlässlich ist. Die Hand dieser Prothese kann im Übrigen auch durch andere Greifgeräte ersetzt werden, z. B. durch den Elektrogreifer (Abb. 1.**32**).

1.4 Technische Orthopädie – orthopädietechnische Hilfsmittel

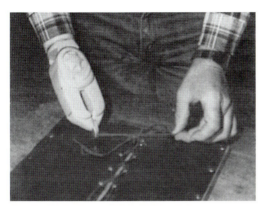

Abb. 1.**32** Der „Elektrogreifer", bei dem weniger Kosmetik als vielmehr Funktion im Vordergrund steht (mit freundlicher Genehmigung der Klinik für Technische Orthopädie und Rehabilitation, Münster).

> Bei der Begutachtung von Amputationen der oberen Extremitäten sollte neben der Beschaffenheit des Stumpfes auch die Funktion berücksichtigt werden. Es ist in der Bewertung mit zu berücksichtigen, ob der Amputierte seine Gebrauchshand oder die andere Hand verloren hat, d. h., ob er vor der Amputation Rechts- oder Linkshänder war. Der rechtsseitig amputierte Rechtshänder wird linksseitig nie so geschickt werden, wie er es rechtsseitig vor der Amputation war. Kriterien in Bezug auf Armstümpfe ähneln im Übrigen denen, die bei den Beinprothesen beschrieben wurden.
> Von nicht zu überschätzender Bedeutung ist die Beweglichkeit in dem zum Stumpf gehörenden Schultergelenk, das bei fehlender Pro- und Supination der Prothese die Umwendebewegungen in einem nicht unerheblichen Maß zu kompensieren imstande ist. Das gilt insbesondere für Oberarmamputierte, die mit einer Winkelosteotomie am Stumpfende versorgt sind. Die Prothese wird hierdurch drehstabil auf dem Stumpf und kann exakter geführt werden. Darüber hinaus ist durch diese Stumpfform auch eine einfachere Bauweise des Kunstarms möglich, da sie den Anteil des Schaftes, der normalerweise das erhaltene Schultergelenk übergreift (und behindert!), verzichtbar macht.

Schulterexartikulationsprothesen sind in der Regel rein kosmetischer Natur, also ohne Funktion. Die notwendige, effektive Fixierung am Brustkorb wäre zu aufwendig und eher behindernd für eine funktionierende Prothese. Passive Gelenke können das Schwingen der Prothese beim Gehen oder auch eine Beugung im Ellenbogengelenk ermöglichen, beides aber ausschließlich zu kosmetischem Nutzen.

Orthesen

> Orthesen gibt es für alle Körperabschnitte, Rumpf, Hals und Gliedmaßen. Sie werden benötigt für artikulär, ossär, muskulär oder nerval bedingte Schäden der Haltungs- und Bewegungsorgane, indem sie bahnend führen, entlasten, stabilisieren, fixieren, korrigieren, quengeln und zur Lagerung dienen. Orthesen können kleinste Gliedmaßenabschnitte wie Finger- oder Zehenglieder, aber auch den Rumpf samt Gliedmaßen umschließen. Als Ausgangsmaterialien dienten früher bevorzugt Stahl und Leder, die mittlerweile weitestgehend durch Kunststoffe, Gießharz und Karbonfasern oder ähnliches abgelöst wurden.

Orthesen können nach der therapeutischen Intention in 2 Gruppen unterteilt werden:
- kurative Orthesen (zum zeitweiligen, vorübergehenden Gebrauch)
- kompensierende Orthesen (zum Dauergebrauch)

Die **kurativen Orthesen** haben beispielsweise die Funktion der Wachstumslenkung oder Beseitigung von Fehlstellungen (z. B. Klumpfüße). Oder sie dienen der Einflussnahme auf Noxen, indem sie ruhigstellen (posttraumatisch), entlasten oder fixieren. Sie können sowohl als Trainingsmittel benutzt werden (z. B. quengeln) als auch beim therapeutischen Training passive Hilfe leisten.

Ohne Zweifel muss zu den kurativen Orthesen auch das große Sortiment der **Bandagen** gerechnet werden. Sie werden nach dem Anwendungsgebiet, z. B. Rippenbruchbandage, Wärmebandage oder nach dem Erfinder, z. B. Tigges-Bandage oder Kallabis-Bandage bezeichnet. Es gibt sie in verschiedenen Stabilitätsabstufungen: fest, elastisch und teilelastisch, auch mit Gelenken versehen. Bandagen sind in der Regel konfektioniert, versteifende

1 Allgemeine orthopädische Befunderhebung

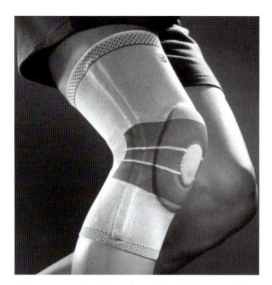

Abb. 1.**33** Kniebandage (mit freundlicher Genehmigung der Firma Bauernfeind AG).

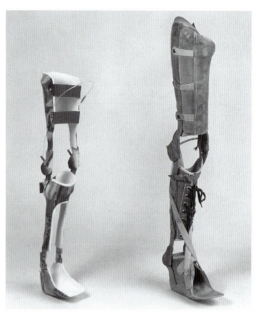

Abb. 1.**34** Orthese für das ganze Bein, links aus Karbon, rechts aus Stahl und Leder (mit freundlicher Genehmigung der Firma Otto Bock HealthCare GmbH).

Zusätze werden handwerklich zugerichtet (Abb. 1.**33**).

Kompensierende Orthesen haben manche Zielrichtungen mit den kurativen Orthesen gemein und sind nicht selten von ähnlicher Bauart. Nur wird hier nicht mehr als therapeutisches Ziel die „restitutio ad integrum" ins Auge gefasst, sondern nur noch angestrebt, ursächlich nicht mehr zu beeinflussende Defekte so gut wie möglich zu kompensieren. Auch diese Orthesen stützen und stabilisieren, stellen ruhig, schienen und entlasten.

Die klassischen **Beinorthesen** werden auch heute noch vielfach als Beinstützapparate, Schienenschellen- oder Schienenhülsenapparate bezeichnet. Diese „führen" und/oder sperren die Fuß-, Knie- und Hüftgelenke (Abb. 1.**34**). Bei völlig gelähmten Beinen kann neben den an beiden Seiten des Beins in ganzer Länge vorhandenen Schienen und den dazugehörigen „Schellen" oder „Hülsen" ein Beckenkorb notwendig werden, ähnlich dem bei den Beckenkorbprothesen.

Schon bei einer einfachen Schuheinlage handelt es sich im Prinzip um eine Orthese. Ganz ohne Zweifel sind **orthopädische Schuhe** und sog. Innenschuhe ebenfalls Orthesen. Auf sie wird noch zurückzukommen sein.

Orthesen für die oberen Extremitäten sind in der Bauart vom Prinzip her denen der unteren Extremitäten ähnlich. Von distal nach proximal aufsteigend sind auch hier Orthesen für die Finger (Rheuma), Orthesen für die Hand (Mittelhand-Unterarmhülsen), weiterhin Orthesen für Unter-/Oberarm und Schulter bekannt. Sie werden bei Lähmungen, bei Pseudarthrosen, bei defekten Gelenken und anderen Behinderungen benötigt.

Rumpforthesen werden im normalen klinischen Sprachgebrauch auch Leibbinden, Mieder, Korsetts o. ä. genannt. In der Mehrzahl der Fälle handelt es sich um kurative Orthesen, wie beispielsweise das Rahmenstützkorsett nach Wirbelfrakturen oder das Chéneau-Korsett bei Skoliose (Abb. 1.**35**).

Zu den kompensierenden Orthesen zählen ebenfalls die Orthesen, die bei exorbitantem Längendefizit einer Gliedmaße, z. B. Dysmelie, zum Zwecke des Längenausgleichs und des Funktionsersatzes der Gliedmaße gebaut werden. Bei dieser Art von Orthesen mit einem (Prothesen-)Kunstfuß oder einer (Prothesen-)Kunsthand spricht man von **„Orthoprothesen"** (Abb. 1.**36**).

Es ist unmöglich, in dieser Kürze auch nur annähernd auf die vielen Variationsmöglichkeiten der Orthesen einzugehen. Immer wieder wird die Orthopädietechnik neu gefordert. Die unerschöpfliche Vielfalt der möglichen Behinderungen verlangt und

1.4 Technische Orthopädie – orthopädietechnische Hilfsmittel

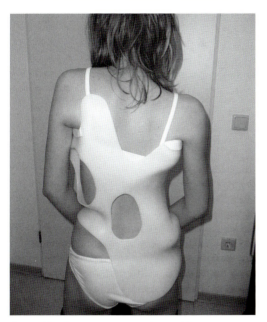

Abb. 1.**35** Skoliose-Korsett nach Dr. Chéneau. In der Rumpforthese wird die Wirbelsäule aufgerichtet.

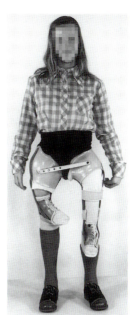

Abb. 1.**36** Dysmelie, Conterganschaden beider unterer Extremitäten (mit freundlicher Genehmigung der Firma Otto Bock HealthCare GmbH).

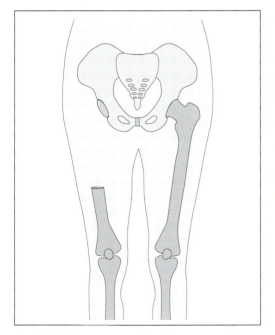

Abb. 1.**37** Femurresektion: fehlendes Endoskelett, funktionsloses Bein.

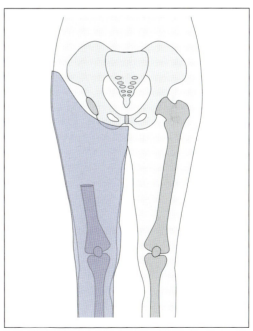

Abb. 1.**38** Extensionsorthese als Exoskelett, wieder gewonnene Gehfähigkeit (Schema).

1 Allgemeine orthopädische Befunderhebung

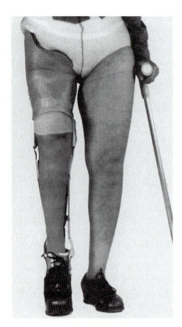

Abb. 1.**39** Extensionsorthese in Funktion (Abb. 1.**38**) (mit freundlicher Genehmigung der Klinik für Technische Orthopädie und Rehabilitation, Münster).

erzeugt immer wieder Neuschöpfungen, wie das Beispiel einer Patientin zeigen möge, welcher der proximale Oberschenkelknochen in einer Länge von ca. 20 cm mitsamt der Hüftpfanne entfernt werden musste. Das dadurch funktionslos gewordene Bein wirkte mangels Endoskeletts nur noch als Störfaktor (Abb. 1.**37**). Aber mit einer Extensionsorthese, die das funktionslose Bein durch Zug (zwischen Walkschuh und Tubersitz) nach Art eines Exoskeletts stabilisierte und die erschlaffte Oberschenkelmuskulatur dadurch wieder vorspannte und ihr so ihre Funktion in begrenztem Umfang zurückgab (Abb. 1.**38**), wurde erreicht, dass die Patientin wieder gehfähig wurde und heute – nach gut 30 Jahren – weiterhin ist (Abb. 1.**39**).

Den wichtigen **orthopädischen Maßschuhen** und **Innenschuhen,** die ebenfalls als Fußorthese zu bezeichnen sind, sei ein kurzes Wort gewidmet. Das Orthopädie-Schuhmacherhandwerk hat sich gegenüber dem Schuhmacherhandwerk zu voller Eigenständigkeit emanzipiert. Die Vielfältigkeit der Herstellungstechniken und der zu verwendenden Materialien und die dadurch gegebenen Möglichkeiten sind enorm. Im Straßenbild fällt zwar ein orthopädischer Schuh nur selten auf, orthopädische Schuhe aber sind weit verbreitet. Das liegt daran, dass durch die Kunstfertigkeit der Orthopädieschuhmacher auch schwere Fußfehlformen kompetent, dennoch kosmetisch ansprechend und kaum auffallend, versorgt werden können.

Zur Herstellung eines funktionellen orthopädischen Schuhes bedarf es einer echten Interaktion zwischen Orthopädieschuhmacher und Orthopäden. Die häufig auf Rezepten vorzufindende Diagnose „Fußdeformität" genügt keinesfalls. Es sollten dem Schuhmacher immer sehr genau die Diagnose und das therapeutische Ziel mitgeteilt werden, am besten „am Patienten".

Technische Hilfen

> **!**
> Technische Hilfen sind – wie gesagt – gewissermaßen Werkzeuge, die für bestimmte Aufgaben vorgesehen sind, die der Körperbehinderte ohne sie nicht ausführen könnte. Sie verhelfen ihm dazu, die „Verrichtungen des täglichen Lebens" zu erleichtern bzw. sie überhaupt erst zu ermöglichen. Es sind in der Regel konfektionierte Fertigartikel, sie müssen aber bei Bedarf von Hand angepasst werden. In seltenen Fällen müssen sie sogar als einmalige Sonderanfertigung jeweils neu konzipiert und handwerklich kreiert werden (Abb. 1.**40**).

Zu den Verrichtungen des täglichen Lebens zählen an erster Stelle die Bereiche, die auch in der Feststellung der Pflegebedürftigkeit von Patienten die zentrale Rolle spielen, nämlich die selbstständige Körperpflege, Nahrungsaufnahme und Mobilität. Als Beispiele der Körperpflege seien genannt: Hilfen für Dusche, Bad und Toilette, aber auch die Schere für Linkshänder und der verlängerte Schuhanzieher. Wenn der Patient nicht selbstständig essen kann, gibt es als Beispiele das Gabelmesser und die Schnorcheltasse. Bei einer Gehbehinderung benötigt er einen Handstock, Unterarmgehstützen oder Gehgestelle. Bei Gehunfähigkeit werden Fortbewegungsmittel notwendig, die vom Rollbrett, Dreirad, mechanisch oder elektrisch betriebenen Rollstuhl bis hin zum behindertengerecht zugerichteten Auto reichen (Abb. 1.**41**).

Der **Rollstuhl** sei besonders erwähnt: Der einfachste ist der passive Schieberollstuhl mit 4 kleinen Rädern. Der gängigste ist der Greifreifenfah-

1.4 Technische Orthopädie – orthopädietechnische Hilfsmittel

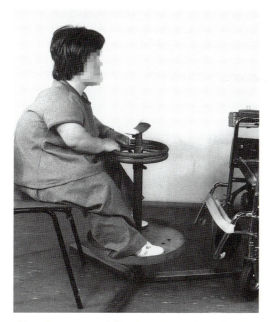

Abb. 1.40 Umsteigehilfe. Die Patientin konnte ohne fremde Hilfe die Toilette am Arbeitsplatz benutzen (mit freundlicher Genehmigung der Klinik für Technische Orthopädie und Rehabilitation, Münster).

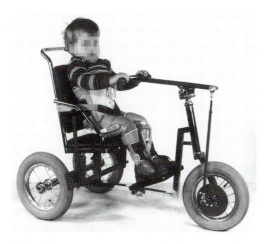

Abb. 1.41 Sogenanntes Pumprad, aktiv zu bedienen (mit freundlicher Genehmigung der Klinik für Technische Orthopädie und Rehabilitation, Münster).

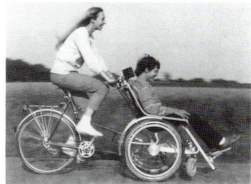

Abb. 1.42 „Roll-FIETS", von einer Hilfsperson betätigt.

niger für die Wohnung als vielmehr für draußen gedacht. Er ermöglicht gegenüber dem Greifreifenfahrer einen physiologischeren Krafteinsatz. Dadurch ist er schneller, wenn auch schwerer und erfordert mehr Kraft. Für ältere Patienten ist er weniger geeignet.

Wenn eine schlechte körperliche Konstitution, mangelnde Armkraft oder auch eine bergige Wohngegend die Betätigung eines Eigenkraftrollstuhls nicht mehr erlauben, ist ein Fremdkraftrollstuhl erforderlich (Abb. 1.42). Der Verbrennungsmotor hat in unseren Breiten ausgedient, es wird der Elektrofahrer benutzt. Auch hier – wie bei den Eigenkraftrollstühlen – liefert die Industrie ein umfangreiches Sortiment, das auf die jeweiligen Bedürfnisse abgestimmt werden muss. In extremen Fällen ist ein Rollstuhl sogar von Hand umzubauen, d. h. an die individuellen Gegebenheiten anzupassen.

Als Grundsatz ist zu beachten: Es sollte nie ein Elektrorollstuhl verordnet werden, wenn der Patient mit eigener Kraft einen Rollstuhl bedienen kann, denn er braucht ja die körperliche Betätigung. Wichtig ist zudem, sich dessen bewusst zu sein, dass ein Rollstuhlfahrer draußen auf der Straße ein aktiver Verkehrsteilnehmer wird. Der verordnende Arzt und der Lieferant haben die Verantwortung dafür zu tragen, dass der Patient die erforderlichen geistigen Fähigkeiten besitzt, sonst wird er für sich und andere Verkehrsteilnehmer zur immanenten Gefahr.

Nicht zu vergessen sind die in der Ergotherapie gefertigten verschiedensten hochindividuellen Greifhilfen, wie z. B. bei rheumatischen Händen,

rer, der sich durch seine Leichtigkeit, die Zusammenfaltbarkeit (Transport im Auto!) und optimale Manövrierbarkeit auszeichnet. Daher werden letztere, auch Rollstuhl-Fahrrad-Systeme, nicht selten als Sportgeräte benutzt. Der Handhebelfahrer ist wegen seiner schlechteren Manövrierbarkeit wedie natürlich ebenfalls zu den Technischen Hilfen zu rechnen sind.

Es konnten hier nur einige exemplarische Beispiele von Technischen Hilfen angeführt werden. Die mannigfache Vielfältigkeit von Körperbehinderungen hat eine entsprechende Menge an möglichen Hilfen zur Folge. So seien in beliebiger Reihenfolge weiter erwähnt:
➤ Lagerungs-, und Sitzhilfen
➤ Schreib(maschinen-)hilfen
➤ Telefonhilfen
➤ Hilfen zum Betätigen von Schaltern und Türen,
➤ vielgestaltigen Kommunikationshilfen

Schließlich gibt es die umfangreichen Möglichkeiten der Arbeitshilfen, oft in Kombination mit Umrüstungen des Arbeitsplatzes.

> Allgemein gilt bei Technischen Hilfen der Grundsatz: „Je weniger desto besser." Darum muss die Indikation sehr gekonnt gestellt und die Verordnung streng spezifisch gemacht werden.

Zusammengefasst geht aus der dargelegten schematischen Übersicht über das Fach der Technischen Orthopädie die Mannigfaltigkeit der orthopädietechnischen Hilfsmittel und ihrer Varianten hervor. Stellen schon die Prothesen mit ihren Passteilen ein sehr breites Spektrum von verschiedensten Möglichkeiten dar, so ist die Vielgestaltigkeit der Orthesen und Technischen Hilfen kaum zu überblicken. Die unübersehbare Vielfältigkeit aller möglichen Körperbehinderungen „gebiert" auch heute noch immer neue Varianten orthopädietechnischer Produkte. Keine Behinderung ist gleich der anderen, jede einzelne erfordert eine urspezifische Versorgung. Erst der genaue orthopädieärztliche Befund mit der klaren medizinisch-rehabilitativen Zielvorstellung – in Verbindung mit der Kunstfertigkeit des orthopädischen Handwerks und dem weit gefächerten Leistungsangebot der Zuliefererindustrie – lässt die Versorgung der Körperbehinderten optimal gedeihen.

Kostenträger

Für die orthopädische Versorgung der Behinderten ist an erster Stelle die gesetzliche Krankenversicherung zuständig. Sie übernimmt die Versorgung mit Hilfsmitteln allerdings nur insoweit, als sie unmittelbar darauf gerichtet ist, die behinderte Funktion in medizinischer Hinsicht auszugleichen.

Bedarf es zur beruflichen Rehabilitation einer über diese Leistungszuständigkeit hinaus reichenden orthopädischen Versorgung (z. B. einer besonderen Arbeitshand, eines Arthrodesenstuhls, einer Kfz-Hilfe für Bewegungsbehinderte), ist in der Regel die Zuständigkeit der gesetzlichen Rentenversicherung gegeben.

Die orthopädische Versorgung der durch einen Arbeitsunfall oder eine Berufskrankheit Betroffenen ist Sache des jeweils zuständigen UV-Trägers (Berufsgenossenschaft).

Soweit es sich um Folgen einer Kriegsbeschädigung (BVG), einer Wehrdienstbeschädigung (SVG) oder einer sonstigen Schädigung im Sinne des sozialen Entschädigungsrechts (z. B. Opfer-Entschädigungsgesetz, Bundesseuchengesetz oder Impfschäden) handelt, sind die Versorgungsämter der Länder und die ihnen zugeordneten Orthopädischen Versorgungsstellen zuständig bzw. ihre länderspezifischen Nachfolgeorganisationen. Gegebenenfalls kommen auch Hilfen nach dem Schwerbehindertengesetz in Betracht.

Ist keiner dieser Kostenträger zuständig, besteht Anspruch auf eine zur gesellschaftlichen und beruflichen Eingliederung notwendige orthopädische Versorgung nach den Bestimmungen der Eingliederungshilfe der Sozialhilfe.

Schlussbemerkungen

Es wurde versucht, das weite Terrain des Fachgebietes der Technischen Orthopädie abzustecken. Es beinhaltet die Versorgung von körperbehinderten Patienten mit orthopädietechnischen Hilfsmitteln. Dies geschieht als Interaktion, als Zusammenarbeit von orthopädischen Fachärzten mit Orthopädietechnikern.

In Bezug auf die Herstellung der Produkte – Prothesen, Orthesen, Technische Hilfen – müssen die Ärzte die diagnostisch-therapeutischen Zielstellungen vorgeben, anregen, im Dialog die technischen Möglichkeiten ausloten, und „verordnen". Sie müssen ggf. auch Kritik üben, schließlich aber das fertige Hilfsmittel „abnehmen".

Das heißt: Ihr Können, ihre Arbeit ist immateriell, sie ist rein theoretischer Natur. Das praktische Können hingegen, das Umsetzen des Therapieplans, die Herstellung des Hilfsmittels liegt in der Hand des „Hand-Werkers". Auf ihn, seinen Sachverstand und sein Können sind wir

1.5 Bedeutung der ICF für die Begutachtung

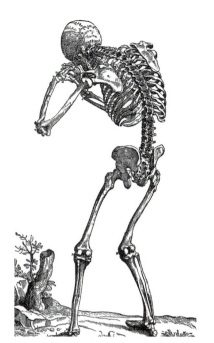

Abb. 1.43 Muss das orthopädische Bäumchen verdorren?

des Faches schon seit langem zunehmend an Interesse und Zuwendung eingebüßt. Mit der jüngst für notwendig erachteten, nun vollzogenen Vereinigung von Orthopädie und Traumatologie droht sich diese Tendenz noch weiter zu beschleunigen. Wer wird das konservative Erbe der Orthopädie – und dazu gehört das orthopädietechnische – hüten und pflegen, wer wird es weiter tragen? Wird das Wahrzeichen der Orthopädie, das orthopädische Bäumchen, wurzellos werden und muss verdorren (Abb. 1.43) (vgl. Abb. 1.21)?

Die medizinisch fundierte Technische Orthopädie gerät ohne ärztliche Präsenz in Bedrängnis und läuft Gefahr, im ökonomischen Gerangel zwischen Lieferanten und Kostenträgern zerrieben zu werden. Dann wird Derjenige, der im Mittelpunkt allen Tuns des Gesundheitswesens steht, der Kranke nämlich, der Patient, die Zeche bezahlen.

Das darf die Ärzteschaft nicht unberührt sein lassen, das kann ihr nicht gleichgültig sein.

angewiesen. Die differenzierten Ausbildungsgänge dieses Berufsstandes, die Qualifikationen bis hin zum Meisterbrief, gewährleisten den hohen Qualitätsstandard, der im Ausland vielfach seinesgleichen sucht.

Da es sich bei allen Tätigkeiten ausschließlich um die Versorgung von Patienten handelt, ist die extrakorporale Orthopädie, ist die Technische Orthopädie ohne Frage ein zur Medizin dazugehöriges, selbstständiges Fachgebiet. Arzt und Handwerker arbeiten gewissermaßen symbiotisch zusammen, dieser praktisch, jener theoretisch. So sollte es zumindest sein.

Leider hat die konservative Orthopädie innerhalb der orthopädischen Ärzteschaft durch die „Chirurgisierung"

Literatur

Andry N. Orthopädie, oder die Kunst, Bey den Kindern. Nachdruck. Stuttgart: F.K. Schattauer Verlagsg; 1987
Baehler AR. Orthopädie-technische Indikationen. Bern: Hans Huber; 1996
Baumgartner R, Greitemann B. Grundkurs Technische Orthopädie. 2. Aufl. Stuttgart: Thieme; 2007
Baumgartner R, Botta P. Amputation und Prothesenversorgung. 3. Aufl. Stuttgart: Thieme; 2007
Bundesfachschule für Orthopädie-Technik. Grundlagen der Maß-, Abform- u. Fertigungstechnik. Dortmund: Bundesfachschule für Orthopädie-Technik; 2004
Hohmann D, Uhlig R. Orthopädische Technik. 3. Aufl. Stuttgart: Enke; 1990
Niethard FU, Carstens C, Döderlein L. Kinderorthopädie. Stuttgart: Thieme; 1997
Kuhn GG. Der Greifarm. Habilitationsschrift.
van de Veen PG. Above-knee Prosthesis Technology. Enschede: van de Veen Consultancy; 2001

1.5 Bedeutung der ICF für die Begutachtung

M. Schiltenwolf

Grundsätzliches

 Die WHO hat 2001 einen Paradigmenwechsel in der Beschreibung von Gesundheit vorgenommen.

Während zuvor seit 1980 krankheitsbezogene Störungen der körperlichen Schädigungen (impairment), der psychischen (disability) und der sozialen Beeinträchtigung (handicap) bewertet wurden (ICIDH – International Classification of Impairment, Disability and Handicap), hat die Weltgesundheitsorganisation nun die Ressourcen in den Vordergrund gestellt: Die WHO verlässt mit dem

1 Allgemeine orthopädische Befunderhebung

Tabelle 1.12 Prinzipielle Unterschiede in der Beschreibung von Krankheit und Gesundheit durch die WHO.

	ICIDH (bis 2001)	ICF (seit 2001)
Konzept	kein übergreifendes Konzept	Konzept der funktionalen Gesundheit (Funktionsfähigkeit)
Grundmodell	Krankheitsfolgenmodell	biopsychosoziales Modell der Komponenten von Gesundheit
Orientierung	defizitorientiert: Es werden Behinderungen klassifiziert.	ressourcen- und defizitorientiert: Es werden Bereiche klassifiziert, in denen Behinderungen auftreten können. Es können unmittelbar positive und negative Bilder der Funktionsfähigkeit erstellt werden.

ICF das phänomenologische Defizitmodell und schafft eine Bedingung, durch die Beschreibung der *funktionalen Gesundheit* einer Person die individuellen Gesundheitsreserven zu bewerten (ICF – International Classification of Functioning). Die Grundlage dieser Bewertung ist ein biopsychosoziales Krankheitsmodell (Tabelle 1.12).

Der ICF kann nur auf klassifizierten Krankheiten des ICD aufbauen, wodurch sie bei Gesundheitsstörungen außerhalb des ICD (zum Beispiel wegen ethnischer Herkunft oder einer Religionszugehörigkeit) nicht zur Anwendung kommen kann. Die ICF ergänzt die ICD (International Classification of Diseases) durch den Aspekt der funktionalen Gesundheit.

Das biopsychosoziale Modell

> **!** Die ICF baut auf einem biopsychosozialen Grundverständnis von Gesundheit auf; dieses unterscheidet sich von einem biomedizinischen Modell. Während das biomedizinische Modell Krankheiten als eine individuelle Anforderung an medizinische Leistungen der Diagnostik und Therapie kategorisiert, werden im biopsychosozialen Modell die Wechselwirkungen einer kranken Person mit einem Gesundheitsproblem und ihren Kontextfaktoren für die gestörten und gesunden Körperfunktionen, die Aktivitäten und die Teilhabe an Lebensbereichen berücksichtigt.

Es werden also komplexe Abhängigkeiten beschrieben (Abb. 1.44):
- Sekundärprozesse: z. B. Auswirkungen einer Arbeitslosigkeit auf die Stimmung (Entwicklung einer Depression),
- induzierte Prozesse: Auswirkungen auf Dritte (z. B. Beeinträchtigung der Gesundheit, Aktivitäten und Partizipationen von Personen bei der Langzeitpflege von Angehörigen),
- Kontextfaktoren: aus Kontextfaktoren können sich sowohl Barrieren als auch Förderungen bei Gesundheitsstörungen ergeben,
- Umweltfaktoren: Bedingungen der Umgebung, in der eine Person lebt, z. B.:
  - Infrastruktur am Wohnort,
  - Unterstützung durch Familie und das Sozialsystem,
  - Einstellungen der Umgebung,
- personenbezogene Faktoren: biografische und Lebensstilfaktoren einer Person (diese Faktoren werden durch die ICF nicht berücksichtigt).

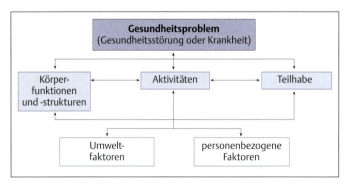

Abb. 1.44 Das biopsychosoziale Störungsmodell.

1.5 Bedeutung der ICF für die Begutachtung

Beurteilungskomponenten der ICF

Fünf Komponenten, von denen vier klassifiziert sind (Abb. 1.**45**):
- Körperfunktionen
- Körperstrukturen
- Aktivitäten und Teilhabe
- Umweltfaktoren
- personenbezogene Faktoren (derzeit nicht klassifiziert)

- **Körperfunktionen:** physiologischen Funktionen von Körpersystemen (einschließlich psychologische Funktionen).
- **Körperstrukturen:** anatomische Teile des Körpers wie Organe, Gliedmaßen und ihre Bestandteile.
  Der Begriff „Körper" bezieht sich auf den menschlichen Organismus als Ganzes. Daher umfasst er auch das Gehirn und seine Funktionen, z. B. den Verstand. Aus diesem Grund werden mentale (geistige und seelische) Funktionen unter „Körperfunktionen" subsumiert. Gliederungskriterium für Körperfunktionen und -strukturen sind Körpersysteme. Entsprechend werden Körperstrukturen nicht als Organe betrachtet.
- **Schädigungen** sind Beeinträchtigungen einer Körperfunktion oder -struktur wie z. B. eine wesentliche Abweichung oder ein Verlust:
  - Schädigungen der Struktur können eine Anomalie, ein Defekt, Verlust oder eine andere wesentliche Abweichung der Körperstruktur in Übereinstimmung mit medizinischen Erkenntnissen sein.
  - Schädigungen sind jedoch nicht das gleiche wie die zugrunde liegende Pathologie, sondern stellen eine Manifestation dieser Pathologie als Abweichung von gewissen, allgemein anerkannten Standards bezüglich des biomedizinischen Zustands des Körpers und seiner Funktionen dar.
  - Schädigungen können vorübergehend oder dauerhaft, progressiv, regressiv oder statisch sein, intermittierend oder kontinuierlich. Die Abweichung von der Populationsnorm kann geringfügig oder schwerwiegend und zeitlichen Schwankungen unterworfen sein.
  - Schädigungen werden in der ICF unabhängig von ihrer Ätiologie und Entwicklung betrachtet (z. B. kann der Verlust des Sehvermögens oder der Verlust einer Extremität von einer genetischen Anomalie oder einer Verletzung herrühren). Das Vorhandensein einer Schädigung impliziert zwar notwendigerweise eine Ursache.
  - Schädigungen können Teil oder Ausdruck eines Gesundheitsproblems sein, aber sie weisen nicht notwendigerweise darauf hin, dass eine Krankheit vorliegt oder dass die betroffene Person als krank angesehen werden sollte.
- **Funktionsstörungen**: Krankheitssymptome
- **Aktivität:** Durchführung einer Aufgabe oder Handlung (Aktion) durch einen Menschen.
- **Beeinträchtigungen der Aktivität:** Schwierigkeiten, die ein Mensch bei der Durchführung einer Aktivität haben kann.
- **Partizipation (Teilhabe):** das Einbezogensein in eine Lebenssituation. Die Domänen dieser Komponente werden näher bestimmt durch das Beurteilungsmerkmal für Leistung und das für Leistungsfähigkeit (Kapazität).
  Hinsichtlich der Komponenten *Aktivitäten und Partizipation* ist zu unterscheiden zwischen:
  - Leistung: was ein Patient unter gegebenen Bedingungen an Aktivitäten erbringt,
  - aktuelle Kapazität: beschreibt, was er erbringen kann,
  - Reservekapazität: was er erbringen könnte nach intensivem Training.
- **Beeinträchtigungen der Partizipation (Teilhabe)** sind Probleme, die ein Mensch beim Einbezogensein in eine Lebenssituation erlebt.
- **Kontextfaktoren** stellen den gesamten Lebenshintergrund eines Menschen dar.
  - **Umweltfaktoren**: die materielle, soziale und einstellungsbezogene Umwelt, in der Menschen leben und ihr Leben gestalten. Diese Faktoren liegen außerhalb des Individuums und können seine Leistung als Mitglied der Gesellschaft, seine Leistungsfähigkeit zur Durchführung von Aufgaben bzw. Handlungen oder seine Körperfunktionen und -strukturen positiv oder negativ beeinflussen.
  - **Personbezogene Faktoren**: der spezielle Hintergrund des Lebens und der Lebensführung einer Person. Sie umfassen Gegebenhei-

1 Allgemeine orthopädische Befunderhebung

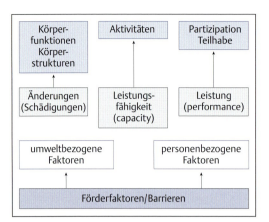

Abb. 1.45 Die Beurteilung der funktionalen Gesundheit bei einer ICD-klassifizierten Erkrankung.

ten der Person, die nicht Teil ihres Gesundheitsproblems oder -zustands sind. Diese Faktoren können Geschlecht, ethnische Zugehörigkeit, Alter, andere Gesundheitsprobleme, Fitness, Lebensstil, Gewohnheiten, Erziehung, Bewältigungsstile, sozialer Hintergrund, Bildung und Ausbildung, Beruf sowie vergangene oder gegenwärtige Erfahrungen (vergangene oder gegenwärtige Ereignisse), allgemeine Verhaltensmuster und Charakter, individuelles psychisches Leistungsvermögen und andere Merkmale umfassen, die in ihrer Gesamtheit oder einzeln bei Behinderung auf jeder Ebene eine Rolle spielen können. Personbezogene Faktoren sind nicht in der ICF klassifiziert.

Kontextfaktoren begünstigen oder verschlimmern die Beeinträchtigungen der funktionalen Gesundheit.

Kodierung nach ICF und Relevanz für die Begutachtung

Zur Handhabung der ICF hat die WHO ein detailliertes, umfangreiches Klassifizierungssystem vorgelegt: Jede Beurteilungskomponente wird nach Kategorien unterteilt, die wiederum nach ihrem Ausprägungsgrad skaliert werden: Hierdurch entsteht eine (fast unüberschaubare) Menge von mehr als 1400 Kategorien, also Items (493 Körperfunktionen, 310 Körperstrukturen, 393 Aktivitäten und Partizipationen, 258 Umweltfaktoren). Die ICF benutzt hierzu ein alphanumerisches Hierarchiesystem:

➤ Buchstaben werden zur Bezeichnung der Teilklassifikationen Körperfunktionen („b", body), Körperstrukturen („s", structure), Aktivitäten und Partizipation (Teilhabe) („d", Domänen = Lebensbereiche) sowie Umweltfaktoren („e", environment) verwendet.
➤ Jedem Buchstaben folgt ein numerischer Kode, der das Item einem Kapitel und Unterkapiteln zuordnet.
➤ Beispiel: „d510" = (d) Domäne, (5) Kapitel „Selbstversorgung", (10) Unterkapitel „sich waschen".
➤ Jedes Item wird nun nach einem Schweregrad skaliert, der als Schweregrad-Kode dem Item-Kode angehängt wird:
  – xxx.0: Problem nicht vorhanden (klein, ohne, vernachlässigbar; 0–4%)
  – xxx.1: Problem leicht vorhanden (gering, niedrig; 5–24%)
  – xxx.2: Problem mäßig ausgeprägt (mittel, ziemlich; 25–49%)
  – xxx.3: Problem erheblich ausgeprägt (hoch, extrem; 50–95%)
  – xxx.4: Problem voll ausgeprägt (vollständig, komplett; 96–100%)
  – xxx.8: Problem nicht spezifiziert
  – xxx.9: Beurteilungsmerkmal nicht anwendbar

Zur Vereinfachung wurden für 12 chronische Erkrankungen (Rückenschmerz, Osteoporose, Rheumatoide Arthritis, Osteoarthrose, ischämische Herzkrankheit, COPD und Asthma bronchiale, Diabetes mellitus, Brustkrebs, Adipositas, generalisierte Schmerzstörungen, depressive Störungen, Schlaganfall) sog. Core-Sets vorgeschlagen, die eine Präselektion der Items auf krankheitsrelevante Aspekte erlauben sollen (Cieza et al. 2004). Diese Core-Sets wurden durch internationale Expertenbefragungen zusammengestellt; diese ICF-Core-Sets stellen eine Inhaltsbeschreibung dar. Sie sagen nichts darüber aus, ob und wie welche Kategorien zu messen sind. Es bleibt jedoch weiterhin ein erheblicher Zeitaufwand notwendig. Weiterhin bleibt fraglich, ob eine barrierefrei Kommunikation zwischen verschiedenen Benutzern des Systems aufgrund der Komplexität tatsächlich zu erreichen sein wird.

1.5 Bedeutung der ICF für die Begutachtung

> **Fallbeispiel: Core-Set für chronisch weit verbreiteten Schmerz (Cieza et al. 2004)**
>
> Für Items wurden von allen Experten als wesentlich eingeschätzt:
> - emotionale Funktionen,
> - Schmerzempfindung,
> - Belastungstoleranz,
> - Alltagsroutine ausführen,
> - mit Stress und anderen psychologischen Anforderungen umgehen,
> - familiäre Beziehungen,
> - lohnendes Anstellungsverhältnis,
> - intime Beziehungen,
> - zentral wirksame Substanzen,
> - unmittelbare Familie,
> - Ärzte,
> - individuelle Einstellungen der Familienmitglieder,
> - soziale Sicherungssysteme und Sozialpolitik.

Das Neunte Buch des Sozialgesetzbuches (SGB IX – Rehabilitation und Teilhabe behinderter Menschen) versucht durch das Partizipationskonzept die ICF zu berücksichtigen: Für die Begutachtung klassifizierter Erkrankungen – egal ob im Rechtskontext einer privaten oder gesetzlichen Versicherung (z. B. Lebensversicherung, Rentenversicherung) – vermag die ICF Anhaltspunkte der Einschätzung zu geben. Seit dem 01.04.2004 dürfen Vertragsärzte der Krankenversicherung (KV) nur dann Reha-Leistungen der KV verordnen, wenn sie auch durch Kenntnisse des ICF besonders qualifiziert sind. Auch durch die Deutsche Rentenversicherung wurde das mit der ICF implementierte biopsychosoziale Modell in vielen Bereichen übernommen. Es ist noch nicht abzusehen, ob und in welcher Form sozialmedizinische Gutachteninhalte „ICF-konform" erfasst werden sollen. Die Kodierung ist eine Zukunftsaufgabe, die bislang noch Forschungsgegenstand ist und aktuell noch nicht vor der flächendeckenden Einführung in die Begutachtungspraxis steht. Die Kodierung der funktionalen Gesundheit ist noch (Forschungs-) Zukunft, eine ministeriale Verordnung einer ICF-Anwendung steht aktuell nicht zur Debatte. Die ICF ist also ein Konstrukt zur Sachaufklärung. Sie schafft ein einheitliches Begriffsinventar. Sie ersetzt aber nicht die gutachtliche Leistung. Aktuell wird die ICF insbesondere zur wissenschaftlichen Beurteilung von Krankheitsfolgen eingesetzt (z. B. Kirchberger 2007; Offenbächer et al. 2007).

Unabhängig von der ICF-Kodierung vorgegebener Items für Körperfunktionen, Körperstrukturen, Aktivitäten und Teilhabe sowie Umweltfaktoren kann in der täglichen Gutachtenpraxis das Paradigma der funktionalen Gesundheit übernommen werden: Es empfiehlt sich, die Auswirkung von Krankheiten auf alle Lebensbereiche nach dem biopsychosozialen Gesundheitsmodell zu überprüfen und dabei kategorial die noch möglichen und praktizierten Aktivitäten und Teilhaben, die aktuelle und die Reservekapazität abzuklären.

Dies ist prinzipiell ein Paradigmenwechsel in der Begutachtung, die sich bislang daran orientierte, welche Erkrankungen gesichert sind und welche Leistungen daher nicht mehr möglich bzw. zumutbar sind; diese Einschätzung ist stark von tradierten organmedizinischen Überzeugungen abhängig und lässt die Ressourcen der Probanden meist außer Betracht. Die sozialmedizinisch zu klärende Leistungsfähigkeit im Erwerbsleben unter dem Aspekt der funktionalen Gesundheit ergibt sich also weniger aus dem Strukturschaden, sondern eher aus den noch vorhandenen bzw. zu fördernden Aktivitäten und Teilhabemöglichkeiten vor dem Hintergrund der aktuell vorhandenen und funktional gestaltbaren Gesundheit.

> Die ICF soll als Möglichkeit eines Ordnungssystems gesehen werden mit dem Zusatz der Kodierung. Das Positive an der ICF ist das biopsychosoziale Modell. Die Diskussion um die ICF dürfte noch lange nicht abgeschlossen sein.

Literatur

Cieza A, Ewert T, Üstün TB, Chatterji S, Kostanjsek N, Stucki G. ICF Core Set development for patients with chronic conditions. J Rehabil Med 2004; 44 (Suppl.): 9 – 11

Cieza A, Stucki G, Weigl M et al. ICF Core Sets for chronic widespread pain. J Rehabil Med 2004; 44 (Suppl.): 63 – 68

Kirchberger I, Stamm T, Cieza A, Stucki G. Does the Comprehensive ICF Core Set for rheumatoid arthritis capture occupational therapy practice? A content-validity study. Can J Occup Ther 2007; 74 (Spec No.): 267 – 280

Offenbächer M, Cieza A, Brockow T, Amann E, Kollerits B, Stucki G. WHO: Are the contents of treatment outcomes in fibromyalgia trials represented in the International Classification Of Functioning, Disability, and Health? Clin J Pain 2007; 23: 691–701

Schuntermann MF. Einführung in die ICF. Landsberg: ecomed; 2005

2 Begutachtung bei speziellen Krankheitsbildern

2.1 Begutachtung von Erkrankungen des entzündlich-rheumatischen Formenkreises

S. Rehart, U. Hötker

Vorbemerkungen

Bei der Begutachtung von Skelettmanifestationen der Erkrankungen des rheumatischen Formenkreises werden betroffene Gelenke auch als Manifestationsform einer systemischen Autoimmunerkrankung eingeschätzt. Wegen des besonderen Charakters dieser Erkrankungen handelt es sich oft um die Beurteilung einer Vielzahl von erkrankten Gelenken, die nicht nur im Einzelnen, sondern auch in ihrem Zusammenwirken betrachtet werden müssen. Der systemische Befall wirkt sich nicht nur auf Gelenke, sondern auch auf Sehnen/Sehnenscheiden, auf die inneren Organe und weitere Organe, z. B. Haut und Augen, aus. Somit ist für eine suffiziente Begutachtung oft eine Vielzahl an Zusatzbefunden z. B. aus Gebieten der inneren Medizin einzuholen.

Charakteristisch für die entzündlichen rheumatischen Erkrankungen ist der schubweise Verlauf. Hieraus ergibt sich das Begutachtungsproblem, zu einem gegebenen Zeitpunkt lediglich den situativen Zustand beurteilen zu können, der eventuell der durchschnittlichen Krankheitsausprägung eines Patienten nicht gerecht wird. Daher sind anamnestische Daten und Vorbefunde notwendig.

Die Begutachtung durch den internistischen oder orthopädischen Rheumatologen empfiehlt sich, da diesen die vielen unterschiedlichen Skalen und Inventare zur Beurteilung der Erkrankung geläufig sind.

Bei der Vielzahl der Erkrankungen des rheumatischen Formenkreises kann nicht auf jede einzelne Entität eingegangen werden. Die rheumatoide Arthritis soll ausführlicher dargestellt werden. Im darauf Folgenden werden dann nicht mehr allgemein gültige Aspekte, sondern nur noch Besonderheiten anderer häufiger Krankheiten des rheumatischen Formenkreises beleuchtet.

Es handelt sich bei jeder Begutachtung um eine Momentaufnahme, die sich zu einem anderen Zeitpunkt different darstellen kann. Es steht einem Gutachter frei, einen Vorschlag für eine erneute Begutachtung zu unterbreiten, wenn sich eine kurzfristige Änderung absehen lässt (Medikamente/Operationen). Auch ein Patient kann einen Antrag auf Änderung von GdB/MdE jederzeit stellen. Erkrankungen des rheumatischen Formenkreises unterliegen einer unvorhersehbaren periodischen Schwankung.

Chronisch-entzündliche Gelenkerkrankungen

Rheumatoide Arthritis (RA)

> **!** Das auslösende Antigen ist bei der RA nicht bekannt. Es handelt sich um eine Autoimmunerkrankung. Im Blut der Patienten können Antikörper gegen Autoantigene nachgewiesen werden. Über viele Wege kommt es u. a. zu einer Aktivierung von Metalloproteinasen, sowie zu TNF-α-assoziierten Entzündungsprozessen, die letztlich für die Gelenkzerstörungen mit verantwortlich sind. Autoantigene mit möglicher Spezifität für die RA sind Antikörper gegen IgG (Rheumafaktor) und zyklisches zitrulliniertes Peptid (CCP).

> Von höchster Wichtigkeit ist ein früher Behandlungsbeginn („hit hard and hit early") mit einer Basistherapie, um eine Remission oder einen milderen Verlauf zu induzieren.
> In der Begutachtung sollten die radiologischen Larsen-Stadien und der Aktivitätsgrad (DAS) berücksichtigt werden.

Pathophysiologie

Das individuelle Immunsystem scheint eine zentrale Rolle in der Pathophysiologie der rheumatischen Erkrankungen zu spielen. Von großem Interesse sind Toll-like-Rezeptoren (TLR), die z. B. Bakterienprodukte und Nukleinsäuren erkennen und die Körperabwehr aktivieren. Die Erkennung ist nicht hochspezifisch und unterliegt komplexen Regelkreisen, wodurch es zu einer falschen Interpretation eigener Körperbestandteile als „fremd" kommen und eine Autoimmunantwort resultieren kann. Auslösende Antigene bei der rheumatischen Arthritis sind bis heute nicht bekannt. Körpereigene Antigene werden den T-Zellen von den antigenpräsentierenden Zellen (APC) und insbesondere den dendritischen Zellen (DC) präsentiert, was als ein zentraler Faktor für die Genese der RA gilt. Denkbar ist der Beginn als eine unspezifische Immunreaktion, die später aber eine Reaktion des erworbenen Immunsystems auslöst. Bei der Arthritis scheinen TLR 2 und TLR 4 im Vordergrund zu stehen. TLR 2 kann die Bildung von regulatorischen (protektiven) T-Zellen (Treg) induzieren. Eine Balance zwischen TLR 2 und dem entzündungsfördernden TLR 4 ist daher wichtig, bei der RA jedoch nicht gewahrt. Wichtige Zellen sind daher TLR-exprimierende Makrophagen in der Synovialis eines arthritischen Gelenkes, wodurch die Bildung von TNF, IL-6 und IL-1 induziert wird.

Zytokine wie TNF-α, IL-1, IL-6, IL-15, IL-17, IL-18 wirken als Stimulatoren auf synoviale Fibroblasten (SF), die für die fortschreitende Gelenkzerstörung bei der RA von zentraler Bedeutung sind. Durch die Stimulation werden die synovialen Fibroblasten aktiviert und dieses führt zur Expression von Zytokinen, Matrixmetalloproteinasen (MMP), Adhäsionsmolekülen, COX-2 usw. (Abb. 2.1).

MMPs (23 Endoproteasen), Plasmin, Cathepsin L (von den RA SF exprimiert, alle erhöht bei RA) sind mit verantwortlich für die fortschreitende Gelenkzerstörung. Die Aktivität dieser Enzyme wird durch TIMPs (tissue inhibitors of metalloproteinases) inhibiert. Die Prozesse stehen beim Gesunden im Gleichgewicht, bei der RA ist das Gleichgewicht aber zugunsten der MMPs verschoben.

Der Knochenauf- und -abbau wird durch Osteoblasten und Osteoklasten gewährleistet. Der bei der Arthritis im Vordergrund stehende Knochenabbau wird durch ein Rank-/Rank-Ligand-System (Rezeptoraktivator des nukleären Faktors Kappa B) aktiviert. Der die Osteoklasten stimulierende Rank-Ligand wird besonders von Fibroblasten, Chondrozyten, Makrophagen und Endothelzellen gebildet. Auch TNF-α stimuliert direkt oder indirekt (RankL/Rank) die Osteoklasten.

T-Zellen, besonders IL-17 produzierende T-Zellen können Osteoklasten stark stimulieren. Protektiv können Tregs wirken, die auch über direkten Zell-Zell-Kontakt in der Lage sind, die Ausreifung von Osteoklasten zu verhindern.

Die Synovialis bei der RA enthält große Mengen an T-Zellen. Eine Hemmung der T-Zellen (z. B. über den T-Zell-Co-Stimulationsblocker Abatacept) führt zu einer Verbesserung des Krankheitsbildes, was für eine wichtige Rolle der T-Zellen spricht.

Ein Teil der T-Helferzellen ist in der Lage, Immunreaktionen zu hemmen (Treg, Suppressor-T-Zellen, s. o.). Werden im Tiermodell die Treg (CD 4+/ CD 25+) gehemmt, kommt es zu einer starken Autoimmunerkrankung, was auch für die wichtige regulatorische Rolle dieser Zellen spricht. Die Aktivierung der T-Zelle geschieht zum einen über die Interaktion des T-Zell-Rezeptors (TCR) mit dem Antigen, das von einer antigenpräsentierenden Zelle (APC) im Zusammenhang mit dem Haupthistokompatibilitätskomplex (MHC) präsentiert wird. Zur Aktivierung der T-Zelle ist aber eine zweite costimulatorische Bindung nötig. Für diese Moleküle gibt es 3 Möglichkeiten: Moleküle aus Gruppen der Immunglobuline, TNF-Rezeptoren und Zytokine. Die co-stimulierenden Moleküle können in rheumatisch veränderten Geweben in hoher Konzentration vorhanden sein.

Diagnostik

Die RA ist eine chronisch-entzündliche, oft in Schüben verlaufende Systemerkrankung des Bindegewebes mit besonderer Ausprägung an den

2.1 Begutachtung von Erkrankungen des entzündlich-rheumatischen Formenkreises

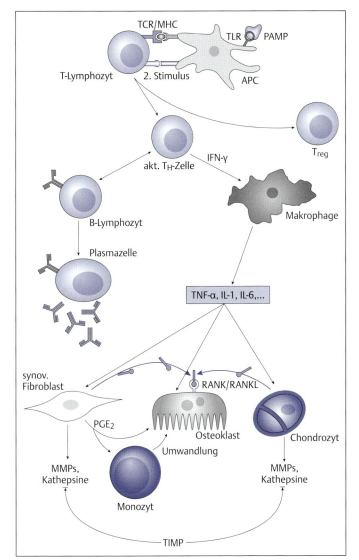

Abb. 2.1 Schematische Darstellung der entzündlichen Prozesse bei der rheumatoiden Arthritis.

Gelenken. 0,5 – 1 % der Bevölkerung sind betroffen, Frauen 3-mal häufiger als Männer. Erkranken können Menschen in allen Altersgruppen (ca. 6 % unter 16 Jahren). Der Altersgipfel liegt zwischen dem 45. und 65. Lebensjahr. Betroffene Gelenke sind sehr schmerzhaft, geschwollen und druckempfindlich. Die RA ist in der Vielzahl der Fälle eine polytope Gelenkerkrankung mit häufig symmetrischem Befall, kann aber auch als Monoarthritis imponieren. Die meist betroffenen Gelenke sind an den Händen die Metakarpophalangealgelenke, die proximalen Interphalangealgelenke und die Handgelenke, an den Füßen die Zehengrundgelenke, ansonsten die Knie-, Ellenbogen- und Schultergelenke, die Hüft- und Sprunggelenke. Häufig besteht eine Beteiligung der HWS, regelhaft bei langständigem Verlauf. Die RA betrifft in mehr als 80 % der Fälle Strukturen der Hand.

Kriterien für die standardisierte Diagnosestellung sind durch das American College of Rheumatology festgelegt (ACR 1987):

1. Morgensteifigkeit über mind. 1 h
2. Befall von mindestens 3 Gelenkregionen

3. Befall der Hände
4. symmetrische Arthritis
5. Rheumaknötchen
6. Rheumafaktor
7. radiologische Veränderungen (Tabelle 2.1)

Kriterien 1–4 müssen für mindestens 6 Wochen bestehen. Zur Diagnosestellung müssen mindestens 4 der 7 Kriterien erfüllt sein.

90% der Patienten zeigen Allgemeinsymptome wie Schwäche, Gewichtsverlust, Fieber.

Ein schubartiger Verlauf ist gerade in der Frühphase typisch.

Labor: Rheumafaktor, Anti CCP-AK (relativ spezifisch als Prognosefaktor für die Entwicklung der RA im Verlauf). Kombination der beiden Werte ergibt einen sehr hohen prognostischen Aussagewert für die zukünftige Entwicklung einer RA.

Die Stadieneinteilung der rheumatologischen Gelenkdeformierung im Röntgenbild erfolgt z. B. nach Larsen, Dale und Eek (1977) (Tabelle 2.1): 10 PIP-Gelenke (Hand), 10 MCP-Gelenke (Hand), 2 Handgelenke, 8 Zehengrundgelenke, 2 Großzehengrundgelenke, also zusammen 32 Gelenke mit jeweils maximal 5 Punkten ergeben eine mögliche Gesamtpunktzahl von 160.

Auch zur klinischen Beurteilung des Schweregrades und des Krankheitsverlaufes wurde eine Vielzahl von Skalen entwickelt.

Häufig verwendet werden die in Tabelle 2.2 aufgeführten Skalen.

Als sehr praktikabel erwiesen hat sich der DAS 28. Bei diesem Test werden 28 Gelenke auf Druckschmerz und Schwellung untersucht. Weiterhin gehen die subjektive Krankheitseinschätzung durch den Patienten und die BSG in die Bewertung ein (Berechnungsformel siehe in Absatz Begutachtung). Der DAS 28 korreliert gut mit den Ergebnissen des TJC 68 und des SJC 66.

Eine wichtige Einteilung der meist bestehenden Handgelenkbeteiligung an der Erkrankung erfolgt nach Simmen:
➤ Typ 1: ankylosierender Typ, „stiff type"
➤ Typ 2: osteoarthrotischer Typ
➤ Typ 3: karpale Desintegration, Auflösung des Karpus, „loose type"

Die Beschwerden der Patienten nehmen von Typ 1 nach Typ 3 zu. Bei letzterem Typ besteht eine Instabilität der Handwurzel, die den Gebrauch der ganzen Hand stark einschränkt.

Alle Skalen müssen kritisch gesehen werden; jedoch geben sie die Möglichkeit einer Evaluation der Krankheitsaktivität und des Verlaufs.

Therapieansätze

Grundlage der medikamentösen Therapie sind NSAR (Hemmung der Prostaglandinsynthese), Kortison (Hemmung Synthese von IL-1, TNF, COX-2) und die sog. Basistherapie (DMARDs = disease modifying anti-rheumatic drugs) (Tabelle 2.3). Hie-

Tabelle 2.1 Röntgenkriterien für den Gelenkbefall nach Larsen et al.

Stadium 0	normal (0 Punkte)
Stadium 1	Weichteilschwellung, leichte Gelenkspaltverschmälerung (1 Punkt)
Stadium 2	eine / mehrere kleine Erosionen (2 Punkte)
Stadium 3	ausgeprägte Erosionen (3 Punkte)
Stadium 4	große Erosionen (4 Punkte)
Stadium 5	schwere Deformität/Mutilation (5 Punkte)

Tabelle 2.2 Skalen für die Krankheitsausprägung der RA.

ACR Tender Joint Count (TJC) (68 Gelenke werden auf Druckschmerzhaftigkeit überprüft)	Mandibulargelenk, Sternoklavikulargelenk, AC-Gelenke, Schulter-, Ellenbogen-, Handgelenk, MCP, PIP, DIP, Hüft-, Knie-, obere Sprunggelenke, Tarsus, IP-Großzehe, MTP, PIP, DIP je als 1 Gelenk
ACR Swollen Joint Count (66 Gelenke werden auf eine Schwellung untersucht)	wie TJC, ohne Hüftgelenke
DAS 28 (Emmerich)	28 Gelenke, Druckschmerz, Schwellung
Funktionsfragebogen Hannover	

2.1 Begutachtung von Erkrankungen des entzündlich-rheumatischen Formenkreises

Tabelle 2.3 Medikamentöse Therapieoptionen der RA.

„Moderne" Basistherapeutika:	
Methotrexat	
Sulfasalazin	
Leflunomid	
Hydrochloroquin	
Ciclosporin	
Minocyclin	
„Ältere" DMARDS:	
Azathioprin	
Cyclophosphamid	
D-Penicillamin	
Gold	
„Biologika" (DMARDs/bes. TNF-α-Blocker):	
Adalimumab	Antikörper gg. TNF
Infliximab	Antikörper gg. TNF
Etanercept	löslicher TNF-Rezeptor-AK
Anakinra	IL-1-Antagonist, besetzt IL-1-Rezeptoren
Abatacept	T-Zell-Co-Stimulationsblocker
Rituximab	B-Zell-Depletor

runter versteht man die medikamentöse Hemmung der entzündlichen Prozesse durch unterschiedliche Mechanismen.

Die klassische Basistherapie wird mit niedrig dosiertem Methotrexat (MTX) durchgeführt. Eine Monotherapie mit Sulfasalazin erscheint der MTX-Therapie unterlegen. Die frühe Kombinationstherapie von DMARDs ist der Monotherapie überlegen.

Krankengymnastik und ggf. Ergotherapie sind integraler Bestandteil der Therapie bei „Rheuma"-Patienten.

Im Sinne der Interdisziplinarität der Erkrankung sollte jedem Patienten im Rahmen der Diagnostik und Therapie ein Angebot für eine psychologische Betreuung entgegengebracht werden, um Krankheitsbewältigungsstrategien und Stressbewältigungspraktiken zu erlernen. Chronische Erkrankungen wirken sich nicht nur auf den Körper, sondern auch auf die Psyche aus. Insbesondere chronische Schmerzen wirken sich auf Denken und Fühlen der Patienten aus, sodass sich ihr Leben oft nur noch um den Schmerz dreht. In der psychologischen Beratung sollen die Patienten lernen, besser mit dem Schmerz und der veränderten Lebenssituation umzugehen. Die Ziele können durch Gespräche über schmerzauslösende psychische Faktoren, aber besonders auch durch eine progressive Muskelrelaxation nach Jakobson und durch autogenes Training erreicht werden.

Patienten mit RA müssen sich sehr häufig präventiven oder rekonstruktiven rheumaorthopädischen Eingriffen an Sehnen, Sehnenscheiden, Gelenken und der Wirbelsäule unterziehen (Synovektomien, Endoprothesen, Arthrodesen, Spondylodesen). Nach arthroskopischen Synovektomien sind vielfach Radiosynoviorthesen, gelegentlich auch Chemosynoviorthesen, indiziert.

Einschätzung des Therapieerfolgs

Der Therapieerfolg kann gutachtlich überprüft werden. Die Röntgenbildveränderungen und die Progredienz (z. B. nach den Larsen-Stadien) werden beurteilt.

Die Reduktion der Anzahl geschwollener und schmerzhafter Gelenke (ACR 20/50/70) wird erfasst:
- ACR 20: Reduktion der Anzahl betroffener Gelenke um 20%,
- ACR 50: Reduktion um 50%,
- ACR 70: Reduktion um 70%.

Weiterhin können DAS-28-Werte zum Verlauf herangezogen werden.

Prognose

Chronische Entzündungen wie bei der RA haben Einfluss auf die Entwicklung einer Arteriosklerose und nachfolgend Auswirkungen auf das kardiovaskuläre Risiko, insbesondere bei rheumafaktorpositiven männlichen Patienten. Bei gutem Ansprechen auf die TNF-Blocker scheint sich für diese Gruppe das kardiovaskuläre Risiko zu erniedrigen, für definitive Aussagen ist es heute aber noch zu früh.

Weitere mögliche Organmanifestationen treten an der Lunge (Fibrose), Leber (chronische Entzündung, Zirrhose) oder in der Niere (Amyloidose) auf.

Beim Vergleich von Patienten mit RA zu einer gesunden Vergleichsgruppe ist die mittlere Lebenserwartung um 5 – 8 Jahre verkürzt.

Ungünstige prognostische Faktoren sind:
- Rheumafaktor früh positiv,
- bei Erstdiagnose Rheumafaktor > 50 U/ml, zusätzlich CCP-AK positiv,
- weibliches Geschlecht,
- Erkrankungsbeginn Alter > 60,
- HLA-DR-4 postiv.

Begutachtung

Bei der Beurteilung rheumatologischer Erkrankungen wird der Grad der Behinderung (GdB)/die Minderung der Erwerbsfähigkeit (MdE) durch Funktionsbeeinträchtigungen bzw. Minderbelastbarkeiten bestimmt.
- Röntgen- oder andere technische Befunde begründen alleine nicht den GdB. Erst in der Zusammenschau mit den zuzuordnenden Funktionsstörungen kann ein GdB festgelegt werden.
- Die „normalen" mit der rheumatischen Aktivität assoziierten Schmerzen sind in der GdB mit enthalten. Sollten die Schmerzen jedoch durch die Schwere der Erkrankung nicht ausreichend zu erklären sein, sind sie gesondert zu bewerten, z. B. durch Beurteilung psychischer Komorbidität (s. Kap. B 2.9).
- Mit berücksichtigt werden müssen Auswirkungen der Erkrankung auf andere Organsysteme, z. B. Muskulatur mit Muskelschwächen bis zur Geh- und Stehunfähigkeit, Kontrakturen oder Deformitäten bzw. der Befall innerer Organe, der Haut oder der Augen.

- Eine gute Möglichkeit der Erfassung der Krankheit ist durch die WHO mit der Internationalen Klassifikation der Funktionsfähigkeit, Behinderung und Gesundheit (ICF) gegeben (s. Kap. B 1.4). Die in einem Katalog aufgeführten „Funktionsfähigkeiten" müssen mit einem Beurteilungsmerkmal versehen werden, das die Ausprägung der Funktionsfähigkeit beschreibt. Beispielsweise würde eine erhebliche Schädigung der Feinmotorik der Hand als „d4402.3" klassifiziert. Es steht „d" für den Katalog „Aktivitäten und Partizipation", „440" für den feinmotorischen Handgebrauch, „2" für die „Handhabung eines Gegenstandes". Die 3 nach dem Separator gibt das Beurteilungsmerkmal wieder, in diesem Fall 3 für „erheblich". Die Beurteilungsmerkmale können sein:

Code	Ausprägung	% Anteil der Ausprägung
0	nicht	0 – 4
1	leicht	5 – 24
2	mäßig	25 – 49
3	erheblich	50 – 95
4	voll ausgeprägt	96 – 100

Summarisch kann die Graduierung durch die ICF zu 4 Einteilungsstufen führen (Tabelle 2.**4**).

Um die rheumatologischen Erkrankungen beurteilen zu können, sollte der Aktivitätsgrad der Erkrankung ermittelt werden. Hier zu eignet sich sehr gut der „Disease Activity Score" auf der Basis von 28 Gelenken („DAS 28"). Die in die Beurteilung einbezogenen Gelenke bestehen in allen Fingergrundgelenken (10), allen proximalen Interphangealgelenken der Hände (10), beiden Schulter-, Ellenbogen-, Hand- und Kniegelenken (8).

Die Formel zur Errechnung des Aktivitätsgrades (Umrechnungstafeln existieren) lautet:

DAS 28 = $0,56 \times \sqrt{TJC} + 0,28 \times \sqrt{SJC} + 0,70 \times \ln(BSG) + 0,014 \times VAS$ mm

TJC = Anzahl der druckschmerzhaften Gelenke

SJC = Anzahl der geschwollenen Gelenke

BSG = Blutsenkungsgeschwindigkeit (mm/h)

VAS = Selbsteinschätzung der Aktivität der RA in der letzten Woche durch den Patienten auf einer visuellen Analogskala (1 – 100)

2.1 Begutachtung von Erkrankungen des entzündlich-rheumatischen Formenkreises

Tabelle 2.4 Grobbewertung der GdB nach der ICF-Graduierung.

	ICF-Beurteilungsmerkmal	GdB
ohne wesentliche Funktionseinschränkung mit leichten Beschwerden	1	10
mit geringen Auswirkungen leichte Funktionseinbußen und Beschwerden, je nach Art und Umfang des Gelenkbefalls, geringe Krankheitsaktivität	2	20 – 40
mit mittelgradigen Auswirkungen dauernde erhebliche Funktionseinbußen und Beschwerden, therapeutisch schwer beeinflussbare Krankheitsaktivität	3	50 – 70
mit schweren Auswirkungen irreversible Funktionseinbußen, hochgradige Progredienz	3 – 4	80 – 100

Die Wertung der errechneten DAS-28-Werte ist in Tabelle 2.5 wiedergegeben.

Tabelle 2.6 kann nur einen Anhalt für die gutachtliche Einschätzung geben. In diese fließen zusätzlich ein: Grad der Erkrankungsaktivität (DAS), Anzahl der betroffenen Gelenke und Grad der Gelenkzerstörung (LDE-Stadien). Auch ohne Nachweis einer radiologischen Zerstörung ist eine Destruktion der umgebenden Weichgewebe eines Gelenks (Sehnen/Kapsel/Ligamente) in die Einschätzung einzubeziehen, z. B. Schlottergelenk bei weitgehend erhaltenen Gelenkstrukturen.

Arbeitsunfähigkeit

Die rheumatoide Arthritis ist eine chronische und in Schüben verlaufende Erkrankung. Es wird im Lauf des Krankheitsgeschehens immer wieder zu vorübergehenden Arbeitsunfähigkeiten kommen, insbesondere wenn Gelenke, die für die Ausübung der Arbeit benutzt werden müssen, von akut entzündlichen Episoden betroffen sind bzw. wenn ein Schub mit einem allgemeinen schweren Krankheitsbild einhergeht. Gründe, die zur Arbeitsunfähigkeit führen, sind meist (vorübergehende) Gebrauchsunfähigkeit der Hände oder Gehunfähigkeit. Die vorübergehenden Arbeitsunfähigkeiten sind jedoch in der Regel nicht Gegenstand der Begutachtung.

Rehabilitation

Durch geeignete Rehabilitationsmaßnahmen soll eine Frühberentung verhindert bzw. hinausgeschoben werden. Es kommt insbesondere Ergotherapie zum Einsatz, um den Patienten möglichst lange die Aktivitäten des täglichen Lebens (ADL) zu erhalten. Weiterhin sollte eine Hilfsmittelgebrauchsschulung erfolgen, um z. B. die Gehfähigkeit mit speziellen Unterarmgehstützen langfristig zu gewährleisten.

Patienten mit RA sind meistens hoch motiviert, ihren Arbeitsplatz/ihre Arbeitsfähigkeit und ihre soziale Integration möglichst lange zu erhalten. Von hoher Wichtigkeit ist es daher auch aus diesem Grund, die Therapie sehr frühzeitig zu beginnen, um Remissionen bzw. einen milderen und weniger gelenkdestruierenden Verlauf der Erkrankung zu erreichen. Bei frühem Krankheitsbeginn ist eine geeignete Berufswahl wichtig, die eine Arbeit möglichst vorwiegend sitzend ohne wesentliche Gelenkbelastung ermöglicht. Bei bereits ausgeübtem Beruf sind evtl. die Arbeitsbedingungen zu ändern, Umsetzungen vorzunehmen oder auch rechtzeitig Umschulungen einzuleiten, bevor es zu Arbeitsunfähigkeit kommt. Begleitend sind Reha-Maßnahmen sinnvoll. Trotz aller therapeutischer Maßnahmen und trotz der hohen Motivation der Patienten werden Patienten mit RA in der Regel 10 Jahre vor der Altersrente berentet.

Tabelle 2.5 Wertung der DAS-28-Werte.

DAS-28-Wert	Wertung	Im folgenden Text gekennzeichnet mit
≤ 3,2	inaktiv	+
> 3,2 ≤ 5,1	mäßig aktiv	++
> 5,1	sehr aktiv	+++

2 Begutachtung bei speziellen Krankheitsbildern

Tabelle 2.6 Einzelbewertungen rheumatologisch erkrankter Gelenke.

Gelenk	Larsen-Stadium	DAS 28	GdB/MdE
PIP (Hand)	0/1	+	0
		++	0
		+++	0
	2/3	+	0
		++	0 – 10 (abh. von Anzahl)
		+++	0 – 10 (abh. von Anzahl)
	4/5	+	0
		++	10
		+++	10
Fingergrundgelenke	0/1	+	0
		++	0
		+++	0 – 10 (abh. von Anzahl)
	2/3	+	0
		++	0
		+++	0 – 10 (abh. von Anzahl)
	4/5	+	10
		++	10 – 20 (abh. von Anzahl)
		+++	10 – 30 (abh. von Anzahl)
Daumen-IP-Gelenk	0/1	+	0
		++	0
		+++	0
	2/3	+	0
		++	0
		+++	0 – 10
	4/5	+	0 – 10
		++	0 – 10
		+++	10
Daumengrundgelenk	0/1	+	0
		++	0
		+++	0
	2/3	+	0 – 10
		++	0 – 10
		+++	10
	4/5	+	0 – 10
		++	10
		+++	10 – 20

→

2.1 Begutachtung von Erkrankungen des entzündlich-rheumatischen Formenkreises

Tabelle 2.6 Fortsetzung

Gelenk	Larsen-Stadium	DAS 28	GdB/MdE
Daumensattelgelenk	0/1	+	0
		++	0
		+++	0
	2/3	+	0 – 10
		++	0 – 10
		+++	0 – 10
	4/5	+	10
		++	15 – 20
		+++	20
Handgelenke	0/1	+	0
		++	0 – 10
		+++	0 – 10
	2/3	+	0 – 10
		++	10
		+++	10 – 15
	4/5	+	10 – 20
		++	20 – 30 (loose type 30)
		+++	30
Ellenbogen	0/1	+	0
		++	0 – 10
		+++	0 – 10
	2/3	+	10
		++	10 – 20
		+++	10 – 20
	4/5	+	20
		++	20 – 30 inkl. Drehdefizit
		+++	20 – 30 inkl. Drehdefizit Schlottergelenk 40
Schulter	0/1	+	0
		++	0
		+++	0 – 10
	2/3	+	0 – 10
		++	10 – 20
		+++	10 – 20
	4/5	+	30
		++	30 – 40
		+++	40

→

2 Begutachtung bei speziellen Krankheitsbildern

Tabelle 2.6 Fortsetzung

Gelenk	Larsen-Stadium	DAS 28	GdB/MdE
Großzehen-MTP-Gelenk	0/1	+	0
		++	0
		+++	0 – 10
	2/3	+	0
		++	10
		+++	10
	4/5	+	10
		++	10
		+++	10 – 20
Zehen II–V	0/1	+	0
		++	0
		+++	0
	2/3	+	0
		++	0
		+++	0 – 10
	4/5	+	0 – 10
		++	10
		+++	10 – 20 (abh. von Anzahl)
USG, Fußwurzel, Mittelfuß	0/1	+	0
		++	0
		+++	0
	2/3	+	0
		++	10
		+++	10
	4/5	+	0 – 10
		++	10 – 20
		+++	20
OSG	0/1	+	0
		++	0
		+++	0
	2/3	+	0
		++	0 – 10
		+++	10
	4/5	+	10
		++	10 – 20
		+++	20

Tabelle 2.6 Fortsetzung

Gelenk	Larsen-Stadium	DAS 28	GdB/MdE
Kniegelenk	0/1	+	0
		++	0
		+++	0
	2/3	+	0
		++	0 – 10
		+++	10 – 20
	4/5	+	30
		++	30 – 40
		+++	40 – 60
Hüftgelenk	0/1	+	0
		++	0
		+++	0 – 10
	2/3	+	10 – 20
		++	20
		+++	20 – 30
	4/5	+	20 – 30
		++	30 – 40
		+++	40

Schwerbehindertenrecht

Frühzeitig sollte an die Möglichkeit der Schwerbehindertengleichstellung gedacht werden, um einen bestehenden Arbeitsplatz zu sichern bzw. um einen anderen Arbeitsplatz zu erlangen.

Minderung der Erwerbsfähigkeit

Renten wegen Erwerbsminderung sind immer zeitlich limitiert. Bei chronisch-entzündlichen Erkrankungen wie der RA können sie jedoch auch dauerhaft gewährt werden, wenn trotz Therapie der Erkrankung nicht zu erwarten ist, dass sich die quantitative (MdE: Betätigung prinzipiell möglich, jedoch mit zeitlicher Limitierung) oder qualitative (MdE: Betätigung eingeschränkt möglich ohne zeitliche Limitierung) Leistungsfähigkeit des Patienten rentenrelevant bessert. Qualitative Leistungseinschränkungen, ohne dass eine quantitative Einschränkung besteht, können zu einer Minderung der Erwerbsfähigkeit führen. Dieses gilt z. B. bei eingeschränkter Wegefähigkeit oder bei Notwendigkeit zusätzliche Arbeitspausen. Auch eine Summierung ungewöhnlicher qualitativer Leistungseinschränkungen können zu einer Erwerbsminderung führen.

Berufsunfähigkeit in der privaten Versicherung

Zur Leistungsverpflichtung muss der Grad der Berufsunfähigkeit je nach Police mindestens 50 % betragen. Die vom Gutachter festgestellten Gesundheitsstörungen müssen mit dem Berufsbild des Versicherungsnehmers, also mit seinem beruflichen Anforderungsprofil, verglichen werden. Hieraus ermittelt sich der Grad der Berufsunfähigkeit durch die Versicherungsgesellschaften.

Erfahrungsgemäß ungeeignet für Patienten mit rheumatoider Arthritis sind Berufe mit starken körperlichen oder psychischen Anforderungen und hohen Belastungen an die Gelenke. Des Weiteren sind Tätigkeiten in nassem und kaltem Milieu sowie Arbeiten in Zwangshaltungen ungeeignet.

Kausale Fragestellungen

Die RA ist eine Autoimmunerkrankung, das auslösende Agens ist jedoch nicht bekannt. Zusam-

Nicht gesicherte Diagnose

Patienten, bei denen Gelenkbeschwerden mit antirheumatischer Therapie behandelt werden, ohne dass die Diagnose einer rheumatischen Erkrankung verifiziert wurde, können ein gutachtliches Problem darstellen. Als gesichert kann die Diagnose gelten, wenn durch einen internistischen oder orthopädischen Rheumatologen die genannten Diagnosekriterien objektiviert worden sind. Denkbar sind aber auch Situationen, in denen Therapien bei nicht gesicherter Diagnose ex iuvantibus eingeleitet wurden, um einem sehr frühen Therapiebeginn („hit hard and hit early") zu begegnen.

Spondyloarthritiden

Synonyme: seronegative Spondyloarthritiden, seronegative Spondylarthropathien

Zu den Spondyloarthritiden gehören der Morbus Bechterew als Hauptvertreter dieser Gruppe, die Arthritis psoriatica und die reaktiven Arthritiden nach Yersinien-, Salmonellen-, Shigellen-, Campylobacter-, oder Chlamydieninfektionen. Weiterhin gehören dieser Gruppe Arthritiden bei chronischen Darmerkrankungen an.

Gemeinsam sind den seronegativen (Fehlen von Rheumafaktoren) Spondyloarthritiden folgende mögliche Symptome:
- Mono-, Oligo-, oder Polyarthritis
- Sakroiliitis
- Enthesiopathien
- extraartikuläre Symptome:
  - Haut: Erythema nodosum, psoriasiforme Effloreszenzen usw.
  - Augen: Konjunktivitis, Uveitis, Iridozyklitis
  - Schleimhäute: Ulzerationen, Aphthen
  - Magen, Darm: chronisch-entzündliche Läsionen
  - Urogenitalsystem: Urethritis, Prostatitis usw.
- familiäre Häufung, häufige Assoziation mit HLA-B27

Spondylitis ankylosans (Morbus Bechterew)

> Der Morbus Bechterew ist nach der RA die häufigste rheumatische Erkrankung. Wenn jüngere Menschen über tiefen nächtlichen Rückenschmerz mit Besserung bei Bewegung klagen, sollte immer an die Spondylitis ankylosans gedacht werden. Häufig ist sie mit einem positiven HLA-B27 assoziiert. Die Erkrankung führt unbehandelt oft in die Invalidität mit stärkster Kyphosierung der Wirbelsäule, daher ist ein früher Behandlungsbeginn äußerst wichtig.
>
> Für die Begutachtung bieten sich mehrere Scores an, die Krankheitsaktivität, Funktionseinschränkung und Beweglichkeitseinschränkungen der Wirbelsäule darstellen.

Die Prävalenz in der Bevölkerung beträgt ca. 0,5 %. Männer sind doppelt so häufig betroffen wie Frauen. Der Erkrankungsbeginn liegt typischerweise zwischen dem 20. und 40. Lebensjahr.

Die Ätiologie der Erkrankung ist nicht eindeutig geklärt.

Klinik

Der Beginn der Erkrankung ist schleichend oder schubweise. Frühes Leitsymptom ist der tiefe „entzündliche" Rückenschmerz (75 % der Patienten), durch Entzündung der Iliosakralgelenke. Die Schmerzen treten typischerweise in der zweiten Nachthälfte oder früh morgens auf als Ruheschmerz, *der sich durch Bewegung bessert*, verbunden mit einer Morgensteifigkeit.

In der chronischen Progredienz der Erkrankung kommt es zu einer Abnahme der Beweglichkeit der Wirbelsäule; die Lendenlordose nimmt ab und die Brustkyphose nimmt zu. Durch Einsteifung der Rippenwirbelgelenke kommt es zu einer Starre des Thorax, die die Atmung erheblich behindern kann. Als spätes Bild bildet sich eine „Bambusstabwirbelsäule" aus mit erheblicher Kyphosierung, die dem Patienten den Blick geradeaus nicht mehr gestattet.

Periphere Gelenke sind oft einzeln oder als wenige Gelenke (Oligoarthritis), insbesondere an der un-

2.1 Begutachtung von Erkrankungen des entzündlich-rheumatischen Formenkreises

teren Extremität mit asymmetrischem Befall, befallen (ca. 30%).

Diagnosestellung

Nach den modifizierten New-York-Kriterien (1984) muss neben einer radiologisch vorliegenden Sakroiliitis (Grad 2 beidseits oder Grad 3 einseitig) eines der folgenden Kriterien erfüllt sein, um die Diagnose stellen zu können:
➤ Sakroiliitis
➤ Kreuzschmerzen und Steife > als 3 Monate und Besserung durch Bewegung
➤ Bewegungseinschränkung der LWS in sagittaler und frontaler Ebene
➤ verminderte Atembreite

Die Erkrankung ist oft von einer Uveitis und von Enthesitiden begleitet.

Radiologie. Im Röntgenbild zeigt sich im Verlauf ein „buntes Bild" in den Sakroiliakalgelenken mit perlschnurartig angeordneten kleinen knöchernen Defekten, Knochenverdichtungen und Gelenkspaltverschmälerungen, im Spätstadium eine Ankylosierung. An der Wirbelsäule kommt es zu Verformungen der Wirbelkörper („Kasten"- oder „Tonnenwirbel"). Es bilden sich Syndesmophyten aus, sodass im Spätstadium das Bild einer Bambusstabwirbelsäule entsteht.

Das MRT (Becken *und* LWS!) in der TIRM-Sequenz (ggf. mit Gadolinium) ermöglicht eine sehr frühe Diagnose der Sakroiliitis, aber auch der Spondylitis und Spondylodiszitis. Es haben sich MRT-Scoring-Systeme etabliert, die es gestatten, sowohl die klinische Progredienz als auch den Therapieerfolg zu messen.

Labor. Ca. 90% der Erkrankten ist HLA-B27 positiv, CRP und BSG sind unspezifisch nur bei 50–70% der Patienten erhöht. Der Rheumafaktor ist negativ.

In Sakroiliakalbiopsien lassen sich T-Zellen und Makrophagen als häufigste Zellen nachweisen. Des Weiteren fällt eine hohe Konzentration an TNF-α kodierender mRNA auf.

Therapie

Wichtigstes Ziel ist es heute, die Erkrankung sehr früh zu erkennen, da neue Therapieformen in frühen Stadien gute Wirkung zeigen.

Basis der Therapie bilden die NSAR. DMARDs wie z. B. Methotrexat und Kortikosteroide, die bei der RA gute Wirkung zeigen, sind beim Morbus Bechterew oft wirkungslos oder nur wirksam auf die peripheren Gelenke.

Die Gabe von TNF-α-Inhibitoren zeigt umso bessere Wirkung, je kürzer der Krankheitsverlauf war. Von der Deutschen Gesellschaft für Rheumatologie (DGRh) wird diese Therapie empfohlen, wenn die Diagnose „Morbus Bechterew" gesichert ist, die Erkrankung seit mindestens 6 Monaten symptomatisch ist und eine dauerhaft hohe Krankheitsaktivität vorliegt (BASDAI > 4) oder in Fällen, in denen die konventionelle Therapie mit NSAR versagt hat.

Begleitend zur medikamentösen Therapie sollte immer eine intensive Physiotherapie durchgeführt werden.

Häufig sind bei dieser Erkrankung auch chirurgische Eingriffe nötig. Hier kommen in den Frühstadien an den peripheren Gelenken Synovektomien infrage, letztlich dann die Endoprothetik. An der Wirbelsäule können Aufrichtungsosteotomien mit Spondylodesen, auch in mehreren Etagen (um die Risiken neurologischer Schädigungen zu minimieren), notwendig werden, um dem Patienten die orthograde Blickrichtung geradeaus wieder zu ermöglichen.

Funktionseinschränkung

Zur Messung der Funktionseinschränkung findet der „Bath Ankylosing Spondylitis Functional Index" (BASFI-Score) Verwendung. Auf numerischen Analogskalen gibt der Patient seine funktionalen Fähigkeiten an (1 = gut möglich, 10 = unmöglich) (Tabelle 2.7).

Im BASFI-Score gibt der Patient seine subjektiv erlebten funktionellen Einschränkungen an. Ergänzt werden kann der Test durch den „Bath Ankylosing Spondylitis Metrology Index" (BASMI). Hierbei handelt es sich um eine Vermessung der Wirbelsäulenbeweglichkeiten, wobei dem gemessenen

2 Begutachtung bei speziellen Krankheitsbildern

Tabelle 2.7 BASF-Index für die Funktionseinschränkung bei Morbus Bechterew.

Funktion	Numerische Analogskala-Werte
Socken oder Strumpfhosen anziehen	1 – 10
sich vorbeugen und einen Stift vom Boden aufheben	1 – 10
auf ein hohes Regal greifen	1 – 10
von einem Stuhl ohne Armlehnen aufstehen ohne die Hände zu benutzen	1 – 10
aus Rückenlage vom Boden aufstehen	1 – 10
10 Minuten stehen ohne Unwohlsein	1 – 10
12 – 15 Stufen steigen, ohne Handlauf oder Gehhilfe	1 – 10
Blick über die Schulter, ohne den Körper zu drehen	1 – 10
Erledigung physisch anfordernder Tätigkeiten (Sport, Krankengymnastik usw.)	1 – 10
Erledigung der Tagesarbeit zu Hause oder im Beruf	1 – 10

Wert Punktwerte zugeordnet werden, die dann in einem Score-Wert zusammengefasst werden.

Zur Erfassung der Krankheitsaktivität der peripheren Gelenke kann auch der DAS 28 verwendet werden (s. o.).

Prognose

Die Prognose des Morbus Bechterew ist sicher besser als die der RA. Das Vollbild der Verknöcherung aller Wirbelsäulenabschnitte ist selten.

Eine Erhöhung der Mortalität im Vergleich zur Normalbevölkerung findet sich bei frühem Krankheitsbeginn, ausgeprägter und früher Beteiligung peripherer Gelenke, anhaltender Erhöhung der Entzündungsparameter und Organbeteiligung (Aorteninsuffizienz, Amyloidose, Uveitis usw.).

Die Prognose kann deutlich durch einen frühzeitigen Therapiebeginn gebessert werden.

Begutachtung

Bei frühem Erkrankungsbeginn ist insbesondere bezüglich der Berufswahl, bzw. einer Änderung der beruflichen Ausrichtung zu beraten (sozialmedizinische Beratung).

An Morbus Bechterew erkrankte Patienten sind in der Regel motiviert und leistungsbereit, was sie lange im Arbeitsprozess und auch in sozialer Integration hält. Um den Patienten diese Integration

Schwere der Erkrankung	GdB/MdE
ohne wesentliche Funktionseinschränkung, leichte Beschwerden BASDAI 1 – 2, BASFI 1 – 2	10
geringe Auswirkungen leichte Funktionseinbußen, geringe Krankheitsaktivität BASDAI 2 – 3, BASFI 2 – 3	20 – 40
mittelgradige Auswirkungen erhebliche Funktionseinbußen und Beschwerden schwer beeinflussbare Krankheitsaktivität BASDAI 4 – 5, BASFI 4 – 5	50 – 70
schwere Auswirkungen irreversible Funktionseinbußen hochgradige Progredienz BASDAI > 5, BASFI > 5	80 – 100

2.1 Begutachtung von Erkrankungen des entzündlich-rheumatischen Formenkreises

möglichst lange zu erhalten, ist bei jungen Betroffenen die Berufswahl von besonderer Bedeutung. Es sollte bei dieser Erkrankung eine leichte, vorwiegend sitzende Tätigkeit durchgeführt werden, ohne Zwangshaltungen und besondere Belastungen.

Bei älteren Patienten, die bereits berufstätig sind, sollte versucht werden, den Arbeitsplatz im Hinblick auf die Erkrankung günstig umzugestalten bzw. den Arbeitsplatz und das Arbeitsfeld zu ändern. Eventuell nötige Umschulungen sind frühzeitig einzuleiten und nicht erst bei eingetretener Arbeitsunfähigkeit. Um die Erwerbsfähigkeit lange zu erhalten, sind meist begleitende physikalische Therapie- und Reha-Maßnahmen günstig.

Im Vollbild der Erkrankung ist der Patient besonders durch die erhebliche Kyphosierung der BWS, die den horizontalen Blick nicht mehr erlaubt, und durch Kontrakturen in den großen Gelenken, insbesondere Hüft- und Kniegelenke, eingeschränkt und leistungsgemindert.

Es ist frühzeitig an die Möglichkeit einer Schwerbehindertengleichstellung zu denken.

Wie bei der RA sollte eine begleitende psychologische Betreuung der Patienten erfolgen zur Erlernung von Krankheitsbewältigungsstrategien.

Psoriasisarthritis

> **!** Die Psoriasisarthritis ist eine seronegative Oligo- oder Polyarthritis, häufig mit Beteiligung der Wirbelsäule. Typisch ist eine Daktylitis oder auch ein transversales Befallsmuster. Die Begutachtung kann analog der RA und des Morbus Bechterew durchgeführt werden.

Die Prävalenz der Psoriasis in der Bevölkerung liegt bei 0,2–0,4 %. Die Erkrankung manifestiert sich am häufigsten zwischen dem 20. und 40. Lebensjahr. Die Geschlechtsverteilung ist gleich.

Charakteristisch ist die seronegative (Rheumafaktor negativ) Oligo- oder Polyarthritis. Meistens geht der Gelenkaffektion eine Psoriasis der Haut voraus.

Die Psoriasisarthritis ist eine destruierende und proliferative Erkrankung der Gelenke und Knochen. Häufig mit betroffen ist die Wirbelsäule in Form einer Sakroiliitis, Spondylitis und paravertebralen Ossifikationen (Parasyndesmophyten).

Die Ätiologie der Erkrankung ist unbekannt. Wahrscheinlich ist eine genetische Prädisposition vorliegend. Die HLA-CW6-Ausprägung scheint mit dem Schweregrad der kutanen Psoriasis assoziiert. HLA-CW6 und HLA-DRB1 finden sich in einem Kopplungsgleichgewicht. Patienten, die in beiden Merkmalen positiv sind, haben deutlich mildere Verlaufsformen als Patienten, denen beide Ausprägungen fehlen.

Eine entzündliche Gelenkerkrankung (Gelenke, Wirbelsäule oder Enthesen) ist dann mit Wahrscheinlichkeit eine Psoriasisarthropathie, wenn sie zusammen mit 3 oder mehr Punkten der folgenden Liste auftritt (CASPAR-Klassifikation):

1. aktuell vorhandene Psoriasis
2. anamnestisch bestehende Psoriasis
3. Psoriasis in der Familienanamnese, falls 1. und 2. negativ
4. psoriatische Nageldystrophie
5. negativer Rheumafaktor
6. bestehende Daktylitis
7. anamnestisch Daktylitis
8. radiologischer Nachweis juxtaartikulärer Knochenneubildung

Klinik

Die Psoriasisarthropathie als Ausdruck der peripheren Gelenkbeteiligung beginnt häufig mit einer anhaltenden Mono- oder Oligoarthritis mit meist asymmetrischem Befall, besonders an den Finger-, Zehen-, Knie- oder Sprunggelenken. Typisch ist eine Daktylitis (Wurstfinger). In 15–30 % findet sich eine Mitbeteiligung der Wirbelsäule mit Beschwerden ähnlich dem frühmorgendlichen Kreuzschmerz beim Morbus Bechterew.

Häufig finden sich Sehnenansatzverkalkungen (z. B. Patella, Kalkaneus usw.). Daneben finden sich psoriatische Hautveränderungen.

Bei Befall der distalen Interphalangealgelenke lässt sich die Abgrenzung zur Heberden-Arthrose durch den Nachweis von erosiven Knochenveränderungen führen, die typisch für die Psoriasisarthropathie sind.

2 Begutachtung bei speziellen Krankheitsbildern

Diagnostik

Röntgen. Es finden sich gleichzeitig destruierende (Usuren) und proliferative (Osteophyten) Gelenkknochenveränderungen. Typisch ist der Befall eines Strahls oder auch ein transversales Befallsmuster (z. B. alle DIP-Gelenke).

Labor. CRP und BSG korrelieren nur schlecht mit der Krankheitsaktivität. Nach anderen Biomarkern wird gesucht.

Therapie

Gold, Sulfasalazin, Leflunomid und TNF-α-Inhibitoren sind in der Therapie gebräuchlich. Eine Therapie mit MTX kann nach verschiedenen Studien eine radiologische Progression nicht sicher verhindern.

TNF-α-Inhibitoren bewirken eine Hemmung der radiologischen Progression. Auch klinisch-rheumatologisch kommt es zu einer Besserung.

Der therapeutische Effekt ist für TNF-α-Inhibitoren und Gold am höchsten, am niedrigsten für Sulfasalazin. Die Verträglichkeit ist am schlechtesten für Gold und Leflunomid.

Prognose

Für die Prognose ungünstige Parameter sind:
- früher Beginn der Erkrankung, evtl. schon im kindlichen Alter,
- ausgeprägter psoriatischer Hautbefall,
- polyartikulärer Befall,
- rasche radiologische Progredienz der Gelenkerosionen,
- keine oder nur kurze Remissionphasen.

Begutachtung

Die Beurteilung des Befalls der peripheren Gelenke kann analog zur Beurteilung bei der RA durchgeführt werden. Zum Befall der Wirbelsäule siehe Morbus Bechterew.

Anhand des individuellen Befallsmusters muss entschieden werden, wie und ob ein Arbeitsplatz umzugestalten ist bzw. zu wechseln ist.

Infektiöse, parainfektiöse Arthritiden

Arthritiden, die durch virale oder bakterielle Infektionen ausgelöst sind, können nicht immer leicht von Arthritiden, denen ein Autoimmungeschehen zugrunde liegt, unterschieden werden. Sie stellen somit eine wichtige Differenzialdiagnose dar.

Borreliose (Lyme-Arthritis)

Die Übertragung des Erregers Borrelia burgdorferi erfolgt durch Zecken. Serokonversion nach Zeckenbiss wird in 20 – 30 % gesehen, die Erkrankung an einer Lyme-Arthritis erfolgt in ca. 5 %.

Die Borrelien kommen beim Biss über den Speichel der Zecke in das Blut des Patienten und lösen das charakteristische Erythem aus (Erythema chronica migrans). Der Erreger breitet sich aus und kann über Jahre im Wirtsorganismus persistieren.

Klinik

Im Stadium 1 der Erkrankung (Erythem) können Arthralgien im Rahmen „grippaler" Beschwerden auftreten. Im Stadium 2 (Wochen bis Monate nach Biss) können Mono- oder Oligoarthritiden auftreten. Die Lyme-Arthritis ist eine Erkrankung des Stadiums 3 (Spätstadium). Sie imponiert als Mono-, Oligo- und auch seltener als Polyarthritis. Das Knie ist fast immer betroffen. Der Krankheitsverlauf dauert ca. 6 Monate. In 10 % der Fälle entwickelt sich eine chronisch-erosive Arthritis (Autoimmungenese?).

Diagnostik

Einen diagnostischen Hinweis gibt oft schon die Anamnese (Zeckenbiss, Erythem). Der Vollbeweis

Tabelle 2.8 Erregernachweis bei Lyme-Arthritis.

Probe	Erfolgsrate
Haut (Erythema migrans)	50 – 70 % Kultur oder PCR
Liquor (Neuroborreliose)	10 – 20 % Kultur oder PCR
Gelenkpunktat	50 – 70 % mit PCR, Kultur sehr selten positiv

2.1 Begutachtung von Erkrankungen des entzündlich-rheumatischen Formenkreises

einer Lyme-Arthritis ist durch Nachweis der Erreger im Gelenkpunktat zu führen. Eine PCR von Gelenkpunktaten oder Hautbiopsien ist möglich, erfolgt jedoch nicht standardisiert (Tabelle 2.**8**).

Therapie

Therapiert wird heute im Stadium 1 mit Tetracyclinen, im Stadium 2 und 3 mit Ceftriaxon, Penicillin G oder Doxycyclin. NSAR und symptomatische Maßnahmen können angewendet werden.

Begutachtung

Nur sehr selten nimmt die Erkrankung einen chronisch-erosiven Verlauf. Auch im Stadium 3 ist die Lyme-Borreliose bis auf wenige Ausnahmen durch eine Antibiotikatherapie ausheilbar. In der akuten Arthritis sind die Patienten in der Geh- und Stehfähigkeit eingeschränkt.

Bei beruflich exponierten Personen (Waldarbeiter, Förster usw.) ist an eine Berufserkrankung zu denken. Die Schwierigkeit besteht im Nachweis der beruflichen Verursachung der Erkrankung. Da jedermann bei einem Spaziergang einen Zeckenbiss erleiden und eine Borreliose entwickeln kann, muss bei einer Berufserkrankung der zeitliche Rahmen zwischen beruflicher Exposition und dem Auftreten von Krankheitserscheinungen zur Inkubationszeit passen. Zurückliegende, oft diffuse Symptome sind im Nachhinein sehr schwierig den Stadien der Erkrankung zu zuordnen. Eine bloße Serokonversion (Bildung von Antikörpern nach einer Borrelieninfektion) ist weder eine Lyme-Arthritis noch eine Berufserkrankung. Personen mit einer Serokonversion zeigen kein erhöhtes Risiko, an einer symptomatischen Borreliose zu erkranken. Hilfreich ist es, wenn der Antragsteller alle Zeckenbisse bei beruflicher Tätigkeit dokumentiert hat.

Rheumatisches Fieber (RF)

Das rheumatische Fieber ist vorwiegend eine Erkrankung des Kindes- und Jugendalters und kann sich in Folge einer Infektion mit Streptokokken der Gruppe A entwickeln. Typischerweise entwickelt sich das RF 2 Wochen nach einer Pharyngitis.

Klinik

Es zeigt sich in der Erkrankung eine in rascher Folge von Gelenk zu Gelenk springende Arthritis unter Bevorzugung der großen Gelenke.

Diagnostik

Die Diagnose wird klinisch und anamnestisch (Z. n. Racheninfektion) gestellt. Es kommt zu einem Anstieg des ASL-Titers. Im Gelenkpunktat findet sich der Erreger üblicherweise nicht. Komplikationen wie Karditis, Befall der Herzklappen, Chorea minor usw. sind möglich.

Therapie

Die Therapie besteht in einer antibiotischen Behandlung. Bezüglich der Arthritiden wird symptomatisch und mit NSAR therapiert. Eine chronische Arthritis resultiert nur sehr selten.

Begutachtung

Das rheumatische Fieber selbst führt zu keiner Minderung der Erwerbsfähigkeit, wohl jedoch seine möglichen Folgen besonders an Herz und selten an Gelenken.

Juvenile idiopathische Arthritis (früher juvenile rheumatoide Arthritis)

 Die juvenile idiopathische Arthritis (JIA) ist eine Gruppe von Arthritiden unbekannter Ätiologie mit Krankheitsbeginn vor dem 16. Lebensjahr. Bei der Sonderform des Still-Syndroms liegt eine Mitbeteiligung innerer Organe vor. Bei verschiedenen Formen sind auch die Augen mit betroffen. Je frühzeitiger die Therapie eingeleitet wird, desto besser ist die Prognose. In der Begutachtung ist besonders auf organische Mitbeteiligung zu achten.

Bei den juvenilen idiopathischen Arthritiden handelt es sich um eine Gruppe von Erkrankungen, bei denen bei Kindern und Jugendlichen eine Arthritis unklarer Ätiologie für mindestens 6 Wochen be-

steht. Klinisch können 7 Gruppen unterschieden werden:
- seronegative Polyarthritis,
- seropositive Polyarthritis,
- persistierende Oligoarthritis,
- extended Oligoarthritis (Befall von mehr als 4 Gelenken nach 6 Erkrankungsmonaten),
- Enthesitis-assoziierte Oligoarthritis,
- Psoriasis,
- nicht eindeutig zuweisbare Patienten.

Der Krankheitsbeginn liegt vor dem 16. Lebensjahr. Bei frühem Erkrankungsbeginn sind die Fingergelenke seltener betroffen, häufig sind nur wenige Gelenke betroffen. Das klinische Bild ähnelt mit schubweisen Verläufen dem Erwachsenenbild.

Eine Sonderform der JIA ist das Still-Syndrom (sJIA, weniger als 10% aller JIA). Es finden sich ausgeprägte Allgemeinsymptome und ein entzündlicher Befall der inneren Organe (Milz, Leber, Lunge, Herz), die den Gelenkbefall in den Hintergrund treten lassen. Die Erkrankung beginnt meist vor dem 5. Lebensjahr.

Bei diesem Krankheitsbild wurde eine Erhöhung von IL-18 gefunden, das die Interferon-Gamma-Sekretion und die Aktivierung von Th 1-Zellen induziert. Makrophagen werden stimuliert und Interleukin-1-Beta und TNF-α wird produziert.

Der IL 18-Spiegel korreliert gut mit den synovialen Zytokinspiegeln, der Krankheitsaktivität, dem CRP, der Anzahl aktiver Gelenke und den radiologischen Scores.

Die häufigste Form der JIA, die persistierende Oligoarthritis, hat eine sehr gute Prognose mit einer Remissionsrate von 80%. Sie tritt überwiegend in der frühen Kindheit auf. Bei Untersuchungen zur T-Zell-Reaktivität auf heat-shock-Proteine (HSP) fand sich eine ausgeprägte Reaktivität fast ausschließlich bei der persistierenden Oligoarthritis und nicht bei den anderen JIA-Formen.

Es fand sich eine Korrelation zwischen einer guten Prognose und der Reaktivität gegenüber humanen HSP, wodurch es zu einer Aktivierung von CD 4+-/CD 25+-T-Zellen (Treg) kommt. Dieses könnte eine Erklärung für die hohe Remissionsrate sein, während das Fehlen von HSP-Reaktivität bei den anderen Formen ein Anhalten der Autoimmunerkrankung bedingen könnte.

Eine besondere Komplikation der JIA ist die Uveitis, die häufig bei der Oligoarthritis und der seronegativen Polyarthritis auftritt. Die Enthesitis-assoziierte Oligoarthritis ist ebenfalls von einer akuten Uveitis begleitet. Bei ⅔ der Patienten muss mit Komplikationen wie Katarakt, Makulopathien, Sekundärglaukom usw. gerechnet werden. Bei der JIA müssen daher ophtalmologische Screeninguntersuchungen in regelmäßigen Abständen durchgeführt werden.

Therapie

Zunächst werden NSAR verordnet. Initial wird auch bei Gonarthritiden eine intraartikuläre Injektion von Triamcinolonhexacetonid durchgeführt, die zu einer Remissionsrate von 60% am punktierten Gelenk für 2 Jahre führen kann.

Eine Basistherapie sollte frühzeitig eingeleitet werden. Das am häufigsten verwendete Präparat ist Methotrexat. Zugelassen für die Therapie ist auch Etanercept. Off-Label-Therapien mit Sulfasalazin, Infliximab, Thalidomid konnten Erfolge aufzeigen.

Bei Versagen der Therapien besteht die Möglichkeit einer Stammzelltransplantation.

Begleitend sollte eine physikalische Therapie und Ergotherapie durchgeführt werden. Synovektomien kommen zum Einsatz, wenn am betroffenen Gelenk mit medikamentöser und physikalischer Therapie keine Besserung zu erreichen ist.

Aktivitätsmessung

Zur Aktivitätsmessung der Erkrankung eignen sich der DAS-28-Score (s. S. 422 f) sowie der pedACR.

Prognose

Je frühzeitiger eine Therapie eingeleitet wird, desto besser ist die Prognose. 30% der Erkrankungen nehmen einen milden Verlauf, 60% bleiben chronisch-progredient und 10% führen zur Invalidität.

Begutachtung

Bei dem jugendlichen Alter der Patienten ist besonders auf die richtige Berufswahl Einfluss zu nehmen. Im Berufsalltag sollten keine körperlich

2.1 Begutachtung von Erkrankungen des entzündlich-rheumatischen Formenkreises

schweren Tätigkeiten anfallen. Berufe mit vorwiegend sitzender Tätigkeit sind zu bevorzugen.

Für die Bestimmung des GdB sind besonders die Befunde an den Gelenken und hier insbesondere die Einschränkungen an den großen, tragenden Gelenken von Bedeutung. Bei Miterkrankung der inneren Organe, insbesondere auch bei Augenbeteiligung, sind diese Komplikationen mit zu bewerten (evtl. Zusatzbegutachtung durch innere Medizin, Kinderheilkunde, Augenheilkunde usw.).

Chronisch-entzündliche systemische Bindegewebeerkrankungen

! Bei den Kollagenosen werden der GdB und die MdE in der Regel nicht von der Ausprägung der Erkrankung an den Gelenken, sondern von der Erkrankung der inneren Organe abhängen. Zur Begutachtung sollten in diesen Fällen internistische Rheumatologen hinzugezogen werden.

Systemischer Lupus erythematodes (SLE)

Der systemische Lupus erythematodes ist eine Autoimmunerkrankung, die schubweise verläuft und nahezu jedes Organsystem befallen kann. Die Geschlechtsverteilung ist 10:1 zu Ungunsten der Frauen. Die Erkrankung beginnt meist zwischen dem 15. und 30. Lebensjahr.

Die Prävalenz ist in Europa ca. 40/100 000 Einwohner.

Die Ursache des SLE ist unbekannt. Gesichert ist jedoch, dass genetische Faktoren (familiäre Häufung, Komplementdefekte usw.) und exogene Faktoren mitverantwortlich sind. Als exogene Faktoren sind unter anderen Infektionen (EBV, CMV usw.), Stress, Hormonumstellung (Schwangerschaft), bestimmte Medikamente und UV-Licht bekannt. Gesteigerte UV-Bestrahlung führt zu einem gesteigerten Zerfall von Keratinozyten, wodurch vermehrt Kernantigene freigesetzt und an der Oberfläche präsentiert werden.

Bei der Erkrankung lassen sich zahlreiche Autoantikörper nachweisen:
- antinukleäre Antikörper (gegen DNS, RNA usw.),
- Antikörper gegen Lymphozyten, Thrombozyten, Erythrozyten,
- Antikörper gegen Mitochondrien, Ribosomen usw.,
- Antikörper gegen Gerinnungsfaktoren und andere Eiweiße.

Es kommt zur Ablagerung von Immunkomplexen in den inneren Organen (Nieren, Arterien, Lunge, Gelenken, Haut, ZNS).

Die Erscheinungsform des SLE ist ein buntes Bild, das hier nicht im Einzelnen besprochen werden soll. An den Gelenken tritt oft eine nichtdestruierende Arthritis auf mit wechselnder Gelenkbeteiligung. Typisch ist die Jaccoud-Arthritis als nichterosive Arthritis mit deformierenden Gelenkkapselschrumpfungen im Fingerbereich.

Diagnostik

Wegweisend ist die bunte klinische Symptomvielfalt der Erkrankung und der Nachweis von Autoantikörpern, insbesondere von antinukläten Antikörpern (ANA).

Die Aktivität der Erkrankung wird an dem klinischen Bild, der Komplementkonzentration und den dsDNA-AK gemessen, die jedoch nur eine Aussage zum intraindividuellen Verlauf geben können. Der Titer der ANA korreliert nicht mit der Krankheitsaktivität.

Therapie

Leichte Verlaufsformen werden mit Prednison, Azathioprin oder Mycophenolatmofetil therapiert.

In schweren Verlaufsformen wird Cyclophosphamid zur Induktion einer Remission eingesetzt, dann mit Azathioprin zur Erhaltung weiter therapiert.

Prognose

Aufgrund unterschiedlicher Verlaufsformen ist eine Aussage über die Prognose schwierig. Die früher schlechte Prognose insbesondere bei Organbeteiligung ist heute bei adäquater früher Therapie deutlich besser. Problematisch ist eine Beteiligung der Nieren (Lupus-Nephritis), die zur Dialysepflicht führen kann. Wenn bei schweren Verlaufsformen Cyclophosphamid zum Einsatz kommt, muss an die Möglichkeit der Entstehung von bösartigen Erkrankungen (Leukämien, Blasenkarzinom, abhängig von der Gesamtmenge) sowie an die Entstehung von Infektionen gedacht werden. Die 10-Jahres-Überlebenswahrscheinlichkeit beträgt heute mehr als 80%.

Sklerodermie

Unter dem Bergriff der Sklerodermie wird eine heterogene Gruppe von Hauterkrankungen zusammengefasst. Es handelt sich um eine Verdickung und Fibrosierung der Haut. Unterschieden werden kann in regionale (akrenbetonte) und eine generalisierte Sklerodermie. Gemeinsam sind bestimmte Formen der Beteiligung der inneren Organe (Herz, Niere, Lunge usw.).

Typischer Erkrankungsbeginn ist zwischen dem 30. und 50. Lebensjahr. Frauen sind 4-mal häufiger betroffen.

Die Ätiologie der Erkrankung ist nicht bekannt. Eine genetische Disposition scheint nicht vorzuliegen.

Klinik

Früh zeigt sich schon eine Vermehrung von Kollagenfasern in der Dermis und Kutis. Kollagenstoffwechsel und Gefäßendothel scheinen eine wichtige Rolle in der Pathogenese zu spielen. Ein gestörtes Verhältnis von Endothelin und NO (Nitric oxide) kann zu Beginn der Erkrankung eine Rolle spielen. Es kommt zu einer verstärkten Kollagensynthese, wobei eine große Zahl von Zytokinen von Relevanz zu sein scheint.

Bei der zirkumskripten Sklerodermie zeigen sich blaurote Flecken, aus denen eine harte Hautplatte entsteht. Der Befund bleibt jedoch regional begrenzt.

Bei der progressiven systemischen Sklerodermie (selten, ca. 5% der Erkrankungen) steht die Gefäßalteration in den Organen im Vordergrund. Typische Symptome sind ein Raynaud-Syndrom, Verdickung und Schrumpfung der Haut mit Bewegungseinschränkung der Finger (Sklerodaktylie, Madonnenfinger), Mikrostomie, Dysphagie, interstitielle Lungenerkrankung, Hypertonie, Nierenversagen usw.

Arthralgien sind häufig bei der progressiven Sklerodermie. Kontrakturen in den Gelenken sind Folgen der kutanen Manifestation.

Prognose

Die Prognose ist stark abhängig von der Manifestationsform der Erkrankung. Zirkumskripte Formen haben einen besseren Verlauf als die progressive diffuse Form. Bei Verlaufsformen ohne wesentliche Organbeteiligung ist die 10-Jahres-Überlebensrate > 80%. Ungünstig sind die Entwicklung einer Lungenfibrose sowie eines pulmonal-arteriellen Hypertonus. Bei Organbeteiligungen von Herz, Nieren Lunge liegt die 5-Jahres-Überlebensrate bei ca. 35 – 70%.

Polymyositis, Dermatomyositis

Bei diesen Krankheitsbildern handelt es sich um erworbene entzündliche Muskelerkrankungen mit Muskelschwäche und entzündlichen Infiltraten. Frauen sind häufiger betroffen, das Erkrankungsalter ist weit gestreut (Kinder und Erwachsene).

Die Ätiologie ist nicht bekannt. Fraglich sind eine genetische Disposition und Virusinfektionen. Es besteht eine Assoziation zu HLA-B8 und HLA-BDR3.

Klinik

Typisch für die Erkrankung ist eine zunehmende Muskelschwäche, vorwiegend in der proximalen Extremitätenmuskulatur (Becken, Schultergürtel). Im Verlauf entwickeln sich Muskelatrophien. Zusätzlich können ein Raynaud-Phänomen, Erytheme, Ulzerationen der Haut usw. bestehen. Es besteht eine erhöhte Inzidenz in der Entwicklung maligner Tumoren.

Die Therapie wird mit Prednison und Immunsupressiva durchgeführt (Methotrexat, Cyclophosphamid).

Begutachtung

Es ist zu leichten körperlichen Tätigkeiten, vorwiegend im Sitzen zu raten.

Die Prognose und die Minderung der Erwerbsfähigkeit sind in der Regel nicht von der Ausprägung

2.1 Begutachtung von Erkrankungen des entzündlich-rheumatischen Formenkreises

der Erkrankung an den Gelenken, sondern vom Befall der inneren Organe bestimmt. Begutachtungen sollten daher in Zusammenarbeit mit der inneren Medizin bzw. einem internistischen Rheumatologen durchgeführt werden.

Polymyalgia rheumatica

Es handelt sich um ein entzündlich-rheumatisches Krankheitsbild mit bevorzugtem Befall der körpernahen Muskulatur, insbesondere Schultergürtel und Beckenmuskulatur. Vorwiegend ältere Menschen erkranken (> 50 Jahre). Frauen sind ca. 4-mal häufiger betroffen. Die Ätiologie der Erkrankung ist unklar.

Klinik

Die Patienten klagen über besonders nachts auftretende Schmerzen in der körpernahen Muskulatur, verbunden mit Krankheitsgefühl. Gelegentlich treten Kopfschmerzen und Sehstörungen auf (cave: oft assoziierte Arteriitis temporalis Horton). Bei Auftreten neuroophthalmologischer Komplikationen besteht die Gefahr der Erblindung bzw. zerebraler Ischämien. Bei Befall des Aortenbogens (Takayasu) droht die Gefahr von Verschlüssen der Halsgefäße.

Diagnostik

Es findet sich eine Erhöhung der Entzündungsparameter, CK im Normbereich!

Therapie

Die Polymyalgia rheumatica spricht sehr gut auf Kortikoidgabe an. Typisch ist das nahezu vollständige Verschwinden der Beschwerden in wenigen Tagen. Begonnen wird mit höheren Kortisondosen, die langsam bis auf die kleinstmögliche Erhaltungsdosis für 1 – 2 Jahre reduziert werden. Bei einer Riesenzellarteriitis kann die Therapie kortisonsparend zusätzlich mit Methotrexat durchgeführt werden. Auch wenn keine klinischen Hinweise auf eine Riesenzellarteriitis vorliegen, sollte diese durch Biopsie ausgeschlossen werden.

Begutachtung

Die Polymyalgia rheumatica tritt vorwiegen im höheren Lebensalter auf. Monate- bis jahrelange Kortikoidbehandlung kann zu Folgeproblemen führen. Die Begutachtung berücksichtigt die funktionellen Defizite.

Lokale weichteilrheumatische Erkrankungen

Erythema nodosum

Das Erythema nodosum ist bei Kindern und Jugendlichen die häufigste Verlaufsform der Pannikulitis. Die Ätiologie der Erkrankung ist noch unklar. Bei mehr als 100 Erkrankungen der inneren Medizin, bzw. der Rheumatologie findet sich begleitend ein Erythema nodosum. Es handelt sich um eine schmerzhafte Entzündung der Subkutis unter Einbeziehung der Kapillaren. Meist an den Unterschenkeln neben der Tibia finden sich ca. 1 – 3 cm große rötliche Knoten. Die Patienten fühlen sich in der Regel krank und haben Fieber.

Ätiologisch wird eine allergische Genese, aber auch seine Systembeteiligung diskutiert.

50 % der Fälle eines Erythema nodosum kommen bei einer Sarkoidose begleitend vor. Auch bei Morbus Crohn, Kolitiden und bei der RA findet sich häufig ein Erythema nodosum.

Infektiöse Erkrankungen (Tbc, Streptokokkeninfektionen, Yersinien usw.) sind ebenfalls gelegentlich von einem Erythema nodosum begeitet.

Behandelt wird lokal mit entzündungshemmenden Maßnahmen und NSAR. Zurückhaltung mit Kortikoiden ist geboten, bis eine infektiöse Erkrankung (Tbc) ausgeschlossen ist.

Die Diagnose eines Erythema nodosum initiiert die Suche nach einer möglichen zusätzlich vorhandenen Grunderkrankung (Tumorausschluss).

Begutachtung

Das Erythema nodosum selbst führt nicht zu einer Minderung der Erwerbsfähigkeit. Zu beachten ist jedoch, dass eine andere Erkrankung zugrunde liegen kann, die sehr wohl zu einem GdB bzw. einer MdE führen kann.

Literatur

Abdollahi-Roodsaz S et al. Inhibition of Toll-like receptor 4 breaks the inflammatory loop in autoimmune destructive arthritis. Arthritis Rheum 2007; 56: 2957

Choy EH, Panayi GS. Cytokine pathways and joint inflammation in rheumatoid arthritis. N Engl J Med 2001; 344: 907–916

Fassbender HG, Simmling-Annefeld M. The potential aggressivness of synovial tissue in rheumatic arthritis. J Pathol 1983; 139: 399–406

Gianelli G, Erriquez R, Iannone F, Marinosci F, Lapaadula G, Antonaci S. MMP-2, MMP-9, TIMP-1 and TIMP-2 levels in patients with rheumatoid arthritis and psoriatic arthritis. Clin Exp Rheumatol 2004; 22: 335–338

Haynes DR. Inflammatory cells and bone loss in rheumatic arthritis. Arthritis Res Ther 2007; 9: 104

Kristensen LE, Gülfe A, Saxne T, Geborek P. Efficacy and tolerability of anti–TNF therapy in psoriatic arthritis patients: results from the South Swedish Arthritis Treatment Group Register. Ann Rheum Dis 2008; 67: 364–369 (Epub 2007 Jul 20)

Larsen A, Dale K, Eek M. Radiographic evaluation of rheumatoid arthritis and related conditions by standard reference Films. Acta Radiol Diagnosis 1977; 18: 481–491

McGonagle D, Lories RJU, Tan AL, Benjamin M. The concept of a "synovio-enthesal complex" and its implications for understanding joint inflammation and damage in psoriatic arthritis and beyond. Arthritis Rheum 2007; 56: 2482–2491

Moraes AJ, Soares PM, Zapata AL, Lotito AP, Sallum AM, Silva CA. Panniculitis in childhood and adolescence. Pediatr Int 2006; 48: 48–53

Moritz F, Distler O, Gay RE, Gay S. Molekulare und zelluläre Grundlagen der Gelenkdestruktion bei rheumatischer Arthritis. Dtsch Med Wochenschr 2006; 131:1546–1551

Müller-Ladner U, Rüther W, Burmester GR. Diagnostik und Therapie der Rheumatoiden Arthritis. Dtsch Med Wochenschr 2004; 129: 1318–1321

Rehart S. Operative Verfahren für langen Erhalt der Gelenkfunktion. Med Review 2004; 11: 8–9

Rehart S, Henniger M. Rheumatische Erkrankungen. Orthopädie und Unfallchirurgie up2date 2007; 2: 101–124

Rehart S, Kerschbaumer F, Braun J, Sieper J. Moderne Behandlung des M. Bechterew. Orthopäde 2007; 36: 963–974

Rehart S, Petak N. Perioperatives Management von Patienten des rheumatischen Formenkreises bei Einnahme von Medikamenten der modernen rheumatischen Basistherapie. Akt Rheumatol 2007; 32: 74–85

Seemayer CA, Distler O, Kuchen S et al. Die Rheumatoide Arthritis: Neuentwicklungen in der Pathogenese unter Berücksichtigung der synovialen Fibroblasten. Z Rheumatol 2001; 60: 309–318

Smolen JS, Steiner G. Therapeutic strategies for rheumatoid arthritis. Nat Rev Drug Discov 2003; 2: 473–488

2.2 Begutachtung bösartiger Tumoren

L. Bernd

 Probanden mit Malignomen sind bezüglich der Berentung zu behandeln wie solche ohne.

Bösartige Neubildungen des Skelettsystems sind glücklicherweise selten. Sie stellen nur etwa 1 % aller Malignome beim Menschen. Es werden die Weichteiltumoren von den Knochentumoren unterschieden. Bei den primär malignen Knochentumoren stellen das Osteosarkom, das Ewing-Sarkom und das Chondrosarkom nahezu 90 % aller Malignome. Bei den malignen Weichteilsarkomen ist das häufigste das Liposarkom. Die histopathologische Vielfalt bei den Weichteiltumoren ist deutlich größer als bei den Knochentumoren. Der Malignitätsgrad bei diesen Neubildungen wird unterschieden in niedrig-, mittel- und hochmaligne. Bei den hochmalignen Veränderungen sind die Letalitätsquoten, trotz erheblicher therapeutischer Fortschritte in den letzten Jahren, immer noch hoch. Akzentuiert ist die Problematik, da bei den Osteo- und Ewing-Sarkomen vor allem Kinder und Jugendliche betroffen sind. Die überwiegende Anzahl dieser bösartigen Veränderungen finden sich in den unteren Extremitäten (Schajowicz 1994).

Von den primär malignen Knochen- und Weichteiltumoren sind die sekundären Tumoren des Skelettsystems zu unterscheiden. Hierbei handelt es sich um Metastasen anderer Karzinome oder Sarkome, die im Skelettsystem auftreten. In der Regel liegt dann ein fortgeschrittenes Erkrankungsstadium vor und die Begutachtung richtet sich zunächst nach der Schwere und der Beeinträchtigung durch die zugrunde liegende Erkrankung.

2.2 Begutachtung bösartiger Tumoren

Problemfelder im Zusammenhang mit der Begutachtung von bösartigen Tumoren des Skelettsystems ergeben sich bei der Diagnostik und Therapie dieser Veränderungen. Zudem sind Fragen der Entstehung von bösartigen Skeletttumoren von Belang und die Einschätzung der Leistungsfähigkeit.

Diagnostik

Schmerzen und Beschwerden im Bereich des Skelettsystems sind in jedem Lebensalter häufig. Ein sehr großer Teil der Beschwerden vergeht, z. B. nach Bagatelltraumata, innerhalb weniger Tage. Ein weiterer Anteil der Beschwerden führt die Patienten zum Arzt. Hier wird eine Diagnostik eingeleitet, die zumindest in einer klinischen Untersuchung bestehen sollte. Sind der Schmerz, die Schwellung oder die Funktionseinschränkung länger anhaltend, d. h. persistieren Beschwerden ohne erkennbaren Grund länger als 6 Wochen und haben gar einen zunehmenden Charakter, macht dies eine weiterführende Diagnostik in dem betroffenen Skelettabschnitt notwendig. Dazu gehören bildgebende Verfahren wie Sonografie, Röntgen, Computertomografie und Magnetresonanztomografie. Der Einsatz der unterschiedlichen Techniken ist abhängig von der Lokalisation der Beschwerden und, ob Weichteile und/oder knöcherne Abschnitte betroffen sind. Eine Suchuntersuchung, die das komplette Skelettsystem und evtl. Pathologika abbildet, ist die Ganzkörperskelettszintigrafie. Diese gibt sehr genau darüber Auskunft, ob eine Störung vorliegt. Bei der Inbetrachtziehung von schwerwiegenderen Erkrankungen wie z. B. den genannten bösartigen Neubildungen im Skelettsystem darf der Blick nicht zu sehr auf den Ort der Schmerzhaftigkeit fokussiert werden. Es muss berücksichtigt werden, dass Veränderungen in bestimmten Bereichen des Skelettsystems zu Schmerzen und Beschwerden deutlich entfernt davon führen können (z. B. Irritation von Nervenwurzeln, ausstrahlende Beschwerden von der Hüfte Richtung Kniegelenk).

Steht nun die Diagnostik einer bösartigen Veränderung im Haltungs- und Bewegungsapparat differenzialdiagnostisch zur Debatte, müssen Folgendes berücksichtigt werden:

➤ Die Diagnostik dieser Tumoren ist eine interdisziplinäre Aufgabe (ebenso wie die Therapie), wobei der Kliniker, der Radiologe und der Pathologe gefragt sind. Aufgrund der Seltenheit dieser Erkrankungen befassen sich in der Regel nur ausgesuchte Zentren mit der Diagnostik (und Therapie) dieser Erkrankungen.

➤ Die endgültige Diagnose, die in der Regel dann auch eine bestimmte Form von Therapie impliziert, wird regelhaft in sog. Tumor-Boards getroffen. Unter Umständen müssen Referenzpathologen zurate gezogen werden. Üblicherweise wird eine standardisierte Stufendiagnostik bei dem Verdacht auf maligne Veränderungen des Haltungs- und Bewegungsapparates vorgenommen.

➤ Die Deutsche Gesellschaft für Orthopädie und Orthopädische Chirurgie (DOOC) und der Berufsverband der Ärzte für Orthopädie und Unfallchirurgie (BVOU) haben mit der Arbeitsgemeinschaft der wissenschaftlichen medizinischen Fachgesellschaften für einen Großteil dieser Erkrankungen Leitlinien entwickelt. Diese bieten, insbesondere dem nicht so erfahrenen Arzt, auf dem Gebiet der malignen Knochen- und Weichteilveränderungen sehr brauchbare Hilfen bei Diagnostik und Therapie (AWMF-Leitlinien).

Therapie

Die Therapie ist bei malignen Erkrankungen des Haltungs- und Bewegungsapparates in der Regel interdisziplinär.

Hier sind vor allem der Chirurg, der Radiotherapeut und der medizinische Onkologe gefragt. Zu berücksichtigen ist, dass bei diesen lebensbedrohlichen Erkrankungen oft auch Therapien zur Anwendung kommen, die selbst ein hohes Risiko an Nebenwirkungen beinhalten. Diese Nebenwirkungen können in Einzelfällen tödlich sein. Im Rahmen der Tumor-Boards (oder auch onkologischer Arbeitskreise o. ä.) wird dann in der Regel eine gemeinsame Therapieentscheidung getroffen. Nicht selten sind alle genannten Fachdisziplinen an der Therapie beteiligt. Ein Großteil der betroffenen Patienten sind Studienpatienten (z. B. Cooperative Osteosarkom-Studie = Coss-Studie). In diesen Studien werden dezidierte Vorgaben zu den einzelnen Behandlungsschritten und -abfolgen gemacht. Abweichungen von diesen Studienvorgaben bzw. Leitlinien sind durchaus möglich, bedürfen aber in der Regel einer nachvollziehbaren Begründung.

2 Begutachtung bei speziellen Krankheitsbildern

Es muss davon ausgegangen werden, dass Therapeuten, die mit den genannten Krankheitsbildern konfrontiert werden, darüber informiert sind, dass zur Behandlung spezielle Kenntnisse und Erfahrungen erforderlich sind (AWMF-Leitlinien).

Eine besondere Problematik ergibt sich bei operativen Behandlungen dieser Erkrankungen. Eine Standardisierung ist hier, nicht zuletzt aufgrund der großen lokalen Variabilität dieser Tumoren, kaum möglich. Schon im Rahmen der offenen Biopsie ist es notwendig, evtl. später folgende operative Maßnahmen zu berücksichtigen. Besonders berücksichtigt werden müssen Schnittführung und Kompartmentzuordnung. Die vollständige Entfernung der Tumoren durch eine sog. weite Resektion (nach Enneking) ist vor allem bei den Knochentumoren Voraussetzung für eine Heilung. Neben der vollständigen Tumorentfernung ist dann in einem zweiten operativen Schritt – sofern kein ablatives Verfahren zur Anwendung kommt – die möglichst funktionelle Rekonstruktion des entstandenen Defektes anzustreben (Kotz et al. 1992). Hierbei kommen oft verschiedene chirurgische Fachbereiche zum Einsatz (z. B. Gefäßchirurgen, plastische Chirurgen, Urologen u. a.). Ein Anspruch auf vollständige Resektion des Tumors zur Heilung der Erkrankung und zur erfolgreichen Rekonstruktion des Defektes besteht in der Regel bei den oft großen und ausgedehnten Befunden nicht. In die Beurteilung muss natürlich auch der gesamtonkologische Zustand und der Allgemeinzustand des Patienten Eingang finden (Reichel u. Hein 1997).

Sowohl die diagnostischen (z. B. genetische Untersuchungen) als auch die therapeutischen Möglichkeiten (z. B. Schwerionentherapie) haben in den letzten Jahren zu einer zunehmenden Verbesserung der Überlebenschancen der Betroffenen beigetragen. Das diagnostische und therapeutische Vorgehen ist in einem ständigen Fluss. Dies erfordert bei den gutachtlichen Beurteilungen die Berücksichtigung der zurzeit geläufigen Standardtherapie, aber auch ggf. der zum Behandlungszeitraum im Studiencharakter befindlichen Diagnostik- und Therapiegegebenheiten (AWMF Leitlinien).

Kausalität (Ätiologie)

Die Frage nach der Ursache bösartiger Erkrankungen spielt eine zentrale Rolle. Man muss davon ausgehen, dass die meisten malignen Veränderungen durch endogene Faktoren verursacht ist. Hier haben sich in den letzten Jahren, insbesondere auf dem Gebiet der molekularbiologischen Untersuchungen, erhebliche Fortschritte ergeben (Marx 1992). Es sind jedoch auch exogene Faktoren bei der Krebsentstehung bekannt. Hierbei spielen Fragen der Latenzperiode, der chemischen Struktur des auslösenden karzinogenen Stoffes, die Dosis und die Expositionszeit für die Krebsentstehung eine wesentliche Rolle. Man hat versucht, Grenzwerte festzulegen, wobei zu berücksichtigen ist, dass es sich hierbei nicht um absolute Grenzen handelt.

Sehr gut bekannt und untersucht ist die Auslösung von Bronchialkarzinomen bzw. Mesotheliomen durch die Exposition gegenüber Asbest. Von einigen chemischen Stoffen bzw. Stoffgruppen ist der karzinominduzierende Faktor bekannt (Marx 1992). Chemische Stoffe, die Knochen- oder Weichteiltumoren auslösen, sind nicht bekannt. Ionisierende Strahlungen als Ursache von Knochentumoren sind bekannt. Kotz u. Mitarb. (1984) haben den Zusammenhang zwischen ionisierender Strahlung und der Entstehung bösartiger knöcherner Veränderungen nachgewiesen. Hierbei muss jedoch eine mittlere Induktionszeit von 9 Jahren Berücksichtigung finden. Insofern sind 5-Jahres-Heilungen zur Beurteilung der Behandlungserfolge bei diesen Tumoren wenig hilfreich.

Von den malignen Erkrankungen, die endogen oder durch Karzinogene verursacht werden, sind die Krebsentstehungen zu unterscheiden, die durch Unfall, Verletzungen oder deren Folgen entstehen bzw. entstanden sind. In der Regel ist es so, dass einmalige oder kurz dauernde traumatische Einwirkungen zur gutachtlichen Anerkennung einer Krebsentstehung nicht ausreichen. Mechanische Traumata sind so gut wie nie kausal an der Tumorentstehung beteiligt (Ewerbeck u. Rompe 1992). Auch für die Entstehung von malignen Knochentumoren spielen Traumata keine Rolle, wie in einer groß angelegten Untersuchung berichtet wird (Wilner 1982).

2.2 Begutachtung bösartiger Tumoren

> **!** Bei den seltenen Ausnahmen, in denen ein ursächlicher Zusammenhang im versicherungsrechtlichen Sinne zwischen Unfall und Malignomentstehung vorliegt, müssen zumindest folgende Voraussetzungen erfüllt sein (Ewerbeck u. Rompe 1992):
> - Der Unfall muss nachweislich und innerhalb kurzer Zeit zu deutlichen Gewebezerstörungen geführt haben.
> - Der Unfall hat eine Präkanzerose (z. B. chronische Entzündung) erzeugt.
> - Die Verletzungsstelle und Präkanzerose stimmen überein.
> - Präkanzerose und maligner Tumor stimmen örtlich überein.
> - Zwischen Unfall und Malignommanifestation liegt ein längeres Zeitintervall von Jahren.
> - Der Verlauf der Neoplasie entspricht den sonst bei spontan auftretenden Neubildungen bekannten Abläufen.

Ein solcher Zusammenhang kann beispielsweise bei chronischen Osteomyelitiden mit Fistelungen gegeben sein. Hier können sich Plattenepithelkarzinome, seltener Fibrosarkome, entwickeln.

Maligne Weichgewebetumoren und primär maligne Knochentumoren fallen nicht unter die Krebskrankheiten nach der Berufskrankheitenverordnung, bei denen versicherungsmedizinisch kausale berufsbedingte Faktoren wahrscheinlich sind (Fritze 1986).

Leistungsbegutachtung

Die Leistungsbeeinträchtigungen (Begutachtung) bösartiger Erkrankungen machen, obwohl sie für ein Viertel der Todesfälle in der Bevölkerung verantwortlich sind, nur 6 % bei der Berentung aus. Rehabilitationsmaßnahmen nach oder wegen bösartiger Erkrankungen erfolgen in 3 – 12 % aller Rehabilitationsmaßnahmen (Zellmann u. Rauthe 1995).

Es wird von unterschiedlichen Autoren die Auffassung vertreten, dass Probanden mit Malignomen gleich bewertet werden sollen wie solche ohne eine bösartige Erkrankung (Ewerbeck u. Rompe 1992, Fritze 1986, Marx 1992). Grundsätzlich ist es abzulehnen, allein nach der Diagnose einer bösartigen Erkrankung die Berentung auszusprechen.

Hierbei spielen auch statistische Angaben zur Überlebenswahrscheinlichkeit keine Rolle, da diese für den Einzelfall nur sehr eingeschränkt zu verwerten sind. Neben der bösartigen Erkrankung muss in der Regel auch die Verstümmelung nach Operationen oder Chemotherapie in die Begutachtung von Tumorkranken Eingang finden (Kotz et al. 1984). Auch hier sollen gleiche Kriterien gelten wie für Patienten ohne Malignome. Dies gilt beispielsweise für Amputationen, wobei die Amputation final zu bewerten ist und deren Ursache z. B. für den Grad der Behinderung keine Rolle spielt. Da der Verlauf der Malignomerkrankung im Einzelfall, zumindest im Beginn der Erkrankung, nicht vorhersehbar ist, wird selbst bei zunächst einschneidender Schädigung durch die erforderlichen Therapien nur eine Zeitrente gewährt. Bei der Beurteilung der Leistungsfähigkeit von Tumorkranken sind natürlich auch die psychologischen Aspekte einer solchen – oft als lebensbedrohlich empfundenen Erkrankung – zu berücksichtigen. Hierbei spielt – mehr oder weniger ausgeprägt – auch die Wiedereingliederung in einen Arbeitsprozess eine u. U. für den Probanden außerordentlich wichtige Rolle. Endgültige Festlegungen sind wegen der Unvorhersehbarkeit des Verlaufs dieser Erkrankungen nach Möglichkeit zunächst zu vermeiden. Somit spielt die Berufsberatung eine wichtige Rolle. Die Verstümmelung durch die z. T. aufwendigen operativen und nichtoperativen Krebstherapien erfordt u. U. eine weitgehende Veränderung in der Erwerbstätigkeit.

Literatur

AWMF-Leitlinien der Deutschen Gesellschaft für Orthopädie u. Orthopädische Chirurgie (DGOOC) u. des Berufsverbandes der Ärzte f. Orthopädie (BVO) Chondrosarkom 2002, Nr. 033/036, Ewing-Tumor (Ewing-Sarkom, PNET, Askin-Tumor) 2003, Nr. 033/039, Knochenmetastasen 2002, Nr. 033/016, Weichteilsarkome 2002, Nr. 033/035

Ewerbeck V, Rompe G. Begutachtungsfragen bei Knochentumoren. Z Orthop 1992; 130: 269

Fritze E, Hrsg. Die ärztliche Begutachtung. Darmstadt: Steinkopff; 1986

Kotz R, Salzer-Kuntschik M, Lechner G, Immenkamp M. Knochentumoren. In: Witt AN, Rettig H, Schlegel KF, Hackenbroch M, Hupfauer W, Hrsg. Orthopädie in Praxis und Klinik. Bd. III/2. Stuttgart: Thieme; 1984: 1.1 – 1372

Kotz R, Ritschl P, Kropej D, Schiller C, Wurnig C, Salzer-Kuntschik M. Die Grenzen der Extremitätenerhaltung

- Amputation versus Resektion. Z Orthop 1992; 130: 299
Marx HH, Hrsg. Medizinische Begutachtung. 6. Aufl. Stuttgart: Thieme; 1992
Reichel H, Hein W: Maligne Knochentumoren Berlin: Logos; 1997
Schajowicz F: Tumors and tumorlike lesions of bone. Berlin: Springer; 1994
Wilner D, ed. Radiology of bone tumors and allied disorders. Philadelphia: W.B. Saunders; 1982
Zellmann K, Rauthe G. Tumorerkrankungen. In: Verband Deutscher Rentenversicherungsträger, Hrsg. Sozialmedizinische Begutachtung in der gesetzlichen Rentenversicherung. 5. Aufl. Stuttgart: Fischer; 1995: 543–564

2.3 Osteopenie/Osteoporose

D. Sabo

Einleitung

Die gutachterliche Beurteilung von Osteopenie oder Osteoporose bezieht sich meist auf die Begriffe Frakturrisiko, Arbeitsunfähigkeit, Minderung der Erwerbsfähigkeit (MdE) sowie die Zusammenhangsbeurteilung.

Definition und Unterteilung des Krankheitsbegriffes „Osteoporose"

> **!** Osteoporose ist eine systemische Skeletterkrankung, die sich durch eine Erniedrigung der Knochenmasse und Störung der Knochenmikroarchitektur mit Verminderung der Knochenfestigkeit und Erhöhung des Frakturrisikos auszeichnet. Bei bereits eingetretenen Frakturen spricht man von einer **manifesten Osteoporose**. Dabei führen insbesondere die orthopädisch-traumatologischen Folgen dieser internistisch-endokrinologische Knochenstoffwechselerkrankung (Ziegler 2002) zu schweren Beeinträchtigungen des Allgemeinbefindens.

Im Vordergrund stehen die **primären Osteoporoseformen**, wie die osteoklastenvermittelte Typ-I-Osteoporose (oder postmenopausale Osteoporose), mit vorwiegender Beteiligung trabekulären Knochens und dem Risiko von Wirbelkörperfrakturen, und die Typ-II-Osteoporose (oder senile Osteoporose), meist mit Beteiligung des kortikalen Knochens und dem Risiko der proximalen Femurfraktur oder der distalen Unterarmfraktur.

Der **sekundären Osteoporose** liegen sowohl nichtbeeinflussbare Faktoren (Alter, genetische Faktoren) als auch beeinflussbare Faktoren (Ernährung, Bewegung, Sexualhormone oder Erkrankungen wie z. B. Hyperkortisolismus, Neoplasien, chronische Entzündungen, Hyperthyreose oder Hyperparathyreoidismus) zugrunde.

Weltweit sind mehr als 200 Millionen Menschen von Osteoporose betroffen (Baum 2008). Osteoporoseassoziierten Wirbelkörperfrakturen treten auch häufig ohne Trauma auf. Periphere Frakturen werden meist durch eine Kombination aus Osteoporose und Sturz ausgelöst. Ca. 90 % aller Femurfrakturen sind mit Stürzen assoziiert (Grisso et al. 1991). Die Osteoporose selbst führt lediglich zu einem Verlust der knöchernen Stabilität. Das Auftreten von Frakturen ist wesentlich mit der bei Osteoporose einhergehenden Morbidität und Erhöhung des Sturzrisikos gekoppelt.

Die Inzidenz von Wirbelfrakturen beträgt zwischen 50 und 80 Jahren 1 % bei Frauen und 0,6 % bei Männern, die Inzidenz von peripheren Frakturen bei vorliegender Osteoporose beträgt 1,9 % bei Frauen und 0,7 % bei Männern. Mit zunehmendem Lebensalter steigt das Frakturrisiko exponentiell an. Für das Jahr 2030 wird mit ca. 95 000 hüftgelenknahen Oberschenkelbrüchen pro Jahr in Deutschland gerechnet (Bernau et al. 1994).

Mehrere Faktoren, unter anderem die Knochenqualität, beeinflussen das Risiko osteoporoseassoziierte Frakturen zu erleiden. Zur Einschätzung der Knochenqualität bedient man sich zum einen der instrumentellen Knochendichtemessung (Osteodensitometrie) und zum anderen der Ermittlung klinischer Risikofaktoren. Das Frakturrisiko steigt mit Zunahme der Risikofaktoren (NIH 2001). Die Kombination der Knochendichtemessung mit der Bewertung klinischer Risikofaktoren ermöglicht eine gute Einschätzung des Knochenbruchrisikos.

Basisdiagnostik

Entsprechend den interdisziplinär erarbeiteten Leitlinien zur Osteoporosediagnostik ist eine Basisdiagnostik zur Klassifikation und Einschätzung des Schweregrades der Osteopenie/Osteoporose anzustreben (DVO 2006). Die Basisdiagnostik umfasst:

1. die Anamnese und den klinisch-orthopädischen Befund,
2. die Messung der Knochenmasse,
3. ein Basislabor,
4. eine Röntgenuntersuchung.

Die Punkte 1 (Anamnese) und 2 (Messung der Knochenmasse) sind obligat, die Punkte 3 und 4 bedarfsweise durchzuführen.

Anamnese und klinisch-orthopädischer Befund

Zur Abschätzung von Risikofaktoren, die zu Osteoporose und osteoporoseassoziierten Frakturen führen, ist eine dokumentierte Befragung zu Anamnese (Tabelle 2.9) und Risikofaktoren (Tabelle 2.10) durchzuführen. Dabei ist insbesondere auf Faktoren zu achten, die das Erreichen der maximalen Knochenmasse in der Jugend (peak bone mass) verhinderten. Die korrekte Anamneseerhebung kann haftungsrelevant im Sinne des Arzthaftungsrechtes sein (Wittig 2000).

Die Minderung der Knochenmasse kann sich an allen Skelettabschnitten manifestieren. Im Vordergrund stehen Schmerzen, Deformierungen und Frakturen am distalen Unterarm, am proximalen Femur und an der Wirbelsäule. Bei den Wirbelfrakturen ist in ca. ⅓ der Fälle ein Wirbel, in ⅔ der Fälle mehr als ein Wirbel betroffen (Lee et al. 1996).

Wirbelfrakturen auf dem Boden einer Osteoporose können im Sinne einer Gelegenheitsursache auftreten, z. B. bereits beim Anheben von minimalen

Tabelle 2.9 Anamnese bei Verdacht auf Osteoporose (nach Franke et al. 1996).

- ➤ akute heftige Rückenschmerzen, spontan oder nach minimalem Trauma
- ➤ chronische Rückenschmerzen durch statische Veränderungen der Wirbelsäule
- ➤ Erschütterungsempfindlichkeit
- ➤ Verlust an Körpergröße
- ➤ psychische Veränderungen (Depression, Ängstlichkeit)

Tabelle 2.10 Risikofaktoren hinsichtlich Osteoporoseentstehung nach (Franke et al.1996, Ringe et al. 1996, Lane et al. 1996, Ziegler 2002).

Harte Risikofaktoren	Weiche Risikofaktoren
Alter	Alkohol- und Nikotinabusus
weibliches Geschlecht	chronischer Laxanzienabusus
Frakturen nach dem 50. Lebensjahr	Heparinmedikation
frühe oder iatrogen bedingte Menopause	positive Familienanamnese
verlängerte Phasen der Amenorrhoe	geringe Sonnenexposition
Östrogenmangel	genetische Faktoren
niedriges Aktivitätslevel	Immobilität wegen Krankheit/Alter
Kalziummangel/Laktasemangel	Nullipara
Langzeit-Glukokortikoideinnahme	metabolische Anomalien/Rheumatoide Arthritis
	Malignome
	gastrointestinale Erkrankungen (z. B. Zöliakie)
	erhöhte Sturzneigung durch: ➤ reduzierte Muskulatur/motorische Kompetenz ➤ Multimorbidität ➤ reduzierte Vigilanz/Demenz ➤ Visusreduzierung ➤ baulich ungünstiges häusliches Umfeld

2 Begutachtung bei speziellen Krankheitsbildern

Lasten, bei simplen täglichen Verrichtungen (z. B. leichte Hausarbeit) oder durch unkontrollierte Bewegungen. Neurologische Ausfälle sind bei einfachen osteoporosebedingten Wirbelfrakturen selten.

Es besteht kein eindeutiger Zusammenhang zwischen Minderung der Knochenmasse und Schmerzhaftigkeit oder Funktionseinschränkung. Ursachen für klinisch reproduzierbare Schmerzen am Bewegungsapparat bei Patienten mit Osteoporose ohne Frakturen können periostale Reizungen bei sich schleichend oder langsam entwickelnden Frakturen sein. Oft führen diese chronischen Knochenschmerzen zudem weiter in den Circulus vitiosus der verminderten körperlichen Aktivität und zum Fortschreiten des Mineralisationsmangels durch Inaktivität. Akute auftretende osteoroseassoziierte Frakturen an der Wirbelsäule oder an den Extremitäten sind dagegen in der Regel mit einem typischen Frakturschmerz verknüpft.

Pathognomonische Befunde, die im Rahmen der gutachtlichen Untersuchung erfasst und dokumentiert werden müssen, sind:
- Hinweise auf den typischen Habitus (vermehrte Brustkyphose und Lendenlordose, Rumpfverkürzung und Hautfältelung am Rücken ["Tannenbaumphänomen"]),
- Größenverlust,
- Klopf- und Stauchschmerzen der Wirbelsäule,
- reduzierte Wirbelsäulenbeweglichkeit (Neutral-0-Methode),
- Frakturen/Frakturfolgen (Baum 2008).

Hilfreich ist zudem bei klinischer Untersuchung ein standardisierter klinischer Test, der insbesondere die körperliche Leistungsfähigkeit und die Koordinationsfähigkeit und damit einen wesentlichen Anteil des individuellen Sturzrisikos beurteilt (z. B. „timed-up-and-go-Test", „Chair-rising-Test" [DVO 2006, Baum 2008]).

Messung der Knochenmasse

Während die Mikro- und Makroarchitektur von Knochen einer standardisierten Beurteilung naturgemäß nicht einfach zugänglich ist, erlauben die Bewertung des Mineralsalzgehaltes von Knochen und der Vergleich der Messwerte mit gesunden Normkollektiven eine gute Näherung zur Einschätzung der Knochenqualität. Die einzige klinische Möglichkeit, ein erhöhtes Frakturrisiko zu erfassen, bietet die Osteodensitometrie (Felsenberg et al. 1991). Die Knochendichte wird überwiegend mit der Dual-Energie-Absorptiometrie (DEXA), der quantitativen Computertomografie (QCT) oder der peripheren quantitativen Computertomografie (pQCT) bestimmt. Sonografische Verfahren sind derzeit nicht verbreitet im Einsatz.

Der in der Vergangenheit häufig eher unkritisch geübte Einsatz der Knochendichtemessung hat die Methode in ein besonders scharfes Rampenlicht gerückt (Fischer et al. 1994). Entsprechend sind die Entgelte für die Untersuchung drastisch reduziert worden. Der teilweise Ansehensverlust der Methode sollte jedoch nicht verkennen lassen, dass die korrekt durchgeführte und verantwortungsvoll ausgewertete Osteodensitometrie derzeit die präziseste, strahlenärmste und kostengünstigste Technik zur Einschätzung der Knochenqualität darstellt (Bernau et al. 1994) und „international als relevanter diagnostischer Baustein anerkannt ist" (Ringe 1996 b). Die Therapieempfehlungen der Fachverbände basieren ebenso auf DEXA-Messwerten wie die WHO-Definitionen der Osteoporose. Als maßgebender Parameter wird die Abweichung des individuellen Messwertes an der Wirbelsäule und am proximalen Femur von der „peak bone mass" eines standardisierten Referenzkollektives (T-Wert) angesehen (Tabelle 2.11).

Die Wirbelsäule mit ihrem hohen Anteil an spongiösen Strukturen gilt als einer der empfindlichs-

Tabelle 2.11 10-Jahres-Frakturrisiko von ca. 30 % bei bestimmten T-Werten (DEXA-Messung) in Abhängigkeit von Geschlecht und Lebensalter (DVO-Leitlinie zur Prophylaxe, Diagnostik und Therapie der Osteoporose bei Frauen ab der Menopause und bei Männern ab 60 Jahren, 2006).

Lebensalter in Jahren		T-Wert (niedriger Wert der beiden Messwerte an der LWS und dem proximalen Gesamtfemur)
Frau	Mann	
50 – 60	60 – 70	-4,0
60 – 65	70 – 75	-3,5
65 – 70	75 – 80	-3,0
70 – 75	80 – 85	-2,5
> 75	> 85	-2,0

ten Knochenabschnitte des menschlichen Skeletts, der sehr frühzeitig Osteoporose-Folgeveränderungen aufweist. Dennoch ist die Diskussion um den praktikabelsten und repräsentativsten Messort bisher nicht abgeschlossen (Felsenberg 1991). Eine sichere Aussage zum Frakturrisiko kann nur die Messung des fraglichen Körperareals selbst liefern. Expertengremien raten, möglichst die Messung an 2 unterschiedlichen Skelettabschnitten (Franke et al. 1996) durchzuführen. Die DVO-Leitlinien empfehlen die Messung an der Lendenwirbelsäule zwischen L 1 und L 4 und am proximalen Femur. Als Referenz für die Risikoberechnungen der Femurfrakturen wird entsprechend den Daten epidemiologischer Studien (NHANES) eine Abweichung vom T-Wert in Höhe -2,0 σ als Grenzwert angesehen (DVO 2006).

In vivo besteht mit der DEXA keine sinnvolle Möglichkeit, die Mineralisationsdichte eines bereits frakturierten Wirbelkörpers zu messen (Antonacci 1996). Durch die Einstauchung der Frakturfragmente wird ein falsch erhöhter Dichtewert bestimmt. Standard-ROIs (regions of interest) am Schenkelhals und am distalen Radius, die über ein automatisches Konturfindungsprogramm ermittelt werden, sind bei eingetretener Fraktur nicht anwendbar. Das heißt, der Gutachter ist entweder auf vorbestehende Knochendichtemessungen mit einer der verschiedenen etablierten Methoden angewiesen (Korrekturfaktoren bei Vergleich der Messwerte verschiedener Gerätetypen und -fabrikate beachten [Bernau et al. 1994, Fischer et al. 1993]) oder Neumessungen beispielsweise der benachbarten Wirbel oder der frakturkontralateralen Seite an Femur oder Radius müssen hilfsweise herangezogen werden.

Röntgendiagnostik

Der radiologischen Bildgebung spielt neben den klinischen Untersuchungsparametern eine wesentliche Rolle: Konventionelle Röntgenaufnahmen erlauben bei ausgeprägten Befunden, die Diagnose Osteopenie/Osteoporose zu stellen. Mineralsalzverluste sind etwa ab 30 % im Röntgenbild feststellbar. Im Seitbild der Brust -und Lendenwirbelsäule fallen Transparenzerhöhungen der Wirbelkörper mit Betonung der Grund- und Deckplatten auf. Die spongiöse Architektur ist durch zuerst auftretende Auslöschung der horizontalen Trabekel vermehrt vertikal gestreift. Bei fortschreitender Demineralisierung kommt es zur Höhenminderung der Wirbelkörper. Je nach Beanspruchung und Turgor der benachbarten Bandscheiben entstehen Fisch -, Keil -, oder Flachwirbel. Durch die Zunahme der thorakalen Kyphose kommt es kompensatorisch zur Hyperlordose der Lendenwirbelsäule. Im fortgeschrittenen Zustand berühren sich die Dornfortsätze der unteren Lendenwirbelsäule (Baastrup-Phänomen). Abstützreaktionen im Verlauf des Krankheitsbilds führen zu teilweise ausgeprägten Randsklerosierungen und arthrotischen Veränderungen.

Therapie der Osteoporose

Die Therapie der Osteoporose war in den vergangenen Jahren Gegenstand intensiver interdisziplinärer Kommissionsarbeit. Eine gute Zusammenfassung liefert die website des DVO (Dachverband deutschsprachiger wissenschaftlicher Fachgesellschaften für Osteologie) mit Angaben zu den evidenzbasierten Konsensus-Leitlinien zur Osteoporose unter http://www.lutherhaus.de/osteo/leitlinien-dvo/.

Therapie der Wahl ist die konservative Frakturtherapie, mit den Pfeilern:
- Analgesie,
- Mobilisierung unter Rumpfstabilisierung
- Rehabilitation.

Bei konservativ nicht gut behandelbaren Schmerzzuständen kommen in jüngster Zeit minimalinvasive OP-Verfahren wie die Vertebroplastie oder die Ballon-Kyphoplastie zur Anwendung.

Eine Computertomografie oder ein MRT ist in den seltenen Fällen einer neurologischen Symptomatik durch eine osteoporosebedingte Fraktur (2 %) (Lane 1996) sowie bei schweren traumatisch verursachten Frakturen zur Frakturklassifikation, Festlegung des Behandlungsplans und zur etwaigen Operationsplanung (z. B. Dekompression, Aufrichtung und Defektrekonstruktion) indiziert.

Gutachterliche Problematik zu Fragen der Osteoporose

Die Angaben zur Begutachtung von Patienten mit Osteoporose in der Literatur sind spärlich (Probst

1971, Bilow 1986, Probst et al.1987, Minne 1992, Kleinschmidt 2002, Pfeifer 2003).

Folgende typische Problematik beschäftigt den Gutachter:
> **Erhöhtes Risiko:** Es wird gefragt, ob Patienten mit bestimmter Ausprägung der Osteoporose gewisse Arbeiten nicht verrichten sollten, um sich nicht einem, im Vergleich zur altersentsprechenden knochenstoffwechselgesunden Bevölkerung, erhöhten Risiko einer Fraktur auszusetzen.

Bei verminderter Knochenqualität ist das Risiko, Frakturen zu erleiden, erhöht. Ein Osteoporosekranker wird sich also etwa bei einem Sturz in der Regel eher eine Fraktur zuziehen als ein vergleichbarer, gleichaltriger und osteologisch gesunder Mensch. Das Ausmaß dieser „Erniedrigung der Frakturschwelle" ist jedoch aufgrund ihres multifaktoriellen Charakters schwer festzulegen. Die Messung der Knochendichte kann hierzu einen Anhaltswert liefern: Es gilt als sicher, dass die individuelle Abweichung vom altersentsprechenden Median der Knochendichte um eine Standardabweichung (Z-Score) eine Erhöhung des Frakturrisikos um den Faktor 1,5–3 bewirkt (Cummings et al. 1993, Hui et al. 1989). Für eine 50-jährige, osteologisch gesunde Frau beträgt das Risiko, in der verbleibenden Lebensspanne eine Fraktur zu erleiden, 15%. Für eine vergleichbare Person mit Verminderung der Knochendichte um *eine* Standardabweichung vom Median beträgt das Risiko somit ca. 30% und bei einer Abweichung um *zwei* Standardabweichungen bereits ca. 60% (Kanis 1994).

Daraus wird ersichtlich, dass einer Person mit Osteoporose (definitionsgemäß Knochendichteminderung ≥ 2,0 Standardabweichungen unter dem Durchschnitt junger Erwachsener [T-Score]) eine gefährdende Tätigkeit nicht zugemutet werden soll. Dies gilt sicher für die Osteoporose Grad 3, eingeschränkt auch für die Osteoporose Grad 2 (Tabelle 2.**12**).

> **Arbeitsunfähigkeit (Gesetzliche Krankenversicherung):** Osteoporose kann zur vorübergehenden und auch langfristigen Arbeitsunfähigkeit führen. Dies kann sowohl für den Befund bei eingetretener Frakturierung zutreffen, aber auch für Befunde mit ausschließlich schmerzhafter Funktionseinschränkung ohne Frakturnachweis. Im Vordergrund der Einschätzung muss dabei die Einschränkung der Funktion stehen, und nicht etwa der radiologische Befund oder der Knochendichtemesswert.

> **Erwerbsminderung (Gesetzliche Rentenversicherung):** Osteoporose und osteoporoseassoziierte Frakturen können zur Einschränkung der Erwerbsfähigkeit auf dem allgemeinen Arbeitsmarkt führen. Es kann sowohl zu einer quantitativen als auch zu einer qualitativen Einschränkung der Erwerbsleistungsfähigkeit kommen. Auf Zeit gewährte Renten sind sinnvollerweise in 1–2-jährigen Abständen zu überprüfen, da z. B. sich Befundveränderungen nach medikamentöser Therapie zur Behandlung von Osteopenien/Osteoporosen in den meisten Fällen nur langsam vollziehen (Baum 2008). Übergänge von voller Erwerbsfähigkeit in teilweise Erwerbsminderung oder in schweren Fällen vollständige Erwerbsminderung sind bei den häufig chronischen Krankheitsläufen möglich. Die Spannweite möglicher Befunde reicht von einer nach adäquater Therapie verheilten distalen osteoporoseassoziierten Radiusfraktur oder einer gesinterten osteoporotischen Wirbelfraktur ohne Funktionseinbuße bis zur osteosynthetisch oder endoprothetisch zu versorgenden proximalen Femurfraktur mit den typischen Komplikationsmöglichkeiten und gelegentlich auftretenden einschränkenden Folgebefunden (Bewegungseinschränkung, Belastungsschmerzen, Prothesenversagen, Infekt usw.).

Eine von der WHO vorgeschlagene (WHO Study Group 1994), diskutierte (Consensus Development Conference 1996, Amsterdam) und in ähnlicher Form bereits klinisch eingesetzte Richtlinie (Ringe 1996, Minne 1995) mit Klassifizierung der Osteoporose in 4 Grade kann für die Begutachtung hilfreich sein (Tabelle 2.**12**).

Bei den leichteren bis mittleren Osteoporoseformen können beispielsweise Tätigkeiten mit leichter körperlicher Belastung (z. B. Büroarbeit mit der Möglichkeit, die Körperhaltung zu wechseln) durchaus zumutbar sein, anstrengende körperliche Tätigkeiten (z. B. Maschinenführer, Krankenschwester usw.) jedoch nicht.

Falls eine medizinisch fassbare körperliche Beeinträchtigung in der Form des abstrakten Begriffs der MdE anzugeben ist, wird unter Würdigung morphologischer, anatomischer und insbesondere der funktionellen Befunde in der Regel Grad 0 und Grad 1 nicht oder selten, Grad 2 gelegentlich und Grad 3 meist mit einer MdE einhergehen. Maßgebliche Kriterien

2.3 Osteopenie/Osteoporose

Tabelle 2.12 Klassifikation der Osteoporose (modifiziert nach Consensus Development Conference 1996, Ringe 1996b, Minne 1995, Franke 1996).

			Quantitative Einschränkung	Qualitative Einschränkung
Keine Osteoporose Grad 0	Knochenmineralgehalt bis 1,0 σ unterhalb des Mittelwertes*	bisher keine Knochenbrüche	vollschichtige Erwerbsfähigkeit	keine osteoporosebedingte Einschränkung der Erwerbsfähigkeit
Osteopenie, leichte Osteoporose Grad 1	Knochenmineralgehalt zwischen 1,0 – 2,0 σ unterhalb des Mittelwertes*	bisher keine Knochenbrüche in der Regel keine krankheitsbedingten Beschwerden	vollschichtige oder unter vollschichtige Erwerbsfähigkeit	erhöhtes Knochenbruchrisiko bei körperlichen Belastungen nur noch mittelschwere körperliche Tätigkeiten Heben und Tragen von Lasten bis 10 kg
Mäßige Osteoporose Grad 2	Knochenmineralgehalt ≥ 2,0 σ unterhalb des Mittelwertes*	Frakturen werden nicht vorausgesetzt, können jedoch bei banalem Anlass eintreten deutlich über Grad 1 hinausgehendes Risiko weiterer Frakturen Beschwerden als Frakturfolge	halbschichtige Erwerbsfähigkeit	Einschränkung der Erwerbsfähigkeit durch belastungsabhängige Schmerzen nur noch leichte körperliche Tätigkeiten keine Arbeit auf Gerüsten, Leitern, an Maschinen kein häufiges Bücken oder Arbeiten in Körperzwangshaltungen keine Akkord- oder Fließbandarbeit
Schwere Osteoporose Grad 3	Knochenmineralgehalt ≥ 2,0 σ unterhalb des Mittelwertes*.	Frakturen mit deutlicher Einschränkung der Skelettarchitektur	unter halbschichtige Erwerbsfähigkeit	körperlich belastende Tätigkeiten nicht möglich dauernde sitzende Tätigkeit mit der Möglichkeit zum Positionswechsel kann nicht mehr zugemutet werden

* Vergleich des individuellen Knochenmineralgehalts mit dem Durchschnittswert junger Erwachsener (peak bone mass) als T-Score-Werte

hierfür sind jedoch die tatsächlich nachweisbaren Funktionseinschränkungen (einbezüglich der Einschränkung aufgrund von Schmerzen). Der in Tabelle 2.13 aufgeführte Vorschlag zur Bemessung von MdE mag als Richtschnur gelten und lässt dem Gutachter ausreichenden Ermessensspielraum.

➤ **Zusammenhangsbeurteilung (PUV und GUV):**
Um zu klären, welchen Einfluss eine bereits bestehenden Osteoporose auf Wirbelsäulen- oder Extremitätenverletzungen (Mitverursachung, Verschlimmerung) hat, ist bei der Privaten Unfallversicherung (PUV) das Ausmaß des Vorschadens (die Bedeutung der Osteoporose für den Eintritt eines Wirbelbruchs) abzuschätzen.

Es wird ein äquivalenter Abzug bei den Unfallfolgen vorgenommen.
In der Gesetzlichen Unfallversicherung (GUV) ist der Versicherte in dem Gesundheitszustand versichert, mit dem er die Arbeit am Unfalltag angetreten hat. Selbst eine schwere Osteoporose schließt die Anerkennung eines Unfalls im Sinne der rechtlich wesentlichen Verursachung nicht aus, wenn sowohl der Osteoporose als auch den Unfallumständen jeweils die Bedeutung einer rechtlich wesentlichen Mitursache einzuräumen ist. Eine rechtlich unwesentliche Ursache (Gelegenheitsursache) ist dann anzunehmen, wenn mit den gleichen Folgen ungefähr zu gleicher Zeit unter alltäglichen Bedingungen zu rechnen ist.

2 Begutachtung bei speziellen Krankheitsbildern

Tabelle 2.13 MdE bei Osteopenie/Osteoporose.

		MdE
Grad 0	geringe Mineralisationsdichteverminderungen bis 1 σ unterhalb des Mittelwertes führen in der Regel nicht zu Funktionseinbußen und Beschwerden	0 %
Grad 1	mit geringen Auswirkungen (leichte Funktionseinbußen und Beschwerde, geringe Krankheitsaktivität)	bis 20 %
Grad 2	mit mittelgradigen Auswirkungen (dauernde erhebliche Funktionseinbußen und Beschwerden, therapeutisch schwer beeinflussbare Krankheitsaktivität)	bis 40 %
Grad 3	mit schweren Auswirkungen (irreversible Funktionseinbußen, hochgradige Progredienz)	über 50 %

Literatur

Antonacci MD, Hanson DS, Heggeness MH. Pitfalls in the management of bone mineral density by DEXA. Spine 1996; 21: 87–91

Baum E, Peters KM. Primäre Osteoporose – leitliniengerechte Diagnostik und Therapie. Dtsch Ärztebl 2008; 33: 573–581

Becker S, Traber L, Schmidt-Gayk H. Free and peptide bound pyrilidinium crosslinks in urine measured in healthy people, patients with bone metastases and women after menopause. Calcif Tissue Int 1993; 52 (Suppl. 1): 72

Bernau A, Fischer M, Münzenberger KJ, Reiners C, Ringe JD, Spitz J. Diagnostik der Osteoporose. Osteologie 1994; 3: 179–186

Bilow H. Begutachtung nach Wirbelsäulenverletzungen. Unfallmedizinische Tagungen der Landesverbände der gewerblichen Berufsgenossenschaften 1988; 68: 145–154

Consensus development conference. Prevention and therapy of osteoporosis. EFFO/NOF. Amsterdam: 19.–23.05.1996

Cummings SR, Black DM, Nevitt MC et al. Bone density at various sites for prediction of hip fractures. Lancet 1993; 341: 72–85

Dambacher MA, Ittner J, Rüegsegger P. Osteoporose – Pathogenese Prophylaxe, Therapie. Internist 1986; 27: 206

DVO (Dachverband deutschsprachiger wissenschaftlicher Fachgesellschaften für Osteologie). Evidenz-basierte Konsensus-Leitlinien zur Osteoporose. 2006. http://www.lutherhaus.de/osteo/leitlinien-dvo/

Felsenberg D, Fischer M, Kempers B, Ringe JD, Rüegsegger P. Osteodensitometrie – eine Standortbestimmung. BV Orthopädie 1991; 3: 139–144

Fischer M, Keck E, Kruse HP, Pesch HJ, Wüster C. Stellungnahme der Deutschen Gesellschaft für Osteologie (DGO) e.V. zur Knochenmassen- und Knochendichtebestimmung (Osteodensitometrie). Osteologie 1994; 3: 177–178

Fischer M, Kempers B. Phantom studies in osteoporosis. Europ J Nucl Med 1993; 20: 434–439

Franke J, Clarenz P, Dören M et al. Bericht der interdisziplinären Leitlinienkommission zur Diagnostik der Osteoporose. Osteologie 1996; 5: 162–173

Grisso JA, Kelsey JL, Strom BL et al. Risk factors for falls as a cause of hip fracture in women. N Engl J Med 1991; 324: 1326–1331

Hui SL, Slemenda CW, Johnston CC. Baseline measurement of bone mass predicts fracture in white women. Ann Intern Med 1989; 111: 355–361

Kanis JA, Melton LJ, Christiansen C, Johnston CC, Khaltaev N. Perspective. The diagnosis of osteoporosis. J Bone Mineral Res 1994; 9: 1137–1141

Kleinschmidt JT, Kleinschmidt JG. Die Begutachtung der Osteopenie/Osteoporose im Schwerbehindertenrecht. Med Sach 2002; 98: 19–21

Kunczik T, Ringe JD. Osteoporose. Eine Herausforderung für die Zukunft. Dtsch Ärztebl 1994; 91: 1126–1129

Lane JM, Riley EH, Wirganowicz PZ. Osteoporosis: Diagnosis and treatment. J Bone Joint Surg 1996; 78A: 618–632

Lee YL, Yip KMH. The osteoporotic spine. Clin Orthop Rel Res 1996; 323: 91–97

Minne HW. Osteoporose und Erwerbsfähigkeit. Mobiles Leben 1992; 2: 9–13

Minne HW. Persönliche Mitteilung. 1995

NIH Consensus Development Panel. Osteoporosis prevention Diagnosis and Therapy. JAMA 2001; 285: 785–795

Pfeifer M, Pollähne W, Minne HW. Begutachtung bei Osteoporose. Orthopädie & Rheuma 2003; 2: 18–19

Probst J. Die Begutachtung traumatischer WS-Schäden bei Osteoporose. Act Traumatol 1971; 1: 155

Probst J, Graeber M. Begutachtung von Wirbelsäulenverletzungen. Schriftenreihe Unfallmedizinische Tagung der Landesverbände der gewerblichen Berufsgenossenschaften 1987; 62: 73–81

Ringe JD. Neues Konzept in der Osteoporosetherapie. Arzneimitteltherapie 1996b; 14: 174–178

Schmidt-Gayk H, Becker S, Traber L. Diagnostik der Osteoporose. Osteologie 1994; 187–191

Seibel MJ, Woitge HW, Ziegler R. Biochemische Merker des Knochenstoffwechsels. Klin Lab 1993; 39: 717–727, 839–850

WHO Study Group. Assessment of fracture risk and its application to screening for postmenopausal osteoporosis. In: Wittig C, Fitzek J, Rieping T, Hrsg. Arzthaftung für Falsch- oder Nichtbehandlung bei Osteoporose aufgrund unterlassener anamnestischer Erhebung und laborchemischer Untersuchung sowie Beweislastumkehr. Orthop Praxis 2000; 36: 1–4

WHO. Technical Report Series 1994: 843

Ziegler R. Osteoporose. In: Dörfler H, Eisenmenger W, Lippert HD, Hrsg. Das medizinische Gutachten. Heidelberg: Springer; 2002: 8.05.1–39

2.4 Begutachtung von Verletzungen und Funktionsstörungen der Schulter

M. Loew

Der Schultergürtel als die mobilste Gelenkkette des menschlichen Körpers ist besonderen Belastungen ausgesetzt und damit in besonderem Maße verletzungsgefährdet. In der Gesetzlichen und Privaten Unfallversicherung stellt sich daher sehr häufig die Frage nach Verletzungsfolgen, deren Prognose, der Bewertung schädigungsbedingter Funktionsstörungen und deren Abgrenzung von alterungs- und verschleißbedingten Vorschäden und Überlastungsreaktionen. Für die Schadensanalyse nach einem Trauma ist die Kenntnis typischer Verletzungsmuster des Schultergürtels eine Grundvoraussetzung. Diese werden nach ihrer Pathomorphologie und dem Ausmaß der Schädigung eingeteilt. Von wesentlicher Bedeutung für die Kausalitätsbeurteilung ist das Wissen über grundsätzliche Verletzungsmechanismen und über den individuellen Ereignisablauf.

Ereignisablauf

Bei einem ungebremsten Sturz mit Anprall auf die Schulter von vorne oder seitlich kann es zu direkten Weichteilverletzungen wie Prellungen, Kontusionen und Quetschungen oder zu Verletzungen des Knochens, insbesondere zu Frakturen des Humeruskopfes oder im Collum anatomicum kommen. Häufiger sind jedoch Stürze, bei denen der Anprall durch den reflektorisch nach vorne, seitlich oder hinten ausgestreckten Arm abgefangen wird. Bei diesen Ereignisabläufen kommt es zu einer indirekten, oft exzentrischen Krafteinleitung in die Gelenke des Schultergürtels und damit potenziell zu indirekten Weichteilverletzungen wie Distorsionen, Zerrungen oder Zerreißungen. Problematisch für die Begutachtung sind die häufigen kombinierten Verletzungsabläufe, zum Beispiel beim Treppen- oder Leitersturz, wenn der Verunfallte versucht, den Fall durch reflektorisches Festhalten oder Abstützen zu verhindern und es schließlich dennoch zu einem direkten Aufprall auf Ellenbogen oder Schulter kommt. Verletzungen des Schultergürtels werden auch beobachtet beim ungeplanten reflektorischen Auf- oder Abfangen eines schweren Gegenstandes oder seltener in Situationen, wenn am fixierten Arm gewaltsam gezogen wird, zum Beispiel beim Einzug in eine laufende Maschine oder auch beim Festhalten an einem abrupt abgebremsten oder beschleunigten Gegenstand, wobei es zu einer Umkehr von Punctum fixum und Punctum mobile kommt.

Die gutachterliche Bewertung von Verletzungen des knöchernen Skeletts, in erster Linie von Frakturen, ist selten kompliziert. Ein Knochenbruch wird in der Regel als solcher erkannt und dem Unfallereignis oder der Gewalteinwirkung zugeordnet, wenn nicht eindeutig eine pathologische Fraktur vorliegt.

Problematischer ist die Beurteilung von Schäden an Gelenkknorpel, Bändern, Kapsel und Sehnen, insbesondere bei Schmerzen und Funktionsstörungen in der Folge von Luxationen oder Subluxationen des Glenohumeralgelenks sowie bei Schäden im Bereich der Rotatorenmanschette. Es kann hier im Einzelfall äußerst schwierig sein, Verletzungsfolgen von unfallunabhängigen „degenerativen" Vorschäden oder von einer konstitutionellen oder erworbenen Schadensanlage abzugrenzen.

Pathomorphologie

Am knöchernen Skelett kommt es nach direkten oder indirekten Verletzungsabläufen zu Frakturen mit oder ohne Dislokation. Schwierigkeiten bereitet unter Umständen die Erkennung und Einordnung von Impressionsfrakturen am Tuberculum majus und deren Abgrenzung gegenüber einer degenerativen Alteration mit Strukturverdichtung der Kortikalis neben zystischen Veränderungen. An den Gelenken werden Luxationen und Subluxationen beobachtet, die unter Umständen zu einer chronischen Instabilität führen können. An den Weichteilen, vor allem an Sehnen und Kapsel-Band-Strukturen, kann es im Rahmen von Verletzungen zu reversiblen Zerrungen, aber auch zu irreversiblen Überdehnungen und strukturellen Zerreißungen kommen.

Frakturen

Klavikulafraktur

Die häufigste knöcherne Verletzung des Schultergürtels ist die Klavikulafraktur. Sie ist meist Folge eines direkten Anpralls beim Sturz aus größerer Höhe. Gravierende Begleitverletzungen können neurale und vaskuläre Strukturen betreffen. Unkomplizierte Frakturen heilen in der Regel unter Stufenbildung und relativer Verkürzung der Klavikula aus, ohne messbare funktionelle Einschränkungen zu hinterlassen. Bei einer Verkürzung der Klavikula von mehr als 2 cm verbleibt eine Asymmetrie des Schultergürtels, die zu myostatischen Beschwerden führen kann.

Skapulafraktur

Brüche des Schulterblattes sind verhältnismäßig seltene Verletzungen, die auf direkten Anprall im Rahmen von Rasanztraumen zurückzuführen sind. In Fehlstellung verheilte Brüche der Skapula können zu einer Störung der thorakoskapulären Gleitbewegung führen. Eine relevante funktionelle Beeinträchtigung verbleibt in der Regel nicht. Demgegenüber können die Folgen dislozierter Frakturen der Gelenkpfanne in Instabilität, Inkongruenz der Gelenkflächen und einer präarthrotischen Deformität bestehen.

Humeruskopffraktur

Brüche des Oberarmkopfes und subkapitale Frakturen im Collum chirurgicum sind in der Regel Folge direkter Verletzungsmechanismen. Beim älteren Menschen kann eine Osteoporose zu einer Prädisposition führen. Bei den Oberarmkopfbrüchen werden Frakturen mit und ohne Gelenkbeteiligung beschrieben und nach Anzahl und Dislokationsgrad der abgesprengten Fragmente unterteilt. Daneben werden Impressionsfrakturen ohne Verschiebung, aber auch Abrissfrakturen der Tuberkula beobachtet, die durch den Zug der ansetzenden Muskeln zur Dislokation prädestiniert sind. Humeruskopffrakturen können durch die resultierende Insuffizienz der Rotatorenmanschette, aber auch durch Fehlstellung der Gelenkflächen zu einer erheblichen funktionellen Beeinträchtigung des Schultergelenks führen. Durch Humeruskopfprothesen versorgte Mehrfragmentfrakturen führen meistens zu einer stark eingeschränkten Schulterfunktion.

Frakturen im Collum chirurgicum heilen demgegenüber in der Regel ohne gravierende funktionelle Folgen aus.

Luxationen

Sternoklavikulargelenk

Die Luxation des Sternoklavikulargelenks ist eine seltene Verletzung. In der Regel liegt ein indirektes Trauma durch Sturz auf die Schulter zugrunde. Als Folge persistiert gelegentlich eine Instabilität mit Schmerzen im Bewegungsablauf des Schultergürtels.

Akromioklavikulargelenk

Die Sprengung des Schultereckgelenks kann Folge einer direkten oder indirekten Gewalteinwirkung sein. Bei kompletter Zerreißung des akromio- und korakoklavikulären Bandapparates (Typ III nach Tossy) bleibt in der Regel eine Konturveränderung durch Stufenbildung ohne Bewegungsstörungen bestehen. Nach höhergradiger Dislokation mit Begleitverletzungen (Rockwood IV–VI) (Rockwood 1984) der deltotrapezoidalen Aponeurose können jedoch gravierende funktionelle Beeinträchtigungen persistieren.

Glenohumeralgelenk

Die traumatische Schulterluxation ist mit einer Inzidenz von 1–2% eine häufige Verletzung. Ihre Relevanz für die Begutachtung ergibt sich aus den strukturellen Schäden in Folge der Dislokation der Gelenkflächen.

Durch Sturz auf den ausgestreckten Arm oder direkt auf die Schulter kommt es zur Verrenkung zumeist nach vorne-unten. Die seltene hintere Schulterluxation wird häufig übersehen und verspätet diagnostiziert.

Bei der vorderen Schulterluxation kommt es praktisch immer zu einer Verletzung der vorderen Gelenkanteile. Diese führen vor allem beim Jugendlichen zu einer Rezidivneigung; bei unter 20-Jährigen beträgt das Risiko einer posttraumatisch rezidivierenden Schulterluxation bis zu 90% (Rowe 1956). Die Schädigung durch das Initialtrauma kann ventral die Gelenkkapsel mit den glenohumeralen Bändern, das Labrum glenoidale (Abb. 2.2) sowie den knorpeligen und knöchernen vorderen Pfannenrand betreffen; in schweren Fällen kommt es zu einer ausgedehnten vorderen Fraktur der Gelenkpfanne mit Defektbildung (Abb. 2.3). Durch das Verhaken des Humeruskopfes am vorderen Pfannenrand werden unterschiedlich ausgeprägte Impressionsfrakturen des Humeruskopf in seinem dorsolateralen Anteil verursacht.

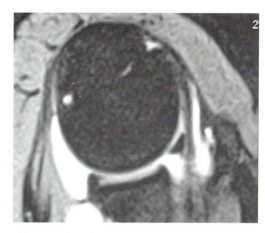

Abb. 2.2 Labrumläsion nach traumatischer vorderer Schulterluxation eines 19-Jährigen. MRT in Kontrastmitteltechnik.

> Die sog. Hill-Sachs-Delle ist ein eindeutiger Hinweis auf eine stattgehabte vordere Schulterluxation.

Reine Weichteilverletzungen sind für den Jugendlichen, knöcherne Läsionen vor allem des vorderen Pfannenrandes für das mittlere Lebensalter typisch, während beim alten Menschen der Riss der Rotatorenmanschette bei einer traumatischen Schulterluxation im Vordergrund steht (Loew et al. 2001).

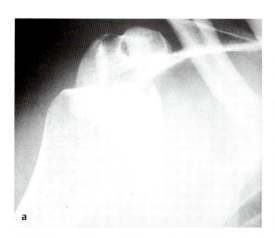
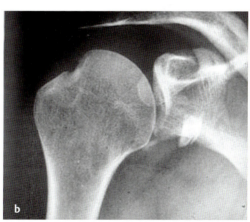

Abb. 2.3 a u. b Traumatische vordere Schulterluxation bei einem 41-Jährigen (a). Anteriore Glenoidrandfraktur (Bankart) und ausgedehnte Hill-Sachs-Delle (b).

2 Begutachtung bei speziellen Krankheitsbildern

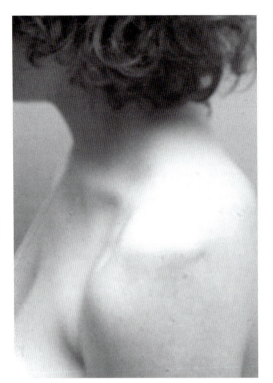

Abb. 2.4 Spontanes Sulkuszeichen bei konstitutioneller Schulterinstabilität.

Bei extremer Gewalteinwirkung kann es außerdem zu Abrissfrakturen des Tuberculum majus kommen. Die Ausprägung dieser knöchernen, knorpeligen oder kapsulären Sekundärschäden determiniert das Auftreten einer posttraumatisch rezidivierenden Schulterluxation sowie einer sekundären Instabilitätsarthrose.

Im Einzelfall kann es schwierig sein, eine posttraumatisch rezidivierende (Sub-)Luxation der Schulter von konstitutionellen Instabilitäten des Glenohumeralgelenks abzugrenzen. Der habituellen Schulterluxation liegt ein leichteres inadäquates Trauma bei anlagebedingt luxationsbegünstigenden Faktoren (Kapsellaxität, seltener Pfannendysplasie) zugrunde; dennoch führt häufig erst das Initialtrauma zu einer klinischen Manifestation mit rezidivierenden (Sub-)Luxationen. In diesen Fällen entsprechen die Schädigungsmuster denen bei traumatischer Erstluxation; gegen einen Verletzungszusammenhang spricht in der Regel eine beidseitige Hypermobilität. Die willkürliche Schulterinstabilität ist konstitutionell bedingt durch dysplastische Wachstumsstörungen von Humeruskopf oder Schulterpfanne, eine generelle Kapsellaxität und durch eine neuromuskuläre Fehlsteuerung. Die Luxationsrichtung ist in der Regel multidirektional. Ein Trauma spielt in der Regel für die Entstehung keine Rolle (s. a. Kap. B. 4.2). Von wesentlicher Bedeutung für die Kausalitätsbeurteilung ist in diesen Fällen die Untersuchung der Gegenseite, da konstitutionelle Laxitäten in der Regel symmetrisch auftreten (Mazzotti 2007). Klinische Hinweise auf eine Laxität sind ein positives Sulkuszeichen der nicht betroffenen Schulter (Abb. 2.4) und eine Überstreckbarkeit der Ellenbogen- und Fingergrundgelenke.

Weichteilverletzungen

Rotatorenmanschettenläsion

Bei der hohen Inzidenz alterungs- und verschleißbedingter Läsionen der Rotatorenmanschette (RM) ist die Abgrenzung gegenüber traumatischen Schäden im Individualfall schwierig. Auch nach äußerer Gewalteinwirkung ist in den meisten Fällen die Mitwirkung degenerativer Vorschäden in der Entstehung einer RM-Läsion anzunehmen. Die Frage des kausalen Zusammenhangs von einem strukturellen Schaden der RM mit einem Trauma bedarf der sorgfältigen Analyse individuell vorliegender Fakten unter Berücksichtigung des aktuellen Fachwissens über Ätiologie und Pathogenese der Sehnenläsion.

Kinematik und Biomechanik der Rotatorenmanschette

Der RM kommt bei der Steuerung der komplexen Bewegungsabläufe des Glenohumeralgelenks eine Schlüsselrolle zu. Während das Schultergelenk statisch vergleichsweise geringen Einflüssen ausgesetzt ist, kommt es bereits im physiologischen Bewegungsablauf zur Einwirkung von Scher- und Kompressionskräften. Durch die Hebelgesetze werden von außen einwirkende Kräfte auf das Schultergelenk umso stärker wirksam, je weiter peripher sie am Arm ansetzen. Bei einer passiven Dehnung der Sehnen im Moment der Krafteinwirkung wird die exzentrische Belastung zusätzlich verstärkt. Dabei muss berücksichtigt werden, dass die Spannung in der Sehne rasch ansteigt, wenn die Ruhelänge des Muskels überschritten wird, insbesondere wenn durch bindegewebigen

2.4 Begutachtung von Verletzungen und Funktionsstörungen der Schulter

Umbau seine Elastizität und Dehnbarkeit verringert ist.

Bei Untersuchungen zur Reißfestigkeit der Sehne des Supraspinatus (SSP) als Hauptmanifestationsort degenerativer und traumatischer Läsionen an Leichenpräparaten wurden altersabhängige Werte der Reißfestigkeit und Steifigkeit für die intakte Sehne (Rickert et al. 1998) gemessen. Die Maximalwerte betrugen beim Jugendlichen 1850 N; bereits bei einer Längenzunahme der Sehne um 4 mm wurden ¾ der maximalen Zugbelastbarkeit erreicht.

Definition, Ätiologie und Pathogenese der RM-Läsion

Veränderungen im Ansatzbereich der RM in Form von „Tendopathien" oder „Enthesiopathien" sind häufig. Lassen sich strukturelle Schäden der Sehnen nachweisen, werden diese oft synonym und daher missverständlich als „Rupturen", „Risse", „Läsionen" oder „Defekte" der RM bezeichnet. Im klinischen Sprachgebrauch wird, in Anlehnung an die englische Bezeichnung „Rotator-Cuff-Tear", häufig der Begriff „RM-Ruptur" verwendet, ohne dass damit eine traumatische Ätiologie impliziert werden soll. Es werden komplette von inkompletten Rupturen unterschieden; gemeinsam ist ihnen die Kontinuitätsunterbrechung von Sehnenfasern. Bei inkompletten Rupturen (Teil- oder Partialrupturen) liegen diese akromionseitig, intratendinös oder gelenkseitig. Komplette, transmurale Rupturen beschreiben eine vollständige Zusammenhangstrennung der Sehne, wodurch eine Verbindung zwischen Gelenk- und Subakromialraum entsteht.

Ätiologisch werden intrinsisch von extrinsisch verursachten Tendopathien unterschieden:
- **Intrinsische** Schäden beruhen auf einer Veränderung der Sehnenarchitektur, hervorgerufen von Durchblutungsstörungen und physiologischen Alterungsprozessen.
- **Extrinsische** Läsionen werden durch eine subakromiale Einengung an der Vorderkante des Akromions, durch Verknöcherungen des Lig. coracoacromiale oder durch eine AC-Gelenkarthrose verursacht. Der Riss der RM stellt nach Neer (1972) die pathognomonische Läsion für ein solches subakromiales Impingementsyndrom im Endzustand dar.

Wie häufig es im Rahmen der Degeneration zu transmuralen Defekten kommt, wird in der Literatur unterschiedlich dargestellt. Jenseits des 60. Lebensjahres liegt ihre Inzidenz zwischen 10% und 29% (Zuckerman et al. 1992, Radas et al. 1996). Unstrittig ist das seltene Vorkommen einer kompletten RM-Ruptur vor dem 40. Lebensjahr. In dieser Altersgruppe wird in etlichen Publikationen die Bedeutung des Traumas für die Entstehung eines Sehnenschadens unterstrichen. Das sog. *Rotatorenintervall*, die Schwachstelle zwischen den Sehnen des M. supraspinatus und des M. subscapularis, ist häufig Ausgangspunkt von Rupturen (sog. Intervallläsionen), die zusätzlich zu einer Instabilität der langen Bizepssehne im Sulcus intertubercularis führen können. Bereits im Alter von 14 Jahren wurde im Rahmen einer Schulterluxation eine ansatznahe Zerreißung dieser Sehnen beschrieben. Auch ohne Luxation kann es vor dem 25. Lebensjahr durch eine adäquate Gewalteinwirkung zu einem isolierten Abriss der Supraspinatussehne kommen (Rickert u. Loew 2000, 2006). Eine isolierte Ruptur des M. subscapularis ist in den meisten Fällen anamnestisch eindeutig einem Trauma zuzuordnen (Walch et al. 1994). Diese Verletzung wird allerdings in den meisten Fällen primär übersehen.

Das häufige Vorkommen von RM-Rupturen bei Luxationen in zunehmendem Lebensalter ist bekannt; bei über 60-jährigen Patienten beträgt ihre Inzidenz bis zu 70% (Loew et al. 2001). Eine äußere Gewalteinwirkung kann bei Älteren auch zur Vergrößerung vorbestehender RM-Defekte mit funktioneller Verschlechterung und im Verlauf zu einer Defektarthrose (Cuff-Tear-Arthropathie) führen (Neer 1990).

Verletzungsmechanismen

Grundsätzlich sind Unfallhergänge, die das Schultergelenk ausrenken könnten, auch dazu geeignet, die RM strukturell zu schädigen. Neben der (Sub-)luxation des Glenohumeralgelenks sind verschiedene Verletzungsmechanismen denkbar, die zu einer unphysiologischen und exzentrischen Belastung der Sehnenansätze mit der Folge ihrer Zusammenhangstrennung führen können (Loew et al. 2000).

Aus biomechanischer Sicht ergeben sich dafür 2 grundsätzlich unterschiedliche Schädigungsabläufe:

- Die ungeplante, überfallartige exzentrische Belastung von durch aktive Muskelkontraktion angespannten Anteilen der RM, die bei Überschreiten des physiologischen Dehnungsvermögens zum Zerreißen der Sehnen in ihrer „kritischen Zone" führt.
- Das Abscheren der RM von innen, wenn der maximal zulässige Rotationswinkel des Schultergelenks überschritten wird und dabei die Ansätze der Sehnen mit dem Pfannenrand in Konflikt geraten (inneres Impingement). In dieser Situation kann es zu Abscherfrakturen der Tuberkula oder zum Abreißen der betroffenen Sehnen kommen.

In beiden Verletzungsmodellen ist für die Kausalitätsbeurteilung der Elastizitätsverlust des Sehnengewebes mit zunehmendem Lebensalter zu berücksichtigen.

Nach diesen Erkenntnissen können neben Stürzen auch verschiedene abrupte und passiv erzwungene Bewegungen des Armes zu einer Schädigung der RM führen. Zu den potenziell geeigneten Verletzungsmechanismen sind demnach die folgenden Ereignisabläufe zu rechnen:

- passiv erzwungene, heftige Außen- oder Innenrotation im Schultergelenk bei anliegendem oder abgespreiztem Arm. Beispiel: Sturz von Gerüst oder Treppe mit dem Versuch, den Fall durch Festhalten abzufangen.
- passive Traktion des Armes nach kaudal, ventral oder medial. Beispiel: ungeplantes Auffangen eines schweren, stürzenden Gegenstandes; Einzug des Armes in eine laufende Maschine.
- axiale Stauchung des Oberarmkopfes nach ventral oder ventrokranial. Beispiel: Sturz auf den nach hinten ausgestreckten Arm mit Aufprall auf Hand oder Ellenbogen.

Bei der Schadensanalyse ist im individuellen Fall die Richtung der Gewalteinwirkung zu analysieren und mit der Topographie des strukturellen Schadens zu korrelieren. So wird bei der passiven Traktion der posterokraniale Bereich der RM (dorsale Anteile der Supraspinatus- und kraniale Anteile der Infraspinatussehne) unter kritische Spannung gesetzt, während die axiale Stauchung nach ventrokranial in erster Linie die Subskapularissehne, die lange Bizepssehne und die anterioren Anteile des Supraspinatus schädigen kann.

Andererseits gibt es Unfallhergänge, die unter theoretischen kinematischen und biomechanischen Gesichtspunkten nicht mit einer strukturellen Schädigung der RM ursächlich vereinbar sind. Zu den ungeeigneten Verletzungsmechanismen zählen:

- axiale Stauchung des Oberarmkopfes nach medial, kranial oder dorsokranial. In dieser Position schützen Schulterpfanne sowie Knochen- und Bandstrukturen des Schulterdachs die Sehnen vor einer kritischen Überdehnung. Beispiel: Sturz auf den nach vorne oder seitlich ausgestreckten Arm ohne gleichzeitige Rotation oder forcierte Adduktion im Schultergelenk.
- direktes Anpralltrauma der Schulter durch Sturz oder Anstoßen.
- aktive Kraftanstrengungen, z. B. bei kontrolliertem Anheben oder Abhalten von Lasten.

Die Einschätzung „geeigneter" und „ungeeigneter" Verletzungsmechanismen beruht allerdings auf Rückschlüssen biomechanischer Modelluntersuchungen und empirischer Beobachtungen. Experimentelle und wissenschaftlich beweisende traumatomechanische Studien zu den tatsächlichen Abläufen und Belastungen der RM bei den unterschiedlichen Abläufen bei Stürzen oder anderen Gewalteinwirkungen existieren bisher nicht. Zudem ist es den Verletzten häufig nicht möglich, den Unfallhergang mit ausreichender Genauigkeit zu rekonstruieren und es existieren nicht selten im Verlauf divergierende Hergangsschilderungen. Die Ereignisanalyse kann daher in der Zusammenhangsbewertung als Anhaltspunkt, nicht aber als alleiniger Beweis gelten.

Untersuchung der verletzten Schulter

Klinische Untersuchung

Die Dokumentation der aktiven und passiven Beweglichkeit erfolgt nach der Neutral-0-Methode. Eine vermehrte passive Außenrotationsfähigkeit im Seitenvergleich weist auf eine Läsion des M. subscapularis hin. Das Hochziehen der Schulter beim aktiven Versuch, den Arm anzuheben (skapulothorakale Kompensation) spricht für eine Schädigung des Supraspinatus. Bei völligem Ausfall des Abduktionsmechanismus (Pseudoparalyse) fällt der passiv abgespreizte Arm durch die Eigenschwere herab (Drop-Arm-Zeichen) (Abb. 2.**5**).

2.4 Begutachtung von Verletzungen und Funktionsstörungen der Schulter

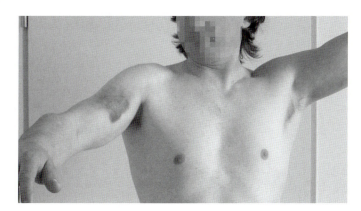

Abb. 2.5 Drop-Arm-Zeichen mit der Unmöglichkeit, den Arm in Schulterhöhe zu halten. Kompensatorisches Zurücklehnen des Oberkörpers. Hämatomverfärbung in der Bizepsloge bei frischer Läsion.

Verschiedene klinische Tests prüfen selektiv die Funktion der einzelnen Abschnitte und Muskeln der Rotatorenmanschette. Sind sie positiv, besteht ein begründeter Verdacht auf das Vorliegen einer Sehnenläsion, allerdings ohne Rückschlussmöglichkeit auf Zeitpunkt und Ursache ihrer Entstehung. Bei dem klassischen „Supraspinatustest" drückt der Untersucher dosiert von kranial auf den in maximaler Innenrotation 90° in der Skapulaebene abduzierten Arm. Der Test ist positiv, wenn im Seitenvergleich eine Minderung der Muskelkraft und/oder ein reproduzierbarer Schmerz auftreten. Bei schmerzhafter passiver Abspreizhemmung kann die Funktion des Supraspinatus durch den „0-Grad-Abduktionstest" überprüft werden.

Die Prüfung der Außendrehung durch den Infraspinatus wird aus der Nullstellung bei 90° flektiertem Unterarm durchgeführt. Der Patient muss gegen Widerstand des Untersuchers den Arm nach außen rotieren (Außenrotationsstress). Bei einer kombinierten Schädigung von Supraspinatus und Infraspinatus ist der Patient nicht in der Lage, den passiv in maximale Außenrotation geführten Unterarm in dieser Position zu halten (Außenrotations-Lag-Zeichen).

Zur Überprüfung der M. subscapularis wird Schmerz und Kraftminderung beim Innenrotieren gegen Widerstand dokumentiert (Innenrotationsstress). Beim „Lift-off-Test" führt der Patient den Handrücken in die Höhe der unteren Lendenwirbelsäule hinter den Körper und drückt die Handfläche aktiv gegen den Widerstand des Untersuchers nach dorsal (Abb. 2.6). Der Test ist positiv, wenn der Patient die Hand nicht vom Rücken weg drücken kann.

Ein weiterer diagnostischer Hinweis auf Läsionen im RM-Intervall mit Beteiligung der Bizepssehne ist der „Palm-up-Test". Der Patient muss dabei den gestreckten Arm supiniert in Schulterhöhe abspreizen. Bei Druck auf die Handfläche sprechen Schmerzen und Kraftminderung für eine strukturelle Schädigung.

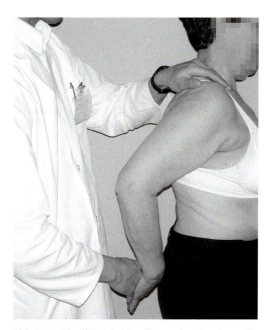

Abb. 2.6 Lift-off-Test bei Insuffizienz des M. subscapularis. Die Hand kann nicht kraftvoll nach hinten gedrückt und im Extremfall nicht mit Abstand vom Rücken entfernt gehalten werden.

2 Begutachtung bei speziellen Krankheitsbildern

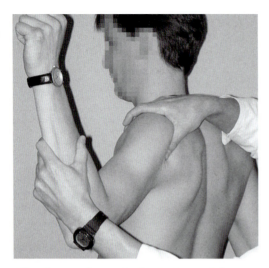

Abb. 2.**7** Apprehension-Test bei der traumatischen vorderen Instabilität.

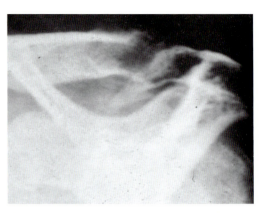

Abb. 2.**8** Supraspinatus-Tunnelaufnahme (Outlet-View) mit spornförmiger Ausziehung der Akromionspitze (Typ III nach Bigliani et al.).

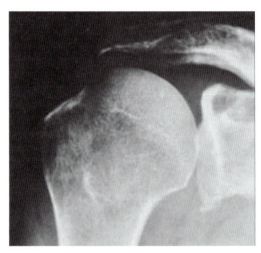

Abb. 2.**9** Hypersklerose im Bereich des Tuberculum majus, Verdichtung und seitlich nach unten gerichtete knöcherne Ausziehung des Akromions, verminderter akromiohumeraler Abstand (8 mm) bei veralteter Supraspinatusläsion.

Das charakteristische Zeichen einer vorderen Schulterinstabilität nach Luxation oder Subluxation ist das „Apprehension-Zeichen" (Abb. 2.7). Bei 60°, 90° und 120° in Schulterhöhe abgespreiztem und außenrotiertem Arm führt der Druck des Untersuchers von hinten gegen den Oberarmkopf zu einem schmerzbedingten Gegenspannen des Patienten mit dem Gefühl der Instabilität.

Bildgebende Verfahren

Nach einem relevanten Schultertrauma sollten nicht nur zum Frakturausschluss **Röntgenaufnahmen** angefertigt werden. Bereits die konventionelle Röntgenaufnahme ermöglicht eine Aussage über den Zustand der RM. Die vollständige Röntgenserie beinhaltet Aufnahmen im anteroposterioren Strahlengang mit korrekter Einstellung des Gelenkspalts (true a.–p.), eine axiale Aufnahme und eine Supraspinatus-Tunnelaufnahme (Abb. 2.8). Ein Traktionsosteophyt der Akromionunterkante, Osteophyten des AC-Gelenks und der Nachweis eines Os acromiale sind Hinweise auf das Vorliegen einer subakromialen Enge und damit auf eine Schadensanlage für das Entstehen einer RM-Läsion. Ein weiteres radiologisches Kriterium ist der akromiohumerale Abstand (Distanz zwischen der Akromionunterfläche und dem Scheitelpunkt des Humeruskopfes in der true a.–p. Aufnahme, Normalwert 7 – 14 mm). Ist dieser vermindert, spricht dies für eine länger vorbestehende Läsion der kranialen Anteile der RM. Eine Hypersklerosierung im Bereich des Tuberculum majus weist neben zystischen Veränderungen auf eine vorbestehende Enthesiopathie hin (Abb. 2.9).

Die **Sonografie** ist eine treffsichere Methode in der Primärdiagnostik einer RM-Ruptur. Das Fehlen einer oder mehrerer Sehnen, ihre Strukturunterbrechung, Kalibersprung oder eine Konkavität der Sehnenkappe (Konturumkehr) und eine Flüssig-

2.4 Begutachtung von Verletzungen und Funktionsstörungen der Schulter

keitsansammlung im Subakromialraum sind eindeutige Schädigungszeichen.

Bei unklarer Diagnose und therapieresistenten Beschwerden sollte spätestens 6 Wochen nach dem Unfallereignis eine **Magnetresonanztomografie** (MRT) veranlasst werden. Das MRT in Kontrastmitteltechnik weist eine hohe diagnostische Treffsicherheit auf. Mit dieser Methode lassen sich das Vorliegen einer RM-Ruptur, die Defektgröße und -lokalisation, der Retraktionsgrad der Sehne sowie das Ausmaß einer möglichen Muskelatrophie eindeutig beurteilen (Abb. 2.10, Abb. 2.11). Ein Knochenödem („bone bruise") am Tuberculum majus weist auf eine frische traumatische Schädigung hin. Zudem ergeben eventuell Hill-Sachs-Defekt, knöcherne Bankart-Läsion sowie Schädigungen an Labrum oder Kapsel Hinweise auf eine stattgehabte Schulter(sub-)luxation. Der akromiohumerale Abstand kann allerdings, entgegen häufigen Befundinterpretationen, im MRT nicht zuverlässig beurteilt werden, da die Aufnahmen im Liegen angefertigt werden und damit das Zuggewicht des hängenden Arms, wie bei der Röntgenaufnahme, nicht wirksam wird.

Verschiedene klinische und apparative Befunde sind für eine traumatische Schädigung der RM typisch und können daher als Indiz in der Zusammenhangsbeurteilung verwendet werden. Von diesen typischen traumatischen Veränderungen müssen charakteristische Zeichen, die auf eine vorbestehende, degenerative RM-Läsion hinweisen, abgegrenzt werden.

Charakteristische Zeichen einer frischen traumatischen RM-Läsion
Ereignis: nach adäquatem Trauma unmittelbar auftretender Schmerz mit Kraft- und Funktionsverlust (Pseudoparalyse).
Primärbefund: diffuse Schwellung der Schulterweichteile mit innerhalb weniger Tage auftretender Hämatomverfärbung lokal und fortgeleitet in Bizepsloge (Abb. 2.12) und M. pectoralis. Drop-Arm-Zeichen und Kraftverlust in den spezifischen isometrischen Funktionstests der RM (Supraspinatustest, Außen- und Innenrotationsstress, Lag-Zeichen).
Röntgen: Fehlen typischer Sekundärveränderungen an Humeruskopf und Akromion.
Sonografie: innerhalb von 3 Wochen Kontinuitätsunterbrechung der RM mit ausgedehnter echoarmer Zone im Subakromialraum (Hämatobursa).
Magnetresonanztomografie: innerhalb von 6 Wochen Knochenödem im Bereich der Tuberkula („bone bruise"); Hämarthros und/oder Hämatobursa (s. Abb. 2.10).

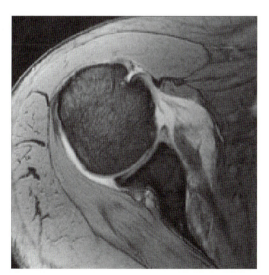

Abb. 2.**10** Ausgedehnter Gelenk- und Bursaerguss 3 Wochen nach traumatischer Subskapularisruptur.

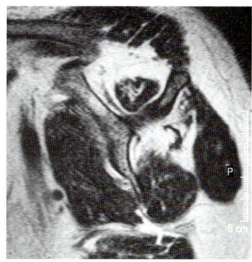

Abb. 2.**11** Atrophie und Verfettung des M. supraspinatus und der kranialen Anteile des M. infraspinatus bei veralteter RM-Läsion (Grad 4 nach Goutallier et al.).

2 Begutachtung bei speziellen Krankheitsbildern

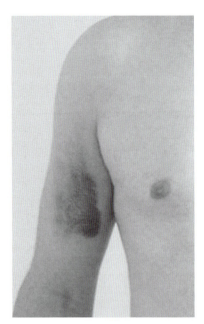

Abb. 2.**12** Typische Hämatombildung im Bereich der Bizepsloge 3 Tage nach Schulterluxation mit Rotatorenintervallläsion. Gleicher Patient (31 Jahre) wie in Abb. 2.**5**.

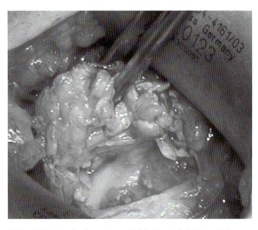

Abb. 2.**13** Aufgefaserte und blutig imbibierte Sehnenränder 4 Wochen nach Schulterluxation mit ansatznaher Ruptur der Supraspinatussehne. Offene Revision. Es stehen noch Sehnenreste am Tuberculum majus.

Verlauf: ausbleibende Rückbildung von Schmerzen, Kraft- und Funktionsverlust innerhalb von 6–12 Wochen.
Makroskopischer Operationsbefund: Hämarthros und Bursaerguss innerhalb von 3 Wochen; aufgespießte, blutig imbibierte Seh-

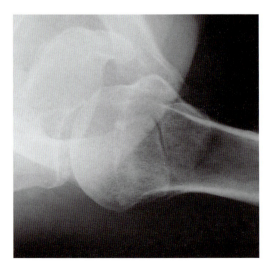

Abb. 2.**14** Os acromiale mit persistierender Apophysenfuge. Nebenbefund: komplette Rotatorenmanschettenläsion (Röntgen: axiale Projektion).

nenränder innerhalb von 6–12 Wochen (Abb. 2.**13**).
Histologie: innerhalb von 3 Monaten Sehnengewebenekrosen, Granulationsgewebe, Hämosiderineinlagerungen und Fibroblastenproliferation im Bereich der Sehnenränder.

!
Charakteristische Zeichen einer degenerativen RM-Läsion
Vorgeschichte: in Anamnese und Vorerkrankungsverzeichnis dokumentierte Erkrankungen und Funktionsstörungen des betroffenen Schultergelenks und Arms. Vorbestehender Riss der langen Bizepssehne. Bekannte RM-Läsion der Gegenseite.
Ereignis: ungeeigneter Verletzungsmechanismus. Verzögert auftretende Schmerzen und Funktionsstörungen.
Primärbefund: Arztbesuch nach mehr als einer Woche. Keine äußeren Verletzungszeichen. Schmerzen ohne ausgeprägten Kraftverlust in den spezifischen isometrischen Funktionstests der RM.
Röntgen: Hypersklerose neben zystischen Veränderungen an den Tuberkula, Dezentrierung mit Kranialisation des Humeruskopfes, Akromionsporn, Os acromiale (Abb. 2.**8**, Abb. 2.**9**, Abb. 2.**14**).

2.4 Begutachtung von Verletzungen und Funktionsstörungen der Schulter

Sonografie: innerhalb von 3 Wochen keine Flüssigkeitsansammlung im Subakromialraum.
Magnetresonanztomografie: innerhalb von 6 Wochen ausgedehnter RM-Defekt mit Ausdünnung und weite Retraktion der Sehnenränder; signalintense Durchsetzung und Atrophie der betroffenen Muskelbäuche.
Verlauf: Rückbildung von Schmerzen und Funktionsstörungen innerhalb von 6 Wochen.
Makroskopischer Operationsbefund: innerhalb von 6 – 12 Wochen weißliche, abgerundete und verhärtete Sehnenränder; exostotische und chondromalazische Veränderungen im Sehnenansatzbereich.
Histologie: innerhalb von 3 Monaten reparative Veränderungen mit Strukturalteration der kollagenen Fasern, Hypervaskularisation und faserknorpeliger Umwandlung im Bereich der Sehnenränder.

In vielen Fällen werden von Operateur und Pathologen makroskopisch und histologisch frische neben älteren degenerativen Veränderungen beschrieben. Dieser Befund spricht für die traumatische Vergrößerung eines vorbestehenden Sehnenschadens – die Analyse der übrigen Parameter kann eventuell Hinweise für die Wertigkeit der Verletzung im Vergleich zu dem Vorschaden ergeben. Ein Überwiegen der verletzungstypischen Zeichen spricht für eine relevante traumatische Schädigung, während deren Fehlen auf eine überwiegend alters- und verschleißbedingte Schädigung hinweist.

Gutachterliche Bewertung der Schädigungsfolgen

Der denkbar schlechteste Befund (Maximalschaden) im Bereich des Schultergelenks ist in der Regel höchstens mit einer MdE von 40% einzustufen (Loew et al. 2000). Nach der Gliedertaxe beträgt die Gebrauchsbeeinträchtigung für einen solchen Befund maximal 6//10 Armwert. Eine MdE von 20% und mehr geht normalerweise mit einer Muskelminderung im Bereich des Schultergürtels einher. Eine Versteifung (Arthrodese oder Ankylose) des Glenohumeralgelenks in funktionell günstiger Position ergibt eine MdE von 30%, während Werte darüber bei aufgehobener Funktion und/oder massiver chronischer Instabilität eine relevante proximale und periphere Muskelatrophie mit deutlich verminderten Gebrauchsspuren zur Folge haben.

In der gängigen Gutachtenliteratur orientiert sich die gutachterliche Bewertung in erster Linie an dem messbaren Bewegungsumfang, und dabei vor allem an der aktiven und passiven Flexion und Abduktion. Wenn der zu Begutachtende den Arm mehr als 120° nach vorn führen oder seitlich abspreizen kann, resultiert nach den gängigen Tabellen keine MdE in einem rentenberechtigenden Ausmaß und eine relativ niedrige Bewertung von Invalidität und Behinderungsgrad. Diese eindimensionale Betrachtungsweise wird den Anforderungen an eine differenzierte gutachterliche Beurteilung jedoch in einigen Fällen nicht gerecht. Einerseits spielt für die im Alltagsleben und unter spezieller beruflicher Belastung erforderliche Funktion im Schultergürtel die Rotationsfähigkeit im Glenohumeralgelenk eine ebenso wichtige Rolle wie die Kraftentfaltung des Armes aus und oberhalb der Schulterhöhe. Vor allem für die Außenrotation im Glenohumeralgelenk gibt es, im Gegensatz zu Flexion und Abduktion, nur begrenzte Kompensationsmöglichkeiten. Diese Faktoren sollten daher in Grenzfällen in die Bewertung erhöhend oder vermindernd einbezogen werden.

Begutachtung bei einliegender Schulterprothese

Der funktionelle Zustand des Arms bei einliegender Schulterprothese ist hinsichtlich der aktiven Globalbeweglichkeit, der Feinmotorik, der Kraftentfaltung und der Schmerzen individuell sehr unterschiedlich. Die Funktion der betroffenen Gliedmaße ist unter anderem von der Indikation und den pathologisch-anatomischen Voraussetzungen, die zu der Implantation der Prothese geführt haben, abhängig.

Die beste Funktion ist bei einem Gelenkersatz nach idiopathischer Omarthrose zu erwarten. Der Zustand der Rotatorenmanschette spielt für die Beweglichkeit bei Schulterprothesen die entscheidende Rolle. Darüber hinaus können der Typ und das Design des ausgewählten Implantats einen wesentlich limitierenden Faktor für das funktionelle Resultat darstellen.

Das Bewegungsausmaß im Schultergelenk ist nach Traumaprothesen, die bei komplexen Humeruskopffrakturen primär implantiert worden sind, im Durchschnitt deutlich schlechter als nach der elektiven prothetischen Versorgung bei posttraumatischen Deformitäten. Dies ist darauf zurückzuführen, dass es bei der frischen Fraktur relativ häufig zu einer Dislokation oder Resorption der an die Prothese refixierten Tuberkula und damit zu einer Insuffizienz der Rotatorenmanschette und im Extremfall zu einer Instabilität des Humeruskopfes kommt.

> **!** Es ist daher nicht möglich, aus der Diagnose einer Schulterendoprothese einen Standardkatalog für die Begutachtung abzuleiten, nach dem sich die MdE, der GdB, die Gebrauchsbeeinträchtigung nach der Gliedertaxe und die konkrete Belastbarkeit im beruflichen Alltag für den zuständigen Versicherungsträger ableiten lässt.

Es ist auch zu berücksichtigen, dass eine Schulterprothese wegen der Gefahr eines frühzeitigen Materialverschleißes, einer Prothesendislokation oder -dissoziation sowie der Verletzung periprothetischer Strukturen bei Belastungen mit Hebelwirkung oder bei Stürzen grundsätzlich weniger belastbar ist als ein normales Schultergelenk, sodass auch bei bestmöglichen Funktionen durch die notwendige Schonung des Arms eine Gebrauchsminderung je nach Rechtsgebiet anzuerkennen ist (Schiltenwolf u. Loew 2008).

Grundsätzlich ist daher zu empfehlen, die generelle Gesundheitsstörung durch eine einliegende Schulterprothese wegen der notwendigen Vorsorge einer zu erwartenden Lockerung oder periprothetischen Verletzung im Sinne eines Risikoaufschlags mit einer MdE von 10 v.H. bzw. einer Gebrauchsbeeinträchtigung von 1//10 Armwert zusätzlich zu der individuellen Funktion zu bewerten. Nach diesen Empfehlungen kann eine Schulterprothese als Unfallfolge ohne weitere Komplikationen zu einer MdE zwischen 20 und maximal 40 v.H. führen.

Für die Private Unfallversicherung ist die Gebrauchsminderung bei einer Schulterendoprothese ohne zusätzliche Komplikation mit minimal $2/7$ bis maximal $4/7$ Armwert einzuschätzen.

Literatur

Loew M. Zur traumatischen Entstehung der Rotatorenmanschettenläsion. Wissenschaftliche Grundlagen und ihre Konsequenzen für die Begutachtung. Orthopäde 2000; 29: 881–887

Loew M, Habermeyer P, Wiedemann E, Rickert M, Gohlke F. Empfehlungen zu Diagnostik und Begutachtung der traumatischen Rotatorenmanschettenläsion. Unfallchirurg 2000; 103: 417–426

Loew M, Thomsen M, Rickert M, Simank HG. Verletzungsmuster bei der Schulterluxation des älteren Patienten. Unfallchirurg 2001; 104: 115–118

Mazzotti I, Castro W, Steinbeck J. Die gutachtliche Bewertung der traumatischen Schulterinstabilität. Obere Extremität 2007; 2: 168–173

Neer C. Anterior acromioplasty for the chronic impingement syndrome in the shoulder. J Bone Joint Surg 1972; 54A: 41–50

Radas C, Pieper HG, Krahl H, Blank M. Die Inzidenz der Rotatorenmanschettenruptur – Abhängigkeit von Alter, Geschlecht, Händigkeit und Beruf. Akt Traumatol 1996; 26: 56–61

Rickert M, Georgousis H, Witzel U. Die native Reißfestigkeit der Sehne des Musculus supraspinatus beim Menschen. Eine Biomechanische Untersuchung. Unfallchirurg 1998; 101: 265–270

Rickert M, Loew M. RM-Ruptur bei der Schulterluxation eines Jugendlichen. Z Orthop 2000; 138: 340–343

Rickert M, Loew M. Glenohumeral interposition of a torn rotator cuff in a young motorcyclist. Arch Orthop Trauma Surg 2006; 126: 184–187

Rockwood CA. Subluxations and dislocations about the shoulder. In: Rockwood CA Jr, Green DP, eds. The shoulder. Philadelphia: Lippincot: 1984: 722–728

Schiltenwolf M, Loew M. Begutachtung bei einliegender Schulterprothese. Obere Extremität 2008; 3: 40–45

Walch G, Nove-Josserand L, Levigne Ch, Renaud E. Tears of the supraspinatus tendon associated with „hidden" lesions of the rotator interval. J Shoulder Elbow Surg 1994; 3: 353–360

Zuckerman JD, Kummer FJ, Cuomo F, Siman J, Rosenblum S. The influence of coracoacromial arch anatomy on rotator cuff tears. J Shoulder Elbow Surg 1992; 4: 4–14

2.5 Begutachtung von Verletzungen und Schäden im Handbereich

A. K. Martini

Unter Berücksichtigung der modernen Arbeitswelt wurde die unterschiedliche Beurteilung der MdE für Haupt- und Hilfshand in der Gesetzlichen Unfallversicherung aufgehoben. Die Einschätzung erfolgt nach den Richtwerten für die bisherige Haupthand.

Die bekannten Rententabellen für abstrakte Gliedverluste haben sich bisher bewährt. Dargestellte Defekte entsprechen nicht immer dem tatsächlichen Funktionsverlust; ein empfindlicher, schlecht durchbluteter oder wenig beweglicher und nicht belastungsfähiger Amputationsstumpf muss anders bewertet werden. Hilfreich für die Einschätzung des tatsächlichen Funktionswertes eines solchen teilamputierten Fingers kann die Höhe der Nachamputation für eine gute Stumpfbildung sein. Andererseits wird ein gefühlloser Finger kaum eingesetzt und soll als Verlust bewertet werden. Die medizinische Bewertung richtet sich nach dem objektivierbaren Funktionsausfall. Hierbei soll bedacht werden, dass die Hand ein Greif- und Tastorgan ist; wobei beim Feingriff das Fingerspitzengefühl, beim Grobgriff Kraft und Beweglichkeit wichtig sind. Die Erfassung des Funktionsverlusts beinhaltet objektivierbare Merkmale wie Beweglichkeit, Sensibilität, Durchblutung, Arbeitsspuren und Umfangsmaße. Entstellende Verletzungen führen nicht nur zu Funktionsstörungen, sondern beeinträchtigen auch das Selbstwertgefühl und müssen ebenfalls berücksichtigt werden.

Untersuchungsmethoden

Die Richtlinien zur Befunderhebung sind bereits besprochen (Kap. B 1.1). Hier werden nun spezifische Untersuchungsmethoden erwähnt, die für die Diagnosestellung und Beurteilung der Funktionsstörung von Bedeutung sind.

Anamnese

In der Anamnese sind Begleiterkrankungen genau zu eruieren; eine Neuropathie kann z. B. beim Diabetiker mit einem Nervenkompressionssyndrom verwechselt werden. Zur Klärung einer Unfallzusammenhangsfrage sind Unfallhergang und Frühsymptome außerordentlich wichtig. Der weitere Verlauf und die durchgeführten Behandlungsmaßnahmen werden notiert. Die klinische Untersuchung folgt systematisch und umfasst die im Folgenden genannten Schritte.

Inspektion

Form, Fehlstellungen und Muskelatrophien sind wichtige Merkmale. Hautfarbe, Arbeitsspuren, Beschwielung und Hautfältelung sind zu beachten.

Anfallsweises Blasswerden der Finger, vor allem bei Kälte, spricht für Gefäßspasmus wie beim Morbus Raynaud.

Vermehrte Schweißsekretion, verbunden mit verstärkter Behaarung, weist auf das Frühstadium einer sympathischen Reflexdystrophie (SRD) hin, während trophische Veränderungen der Haut und der Fingernägel für eine abgelaufene SRD sprechen.

Eine Atrophie der Mm. interossei tritt bereits früh bei Schädigung des N. ulnaris auf und führt zur Krallenfingerbildung. Eine Atrophie der Daumenballenmuskulatur, insbesondere des M. abductor pollicis brevis, ist bei Schädigung des motorischen Astes des N. medianus auffällig.

Verdickung und Deformierung der Fingergelenke mit Achsabweichung bei Arthrose sind aufgrund ihrer exponierten Lage augenfällig. Beim symmetrischen Befall handelt es sich meist um primäre Degenerationen der Fingerendgelenke (Heberden), der Mittelgelenke (Bouchard) oder der Daumensattelgelenke (Rhizarthrose). Eine posttraumatische Arthrose betrifft nur das verletzte Gelenk. Rheumatische Veränderungen sind oft in den Fingergrundgelenken am stärksten, bei Psoriasis ist der Strahlenbefall typisch.

Lage und Verlauf der Narbe können für eine Bewegungseinschränkung oder für eine Fehlstellung (Narbenkontraktur) verantwortlich sein. Eine in-

2 Begutachtung bei speziellen Krankheitsbildern

stabile und leicht verletzbare Narbe bzw. ein Hauttransplantat schränkt die Einsetzbarkeit der Hand ein.

Palpation

Hauttemperatur und Schweißsekretion sowie die Beschaffenheit der Hautoberfläche sind wichtige Parameter bei Nervenverletzungen. Kapselschwellung oder Gelenkerguss werden erfasst. Wichtig sind die Schmerzlokalisation und die Veränderungen der Schmerzintensität in Abhängigkeit von Gelenkstellungen und Bewegung.

 Der Druckschmerz kann oft durch den entsprechenden Provokationstest objektiviert werden.

Einige Beispiele:
- Druckschmerz im Bereich der Strecksehnen spricht für eine Tendovaginitis, wenn die Anspannung der betroffenen Sehne gegen Widerstand zur Schmerzverstärkung führt, wie z.B. beim *Finkelstein-Test* am 1. Strecksehnenfach: Einschlagen des Daumens in die Hohlhand und Faustschluss. Die passive Abwinkelung der Hand im Handgelenk nach ulnar ist sehr schmerzhaft.
- Bei Schädigung des Discus triangularis tritt neben Druckschmerz im ulnokarpalen Gelenk bei gleichzeitiger Beugung und Ulnarabduktion des Handgelenks eine Schmerzverstärkung auf, während bei einer Styloiditis ulnae die Schmerzverstärkung durch Radialabduktion des Handgelenks ausgelöst wird.
- Beim Karpaltunnelsyndrom ist der N. medianus auf der Beugeseite des Handgelenks druck- und klopfempfindlich. Die Diagnose wird erst durch den *Phalen-Test* bestätigt: Halten des Handgelenks in Beugestellung. Nach ca. 60 Sekunden treten Schmerzen und Parästhesien im Versorgungsgebiet des N. medianus auf.
- Druckschmerz über dem lateralen Ellenbogen mit Verstärkung bei aktiver Extension des Handgelenks gegen Widerstand ist typisch für eine chronische Epicondylitis radialis (*Cozen-Test*). Bei einem Supinatorlogen-Syndrom ist eine Schmerzverstärkung beim Strecken der Mittelfinger gegen Widerstand, evtl. verbunden mit Muskelschwäche und Sensibilitätsstörung am Handrücken zu beobachten.

- Arthrogen bedingter Schmerz wird beim Bewegen, Belasten und Stauchen des Gelenks ausgelöst. Bei einer Tendovaginitis stenosans der Beugesehne (schnellender Finger) verspürt der Patient oft Schmerz im Mittelgelenk! Der Druckschmerz liegt jedoch in Höhe des A1-Ringbandes auf der Beugeseite des Fingergrundgelenks.
- Ein kleineres Ganglion streckseitig des Handgelenks lässt sich erst beim Beugen des Handgelenks tasten.
- Beim Neurom ist der Schmerz eng mit dem anatomischen Nervenverlauf verbunden, mit Ausstrahlung in das periphere Versorgungsgebiet (Tinel-Hoffmann-Zeichen). Der elektrisierende Druckschmerz verschwindet bei Applikation einer Lokalanästhesie.

Prüfung der Sensibilität

Für die Hand als Greiforgan ist die Sensibilität der Greiffläche enorm wichtig. Mit dem Tastgefühl können Gegenstände durch Befühlen erkannt werden (taktile Gnosis). Sensibilitätsstörungen können in Form einer Algesie, Hypästhesie, Parästhesie oder Anästhesie vorliegen. Geprüft wird die Unterscheidungsfähigkeit zwischen stumpf und spitz sowie zwischen kalt und warm (Schutzsensibilität). Zur Überprüfung der Qualität des Tastsinnes (taktile Gnosis) sind folgende Tests möglich:
- **Zweipunkte-Diskriminierung**:
  - **Statische Prüfung nach Weber**: Die Tastkörperchen liegen je nach Körperregion in einem bestimmten Abstand voneinander. Je dichter sie liegen, desto kürzer der Diskriminierungsabstand und desto besser die Tastqualität. Verwendet wird entweder eine zurechtgebogene Büroklammer (Moberg) oder ein Standardinstrument wie der Zweipunktestern von Greulich. Es dürfen keine scharfen Spitzen verwendet oder Druck ausgeübt werden (Schmerzempfindung). Der Test soll mehrfach wiederholt und mit anderen, gesunden Zonen verglichen werden. Der minimale Abstand zweier als unterschiedlich erkannter Punkte wird notiert. Der Normalwert für die Fingerbeeren beträgt etwa 2–4 mm, doch gilt der Befund bis zu 6 mm als ausreichend. Dieser Test soll den Grad der Nervenschädigung bzw. der Regeneration nach Nervenoperation objektivieren, die Er-

2.5 Begutachtung von Verletzungen und Schäden im Handbereich

gebnisse sind aber von der Mitarbeit des Patienten abhängig.
- **Bewegliche Prüfung (Dellon-Test):** Die zurechtgebogene Büroklammer wird von proximal nach distal ohne Druck bewegt. Das eine Mal wird die Haut mit einem, ein anderes Mal mit beiden Enden berührt. Zunächst stellt man eine Distanz von 5–8 mm her, die dann bei positiven Antworten des Patienten reduziert wird. Der Normalwert im Bereich der Fingerkuppe beträgt 2 mm.
➤ **Auflese-Test von Moberg**: zur Überprüfung der Sensibilität und Motorik. Er eignet sich bestens bei Medianusschädigung. Der Patient wird aufgefordert, mit der gesunden und mit der beschädigten Hand, mit und ohne Augenkontrolle Gegenstände von verschiedenen Größen und Formen von der Tischplatte aufzulesen. Die benötigte Zeit wird verglichen. Die Zeitverzögerung entspricht dem Schädigungsgrad. Noch wichtiger ist nach Dellon das Erkennen der Gegenstände durch Betasten. Als Zeitgrenze für ein Objekt werden 30 Sekunden gesetzt.
➤ **Ninhydrin-Test nach Moberg:** Er dient als objektive Prüfung der Hautsensibilität. Die Schweißsekretion wird durch einen farbigen Fingerabdruck optisch dargestellt. Da die sekretorialen sympathischen Fasern die peripheren Nerven begleiten, entspricht die Zone ohne Schweißsekretion in etwa dem Sensibilitätsausfall. Die Hände werden gewaschen und abgetrocknet, und die Finger auf ein saugfähiges Papier gedrückt. Der Umriss der Finger wird mit Bleistift markiert. Die Farbintensität wird mit der gesunden Seite verglichen. Der Test ist bei veralteten Fällen in Bezug auf die Beurteilung der Sensibilität nicht ganz zuverlässig, da eine spontane Regeneration der sympathischen Fasern unabhängig von der Nervenregeneration auftritt.

! Nur durch die Kombination mehrerer Untersuchungsmethoden kann eine annähernd treffliche Aussage über die Qualität des Tastsinnes möglich sein. Die elektrophysiologischen Messdaten sind alleine nicht maßgeblich, sondern als wertvolle Ergänzung zu den klinischen Tests zu betrachten.

Prüfung der Durchblutung

Die Hautfarbe und -temperatur gibt bereits Auskunft über die Durchblutungsverhältnisse. Die A. radialis und die A. ulnaris können palpiert werden. Bei Verdacht auf Thoracic-outlet-Syndrom ändert sich der Puls beim Anheben des Armes über die Horizontale (Adson-Test). Die Durchgängigkeit des Hohlhandbogens kann durch den Allen-Test geprüft werden, indem jeweils eine Arterie abgedrückt, und nach aktivem Auspumpen der Hand die Revaskularisierung über die noch offene Arterie beobachtet wird. Die Digitalarterien können gut in Höhe der Grundglieder palpiert werden. Eine Doppler-Untersuchung oder eine digitale Subtraktionsangiografie können bei fraglichen oder unklaren Fällen eingesetzt werden, wie zur Klärung der Frage nach einer Durchblutungsstörung der Hand bei Vibrationsschaden oder beim Hypothenar-Hammer-Syndrom.

Funktionsprüfung

Hierbei werden die passive und aktive Beweglichkeit sowie die primären und sekundären Greifformen geprüft. Die Beobachtung des Bewegungsablaufs gibt Hinweise auf nervale, muskuläre oder Gelenkstörungen, wie das Subluxationsphänomen einer Fingerstrecksehne bei Verletzung der Streckhaube oder der Extensor-carpi-ulnaris-Sehne bei Lockerung des 6. Sehnenfaches, oder Stufen- und Dellenbildung im Karpus beim Beugen des Handgelenks als Zeichen der Instabilität zwischen der proximalen und distalen Handwurzelreihe.
➤ Prüfung der **motorischen Ausfälle**: Bei Verdacht auf Nervenläsionen sind (vor Entstehung der klassischen Lähmungsmuster) folgende Tests hilfreich:
- **Ochsner-Test**: Beim Zusammenfalten der Hände wie zum Beten bleiben Zeige- und Mittelfinger bei einer proximalen Medianusschädigung gestreckt (Teillähmung des M. flexor digitorum superficialis).
- **Flaschentest** nach Lüthy: Verursacht durch periphere Medianuslähmung bleibt beim Halten einer Flasche ein Abstand zwischen der 1. Zwischenfingerfalte und dem Gegenstand wegen Schwäche des M. abductor pollicis brevis und des M. opponens.
- **Froment-Zeichen**: Das Halten eines Blattes Papier zwischen der Seitenfläche des Dau-

mens und des Zeigefingergrundgliedes ist nicht möglich wegen Schwäche des M. adductor pollicis und des Caput brevis des M. flexor pollicis brevis bei Ulnarisschädigung.
- **Fingerkreuzungszeichen** nach Earle und Vlaston: Bei Schwäche der Mm. interossei (N. ulnaris) ist die Kreuzung des Mittelfingers mit dem Zeigefinger (Glückwunsch-Zeichen) nicht möglich.
- **Nasenstüber-Bewegung**: Bei Ausfall der Mm. interossei ist die aktive Streckung des Fingermittelgelenks kaum möglich. Der Patient wird aufgefordert, gegen die Handfläche des Untersuchenden eine schnippende Bewegung auszuführen. Die Schwäche ist fühlbar.
- **O-Test**: Bei Läsion des N. interosseus anterior (z. B. beim Kiloh-Nevin-Syndrom) kommt es zum Ausfall der Funktion der Mm. flexor pollicis longus und flexor digitorum profundus II. Ein O zwischen Daumen und Zeigefinger kann nicht mehr gebildet werden.

▶ Prüfung der **Gelenkfunktion**: Der aktive und passive Bewegungsumfang wird gemessen und dokumentiert (Kap. B 1.1). Auf eine vorliegende Gelenkinstabilität, insbesondere im Bereich des Karpus, ist zu achten. Folgende Tests sind hier hilfreich:
- **Watson-Test** (Skaphoid-Stress-Test): Zur Überprüfung der Rotationsinstabilität des Kahnbeines. Der gebeugte Ellenbogen des Patienten liegt auf dem Tisch und das Handgelenk in Ulnarabduktion. Der Untersuchende hält das Kahnbein zwischen Daumen und Zeigefinger, wobei der Daumen fest auf den distalen Pol drückt, die andere Hand bewegt die Patientenhand nach radial. Eine Instabilität liegt vor, wenn bei Radialabduktion der proximale Kahnbeinpol nach dorsal mit einem schmerzhaften Klicken subluxiert wird und gegen den Zeigefinger stößt (Abb. 2.**15**).
- **Kleinman's shear-Test**: Bei Verletzung der lunotriqualen Bandverbindungen können Lunatum und Triquetrum in dorsopalmarer Richtung gegeneinander verschoben werden, möglicherweise mit Schmerz.
- **Lichtman-pivot-shift-Test**: Bei Verdacht auf mediokarpale Instabilität. Der Untersucher hält mit einer Hand den Unterarm und mit der anderen Hand die Mittelhand des Patienten. Bei axialem Druck, ulnarer Abduktion und Pronation des

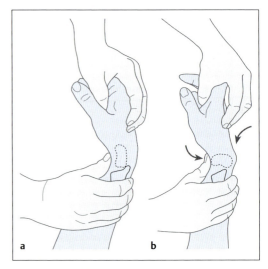

Abb. 2.**15 a** u. **b** Watson-Test.

Handgelenks wird ein schmerzhaftes Klicken im mittleren ulnaren Teil des Karpus, manchmal sogar eine sichtbare Subluxation, ausgelöst.

Um die abnorme Bewegung der Handwurzelknochen genau verfolgen, analysieren und dokumentieren zu können, empfiehlt sich die Cineradiografie. Das Handgelenk wird unter Bildwandlerkontrolle in allen Richtungen aktiv und passiv bewegt, auch in Stresspositionen. Der Bewegungsablauf wird auf Videoband aufgenommen. Einzelheiten wie Klick-Phänomen und Blockaden können in Zeitlupe genau beurteilt werden.

▶ Prüfung der **Muskel-Sehnen-Funktion**: Es gilt hier nur, bestimmte Phänomene und Tests zu erläutern, die allgemeinen Richtlinien sind bereits im Kap. B 1.1 dargestellt.
- **Quadriga-Syndrom**: Gelegentlich schlägt der Wagenlenker die Zügel um seinen Körper, um die Hände frei zu bekommen. Sollte nun ein Zügel fixiert sein, so würden auch die übrigen in ihrer Beweglichkeit beschränkt. Wird bei einer Fingeramputation die Beuge- mit der Strecksehne über dem Knochenstumpf miteinander vernäht, so blockiert dies die Gleitfähigkeit der Beugesehne. Dadurch entsteht eine Beugehemmung des amputierten Fingers bzw. der Nachbarfinger. Dieses physiologische Phänomen entsteht dadurch, dass die Sehnen des M. flexor digitorum profundus bis in den Karpaltunnel hinein einen Block bilden. Hält man z. B.

2.5 Begutachtung von Verletzungen und Schäden im Handbereich

den Mittelfinger gestreckt fest, ist die aktive Beugung der Nachbarfinger nicht vollständig möglich.

- **Intrinsic-minus-Position**, sog. Tatzenhand: Die Finger stehen in den Grundgelenken überstreckt, die Mittelgelenke sind stärker, die Endgelenke kaum gebeugt, der Daumen steht in der Handebene in Adduktionsstellung. Sie tritt als häufige und ernsthafte Komplikation nach Quetschverletzung der Mittelhand oder nach langzeitiger Ruhigstellung in falscher Position auf. Ursache ist Lähmung – oder Nekrose – der kurzen Handmuskulatur durch direkte (Quetschung) oder indirekte (Ischämie) Schädigung. Sie ist nicht zu verwechseln mit einer hohen Medianus-Ulnaris-Parese, da die Extrinsic-Muskeln funktionstüchtig sind und die Sensibilität erhalten bleibt.
- **Intrinsic-plus-Position**: Die Finger stehen in den Grundgelenken gebeugt, in den Mittel- und Endgelenken gestreckt. Der Daumen ist abduziert und im Grundgelenk gebeugt. Die kurzen Handmuskeln sind verkürzt und vernarbt. Sie verhindern die Streckung der Grund- oder die Beugung der Mittelgelenke. Dieser Mechanismus kann durch den Parkes-Test geprüft werden: Das Grundgelenk wird passiv gestreckt – eine passive Beugung der IP-Gelenke ist nicht mehr möglich. Wird das Grundgelenk gebeugt, so lassen sich die IP-Gelenke durch Entspannung der seitlichen Zügel der Streckaponeurose bewegen.
- **Lumbrikalis-plus-Phänomen**: Wenn die tiefe Beugesehne ihren Ansatz am Endglied durch Verletzung oder nach Fingeramputation in Höhe des Mittelgliedes verliert, rutscht der Sehnenstumpf nach proximal und mit ihm der M. lumbricalis. Beim Beugen des Fingergrundgelenks wird der M. lumbricalis stärker gespannt, und streckt paradoxerweise das Mittel- und ggf. das Endgelenk. Eine ähnliche Situation entsteht nach Sehnentransplantation, wenn die Sehne zu lang ist, oder bei Verwachsungen der tiefen Beugesehne mit der Umgebung und Verringerung der Gleitamplitude.

Weitere Untersuchungen

➤ Die **Kraftmessung** erfolgt mit dem Vigorimeter, der vergleichbare Zahlenwerte liefert. Die Kraft des Spitzgriffs kann mit dem Intrinsicmeter nach Mannerfelt gemessen werden. Alle Kraftmessungen sind von der Mitarbeit des Patienten abhängig.

Deutliche Schwäche hat erst einen Wert, wenn ein entsprechendes Korrelat vorliegt, wie Muskelatrophie oder Minderung des Kalksalzgehalts im Röntgenbild.

An der TU Berlin wurde ein Handschuh mit 10 Sensoren entwickelt, welche die Kraftverteilungsmuster bei verschiedenen Griffarten erfassen und computergestützt auswerten. Ein vorgetäuschter Kraftverlust kann so erfasst und definiert werden (Mentzel et al. 2000).

➤ **Handgelenksarthroskopie**: Sie gehört nicht zur Routine einer Begutachtung, aber sie ist wertvoll bei der Diagnosestellung bestimmter Verletzungen und Verletzungsfolgen, und daher auch bei Klärung einer Zusammenhangsfrage manchmal unverzichtbar. Dies gilt für die Beurteilung von Knorpelschäden, Bandläsionen und Verletzungen des Discus ulnaris. Bei diesen Fragestellungen sind die bildgebenden Schnittverfahren nicht zuverlässig genug. Die Arthroskopie kann hier Auskunft geben über Ausmaß und Lokalisation des Schadens, und bei rechtzeitiger Durchführung zwischen Verletzung und Degeneration differenzieren.

➤ Auf dem Markt finden sich Computer-Simultanprogramme zur Untersuchung der Hand-Arm-Funktion als komplexe Bewegungen bei bestimmten Vorgängen und Berufen, mit denen Defekte und Schwierigkeiten festgestellt und analysiert, aber auch Bewegungsmaße und Kraftmessungen vorgenommen werden können. Diese Programme können bei einer Untersuchung im Rahmen der Ergotherapie eingesetzt werden. Ihre Ergebnisse hängen aber von der Mitarbeit des Patienten ab.

➤ Unter dem Motto „Lebensqualität kann nicht mit dem Winkelmesser und Maßband gemessen werden" will man mehr Auskunft über die Einsatzfähigkeit und Funktion des Armes im Alltag, beim Sport und Hobby erfahren. Der Patient soll selbst seine Fähigkeiten beurteilen und die Benotung in einen Fragebogen eintragen. Ein Beispiel dafür ist der DASH-Fragebogen (Disabilities of Arm, Shoulder, Hand Modul). Der Fragebogen beinhaltet Angaben über verschiedene Tätigkeiten (Marmeladenglas öffnen, Gartenarbeit), Sportarten (Tennis, Golf), das Spielen von Musikinstrumenten, über Schmerzen, Schlafstörungen und sexuelle Aktivität. Bei der Begutachtung dürfte ein solches Untersuchungsinstrument kaum eine Rolle spielen, da die Angaben rein subjektiv sind.

Verletzungen und Verletzungsfolgen

In diesem Rahmen ist die Besprechung der gesamten Palette der Handverletzungen nicht möglich und auch nicht angebracht. Dargestellt werden bestimmte Verletzungsmuster, welche Schwierigkeiten bei der Diagnosestellung und bei der Zusammenhangfrage verursachen.

Posttraumatische karpale Instabilität

Nach Chin u. Visotsky (1993) werden etwa 60 % der Verletzungen des Handgelenks primär falsch eingeschätzt. Zeigt das Röntgenbild keine Fraktur, so lautet die Diagnose „Handgelenkdistorsion". Die oftmals eintretende Rückbildung der Symptome führt dazu, dass weitere Diagnostik unterbleibt. Erst später entwickelt sich eine Fehlstellung der Handwurzelknochen; die Handgelenkarthrose ist dann absehbar.

Karpusinstabilitäten können Folge ligamentärer oder knöcherner Verletzungen sein. Dabei spielt das Kahnbein eine besondere Rolle, weil es ein Verbindungsglied zwischen der proximalen und distalen Karpalreihe bildet. Die distale Reihe ist als verhältnismäßig rigide Einheit zu sehen, während die proximale Reihe als „Intercalated Segment" zwischen Radius und distaler Reihe eingeschaltet ist und sich den jeweiligen Bewegungen anpassen muss. Durch die Achse der Kraftübertragung und die Form der Gelenkflächen resultieren natürliche Bewegungstendenzen, die zum Tragen kommen, wenn die Kontinuität der proximalen Handwurzelreihe ligamentär oder knöchern unterbrochen ist. Die wesentliche Bedeutung für die Kraftübertragung kommt den palmaren V-förmigen Bändern zu, hier insbesondere dem Lig. radio-

scapholunatum (RSL) und dem Lig. scapholunatum interosseum (SL). Pathophysiologisch bedeutsam ist der ligamentfreie Poirier-Raum zwischen den proximalen und distalen palmaren V-Bändern, zwischen Lunatum und Kapitatum, im Sinne eines „Locus minoris resistentiae".

Die Abfolge des Schweregrades der Verletzungen bezeichnete Mayfield (1980) als **„progressive perilunar instability":**
➤ Im 1. Stadium kommt es zur Ruptur des SL-Bandes,
➤ im 2. Stadium zur Dislokation im kapitolunären Gelenk,
➤ im 3. Stadium zur Dislokation des Triquetrum,
➤ im 4. Stadium zur Luxation des Os lunatum.

Stellvertretend für die verschiedenen Formen der posttraumatischen Bandinstabilitäten des Handgelenks (ulnare und radiale bis hin zur perilunären Luxation) soll hier die skapholunäre Dissoziation besprochen werden, da diese die häufigste Verletzung darstellt und oft übersehen wird.

Skapholunäre Dissoziation (SLD)

Entsteht durch die Zerrung des SL-Bandes und Lockerung oder Ruptur des palmaren Radiokarpalbandes. Dadurch entkoppelt sich das Kahnbein vom Mondbein, und es kann zu einer Drehfehlstellung beider Knochen kommen.

Ursachen. Bei der posttraumatischen SLD handelt es sich in erster Linie um eine Hyperextensionsverletzung beim Sturz auf die im Handgelenk dorsal extendierte und ulnarabduzierte Hand. Ein weiterer Unfallmechanismus ist die gewaltsame Verdrehung des Handgelenks. Außerdem kommt es zur Bandzerreißung bei distalen Radiusfrakturen, insbesondere von Typ B und C, wenn die Frakturlinie zur radialen Gelenkfläche in Richtung des SL-Gelenkspaltes verläuft.

Klinische Diagnostik. Im akuten Stadium besteht Schwellung, Druck- und Bewegungsschmerz des Handgelenks überwiegend dorsalseitig. Nach Abklingen der akuten Phase klagen die Patienten über Bewegungs- und Belastungsschmerz im radialen Anteil des Handgelenks, verbunden mit Bewegungseinschränkung und „Klick-Phänomen". Das hör- und tastbare Geräusch entsteht durch den ruckartigen Übergang des Kahnbeins aus der Normalstellung in die Drehfehlstellung. Das ska-

2.5 Begutachtung von Verletzungen und Schäden im Handbereich

pholunäre Gelenk distal des Tuberculum listeri ist sehr druckempfindlich. Zur dynamischen Untersuchung der Stabilität des Kahnbeins erfolgt der Watson-Test (s. o.).

Röntgendiagnostik. Die konventionelle Röntgenuntersuchung des Handgelenks erfolgt in exakter Stellung a.-p. und seitlich. Kleinere schalenförmige Absplitterungen geben Hinweis auf ligamentäre Abrisse.

Bei Verdacht auf Bandruptur empfiehlt sich die Stressaufnahme unter Faustschluss und Kippung der Röhre um 10° nach ulnar. Das Os capitatum drängt Kahnbein und Mondbein auseinander. Der SL-Gelenkspalt erscheint weiter als 3 mm (Abb. 2.16). Beim Vorliegen eines Klick-Phänomens ist die Röntgenkinematografie hilfreich. Unter Durchleuchtung werden passive Bewegungen des Handgelenks ausgeführt und dabei abnorme Bewegungsabläufe direkt erkannt.

Hat sich die Verletzung mit Fehlstellung der Handwurzelknochen etabliert, so entsteht in der Regel eine **DISI-Deformität** („dorsal intercalated segment instability") mit Verkippung des Mondbeins nach dorsal und des Kahnbeins nach palmar. Folgende Veränderungen können einzeln oder zusammen beobachtet werden:

➤ im a.-p. Strahlengang:
  – Verbreiterung des Abstandes zwischen Skaphoid und Lunatum > 3 mm (Terry-Thomas-Sign)
  – Unterbrechung des Karpusbogens (Gilula's Arc)
  – Höhenminderung des Kahnbeins
  – Ringschatten des distalen Kahnbeinteiles durch orthograde Darstellung des Kopfes
  – Mondbein nicht trapez-, sondern dreieckförmig
  – Höhenverlust des gesamten Karpus im Verhältnis zu den Metakarpalknochen
➤ im seitlichen Strahlengang (Abb. 2.17):
  – Vergrößerung des skapholunären Winkels > 70°
  – Messbarer radiolunärer Winkel > 20°
  – Messbarer kapitolunärer Winkel > 20°
  – Karpusachse im Verhältnis zur Radiusachse nach dorsal verschoben

Weitere diagnostische Maßnahmen. Das MRT, insbesondere als dynamische Untersuchung, kann Bandrupturen frühzeitig aufdecken. Ergussbildung und Knochenödem sind wertvolle Hinweise. Bei der Arthrografie weist der Auslauf des Kontrastmittels auf eine Bandläsion hin. Weitere Informationen, wie Ausmaß und Alter der Verletzung und Instabilität der Handwurzelknochen, fehlen.

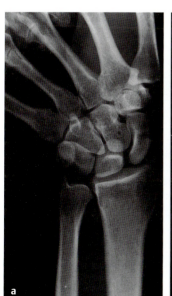
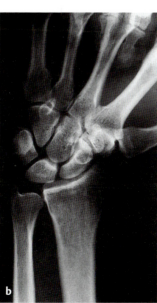

Abb. 2.**16 a** u. **b**   SL-Dissoziation bei Stressaufnahme.

2 Begutachtung bei speziellen Krankheitsbildern

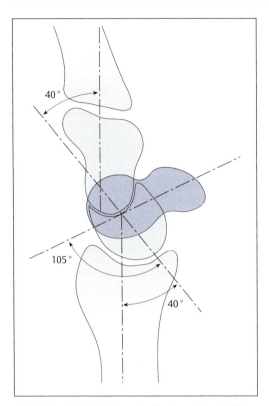

Abb. 2.17 Winkelstellung der Handwurzel bei DISI-Deformität.

> Den „Goldstandard" stellt die Handgelenksarthroskopie dar. Sie ermöglicht eine direkte statische und dynamische Untersuchung aller Bandverbindungen. Der Zustand der Bandstümpfe und der Gelenkflächen kann als Grundlage für die therapeutischen Maßnahmen genau beurteilt werden.

Klassifikation. Im Stadium IV spricht man von SLAC-wrist („scapholunate advanced collapse") und unterscheidet weiterhin 3 Stadien (Tabelle 2.14):
- Stadium I: Karpuskollaps mit Arthrosezeichen im Bereich des Processus styloideus radii
- Stadium II: Arthrose zwischen Kahnbein und Radius sowie zwischen Skaphoid und Trapezium (ST-Gelenke)
- Stadium III: Übertritt der Arthrose in das Mediokarpalgelenk (CL-Gelenk)

Differenzialdiagnose. Angeborene Bandlaxität kann ähnliche Symptome verursachen wie Klick-Phänomen und später folgende Rotationsfehlstellung des Kahnbeins. Diese idiopathischen Veränderungen sind in der Regel doppelseitig und stehen nicht in direktem Zusammenhang mit dem Trauma. Ein Trauma kann auslösender Faktor für die Beschwerden bzw. für die ärztliche Untersuchung sein (Degreif et al. 1993).

Therapie. Die Behandlung richtet sich nach der Pathologie. Im SLD-I- und SLD-II-Stadium ist bei frischen Verletzungen (bis 6 Wochen) die Reposition und Fixation mit K-Drähten für 8–10 Wochen ausreichend. Im Stadium II und III erfolgt bei guten Bandresten eine Bandnaht bzw. Reinsertion, anschließend K-Draht-Fixation wie oben. Bei veralteten Verletzungen kommt die Bandersatzplastik oder partielle Arthrodese in Betracht.

> Bei der Beurteilung des Unfallzusammenhangs sind folgende Gesichtspunkte entscheidend: Unfallhergang, Frühsymptome sowie die Relation zwischen zeitlichem Abstand und dem jetzigen Zustand.

Tabelle 2.14 Die Einteilung der skapholunären Dissoziation nach Watson.

	Stabilität	Pathologie	Röntgen	Klinik	Arthroskopie
SLD I	stabil	partielle Bandruptur/ Elongation	(-)	Watson-Test	(+)
SLD II	dynamische Instabilität	SL-Bandruptur	Stress, Kinematografie	Klick-Phänomen	(+)
SLD III	statische Instabilität	SL-Dissoziation, Verkippung des Mond- u. Kahnbeins	DISI-Deformität	Deformität	(+)
SLD IV	Karpuskollaps	Proximalverschiebung des Kapitatums	Arthrose	Bewegungseinschränkung	(+)

Läsionen des ulnokarpalen Komplexes

Der ulnokarpale Komplex, auch „tiangular fibrocartilage complexe" (TFCC) genannt, sichert die stabile Verbindung zwischen den distalen Enden der Unterarmknochen einerseits und dem Os triquetrum andererseits. Seine Verletzung hat eine Instabilität des distalen RU-Gelenks und/oder des ulnaren Karpusanteils zur Folge. Er beinhaltet neben den wichtigen und kräftigen Bändern die Ligg. radioulnare dorsale und palmare, die Ligg. ulnolunatum und ulnotriquetrum sowie das Lig. collaterale carpi ulnare, den Meniscus ulnocarpalis und den Discus articularis (Schmidt u. Lanz 1992). Der Diskus befindet sich in dem Gelenkraum zwischen Ellenkopf und Triquetrum und verklammert die distalen Enden von Radius und Ulna in allen Stellungen zwischen extremer Pronation und Supination. Nur seine Randschichten sind gut durchblutet, der mittlere Abschnitt ist avaskulär.

Verletzungen des TFCC

Akute Verletzungen des ulnokarpalen Komplexes rühren meist von einem Sturz auf die gestreckte Hand im Zusammenhang mit Pronation und Ulnaradduktionsstellung des Handgelenks sowie von einem Rotationstrauma her. Die Läsionen können den kartilaginären oder ligamentären Gelenkanteil treffen, und sie können mit ossären Verletzungen vergesellschaftet sein. Am häufigsten sind sie bei den distalen Radiusfrakturen mit Abriss des Processus styloideus ulnae anzutreffen.

Tabelle 2.15 Die Einteilung der Veränderungen des Discus articularis nach Palmer (1989).

Typ I (traumatische Läsionen)
➤ A: zentrale Perforation
➤ B: ulnarer Abriss mit distaler Ulnafraktur/ohne distale Ulnafraktur
➤ C: distaler Abriss
➤ D: radialer Abriss mit Fraktur der ulnaren Radiuskante/ohne Fraktur

Typ II (degenerative Läsionen)
➤ A: Aufspleißen des Diskus
➤ B: wie A+Lunatum- und/oder ulnare Chondromalazie
➤ C: Perforation des Diskus und Lunatum- und/oder ulnare Chondromalazie
➤ D: wie C + Lockerung des lunotriquetralen Ligaments
➤ E: wie D + ulnokarpale Arthrose

Posttraumatische sekundäre Veränderungen des TFCC vor allem im Sinne der Degeneration des Discus articularis sind bei in Fehlstellung verheilten distalen Radiusfrakturen zu erwarten (Tabelle 2.15). Hierbei spielen insbesondere die Radiusverkürzung und Verkippung des distalen Fragmentes nach dorsal eine Rolle. Nach Palmer u. Werner (1984) werden bei 0-Variante der Ulna 18% der axialen Kraft über den ulnokarpalen Gelenkabschnitt und 82% über das Radiokarpalgelenk übertragen. Eine Plusvarianz der Ulna von 2,5 mm erhöht diesen Anteil auf 42%. Eine Dorsalkippung der Radiusbasis von 40° erhöht die ulnare Kraftaufnahme auf ca. 60% (Friedman u. Palmer 1991).

Klinische Diagnostik. Instabilität des distalen Radioulnargelenks (DRUG) ist augenfällig und insbesondere bei Pronation oder Supination des Unterarms durch Hervorspringen des Ellenkopfes sichtbar. Beide Unterarmknochen lassen sich gegenseitig verschieben (Klaviertastenphänomen). Bei Diskusverletzungen mit stabilem DRUG klagen die Patienten über ularseitigen Schmerz mit Schwellneigung und Kraftminderung, außerdem über Einklemmungserscheinungen und Bewegungseinschränkungen. Weitere Zeichen sind Druckschmerz in Höhe des ulnokarpalen Gelenks und Schmerzangabe bei extremer Ulnaradduktion des Handgelenks, bei kraftvollem Faustschluss und bei Umwendbewegung.

Bildgebende Diagnoseverfahren. Die **Röntgenaufnahmen** des Handgelenks zeigen die knöchernen Verletzungen und ihre Folgen. Die basale Pseudarthrose des Processus styloideus ulnae ruft eine Diskusinstabilität mit Einklemmungserscheinungen hervor. Deutliche Verbreiterung des DRUG-Spaltes oder Dislokation des Ellenkopfes sprechen für die Instabilität des DRUG. Eine Knochenschuppe auf der Streckseite des Handgelenks kann auf knöchernen Abriss des ulnotriquetralen Bandes hinweisen.

Die **MRT** ist in der Lage, pathologische Veränderungen des Diskus gut zu differenzieren. Sowohl T1- als auch T2-gewichtete Spinecho- oder Fast-Spinecho-Sequenzen werden angewandt, wobei die Schichtdicke 2 mm nicht überschreiten darf. Günstiger sind 3-D-Verfahren. Die Verdünnung des Diskus mit Perforation kommt bei Ulna-Impaction-Syndrom vor. Auch Abrisse können genau lokalisiert werden. Bei degenerativen Veränderungen erscheint der Diskus inhomogen. Ergussbildung und Knochenödem geben weitere Erklärungen der Pathologie. Die Treffsicherheit hängt von der Qualität des Gerätes und von der Erfahrung des Untersuchers ab. Häufig sehen wir falsch positive Urteile.

Die **Arthrografie** zeigt die Konturen des Diskus und gibt beim Auslaufen des Kontrastmittels einen Hinweis auf Kontinuitätsunterbrechung des TFCC-Systems. Sowohl horizontale und vertikale Risse als auch Abrissverletzungen können genau lokalisiert werden (Frahm et al. 1996).

Weitere Untersuchungsmethoden. Mithilfe der Arthroskopie ist genaue Diagnostik des Diskus und des Bandapparats durch statische und dynamische Untersuchung möglich. Die Beurteilung der Ruptur in Bezug auf Alter und Pathogenese ist sicherer. Außerdem können eine PE entnommen und therapeutische Maßnahmen vorgenommen werden.

Differenzialdiagnose. Anhaltende posttraumatische ulnarseitige Handgelenksbeschwerden können neben den Läsionen des ulnokarpalen Komplexes mehrere Ursachen haben:
- Fissuren an der Handwurzel (CT ist hilfreich)
- Insertionstendopathie der FCU- oder ECU-Sehne (lokale Injektion)
- Ruptur des Lig. lunotriquetrum und ulnare Karpusinstabilität (Kleinman's shear-Test: Lunatum und Triquetrum können in dorsopalmarer Richtung gegeneinander verschoben werden)
- degenerative Diskopathie: Perforationen im dünneren Mittelteil des Diskus treten zu 8 % im 3. und zu 53 % jenseits des 6. Lebensjahrzehnts auf (Arthroskopie)
- Arthrose des distalen RUG (Röntgen, Kompressions- und Verschiebeschmerz)

Therapie. Die Behandlung richtet sich nach der Pathologie und nach den sekundären Veränderungen. Abrissfrakturen des Processus styloideus ulnae mit Instabilität des DRUG sollen osteosynthetisch versorgt werden. Eine Refixation bei Pseudarthrose ist schwierig und nicht erfolgversprechend. Frische Abrisse des Diskus können mit guten Erfolgschancen arthroskopisch vernäht werden. Bei veralteten Fällen kommen palliative Maßnahmen in Betracht, wie die arthroskopische Gelenktoilette, Verkürzung der Elle, Teilresektion des Ellenkopfes oder die Operation nach Kapandji (1986) (Arthrodese des DRUG mit Segmentresektion aus der Elle).

Literatur

Büchler U, ed. Wrist Instability. London: Martin Dunitz; 1996

Chin HW, Visotsky J. Ligamentous wrist injuries. J Emerg Med 1993; 11: 717–737

Degreif J, Wende K, Mataei S. Häufigkeit der idiopathischen scapholunären Dissoziation. Hefte zur Unfallchir 1993; 230: 95

Feldkamp G. Arthroskopie des Handgelenks beim „unklaren" Handgelenkschmerz. Chir Praxis 2001; 58: 281–294

Frahm R, Metz V, Schmitt R. Läsionen des ulnokarpalen Komplexes. In: Schmitt R, Lanz U, Hrsg. Bildgebende Diagnostik der Hand. Stuttgart: Hippokrates; 1996: 141–148

Friedman SL, Palmer AK. The ulnar impaction syndrome. Hand Clin 1991; 7: 295–310

German G, Wind G, Harth A. Der DASH-Fragebogen – Ein neues Instrument zur Beurteilung von Behandlungsergebnissen an der oberen Extremität. Handchir Mikrochir Plast Chir 1999; 31: 149–152

Kapandji IA. The Kapandji-Sauvé Operation. Its Techniques and Indications in Non Rheumatoid Diseases. Ann Chir Main 1986; 5: 181–193

Kleinman WB. Wrist reconstruction. Pitfalls: ASSH Instr Course Lect (Phoenix); 1993: 1–13

Martini AK, Hrsg. Fachlexikon Orthopädie: Hand und Ellenbogen. Landsberg: ecomed; 2000

Mayfield JK. Mechanism of carpal injuries. Clin Orthop 1980; 149: 45–54

Mentzel M et al. Kraftmessung an der Hand mit einem Sensorhandschuh bei Griffen mit submaximaler und maximaler Kraft. Handchir Mikrochir Plast Chir 2001; 33: 52–58

Nigst H, Scharitzer F, Hrsg. Untersuchung der Hand. Stuttgart: Hippokrates; 1991

Palmer AK, Werner FW. Biomechanics of the distal radioulnar joint. Clin Orthop 1984; 187: 26–35

Palmer AK. Triangular fibrocartilage lesion: a classification. J Hand Surg 1989; 14A: 594–606

Schmidt HM, Lanz U, Hrsg. Chirurgische Anatomie der Hand. Stuttgart: Hippokrates; 1992: 55–58

Watson HK, Ashmead D, Makhlouf MV. Examination of the scaphoid. J Hand Surg 1988; 13A: 657–660

2.6 Begutachtung von Thrombose und Embolie

R. Pauschert

Entstehung

Thromboseentstehung ist ein lebensnotwendiger physiologischer Vorgang, ohne den es keine Blutstillung gäbe. Die Thrombose (Phlebothrombose) als Krankheit ist als Folgeschaden z. B. einer unfallbedingten Verletzung, Operation oder krankheitsbedingter Ruhigstellung anzusehen. Die sog. idiopathische Thrombose kann sich aber auch ohne jeden erkennbaren äußeren Anlass entwickeln.

Die auslösenden Faktoren der Thromboseentstehung, die bis heute weitgehend Gültigkeit haben, wurden vom Pathologen Rudolf Virchow (1821 – 1902) beschrieben. Diese Virchow-Trias umfasst Veränderungen:
- der Gefäßwand,
- der Blutströmung,
- der Zusammensetzung des Blutes.

Wissenschaftlich gesichert ist die Thromboseentstehung durch Ablösung oder Strukturverletzung der Gefäßinnenwand (Endothelzellen) infolge Trauma und/oder chirurgischen Eingriffen, intraoperativer Dilatation der Venen sowie Entzündung (Phlebitis, Sepsis). Unstrittig führt auch die veränderte Zusammensetzung des Blutes durch Thrombozytenkoagulation und Festsetzen derselben an der Gefäßinnenwand zur Thrombusbildung. Die These, dass die Strömungsgeschwindigkeit des Blutes die Bildung eines Thrombus auslöst oder zumindest fördert, wird durch klinische Erfahrung (z. B. erhöhte Thromboseinzidenz bei immobilisierten Patienten) gestützt. Bis jetzt konnte jedoch trotz intensiver Untersuchung nicht einwandfrei geklärt werden, ob und wie dies wirklich geschieht. Nur im Falle eines vollständigen Strömungsstillstands (Stase) induziert die lokale Hypoxie der Endothelzellen eine Thrombosierung. Zusammenfassend ist man heute der Meinung, dass eine Strömungsveränderung nur in Verbindung mit weiteren Faktoren ein Beitrag zur Thromboseentstehung leistet.

Die **Risikofaktoren** für die Entstehung einer Thrombose sind in Tabelle 2.**16** aufgeführt. Grundsätzlich sind endogene und exogene Risiken zu unterscheiden.

Zur allgemeinen Risikoabschätzung wurden in verschiedenen Konsensuskonferenzen eine hohe, eine mittlere und eine niedrigere Risikogruppe für thrombembolische Ereignisse unterschieden (Nikolaides 1995). Eine wünschenswerte individuelle Vorhersehbarkeit des Thromboserisikos ist aufgrund der Studienlage nicht möglich.

Beispiel: Eine 45-jährige Patientin, Raucherin, Einnahme von Ovulationshemmern (Antibabypille) unterzieht sich einer arthroskopischen Meniskusentfernung. Vorhersehbar ist nicht, ob sich eine Thrombose aus dieser Konstellation entwickelt, sondern nur, dass die Wahrscheinlichkeit einer Thromboseentstehung dem eines mittleren Risikos entspricht. Es kann aus dem Kollektiv z. B. aller Raucher/Raucherinnen nicht die Person bestimmt werden, die ohne Prophylaxe an einer Thrombose erkranken würde.

Prophylaxe

Aufgrund der Einstufung in o. g. Risikokategorien ist die Notwendigkeit einer effizienten Thromboseprophylaxe allgemein anerkannt. Die Indikation

Tabelle 2.**16** Risikofaktoren (nach Ludolph 2001).

Endogene Faktoren – Risikoerhöhung
- Nikotin (3fach) + Kontrazeptiva (7fach)
- frühere Venenthrombose (4 – 6fach)
- Schwangerschaft, postpartal (5,5fach)
- Colitis ulcerosa (4,5fach)
- hormonelle Kontrazeptiva (3,2 – 4fach)
- Herz-Kreislauf-Erkrankungen (3,5fach)
- Geschlecht (Frauen 3fach)
- Tumorerkrankungen (2,5fach)
- fortgeschrittenes Alter (2,2fach)
- Übergewicht über 20 % (1,5fach)
- Entzündungen
- Medikamente, Drogen
- familiäre Thrombembolieneigung

Exogene Faktoren
- Verletzung der unteren Extremitäten, des Hüftgelenks und Beckens
- Operationen an den unteren Extremitäten, am Hüftgelenk und Becken
- operative Eingriffe von besonderer Dauer
- ruhigstellende Verbände (Gips, Kunststoff)
- Bettlägerigkeit, Immobilisation
- Heparin (paradoxe Reaktion)

für eine Thromboseprophylaxe ergibt sich aus Art und Umfang des operativen Eingriffs, der Verletzung, des fixierenden Verbands und den patientenbezogenen Risikofaktoren.

Basismaßnahmen sind Atem- und Krankengymnastik, Frühmobilisation sowie Hochlagerung der Beine, deren Wirksamkeit durch Beobachtung belegt, aber bisher nicht durch prospektiv angelegte Studien gesichert werden konnte.

Methoden der **mechanischen Thrombembolieprophylaxe** wie medizinische Thromboseprophylaxestrümpfe (MTPS) oder intermittierende pneumatische Kompression senken die Anzahl der postoperativen Thrombosen im niedrigen und mittleren Risikobereich im Vergleich zu Patienten ohne Prophylaxe um ½–⅔. Sie unterscheiden sich damit in ihrer Wirksamkeit nur im Rahmen der Streuung von denen der medikamentösen Prophylaxe. Die Nebenwirkungen sind jedoch extrem niedrig.

Im mittleren und hohen Thrombembolierisiko ist nach der Ausschöpfung physikalischer und frühmobilisierender Maßnahmen auch die Indikation zur **medikamentösen Thrombembolieprophylaxe** gegeben. Eine zentrale Bedeutung der medikamentösen Prophylaxe haben zurzeit unfraktioniertes Heparin (UFH) und niedermolekulares Heparin (NMH). Im mittleren Risikobereich ist die Wirksamkeit beider Substanzen gleich. Im Hochrisikobereich empfiehlt sich die laboradjustierte Gabe von unfraktioniertem Heparin oder die pauschalierte Ein- bzw. Zweimalgabe von niedermolekularem Heparin je nach Produkt und Wirksamkeit. Fondaparinux, ein synthetisch produziertes Pentasaccharid, vermindert nochmals im Hochrisikobereich die Thromboseinzidenz bis zu 50 % im Vergleich zu den etablierten NMH (Bauer et al. 2001). Aufgrund der Seltenheit einer immunvermittelten Thrombozytopenie (HIT II, nur ein Fall berichtet) ist eine Thrombozytenzahlkontrolle, wie bei Anwendung von Heparinen, nicht erforderlich. Neu entwickelte Antikoagulanzien bieten die Möglichkeit der oralen Einnahme und haben wie das Fondaparinux keine immunonologische Potenz. Bei der Anwendung im Hochrisikobereich (Hüft und Knieendoprothetik) konnte im Vergleich zu den etablierten NMH eine gleiche (Dabigatran) und sogar bessere (Rivaroxaban) Wirksamkeit bei unveränderter Sicherheit dokumentiert werden.

Zur Dauer der medikamentösen Thrombembolieprophylaxe erlauben die vorliegenden Ergebnisse aus klinischen Studien nur wenig verbindlichen Empfehlungen. Bei Patienten mit großen orthopädischen/unfallchirurgischen Eingriffen am Hüftgelenk soll die Zeitdauer der medikamentösen Thomboembolieprophylaxe 28–35 Tage postoperativ, am Kniegelenk 11–14 Tage, nach arthroskopischen Eingriffen am Knie 7 Tage postoperativ betragen. Letztendlich muss sich die Dauer der medikamentösen Thrombembolieprophylaxe nach orthopädisch/unfallchirurgischen Eingriffen am Fortbestehen relevanter Risikofaktoren orientieren und bleibt eine ärztliche Individualentscheidung, bei der Nutzen und Risiko für den Patienten gegeneinander abgewogen werden müssen. Eine Leitlinie zur Prophylaxe der venösen Thromboembolie (TVT) wird in der Entwicklungsstufe 3 2009 vorliegen (www.AWMF.de, Leitlinienregister Nr. 003/001).

Diagnostik

Die **klinische Diagnostik** der tiefen Venenthrombose ist unzuverlässig und reicht weder zur Bestätigung noch zum Ausschluss einer Thrombose (Bauersachs et al. 1998): Die klassischen Symptome wie Spannungsschmerz der Wade, Ödem, Erweiterung epifaszialer Venen (Pratt-Warnvenen) und Wadenschmerz bei Dorsalflexion des Fußes (Homans-Zeichen) präsentieren sich bei weniger als ⅓ der symptomatischen Patienten. Umgekehrt lässt sich bei weniger als 50 % der Patienten der klinische Thromboseverdacht mit objektiven Methoden bestätigen (Diehm et al. 1997). Eine noch schwierigere Situation liegt beim immobilisierten Patienten (Polytrauma, künstliche Beatmung, längere Bettlägerigkeit nach Verletzung, altersbedingt) vor. Hier ist das Risiko eines klinisch stummen Verlaufs zwischen 0 % und 40 %, sodass die schnell zunehmende Schwellung der betroffenen Extremität oder die Lungenembolie aus heiterem Himmel das erste Symptom des verborgenen Krankheitsprozesses darstellt.

Erhöhung der Temperatur (Kletterpuls in Abhängigkeit zur Körpertemperatur), Zunahme der Blutsenkungsgeschwindigkeit und eine steigende Zahl der Leukozyten können als allgemeine Entzündungszeichen auf entzündliche Veränderungen

2.6 Begutachtung von Thrombose und Embolie

der durch eine Thrombose betroffenen Gefäßabschnitte hinweisen.

Die Berücksichtigung individueller Risikofaktoren und ausgewählte klinische Befunde sind maßgebend für die **Indikation apparativer Untersuchungen**. Hilfreich kann eine Checkliste sein, die die Wahrscheinlichkeit einer tiefen Thrombose (Erstereignis) widerspiegelt (Tabelle 2.**17**, Tabelle 2.**18**).

Plethysmografieverfahren, Thermografie und Lichtreflektionsrheografie sind für die Thrombosediagnostik nicht zuverlässig genug (Partsch 1996) und deshalb nicht zu empfehlen. Auch die CW-Doppler-Untersuchung mittels Stiftsonde ist in ihrer Sensitivität im Poplitealbereich (gedoppelte V. poplitea!) und im Unterschenkelbereich nicht ausreichend. Damit stehen als apparative Routinemethoden die folgenden Ultraschallverfahren und die Phlebografie zur Verfügung:

▶ **Ultraschall-B-Bild-Untersuchung** (Kompressionsultraschalluntersuchung): Für die Erfassung von Oberschenkel- und Poplitealvenenthrombosen wird eine Sensitivität von ca. 90–95% angegeben sowie eine Spezifität von 97%. Im Unterschenkelbereich als auch bei Beckenvenenthrombosen ist die Aussagekraft eingeschränkt.
▶ **Farbduplex-Sonografie**: Durch die zusätzliche farbkodierte Flussdarstellung ergibt sich insbesondere im Beckenbereich eine höhere Sensitivität, aber auch im Oberschenkel- und Poplitealbereich. Im Unterschenkel ist auch hier die Aussagekraft niedriger, sie liegt unter 90%, je nach untersuchtem Kollektiv auch bis zu 50%. Entscheidend für die Güte der Untersuchung ist jeweils die Qualität des Untersuchers, sodass bei nicht bestätigtem Thromboseverdacht im Zweifelsfall eine Phlebografie indiziert ist.
▶ **Phlebografie**: Die Phlebografie ist eine Röntgenuntersuchung mit Kontrastmittel der Beinvenen. Die Thromben stellen sich durch Kontrastmittelaussparung bzw. -abbruch dar. Trotz der Invasivität der Untersuchungen, der Risiken der Kontrastmittelbelastung und einer Unterlegenheit gegenüber der Ultraschalluntersuchung bei Thrombophlebitiden und Muskelvenenthrombosen muss die Phlebografie zum Einsatz kommen, falls die Ultraschalluntersuchung Zweifel hinterlässt.

Keine der apparativen Untersuchungen lässt Rückschlüsse auf die Ursachen einer Thrombose zu, da das Krankheitsbild (Ist-Zustand) unabhängig von seiner Ursache stets gleich ausgeprägt ist.

Komplikationen

Die **Akutkomplikation** der tiefen Venenthrombose sind die Lungenarterienembolie sowie der gestörte venöse Abstrom, der meist zur schmerzhaften Schwellung, im schlimmsten Falle zur Phlegmasia coerulea dolens führen kann. Die **subakute Komplikation** ist das Thrombuswachstum. **Langfristige Komplikationen** sind das Thrombusrezidiv, das postthrombotische Syndrom und die pulmonale Hypertonie:
▶ **Lungenarterienembolie (LAE)**: Die wichtigste Frühkomplikation ist eine Lungenembolie, die in über 95% durch eine Phlebothrombose verursacht wird. Das Risiko der Lungenembolie

Tabelle 2.**17** Checkliste für die Wahrscheinlichkeit einer tiefen Venenthrombose (Erstereignis).

	Punkte
Aktiver Tumor	1
Lähmung/Immobilisation eines Beins	1
Bettlägerigkeit > 3 Tage oder größere Operation im letzten Monat	1
Schmerz im Verlauf der tiefen Venen	1
Unter- und Oberschenkelschwellung	1
Einseitige (> 3 cm) Unterschenkelschwellung	1
Eindrückbares Ödem auf gleicher Seite	1
Erweiterte oberflächliche Venen	1
Alternativdiagnosen wahrscheinlicher	– 2
Summe	

Tabelle 2.**18** Thrombosewahrscheinlichkeit entsprechend dem Score (nach Bauersachs et al. 1998, Wells et al. 1995).

Score	Thrombosewahrscheinlichkeit
0 Punkte	3%
1–2 Punkte	17%
> 2 Punkte	75%

nimmt mit der Ausdehnung der Thrombose zu. Die Hälfte der Patienten mit einer proximalen Beinvenenthrombose hat eine Lungenembolie, die meist oligo- oder asymptomatisch verläuft (Diehm et al. 1997).

- **Thrombuswachstum**: Ohne Behandlung kommt es auch bei Unterschenkelthrombosen in 30–50% der Fälle spontan zu einem Thrombuswachstum (Markel et al. 1992). Eine insuffiziente Antikoagulanzientherapie oder eine orale Antikoagulation ohne vorausgehende Heparinisierung ergibt ähnliche Ergebnisse (Brandjes 1992). Für Thrombuswachstum und Rezidiv, das auch erst nach einigen Wochen auftreten kann, ist die rasche und suffiziente Antikoagulation entscheidend. Wenn nicht innerhalb von 24 Stunden der Zielbereich erreicht wird, kommt es 15-mal häufiger zu einer Thrombusaszension (Hull 1986, Raskop 1997).
- **Venöse Abflussbehinderung, Schmerz**: Durch die akute Abflussbehinderung und die Flussverlangsamung kann es zu Ödem, Hämokonzentration, Zyanose, schmerzhafter Faszienspannung und Ausbildung von Kollateralkreisläufen kommen. Im ausgeprägtesten klinischen Fall kommt es zu einer Phlegmasia coerulea dolens, wobei die Weichteilschwellung des Beins den arteriellen Schenkel so stark komprimiert, dass es zu einer akuten Gefährdung der betroffenen Extremität kommen kann.
- **Thrombotischer Symptomenkomplex**: Als Folge der venösen Hypertension, die sich aus der Kombination von venöser Obstruktion und Reflux bei Klappendefekt ergibt, entsteht der postthrombotische Symptomenkomplex mit Schmerz, Ödem und Schwellung sowie Hautveränderung bis hin zum Ulcus cruris (Unterschenkelgeschwür). Die Angaben über die Häufigkeit schwanken in einem weiten Bereich – je nach Beobachtungsdauer, Therapiemaßnahmen, zugrunde gelegten Definitionen – zwischen 10% und 50% nach 13 Jahren und die einer Ulkusentstehung von 3–10% (Bauersachs et al. 1998). Für die Entstehung eines postthrombotischen Symptomenkomplexes hat die ursprüngliche Ausdehnung der Thrombose sowie die Lokalisation (V. poplitea, V. femoralis communis) eine wesentliche Bedeutung.
- **Pulmonale Hypertonie**: Rezidivierende Thrombembolien oder durchgemachte schwere Lungenarterienembolien führen langfristig zur pulmonalen Hypertonie mit erheblicher Gefährdung und Einschränkung durch Rechtsherzbelastung des Patienten.

Therapie

Für die Therapie der tiefen Beinvenenthrombose stehen die initiale und langfristige Antikoagulation, die Kompressionsbehandlung, die Immobilisierung sowie in ausgewählten Fällen die fibrinolytische Therapie sowie die Thrombektomie zur Verfügung:

- Die **initiale Antikoagulation** kann mit einem i. v. Bolus (5000 IE) unfraktioniertem Heparin erfolgen. Danach wird durch Heparindauerinfusion die Blutgerinnung in einem Zielbereich von 1,5–2,5-mal des Ausgangs-aPTT (activated partial thromboplastin time) gebracht. Nach suffizienter initialer Heparininfusionstherapie ist ein Übergang auf eine 2–3-malige s. c. Injektion möglich. Das Labormonitoring (aPTT-Kontrolle) erfolgt zwischen den Injektionen. Auch niedermolekulare Heparine haben in zahlreichen randomisierten Studien gezeigt, dass eine körpergewichtsadaptierte s. c. Gabe ohne Labormonitoring mit der aPPT gesteuerten i. v. Gabe von unfraktionierten Heparin gleich wirksam oder sogar effektiver bezüglich Rezidiven und mindestens so sicher im Hinblick auf schwere Blutungen sind. Weiterhin ist eine ambulante Behandlung mit s. c. appliziertem niedermolekularem Heparin unter bestimmten Bedingungen genauso sicher und effektiv wie eine stationäre i. v. Behandlung mit unfraktioniertem Heparin (Koopman et al. 1996, Levine et al. 1996).
- Ziel der **oralen Antikoagulanzien** ist die längerfristige Rezidivprophylaxe im Anschluss an die initiale Antikoagulation mit unfraktionierten oder niedermolekularen Heparinen. Sie wird aus praktischen und Kostengründen in der Regel oral mit Vitamin-K-Antagonisten (z. B. Marcumar) durchgeführt.

Bestimmend bei der oralen Antikoagulation ist das Abwägen des therapeutischen Nutzens im Vergleich zum Risiko, d. h. das Abwägen zwischen Thrombose- und Rezidivrisiko einerseits und dem Blutungsrisiko andererseits. Risikofaktoren sind unter anderem:
- Alter über 65 Jahre,
- Apoplexie (aktuell und/oder früher),
- stattgehabte gastrointestinale Blutung.

2.6 Begutachtung von Thrombose und Embolie

- Die Intensität der oralen Antikoagulationstherapie wird überprüft mit der Prothrombinzeit, die früher in Prozent und heute als internationale normalisierte Ratio (INR) angegeben wird. Das Risiko für schwere Blutungen beträgt bei einer INR von 2,0 etwa 1,7%. Der antikoagulatorisch noch wirksame Bereich mit dem geringsten Blutungsrisiko liegt zwischen 2,0 und 3,0 (Ginsberg 1996, Hull 1995, Schulman et al. 1988).
  Die Dauer der längerfristigen Antikoagulation richtet sich nach dem Risiko für ein Thromboserezidiv und sollte mindestens 3 Monate betragen (AWMF-Leitlinien-Register Nr. 065/002 Entwicklungsstufe 2+IDA).
- Die initiale **Kompressionsbehandlung** mit Kurzzugbinden verhindert das Thrombuswachstum durch Flussbeschleunigung, reduziert den Schmerz durch Entstauung und fixiert den Thrombus an die Venenwand. Langfristige Kompressionsbehandlung erfolgt nach Abschwellen der Extremität durch einen angepassten Kompressionsstrumpf der Klasse II–III. Die Wirksamkeit einer Langzeitkompressionsbehandlung auf die Entstehung eines postthrombotischen Syndroms ist bewiesen.
  Aufgrund der vorliegenden Daten sollte der Strumpf zur Verhinderung eines postthrombotischen Symptomenkomplexes konsequent und langfristig (über 2 Jahre) angewendet werden (Brandjes et al. 1997). Danach kann das Tragen von den subjektiven Beschwerden des Patienten und der Schwellneigung abhängig gemacht werden. Die *Strümpfe werden nur tagsüber getragen*.
- Als Therapieziel der **Immobilisierung** werden die Schmerzbehandlung und Verhinderung der Thrombusloslösung mit Embolisierung angegeben. Bei korrekt angelegter Kompression beträgt die Immobilisierung bei proximaler Thrombose bei vorher mobilen Patienten 2–3 Tage, bei vorher bettlägerigen Patienten 5–7 Tage. Patienten mit Unterschenkelvenenthrombosen werden nicht immobilisiert (Bauersachs et al. 1998).
- **Fibrinolytische Therapie**: In der Basler Studie (Eichlisberger u. Mitarb. 1994) konnte nach 13 Jahren bei Patienten mit erfolgreicher Lyse verglichen gegenüber Patienten mit erfolgloser Lyse oder alleiniger Heparinbehandlung nur bei frischen, ausgedehnten proximalen Thrombosen die Entwicklung eines postthrombotischen Symptomenkomplexes um 30% reduziert werden. Bei einer zusätzlichen behandlungsspezifischen Mortalität von 1–2% ist die Indikation für eine Lysetherapie heute nur für Ausnahmefälle von schwerstverlaufenden Thrombosen gegeben.
- **Thrombektomie:** Für die chirurgische Behandlung der akuten Venenthrombose liegen keine prospektiven Langzeitstudien im Vergleich zur konservativen Therapie bezüglich des postthrombotischen Symptomenkomplexes vor. Insbesondere auch nicht für die Schwangerschaft, in der diese Therapieform nicht selten durchgeführt wird, ohne dass bisher ein Vorteil belegt wurde (Törngren et al. 1996).
  Da bisher – um Rethrombosen zu vermeiden – auch AV-Fisteln angelegt wurden und damit meist eine Zweitoperation erforderlich ist, ergeben sich zusätzlich zu dem erhöhten intraoperativen Embolierisiko weitere Risiken. Die perioperative Mortalität wird mit 3% angegeben (von der Lieth 1992). Die Phlegmasia coerulea dolens stellt die einzige allgemein akzeptierte Indikation für eine chirurgische Therapie dar (Weber u. Loeprecht 1988).

Gutachtenauftag

Die Begutachtung zum Gesundheitszustand nach einer Thrombose erfordert vom Sachverständigen Erfahrung in den Möglichkeiten der Verursachung, medizinischem Stand der Verhütung, persönliche Kompetenz in der klinischen und apparativen Sicherung des Krankheitsbildes sowie Beurteilung des Erfolgs bestehender Therapiemöglichkeiten zur Reduzierung der Früh- und Spätkomplikationen.

Über o.g. Voraussetzungen verfügen in der Regel die Erstbehandler (Unfallchirurg/Orthopäde), vor allem, weil bei diesen Fachrichtungen die Kenntnis der versicherungsrechtlichen Fragen und die Orientierung an den funktionellen Auswirkungen messtechnischer Daten vorausgesetzt werden kann.

Der Gutachtenauftrag sollte regelmäßig u.a. folgende Fragen enthalten (Ludolph 2001):
- Welcher gegenwärtige (aktuelle) klinische Befund ist nach der abgelaufenen Venenthrombose zu erheben?

2 Begutachtung bei speziellen Krankheitsbildern

- Wie wirkt sich dieser auf die Funktion der betroffenen Gliedmaße aus (Belastbarkeit, Beanspruchbarkeit)?
- Sind vorbestehende Funktionseinbußen zu sichern?
- Wie ist die ggf. bestehende Funktionsminderung zu bewerten/bemessen (MdE, GdB, Gliedertaxe)?

Gutachterliche Untersuchung

Folgen einer **Thrombophlebitis**, eines Verschlusses der oberflächlichen subkutanen Venen, sind nach Abklingen der akuten Erkrankung gutachterlich nicht relevant. Auch dann nicht, wenn es zu einer Mitbeteiligung der Vv. perforantes als Verbindung zum tiefen Venensystem und einer sekundären Varizenbildung kommen kann (Schröter u. Koch 1993).

Beurteilungsrelevante Blutrückflussstörungen sind erst dann zu erwarten, wenn das tiefe Venensystem durch eine Thrombose irreversibel geschädigt wurde.

> **!** **Ziel** der **gutachterlichen Untersuchung** ist die Dokumentation des **funktionellen** und **morphologischen** Schadens zum Zeitpunkt der Untersuchung. Der morphologische Schaden (z. B. Veränderungen des Klappensystems, Verengungen des Gefäßlumens im Röntgenbild der Phlebografie) muss sich nicht mit dem resultierenden Ausmaß der funktionellen Beeinträchtigung decken! Der klinische Befund und die funktionelle Beeinträchtigung sind entscheidend für das Beschwerdebild. Sie nehmen Einfluss auf den Gebrauch z. B. des Beines und damit auf die Leistungsfähigkeit des gesamten Menschen (soziales Entschädigungsrecht) bzw. auf die betroffenen Gliedmaßen (Private Unfallversicherung).

Die **subjektiven Beschwerden** des Probanden sind abhängig vom Ausmaß der venösen Insuffizienz. Sie sind umso ausgeprägter, je zentraler ein venöser Verschluss bzw. eine Stenosierung (Verengung) im venösen Abflusssystem liegt. Häufig werden genannt (Ludolph 2001):
- Schwere, Spannungsgefühl und Ziehen in den Beinen,
- Müdigkeit in den Beinen,
- zunehmende Schwellung im Laufe des Tages, vor allem nach langem Sitzen und Stehen,
- rasche Ermüdbarkeit der betroffenen Extremität,
- gelegentlicher Juckreiz,
- Erleichterung der Beschwerden beim Gehen.

Die Angabe über auftretende krampfartige Muskelschmerzen, häufig belastungsabhängig, weist auf eine zumindest latent resultierende Ernährungsstörung der durchbluteten Gewebe hin.

Zu erfragen ist weiterhin, ob blutungshemmende Medikamente eingenommen werden.

Die **klinische Untersuchung** ist am liegenden und stehenden Patienten vorzunehmen. Beim stehenden Patienten kann das Ausmaß des venösen Schadens und der dadurch verursachten Blutrückstauung ausreichend erfasst werden.

Mit besonderer Sorgfalt sind am liegenden Patienten die Beurteilung des Ödems und die Messung der Beinumfänge zu dokumentieren. Tiefe venöse Abflussstörungen verursachen vorwiegend Ödeme in den subfaszialen Räumen der Gliedmaßen. Weiche, wegdrückbare Ödeme, die nur bis zu den Zehengrundgliedern reichen, weisen auf eine Schädigung der subkutanen Venen hin. Hat ein Ödem mehr pastösen Charakter und sind die Zehen mit einbezogen, so handelt es sich um ein lymphogenes Ödem.

Im Gutachten sind folgende Befunde festzuhalten (Spohr u. Ludolph 1992):
- Tageszeit der Untersuchung
- Tätigkeit des Probanden vor der Untersuchung (Fußweg, Autofahrt, Arbeitstätigkeit usw.)
- Körpergröße und Gewicht
- Gang mit und ohne Schuhwerk
- Tragen eines Kompressionsstrumpfes
- Umfang im Seitenvergleich
- Hauttemperatur, Hautfarbe, Pigmentierungen, Ekzeme, Indurationen, Geschwüre
- Ödeme
- Krampfadern
- arterieller Gefäßstatus
- Ausbildung der Muskulatur
- Fußsohlenbeschwielung
- unfallfremde Erkrankungen
- ggf. fotografische Dokumentation (z. B. Sofortbild- oder Digitalkamera)

Die entscheidenden Thrombosefolgen finden sich am Weichteilmantel (Schröter u. Koch 1993), der in Abhängigkeit der jeweiligen Blutrückflussstörung ein Stauungsödem aufweist. Wenn andere Ursachen für die Schwellung auszuschließen sind, signalisiert der Mehrumfang des geschädigten Beines das Ausmaß der Rückflussstörung. Die Volumen- und Gewichtszunahme des betroffenen Beines begründet ein angegebenes Schweregefühl und ein disharmonisches Gangbild.

Nur in sehr schweren Fällen bei ödematösen Auftreibungen oder bei entzündlichen Geschwüren im Bereich der Knöchel sind eine Störung des Abrollvorgangs und so eine **Bewegungsstörung** der Sprunggelenke zu erwarten. Im Knie- und Hüftbereich sind Auswirkungen auf die Gelenkfunktionen jedoch unwahrscheinlich.

- **Folgeveränderungen** einer ödematösen Schwellung sind **im Seitenvergleich** zu beurteilen:
- unterschiedliche Besenreiserzeichnungen
- trophische Hautveränderungen
- Ekzembildung des Weichteilmantels bis hin zum Weichteilgeschwür

Ein gut angepasster und unter strenger Selbstdisziplin regelhaft getragener Kompressionsstrumpf kann erfolgreich zur Verminderung oder gänzlicher Beherrschung der Stauungserscheinungen beitragen, jedoch ist die Indikation eines Kompressionsstrumpfes (Psychoorthese) kritisch zu hinterfragen.

> **!** Federführend für die **Bemessung einer Behinderung (Funktionseinbuße)** sind die wirklich chronischen, also morgendlich vorliegenden Schwellneigungen sowie im Gegensatz zur unbeschädigten Seite bestehende sekundäre Besenreiserzeichnung der Knöchelregion oder trophische Hautveränderungen.

Die Phlebografie als goldener Standard in der Venendiagnostik ist in ihrer Aussagekraft bezüglich der morphologischen Veränderungen unübertroffen, jedoch bezüglich der gutachterlichen Fragestellung nicht notwendig. Darüber hinaus entfällt für die Phlebografie eine Mitwirkungspflicht des Probanden.

Zusammenhang mit Erstkörperschaden

Exogene Risikofaktoren, die eine Thromboseentstehung begünstigen sind Verletzungen/Operationen der unteren Extremitäten, unfallbedingte Ruhigstellung im Hartverband (Gips/Kunststoff) oder unfallbedingte Bettlägerigkeit. Um o. g. Risikofaktoren für die Entstehung der Thrombose verantwortlich machen zu können, muss ein **zeitlicher und ursächlicher Zusammenhang** mit dem Erstkörperschaden bestehen.

Nach Ludolph (2001) ist die Beurteilung des Ursachenzusammenhangs schwierig, wenn ein Bagatellunfall auf ausgeprägte anlagebedingte Risikofaktoren trifft. Der Zusammenhang zwischen einer, wenn auch deutlichen, Prellmarke/Bluterguss im Bereich des Unterschenkels und einer tiefen Beinvenenthrombose setzt den zeitlichen Zusammenhang, die verletzungsnahe Lokalisation und den Ausschluss einer anderen Ursache voraus. Wenn es um verletzungsferne Komplikationen geht, ist der Nachweis von Gefäßveränderungen verletzungsnah unerlässlich.

Der zeitliche Zusammenhang zwischen Erstkörperschaden und Auftreten der Thrombose ist variabel. Bis zum 4. postoperativen Tag entstehen 90 % der Thrombosen nach einer Hüftgelenkoperation, wie sich mithilfe des Fibrinogentests nachweisen ließ. Bekannt ist jedoch auch, dass nach Entlassung hüftoperierter Patienten aus dem Krankenhaus bis zur 4.–5. Woche postoperativ neue Thrombosen („Late-onset-Thrombosen") auftreten können (Planes et al. 1996). Mehrwöchige Intervalle unterbrechen also nicht den zeitlichen Zusammenhang der Entstehung einer Thrombose mit dem Erstkörperschaden.

Die Antwort auf die Zusammenhangsfrage ergibt sich aus einer in sich schlüssigen Kombination von Indizien/Hinweisen (Ludolph 2001) aus:
- zeitlichem Zusammenhang,
- statistischen/epidemiologischen Erkenntnissen,
- Lokalisation der Thrombose,
- Alter des Betroffenen,
- Alternativursachen.

Beurteilung in der Gesetzlichen Unfallversicherung (GUV)

> **!** Der Versicherte ist mit allen körperlichen Gebrechen, wie er zur Arbeit antritt, versichert. Das bedeutet für das Krankheitsbild der Thrombose, dass alle anlagebedingten Risikofaktoren vom Versicherungsschutz umfasst sind.

Kausalität. Entschädigungsansprüche des Versicherten sind dann begründet, wenn der Unfall eine wesentliche Teilursache für die Entwicklung einer Thrombose war, auch z. B. bei ärztlichem Fehlverhalten im Bereich der Prophylaxe und/oder der Behandlung.

Einschätzung der Minderung der Erwerbstätigkeit (MdE). Als **Grundlage einer MdE** ist nur der **gegenwärtige Körperschaden** und die damit verbundene Funktionseinbuße einzuschätzen. Ein erhöhtes Thromboserisiko und schwellungsbedingte Folgezustände nach einer abgelaufenen Thrombose sind zwar zukünftige Risiken, aber heute nicht MdE-relevant, da sie nicht aus präventiven Gründen zu gegenwärtigen Funktionseinbußen führen (Tabelle 2.**19**, Tabelle 2.**20**).

Die solide Indikation zum Tragen eines Kompressionsstrumpfes (Wienert 1996) ist jedoch MdE-relevant. Auch der regelrecht getragene Kompressionsverband kann bei bestimmten beruflich bedingten Körperhaltungen eine venöse Stauung bewirken. Die MdE ist bei Unverträglichkeit einer indizierten Kompressionsbehandlung mit resultierender therapieresistenter Stauungssymptomatik höher zu bewerten als in therapierbaren Fällen mit identischem Venenschaden (Rudofsky 1993). Ferner ist die notwendige Einnahme blutgerinnungshemmender Medikamente in der MdE zu berücksichtigen, da Arbeitsplätze mit besonderem Verletzungsrisiko dem Versicherten verschlossen bleiben.

Das chronische Stauungsödem und evtl. bestehende Sekundärerkrankungen am Weichteilmantel sind wegweisend für die Bemessung der MdE. Die ausgeprägte Schwellung des Unterschenkels ist nicht das allein entscheidende Kriterium. Bestimmend ist der Mittelwert der Umfangvermehrung von Ober- und Unterschenkel (Tabelle 2.**19**). Die Bewertung der MdE mit getragenem Kompressionsstrumpf wird von der Situationsbeschreibung in Tabelle 2.**20** skizziert.

Das Krankheitsbild einer abgelaufenen Thrombose unter 1 cm Mehrumfang am Ober- und Unterschenkel und ohne objektive chronische Stauungszeichen (Besenreiser, Pigmentablagerungen, trophische Störungen) ist nicht MdE-relevant. Auf der anderen Seite kann die schwerwiegende postthrombotische Sekundärerkrankung eine erhebliche Beeinträchtigung der individuellen Leistungsbreite darstellen, sodass im Endstadium bei bestehenden großflächigen und therapieresistenten Geschwüren in der täglich wiederholten Anlage eines Wundverbandes eine MdE von 40 % gerechtfertigt sein kann.

Tabelle 2.**19** Bewertungen der MdE ohne getragenen Kompressionsstrumpf (nach Schröter u. Koch 1993).

Mittlerer Mehrumfang am Ober- und Unterschenkel	Weichteilmantel	MdE
< 1 cm	unauffällig	nicht messbar
1–2 cm	Besenreiserzeichnung	10 %
> 2 cm	Pigmentablagerungen	20 %
> 2 cm	ausgeprägte trophische Störungen	30 %
> 2 cm	therapieresistente Ulzera	40 %

Tabelle 2.**20** Bewertung der MdE mit getragenem Kompressionsstrumpf (nach Schröter u. Koch 1993).

Situationsbeschreibung	MdE (GUV)
Kompressionsstrumpf als Psychoorthese	nicht messbar
indizierter Kompressionsstrumpf mit gut beherrschbarer Schwellneigung	10 %
Schwellung mit leicht trophischer Störung	20 %
Schwellung mit ausgeprägten trophischen Störungen	30 %
Schwellung mit therapieresistenten Ulzerationen	40 %

2.6 Begutachtung von Thrombose und Embolie

Bemessung in der Privaten Unfallversicherung (PUV)

> **!** Nach § 3 AUB alt sind von der Versicherung ausgeschlossen Krampfadern und Unterschenkelgeschwüre, die durch einen Unfall herbeigeführt oder verschlimmert worden sind (Nr. 5). Dies gilt für Unterschenkelgeschwüre nach offenen Unterschenkelverletzungen, wenn vor dem Unfall bereits Blutumlaufstörungen vorgelegen haben.
> In den AUB 88 sind Ausschlussbestimmungen über Unterschenkelgeschwüre nicht mehr enthalten.

Vergleichbar der Gesetzlichen Unfallversicherung ist die Entschädigung der Folgen unfallbedingter Heilbehandlung in der Privaten Unfallversicherung geregelt (§ 3 Ausschlüsse AUB 88). Demnach ist eine Thrombose als Folge einer unfallbedingten notwendigen Operation umfasst.

Vorschaden-Mitwirkung. Hinsichtlich der Berücksichtigung von mitwirkenden Vorschäden bei der Kausalitätsprüfung sieht § 8 AUB 88 eine Kürzung der vertraglichen Leistungen bei einer Mitwirkung von Krankheiten oder Gebrechen von mindestens 25 % vor. Die gutachterlich entscheidende Frage lautet deshalb, ob anlagebedingte Risikofaktoren als Mitwirkungsfaktor bei der Entstehung einer Thrombose zu berücksichtigen sind. Diese Frage ist schon deshalb zu verneinen, weil der Mitwirkungsfaktor deutlich unter der Grenze von 25 % bleibt.

Anders kann die Mitwirkung bei den Unfallfolgen zu beantworten sein, wenn z. B. Ulzera und Hautödeme vorbestehend waren. Dies sind aber Einzelfallbeurteilungen, für die es allgemeine Richtlinien nicht gibt (Ludolph 2001).

Bemessung der Invalidität. Die Bemessung der Invalidität richtet sich in der Privaten Unfallversicherung (wie die MdE in der Gesetzlichen Unfallversicherung) nach den klinisch funktionellen Ergebnissen. Zukünftige Risiken, die mit thrombosebedingten Gefäßveränderungen verbunden sind, wirken sich auf die Bemessung der Invalidität in aller Regel nicht aus, weil die Personen, bei denen sich die Risiken manifestieren, nicht selektiert werden können. Die Trefferquote der Zukunftsrisiken ist in der Regel zu gering, als dass daraus auf eine zukünftige Schadensentwicklung geschlossen werden könnte. Anders ist die Beurteilung, wenn konkrete, objektive Hinweise auf eine künftige positive oder negative Schadensentwicklung bestehen.

Die vorgeschlagenen Tabellenwerte (Tabelle 2.**21**, Tabelle 2.**22**) zur Bemessung der Invalidität nach thrombotischer Komplikation sind Anhaltspunkte. Im Übrigen kann eine Invaliditätstabelle zur Einschätzung der Folgen einer abgelaufenen Thrombose nicht die funktionellen Auswirkungen des Erstkörperschadens, der Primärverletzung, erfassen, insbesondere nicht die dadurch bedingten Überlagerungen, Überschneidungen. Unter diesen Vorbehalten steht deren Widergabe (Schröter u. Koch 1993, Streck 1992).

Tabelle 2.**21** Bewertung der Invalidität – Beinwert – ohne getragenen Kompressionsstrumpf (nach Ludolph 2001).

Mittlerer Mehrumfang am Ober- und Unterschenkel	Weichteilmantel	Invalidität – Beinwert
< 1 cm	unauffällig	nicht messbar
1 – 2 cm	Besenreiserzeichnung	1/8
> 2 cm	Pigmentablagerungen	1/4
> 2 cm	ausgeprägte trophische Störungen	3/8
> 2 cm	therapieresistente Ulzera	1/2
oder ohne sekundäre Stauungszeichen, aber messbare Schwellung/ sekundäre Stauungszeichen (Hyperpigmentierung, Ekzem, Geschwür, dauernd Kompressionsstrumpf)		1/5

Tabelle 2.**22** Bewertung der Invalidität – Beinwert – mit getragenem Kompressionsstrumpf (nach Schröter u. Koch 1993).

Situationsbeschreibung	Invalidität – Beinwert
Kompressionsstrumpf nach Psychoorthese	nicht messbar
indizierter Kompressionsstrumpf mit gut beherrschter Schwellneigung	⅛
Schwellung mit leicht trophischer Störung	¼
Schwellung mit ausgeprägten trophischen Störungen	⅜
Schwellung mit therapieresistenten Ulzerationen	½

Therapieschaden/ Behandlungsfehler

Eine Thrombose erweckt zwar den Verdacht auf einen Behandlungsfehler, beweist ihn jedoch nicht. Notwendig ist eine Erfassung und Bewertung des gesamten Spektrums, der Fragen, die mit dem Standard ärztlicher Behandlung zusammenhängen: Prophylaxe, Therapie, Aufklärung, Dokumentation.

Maßgebend für die in der Prophylaxe und Therapie zu beachtenden Regeln ist der gültige Standard. Dieser wird in einem naturwissenschaftlichen Fach von denjenigen gesetzt, die dazu aufgrund ihrer Sachkunde befähigt sind (Carstensen 1990). Empfehlungen der wissenschaftlichen Gesellschaften der einzelnen Fachgebiete sind hierzu maßgebend. Der ärztliche Gutachter hat sich also in die Zeit der Behandlung zurückzuversetzen und gleichzeitig die nachfolgende Entwicklung als weitere Obergrenze der therapeutischen Anforderungen mit einzubeziehen. Zu realisieren ist weiterhin, dass trotz vollständiger physikalischer und medikamentöser prophylaktischer Maßnahmen das Risiko einer Thrombose zu senken, aber nicht gänzlich zu vermeiden ist! Eine verzögerte Reaktion auf eine sich anbahnende Komplikation oder das Unterlassen der Abklärung einer Verdachtsdiagnose (Screening) bei Hochrisikopatienten könnte einen Haftungsgrund darstellen.

Voraussetzung für eine rechtmäßige ärztliche Behandlung ist die Aufklärung. In der Eingriffs- bzw. Risikoaufklärung ist über alternative Risiken und alternative Behandlungsmöglichkeiten nicht über gemeinsame verletzungsspezifische Risiken (Ludolph u. Hierholzer 1986) aufzuklären.

Diesbezüglich entfällt weitestgehend die Aufklärung zum Thromboserisiko, denn in einem Arzt-Patienten-Gespräch bei z. B. Fraktur eines Unterschenkels geht es darum, welcher Behandlung er sich unterwirft, konservativ oder operativ. Aufzuklären ist über die Indikation der Thromboseprophylaxe und über die Art der dazu zur Verfügung stehenden Behandlungsalternativen, wenn sie mit für die Patientenentscheidung maßgeblich unterschiedlichen Risiken verbunden ist (Ludolph 2001).

Ein wichtiger Punkt ist die Aufklärung über das grundsätzlich verbliebene Restthromboserisiko (Verlaufsaufklärung) trotz ordnungsgemäß durchgeführter Prophylaxe. Die im ambulanten Bereich fehlende stationäre Überwachungsmöglichkeit ist auszugleichen durch informierte Selbstbeobachtung des Patienten bei klinischen Verdachtsmomenten. Anlaufstellen sind zu benennen, sobald sich Hinweise auf eine Thrombose zeigen.

Die Dokumentation sollte nachvollziehbar im Krankenblatt die Art der Vorsorge, die klinischen Befunde (Beobachtung), die zur aktiven Mitarbeit (Selbstbeobachtung) getroffenen Maßnahmen (ggf. schriftliche Informationen von Nachbehandler und Patient) und die Art der Thrombosebehandlung festhalten.

Literatur

Bauer KA, Eriksson BI, Lassen MR, Turpie AGG. Fondaparinux im Vergleich zu Enoxaparin zur Prävention einer venösen Thromboembolie nach elektiver größerer Knieoperation. N Engl J Med 2001; 18: 1305

Bauersachs RM, Lindhoff-Last E, Wolff U, Ehrly AM. Aktuelles Management der tiefen Venenthrombose. Med Welt 1998; 49: 194 – 214

Brandjes DP, Heijboer H, Büller HR, de Rijk M, Jagt H, ten Cate JW. Acenocoumarol and heparin compared with acenocoumarol alone in the initial treatment of proximal-vein thrombosis. N Engl J Med 1992; 327: 1485 – 1489

Brandjes DPM, Büller HR, Heijboer H et al. Randomised trial of effect of compression stockings in patients with symptomatic proximal-vein thrombosis. Lancet 1997; 349: 759 – 762

Carstensen G. Die Bedeutung der Behandlungsgrundsätze – herrschende Meinung, Mindermeinung. In: Hierholzer G, Ludolph E, Hamacher E, Hrsg. Gutachtenkolloquium 8. Berlin: Springer Verlag; 1990

Diehm C, Stammler F, Amendt K. Die tiefe Venenthrombose, Diagnostik und Therapie. Dtsch Ärztebl 1997; 94: 235 – 245

Eichlisberger R, Frauchiger B, Widmer MT, Widmer LK, Jäger K. Spätfolgen der tiefen Beinvenenthrombose: ein 13-Jahre-Follow-up von 223 Patienten. VASA 1994; 23: 234 – 243

Ginsberg J. Management of venous thromboembolism. N Engl J Med 1996; 335: 1816 – 28

Hull RD, Raskob GE, Hirsh J et al. Continuous intravenous heparin compared with intermittent subcutaneous heparin in the initial treatment of proximal-vein thrombosis. N Engl J Med 1986; 315: 1109 – 1114

Hull RD. Anticoagulant treatment. Int Angio 1995; 14: 32 – 44

Koopmann MMW, Prandoni P, Piovella I et al. For the Tasma Study Group. Treatment of venous thronbosis with intravenous unfractionate heparin administered in the hospital compared with subcutaneous low-molecular-weight heparin administeres at home. N Engl J Med 1996; 334: 682 – 687

Levine M, Gent M, Hirsh J et al. A comparison of low-molecular-weight heparin administeres primarily at home with unfractionated heparin administered in the hospital for proximal deep-vein thrombosis. N Engl J Med 1996; 334: 677 – 681

von der Lieth H. Chirurgische Behandlung der akuten Phlebothrombose. In: Alexander K, ed. Gefäßkrankheiten. München: Urban & Schwarzenberg; 1992: 665 – 687

Ludolph E, Hierholzer G. Konservative und operative Frakturbehandlung – Alternativaufklärung bei relativer Indikation. Unfallchirurg 1986; 12: 44 – 51

Ludolph E. Thrombose In: Ludolph E, Lehmann R, Schürmann J, Hrsg. Kursbuch der ärztlichen Begutachtung. 2001. Landsberg: ecomed; 2001: VI-1.3.5.1 – 41

Nicolaides AN. Prevention of venous Thromboembolism. International Consensus Statement. 1995

Markel A, Manzo R, Bergelin R, Strandness DE Jr. Pattern and distribution of thrombin in acute venous thrombosis. Arch Surg 1992; 127: 305

Partsch H. Diagnose und Therapie der tiefen Venenthrombose. VASA 1996; 46 (Suppl.): 1 – 53

Planes A, Vochelle N, Darmon JY, Fagola M, Bellaud M, Huet Y. Risk of deep-venous thrombosis after hospital discharge in patients having undergone total hip replacement: double-blind randomised comparison of enoxaparin versus placebo. Lancet 1996; 348: 224 – 228

Raskob G, Hull R, Pineo G, Valentine K, Barnt R. Relation between the time to achieve a lower limit of the APTT therapeutic range and recurrent venousthromboembolism during heparin treatment für deep-vein thrombosis. Thromb Haemost 1997; (Suppl.): 387

Rudofsky G. Die Untersuchung nach Thrombose. In: Hierholzer G, Kunze G, Peters D, Hrsg. Gutachtenkolloquium 8. Berlin: Springer-Verlag; 1993: 205 – 212

Schröter F, Koch R. Die gutachterliche Bewertung nach Thrombosen aus der Sicht des Gutachters. In: Hierholzer G, Kunze G, Peters D, Hrsg. Gutachtenkolloquium 8. Berlin: Springer-Verlag; 1993: 213 – 219

Schulman S, Stigendal L, Jansson JH, Brohult J. Haemorrhagie und thromboembolic complications versus intensity of treatment of venous thromboembolism with oral anticoagulants. Acta Med Scand 1988; 224: 425 – 430

Spohr H, Ludolph E. Die Begutachtung des „Postthrombotischen Syndroms" in der gesetzlichen Unfallversicherung. Die BG 1992; 254 – 257

Streck W. Die Bewertung von Unfallfolgen an den unteren Gliedmaßen. In: Hierholzer G, Ludolph E, Hrsg. Gutachtenkolloquium 7. Berlin: Springer; 1992; 221 – 224

Törngren S, Hjertberg R, Rosfors S, Bremme K, Eriksson M, Swedenborg J. The long-term outcome of proximal vein thrombosis during pregnancy is not improved by the addition of surgical thrombectomy to antiogagulant treatment. Eur J Vasc Endovasc Surg 1996; 12: 31

Wienert V. Leitlinien der Deutschen Gesellschaft für Phlebologie zum Medizinischen Kompressionsstrumpf. Vasomed 1996; 7: 470 – 477

Weber H, Loeprecht H. Venöse Thrombektomie. Indikation, Technik, Ergebnisse. Langenbecks Arch Chir 1988; Suppl 2: 169 – 175

Wells PS, Hirsh J, Anderson DR et al. Accuracy of clinical assessment of deep rein thrombosis. Lancet 1995; 345: 1326 – 1330

2 Begutachtung bei speziellen Krankheitsbildern

2.7 Das paraplegiologische Gutachten

H.-P. Kaps

Epidemiologie

In der Bundesrepublik wird pro Jahr mit ca. 1500 frischen Querschnittlähmungen gerechnet. Davon sind gut ⅔ traumatisch bedingt, zu 50% handelt es sich um Verkehrsunfälle, zu 20% um Berufs- bzw. Arbeitsunfälle. Die nichttraumatischen Querschnittlähmungen werden durch Infektionen, Tumoren, degenerative und gefäßbedingte Erkrankungen des Rückenmarks sowie iatrogen verursacht.

Der Anteil der Paraplegiker beträgt 60%, der der Tetraplegiker 40%. Männer sind 3-mal häufiger betroffen als Frauen.

Prädilektionsstellen bei den Rückenmarkverletzungen sind die untere Halswirbelsäule und der thorakolumbale Übergang mit Entwicklung einer Tetraplegie bzw. einer spastischen oder schlaffen Paraplegie. Bei Hochrasanztraumen ist eine Zunahme der Rückenmarkverletzungen im mittleren Brustwirbelsäulenbereich zu registrieren.

Definition

> **!** Bei der Querschnittlähmung handelt es sich um eine komplette oder inkomplette Schädigung des Rückenmarks und daraus resultierendem Ausfall motorischer, sensibler und vegetativer Funktionen in und unterhalb der Läsionshöhe. Unmittelbar nach Schädigungseinwirkung besteht eine schlaffe Parese (spinaler Schock) mit im weiteren Verlauf Entwicklung einer spastischen Lähmung bei Verletzungen oberhalb des Conus medullaris oder Persistenz der schlaffen Lähmung bei Verletzungen in Höhe oder unterhalb des Conus medullaris. Die vegetative Lähmung bedingt eine Störung der Blasen-, Mastdarm- und Sexualfunktion, der Kreislauf- und Temperaturregulation sowie der Schweißdrüsensekretion. Läsionen in Höhe C 3/4 und höher führen zu einer Atemlähmung. Die Höhe der Querschnittlähmung wird als Lähmung unterhalb des letzten noch vollständig funktionstüchtigen Rückenmarksegments definiert. Eine vollständige Halsmarklähmung bei Funktionstüchtigkeit des M. extensor carpi radialis (Handgelenkextension, Segment C 6) wird z. B. als komplette Tetraplegie unterhalb C 6 bezeichnet.

Klinisches Bild

Allgemeines

Differenzialdiagnostisch muss zwischen weiteren Syndromen unterschieden werden:
- Spinalis-anterior-Syndrom: vorderes Rückenmarksyndrom meist vaskulärer Ursache
- zentrales Halsmarksyndrom: Rückenmarkkontusion, oft durch Hyperextension bei vorbestehender Spinalkanalstenose älterer Menschen bedingt, wobei in typischer Weise die Arme stärker von der Lähmung betroffen sind als die Beine
- Konus-/Konus-Kauda-Syndrom: schlaffe Lähmung der unteren Extremitäten und des Vegetativums
- Commotio spinalis: vorübergehende geringe, Stunden bis wenige Tage anhaltende Lähmung ohne nachweisbare Wirbelsäulen- und Rückenmarkverletzung
- Contusio spinalis: leichte bis schwere Lähmung ohne Wirbelsäulenverletzung
- Brown-Séquard-Syndrom: spinales Halbseitensyndrom mit isolierter Störung der Schmerz- und Temperaturempfindung (dissoziierte Empfindungsstörung)
- Guillain-Barré-Syndrom: Myelopolyneuritis postinfektiös oder idiopathisch

Unterschieden wird die Plegie als Begriff für die vollständige motorische Lähmung von der Parese als Begriff für die unvollständige motorische Lähmung. Im allgemeinen Sprachgebrauch wird z. B. unter einer inkompletten Paraplegie aber auch eine komplette motorische Lähmung der unteren Extremitäten bei teilerhaltener Sensibilität unterhalb der Läsionshöhe verstanden.

Eine grobe Klassifikation der Schwere der Querschnittlähmung erfolgt nach einem modifizierten Schema nach Frankel (Frankel et al. 1969, Waters et al. 1991) in Form der **ASIA Impairment Scale**:

2.7 Das paraplegiologische Gutachten

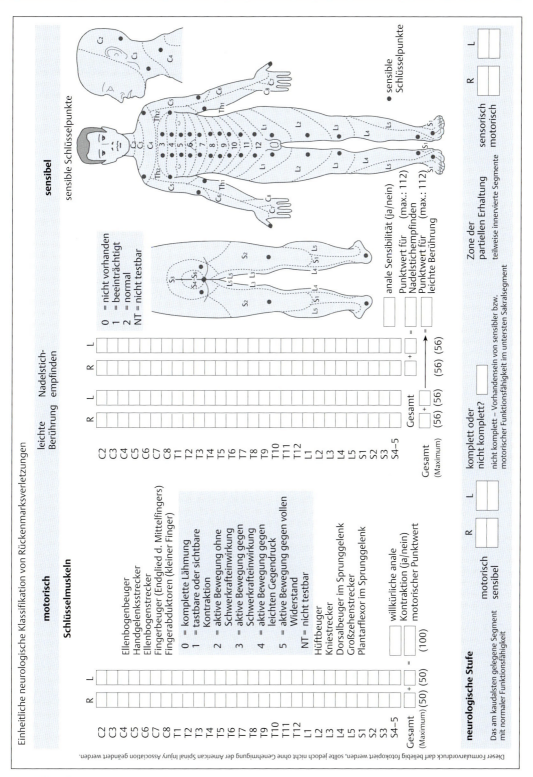

Abb. 2.18 ASIA-Score (Gerner u. Abel 2001).

2 Begutachtung bei speziellen Krankheitsbildern

funktionaler Selbständigkeitsindex (FIM)

	Aufnahme	Entlassung
vollständige Selbständigkeit (angemessene Dauer, Sicherheit) modifizierte Selbständigkeit (Hilfsmittel bzw. -geräte)	ohne Helfer	
modifizierte Abhängigkeit Überwachung minimale Hilfe (Patient = 75 % +) mäßige Hilfe (Patient = 50 % +) **vollständige Abhängigkeit** maximale Hilfe (Patient = 25 % +) vollständige Hilfe (Patient = 0 % +)	Helfer erforderlich	

Selbstversorgung
  Essen
  Körperpflege
  Baden
  Ankleiden – Oberkörper
  Ankleiden – Unterkörper
  Intimhygiene
Sphinkterkontrolle
  Blasenkontrolle
  Darmkontrolle
Beweglichkeit
Transfer:
  Bett, Stuhl, Rollstuhl
  Toilette
  Badewanne, Dusche
Fortbewegung
  Gehen, Rollstuhl
  Treppen
Kommunikation
  Verstehen   (A = auditiv)
                      (V = visuell)
  Ausdrucksfähigkeit (V = verbal)
                      (N = nonverbal)
soziale Fähigkeiten
  soziales Verhalten
  Problemlösung
  Gedächtnis
Gesamtbewertung FIM

Hinweis: Lassen Sie keine Felder leer, falls eine Untersuchung den Patienten gefährden könnte, tragen Sie 1 ein ohne zu testen

Die ASIA Beeinträchtigungsskala
- A = komplett: In den Sakralsegmenten S4 – S5 sind weder motorische noch sensible Funktionsfähigkeiten vorhanden.
- B = inkomplett: Eine sensible Funktionsfähigkeit, jedoch keine motorische Funktionsfähigkeit ist unterhalb der neurologischen Funktionsstufe bis einschließlich den Sakralsegmenten S4 – S5 vorhanden.
- C = inkomplett: Die motorische Funktionsfähigkeit ist unterhalb der neurologischen Funktionsstufe vorhanden, und die Mehrheit der Schlüsselmuskeln unterhalb der neurologischen Funktionsstufe wurde mit weniger als Stufe 3 bewertet.
- D = inkomplett: Die motorische Funktionsfähigkeit ist unterhalb der neurologischen Funktionsstufe vorhanden, und die Mehrheit der Schlüsselfunktionen unterhalb der neurologischen Funktionsstufe wurde mit einer Muskelstufe von 3 oder mehr bewertet.
- E = normal: Motorische und sensible Funktionen sind normal.

klinische Syndrome
- zentrales Rückenmark
- Brown-Séquard
- vorderes Rückenmark
- Conus medullaris
- Cauda equina

Abb. 2.**19** FIM (Gerner u. Abel 2001).

2.7 Das paraplegiologische Gutachten

- A – komplett: keine motorische oder sensible Funktion ist in den sakralen Segmenten S 4 – S 5 erhalten
- B – inkomplett: sensible, aber keine motorische Funktion ist unterhalb des neurologischen Niveaus erhalten und dehnt sich bis in die sakralen Segmente S 4 –S 5 aus
- C – inkomplett: motorische Funktion ist unterhalb des neurologischen Niveaus erhalten und die Mehrzahl der Kennmuskeln unterhalb des neurologischen Niveaus haben einen Muskelkraftgrad von weniger als 3
- D – inkomplett: motorische Funktion ist unterhalb des neurologischen Niveaus erhalten und die Mehrzahl der Kennmuskeln unterhalb des neurologischen Niveaus haben einen Muskelkraftgrad größer oder entsprechend 3
- E – normal: sensible und motorische Funktionen normal

Eine exaktere Erfassung des Neurostatus ist mittels des ASIA-Score (Ditunno et al. 1994) gegeben (Abb. 2.18) sowie des funktionellen Status mittels des FIM (Functional Impairment Measure) (Abb. 2.19) (Hamilton u. Fuhrer 1987). Am besten geeignet und speziell für Querschnittgelähmte entwickelt ist der SCIM (Spinal Cord Independence Measure, Itzkovich et al. 2002).

> **!** Für die Begutachtung ist jedoch zur Graduierung des Schweregrades der Querschnittlähmung in der Regel die Angabe der Läsionshöhe, die Eingliederung in die modifizierte Frankel-Skala und eine exakte Beschreibung der funktionellen Fähigkeiten, aber auch der Defizite ausreichend.

Motorische Störungen

Wichtig für die Festlegung der Lähmungshöhe ist die Kenntnis des dem jeweiligen Rückenmarksegment zugeordneten sog. Kennmuskels (Abb. 2.20).

Bei der Beurteilung der motorischen Ausfallerscheinungen ist es unerlässlich, die eventuell verbliebene Muskelkraft bei inkompletten Lähmungen und, wenn vorhanden, die Spastizität einzuschätzen. Dabei muss kritisch analysiert werden, inwieweit eine motorische Restfunktion funktionell umsetzbar ist oder nicht. Sind motorische Restfunktionen nicht funktionell einsetzbar, ist dies trotz einer inkompletten Lähmung als funktionell komplette Lähmung zu werten. Andererseits kann eine Spastik durchaus funktionell genutzt werden. So kann z. B. beim Paraplegiker der Transfer über den Stand durch eine Streckspastik der Beine erleichtert, beim Tetraplegiker durch eine Rumpfspastik der Sitz stabilisiert werden. Das bei schlaffer Lähmung erheblich gesteigerte Thromboserisiko wird durch eine Spastik der Beine deutlich reduziert. Als negativ muss eine Spastik bei starker Ausprägung und fehlender Steuerbarkeit mit Beeinträchtigung der Sitz- oder auch Lagerungsfähigkeit eingeschätzt werden.

Das Symptom Spastizität zeichnet sich durch vielfältige Erscheinungsformen aus (Ochs u. Reimann 1995), entsprechend gibt es bis dato keine allgemein anerkannte Definition (Thilmann 1998). Erscheinungsformen sind u. a. (Tabelle 2.23, Tabelle 2.24, Tabelle 2.25, Tabelle 2.26):

- die Steigerung der Eigen- und Fremdreflexe,
- Tonussteigerung der Muskulatur,
- Rigidität,
- ein positives Babinski-Zeichen,
- Bewegungsautomatismen und Synkinesien.

Bei ausgeprägter, medikamentös nicht beherrschbarer Spastik ist die intrathekale antispastische Medikation (Baclofen) über eine subkutan implantierte Medikamentenpumpe möglich.

Tabelle 2.23 Kriterien für die Bewertung der Muskelkraft.

0	keine Kontraktion zu fühlen
1	Eine schwache Kontraktion ist tastbar oder die Sehne wird während der Muskelanspannung deutlich sichtbar, aber eine beobachtbare Bewegung des Körperteiles findet nicht statt.
2	Eine Bewegung ist unter Aufhebung der Schwerkraft möglich, aber nicht gegen leichten Widerstand.
3	Fähigkeit, eine Position gegen die Schwerkraft zu halten oder in die Testposition zu bewegen und zu halten.
4	Testposition kann gegen mäßigen Widerstand gehalten werden.
5	Testposition kann gegen die Schwerkraft und maximalen Widerstand gehalten werden.

2 Begutachtung bei speziellen Krankheitsbildern

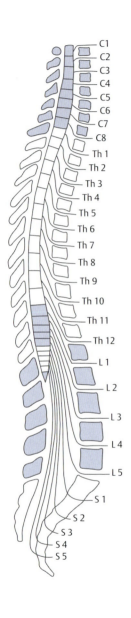

Läsionshöhe
- letztes funktionsfähiges Rückenmarksegment
- innervierte Kennmuskeln (M.)

Funktionsbereiche
a) persönliche Pflege (Nahrungsaufnahme, Körperpflege, Bekleiden, Toilettengang usw.)
b) Kommunikation (Schreiben, Telefonieren etc.)
c) Mobilität
d) Steh- und Gehtraining

Tetraplegie

C 0/1, C1/2
M. longus colli et capitis scaleni
M. trapezius
M. sternocleidomastoideus

a) vollständig abhängig
b) ausschließlich über Mundbedienung, eingeschränkte Kopfkontrolle
c) Fahren im Elektro-Rollstuhl mit Mundbedienung
d) unterstütztes Stehen mit fixierten Kniegelenken und Oberkörper

C 2/3
M. longus colli et capitis Mm. scaleni
M. trapezius
M. sternocleidomastoideus

a) vollständig abhängig
b) ausschließlich über Mundbedienung, Kopfkontrolle eingeschränkt, kleiner Aktionsradius
c) Fahren im Elektro-Rollstuhl mit Mundbedienung
d) unterstütztes Stehen mit fixierten Kniegelenken und Oberkörper

C 3/4
Diaphragma

a) vollständig pflegeabhängig
b) ausschließlich über Mundbedienung, sichere Kopfkontrolle, kleiner Aktionsradius
c) Fahren im Elektro-Rollstuhl mit Kinnsteuerung
d) unterstütztes Stehen mit fixierten Kniegelenken und Oberkörper

C 5
M. biceps brachii

a) überwiegend pflegeabhängig
b) beidhändiges Arbeiten mit Hilfsmitteln begrenzt möglich
c) Fahren im Elektro-Rollstuhl, Fahren mit mechanischem Rollstuhl auf kurzer ebener Strecke
d) unterstütztes Stehen mit fixierten Kniegelenken und Oberkörper

C 6
M. extensor carpi radialis

a) teilweise selbständig
b) beidhändiges Arbeiten mit Hilfsmitteln möglich
c) Fahren mit mechanischem Rollstuhl, Fahren im Elektro-Rollstuhl, evtl. Fahren eines adaptierten PKW
d) unterstütztes Stehen mit fixierten Knie- und Hüftgelenken

C 7
M. triceps brachii

a) weitgehend selbständig
b) beidhändiges Arbeiten möglich, evtl. mit Hilfsmitteln
c) Fahren mit mechanischem Rollstuhl auf unebener Strecke, Fahren eines adaptierten PKW
d) unterstütztes Stehen mit fixierten Knie- und Hüftgelenken

C 7/8
Fingerflexoren und -extensoren,
M. latissimus dorsi

a) in der Regel selbständig
b) beidhändiges Arbeiten möglich
c) Fahren mit mechanischem Rollstuhl in unebenem Gelände ohne Steigung; Fahren eines adaptierten PKW
d) unterstütztes Stehen mit fixierten Knie- und Hüftgelenken

Paraplegie

Th 1–9
Mm. intercostales

a) selbständig
b) beidhändiges Arbeiten möglich
c) Fahren mit mechanischem Rollstuhl auf unebenem Gelände mit Steigung; Fahren eines adaptierten PKW
d) Gehtraining: Stehen, Gehen, Stufen überwinden

Th 10/L 2
Rumpfmuskeln

M. rectus femoris
M. sartorius

a) selbständig
b) beidhändiges Arbeiten auch auf Stuhl (mit Rückenlehne) möglich
c) Fahren mit mechanischem Rollstuhl; Fahren eines adaptierten PKW
d) Gehtraining: Aufstehen, Gehen kurzer Strecken, Treppen überwinden

L 3/4
M. quadriceps
M. tibialis anterior

a) selbständig
b) beidhändiges Arbeiten evtl. vom Hocker aus möglich
c) teilweise rollstuhlunabhängig, Fahren mit mechanischem Rollstuhl, Fahren eines adaptierten PKW
d) Gehtraining: Aufstehen, Gehen längerer Strecken, Treppen überwinden

L 5/S 1
M. triceps surae
M. peronaeus longus et brevis

a) selbständig
b) beidhändiges Arbeiten auch im Stehen möglich
c) freies Gehen, Treppensteigen; Fahren eines Automatik-PKW
d) Sport evtl. im Rollstuhl

unterhalb S. 1

a) selbständig
b) keine Einschränkungen
c) Gehen auch längerer Strecken; Fahren eines PKW mit Schaltgetriebe

Hinweis: Bei kompletter Querschnittlähmung besteht grundsätzlich eine Blasen- und Mastdarmlähmung.

Abb. 2.20   Innervations- und Funktionsschema bei kompletter Querschnittlähmung.

2.7 Das paraplegiologische Gutachten

Versorgung
Pflege
Hilfsmittel

- Umweltkontrollgerät
- Schieberollstuhl mit Schalensitz und Atemhilfsgerät
- individuell angepaßter Mundarbeitsplatz[1]
- Elektro-Rollstuhl mit Schalensitz, Mund-Steuerung, Atemhilfsgerät und evtl. Kopffixierung

- evtl. Zwerchfellschrittmacher
- maschinelle Beatmung
- pflegerische Betreuung 24 Stunden täglich
- Pflegestehbett, Duschliege, Lifter, Notrufsystem

- Umweltkontrollgerät
- Schieberollstuhl mit Schalensitz und evtl. Atemhilfsgerät
- individuell angepaßter Mundarbeitsplatz[2]
- Elektro-Rollstuhl mit Schalensitz und evtl. Atemhilfsgerät

- evtl. Zwerchfellschrittmacher
- evtl. maschinelle Unterstützung der Atmung
- pflegerische Betreuung 24 Stunden täglich
- Pflegestehbett, Duschliege, evtl. Duschrollstuhl, Lifter Notrufsystem

---

- evtl. Umweltkontrollgerät
- Schiebe-Rollstuhl evtl. mit Schalensitz
- Elektro-Rollstuhl mit Kinnsteuerung
- individuell angepaßter Mundarbeitsplatz[3]

- evtl. Zwerchfellschrittmacher
- volle pflegerische Betreuung nach Bedarf
- evtl. Atemtherapie-Gerät
- Pflegestehbett, Dusch-Rollstuhl, Lifter oder Übersetzhilfen

---

- evtl. Umweltkontrollgerät
- Adaptionen für Besteck, Rasierapparat, Bürogeräte
- mechanischer Rollstuhl
  Elektro-Rollstuhl mit Handsteuerung

- volle pflegerische Betreuung nach Bedarf
- Pflegestehbett, Dusch-Rollstuhl, Übersetzhilfen

- teilweise Adaptionen für Bürogeräte, Besteck
- mechanischer Rollstuhl
- Elektro-Rollstuhl mit Handsteuerung
  adaptierter PKW mit Handsteuergerät
- elektrisches Stehgerät

- regelmäßige pflegerische Betreuung
- Pflegebett, evtl. Badewannenlifter oder -sitz, Übersetzhilfen

---

- wenige Adaptionen für Bürogeräte
- mechanischer Rollstuhl, evtl. Elektro-Rollstuhl
- adaptierter PKW mit Handsteuergerät
- elektrisches Stehgerät

- regelmäßig pflegerische Hilfe
- Pflegebett, Dusch-Rollstuhl, Übersetzhilfen
- evtl. Badewannenlifter oder -sitz

- selten Adaptionen für Bürogeräte etc.
- mechanischer Rollstuhl, Elektro-Rollstuhl
  adaptierter PKW mit Handsteuergerät
- mechanisches Stehgerät, evtl. Stützapparate und Barren

- geringfügig pflegerische Hilfe
- Pflegebett, Dusch-Rollstuhl oder -sitz, Übersetzhilfen
- evtl. Badewannenlifter oder -sitz

- keine Adaptionen für Bürogeräte etc.
- mechanischer Rollstuhl
  adaptierter PKW mit Handsteuergerät
- Stützapparate und Barren oder mechanisches Stehgerät

- rollstuhlgerechte Wohnung als Voraussetzung für Selbständigkeit
- Spezialmatratze, Dusch-Rollstuhl oder -sitz
- evtl. Badewannenlifter oder- sitz

- mechanischer Rollstuhl
  adaptierter PKW mit Handsteuergerät
- Stützapparate und Unterarmstützen, Barren, Rollator

- rollstuhlgerechte Wohnung als Voraussetzung für Selbständigkeit
- Spezialmatratze, Duschsitz oder -Rollstuhl

- mechanischer Rollstuhl
  adaptierter PKW mit Handsteuergerät
- Fußheberhilfen, Anti-genu-recurvatum-Schienen, Unterarmstützen

- rollstuhlgerechte Wohnung als Voraussetzung für Selbständigkeit
- Spezialmatratze, Duschhocker

- evtl. Sport-Rollstuhl
- evtl. Peronaeus-Schienen

- Spezifische Hilfsmittel nicht erforderlich

© 1993 Herausgegeben von Wiltrud Grosse
Erarbeitet im Zusammenarbeit mit dem Zentrum für Rückenmarkverletzte der Werner Wicker Klinik, Bad Wildungen, und dem Rehabilitationszentrum für Querschnittgelähmte der Stiftung Orthopädische Universitätsklinik, Heidelberg.
[1] evtl. MindMouse™, [2] evtl. MindMouse™, HeadMouse™, [3] evtl. HeadMouse™

2 Begutachtung bei speziellen Krankheitsbildern

Tabelle 2.24 Ashworth-Skala für die Bewertung der Spastizität (modifiziert nach Wade 1992).

0	kein erhöhter Muskeltonus
1	gering erhöhter Muskeltonus, leichtes Klappmesser-Phänomen, geringe Erhöhung des Muskelwiderstands am Ende von Extension oder Flexion
2	gering erhöhter Muskeltonus, Klappmesser-Phänomen mit nachfolgender geringer Erhöhung des Muskelwiderstands über maximal die Hälfte des restlichen Bewegungsablaufs
3	deutlich erhöhter Muskeltonus über den größten Teil des Bewegungsablaufs bei aber noch leichter Bewegung des Gelenks
4	erheblich erhöhter Muskeltonus, passive Bewegung schwierig
5	Gelenke in Extension oder Flexion rigide fixiert

Tabelle 2.25 Skala für die Bewertung der Häufigkeit von Spasmen.

0	keine Spasmen
1	leichte Spasmen, durch mechanische Stimulation auslösbar
2	spontane Spasmen < 1 pro Stunde
3	spontane Spasmen < 1 – 10 pro Stunde
4	spontane Spasmen > 10 pro Stunde

Tabelle 2.26 Skala für die Bewertung der Muskeleigenreflexe.

0	nicht auslösbar
1	schwach auslösbar (Hyporeflexie)
2	mittellebhaft auslösbar (normal)
3	lebhaft (milde Hyperreflexie)
4	gesteigert, Klonus

Störungen der Sensibilität

Bei einer Rückenmarklähmung können alle sensiblen Qualitäten in unterschiedlichem Ausmaß betroffen sein. Sie sind immer im Seitenvergleich zu prüfen.

Berührungsempfindung (taktile Ästhesie). Beurteilung der taktilen Gnosis und des Präzisionsgriffs durch Zwei-Punkte-Diskrimination (Norm an den Fingern 3 – 5 mm) und Verlust der Formwahrnehmung („Zahlenschreiben") als Stereoanästhesie. Prüfung auf Verminderung (Hypästhesie), Aufhebung (Anästhesie) oder Steigerung (Hyperästhesie) mittels Wattebausch.

Schmerzempfindung (Algesie). Beurteilung durch Nadelstiche oder Nadelrad auf Verminderung (Hypalgesie), Aufhebung (Analgesie) oder Steigerung (Hyperalgesie).

Temperaturempfindung (Thermästhesie). Prüfung mit 2 mit kaltem bzw. warmem Wasser gefüllten Reagenzgläsern auf Verminderung (Thermhypästhesie), Aufhebung (Thermanästhesie) oder Steigerung (Thermhyperästhesie).

Tiefensensibilität. Betroffen sein kann der Lagesinn (Propriozeption), Bewegungssinn (Information über Geschwindigkeit, Richtung und Ausmaß einer Bewegung) und Kraftsinn (Abschätzung von Gewichten durch Muskelkraft). Die Empfindungsschwelle für die Position von Gliedmaßen im Raum und auch zueinander beträgt normal 1 – 2°. Eine gestörte Tiefensensibilität ist oft die Ursache für eine mangelnde oder auch fehlende Gehfähigkeit bei inkompletten Lähmungen trotz ausreichender Muskelwerte, da die Position der Beine sowie deren Kraftentfaltung und damit das Gleichgewicht nicht genügend kontrolliert werden kann.

Dekubitus

Durch die gestörte oder nichtvorhandene Sensibilität und bei mangelhafter regelmäßiger Entlastung der belasteten Körperareale entstehen minderdurchblutungsbedingte Nekrosen im Subkutangewebe, gefolgt von Dekubitalulzera. Betroffen ist vorzugsweise der Bereich des Kreuzbeins und der Sitzbeine, aber auch der Trochanteren oder bei schlecht sitzendem Schuhwerk der Fersen. Es werden nach Daniel u. Mitarb. (1979) 5 Schweregrade unterschieden.
➤ Grad I: bleibende Rötung und lokale Schwellung
➤ Grad II: Blasenbildung und Gewebeverhärtung
➤ Grad III: Hautnekrose mit Beteiligung der Subkutis
➤ Grad IV: Hautnekrose mit Beteiligung von Subkutis, Faszie, Muskeln und Sehnen
➤ Grad V: Hautnekrose mit Beteiligung von Subkutis, Muskeln, Sehnen und Knochen

Ergänzend kann eine Einteilung des Entzündungsgrades nach Seiler u. Stählein (1982) erfolgen:
➤ Grad A: sauber granulierende Wunde ohne Nekrosen
➤ Grad B: kolonisiertes Wundgebiet, Rötung und Ödem der Umgebung, Nekrosereste im Ulkus
➤ Grad C: Nekrosen im Ulkus, schmierige Beläge, phlegmonöse Lokalreaktion, evtl. Sepsis

Vegetative Funktionsstörungen

Blasen- und Mastdarmlähmung

Schlaffe (hypotone, atone) Blase. So genanntes urogenitales Niederdrucksystem, überwiegend bei Konus-Kauda-Syndrom und Kauda-Syndrom infolge Lähmung im oder unterhalb des sakralen Miktionszentrums S 2 –S 5 (Schädigung des unteren motorischen Neurons). Die Innervationsstörung führt zu einer mangelhaften Blasenhalsöffnung bei schlaffem Detrusor vesicae mit Gefahr der Blasenüberdehnung und bei mangelhafter Therapie zur langsamen Entwicklung von Pseudodivertikeln der Blase, vesikourethralem Reflux bis hin zum Nierenschaden. Maßnahme der Wahl ist der intermittierende sterile Einmalkatheterismus (ISK) durch den Patienten selbst und regelmäßige urologische Kontrollen.

Spastische oder hyperreflexive Blase. So genanntes urogenitales Hochdrucksystem bei Lähmung oberhalb des sakralen Miktionszentrums (Schädigung des oberen motorischen Neurons). Die Innervationsstörung führt zu einer Hyperreflexie des Detrusor vesicae mit Verringerung des Blasenvolumens. Die gleichzeitige Sphinkter- und/oder Beckenbodenspastik (Detrusor-Sphinkter-Dyssynergie) führt zu einer Erhöhung des Blasenbinnendruckes über die Norm von 40 cm H$_2$O und Inkontinenz. Bei ungenügender „Blasenpflege" drohen Frühschäden des harnableitenden Systems in Form des vesikourethralen Refluxes und seiner Folgeerscheinungen, des Weiteren die Häufung von Blaseninfekten und eine Hypertrophie der Blasenwand (Balkenblase) mit zusätzlicher Minderung der Blasenkapazität. Maßnahme der Wahl ist die medikamentöse Umstellung der Blase mittels Anticholinergika auf ein Niederdrucksystem und der intermittierende Selbstkatheterismus. Ein Reflexblasentraining (Entleerung der Blase durch Beklopfen der Bauchwand oder andere Reize) wird nur noch in Ausnahmefällen aufgrund der damit verbundenen unphysiologischen Blasendruckerhöhung durchgeführt.

Ist ein intermittierender Selbstkatheterismus z. B. aufgrund des Alters, mangelnder Handfunktion oder ungünstiger Pflegesituation nicht praktizierbar, ist die Versorgung durch einen suprapubischen Verweilkatheter die Methode der Wahl. Die Harnableitung über einen transurethralen Dauerkatheter ist wegen der hohen Infektionsgefahr obsolet.

Die Blasenlähmung bedarf der regelmäßigen fachurologischen (neurourologischen) Kontrolle unter Einschluss eines Ausscheidungsurogrammes sowie einer Blasendruckmessung (Urodynamik).

Schlaffe Enddarmlähmung. Bei tiefer Paraplegie mit Läsion in Höhe oder unterhalb von S 3 –S 5. Der Darm wird mittels Miniklistiere und/oder manuell durch den Patienten ausgeräumt. Es kann durch die Atonie des M. sphincter ani externus Stuhlinkontinenz bestehen, z. B. bei Erhöhung des intraabdominalen Drucks durch Husten oder Niesen.

Spastische Darmlähmung. Bei hoher Paraplegie und Tetraplegie mit Läsion oberhalb von S 3 –S 5. Führt zum Verlust von Stuhldrang, Füllungs- und Entleerungsgefühl des Darms sowie zur Spastik des Schließmuskels mit Verlust der willkürlichen Kontrolle. Eine Reflexentleerung wird durch digitale Reizung des Schließmuskels oder Zäpfchen eingeleitet.

Hauptproblem bei beiden Formen der Darmlähmung ist die Obstipation mit der Gefahr der Enddarmüberdehnung (Megakolon). Eine regelmäßige Darmentleerung ist deshalb mindestens jeden 2. Tag anzustreben.

Sexuelle Funktionsstörungen

Funktionsstörungen beim Mann/erektile Dysfunktion. Bei einem Lähmungsniveau oberhalb von S 2 (parasympathisch-sakrales Erektionszentrum) kann durch taktile lokale Reizung eine reflektorische Erektion allerdings nur von begrenzter Dauer ausgelöst werden. Eine psychogene Beeinflussung der Erektion ist bei Läsionen zwischen L 1 (intaktes sympathisches Erektionszentrum Th 10 – L 1) und dem sakralen Erektionszentrum möglich. Bei Verletzung des sakralen Zentrums sind rein psychogene Erektionen möglich. Die Lähmung beider Zentren bedeutet einen kompletten Erektionsverlust. Bei allen Lähmungstypen fehlt eine Orgasmusfähigkeit. Mit Einführung von Sildenafil hat ein großer Teil bisher angewandter Erektionshilfen an Bedeutung verloren.

Ejakulationen sind nur bei intaktem sympathischem Zentrum gegeben.

Fertilitationsstörungen entwickeln sich auf dem Boden einer reduzierten Spermatogenese. Bei retrograder Ejakulation und/oder erheblich verminderter Spermatogenese können verschiedene medikamentöse, technische und auch operative Verfahren zur Samengewinnung eingesetzt werden.

Eine Graduierung der erektilen Dysfunktion kann insbesondere bei inkomplett gelähmten Patienten notwendig werden. Kulturunabhängig und in bislang 10 Sprachen validiert ist der IIEF (International Index of Erectile Dysfunction) (Rosen et al. 1997) in Form eines 15 Fragen umfassenden Erhebungsbogens, der die Erektions- und Orgasmusfähigkeit, die sexuellen Bedürfnisse, die Zufriedenheit beim Verkehr und Gesamtzufriedenheit berücksichtigt.

Funktionsstörungen bei der Frau. Bei allen Lähmungstypen fehlt die Orgasmusfähigkeit, die praktizierte Sexualität ist weniger beeinträchtigt. Die Fertilität ist im konzeptionsfähigen Alter nicht gestört. Bei hormoneller Antikonzeption muss die erhöhte Thrombosegefahr bei Querschnittgelähmten berücksichtigt werden.

Prinzipielle Bedenken gegen eine Schwangerschaft als auch die vaginale Entbindung bestehen nicht. Berücksichtigt werden müssen lähmungsspezifische Komplikationen wie Harnwegsinfektionen, Dekubitus und die paroxysmale Hyperreflexie mit anfallsartiger Blutdruckerhöhung.

Störung der Temperaturregulation

Diese Regulationsstörung verstärkt sich mit zunehmender Lähmungshöhe bei gestörter Schweißdrüsenfunktion. Besonders bei Lähmung oberhalb von Th 5 reagiert der Gelähmte poikilotherm mit Gefahr der Hyper- oder Hypothermie. Für diese Lähmungshöhen ist z. B. eine Autoklimaanlage indiziert, da es bei starker Sonneneinstrahlung und z. B. Stehen im Stau zu einer krisenhaften, lebensbedrohlichen Überwärmung des Querschnittgelähmten kommen kann.

Störung der Kreislaufregulation

Besonders in der frühen posttraumatischen Phase können bei hohen Lähmungen Bradykardien und orthostatische Regulationsstörungen auftreten.

Autonome Hyperreflexie/Dysreflexie

Bei Lähmungen oberhalb von Th 7 kann es durch die unterschiedlichsten Reize (Überdehnung der Blase, Manipulation am Enddarm, lokale Entzündungen, im Rahmen von Operationen u.v.m.) zu lebensbedrohlichen exzessiven Bluthochdruckkrisen bis zu systolisch 250 mmHg kommen, die der akuten Intervention (ursächlich und/oder medikamentös) bedürfen.

Vegetative Störungen der Temperatur- und Kreislaufregulation auch in Form der autonomen Hyperreflexie treten mit absteigender Brustmarklähmung seltener auf und spielen unterhalb des 10. Brustmarksegments keine Rolle mehr.

Schmerzen

Ein beträchtlicher Teil der Querschnittgelähmten leidet unter ausgeprägten Schmerzzuständen, die überwiegend die gelähmten Körperregionen betreffen, besonders bei vollständigem Ausfall der sensiblen Qualitäten. Nach Gerner (1992) werden 5 Schmerzgruppen unterschieden. Schmerz im gelähmten Bereich, im nichtgelähmten Bereich, in der „Transitzone" zwischen gelähmten und nichtgelähmten Bereich, Instabilitätsschmerz nach Wirbelfraktur und Wurzelschmerz bei Konus-Kauda-Schädigung.

Eine pathogenetisch orientierte Einteilung erfolgt nach Zimmermann (1988) mit peripherem, zentralem, viszeralem, mechanischem und psychisch überlagertem Schmerz.

Hilfsmittelversorgung

> Je höher das Lähmungsniveau, umso umfangreicher und komplexer gestaltet sich die Hilfsmittelversorgung. Bei entsprechender Versorgung sind Patienten mit einer Läsionshöhe unterhalb von C 7 weitgehend selbstständig. Einen Überblick bietet Abb. 2.**20**.

Komplikationen

Paraosteoarthropathie (POA). Durch Kalkeinlagerung in das interstitielle Gewebe der paraartikulären Muskulatur entwickeln sich meist das betroffene Gelenk versteifende Ossifikationen. Betroffen sind überwiegend die Hüftgelenke mit sitzbehindernder Versteifung in Streckstellung, seltener, abhängig von der Lähmungshöhe, Knie-, Ellenbogen- und Schultergelenke. Ektope Ossifikationen werden auch gehäuft im Bereich der Oberschenkel beobachtet.

Syringomyelie. Durch Verlötung des Porus centralis in Höhe der Rückenmarkverletzung kann sich im weiteren Verlauf eine intramedulläre, mit Liquor gefüllte Höhle entwickeln. Seit Einführung der Kernspintomografie wird diese Komplikation wesentlich häufiger diagnostiziert. Dringende Hinweise sind, bei primär stabilem Lähmungsniveau, aufsteigende Sensibilitätsstörungen, zusätzliche motorische Defizite, Zunahme der Spastik sowie dissoziierte Empfindungsstörungen oberhalb des Lähmungsniveaus. Bei funktioneller Auswirkung besteht eine Indikation zur neurochirurgischen Entlastungsoperation der Syrinx.

Thrombose und Embolie. Beim Querschnittgelähmten fehlen nahezu immer die typischen klinischen Zeichen der tiefen Beinvenenthrombose (Schmerzen, Schwellung usw.)! Ist in der Akutphase nach dem Trauma für ca. 3 Monate das Thrombose- und damit auch das Lungenembolierisiko aufgrund des gestörten Gefäßtonus massiv erhöht, so sinkt dieses mit länger bestehender Querschnittlähmung auf ein Niveau von 0,5%. Das Embolierisiko scheint zu diesem Zeitpunkt nicht mehr erhöht zu sein (Gerner 1992).

Rezidivierende Harnwegsinfekte. Siehe oben.

Dekubitalulzera. Siehe oben.

Prinzipielle Bemerkungen zur Begutachtung Querschnittgelähmter

> Zwei grundsätzliche Vorgehensweisen der Gutachtenerstellung sind möglich:
> - Gesamtbegutachtung durch einen Paraplegiologen an einem Querschnittgelähmtenzentrum mit Vorschlag einer Gesamt-MdE
> - Hauptgutachten durch einen Orthopäden oder Unfallchirurgen (Betonung der Komponente Bewegungsapparat) sowie neurologisches und urologisches Zusatzgutachten mit jeweils fachbezogener Einschätzung der MdE. Abschließender Vorschlag der Gesamt-MdE durch den Hauptgutachter
>
> Ersteres Verfahren erfolgt meist an den Querschnittgelähmtenzentren. Das zweite Verfahren empfiehlt sich, wenn der Gutachtenauftrag an Ärzte außerhalb eines Querschnittgelähmtenzentrums vergeben wird, aber auch insbesondere bei inkompletten Lähmungen mit schwierig zu beurteilenden Einzelkomponenten bzgl. Neurologie, Urologie, aber auch z. B. Psychiatrie (Unfallverarbeitung, begleitendes Schädel-Hirn-Trauma, Querschnittlähmung nach Suizid usw.) und HNO (z. B. bei Schluckstörungen, Tracheomalazie nach Intubation usw.).

Orthopädisch-traumatologische Bewertung von Unfallfolgen am Achsenskelett beim Querschnittgelähmten

Die Einschätzung erfolgt entsprechend den Tabellen „Wirbelsäule und Rumpf/Brüche", evtl. auch „Wirbelsäule und Rumpf/Wirbelsäulenschäden", Kap. B6.2. Selbstverständlich müssen **funktionell relevante** Begleitverletzungen an den Extremitäten mit berücksichtigt werden.

2 Begutachtung bei speziellen Krankheitsbildern

Neurologische Bewertung von Schäden bei Querschnittlähmung

Die neurologische Bewertung von Schäden bei Querschnittlähmung ergibt sich aus Tabelle 2.27.

Tabelle 2.27 Neurologische Bewertung von Schäden bei Querschnittlähmung.

	MdE
unvollständige Querschnitt- oder Kaudaschädigung mit Teillähmung der unteren Extremitäten sowie guter Blasen- und Mastdarmfunktion	30–60%
vollständige Querschnitt- oder Kaudaschädigung mit Lähmung der unteren Extremitäten sowie Störung der Blasen- und Mastdarmfunktion	80–100%
unvollständige Halsmarkschädigung mit Teillähmung aller Extremitäten und Störung der Blasen- und Mastdarmfunktion	80–100%
vollständige Halsmarkschädigung mit Bewegungsunfähigkeit aller Extremitäten und Störung der Blasen- und Mastdarmfunktion	100%

Neurourologische Bewertung der Blasen-Mastdarm-Lähmung

Die Bewertung der Tabelle 2.28 ist schon in der Einschätzung der Rückenmarkschäden in Tabelle 2.27 enthalten! Sie soll ergänzend eine Orientierung über die Einschätzung der Blasenfunktionsstörung bei fachbereichsgetrennter Begutachtung geben.

Eine isolierte Einschätzung der Blasenlähmung (Stöhrer 1999) ohne Berücksichtigung von Veränderungen am oberen Harntrakt ist in der Erstbegutachtung ausreichend. Einschränkungen der Nierenfunktion als Sekundärschaden treten, wenn, dann erst wesentlich später auf.

In die Beurteilung von Sauerwein (Abel u. Gerner 2002) fließen zusätzliche Aspekte der Nierenfunktionseinschränkung und Mastdarmlähmung mit ein. Diese Anhaltswerte stützen sich sowohl auf die Ergebnisse der 4. Arbeitstagung „Urologische Rehabilitation Querschnittgelähmter" am 25.10.1986 als auch auf Marx (1981) und Hohenfellner u. Zingg (1983) (Tabelle 2.29).

Neurologisch-psychiatrische Bewertung psychopathologischer Symptome – posttraumatische Belastungsstörung

Eine entsprechende Zusatzbegutachtung kommt zumeist nur bei inkompletten Lähmungen und entsprechenden Verdachtsmomenten infrage.

Bei Verdacht auf psychogene Querschnittlähmung ist jedoch diesbezüglich eine neurologisch-psychiatrische Hauptbegutachtung erforderlich (Tabelle 2.30).

Tabelle 2.28 Beurteilung der Blasenlähmung nach Stöhrer (1999).

	MdE
gute Kompensation ohne unwillkürliche Harnabgänge	20%
unwillkürliche Harnabgänge leichten Ausmaßes	30%
unwillkürliche Harnabgänge schweren Ausmaßes mit rezidivierenden Harnwegsinfekten, Abnahme der Blasenkapazität und Steigerung der Miktionsfrequenz	40%
Reflexinkontinenz mit Notwendigkeit zur Benutzung eines Kondomurinals, Sekundärschäden am unteren Harntrakt	50%

Besondere Aspekte bei der Begutachtung von Querschnittgelähmten
Bei der Begutachtung Querschnittgelähmter ist Folgendes besonders zu beachten:

Sozialanamnese, häusliche Situation, Grad der Assistenz (Sozialstation, private Assistenz usw.), Berufsanamnese. Neben dem klinischen Befund ist insbesondere auch das soziale, häusliche und mögliche berufliche Umfeld zu hinterfragen, ebenso sind Probleme bei der sozialen und beruflichen Reintegration zu erfassen.

Hilfsmittel, Mobilität. Von besonderer Bedeutung ist die ausreichende, behindertengerechte und bei längerer Anamnese die Versorgung mit noch funktionstüchtigen Hilfsmitteln. Sie gewährt einen maximalen Grad an Selbstständigkeit und beugt Komplikationen wie z. B. Dekubitalulzera vor.

2.7 Das paraplegiologische Gutachten

Tabelle 2.29 Beurteilung der Blasen-Mastdarm-Lähmung nach Sauerwein.

	MdE
neurogene Blasenentleerungsstörung ohne Harnwegsinfekt, ohne Verwendung von Hilfsmitteln, d. h. ohne Inkontinenz bis zur Einschränkung der Nierenfunktion zu 50%	10–20%
Blasenlähmung mit Verwendung von Hilfsmitteln zur Inkontinenz bei zusätzlich bis zu 2 Faktoren Sekundärschäden (morphologisch, infektiologisch). Einschränkung der Nierenfunktion bis 50%	20–50%
Blasenlähmung mit Verwendung von Hilfsmitteln zur Inkontinenz mit mehr als 2 Faktoren Sekundärschäden (morphologisch, infektiologisch). Einschränkung der Nierenfunktion bis 50%	50–70%
Blasenlähmung wie III, jedoch Einschränkung der Nierenfunktion <50% und >30%	70–90%
Blasenlähmung mit mehreren sekundären Folgeschäden, Einschränkung der Nierenfunktion <30%	80–100%
erektile Impotenz	20%
Infertilität, je nach Lebensalter	30–60%
Darmlähmung ohne Inkontinenz	0–10%
Darmlähmung mit nicht nur gelegentlicher Inkontinenz	20–50%

Tabelle 2.30 Neurologisch-psychiatrische Bewertung psychopathologischer Symptome – posttraumatische Belastungsstörung (Schönberger u. Mitarb. 1981).

	MdE
abnorme Persönlichkeitsentwicklung, akute Belastungsreaktion, Anpassungsbeeinträchtigungen, psychoreaktive Störungen mit finaler Ausrichtung, sog. leichtere neurotische Störungen (oft mit vegetativer Symptomatik verbunden, sog. psychovegetatives Syndrom)	0–10%
stärker behindernde Störungen mit wesentlicher Einschränkung der Erlebnis- und Gestaltungsfähigkeit (z. B. manche Phobien, pathologische Entwicklungsstörungen)	20–40%
schwere Neurosen mit erheblichen sozialen Anpassungsschwierigkeiten (z. B. schwere Zwangsneurosen)	50–100%

Zwischenanamnese (besonders bei Zweit-, Drittgutachten usw.). Funktionsverschlechterungen, vermehrte Spastizität, dissoziierte Empfindungsstörungen oberhalb des Lähmungsniveaus sind wichtige klinische Zeichen einer evtl. sich entwickelnden posttraumatischen Syringomyelie.

Vegetative Funktionen (Blase, Mastdarm, Sexualfunktion). Wichtig ist die Frage nach der Häufigkeit von Harnwegsinfekten, der Art der Blasenentleerung und regelmäßigen fachurologische Kontrollen. Gleichfalls die Art und Häufigkeit der Darmentleerung, besteht gehäuft eine Obstipation? Werden, und wenn welche, Erektionshilfen angewandt?

Aktuelle therapeutische Maßnahmen (Medikamente, Physiotherapie u. a.). Änderungen oder Steigerung der Medikation können auf sich entwickelnde Komplikationen hinweisen.

Klinischer Befund. Neben der Erfassung des üblichen Standardbefundes mit Basisdaten (Gewicht, AZ, EZ usw.), Kopf, Hals (Zyanose, Einflussstauung usw.), Thorax, Abdomen, Genitale (Auskultation, Palpation) ist im Bereich der Wirbelsäule auf zunehmende Verkrümmungen im Sinne der Entwicklung einer Skoliose oder Kyphose zu achten. An den Extremitäten bzw. Gelenken können lokale Schwellungen und Bewegungseinschränkungen erste Hinweise auf eine sich entwickelnde POA sein.

Eine orientierende neurologische Untersuchung (Kap. B 1.2) mit ggf. Überprüfung der Aktivität der Kennmuskulatur sowie Kontrolle der verschiedenen Sensibilitätsqualitäten (segmentale Zuordnung!) ist unerlässlich.

2 Begutachtung bei speziellen Krankheitsbildern

Bildgebende Verfahren. Röntgenkontrollen sind zur Verlaufsbeurteilung nur indiziert, wenn Voraufnahmen zeitlich zu weit zurückliegen. CT und MRI werden nur bei begründeter Indikation notwendig. Die Sonografie der Blase ist sinnvoll, da sie über den Restharn nach Miktion orientiert.

Kleiderverschleiß

Bei Querschnittgelähmten besteht in der GUV und im sozEntschR Anspruch auf eine Pauschalvergütung bei außergewöhnlichem Wäscheverschleiß, bei Drucklegung zwischen 30,– und 114,– Euro (GUV) entsprechend den Kategorienummern:
- 621: Querschnittgelähmte, die die volle Kontrolle über Stuhl und Urin haben und nicht regelmäßig Schienenhülsenapparate zur Stabilisierung der Beine tragen müssen, aber erhebliche Beinlähmungserscheinungen dauernd behalten,
- 622: Querschnittgelähmte, die dauernd Schienenhülsenapparate benötigen, einschließlich orthopädischen Schuhwerks, die aber volle Kontrolle über Stuhl und Urin haben,
- 623: Querschnittgelähmte, die wegen Fehlens der Kontrolle über Stuhl und Urin unvermeidlich die Kleidung, Leib- und Bettwäsche beschmutzen und bei denen das Tragen von Schienenhülsenapparaten nicht infrage kommt,
- 624: Querschnittgelähmte, die wegen Fehlens der Kontrolle über Stuhl und Urin unvermeidlich die Kleidung, Leib- und Bettwäsche beschmutzen und beim Tragen von Schienenhülsenapparaten usw. die Kleidung beschädigen.

Bemessung des Pflegegeldes bei Arbeitsunfällen (§ 8 SGB VII)

Die Bemessung des Pflegegeldes bei Arbeitsunfällen (§ 8 SGB VII) ergibt sich aus Tabelle 2.**31**.

Begutachtung nach Fahrerlaubnisverordnung (FeV)

In dem Gutachten sind neben einem ausführlichen Befund die besonderen Funktionsdefizite darzulegen sowie allgemeine Hinweise zur Fahrtüchtigkeit des Querschnittgelähmten. Eine detaillierte Beschreibung der Fahrzeugadaptation ist nicht notwendig, da die infrage kommenden Fahrschulen aufgrund ihrer Erfahrung eine diesbezügliche Auswahl treffen. Querschnittgelähmte ab einem Lähmungsniveau unterhalb C 7, evtl. unterhalb C 6, können einen adaptierten Pkw mit Handsteuergerät führen.

In der Anlage 4 zu den §§ 11 – 14 wird zur „Eignung und bedingten Eignung zum Führen von Kraftfahrzeugen" unter Krankheiten und Mängel bei Punkt 6.1 ausgeführt:
- Erkrankungen und Folgen von Verletzungen des Rückenmarks

Tabelle 2.**31** Bemessung des Pflegegeldes bei Arbeitsunfällen (§ 8 SGB VII).

	v.H.-Satz des Höchstbetrages
Verletzte mit vollständiger Halsmarklähmung (Tetraplegiker) bei überwiegender oder dauernder Beatmung	100 %
Verletzte mit vollständiger Halsmarklähmung (Tetraplegiker) bei erhaltener Eigenatmung	80 – 100 %
Verletzte mit Teilschädigung des Rückenmarks, zentrales Halsmarksyndrom, inkomplette Tetraplegie, Verletzte mit Paraplegien bis Th 10 (Paraplegiker) ohne wesentliche Einschränkung der Atmung bei unterschiedlicher Rumpfstabilität	60 – 80 %
Paraplegiker mit Schädigung von Th 11 bis unterhalb L 3 mit Blasen- und Mastdarmlähmung sowie inkompletter Tetraplegiker ohne einschränkende Spastizität	40 – 60 %
Verletzte mit vollständiger Lähmung beider Beine ohne Blasen- und Mastdarmlähmung	30 – 50 %
Paraplegiker mit Schädigung unterhalb von L 4/L 5 und inkompletten Paraplegien (Teilquerschnittgelähmte) auch im Brustmarkbereich, mit Blasen- und Mastdarmlähmung	25 – 40 %

– (bedingte) Eignung in Abhängigkeit von der Symptomatik bei Fahrzeugklassen AA1/B/BE/ M/L/T (Krafträder, Kfz bis 3500 kg und Anhänger bis 750 kg, Zug- und Arbeitsmaschinen bis 60 km/h bzw. 40 km/h, land- und forstwirtschaftliche Zugmaschinen bis 32 km/h).

Literatur

Abel R, Gerner HJ. Begutachtung des traumatisch querschnittgelähmten Patienten. Orthopädische Praxis 2002; 38: 319–321

Ashworth B. Preliminary trial of carisoprodol in multiple sclerosis. Practitioner 1964; 192: 540–542

Daniel RK, Hall EJ, MacLeod MK. Pressure sores – a reappraisal. Ann Plast Surg 1979; 3: 53–63

Dietz W, Hrsg. Querschnittlähmung: Physiopathologie, Klinik und Therapie von Blasenfunktionen, Bewegung und Vegetativum. Köln: Kohlhammer; 1996

Ditunno JF, Young W, Donovan WH, Creasey G. The International Standards Booklet for Neurological and Functional Classification of Spinal Cord Injury. Paraplegia. 1994; 32:70–80.

Frankel H, Hancock O, Hyslop G et al. The value of postural reduction in the initial management of closed injuries of the spine with paraplegia and tetraplegia. Paraplegia 1969; 7: 179–192

Gerner HJ, Hrsg. Die Querschnittlähmung: Erstversorgung, Behandlungsstrategie, Rehabilitation. Berlin: Blackwell; 1992

Gerner HJ, Abel R. Rehabilitation nach Erkrankungen, Verletzungen und Operationen der Wirbelsäule. In: v. Strempel A, Hrsg. Die Wirbelsäule. Stuttgart: Thieme; 2001: 392–415

Gutmann L, ed. Spinal Cord Injuries Comprehensive Management and Research. Oxford: Blackwell; 1973

Hamilton BB, Fuhrer MJ, eds. Rehabilitation Outcomes: Analysis and Measurement. Baltimore: Brooks; 1987: 137–147

Hohenfellner M, Zingg EJ. Urologie in Klinik und Praxis, Bd. II. Stuttgart: Thieme; 1983

Itzkovich M, Tripolski M, Zeilig G et al. Rasch analysis of the Katz-Itzkovich spinal cord independence measure. Spinal Cord 2002; 40: 396–407

Marx HH, Hrsg. Medizinische Begutachtung. 4. Aufl. Stuttgart: Thieme; 1981

Ochs GA, Reimann IW, Hrsg. Baclofen intrathekal: Leitfaden für die praktische Anwendung. Stuttgart: Thieme; 1995

Rosen RC, Riley A, Wagner G, Osterloh IH, Kirkpatrick J, Mishra A. The International Index of Erectile Function (IIEF): A Multidimentional Scale for Assessment of Erectile Dysfunction. Urology 1997; 49: 822–830

Scheid W, Hrsg. Lehrbuch der Neurologie. 4. Aufl. Stuttgart: Thieme; 1980

Schirmer M, Hrsg. Querschnittlähmung. Heidelberg: Springer; 1986

Schönberger A, Mehrtens G, Valentin H, Hrsg. Arbeitsunfall und Berufskrankheit. Berlin: Erich Schmidt-Verlag; 1981

Seiler WO, Stähelin HB. Effiziente Dekubitustherapie durch Standardisierung mittels fünf Therapieprinzipien. Krankenpflege 1982; 11: 22–28

Stöhrer M. Persönliche Mitteilung. 1999

Stöhrer M, Madersbacher H, Palmtag H, Hrsg. Neurogene Blasenfunktionsstörung – Neurogene Sexualstörung. Heidelberg: Springer; 1997

Thilmann AF. Persönliche Mitteilung. 1998

Thilmann AF, Burke DJ, Rymer WZ, eds. Spasticity – Mechanisms and Management. Heidelberg: Springer; 1993

Wade DT, ed. Measurement in neurological rehabilitation. New York: Oxford University Press; 1992

Waters RL, Adkins RH, Yakura JS. Definition of Complete Spinal Cord Injury. Paraplegia 1991; 29: 573–581

Zimmermann M. Physiologische und pathophysiologische Grundlagen des Nervenschmerzes. In: Lücking Ch, Thoden U, Zimmermann M, Hrsg. Nervenschmerz. Schmerzstudien. Bd. 7. Stuttgart: Fischer; 1988: 16–35

2.8 Infekte der Haltungs- und Bewegungsorgane *F. Zeifang*

Für die Haltungs- und Bewegungsorgane wird zwischen Entzündungen der Knochen, Gelenke und Weichteile unterschieden (Tabelle 2.**32**). Bei Infekten nach Implantation von künstlichen Gelenken, Platten, Schrauben spricht man von einem Frühinfekt bei Aufflammen des Infekts nach weniger als 6 und von einem Spätinfekt nach mehr als 6 Wochen.

Ätiologie

Bakterielle Entzündungen können entweder von außen durch eine Wunde (exogen) oder seltener auf dem Blutweg (hämatogen) übertragen werden. Prinzipiell können Entzündungen den Knochen penetrieren und umliegende Weichteile infizieren. Teilweise bildet sich bei chronischen Infekten ein

Tabelle 2.32 Infektionen der Haltungs- und Bewegungsorgane.

Infektion von	Bezeichnung
Kompakta	Osteitis
Kompakta und Spongiosa	Osteomyelitis
Wirbelkörper	Spondylitis
Wirbelkörper und Bandscheibe	Spondylodiszitis
Gelenk	Empyem
Weichteile durch membranbildende Bakterien	Abszess
Weichteile mit diffusem Befall	Phlegmone

Gang mit Öffnung an der Hautoberfläche, wodurch sich der Infekt einen Abfluss schafft (Fistelung).
- **Exogene Infektion**: Häufigste Ursachen der Knocheninfektion sind Operationen oder offene Frakturen. Gelenkinfektionen treten meist infolge intraartikulärer Injektionen oder von Gelenkoperationen (Arthroskopie, operative Gelenkeröffnung) auf. Entwicklung innerhalb von wenigen Tagen.
- Bei **nosokomialen Infekten** handelt es sich um klinikbedingte Infekte. Das heißt, der Patient wurde durch Erreger bzw. Toxine, mit denen er im Rahmen einer ambulanten oder auch stationären Behandlung konfrontiert wurde, infiziert. Die Zahl nosokomialer Infekte nimmt in den letzten Jahren aufgrund des breiteren Antibiotikaeinsatzes mit der Gefahr von Resistenzentwicklungen (z. B. multiresistente Staph.-aureus-Stämme [MRSA]), verlängerter Liegezeiten auf Intensivstationen und schwererer operativer Eingriffe zu. Am häufigsten sind Infekte der oberen Luftwege und der harnableitenden Wege. Deutlich seltener sind Infekte im Wundbereich (Häufigkeit von MRSA-Isolaten auf Normalstation < 8 %, auf Intensivstationen 13,5 %) (RKI 2000).
- **Hämatogene Infektion**: Sie setzt eine Bakteriämie voraus. Diese ist z. B. bei Mandelentzündungen, entzündeten Wespen- oder Mückenstichen, infizierten Nagelfalzen oder vereiterten Zähnen denkbar. Bei verminderter Widerstandskraft des Organismus z. B. bei Langzeitkortisoneinnahme, Immunsuppression oder nach einem Polytrauma kann es auch ohne einen eindeutigen Streuherd zu einer hämatogenen Infektion kommen.

Diagnostik

Klinische Zeichen sind:
- Schwellung,
- Schmerzen,
- Überwärmung,
- Funktionsverlust,
- Erhöhung der Entzündungslaborwerte.

Neben klinischen und laborchemischen Parametern stellen die Bildgebung (Röntgen und Magnetresonanztomografie) sowie die Szintigrafie (Knochen- und Leukozytenszintigrafie) wichtige Säulen in der Diagnostik dar.

In der Frühdiagnostik von Knocheninfekten haben die meisten bildgebenden Verfahren eine eher geringe Sensitivität. Das konventionelle Röntgen zeigt – wenn überhaupt – frühestens nach 2–3 Wochen erste Veränderungen im Sinne kortikaler Destruktionen oder periostale Reaktionen auf. In der frühen Phase können durch CT und Szintigrafie keine zusätzlichen Erkenntnisse gefunden werden.

Mithilfe der Sonografie kann ein Flüssigkeitsnachweis erfolgen.

Die Magnetresonanztomografie ermöglicht im frühen Infektverlauf v. a. bei Verwendung von Kontrastmittel den Nachweis von infekttypischen Veränderungen, z. B. periossäre Ödeme, periostale Reaktionen, Markraumveränderungen sowie eine verstärkte lokale Durchblutung.

Bei chronischen Infekten zeigt sich nativröntgenologisch ein Nebeneinander von An- und Abbauvorgängen am Knochen mit Verdichtungszonen und Aufhellungslinien und einer aufgelösten Knochenstruktur.

Typische Knochenveränderungen sind:
- Sklerosezonen,
- Defekte,
- zystische Veränderungen,
- Knochensequester („Totenladen"),
- Inaktivitätsosteoporose.

Eine zuverlässige Aussage über Ausdehnung und Lokalisation ist im Röntgen jedoch nur eingeschränkt möglich.

Die Computertomografie hat gegenüber der Magnetresonanztomografie eine eher untergeordnete Rolle, kann jedoch beim Auffinden eines Knochensequesters dienlich sein.

Die Positronen-Emissions-Tomografie (PET) gewinnt in neuerer Zeit zunehmend bei der Diagnostik von entzündlichen Erkrankungen an Bedeutung. Hinsichtlich Spezifität und Sensitivität ist die PET der Szintigrafie überlegen (Hofmann 2004, Bohndorf 2006).

Einer der Hauptpfeiler der Diagnostik der Osteomyelitis ist die Knochenbiopsie, um die Diagnose zu bestätigen (Differenzialdiagnose Knochentumor), einen Erreger zu isolieren und ein entsprechendes Antibiogramm anzufertigen.

Therapie

Infekte der Weichteile werden operativ (Débridement, Spülung), konservativ (Antibiotikagabe) oder durch Kombination beider Therapien behandelt. Dadurch lassen sich die meisten Weichteilinfekte erfolgreich behandeln. Es können narbige Veränderungen im Weichteilgewebe verbleiben. Bei verbleibenden abgekapselten Infektherden verbleiben lokale Schmerzen mit Schwellneigung und Rötung.

Infekte von Gelenken müssen zunächst schnellstmöglich operativ mittels Débridement und Spülung versorgt werden. Im Anschluss muss eine Antibiose über mehrere Wochen durchgeführt werden. Um die Effizienz der Antibiose zu erhöhen, sollte intraoperativ ein Gewebeabstrich bzw. Nativgewebe zur mikrobiologischen Untersuchung entnommen werden und die Antibiose dann entsprechend des Antibiogramms verabreicht werden. Trotz dieser Therapie sind im Verlauf von Wochen und Monaten arthrotische Veränderungen möglich. Bei vorgeschädigten Gelenken (z. B. vorbestehende Knorpelschäden, Geröllzysten, Ganglien) ist die Gefahr einer Penetration des intraartikulären Infekts in die umgebenden Knochenareale erhöht, sodass auch die Gefahr verbleibender Infekte erhöht ist.

Knöcherne Infekte sind – vor allem, wenn sie abgekapselt oder umschrieben sind – zunächst operativ zu versorgen (Sequestrotomie), bevor dann eine über mindestens 4 Wochen angelegte, erregersensitive Antibiose eingeleitet wird. Die chronische Osteomyelitis stellt die größte Gefahr bei knöchernen Infekten dar. Bei immunsupprimierten und älteren Patienten ist die Gefahr eines chronischen Infekts erhöht. Es kann zu Rezidiven selbst noch nach mehrjährigem, symptomfreien Verlauf kommen. Ist die alleinige Sequestrotomie nicht mehr ausreichend, muss eine komplette Resektion des betroffenen Knochens erfolgen. Amputationen sind v. a. bei Patienten mit insulinpflichtigem Diabetes mellitus und schlechter Durchblutung gelegentlich notwendig.

Häufigster Erreger akuter und chronischer Knochen- und Gelenkentzündungen ist der Staphylococcus aureus. Seltener kommen Staphylococcus epidermidis, Pseudomonas aeruginosa, Serratia marcescens, Escherichia coli, Streptokokken und Propionibacterium acnes als Verursacher in Betracht (Lew u. Waldvogel, 1997). Erreger der spezifischen Osteomyelitis ist meistens Mycobacterium tuberculosis. Seltener wird sie durch Salmonella typhi, Haemophilus influenzae und bei immunsupprimierten Patienten sogar durch Pilze wie Aspergillus oder Candida albicans verursacht.

Der Erregernachweis stellt einen wichtigen Pfeiler für die Behandlung dar, da dann eine erregerspezifische Antibiotikabehandlung erfolgen kann. Daher sollte bei akuten Infekten die erste Antibiotikagabe erst nach der Erregerentnahme erfolgen. Bei chronischen Infekten sollte die Antibiose mindestens 7 Tagen vor einem operativen Eingriff abgesetzt worden sein, um die Möglichkeit eines Keimnachweises zu haben.

Gutachtliche Einschätzung

Kausalitätsbeurteilung

Exogene Infektion

Die Zusammenhangsbeurteilung zwischen einem Unfall oder einer anderen äußeren (z. B. iatrogenen) Einwirkung und einer Infektion orientiert sich an folgenden Gesichtspunkten:
- Lokalisation des Traumas
- Schwere des Weichteil- und knöcherner Schadens
- Zeitraum zwischen Trauma und Infekt

Die Wahrscheinlichkeit von Infekten nach Unfällen ist begründet durch die Schwere der Weichteilverletzung und den zeitlichen Zusammenhang. Es

2 Begutachtung bei speziellen Krankheitsbildern

wird gefordert, dass zwischen ersten Infektzeichen und Trauma bzw. Operation mindestens 2 Tage liegen müssen, da klinische und laborchemische Infektzeichen üblicherweise erst 48 Stunden nach einem Trauma erkennbar werden; röntgenologische Veränderungen mit Reaktionen des Periosts und Flüssigkeitsansammlungen in den Weichteilen sind erst nach frühestens 2 Wochen zu erwarten.

Manche Berufe tragen das Risiko einer beruflichen Verursachung von Infektionen, z. B. durch Kontakt mit Tieren (Zoonosen). Die Zusammenhangsprüfung ist gebunden an den Vollbeweis einer erregerbedingten Infektion (z. B. Lyme-Arthritis), der beruflichen Exposition (z. B. gegenüber Zecken bei beruflicher Tätigkeit im Wald in einem Endemiegebiet) sowie der Wahrscheinlichkeitsprüfung, dass die berufliche Tätigkeit die wesentliche Teilursache der Infektion darstellt.

Endogene Infektion

Der Zusammenhang zwischen einem Infekt und einem Unfall (d. h. exogen bedingter Infekt) lässt sich leichter klären als die Ursache endogen bedingter Infekte. Die Zusammenhangsbeurteilung bei endogen bedingten Infektionen ist weitaus schwieriger, da die Erreger über den Blutweg in ausreichender Zahl eingeschwemmt werden müssen. Dies erfordert den Nachweis eines Streuherds. Große Weichteilschäden beispielsweise mit ausgedehnten Hämatomen stellen ideale Nährböden für endogen bedingte Infekte dar. Mandelentzündungen, entzündete Wespen- oder Mückenstiche, infizierte Nagelfalze, vereiterte Zähne oder Infekte der harnableitenden Wege können als Streuherde verantwortlich sein.

Eine endogen bedingte Infektion ist nur bei einer entsprechenden Bakteriämie zu diskutieren. Wenn ein entsprechender Nachweis vorliegt, ist die Zusammenhangsfrage leichter zu bejahen.

Eine Sonderform des endogen bedingten Infektes stellt die traumatische Reaktivierung einer inaktiven Osteomyelitis oder auch Osteitis dar. Ursächlich für eine Reaktivierung ist das traumatisch bedingte Einbluten in ein chronisch infiziertes Knochengebiet. Dadurch kann es zu einer vorübergehenden oder auch richtunggebenden Verschlimmerung kommen.

Schwerbehindertenrecht

Bei der Einschätzung des GdB bei der chronischen Osteomyelitis/Osteitis und Gelenkentzündung sind Beeinträchtigungen des Allgemeinzustandes, Aktivität, Lokalisation und Ausdehnung des Prozesses und die resultierende Funktionsstörung des betroffenen Skelettabschnittes zu berücksichtigen. Bei häufig und oder stark wechselnden Befunden ist eine Durchschnittsbeeinträchtigung zu schätzen. Die Bewertung des GdB erfolgt entsprechend den Anhaltspunkten von 2008; die Einschätzung des Körperschadens und der Infektion ist integrativ vorzunehmen (Tabelle 2.33).

Der Nachweis einer anhaltenden Beruhigung des Prozesses über mehrere (3–5) Jahre erlaubt die Annahme einer wesentlichen Besserung oder Beruhigung des Infektgeschehens (Heilungsbewährung).

> **Heilungsbewährung** ist anzunehmen, wenn nach mehreren Jahren Leidensverlauf seit wenigstens 2 Jahren und nach jahrzehntelangem Verlauf seit 5 Jahren kein Infekthinweis mehr besteht (keine Fistelung, unauffällige Laborbefunde, magnetresonanztomografisch kein Hin-

Tabelle 2.**33** Bewertungskriterien einer Osteomyelitis (nach den Anhaltspunkten 2004).

Schwere der Osteomyelitis	GdB
ruhende Osteomyelitis (seit mind. 5 Jahren inaktiv)	0 – 10
chronische Osteomyelitis	> 20
➤ geringen Grades (d. h. eng begrenzt, mit geringer Aktivität, geringer Fistelsekretion)	
➤ mittleren Grades (ausgedehnter Prozess, häufige oder ständige Fistelsekretion, erhöhte Entzündungsparameter)	> 50
➤ schweren Grades (regelmäßige Fieberschübe, Weichteilinfiltration, Sequesterabstoßung, deutlich erhöhte Entzündungsparameter)	> 70

2.8 Infekte der Haltungs- und Bewegungsorgane

weis auf Infekt). Der Grad der Behinderung ist bei „wesentlicher Besserung" zunächst um 20–30 Grade niedriger anzusetzen als der Ausgangs-GdB. Erst nach weiteren 2–4 Jahren ist der GdB dann dem verbliebenen Funktionsverlust anzupassen.

Der Begriff „**Ausheilung**" ist in Bezug auf eine chronische Osteomyelitis zu vermeiden, da es noch viele Jahre nach scheinbarer Ausheilung zu Rezidiven kommen kann.

In seltenen Fällen schwerer chronischer Verläufe kann der Gesamtorganismus in Mitleidenschaft gezogen werden mit dem Auftreten einer Amyloidose oder Anämie. Es sind dann die weiteren viszeralen Organschäden in die Bewertung einzubeziehen.

Soziales Entschädigungsrecht/ Gesetzliche Unfallversicherung

Die Einschätzung der MdE erfolgt nach vergleichbaren Kriterien. Da die Gefahr des Rezidivs in der MdE-Einschätzung nicht berücksichtigt wird, ist bei stabilen Verhältnisse ohne Ausheilung die MdE mit bis zu 10 % zusätzlich zu bewerten. Sollte es zu einem Wiederaufflammen des Infektgeschehens kommen, ist eine Neubewertung durchzuführen.

Private Unfallversicherung

Bei der Privaten Unfallversicherung werden ausschließlich die funktionell-anatomischen Auswirkungen eines Unfallereignisses berücksichtigt. Tritt als Folge eines Unfalls eine Infektion auf, so werden die Auswirkungen des Infekts auf die jeweilige Funktion der Gliedmaße gemessen und die Gliedertaxe entsprechend festgesetzt. Wenn neben der Funktionseinschränkung durch den Infekt weitere Verletzungen vorliegen, sind die Teilinvaliditätsgrade zu addieren.

Sozialmedizinische Konsequenzen

Auf dem allgemeinen Arbeitsmarkt sind Patienten mit geschlossenen Infekten ohne Fistelung einsetzbar. Versicherten, die in stationären oder ambulanten medizinischen Einrichtungen der Human- und Zahnmedizin, in wohlfahrtspflegerischen Einrichtungen, Laboratorien, Gaststätten- und Hotelbetrieben beruflichen Umgang mit Fleisch, Fisch, Milch, Knochen haben, ist die Ausübung ihrer beruflichen Tätigkeit bei sezernierenden Wunden nicht gestattet.

Arzthaftung

Krankenhaus- und Wundinfektionen einschließlich nosokomialer Infektionen liegt meist nicht ein Hygienefehler, sondern zahlreiche andere Ursachen zugrunde (u. a. Infektabwehr des Patienten, lokale oder systemische Keimbesiedelung, mechanische Schädigung des Unfallbereichs). Trotz aller Vorsichtsmaßnahmen sind Infektionen als nicht immer vermeidbar einzuschätzen. Für die Vermeidung von Infektionen sind die Hygienerichtlinien einzuhalten. Dies bedeutet, dass Infektionen nicht zur Beweislastumkehr führen. In der Rechtsprechung wurden bisher nur massive Verstöße gegen gängige Hygienerichtlinien bestraft.

Literatur

RKI. Empfehlung zur Prävention und Kontrolle von MRSA-Stämmen in Krankenhäusern und anderen medizinischen Einrichtungen. Richtlinien für Krankenhaushygiene und Infektionsprävention. Stuttgart: Fischer; 2000

Hofmann G. Infektionen der Knochen und Gelenke in Traumatologie und Orthopädie. München: Urban & Fischer; 2004

Bohndorf K, Imhof H, Fischer W. Radiologische Diagnostik der Knochen und Gelenke. 2. Aufl. Stuttgart: Thieme; 2006

Lew DP, Waldvogel FA. Osteomyelitis. N Engl J Med 1997; 336: 999–1007

2.9 Muskuloskelettale Schmerzen – psychosomatische Aspekte der Begutachtung der Stütz- und Bewegungsorgane

M. Schiltenwolf

> **!** Probanden mit der Hauptklage chronischer muskuloskelettaler Schmerzen sollen nach dem biopsychosozialen Krankheitskonzept begutachtet werden. Eine interdisziplinär erstellte Leitlinie gibt Hinweise auf das Vorgehen. Sachverständige somatischer Fachgebiete sollen Probanden erkennen, deren Schmerzklagen durch den körperlichen Schadensbefund nicht ausreichend erklärt sind, typische Chronifizierungszeichen (Schmerzgeneralisierung, weitere Körperbeschwerden, depressive Störungssymptome) aufweisen, um dem Auftraggeber eine psychiatrische oder psychosomatische Zweitbegutachtung zu empfehlen. Die Sachverständigen sollen nicht nur den Hauptschmerz wahrnehmen, sondern alle Schmerzen und Körperbeschwerden erfassen und kompetent die (eingeschränkte) Spezifität von Bildbefunden für die Erklärung von Schmerzen kennen. Sie benötigen fachübergreifende Kompetenz, um die Notwendigkeit weiterer – psychiatrischer oder psychosomatischer oder psychologischer – Begutachtung zu erkennen, da viele Probanden mit chronischen muskuloskelettalen Schmerzen weniger unter den Auswirkungen von Organschäden als unter dysfunktionalen Störungen der Körperwahrnehmung und Körperregulation leiden.
> Zur Begutachtung von muskuloskelettalen Schmerzen ist also ein interdisziplinärer Ansatz zu wählen, um den Probanden gerecht werden zu können, aber auch, um evtl. Behandlungskonsequenzen aufzeigen zu können.
> Das Ausmaß der Schmerzen und der zugrunde liegenden (körperlichen und psychosozialen) Störungen ist anhand der Auswirkungen auf alle Lebensbereiche zu bemessen.

Die besondere Problematik in der Begutachtung chronischer muskuloskelettaler Schmerzen

Muskuloskelettale Schmerzen sind die häufigste Beschwerde in Rentenantragsbegehren der Gesetzlichen Rentenversicherung. Auch wenn weitere Rechtsgebiete (z. B. Haftpflichtrecht, Private oder Gesetzliche Unfallversicherung) mitberücksichtigt werden, so bleiben Schmerzen die dominierende Klage.

Im Begutachtungsfall geht es i. A. um die Einschätzung chronischer Schmerzen. Chronische Schmerzen werden heute nach dem biopsychosozialen Krankheitsmodell beurteilt (Egle et al. 2001), das die Verschränkung biologischer Störungen der körperlichen Strukturen und Funktionen mit den Störungen der psychischen Gesundheit unter Berücksichtigung der für den Betroffenen geltenden Umweltfaktoren vorsieht. Nicht jeder chronische Schmerz erfordert jedoch in der Begutachtungssituation eine eingehende biopsychosoziale Abklärung: Solange der beklagte Schmerz lokal begrenzt ist (z. B. Leistenschmerz bei Koxarthrose), keine Tendenz zur Generalisierung aufweist und nicht von weiteren Körperbeschwerden und/oder Hinweisen auf affektive Störungen begleitet wird, genügt dem Gutachtenauftrag eine organmedizinische Abklärung.

Häufig beklagen jedoch Probanden, deren Hauptklage muskuloskelettale Schmerzen sind, vielfältige bis weit verbreitete Schmerzen und zudem weitere Körperbeschwerden, wenn sie nur danach gefragt werden (Schröter et al. 2004); die Generalisierung der Schmerzen und weitere Funktionsstörungen sind Ausdruck der Chronifizierung des Schmerzleidens und deuten auf komplexe körperliche und psychische Störungen (Kisely et al. 1997, Schneider et al. 2007) (Abb. 2.**21**, Abb. 2.**22**, Abb. 2.**23**). Generalisierung und weitere Beschwerden legen nahe, dass Schmerz auch Ausdruck einer

2.9 Muskuloskelettale Schmerzen – psychosomatische Aspekte der Begutachtung

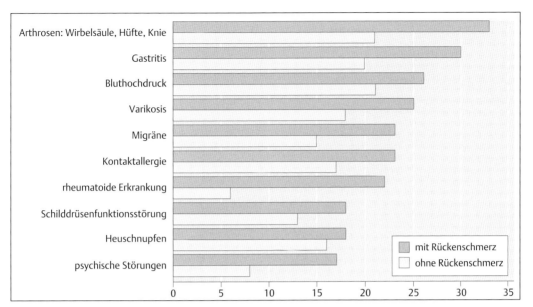

Abb. 2.21 Bundesdeutsche mit chronischen Rückenschmerzen weisen deutlich mehr Körperbeschwerden und Komorbiditäten auf als schmerzfreie Bundesdeutsche (in Prozent; aus dem Bundesgesundheitsbericht, Schneider et al. 2007).

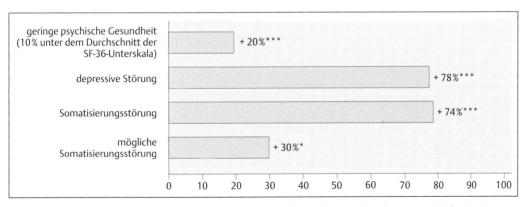

Abb. 2.22 Bei psychosozialen Störungen steigt das Risiko, an chronischen Rückenschmerzen zu leiden (in Prozent, Schneider et al. 2007).

psychosozialen Störung ist (Buchner et al. 2007). Schmerz als Hauptklage ist dann nach seinen biologischen (körperlichen) und psychosozialen Ursachen zu untersuchen, diagnostisch zu fassen und nach seinen Auswirkungen auf alle Lebensbereiche abzuklären (Egle et al. 2003). Dies gilt für Probanden mit chronischen Rückenschmerzen ebenso wie für Probanden mit weit verbreiteten Schmerzen bei Fibromyalgiesyndrom wie auch für sonstige muskuloskelettale Schmerzen, soweit die genannten Chronifizierungszeichen festzustellen sind. Leider erfüllen somatische Sachverständige häufig die Erfordernisse eines biopsychosozialen Schmerzverständnisses in der Begutachtung nicht, obwohl zu fordern ist, dass sie Chronifizierungsmechanismen von Schmerzen und psychosoziale Komorbiditäten entsprechend den relevanten

2 Begutachtung bei speziellen Krankheitsbildern

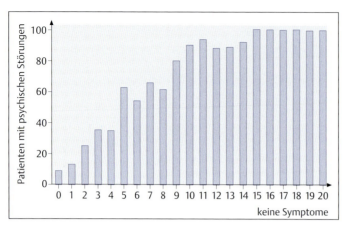

Abb. 2.**23** Die Wahrscheinlichkeit einer psychiatrischen Diagnose in Abhängigkeit der Häufigkeit von (körperlich nicht ausreichend erklärbaren) Körperbeschwerden (Kisely et al. 1997).

Diagnosen nach DSM-IV[1] bzw. ICD-10[2] kennen (Schiltenwolf 2002).

Gerade weil Berentung bei möglicher psychosomatischer (Mit-)Verursachung der Beschwerden keinen wesentlichen positiven Einfluss auf die weitere Krankheitsentwicklung nimmt, kommt dem Gutachter auch die Aufgabe zu, die unangemessene Ursachenüberzeugung des Untersuchten zu erkennen, um z. B. durch psychosomatische Begutachtung neue therapeutische Aspekte zu möglichen.

Gegenwärtig werden jedoch bei chronischen Schmerzen nur in ca. 25 % der Begutachtungen auch psychosomatische Einschätzungen erwogen und veranlasst (Freyberger et al. 1996). Den Stellenwert einer psychosomatischen Begutachtung, die am Ende einer oft jahrelang erfolglosen somatischen Therapie und nach verschiedenen fachorganischen Begutachtungen vorgenommen wird, beschrieben Kreyssig und Mitarb. (1993): „Das meist letzte, biographische, soziale und medizinische Kapitel einer langen Krankheitsgeschichte aus progredientem Leid, Wechsel zwischen Hoffnung und Enttäuschung, ineffizienter Arzt-Odyssee, unzureichender Diagnostik, kategorialen Zuordnungen und unzureichender bis ungeeigneter Therapie."

Wegen der fachübergreifenden Anforderungen an die Güte einer Begutachtung von Schmerzen haben sich Vertreter von fünf Fachgesellschaften mehrfach getroffen, um Leitlinien zu formulieren[3]. Diese Leitlinie ist von der AWMF als Version 10.18 auf S 2-Niveau geführt (Arbeitsgemeinschaft für neurologische Begutachtung 2007, AWMF). Sie ist Grundlage dieser Ausführungen.

---

[1] American Psychiatric Association (1994): Diagnostic and Statistical Manual of Mental Disorders. Washington DC, 4. Aufl.

[2] World Health Organization (1991): International Classification of Diseases. Lexicon of Mental health Terms. Vol. II. Geneva
Deutsche Ausgabe: Bundesministerium für Gesundheit (1993): Internationale Klassifikation der Krankheiten, Verletzungen und Todesursachen (ICD) in der 10. Revision

[3] für die DGN: Prof. Dr. Dr. B. Widder, Günzburg (federführend); erweiterter Autorenkreis: Dr. C. Benz, Heidelberg; Prof. Dr. M. Tegenthoff, Bochum
für die DGOOC: Prof. Dr. M. Schiltenwolf, Heidelberg; erweiterter Autorenkreis: Dr. F. Schröter, Kassel; Prof. Dr. G. Rompe, Heidelberg †
für die DGPM/DKPM: Prof. Dr. U. T. Egle, Mainz; erweiterter Autorenkreis: Dr. C. Derra, Bad Mergentheim; PD Dr. V. Köllner, Homburg/Saar
für die DGPPN: Prof. Dr. K. Foerster, Tübingen; erweiterter Autorenkreis: Prof. Dr. H. Kindt, Freiburg; Dr. P. Vogel, München
für die DGSS: Dr. R. Dertwinkel, Bremerhaven
für das Sozialrecht: Beratung durch W. Petruschka, ehemals Vizepräsident des Sozialgerichts Mannheim

2.9 Muskuloskelettale Schmerzen – psychosomatische Aspekte der Begutachtung

Allgemeine Aspekte der gutachtlichen Einschätzung chronischer (muskuloskelettaler) Schmerzen

Algorithmus

Eine Begutachtung von Schmerzen mit der Empfehlung, sich an die Ausführungen dieser Leitlinie zu halten, ist dann im Gutachtenauftrag zu erkennen, wenn
➤ die Hauptklage des Probanden chronischen Schmerz umfasst, der durch den körperlichen Schadensbefund nicht ausreichend zu erklären ist,
➤ trotz vieler erfolgloser Arztbesuche und Therapieversuche die chronische Schmerzsymptomatik nicht gebessert/verändert werden konnte,
➤ neben dem Hauptschmerz vielfältige weitere Schmerzen und/oder Körperbeschwerden beklagt werden:
  – z. B. neben Rückenschmerzen auch Nacken-, Kopf-, Gelenk-, Bauchschmerzen,
  – z. B. Kopfdruck, Kloßgefühl im Hals, Herzstiche, Herzstolpern, Schwindel, Benommenheit, Bauchdruck, Wechsel von Verstopfung und Durchfall, Schwitzen, Müdigkeit, Konzentrationsstörungen,
➤ oder außergewöhnliche Schmerzen einen Körperschaden begleiten:
  – z. B. komplexes regionales Schmerzsyndrom (CRPS), Phantomschmerzen, Deafferenzierungsschmerzen bei Querschnittlähmung,
➤ sowie psychosoziale Störungen für die Chronifizierung häufig sind (wie z. B. bei Rückenschmerzen)
➤ oder der Schmerz durch bekannte psychische Störungen wesentlich bedingt sein kann:
  – z. B. nach Missbrauchserfahrungen, bei posttraumatischer Belastungsstörung, bei depressiven Störungen, bei Angststörungen, bei somatoformen Störungen, bei dissoziativen Störungen (soweit diese in der aus den Akten und Vorbefunden bekannten Krankengeschichte vermutet, bekannt oder bereits gesichert wurden).

Über allgemeine Vorgaben an medizinische Sachverständige hinaus sind bei der Begutachtung von Schmerzen nachfolgende Besonderheiten (besonders) zu berücksichtigen:

➤ **Wahrung der Unparteilichkeit.** Im Gegensatz zur üblichen ärztlichen Tätigkeit hat es der Gutachter strikt zu vermeiden, Partei für den zu Untersuchenden oder den Auftraggeber zu nehmen. Der zu Begutachtende ist kein Patient, eine bessere Bezeichnung ist Proband.
➤ **Bezeichnung.** Entsprechend der ärztlichen Weiterbildungsordnung soll das Gutachten nach dem Fachgebiet des erstellenden Arztes benannt werden. Soweit nicht die Fachgebietsbezeichnung des Sachverständigen für die Klassifizierung des Gutachtens ausreichend erscheint, soll von der „Begutachtung von Schmerzen" gesprochen werden.
➤ **Umgang mit Probanden aus anderen Kultur- und Sprachräumen.** Schmerzempfindung und -schilderung bei Probanden aus anderen Kulturräumen können andersartig sein und können damit nur eingeschränkt in die deutsche Sprache übertragen werden.
➤ **Interdisziplinärer Charakter.** Die Begutachtung chronischer Schmerzen ist eine interdisziplinäre Aufgabe und erfordert Kompetenz sowohl zur Beurteilung körperlicher als auch psychischer Störungen. An erster Stelle soll durch geeignete Gutachter der Anteil der durch Schädigungen des Nervensystems und anderer Gewebearten erklärbaren Schmerzen beurteilt werden. Diese Gutachter sollen über Grundkenntnisse psychisch verursachter Schmerzen im Sinne der psychosomatischen Grundversorgung verfügen.

Sind die Schmerzen und das Ausmaß der Beeinträchtigungen nicht oder nicht ausreichend durch Gewebeschäden erklärbar, soll der Gutachter, soweit er selbst nicht über entsprechende Kompetenz verfügt, dem Auftraggeber die Heranziehung eines psychiatrisch bzw. psychosomatisch geschulten Facharztes zur weiteren Begutachtung vorschlagen. Dieser Gutachter soll zusätzlich über eingehende Kenntnisse chronischer Schmerzen verfügen.

➤ **Problem der Quantifizierung von Schmerzen.** Das Ausmaß von Schmerzen ist bislang nicht quantifizierbar. Bildgebende und neurophysiologische Verfahren sind für den Nachweis von Gewebeschädigungen unverzichtbar, eignen sich aber nicht für die Messung der Schmerzstärke. Apparativ gewonnene Zufallsbefunde ohne Relevanz für die beklagten Schmerzen sollen als nicht Schmerz erklärend benannt werden. Dem Nachweis körperlicher und/oder psychischer Beeinträchtigungen im Alltags- und beruflichen Leben kommt daher bei der Begutachtung von Schmerzen überragende Bedeutung zu.

➤ **Bedeutung psychometrischer Untersuchungen.** Testpsychologische Verfahren und die Verwendung von Selbstbeurteilungsbögen können die Eigenschilderung der Beschwerden ergänzen und dienen der Standardisierung von Befunden. Wegen der Wiedergabe subjektiver Einschätzungen kommt ihnen jedoch in der gutachtlichen Situation keine Bedeutung als objektives Kriterium zu. Kein Fragebogen ist für die Gutachtensituation valide. Fragebögen erlauben nicht, zwischen Simulation und objektiven Befunden zu unterscheiden (Mendelson u. Mendelson 2004). Eine unkritische Übernahme der darin geltend gemachten Beeinträchtigungen soll daher unterbleiben. Für die Beurteilung der tatsächlichen Funktionsbeeinträchtigungen sind der erhobene Befund während der Exploration und Untersuchung sowie die Verhaltensbeobachtung wesentlich.

➤ **Diagnosen und Funktionsminderungen.** Diagnosen allein erklären nicht den Schweregrad einer Schmerzsymptomatik. Die Schwere der Krankheit des Probanden ergibt sich aus den Diagnosen *und* den belegten Funktionsminderungen. Letztlich konkret nichts aussagende Diagnosen wie „Z. n." oder topisch orientierte Syndrome (z. B. Zervikalsyndrom) sind zu vermeiden. Verdachtsdiagnosen dürfen gemäß den rechtlichen Vorgaben sowohl bei der Beurteilung von Funktionsstörungen als auch der Kausalität nicht berücksichtigt werden, da Schädigungen jeweils nachzuweisen sind (sog. „Vollbeweis").

➤ **Behandelbarkeit und Funktionsminderung.** Patienten mit psychisch (mit-)verursachten bzw. unterhaltenen Schmerzen sind häufig einer Behandlung nur schwer zugänglich. Dies kann auch Folge fehlgeleiteter Vorbehandlungen sein (iatrogene Fixierung und Schädigung). Geringer oder ausbleibender Behandlungserfolg begründet jedoch nicht zwangsläufig auch hohen Leidensdruck mit schweren Funktionsbeeinträchtigungen. Hoher Leidensdruck ist dann anzunehmen, wenn sich Beeinträchtigungen im privaten und/oder beruflichen Alltagsleben und in der sozialen Partizipation nachweisen lassen, was im Gutachten detailliert darzustellen ist (siehe auch: AWMF online: Leitlinien Psychotherapeutische Medizin und Psychosomatik. Leitlinie Somatoforme Störungen). Während eines Antragsbegehrens sind Behandlungsprognosen wegen des Konfliktes zwischen Anerkennung (eines Leidens) und Distanzierung (vom Leiden) äußerst schlecht (Suter 2002).

➤ **Jede psychische Störung ist nach symptomverstärkende Darstellungsformen abzuklären:**
  – *Simulation* ist das bewusste und ausschließliche Vortäuschen einer krankhaften Störung zu bestimmten, klar erkennbaren Zwecken. Simulation gilt als selten.
  – *Aggravation* ist die bewusste verschlimmernde bzw. überhöhende Darstellung einer krankhaften Störung zu erkennbaren Zwecken. Sie ist in der Begutachtungssituation relativ häufig zu beobachten. Simulation und Aggravation sollten in Gutachten klar beschrieben werden.
  – *Verdeutlichungstendenzen* sind demgegenüber der Begutachtungssituation durchaus angemessen und sollten nicht mit Simulation oder Aggravation gleichgesetzt werden. Es handelt sich hierbei um den mehr oder weniger bewussten Versuch, den Gutachter vom Vorhandensein der Schmerzen zu überzeugen. Zunehmende Verdeutlichung kann auch mit einem desinteressierten, oberflächlichen Untersucher zusammenhängen.

➤ **Untersucherreaktion und Gegenübertragungsverhalten.** Soweit richtungsweisende körperliche Befunde fehlen, gilt in besonderem Maße zu beachten, dass beim Gutachter eigene Wertvorstellungen und Körpererfahrungen, das Erleben des Probanden (z. B. Abwehr bei klagsamen Probanden) und auch die eigene Tagesform die Interaktion mit dem Probanden beeinflussen können.

Einteilung von Schmerzen

In der Gutachtensituation sind drei Kategorien von Schmerzen zu unterscheiden (Abb. 2.**24**):
➤ Begleitsymptom einer Gewebeschädigung
➤ Begleitsymptom bei Gewebeschädigung und wesentliche psychische Komorbidität
➤ Leitsymptom einer psychischen Erkrankung

2.9 Muskuloskelettale Schmerzen – psychosomatische Aspekte der Begutachtung

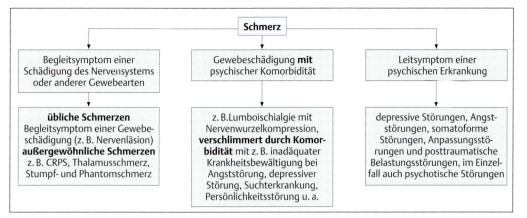

Abb. 2.24 Einteilung von Schmerzen aus gutachtlicher Sicht.

Die Art der Schmerzen ist durch die gutachtliche Untersuchung zu sichern, wobei meist mehrere Kategorien festzustellen sind.

Psychische Gesundheitsstörungen im Zusammenhang mit Schmerz und Leitsymptom Schmerz einer übergeordneten psychischen Erkrankung

Die wichtigsten psychischen Störungen sind in Tabelle 2.34 aufgelistet. Aus der Liste wird klar, dass auch für andere (z. T. nicht schmerzhafte) Erkrankungen der Haltungs- und Bewegungsorgane, deren organische Erklärbarkeit eingeschränkt ist, solche Störungen abgeklärt werden sollen, z. B. für Bewegungsstörungen (z. B. im Rahmen dissoziativer Störungen, psychogener Dystonien).

Schmerz und Funktionsstörung durch Somatisierung

Psychosomatische Erkrankungen mit höchster Relevanz für das Fachgebiet der Orthopädie sind vor allem die somatoformen Störungen: Es handelt sich um die „Neigung, körperliche Beschwerden als Antwort auf psychosoziale Belastungen zu erfahren und zu vermitteln, um medizinische Hilfe dafür in Anspruch zu nehmen" (Lipowski 1988).

Krankheiten infolge von Somatisierungen werden erst seit Beginn der 80er-Jahre in der internationalen Literatur als nosologische Einheit diskutiert (Quill 1985). Sämtliche Klassifikationen leiden noch immer an terminologischer Unschärfe, was Aussagen zur Häufigkeit problematisiert (Hartkamp et al. 1998). Somatisierungen mit Krankheitswert gelten dennoch als häufig, werden jedoch erst nach Jahren als solche diagnostiziert;

Tabelle 2.34 Die orthopädisch relevanten Diagnosen psychischer Gesundheitsstörungen nach ICD-10

Diagnose	ICD-10
anhaltend somatoforme Schmerzstörung	F45.4
Somatisierungstörung	F45.0
undifferenzierte somatoforme Störung	F45.1
Depression (leicht, mittelgradig, schwer ohne/mit psychotischen Merkmalen)	F32. (einzelne Episode) F 33. (Episoden, rezidivierend)
dysthyme Störung	F34.1
Anpassungsstörung	F43.
Angststörung ➤ generalisiert ➤ mit/ohne Panikstörung ➤ spezifische Phobien	F 41.
dissoziative Bewegungsstörung Konversionsstörung	F44.4
Hypochondrie	F45.2
körperdysmorphe Störung	F45.2
posttraumatische Belastungsstörung	F43.1

entsprechend der pathogenetischen Charakteristik, Affekte zu somatisieren, werden die von den Patienten beklagten Beschwerden langwierig somatisch abgeklärt und behandelt. Die Punktprävalenz in der Allgemeinbevölkerung soll 12 % betragen (Simon u. v. Korff 1991).

In einer allgemeinen Schmerzambulanz wurde ein Anteil nichtorganischer Schmerzbefunde von 45,7 % festgestellt (Egle et al. 1991). Auf einer orthopädischen Schmerzstation konnte in einer interviewgestützten Längsschnittstudie bei fast jedem Patienten auch eine psychosomatisch definierte Erkrankung festgestellt werden. Von einem hohen Anteil psychosomatischer Komorbidität bei orthopädischen Schmerzpatienten ist also auszugehen (Henningsen et al. 2005). Gerade in der Orthopädie, die sich in einem großen Anteil ihrer klinischen Tätigkeit mit der Abklärung und Behandlung körperlicher Beschwerden befasst, ist die exakte Trennlinie zwischen körperlich und nichtkörperlich (psychosomatisch) zu erklärenden Beschwerden jedoch nicht immer einfach.

Wegen der Schwierigkeit, Schmerzen – wie in der ICD-10 von 1991 gefordert – entsprechend dem „physiologisch zu erwartenden Maß" (Bundesministerium für Gesundheit 1993) einzuschätzen, wird seit 1994 in der DSM-IV unterschieden zwischen „Schmerzstörung in Verbindung mit psychischen Faktoren" (307.80) und „Schmerzstörung in Verbindung mit sowohl psychischen Faktoren wie einem medizinischen Krankheitsfaktor" (DSM-IV 307.89) (King u. Strain 1996). Somit ist die Problematik der Zuordnung von Krankheit und Komorbidität, von (psychosomatischer) Pathogenese und körperlicher Ausgestaltung entschärft, da keine Taxonomie das Kriterium der alleinigen organischen oder nichtorganischen Erklärbarkeit von Schmerzen erfüllen kann (Hartkamp et al. 1998).

Anhaltend somatoforme Schmerzstörung (ICD-10 F45.4)

Die Aufrechterhaltung somatischer Schmerzen – Lumbago, Ischialgie, Kopfschmerzen – durch psychische Faktoren ist häufig. Für die Orthopädie ist die Schmerzstörung die epidemiologisch wichtigste Diagnose. Es wird zugrunde gelegt, dass akute körperliche Schmerzen einen gutartigen Spontanverlauf nehmen und innerhalb kurzer Zeit (4–6 Wochen) remittieren. Chronifizieren solche Schmerzen, sollten psychologische Faktoren der Chronifizierung und das Vorliegen einer Schmerzstörung abgeklärt werden (Waddell 1998).

Schmerzen in einer oder mehreren anatomischen Regionen stehen im Vordergrund der Beschwerden. Die Schmerzen können sowohl vorwiegend durch psychische Faktoren als auch durch psychische und somatische Faktoren gemeinsam verursacht und aufrechterhalten werden; hieraus resultiert die Differenzierung des DSM-IV zwischen 307.80 und 307.89, was die ICD-10 nicht vorsieht. Die somatischen Faktoren allein dürfen nicht ausreichend erklärend sein. Die Schmerzdauer bestimmt den Zusatz „akut" (unter 6 Monaten) oder „chronisch"(über 6 Monaten).

Von verschiedenen Seiten wird angeraten, die *Fibromyalgie* der Schmerzstörung und/oder den affektiven Störungen zuzuordnen (Huber 2000, Stärk 1999). Die Pathogenese mit Symptomausweitung zu einem panalgischen Schmerzbild ohne organische Erklärbarkeit, die geringe Spezifität der sog. „tenderpoints" (Bohr 1996), laborchemische Besonderheiten, die einer Depression entsprechen, begründen diese Einschätzung. Dennoch bleibt auch die kategoriale Fassung der somatoformen Störung schwierig, bisweilen unbefriedigend: Weder die (eher somatisch ausgerichtete) Diagnose Fibromyalgie noch die (psychosomatisch ausgerichtete) Diagnose werden allen Detailfragen der Ätiopathogenese sowie Therapie gerecht, was immer wieder zu erregten Diskussionen zwischen den Fachgebietsvertretern führt. Für beide Diagnosen gilt, dass die Diagnosestellung im Gutachten eine Befundbesserung – z. B. trotz Berentung – nicht erwarten lässt. Die gutachtliche Einschätzung des Ausmaßes der Funktionsstörungen richtet sich – sind strukturierte orthopädische Behinderungen nicht festzustellen – nach dem Ausmaß der vegetativen und psychopathologischen Beeinträchtigungen (Berger 1997). Weiterhin fehlen Belege, dass chronische Rückenschmerzen mit und ohne der Diagnose „somatoforme Schmerzstörung" einer therapeutischen Abgrenzung bedürfen, dass sich also aus der Zusatzdiagnose „somatoforme Schmerzstörung" ein zusätzlicher spezifischer Therapieansatz ergäbe (Henningsen et al. 2007).

Somatisierungsstörung (ICD-10 F45.0)

Schmerzen sind nur ein Teil des Beschwerdebildes, die Symptome können sich auf jedes Körperteil oder jede Körperfunktion beziehen (Schmerzsymptome, gastrointestinale Symptome, sexuelle und pseudoneuralgische Symptome); die Anzahl von Schmerzen und Beschwerden korreliert mit dem Ausmaß von Disstress. Die Symptomatik besteht seit zumindest 2 Jahren. Eine ausreichende organische Erklärung kann nicht gefunden werden. Somatisierungen treten auch als Teil anderer psychischer Erkrankungen (Schizophrenie, Angststörung mit Panikattacken, Major Depression) auf. Somatisierungsstörungen erfordern von allen somatoformen Störungen den höchsten therapeutischen Aufwand.

Undifferenzierte Somatisierungsstörung, multisomatoforme Störung (ICD-10 F45.1)

Das vollständige und typische Bild der Somatisierungsstörung ist nicht erfüllt, es werden jedoch viele körperliche Beschwerden mit Einschränkung der sozialen und familiären Funktionsfähigkeit ohne ausreichende organische Erklärbarkeit seit mehr als 6 Monaten beklagt. Die Diagnose wird nur gewählt, wenn andere psychische Störungen (Major Depression, Angststörung, Anpassungsstörung) die Symptome nicht besser erklären. Ist der Zeitrahmen nicht erfüllt, so kann von einer „nicht näher bezeichneten somatoformen Störung" (ICD-10 45.9) gesprochen werden.

Die Therapieergebnisse und somit die Lebensprognose bei der multisomatoformen und Somatisierungsstörung sind deutlich schlechter als bei somatoformen Schmerzstörungen (z. B. im Zusammenhang mit Fibromyalgie oder chronischen Rückenschmerzen).

Weitere somatoforme Störungen

Störungen von vegetativ innervierten Organen, die organisch nicht ausreichend zu erklären sind, zählen zu den „somatoformen autonomen Funktionsstörungen" (ICD-10 F45.3: z. B. *Herzneurose, psychogene Hyperventilation*). Die Überzeugung des Probanden beharrt auf einer organischen Ursache, die nicht festgestellt werden kann.

Die Symptome der *psychogenen Pollakisurie* bzw. *Dysurie* können bei der gutachterlichen Einschätzung diskogener Erkrankungen eine Konus-Kauda-Symptomatik vortäuschen.

Sind die Symptome nicht über das vegetative Nervensystem vermittelt, kann es sich um eine sonstige somatoforme Störung (ICD-10 F45.8) handeln: Zu erwähnen sind der *Globus hystericus, nichtorganische Schluckstörungen* oder der *psychogene Schiefhals*.

Dissoziative Bewegungsstörung, Konversionsstörung (ICD-10 F44.4-F44.9)

Es handelt sich um Störungen, die die motorischen und/oder sensiblen Funktionen betreffen, jedoch organisch (z. B. neurologisch) nicht erklärt werden können. Die Symptome werden als „pseudoneurologisch" bezeichnet und können von physiologischen Gegebenheiten abweichen, die Symptomentwicklung unter Stress ist häufig, häufig passen sich die Symptome an erfahrene Erkrankungen im näheren Umfeld des Untersuchten an. Die Unterscheidung zwischen tatsächlichen neurologischen Störungen und dissoziativen Störungen ist einerseits schwierig, andererseits sind Befundüberschneidungen möglich. Schmerzen spielen bei dissoziativen Störungen keine oder eine untergeordnete Rolle.

Die ICD-10 verwendet Konversionsstörung inhaltsgleich mit „dissoziativer Störung" (F44.). Dissoziative Störungen sind alle organisch nicht erklärbaren Störungen der Leistungen des Nervensystems (also auch der Erinnerung, des Identitätsbewusstseins, des Empfindens und der Sinneswahrnehmung). Früher wurde für die bezeichneten Störungen der Begriff der Hysterie verwendet, wegen der vielfältigen Konnotationen soll dieser Terminus heute vermieden werden.

Im Gebiet der Orthopädie sind phänomenologisch z. B. *Astasie* und *Abasie* wie auch die *Dystonie* (z. B. psychogener Klumpfuß) abzugrenzen von Symptomen der spinalen Stenose oder der Lähmung (Schwarz et al. 2000).

Hypochondrie (ICD-10 F45.2)

Der Proband beschäftigt sich übermäßig mit der Angst, ernsthaft erkrankt zu sein und er verharrt auf seiner Einschätzung entgegen ärztlicher Abklärung und Rückversicherung. Die Störung besteht

2 Begutachtung bei speziellen Krankheitsbildern

seit mehr als 6 Monaten und führt zur Beeinträchtigung der Funktionskapazität.

Körperdysmorphe Störung (ICD-10 F45.2)

Es handelt sich um eine übermäßige Beschäftigung mit einem eingebildeten Mangel oder einer tatsächlichen Entstellung der körperlichen Erscheinung.

Organisch nicht erklärbare Schmerzen und Beeinträchtigungen bei leichter *Skoliose*, *Trichterbrust* und anderen Fehlbildungen sollten den Gutachter diese psychosomatische Diagnose erwägen lassen.

Neurasthenisches Störungsbild (ICD-10 F48.0)

Belastungen führen zu vermehrter Müdigkeit, die selbst von vegetativen Störungen, Schwindel, Muskel- und Spannungskopfschmerzen, später Depression und Angst begleitet wird. Trotz Müdigkeit sind Entspannungsvermögen und Schlaf beeinträchtigt.

Ähnlichkeiten zum *chronischen Müdigkeitssyndrom* bestehen: Es wird die Auffassung vertreten, dass das Erschöpfungssyndrom die Neurasthenie der 80er- und folgenden Jahre darstellt (Greenberg 1990).

Affektive Störungen

Major Depression (ICD-10 F32., F33.)

Unterschieden wird die einzelne Episode vom rezidivierenden Auftreten einer Major Depression. Ohne organische Erklärbarkeit oder willentliche Verursachung sind mindestens 5 von 9 Symptomen während einer 2-Wochen-Episode dauernd erfüllt:
- andauernde Niedergeschlagenheit,
- Interesselosigkeit,
- deutlicher Gewichtsverlust,
- Schlaflosigkeit,
- innere Unruhe oder Verlangsamung,
- Müdigkeit,
- Gefühl der Wertlosigkeit oder Schuldgefühle,
- Konzentrationsmangel,
- wiederkehrende Gedanken an den Tod bis zu Suizidvorstellungen.

Je nach Ausprägung wird zwischen leicht, mittelgradig und schwer mit und ohne psychotische Merkmale unterschieden.

Major Depressionen müssen insbesondere gegen bipolare Störungen mit manischen Episoden, Folgen medizinischer Krankheitsfaktoren (z. B. Krebs, Schlaganfall, Hypothyreose) und substanzinduzierte Depressionen abgegrenzt werden. Ätiologische Bezeichnungen wie reaktive oder endogene Depression kommen in den aktuellen Klassifikationssystemen nicht mehr vor.

Für den Orthopäden bedeutsam ist, dass Depressionen die körpereigene Schmerzkontrolle beeinträchtigen und eine übertriebene Besorgnis um die körperliche Gesundheit fördern. Depressionen und Schmerz beeinflussen sich gegenseitig. Das körperliche Erleben von Depressionen wird auch kulturell determiniert. Hierdurch wird die Trennung von somatoformen Störungen erschwert. Die Lebenszeitprävalenz beläuft sich auf 10 – 25 % bei Frauen und 5 – 12 % bei Männern. Bei chronischen Schmerzen ist die Wahrscheinlichkeit einer depressiven Störungen deutlich erhöht, ebenso die Wahrscheinlichkeit von Schmerzen bei Vorliegen einer depressiven Störung (Demyttenaere et al. 2007, Gureje et al. 2007).

Dysthyme Störung (ICD-10 F34.1)

Während eines zumindest zweijährigen Zeitraumes sind an mehr als der Hälfte aller Tage neben depressiver Verstimmung 2 von insgesamt 6 Symptomen nachweisbar:
- Appetitlosigkeit oder übermäßiges Essbedürfnis
- Schlaflosigkeit oder Schlafbedürfnis
- Erschöpfung
- geringes Selbstwertgefühl
- Konzentrationsmangel
- Hoffnungslosigkeit

Phobische Störungen (ICD-10 F40.0)

In der Gruppe der phobischen Störungen wird Angst überwiegend durch ungefährliche Situationen oder Objekte außerhalb des Patienten hervorgerufen. Diese werden in der Folge gemieden oder mit Angst ertragen. Phobische Ängste können von leichtem Unbehagen bis zur panischen Angst reichen. In der Klassifikation des ICD wird eine Panikattacke (F41.0), die in einer phobischen Situation auftritt, als Ausdruck für den Schweregrad der Phobie gewertet. Eine eigentliche Panikstörung sollte nur bei Fehlen einer Phobie diagnostiziert werden.

Angststörungen (ICD-10 F41.0) mit und ohne Panikstörung

Das Hauptsymptom der Angststörungen sind Ängste, die nicht auf bestimmte Situationen begrenzt sind. Das wesentliche Kennzeichen einer Panikstörung sind wiederkehrende schwere Angstattacken ohne besondere Umstände. Typisch ist der plötzliche Beginn mit Herzklopfen, Brustschmerz, Erstickungsgefühlen, Schwindel und Entfremdungsgefühlen. Die meisten Anfälle dauern meistens nur Minuten. Häufige und unvorhersehbare Panikattacken können Angst vor dem Alleinsein oder vor öffentlichen Plätzen hervorrufen. Eine Panikstörung soll nur beim Fehlen einer Phobie diagnostiziert werden.

Bei einer generalisierten Angststörung ist das wesentliche Symptom eine allgemeine und anhaltende Angst, die ebenfalls nicht auf bestimmte Situationen in der Umgebung beschränkt ist. Zu den vegetativen Symptomen der Ängste werden häufig Befürchtungen geäußert, man selbst oder ein Angehöriger könne demnächst erkranken oder verunglücken. Diese Störung findet sich häufiger bei Frauen, oft im Zusammenhang mit lang andauernden Belastungen.

Anpassungsstörung (ICD-10 F43.2)

Innerhalb von 3 Monaten nach einem belastenden Ereignis kommt es zu einem über Trauer hinausgehenden Leiden, das die Funktionskapazität bedeutsam beeinträchtigt. Die Anpassungsstörung dauert nicht länger als 6 Monate, es sei denn, die Belastung besteht fort. Sie kann zu Störungen mit Depression, Angst oder Aggression, Störungen des Sozialverhaltens, Körperfunktionsstörungen und Schmerzen führen.

Posttraumatische Belastungsstörung (ICD-10 F43.1)

Innerhalb von 6 Monaten nach einem traumatisierenden Ereignis von außergewöhnlicher Schwere kommt es zu beeinträchtigenden Erinnerungen oder Traumerlebnissen, die das Ereignis (im Sinne von Intrusionen oder „flash-backs", also unverarbeitet) wiederholen und zu einer Veränderung der Lebensweise mit Vermeidungsstrategien führen. Während die ICD-10 nur solche Ereignisse als verursachend akzeptiert, die bei fast jedem eine tiefe Verstörung hervorrufen würden, akzeptiert das DSM-IV alle Anlässe, die aufgrund der persönlichen Betroffenheit zur psychischen Störung führen. Von verschiedener Seite wird die Auslegung des DSM-IV favorisiert (Meyer u. Steil 1998).

Die Wahrscheinlichkeit der posttraumatischen Belastungsstörung korreliert mit der Schwere von körperlichen Unfallfolgen (Frommberger et al. 1998). Die Schwere von körperlichen Schäden darf jedoch die Feststellung von psychischen Belastungsfolgen nicht beeinträchtigen – weder therapeutisch noch gutachterlich (Meyer u. Steil 1998); gleichermaßen implizieren fehlende Körperschäden nach schwerer Belastung nicht den Ausschluss von psychischen Belastungsstörungen.

Die Schwere des Ereignisses (gemeint sind Naturkatastrophen, Kriegseinwirkungen, schwere Verkehrsunfälle, Vergewaltigungen, Entführungen, Misshandlungen) schließt die Annahme der posttraumatischen Belastungsstörung nach leichtem Pkw-Auffahrunfall aus.

Psychosomatische Mitverursachung von Schmerz und Funktionsstörungen

Neben Schmerzen, die durch Somatisierung ursächlich zum Krankheitswert gelangen, sind für eine zweite Gruppe von Erkrankungen Determinanten der Persönlichkeit oder Konsequenzen psychosozialer Belastung mit verursachend abzuklären. Hierbei steht der körperliche Anteil im Vordergrund, Ausprägung und Risiko der Chronifizierung werden jedoch durch den nichtkörperlichen Krankheitsanteil bestimmt. Hierzu zählen das chronische Lumbago-Ischialgie-Syndrom (mit Bandscheibenvorfall oder knöchernen Anpassungsreaktionen), postoperative Schmerzbilder nach Operationen wegen Schmerzen, posttraumatische Schmerzbilder mit Sympathikusaktivierung (Chronic Regional Pain Syndrome, CRPS). Es handelt sich also um somatische Krankheitsbilder, deren medizinischer Krankheitswert durch psychosomatische Faktoren verschlimmert wird.

Chronischer Rückenschmerz, bandscheibenbedingte Erkrankungen

Die Chronifizierung sowohl tief lumbaler wie auch bandscheibenbedingter, radikulärer Schmerzen wird durch nicht somatische Risikofaktoren begünstigt. Dazu zählen insbesondere Arbeitsplatz- und Beziehungssorgen, Depressionen, Schmerzverhalten sowie die Suche nach sozialer Unterstützung (Dionne et al. 1999, Hasenbring 1992). Chronische Wirbelsäulenschmerzen müssen also in ihrer Ausprägung und Bedeutung sowohl somatisch als auch psychosomatisch ergründet werden.

Führen Nukleotomien, Spondylodesen usw. nicht zur gewünschten Schmerzbefreiung, so konkurrieren somatische (fehlerhafte Operationstechnik, iatrogener Nervenschaden) mit psychosomatischen Ursachen: Hier ist abzuklären, ob die Operation unter einer Einfluss relevanter psychischer Störungen stattgefunden hat bzw. in der postoperativen Anpassung zum Tragen kamen. Die Narbenbildung nach Nukleotomie erscheint zur alleinigen Begründung eines *Postnukleotomiesyndromes* wegen geringer Spezifität nicht ausreichend.

Schmerz und Funktionsstörungen durch Verschiebung der Wesensgrundlage, Symptomausweitung, Simulation, Aggravation, Verdeutlichung

Diese Gruppe von Beschwerden kann auf die Folgen von Ereignissen und Unfällen bezogen werden, die ohne ausreichende organische Erklärbarkeit Schmerzen und/oder Funktionsstörungen verursachen. Epidemiologisch führend sind invalidisierende Folgen nach leichten Heckauffahrunfällen, Schmerzzunahme bei latentem Rentenbegehren oder offenem Rentenantrag (Sandweg et al. 2000), aber auch Störungen nach Missbrauchserlebnissen und nach Kriegseinwirkungen.

Verschiebung der Wesensgrundlage nach sog. Schleudertrauma

Die meisten fremdverschuldeten Auffahrunfälle finden bei geringer Geschwindigkeit (unter 15 km/h) statt, enden mit leichter Beschädigung des eigenen Pkw und führen zu keinen körperlichen Strukturschäden. Dennoch werden jährlich ca. 24 000 Anträge auf Versicherungsleistungen geltend gemacht (1996). Unspezifische Beschwerden wie Leistungsknick, Konzentrationsmangel und Kopfschmerzen werden beklagt. Belege für organisch begründbare Hirnleistungsstörungen sind nicht gesichert (Poeck 1999).

Dagegen fordert der Bundesgerichtshof, in Kausalitätsbetrachtungen im Haftpflichtrecht auch das Risiko einzubeziehen, das sich aus den unbewussten Begehrensvorstellungen, die in der Psyche des Verletzten angelegt sind, für dessen künftige berufliche Situation ergibt: Die prämorbide Persönlichkeit des Verletzten ist gutachterlich zu berücksichtigen. Seelisch bedingte Folgeschäden sind auch bei (unfallunabhängigen) psychischen Anfälligkeiten im Haftpflichtrecht zu entschädigen. Eine Ausnahme bilden jedoch psychische Reaktionen des Verletzten, die schlechterdings nicht mehr zu verstehen sind (Ziegert 1998).

Symptomausweitung bei Rentenbegehren

Somatoforme Störungen werden von manchen Probanden auch vorgetäuscht. Die gutachterliche Problematik stellt sich bei der Unterscheidung zwischen simulierten und nicht vorgetäuschten Symptomen.

Das soziale und private Sicherungssystem scheint das Anspruchsverhalten zu begünstigen (Bellamy 1997): Die Tatsache des Versichertseins begünstigt alle Formen der Aggravation, was in der Situation des Betroffenen durchaus angemessen sein kann. Verdeutlichungen sind nicht von vornherein mit Simulation gleichzusetzen, auch ist die Verdeutlichung nicht die geringe Ausprägung der Simulation.

Die Verschiebung der Wesensgrundlage bezeichnet den Wandel von der Heilungserwartung zum Entschädigungsbegehren.

Unter Symptomausweitung versteht man alle bewusst und unbewusst kontrollierten Symptomdarstellungen (> Simulation, > Aggravation, Somatisierungstendenz), die Einfluss auf die Umgebung nehmen. Der Begriff der Rentenneurose sollte jedoch vermieden werden (Schneider et al. 2001). Symptomausweitung spielt bei jedem Rentenbegehren eine Rolle, die die Erklärbarkeit von Symptomen tangiert. Jedes offensichtliche oder latente

2.9 Muskuloskelettale Schmerzen – psychosomatische Aspekte der Begutachtung

Rentenbegehren interagiert mit den beklagten Symptomen. Patienten mit einem latenten Rentenbegehren („eigentlich steht mir die Rente zu") und unbewusster Symptomausweitung sind nahezu unbehandelbar.

Simulation, Aggravation

> **Simulation** ist das bewusste und absichtliche Vortäuschen einer krankhaften (hier: psychischen oder psychosomatischen) Störung zu bestimmten, klar erkennbaren Zwecken, insbesondere um materielle und andere unmittelbare Vorteile zu erlangen.
>
> **Aggravation** ist die bewusste, absichtlich verschlimmernde bzw. überhöhende Darstellung einer vorhandenen Störung zum Zweck der Erlangung von unmittelbaren (materiellen) Vorteilen.
>
> Eine gewisse **Verdeutlichung** ist in der Begutachtungssituation typisch. Der Übergang zur Aggravation ist fließend.

Simulation und Aggravation beschreiben eine bewusste Täuschungs- bzw. Verdeutlichungstendenz, die keinen Anspruch auf Entschädigungsleistungen begründet. Demgegenüber handelt es sich bei Somatisierungssymptomen um tatsächlich erlebte Störungen von Krankheitswert. Die Unterscheidung zwischen Verdeutlichungstendenz und Somatisierungssymptomen ist gutachtlich schwierig. Sowohl bei der Verdeutlichungstendenz als auch bei der Somatisierung können nichtorganische Zeichen positiv sein. Auch können Symptome der Somatisierung für den Gutachter wie Symptome der Simulation erscheinen. Fehlende organische Erklärbarkeit allein rechtfertigt jedoch nicht die Annahme einer Simulation oder Aggravation (Schneider et al. 2001).

Als effektive Grundhaltung zur Entdeckung von Simulation und Aggravation bezeichnet Wiley (1998) einen raschen, situationsangemessenen Wechsel zwischen einer empathischen und einer stärker konfrontierenden, zweifelnden Herangehensweise: Hierdurch sollen Motive zur Täuschung deutlich werden. Simulationen sind seltener als vermutet. Bei Gefängnisinsassen, Militärangehörigen und vor allem bei Drogenabhängigen sind sie häufiger.

Bedeutung

Die Möglichkeit einer Begutachtung von Schmerzen bzw. die Notwendigkeit einer psychosomatischen Zweitbegutachtung ist in allen Fragen des Sozialrechts und vielen des Zivilrechts gegeben (Tabelle 2.35); psychische Gesundheitsstörungen können Leistungen begründen oder erhöhen, auch wenn körperliche nicht oder nur in geringem Umfang festzustellen sind. Die Feststellung psychi-

Tabelle 2.35 Mögliche Fragestellungen bei Begutachtung von Schmerzen in verschiedenen Rechtsgebieten.

Versicherungsträger	Fragestellung
Sozialrecht	
Gesetzliche Krankenversicherung	Heilbehandlungskosten Arbeitsunfähigkeit
Gesetzliche Rentenversicherung	Erwerbsminderung
soziales Entschädigungsrecht	Beschädigtenrente
Schwerbehindertenrecht	Grad der Behinderung
Gesetzliche Unfallversicherung	Minderung der Erwerbsfähigkeit (psychische Unfallfolgen)
Zivilrecht	
Private Krankenversicherung	Heilbehandlungskosten Arbeitsunfähigkeit
Private Unfallversicherung	je nach Vertrag Leistungen nach § 7 AUB 88[1][2][3], jedoch oft ausgeschlossen
Erwerbs- und Berufsunfähigkeitszusatzversicherung	Minderung der Berufsfähigkeit sowie der Erwerbsfähigkeit nach Antrag und Versicherungsschein
Haftpflichtrecht	Haftpflichtleistungen

---

[1] Die für den ärztlichen Gutachter relevanten Versicherungsbedingungen sind in der AUB 88 festgehalten. Die nachfolgenden Neuformulierungen AUB 94 und AUB 99 haben für den ärztlichen Gutachter keine wesentlichen inhaltlichen Änderungen erbracht.
[2] § 7 AUB 88 regelt, dass die sich Leistungen aus Antrag und Versicherungsschein ergeben.
[3] Nach § 2.IV.AUB 88 fallen krankhafte Störungen infolge psychischer Reaktionen, gleichgültig wodurch diese verursacht sind, nicht unter Versicherungsschutz.

2 Begutachtung bei speziellen Krankheitsbildern

scher Gesundheitsstörungen durch die Begutachtung kann auch für die weitere Therapie wertvolle Hinweise bieten.

In der **Privaten Unfallversicherung** sind Schmerzen aus der Versicherungsleistung meist ausgeschlossen. Daher ist hier der Zusammenhang zwischen Ereignis (Unfall ja oder nein), körperlichem Primärschaden und körperlich erklärbarem Schmerz mit Wahrscheinlichkeit zu sichern. Der Zusammenhang von Unfall und Primärschaden setzt einen zeitlichen Zusammenhang zwischen Ereignis und Symptomen voraus. Auch bei Folgeschäden ist nur der festgestellte Körperschaden Grundlage für die Anerkennung von beklagten Schmerzen, wobei auch Therapieschäden geeignet sind, die Versicherungsleistung zu begründen (Ludolph 2001). Ausnahmen bilden jedoch Schmerzkrankheiten, die – bei Wahrung des zeitlichen Zusammenhangs zwischen Unfall, strukturellen Unfallfolgen und Schmerzen – über das zu erwartende Ausmaß von Schmerzen hinausgehen:

➤ Phantomschmerz nach Amputation,
➤ Complex Regional Pain Syndrome (CRPS I, Algodystrophie) als Unfallfolge, z.B. nach distaler Radiusfraktur,
➤ neuropathische Schmerzen nach Nervenschädigung (CRPS II, Kausalgie).
➤ Psychotraumatologische Folgen von Unfällen, deren Primärkörperschaden durch die psychische Belastung im Ereigniss wesentlich verschlimmert wird (posttraumatische Belastungsstörung), werden dagegen durch die Private Unfallversicherung **nicht entschädigt**; psychische Reaktionen sind gemäß den Allgemeinen Unfallversicherungsbedingungen (AUB) der privaten Unfallversicherer auch bei verletzungskonformem Verlauf der psychischen Erkrankungen nicht versichert.

In **Österreich** hat der Gutachter im Haftpflichtrecht Aussagen zum Schmerzzustand zu geben, damit vom Versicherer bzw. vom Richter das Schmerzengeld bemessen werden kann. Es wird zwischen sehr starken und mittelstarken und leichten Schmerzen nach einem Unfall unterschieden:

➤ Sehr starke Schmerzen machen es dem Betroffenen unmöglich, sich von seinen Schmerzen zu abstrahieren, nichts außer den Schmerzen bestimmt das Leben.
➤ Mittelstarke Schmerzen lassen zumindest teilweise ein selbstbestimmtes Leben zu.
➤ Leichte Schmerzen verhindern nicht ein geregeltes Leben. Nach der Schwere der Schmerzen und der Dauer der Schmerzperioden errechnen sich Schmerzengeld-Tagessätze (Danzl et al. 1998).

Ablauf und Inhalt der Begutachtung

Der übliche Untersuchungsgang orthopädischer Begutachtung klärt inspektorische Auffälligkeiten, Bewegungs- und Umfangsausmaße ab, bedient sich einiger Funktionsuntersuchungen insbesondere bei der Abklärung von Gelenkinstabilitäten und Sehneninsuffizienzen und zieht Bild-, neurologische sowie evtl. neurophysiologische Diagnostik hinzu. Die Untersuchungsergebnisse werden mit den Beschwerdeäußerungen des Untersuchten abgeglichen. Die organisch erklärbaren Funktionseinschränkungen stehen mit den organischen Schäden in Kongruenz, denen eine Minderung der Erwerbsfähigkeit oder ein Grad der Behinderung oder der Invalidität entspricht. Schmerz ist hierbei Begleitsymptom eines Körperschadens oder eines körperlichen Folgeschadens (z.B. als Unfallfolge).

Sowohl Überbewertungen von organischen Zufallsbefunden als auch Fehlbewertungen organisch nicht ausreichend begründeter Schmerzklagen sind zu vermeiden:

➤ Für die gutachtliche Einschätzung von chronischen Schmerzen muss diese naturwissenschaftlich begründete Vorgehensweise (Körperschaden und Schmerz sind kongruent) heute als unzureichend eingeschätzt werden. Dabei ist für den orthopädischen Gutachter wesentlich, organische (Zufalls-)Befunde in ihrer Wertigkeit für die Erklärung der beklagten Schmerzen und für das schmerzbezogene Verhalten des Patienten kritisch zu hinterfragen. Insbesondere der Anamneseanteil der Begutachtung sollte daher der Möglichkeit psychosomatischer (Mit-)Erkrankung gerecht werden (Schulte 1999). Dazu ist eine kritische Überprüfung von Vorgutachten notwendig. Dies gilt sowohl für die vorbeschriebene Einschätzung einer Befundvortäuschung als auch der Schmerzursachen.
➤ Schmerz kann weder durch Befragung noch durch apparative Diagnostik insbesondere nicht nach ätiologischen Gesichtspunkten ob-

2.9 Muskuloskelettale Schmerzen – psychosomatische Aspekte der Begutachtung

jektiviert werden. Schmerzwahrnehmung, Schmerzempfindung und Schmerzpräsentation sind subjektiv determiniert und können nur durch Selbstschilderung der Patienten vermittelt werden. Die Subjektivität von Schmerz impliziert jedoch nicht, dass bei fehlender oder nicht ausreichender organischer Erklärbarkeit die Nichtexistenz der beklagten Schmerzen oder ein Täuschungsversuch des Patienten unterstellt werden dürfen.

Anamnese

Die Begutachtung von Schmerzen erfordert neben der körperlichen Untersuchung eine detaillierte und umfassende Exploration des Probanden, weswegen hierfür regelmäßig ein deutlich erhöhter Zeitbedarf einzurechnen ist. Im Einzelnen sollen Gutachten vor allem die in Tabelle 2.36 aufgeführten Punkte enthalten.

Klinische Befunde

Bei der körperlichen Untersuchung sollten neben der klinischen und ggf. apparativen Untersuchung weitere Informationen zu bestehenden Funktionsstörungen aus der Beobachtung des Probanden gewonnen werden (Tabelle 2.37).

Tabelle 2.36 Wichtige Punkte der Anamnese.

Arbeits- und Sozialanamnese	Berufsausbildung mit/ohne Abschluss, Arbeitsbiografie, besondere psychische und physische Belastungen am Arbeitsplatz, Dauer und Begründung für Arbeitslosigkeit und Arbeitsunfähigkeit, Entwicklung der familiären Situation und deren Belastungen
Allgemeine Anamnese	Entwicklung der körperlichen und psychischen Erkrankungen aktuell und unter Einbeziehung früherer Lebensabschnitte einschließlich familiärer Belastungen – bei „kausalen" Fragestellungen außerdem Angaben zu Unfallereignissen und anderen ursächlichen Einwirkungen und zum Verlauf danach
Spezielle Schmerzanamnese	Lokalisation, Häufigkeit und Charakter der Schmerzen; Abhängigkeit von verschiedenen Körperhaltungen, Tätigkeiten und Tageszeiten, Verlauf mit/ohne Remissionen; biografische Schmerzerfahrungen: körperliche Misshandlung, emotionale Vernachlässigung, chronische familiäre Disharmonie, Parentifizierung, mehrfache postoperative Schmerzsituationen, Schmerzmodell bei wichtigen Bezugspersonen
Behandlungsanamnese	Dauer, Intensität und Ergebnis bisheriger Behandlungsmaßnahmen, insbesondere Häufigkeit und Regelmäßigkeit von Arztbesuchen, Häufigkeit und Dauer der Einnahme von Medikamenten und deren Nebenwirkungen, Intensität physiotherapeutischer Behandlungen, Einbringen eigener Bewältigungsstrategien; symptomverstärkende und -unterhaltende ärztliche Maßnahmen
Einschränkungen in den Aktivitäten des täglichen Lebens	Schlaf, Tagesablauf, Mobilität, Selbstversorgung, Haushaltsaktivitäten wie Kochen, Putzen, Waschen, Bügeln, Einkaufen, Gartenarbeit, erforderliche Ruhepausen, Fähigkeit zum Auto- und Radfahren
Einschränkungen der Partizipation in verschiedenen Lebensbereichen	Familienleben einschließlich Sexualität und schmerzbedingter Partnerprobleme; soziale Kontakte einschließlich Freundschaften und Besuche; Freizeitbereich wie Sport, Hobbys, Vereinsleben, Halten von Haustieren, Urlaubsreisen; soziale Unterstützung und Qualität der Partnerbeziehung
Selbsteinschätzung	eigene Einschätzung des positiven und negativen Leistungsbildes (z. B. anhand der Diskussion von geläufigen Verweistätigkeiten mit geringer körperlicher Beanspruchung)
Arbeits- und Sozialanamnese	Berufsausbildung mit/ohne Abschluss, Arbeitsbiografie, besondere psychische und physische Belastungen am Arbeitsplatz, Dauer und Begründung für Arbeitslosigkeit und Arbeitsunfähigkeit, Entwicklung der familiären Situation und deren Belastungen
Fremdanamnese	Exploration von z. B. engen Familienmitgliedern, Freunden oder Arbeitskollegen mit Einverständnis des Probanden sowie ggf. mit Zustimmung des Auftraggebers

2 Begutachtung bei speziellen Krankheitsbildern

Tabelle 2.37 Wichtige klinische Befunde.

Beobachtung während der Begutachtung	Gangbild vor/während/nach der Begutachtung, Spontanmotorik, Fähigkeit zum Stillsitzen, erforderliche Entlastungsbewegungen, Bewegungsmuster beim An- und Auskleiden
Allgemeine Befunde	allgemeiner körperlicher Untersuchungsbefund; zusätzlich Beobachtung von äußerem Erscheinungsbild und Körperpflege, Hand- und Fußbeschwielung, Muskulatur, Körperbräune usw.
Fachgebietsbezogener Untersuchungsbefund	klinische Untersuchung entsprechend dem Fachgebiet des Gutachters. Bei psychosomatischen und psychiatrischen Gutachten sollte diese möglichst systematisch erhoben werden. Hierfür eignen sich z. B. standardisierte Diagnoseprozeduren[1]
Apparative Zusatzbefunde	soweit in Abhängigkeit von der Fragestellung/Erkrankung erforderlich: Apparative Untersuchungen wie alle bildgebenden Verfahren sind zwar durch hohe Sensitivität, jedoch auch durch geringe Spezifität gekennzeichnet. Dies gilt für die Erklärung von wirbelsäulenbezogenen Schmerzen durch Röntgen (Harreby et al. 1997), Computertomografie (Wiesel et al. 1984) oder Kernspintomografie (Boden et al. 1990, Savage et al. 1997). Die eingeschränkte Befundspezifität erfordert vom orthopädischen Gutachter, differenzialdiagnostische Gesichtspunkte im Beschwerdekatalog des Untersuchten zu berücksichtigen. Inwieweit ein Beschwerdebild mit ischialgiformer Ausprägung *wesentlich* durch eine Bandscheibenerkrankung verursacht wird oder konkurrierende z. B. psychische Gesundheitsstörungen das Leiden besser erklären, kann nur beurteilt werden, wenn diese Möglichkeit auch erwogen wird.
Laborchemische Zusatzbefunde	Medikamentenspiegel, soweit erforderlich; insbesondere wenn Nebenwirkungen (z. B. von Morphinen) als Ursache von Leistungseinschränkungen geltend gemacht werden

Diagnosen

Die Diagnosen sind nach ICD-10 Vorgaben zu stellen und zu kodieren. Es bietet sich an, die beklagten und festgestellten Funktionsstörungen sowohl den körperlichen als auch den psychischen Gesundheitsstörungen zuzuordnen, z. B.:
- chronische Rückenschmerzen (M 54.) mit
  - Einschränkung der lumbalen Beweglichkeit und beschleunigter peripherer Erschöpfbarkeit
  - ohne neurologische Ausfallssymptomatik bei
- lumbaler Spondylose (M 47.86) und
- Bandscheibenvorfall L 4/L 5 (M 51.2) sowie
- anhaltend somatoformer Schmerzstörung (F 45.4) mit
  - Schmerzverstärkung unter Stress,
- majordepressiver Episode, mittelschwer, teilremittiert, chronisch (F 32.1) mit
  - eingeschränkter Aufhellbarkeit, Freudlosigkeit, Antriebslosigkeit, mittleren kognitiven Einschränkungen, sozialem Rückzug, ohne handlungsnaher Suizidalität.

Zusammenfassung und Beurteilung

Bei der abschließenden Beurteilung von Schmerzen sind – wie auch bei anderen Gutachten – im Allgemeinen 4 Fragen zu beantworten:
- Welche **Gesundheitsstörungen** lassen sich „ohne vernünftigen Zweifel" nachweisen?
- Bei kausalen Fragestellungen: Auf welche Ursache(n) sind diese Gesundheitsstörungen „mit Wahrscheinlichkeit" zurück zu führen? Je nach Rechtsgebiet (z. B. Sozial- oder Zivilrecht) gelten dabei unterschiedliche Kriterien der Kausalitätsbewertung.
- Welchen **Schweregrad** haben Schmerzen aufgrund von körperlichen Schäden?
  - Welche Erkrankungen?
    - Z. B. Koxarthrose oder Rhizarthrose
  - Welcher Schweregrad dieser Erkrankungen?
    - Einschränkungen von Funktionen
    - Beweglichkeit, Stabilität, Kraft

---

[1] z. B. Strukturiertes Klinisches Interview für DSM-IV (SKID), Composite International Diagnostic Interview der WHO (CIDI) oder Diagnostisches Kurzinterview bei psychischen Störungen (Mini-DIPS)

2.9 Muskuloskelettale Schmerzen – psychosomatische Aspekte der Begutachtung

- Ausmaß des Schadens z. B. im Röntgenbild
- Welche Therapie? Versucht und erfolgreich?
- Störungen der Aktivitäten
  - Beine: z. B. Gangstabilität, Belastbarkeit
  - Arme: z. B. Überkopftätigkeiten, Fein- und Grobmotorik
- Störungen der Partizipation
  - mögliche Gehstrecke, Erreichbarkeit von Zielen
- Welche Zumutbarkeit („was ist noch möglich?")?
  - Prävention von Lockerung von Endoprothesen
- ➤ Welchen Schweregrad haben Schmerzen aufgrund von psychischen Krankheiten (Schneider et al. 2001)?
  - Art der gesicherten Diagnosen
    - Somatisierung oder somatoforme Schmerzstörung
    - Konversionsstörung des kleinen Fingers oder psychogene Querschnittlähmung
  - Komorbidität
    - Wie viele psychische Störungen (z. B. somatoforme Störung plus Depression plus Angst…)?
    - Welche weiteren körperlichen Erkrankungen (z. B. Angststörung plus KHK)?
  - psychosoziale Auswirkungen in allen Lebensbereichen
    - Veränderung der Familienstruktur
    - Verlust der Familie
    - Stabilisierung nur durch Schmerzen
    - keine Partizipation wegen der Angst, das Haus zu verlassen
  - primäre Chronifizierung mit/ohne Remissionen
  - Vorbehandlungen
    - Ausmaß der Inanspruchnahme welcher Fachgebiete über wie viele Jahre
    - späte Diagnosestellung einer psychischen Störung
  - Angemessenheit der (psycho-)therapeutischen Behandlung

Aufgrund des Fehlens geeigneter technischer Messmethoden zur Quantifizierung von Schmerzen stehen beim Nachweis und der Beurteilung der Auswirkungen schmerzbedingter Funktionsstörungen 2 Fragen im Vordergrund:

➤ Inwieweit ist der Gutachter bei kritischer Würdigung der Befunde davon überzeugt, dass die geklagten Funktionsbeeinträchtigungen bestehen? Hier hat der Sachverständige Stellung dazu zu nehmen, ob und aufgrund welcher Fakten anhand der Zusammenschau von Exploration, Untersuchung, Verhaltensbeobachtung und Aktenlage die erfassten Funktionsbeeinträchtigungen in dem beschriebenen Umfang zur subjektiven Gewissheit des Gutachters (sog. „Vollbeweis") bestehen. **Zweifel** am Ausmaß der geklagten Beschwerden können aufkommen, bei
  - Hinweisen auf nicht oder nicht in dem geklagten Umfang vorhandene Auswirkungen der Funktionsbeeinträchtigungen (kräftige Schwielen der Hohlhände bei Angabe, nichts mehr leisten zu können),
  - Diskrepanz zwischen Beschwerdeschilderung (einschließlich Selbsteinschätzung in Fragebogen) und körperlicher und/oder psychischer Beeinträchtigung in der Untersuchungssituation,
  - wechselhafter und unpräzis-ausweichender Schilderung der Beschwerden und des Krankheitsverlaufes,
  - Diskrepanzen zwischen eigenen Angaben und fremdanamnestischen Informationen (einschließlich Aktenlage),
  - fehlender Modulierbarkeit der beklagten Schmerzen,
  - Diskrepanz zwischen geschilderten Funktionsbeeinträchtigungen und zu eruierenden Aktivitäten des täglichen Lebens,
  - Fehlen angemessener Therapiemaßnahmen und/oder Eigenaktivitäten zur Schmerzlinderung trotz ausgeprägt beschriebener Beschwerden,
  - fehlender sachlicher Diskussion möglicher Verweistätigkeiten bei Begutachtungen zur beruflichen Leistungsfähigkeit.

Soweit aufgrund derartiger Beobachtungen eine Klärung des tatsächlichen Ausmaßes der Funktionsbeeinträchtigungen nicht möglich ist, soll sich der Gutachter nicht scheuen, dies in seinem Gutachten klar auszudrücken. Einen Grundsatz des „in dubio pro aegroto" gibt es bei der Begutachtung nicht.

➤ Inwieweit besteht eine willentliche Steuerbarkeit der geklagten Beschwerden („sekundärer Krankheitsgewinn") (Winckler u. Foerster 1996)? Hier

ist zu klären, ob und inwieweit die geklagten Beschwerden bewusst oder bewusstseinsnah zur Durchsetzung eigener Wünsche (z. B. nach Versorgung, Zuwendung oder Entlastung von unangenehmen Pflichten) gegenüber Dritten eingesetzt werden („sekundärer Krankheitsgewinn") und damit letztlich willentlich zu überwinden wären, oder ob die „Schmerzkrankheit" den Lebensablauf und die Lebensplanung soweit übernommen hat, dass eine Überwindbarkeit – willentlich und/oder durch Therapie – nicht mehr möglich erscheint. Auch kann jeder Krankheitsgewinn unbewusst wirken. Dabei ist zu berücksichtigen, dass eine zunächst bewusst eingesetzte Schmerzsymptomatik sich im Rahmen einer Chronifizierung zunehmend verselbständigen kann und schließlich nicht mehr willentlich zu beeinflussen ist. Allein die Tatsache lange dauernder Beschwerden schließt eine bewusstseinsnahe Steuerbarkeit jedoch nicht aus. Hinweise auf eine bestehende Steuerbarkeit der geklagten Beschwerden sind anzunehmen bei
- Rückzug von unangenehmen Tätigkeiten (z. B. Beruf, Haushalt), jedoch nicht von den angenehmen Dingen des Lebens (z. B. Hobbys, Vereine, Haustiere, Urlaubsreisen),
- Beibehalten von Führungs- und Kontrollfunktionen trotz Rückzug von körperlich aktiven Tätigkeiten (z. B. Überwachung der Haushaltsarbeit von Angehörigen, Steuerung des Einkaufsverhaltens der Angehörigen).

Ausgehend von der Beantwortung dieser beiden Fragen ergeben sich für den Gutachter im Allgemeinen nur 3 Möglichkeiten einer abschließenden Aussage zu den Auswirkungen und zur Prognose der geltend gemachten Funktionsstörungen (Widder et al. 2002):

➤ ... davon überzeugt, dass die geklagten Funktionsbeeinträchtigungen bestehen *und* willentlich oder durch Therapie nicht (mehr) überwunden werden können (i. d. R. Anerkennung durch den Auftraggeber),
➤ ... zwar davon überzeugt, dass die geklagten Funktionsbeeinträchtigungen bestehen, diese aber willentlich und/oder durch Therapie (zum Teil) überwunden werden könnten (i. d. R. *keine* Anerkennung durch den Auftraggeber – keine dauerhafte Funktionsbeeinträchtigung),
➤ ... nicht davon überzeugt, dass die Funktionsbeeinträchtigungen in der geklagten Form bestehen (i. d. R. *keine* Anerkennung durch den Auftraggeber – Beweislast des Antragstellers).

Kausalität

Soweit Fragen zur Kausalität zu beantworten sind (wenn Schmerzen Folge z. B. eines Unfalles sein sollen), ist die Kausalitätsprüfung nach den Kriterien des jeweiligen Rechtsgebiets durchzuführen.

Die Beweisführung bei geklagten Schmerzsymptomen als Unfall- bzw. Schädigungsfolge basiert im Wesentlichen auf:

➤ **Nachweis des zeitlichen Zusammenhangs.** Im Allgemeinen zwingende Voraussetzung für die Annahme eines kausalen Zusammenhangs ist ein Beginn der geklagten Schmerzsymptomatik unmittelbar nach dem Unfallereignis. Ausnahmen hiervon stellen z. B. eine anfängliche Analgesie im Rahmen intensivmedizinischer Maßnahmen, sekundäre Eingriffe und Komplikationen sowie komplexe regionale Schmerzsyndrome dar; für die Entwicklung eines CRPS kann ein Zeitraum von bis zu 6 Monaten akzeptiert werden.
➤ **Nachweis des typischen Schmerzverlaufs.** Schmerzen bleiben in den seltensten Fällen nach einem Unfallereignis konstant, sondern zeigen nach der Initialphase meist eine (gewisse) Besserung (z. B. Frakturschmerz). Eine Verschlechterung ist demgegenüber nur in bestimmten Fällen (z. B. Neurombildung, Schmerzausweitung beim komplexen regionalen Schmerzsyndrom, posttraumatische Syringomyelie) zu erwarten, die dann jedoch mit charakteristischen Befunden einhergehen und im Vollbeweis zu sichern sind.
➤ **Ausschluss konkurrierender Erkrankungen.** Wesentliche Bedeutung kommt der Frage schädigungsunabhängiger Erkrankungen zu, die möglicherweise in Konkurrenz zum schädigenden Ereignis stehen. Wichtigster Beleg ist hier der Leistungsauszug der Krankenkasse, der meist wesentliche Einblicke in die Vorgeschichte ermöglicht. Wesentlich ist, dass in der Privaten Unfallversicherung psychische Störungen als Folge von Unfällen aus der Versicherungsleistung ausdrücklich ausgeschlossen sind. Sind also die Schmerzen eher Folge von psychischen Störungen, nicht durch den posttraumatischen Körperschaden zu erklären, ist ein Zusammen-

hang zwischen versichertem Ereignis und den beklagten Schmerzen zu verneinen.

Je nach Rechtsgebiet (z. B. Gesetzliche oder Private Unfallversicherung, Gesetzliche Rentenversicherung, Berufsunfähigkeits(zusatz-)versicherung, Schwerbehindertenrecht) kann die Bemessung der Funktionsstörungen unterschiedlich sein.

Aus der einschlägigen Gutachtenliteratur können Hinweise für die Gesetzliche Unfallversicherung (MdE) oder die Private Unfallversicherung (Grad der Invalidität z. B. nach – bei Extremitätenschäden – der Gliedertaxe) gewonnen werden; für das soziale Entschädigungsrecht (MdE) und für das Schwerbehindertenrecht (GdB) richtet sich der Gutachter nach den „Anhaltspunkten für die ärztliche Gutachtertätigkeit im sozialen Entschädigungsrecht und nach dem Schwerbehindertengesetz (AHP)"; in Haftpflichtfällen kann frei, aber begründet eingeschätzt werden.

In der Privaten Unfallversicherung sind psychische Unfallfolgen prinzipiell aus der Versicherungsleistung ausgeschlossen.

Einschätzung

Keinesfalls dürfen Bewertungen einzelner Gesundheitsstörungen einfach addiert werden, die Überlagerungen der Auswirkungen z. B. für Bandscheibenschaden, Rückenschmerz, somatoforme Schmerzstörung und leichte majordepressive Episode müssen nach ihrer Gesamtauswirkung integrativ zusammengeführt werden. Im Allgemeinen ist bei psychischen Begleiterscheinungen (mit psychischen Störungen wie Anpassungsstörung, Schmerzstörung, leichte Angststörung, leichte depressive Episode) von einer Erhöhung der MdE-/GdB-Werte um 10–20 auszugehen; wenn allerdings für die psychischen Störungen neben dem Schmerzleiden eine besondere Schwere mit Auswirkung auf alle Lebensbereiche zu belegen ist, sind in Abhängigkeit der sozialen Anpassungsschwierigkeiten jegliche Werte möglich (Egle et al. 2003, Kreyssig u. Hoffmann 1993, Schneider et al. 2001, Widder et al. 2002).

Die Gesetzliche Rentenversicherung wie auch die privaten Berufsunfähigkeitsversicherungen verlangen Aussagen zum positiven wie auch negativen Leistungsbild. Die Einschätzung des (beruflichen) Leistungsvermögens folgt den oben dargestellten Grundsätzen der Auswirkung auf alle Lebensbereiche und berücksichtigt dabei bei den gesicherten Diagnosen noch zumutbare körperliche und psychische Anstrengungen (Frommberger et al. 1998): Dabei ist für den Antragsteller auf Leistungen aus der Gesetzlichen Rentenversicherung im Allgemeinen die Minderung des quantitativen Leistungsvermögens auf unter 6 Stunden arbeitstäglich für leichte Tätigkeiten entscheidend; da der Berufsschutz in der Gesetzlichen Rentenversicherung für alle nach dem 01.01.1961 geborenen Versicherten nicht mehr gilt, sind heute sozialrechtlich die Voraussetzungen für den Versicherungsfall schwieriger zu erfüllen. Für den Antragsteller auf Leistungen aus der privaten Berufsunfähigkeitsversicherung muss die Berufsfähigkeit im versicherten Beruf zumindest um 50% eingeschränkt sein. Beispielsweise kann der Antrag auf Leistungen aus einer privaten Berufsunfähigkeitsversicherung bei schmerzhafter Gonarthrose eines Gastwirts bejaht werden, wenn das Tragen eines Bierfasses aus dem Keller in den Gastraum nicht zugemutet werden kann, weil das Tragen von Bierfässern zum versicherten Tätigkeitsprofil seines Berufes zählt, auch wenn er privat noch (unbelastet) Wanderungen unternimmt.

Fallbeispiel

R.H., 58-jähriger selbstständiger Fliesenleger, beantragt Leistungen aus seiner Berufsunfähigkeitszusatzversicherung wegen chronischer Rückenschmerzen. Er gibt an, dass er die schweren Paletten und Estricheimer nicht mehr heben und tragen könne, dass er sich nicht mehr bücken könne. Er sei zulasten seiner Gesetzlichen Krankenversicherung seit 6 Monaten arbeitsunfähig. Da er nur einen Mitarbeiter habe, sei es nicht möglich, seine beruflichen Tätigkeiten auf Aufsichts- und Büroarbeiten zu beschränken. Dies wird auch in der Beschreibung seiner versicherten beruflichen Tätigkeiten so ausgewiesen: Auch in den Verweistätigkeiten sind in erheblichem Umfang schwere körperliche Tätigkeiten vorgesehen.

Im Selbstvortrag am Begutachtungstag betont der Proband zunächst seine Rückenschmerzen, wobei auffällt, dass Schmerzen der gesamten Wirbelsäule gemeint sind. Er führt aus:

„Ich leide unter starken Wirbelsäulenschmerzen – teilweise stechend, ziehend von der oberen HWS über den gesamten Rücken bis untere LWS. Zudem

2 Begutachtung bei speziellen Krankheitsbildern

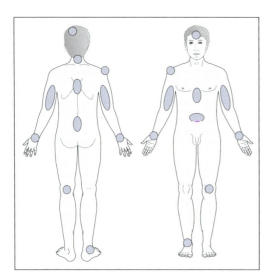

Abb. 2.**25** Schmerzzeichnung eines Probanden, der vorrangig Rückenschmerzen beklagt, jedoch bei Nachfragen eine Vielzahl von Schmerzen darstellt.

unter ziehenden Schmerzen von der LWS bis in die Knie rechts mehr als links. Weiterhin unter ziehenden Schmerzen von der Ferse bis in die Zehen mit Taubheit der Zehen. Auch unter ziehenden dumpfen Schmerzen in der rechten Schulter/Schultergürtel, ausstrahlend in den Oberarm bis zu den Ellenbogen, ausstrahlend in den Nacken/Hinterkopf. Die Hände schlafen ein mit starken Schmerzen in den Handgelenken." (Abb. 2.**25**)

Die Schmerzzeichnung belegt, dass multilokuläre, also **weit verbreitete Schmerzen** vorliegen (Abb. 2.**25**), weiterhin werden neben Schmerzen auch **vielfältige Körperbeschwerden** bei Nachfrage angegeben:
➤ Hitzewallungen
➤ Herzrhythmusstörungen
➤ Ohrensausen
➤ Durchfall

Diese Störungen träten insbesondere unter Stress auf.

Die weitere Anamnese erbringt, dass der Proband zeitweise bis zu 2 Kisten Bier täglich getrunken habe, dann den Alkoholkonsum reduzieren konnte, heute trinke er nichts mehr. Er habe so viel Alkohol insbesondere während seiner beruflichen Tätigkeiten im Ausland konsumiert.

R.H. gibt bei weiterer Nachfrage an, dass seine Schmerzen mit dem 32. Lebensjahr begonnen hätten, damals sei er von seiner Firma ins Ausland geschickt worden. Seine Körperbeschwerden jedoch hätten schon im 12. Lebensjahr begonnen: Er sei mit seiner Mutter aus der ehemaligen DDR 1958 ausgereist, worüber er nie habe sprechen dürfen. Auch schon in der DDR seien bestimmte Dinge tabu gewesen, so habe er nie fragen und erfahren dürfen, wer sein leiblicher Vater sei. Er sei mit seinem Stiefvater und 2 Halbgeschwistern aufgewachsen. Als er 1987 seine heutige Ehefrau geheiratet habe, hätten seine Mutter und seine Halbgeschwister jeden Kontakt zu ihm abgebrochen, bis heute sprächen sie nicht mit ihm.

Seine Schmerzen seien immer mit Medikamenten und Spritzen behandelt worden, anfangs erfolgreich, später hätten diese Maßnahmen immer weniger geholfen. Die Körperbeschwerden seien vielfältig organmedizinisch abgeklärt worden, man habe nichts gefunden.

In der **klinischen Untersuchungen** während der Begutachtung imponiert ein deutlich adipöser Mann mit einem Körpermassenindex von 38; im Gangbild deutliches Rechtshinken, jedoch seitengleiche Beschwielung der Fußsohlen und Benutzungszeichen der Schuhsohlen; bei Untersuchung der rechten Hüfte lässt er nur eine Beugung bis 80° zu, jedoch ist der Langsitz ungestört, ebenso ergibt sich ein positives Lasègue-Zeichen im Liegen über 40° hinaus, während im Sitzen keine Beeinträchtigung festzustellen ist; zuletzt wird die Halswirbelsäule im Sitzen nur 40° rotiert, dagegen in Bauchlage um über 70° nach rechts und links. Die radiologische Untersuchung erbringt eine Spondylose des Segmentes C 3/4 der Halswirbelsäule, des Segmentes L 5/S 1 der Lendenwirbelsäule und eine hyperostotische Spondylosenbildung der gesamten mittleren und unteren Brustwirbelsäule.

Der **orthopädische Sachverständige** kann zwischen den beklagten Schmerzen, dem klinischen und radiologischen Untersuchungsbefund keine Entsprechung feststellen, weil
➤ hyperostotische Spondylosen schmerzfrei bleiben,
➤ die Bandscheibenerkrankungen der Hals- und Lendenwirbelsäule nur leichten Ausmaßes (geringe Schwere der Organschäden) sind,

2.9 Muskuloskelettale Schmerzen – psychosomatische Aspekte der Begutachtung

▸ das Übergewicht zwar die Ausbildung der hyperostotischen Spondylosen erklärt, jedoch nicht die Schmerzen und Körperbeschwerden,
▸ die klinischen Untersuchungsbefunde eine Vielzahl von nichtorganischen Zeichen belegen (Abhängigkeit der Befunde von der Art des Untersuchungsganges).

Er nimmt jedoch auch keine Simulation an, da die sonstigen Körperbeschwerden über Jahre dokumentiert sind und über Jahre zu medizinischer Inanspruchnahme führten.

Er empfiehlt dem Auftraggeber eine psychosomatische Zweitbegutachtung.

Der **psychosomatische Sachverständige** kommt nach Exploration der Lebensgeschichte, der Symptome und deren Präsentation sowie der Behandlungsgeschichte zu den Diagnosen
▸ multisomatoforme Störung,
▸ majordepressive Episode, chronisch,
▸ frühere Alkoholabhängigkeit.

Wegen der primären Chronifizierung ohne wesentliche Remissionen, der Auswirkung der Erkrankung auf alle Lebensbereiche (also auch auf die Familie, das soziale Umfeld und die Freizeit), der jahrelangen Inanspruchnahme von organmedizinischen Leistungen ohne wesentlichen Einfluss auf die Gesamtentwicklung der Krankheit beurteilt er die (psychosomatische) Behandlungsprognose als schlecht und den Schweregrad der Erkrankung als hoch. Es schätzt die noch mögliche berufliche Leistungsfähigkeit im versicherten Beruf auf unter 30 % ein.

Literatur

Arbeitsgemeinschaft Neurologische Begutachtung: http://www.anb-ev.de/leitlinien/

AWMF online: Leitlinien Psychotherapeutische Medizin und Psychosomatik. Leitlinie Somatoforme Störungen 1: Somatoforme Störungen im Überblick. www.uni-duesseldorf.de/AWMF/II/psytm001.htm

Berger HD. Die gutachterliche Beurteilung des Fibromyalgiesyndroms nach dem Schwerbehindertengesetz im Spannungsfeld zwischen psychischen und auf die Stütz- und Bewegungsorgane bezogenen Funktionsminderungen. Med Sach 1997; 93: 193–195

Boden SD, Davis DO, Dina TS et al. Abnormal Magnetic-Resonance Scans of the Lumbar Spine in Asymptomatic Subjects. J Bone Joint Surg 1990; 72A: 403–408

Bohr T. Problems with myofascial pain syndrome and fibromyalgia syndrome. Neurology 1996; 46: 593–597

Buchner M, Neubauer E, Barie A, Schiltenwolf M. Comorbidity in patients with chronic low back pain. Schmerz 2007; 21: 218–25

Bundesministerium für Gesundheit: Internationale Klassifikation der Krankheiten, Verletzungen und Todesursachen (ICD) in der 10. Revision. Bonn: 1993

Danzl K-H, Gutiérrez-Lobos K, Müller OF. Das Schmerzengeld. Wien: Manz; 1998

Demyttenaere K, Bruffaerts R, Lee S et al. Mental disorders among persons with chronic back or neck pain: results from the World Mental Health Surveys. Pain 2007; 129: 332–42

Dionne CE. Low Back Pain. In: Crombie IK, Croft PR, Linton SJ, LeResche L, v. Korff M, eds. Epidemiology of Pain. Seattle: IASP Press; 1999

Egle UT, Hoffmann SO, Lehmann KA, Nix WA, Hrsg. Handbuch Chronischer Schmerz. Stuttgart: Schattauer; 2003

Egle UT, Schwab R, Porsch U, Hoffmann SO. Ist eine frühe Differenzierung psychogener von organischen Schmerzpatienten möglich? Nervenarzt 1991; 62: 148–157

Freyberger H, Kühne A, Freyberger HJ. Psychosomatische Begutachtung im Sozialgerichtsverfahren. In: Meyer AE, Freyberger H, v. Kerekjarto M, Liedtke R, Speidel H, Hrsg. Jores Praktische Psychosomatik. 3. Aufl. Bern: Hans Huber; 1996

Frommberger UH, Stieglitz RD, Nyberg E, Schlickewei W, Kuner E, Berger M. Prediction of posttraumatic stress disorder by immediate reactions to trauma: a prospective study in road traffic accident victims. Eur Arch Psychiatry Clin Neurosci 1998; 248: 316–321

Greenberg DB. Neurasthenia in the 1980: Chronic Mononucleosis, Chronic Fatigue Syndrome, Anxiety and Depressive Disorders. Psychosomatics 1990; 31: 129–137

Gureje O, v. Korff M, Kola L et al. The relation between multiple pains and mental disorders: Results from the World Mental Health Surveys. Pain 2007; 12 (Epub ahead of print)

Harreby M, Neergaard K, Hessels&o;e G, Kjer J. Are Radiologic Changes in the Thoracic and Lumbar Spine of Adolescents Risk Factors for Low Back Pain in Adults? Spine 1995; 20: 2298–2302

Hartkamp N, Henningsen P, Sack M. Somatoforme Schmerzstörung: Diagnostik, Ätiologie, Behandlung. Zsch Psychosom Med 1998; 44: 338–353

Hasenbring M. Chronifizierung bandscheibenbedingter Schmerzen. Stuttgart: Schattauer; 1992

Henningsen P, Jacobsen T, Schiltenwolf M, Weiss MG. Somatization revisited: diagnosis and perceived causes of common mental disorders. J Nerv Ment Dis 2005; 193: 85–89

Henningsen P, Zipfel S, Herzog W. Management of functional somatic syndromes. Lancet 2007; 369: 946–955

Huber M. Aspekte der Berufsunfähigkeit bei psychosomatischen Erkrankungen. Versicherungsmed 2000; 52: 66–75

King SA, Strain JJ. Somatoform Pain Disorder. In: Widinger T, Frances A eds. DSM (Diagnostic and Statistical Manual of Mental Disorders)-IV-Sourcebook. Vol II. Washington: American Psychiatric Association; 1996: 915–931

Kisely S, Goldberg D, Simon G. A comparison between somatic symptoms with and without clear organic cause: results of an international study. Psychol Med 1997; 27: 1011–1019

Kreyssig M, Hoffmann SO. Probleme der Begutachtung Schmerzkranker. In: Egle UT, Hoffmann SO, Hrsg. Der Schmerzkranke. Stuttgart: Schattauer; 1993

Lipowski ZJ. Somatization: the concept and its clinical application. Amer J Psychiatry 1988; 145: 1358–1368

Ludolph E. Die Rolle des Schmerzes in der Unfallbegutachtung. In: Ludolph E, Lehmann R, Schürmann J, Hrsg. Kursbuch der ärztlichen Begutachtung. Landsberg: ecomed; 2001: VI-1.3.8.1–10

Mendelson G, Mendelson D. Malingering Pain in the Medicolegal Context. Clin J Pain 2004; 20: 423–432

Meyer C, Steil R. Die posttraumatische Belastungsstörung nach Verkehrsunfällen. Unfallchirurg 1998; 101: 878–893

Poeck K. Kognitive Störungen nach traumatischer Distorsion der Halswirbelsäule. Dtsch Ärztebl 1999; 96: 2596–2601

Quill TE. Somatization Disorder. JAMA 1985; 21: 3075–3079

Sandweg R, Riedel H, Finkbeiner GF. Der Wunsch nach sozialen Kompensationsleistungen und das Behandlungsergebnis. Nervenheilkunde 2000; 19: 91–97

Savage RA, Whitehouse GH, Roberts N. The relationship between the magnetic resonance imaging appearance of the lumbar spine and low back pain, age and occupation in males. Eur Spine J 1997; 6: 106–114

Schiltenwolf M. Psychosomatische Gesichtspunkte in der orthopädischen Begutachtung. Z Orthop 2002; 140: 232–240

Schneider S, Mohnen SM, Schiltenwolf M, Rau C. Comorbidity of low back pain: representative outcomes of a national health study in the Federal Republic of Germany. Eur J Pain 2007; 11: 387–397

Schneider W, Henningsen P, Rüger U. Sozialmedizinische Begutachtung in Psychosomatik und Psychotherapie. Bern: Hans Huber; 2001

Schneider W, Henningsen P, Rüger U. Sozialmedizinische Begutachtung in Psychosomatik und Psychotherapie. Bern: Hans Huber; 2001

Schröter C, Schiltenwolf M, Fydrich T, Henningsen P. The Explanatory Model-Interview in the diagnosis of orthopaedic pain patients. Orthopäde 2004; 33: 533–544

Schulte RM. Sozialmedizinische Leistungsbeurteilung chronischer Schmerzsyndrome. Med Sach 1999; 95: 52–56

Schwarz S, Henningsen P, Meinck HM. Dystonie nach peripherem Trauma. Unfallchirurg 2000; 103: 220–226

Simon GE, v. Korff M. Somatization und psychiatric disorder in the NIMH Epidemiologic Catchment Area study. Am J Psychiatry 1991; 148: 1494–1500

Stärk C. Das Fibromyalgiesyndrom – eine Störung aus dem affektiven Formenkreis. Med Sach 1999; 95: 134–136

Suter PB. Employment and litigation, improved by work, assisted by verdict. Pain 2002; 100: 249–257

Waddell G. The Low Back Pain Revolution. Edinburgh: Churchill Livingstone; 1998

Widder B, Hausotter W, Marx P, Puhlmann HU, Wallesch CW. Empfehlungen zur Schmerzbegutachtung. Med Sach 2002; 98: 27–29

Wiesel SW, Tsourmas N, Feffer HL. A Study of Computer-Assisted Tomography: The Incidence of Positive CAT Scans in an Asymptomatic Group of Patients. Spine 1984; 9: 549–551

Wiley SD. Deception and detection in psychiatric diagnosis. Psychiatric Clin North Am 1998; 21: 869–893

Winckler P, Foerster K. Zum Problem der „zumutbaren Willensanspannung" in der sozialmedizinischen Begutachtung. Med Sach 1996; 92: 120–124

World Health Organization (WHO). WHO-DAS II. Disability assessment schedule version 3.1a. Geneva: World Health Organization; 1999

Ziegert U. Das HWS-Schleudertrauma im Haftpflichtprozess. DAR 1998; 9: 336–342

3 Begutachtungen mit besonderer Fragestellung

3.1 Begutachtung von Fahrerlaubnisbewerbern *G. Rompe*

Die Fahrerlaubnisverordnung (FeV)

Am 01.01.1999 ist entsprechend einer EG-Richtlinie anstelle des bisherigen Abschnitts A der Straßenverkehrszulassungsordnung (StVZO) die EG-weit abgestimmte FeV in Kraft getreten (Verordnung über die Zulassung von Personen zum Straßenverkehr – Fahrerlaubnisverordnung, FeV – zuletzt geändert durch Verordnung vom 31.10.2006 BGBl. I S. 2407). Dies ist auch von Bedeutung für Ärzte, die Gutachten für Fahrerlaubnisbewerber oder Fahrerlaubnisinhaber erstellen.

Die Einteilung der Fahrerlaubnisklassen (Führerschein) sieht nun vor:
- Gruppe I:
  - A: Krafträder,
  - B: Kraftfahrzeuge bis 3,5 t zulässige Gesamtmasse,
- Gruppe II:
  - C: Kraftfahrzeuge über 3,5 t zulässige Gesamtmasse,
  - D: Kraftomnibusse,
  - E: Fahrzeuge mit Anhänger über 750 kg.

Eignungsvoraussetzungen

Die Grundregelung im Straßenverkehrsgesetz besagt, dass Bewerber um eine Fahrerlaubnis die hierfür notwendigen körperlichen und geistigen Anforderungen erfüllen müssen und nicht erheblich oder nicht wiederholt gegen verkehrsrechtliche Vorschriften oder gegen Strafgesetze verstoßen haben dürfen.

Für den Erwerb des Führerscheins Klasse A und B ist nach wie vor kein ärztliches Zeugnis, sondern nur die Absolvierung des Sehtests notwendig, wenn nicht aus besonderem Anlass eine ärztliche Untersuchung angeordnet wird.

Für die Fahrerlaubnis der Klassen C, D und E und die Fahrerlaubnis zur Fahrgastbeförderung ist eine Eingangsuntersuchung vorgeschrieben, ebenso wie die Notwendigkeit einer Wiederholungsuntersuchung.

Die **Screening-Untersuchung** für Bus-, LKW- und Taxifahrer kann von **allen Ärzten** durchgeführt werden, auch ohne verkehrsmedizinische Qualifikation. Die Untersuchungen sind nach den Vorgaben des in der FeV enthaltenen amtlichen Musters durchzuführen und zu bescheinigen (sollten entsprechende Formulare nicht selbst erstellt werden, können diese beispielsweise beim Kohlhammer-Verlag/Deutscher Gemeinde-Verlag GmbH, 70549 Stuttgart, Best. Nr.: 122 0011-0, angefordert werden).

Für die **Wiederholungsuntersuchung** von Bus- und Taxifahrern ab dem 50. bzw. 60. Lebensjahr werden dagegen besondere Qualifikationen des Arztes gefordert, da Anforderungen an Belastbarkeit, Orientierungsleistung, Konzentrationsleistung und Aufmerksamkeitsleistung begutachtet werden sollen. Zugelassen für diese Untersuchungen sind Fachärzte für Arbeitsmedizin, Ärzte mit der Zusatzbezeichnung Betriebsmedizin und Ärzte mit **verkehrsmedizinischer Qualifikation** nach § 65 FeV. Die verkehrsmedizinische Qualifikation ist durch ein Zeugnis der zuständigen Ärztekammer nachzuweisen nach Absolvierung einer entsprechenden Fortbildungsveranstaltung von 16 Stunden.

Voraussetzung für den Erwerb eines Führerscheines sind Fahrfertigkeit (Können durch Schulung, Übung und Erfahrung), Fahrtauglichkeit (durch

3 Begutachtungen mit besonderer Fragestellung

psychophysische Ausstattung) und Verkehrszuverlässigkeit (konstante ordnungsadäquate Lebenseinstellung).

Wer sich infolge körperlicher oder geistiger Mängel nicht sicher im Verkehr bewegen kann, darf am Verkehr nur teilnehmen, wenn Vorsorge getroffen ist, dass er andere nicht gefährdet. Die Pflicht zur Vorsorge **obliegt dem Verkehrsteilnehmer selbst** (§ 2 FeV).

Bewerber um eine Fahrerlaubnis müssen die hierfür notwendigen körperlichen und geistigen Anforderungen erfüllen. Die Anforderungen sind insbesondere nicht erfüllt, wenn eine Erkrankung oder ein Mangel nach Anhang B der Begutachtungsleitlinien zur Kraftfahrereignung (2000) vorliegt, die die Eignung oder die bedingte Eignung zum Führen von Kraftfahrzeugen ausschließt (§ 11 FeV).

Einschränkungen der Haltungs- und Bewegungsorgane

Bewerbern um eine Fahrerlaubnis oder Fahrzeugführern mit Erkrankungen oder Fehlbildungen des Bewegungsapparates, die das sichere Führen eines Kraftfahrzeugs beeinträchtigen, darf eine Fahrerlaubnis weder erteilt noch darf ihre Fahrerlaubnis erneuert werden.

Nach dem Gutachten einer zuständigen ärztlichen Stelle kann eine eingeschränkte Fahrerlaubnis erteilt werden unter ärztlicher Beurteilung der betreffenden Erkrankung oder Fehlbildung und ggf. unter Absolvierung einer praktischen Fahrprüfung. Es muss angegeben werden, welche Art von Anpassung am Fahrzeug vorgesehen sein muss und ob der Fahrzeugführer orthopädischer Hilfsmittel bedarf, sofern die Prüfung zur Kontrolle der Fähigkeiten und Verhaltensweisen zeigt, dass das Führen eines Fahrzeuges mit diesen Hilfsmitteln nicht gefährlich ist. Bei fortschreitenden Erkrankungen kann die Fahrerlaubnis an regelmäßige ärztliche Untersuchungen gekoppelt werden.

Im Anhang B der FeV finden sich nahezu unverändert zu dem Gutachten „Krankheit und Kraftverkehr" (5. Aufl. 1996 der Schriftenreihe des Bundesministers für Verkehr) ausgefeilte Ausführungen zu orthopädischen Erkrankungen, insbesondere zu Gliedmaßenschäden und deren Kompensationsmöglichkeiten unter besonderer Berücksichtigung der einzelnen Kraftfahrzeugarten (Krafträder, Krafträder mit Beiwagen, Personenkraftwagen, Lastkraftwagen, Fahrzeugkombinationen aus einem Zugfahrzeug und Anhänger, landwirtschaftliche Zugmaschinen usw.):

1. vollständiger Ausfall beider Arme,
2. Ausfall beider Unterarme oder Hände,
3. Ausfall des linken Arms,
4. Ausfall der linken Hand,
5. Ausfall des rechten Arms,
6. Ausfall der rechten Hand,
7. vollständiger Ausfall beider Beine,
8. Ausfall beider Unterschenkel oder Füße,
9. Ausfall des linken Oberschenkels,
10. Ausfall des rechten Oberschenkels,
11. Ausfall des linken Unterschenkels oder Fußes,
12. Ausfall des rechten Unterschenkels oder Fußes,
13. gleichzeitiger Ausfall eines Arms und eines Beins.

Fahrzeuganpassungen sind zu beurteilen hinsichtlich Schaltung, Kupplung, Bremsvorrichtungen, Beschleunigungsvorrichtungen, Lenkung, Rückspiegel, Führersitz und besonderer Bedienvorrichtungen (Hupe, Fahrtrichtungsanzeiger usw.).

Die Entwicklung und schließlich Einführung moderner Fahrerassistenzsysteme wird in Zukunft auch den Bewegungsbehinderten helfen:
➤ Abstandsregelsysteme
➤ Bremsassistent
➤ vorausschauender Bremsassistent, ggf. mit automatischer Aktivierung des präventiven Insassenschutzes (Breuer u. Ockel 2007).

Über die Möglichkeiten zur Gestaltung behindertengerechter Kraftfahrzeuge bei **Gliedmaßenfehlbildungen** und **Amputationen** oder bei **Querschnittgelähmten** informieren die Veröffentlichungen von Barone u. Mitarb. 1996, Löhlein 1996; Rompe u. Rompe 1995, Wenz u. Mitarb. 1996.

Probleme bereitet die Führerscheintauglichkeit bei Personen mit Mehrfachbehinderungen, insbesondere auf dem Boden einer **infantilen Zerebralparese**, da neben den motorischen Funktionsstörungen vor allem Perzeptionsdefizite in Form von Störungen der Raumorientierung und des Körperschemas bestehen, die zu erheblichen Fehlleistungen beim Führen eines Kraftfahrzeugs führen können (Maag 1993, Stotz 1996).

Vom VdK, Landesverband Bayern, Schellingstr. 31, 80799 München werden in regelmäßigen Abstän-

3.1 Begutachtung von Fahrerlaubnisbewerbern

den **Ratgeber für Behinderte** mit Hinweisen zu Finanzierungshilfen beim Kauf eines Kraftfahrzeugs, zum Erwerb eines Führerscheins und – zusammen mit dem Deutschen Versehrtenfahrzeugdienst – über behindertengeeignete Kraftfahrzeuge erstellt.

Richtlinien zur Begutachtung außerhalb von Gliedmaßenschäden finden sich im speziellen Teil der Begutachtungsleitlinien zu den Oberbegriffen:
1. Sehvermögen,
2. Hörvermögen,
3. Bewegungsbehinderungen,
4. Herz- und Gefäßkrankheiten,
5. Zuckerkrankheit,
6. Nierenerkrankungen,
7. Organtransplantationen,
8. Lungen- und Bronchialerkrankungen,
9. Krankheiten des Nervensystems,
10. psychische Störungen,
11. Alkohol,
12. Betäubungsmittel und Arzneimittel,
13. intellektuelle Leistungseinschränkungen,
14. Straftaten,
15. Verstöße gegen verkehrsrechtliche Vorschriften.

Anlassbezogene Überprüfung der Eignung des Bewerbers oder des Fahrerlaubnisinhabers

Wenn Tatsachen bekannt werden, die Bedenken gegen die körperliche oder geistige Eignung des Fahrerlaubnisbewerbers begründen, kann die Fahrerlaubnisbehörde zur Vorbereitung ihrer Entscheidung über Erteilung oder Verlängerung der Fahrerlaubnis die Beibringung eines ärztlichen Gutachtens **durch den Bewerber** anordnen. Dabei kann angeordnet werden, dass das Gutachten
➤ von einem für die Fragestellung zuständigen Facharzt mit verkehrsmedizinischer Qualifikation,
➤ von einem Arzt des Gesundheitsamtes oder einem anderen Arzt der öffentlichen Verwaltung,
➤ von einem Arzt mit der Gebietsanerkennung Arbeitsmedizin oder der Zusatzbezeichnung Betriebsmedizin

erstellt werden soll. Die Behörde kann auch mehrere solcher Anordnungen treffen. Der Facharzt soll nicht zugleich der den Betroffenen behandelnde Arzt sein.

Bekannt werden bedenkenbegründende Tatsachen der Fahrerlaubnisbehörde durch:
➤ polizeiliche Meldungen bei Auffälligkeiten,
➤ Eigenmeldungen, z. B. über das Vorliegen eines Diabetes mellitus,
➤ Meldung von Dritten.

Die Behörde **erteilt keinen Gutachtenauftrag**, sondern sie gibt dem Bewerber auf, ein Gutachten beizubringen. Der Bewerber kann also durch Einschränkung der Schweigepflichtentbindung Einfluss auf den Inhalt des Gutachtens nehmen. Er kann dem Gutachter z. B. zur Auflage machen, dass keine Aussage über Notwendigkeit und Häufigkeit von Medikamenteneinnahmen gemacht wird, oder dass er sich eng an den Wortlaut der Auflage der Behörde hält (z. B. zur Beeinträchtigung durch eine Gehbehinderung, nicht aber zu deren Ursache – infantile Zerebralparese – Stellung nimmt). In vielen Fällen werden sich die soeben genannten Probleme gar nicht stellen, weil es sich um einfache Sachverhalte handelt (z. B. Unterschenkelamputation links), die sich eindeutig und klar definieren lassen. In anderen Fällen wiegt dagegen das Umgehen von nicht explizit gestellt Fragen umso schwerer.

Es ist auch nicht zulässig, das Gutachten direkt der Behörde zu übermitteln, auch dann nicht, wenn die Verwaltungsbehörde dem vom Betroffenen genannten Facharzt Unterlagen übersendet.

Die FeV bringt vor allem eine Präzisierung der Abgrenzung zwischen medizinischer Begutachtung und psychologischer Begutachtung zur Kraftfahreignung, und dabei nicht nur Hinweise auf die Beeinträchtigung, sondern auch auf mögliche körperliche, geistige und technische Kompensationsfaktoren. Eine Altersbegrenzung der Fahrerlaubnis der Klassen A und B wird nicht gefordert (Hoffmann-Born 2007), auch wenn dies in Dänemark, Irland, Italien, Luxemburg, Niederlande, Portugal und Großbritannien schon lange gesetzlich angeordnet ist (ab 70. Lebensjahr jährlich bzw. maximal in 3-jährigen Abständen).

Literatur

Begutachtungsleitlinien zur Kraftfahrereignung des gemeinsamen Beirats für Verkehrsmedizin beim Bundesminister für Verkehr, Bau- und Wohnungswesen und beim Bundesministerium für Gesundheit, bearbeitet von H. Lewrenz. Berichte der Bundesanstalt für Straßenwesen, Mensch und Sicherheit, M 115. Bergisch-Gladbach; 2000

Barone M, Mitternacht J, Rosemeyer B. Biomechanische Untersuchungen zur Gestaltung eines behindertengerechten Autositzes. Med Orthop Techn 1996; 116: 76–80

Breuer J, Ockel D. Mehr Komfort und Sicherheit durch Fahrassistenzsysteme. In: Schubert/Mattern/Nickel: Prüfmethoden der Fahreignungsbegutachtung in der Psychologie, Medizin und im Ingenieurwesen. Schriftenreihe Fahreignung. Bonn: Kirschbaum-Verlag; 2007: 103–107

Hoffmann-Born H. Einschränkungen erkennen – Erfahrungen nutzen. In: Schubert/Mattern/Nickel: Prüfmethoden der Fahreignungsbegutachtung in der Psychologie, Medizin und im Ingenieurwesen. Schriftenreihe Fahreignung. Bonn: Kirschbaum-Verlag; 2007: 97–99

Löhlein A. Querschnittgelähmte als aktive Teilnehmer am Straßenverkehr. Med Orthop Techn 1996; 116: 84–89

Maag F. Die Fahrprobe bei Behinderten. Unfall- und Sicherheitsforschung im Straßenverkehr 1983; 89: 218–228, herausgegeben im Auftrag des Bundesministers für Verkehr von der Bundesanstalt für Straßenwesen

Madea B, Mußhoff F, Berghaus G, Hrsg. Verkehrsmedizin – Fahreignung, Fahrsicherheit, Unfallrekonstruktion. Köln: Deutscher Ärzte-Verlag; 2007

Petzold R. Verantwortungsvoll im Straßenverkehr. Diabetes-Journal 1999; 11: 26–28

Rompe G, Rompe K. Die Kompensationsmöglichkeiten für Körperbehinderungen bei Kraftfahrern im höheren Lebensalter. In: Allgemeiner Deutscher Automobil-Club: Ältere Menschen im Straßenverkehr. Schriftenreihe Straßenverkehr, Heft 34. München: ADAC-Verlag; 1995: 193–206 (Der ADAC testet gängige Modellreihen ganz speziell auf ihre Eignung für ältere Fahrer. Die Ergebnisse werden zusammen mit Tipps und Infos zu sinnvollen Zusatzausstattungen jeweils als Ergänzung zu den ADAC-Autotests veröffentlicht unter dem Titel „fit & mobil".)

Schubert W, Mattern R, Nickel WR, Hrsg. Prüfmethoden der Fahreignungsbegutachtung in der Psychologie, Medizin und im Ingenieurwesen. Schriftenreihe Fahreignung. Bonn: Kirschbaum-Verlag; 2007

Stotz S. Führerschein bei Cerebralparese. Med Orthop Techn 1996; 116: 90–93

Verordnung über die Zulassung von Personen zum Straßenverkehr (Fahrerlaubnis-Verordnung-FeV) vom 18. August 1998 (BGBl. I, S. 2214), zuletzt geändert durch Artikel 468 der Verordnung vom 31. Oktober 2006 (BGBl. I, S. 2407)

Wenz W, Graf J, Marquardt E, Gerner HJ. Patienten mit Gliedmaßenfehlbildungen und Amputationen im Auto. Med Orthop Techn 1996; 116: 76–83

3.2 Beurteilung der Wehrdienstfähigkeit

W. Kaul

Einführung und Begriffsbestimmung

> **!** Verstanden wird unter „Wehrdienstfähigkeit" die geistige und körperliche Eignung unter Berücksichtigung von anamnestischen Angaben, von Vorbefunden, Beruf, eventuell ausgeübten Sportarten und dem Ergebnis der Grunduntersuchung sowie der Prognose erkannter Gesundheitsstörungen. Zu beurteilen sind dabei die jeweiligen funktionellen Auswirkungen.

Über die Wehrdienstfähigkeit von Wehrpflichtigen oder Freiwilligenbewerbern, von Soldaten im Rahmen der Überprüfung der Verwendungsfähigkeit entscheiden zuständigkeitshalber die Wehrersatzbehörden, Annahmeorganisationen oder die zuständige Ernennungs-/Entlassungsdienststelle.

Grundlage für die medizinische Beurteilung sind dabei die Bestimmungen für die Durchführung der ärztlichen Untersuchung bei der Musterung und beim Diensteintritt von Wehrpflichtigen, bei der Annahme und Einstellung von Freiwilligenbewerbern sowie bei der Entlassung von Soldaten in der zentralen Dienstvorschrift für die Beurteilung der geistigen und körperlichen Tauglichkeit für den Wehrdienst (ZDV 46/1).

Bei der Untersuchung festgestellte gesundheitliche Veränderungen werden dabei mit einer Gesundheitsnummer (GNr) von 1–83 gekennzeichnet. Diese wird je nach Schweregrad mit einer Gradation in römischen Zahlen von I–VI zusammengefasst als Gesundheitsziffer (GZr) angegeben. In zusammenfassender Bewertung der Gesundheitsziffern wird der Tauglichkeitsgrad als Ergebnis der Begutachtung festgelegt mit „wehrdienstfähig", „vorübergehend nicht wehrdienstfähig" und „nicht wehrdienstfähig". Diese grundsätzliche me-

3.2 Beurteilung der Wehrdienstfähigkeit

dizinische Beurteilung ist bei Wehrpflichtigen dabei unabhängig von der Frage, ob Wehrdienst oder ziviler Ersatzdienst geleistet wird.

Konkret können sich für den Wehrdienst bei entsprechender Konstellation der Gesundheitsziffern Verwendungsausschlüsse für bestimmte Tätigkeiten oder konkrete Verwendungen ergeben. Einzelheiten sind in der Anlage zur ZDV 46/1 und in fachdienstlichen Anweisungen geregelt.

Signierziffern von 1 – 5 kennzeichnen die Verwendungsgrade „voll verwendungsfähig", „verwendungsfähig mit Einschränkung für bestimmte Tätigkeiten", „verwendungsfähig mit Einschränkung in der Grundausbildung und für bestimmte Tätigkeiten", „vorübergehend nicht wehdienstfähig" und „nicht wehrdienstfähig".

Nicht oder nicht mehr der Wehrpflicht unterliegende Personen können als sog. Dienstleistungswillige nach Maßgabe der geforderten körperlichen Belastungen unter Berücksichtigung des medizinischen Erkenntnisstandes nach dem Ermessen des BMVg mit der Signierziffer 6 zu einem Wehrdienst herangezogen werden als „wehrdienstfähig und verwendungsfähig als Reservist" oder „dienstfähig und verwendungsfähig mit erheblichen Einschränkungen für bestimmte Tätigkeiten".

Für den Halte- und Bewegungsapparat wesentliche gesundheitliche Beeinträchtigungen sind in der entsprechenden Anlage der Dienstvorschrift wie folgt eingeordnet:

- GNr 6: Knochensystem
- GNr 7: Narben
- GNr 8: Muskeln und Sehnen
- GNr 11: Rheumatische Erkrankungen
- GNr 41: Schultergürtel
- GNr 42: Wirbelsäule
- GNr 43: Brustkorb
- GNr 47: Beckengürtel
- GNr 57: Arm
- GNr 58: Bein
- GNr 59: Gelenke
- GNr 60: Schlüsselbein
- GNr 61: Finger
- GNr 62: Fehlen von Fingergliedern
- GNr 63: Fingerverlust
- GNr 64: Fingerverlust Zeigefinger, Daumen
- GNr 65: Nagelglied der Finger
- GNr 66: Handwurzel, Grund-, Mittel- und Endglieder der Finger
- GNr 68: Beindeformierungen
- GNr 71: Fußformveränderungen
- GNr 72: Zehen
- GNr 73: Zehenverlust
- GNr 76: Fremdkörper

Die unter den einzelnen Gradationen aufgelisteten Gesundheitsstörungen oder funktionellen Einschränkungen orientieren sich nicht alleine an der teilweise sehr detaillierten Festschreibung von Befundsituationen in der einschlägigen Dienstvorschrift. Die Möglichkeit der Berücksichtigung von Sport- und Berufsanamnesen sowie der prognostischen Entwicklung bietet dabei dem beurteilenden Arzt einen ausreichenden Ermessensspielraum. Teilweise wird in den Anmerkungen zu den GNr konkret darauf hingewiesen.

Inhalte der einzelnen Gesundheitsnummern

GNr 6: Knochensystem

Gradation I. Geheilte Knochenbrüche oder Knochenerkrankungen ohne Deformierung oder Funktionsstörung.

Gradation II. Osteosynthetisch versorgte, geheilte Knochenbrüche mit noch liegendem, reizlosem Implantat ohne Funktionseinschränkung. Gutartige, im Dienst nicht hinderliche Geschwülste (z. B. Exostose, Knochenzyste) bei voller Belastbarkeit.

Gradation III. Mit Veränderungen geheilte Knochenbrüche und Knochenerkrankungen, welche die Ausübung des militärischen Dienstes nicht wesentlich erschweren. Gutartige, durch Kleidung verdeckte oder vereinzelte Knochenauswüchse, welche die dienstliche Leistungsfähigkeit nur unwesentlich behindern. Entsprechende Residuen nach Abschluss einer Therapie. Das Tragen der jeweils geforderten Dienstbekleidung und/oder der persönlichen Ausrüstung muss uneingeschränkt möglich sein.

Gradation IV. Osteosynthetisch versorgte, geheilte Knochenbrüche mit noch liegendem, reizlosem Implantat mit mäßiger Funktionseinschränkung. Mit oder ohne Deformierung (konservativ/operativ behandelt) geheilte Knochenbrüche mit mäßiger Funktionseinschränkung von Gelenken der betreffenden Gliedmaßen. Osteomyelitis 3 Jahre rezidivfrei (ohne Nachweis akuter osteomyelitischer

Veränderungen). Gutartige, größere Knochenauswüchse und Residuen nach Abschluss einer Therapie, die einen Einsatz in bestimmten Funktionen zulassen.

Gradation V. Akute Erkrankungen oder Verletzungen der Knochen. Zustand nach operativer Knochenbruchbehandlung bei noch nicht ausreichender Konsolidierung der Fraktur und/oder noch vorhandene Funktionseinschränkung von Gelenken der betreffenden Gliedmaßen mit der Aussicht auf Besserung. Gutartige, größere Knochenauswüchse, deren operative Entfernung zumutbar ist und die nach Entfernung wenigstens eine Beurteilung nach IV/5 erwarten lassen. Nachuntersuchung nach spätestens 12 Monaten erforderlich.

Gradation VI. Ungünstig verheilte Knochenbrüche oder Knochenerkrankungen mit nicht besserungsfähigen Folgeerscheinungen (z. B. Pseudarthrosen mit statischer oder funktioneller Auswirkung und/oder erheblicher Beeinträchtigung der Gesamtstatik der betreffenden Gliedmaße). Chronische oder fortschreitende Erkrankungen der Knochen, die jeden militärischen Dienst unmöglich machen (u. a. bösartige Neubildungen). Gutartige, große, hinderliche Knochenauswüchse, deren Entfernung nicht zumutbar ist.

Anmerkungen zu den Einstufungen fordern ab Gradation IV eine chirurgische oder orthopädische Untersuchung und prognostische Einschätzung nach Abschluss der Knochenbruchbehandlung. Bei sekundären Erscheinungen wie Atrophie, Versteifung sind entsprechende Gesundheitsnummern zu verwenden. Für Hirnschädelfrakturen und Hirnschädeldeformitäten sind Einstufungen nach der GNr 16 (traumatische Hirnschäden), für Gesichtsschädelfrakturen nach GNr 34 (Mundhöhle) und für Wirbelfrakturen nach GNr 42 (Wirbelsäule) vorzunehmen.

GNr 7: Narben

Gradation I und II. Diese Gradationen sind nicht vorgesehen.

Gradation III. Narben, welche die Gebrauchsfähigkeit eines Körperteils gering beeinträchtigen, jedoch das Tragen von militärischer Ausrüstung und Bekleidung nicht erschweren und nicht entstellend wirken.

Gradation IV. Ausgedehnte Narben, welche die Funktion beeinträchtigen, jedoch eine Verwendung in bestimmten militärischen Funktionen noch zulassen.

Gradation V. Frische, größere Weichteilverletzungen, abheilende größere Wunden.

Gradation VI. Größere Narben, welche die Gebrauchsfähigkeit eines Körperteiles wesentlich herabsetzen, das Tragen einer militärischen Ausrüstung und Bekleidung erheblich erschweren oder entstellend wirken. Umfangreiche oder mit dem Knochen verwachsene Narben, welche die Gebrauchsfähigkeit des betreffenden Körperteils erheblich behindern und die Leistungsfähigkeit stark beeinträchtigen oder aufheben.

Ausgenommen sind Gesichtsnarben, die nach GNr 33 (Gesicht) zu beurteilen sind, sowie Unterschenkelgeschwürnarben, für die GNr 69 (Venen) zur Anwendung kommt.

GNr 8: Muskeln und Sehnen

Gradation I. Diese Gradation ist nicht vorgesehen.

Gradation II. Überstandene Muskel- und Sehnen-, Sehnenscheiden- und Schleimbeutelerkrankungen oder Verletzungen ohne wesentliche funktionelle Einschränkungen.

Gradation III. Myarthropathien der Kiefergelenke. Bleibende Veränderungen oder Erkrankungen der Muskeln und Sehnen, Sehnenscheiden und Schleimbeutel, welche die Leistungsfähigkeit nicht wesentlich beeinträchtigen (z. B. Sehnennaht, Muskelriss).

Gradation IV. Veränderungen der Muskeln und Sehnen, Sehnenscheiden und Schleimbeutel, welche die Leistungsfähigkeit zwar beeinträchtigen, aber den Dienst in bestimmten Funktionen noch zulassen.

Gradation V. Nicht abgeheilte Verletzungen und akute Erkrankungen der Muskeln, Sehnen, Sehnenscheiden und Schleimbeutel.

Gradation VI. Bleibende, schwere Veränderungen oder Erkrankungen (z. B. auch bösartige Tumoren) der Muskeln, Sehnen, Sehnenscheiden und

Schleimbeutel, welche die Leistungsfähigkeit aufheben.

Hingewiesen wird in den Anmerkungen auf die Notwendigkeit, zusätzlich eine auf die Körperregion bezogene Beurteilung unter anderem nach den Gesundheitsnummern 34 (Mundhöhle), 42 (Wirbelsäule) und 59 (Gelenke) vorzunehmen.

GNr 11: Rheumatische Erkrankungen

Gradation I und II. Diese Gradationen sind nicht vorgesehen.

Gradation III. Mindestens 2 Jahre zurückliegende Symptomatik einer einmaligen entzündlichen rheumatischen Erkrankung ohne Beeinträchtigung der körperlichen Leistungsfähigkeit.

Gradation IV. Mindestens 2 Jahre zurückliegende rheumatische Erkrankung, deren Folgen die körperliche Leistungsfähigkeit nur geringfügig beeinflussen.

Gradation V. Akute entzündliche rheumatische Erkrankung, akute Arthritis. Chronische oder rezidivierende Arthritis, auch unbekannter Ursache, mit letztem Schub vor weniger als 2 Jahren. Nachuntersuchung spätestens nach 2 Jahren.

Gradation VI. Folgeerscheinungen nach rheumatischem Fieber. Chronische entzündliche Bindegewebeerkrankungen (z. B. Kollagenosen), auch außerhalb des Schubes. Chronische Arthritis oder rezidivierende Arthritis, auch unbekannter Ursache, mit wesentlicher Funktions- und/oder Leistungseinschränkung (u. a. PCP). Nachgewiesene seronegative Spondylarthritiden (z. B. Morbus Bechterew, Psoriasisarthritis, Morbus Reiter).

Hingewiesen wird in der Anmerkung auf die Notwendigkeit einer fachärztlichen Untersuchung und eines fachärztlichen Befundberichtes bei unzureichender Beurteilungsmöglichkeit.

GNr 41: Schultergürtel

Gradation I und II. Diese Gradationen sind nicht vorgesehen.

Gradation III. In bekleidetem Zustand nicht auffallende, anlagebedingte Erhöhung einer Schulter oder Erkrankung bzw. Verletzungsfolge im Bereich des Schultergürtels ohne Beeinträchtigung der Beweglichkeit.

Gradation IV. In bekleidetem Zustand auffallende, anlagebedingte Erhöhung einer Schulter oder Erkrankung bzw. Verletzungsfolge im Bereich des Schultergürtels mit geringer Beeinträchtigung der Beweglichkeit (Tragen der Dienstbekleidung noch möglich).

Gradation V. Akute Erkrankung oder Verletzung im Bereich des Schultergürtels bis 6 Monate nach Ausheilung/Operation der Erkrankung/Verletzung.

Gradation VI. In bekleidetem Zustand auffallende, anlagebedingte Erhöhung einer Schulter oder Erkrankung bzw. Verletzungsfolge im Bereich des Schultergürtels mit erheblicher Beeinträchtigung der Beweglichkeit (Tragen der Dienstbekleidung nicht mehr möglich).

GNr 42: Wirbelsäule

Gradation I. Diese Gradation ist nicht vorgesehen.

Gradation II. Geringe Abweichungen von den physiologischen Krümmungen der Wirbelsäule ohne Beeinträchtigung ihrer Beweglichkeit, abgeheilte Verletzungsfolgen und /oder leichte Anomalien am Wirbelskelett ohne Einschränkung der Funktion und Belastbarkeit. Wachstums- oder Entwicklungsstörungen der Wirbelsäule ohne Funktionseinschränkung und/oder ohne Einschränkung der Belastbarkeit.

Gradation III. Stärkere Grade der unter II genannten Abweichungen mit geringer Funktionseinschränkung, die den Waffendienst wie auch den Truppendienst nicht behindern (z. B. Skoliose < 20° nach Cobb, ausgleichbarer Rundrücken, asymptomatische Bandscheibenveränderungen, außergewöhnlich günstige Ergebnisse nach Bandscheibenoperationen frühestens nach Ablauf eines Jahres, asymptomatische Spondylolyse, symmetrische lumbosakrale Übergangswirbel, behandlungsbedürftige Myalgien mit Neigung zu gelegentlichen Rückfällen).

Gradation IV. Stärkere Veränderungen der Wirbelsäule bzw. der unter II genannten Abweichungen mit mäßiger Funktionseinschränkung, die das Tragen der persönlichen Ausrüstung erlauben (z. B. Skoliose zwischen 20° und 30° nach Cobb, Flachrücken und teilfixierter Rundrücken, Spondylolyse mit Symptomatik, Spondylolisthese Grad I nach Meyerding, Bandscheibenveränderungen mit geringen Symptomen, operierter Bandscheibenvorfall mit geringen radikulären Störungen frühestens 1 Jahr nach Operation, Spondylarthrose und Zustand nach lumbalem Morbus Scheuermann mit mäßigen Auswirkungen auf Statik und Funktion). Asymmetrischer lumbosakraler Übergangswirbel.

Gradation V. Akute Erkrankungen oder Verletzungen der Wirbelsäule, deren Heilungsverlauf noch nicht sicher beurteilt werden kann. Wirbelkörperquer- und/oder Dornfortsatzfrakturen für den Zeitraum von 6 Monaten. Wirbelkörperfrakturen für die Dauer von einem Jahr. Zustand nach Bandscheibenoperationen bis zu einem Jahr nach Operation.

Gradation VI. Leiden der Wirbelsäule mit aufgehobener militärischer Belastbarkeit (z. B. Skoliose > 30°, operationsbedürftige Kyphose, Wirbelsäulentuberkulose und ihre Folgezustände, stark ausgeprägte Osteochondrose, Spondylarthrose oder Spondylolysis deformans mit erheblicher Funktionseinschränkung, Zustand nach schweren Verletzungen oder Operationen der Wirbelsäule mit Nervenlähmungen und starker Funktionsbeeinträchtigung, Bandscheibenschäden mit andauernden motorischen Störungen, Spondylolisthese ab Grad II nach Meyerding).

Hingewiesen wird in den Anmerkungen auf die Notwendigkeit eines orthopädischen Befundberichtes mit prognostischer Einschätzung ab Gradation III. Empfohlen wird die Erhebung der Sport- und Berufsanamnese zur Beurteilung der Funktionsbehinderung. Die Bewertung des Ausheilungsergebnisses nach Bandscheibenoperationen als „außergewöhnlich günstig" ist durch einen Facharzt für Orthopädie/Neurochirurgie der Bundeswehr vorzunehmen.

GNr 43: Brustkorb

Gradation I. Diese Gradation ist nicht vorgesehen.

Gradation II. Formveränderungen des Brustkorbs (z. B. Trichterbrust), die in bekleidetem Zustand nicht auffallen und das Tragen militärischer Ausrüstung nicht behindern.

Gradation III. Korrigierte Formveränderung des Brustkorbs mit geringen Funktionseinschränkungen der Lunge und des Herzens frühestens 1 Jahr nach Operation.

Gradation IV. Stärkere Formveränderung des Brustkorbs mit geringen Funktionseinschränkungen der Lunge und des Herzens, die das Tragen der persönlichen Ausrüstung und den Einsatz in bestimmten militärischen Verwendungen noch erlauben. Korrigierte Formveränderung des Brustkorbs mit mäßiger Funktionseinschränkung der Lunge und des Herzens, frühestens 1 Jahr nach Operation.

Gradation V. Akute Erkrankungen und Verletzungen des Brustkorbs. Korrigierte Formveränderung des Brustkorbs bis zu einem Jahr nach der Operation.

Gradation VI. Durch Anlage, Krankheit oder Trauma bedingte Formveränderungen des Brustkorbs mit nachgewiesener erheblicher Funktionseinschränkung der Lunge und des Herzens.

Eine orthopädisch/chirurgische bzw. internistische Untersuchung oder ein entsprechender Befundbericht wird in Zweifelsfällen ab Gradation IV in den Anmerkungen gefordert.

GNr 47: Beckengürtel

Gradation I und II. Diese Gradationen sind nicht vorgesehen.

Gradation III. Veränderungen des Beckengürtels (auch nach gut verheilten Beckenbrüchen) ohne Einschränkung der Funktion und der Leistungsfähigkeit.

Gradation IV. Veränderungen des Beckengürtels (z. B. in Fehlstellung verheilte Beckenbrüche, Beckenverwringungen), welche die Leistungsfähigkeit beeinträchtigen, aber den Einsatz in bestimmten militärischen Verwendungen noch zulassen. Missbildungen und starke Veränderungen des Beckengürtels, sofern ausreichende Gehfähigkeit vorhanden ist.

Gradation V. Stärkere akute Veränderungen des Beckengürtels, die durch Behandlungen gebessert werden können, wenn spätere Einstufungen mindestens nach Gradation IV zu erwarten sind.

Gradation VI. Missbildungen und starke Veränderungen des Beckengürtels mit Beeinträchtigung der Gehfähigkeit.

GNr 57: Arm

Gradation I–V. Diese Gradationen sind nicht vorgesehen.

Gradation VI. Völliger oder Teilverlust eines oder beider Arme oder der Hand.

GNr 58: Bein

Gradationen I–V. Diese Gradationen sind nicht vorgesehen.

Gradation VI. Verlust eines oder beider Vorfüße. Völliger oder Teilverlust eines oder beider Beine.

GNr 59: Gelenke

Gradation I. Diese Gradation ist nicht vorgesehen.

Gradation II. Folgenlos ausgeheilte Gelenkerkrankungen oder Operationen. Gelenkgeräusche ohne Beeinträchtigung der Funktion.

Gradation III. Nach Verletzung, Krankheit oder Operation zurückgebliebene geringe Gelenkveränderungen (z. B. außergewöhnlich günstiges Ausheilungsergebnis nach Kreuzbandoperation bei Fehlen von Begleitverletzungen). Geringfügige Coxa vara oder Coxa valga ohne Hüftpfannendysplasie (CE-Winkel > 30°). Erfolgreich behandelte Subluxation oder Luxation großer Gelenke. Morphologisch mit geringen Veränderungen ausgeheilte Epiphysiolysis capitis femoris/Morbus Perthes. Gonalgie/femuropatellares Schmerzsyndrom (sog. Chondropathia patellae) ohne Funktionseinschränkung.

Gradation IV. Meniskopathie/femuropatellares Schmerzsyndrom (sog. Chondropathia patellae) einschließlich postoperativer Zustände mit nachgewiesenen belastungsabhängigen Reizzuständen. Coxa vara oder Coxa valga stärkeren Grades mit Hüftpfannendysplasie (CE-Winkel > 25° und < 30°). Mit mäßiger Funktionseinschränkung ausgeheilte Epiphysiolysis capitis femoris/Morbus Perthes. Chronische Instabilität eines großen Gelenks mit mäßiger Funktionseinschränkung. Operativ behandelte (Sub-)Luxation großer Gelenke mit mäßiger Funktionseinschränkung. Ausgeheilte Osteochondrosis dissecans in tragenden Gelenkflächen bei einwandfreier Gelenkfunktion. Beginnende Arthrose großer Gelenke mit geringgradiger Funktionseinschränkung. Mit Funktionseinschränkung ausgeheilte Kreuzbandverletzung auch nach Kreuzbandoperation oder bei Restinstabilität.

Gradation V. Akute Gelenkerkrankungen oder Verletzungen (s. a. GNr 11: Rheumatische Erkrankungen).

Gradation VI. Schwere Formen der Hüftdysplasie, insbesondere angeborene Hüftluxationen. Mit erheblicher Formveränderung und Funktionseinschränkung ausgeheilte Epiphysiolysis capitis femoris/Morbus Perthes. Nicht muskulär stabilisierbare, habituelle (Sub-)Luxationen großer Gelenke. Arthrose großer Gelenke mit mehr als geringgradiger Funktionseinschränkung. Osteochondrosis dissecans in tragenden Gelenkflächen bei nachgewiesener Inkongruenz der Gelenkflächen. Erhebliche Funktionseinschränkung nach Kreuzbandoperation (Instabilität > Grad II, ausgeprägte Bewegungseinschränkung). Gelenkprothesen. Mit Funktionseinschränkung ausgeheilte Kreuzbandverletzung auch nach Kreuzbandoperation mit Restinstabilität. Bösartige Tumoren.

Empfohlen wird in den Anmerkungen die Erhebung der Sport- und Berufsanamnese zur Beurteilung der Funktionsbehinderung. Die Bewertung des Ausheilungsergebnisses nach Kreuzbandersatzoperationen als „außergewöhnlich günstig" ist durch einen Facharzt für Orthopädie/Chirurgie der Bundeswehr vorzunehmen.

GNr 60: Schlüsselbein

Gradation I. Diese Gradation ist nicht vorgesehen.

Gradation II. Deformierungen des Schlüsselbeins, welche das Tragen der Dienstbekleidung oder Ausrüstung nicht beeinträchtigen.

Gradation III. Deformierungen des Schlüsselbeins, die das Tragen der Dienstbekleidung und Ausrüstung nur gering beeinträchtigen.

Gradation IV. Deformierungen des Schlüsselbeins, die das Tragen der Dienstbekleidung und der persönlichen Ausrüstung stärker beeinträchtigen.

Gradation V. Schlüsselbeinbruch (s. a. GNr 6: Knochensystem).

Gradation VI. Stärkere Deformierung des Schlüsselbeins, die das Tragen der Dienstbekleidung und/oder Ausrüstung unmöglich machen (u. a. bei Kompression von Gefäßen und Nerven, siehe auch GNr 6: Knochensystem und GNr 79: Peripheres Nervensystem).

GNr 61: Finger

Gradation I und V. Diese Gradationen sind nicht vorgesehen.

Gradation II. Verwachsungen des 4. und 5. Fingers bei funktionstüchtiger Hand.

Gradation III. Geringfügige Missbildungen oder Verwachsungen von Fingern bei funktionstüchtiger Gebrauchshand.

Gradation IV. Missbildungen oder Verwachsungen mehrerer Finger an der Nichtgebrauchshand bei ausreichender Restfunktion.

Gradation VI. Missbildungen oder Verwachsungen mehrerer Finger an der Gebrauchshand oder beiden Händen, sofern eine militärische Verwendung auszuschließen ist.

GNr 62: Fehlen von Fingergliedern

Gradation I. Fehlen eines Fingerglieds mit Ausnahme am Daumen oder Zeigefinger der Gebrauchshand.

Gradation II. Fehlen mehrerer Fingerglieder mit Ausnahme am Daumen oder Zeigefinger der Gebrauchshand. Endgliedverlust am Daumen und/oder Zeigefinger der Nichtgebrauchshand.

Gradation III. Fehlen eines oder mehrerer Fingerglieder, wenn die Gebrauchsfähigkeit der betroffenen Hand nicht wesentlich beeinträchtigt und die Handhabung von Waffen/Gerät nicht erschwert ist.

Gradation IV. Fehlen von Fingergliedern mit Einschränkung der Gebrauchsfähigkeit der Hand, sofern die Nichtgebrauchshand betroffen ist und eine Verwendung in bestimmten militärischen Funktionen noch möglich ist.

Gradation V. Akute Amputationsverletzung von Fingergliedern bis 1 Jahr nach der Verletzung, sofern nach Abheilung der Wunde eine Einstufung nach Gradation IV oder besser zu erwarten ist.

Gradation VI. Fehlen von Fingergliedern mit erheblicher Einschränkung der Gebrauchsfähigkeit der Hand, sofern die Gebrauchshand betroffen ist.

GNr 63: Fingerverlust

Gradation I. Diese Gradation ist nicht vorgesehen.

Gradation II. Verlust eines Fingers an einer Hand (nicht Daumen oder Zeigefinger) oder Beeinträchtigung der Gebrauchsfähigkeit.

Gradation III. Fingerverlust (nicht Daumen oder Zeigefinger) an einer Hand mit geringer Einschränkung der Gebrauchsfähigkeit und ohne wesentliche Erschwerung der Handhabung von Waffen/Gerät.

Gradation IV. Fingerverlust (nicht Daumen oder Zeigefinger) an einer Hand oder beiden Händen, wenn die Gebrauchsfähigkeit zwar eingeschränkt, eine Verwendung in bestimmten militärischen Funktionen jedoch noch möglich ist.

Gradation V. Akute Amputationsverletzung von Fingern bis 1 Jahr nach der Verletzung, sofern nach Abheilung der Wunde eine Einstufung nach Gradation IV oder besser zu erwarten ist.

Gradation VI. Fingerverlust an einer Hand oder beiden Händen, wenn die Gebrauchsfähigkeit eingeschränkt ist, sodass eine Verwendung in militärischen Funktionen ausgeschlossen ist.

GNr 64: Fingerverlust Zeigefinger, Daumen

Gradation I und II. Diese Gradationen sind nicht vorgesehen.

Gradation III. Verlust des Zeigefingers der Gebrauchshand oder der Nichtgebrauchshand bei guter Ersatzfunktion.

Gradation IV. Verlust des Zeigefingers der Gebrauchshand mit Funktionseinschränkungen, die den Wehrdienst erschweren. Verlust des Daumens der Nichtgebrauchshand.

Gradation V. Akute Amputationsverletzung des Daumens oder des Zeigefingers der Nichtgebrauchshand bis 1 Jahr nach der Verletzung, sofern nach Abheilung der Wunde eine Einstufung nach Gradation IV oder besser zu erwarten ist.

Gradation VI. Verlust des Daumens der Gebrauchshand.

GNr 65: Nagelglied der Finger

Gradation I. Verkrüppelung einzelner Nagelglieder der Finger ohne Störung der Gebrauchsfähigkeit.

Gradation II. Verkrüppelung mehrerer Nagelglieder der Finger mit erhaltener Beweglichkeit. Geringe Beweglichkeitseinschränkung einzelner Fingergelenke ohne nennenswerte Gebrauchsstörung.

Gradation III. Verkrüppelung mehrerer Nagelglieder der Finger und/oder geringe Bewegungseinschränkungen einzelner Fingergelenke bei ausreichender manueller Geschicklichkeit.

Gradation IV. Verkrüppelung der Nagelglieder der Finger und/oder Bewegungseinschränkungen von Fingergelenken, die den Wehrdienst erschweren.

Gradation V und VI. Diese Gradationen sind nicht vorgesehen.

GNr 66: Handwurzel, Grund-, Mittel- und Endglieder der Finger

Gradation I. Krümmung der kleinen Finger im Mittel- oder Endgelenk bei normaler Beweglichkeit der Finger im Grundgelenk.

Gradation II. Stärkere Krümmung der kleinen Finger im Mittel- oder Endgelenk bei normaler Beweglichkeit der Finger im Grundgelenk.

Gradation III. Steifheit oder Krümmung eines Fingers, wenn die Gebrauchsfähigkeit der Hand nur unwesentlich beeinträchtigt und die Handhabung von Waffen/Gerät nicht erschwert wird. Dupuytren-Kontraktur Grad II mehrerer Finger und/oder der Hohlhand (auch beider Hände).

Gradation IV. Steifheit oder Krümmung von Fingern, wenn die Handhabung von Waffen/Gerät erschwert ist, eine Verwendung in bestimmten militärischen Funktionen jedoch noch möglich ist. Dupuytren-Kontraktur Grad III eines oder mehrerer Finger und/oder der Hohlhand.

Gradation V. Dupuytren-Kontraktur Grad III–IV einer oder beider Hände, wenn durch operative Behandlung Gradation IV oder III erreicht werden kann.

Gradation VI. Steifheit oder Krümmung von Fingern, wenn die Funktion der Gebrauchshand stark herabgesetzt und die Verwendung in einer militärischen Funktion nicht möglich ist. Dupuytren-Kontraktur Grad IV einer oder beider Hände, wenn durch eine Operation nicht Gradation IV erreicht werden kann.

GNr 68: Beindeformierung

Gradation I und V. Diese Gradationen sind nicht vorgesehen.

Gradation II. Beinverkürzung bis 1 cm.

Gradation III. Verkürzung eines Beins bis einschließlich 1,5 cm. X- oder O-Beine stärkeren Grades ohne Behinderung des Gehvermögens.

Gradation IV. Verkürzung eines Beins von 1,6 – 2,5 cm. X- oder O-Beine stärkeren Grades auch mit beginnenden arthrotischen Veränderungen und mäßiger Funktionseinschränkung. Beinachsenabweichungen bis 1 Jahr nach der Osteotomieoperation.

Gradation VI. Erhebliche Beinachsenabweichung, die eine militärische Verwendung nicht zulässt. Beinlängendifferenzen über 2,5 cm.

GNr 71: Fußformveränderungen

Gradation I und II. Diese Gradationen sind nicht vorgesehen.

Gradation III. Stärkere Grade und Formveränderungen der Füße wie Senk-, Spreiz-, Knickfuß (haltungsschwacher Fuß). Schiefstellung der großen Zehe im Grundgelenk (Hallux valgus). Einlagenträger mit guter Leistungsfähigkeit.

Gradation IV. Formveränderungen an den Füßen, die den Waffendienst und die Gehfähigkeit erschweren (starke Hohlfüße, Sichelfüße). Haglund-Ferse (Fersensporn, s. GNr 5: Knochensystem). Hallux rigidus.

Gradation V. Akute Reizzustände bei Fußdeformierung mit Aussicht auf Abheilung.

Gradation VI. Schwere Formveränderung der Füße, die trotz orthopädisch-technischer Versorgung eine militärische Verwendung nicht zulässt.

Die Anmerkungen weisen darauf hin, dass Gradationen III und schlechter nur bei ausgeprägten Deformierungen festzustellen sind, welche mit Sicherheit die Verwendungsfähigkeit einschränken.

GNr 72: Zehen

Gradation I. Diese Gradation ist nicht vorgesehen.

Gradation II. Geringe Verbildung einzelner Zehen (z. B. Hammerzehen, übereinander liegende Zehen) oder Überzahl einer Zehe an einem Fuß oder an beiden Füßen, wenn das Gehen nicht behindert wird. Reizlos eingewachsener Zehnagel oder Zustand nach operiertem Zehnagel (u. a. Emmert-Plastik).

Gradation III. Verbildungen oder Überzahl von Zehen bei geringer Beeinträchtigung der Marschfähigkeit, sofern normales Schuhwerk getragen werden kann.

Gradation IV. Verbildungen oder Überzahl der/von Zehen, die den Gang beeinträchtigen, und die Verwendung in bestimmten militärischen Funktionen zulassen.

Gradation V. Funktionsstörende Verbildungen der Zehen, deren operative Beseitigung geplant ist und eine Besserung der Gebrauchsfähigkeit der Füße erwarten lässt, Nachuntersuchung nach 6 Monaten erforderlich. Operationsbedürftiger eingewachsener Großzehnagel bis 6 Monate nach der Operation.

Gradation VI. Verbildungen der Zehen, deren operative Beseitigung keine Besserung der Gebrauchsfähigkeit der Füße erwarten lässt. Überzahl von Zehen mit erheblicher Beeinträchtigung des Gehens.

GNr 73: Zehenverlust

Gradation I. Diese Gradation ist nicht vorgesehen.

Gradation II. Verlust, Teilverlust (außer Großzehe) oder Verwachsungen von Zehen untereinander, wenn die Gehfähigkeit nicht beeinträchtigt ist.

Gradation III. Verlust, Teilverlust oder Einsteifung mehrerer Zehen, wenn das Gehen nicht wesentlich beeinträchtigt ist.

Gradation IV. Verlust, Teilverlust oder Einsteifung mehrerer Zehen bzw. einer oder beider Großzehen mit ausreichender Gehfähigkeit, wobei die Verwendung in bestimmten militärischen Funktionen möglich ist.

Gradation V. Akute Amputationsverletzungen von Zehen bis 1 Jahr nach der Verletzung, sofern nach Abheilung der Wunde eine Einstufung nach Gradation IV oder besser zu erwarten ist.

Gradation VI. Verlust, Teilverlust oder Einsteifung mehrerer Zehen bzw. einer oder beider Großzehen bei nicht ausreichender Gehfähigkeit.

GNr 76: Fremdkörper

Gradation I. Diese Gradation ist nicht vorgesehen.

Gradation II. Reaktionslos eingeheilte Fremdkörper, je nach Größe und Lokalisation.

Gradation III. Reaktionslos eingeheilte Fremdkörper, je nach Größe und Lokalisation, mit unwesentlicher Funktionsbehinderung/-beeinträchtigung.

Gradation IV. Fremdkörper größeren Umfangs mit Funktionsbehinderung, die eine militärische Verwendung noch zulassen.

Gradation V. Nicht reaktionslos eingeheilte und/oder störende Fremdkörper, die operativ entfernt werden müssen wegen akuter Beschwerden.

Gradation VI. Nicht operable Fremdkörper, die den Allgemeinzustand beeinflussen und/oder wegen der Größe und Lokalisation die Ableistung des Wehrdienstes unmöglich machen.

Hingewiesen wird in den Anmerkungen auf die Notwendigkeit, die Berufsanamnese zu beachten.

Im Zweifelsfall soll ab Gradation IV eine fachärztliche Untersuchung bzw. ein Befundbericht beigezogen werden.

Schlussbemerkungen

Nach der zurzeit gültigen Erlasslage wird eine Gesundheitsnummer der Gradation IV nicht vergeben, sondern in eine Gradation VI gewandelt. Daraus ergeben sich Konsequenzen für ungediente Bewerber und Wehrpflichtige.

Für aktive Soldaten, ausscheidende Soldaten, Reservisten und sog. Dienstwillige wird nach gültiger Erlasslage verfahren. Ausnahmebestimmungen sind dazu für den Dienstgebrauch geregelt.

3.3 Begutachtung in der gesetzlichen und der privaten Pflegepflichtversicherung *D. Heinzelmann*

Allgemeines

Zur sozialen Absicherung des Risikos der Pflegebedürftigkeit wurde als 5. Säule des deutschen Sozialversicherungssystems die soziale Pflegeversicherung geschaffen (§ 1 Abs. 1 und 3 SGB XI). Die Leistungen der Pflegeversicherung werden für die häusliche Pflege seit dem 01.04.1995 und für die stationäre Pflege seit dem 01.07.1996 gewährt.

In den Pflegebedürftigkeits-Richtlinien (PflRi) vom 07.11.1994 wurden von den Spitzenverbänden der Pflegekassen die Merkmale der Pflegebedürftigkeit und der Pflegestufen sowie das Verfahren der Feststellung der Pflegebedürftigkeit festgelegt.

Beteiligt waren neben dem Medizinischen Dienst der Spitzenverbände der Krankenkassen
- die Kassenärztliche Bundesvereinigung,
- die Bundesverbände der Pflegeberufe und der Behinderten,
- die Bundesarbeitsgemeinschaft der Freien Wohlfahrtspflege,
- die Bundesarbeitsgemeinschaft der überörtlichen Träger der Sozialhilfe,
- die Kommunalen Spitzenverbände auf Bundesebene,
- die Bundesverbände privater Alten- und Pflegeheime,
- die Verbände der privaten ambulanten Dienste.

Der **Vorrang der häuslichen vor der vollstationären Pflege** stellt eines der wesentlichen Ziele der Pflegeversicherung dar, damit es den Pflegebedürftigen ermöglicht wird, möglichst lange in ihrer häuslichen Umgebung bleiben zu können. Durch eine aktivierende Pflege soll die Selbstständigkeit im täglichen Leben gefördert, erhalten bzw. wiederhergestellt werden.

Aufgrund des **Vorrangs von Prävention und Rehabilitation vor Pflege** sind inzwischen die Möglichkeiten für Prävention und Rehabilitation verpflichtend zu überprüfen.

Leistungen und Begriffe der Pflegeversicherung

Die von der Pflegeversicherung gewährten Leistungen sind vielgestaltig. Am bekanntesten sind das (an den Versicherten ausgezahlte) *Pflegegeld* und die (für einen Pflegedienst aufgebrachte) *Sachleistung*. Ersteres kann nur im Rahmen der *häuslichen Pflege* gewährt werden, im Rahmen der *vollstationären Pflege* wie auch der *Tagespflege* kann nur die Letztere gewährt werden. Daneben bestehen Leistungen für die Pflegenden wie *Pflegekurse*, *gesetzlich gewährleistete Beurlaubungen* zur Organisation oder Ausübung von Pflege, aber auch Maßnahmen der *Qualitätssicherung (Pflegeberatung nach § 7 a SGB XI)*.

2008 hielten mehrere Neuerungen Einzug in die Pflegeversicherung:
- eine über mehrere Jahre vorgegebene Dynamisierung der Leistungen
- schnellere Pflegeeinstufung
- Leistungsverbesserungen bei Tagespflegenutzung
- gemeinsamer Sachleistungsbezug durch mehrere Pflegebedürftige
- Verbesserungen für Pflegebedürftige mit hohem allgemeinen Betreuungsbedarf auch im Pflegeheim
- Erhöhung der Leistungen für Verhinderungspflege und Kurzeitpflege
- Verkürzung der Wartezeit für Verhinderungspflegeleistungen
- Leistungserhöhung bei Härtefällen
- Zuzahlungsbefreiung bei Hilfsmitteln in Härtefällen
- Freistellung von der Arbeit (Pflegezeitgesetz)
- Verträge mit Einzelpflegekräften nach § 77 SGB XI

Bei bestehendem *Pflegebedarf* erfolgt die Zuordnung zu einer der 3 Pflegestufen. Abhängig hiervon erfolgt die Gewährung von Leistungen in unterschiedlicher Höhe in Form von Geld- oder Sachleistungen.

Unter bestimmten Voraussetzungen kann bereits vor Bestehen einer Pflegestufe ein Anspruch gegen die Pflegeversicherung bestehen. *Demenzkranke und andere psychisch beeinträchtigte Menschen* können Leistungen auch erhalten, wenn noch kein *Pflegebedarf*, jedoch bereits ein *Betreuungsbedarf* und ein gewisser grundpflegerischer und hauswirtschaftlicher *Hilfebedarf* vorhanden sind. Statt bisher 460 Euro im Jahr werden ab 01.07.2008 entweder 100 Euro im Monat (Grundbetrag) oder 200 Euro im Monat (erhöhter Betrag) gewährt.

Bei Pflegestufe I besteht *erhebliche Pflegebedürftigkeit*, bei der mindestens einmal täglich Hilfe bei 2 oder mehr Verrichtungen aus den Bereichen Körperpflege, Ernährung oder Mobilität erforderlich sein muss. Zusätzlich muss bei allen Pflegestufen mehrfach in der Woche Hilfe bei der hauswirtschaftlichen Versorgung benötigt werden. Der zeitliche Aufwand, den die Pflegeperson für die Hilfe bei den verschiedenen Verrichtungen benötigt, muss bei Pflegestufe I durchschnittlich 1,5 Stunden pro Tag betragen. Der Zeitaufwand für die Grundpflege muss hierbei mehr als 45 Minuten betragen.

Bei Pflegestufe II besteht *Schwerpflegebedürftigkeit*. Hier muss mindestens dreimal täglich zu verschiedenen Zeiten Hilfe bei der Körperpflege, Mobilität oder Ernährung mit einem täglichen Zeitaufwand, einschließlich für die hauswirtschaftliche Versorgung, von mindestens 3 Stunden erforderlich sein, wobei auf die tägliche Grundpflege mindestens 120 Minuten entfallen müssen.

Bei Pflegestufe III besteht *Schwerstpflegebedürftigkeit*. Hier muss der Hilfebedarf so groß sein, dass die Pflegeperson Tag und Nacht erreichbar sein muss und regelmäßig auch nachts Tätigkeiten der Grundpflege anfallen. Die nächtliche Erreichbarkeit der Pflegeperson und ein nur gelegentlicher Hilfebedarf in der Nacht begründen nicht die Pflegestufe III. Der zeitliche Aufwand muss hier insgesamt mindestens 5 Stunden pro Tag betragen, wobei mindestens 240 Minuten für die Grundpflege aufgebracht werden müssen.

Eine weitere Steigerung stellt der *Härtefall* dar. Hier muss entweder die Grundpflege auch nachts von mehreren Hilfspersonen/Pflegepersonen gleichzeitig erbracht werden oder der Hilfebedarf bei der Grundpflege muss mindestens 7 Stunden täglich betragen, wobei mindestens 2 Stunden davon nachts anfallen müssen.

Bei der Nutzung von Tagespflege ergeben sich seit 2008 wesentliche Leistungsverbesserungen. Die Leistung *Tagespflege* und die Leistung *Pflegegeld* oder *Sachleistung* für die häusliche Pflege können nebeneinander gewährt werden. Hierbei wird ggf.

3.3 Begutachtung in der gesetzlichen und der privaten Pflegepflichtversicherung

die Leistung für die häusliche Pflege soweit gekürzt, dass beide zusammen höchstens 150% erreichen.

Angehörige, die pflegen, haben für die Dauer von bis zu 6 Monaten einen *Anspruch auf unbezahlte, aber sozialversicherte Freistellung von der Arbeit* mit Kündigungsschutz. Das Gesetz sagt hierzu:
1. Beschäftigte haben das Recht, bis zu 10 Arbeitstage der Arbeit fernzubleiben (auch ohne Vorankündigung), wenn dies erforderlich ist, um für einen pflegebedürftigen nahen Angehörigen in einer akut aufgetretenen Pflegesituation eine bedarfsgerechte Pflege zu organisieren oder eine pflegerische Versorgung in dieser Zeit sicherzustellen (das bedeutet ggf., in dieser Zeit die Pflege vorübergehend selbst zu übernehmen).
2. Die Beschäftigten sind verpflichtet, dem Arbeitgeber ihre Verhinderung an der Arbeitsleistung und deren voraussichtliche Dauer unverzüglich mitzuteilen. Dem Arbeitgeber ist auf Verlangen eine ärztliche Bescheinigung über die Pflegebedürftigkeit des nahen Angehörigen und die Erforderlichkeit der in Punkt 1 genannten Maßnahmen vorzulegen. Die ärztliche Bescheinigung der Pflegebedürftigkeit genügt. Es muss also vorab noch keine Pflegestufe anerkannt worden sein. Der Arbeitgeber kann die Freistellung nicht verweigern oder verhindern.

Wann liegt Pflegebedürftigkeit vor

Nach § 14 SGB XI sind Personen *pflegebedürftig*, die wegen einer körperlichen, geistigen oder seelischen Krankheit oder Behinderung für die gewöhnlichen und regelmäßig wiederkehrenden Verrichtungen im Ablauf des täglichen Lebens *auf Dauer*, voraussichtlich für *mindestens 6 Monate, in erheblichem oder höherem Maße der Hilfe bedürfen*.

Bei Kindern ist für die Zuordnung der zusätzliche Hilfebedarf gegenüber einem gesunden gleichaltrigen Kind maßgebend.

Krankheiten oder Behinderungen in diesem Sinne sind:
➤ Verluste, Lähmungen oder andere Funktionsstörungen am Stütz- und Bewegungsapparat,
➤ Funktionsstörungen der inneren Organe oder der Sinnesorgane,
➤ Störungen des Zentralnervensystems wie Antriebs-, Gedächtnis- oder Orientierungsstörungen sowie endogene Psychosen, Neurosen oder geistige Behinderungen.

Bei der Beurteilung der Pflegebedürftigkeit wird die Fähigkeit zur Ausübung der Verrichtungen des täglichen Lebens zugrunde gelegt. Hierbei sind die funktionellen Einschränkungen und nicht die Art oder Schwere der Erkrankung entscheidend. Ebenso ist zu berücksichtigen, wie der Pflegebedürftige mit dieser funktionellen Einschränkung zurechtkommt und sie ggf. kompensieren kann. Aus diesem Grunde ist es auch erforderlich, das häusliche und soziale Umfeld bei der Beurteilung der Pflegebedürftigkeit zu berücksichtigen.

Nicht die Krankheit, sondern die Folgen sind für die Pflegeversicherung wesentlich.

Pflegebedürftigkeit ist auch dann gegeben, wenn der Pflegebedürftige die Verrichtung zwar motorisch ausüben, jedoch deren Notwendigkeit nicht erkennen oder nicht in sinnvolles, zweckgerichtetes Handeln umsetzen kann, wie dies nach einem Schädel-Hirn-trauma oder bei Demenz vorkommen kann.

Grundlage für die Feststellung der Pflegebedürftigkeit sind allein die im Gesetz genannten gewöhnlichen, regelmäßig wiederkehrenden Verrichtungen im Ablauf des täglichen Lebens in den Bereichen Körperpflege, Ernährung, Mobilität (diese 3 Bereiche stellen die Grundpflege dar) und hauswirtschaftliche Versorgung. Die zu berücksichtigenden Verrichtungen sind im § 14 SGB XI einzeln und abschließend benannt. So wird beurteilt:
➤ im Bereich der Körperpflege der Hilfebedarf
  – beim Waschen,
  – beim Duschen/Baden,
  – bei der Zahnpflege,
  – beim Kämmen/Rasieren und
  – bei der Darm-/Blasenentleerung,
➤ im Bereich der Ernährung
  – die mundgerechte Zubereitung,
  – die Nahrungsaufnahme,
➤ im Bereich der Mobilität
  – das Aufstehen/Zu-Bett-Gehen,
  – das An-/Auskleiden,

- das Stehen,
- das Gehen,
- das Treppensteigen
- das Verlassen/Wiederaufsuchen der Wohnung.

Zu der hauswirtschaftlichen Versorgung zählt das Einkaufen, das Kochen, Reinigen der Wohnung, das Spülen, das Beheizen der Wohnung und das Wechseln/Waschen der Wäsche/Kleidung. Die Hilfeleistung umfasst hierbei die teilweise oder vollständige Übernahme der Verrichtungen, aber auch die Unterstützung, Anleitung oder Beaufsichtigung bei diesen. Hilfebedürftigkeit in der hauswirtschaftlichen Versorgung alleine begründet keine Pflegebedürftigkeit.

Vorschriften zur Durchführung der Begutachtung

Die ersten Richtlinien bestanden in der Begutachtungsanleitung „Pflegebedürftigkeit gemäß SGB XI", die die Spitzenverbände am 29.05.1995 beschlossen hatten.

Nach Auswertung der ersten Begutachtungen zeigte sich, dass es deutliche regionale Unterschiede gab. Um noch stärker als in der Vergangenheit bundesweit eine Begutachtung nach einheitlichen Kriterien zu gewährleisten, wurden von den Spitzenverbänden der Pflegekassen unter Beteiligung des Medizinischen Dienstes und der oben genannten Verbände am 21.03.1997 gemeinsame Richtlinien zur Begutachtung von Pflegebedürftigkeit (Begutachtungsrichtlinie, BRi) beschlossen und vom Bundesministerium für Arbeit und Sozialordnung genehmigt und zum 01.06.1997 in Kraft gesetzt.

Diese Richtlinien ersetzten die Begutachtungsanleitung „Pflegebedürftigkeit gemäß SGB XI", die die Spitzenverbände am 29.05.1995 als Richtlinie beschlossen hatten.

Während zuvor berücksichtigt wurde, ob die Pflege von der 80-jährigen Ehefrau, dem 20-jährigen Enkelkind oder einer professionellen Pflegekraft durchgeführt wurde, gibt es nun für alle Tätigkeiten Anhaltswerte, die in etwa dem entsprechen, was ein fiktiver, routinierter, rüstiger Laienpfleger leisten kann.

Der Zeitaufwand bei der Laienpflege ist auch die Grundlage für die Zeitbewertung im stationären Bereich. Der zu berücksichtigende Hilfebedarf ist nur auf die Individualität des Pflegebedürftigen abzustellen; die Individualität der Pflegeperson wird nicht mehr berücksichtigt.

Bei der Feststellung der Pflegebedürftigkeit wird nur der Hilfebedarf im Rahmen des medizinisch und pflegerisch Notwendigen bewertet. Es wird nicht mehr von der „Ist-Situation" bei der Pflege ausgegangen, sondern lediglich von der „Soll-Situation", die sich an seinen körperlichen Gebrechen und nicht an seinen Gewohnheiten orientiert.

Für die Einstufung der Pflegebedürftigkeit muss der Gutachter auch bei einer Unterversorgung von der medizinisch und pflegerisch notwendigen „Soll-Situation" ausgehen.

Die Orientierungswerte zur Pflegezeitbemessung wurden 1997 neu aufgenommen. Diese Zeitkorridore für die einzelnen Verrichtungen der Grundpflege haben nur eine Leitfunktion. Sie entbinden den Gutachter nicht davon, in jedem Einzelfall den Zeitaufwand für den Hilfebedarf bei der Grundpflege des Versicherten entsprechend der individuellen Situation des Einzelfalles festzustellen. Bei der Festlegung der Zeitkorridore wurde von einer vollständigen Übernahme der Verrichtungen durch die Pflegeperson ausgegangen. Abweichungen von den Zeitkorridoren ergeben sich zum Beispiel durch die Form der Hilfe (Unterstützung, Beaufsichtigung) und allgemeine Erschwernisfaktoren oder erleichternde Faktoren (Kontrakturen, Körpergewicht, eingeschränkte Belastbarkeit, Abwehrverhalten, Hilfsmitteleinsatz, pflegeerleichternde räumliche Verhältnisse). Hierdurch kann es zu einer Erhöhung oder Erniedrigung der Zeitorientierungswerte kommen, die im Gutachten begründet werden müssen.

Die Vor- und Nachbereitung zu den Verrichtungen ist bei den Zeitorientierungswerten bereits berücksichtigt.

Für eine Ganzkörperwäsche beispielsweise wird ein Zeitorientierungswert von 20–25 Minuten, für eine Teilwäsche des Oberkörpers 8–10 Minuten angegeben. Weitere Orientierungswerte sind z.B. 8–10 Minuten für das gesamte Ankleiden oder 4–6 Minuten für das gesamte Entkleiden.

3.3 Begutachtung in der gesetzlichen und der privaten Pflegepflichtversicherung

Das Anlegen von Kompressionsstrümpfen zählt ab der Kompressionsklasse II zur Behandlungspflege und wird *(im Prinzip)* nicht berücksichtigt.

Bei der aktivierenden Pflege soll die Selbstständigkeit und Unabhängigkeit des Versicherten gefördert werden. Diese aktivierende Pflege wird jedoch nur bei den gesetzlich definierten Verrichtungen (Körperpflege, Ernährung, Mobilität und hauswirtschaftliche Verrichtungen) berücksichtigt. Ferner müssen die aktivierende Pflege erfolgversprechend und die erreichten Fortschritte aus der Pflegedokumentation ersichtlich sein.

Zeigt z. B. das Toilettentraining nach 3 Monaten keinerlei Erfolg, ist es fraglich, ob dies bei dem Versicherten noch sinnvoll ist.

Neben diesen neuen Begutachtungsrichtlinien sollen bundesweite Maßnahmen zur Qualitätssicherung sicherstellen, dass die Begutachtung nach einheitlichen Kriterien erfolgt.

Bei der Beurteilung der Pflegebedürftigkeit wurde zunächst lediglich der zeitliche Aufwand für die Grundpflege und nicht der für die Behandlungspflege berücksichtigt. Aufgrund von Urteilen des BSG (Bundessozialgericht) wurde dieser Grundsatz aufgeweicht, wodurch bei einigen wenigen Verrichtungen, die der Behandlungspflege zuzurechnen sind, die Option besteht, diese der Grundpflege zuzuordnen.

Die Behandlungspflege beinhaltet die pflegerischen Verrichtungen, die aufgrund einer Erkrankung erforderlich sind. Hierzu gehören zum Beispiel das Insulinspritzen oder Blutdruckmessungen, aber auch das Anziehen von Kompressionsstrümpfen, das Einreiben von Dermatika oder das Abklopfen und Absaugen bei Mukoviszidosekranken.

Auch in Zukunft werden die Begutachtungsrichtlinien an Erkenntnisse, insbesondere der Pflegewissenschaft, der Medizin und der Rechtsprechung anzupassen sein.

> **!** Die jeweils gültigen Richtlinien sind für den Gutachter bindend.

Mit Wirkung vom 01. 04. 2002 sieht das Pflegeleistungs-Ergänzungsgesetz (PflEG) vom 14. 12. 2001 erweiterte Leistungen für Pflegebedürftige in häuslicher Pflege mit erheblichen Einschränkungen der Alltagskompetenz (§ 45 b SGB XI) vor. Hier werden für die Pflegepersonen zusätzliche Möglichkeiten zur Entlastung geschaffen und für die Pflegebedürftigen aktivierende und qualitätsgesicherte Betreuungsangebote zur Verfügung gestellt.

Am 11. 5. 2006 wurde eine dritte Änderung der Begutachtungsrichtlinie mit Wirkung ab 01. 09. 2006 beschlossen. Hier betrafen die Änderungen hauptsächlich 2 Bereiche:
- In der *Begutachtung von Kindern* wurden die alten Vergleichszeiten für gesunde Kinder durch realistischere, knappere Vorgaben ersetzt, um eine gerechtere Einstufung bei Kindern zu erreichen.
- Im Gutachten muss nun auch der Zeitaufwand für *verrichtungsbezogene krankheitsspezifische Pflegemaßnahmen* wie z. B. orotracheale Sekretabsaugung bei der Nahrungsaufnahme oder Einreiben mit Dermatika beim Waschen, Baden, Duschen erfasst werden.

Diese Maßnahmen müssen aus medizinisch-pflegerischen Gründen regelmäßig, auf Dauer und in unmittelbarem Zusammenhang mit den genannten Verrichtungen der Grundpflege durchgeführt werden. Die Besonderheit liegt hierbei darin, dass diese Maßnahmen, obwohl der Behandlungspflege zugehörig, für die Berechnung der Pflegebedürftigkeit gezählt werden können, dann aber nicht mehr von der Krankenkasse getragen werden müssen.

Der Versicherte hat hier also die beiden Optionen:
- „Anrechnung für die Pflegezeit – dann Kostenübernahme durch Krankenkasse nicht möglich"

oder
- „Nichtanrechnung für die Pflegezeit – dann Kostenübernahme durch Krankenkasse möglich"

und kann entscheiden, was für ihn günstiger ist.

Mit der vorläufig letzten Änderung des SGB XI vom 28. 05. 2008, die zum 01. 07. 2008 verbesserte Leistungen wie beispielsweise Ansprüche auch für Versicherte unterhalb der Stufe I bringt, wurden erneut angepasste Begutachtungsrichtlinien nötig, welche in den „Umsetzungsempfehlungen zur Feststellung von Personen mit erheblich eingeschränkter Alltagskompetenz und zur Bewertung des Hilfebedarfs im ambulanten Bereich und zur Feststellung eines erheblichen Bedarfs an allgemeiner Beaufsichtigung und Betreuung bei Heimbewohnern" vom 10.06.2008 ihren Ausdruck fanden.

Seit 01.07.2008 ist auch immer zu prüfen, ob eine Rehabilitation notwendig, sinnvoll, durchführbar und aussichtsreich erscheint. Gegebenenfalls müssen die Rehabilitationsziele angegeben werden.

Verfahren zur Feststellung der Pflegebedürftigkeit

Der Versicherte selbst oder sein gesetzlicher Vertreter beantragt bei seiner Pflegekasse Leistungen. Teilweise erfolgt dies auch nach Aufforderung des Versicherten durch einen anderen Leistungsträger (z. B. Landesblindenhilfe). Ein ärztliches Attest ist hierzu bei den gesetzlichen Pflegekassen nicht erforderlich. Von der Pflegekasse wird nun der Medizinische Dienst der Krankenversicherung (MDK) beauftragt, ein Gutachten zu erstellen, anhand dessen die Pflegekasse entscheidet, ob Pflegebedürftigkeit vorliegt. Um Auskünfte und Unterlagen über die pflegebegründenden Vorerkrankungen zu erhalten, werden die behandelnden Ärzte und die Pflegepersonen vom MDK befragt. Die Begutachtung findet in der Regel im Wohnbereich des Pflegebedürftigen statt, da nur hier Feststellungen zur pflegerischen Versorgung, Versorgung mit Pflegehilfsmitteln, Hilfsmitteln oder zur Verbesserung des Wohnumfeldes (z. B. Verbreiterung der Türen für Rollstuhlfahrer) gemacht werden können.

Bei Versicherten, die Leistungen der vollstationären Pflege beantragt haben, werden die gleichen Kriterien für die Zuordnung zu einer der Pflegestufen wie im ambulanten Bereich zugrunde gelegt. Es wird hier von einer durchschnittlichen häuslichen Wohnsituation ausgegangen.

Bei pflegebedürftigen Versicherten, die bereits vor dem 01.04.96 in einer vollstationären Pflegeeinrichtung lebten, wurde die Notwendigkeit der vollstationären Pflege unterstellt. Bei späteren Anträgen wird die Notwendigkeit der stationären Pflege gesehen:
- bei drohender oder bereits eingetretener Verwahrlosung des Pflegebedürftigen,
- bei Eigen- oder Fremdgefährdungstendenzen des Pflegebedürftigen,
- beim Fehlen einer Pflegeperson,
- bei fehlender Bereitschaft möglicher Pflegepersonen,
- bei drohender oder bereits eingetretener Überforderung der Pflegeperson,
- bei räumlichen Gegebenheiten im häuslichen Bereich, die keine häusliche Pflege ermöglichen.

In der Regel wird vor der Aufnahme in ein vollstationäres Pflegeheim das Pflegegutachten erstellt.

Häufig erfolgt daher die Begutachtung im Krankenhaus, falls von dort die Verlegung in das Pflegeheim stattfindet.

Eine Untersuchung im Wohnbereich des Pflegebedürftigen oder im Pflegeheim kann entfallen, falls das Ergebnis des Gutachters aufgrund eindeutiger Aktenlage feststeht.

Inhalt des Pflegegutachtens

Das Gutachten zur Feststellung der Pflegebedürftigkeit gemäß SGB XI erfolgt anhand eines einheitlichen, mittlerweile 16-seitigen Formulars, das sich mit jeder Ergänzung der Begutachtungsrichtlinie in einigen Punkten ändert.

Kernpunkte des Gutachtens sind Aussagen zu:
- Schädigungen bzw. Beeinträchtigungen der Aktivitäten bzw. Ressourcen in Bezug auf den Stütz- und Bewegungsapparat, die inneren Organe, die Sinnesorgane sowie das Nervensystem bzw. Psyche und deren Auswirkungen auf die Aktivitäten des täglichen Lebens in den Bereichen „Bewegen", „Waschen und Kleiden", „Ernährung und Ausscheiden". Hieraus ergibt sich der Pflegebedarf.
- Störungen der Alltagskompetenz. Das Vorliegen einer erheblich eingeschränkten Alltagskompetenz wird in 2 Schritten überprüft: zunächst ein Screening, dann ein detaillierteres Assessment. Hieraus ergibt sich der Betreuungsbedarf.
- Zeitpunkt des Eintritts und voraussichtliche Entwicklung von Pflegebedarf und Betreuungsbedarf. Hieraus ergibt sich, ob die Dauer der Situation die Einstufung in eine Pflegestufe und den Bezug von Leistungen rechtfertigt.
- Maßnahmen zur Prävention und Rehabilitation, erforderlichen Hilfen, notwendigen Hilfsmitteln und technischen Hilfen. Hieraus können sich zusätzliche Leistungen wie Umbauhilfen oder Pflegegeräte ergeben.

3.3 Begutachtung in der gesetzlichen und der privaten Pflegepflichtversicherung

Feststellung der Schädigungen bzw. Beeinträchtigungen und ihrer Auswirkungen

Die Schädigungen bzw. Beeinträchtigungen der Aktivitäten bzw. Ressourcen in Bezug auf den Stütz- und Bewegungsapparat, die inneren Organe, die Sinnesorgane sowie das Nervensystem bzw. Psyche werden beschrieben. Danach werden die Auswirkungen der Schädigungen bzw. Beeinträchtigungen auf die Aktivitäten des täglichen Lebens im Bereich Bewegen, Waschen und Kleiden, Ernährung und Ausscheiden angegeben. Dem Gutachter steht hier eine vorgegebene Graduierung von 0–3 zur Verfügung:
- 0 = keine pflegerelevante Beeinträchtigung der Aktivität
- 1 = keine Fremdhilfe, selbstständige Ausführung verlängert oder Hilfsmitteleinsatz erforderlich
- 2 = Fremdhilfe bei abhängigen Pflegeaktivität erforderlich
- 3 = Unfähigkeit zur selbstständigen Aktivität.

Im hinteren Teil des Gutachtens werden alle aufgeführten Verrichtungen bezüglich Art und Umfang der Hilfestellung bewertet. Angegeben werden: „Unterstützung", „teilweise Übernahme", „vollständige Übernahme", „Beaufsichtigung", „Anleitung" oder „Selbstständigkeit" einerseits sowie zeitlicher Umfang des jeweiligen Pflegebedarfs in Minuten pro Tag bzw. Woche andererseits.

Feststellung der erheblich eingeschränkten Alltagskompetenz

Menschen mit demenzbedingten Fähigkeitsstörungen, mit geistigen Behinderungen oder psychischen Erkrankungen haben häufig einen Hilfe- und Betreuungsbedarf, der über den Hilfebedarf bei den regelmäßig wiederkehrenden Verrichtungen im Ablauf des täglichen Lebens nach § 14 Abs. 4 SGB XI hinausgeht. Das Begutachtungsverfahren hierfür gliedert sich in 2 Teile, ein Screening und ein Assessment.

Das *Screening* ist eine Auswertung der Angaben unter Ziffer 3.4 des Gutachtenformulars. Hier wird beurteilt, ob in den folgenden Bereichen Auffälligkeiten vorliegen:
- Orientierung,
- Antrieb/Beschäftigung,
- Stimmung,
- Gedächtnis,
- Tag-Nacht-Rhythmus,
- Wahrnehmung/Denken,
- Kommunikation/Sprache,
- situatives Anpassen,
- soziale Bereiche.

Sofern mindestens eine Auffälligkeit in diesen Bereichen vorliegt und hieraus ein regelmäßiger und dauerhafter (d. h. voraussichtlich mindestens für 6 Monate bestehender) Beaufsichtigungs- und Betreuungsbedarf resultiert, wird ein *Assessmentverfahren* durchgeführt.

Dieses erfasst die 13 gesetzlich festgeschriebenen Kriterien:
1. unkontrolliertes Verlassen des Wohnbereiches (Weglauftendenz)
2. Verkennen oder Verursachen gefährdender Situationen
3. unsachgemäßer Umgang mit gefährlichen Gegenständen oder potenziell gefährdenden Substanzen
4. tatsächlich oder verbal aggressives Verhalten in Verkennung der Situation
5. im situativen Kontext inadäquates Verhalten
6. Unfähigkeit, die eigenen körperlichen und seelischen Gefühle oder Bedürfnisse wahrzunehmen
7. Unfähigkeit zu einer erforderlichen Kooperation bei therapieresistenter Depression oder Angststörung
8. Störung der höheren Hirnfunktionen (Beeinträchtigungen des Gedächtnisses, herabgesetztes Urteilsvermögen), die zu Problemen bei der Bewältigung von sozialen Alltagsleistungen geführt haben
9. Störungen des Tag-Nacht-Rhythmus
10. Unfähigkeit, eigenständig den Tagesablauf zu planen und zu strukturieren
11. Verkennen von Alltagssituationen und inadäquates Reagieren in Alltagssituationen
12. ausgeprägtes labiles oder unkontrolliert emotionales Verhalten
13. zeitlich überwiegend Niedergeschlagenheit, Verzagtheit, Hilflosigkeit oder Hoffnungslosigkeit aufgrund einer therapieresistenten Depression

Die Alltagskompetenz ist **erheblich eingeschränkt**, wenn in wenigstens 2 Bereichen (davon mindestens einmal aus einem der Bereiche 1–9) dauerhafte und regelmäßige Schädigungen oder Fähigkeitsstörungen festgestellt werden.

3 Begutachtungen mit besonderer Fragestellung

Sofern eine erheblich eingeschränkte Alltagskompetenz ermittelt wurde, konnte der Pflegebedürftige vor dem 01.07.2008 zusätzlich zu den Leistungen gemäß der vorhandenen Pflegestufe einen Betreuungsbetrag in Höhe bis zu 460 Euro, seitdem bis zu 4800 Euro je Kalenderjahr erhalten.

Die höhere Summe kommt bei **„in erhöhtem Maße eingeschränkter Alltagskompetenz"** zur Anwendung. Diese setzt voraus, dass neben den obigen Feststellungen zusätzlich ein weiterer Punkte aus den Bereichen 1, 2, 3, 4, 5, 9, 11 erfüllt ist.

Der Betrag ist zweckgebunden einzusetzen für Leistungen der Tages- bzw. Nachtpflege, Kurzzeitpflege oder zugelassener Pflegedienste für allgemeine Anleitung und Betreuung, jedoch nicht für Leistungen der Grundpflege.

Feststellung der Pflegebedürftigkeit und Hinweise auf Verbesserungs-, Präventions- und Rehabilitationsmöglichkeiten

In dem vom MDK erstellten Gutachten wird schließlich dazu Stellung genommen, ob, seit wann und in welcher Stufe Pflegebedürftigkeit vorliegt. Ein möglicherweise leistungsbegründendes Vorliegen einer eingeschränkten Alltagskompetenz ergibt sich aus den Angaben unter Punkt 3.5 des Gutachtenformulars.

Darüber hinaus werden der Pflegekasse Vorschläge zu Maßnahmen zur Prävention und Rehabilitation, Angaben über den Umfang der Pflegetätigkeit und ein individueller Pflegeplan unterbreitet. In diesem Pflegeplan werden Aussagen über die im Bereich der pflegerischen Leistungen und im Einzelfall erforderlichen Hilfen, Aussagen über notwendige Hilfsmittel und technische Hilfen, Prognosen über die weitere Entwicklung der Pflegebedürftigkeit, Angaben zu einer Rehabilitationsbedürftigkeit und Aussagen über den Zeitabstand einer ggf. notwendigen Wiederholungsbegutachtung gemacht.

Sofern vom Pflegebedürftigen Pflegegeld beantragt wird, äußert sich der Gutachter auch darüber, ob die häusliche Pflege in geeigneter Weise sichergestellt ist.

Die Entscheidung, ob eine Pflegestufe vorliegt, wird von der Pflegekasse getroffen. Grundlage hierfür ist jedoch das Gutachten des MDK.

Von der Pflegekasse werden bei erforderlichen Rehabilitationsmaßnahmen die zuständigen Leistungsträger informiert.

Unterschiede zum sozialen Entschädigungsrecht

Verluste, Lähmungen oder andere Funktionsstörungen am Stütz- und Bewegungsapparat können Pflegebedürftigkeit verursachen. Während im Schwerbehindertenrecht (siehe Kap. A 3.2.10) als Behinderung ein Zustand gilt, der von dem für das Lebensalter typischen abweicht, wird bei der Pflegeversicherung das Alter bei der Beurteilung Erwachsener nicht berücksichtigt. Es besteht nicht automatisch ab einem bestimmten Lebensalter Pflegebedürftigkeit. Versicherte, die jedoch aufgrund ihrer Altersschwäche nicht mehr in der Lage sind, z.B. sich alleine zu waschen, aufzustehen, anzuziehen und zu gehen, erfüllen die Voraussetzungen für die Anerkennung der Pflegebedürftigkeit.

Bei der Begutachtung im sozialen Entschädigungsrecht und nach dem Schwerbehindertengesetz werden Gliedmaßenschäden und Gliedverluste an Hand von Anhaltswerten für die MdE (Minderung der Erwerbsfähigkeit) eingestuft. Es spielt hier keine Rolle, wie der Versicherte z.B. mit seiner Oberschenkelprothese zurecht kommt, ob er sie selbst anziehen kann und sich dann alleine fortbewegen kann; bei der Pflegeversicherung hingegen begründet ein Gliedmaßenverlust keine Pflegebedürftigkeit; nur der Hilfebedarf bei der Körperpflege, Ernährung und Mobilität zählt.

Die Versorgung mit Körperersatzstücken, orthopädischen und anderen Hilfsmitteln bedingt im sozialen Entschädigungsrecht keine Änderung der MdE. Bei der Beurteilung im Rahmen der Pflegeversicherung kann durch eine gute Versorgung mit Hilfsmitteln die Pflegebedürftigkeit entfallen. So muss zum Beispiel bei Querschnittgelähmten nicht unbedingt Pflegebedürftigkeit bestehen.

Der orthopädische Aspekt des Pflegegutachtens

Praktisch alle Aktivitäten des täglichen Lebens und die pflegerelevanten Verrichtungen erfordern vom Versicherten ein gewisses Maß an Mobilität, Geschicklichkeit und Kraft, sodass hier orthopädische Beschreibungen zur Anwendung kommen.

So sollte der Grad der Einschränkung beim Stütz- und Bewegungsapparat möglichst anhand der Neutral-Null-Methode angegeben werden.

Bei der Verrichtung „An-/Auskleiden" ist auch das An-/Ablegen von Prothesen, Korsetts und Stützstrümpfen der Kompressionsklasse I zu berücksichtigen. Der Zeitaufwand hierfür sollte im Rahmen einer Demonstration ermittelt werden.

Die Beurteilung der Pflegebedürftigkeit beruht nur auf dem Hilfebedarf bei der Körperpflege, Ernährung, Mobilität und der hauswirtschaftlichen Versorgung sowie verrichtungsbezogenen krankheitsspezifischen Pflegemaßnahmen. Hier ist zu berücksichtigen, wie oft, in welchem Umfang und mit welchem zeitlichen Aufwand die Hilfe erfolgt. Da die einzelnen Pflegestufen sich auch hinsichtlich des zeitlichen Aufwands für die erbrachten Hilfeleistungen unterscheiden, muss dies hier ersichtlich werden. Bei Versicherten, die ausgeprägte Kontrakturen haben, ist der Zeitaufwand für z. B. das Baden und Anziehen meist deutlich höher. Ebenso müssen die häuslichen Bedingungen berücksichtigt werden.

Wichtig ist auch, dass der Zeitaufwand für die Hilfe beim Gehen, Stehen und Treppensteigen nur insoweit berücksichtigt wird, als sie im Zusammenhang mit gesetzlich vorgegebenen Verrichtungen stattfindet. Beim Verlassen der Wohnung werden nur Gänge zum Arzt, Therapeuten oder Behörden gerechnet. So wird der zeitliche Hilfebedarf für den Weg zu kulturellen Veranstaltungen nicht berücksichtigt. Gleiches gilt für den vom Orthopäden empfohlenen Spaziergang.

Der Hilfebedarf muss bei regelmäßig wiederkehrenden Verrichtungen im Ablauf des täglichen Lebens bestehen. Bei entzündlichen rheumatischen Gelenkerkrankungen kann während eines Schubes eine Pflegebedürftigkeit vorliegen. Zwischen den Schüben ist der zeitliche Hilfebedarf jedoch oft deutlich geringer, sodass bei der Ermittlung des durchschnittlichen Hilfebedarfes keine Pflegestufe erreicht wird.

Wichtig sind auch Vorschläge zur Verbesserung des Wohnumfeldes wie z. B. die Verbreiterung der Zimmertüren, das Aufstellen von Rampen für Rollstuhlfahrer oder der Einbau einer behindertengerechten Toilette, Dusche oder Badewanne. Ebenso sind Pflegehilfsmittel, mit denen eine Verbesserung oder Erleichterung der Pflegesituation sowohl für den Pflegebedürftigen als auch für die Pflegeperson erreicht werden kann, zu empfehlen. Des Weiteren können rehabilitative Maßnahmen wie zum Beispiel Krankengymnastik, Ergotherapie und Logopädie empfohlen werden. Es wird auch dazu Stellung genommen, ob die häusliche Pflege in geeigneter Weise sichergestellt ist oder ob weitere Pflegeleistungen erforderlich sind, ob zum Beispiel zur Entlastung der Pflegeperson eine Tagespflege sinnvoll ist oder die Pflegeperson einen Pflegekurs besuchen sollte.

Es gibt zahlreiche orthopädische Krankheitsbilder, die Pflegebedürftigkeit vermuten lassen. Doch von einer Diagnose können keine Rückschlüsse auf den benötigten Hilfebedarf bei der Grundpflege gezogen werden. Es muss stets der individuelle Hilfebedarf ermittelt werden. Bei den Extremitätenfehlbildungen z. B. ist in der Regel keine Hilfe bei der Grundpflege erforderlich; da die Behinderung seit Geburt besteht, findet sich auch ein gutes Kompensationsvermögen bei den Versicherten. Andersherum kann es bei Amputationen im Alter sein; es fehlt hier dann häufig auch die Motivation des Versicherten, obwohl er ausreichend mit Hilfsmitteln versorgt ist.

Sofern für eine bestimmte Tätigkeit nur deshalb Hilfe benötigt bzw. in Anspruch genommen wird, weil sie auch schon früher z. B. von der Ehefrau übernommen worden war, obwohl dieser Tätigkeit keine funktionellen Einschränkungen entgegenstehen, wird der hier anfallende Hilfebedarf nicht mitberücksichtigt.

Die Durchführung von Nachuntersuchungen ist bei progredienten Erkrankungen stets erforderlich. Bei der progressiven Muskeldystrophie z. B. liegt in der Regel zu Beginn der Manifestation keine erhebliche Pflegebedürftigkeit vor. Dies kann sich bei malignen Verlaufsformen rasch ändern. Es muss jedoch bei jeder Begutachtung der aktuelle individuelle Hilfebedarf ermittelt werden.

Die Annahme, dass bei jedem Querschnittgelähmten eine Pflegestufe vorliegen muss, ist genauso falsch wie die Annahme, dass ein hohes Lebensalter Leistungen aus der Pflegeversicherung garantiert. Durch eine behindertengerechte Wohnung und die Versorgung mit den erforderlichen Hilfsmitteln liegt der tägliche Hilfebedarf bei der Grundpflege oft unter 45 Minuten.

Der Zeitorientierungswert z. B. für den Transfer auf einen Rollstuhl oder Toilettenstuhl bzw. in eine Badewanne oder eine Dusche beträgt jeweils 1 Minute. Es müssen hier jedoch ggf. auch Erschwernisfaktoren berücksichtigt werden.

Versicherte, die an degenerativen Wirbelsäulen- oder Gelenkerkrankungen leiden, können oft die hauswirtschaftlichen Verrichtungen nicht mehr durchführen. Dies begründet jedoch keine Pflegestufe, obwohl dies von den Versicherten oft angenommen wird.

Von den Versicherten wird ebenfalls oft angenommen, dass ein Tumorleiden eine Pflegestufe begründet. Auch hier ist jedoch der tägliche Hilfebedarf bei der Körperpflege, Ernährung, Mobilität und der hauswirtschaftlichen Versorgung zu ermitteln. Dieser kann zwar zeitweise erhöht sein, muss dann aber auf den durchschnittlichen täglichen Hilfebedarf umgerechnet werden.

Verletzungen und Frakturen führen in der Regel nicht zu einem über 6 Monate dauernden pflegerelevanten Hilfebedarf.

Die Beurteilung des Hilfebedarfes ist bei psychisch kranken und geistig behinderten Menschen erschwert. Zum einen treten hier starke Tagesschwankungen auf, die berücksichtigt werden müssen. Zum anderen kommt hier der Form der Hilfeleistung, also Anleitung, Beaufsichtigung oder teilweise Übernahme, besondere Bedeutung zu. Der erforderliche Aufwand kann hier sehr unterschiedlich sein. So kann einerseits schon eine einmalige Aufforderung ausreichend sein, andererseits aber der Versicherte bei jedem Bissen erneut zum Essen aufgefordert werden müssen.

Die „Beaufsichtigung" und „Anleitung" wird jedoch nur bei den regelmäßig wiederkehrenden Verrichtungen im Ablauf des täglichen Lebens berücksichtigt.

Für den Gutachter ist es hier besonders hilfreich, wenn eine ausführliche Pflegedokumentation oder ein Pflegetagebuch vorliegt.

Was macht der behandelnde Orthopäde bzw. Chirurg, wenn er meint, die Pflegebedürftigkeit sei gegeben oder die Pflegestufe sei zu ändern?

Sollte noch kein Antrag auf Leistungen nach dem Pflegegesetz gestellt sein, so sollte der behandelnde Arzt seinen Patienten dazu auffordern. Ferner sollte ein ausführlicher Befundbericht mit Angaben über die Dauer und den Umfang der funktionellen Einschränkungen dem MDK-Gutachter zur Verfügung gestellt werden. Krankenhausberichte, Berichte über durchgeführte Operationen und Vorschläge für benötigte Hilfsmittel erleichtern die Begutachtung, die ja lediglich aufgrund eines einzigen Hausbesuches mit der jeweiligen „Tagesform" des Versicherten erfolgt.

Bei einem Höherstufungsantrag sollte von dem behandelnden Arzt ebenso vorgegangen werden. Hierbei sind Angaben, die die Höherstufung begründen, und Angaben, seit wann der erhöhte Hilfebedarf besteht, sinnvoll. In gleicher Weise sollten diese Angaben bei Anfragen durch den MDK gemacht werden.

Um einen Eindruck davon zu vermitteln, welchen zahlenmäßigen Umfang die Pflegegutachten einnehmen, seien einige statistische Werte aus dem Pflegebericht 2005 des Statistischen Bundesamtes genannt. Ende 2005 waren 2,13 % in Deutschland lebende Menschen pflegebedürftig im Sinne des Gesetzes; 2003 waren es 52 000 weniger. Rund ⅔ wurden zuhause versorgt. Ebenfalls rund ⅔ waren Frauen. 82 % der Pflegebedürftigen waren 65 Jahre und älter; 33 % sogar 85 Jahre und älter.

Da ein Großteil der Patienten einer orthopädischen Praxis an funktionellen Einschränkungen des Bewegungsapparates leidet, sollte man als behandelnder Orthopäde auch die Patienten bezüglich eines Antrages auf Leistungen der Pflegeversicherung beraten.

Vorgehensweise der privaten Pflegepflichtversicherung

Nimmt der Versicherte an, dass bei ihm Pflegebedürftigkeit vorliegt, informiert er hierüber seine private Pflegepflichtversicherung. Er erhält nun Formulare, die zum einen er selbst bzw. seine Pflegeperson und zum anderen sein behandelnder Arzt auszufüllen haben. Hier werden Fragen über Art und Ausmaß der Funktionsstörung, den Behandlungsverlauf und den Hilfebedarf bei der Körperpflege, Ernährung und Mobilität gestellt. Die Pflegebedürftigkeit wird dann durch den Medizinischen Dienst der privaten Krankenversicherung festgestellt. Die Durchführung der Begutachtung, die Kriterien für die Anerkennung der Pflegebedürftigkeit und die Leistungen der privaten Pflegepflichtversicherungen unterscheiden sich nicht von denen der gesetzlichen Pflegeversicherungen.

Literatur

Begutachtungsanleitung Pflegeversicherung gemäß SGB XI, Herausgeber: Medizinischer Dienst der Spitzenverbände der Krankenkassen e. V., Juni 1995

Richtlinien der Spitzenverbände der Pflegekassen über die Abgrenzung der Merkmale der Pflegebedürftigkeit und der Pflegestufen sowie zum Verfahren der Feststellung der Pflegebedürftigkeit (Pflegebedürftigkeits-Richtlinien) vom 07. 11. 1994

Richtlinien der Spitzenverbände der Pflegekassen zur Begutachtung von Pflegebedürftigkeit nach dem XI. Buch des Sozialgesetzbuches (Begutachtungs-Richtlinien) vom 21. 03. 1997

Richtlinie zur Feststellung von Personen mit erheblich eingeschränkter Alltagskompetenz und zur Bewertung des Hilfebedarfs vom 22. 03. 2002, geändert durch Beschlüsse vom 11. 05. 2006 und 10. 06. 2008

Gesetz zur strukturellen Weiterentwicklung der Pflegeversicherung vom 28. 05. 2008; BGBl 2008, Teil I, Nr. 20, S. 874 – 906

Gesetz zur Ergänzung der Leistungen bei häuslicher Pflege von Pflegebedürftigen mit erheblichem allgemeinem Betreuungsbedarf (Pflegeleistungs-Ergänzungsgesetz – PflEG) vom 14. 12. 2001

3.4 Begutachtung für berufsständische Versorgungswerke

W. Kuhberg

Bei Begutachtungen für *berufsständische Versorgungswerke* geht es überwiegend um die Frage, ob das Mitglied eines berufsständischen Versorgungswerks berufsunfähig im Sinne der jeweiligen Satzung ist.

Die Definition der *Berufsunfähigkeit* ist in den Satzungen berufsständischer Versorgungswerke sehr unterschiedlich. Allgemeingültige Aussagen im Detail verbieten sich, da die Arbeitsgemeinschaft berufsständischer Versorgungswerke, Köln, per 31. 12. 2008 87 Mitgliedseinrichtungen im Bundesgebiet aus den Berufsgruppen der Ärzte, Architekten, Notare, Rechtsanwälte, Steuerberater, Tierärzte, Wirtschaftsprüfer und Zahnärzte ausweist. Da die Versorgungswerke der klassischen, verkammerten, freien Berufe auf Landesrecht beruhen, kommt es zu einer *äußersten Vielgestaltigkeit von Satzungsregelungen*. Dennoch gibt es *wesentliche Gemeinsamkeiten*.

Die Definition der Berufsunfähigkeit in der berufsständischen Versorgung soll beispielhaft anhand der Satzung der Baden-Württembergischen Versorgungsanstalt für Ärzte, Zahnärzte und Tierärzte dargestellt werden. In § 25 Abs. 2 der Satzung der Versorgungsanstalt heißt es:

„Ein Teilnehmer ist berufsunfähig, wenn er infolge Gebrechen oder Schwäche der körperlichen oder geistigen Kräfte außerstande ist, eine Tätigkeit auszuüben, bei der Kenntnisse, die zum ärztlichen, zahnärztlichen oder tierärztlichen Fachwissen gehören, vorausgesetzt oder angewandt werden. Bei der Beurteilung bleiben andere als medizinische Gründe außer Betracht."

Aus dieser Definition leiten sich für die berufsständischen Versorgungswerke der verkammerten freien Berufe 3 *wesentliche „Essentials"* ab, die ganz überwiegende Gültigkeit auch für die anderen Satzungen haben:

3 Begutachtungen mit besonderer Fragestellung

1. Eine Berufsunfähigkeit liegt nur vor, wenn der Angehörige des jeweiligen Berufsstandes vollständig außerstande ist, seinen Beruf weiter auszuüben.
2. Kann er seinen Beruf krankheitsbedingt nicht mehr ausüben, wird er auf eine *berufsfremde Tätigkeit nicht verwiesen*.
3. *Die Verhältnisse des Arbeitsmarktes* spielen bei der Beurteilung der Berufsunfähigkeit im Gegensatz zur gesetzlichen Rentenversicherung *keine Rolle*.

Zu 1. Anders als die gesetzlichen Rentenversicherung, die bis zum 31.12.2000 die Differenzierung zwischen Berufs- und Erwerbsunfähigkeitsrente kannte und seit 01.01.2001 zwischen teilweiser und vollständiger Erwerbsminderung differenziert (§ 43 Abs. 1 und 2 SGB VI), liegt eine Berufsunfähigkeit im Sinne der Satzungen berufsständischer Versorgungswerke nur dann vor, wenn der Angehörige des jeweiligen freien Berufes nicht mehr in der Lage ist, seinen Beruf in irgendeiner Form und Umfang noch auszuüben. Eine *Teil-Berufsunfähigkeit* und daraus folgend *Teilrenten* kennen die Satzungen berufsständischer Versorgungswerke *nicht*.

Die Versorgungswerke müssen also bei den von ihnen in Auftrag gegebenen Gutachten prüfen können, welche *Restberufsfähigkeit* auf Seiten des Mitgliedes noch besteht und, bejahenden Falls, in welchem Umfang. Obwohl kein Versorgungswerk eine Teilberentung bei Berufsunfähigkeit kennt, wird die Grenze, bei der eine vollständige Berufsunfähigkeit angenommen wird, in der Satzungsanwendungspraxis sehr unterschiedlich gehandhabt. Einige Versorgungswerke verlangen, dass das Mitglied zur Annahme einer Berufsunfähigkeit vollständig außerstande sein muss, seinen Beruf auszuüben. Selbst eine geringe Restberufsfähigkeit von bis zu 10% ist rentenschädlich. Andere Versorgungswerke ziehen den Rahmen nicht zuletzt aufgrund einschlägiger Gerichtsurteile weiter. So prüft z.B. die Baden-Württembergische Versorgungsanstalt für Ärzte, Zahnärzte und Tierärzte aufgrund des Gutachtens, ob ein Arzt, Zahnarzt oder Tierarzt mit seiner Restberufsfähigkeit noch in der Lage ist, seine Existenz zu sichern. Je nach Fallkonstellation kann hier eine Restberufsfähigkeit von 20% noch rentenunschädlich sein. Diese Erwägungen sind jedoch in keinem Falle vom Gutachter, sondern nur vom Versorgungswerk selbst anzustellen.

Zu 2. Anders als bei der gesetzlichen Rentenversicherung kann ein Mitglied eines berufsständischen Versorgungswerks bei der Beurteilung, ob Berufsfähigkeit vorliegt, nicht auf eine berufsfremde Tätigkeit verwiesen werden. Eine Restberufsfähigkeit ist nur dann rentenschädlich, wenn z. B. der Arzt, Rechtsanwalt oder Architekt noch in der Lage ist, in seinem Beruf tätig zu sein. Ein Arzt muss sich z. B. auf keine Tätigkeiten verweisen lassen, die nicht von seiner Approbation gedeckt sind. Andererseits ist die Verweisung nicht auf Berufsfelder begrenzt, in denen sich das Mitglied vor Eintritt der Berufsunfähigkeit spezialisiert hat. So ist z. B. ein Chirurg nicht in seinem Fachbereich, sondern im Rahmen seiner Approbation als Arzt im gesamten Tätigkeitsspektrum versichert. Dies bedeutet, dass der Chirurg, der z. B. aufgrund von Gefühlsstörungen in den Händen in seinem Fachbereich nicht mehr tätig sein kann, sich auf eine anderweitige ärztliche Tätigkeit sehr wohl verweisen lassen muss. Ob eine solche *Verweisung zumutbar* ist, hat das Versorgungswerk im Einzelfall zu prüfen. Auch diese Erwägungen sind keinesfalls Sache des Gutachters.

Zu 3. Auch hier gibt es eine Divergenz zur gesetzlichen Rentenversicherung. Dies ist jedoch auch einleuchtend. Anders als die gesetzliche Rentenversicherung sind die berufsständischen Versorgungswerke voll eigenfinanziert und arbeiten ohne jede staatliche Zuschüsse. Sie sind versicherungsmathematisch kalkuliert. Dies betrifft auch das Risiko der Berufsunfähigkeit. Anhand der Entwicklung der letzten Jahre und Jahrzehnte lässt sich eine Invalidisierungswahrscheinlichkeit auch für die Zukunft ausreichend sicher prognostizieren. Dies trifft auf die Frage der *Situation am Arbeitsmarkt* nicht zu. Daher kann die Situation am Arbeitsmarkt in der berufsständischen Versorgung bei der Beurteilung der Berufsunfähigkeit keine Rolle spielen, denn das Risiko der Berufsunfähigkeit wäre versicherungsmathematisch nicht kalkulierbar. Deshalb gibt es auch außerhalb der Bundesanstalt für Arbeit keine privaten Versicherungen, die das Risiko der Arbeitslosigkeit wirksam auffangen könnten.

Unmittelbar betrifft diese Problematik die angestellten Mitglieder der Versorgungswerke der

3.4 Begutachtung für berufsständische Versorgungswerke

freien Berufe. Mittlerweile ist jedoch auch die selbstständige Tätigkeit in vielen freien Berufen betroffen, da vor allem in Ballungsräumen häufig ein Überangebot von Dienstleistern besteht.

Die Anforderungen, die die berufsständischen Versorgungswerke an die Gutachter stellen, entsprechen denen in der gesetzlichen Rentenversicherung. Anders also als bei der gesetzlichen Unfallversicherung und im sozialen Entschädigungsrecht geht es auch bei den berufsständischen Versorgungswerken um die konkrete Berufsunfähigkeit eines jeden Mitgliedes und seine individuelle Beeinträchtigung durch Krankheiten oder Gebrechen. Wie oben ausgeführt sind lediglich bei der Beurteilung der Berufsunfähigkeit die Verhältnisse des Arbeitsmarktes ohne Belang. Der Gutachter ist gefordert, *Befund und Diagnose* zu erheben und die bestehenden Funktionsstörungen exakt zu beschreiben. Wichtig ist für die berufsständischen Versorgungswerke insbesondere, ein möglichst genaues *positives und negatives Leistungsbild* zu erstellen.

Hierfür ist allerdings erforderlich, dass aufseiten des Gutachters berufskundliche Kenntnisse des jeweiligen freien Berufes vorhanden sind. Dies dürfte zumindest insoweit zutreffen, als der zu Begutachtende einem Heilberuf angehört. Sieht sich ein Gutachter mangels berufskundlicher Kenntnisse nicht in der Lage, ein positives und negatives Leistungsbild für die versicherte Tätigkeit des verkammerten freien Berufes zu erstellen, sollte er sich auf die möglichst genaue Bezeichnung der bestehenden Funktionsstörungen beschränken. Das berufsständische Versorgungswerk, das die Frage des Vorliegens einer Berufsunfähigkeit anhand des Gutachtens zu entscheiden hat, wird sodann prüfen müssen, ob nach Vorlage des Gutachtens ein *berufskundliches oder arbeitsmedizinisches Gutachten* zusätzlich einzuholen ist. Gegebenenfalls wird das berufsständische Versorgungswerk dieses Zusatzgutachten dem Gutachter vorlegen und nachträglich um ergänzende Stellungnahme bitten.

Soweit der Gutachter von sich aus in der Lage ist, ein positives und negatives Leistungsbild für das Mitglied eines berufsständischen Versorgungswerks in dessen Beruf zu erstellen, sollten sich Feststellungen finden, ob das Mitglied noch in der Lage ist, seine zuletzt ausgeübte Tätigkeit im freien Beruf weiter auszuüben. Sofern *Einschränkungen bezüglich des Umfangs der Tätigkeit* (z. B. kein Heben schwerer Gegenstände, keine Zwangshaltungen, keine Nachtschichten) vorliegen, sollte dies explizit festgehalten sein. Gleiches gilt für eine *Einschränkung* der zuletzt ausgeübten Tätigkeit im Beruf *im zeitlichen Umfang* (z. B. halbschichtig). Oftmals wird diese Frage insbesondere bei den selbstständig tätigen Mitgliedern der freien Berufe schwierig zu beurteilen sein, da es feststehende Arbeitszeiten nicht gibt.

Darüber hinaus wird seitens der berufsständischen Versorgungswerke häufig die Frage an den Gutachter gerichtet, ob das Mitglied noch in der Lage ist, *Verweisungstätigkeiten* auszuüben. Das berufsständische Versorgungswerk will dabei prüfen, ob das Mitglied noch fähig ist, eine andere als die zuletzt ausgeübte Tätigkeit innerhalb des Berufes zu verrichten. So wird z. B. geprüft, ob ein Tierarzt, der eine Großtierpraxis betreibt, noch in der Lage ist, eine Kleintierpraxis zu führen, ein Chirurg nach Weiterbildung noch in der Lage ist, eine allgemeinärztliche Tätigkeit auszuüben usw. Auch hier hat der Gutachter bezüglich der Tätigkeiten, auf die das Versorgungswerk verweisen kann und die es für den Gutachter näher bezeichnen muss, ein positives und negatives Leistungsbild zu erstellen, wenn ihm die Anforderungen dieser Verweisungstätigkeiten bekannt sind. Gegebenenfalls hat er beim berufsständischen Versorgungswerk bezüglich der Anforderungen an die Verweisungstätigkeiten Rückfrage zu halten oder muss sich – mangels näherer Erkenntnisse – auf die exakte Beschreibung der bestehenden Funktionsstörungen beschränken.

Der Gutachter muss nicht beurteilen, ob dem Mitglied des berufsständischen Versorgungswerks die Ausübung solcher Verweisungstätigkeiten aufgrund seiner persönlichen (nicht gesundheitlichen) Situation zumutbar ist. Diese Erwägungen hat das berufsständische Versorgungswerk bei der Beurteilung der Berufsunfähigkeit selbst vorzunehmen.

Weiterhin wird seitens der berufsständischen Versorgungswerke häufig die Frage gestellt, ob in Fällen, in denen der Gutachter gegenwärtig eine Berufsunfähigkeit bejaht hat, *Aussicht besteht, dass eine Berufsfähigkeit wieder eintritt*. Bei der Abfrage der Prognose geht es den berufsständischen Versorgungswerken in der Regel darum, ob eine *Zeit- oder eine Dauerrente* zu gewähren ist. Viele berufsständische Versorgungswerke differenzieren bei der Rentengewährung ähnlich wie die gesetzliche Rentenversicherung zwischen der Gewährung einer Zeit- oder einer Dauerrente. Sie machen dies in aller Regel von der Prognose des beauftragten Gutachters abhängig. Anders als bei der privaten Berufsunfähigkeits-Zusatzversicherung gibt es in den meisten Fällen für die Prognose keinen fest definierten Zeitraum von z. B. 1 oder 2 Jahren. Sollte dies doch der Fall sein, hat das berufsständische Versorgungswerk diese Anforderung dem Gutachter vor Erstellung des Gutachtens mitzuteilen.

Sofern der Gutachter von einer voraussichtlich dauernden Berufsunfähigkeit ausgeht, wird das Versorgungswerk in vielen Fällen fragen, ob eine *Nachuntersuchung* für sinnvoll erachtet wird. Die berufsständischen Versorgungswerke prüfen auch bei der Gewährung von Dauerrenten in regel- oder unregelmäßigem Turnus, ob die Voraussetzungen für die Gewährung einer Berufsunfähigkeitsrente noch vorliegen, insbesondere ob Berufsunfähigkeit noch besteht. Häufig wird daher der Gutachter gefragt, in welchem Zeitraum eine Nachuntersuchung sinnvoll erscheint.

Immer wieder stellen Gutachter Fälle fest, in denen zwar gegenwärtig eine Berufsunfähigkeit angenommen werden kann, in denen jedoch durch eine medizinische Heilbehandlung oder durch eine *Rehabilitation* die Berufsfähigkeit ganz oder teilweise wiederhergestellt werden kann. Der Gutachter sollte solche Umstände unbedingt in seinem Gutachten anführen. Er sollte vor allem die *Maßnahmen, die zur Wiederherstellung der Berufsfähigkeit* erforderlich, d. h. notwendig und geeignet sind, detailliert festhalten. Auch sollte er Stellung beziehen, mit welcher Wahrscheinlichkeit durch eine Krankenbehandlung oder Rehabilitation eine Berufsfähigkeit wieder hergestellt werden kann.

Enthält das Gutachten diesbezügliche Feststellungen, wird das Versorgungswerk zunächst zu prüfen haben, ob es bei seinem Mitglied *Mitwirkungspflichten* einfordern kann. Dies wird auch davon abhängen, ob die einschlägige Satzung des berufsständischen Versorgungswerks solche Mitwirkungspflichten explizit oder konkludent vorsieht. Einige Versorgungswerke haben entsprechende Satzungsbestimmungen, die sich in aller Regel an die Mitwirkungspflichten der §§ 60 – 67 SGB I anlehnen. Das berufsständische Versorgungswerk wird in diesen Fällen zu prüfen haben, ob die *erforderliche Krankenbehandlung oder Rehabilitationsmaßnahme für das Mitglied zumutbar* ist. Je intensiver der erforderliche Eingriff ist, desto kritischer wird die Frage der Zumutbarkeit des Eingriffs für das Mitglied sein.

Ist die Zumutbarkeit einer Heilbehandlung oder Rehabilitation zu bejahen, kann das Versorgungswerk die entsprechende Mitwirkungspflicht beim Mitglied einfordern. Die Verweigerung der Mitwirkungspflichten kann zur Folge haben, dass das Versorgungswerk Leistungen im Falle der Berufsunfähigkeit zurückbehalten oder versagen kann. Allerdings wird das Versorgungswerk bei Auflage solcher Mitwirkungspflichten darauf achten müssen, dass dem Mitglied für die verlangten Heilbehandlungs- und Rehabilitationsmaßnahmen keine *Kosten* entstehen, die durch das Versorgungswerk selbst oder andere Leistungsträger (gesetzliche oder private Krankenversicherung) nicht gedeckt sind.

Eine ganz wesentliche und in der Praxis häufig umstrittene Fragestellung betrifft den *Zeitpunkt des Eintritts der Berufsunfähigkeit*. Zwar sehen die Satzungen berufsständischer Versorgungswerke in aller Regel vor, dass der Antrag eines Mitgliedes nur für einen beschränkten Zeitraum von 3 – 6 Monaten Rückwirkung genießt. Durch Überlastung vieler Gutachter und durch die Notwendigkeit, in verschiedenen medizinischen Fachgebieten weitere Gutachten einzuholen, kommt es jedoch häufig zu einer verzögerten Vorstellung des Mitglieds beim Gutachter. Daher wird an ihn häufig die Anforderung gestellt, retrospektiv den Eintritt der Berufsunfähigkeit festzustellen. Dies wird jedoch bei vielen Krankheitsformen nicht oder nur schwer möglich sein. Oft geben aber andere, bereits eingeholte Gutachten und vorgelegte Arzt- und Entlassungsberichte Anhaltspunkte dafür, ab welchem Zeitpunkt die Berufsunfähigkeit eingetreten ist. Lässt sich der Eintritt der Berufsunfähigkeit jedoch trotz Zuhilfenahme anderer Unterlagen nicht sicher ermitteln, sollte der Gutachter sich auf die Feststellung zurückziehen, dass wenigstens zum Untersuchungszeitpunkt ein entsprechendes Krankheitsbild vorlag.

Besondere Anforderungen werden seitens des berufsständischen Versorgungswerkes an den Gutachter gestellt, wenn nicht ein Mitglied, sondern ein *versorgungsausgleichsberechtigter Nichtteilneh-*

mer begutachtet werden soll. Diese ungewöhnliche Konstellation entsteht in Fällen, in denen das Mitglied eines berufsständischen Versorgungswerks in einem familiengerichtlichen Verfahren geschieden wird und das Familiengericht feststellt, dass das Mitglied des berufsständischen Versorgungswerks im Rahmen des Versorgungsausgleichs ausgleichspflichtig ist. Einige Versorgungswerke sehen in ihren Satzungen vor, dass die Anwartschaft des Mitgliedes real geteilt wird, d. h., für den Ehepartner des Mitgliedes ein Anrecht im Versorgungswerk begründet wird. In aller Regel ist der ausgleichsberechtigte Eheteil nicht Mitglied des Versorgungswerks und gehört häufig auch nicht einem freien Beruf an. Die Satzungen solcher Versorgungswerke sehen für solche ausgleichsberechtigte Nichtteilnehmer Sonderregelungen bezüglich der Frage der Berufsunfähigkeit vor. Häufig beurteilt sich die Frage der Berufsunfähigkeit solcher ausgleichsberechtigten Nichtteilnehmer danach, ob dieser frühere Eheteil voll erwerbsgemindert im Sinne der gesetzlichen Rentenversicherung ist (§ 43 Abs. 2 SGB VI).

Liegt dem berufsständischen Versorgungswerk das medizinische Sachverständigengutachten vor, wird es zu prüfen haben, ob die *Notwendigkeit der Einholung weiterer Gutachten* besteht. Dies kann dadurch veranlasst sein, dass der Gutachter selbst eine Begutachtung noch auf einem anderen medizinischen Fachgebiet vorgeschlagen hat. Teilweise sehen aber auch die Satzungen berufsständischer Versorgungswerke vor, dass für die Annahme einer Berufsunfähigkeit und für die Gewährung einer Berufsunfähigkeitsrente die Vorlage von 2 Gutachten erforderlich ist. Auch kann die Einholung eines *Obergutachtens* in Fällen notwendig sein, in denen das Mitglied selbst ein eigenes Gutachten beim Versorgungswerk eingereicht hat.

Ist die Berufsunfähigkeit seitens der medizinischen Sachverständigen für das Versorgungswerk belegt, wird es prüfen, ob die sonstigen Voraussetzungen für die Gewährung einer Berufsunfähigkeitsrente gegeben sind. Hierzu gehört insbesondere die *Einstellung jeglicher beruflicher Tätigkeit*. In manchen Fällen wird auch die Rückgabe von Zulassungen gefordert.

Wird aufgrund des Gutachtens eine *Zeitrente* gewährt, läuft diese automatisch mit der Befristung aus. Will das Mitglied die Fortsetzung der Gewährung der Berufsunfähigkeitsrente erreichen, muss es einen neuen Antrag stellen. In aller Regel wird in diesen Fällen ein erneutes Gutachten seitens des Versorgungswerks eingeholt.

Gewährt das berufsständische Versorgungswerk eine *Rente wegen voraussichtlich dauernder Berufsunfähigkeit*, wandelt sich die Berufsunfähigkeitsrente bei fortbestehender Berufsunfähigkeit mit Erreichen der Altersgrenze in eine Altersrente um.

Liegt das medizinische Gutachten dem berufsständischen Versorgungswerk vor, hat es zu prüfen, ob es vollständig und schlüssig und/oder die Einholung ergänzender Gutachten noch erforderlich ist. Ist der Gesundheitszustand des Mitglieds voll umfänglich im Gutachten festgestellt, hat die Verwaltung des Versorgungswerks oder das vom Versorgungswerk hierfür bestimmte Organ (z. B. Verwaltungsausschuss, Aufsichtsausschuss) zu prüfen, ob aufgrund der Feststellungen des Gutachtens Berufsunfähigkeit im Sinne der Satzung des Versorgungswerks vorliegt. Auch wenn sich der Gutachter in aller Regel zur Frage der Berufsunfähigkeit bereits im Gutachten geäußert hat, ist doch die *Subsumption* der gesundheitlichen Beeinträchtigung des Mitglieds unter die einschlägigen Regelungen der Satzung *Sache des Versorgungswerks*. Die Feststellungen des Gutachters zur Frage der Berufsunfähigkeit haben fürs Versorgungswerk indizielle Bedeutung. Ebenso wie ein Sachverständigengutachten für ein Gericht ist jedoch das Versorgungswerk durch das Gutachten nicht von der Verantwortung befreit, selbst eine sachlich richtige Entscheidung treffen zu müssen. Das Gutachten kann und muss für das Versorgungswerk die entscheidende Hilfestellung sein.

Einheitlicher Fragenkatalog an den Gutachter

Seit dem Jahr 2005 sind die Berufsständischen Versorgungswerke in die europäische Koordinierung nach der Richtlinie VO (EWG) Nr. 1408/71 einbezogen worden.

Dies bedeutet, dass die europaweit migrierenden Mitglieder in den jeweiligen Pflichtsystemen Anrechte erwerben, die bei Eintritt des Versicherungsfalls vom jeweiligen Versorgungsträger pro rata temporis geleistet werden. Dieses europäische Migrationsrecht ist seit dem Jahr 2005 auch innerhalb Deutschlands zwischen den Versorgungswerken eingeführt worden. Dies bedeutet, dass im Falle des Eintritts der Berufsunfähigkeit ein Mitglied häufig in mehreren Versorgungswerken Anrechte erworben hat und daher von mehreren Versorgungswerken geprüft werden muss, ob Berufsunfähigkeit vorliegt.

Zur Vereinfachung des Verwaltungsverfahrens hat sich eine ganze Reihe von Mitgliedseinrichtungen der ABV entschlossen, das BU-Verfahren einheitlich zu betreiben. Dies bedeutet, dass die Antragstellung in einem Versorgungswerk die Antragstellung in anderen Versorgungswerken beinhaltet. Auch werden medizinische Gutachten zunächst nur von demjenigen Versorgungswerk eingeholt, bei dem der Freiberufler zuletzt Mitglied war. Den anderen beteiligten Versorgungsträgern steht es dann frei zu beurteilen, ob die vorliegenden Gutachten ausreichen oder ob sie eigene Gutachten einholen möchten. In der Regel wird es bei einer einzigen Begutachtung bleiben. Um einen einheitlichen Mindeststandard zu gewährleisten, ist ein Fragenkatalog bei der ABV erarbeitet worden, der von den am koordinierten BU-Verfahren beteiligten Versorgungsträgern verwendet wird.

Folgende Fragen sollen danach den Gutachtern standardmäßig gestellt werden:
1. War die/der Untersuchte bei Ihnen bereits
a. in Untersuchung, ggf. wann das letzte Mal?
b. in Behandlung, ggf. wann das letzte Mal?
2. Welche Krankheiten, Gebrechen oder Schwächen der körperlichen oder geistigen Kräfte liegen gegenwärtig bei der/bei dem Untersuchten vor?
3. Seit wann bestehen diese?
4. Gegebenenfalls: Hat sich der Gesundheitszustand gegenüber der Voruntersuchung gebessert oder verschlechtert?
5. Gegebenenfalls: Hat sich der Gesundheitszustand gegenüber einer Untersuchung bei einem anderen ärztlichen Gutachter oder einem vorliegenden Arzt- oder Entlassungsbericht einer Klinik verändert?
6. Bitte erstellen Sie für die Untersuchte/den Untersuchten ein positives und negatives Leistungsbild. Welche Tätigkeiten innerhalb des Berufes können noch ausgeübt werden, welche nicht mehr?
7. Ist die/der Untersuchte zur Ausübung des Berufs in der zuletzt ausgeübten Tätigkeit im zuletzt ausgeübten Umfang noch in der Lage?
8. Wenn nein, ist die/der Untersuchte zur Ausübung des Berufs in der zuletzt ausgeübten Tätigkeit im eingeschränkten zeitlichen und fachlichen Umfang noch in der Lage? Wenn ja, in welchem?
9. Ist die/der Untersuchte in der Lage, seinen Beruf in anderer Form, z. B. als ... in vollem Umfang auszuüben?
10. Wenn nein, ist die/der Untersuchte zur Ausübung des Berufes in anderer Form, z. B. als ... in eingeschränktem zeitlichen oder fachlichen Umfang in der Lage? Wenn ja, in welchem?
11. Seit wann liegt die von Ihnen jetzt festgestellte Einschränkung der Berufsunfähigkeit in diesem Umfang vor?
12. Besteht Aussicht, dass die/der Untersuchte die bisher ausgeübte Tätigkeit zukünftig wieder aufnehmen kann? Wenn ja, voraussichtlich ab wann und in welchem Umfang?
13. Besteht Aussicht, dass die/der Untersuchte den Beruf in anderer Form zukünftig wieder ausüben kann? Wenn ja, voraussichtlich ab wann, in welchem Umfang und in welcher Form?
14. Kann durch Rehabilitationsmaßnahmen die eingetretene Berufsunfähigkeit beseitigt oder eine drohende Berufsunfähigkeit verhindert werden? Wenn ja, welche Maßnahmen sind indiziert?
15. Wird eine Nachuntersuchung für erforderlich gehalten und wenn ja, wann?

3.5 Begutachtung von Berufskrankheiten der Haltungs- und Bewegungsorgane

J. Thürauf

Allgemeiner Teil

Definition der Berufskrankheit

(4, 19f, 22, 32 f, 46, 56 f, 59, 66 f, 77)[1]

In § 9 Abs. 1 SGB VII (Sozialgesetzbuch VII, welches 1996 die Reichsversicherungsordnung (RVO) abgelöst hat), wird die Berufskrankheit (BK) wie folgt definiert:

§ 9 Abs. 1 SGB VII: Berufskrankheiten sind Krankheiten, die die Bundesregierung durch Rechtsverordnung mit Zustimmung des Bundesrates als Berufskrankheiten bezeichnet und die Versicherte infolge einer den Versicherungsschutz nach § 2, 3 oder 6 begründenden Tätigkeiten erleiden. Die Bundesregierung wird ermächtigt, in der Rechtsverordnung solche Krankheiten als Berufskrankheiten zu bezeichnen, die nach den Erkenntnissen der medizinischen Wissenschaft durch besondere Einwirkungen verursacht sind, denen bestimmte Personengruppen durch ihre Arbeit in erheblich höherem Grade als die übrige Bevölkerung ausgesetzt sind; sie kann dabei bestimmen, dass die Krankheiten **nur dann** Berufskrankheiten sind, wenn sie durch die Arbeit in bestimmten Unternehmen verursacht sind, oder wenn sie zur Unterlassung aller Tätigkeiten geführt haben, die für die Entstehung, die Verschlimmerung oder das Wiederaufleben der Krankheit ursächlich waren oder sein können. In der Rechtsverordnung kann ferner bestimmt werden, inwieweit Versicherte der Seefahrt auch in der Zeit gegen Berufskrankheiten versichert sind, in der sie an Land beurlaubt sind.

§ 9 Abs. 2 SGB VII: Die Unfallversicherungsträger haben eine Krankheit, die **nicht** in der Rechtsverordnung bezeichnet ist oder bei der die dort bestimmten Voraussetzungen nicht vorliegen, **wie** eine Berufskrankheit als Versicherungsfall anzuerkennen, **sofern** nach neuen Erkenntnissen der medizinischen Wissenschaft die Voraussetzungen für eine Bezeichnung nach Abs. 1 Satz 2 erfüllt sind.

§ 9 Abs. 3 SGB VII: Erkranken Versicherte, die infolge der besonderen Bedingungen ihrer versicherten Tätigkeit in erhöhtem Maße der Gefahr der Erkrankung an einer in der Rechtsverordnung nach Abs. 1 genannten Berufskrankheit ausgesetzt waren, an einer solchen Krankheit und können **Anhaltspunkte** für eine Verursachung außerhalb der versicherten Tätigkeit nicht festgestellt werden, wird **vermutet**, dass diese infolge der versicherten Tätigkeit verursacht worden ist.

§ 9 Abs. 4 SGB VII: Setzt die Anerkennung einer Krankheit als Berufskrankheit die **Unterlassung aller Tätigkeiten** voraus, die für die Entstehung, die Verschlimmerung oder das Wiederaufleben der Krankheit ursächlich waren oder sein können, haben die Unfallversicherungsträger **vor** Unterlassung einer noch verrichteten gefährdenden Tätigkeit darüber zu entscheiden, ob die übrigen Voraussetzungen für die Anerkennung einer Berufskrankheit erfüllt sind.

Demnach kann als BK nicht jede Krankheit anerkannt werden, die durch berufliche Einwirkungen verursacht oder doch mit verursacht worden ist. Voraussetzung ist vielmehr im Regelfall, dass sie in der Anlage der seit dem 01.12.1997 gültigen Berufskrankheitenverordnung **(BKV)** vom 31.10.1997 (BGBl. I S. 2623, zuletzt geändert am 05.09.2002, BKV-ÄndV, BArbBl. 11/2002, 61–65) aufgeführt wird, d. h. eine **Listenkrankheit** ist (Tabelle 3.1).

Grundsätzlich stellt eine BK einen **regelwidrigen Körperzustand** dar, bedingt **Behandlungsbedürftigkeit** und/oder eine MdE (z. B. BK Nr. 2301). Darüber hinaus bedarf die Beurteilung des Ursachenzusammenhangs (haftungsbegründende und haftungsausfüllende Kausalität) eingehender arbeitstechnischer und medizinischer Begründung, weil eine **ätiopathogenetisch abgesicherte Diagnose** gefordert wird – und keine Verdachts- oder Ausschlussdiagnose.

Ferner ist bei einigen Krankheiten, die auch in der Allgemeinbevölkerung eine hohe Prävalenz aufweisen und ohne berufstypische Belastungen auftreten, die Anerkennung als BK davon abhängig,

---

[1] Die Zahlen beziehen sich auf das Literaturverzeichnis S. 593 ff.

3 Begutachtungen mit besonderer Fragestellung

Tabelle 3.1 Liste der Berufskrankheiten (Anlage der BKV, Stand 2008; die aus Gründen der Praktikabilität oftmals verwendete Kurzbezeichnung ist fett, die Fundstelle des jeweiligen Merkblattes im Bundesarbeitsblatt bzw. Gemeinsamen Ministerialblatt – seit 2007 – in Klammern kursiv gedruckt). Die Häufigkeitsangaben der angezeigten Verdachtsfälle, der anerkannten und der erstmals berenteten Berufskrankheiten beziehen sich auf das Jahr 2006.

BK Nr.	Bezeichnung	Angezeigte Verdachtsfälle	Anerkannte Fälle	Erstmals berentet
1	**Durch chemische Einwirkungen verursachte Krankheiten**	2501	359	211
11	**Metalle und Metalloide**	270	32	20
1101*	Erkrankungen durch **Blei** oder seine Verbindungen *(5/1964, 126)*	78	6	1
1102*	Erkrankungen durch **Quecksilber** oder seine Verbindungen *(5/1964, 129)*	28	3	/
1103*	Erkrankungen durch **Chrom** oder seine Verbindungen *(4/1981, 129)*	103	15	11
1104*	Erkrankungen durch **Cadmium** oder seine Verbindungen *(11/1963, 281)*	14	1	/
1105*	Erkrankungen durch **Mangan** oder seine Verbindungen *(5/1964, 128)*	4	/	/
1106*	Erkrankungen durch **Thallium** oder seine Verbindungen *(6/1962, 134)*	/	/	/
1107*	Erkrankungen durch **Vanadium** oder seine Verbindungen *(6/1962, 134)*	/	/	/
1108*	Erkrankungen durch **Arsen** oder seine Verbindungen *(5/1964, 125)*	26	5	5
1109*	Erkrankungen durch **Phosphor** oder seine anorganischen Verbindungen *(12/1966, 309; 4/1981, 56)*	3	/	/
1110*	Erkrankungen durch **Beryllium** oder seine Verbindungen *(11/1963, 285)*	14	2	3
12	**Erstickungsgase**	161	90	1
1201*	Erkrankungen durch **Kohlenmonoxid** *(11/1963, 282)*	145	83	/
1202*	Erkrankungen durch **Schwefelwasserstoff** *(2/1964, 32)*	16	7	1
13	**Lösemittel, Schädlingsbekämpfungsmittel (Pestizide) und sonstige chemische Stoffe**	2070	237	186
1301	**Schleimhautveränderungen**, Krebs oder andere Neubildungen der Harnwege durch aromatische Amine *(6/1963, 129)*	616	116	103
1302	Erkrankungen durch **Halogenkohlenwasserstoffe** *(9/1962, 201; 6/1985, 55)*	330	25	18
1303*	Erkrankungen durch **Benzol**, seine Homologe oder Styrol *(10/1994, 139)*	351	33	27
1304*	Erkrankungen durch Nitro- oder **Aminoverbindungen des Benzols** oder seine Homologe oder ihrer Abkömmlinge *(6/1963, 129)*	24	/	/
1305*	Erkrankungen durch **Schwefelkohlenstoff** *(2/1964, 31)*	3	/	/

→

3.5 Begutachtung von Berufskrankheiten der Haltungs- und Bewegungsorgane

Tabelle 3.1 Fortsetzung

BK Nr.	Bezeichnung	Angezeigte Verdachtsfälle	Anerkannte Fälle	Erstmals berentet
1306*	Erkrankungen durch **Methylalkohol** (Methanol) *(6/1962, 133)*	15	1	/
1307*	Erkrankungen durch **organische Phosphor**verbindungen *(8/1979, 69)*	11	1	/
1308*	Erkrankungen durch **Fluor** oder seine Verbindungen *(9/1962, 201; 4/1987, 57)*	20	1	1
1309*	Erkrankungen durch **Salpetersäureester** *(11/1963, 283)*	2	/	/
1310	Erkrankungen durch halogenierte Alkyl-, Aryl- oder **Alkylaryloxide** *(7–8/1979, 70)*	42	7	6
1311	Erkrankungen durch halogenierte Alkyl-, Aryl- oder **Alkylarylsulfide** *(8–9/1977, 204)*	5	/	/
1312	Erkrankungen der **Zähne** durch Säuren *(9/1962, 202)*	210	4	/
1313	Hornhautschädigungen des Auges durch **Benzochinon** *(6/1963, 129)*	3	/	/
1314	Erkrankungen durch para-tertiär-**Butylphenol** *(7–8/1988, 123; 11/1989 62)*	1	/	/
1315*	Erkrankungen durch **Isocyanate**, die zur Unterlassung aller Tätigkeiten gezwungen haben, die für die Entstehung, die Verschlimmerung oder das Wiederaufleben der Krankheit ursächlich waren oder sein können *(3/1993, 48)*	85	30	15
1316	Erkrankungen der Leber durch **Dimethylformamid** *(12/1997, 30)*	42	/	/
1317	Polyneuropathie oder Enzephalopathie durch organische **Lösungsmittel** oder deren Gemische *(12/1997, 31)*	310	19	16
2	**Durch physikalische Einwirkungen verursachte Krankheiten**	20 404	6373	873
21	**Mechanische Einwirkungen**	20 404	6373	873
2101	Erkrankungen der **Sehnenscheiden** oder des Sehnengleitgewebes sowie der Sehnen- oder Muskelansätze, die zur Unterlassung aller Tätigkeiten gezwungen haben, die für die Entstehung, die Verschlimmerung oder das Wiederaufleben der Krankheit ursächlich waren oder sein können *(2/1963, 64)*	863	12	2
2102	**Meniskusschäden** nach mehrjährigen, andauernden oder häufig wiederkehrenden, die Kniegelenke überdurchschnittlich belastenden Tätigkeiten *(2/1963, 23; 2/1990, 135)*	1342	249	73
2103	Erkrankungen durch Erschütterung bei Arbeit mit **Druckluftwerkzeugen** oder gleichartig wirkenden Werkzeugen oder Maschinen *(2/1963, 21, 2/2005,51)*	396	102	67

→

3 Begutachtungen mit besonderer Fragestellung

Tabelle 3.1 Fortsetzung

BK Nr.	Bezeichnung	Angezeigte Verdachtsfälle	Anerkannte Fälle	Erstmals berentet
2104	Vibrationsbedingte **Durchblutungsstörungen** an den Händen, die zur Unterlassung aller Tätigkeiten gezwungen haben, die für die Entstehung, die Verschlimmerung oder das Wiederaufleben der Krankheit ursächlich waren oder sein können *(7–8/1979, 72)*	79	11	10
2105	Chronische Erkrankungen der **Schleimbeutel** durch ständigen Druck *(2/1963, 20)*	488	139	2
2106	**Druckschäden** der Nerven *(11/2002, 62–65)*	78	9	/
2107	Abrissbrüche der **Wirbelfortsätze** *(2/1964, 34)*	4	1	/
2108	Bandscheibenbedingte Erkrankungen der **Lendenwirbelsäule** durch langjähriges **Heben** oder Tragen schwerer Lasten oder durch langjährige Tätigkeiten in extremer Rumpfbeugehaltung, die zur Unterlassung aller Tätigkeiten gezwungen haben, die für die Entstehung, die Verschlimmerung oder das Wiederaufleben der Krankheit ursächlich waren oder sein können *(3/1993, 50)*	5839	198	121
2109	Bandscheibenbedingte Erkrankungen der **Halswirbelsäule** durch langjähriges Tragen schwerer Lasten auf der Schulter, die zur Unterlassung aller Tätigkeiten gezwungen haben, die für die Entstehung, die Verschlimmerung oder das Wiederaufleben der Krankheit ursächlich waren oder sein können *(3/1993, 53)*	947	2	1
2110	Bandscheibenbedingte Erkrankungen der **Lendenwirbelsäule** durch langjährige, vorwiegend vertikale Einwirkung von **Ganzkörperschwingungen** im Sitzen, die zur Unterlassung aller Tätigkeiten gezwungen haben, die für die Entstehung, die Verschlimmerung oder das Wiederaufleben der Krankheit ursächlich waren oder sein können *(3/1993, 55)*	373	8	8
2111	Erhöhte **Zahnabrasionen** durch mehrjährige quarzstaubbelastende Tätigkeit *(3/1993, 58)*	10	10	/
22	**Druckluft**	11	5	/
2201	Erkrankungen durch Arbeit in **Druckluft** *(2/1964, 33)*	11	5	/
23	**Lärm**	9413	5444	417
2301	**Lärmschwerhörigkeit** *(8–9/1977, 204)*	9413	5444	417
24	**Strahlen**	561	183	172
2401	**Grauer Star** durch Wärmestrahlung *(6/1963, 130)*	10	1	/
2402	Erkrankungen durch **ionisierende Strahlen** *(2/1963, 22; 7–8/1991, 72–74)*	551	182	172
3	**Durch Infektionserreger oder Parasiten verursachte Krankheiten sowie Tropenkrankheiten**	6282	1116	181

→

3.5 Begutachtung von Berufskrankheiten der Haltungs- und Bewegungsorgane

Tabelle 3.1 Fortsetzung

BK Nr.	Bezeichnung	Angezeigte Verdachtsfälle	Anerkannte Fälle	Erstmals berentet
3101	**Infektionskrankheiten**, wenn der Versicherte im Gesundheitsdienst, in der Wohlfahrtspflege oder in einem Laboratorium tätig oder durch eine andere Tätigkeit der Infektionsgefahr in ähnlichem Maße besonders ausgesetzt war *(1/2001, 35)*	4603	530	144
3102	**Von Tieren auf Menschen übertragbare Krankheiten** *(6/1963, 131)*	1335	362	35
3103	**Wurmkrankheit** der Bergleute, verursacht durch Ankylostoma duodenale oder Strongyloides stercoralis *(6/1963, 133)*	/	/	/
3104	**Tropenkrankheiten**, Fleckfieber *(7/2005, 48-58)*	344	224	2
4	**Erkrankungen der Atemwege und der Lungen, des Rippenfells und Bauchfells**	14 987	5752	3045
41	**Erkrankungen durch anorganische Stäube**	10 888	4675	2369
4101	Quarzstaublungenerkrankung (**Silikose**) *(4/1998, 61 – 63)*	1335	828	258
4102	Quarzstaublungenerkrankungen in Verbindung mit aktiver Lungentuberkulose (**Silikotuberkulose**) *(4/1998, 63)*	47	30	28
4103	Asbeststaublungenerkrankungen (**Asbestose**) oder durch Asbeststaub verursachte Erkrankungen des Rippenfells, des Bauchfells oder des Perikards *(7 – 8/1991, 74)*	3764	2027	393
4104	**Lungenkrebs** oder Kehlkopfkrebs → in Verbindung mit Asbeststaublungenerkrankungen (Asbestose) → in Verbindung mit durch Asbeststaub verursachter Erkrankung der Pleura oder → bei Nachweis der Einwirkung einer kumulativen Asbestfaserstaubdosis am Arbeitsplatz von mindestens 25 Faserjahren (25×10^6 [Fasern/m³ × Jahre]) *(12/1997, 32)*	3309	829	767
4105	Durch Asbest verursachtes **Mesotheliom** des Rippenfells, des Bauchfells oder des Perikards *(1/1994, 67)*	1288	957	920
4106	Erkrankungen der tieferen Atemwege und der Lungen durch **Aluminium** oder seine Verbindungen *(1963, 283)*	22	2	1
4107	Erkrankungen an **Lungenfibrose** durch Metallstäube bei der Herstellung oder Verarbeitung von Hartmetallen *(6/1962, 733; 7 – 8/1983, 54)*	60	2	2
4108	Erkrankungen der tieferen Atemwege und der Lungen durch **Thomasmehl** (Thomasphosphat) *(9/1962, 205)*	2	/	/
4109	Bösartige Neubildungen der Atemwege und der Lungen durch **Nickel** oder seine Verbindungen *(11/1989, 62)*	46	11	11

→

3 Begutachtungen mit besonderer Fragestellung

Tabelle 3.1 Fortsetzung

BK Nr.	Bezeichnung	Angezeigte Verdachtsfälle	Anerkannte Fälle	Erstmals berentet
4110	Bösartige Neubildungen der Atemwege und der Lungen durch **Kokereirohgase** *(2/1990, 135)*	47	21	18
–	*Lungenkrebs durch polyzyklische aromatische Kohlenwasserstoffe bei Nachweis der Einwirkung einer kumulativen Dosis von mindestens 100 Benzo(a)pyren-Jahren [(µm g/m³) × Jahre] (vgl. 4/1998, 54). Bisher lediglich Empfehlung.*			
4111	Chronische obstruktive **Bronchitis** oder Emphysem von Bergleuten im **Steinkohlenbergbau** bei Nachweis der Einwirkung einer kumulativen Dosis von mindestens 100 Feinstaub-Jahren [(mg/m³) × Jahre] *(12/1997, 35)*	808	328	282
4112	Lungenkrebs durch die Einwirkung von kristallinem **Siliziumdioxid** (SiO_2) bei nachgewiesener Quarzstaublungenerkrankung (Silikose oder Siliko-Tuberkulose) *(11/2002, 64–65)*	160	47	27
42	Erkrankungen durch organische Stäube	253	95	74
4201	Exogen-allergische **Alveolitis** *(8–9/1977, 205; 4/1981, 58; 11/1989, 63)*	181	48	32
4202	Erkrankungen der tieferen Atemwege und Lungen durch Rohbaumwoll-, Rohflachs- oder Rohhanfstaub (**Byssinose**) *(8–9/1977, 206; 11/1989, 65)*	5	1	/
4203	**Adenokarzinome** der Nasenhaupt- und Nasennebenhöhlen durch Stäube von Eichen- oder Buchenholz *(2/1990, 136)*	67	46	42
43	**Obstruktive Atemwegserkrankungen**	3846	575	264
4301	Durch **allerg**isierende Stoffe verursachte obstruktive **Atemwegserkrankungen** (einschließlich Rhinopathie), die zur Unterlassung aller Tätigkeiten gezwungen haben, die für die Entstehung, die Verschlimmerung oder das Wiederaufleben der Krankheit ursächlich waren oder sein können *(6/1963, 133; 7–8/1979, 73)*	2404	423	152
4302	Durch **chemisch-irritativ** oder toxisch wirkende Stoffe verursachte obstruktive **Atemwegserkrankungen**, die zur Unterlassung aller Tätigkeiten gezwungen haben, die für die Entstehung, die Verschlimmerung oder das Wiederaufleben der Krankheit ursächlich waren oder sein können *(6/1962, 133; 7–8/1979, 74)*	1442	152	112
5	**Hauterkrankungen**	17 605	742	275
5101	Schwere oder wiederholt rückfällige **Hauterkrankungen**, die zur Unterlassung aller Tätigkeiten gezwungen haben, die für die Entstehung, die Verschlimmerung oder das Wiederaufleben der Krankheit ursächlich waren oder sein können *(2/1963, 24; 6/1996, 22–25)*	17 526	724	264

→

3.5 Begutachtung von Berufskrankheiten der Haltungs- und Bewegungsorgane

Tabelle 3.1 Fortsetzung

BK Nr.	Bezeichnung	Angezeigte Verdachtsfälle	Anerkannte Fälle	Erstmals berentet
5102	**Hautkrebs** oder zur Krebsbildung neigende Hautveränderungen durch Ruß, Rohparaffin, Teer, Anthrazen, Pech oder ähnliche Stoffe (2/1963, 25)	79	18	11
6	**Krankheiten sonstiger Ursache**	/	/	/
6101	**Augenzittern** der Bergleute (6/1962, 136)	/	/	/
Summe		61 779	14 342	4585

* Zu den Nummern 1101–1110, 1201 und 1202, 1303–1309 und 1315: Ausgenommen sind Hauterkrankungen. Diese gelten als Krankheiten im Sinne dieser Anlage nur insoweit, als sie Erscheinungen einer Allgemeinerkrankung sind, die durch Aufnahme der schädigenden Stoffe in den Körper verursacht werden oder gemäß Nummer 5101 zu entschädigen sind.

dass bestimmte weitere Voraussetzungen (sog. **Listenvorbehalte**) erfüllt sind. Derartige „verlängerte Tatbestände" können sich auf
➤ die Einwirkung,
➤ das Krankheitsbild,
➤ die geforderte Aufgabe der schädigenden Tätigkeit

beziehen.

Entsprechende Formulierungen finden sich bei Meniskus-, Schleimbeutel-, Sehnenscheiden- und Wirbelsäulenerkrankungen. So können nur dann anerkannt werden, z. B.:
➤ eine **chronische** Erkrankung der Schleimbeutel, wenn sie durch ständigen Druck hervorgerufen worden ist (Nr. 2105),
➤ ein Meniskusschaden nur nach Ausübung von **regelmäßigen andauernden** oder **häufig wiederkehrenden**, die Kniegelenke **überdurchschnittlich belastenden Tätigkeiten** (Nr. 2102),
➤ eine Erkrankung der Sehnenscheiden bzw. bandscheibenbedingte Erkrankungen der Hals-/Lendenwirbelsäule durch (nach Dauer und Intensität objektivierte) mechanische Überlastung nur, wenn sie zur Aufgabe der **gesundheitsschädigenden Tätigkeiten** gezwungen haben (Nr. 2101 bzw. Nr. 2108 ff.).

Maßnahmen der Prävention werden selbstverständlich unabhängig von diesen Einschränkungen ggf. durchgeführt.

Ist eine Erkrankung **nicht** in der BK-Liste aufgeführt oder sind die dort genannten weiteren Voraussetzungen **nicht** erfüllt, kann eine Anerkennung als BK auch dann **nicht** erfolgen, wenn ein Ursachenzusammenhang zwischen beruflicher Tätigkeit und Entstehung der Krankheit zunächst eindeutig erscheint. Ausnahmen sind nur nach der bereits wiedergegebenen Vorschrift des § 9 **Abs. 2 SGB VII** möglich. Als derartige **Quasi-Berufskrankheiten** wurden ab 1963 über 5000 Fälle angezeigt und davon unter 1% der „orthopädischen Erkrankungen" entschädigt. Hierbei handelte es sich überwiegend um Erkrankungen, die später als Berufskrankheiten eingeführt wurden (BK Nr. 2104 und 2102). Eine neue Verfahrensweise ergibt sich mit der Veröffentlichung von „Wissenschaftlichen Begründungen" (im GMBl., erarbeitet vom Ärztlichen Sachverständigenbeirat, Sektion „Berufskrankheiten", beim Bundesministerium für Arbeit und Sozialordnung). Damit können im Rahmen einer Bearbeitung nach § 9 (2) SGB VII Fachkreise und Unfallversicherungsträger Erfahrungen zur Praktikabilität und Etablierung künftiger Berufskrankheiten sammeln (vgl. Gonarthrose, S. 562 f).

Häufigkeit der Berufskrankheiten

(15, 22, 32, 34, 57)

In der Berufskrankheitenliste (Tabelle 3.1) wird bei den einzelnen Krankheiten die jeweilige Anzahl der angezeigten Verdachtsfälle, der anerkannten und der erstmals berenteten Fälle angegeben. Diese Zahlenangaben für das Jahr 2006 basieren auf den Erhebungen des BMAS. Zu beachten ist, dass die Attribute „angezeigt" und „neu berentet" (präziser als „erstmals entschädigt", weil daneben zusätzlich kostenintensive Maßnahmen der Prävention und Rehabilitation erfolgen) die beiden Extreme eines breiten Spektrums sind: Die im Berichtsjahr erstmals berenteten Fälle entsprechen besonders schweren Krankheitsverläufen inner-

3 Begutachtungen mit besonderer Fragestellung

Tabelle 3.2 Berufskrankheitengruppen und ihre Häufigkeitsverteilungen.

BK Nr.	Einwirkung, Zielorgane	Angezeigte Verdachtsfälle	Anerkannte Fälle	Erstmals berentet
1	chemisch	2501 (4%)	359 (3%)	211 (5%)
2	physikalisch	20 404 (33%)	6373 (44%)	873 (19%)
3	biologisch-infektiös	6282 (10%)	1116 (8%)	181 (4%)
4	Atemtrakt	14 987 (24%)	5752 (40%)	3045 (66%)
5	Haut	17 605 (29%)	742 (5%)	275 (6%)
6	Sonstiges	- (-%)	- (-%)	- (-%)
Summe (N)		61 779	14 342	4585
(%)		(100%)	(100%)	(100%)

halb der größeren Gruppe von „anerkannten" Fällen – aus der Gesamtzahl der abgeschlossenen Vorgänge („entschieden"). Daher wird das Attribut „anerkannt" häufig verwendet, es bedeutet, dass der Verdacht bestätigt wurde, besondere rechtliche Voraussetzungen (z. B. Tätigkeitsangabe) jedoch fehlen. Wegen der erforderlichen Bearbeitungsdauer („Laufzeit") zwischen dem Eingang der Verdachtsanzeige und der getroffenen Entscheidung umfassen die Ergebnisse der Jahresstatistik keine identischen Fälle.

Für die verschiedenen BK-Gruppen werden die prozentualen Anteile am Gesamtaufkommen in Tabelle 3.2 dargestellt (n. BMAS 2006).

Zwischen den einzelnen BK-Gruppen bestehen z. T. beachtenswerte Unterschiede. Generell sind folgende Feststellungen zulässig: Berufskrankheiten nach **chemischen Einwirkungen** werden vergleichsweise selten angezeigt und anerkannt. In diesem Zusammenhang erfolgt der Hinweis auf Sachverhalte, die zu beachten sind, z. B. Häufigkeit und Ausmaß der Expositionsmöglichkeiten, Maßnahmen des technischen, sozialen und medizinischen Arbeitsschutzes, Art der Erkrankung. Die Reversibilität von Gesundheitsschäden erleichtert zudem die Umsetzung des Grundsatzes: **Rehabilitation vor Rente**.

Berufskrankheiten infolge **physikalischer Einwirkungen** nehmen zahlenmäßig eine Spitzenposition ein. In dieser Gruppe mit überwiegend „orthopädischen" Berufskrankheiten finden sich 2 der am häufigsten gemeldeten Verdachtsfälle: Lärmschwerhörigkeit und Wirbelsäulenerkrankungen (Bandscheibenschäden, BK Nr. 2108 ff.). Das Verhältnis zwischen angezeigten und erstmals berenteten Fällen ist bei einzelnen Berufskrankheiten dieser Gruppe besonders ausgeprägt, z. T. bedingt durch sog. Listenvorbehalte.

Berufskrankheiten durch **infektiöse Einwirkungen** erscheinen hinsichtlich Meldung und Anerkennung ausgewogen. Dieser Sachverhalt ist durch den relativ großen Anteil von ärztlichen (Verdachts-)Anzeigen mit hoher Bestätigungsquote begründet.

Berufskrankheiten des **Atemtrakts** und der **Haut** nehmen aufgrund ihrer Häufigkeit Spitzenpositionen ein. Erwartungsgemäß ist die Relation der gemeldeten und anerkannten Fälle besonders ausgeprägt zwischen den Pneumokoniosen (chronische Verläufe, etablierte Vorsorgeuntersuchungen) und den Hautekzemen (sog. Listenvorbehalt).

Beteiligung der Haltungs- und Bewegungsorgane

Berufskrankheiten finden sich im orthopädischen Fachgebiet nach unterschiedlichen Einwirkungen und aus verschiedenen Gründen:
➤ Die berufliche Schädigung (meist physikalische Kräfte, relativ häufig) betrifft unmittelbar die Haltungs- und Bewegungsorgane (z. B. BK Nr. 2101).
➤ Die Symptome einer BK können sich selten auch an Stütz- und Bewegungsorganen manifestieren (z. B. bei chemischen Noxen wie den Listenstoffen Blei, Cadmium, Fluor).
➤ Infektionskrankheiten als Berufskrankheiten (z. B. Nr. 3101) können sich (relativ selten) mit

3.5 Begutachtung von Berufskrankheiten der Haltungs- und Bewegungsorgane

Spätfolgen (auch mittelbarer Schaden) am Haltungssystem manifestieren (z. B. Tbc).

Berufskrankheiten werden darüber hinaus im orthopädischen Krankengut relativ häufig – wenn auch oftmals unbegründet – vermutet: Führen berufs**un**abhängige Erkrankungen oder Abnutzungserscheinungen des Skelettsystems infolge der Beanspruchung durch die Berufstätigkeit zu Beschwerden oder werden festgestellte Schäden auf eine berufliche Beanspruchung der Haltungs- und Bewegungsorgane zurückgeführt, so scheitert die Anerkennung als BK meist daran, dass eine sog. Listenerkrankung nicht vorliegt oder die sog. Listenvorbehalte nicht erfüllt sind. Unabhängig davon erfolgen Präventionsmaßnahmen, auch im Hinblick auf sog. arbeitsbedingte Gesundheitsschäden. Leistungen werden ggf. von der Kranken- oder Rentenversicherung erbracht.

Dauer der beruflichen Schädigung, Berufsanamnese

(15 f, 22, 57, 59, 77)

Gesundheitsschäden, die durch zeitlich begrenzte (z. B. innerhalb einer Arbeitsschicht) von außen auf den Körper einwirkende Ereignisse verursacht werden, gelten als **Arbeitsunfall** (§ 8 SGB VII), sofern der Versicherte eine den Versicherungsschutz begründende Tätigkeit ausübte (§§ 2, 3 oder 6 SGB VII).

Berufskrankheiten sind in der Regel das Ergebnis länger andauernder schädigender Einwirkungen. Sie können jedoch in seltenen Fällen auch durch einmalige, kurzzeitige (z. B. Intoxikation) oder wiederholte und länger (mitunter Jahrzehnte) andauernde Einwirkungen verursacht werden. Falls auch der **Tatbestand des Arbeitsunfalls erfüllt wird, ist verfahrensmäßig eine BK anzunehmen.** Auch nach einem expositionsfreien Intervall (z. B. BK Nr. 2103) und nach längerer Latenzzeit, mitunter erst nach Jahrzehnten (z. B. BK Nr. 4105), können Berufskrankheiten auftreten.

Von entscheidender Bedeutung für die Beurteilung, ob eine BK vorliegt, ist daher die **Berufsanamnese** – und zwar über das gesamte Arbeitsleben. Die notwendigen Ermittlungen über die Arbeitsverhältnisse und ihre besonderen Gegebenheiten sind zwar grundsätzlich Aufgabe der Unfallversicherungsträger bzw. der Gerichte (Abklärung der haftungsbegründenden Kausalität). Häufig vermögen diese Verwaltungsstellen die Bedeutung früherer Berufstätigkeiten bzw. der ätiopathogenetisch bedeutsamen Belastungen für die streitige Berufskrankheit aber nicht zu erkennen, sodass entscheidende Hinweise von ärztlicher Seite kommen können. Entsprechendes gilt für schädigende außerberufliche Einwirkungen (z. B. Sport oder Hobbyarbeiten) und berufsfremde Risikokonstellationen. Darüber hinaus muss der ärztliche Gutachter auch den Wandel der Technik in den verschiedenen Tätigkeitsbereichen berücksichtigen. Beispielsweise sind Untertagetätigkeiten heute durchaus nicht mehr immer mit Zwangshaltungen oder besonderen Belastungen der Menisken verbunden, welche andererseits durchaus übertage bestehen können (BK Nr. 2102). Hilfreich ist in diesen Fällen die Kontaktaufnahme mit dem zuständigen Betriebs- oder Werksarzt.

In diesem Zusammenhang wird auf die **Merkblätter** zu den einzelnen Berufskrankheiten hingewiesen. Hier werden Vorkommen und Gefahrenquellen für den anzeigenden Arzt dargestellt. Die vom Bundesministerium für Arbeit und Sozialordnung im Gemeinsamen Ministerialblatt – GMBl. – (seit 2007, zuvor Bundesarbeitsblatt) veröffentlichten Merkblätter sind mit ihren Fundstellen in Tabelle 3.1 aufgeführt. Im Internet werden sie ebenfalls präsentiert.

Zusammenhangsbeurteilung bei einer Berufskrankheit

(57, 66, 77)

Die BK muss mit hinreichender Wahrscheinlichkeit mit den schädigenden Einwirkungen der versicherten Tätigkeit in einem rechtlich wesentlichen **ursächlichen Zusammenhang** stehen. Für die Beurteilung dieses Zusammenhangs (haftungsausfüllende Kausalität) sind die Grundsätze der sozialrechtlichen **Kausalitätslehre** maßgebend.

Hiernach ist nicht erforderlich, dass die schädigenden beruflichen Einwirkungen die alleinige oder wenigstens überwiegende Ursache der BK sind; es genügt, dass sie eine **wesentliche Teilursache** bilden.

Bei der Zusammenhangsbeurteilung ist daher hinsichtlich der **haftungsbegründenden Kausalität** zu prüfen, ob die schädigenden Einwirkungen aus der versicherten Tätigkeit zumindest eine solche wesentliche Teilursache für den Eintritt der BK bilden, ob daneben – ggf. parallel wirkend – auch Einwirkungen aus unversicherten Tätigkeiten oder der privaten Lebenssphäre (z. B. Sport, Hobby, Urlaub usw.) ursächlich wesentlich beteiligt sind und welche kausale Bedeutung diesen einzelnen Kausalreihen zukommt. Die Vollständigkeit der Anamnese – der beruflichen ebenso wie der außerberuflichen – hat hier häufig entscheidende Bedeutung.

Ein rechtlich wesentlicher Zusammenhang mit der versicherten Tätigkeit ist nur – aber auch immer dann – zu verneinen, wenn die Einwirkungen aus derartigen unversicherten Tätigkeiten an Bedeutung in **dem** Maße überwiegen, dass sie bei der gebotenen objektiven, vernünftigen und lebensnahen Würdigung als die wesentliche Ursache anzusehen sind (d. h. „nicht hinweggedacht werden können").

Auch im Rahmen der **haftungsausfüllenden Kausalität** bedarf es der Prüfung, ob die schädigende Einwirkung aus der versicherten Tätigkeit zumindest eine wesentliche Teilursache i. S. der sozialrechtlichen Kausalitätslehre bildet oder ob die als BK geltend gemachte Krankheit eindeutig überwiegend auf anderen – berufsfremden – Ursachen beruht.

Bei häufig vorkommender gleichartiger beruflicher Belastung tritt meist nur in einigen wenigen Fällen eine BK auf. Die Beanspruchung ist ggf. so gering, dass sie von den meisten Betroffenen ohne krankhafte Reaktion verkraftet wird. Es besteht also – besonders auf orthopädischem Fachgebiet – häufig eine Prädisposition zu Art und Schwere der Reaktion auf die spezielle berufliche Belastung. Jugendliche (vor Abschluss der Wachstumsphase), aber auch alternde und bereits vorgeschädigte Personen sind schädigenden Berufseinwirkungen gegenüber anfälliger. Bei der sozialmedizinischen Beurteilung erhebt sich daher nicht selten die Frage, ob den speziellen beruflichen Noxen oder der besonderen individuellen Disposition die überwiegende ursächliche Bedeutung zukommt.

> **!** Hier ist zu beachten, dass die versicherte Person durch die Gesetzliche Unfallversicherung (GUV) **grundsätzlich** in dem Gesundheitszustand geschützt ist, in dem sie sich bei Beginn der schädigenden beruflichen Einwirkungen befunden hat, mit allen ihren Anlagen, konstitutionellen Schwächen und Krankheitsdispositionen. Trifft also eine berufliche Noxe, die bei der überwiegenden Mehrzahl aller gleichartig Belasteten keine Schäden verursacht, auf eine solche anlagemäßig vorgegebene Krankheitsdisposition, so kann die Anerkennung einer BK in aller Regel nicht mit der Begründung abgelehnt werden, diese Disposition und nicht die berufliche Schädigung bilde die wesentliche Ursache einer Erkrankung.

Etwas anderes gilt nur, wenn diese Disposition gegenüber den beruflichen Einwirkungen an Bedeutung für die Entstehung der Krankheit so eindeutig überwiegt, dass sie bei lebensnaher Betrachtung als die allein wesentliche Ursache des gesamten Krankheitsgeschehens angesehen werden muss, insbesondere also, wenn auch normale Belastungen des täglichen Lebens den Krankheitsprozess mit hinreichender Wahrscheinlichkeit zu annähernd gleicher Zeit und in annähernd gleicher Schwere ausgelöst hätten (sog. **Gelegenheitsursache**).

Eine BK kann i. S. der **Entstehung** oder i. S. der **Verschlimmerung** verursacht sein. Im Regelfall wird die BK aber durch die Einwirkungen der versicherten Tätigkeit erstmalig zur Entstehung gelangt sein. Eine Anerkennung i. S. der Verschlimmerung kommt nur in Betracht, wenn die nunmehr als BK zu beurteilende Erkrankung als Grundleiden schon bei Beginn der schädigenden beruflichen Noxen nachweislich als Krankheit im Rechtssinne bestanden hat. Insbesondere berechtigt die ursächliche Beteiligung einer Disposition oder einer Vorschädigung an der Entstehung der BK nicht zu einer Anerkennung nur i. S. der Verschlimmerung. Ist die BK – wie im Regelfall – i. S. der Entstehung anzuerkennen, ist bei der **Bewertung der MdE** stets die volle MdE zu berücksichtigen, die durch die BK insgesamt bewirkt wird, auch wenn an deren Entstehung (in nicht wesentlichem Umfang) andere Ursachen aus **un**versicherten Bereichen mitgewirkt haben. Es ist daher – anders als in der privaten UV – hier nicht zulässig, die ursächliche Beteiligung derartiger schädigungs**un**abhängiger Kausalfaktoren bei der Bewertung der MdE mindernd zu berücksichtigen, auch wenn diese im Einzelfall quantitativ abgrenzbar sein sollten. Eine Begrenzung der MdE auf den beruflich bedingten Anteil ist nur zulässig, wenn

3.5 Begutachtung von Berufskrankheiten der Haltungs- und Bewegungsorgane

das Leiden bereits bei Beginn der Einwirkung beruflicher Noxen als Krankheit im Rechtssinne vorgelegen hat und diese beruflichen Noxen lediglich eine Verschlimmerung des berufs**un**abhängig vorgegebenen Grundleidens bewirkt haben.

Die zu einer BK disponierenden Faktoren sollten auch bei arbeitsmedizinischen **Vorsorge-** und **Einstellungsuntersuchungen** sorgfältig geprüft und beachtet werden und ggf. den Einsatz in gefährdende Tätigkeiten ausschließen.

Todesfall infolge einer Berufskrankheit

(22, 57, 66)

Stirbt der Versicherte an den Folgen einer BK, erhalten die Angehörigen **Hinterbliebenenversorgung**, sofern die BK und ihre Folgen zumindest eine wesentliche Teilursache für den Eintritt des Todes bilden, d.h. ein Versicherungsfall vorliegt (§ 63 SGB VII).

Ein rechtlich wesentlicher Ursachenzusammenhang besteht auch dann, wenn der Tod durch die BK um wenigstens 1 Jahr vorverlegt worden ist (sog. **Lebensverkürzung um 1 Jahr**). Ein solcher Fall liegt insbesondere vor, wenn der Tod zwar eindeutig überwiegend durch schädigungs**un**abhängige Ursachen (z.B. Krebserkrankung, Herzinfarkt usw.) bewirkt wurde, infolge der BK aber um wenigstens 1 Jahr früher als bei normalem Krankheitsverlauf eingetreten ist.

Eine **Leichenöffnung** ist nach dem Recht der GUV nur mit Zustimmung der Hinterbliebenen zulässig. Erfolgt eine Obduktion aus anderem Anlass (z.B. auf Veranlassung der Staatsanwaltschaft), dürfen die hierbei gewonnenen Erkenntnisse nur mit Zustimmung der Hinterbliebenen verwertet werden. Der UV-Träger kann diese Zustimmung aber ggf. verlangen (vgl. § 60 Abs. 1 Nr. 1 SGB I).

Krankheitsbild der Berufskrankheiten – Diagnostik

(22, 57, 59, 66, 77, 79)

Im Bereich der Haltungs- und Bewegungsorgane ist eine sichere Feststellung, ob eine BK vorliegt oder nicht, in besonderer Weise erschwert. Die individuell verschiedenen Reaktionen der Beschäftigten auf gleichartige Belastungen im beruflichen Bereich, die vielfältigen Überschneidungen der tätigkeitsbedingten Belastungen mit denen aus dem berufs**un**abhängigen Leben (Hobby, Sport, Nebenarbeiten usw.), die verbreiteten Krankheitsdispositionen und physiologische Alters- bzw. Abnutzungserscheinungen machen eine gesicherte Aussage darüber, ob die vorliegende Erkrankung eine BK ist oder nicht, oft schwierig. So erfordert z.B. die Beurteilung der **Ätiopathogenese** einer Arthrose im Ellenbogengelenk (Folge von Einwirkungen i.S. der BK Nr. 2103, eines Sportschadens, einer sonstigen Verletzung oder Entzündung, ein rein degenerativer Prozess) eine genaue **differenzialdiagnostische Abklärung** und die Berücksichtigung detaillierter anamnestischer Angaben und Vorbefunde. Kann das Vorliegen einer BK nicht von vornherein ausgeschlossen werden, so müssen systematisch Anamneseerhebung, klinische, röntgenologische, bildgebende Verfahren, ggf. histologische, Operations-, Labor- und sonstige Befunde erhoben werden in Hinblick auf die zur Diskussion stehende BK mit den aktenkundigen und anamnestisch verifizierten beruflichen Belastungen sowie etwaigen besonderen Voraussetzungen für die Anerkennung als BK. Etwaige Risikofaktoren und berufs**un**abhängige Ursachen sind abzuklären. Zu beachten ist, dass für die Zusammenhangsbeurteilung nur solche Faktoren berücksichtigt werden dürfen, die i.S. des sog. Vollbeweises nachgewiesen sind.

> ! Ist die **Diagnose** eindeutig, sind spezifische berufliche Belastungen nachgewiesen, stimmt der **Zeitpunkt der Manifestation** nach solchen Belastungen mit der medizinischen Erfahrung überein und liegen auch keine nachweisbaren berufs**un**abhängigen pathogenetischen Faktoren vor, die die beruflichen Belastungen an Bedeutung klar überwiegen, so ist die Erkrankung vom (fach-)ärztlichen Gutachter zur Anerkennung als BK vorzuschlagen. Anzumerken bleibt, dass eine derartig eingehende Diagnostik für eine (Verdachts-)Berufskrankheitenanzeige nicht erforderlich ist: Hier genügt der „begründete Verdacht".

Soll eine Krankheit gemäß § 9 Abs. 2 SGB VII als **Versicherungsfall** anerkannt werden, so bedarf es eingehender Begründung anhand der Umstände des Einzelfalls, dass diese Krankheit durch besondere Einwirkungen verursacht ist, denen bestimmte Personengruppen durch ihre Arbeit in erheblich höherem Grade als die übrige Bevölkerung ausgesetzt sind. Diese Einwirkungen müssen nach den Erkenntnissen der medizinischen Wissenschaft generell geeignet sein, eine spezielle Erkrankung zu verursachen. Derartige Erkenntnisse sind **neu**, d. h. sie

> bestehen erst seit Inkrafttreten der zurzeit gültigen BKV,
> waren zwar vorhanden, jedoch dem Verordnungsgeber nicht bekannt,
> sind zwar bekannt, aber nicht erkennbar geprüft worden,
> waren bekannt, haben sich aber erst mit weiteren, nachträglich gewonnenen Erkenntnissen zur „Berufskrankheitenreife" verdichtet.

Bei entsprechenden Krankheitsbildern (z. B. Gonarthrose) sollten die „wissenschaftlichen Begründungen" (S. 555, 567 f) beachtet werden.

Anzeige bei begründetem Verdacht auf eine Berufskrankheit

(Übersichtsschema, Abb. 3.**1**)

(22 f, 57 – 59, 78)

Hierzu regelt die Rechtsgrundlage:

§ 202 SGB VII: Anzeigepflicht von Ärzten bei Berufskrankheiten. Haben **Ärzte** oder Zahnärzte den begründeten Verdacht, dass bei Versicherten eine BK besteht, haben sie dies dem **Unfallversicherungsträger** oder der für den medizinischen Arbeitsschutz **zuständigen Stelle** in der für die Anzeige von Berufskrankheiten vorgeschriebenen **Form** (§ 193 Abs. 8) **unverzüglich** anzuzeigen. Die Ärzte oder Zahnärzte haben die Versicherten über den **Inhalt** der Anzeige zu unterrichten und ihnen den Unfallversicherungsträger und die **Stelle** zu nennen, denen sie die Anzeige übersenden. § 193 Abs. 7 Satz 3 und 4 gilt entsprechend (d. h. wechselseitige Unterrichtung der genannten beiden Stellen).

Der Träger der Unfallversicherung zahlt dem Arzt oder Zahnarzt für die Anzeige ohne Rücksicht darauf, ob sie ihm oder der für den medizinischen Arbeitsschutz zuständigen Stelle zugegangen ist, eine **Gebühr** (zurzeit 15,22 Euro). Die Verbände der Träger der gesetzlichen Unfallversicherung und die Kassenärztliche Bundesvereinigung können Abweichendes vereinbaren.

Demnach ist eine Formularanzeige an den Staatlichen Gewerbearzt/Landesgewerbearzt oder die nach Branche und Region zuständige Berufsgenossenschaft oder sonstigen UV-Träger zu senden (Abb. 3.**1**). Anzeigen und Merkblätter können von diesen Institutionen angefordert werden. Beide Stellen unterrichten sich gegenseitig und veranlassen ggf. die Begutachtung des Versicherten, entsprechend den Regelungen des § 9 Abs. 6 SGB VII bzw. § 4 (4) BKV.

§ 193 Abs. 8 SGB VII: Pflicht zur Anzeige eines Versicherungsfalles durch die Unternehmer. Das Bundesministerium für Arbeit und Sozialordnung bestimmt durch Rechtsverordnung mit Zustimmung des Bundesrates den für Aufgaben der Prävention und der Einleitung eines Feststellungsverfahrens erforderlichen Inhalt der Anzeige, ihre Form sowie die Empfänger, die Anzahl und den Inhalt der Durchschriften.

Die gesetzlichen Vorgaben werden z. T. in der Berufskrankheiten-Anzeigeverordnung (UVAV vom 23. 01. 2002, mit Musterformular) wiederholt und präzisiert.

Die Vordrucke sind einheitlich gestaltet hinsichtlich Inhalt und Form. Dies erleichtert die Bearbeitung und Auswertung.

§ 4 f BKV: Die für den medizinischen Arbeitsschutz zuständige Stelle hat den Versicherten, wenn sie es für erforderlich hält, unverzüglich zu **untersuchen** oder für Rechnung des Trägers der Unfallversicherung durch einen Arzt untersuchen zu lassen und dem Träger der Unfallversicherung ein **Gutachten** zu erstatten. In einigen Bundesländern haben die zuständigen Ministerien mit den Unfallversicherungsträgern spezielle Vereinbarungen getroffen, sodass der Verfahrensablauf unterschiedlich sein kann.

§ 200 Abs. 2 SGB VII: Vor Erteilung eines Gutachtenauftrags soll der Unfallversicherungsträger dem Versicherten **mehrere Gutachter zur Auswahl** benennen; der Betroffene ist außerdem auf sein **Widerspruchsrecht** nach § 76 Abs. 2 SGB X hinzuweisen und über den Zweck des Gutachtens zu informieren.

3.5 Begutachtung von Berufskrankheiten der Haltungs- und Bewegungsorgane

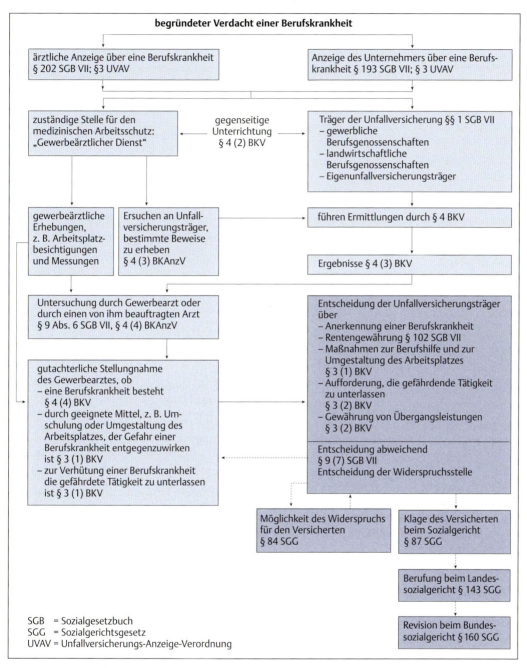

Abb. 3.1 Berufskrankheiten-Feststellungsverfahren: Ablaufschema (aus Thürauf J. Berufskrankheiten – exogen verursachte Gesundheitsschäden. In: Marx HH, Klepzig H, eds. Medizinische Begutachtung innerer Krankheiten. Stuttgart: Thieme; 1997). In mehreren Bundesländern haben die zuständigen Ministerien mit den Unfallversicherungsträgern spezielle Vereinbarungen getroffen, sodass der Verfahrensablauf sich unterschiedlich gestaltet. Insgesamt besteht die Tendenz, die gewerbeärztliche Beteiligung am BK-Verfahren zu reduzieren.

3 Begutachtungen mit besonderer Fragestellung

Verhütung einer Berufskrankheit (Maßnahmen der Prävention und Ergonomie, arbeitsmedizinische Betreuung)

(22 f, 32 ff, 57, 72, 77)

Der Auftrag zur Prävention ist für die Unfallversicherungsträger gesetzlich geregelt und weit gefasst:

§ 14 Abs. 1 SGB VII: Grundsatz. Die Unfallversicherungsträger haben **mit allen geeigneten Mitteln** für die Verhütung von Arbeitsunfällen, Berufskrankheiten und arbeitsbedingten Gesundheitsgefahren und für eine wirksame Erste Hilfe zu sorgen. Sie sollen dabei auch den Ursachen von arbeitsbedingten Gefahren für Leben und Gesundheit nachgehen.

In Analogie hierzu stellt die Berufskrankheiten-Verordnung (BKV) fest:

§ 3 Abs. 1 BKV: Besteht für Versicherte die Gefahr, dass eine BK entsteht, wieder auflebt oder sich verschlimmert, haben die Träger der Unfallversicherung dieser Gefahr **mit allen geeigneten Mitteln** entgegenzuwirken. Ist die Gefahr gleichwohl nicht zu beseitigen, haben die Träger der Unfallversicherung darauf hinzuwirken, dass die Versicherten die gefährdenden Tätigkeiten unterlassen. Den für medizinischen Arbeitsschutz zuständigen Stellen ist Gelegenheit zur Äußerung zu geben.

Der Nachweis des Vorliegens einer BK ist hier nicht erforderlich; es genügt die Gefahr der Entstehung usw. Diese muss **konkret** bestehen, damit das vielfach gestaffelte System des technischen, organisatorischen und medizinischen Arbeitsschutzes gezielt zum Einsatz kommt. Vorbeugende Maßnahmen gegen eine BK müssen im Einzelfall auch die individuelle Reaktion des Berufstätigen berücksichtigen. Ein innerbetrieblicher Arbeitsplatzwechsel ist nicht immer durchführbar. Gegebenenfalls sind daher weiterreichende berufliche Rehabilitationsmaßnahmen einzuleiten. Ein etwaiger Minderverdienst nach Arbeitsplatz- oder Berufsaufgabe wird – zeitlich begrenzt auf 5 Jahre – ausgeglichen (§ 3 Abs. 2 BKV).

Das System der Prävention ist vielfach gestaffelt. Der Unternehmer hat z. B. eine Gefährdungsermittlung durchzuführen (§ 5 ArbSchG). In Hinblick auf Wirbelsäulenschäden sind zu beachten die Lasthandhabungsverordnung (§ 4 LasthandhabV) und die Lärm- und Vibrations-Arbeitsschutzverordnung (vom 06.03.2007, BGBl. I S. 261, LärmVibrationsArbSchV).

Der berufsgenossenschaftliche Grundsatz G 46 enthält u. a. ein Untersuchungsprogramm für „Belastungen des Muskel- und Skelettsystems".

Arbeitsbedingte Erkrankungen

(23, 32, 57, 59, 66, 77)

Dieser im Arbeitssicherheitsgesetz (§ 3 ASiG) erstmals genannte Begriff erfüllt nicht die gesetzlich definierten Merkmale der Berufskrankheit (§ 9 SGB VII). Hier wird ein Zusammenhang mit der beruflichen Tätigkeit lediglich vermutet, und somit gilt auch der erweiterte Präventionsauftrag an die Unfallversicherungsträger (§ 14 SGB VII). Aus diesem Grunde geben auch die Krankenkassen eine entsprechende Mitteilung (§ 20 SGB V).

Auf orthopädischem Fachgebiet sind in diesem Zusammenhang zu nennen:

1. Beschäftigungskrämpfe. Sie können bei Schreibarbeiten auftreten und fallen nicht unter die BK Nr. 2101.
2. Karpaltunnelsyndrom (KTS). Diese Erkrankung, meist verursacht durch entzündliche oder metabolische Prozesse, wird nicht im Merkblatt der BK Nr. 2106 (S. 571, siehe Hinweise dort) erfasst. Eine „wissenschaftliche Begründung" einer entsprechenden BK („Karpaltunnelsyndrom durch mechanische Belastung"?) ist bisher nicht veröffentlicht worden. Nach § 9 (2) SGB VII wurde bislang kein Fall entschädigt (sog. Sperrwirkung).
3. Daumensattelgelenkarthrose. Kraftvolle Oppositionsbewegung kann zur Schädigung des Sattelgelenks führen, die besonders bei Boxern beobachtet wird. Nach § 9 (2) SGB VII wurde bislang offensichtlich kein Fall entschädigt.
4. Dupuytren-Erkrankung. Die bindegewebige Veränderung der Palmaraponeurose mit Beugekontraktur tritt weder nach Trauma noch nach Überlastung vermehrt auf. Ihre Ursache ist unbekannt, diskutiert werden Zusammenhänge mit Stoffwechsel- und Immunprozessen sowie erbliche Disposition. Nach § 9 (2) SGB VII wurde bislang offensichtlich kein Fall entschädigt.
5. Gonarthrose. Zu dieser „Volkskrankheit" in einer alternden Gesellschaft liegt eine „wissenschaftliche Begründung" für die bevorstehende Einführung dieser BK vor – erwartungsgemäß mit „Listenvorbehalten" (S. 567 f): „Gonarthrose durch eine Tätigkeit im Knien oder vergleichbare Kniebelastung mit einer kumulativen Einwirkungsdauer während des Arbeitslebens von mindestens 13 000 Stunden und einer Mindesteinwirkungsdauer von insgesamt 1 Stunde/

3.5 Begutachtung von Berufskrankheiten der Haltungs- und Bewegungsorgane

Schicht" (BArbBl. 10/2005, 46–54). Nachdem bislang eine Gonarthrose für die gesetzliche Unfallversicherung nur dann relevant war, wenn sie posttraumatisch oder sekundär nach einer BK Nr. 2102 (Meniskopathie, S. 565 ff) auftrat, finden sich dort (S. 567) einige Hinweise. Anzumerken bleibt, dass nach der seit 1963 bestehenden Regelung nach § 9 Abs. 2 SGB VII bislang 1 Fall entschädigt wurde.

6. Hypothenar-Hammer-Syndrom. Die Benutzung der Hand als Schlagwerkzeug kann akut zum Gefäßverschluss (meist A. ulnaris) führen. Die sonst seltenen Durchblutungsstörungen werden meist bei Mechanikern und Tischlern (an den Fingern III–V) beobachtet. Sportliche Aktivitäten (z. B. Karate) müssen ausgeschlossen werden. Bei gegebener medizinischer (jedoch fehlender epidemiologischer) Evidenz ist § 9 Abs. 2 SGB VII (S. 414) zu beachten. Von 1987–2006 wurden 28 Fälle mit besonderer beruflicher Belastung entschädigt. Bei entsprechender niederfrequenter Exposition kann ggf. auch eine BK Nr. 2103 vorliegen.

7. Repetitive Strain Injury (RSI). Die nach Büro(stress-) arbeiten auftretenden schmerzhaften Bewegungseinschränkungen und Befindungsstörungen komplexer Art werden (besonders im angelsächsischen Schrifttum) als überlastungsbedingt gewertet (70). Mitunter lassen sich ergonomische Defizite am Arbeitsplatz feststellen. Das Vorliegen von einer BK Nr. 2101 ist ggf. zu überprüfen.

Spezieller Teil

Vorbemerkung

Zahlreiche Berufskrankheiten manifestieren sich an Haltungs- und Bewegungsorganen – isoliert oder kombiniert mit anderen Lokalisationen. Bei der Begutachtung müssen die speziellen medizinischen und sozialrechtlichen Voraussetzungen der einzelnen BK berücksichtigt werden.

I. Berufskrankheiten durch mechanische/physikalische Einwirkungen an Haltungs- und Bewegungsorganen
(Druck, Erschütterung, Zug, Biegung, Überlastung)

BK Nr. 2101: Erkrankungen der Sehnenscheiden oder des Sehnengleitgewebes sowie der Sehnen- oder Muskelansätze, die zur Unterlassung aller Tätigkeiten gezwungen haben, die für die Entstehung, die Verschlimmerung oder das Wiederaufleben der Krankheit ursächlich waren oder sein können

(6, 22 f, 29, 34, 46, 50, 55, 57, 59, 66, 70, 75, 75 A, 77)

Berufliche Belastung. Das Entscheidende für die Entstehung der Erkrankung im Bereich der funktionellen Einheit „Sehnen und Gleitgewebe" ist nicht die Schwere der Arbeit, sondern die maximale Zahl der Bewegungen, die in einer bestimmten Zeiteinheit geleistet werden müssen, z. B. stündlich 10 000 einförmige Bewegungsabläufe. Die gefährdenden Tätigkeiten zeichnen sich durch **gleichförmig anhaltende, schnell hintereinander ausgeführte Bewegungen** aus, z. B. bei Montiererinnen, Tänzerinnen. Bedienungsfreundliche moderne Geräte in Büro und Haushalt entlasten die

Tabelle 3.3 Berufskrankheiten durch mechanische/physikalische Einwirkungen an Haltungs- und Bewegungsorganen (Druck, Erschütterung, Zug, Biegung, Überlastung).

BK Nr.	Kurzbezeichnung
2101	Sehnenscheiden, S. 563 ff
2102	Meniskusschäden, S. 565 ff
2103	Erschütterung durch Druckluftwerkzeuge, S. 568 f
2105	Schleimbeutel, S. 569 f
2106	Druckschädigung der Nerven, S. 571 ff
2107	Wirbelfortsätze, S. 573 f
2108	Lendenwirbelsäule, Heben und Tragen, S. 574 ff, **577 ff**
2109	Halswirbelsäule, S. 574 ff, **580 ff**
2110	Lendenwirbelsäule, Ganzkörperschwingungen, S. 574 ff, **583 f**
2201	Arbeit in Druckluft, S. 584 ff

ehemals häufig von der Erkrankung betroffenen Schreibkräfte (an mechanischen Schreibmaschinen) sowie Büglerinnen, die besonders zur Epicondylopathia humeri ulnaris neigen. Maurer, Packer, Transportarbeiter, Tischler u. a. neigen eher zur Epicondylopathia humeri radialis. Zusätzlich belastend wirken sich aus ungünstige Haltungen der Extremität mit z. B. Überstreckung, Rotation und erforderlichem Kraftaufwand.

Diese berufliche Beanspruchung muss mehrere Stunden täglich bestehen, um die Qualität einer wesentlichen Teilursache für die Entstehung der Erkrankung zu erlangen. Die beanspruchende Tätigkeit wird meist zu Beginn weniger toleriert, sodass oft in der **Anfangs- bzw. Umstellungsphase** Beschwerden vorgebracht werden. Eine akute seröse Sehnenscheidenentzündung kann bei raschen monotonen Bewegungen bei allen Bewegungsarten, z. B. aktive Anstrengung, Bremsung, ruckartige Bewegung, auftreten. Prellungen und Quetschungen der Gewebe erfüllen im Allgemeinen nicht die Bedingungen der BK. Häufig entstehen die Erkrankungen im Sehnenbereich bei körperlich leichten Arbeiten. Für die Entstehung der Muskelansatzerkrankungen bzw. Insertionstendopathien genügt bei entsprechender Disposition die Belastung von einigen Tagen. Im Allgemeinen klingen beim Vorliegen einer BK nach Unterbrechung der Tätigkeit die Beschwerden ab und verstärken sich nach Wiederaufnahme der Tätigkeit (z. B. Schreiben mit mechanischer Schreibmaschine). Außerberufliche Schädigungsmöglichkeiten, z. B. durch Sport (Tennis-, Golfer-, Werferellenbogen), sind auszuschließen bzw. in ihrer Bedeutung gegenüber den berufsbedingten Belastungen abzuwägen.

Prävention. Eine überdurchschnittliche berufliche Belastung sollte vermieden werden durch ggf. erforderliche technische, ergonomische und organisatorische Maßnahmen des Arbeitsschutzes – als Konsequenz aus der Gefährdungsermittlung (§ 5 ArbSchG).

Diagnose und Verlauf. Es handelt sich hier um die entzündliche Erkrankung der passiven Überträger der Muskelkraft und ihrer Gleitgewebe, die bei lang andauernder gleichförmiger und ungewohnter Beanspruchung und konstitutionell bedingter geminderter Beanspruchbarkeit zu Krankheitserscheinungen führen können. Betroffen ist meist der Hand-Arm-Bereich. Die Beschwerden treten zeitnah zur Belastung auf. Die in der BK-Bezeichnung angegebenen Krankheitsbegriffe sind so umfassend gehalten, dass eine besondere Differenzierung der Sehnenscheidenerkrankungen von den Muskelansatzerkrankungen in der Beurteilung nicht erforderlich wird (z. B. Tendovaginitis, Peritendinitis crepitans, Tendovaginitis stenosans de Quervain, Insertionstendopathien, Styloiditis radii). Neben dem lokalen Druck- und Bewegungsschmerz beim Anspannen der entsprechenden Muskeln werden zur Objektivierung ein lokales Infiltrat bei Periostosen und ein Krepitieren bei Sehnenscheidenerkrankungen gefordert. Betroffen sind vor allem die Strecksehnen der Langfinger mit Paratenonitis sowie Veränderungen im Füllgewebe um die Sehnenscheiden. Eine Tendovaginitis (selten stenosans) Typ de Quervain, besonders nach ständiger ulnarer Überdehnung der Hand mit besonderer Beanspruchung des ersten Sehnenfachs, betrifft die Sehnen des M. abductor longus und des M. extensor pollicis brevis. Der „schnellende Finger" beschreibt das Phänomen infolge einer Sehnenscheidenblockierung. Schließlich kommen Insertionstendopathien an den Sehnenansätzen (am Epicondylus lateralis humeri, dem Ursprung der Handstrecker, sowie am Epicondylus medialis humeri, am Processus styloideus radii) als Überanstrengungsreaktionen in Betracht. Andere Insertionstendopathien und Sehnenscheidenerkrankungen sind selten. Bei der Tendovaginitis vom Typ de Quervain verstärken sich die Schmerzen bei der Abduktion und Streckung des Daumens, bei der Epicondylopathia humeri radialis wird der Schmerz beim Faustschluss und bei Dorsalflexion gegen Widerstand erzeugt, bei der Epicondylopathia humeri ulnaris durch Faustschluss und Handgelenkbeugung gegen Widerstand sowie Außenrotation des Unterarmes. Die Therapieresistenz mit rezidivierenden Befunden bei erneuten Arbeitsversuchen ist entscheidend für die Anerkennung.

Disposition. Die BK Nr. 2101 ist wegen entlastender Arbeitsmittel und -techniken selten geworden. Gleichartige Veränderungen finden sich in der übrigen, nicht speziell belasteten Bevölkerung häufiger. Für die Entstehung der BK ist eine Disposition mit verantwortlich: Neben der Durchführung einer ungewohnten Tätigkeit unter den oben angegebenen Bedingungen ist eine konstitutionell geminderte Beanspruchbarkeit anzunehmen. Die Annahme einer BK muss in der Eigenart der beruflichen Tätig-

3.5 Begutachtung von Berufskrankheiten der Haltungs- und Bewegungsorgane

keit objektiv begründet sein und darf sich nicht ausschließlich als das Ergebnis einer besonders schwachen Konstitution des Versicherten darstellen.

Insertionstendopathien sind auch ohne die berufliche stärkere Beanspruchung häufig; die besondere berufliche Belastung führt dann zu einer Verstärkung der subjektiven Beschwerden, ohne dass in jedem Fall die Erkrankung selbst durch die Tätigkeit objektiv wesentlich beeinflusst wird.

Vorschaden und Differenzialdiagnose. Außerberufliche Schädigungsmöglichkeiten, z. B. durch Sport, sind als andere ätiologisch wichtige Faktoren auszuschließen bzw. in ihrer Bedeutung gegen die beruflichen Schädigungseinflüsse abzuwägen, z. B. rheumatische, toxische, infektiöse oder lokalmechanische Ursachen, Ganglien, Verletzungsfolgen (Epikondylenprellung). Prellungen und Quetschungen der Gewebe erfüllen im Allgemeinen nicht die Bedingungen der BK. Sowohl bei Insertionstendopathien als auch bei Sehnenscheidenerkrankungen lassen sich nicht selten vorangegangene oder gleichzeitig bestehende andere Beschwerden aufgrund eines nervalen Reizzustandes bei einer Osteochondrose der HWS nachweisen, sodass eine hinreichende Wahrscheinlichkeit der berufsbedingten Verursachung nur schwer zu begründen ist.

Beurteilung. Auch unter der Voraussetzung der beruflichen Beanspruchung über längere Zeit ist der objektive Nachweis einer lokalen Erkrankung gemäß der BK Nr. 2101 erforderlich. Andere Ursachen müssen ausgeschlossen bzw. in ihrer Bedeutung abgewogen werden. Dazu gehört auch der sekundäre Reizzustand im Bereich der Sehnen und der Muskelansätze bei der Osteochondrose der HWS. Die Erkrankung muss zur Unterlassung aller schädigenden Tätigkeiten gezwungen haben. Eine MdE ist in seltenen Fällen begründet durch einen komplikationsreichen Verlauf oder Therapieschäden.

Prognose und Therapie. Wesentliche Folgen der BK verbleiben nur selten. Nach Ruhigstellung, Vermeiden der Überbeanspruchung, Salbenverbänden, medikamentöser Behandlung, z. B. Infiltration entzündungshemmender und schmerzstillender Medikamente, physikalischer Therapie (Wärme-, Kälte-, Ultraschallbehandlung), ggf. schließlich Operation, kann eine Erwerbstätigkeit wieder aufgenommen werden. Bei dieser sollten künftig gleichartige berufliche Belastungen vermieden werden.

BK Nr. 2102 : Meniskusschäden nach mehrjährigen andauernden oder häufig wiederkehrenden, die Kniegelenke überdurchschnittlich belastenden Tätigkeiten

(10, 14 f, 22 – 26, 29 f, 34, 45 f, 50, 57, 59, 53, 63, 66, 71, 75 A, 77, 81 ff)

Vorbemerkung. Die Definition der BK Nr. 2102 wurde 1988 geändert. Bis dahin konnten Meniskusschäden nur nach mindestens 3-jähriger regelmäßiger Tätigkeit **untertage** als BK anerkannt werden. Nunmehr sind auch andere, durch mehrjährige andauernde oder häufig wiederkehrende, die Kniegelenke überdurchschnittlich belastende Tätigkeiten bewirkte chronische Meniskusschäden als BK anzuerkennen.

Eine **Gonarthrose** war bislang für die Unfallversicherungsträger nur relevant, wenn sie posttraumatisch oder sekundär nach einer BK Nr. 2102 auftrat. Die „wissenschaftliche Begründung" einer Gonarthrose als eigenständige BK („Gonarthrose durch eine Tätigkeit im Knien oder vergleichbare Kniebelastung mit einer kumulativen Einwirkungsdauer während des Arbeitslebens von mindestens 13 000 Stunden und einer Mindesteinwirkungsdauer von insgesamt 1 Stunde/Schicht", BArbBl. 10/2005, 999) wird zu vermehrten Verdachtsanzeigen wegen einer Berufskrankheit und Verfahren nach § 9 (2) SGB VII (S. 549) führen. Nachdem diese „Volkskrankheit" in einer alternden Gesellschaft häufig auftritt, werden an Ende dieses Abschnittes einige Hinweise dazu gegeben (S. 567).

Berufliche Belastung. Durch Zwangshaltungen und Zwangsbewegungen in den Kniegelenken beim Knien und Hocken werden die Kniegelenke sehr stark beansprucht. Ursächlich für die Überlastungsschäden des Meniskus sind die langdauernd einwirkenden Druck-, Zug- und Scherkräfte. Besonders der mediale Meniskus kann bei entsprechender Disposition durch anhaltende Deformierung übermäßig belastet werden. Die Forderung nach mehrjähriger belastender Tätigkeit (d. h. in der Regel über 2 Jahre andauernde Belastung während ca. 30% der Arbeitsschicht) soll u. a. auch die ungerechtfertigte Anerkennung, z. B. von

3 Begutachtungen mit besonderer Fragestellung

Sportschäden, verhindern. Der Meniskus ist bei vielen Berufen nicht nur der Deformierung durch anhaltendes Knien und Hocken, sondern auch einer häufigen Mikrotraumatisierung durch Einknicken und erhebliche Drehbeanspruchung im gebeugten Kniegelenk ausgesetzt. Beim Knien wird der hintere Meniskusabschnitt zusammengepresst, am vorderen dagegen starker Zug ausgeübt. Die tätigkeitsbedingten Voraussetzungen sind in der Benennung der BK aufgeführt und damit entscheidend für die Anerkennung. Diese erfordert in jedem Fall eine belastende Dauerzwangshaltung, speziell Hocken oder Knien mit gleichzeitigem Kraftaufwand oder wiederholte erhebliche Bewegungsbeanspruchung, insbesondere Laufen und Springen mit Scherbewegungen auf unebener Unterlage.

Neben Bergleuten kommen auch Beschäftigte unter bergbauähnlichen Arbeitsbedingungen, z. B. Tunnelbau, Brunnenbau, Bauberufe untertage, in Betracht. Seit 1988 finden auch Personen Berücksichtigung mit gleichartiger Beanspruchung der Kniegelenke, z. B. Fliesen-, Parkettverleger, Ofenmaurer, Rangierarbeiter, Artisten, Berufsfußballspieler usw.

Prävention. Eine überdurchschnittliche berufliche Belastung sollte vermieden werden durch ggf. erforderliche technische, ergonomische und organisatorische Arbeitsschutzmaßnahmen (z. B. Knieschoner mit Sitz) – als Konsequenz aus der Gefährdungsermittlung (§ 5 ArbSchG).

Diagnose und Verlauf. Die Diagnosestellung stützt sich auf die Arbeitsanamnese und bestehende „Meniskuszeichen" (Bewegungshemmungen, Druckschmerz; Steinmann-, McMurray-, Böhler-, Aplay-Zeichen). Der Elastizitätsverlust des Meniskus bei zunehmenden degenerativen Gewebeveränderungen kann zu jahrelangen Beschwerden führen. Andererseits können auch plötzlich eingetretene Einklemmungserscheinungen nach Meniskusriss ohne vorausgegangene Beschwerden auftreten. Das Erkrankungsalter der bis 1988 auf den Bergbau beschränkten Berufskrankheit erhöht sich in den letzten Jahren infolge der Spezialisierung im Bergbau. Der Nachweis des Meniskusschadens erfolgt meist durch **Arthroskopie**, histologische Untersuchung sowie MRT. Spezifische degenerative Veränderungen oder bestimmte Rissformen im Vergleich zu Sportschäden gibt es nicht. Die schweren Degenerationserscheinungen des Meniskus mit Verflüssigungszonen, blasigen Knorpelzellansammlungen im kapselnahen Meniskus treten besonders im hinteren Abschnitt auf. Dazu kommen Bindegewebewucherungen mit Kapillareinsprossung und dadurch Blutbeimengung im Gelenkerguss bei der Ablösung des Meniskus. Der Blutbeimengung im Erguss kommt daher keine Beweiskraft zu für einen zusätzlichen Kniegelenkbinnenschaden beim Riss eines degenerierten Meniskus. Bei den Rissen handelt es sich meistens um Hinterhornrisse oder auch Längsrisse. Im weiteren Verlauf können auch Verwachsungen im Kniegelenk, eine Vergrößerung des Fettkörpers, Meniskusganglien und eine Arthrosis deformans im Bereich des geschädigten Meniskus auftreten (vgl. Vorbemerkung, S. 565). Der Verlauf der BK ist uncharakteristisch.

Disposition. Trotz der früheren zeitlichen und beruflichen Voraussetzungen sind nur bei wenigen Prozent der exponierten Bergleute Meniskusschäden als BK anerkannt worden. Die Zwangshaltung ist nicht alleinige Ursache der Meniskopathie, sondern führt bei entsprechender Disposition zu einem zeitlich früheren Auftreten und zu einem beschleunigten Ablauf. Auch bei anlagebedingten Meniskusveränderungen, z. B. Scheibenmeniskus, sowie statischer Fehlbelastung, Meniskusverletzung und beim Vorliegen anderer Ausgangsbedingungen wie altersbedingten Verschleißerscheinungen wird bei Bestehen der oben bezeichneten beruflichen Voraussetzungen in der Regel die Anerkennung eines degenerativen Meniskusschadens als BK erfolgen müssen.

Vorschaden und Differenzialdiagnose. Der Meniskusschaden kann als BK auch mittelbar über die Verschlimmerung einer Arthrose als Vorschaden verursacht werden (vgl. Vorbemerkung S. 565). Die nichtdegenerativen Meniskusveränderungen allein stellen ebenso wie die Chondropathia patellae und Osteochondrosis dissecans keine BK dar. Jedoch kann der akute Meniskusriss Folge eines Arbeitsunfalls sein. Auszuschließen sind Meniskusanomalien, Einklemmung von Synovialfalten bzw. -zotten des Fettkörpers und primäre Arthropathien (un-)spezifischer Genese. Schwierig ist die Abgrenzung der chronischen Meniskopathie von traumatischen Spätschäden. Spezifische degenerative Veränderungen oder bestimmte Rissformen im Vergleich zu Sportschäden gibt es nicht.

3.5 Begutachtung von Berufskrankheiten der Haltungs- und Bewegungsorgane

Beurteilung. Sind mehrjährige und in ihrer Qualität besonders belastende Tätigkeiten mit Zwangshaltung und Zwangsbewegungen in den Kniegelenken nachgewiesen, liegen die Voraussetzungen für die Anerkennung eines bestehenden degenerativen Meniskusschadens als BK im Allgemeinen vor. Eine BK kommt auch dann in Betracht, wenn die gefährdende Tätigkeit den Meniskusschaden nur mittelbar über die Verschlimmerung einer BK-**un**abhängigen Arthrose verursacht hat. Andere gefährdende Beanspruchungen aus der privaten Lebenssphäre (z. B. Sport, Hobby) müssen ausgeschlossen bzw. bei Zusammenwirken von beruflichen und außerberuflichen Noxen in ihrer Bedeutung abgewogen werden. Auch nach Beendigung der belastenden mehrjährigen Tätigkeit ist ein Meniskusschaden als BK anzuerkennen, falls diese Tätigkeit als wesentliche Teilursache nicht ausgeschlossen werden kann.

Prognose und Therapie. Die Behandlung erfordert die Entfernung der veränderten, vor allem der eingerissenen und abgelösten Anteile des Meniskus. Je früher die Operation nach dem Auftreten des ersten Reizzustandes durch den Meniskusschaden oder nach dem Meniskusriss durchgeführt wird, umso geringer werden die Spätschäden. Das meniskektomierte Gelenk kann zur Instabilität und Arthrosis deformans führen (vgl. Vorbemerkung, S. 565). Eine Arthrosis deformans kann sich als Knorpelzerstörung in den Gelenkflächen entwickeln, denen der geschädigte Meniskus anliegt. Meniskuszysten und Meniskusganglien können aus dem degenerierten Meniskusgewebe entstehen, ebenso freie Körper nach Ablösung von Meniskusteilen. Bei entsprechender Disposition zu trophischen Störungen kommt es nach Manifestation des Meniskusschadens in einigen Fällen zu einem chronischen Reizknie über mehrere Monate. Die Entwicklung einer Arthrosis deformans außerhalb des Meniskusbereiches ist anlagebedingt.

Hinweise zur „wissenschaftlichen Begründung" einer Gonarthrose (vgl. S. 562) als erwartete eigenständige BK („Gonarthrose durch eine Tätigkeit im Knien oder vergleichbare Kniebelastung mit einer kumulativen Einwirkungsdauer während des Arbeitslebens von mindestens 13 000 Stunden und einer Mindesteinwirkungsdauer von insgesamt 1 Stunde/Schicht", BArbBl. 10/2005, 46–54): Hier werden als Berufe mit überdurchschnittlich belastenden Tätigkeiten genannt:

- Fliesen-, Boden-, Teppich-, Estrich-, Parkett-, Natur- und Kunststeinleger,
- Pflasterer,
- Dachdecker,
- Installateur,
- Maler,
- Betonbauer,
- Bergmann untertage,
- Schweißer,
- Schiffbauer,
- Werkschlosser,
- Rangierer.

Unterschiedliche Arbeitsbedingungen und Tätigkeitsprofile (knien, kriechen, hocken, Fersensitz mit belastendem Niedersitzen und Aufstehen, unterschiedlich langer Dauer und Erholungspausen) werden im Messwertkataster „Kniebelastungen" (GonKataster der DGKV, BGIA) seit 2006 zur Gefährdungsbeurteilung erfasst.

Diagnostische Kriterien sind:
- chronische Kniegelenkbeschwerden,
- Funktionsstörungen mit eingeschränkter Streckung und Beugung,
- Nachweis einer Gonarthrose im Röntgenbild (mindestens Grad 2 nach Kellgren, deutliche Osteophyten und zumindest möglicher Verschmälerung des Kniegelenkspaltes).

Risikofaktoren sind:
- Fettsucht,
- präarthrotische Deformität, z. B. Patella alta,
- posttraumatische Inkongruenz,
- Osteochondrosis dissecans,
- chronische Polyarthritis,
- Kreuzbandinsuffizienz,
- Zustand nach Meniskusresektion,
- positive Familienanamnese.

Diese Befunde sind teilweise belastender als die entsprechende Berufstätigkeit.

Eine fachärztliche Beurteilung im **Verfahren nach § 9 (2) SGB VII** erscheint unverzichtbar, sofern die technische Tätigkeitsanalyse positiv ausfällt. Abzulehnen ist eine BK bei Vorliegen folgender Befunde: außerberufliche Meniskusresektion oder Kreuzbandruptur, Chondropathia und Chondromalazia patellae.

Insgesamt ist die Diskussion noch nicht abgeschlossen; die Erarbeitung von Richtlinien zur Beurteilung dieses Überlastungsschadens könnte die

Begutachtung erleichtern und nachvollziehbar machen.

BK Nr. 2103: Erkrankungen durch Erschütterungen bei der Arbeit mit Druckluftwerkzeugen oder gleichartig wirkenden Werkzeugen oder Maschinen

(12, 16, 21 ff, 29, 34, 39, 46, 50, 52, 55, 57, 59, 64 f, 75 A, 77, 80)

Berufliche Belastung. Erschütterungen, d. h. kurzzeitig hohe Beschleunigungswerte von mechanischen Schwingungen, werden durch den Rückstoß bei der Arbeit mit Presslufthämmern oder ähnlichen Werkzeugen auf die gesamte obere Extremität bis zum Schultergürtel übertragen. Vor allem der Frequenzbereich von etwa 10 – 50 Hz kann bei entsprechender Intensität traumatisch wirken. Derartige Vibrationen wirken durch Ankopplung von Hand-Werkzeuggriff auf das Hand-Arm-Schulter-System. Durch Resonanzschwingungen wirken auf die Gelenke Druck- und Zugkräfte ein, die zum Verschleiß führen. Zur Quantifizierung der arbeitstechnischen Belastung haben H. Dupuis et al. (1998) Dosis-Schwingungs-Modell vorgeschlagen, das Schwingungsintensität und Expositionsdauer berücksichtigt. Voraussetzung für die Anwendbarkeit sind bekannte Handhaltung, Richtung der Schwingungsbewegung und Frequenz. Bewertete Schwingungsstärke KHZ eq und Expositionsdauer ergeben die Beurteilungsschwingstärke KHZ r, aus der sich die kumulative Dosis D VH errechnen lässt. Eine Gefährdung besteht ab einem Wert von $2{,}2 \times 10^6$ (16). Die Tätigkeit mit dem Handhammer entspricht auch bei Arbeiten am Stein meist den Voraussetzungen der BK. Als gleichartig wirkendes Werkzeug ist nicht die technische Bezeichnung, sondern die medizinische Wirkung auf den Körper anzusehen.

Gefährdet sind vor allem Beschäftigte, die überwiegend mit Presslufthammer, -meißel, -stampfer sowie mit Anklopfmaschinen, Bohr- und Abbauhämmern, Rüttelplatten oder gleichartigen Maschinen arbeiten. Vibrationseinwirkungen durch ortsfest automatisch arbeitende Maschinen, Druckluftmotoren, Motorrammen kommen als Ursache der BK nicht infrage.

Als Schädigung durch höher frequente Vibrationen (etwa 50 Hz bis 1 kHz) kann die **Vibrationsangiopathie** infolge Gefäßspasmus der Hand- und Fingerarterien auftreten (BK Nr. 2104). Doppelseitigkeit und Befallensein der Gegenseite des Arbeitsarmes ist nicht entscheidend für die Beurteilung. Die vasomotorischen Durchblutungsstörungen, die besonders am 3.– 5. Finger entstehen, kommen bei der Bedienung von Motorsägen und anderen Geräten vor.

Prävention. Eine überdurchschnittliche berufliche Belastung sollte vermieden werden durch ggf. erforderliche technische, ergonomische und organisatorische Arbeitsschutzmaßnahmen – als Konsequenz aus der Gefährdungsermittlung (§ 5 ArbSchG). Zur Vibrationsdämmung (Referenz- und Grenzwerte: VDI 2057, ISO 2631, Lärm- und Vibrations-Arbeitsschutzverordnung) sind auch die Mechanisierung und Automatisierung der Arbeitsprozesse zu erwägen.

Diagnose und Verlauf. Anfangs, nach wenigen Arbeitstagen, kommt es zu Ermüdungsgefühl, Kraftlosigkeit, Druckschmerz und Bewegungsschmerzen in der betroffenen Extremität. Charakteristisch sind der Anfangsschmerz bei der Arbeitsaufnahme und dann der Ruheschmerz, auch nachts. Beugung und Streckung im Ellenbogengelenk sind beeinträchtigt, Pro- und Supination auch in fortgeschrittenen Fällen in der Regel nicht. Daneben finden sich vasomotorische Störungen, selten dagegen Nervenstörungen. Das vibrationsbedingte Krankheitsbild entspricht dem einer Knochenmalazie (ggf. Nekrose des Mond- oder Kahnbeines) bzw. Arthropathie. Röntgenologisch lässt sich eine unspezifische Arthrosis deformans, eine Osteochondrosis dissecans in allen Ausprägungen bzw. eine typische Lunatummalazie oder Kahnbeinpseudarthrose nachweisen. Glatte Schliffflächen bei der Kahnbeinpseudarthrose, Randwulstbildungen an arthrotisch veränderten Gelenken, Vergrößerung des Processus coronoideus oder des Speichenköpfchens, Verkalkungen im Gelenkbereich sind nicht pathognomonisch.

Veränderungen treten am häufigsten in Form degenerativer Erscheinungen an **Hand-, Ellenbogen-,** und (seltener) **Schultereckgelenken** (Akromioklavikulargelenk) auf, vereinzelt im distalen Radioulnargelenk. Dabei ist für die Anerkennung einer Arthrose als BK eine Mindestarbeitszeit von mehr als 2 Jahren erforderlich, wobei die Arthrose auch längere Zeit nach Aufgabe der Arbeit eintreten kann. Mond- und Kahnbein sind anatomisch offensichtlich besonders gefährdet. Bei dem Nach-

3.5 Begutachtung von Berufskrankheiten der Haltungs- und Bewegungsorgane

weis einer Kahnbeinpseudarthrose ist eine Mindestarbeitszeit nicht erforderlich. Die Kahnbeinpseudarthrose entsteht durch Überlastung und örtliche Durchblutungsstörungen. Diese Schädigung kann, wenn sie erstmals 1,5 Jahre nach Tätigkeitsaufgabe eintritt, nicht mehr auf die Arbeit zurückgeführt werden. Beschrieben werden auch Veränderungen im Daumensattelgelenk und im Handgelenk, Veränderungen am Processus styloideus radii und anderen Handwurzelknochen.

Das Hypothenar-Hammer-Syndrom (HHS) tritt kaum nach dem Gebrauch derartiger Werkzeuge auf. Vielmehr wird hier die Hand als Schlagwerkzeug benutzt (S. 563).

Disposition. Von den Arbeitern an Pressluftwerkzeugen erkrankten wenige an Pressluftschäden. Den Gelenkveränderungen bei einer BK muss eine erhebliche Disposition mit spontaner Entwicklungsbereitschaft einer Arthrose zugrunde liegen. Die Arbeit ist selten die primäre Krankheitsursache. Sie wirkt an den Gelenkflächen als wesentlicher Beschleunigungseffekt bei Entwicklung der Arthrose. Die mechanische Beanspruchbarkeit ist bei Erschütterungen individuell sehr unterschiedlich. Dennoch sind entsprechende Schäden, wenn sie berufsbedingt auftreten, als BK anzuerkennen.

Vorschaden und Differenzialdiagnose. Andere Entstehungsursachen der Arthrosis oder Osteochondrosis dissecans müssen ausgeschlossen bzw. bei Zusammentreffen mit beruflichen Noxen in ihrer Bedeutung abgewogen werden, z. B. Verletzungsfolgen, rheumatische und entzündliche oder infektiöse Erkrankungen. Zahlreiche Krankheiten während der Tätigkeit mit Pressluthämmern verursachen Schmerzen, stehen aber mit dieser nicht in kausalem Zusammenhang und werden nicht als BK anerkannt: Die Dupuytren-Kontraktur ist im Allgemeinen anlagebedingt; Wirbelsäulenschäden, besonders im Bereich der Halswirbelsäule, können während der Pressluftarbeit zu Beschwerden führen. Muskelerkrankungen, primäre Nervenschäden, Sehnenscheidenentzündungen, Sehnenrupturen, Sehnenansatzerkrankungen, z. B. Epicondylitis humeri, sind ebenfalls keine BK, auch wenn die Pressluftarbeit deswegen aufgegeben werden musste, ggf. ist eine Überprüfung hinsichtlich einer BK Nr. 2101 vorzunehmen.

Differenzialdiagnostisch ist bei der Kahnbeinpseudarthrose an das Os naviculare bipartitum zu denken. Kleinzystische Aufhellungen am Lunatum stellen keine Nekrose, sondern typische Degenerationszysten der Handwurzelknochen dar. Auch sie erfordern eine Unterbrechung der gefährdenden Tätigkeit.

Beurteilung. Die Anerkennung einer BK Nr. 2103 ist in jedem Fall von den technischen und zeitlichen Voraussetzungen bestimmt. Als entscheidender Faktor bei der Anerkennung einer Arthrose sowie der Mondbeinerkrankung gilt eine Mindestarbeitszeit von 2 Jahren, nicht jedoch bei der Kahnbeinpseudarthrose.

Die Arthrose kann sich auch längere Zeit nach Aufgabe der Pressluftarbeit manifestieren. Andere Entstehungsursachen der Arthrosis sind jedoch auszuschließen bzw. in ihrer Bedeutung abzuwägen.

Prognose und Therapie. Bei entsprechenden Schäden ist im Allgemeinen eine Aufgabe der gefährdenden Tätigkeit erforderlich. Danach ist ein Fortschreiten der degenerativen Veränderungen möglich. Die Mondbeinnekrose kann auch ausheilen, wenn keine wesentliche Deformierung bestand. Prognose und Therapie der Arthrose als BK unterscheiden sich nicht von denjenigen anderer Arthrosen.

BK Nr. 2105: Chronische Erkrankungen der Schleimbeutel durch ständigen Druck

(6, 15, 22 f, 29, 34, 46, 50, 57, 59, 66, 75 A, 77)

Berufliche Belastung. Die Druckbeanspruchung muss – soll sie rechtserheblich sein – tätigkeitstypisch und lang anhaltend oder sich ständig wiederholend sein. Folgende Berufsgruppen können einer derartigen Belastung, z. B. durch Arbeiten im Knien sowie durch Tragen schwerer Lasten, ausgesetzt sein:
➤ Bergleute,
➤ Boden- und Fliesenleger,
➤ Steinsetzer,
➤ Reinigungspersonal,
➤ Glas- und Steinschleifer,
➤ Installateure u. a.

Der Nachweis einer Dauerdruckbeanspruchung ist für die Anerkennung der BK nicht erforderlich. Immer wieder auftretende kurze Druckbelastungen oder häufiges Anstoßen erfüllen die Voraussetzungen ebenfalls. Erschütterungen z. B. durch Arbeit an Pressluftwerkzeugen (vgl. BK Nr. 2103) oder muskuläre Überanstrengungen erfüllen die Voraussetzungen dieser BK nicht.

Zu den durch ständig wiederkehrenden Druck beruflich stärker beanspruchten Schleimbeuteln zählen:
- Bursa subcutanea praepatellaris,
- Bursa subcutanea olecrani,
- Bursa subcutanea acromialis,
- Bursa infrapatellaris profunda

sowie andere im Bereich der Knie-, Ellenbogen- und Schultergelenke.

Prävention. Eine überdurchschnittliche berufliche Belastung sollte vermieden werden durch ggf. erforderliche technische, ergonomische und organisatorische Arbeitsschutzmaßnahmen (z. B. Knieschoner) – als Konsequenz aus der Gefährdungsermittlung (§ 5 ArbSchG).

Diagnose und Verlauf. Schleimbeutel befinden sich an zahlreichen Stellen der Haltungs- und Bewegungsorgane, die einer besonderen physiologischen Beanspruchung ausgesetzt sind. Sie entwickeln sich aber auch durch äußere Einflüsse, besonders an Knochenvorsprüngen als Reaktion auf Schereinwirkungen der aufliegenden bindegewebigen Weichteile. Ein gesunder Schleimbeutel ist weder sichtbar noch als Resistenz tastbar. Die Einwirkung des ständigen Drucks i. S. einer unphysiologischen Belastung ist in entsprechenden Berufsgruppen meist durch eine Verdickung der Haut und Hyperkeratose auch äußerlich zu erkennen. Nur in wenigen Fällen der so beruflich Beanspruchten kommt es ohne weiteren Anlass zu der Entwicklung eines serösen Exsudats im Schleimbeutel unter der belasteten Region mit den klinischen Symptomen einer chronisch-rezidivierenden Bursitis. Dieser **chronische Verlauf** ist maßgeblich, nicht ein akutes Auftreten. Eine chronische Erkrankung muss längere Zeit dauern, sie kann zu **Rückfällen** neigen. Bei Bergarbeitern wurde als kürzester Zeitraum für das Auftreten der BK eine Tätigkeit von 5 Monaten angesehen.

Klinisches Bild und Verlauf der Erkrankung sind unspezifisch. Es kann zu Spannungsgefühl und Bewegungseinschränkung kommen. Schmerzen bestehen im akuten Entzündungsstadium. Die chronische Bursitis zeigt zunächst ein seröses, später fibrinöses Exsudat oder ein Schleimbeutelhygrom. Kapillare Einsprossungen in zottenartige Granulationen können bei Einwirkung eines leichten mechanischen Traumas einen blutigen Erguss erzeugen. Die Kapsel wandelt sich später schwielig fibrös um. Hyalin umgewandelte reiskornähnliche Zotten werden in den Innenraum abgestoßen. Die Bildung mehrerer Kammern ist möglich. Verkalkungen können eintreten. Sekundär entstehen bisweilen Infektionen mit Schleimbeutelvereiterungen. Primäre Verkalkungen der Schleimbeutel sind selten, ebenso Dauerschäden.

Disposition. Bei Nachweis eines Olekranonspornes und entsprechender beruflicher Belastung muss trotz dieser Disposition eine BK anerkannt werden.

Differenzialdiagnose und Vorschaden. Außerberufliche Entstehungsursachen der chronischen Bursitis müssen ausgeschlossen bzw. bei Zusammenwirken von beruflichen und außerberuflichen Noxen in ihrer Bedeutung abgewogen werden, z. B. akute und spezifische Schleimbeutelentzündungen, unfallbedingte Serome und andere Verletzungsfolgen, z. B. Infektionen durch kleine Hautwunden, Kalziumstoffwechselstörungen bzw. Lipokalzinogranulomatose, Bursitis durch außerberufliche mechanische Einwirkungen, Geschwülste, Exostosen. Eine Bursitis am Kalkaneus, entstanden durch Schuhdruck, kommt nicht in Betracht als BK.

Beurteilung. Beim Nachweis einer chronischen oder rezidivierenden Bursitis und beim Vorliegen einer entsprechenden beruflichen Beanspruchung als wesentliche Teilursache ist die Anerkennung als BK vorzuschlagen. Eine MdE ist wegen der guten Therapiemöglichkeiten kaum zu erwarten. Die geringe Zahl der entschädigten BK-Fälle bei der großen Zahl der in den entsprechenden Berufen Beschäftigten weist auf die vergleichsweise geringe Bedeutung dieser BK hin.

Prognose und Therapie. Nach Ruhigstellung treten selten Komplikationen oder wesentliche Folgen (z. B. nach Punktion oder Resektion) ein. Eine Sekundärinfektion ist möglich. Therapeutische und prophylaktische Anwendung, z. B. von Knieschonern, verhindern im Allgemeinen auch bei entsprechender Disposition Krankheitserscheinungen. Die Therapie (konservativ oder operativ) unterscheidet sich nicht von der chronischen Bursitis berufsfremder Genese.

3.5 Begutachtung von Berufskrankheiten der Haltungs- und Bewegungsorgane

BK Nr. 2106: Druckschädigung der Nerven

(9, 22 f, 29, 34 f, 46, 57, 59, 63, 75 A, 77)

Vorbemerkung. Mit der BK-ÄndV vom 05.09.2000 (BG Bl. I S. 3541) wurde die Benennung der „Drucklähmung" in „Druckschädigung" geändert (vgl. wissenschaftliche Begründung, BArb Bl. 9/2001, S. 59–63). Das Karpaltunnelsyndrom (KTS), meist verursacht durch entzündliche oder metabolische Prozesse, wird im Merkblatt dieser BK nicht erfasst (vgl. S. 562). Eine „wissenschaftliche Begründung" für eine mögliche künftige BK „Karpaltunnelsyndrom durch mechanische Belastung" wurde bisher nicht veröffentlicht. Verdachtsanzeigen können vom Versicherungsträger nach § 9 (2) SGB VII bearbeitet werden. (Bisher über 240 Ablehnungen; Entschädigungen sind derzeit nicht möglich wegen der sog. Sperrwirkung.) Am Ende dieses Abschnittes finden sich einige Hinweise dazu (S. 573).

Berufliche Belastung. Periphere Nerven können durch äußere mechanische Einwirkungen von Druck und Dehnung dort geschädigt werden, wo sie dieser Einwirkung nicht ausweichen können, z. B. unmittelbar über einer knöchernen Unterlage oder innerhalb eines festen fibrösen Kanals. Während eine Nervenreizung durch übermäßige Beanspruchung nicht zu Nervenschäden führt, besteht eine erhebliche Empfindlichkeit gegen länger andauernde oder wiederholte Dehnung bzw. Druckeinwirkung, ohne dass es zu einer unmittelbaren Unterbrechung des Achsenzylinders kommt. Wahrscheinlich handelt es sich um eine ischämische Reaktion. Auch beim Gesunden kann es zu einer Schädigung kommen, z. B. des

- N. ulnaris bei lang andauernder Beugung des Ellenbogengelenks,
- N. ulnaris bei der Elevation und Abduktion des Armes im Schultergelenk,
- N. medianus beim Abstützen auf die Hohlhand,
- N. ischiadicus bei bestimmten Beinhaltungen.

Diese Störungen werden von Gesunden meist rechtzeitig bemerkt, bedingen Lageveränderungen und sind demzufolge im Allgemeinen vorübergehend. Der Druck von außen kann länger anhalten oder auch intermittierend bestehen. Für die zeitliche Einwirkung der Schädigung bestehen keine Einschränkungen. Durch bestimmte Gelenkstellungen, die lange Zeit beibehalten werden müssen, sowie durch Druck von übermäßig beanspruchten Muskeln kann es ebenfalls zu Funktionsstörungen der Nerven kommen. Erschütterungen rufen dagegen keine Lähmungen hervor. Für beruflich bedingte länger anhaltende Nervenveränderungen ist eine Disposition erforderlich.

Belastende Tätigkeiten finden sich vermehrt z. B. bei Berufsmusikern, Bodenreinigern, Supermarktkassierern und Metzgern. Folgende Tätigkeiten können zu derartigen Nervenfunktionsstörungen führen:

- Arbeiten mit **Aufstützen der Ellenbogen** oder Druck von Werkzeugen gegen die Hohlhand zu N.-ulnaris- und N.-medianus-Schäden (Graveure, Glasschneider, Zuschneider, Telefonisten)
- **Arbeiten im Knien** bei extrem gebeugtem Kniegelenk zu N.-peronaeus-Schäden (landwirtschaftliche Tätigkeit, Fliesen- oder Fußbodenlegen, Asphaltieren)
- Arbeiten im Knien mit rückverlagerter Körperstellung zu N.-tibialis-Schäden
- Druck auf den Plexus cervicalis zur Steinträger- und Tornisterlähmung

Prävention. Eine überdurchschnittliche berufliche Belastung sollte vermieden werden durch ggf. erforderliche technische, ergonomische und organisatorische Arbeitsschutzmaßnahmen (z. B. Polsterung, Auflagen) – als Konsequenz aus der Gefährdungsermittlung (§ 5 ArbSchG).

Lokalisation der Schädigung. Sie ist unterschiedlich entsprechend den Prädilektionsstellen:

Der **N. ulnaris** wird durch Druck im Bereich des Ellenbogens und gleichzeitige Dehnung beeinträchtigt, seltener im Bereich der Karpalloge (Guyon-Loge). Bei einer Schädigung im Sulcus n. ulnaris bleiben der ulnare Handbeuger und die ulnare Portion der tiefen Fingerbeuger häufig verschont. Bei Druck oder Dehnung im Bereich der Handwurzel ist sowohl eine isolierte Funktionsstörung des R. superficialis als auch des R. profundus möglich.

Der **N. medianus** kann im Canalis carpi durch Druck, seltener im Engpass in Höhe des M. pronator teres am Rande des M. flexor digitorum superficialis durch entsprechend stark gehäufte Drehbewegungen des Unterarmes geschädigt werden. Bei der Nervenveränderung im Karpaltunnel kommt es vor allem zu Sensibilitätsstörungen, besonders am Zeige- und Mittelfinger, sowie zu motorischen Ausfallerscheinungen der kleinen Handmuskeln; auch trophische Störungen sind relativ häufig. Bei der Schädigung des N. medianus am Unterarm be-

3 Begutachtungen mit besonderer Fragestellung

steht eine typische örtliche **Druckempfindlichkeit** und ein **Pronatorsyndrom** (Ausfälle wie beim Karpaltunnelsyndrom und zusätzlich Lähmung der Mm. pronator quadratus und flexor pollicis longus).

Funktionsstörungen des **N. radialis** finden sich extrem selten als BK (vgl. Bleilähmung, S. 591).

Im Bereich der Achselhöhle gehen Schäden mit einer Lähmung der Hand- und Fingerstrecker einschließlich des M. triceps brachii einher. Durch häufige Drehbewegungen des Unterarms (Ellenbogenstreckung mit Pronation und Handgelenk-Palmarflexion) ist eine Schädigung des R. profundus möglich. Dieser verläuft in einem fibrösen Schlitz unter dem proximalen Rand des M. extensor carpi radialis brevis durch den M. supinator hindurch. Unmittelbarer Druck auf den oberen Teil des Plexus brachialis führt zu Ausfällen des **N. thoracicus longus** mit Lähmung des M. serratus anterior sowie des **N. suprascapularis** mit Lähmung der Mm. supra- und infraspinatus. Eine Lähmung des **N. peronaeus** kann nach längerem Knien auftreten. Hierbei drückt der M. biceps femoris den N. peronaeus gegen das Wadenbein. Auch der **N. tibialis** kann durch Druck des Oberschenkels beim Knien an der Eintrittsstelle zwischen den Gastroknemiusköpfen betroffen sein.

Diagnose und Verlauf. Die neurologischen Befunde müssen mit der Lokalisation der mechanischen Einwirkung übereinstimmen. Zunächst bestehen Anzeichen eines unvollständigen Nervenschadens in Form von Ermüdungsgefühl, Parästhesien und Herabsetzung der Sensibilität. Der betroffene Nerv ist druck- und klopfempfindlich. Später treten abgeschwächte Sehnenreflexe auf, gelegentlich auch vasomotorische Störungen. Es kann zu Lähmungen und Muskelatrophien kommen. Von entscheidender Bedeutung sind neurologische Untersuchungen, ein **Elektromyogramm,** die Bestimmung der **Nervenleitgeschwindigkeit**. Die elektrische Erregbarkeit ist herabgesetzt. Später zeigt die Reizstromdiagnostik eine Entartungsreaktion. Schließlich bestehen Denervierungspotenziale in der entsprechenden Muskelgruppe. Der Ninhydrintest bestätigt den objektiven Befund. Spezielle Röntgenaufnahmen, z. B. tangential zum Sulcus n. ulnaris oder Karpaltunnel, sind oft unerlässlich.

Disposition. Lähmungserscheinungen sind auch bei den gefährdenden Tätigkeiten sehr selten, d. h., individuelle Disposition und konstitutionelle Faktoren sind für die Entstehung einer Lähmung von Bedeutung. Eine mechanische Disposition liegt vor bei Abnormität des Nervenverlaufs, z. B. bei der Luxation des N. ulnaris, bei Abweichung der Gelenkstellung, z. B. Valgusstellung des Ellenbogengelenks, bei Abweichungen der Nervenlage in der Muskulatur sowie bei Einengung des Nervenlagers. Stoffwechselbedingte Dispositionen (z. B. Diabetes mellitus, bei chronischen Intoxikationen, z. B. chronischem Alkoholabusus) verursachen nicht selten Nervenschäden nach mechanischem Druck, die dann von einer Neuritis abgegrenzt werden müssen. Sind entsprechende berufliche Belastungen aber eindeutig nachgewiesen, wird diesen die Bedeutung einer rechtlich wesentlichen Teilursache in aller Regel zugesprochen werden können.

Vorschaden und Differenzialdiagnose. Außerberufliche Ursachen für Nervenschädigungen müssen ausgeschlossen bzw. bei Zusammenwirken von beruflichen und außerberuflichen Noxen in ihrer Bedeutung abgewogen werden:

- mechanische Faktoren, z. B. Fehlstellungen nach Frakturen,
- Arthrosen,
- raumfordernde Erkrankungen und Geschwülste,
- Entzündungen der Sehnenscheiden,
- Nervenwurzelschädigungen im Bereich der Wirbelsäule, z. B. bei Osteochondrose,
- Skalenussyndrom,
- Kostoklavikularsyndrom,
- Nervenschäden infolge Stoffwechselerkrankungen, z. B. toxischer Art,
- Neuritiden,
- Nervenschäden durch Erkrankungen des zentralen Nervensystems, z. B. multiple Sklerose, Syringomyelie und Vorderhornprozesse.

Sind derartige Ursachen als Vorschaden gegeben, muss die Berufskrankheit anerkannt werden, wenn die beruflichen Faktoren eine wesentliche Teilursache für die Entstehung des vorliegenden Krankheitsbildes sind.

Beurteilung. Die Lokalisation der Nervenschäden ist meistens exakt zu bestimmen. Eine BK ist anzuerkennen, wenn der Ort der Nervenschäden und der beruflich bedingten Druckbelastung übereinstimmen. Wegen der besonderen Bedeutung von Disposition und Vorschaden ist hier jedoch besonders sorgfältig abzuwägen, ob die berufliche Be-

3.5 Begutachtung von Berufskrankheiten der Haltungs- und Bewegungsorgane

lastung tatsächlich zumindest eine wesentliche Teilursache oder nur eine Gelegenheitsursache bildet. Das Karpaltunnelsyndrom (KTS) wird im Merkblatt zu dieser BK nicht erfasst (S. 571).

Prognose und Therapie. Bei bestehenden Nervenschäden mit Verdacht auf eine BK ist die Arbeit zu unterbrechen. Eine Entlastung des Nervs durch eine Operation kann das Krankheitsbild bessern, z. B. die Neurolyse des N. radialis oder Spaltung des Karpaltunnels.

Schäden des N. peroneaus und N. tibialis als BK haben eine ungünstige Prognose. Eine Operation ist hier im Allgemeinen nicht indiziert. Therapeutisch gelangen die bei peripheren Nervenschäden bewährten Grundsätze zur Anwendung. Wiederaufnahme der früheren Tätigkeit ist nur unter Umstellung der Arbeitsweise möglich.

Hinweise zum Karpaltunnelsyndrom (KTS) (vgl. S. 562). Diese Erkrankung, meist verursacht durch entzündliche oder metabolische Prozesse, wird nicht erfasst im Merkblatt der BK Nr. 2106 (S. 571, siehe Hinweise dort). Eine „wissenschaftliche Begründung" für die beabsichtigte Einführung einer künftigen BK („Karpaltunnelsyndrom durch mechanische Belastung?") ist bisher nicht veröffentlicht worden. Verdachtsanzeigen nach §9 (2) SGB VII führten bisher zu keiner Entschädigung.

Eine fachärztliche Beurteilung im **Verfahren nach § 9 (2) SGB VII** erscheint unverzichtbar, sofern die technische Tätigkeitsanalyse positiv ausfällt. Abzulehnen ist eine BK bei Vorliegen folgender Befunde: außerberufliche Meniskusresektion oder Kreuzbandruptur, Chondropathia und Chondromalazia patella.

Insgesamt besteht derzeit eine noch kontroverse Diskussion, die Erarbeitung von Richtlinien zur Beurteilung dieses Überlastungsschadens könnte die Begutachtung erleichtern und nachvollziehbar machen.

BK Nr. 2107: Abrissbrüche der Wirbelfortsätze

(22, 29, 46, 57, 59, 66, 75 A, 77)

Berufliche Belastung. Als „Schipperkrankheit" traten Dornfortsatzabbrüche früher nahezu ausschließlich bei **Schaufelarbeiten** auf, bei mangelnder Arbeitsübung bzw. Anpassung an die Tätigkeit, oftmals kombiniert mit Drehbewegungen und Überkopfarbeit. Die häufige, ungewohnte Belastung der Dornfortsätze führte hier zu Strukturveränderungen. Bei der Arbeit oder bei einer Gelegenheitsbeanspruchung brach dann der Dornfortsatz ohne wesentliche Gewalteinwirkung ab. Eine kurze Zeit der Arbeitsbelastung von 1 – 2 Wochen reichte zur Entstehung aus. Nach 11 Monaten Tätigkeit entstand im Allgemeinen keine Schipperkrankheit mehr.

Prävention. Wegen der modernen Fördertechnik ist diese BK inzwischen bundesweit eine Rarität (Häufigkeit der Verdachtsanzeigen: zwischen 0 und einigen wenigen Einzelfällen im Jahr).

Diagnose und Verlauf. Die Erkrankung ist jetzt sehr selten. Leichte Beschwerden im Bereich der oberen BWS und der unteren HWS können dem Abriss vorausgehen, oder es treten sofort der plötzliche, auch hörbare „Knacks" und eine Bewegungssperre des Kopfes mit Zwangshaltung auf. Die Beschwerden im Bereich des Dornfortsatzes sowie erhebliche Druckempfindlichkeit halten meist nicht länger als 4 – 8 Wochen an. Am häufigsten betroffen waren der 7. Halswirbel und der 1. Brustwirbel, weniger der 6. Halswirbel und der 2. Brustwirbel. Selten war der Abriss von weiteren Fortsätzen nacheinander. An den beschriebenen Dornfortsätzen setzt der M. trapezius mit seiner kürzeren und gewöhnlich stärkeren mittleren Portion an. Die **Röntgenaufnahme** kann bereits vor dem Abriss Strukturveränderungen in dem entsprechenden Dornfortsatz zeigen. Der Bruchspalt verläuft senkrecht, das Bruchstück ist nach kaudal verzogen. Der Dornfortsatzabriss, besonders am 1. und 2. BWK, ist auf den üblichen Röntgenaufnahmen oft nur sehr undeutlich zu erkennen.

Disposition. Der Körperbau hat offensichtlich keinen maßgeblichen Einfluss auf die Entstehung der Erkrankung, bedeutsamer sind Arbeitstechnik und -organisation.

Vorschaden und Differenzialdiagnose. Die Wirbeldornfortsatzfraktur nach Unfall, die sog. angeborene Pseudarthrose, persistierende Apophysen, Entzündungen und Tumoren müssen ausgeschlossen bzw. hinsichtlich ihrer ursächlichen Bedeutung gegenüber der tätigkeitsbezogenen Überlastung abgewogen werden.

Beurteilung. Beim Vorliegen der beruflichen Voraussetzungen und dem Nachweis des klinischen

Befundes ist der Wirbeldornfortsatzabriss auch bei einem außerberuflichen Anlass kurz nach der belastenden beruflichen Tätigkeit eine BK.

Prognose und Therapie. Die Prognose ist günstig, wenn die schädigende Tätigkeit in der Ausheilungsphase unterbleibt. Operative Behandlung ist nicht erforderlich. Die Heilung erfolgt meist bindegewebig, eine MdE ist nicht zu erwarten. Beschwerden, die nach Monaten noch bestehen, werden in der Regel durch außerberufliche Erkrankungen (Zervikalsyndrom) oder Behandlungsfolgen (operative Eingriffe) verursacht.

BK Nr. 2108, 2109 und 2110: Bandscheibenbedingte Wirbelsäulenerkrankungen als Berufskrankheiten

(3, 5, 7, 13, 15, 17 f, 22 f, 27 ff, 32, 34, 37, 40, 43 f, 46, 48, 50 f, 54, 59 f, 68, 73, 76 f)

Vorbemerkung. Erkrankungen des Muskel-Skelett-Systems sind ein Massenphänomen, sie bedingen ca. 30% der Fälle von Arbeitsunfähigkeit. Rückenleiden gelten als Volksseuche. Wirbelsäulenerkrankungen, insbesondere degenerativer Art, sind Körperschäden infolge multifaktorieller Ursachen, d. h. genetische, morphologische, physiologische, mechanische, entzündliche, psychosoziale u. a. Faktoren sind zu beachten. Zudem ist die Lendenwirbelsäule (vulgo „das Kreuz") eine Projektionsfläche für psychosomatische Beschwerden.

Angesichts dieser Sachverhalte ist es offenkundig, dass eine Berufskrankheit am Zielorgan Wirbelsäule präzise definiert und einschränkende Bedingungen formuliert werden müssen. (Entsprechende Feststellungen treffen vergleichsweise auch zu für das Bronchialasthma und die seit Jahren etablierte BK Nr. 4301 [Atemwegsobstruktion allergischer Genese, S. 554], deren uniformes klinisches Bild [bei beruflicher wie außerberuflicher Genese] ebenfalls nicht „berufstypisch" ist. Entscheidend für die Anerkennung als BK sind Arbeitanamnese mit objektivierten und möglichst genau quantifizierten Angaben zur beruflichen Belastung.)

Im Rahmen des Einigungsvertrages war die Berufskrankheiten-Verordnung zu überprüfen hinsichtlich der in der ehemaligen DDR bestehenden Berufskrankheit Nr. 70 „Verschleißkrankheiten der Wirbelsäule (Bandscheiben, Wirbelkörperabschlussplatten, Wirbelfortsätze, Bänder, kleine Wirbelgelenke) durch langjährige mechanische Überlastungen", wobei „erhebliche Funktionseinschränkungen des Bewegungsapparats mit Aufgabe der schädigenden Tätigkeit" Voraussetzung für die Anerkennung als BK waren. Zahlenmäßig hatte diese BK nicht die Bedeutung wie dann hierzulande die Berufskrankheiten Nr. 2108 ff. bei und nach ihrer Einführung: Bereits 1993 wurden über 27 000 Verdachtsanzeigen und 19 erstmals berentete Fälle der BK Nr. 2108 registriert – während in der ehemaligen DDR im Zeitraum von 1982 – 1990 auf die BK Nr. 70, welche weiter gefasst war, lediglich 6757 angezeigte und 3003 erstmals entschädigte Fälle entfielen.

Mit der 2. Verordnung zur Änderung der BKVO vom 18.12.1992 wurden die Berufskrankheiten Nr. 2108, 2109 und 2110 eingeführt. Die Begründung findet sich in der Bundesratsdrucksache 773/92, wobei auf Ursache-Wirkung-Beziehungen und Dosis-Häufigkeit-Beziehungen, insbesondere aber auf epidemiologische Studien verwiesen wird, neue medizinisch-klinische Erkenntnisse zu den bekannten Krankheitsbildern finden sich nicht.

Die Bandscheiben werden als bradytrophes Gewebe bereits durch die Alltagsbelastungen infolge Kompression erheblich belastet. Mechanische Belastungen erhöhen den intradiskalen Druck um ein Mehrfaches. Experimentell lassen sich unter mechanischer Belastung Deckplatteneinbrüche und Einrisse am Anulus fibrosus der Bandscheibe herbeiführen. Diese degenerativen Veränderungen werden durch Laktatanhäufung und zytolytische Enzyme eingeleitet oder beschleunigt, reparative Prozesse gehemmt. Instabilität im Bewegungssegment, Bandscheibenprotrusion, -prolaps und andere Veränderungen führen zu entsprechenden Funktionsstörungen. Mit wachsender mechanischer Belastung der Wirbelsäule nimmt in epidemiologischen Studien die Häufigkeit bandscheibenbedingter Erkrankungen zu.

Die Rückwirkungsregelung (Art. 2 der Änderungs-VO) erfasst Personen, bei denen der Versicherungsfall nach dem 31.03.1988 eingetreten ist. Neben anderen Gründen führte u. a. eine sachlich nicht begründbare, übersteigerte Erwartungshaltung (z. B. irrtümliche Gleichsetzung der BK mit einer Dorsopathie als psychosomatisches Leiden in Sitzberufen) dazu, dass auf die 1993 neu eingeführten „Wirbelsäulenerkrankungen" bereits fast

3.5 Begutachtung von Berufskrankheiten der Haltungs- und Bewegungsorgane

30% der Verdachtsmeldungen entfielen. Dieser Anteil reduzierte sich erwartungsgemäß (1994: <25%, 2000: <19%, 2006: 12%). Die 7159 Verdachtsanzeigen (100%) des Jahres 2006 verteilten sich auf die 3 Berufskrankheiten wie folgt:
- 82% Nr. 2108,
- 13% Nr. 2109,
- 5% Nr. 2110.

Die Bestätigungsquoten der Verdachtsanzeigen sind gering (0,2 – 3%).

Die nun zurückgegangene Flut von Verdachtsmeldungen führte zu einer erheblichen Mehrbelastung der Unfallversicherungsträger und staatlichen Arbeitsschutzbehörden. Weitreichende Folgen sind offensichtlich, denn es ist für aufmerksame Beobachter unübersehbar, dass de facto insgesamt ein Trend zum Rückzug in der Bearbeitung von Berufskrankheiten bei den zuständigen Bundesländern (und ihren gewerbeärztlichen Diensten) feststellbar ist, verstärkt durch wirtschaftliche und politische Rahmenbedingungen (vgl. S. 561).

Die Diskussion über diese BK war kontrovers und es wurde gefragt, ob der Verordnungsgeber überhaupt befugt ist, diese BK einzuführen. Mit dem Grundsatzurteil vom 23.03.1999 – B 2 U 12/98 R – hat das Bundessozialgericht (BSG, www.bsg.bund.de) dies bejaht. Weil im Verordnungstext keine kritische Belastungsdosis genannt wird, ist – neben anderen - das sog. **Mainz-Dortmunder-Dosismodell (MDD)** von einem Expertengremium (Ingenieure, Ärzte und Juristen) entwickelt worden. Es soll die beruflichen Wirbelsäulenbelastungen erfassen und bewerten. Das höchste deutsche Sozialgericht hat sodann am 18.03.2003 – B 2 U 13/02 R – entschieden, das MDD ist ein geeignetes Hilfsmittel zur Abschätzung der kritischen Belastungsdosis. Zudem ist der Verordnungsgeber nicht verpflichtet ist, eine bis ins Detail gehende Regelung in Gesetz und Verordnung vorzunehmen. Auslegungsbedürftige unbestimmte Rechtsbegriffe, z. B. „schwere Last", „langjährige Tätigkeit" und „extreme Rumpfbeugehaltung", dürften zunächst der Verwaltung und Rechtsprechung zur Klärung überlassen werden.

Im Urteil vom 7.9.2004 – B 2 U 13/03 R – wurde u. a. die 10-Jahres-Dauer als Mindestzeitraum für unbewiesen gehalten. Das Urteil vom 31.5.2005 – B 2 U 12/04 R SozR 4-5671 – Anl 1 2108 Nr. 2 – stellte fest, die BK umfasse ein objektives Schadensbild, chronische Beschwerden und Funktionseinschränkungen. Der ursächliche Zusammenhang zwischen Belastung und BK ist stets aufgrund des aktuellen wissenschaftlichen Erkenntnisstandes (z. B. Konsensbildung) zu beurteilen, ggf. durch Gerichtssachverständige, so das BSG-Urteil vom 27.6.2006 – B 2 U 13/05 R. Nach dem Urteil – B 2 U 9/05 R – ist bei kombinierter Einwirkung von Ganzkörperschwingungen und Lastenhandhabung ggf. eine Gesamt-MdE für beide BK festzusetzen. Nach einem weiteren BSG- Urteil 2006 – B 2 U 4/06 R – wurden die kritischen Belastungsschwellenwerte deutlich gesenkt (S. 577). Damit könnte künftig die Anerkennung dieser BK erleichtert werden. Grundlage dieser Entscheidung waren die Resultate der Deutschen Wirbelsäulenstudie (DWS) „Epidemiologische Fall-Kontroll-Studie zur Untersuchung von Dosis-Wirkungs-Beziehungen bei der Berufskrankheit 2108". Die bereits zu Beginn der Einführung des MDD geplante Evaluierung erfolgte in dieser multizentrischen Studie (915 LWS-Bandscheiben-Patienten mit Chondrose oder Prolaps, 901 Kontrollpersonen, 25 – 70 Jahre alt, Befunderhebung und standardisierte Befragung von 1,5 bzw. 2 Stunden Dauer für eine qualifizierte biomechanische Belastungsanalyse). Dabei wurden 10 berufsgenossenschaftliche Dosis-Modelle (auch MDD) eingesetzt zur Bestimmung der kumulativen LWS-Belastung in Form der Druckkraft auf lumbosakrale Bandscheiben bei Lastenhandhabung und Rumpfbeugung i. S. der BK. Die Dosis-Modelle mit der besten Modellanpassung zeigten:
- eine Absenkung des Schwellenwertes für die Bandscheiben-Druckkraft im Vergleich zum MDD,
- den Verzicht auf einen Schwellenwert bei der Tagesdosis,
- Berücksichtigung zusätzlicher Belastungen (z. B. Ziehen, Schieben, Werfen oder Fangen von Lasten – welche die BK-Definition nicht explizit nennt).

Das MDD gehörte nicht zu den optimal angepassten Dosis-Modellen. Bei der Berücksichtigung von Tagesbelastungsdosen ohne die bisherigen Schwellenwerte ergibt sich ein Gesamtbelastungswert, der – hier pragmatisch als Orientierungsgröße mit den entsprechenden Vorbehalten genannt – etwa der Halbierung der bisherigen Werte entspricht (d. h. ca. 12,5 bzw. 7,5 MNh [MegaNewton-Stunden] für Männer bzw. Frauen). Anzumerken bleibt, dass künftig „wissenschaftliche Begründungen" zur Vorbereitung einer beabsichtigten BK-Einführung derartige Entwicklungsprozesse zur „BK-Reife" erleichtern könnten (vgl. „Gonarthrose", S. 567).

Generell lassen sich für die Gruppe der besonders schwierig zu begutachtenden bandscheibenbedingten Erkrankungen der Wirbelsäule folgende 6 Feststellungen treffen:

1. **Arbeitsanamnese** mit der erforderlichen langjährigen und intensiven mechanischen Belastung: Dauer, Häufigkeiten, Lastgewichte bzw. extreme Rumpfbeugehaltung, verifiziert durch die im Regelfall vorausgegangenen Ermittlungen des Technischen Dienstes der Unfallversicherungsträger. Langjährig bedeutet im Regelfall 10 Jahre mit einer regelmäßigen Belastung während der Arbeitsschichten, wobei sich Orientierungswerte etabliert haben hinsichtlich (Tages- und) kumulativer Gesamtdosis.
2. **Überlastung – Objektivierung und Quantifizierung**. Die Analyse erfolgt in der Regel durch den Technischen Dienst der Unfallversicherungsträger und erfasst Lastgewichte, Körperhaltungen, Abläufe der Arbeitsvorgänge unter zeitlichen und räumlichen Rahmenbedingungen sowie Vibrationen. Aufgrund zunehmender Erfahrungen und laufender Verbesserungen werden Modelle und Datenbanken etabliert, die zunehmend Berücksichtigung finden, zumal deren Kritiker keine überzeugenderen Alternativen vorlegen können (MDD: Mainz-Dortmunder-Dosismodell, S. 575, CUELA-HTR: Computerunterstützte Erfassung und Langzeitanalyse von Belastungen beim Heben, Tragen und Rumpfbeugen, BIA-/VIBEX-Kataster sowie Kar-LA: Katalog repräsentativer Lärm- und Vibrationsdaten am Arbeitsplatz, Internetdatenbank des Landesinstitutes für Arbeitsschutz und Arbeitsmedizin in Potsdam: www.liaa.de/karla) für BK Nr. 2108 bzw. 2110.
3. **Prävention**. Eine überdurchschnittliche berufliche Belastung sollte vermieden werden durch ggf. erforderliche technische, ergonomische und organisatorische Arbeitsschutzmaßnahmen, z. B. Hebe-, Transporthilfen, Bandagen, Gurte, vibrationsgedämpfte Sitze. Eine Gefährdungsermittlung (§ 5 ArbSchG), arbeitsmedizinische Vorsorgeuntersuchungen nach dem berufsgenossenschaftlichen Grundsatz G 46 sind ggf. durchzuführen (vgl. http://www.hvbg.de/d/bgz/praevaus/amed/bg_grund/g46/ , ferner www.efl-akademie.de) und Maßnahmen nach § 3 BKV; die Lastenhandhabungsverordnung (§ 4 LasthandhabV) sowie Lärm- und Vibrations-Arbeitsschutzverordnung (LärmVibrationsArbSchV) sind ggf. zu beachten. Konkrete Hilfestellungen geben Rückenschulen, die Träger der Kranken-, Unfallversicherung, zuständige staatliche Stellen und weitere Institutionen, z. B. Aktion gesunder Rücken: www.agr-ev.de.
4. **Krankheitsanamnese** (Schmerzangaben, Behandlungen, Zeiten der Arbeitsunfähigkeit usw.). Auf prädiskotische Deformitäten, z. B. Hyperlordosen, Skoliosen und Risikofaktoren berufsfremder Art ist besonders zu achten.
5. **Funktionsstörungen bzw. -ausfälle** (entsprechende Dokumentation, orthopädische und neurologische Befunde).
6. **Krankhafte morphologische Befunde** (Röntgenaufnahmen und andere bildgebende Verfahren).

Zudem müssen örtliche und zeitliche Bedingungen erfüllt sein:
➤ Die nachgewiesenen Veränderungen an der LWS/HWS müssen am **Ort** der schädigenden Einwirkung auftreten und ausgeprägter sein als in anderen Wirbelsäulenabschnitten (d. h. Vergleichsaufnahmen erforderlich).
➤ Die dokumentierten Veränderungen an der LWS/HWS haben der **Altersnorm** vorauszueilen und ihr Auftreten bzw. die Verschlimmerung hat **nach** bzw. während der LWS/HWS-belastenden Tätigkeit aufzutreten.
➤ Die berufliche Belastung ist desto eher als wesentliche (Teil-)Ursache zu beurteilen, je länger sie andauerte und je näher die **Manifestation** der Bandscheibenerkrankung zum Zeitpunkt des Ablaufs der geforderten Belastungsdauer liegt.

Berufskrankheit – zusätzliche Merkmale: Eine **BK** beinhaltet eine **ätiopathogenetisch abgesicherte**, sozialrechtlich, also auch sozialpolitisch etablierte Diagnose, d. h. keine Verdachts- oder Ausschlussdiagnose. Die durch klinische Befunde und bildgebende Untersuchungen, dokumentierte Befindens- und Funktionsstörungen (diese Aufzählung ist **kumulativ**, nicht alternativ) objektivierte BK muss zudem folgende **Merkmale** aufweisen:
➤ chronischer oder chronisch rezidivierender Verlauf
➤ therapeutisch keine Kompensierbarkeit der Gesundheitsstörungen erreichbar
➤ Unterlassungstatbestand, d. h. medizinisch begründete Tätigkeitsaufgabe und auch tatsächliche Beendigung der gefährdenden Tätigkeiten

Die grundsätzliche Diskussion, ob die BK eine mono-, bi-, tri- oder polysegmentale Erkrankung ist, führt kaum weiter, weil verschiedene Befundkonstellationen bestehen können und für sich allein kaum ein generelles Ausschlusskriterium darstellen. Die kontroverse Debatte über ein nicht allgemein anerkanntes Verteilungsmuster der Befunde zeigt die Erfordernis von Konsenskriterien (7). Nach allgemein gültiger Vorstellung führt eine Be-

3.5 Begutachtung von Berufskrankheiten der Haltungs- und Bewegungsorgane

lastung der Wirbelsäule zu Anpassungserscheinungen in Form von Strukturverdichtung und Bildung von Randwülsten an den Grund- und Tragplatten der Wirbelkörper. Dies wird als belastungsadaptive Reaktion bezeichnet, im Gegensatz zum belastungskonformen Schadensbild.

BK Nr. 2108: Bandscheibenbedingte Erkrankungen der Lendenwirbelsäule durch langjähriges Heben oder Tragen schwerer Lasten oder durch langjährige Tätigkeiten in extremer Rumpfbeugehaltung, die zur Unterlassung aller Tätigkeiten gezwungen haben, die für die Entstehung, die Verschlimmerung oder das Wiederaufleben der Krankheit ursächlich waren oder sein können

(Vorbemerkung S. 574 ff.)

(1, 3, 7, 13, 15, 18, 22 f, 27 f, 29, 51, 53, 58 f, 66, 68, 75 A, 77)

Berufliche Belastung. Folgende berufliche Tätigkeiten können – neben zahlreichen außerberuflichen Faktoren – bandscheibenbedingte Erkrankungen der Lendenwirbelsäule (LWS) wesentlich (mit) verursachen oder verschlimmern:
- fortgesetztes Heben, Tragen und Absetzen schwerer Lasten
- häufiges Arbeiten in extremer Beugehaltung des Rumpfes

Eine hierbei eingenommene verdrehte Körperhaltung stellt einen zusätzlichen Risikofaktor dar. Die Einwirkung mechanischer Ganzkörperschwingungen ist ein weiterer Schädigungsfaktor (vgl. BK Nr. 2210).

Die **arbeitstechnischen Voraussetzungen** dieser BK als wesentliche (Teil-)Ursache zu objektivieren und zu quantifizieren ist ein Kardinalproblem, das von den Technischen Diensten der Unfallversicherungsträger zu bearbeiten und oftmals der kritische Punkt in der Begutachtung ist.

Als Lösungsansätze gibt es unterschiedliche Vorgehensweisen, z. B. die Forderung einer bestimmten Anzahl und Dauer von Hebevorgängen (innerhalb einer Schicht und einer Tätigkeitsperiode) von **Lasten** eines Gewichts, dessen Höhe nach Alter und Geschlecht des Versicherten variiert. Statt auf Einzelheiten der primär technischen Belastungsanalysen einzugehen, zu denen eine umfangreiche Literatur vorliegt, soll auf das bereits genannte Mainz-Dortmunder-Dosismodell (MDD, S. 575) hingewiesen werden. Das MDD gilt – mit Vorbehalten - als praktikables Bewertungsmodell zur Prüfung einer kritischen Belastungsdosis als arbeitstechnische Voraussetzung einer BK Nr. 2108. Die Belastungsbewertung beruht auf umfangreichen Untersuchungen und kritischen Vergleichen, ermöglicht eine branchenübergreifende Bewertung und wird weiterhin evaluiert. Nach dem Urteil des Bundessozialgerichtes – B 2 U 4/06 R – wurde der kritische Gesamtdosiswert deutlich gesenkt. Eine extreme **Rumpfbeugehaltung** fand sich bei Bergleuten untertage, die in Streben mit einer Höhe von unter 1 m arbeiteten. Stahlbetonbauer im Hochbau müssen oftmals mit einer Beugung des Oberkörpers aus der aufrechten Haltung von 90° und mehr tätig sein. Diese Körperhaltungen stellen erwiesenermaßen einen beruflichen Risikofaktor dar.

Hinsichtlich der zeitlichen **Dauer** der belastenden beruflichen Tätigkeit werden gefordert eine gewisse **Regelmäßigkeit** und **Häufigkeit** in der überwiegenden Zahl der Arbeitsschichten, in denen bestimmte Lastgewichte gehoben oder getragen werden bzw. die beschriebenen Zwangshaltungen eingenommen werden müssen. Als Orientierungswert galten 10 Jahre.

Belastungen dieser Art finden sich bei **Beschäftigten** in der Baubranche (Maurer, Stahlbetonbauer, Steinsetzer), Kranken-, Alten-, Behindertenpflege, Land- und Forstwirtschaft sowie im Transportgewerbe (Möbel-, Fleisch-, Lastenträger, Schauerleute). Tätigkeiten mit einem vergleichbaren Belastungsprofil **ohne moderne Fördertechnik** müssen als Gefahrenquelle ebenfalls beachtet, technische Hilfsmittel, Hebehilfen usw. entsprechend berücksichtigt werden. Nicht versicherte außerberufliche und sportliche Fehlbelastungen der Wirbelsäule sind als konkurrierende Faktoren abzuklären.

Die Prüfung der **arbeitstechnischen Voraussetzungen** im BK-Feststellungsverfahren ist Aufgabe des Technischen Aufsichtsdienstes der Unfallversicherungsträger. Die haftungsbegründende Kausalität hat nicht der ärztliche Gutachter zu prüfen. Es empfiehlt sich jedoch im Hinblick auf die ärztlich erhobene Arbeitsanmnese ein Vergleich aus Plausibilitätsgründen. Offenkundige Widersprüche sind aufzuzeigen und ggf. Nachermittlungen zu veranlassen.

3 Begutachtungen mit besonderer Fragestellung

Prävention. Eine überdurchschnittliche berufliche Belastung sollte vermieden werden durch technische, ergonomische und organisatorische Arbeitsschutzmaßnahmen (z. B. Hebe- und Transporthilfen, vgl. DIN EN 1005-2) – als Konsequenz aus der Gefährdungsermittlung (§ 5 ArbSchG). Zudem ist die Lastenhandhabungsverordnung von 2001 zu beachten (§ 4 LasthandhabV). Rückenschulen, Aktionen von Kranken- und Unfallversicherung, weiteren Institutionen, z. B. Aktion gesunder Rücken (www.agr-ev.de) informieren über rückenfreundliche Produkte und Verhaltensweisen und ergänzen ggf. erforderliche Maßnahmen nach § 3 BKV. Arbeitsmedizinische Vorsorgeuntersuchungen nach G 46 sind ggf. durchzuführen.

Diagnose und Verlauf. Bandscheibenbedingte Erkrankungen der LWS können sich in verschiedenen **Formen** manifestieren:
- Bandscheibendegeneration (Diskose),
- Instabilität im Bewegungssegment,
- Bandscheibenvorfall (Prolaps),
- degenerative Veränderungen der Wirbelkörperabschlussplatten (Osteochondrose),
- Ausziehungen der Wirbelkörperrandleisten (Spondylose),
- degenerative Veränderungen der Wirbelgelenke (Spondylarthrose) und die dadurch bedingten LWS-Syndrome und Funktionseinschränkungen, d. h. lokales Lumbalsyndrom, mono- oder polyradikuläres Wurzelsyndrom (Ischias) und Kaudasyndrom.

Das **Lumbalsyndrom** wird hervorgerufen durch eine Irritation des hinteren Längsbandes, der Wirbelgelenkkapsel oder des Wirbelperiosts und ist mit akuten (Lumbago) oder chronisch-rezidivierenden Beschwerden in der Kreuz-Lenden-Gegend verbunden. Neben Schmerz, Bewegungseinschränkungen, Kraftabschwächung und Sensibilitätsstörungen können vegetative Symptome auftreten. Auch eine pseudoradikuläre Schmerzausstrahlung in die Oberschenkelmuskulatur ist möglich. Die Diagnose wird gesichert unter den Aspekten der Topografie bzw. Lokalisation, der beteiligten Strukturen und der aktuellen Symptomatik. Differenzialdiagnostisch sind wirbelsäulenbedingte und extravertebrale Beschwerden und Ursachen abzugrenzen. Eine ausschließlich auf subjektiven Angaben beruhende Diagnose Lumbalsyndrom ist zur Begründung einer BK untauglich.

Lumbale Wurzelsyndrome können verursacht werden durch eine Irritation der Nervenwurzel L 3 – S 1, seltener L 1, L 2, und führen zu mono- oder polyradikulären, ein- oder beidseitig in das Bein ausstrahlenden Schmerzen, entsprechend dem Verlauf des N. ischiadicus. Zudem können eine Fehlhaltung, Reflexabweichungen (Lasègue-Zeichen), motorische und sensible Störungen, auch in Verbindung mit Zeichen des Lumbalsyndroms, auftreten.

Das **Kaudasyndrom** stellt eine Sonderform des polyradikulären Wurzelsyndroms dar, verbunden mit Sensibilitätsstörungen, Muskelschwäche (Wade, Blase, Mastdarm bzw. Fuß-, Zehenheber) und Reflexabweichungen (ASR, PSR).

Basis der Diagnosestellung sind Krankheitsvorgeschichte, Inspektion, Palpation, Funktionsprüfung sowie Röntgenaufnahmen. Ergänzende diagnostische Verfahren (CT, Kernspintomografie, MRT, Myelografie, Diskografie, Elektromyografie) kommen relativ selten zum Einsatz. Die Dokumentation der Beweglichkeit ist sorgfältig durchzuführen mittels Neutral-0-Methode.

Die Befunde bei dieser BK zeigen keine typischen Besonderheiten im Vergleich zu den entsprechenden LWS-Erkrankungen aus berufsfremder Ursache, der Krankheitsbeginn ist indes belastungsbedingt oftmals vorverlegt. Bandscheibendegeneration beruflicher und außerberuflicher Genese zeigen meist gleichartige Verteilungsmuster und überlagern sich gegenseitig. Besondere Beachtung verdienen deshalb das Lebensalter bei Feststellung des Bandscheibenschadens, dessen Schweregrad und Lokalisation sowie eine Begleitspondylose, d. h. Randzackenbildung. Als Indiz für belastungsbedingte Bandscheibenschäden gilt deren vermehrtes Auftreten an den 3 kaudalen Segmenten; eine vorzeitige deutliche Begleitspondylose sollte zumindest 2 Segmente umfassen. Kritisch zu werten sind verbreitete Schäden an Hals- und/oder Brustwirbelsäule, fehlende Schäden an den 2 unteren LWS-Segmenten und monosegmentaler Befall ohne Begleitspondylose sowie fehlende MRT-Befunde.

Disposition. In der Gesetzlichen Unfallversicherung ist der individuelle Gesundheitszustand des Versicherten zum Zeitpunkt der Exposition Grundlage für die Beurteilung einer Einwirkung als rechtlich wesentliche (Teil-)Ursache. Demnach

3.5 Begutachtung von Berufskrankheiten der Haltungs- und Bewegungsorgane

ist die Reduzierung der für den Versicherten kritischen Belastungsdosis aufgrund seiner Disposition bei den Ermittlungen zu beachten.

Risikofaktoren für das Auftreten von bandscheibenbedingten Erkrankungen sind das Lebensalter sowie degenerative Veränderungen infolge Instabilität im Bewegungssegment und prädiskotische Deformitäten (s. u.).

Eine berufliche Fehl- oder Überbelastung führt zu einem Vorauseilen der Befunde gegenüber der Altersnorm (sog. Linksverschiebung). Eine ausgeprägte individuelle Minderbelastbarkeit der Wirbelsäule infolge genetischer oder metabolischer Abnormitäten hat bei der Beurteilung der BK keine praktische Bedeutung, weil die geforderte langjährige belastende Tätigkeit mit dieser Disposition nicht vereinbar ist.

Vorschaden und Differenzialdiagnostik. Erkrankungen der LWS können sich nicht nur durch berufliche Fehlbelastung, sondern auch aus Vorerkrankungen entwickeln. Derartige **prädiskotische Deformitäten** besitzen einen höheren prädiktiven Wert für künftige krankhafte Veränderungen im Bereich der LWS, wenn sie funktionell bedeutsam sind. In diesem Zusammenhang sind zu nennen:
- Beckenschiefstand,
- Beinlängendifferenz,
- Fehlstellungen nach Wirbelfrakturen, -entzündungen,
- Flachrücken,
- Hyperlordose der LWS,
- hypersegmentale LWS,
- Morbus Scheuermann,
- Oberschenkelamputation,
- Skoliose,
- Spondylolisthesis,
- Spondylolyse.

Das Bestehen dieser orthopädischen Besonderheiten als Vorbefund erfordert ggf. die Klärung der Frage einer **Verschlimmerung** der bandscheibenbedingten Erkrankung durch berufliche Fehlbelastungen.

Die BK Nr. 2108 ist **differenzialdiagnostisch** gegen eine Vielzahl von Erkrankungen abzugrenzen:

Beschwerden wie bei dieser BK können auch **extravertebral** hervorgerufen werden. In diesem Zusammenhang sind urologische, gynäkologische und neurologische Erkrankungen zu nennen, ferner Krankheiten des Verdauungssystems und Tumoren, z. B. retroperitoneal. Auch arterielle Durchblutungsstörungen der Beine, Aortenaneurysma und diabetische Neuropathie können zu vergleichbaren Symptomen führen. Zu beachten sind weiterhin ggf. bestehende Erkrankungen des Hüft- oder Iliosakralgelenks bzw. eine Spritzenschädigung oder Beschwerden infolge Fußdeformierungen oder Beinlängendifferenzen. Zudem kann die LWS ein Projektionsfeld für psychosomatische Beschwerden sein.

Das Spektrum der von dieser BK differenzialdiagnostisch abzugrenzenden Erkrankungen **vertebraler** Art ist ebenfalls umfangreich. Es umfasst angeborene oder erworbene Fehlbildungen der LWS sowie Entzündungen, Frakturen, Osteoporose und Tumoren bzw. Metastasen. Selten findet sich eine Fluorose (BK Nr. 1308) und Kokzygodynie. Auf die Spondylolisthesis wurde bereits hingewiesen als möglicher Vorschaden.

Nicht versicherte außerberufliche und sportliche Fehlbelastungen und die daraus resultierenden Folgeschäden sind ebenfalls abzuklären.

Beurteilung. Von entscheidender Bedeutung ist die sachgerechte Beurteilung der **arbeitstechnischen Voraussetzungen** (vorzugsweise durch den Technischen Aufsichtsdienst der Unfallversicherungsträger) auf die bereits hingewiesen wurde. Die kumulative lumbale Belastungsdosis nach dem Mainz-Dortmunder-Dosismodell (MDD) wurde aufgrund der Ergebnisse der Deutschen Wirbelsäulen-Studie und eines BSG-Urteils (S. 575) modifiziert. In der Praxis sind vom Technischen Dienst der Unfallversicherungsträger die Vorgaben des BSG zu beachten. Der ärztliche Gutachter wird bemerken, dass – um einen Orientierungswerte zu nennen – nunmehr die haftungsbegründende Kausalität bejaht wird bei einer Gesamtbelastungsdosis im Bereich von 12,5 MNh für Männer (Frauen: 7,5). Falls die technischen Ermittlungen im Einzelfall mit unverhältnismäßig hohem Aufwand verbunden sind, kann ausnahmsweise zuvor ärztlicherseits geprüft werden, ob die medizinischen Voraussetzungen zur Anerkennung dieser BK erfüllt sind.

Die **Arbeitsanamnese** hat die wirbelsäulenbelastenden Tätigkeiten unter dem zeitlichen Aspekt zu erfassen. Gefordert werden eine gewisse Regelmäßigkeit und Häufigkeit in der überwiegenden

Zahl der Arbeitsschichten sowie eine Gesamtdauer der belastenden Exposition in einem gefährdenden Beruf von in der Regel **10 Jahren**. Dabei sind Teilzeittätigkeiten und unterschiedlich belastende Arbeiten (parallel oder einander nachfolgend) zu addieren, z. B. Heben von Lasten, Zwangshaltung und Ganzkörpervibration. Der quantitative Aspekt der Beurteilung der Lastengewichte und Zwangshaltungen kann unter Verwendung der bereits angegebenen Modelle und Dosisrichtwerte erfolgen.

Der Einsatz von Hebehilfen und sonstigen Hilfsmitteln ist zu berücksichtigen. Unversicherte, berufsfremde oder sportliche Fehlbelastungen sind zu ermitteln. Die berufliche Belastung ist desto eher als wesentliche (Teil-)Ursache zu beurteilen, je länger sie andauerte und je näher die Manifestation der Bandscheibenerkrankung zum Zeitpunkt des Ablaufs der geforderten Belastungsdauer liegt.

Das ärztliche Gutachten fordert eine ätiopathogenetisch abgesicherte Diagnose. Verdachts- oder Ausschlussdiagnosen sind rechtsunerheblich.

Degenerative Veränderungen an der LWS als alleiniger Befund, d. h. **ohne Funktionsausfälle**, begründen keine BK. Zur Anerkennung als BK werden gefordert Therapieversuche und ein dem entsprechend chronischer bzw. chronisch-rezidivierender Krankheitsverlauf. Zudem muss der **Unterlassungstatbestand** aus medizinischen Gründen auch retrospektiv erfüllt sein.

Lumbale Schmerzsyndrome können hervorgerufen werden durch eine Vielzahl von Erkrankungen, die nicht bandscheibenbedingt sind, z. B. muskuläre, tendinotische, ligamentäre sowie entzündliche oder tumoröse Veränderungen. Zudem ist die LWS eine Projektionsfläche für psychosomatische Beschwerden. Deshalb muss eine sorgfältige und umfassende **Diagnosestellung** und **differenzialdiagnostische Abklärung** erfolgen (Diagnose und Verlauf, S. 578 f, Vorschaden und Differenzialdiagnostik, S. 579).

Die Abschätzung der **MdE** berücksichtigt schmerzhafte Bewegungseinschränkungen, Instabilität, Wurzelreizung und Funktionsausfälle. Geringgradige belastungsabhängige Beschwerden ohne funktionelle oder neurologische Ausfälle werden mit einer MdE von < 10% bewertet. Bei mäßiggradigen Entfaltungsstörungen der LWS und pseudoradikulären Schmerzen sind 10% anzusetzen, bei starker Entfaltungsstörung und Belastbarkeitsminderung der LWS 20%. Zusätzliche sensible Ausfälle, Reflexausfall und Nervenwurzelreizungen begründen 30%, bei Lähmungen 40%. Funktionsstörungen der Blase und des Mastdarms bedingen 50%.

Prognose und Therapie. Die BK beinhaltet degenerative Bandscheibenveränderungen, die irreversibel sind und zu chronischen oder chronisch-rezidivierenden Funktionsstörungen führen können. Mit fortschreitendem Alter ist in der Regel keine Befundbesserung zu erwarten. Die Definition der BK beinhaltet den Unterlassungstatbestand. Bei Vorliegen entsprechender Risikokonstellationen und Vorschäden sollten konsequent und langfristig präventive bzw. stabilisierende Maßnahmen durchgeführt werden. Die Therapie der BK unterscheidet sich nicht von der bei Erkrankungen aus berufsfremder Ursache. Zahlreiche konservative Therapiemöglichkeiten bestehen, wobei ein bestehender Leidensdruck als Chance zur Motivierung genutzt werden kann, weil die bevorzugt minimalinvasive Bandscheibenoperation bei Prolaps als eine letzte Therapiemöglichkeit betrachtet werden sollte (Postdiskotomiesyndrom).

BK Nr. 2109: Bandscheibenbedingte Erkrankungen der Halswirbelsäule durch langjähriges Tragen schwerer Lasten auf der Schulter, die zur Unterlassung aller Tätigkeiten gezwungen haben, die für die Entstehung, Verschlimmerung oder das Wiederaufleben der Krankheit ursächlich waren oder sein können

(Vorbemerkung S. 574 ff)

(22 f, 29, 41, 57, 59, 66, 75 A, 77)

Berufliche Belastung. Ursächlich für die Entstehung oder Verschlimmerung von bandscheibenbedingten Erkrankungen der Halswirbelsäule (HWS) können – neben zahlreichen außerberuflichen Faktoren – intensive mechanische Einwirkungen sein in Form von fortgesetztem Tragen schwerer Lasten auf der Schulter, verbunden mit einer statischen Belastung der zervikalen Bewegungssegmente und einer ungewöhnlichen Zwangshaltung der HWS.

Eine nach vorn und seitwärts erzwungene Kopfbeugung mit maximaler Anspannung der Nackenmuskulatur bedingt eine Hyperlordosierung und Verdrehung der HWS. Zug- und Druckbelastungen im Bereich der Wirbel-Gelenk-Facetten, kombi-

3.5 Begutachtung von Berufskrankheiten der Haltungs- und Bewegungsorgane

niert mit einer Seitverbiegung und Verdrehung, können zu degenerativen Veränderungen oberhalb von C 5/C 6 (bis zu C 2/C 3) führen, welche in der Allgemeinbevölkerung seltener zu finden sind.

Derartige kombinierte Belastungen der HWS finden sich z. B. bei **Fleischträgern**, die Tierhälften oder -viertel auf Kopf und/oder Schultergürtel transportieren.

Tätigkeiten mit vergleichbarem **Belastungsprofil** (z. B. Sackträger **bei fehlender moderner Fördertechnik**) sind entsprechend zu berücksichtigen.

Hinsichtlich der arbeitstechnischen Voraussetzungen dieser BK ist festzustellen: Als **schwer** sind Lasten ab **50 kg** zu beurteilen. Das im Vergleich zur BK Nr. 2108 höhere Gewicht ergibt sich aus der achsennah einwirkenden Belastung, d. h. kurzer Hebelarm. Frauen führen derartige Arbeiten in der Regel nicht aus. Die zeitliche Dauer der belastenden beruflichen Tätigkeit muss eine gewisse **Regelmäßigkeit** und **Häufigkeit** in der überwiegenden Zahl der Arbeitsschichten, in denen Lastgewichte von über 50 kg auf der Schulter getragen wurden, aufweisen. Derartige Tätigkeiten müssen in der Regel **10 Jahre** lang ausgeübt worden sein, um als wesentliche (Teil-)Ursache der BK anerkannt zu werden.

Im Vergleich mit der BK Nr. 2108 ist das Spektrum der möglichen bandscheibengefährdenden Tätigkeiten weniger umfangreich und besser beurteilbar.

Nicht versicherte, außerberufliche und sportliche Fehlbelastungen der HWS sind als konkurrierende Faktoren auszuschließen bzw. abzuwägen.

Die Prüfung der arbeitstechnischen Voraussetzungen im BK-Feststellungsverfahren ist Aufgabe des **Technischen Aufsichtsdienstes** der Unfallversicherungsträger. Die haftungsbegründende Kausalität hat nicht der ärztliche Gutachter zu prüfen. Im Hinblick auf die ärztlich erhobene Arbeitsanamnese empfiehlt sich jedoch ein Vergleich aus Plausibilitätsgründen. Offenkundige Widersprüche sind aufzuzeigen und ggf. Nachermittlungen zu veranlassen.

Prävention. Eine überdurchschnittliche berufliche Belastung sollte vermieden werden durch ggf. erforderliche technische, ergonomische und organisatorische Arbeitsschutzmaßnahmen (z. B. Tragehilfen) – als Konsequenz aus der Gefährdungsermittlung (§ 5 ArbSchG). Auch die Lastenhandhabungsverordnung ist zu beachten.

Diagnose und Verlauf. Bandscheibenbedingte Erkrankungen der HWS können sich in verschiedenen **Formen** manifestieren, z. B. als Degeneration der Bandscheibe oder Spornbildungen im Bereich der Processus uncinati mit Beeinträchtigung von Spinalnerven, Halssympathikus, A. vertebralis oder Instabilität im Bewegungssegment.

Die BK Nr. 2109 kann beinhalten:
- **Lokales Zervikalsyndrom.** Es kann hervorgerufen werden infolge Irritation des hinteren Längsbandes, der Wirbelgelenkkapseln und des Wirbelperiosts. Betroffen sind die sensiblen Fasern der Rr. meningei und dorsales der Spinalnerven. Die chronisch-rezidivierenden Beschwerden sind meist auf die Halsregion beschränkt und beinhalten positionsabhängig Nacken- und Schulterschmerzen, Muskelverspannungen und Bewegungseinschränkungen der HWS.
- **Zervikobrachiales Syndrom.** Verursacht wird es durch die Irritation des R. ventralis der Spinalnerven infolge Diskusprolaps, Osteophyten oder Segmentlockerung. Schmerzen im Bereich der Dermatome sowie motorische und sensible Störungen, von den Segmenten C 5/C 6 ausgehend, oft verbunden mit Symptomen des Zervikalsyndroms (s. o.). Am häufigsten betroffen sind C 6 – C 8.
- **Zervikozephales Syndrom.** Verursacht durch Kompression der A. vertebralis und Irritation des Halssympathikus durch degenerative Veränderungen im Bewegungssegment; Kopfschmerzen und Schwindel, oftmals kombiniert mit den Symptomen des lokalen Zervikalsyndroms.

Basis der **Diagnosestellung** sind Krankheitsvorgeschichte, Inspektion, Palpation und Funktionsprüfung. Aufgrund der peripheren Dermatome, Kennmuskeln und Reflexe kann bei dem zervikalen Wurzelreizsyndrom die topographische Zuordnung erfolgen. Die Prüfung der Beweglichkeit ist nach der Neutral-0-Methode zu dokumentieren und sollte den Extensionstest einschließen. Ein neurologischer Status ist zu erheben, röntgenologische Untersuchungen, ggf. Funktionsaufnahmen, sind unverzichtbar. CT und Kernspintomogramm können indiziert sein, ebenso Elektromyografie und Prüfung der Nervenleitungsgeschwindigkeit

3 Begutachtungen mit besonderer Fragestellung

sowie ophthalmologische, HNO-ärztliche oder internistische Zusatzuntersuchungen.

Weder die Befunde (abgesehen von der vergleichsweise häufigeren Beteiligung der Gelenke bis C 2) noch der Verlauf dieser BK zeigen Besonderheiten im Vergleich zu den entsprechenden HWS-Schäden aus berufsfremder Ursache. Bandscheibendegenerationen beruflicher und außerberuflicher Genese zeigen gleichartige Verteilungsmuster und überlagern sich gegenseitig.

Disposition. In der Gesetzlichen Unfallversicherung ist der Gesundheitszustand des Versicherten zum Zeitpunkt der Exposition Grundlage für die Beurteilung der Einwirkung als rechtlich wesentliche (Teil-)Ursache. Demnach ist die Reduzierung der für den Versicherten kritischen Belastungsdosis aufgrund seiner Disposition bei den Ermittlungen zu berücksichtigen.

Als **Risikofaktor** für das Auftreten von bandscheibenbedingten Erkrankungen sind das Lebensalter und degenerative Veränderungen infolge Instabilität im Bewegungssegment bedeutsam. Eine berufliche Fehl- oder Überbelastung führt zu einer Vorverlegung der krankhaften Befunde im Vergleich zur Altersnorm, d. h. eine „Linksverschiebung" ist zu beobachten.

Vorschaden und Differenzialdiagnostik: Bandscheibenbedingte Erkrankungen der HWS können sich nicht nur aus beruflichen Fehlbelastungen, sondern auch aus Vorerkrankungen entwickeln. Derartige **prädiskotische Deformitäten** besitzen einen höheren prädiktiven Wert für künftige HWS-Beschwerden, wenn sie funktionell bedeutsam sind. In diesem Zusammenhang sind zu nennen Fehlstellungen infolge Blockwirbelbildung, Zustand nach Wirbelfrakturen und -entzündungen, Narbenzug, Oberarmamputation und Schiefhals. Die genannten Veränderungen als Vorbefund erfordern ggf. die Klärung der Frage einer Verschlimmerung der Bandscheibenerkrankung durch berufliche Fehlbelastungen.

Die BK Nr. 2109 ist **differenzialdiagnostisch** gegen eine Vielzahl von Erkrankungen abzugrenzen. Bei dem **lokalen Zervikalsyndrom** sind auszuschließen:
➤ Myalgien anderer Genese,
➤ akute und chronische Entzündungen, z. B. Spondylitiden,
➤ Tendopathien an Dorn- und Querfortsätzen,
➤ Morbus Bechterew,
➤ Tumoren (Neurinome) bzw. Metastasen.

Das **zervikozephale Syndrom** ist differenzialdiagnostisch abzugrenzen gegenüber posttraumatischen Folgezuständen, arteriellen Durchblutungsstörungen anderer Genese und Tumoren.

Das **zervikobrachiale Syndrom** erfordert ebenfalls eine eingehende Differenzialdiagnostik. Hier sind auszuschließen:
➤ andere Syndrome (Skalenus-, Kostoklavikular-, Karpaltunnel- oder Ulnariskompressionssyndrom),
➤ Insertionstendopathien der Schulterregion und des Arms,
➤ extravertebrale Entzündungsprozesse,
➤ Thrombose der V. axillaris,
➤ koronare Herzkrankheit,
➤ Wirbelfraktur,
➤ Spondylitis,
➤ Morbus Paget,
➤ Tumoren (z. B. Pancoast-Tumor).

Nicht versicherte außerberufliche und sportliche Fehlbelastungen und daraus resultierende Folgeschäden sind ebenfalls abzuklären.

Beurteilung. Grundlage der ärztlichen Begutachtung der BK ist die sachgerechte Beurteilung der **arbeitstechnischen Voraussetzungen**, vorzugsweise durch den Technischen Aufsichtsdienst der Unfallversicherungsträger. Die vorgenommene Bewertung mit der abschließenden Feststellung, ob die haftungsbegründende Kausalität erfüllt ist oder nicht, sollte auf ihre Plausibilität anhand der ärztlich erhobenen Arbeitsanamnese verglichen werden im Hinblick auf die Dauer und Intensität der beruflichen Fehl- oder Überbelastung.

Die **Arbeitsanamnese** hat die belastenden Tätigkeiten (Tragen von Lastgewichten über **50 kg** auf der Schulter) unter den zeitlichen Aspekten zu erfassen. Gefordert werden eine gewisse Regelmäßigkeit und Häufigkeit in der überwiegenden Zahl der Arbeitsschichten sowie eine Gesamtdauer der belastenden Exposition in prädisponierenden Berufen von in der Regel **10 Jahren**.

Der Einsatz von Hebehilfen und sonstigen Hilfsmitteln zeitgemäßer Fördertechnik ist zu berücksichtigen. Die berufliche Belastung ist desto eher als wesentliche (Teil-)Ursache zu beurteilen, je

3.5 Begutachtung von Berufskrankheiten der Haltungs- und Bewegungsorgane

länger sie andauerte und je näher die Manifestation der Bandscheibenerkrankung zum Zeitpunkt des Ablaufs der geforderten Belastungsdauer liegt.

Nichtversicherte außerberufliche und sportliche Fehlbelastungen sind als konkurrierende Mitursachen zu beachten.

Das ärztliche Gutachten erfordert eine **ätiopathogenetisch abgesicherte Diagnose**; Verdachts- oder Ausschlussdiagnosen sind rechtsunerheblich. Degenerative Veränderungen an der HWS als alleiniger Befund, ohne Funktionsausfälle, begründen keine BK. Zur Anerkennung als BK werden gefordert Therapieversuche und ein dementsprechend chronischer oder chronisch-rezidivierender Krankheitsverlauf. Zudem muss der **Unterlassungstatbestand** aus medizinischen Gründen auch retrospektiv erfüllt sein.

Schmerzsyndrome der HWS können hervorgerufen werden durch eine Vielzahl von Erkrankungen, teils vertebraler, teils extravertebraler Genese und unterschiedlichster Art, z. B. entzündlich, degenerativ oder tumorös. Deshalb muss eine sorgfältige und umfassende **Diagnosestellung** und **differenzialdiagnostische Abklärung** erfolgen (Diagnose und Verlauf, Vorschäden und Differenzialdiagnostik, S. 581 f.).

Prognose und Therapie. Die BK beinhaltet degenerative Bandscheibenveränderungen, die irreversibel sind und zu chronischen oder chronisch-rezidivierenden Funktionsstörungen führen können. Mit fortschreitendem Alter ist in der Regel keine Befundbesserung zu erwarten. Die Definition der BK beinhaltet den Unterlassungstatbestand. Bei Vorliegen entsprechender Risikokonstellationen und Vorschäden sollten präventive Maßnahmen durchgeführt werden: Physiotherapie, Entlastung und in seltenen Fällen Operation. Die Therapie der BK unterscheidet sich nicht von der bei Erkrankungen aus berufsfremder Ursache.

BK Nr. 2110: Bandscheibenbedingte Erkrankungen der Lendenwirbelsäule durch langjährige, vorwiegend vertikale Einwirkung von Ganzkörperschwingungen im Sitzen, die zur Unterlassung aller Tätigkeiten gezwungen haben, die für die Entstehung, Verschlimmerung oder das Wiederaufleben der Krankheit ursächlich waren oder sein können.

(Vorbemerkung S. 574 ff.)

(12, 22 f, 29, 36, 57, 59, 66, 75 A, 77)

Berufliche Belastung. Diese wird in der Regel durch die Technischen Dienste der Unfallversicherungsträger ermittelt. Folgende berufliche Tätigkeiten können – neben zahlreichen außerberuflichen Faktoren – bandscheibenbedingte Erkrankungen der Lendenwirbelsäule (LWS) wesentlich mit verursachen oder verschlimmern:

➤ langjährige, vorwiegend vertikale Einwirkung von Ganzkörperschwingungen im Sitzen.

Eine hierbei eingenommene verdrehte Körperhaltung stellt einen zusätzlichen Risikofaktor dar (das langjährige Heben und Tragen schwerer Lasten ist ein weiterer Schädigungsfaktor, vgl. BK Nr. 2108).

Derartige Belastungen der LWS finden sich insbesondere bei **Fahrern** bestimmter Fahrzeuge und Arbeitsmaschinen, z. B. Baustellen-Lkw, Bagger, Grader, Scraper, Muldenkipper, Rad- und Kettenlader, Raddozer – sofern der Einsatz in **unebenem Gelände** erfolgt. Auch Schlepper in Land- und Forstwirtschaft sowie Forstmaschinen und Militärfahrzeuge im Gelände können entsprechende schädliche Auswirkungen auf die LWS haben. Diese Feststellung gilt nicht für Taxis, Gabelstapler auf ebenen Fahrbahnen sowie Lkw mit zeitgemäßen schwingungsgedämpften **Fahrersitzen**. Die BK wird verursacht durch die kumulative berufliche **Schwingungsbelastung.** Diese setzt sich zusammen aus der Gesamtzahl der Expositionstage mit Beurteilungsschwingstärken Kr > 16,2 nach VDI 2057ISO 2631/1 (Tagesdosis). Bei zusätzlichen **Risikofaktoren** (z. B. stoßhaltige Schwingungen, d. h. Beschleunigungsspitzen oberhalb der Grundschwingung, Körperhaltung verdreht oder stark gebeugt, zur Seite geneigter Rumpf) sind bereits Werte von > 12,5 zu berücksichtigen. Diese Grenzwerte für die **tägliche** Beurteilungsschwingstärke berücksichtigen die für die arbeitstechnische Beurteilung relevanten Parameter Frequenz, Schwingungsbeschleunigungs- und Expositionsdauer. Bei Vibrationen der Frequenzen von 3–5 Hz sind Reaktionen an Wirbelgelenken und Bandscheiben zu erwarten. Schwingungen im Resonanzbereich der Wirbelsäule werden höher bewertet als die anderer Frequenz, aber gleicher Beschleunigung.

Als Dosis-Richtwert für die **Gesamtbelastung** gelten $D_{DVRI} > 580 \times 10^3$. Die Schwingungsbelastung ist messtechnisch zu erfassen, entsprechende **Schwingungskataster** stehen dem Technischen Aufsichtsdienst der Unfallversicherungsträger bei der Prüfung der arbeitstechnischen Voraussetzungen im Berufskrankheiten-Feststellungsverfahren zur Verfügung. Hier sind zu nennen das Kataster von BIA (Berufsgenossenschaftliches Institut für Arbeitssicherheit)/ VIBEX bzw. Kar-LA (S. 576). Der ärztliche Gutachter wäre mit entsprechenden Ermittlungen meist überfordert.

Hinsichtlich der zeitlichen **Dauer** der belastenden beruflichen Tätigkeit werden gefordert eine gewisse Regelmäßigkeit und Häufigkeit in der überwiegenden Zahl der Arbeitsschichten, in denen die o. g. kritischen Grenzwerte erreicht wurden. Derartige Steuertätigkeiten auf den genannten Fahrzeugen und Geräten in unebenem Gelände müssen in der Regel **10 Jahre** lang ausgeübt werden, um als wesentliche (Teil-)Ursache der BK anerkannt zu werden. Nichtversicherte außerberufliche und sportliche Fehlbelastungen der LWS sind als konkurrierende Faktoren auszuschließen bzw. abzuwägen.

Die haftungsbegründende Kausalität hat nicht der ärztliche Gutachter zu prüfen. In Hinblick auf die ärztlich erhobene Arbeitsanamnese empfiehlt sich jedoch ein Vergleich aus Plausibilitätsgründen. Offenkundige Widersprüche sind aufzuzeigen und ggf. Nachermittlungen zu veranlassen.

Prävention. Eine überdurchschnittliche berufliche Belastung sollte vermieden werden durch ggf. erforderliche technische, ergonomische und organisatorische Arbeitsschutzmaßnahmen (z. B. gedämpfte Sitze, verbesserte Lagerung) – als Konsequenz aus der Gefährdungsermittlung (§ 5 ArbSchG).

Diagnose und Verlauf. Siehe BK Nr. 2108 (S. 578).

Disposition. Siehe BK Nr. 2108 (S. 578 f.).

Vorschaden und Differenzialdiagnostik. Siehe BK Nr. 2108 (S. 579).

Bei den unversicherten, berufsfremden oder sportlichen Belastungen ist hier u. a. der Motocross-Sport zu nennen (hingegen steht der Kraftsport bei der BK Nr. 2108 im Vordergrund).

Beurteilung. Siehe BK Nr. 2108 (S. 579).

Die quantitative Beurteilung der Schwingungsbelastung kann der Technische Aufsichtsdienst der Unfallversicherungsträger mit Hilfe von **Schwingungskatastern** vornehmen.

Prognose und Therapie. Siehe BK Nr. 2108 (S. 580).

BK Nr. 2201: Erkrankungen durch Arbeit in Druckluft

(2, 21 f, 29, 34, 47, 57, 59, 66, 75 A)

Berufliche Belastung. Arbeit in Druckluft findet statt oberhalb des normalen Luftdruck (von ca. 100 kPa) in einem Bereich von 10–360 kPa (0,1–3,6 bar). Auch bei Taucharbeiten (maximal zulässige Tiefe 50 m; 500 kPa; 5 bar Überdruck) treten entsprechende Gefährdungen auf. Unter Einwirkung eines anhaltend hohen Luftdruckes (**Kompression**) erfolgt eine entsprechende **Stickstoffaufnahme** in ungebundener Form in allen Körperflüssigkeiten, besonders auch in dem lipophilen Gewebe von Knochenmark und des Nervengewebes. Die Stickstoffsättigung tritt nach 7–9 Stunden ein, in Bereichen bevorzugter Durchblutung etwas früher. Bei zu schneller **Dekompression** werden Stickstoffgasbläschen in den Zellen oder in den Körperflüssigkeiten freigesetzt, die zu Schäden führen. Das fetthaltige Knochenmark ist besonders anfällig. Während der Arbeiten unter längerer Einwirkung eines atmosphärischen Überdrucks treten weder Körperschäden noch Beschwerden ein. Durch vorsichtige Dekompression nach Vorschrift (vgl. DruckluftVO, Bek. des BMA; BArbBl. 12/1994, S. 52–60), d. h. in der **Druckschleuse**, wird der unter Druck gelöste Stickstoff abgeatmet. Bei zu schneller Dekompression (Werte unter 1 atü [1 atm = 101 325 Pa = 760 Torr = 1,01 325 bar] genügen) können Gasbläschen in Geweben sowie als **Gasembolie** in Gefäßen auftreten. Die akut einsetzende Symptomatik geht einher mit stechenden Schmerzen, vor allem im Kniegelenk, Unterschenkel, Oberarm, Schulter

3.5 Begutachtung von Berufskrankheiten der Haltungs- und Bewegungsorgane

usw. Ferner treten Ödeme, Störungen des Zentralnervensystems und des Kreislaufs sofort oder nach einem stundenlangen Intervall in Erscheinung. Die akuten Symptome verschwinden nach 3–5 Tagen oder aber nach **Rekompression**. Sekundäre **Knochen- und Gelenkveränderungen** sind am häufigsten in den Oberarmköpfen, danach im Kniegelenkbereich und in den Schenkelköpfen, vereinzelt auch im Becken oberhalb der Hüftgelenkpfanne, in der Handwurzel, im Kalkaneus, im distalen Tibiadrittel, im Wadenbeinköpfchen und an anderen Stellen nachzuweisen.

Gefährdend sind **Tätigkeiten**, die für kürzere oder längere Zeit mit Arbeiten in erhöhtem Luftdruck verbunden sind, z. B. Caisson-Arbeiten, Tauchen, Arbeiten im Tunnelbau unter dem Wasserspiegel. Voraussetzung für die Anerkennung als BK sind diese besonderen Arbeitsbedingungen, die bereits **Jahre zurückliegen** können, bevor die sekundären Veränderungen im Knochensystem diagnostiziert werden.

Prävention. Die Gesundheitsgefährdung durch Überdruck (insbesondere die unsachgemäß verkürzte Dekompression) bedingt mehrere Arbeitsschutzvorschriften und etablierte Präventionsmaßnahmen. Arbeitsmedizinische Vorsorgeuntersuchungen (berufsgenossenschaftlicher Grundsatz G31 – Überdruck – bzw. BGV C 23; vordem VBG 29 – Taucherarbeiten), BG I 690 – Merkblatt für die Behandlung von Erkrankungen durch Arbeit in Druckluft- und die Druckluftverordnung (vom 04. 10. 1972, BGBl. I S. 1909, zuletzt geändert am 19. 06. 1997, BGBl. I S. 1384 mit insgesamt 3 Richtlinien, darunter jene für die ärztliche Untersuchung, Bek. des BMA vom 19. 03. 1973, ArbSch, S. 194 und Richtlinie für das Ausschleusen mit Sauerstoff nach Arbeiten mit Druckluft, Bek. des BMA vom 28. 08. 1974, ArbSch. S. 295 sowie Bekanntmachung des BMA vom 26. 10. 1994; BArbBl. 12/1994, S. 52–60). Die Bereitstellung einer Druckluftkammer und eines ermächtigten Arztes („Caisson-Arzt") ist obligatorisch ab 70 kPa (0,7 bar).

Diagnose und Verlauf. Als Barotrauma werden Beschwerden infolge Druckausgleichsstörung bezeichnet: Ohren, Nasennebenhöhlen, behandelte Zähne sind betroffen bei Tubenverschluss bzw. Katarrhen (Schlucken, Valsalva-Manöver und Therapie sind ratsam). Atemgasintoxikation führt zum Tiefenrausch mit Euphorie, Koordinationsstörungen. Die Sauerstoffintoxikation kann Lungenödem und ZNS-Störungen verursachen, Hyperkapnie zu Dyspnoe und Panikreaktionen führen. Todesfälle bei Berufs- und Freizeittauchern sind bekannt.

Im Bereich des orthopädischen Fachgebietes können verschiedene Krankheitsbilder und Verlaufsformen unterschieden werden:
➤ der kontinuierliche Übergang der **akuten** Osteoarthralgie in die **chronische** Form,
➤ die chronische Form nach einer akuten Erkrankung mit einem beschwerdefreien Intervall,
➤ eine chronische Gelenkerkrankung nach wiederholten leichten Gelenkerkrankungen,
➤ eine chronische Erkrankung ohne vorausgegangene akute Erscheinungen.

Die Caisson-Krankheit (Dekompressionssyndrom) zeigt insbesondere Gelenkschäden, es entwickeln sich Arthrosen, Sequester und aseptische Knochennekrosen. Die Wahrscheinlichkeit des Auftretens von Skelettveränderungen ist größer nach akuten Tauchzwischenfällen, die als Arbeitsunfall gelten. Einmal nachgewiesene Skelettveränderungen entwickeln sich im Allgemeinen weiter. Meist besteht ein polyostotischer Befall, sodass beim Verdacht auf diese BK auch die Oberarmköpfe röntgenologisch untersucht werden sollten.

Es lassen sich einzelne Stadien im Verlauf der BK röntgenologisch unterteilen:
➤ **Initialstadium** mit einer leichten subchondralen Sklerose, verbunden mit Knochenrarefizierung und Entmineralisation weiter Gebiete in der Gelenkumgebung,
➤ **2. Stadium**, charakterisiert durch erbsengroße helle Flecken bzw. scharf begrenzte Zysten mit sklerotischem Rand und pagetartige Verdichtungen,
➤ **3. Stadium** mit Skleroseherden, z. B. in den Oberarmköpfen bis in die Diaphyse hineinreichend, sowie multiple große Höhlen bzw. Zysten, Infarkte der langen Röhrenknochen und Veränderungen der Gelenkflächen,
➤ **4. Stadium**, gekennzeichnet durch sekundäre Arthrosen mit Osteophyten und freien Körpern bei wabenartiger Struktur, z. B. des Oberarmkopfes.

Eine Gesetzmäßigkeit für das Auftreten der Skelettveränderungen besteht nicht. Das klinische und röntgenologische Bild der aseptischen Nekrose, besonders in den Schenkelköpfen, ist uncharakteristisch. Beschwerden treten insbesondere bei der chronischen Form eher im Hüftgelenk auf, sonst auch im Schultergelenk. Die **Schmerzen** können sehr erheblich sein, z. T. sind sie jedoch trotz schwerer röntgenologischer Veränderungen gering. Die Entwicklung von Muskelhärten durch Nekrosen im Muskel wird von einigen Autoren angenommen, ferner Neuralgien und Sensibilitätsstörungen.

Disposition. Ein Vorschaden ist für die Entwicklung der BK ohne wesentliche Bedeutung. Ungenügende Lüftung des Arbeitsraumes und Zwangshaltung der Extremitäten bei der Arbeit werden als begünstigender Faktor aufgeführt, ebenso Fettsucht oder Kreislaufstörungen.

Differenzialdiagnose und Vorschaden. Berufsfremde Ursachen für die Druckluftschädigung (z. B. privates Sporttauchen) müssen ausgeschlossen bzw. bei Zusammenwirken von beruflichen und außerberuflichen Noxen in ihrer Bedeutung abgewogen werden. Die Schenkelkopfnekrose nach Fraktur lässt sich im Allgemeinen ätiologisch klären. Differenzialdiagnostische Schwierigkeiten ergeben sich bei einer Hüftkopfnekrose und zugleich bestehenden Nieren- oder Stoffwechselleiden.

Beurteilung. Bei Vorliegen einer Veränderung des Skelettsystems mit aseptischen Knochennekrosen und beim Nachweis einer entsprechenden Berufsanamnese sind andere mögliche konkurrierende Befunde wie Nieren- oder Stoffwechselleiden für die Beurteilung ohne wesentliche Bedeutung. Eine Einschränkung für das zeitliche Auftreten **nach** Aufgabe der Berufstätigkeit besteht nicht.

Prognose und Therapie. Der Verlauf der chronischen Gelenkveränderungen kann therapeutisch nicht kausal beeinflusst werden. Die Behandlung bleibt symptomatisch und wird durch die sekundären Gelenkveränderungen bestimmt. Diese Gelenk- und Knochenveränderungen verschwinden nicht, sondern nehmen im Allgemeinen noch zu. Die betroffenen Personen sind arbeitsmedizinisch/ taucherärztlich zu untersuchen und dürfen meist nicht mehr unter Überdruckbedingungen arbeiten. Ein Merkblatt für die Behandlung von Erkrankungen durch Arbeiten im Überdruck wurde vom HVBG (nunmehr: DGUV) herausgegeben (15, 35).

II. Berufskrankheiten durch Infektionserreger mit sekundärer Beteiligung der Haltungs- und Bewegungsorgane: BK Nr. 3101 (Infektionskrankheiten), 3102 (Zoonosen), 3104 (Tropenkrankheiten)

Vorbemerkung

Bei den 3 folgenden Berufskrankheiten stehen die Befunde an den Haltungs- und Bewegungsorganen nicht im Vordergrund. Die orthopädische Begutachtung wird deshalb in der Regel und in seltenen Fällen konsiliarisch erfolgen.

BK Nr. 3101: Infektionskrankheiten, wenn der Versicherte im Gesundheitsdienst, in der Wohlfahrtspflege oder in einem Laboratorium tätig oder durch eine andere Tätigkeit der Infektionsgefahr in ähnlichem Maße besonders ausgesetzt war

(22 f, 29, 34, 42, 57, 59, 62, 66, 74, 77)

Berufliche Belastung. Zu den Tätigkeiten im Gesundheitsdienst gehören ausschließlich die unmittelbare Betreuung und Pflege von Kranken, so in der Praxis eines Arztes, Zahnarztes, Heilpraktikers, im Medizinischen Dienst, in Laboratorien und auf Krankenhausstationen. Nicht in den Kreis der hier Versicherten gehört in der Regel das Büropersonal. Die Gefahr der berufsbedingten Infektion kann im Rahmen der Arbeit dauernd und gewohnheitsmäßig oder gelegentlich und vorübergehend bestanden haben. Der Nachweis der individuellen Infektionsquelle ist nicht immer erforderlich, die Berufstätigkeit muss aber mit besonderen, über das normale Maß hinausgehenden Gefahren der Infektion verbunden sein.

Die Tuberkulosemorbidität ist statistisch bei den in der Krankenpflege offentuberkulöser Patienten Beschäftigten wesentlich höher als beim Personal in allgemeinen Krankenhäusern. Das **Tuberkuloserisiko** der Schwestern steht an der Spitze, dann folgt das der Stationshilfen, Ärzte, Krankenpfleger, Handwerker, des Fahrpersonals der Tuberkuloseheilstätten und der Angestellten im allgemeinen Gesundheitsdienst.

Mitarbeiter von Fremdfirmen, die z. B. im Klinik- oder Laborbereich einem überdurchschnittlichen Infektionsrisiko ausgesetzt sind, fallen unter den

3.5 Begutachtung von Berufskrankheiten der Haltungs- und Bewegungsorgane

Versicherungsschutz. Einzelheiten der zahlreichen Infektionserkrankungen werden hier nicht dargestellt.

Prävention. Die berufliche Gefährdung durch Infektionserreger ist zu reduzieren insbesondere durch allgemeine Hygiene und Arbeitsschutzmaßnahmen (BioStoffV, §§ 5 ff.). Beachtung der Technischen Regeln für biologische Arbeitsstoffe (TRBA 002), berufsgenossenschaftliche Unfallverhütungsvorschriften (z. B. BGV B12, BGV C 8) sowie Merkblätter und Richtlinien (z. B. BGR 120, 125, 128, BGI 628 ff.). Beachtenswert sind arbeitsmedizinische Vorsorgeuntersuchungen (G 42) und Impfungen sowie das Infektionsschutzgesetz (IfSG, vordem Bundesseuchengesetz) mit geregelter Anzeigepflicht (42).

Diagnose und Verlauf. Nach der Übertragung von Krankheitserregern von Mensch zu Mensch werden im Allgemeinen Symptome außerhalb der Stütz- und Bewegungsorgane im Vordergrund stehen und zu beurteilen sein. Bei folgenden Erkrankungen können Frühsymptome auftreten in offenen Wunden oder an Stütz- und Bewegungsorganen:

- Erysipel,
- Gasbrand,
- Tetanus,
- Sepsis,
- Poliomyelitis,
- Tuberkulose,
- Brucellosen.

Bei **Wundinfektionen** besteht eine unübersehbare primäre Schädigung, oft mit entsprechendem Erregernachweis. In einigen Fällen handelt es sich hier um sehr virulente Erreger mit einer erheblichen Resistenz. Typische Verlaufsformen für die BK entfallen sonst.

Offene Hautwunden sind auch für die Infektion durch Tuberkulosebakterien empfänglich und können Leichentuberkel oder Sehnenscheidentuberkulose zur Folge haben. Die Tuberkulose der Stütz- und Bewegungsorgane, die Extrapulmonaltuberkulose, ist fast immer Folge einer hämatogenen Streuung vom tuberkulösen Lungenherd, der bei der Manifestation in Stütz- und Bewegungsorganen bereits ausgeheilt sein kann. Die Absiedlung erfolgt allerdings meist bei der Primärinfektion. Die Latenzzeit der klinisch nachweisbaren extrapulmonalen Tuberkuloseform beträgt in der Regel

- mehr als **3 Monate** bei der Wirbeldornfortsatztuberkulose, extraartikulären Kortikalisherden, Spondylitis der HWS,
- mehr als **6 Monate** bei der Tuberkulose der Rippen-Sternum-Region, der Iliosakralfugen, des Fersenbeines, des Schulterblattes,
- mehr als **9 Monate** bei der Brustwirbeltuberkulose, beim Fungus am Kniegelenk, bei extraartikulären Herden in Meta- und Diaphysen, Handgelenktuberkulose,
- mehr als **12 Monate** bei der Tuberkulose des Schultergelenks, der Lendenwirbelsäule sowie der Koxitis-Tbc. Dabei kann sich die Latenzzeit auf 3 – 7 Jahre, z. B. bei der Hüfttuberkulose, ausdehnen. Zusätzlich ist eine spätere endogene Exazerbation der Lungenherde möglich.

Sekundäre Veränderungen durch **Morbus Bang** kommen im Bereich der Wirbelsäule vor.

Disposition. Grundsätzlich ist die Entstehung hämatogener Streuherde als Abwehrinsuffizienz des Organismus aufzufassen. Die Disposition ist daher für die Erkrankung mitentscheidend, rechtlich aber ohne Bedeutung.

Vorschaden und Differenzialdiagnose. Spezielle Besonderheiten der BK bestehen nicht. Differenzialdiagnostisch sind zu beachten außerberufliche Infektionsrisiken, Inkubationszeiten und Listenvorbehalte.

Beurteilung. Die berufliche Tätigkeit in einem infektionsgefährdeten Bereich und der zeitliche Zusammenhang der Erkrankung (Inkubationszeit) sind Voraussetzung für die Anerkennung der BK. Außerberufliche Infektionsquellen (z. B. in Urlaub oder Wohngemeinschaft) müssen ausgeschlossen werden. In der Regel wird die (seltene) orthopädische Begutachtung konsiliarisch erfolgen.

BK Nr. 3102: Von Tieren auf Menschen übertragbare Krankheiten

(5, 11, 22 f, 31, 34, 38, 49, 57, 59, 66 f, 77)

Vorbemerkung. Unter den Zoonosen verdient die Borreliose (Lyme-Arthritis) besondere Beachtung. Sie wird deshalb separat am Ende dieses Abschnitts vorgestellt (S. 588 ff).

Berufliche Belastung. Erreger von Tierkrankheiten können auch für den Menschen pathogen sein und übertragen werden (Zoonosen) beim Umgang mit infizierten Tieren, tierischen Erzeugnissen, infiziertem tierischem Eiweiß, tierischen Ausscheidungen und Behältnissen für tierisches Material, häufig auch bei der Fleischverarbeitung. Alle Personen, die beruflich dem oben angegebenen Infektionsrisiko ausgesetzt sind (Tierpfleger, Schlachter, Tierärzte, Laboranten u. a.), gelten als gefährdet. Die Übertragung einer tierischen Infektionskrankheit mittelbar vom Menschen entspricht nicht dieser BK.

Eine Infektion ist möglich im Bereich von Wunden (Rotlauf, Sodoku, Viruserkrankungen u. a.) mit meist typischem klinischem Bild. **Sekundäre Manifestation** der Erkrankung an den Stütz- und Bewegungsorganen und hämatogene Streuung kann nach Infektion über Haut, Schleimhaut, Atemwege und Verdauungstrakt erfolgen.

Bei Beschäftigung in tuberkulosefreien Rinderställen ist die Infektion eines Tierpflegers mit Mycobacterium bovis eine BK, wenn nicht der begründete Verdacht auf eine Infektion vom Menschen vorliegt. Die **Knochen-Tbc** des Typ bovinus tritt vorwiegend bei Schlachtern und Tierärzten auf. Diese berufsbedingte Erkrankung bestimmter Organe soll überwiegend durch den Infektionstyp bedingt sein. Besonderheiten weist diese Erkrankung als BK sonst nicht auf.

Morbus Bang aus der Gruppe der **Brucellosen** zeigt einen wechselhaften Verlauf. In der 1. Phase treten Schwellungen der regionären Lymphknoten und Allgemeinerscheinungen auf. Die Inkubationszeit beträgt Tage bis Monate. Die 2. Phase der Erregerausstreuung mit Fieber kann Wochen bis viele Monate anhalten. In der 3. Phase kommt es zur Organmanifestation mit Knochennekrosen, besonders an den Wirbelkörpern.

Prävention. Die berufliche Gefährdung durch Zoonosen ist zu reduzieren insbesondere durch die Vermeidung des Kontakts mit infektiösen Tieren oder deren Produkten und durch die Sanierung der Tierbestände. Zudem sind entsprechende Arbeitsschutz- und Hygienemaßnahmen durchzuführen (siehe BK Nr. 3101).

Beurteilung. Auch wenn die individuelle Disposition zur Manifestation der tierischen Infektionskrankheit (ebenso wie bei der BK Nr. 3101) von Bedeutung ist, so verhindert diese Disposition und eine ggf. bestehende Resistenzschwäche keineswegs die Anerkennung der Infektionskrankheit als BK beim Vorliegen der beruflichen und zeitlichen Voraussetzungen (Inkubationszeiten). Die (seltene) orthopädische Begutachtung wird in der Regel konsiliarisch erfolgen.

Borreliose, Lyme-Arthritis (BK Nr. 3102)

Vorbemerkung. Nach dem Stich einer Schildzecke („Holzbock", mit Borrelia spp. infiziert – speziell B.-burgdorferi-Spezies sensu lato bzw. strictu, Erregerreservoir z. B. Mäuse, Zwischenwirte meist Warmblüter) kann eine Multiorgankrankheit auftreten (Lyme-Borreliose, seit 1976 benannt). Andere Vektoren sind hierzulande Raritäten ohne praktische Bedeutung. Die Erreger können krankhafte Befunde verursachen an Haut, Nervensystem, Herz, Augen und Bewegungsorgan (Arthralgien, Lyme-Arthritis, Inzidenz ca. 50 000/Jahr). Auftreten, Ausprägung, Organbefall und Verlauf variieren sehr stark, auch die Laborbefunde. Die Zahl der Erkrankungsfälle steigt offensichtlich, ihr örtliches und zeitliches Verteilungsmuster erweitert sich – wie Meldungen und Seroprävalenzstudien zeigen. Hier werden Befunde auf orthopädischem Fachgebiet vorgestellt, die im Kontext mit dem Gesamtbild der Erkrankung beurteilt werden müssen.

Berufliche Belastung. Ein deutlich erhöhtes Infektionsrisiko besteht, wenn der Arbeitsplatz in dem Biotop einer infizierten Schildzecke (bis ca. 60 % des Bestandes: Hochrisikogebiet, FSME-Impfung empfohlen) liegt und ein Zeckenstich erfolgte. Dies kann zutreffen z. B. für Waldarbeiter, Jäger, Forst- und Landwirte sowie Gärtner. Im Bereich niedriger Vegetation – bis ca. 1,5 m Höhe, z. B. Unterholz, (Laub-)Wald, an Übergangszonen, Wegrändern, auch im Garten oder Park – werden die Zecken meist im Vorbeigehen vom Gebüsch oder Gras abgestreift. (Professionelles Sammeln ergibt u. U. mehrere Hundert Exemplare, entsprechendes Verfahren am Arbeitsplatz ggf. erwägen.) Geographisch besteht (noch?) ein Süd-Nord-Gefälle, im Gelände von über 1000 m Höhe finden sich keine Holzbockzecken. Winterruhe bei < 8 °C, Kälteperioden mit -20 °C werden nicht überlebt. Der Jahresverlauf zeigt Erkrankungsmaxima von Frühling bis Herbst, aber auch an milden Wintertagen können Zecken aktiv sein. Zecken in Lauerstellung

3.5 Begutachtung von Berufskrankheiten der Haltungs- und Bewegungsorgane

orientieren sich nach thermischen, chemischen und mechanischen Signalen. Je länger und intensiver der Aufenthalt im Zeckenendemiegebiet ist und je unvollständiger die Expositionsprophylaxe (s. u.), desto größer die Wahrscheinlichkeit des Stiches. Seroprävalenzstudien zeigen die (nach Tätigkeit und Region/Nord-Süd-Deutschland) unterschiedlichen Infektionsrisiken bei Forstarbeit und Freizeitaktivitäten: Arbeit jeweils über 10 %, Freizeit jeweils unter 4 %.

Prävention. Sachkenntnis und Risikobewusstsein sind Voraussetzung für das Vermeiden des schmerzlosen Zeckenstiches. Borrelia-burgdorferi-Erreger sind nach BioStoff-Verordnung in Risikogruppe 4 klassifiziert. Die Wirkungsdauer von Repellents beträgt u. U. nur wenige Stunden. Eine geschlossene, helle Bekleidung mit langen Ärmeln und Hosenbeinen, die in Socken und festem Schuhwerk den Zecken keinen direkten Zugang bieten, werden bei (möglichst zeitlich begrenztem) Aufenthalt im Risikogelände empfohlen. Währenddessen Sichtkontrolle, wobei die Größenunterschiede (von ca. 0,8 bis > 5 mm) zu beachten sind: winzige Larven und Nymphen (meist im Frühjahr) und adulte vollgesogene weibliche Zecken. Nach Arbeitsende und anschließendem Kleiderwechsel den gesamten Körper nach Zecken absuchen, insbesondere Beine, Gesäß, Leistenbeuge, Genitalregion, Rumpf, auch Kopfbereich. Der Stich von ca. 15 Minuten Dauer erfolgt meist an warmen, feuchten, gut durchbluteten Hautarealen.

> **!** Je schneller und weniger gequetscht die saugende Zecke entfernt wird, desto geringer das Infektionsrisiko.

Also Sichtkontrollen und „Zeckenkarte" (Pinzette, Zeckenzange oder Messerklinge) tief, d. h. kopf-/stichapparatnah ansetzen und dann einfach abziehen. Anschließend Desinfektion und Markierung des Hautareals. Ein in der Haut verbliebener Stechapparat ist weniger infektiös als eine ausgequetschte Zecke. Die prophylaktische Antibiotikagabe oder Impfung (nur für FSME ratsam) wird nicht empfohlen. Der Arzt sollte auf mögliche (Früh-)Symptome an Haut und Nervensystem hinweisen.

Diagnose und Verlauf. Die Diagnosestellung ist oft schwierig, der Krankheitsverlauf vom Früh- bis zum Spätstadium sehr variabel. Anamnestisch ist nach Aufenthalten und Aktivitäten (beruflich und privat) in Risikogebieten zu fragen:
➤ Wurden Zeckenstiche festgestellt (in ca. 50 %)?
➤ Fanden sich ein Erythema migrans (EM, Frühsymptom), Lymphozytom, Lymphadenosis cutis benigna oder unspezifische Allgemeinsymptome („Sommergrippe"), diese ebenfalls nicht obligat?
➤ Wurden bereits dermatologische oder neurologische Untersuchungen durchgeführt?

Die traditionelle 3-Stadien-Einteilung der Borreliose kann folgende orthopädische Befunde zeigen:
1. Frühstadium: ggf. 1–4 Wochen nach Stich: Lokalbefund, vorübergehend – auch ohne Therapie.
2. Nach hämatogener Streuung ggf. Organbefall, rheumatologische Symptome: Arthralgie, Myalgie für Stunden bis Tage, meist flüchtig, unspezifische Allgemeinsymptome.
3. Spätstadium (Monate und Jahre nach der Infektion): rezidivierende Mono- oder Oligoarthritis der (Knie-)Gelenke, starke Arthralgien, auch ohne Synovitis (unbehandelte EM-Patienten zu ca. 50 % betroffen, 4 Tage bis 2 Jahre nach Infektion auftretend). Antibiotikatherapie meist erfolgreich, sonst „chronische Lyme-Arthritis", die nach mehreren Jahren spontan ausheilen kann. Röntgenologisch nachweisbare Erosionen können in seltenen Fällen zu Gelenkdauerschäden führen. Auch Baker-Zysten, evtl. mit Ruptur, wurden beschrieben.

Als rheumatologische Befunde der Borreliose wurden beschrieben:
➤ Bursitis oder Myositis,
➤ Daktylitis,
➤ dermatomyositisartige Verläufe,
➤ Fasziitis,
➤ Osteomyelitis,
➤ Pannikulitis,
➤ (Teno-)myositis.

Die Borrelienserologie ist in ihrer Beurteilung komplex und nur im Hinblick auf das Krankheitsbild aussagekräftig. Nur in den neuen Bundesländern besteht eine Meldepflicht und die entsprechende „Falldefinition" des Robert Koch-Institutes erscheint beachtenswert.
Hier wird das klinische Bild als vereinbar mit Erythema migrans und/oder Neuroborreliose-Frühstadium vorausgesetzt. Bei bestehendem Hautbe-

fund sind Nachweise von IgM- und IgG-Antikörpern (z. B. ELISA, IFA) und Bestätigung durch Immunoblot gefordert. Wegen fehlendem spezifischem Antikörpernachweis bei bestehendem EM (ca. 50%) bleiben die Laborergebnisse für Diagnose und Therapie unberücksichtigt. Das Verfahren bei Neuroborreliose erfordert speziellere Untersuchungen.

Der IgM-Antikörpertiter kann abfallen und verschwinden (nach 6 Monaten) oder persistieren über Jahre hinweg bei Beschwerdefreiheit. Entsprechendes gilt für IgG, wobei chronische Verläufe oft höhere Titer zeigen. Laborinterne Referenzwerte sollten bei der Beurteilung beachtet werden. Falsch positive Ergebnisse finden sich bei akuter EBV-, VZV-, CMV- und Lues-Hepatitis. Die Entzündungslaborparameter zeigen uncharakteristische Ergebnisse.

Bei Lyme-Arthritis kann der Ig-Nachweis im Gelenkpunktat erfolgen, der direkte Erregernachweis im Synovia-Biopsiematerial versucht werden. PCR-Untersuchungen für Synovialgewebe sind durchführbar.

Disposition. Immunschwäche beeinträchtigt die Abwehrlage des Organismus und kann so Manifestation und Verlauf von Infektionskrankheiten beeinflussen. Die Vielfalt der Krankheitsbilder könnte durch einen unterschiedlichen Immunstatus, aber auch durch die verschiedenen Erregerspezies erklärbar sein. Eine versicherungsrechtliche Relevanz dürfte schwer zu begründen sein.

Vorschaden und Differenzialdiagnostik. Die Abgrenzung vorbestehender Gesundheitsschäden und außerberuflicher Schadenssetzungen ist im Hinblick auf das äußerst variantenreiche Krankheitsbild und den kaum überschaubaren Krankheitsverlauf sehr schwierig. Auch die Differenzialdiagnose ist nicht einfach, u. a. sind unspezifische Arthralgien oder Myalgien, Fibromyalgiesyndrom, chronisches Müdigkeitssyndrom abzuklären, damit nicht eine Verdachtsdiagnose zur BK wird. Diese Möglichkeit besteht z. B. bei psychosomatischen Erkrankungen (vermeintliche „Borreliose-Neurose") mit scheinbar gerade passenden Laborbefunden.

Beurteilung. Zunächst ist zu klären, ob ein beruflicher Zusammenhang mit einem Zeckenstich begründet werden kann. Außerberufliche Risiken durch naturnahe Aktivitäten (z. B. Gartenarbeit, Joggen, Nordic Walking, Mountain Biking, Waldlauf, Angeln oder Jagd) sind abzuklären. Dann stellt sich die Frage, ob der Stich mit Wahrscheinlichkeit tatsächlich erfolgte. Dabei sind Lokalbefunde und Indizien zu berücksichtigen. Neben den örtlichen Gegebenheiten sind insbesondere die jeweiligen Zeitpunkte und Abläufe zu beachten. Dabei ist die Variabilität des Krankheitsbilds, des weiteren Verlaufs und der Untersuchungsbefunde berücksichtigen. Die Borreliose kann selbstlimitierend ohne Funktionsausfälle verlaufen und sich auf „Serumnarben" beschränken. Therapierefraktäre Verlaufsformen sind selten, ebenso Komplikationen, z. B. dauerhafte Gelenkschäden, infektiöse Koxitis, evtl. erforderliche Hüftkopfresektion mit Endoprothese. Bei unbehandelten Patienten können weitere Organe erkranken (z. B. Neuroborreliose, Uveitis, kardiale Komplikationen). Falls im Krankheitsverlauf Funktionsstörungen im orthopädischen Fachbereich auftreten, sind diese nach den üblichen Standards zu beurteilen (entsprechend z. B. rheumatisch verursachten Gelenkschäden). Nachuntersuchungen werden empfohlen.

Prognose und Therapie. Krankheitsbild und -verlauf sind sehr variabel. Bei frühzeitiger Diagnosestellung und adäquater Therapie ist folgenlose Ausheilung die Regel. Ohne Behandlung kann es zu mehrjährigem Verlauf kommen, wobei Spontanheilungen beobachtet wurden. Insgesamt sind Komplikationen und Dauerschäden selten. Der Antibiotikagabe (näheres siehe Fachliteratur: meist Doxycyclin 200 mg/d für 4 Wochen – d. h. länger als bei EM –, bei Therapieversagern Infusionstherapie, Cephalosporine, ggf. Wiederholungszyklen, bei Antibiotikaresistenz NSAR evtl. kombiniert mit Hydroxychloroquin) muss nur in Einzelfällen eine operative Maßnahme (ggf. Synovektomie o. ä.) folgen. Auch Physiotherapie kann indiziert sein.

BK Nr. 3104: Tropenkrankheiten, Fleckfieber

(22 f, 34, 57, 59, 66, 77)

Bei versicherten Beschäftigten der Seefahrt, Luftfahrt und bei im Ausland tätigen Personen kommt die Anerkennung dieser BK in Betracht. Krankheiten durch Fehl- oder Mangelernährung, Klimaeinflüsse und aufgrund von Erkrankungen, die auch in Europa vorkommen, sind keine BK. Differenzial-

3.5 Begutachtung von Berufskrankheiten der Haltungs- und Bewegungsorgane

diagnostisch sind außerberufliche Infektionsrisiken und Inkubationszeiten zu beachten.

Die Manifestation an Haltungs- und Bewegungsorganen ist selten. Eine Begutachtung wird deshalb in der Regel nicht durch den orthopädischen Fachvertreter erfolgen.

III. Berufskrankheiten durch chemische Einwirkungen mit Beteiligung der Haltungs- und Bewegungsorgane

(siehe S. 550 ff, Tabelle 3.**1**, Literatur der BK-Merkblätter sowie 15, 22 f, 29, 34, 57, 59, 66 f, 77)

Vorbemerkung. Bei den folgenden Berufskrankheiten durch sog. Listenstoffe (chemische Stoffe der BK-Liste, S. 550 f) stehen die Befunde an den Haltungs- und Bewegungsorganen meist nicht im Vordergrund. Die orthopädische Begutachtung wird deshalb in diesen seltenen Fällen konsiliarisch erfolgen.

Gefahrstoffe können trotz gleichartiger Zusammensetzung und Konzentration bei den einzelnen exponierten Berufstätigen individuell unterschiedliche krankhafte Veränderungen hervorrufen, die auch direkt oder indirekt die Bewegungsorgane betreffen. Als pathogene Mechanismen sind zu nennen:
- eine Beeinflussung des Kalzium-Phosphor-Stoffwechsels mit Veränderungen der Knochenstruktur,
- eine Speicherung im Knochen,
- eine kapillartoxische Wirkung,
- eine neurotoxische Wirkung mit Neuritis und ZNS-Schäden,
- eine allgemeine Wirkung auf den Zellmetabolismus.

Es handelt sich bei dem Vorliegen derartiger berufsbedingter Schäden **nicht um akute** Vergiftungen, die innerhalb einer Arbeitsschicht aufgetreten sind und den Bedingungen eines Arbeitsunfalls entsprechen würden (sofern es sich nicht um sog. Listenstoffe handelt), sondern hauptsächlich um **Einwirkung meist geringer Dosen über längere Zeiträume**, die je nach Disposition des Beschäftigten zu entsprechenden Veränderungen führen, u. U. erst nach Aufgabe der beruflichen Tätigkeit.

Prävention. Die berufliche Gefährdung durch Chemikalien wird durch ein komplexes System von Arbeitsschutzmaßnahmen reduziert; es umfasst allgemeine Deklarations- und Umgangsvorschriften sowie Vorsorgeuntersuchungen zur Frühdiagnostik entsprechender Gesundheitsschäden. In diesem Zusammenhang sind insbesondere die Gefahrstoffverordnung, Technische Regeln für Gefahrstoffe (TRGS), ferner berufsgenossenschaftliche Regeln und Grundsätze für arbeitsmedizinische Untersuchungen (z. B. G2) u. a. zu nennen. Als Konsequenz daraus sind die durch Chemikalien verursachten Berufskrankheiten zahlenmäßig unbedeutend (s. Tabelle 3.**2**), (S. 556).

Diagnose. Neben dem klinischen Befund ist für die Feststellung einer BK die Arbeitsanamnese entscheidend. Die Exposition gegenüber Gefahrstoffen ist zu dokumentieren, zu objektivieren und möglichst zu quantifizieren. Sicherheitsdatenblätter geben erste Hinweise. Bedeutsam sind Analysen in der Luft (z. B. TRGS 900, 8). Im Rahmen des Biological Monitoring (TRGS 710) bestimmen Ärzte die Biologischen Arbeitsstofftoleranz [BAT]-Werte (TRGS 903) bzw. Expositionsäquivalente für krebserzeugende Arbeitsstoffe [EKA]-Werte im biologischen Material. Gezielte arbeitsmedizinische Vorsorgeuntersuchungen (z. B. G2, 9, 32, 34) ermöglichen eine Frühdiagnostik. Dazu ungeeignet sind traditionell in Lehrbüchern genannte Farbveränderungen an Zähnen (ein Bleisaum: grau, gingival bzw. Kadmiumsaum: gelb an den Zahnhälsen; weiße Flecken an den Zähnen: Fluor oder bläuliche Säume am Zahnfleisch: Quecksilber).

Strukturveränderungen in Knochen

Derartige Veränderungen finden sich in unterschiedlicher, röntgenologisch nachweisbarer Form. Ursache kann eine Speicherung der Substanz in meist stabilen Verbindungen im Knochen sein, aus dem die Substanz, z. B. durch Ansäuerung, wieder mobilisiert werden kann und so rezidivierend Vergiftungssymptome erzeugt, z. B. **BK Nr. 1101** (Erkrankungen durch **Blei** und seine Verbindungen). Am wachsenden Skelett können bei der chronischen Bleiaufnahme Verdichtungslinien in den Metaphysen auftreten, ähnlich dem Bild der Überdosierung von Vitamin D. Beim Erwachsenen finden sich nach Bleispeicherung homogene Verdichtungen in der Metaphyse sehr selten.

Auch nach **Beryllium**aufnahme **(BK Nr. 1110)** können bei einem Teil der Exponierten **Periostverdickungen** der Rippen und der langen Röhrenknochen und in Einzelfällen eine Berylliumrachitis auftreten neben der allgemeinen Berylliose. Diese Erscheinungen entstehen oft erst viele Jahre nach den akuten Vergiftungserscheinungen. Auch **Arsen** kann im Knochen angereichert werden **(BK Nr. 1108)**.

Bei der Verwendung **radioaktiver Substanzen** können „Bone-Seeker" im Knochen gespeichert werden und zu einer Akkumulation der Strahlenwirkung führen, z. B. Plutonium, Radium, Strontium, Phosphor, Calcium, Yttrium **(BK Nr. 2402)**. Substanzen mit einer besonderen Affinität zum Knochengewebe führen zu Veränderungen der Knochenstruktur bzw. des Knochenstoffwechsels.

Strahlenschäden treten bei langer physikalischer oder biologischer Halbwertszeit mit spezifischer Wirkung (Induktion von **Knochentumoren**) und unspezifischer Wirkung (Herabsetzung der Resistenz mit **Osteomyelitis**) auf.

Fluor (BK Nr. 1308) führt zunächst zu einer **Auflockerung** der Knochenstruktur mit einem osteoporoseähnlichen Bild, besonders am Becken und an der LWS. In den späteren Stadien entstehen eine **Verdichtung** und Verbreitung der Spongiosabälkchen und der Kortikalis mit Eburnisation, periostalen Auflagerungen, Verkalkungen an Band- und Sehnenansätzen, mit Einschränkung der Beweglichkeit der Wirbelsäule. Hände und Füße bleiben im Allgemeinen frei. Diese Erscheinungen traten (vor der Einführung der Vorsorgeuntersuchungen nach G 34) erst nach vieljähriger Arbeit mit Fluorexposition, frühestens nach 2–4 Jahren, auf. Nach Unterbrechung der Fluorbelastung können sich die Knochenstrukturveränderungen zurückbilden. Im Allgemeinen bleiben jedoch die Bandverkalkungen bestehen.

Knochenveränderungen im Sinne einer **Osteoporose** treten nach mehrjähriger, intensiver, d. h. hierzulande kaum zu beobachtender **Kadmium**belastung **(BK Nr. 1104)** ohne Speicherung der Substanz im Knochen auf. Röntgenologisch bestehen transversale Aufhellungszonen und eventuell Tibiaverdickungen. Die Osteoporose kann Gangstörungen verursachen (Itai-Itai-Erkrankung in Japan).

Akroosteolysen der Endphalangen und trommelschlegelartige Auftreibungen der Fingerspitzen werden auch bei klinisch manifesten Fällen von **Vinylchlorid**krankheit **(BK Nr. 1302)** beobachtet. Es finden sich 3 verschiedene Formen, die meist nebeneinander und multipel auftreten:
➤ intraossäre Zysten
➤ peripher-marginale Kortikalisusuren
➤ bandförmige Knochendurchtrennungen

Davon sind die beiden erstgenannten uncharakteristisch und vieldeutig. Immer sind die Hände mitbefallen, die Osteolysen greifen nie kontinuierlich auf die proximalen Phalangen oder Gelenke über. Hautbiopsien zeigen – auch ohne tastbare Infiltrate – eine deutliche bis erhebliche Rarefizierung der elastischen Fasern. Hautulzera werden nie beschrieben.

Das Monomer Vinylchlorid (VC) ist Ausgangsprodukt für Kunststoffe (PVC), Kältemittel und Treibmittel in Spraydosen. Inzwischen erfolgte bundesweit eine technische Sanierung mit Beseitigung der Gefährdungsmöglichkeiten. Arbeitsmedizinische Vorsorgeuntersuchungen (G36) werden gezielt durchgeführt. Im Vordergrund der VC-Krankheit stehen narkotische Wirkungen, Thrombozytopenie, Sklerodermie, Raynaud-Phänomen, Ösophagusvarizen, Erhöhung der Leberenzymwerte sowie das Hämangioendothelsarkom der Leber.

Die Knochenveränderungen durch **Phosphor** und seine anorganischen Verbindungen **(BK Nr. 1109)** erfolgen über Störungen zellulärer Enzyme, besonders über die Störung des Phosphat-Kalzium-Stoffwechsels. Zunächst ist röntgenologisch eher eine **Verdichtung** nachweisbar, später eine Kalkresorption mit **Osteoporose** oder Knochenatrophie. Die Appositionsphase kann beim Erwachsenen fehlen. Gefäßveränderungen mit nachfolgenden Ernährungsstörungen im Knochen führen zur verminderten Widerstandskraft mit **Spontanfrakturen**, Knochennekrosen, Sekundärinfektionen mit Osteomyelitis. Diese kann erst viele Jahre nach dem Ende der Phosphorbelastung in Erscheinung treten.

Erkrankungen durch Schädigung des Blut- und Gefäßsystems

Diese treten bei einigen Berufskrankheiten mit unterschiedlicher Lokalisation und klinischer Manifestation auf.

Nach **Arsen**einwirkung **(BK Nr. 1108)** kann eine auffällige Kapillarlähmung bis zur Akrozyanose und Gangrän führen. Bei **Phosphor**erkrankungen

(BK Nr. 1109) sind überwiegend Knochengefäße betroffen. Eine hämorrhagische Diathese mit Blutungen tritt nach Einwirkung von **Benzol** und seinen Homologen **(BK Nr. 1303)** auf, ebenso nach Einwirkung von knochenaffinen und **radioaktiven** Substanzen **(BK Nr. 2402)**.

Gefahrstoffe mit neurotoxischer Wirkung

Bestimmte Chemikalien können sehr unterschiedliche neurologische Ausfälle verursachen. **Lähmungen** durch chronische Einwirkung verschiedener Chemikalien kommen wegen des technischen und medizinischen Arbeitsschutzes kaum noch vor – periphere und zentrale Störungen durch **Arsen (BK Nr. 1108)**, symmetrisch mit heftigen Schmerzen, sensiblen und motorischen Ausfällen; die seltene **Blei**lähmung **(BK Nr. 1101)** besonders der Streckmuskeln des Unterarmes, aber auch im Bereich der Schulter- und Beinmuskeln, wobei der M. abductor pollicis longus meist nicht betroffen ist und selten Sensibilitätsstörungen bestehen. Zentralnervöse Veränderungen können auftreten nach **Mangan**einwirkung **(BK Nr. 1105**; dem Morbus Parkinson ähnlich), nach **Methanol- (BK Nr. 1306)** und **Quecksilber**aufnahme **(BK Nr. 1102**; Erethismus mercurialis), nach **Schwefelkohlenstoff**einwirkung **(BK Nr. 1305**; Pyramidenbahnausfälle, Polyneuropathie, dem Morbus Parkinson ähnliches Bild, selten Lähmungen, fehlende Reflexe), nach Aufnahme von **Thallium (BK Nr. 1106**; Polyneuritis ascendens, Parästhesien, burning feet), **organischen Phosphorverbindungen (BK Nr. 1307)** und **Halogenkohlenwasserstoffen (BK Nr. 1302)**. Zusätzlich können auch rheumatische Beschwerden auftreten, die von den Neuritisschmerzen kaum zu unterscheiden sind.

Die **Beurteilung** einer BK, die durch chemische Substanzen verursacht wird, erfordert eine Abklärung der neurologischen und internen medizinischen Symptome sowie entsprechende Laboruntersuchungen, die hier nicht im Einzelnen aufgeführt werden sollen. Die berufliche Exposition ist vom Träger der Unfallversicherung (technischer Aufsichtsbeamter) oder Gewerbeaufsichtsamt zu ermitteln und wegen der ständigen Veränderungen der technisch-chemischen Verfahren in der Industrie besonders bedeutsam. Die Erhebung der Berufsanamnese erfordert große Sachkenntnis und Sorgfalt. In einigen Industriezweigen können erfahrungsgemäß Gefährdungsmöglichkeiten bestehen, wie z. B. bei der Verarbeitung von Mineralien, in der Farbindustrie, chemischen Industrie, Schädlingsbekämpfungsmittelindustrie, keramischen und glasverarbeitenden Industrie, bei der Verarbeitung von Lösungsmitteln, in der Kunststoffindustrie. Hinzu kommen jene Betriebe, die mit chemischen Verfahren, Lösemitteln, Farben, Kunststoffen, Mineralien, Gasen und radioaktiven Stoffen arbeiten. Bemerkenswerterweise machen in dieser Branche die „chemietypischen" Unfälle (z. B. Vergiftungen oder Verätzungen) bei den meldepflichtigen Unfällen nur ca. 0,3 bzw. 2 % aus. Noch geringer ist der Anteil der erstmals berenteten Fälle (ca. 1 %). Demnach dürften sich in diesem Bereich orthopädische Fragestellungen auf wenige Einzelfälle beschränken.

Literatur

Weitere Literaturangaben finden sich in den jeweiligen Merkblättern zu den einzelnen Berufskrankheiten, deren Fundstellen sind in Tabelle 3.1 (S. 550 ff) genannt. Zudem sind im Text an der entsprechenden Stelle weiterführende Internetadressen genannt.

Literatur mit Übersichtscharakter und zahlreichen Literaturzitaten ist mit * ausgezeichnet.

1. Baars S, Hittmann F, Stahlkopf H, Fischer B, Jansing JP, Butz M. Gewerbeärztliche Erfahrungen und Auswertungen von Zusammenhangsgutachten zur Berufskrankheit BK 2108. Verbandsmitteilung. Arbeitsmed Sozialmed Umweltmed 2004; 39: 134–144
2. Barrot R. Checkliste zur Überprüfung der arbeitsmedizinischen Voraussetzungen für die BK 2101. Ergo-Med 1999; 1: 26–29.
3.* Bergmann A, Seidler A, Schumann B et al. Zusammenhang zwischen beruflicher Exposition durch Ganzkörpervibration und bandscheibenbedingten Erkrankungen der Lendenwirbelsäule – Auswertungen innerhalb der Deutschen Wirbelsäulenstudie. Zentralb Arbeitsmed 2007; 57: 314–327
4. Berufskrankheiten-Verordnung (BKV) vom 31.10.1997 (BGBl. I S. 2623), zuletzt geändert am 05.09.2002 (BGBl. I S. 3541)
5.* Bischoff HP, Heisel J, Locher H, Hrsg. Praxis der konservativen Orthopädie. Stuttgart: Thieme; 2007
6. Bischoff M, Kinzl L, Hehl G. Erkrankungen der Sehnenscheiden oder des Sehnengleitgewebes sowie der Sehnen- und Muskelansätze (BK Nr. 2101) und der Schleimbeutel (BK Nr. 2105). Trauma Berufskh 2001; 3: 135–138
7.* Bolm-Audorff U et al. Medizinische Beurteilungskriterien zu bandscheibenbedingten Berufskrankheiten der Lendenwirbelsäule (I). Konsensempfehlungen zur Zusammenhangsbegutachtung der auf Anregung des

3 Begutachtungen mit besonderer Fragestellung

HVBG eingerichteten interdisziplinären Arbeitsgruppe. Trauma Berufskh 2005; 7: 211–252
8. Bundesministerium für Arbeit und Sozialordnung – BMAS, Hrsg. Sicherheit und Gesundheit bei der Arbeit. 2000 – Unfallverhütungsbericht. Bonn; 2006
9.* Wissenschaftliche Begründung für die Berufskrankheit „Druckschädigung der Nerven". BArbBl. 9/2001, 59–63
10.* Wissenschaftliche Begründung des Sachverständigenbeirates: Gonarthrose. BArbBl. 10/2005, 46–54
11. Burmester GR, Kamradt Th, Krause A, Priem S. Die Lyme-Arthritis: Klinik, Diagnose und Therapie. Dtsch Ärztebl 1998; 95: A214–219
12. Christ E. Vibrationseinwirkung an Arbeitsplätzen. Gefährdungsbeurteilung und Prävention. Die BG. 2002;5:225–32.
13. Deutsche Gesellschaft für Arbeitsmedizin und Umweltmedizin eV (DGAUM), Hrsg. Bewertung körperlicher Belastungen des Rückens durch Lasthandhabung und Zwangshaltungen im Arbeitsprozess. Arbeitsmed Sozialmed Umweltmed 2008; 43: 455–462
14.* Deutsche Gesellschaft für Orthopädie und Orthopädische Chirurgie, Berufsverband der Ärzte für Orthopädie, Hrsg. Leitlinien Gonarthrose (033-004). 2. Aufl. Köln: Deutscher Ärzte-Verlag; 2002
15.* Deutsche Gesetzliche Unfallversicherung (DGUV – www.dguv.de, ehedem: Hauptverband der Gewerblichen Berufsgenossenschaften – HVBG – www.hvbg.de, mit umfangreichem Informationsangebot, vgl. HVBG): Arbeitsmedizinische Vorsorge – Berufsgenossenschaftliche Grundsätze für arbeitsmedizinische Vorsorgeuntersuchungen. 4. Aufl. Stuttgart: Gentner; 2007
16. Dupuis H, Hartung E, Konietzko I. Arbeitstechnische Voraussetzungen für die BK 2103. Arbeitsmed Sozialmed Umweltmed 1998; 33: 490–496
17.* Ellegast R, Ditchen D, Bergmann AK et al. Erhebung zur beruflichen Wirbelsäulenexposition durch die Technischen Aufsichtsdienste der Unfallversicherungsträger im Rahmen der Deutschen Wirbelsäulenstudie. Zentralbl Arbeitsmed 2007; 57: 251–263
18. Frank K. Degenerative Erkrankungen des Bewegungsapparates – Biomechanische Theorie, soziale Schicht und Metabolisches Syndrom. Arbeitsmed Sozialmed 2007; 5: 262–273
19.* Fritze J, Mehrhoff F, Hrsg. Die ärztliche Begutachtung. 7. Aufl. Heidelberg: Steinkopf; 2008
20. Gesetz zur Einordnung des Rechts der gesetzlichen Unfallversicherung in das Sozialgesetzbuch (Unfallversicherungs-Einordnungsgesetz – UVEG) BGBl. 1996 I. 1254–1317
21. Giersiepen K, Eberle A, Pohlabeln H. Zusammenhang zwischen Erkrankungen der oberen Extremität und beruflicher Belastung durch manuelle Tätigkeiten. In: Drexler H, Broding H, Hrsg. 41. Jahrestagung der DGAUM, Erlangen 2001. Fulda: Rindt-Druck; 2001: 85–87
22.* Giesen T, Zerlett G. Berufskrankheiten und medizinischer Arbeitsschutz. 8. Aufl. Stuttgart: Kohlhammer; 1988-2008 f
23. Giesen T. Medizinisches Lexikon der Arbeitsmedizinischen Untersuchungen – Ärztliche Untersuchungen im Arbeitsverhältnis – Eignung, Vorsorge, Begutachtung. Stuttgart: Gentner; 2007
24. Gonschorek O, Bühren V. Mögliche neue Berufskrankheit Gonarthrose – wissenschaftliche Bewertung und gutachterliche Problematik. Orthopädische Praxis 2006; 42: 406–410
25. Greinmann H. Argumente gegen die Anerkennung von Kniegelenksarthrosen nach Berufsbelastung als Berufskrankheit. Unfallchirurg 1988; 91: 374
26.* Grifka J, Dullien S. Knie und Sport. Köln: Deutscher Ärzteverlag; 2009
27. Grifka J, Linhardt O, Bolm-Audorff U, Bergmann A et al. Studiendesign der Deutschen Wirbelsäulenstudie, In: Letzel S et al., Hrsg. Jahrestagung DGAUM, Mainz; 2007, CD-ROM (ISBN 978-3-9 811 784-0-1), S. 821–824
28. Hartmann B. Prävention arbeitsbedingter Rücken- und Gelenkerkrankungen. Landsberg: Ecomed; 2000
29. Hartmann B, Spallek M, Liebers F, Schwarze S, Linhardt O. Leitfaden zur Diagnostik von Muskel-Skelett-Erkrankungen bei arbeitsmedizinischen Vorsorgeuntersuchungen Arbeitsmed Sozialmed Umweltmed 2006; 41: 5–15
30. Hartmann B, Glitsch U, Görgens HW et al. Ein belastungskonformes Schadensbild der Gonarthrose durch Knien oder vergleichbare Kniebelastung? Arbeitsmed Sozialmed Umweltmed 2007; 42: 64–67
31. Hassler D. Die Lyme-Borreliose. Zschr Allgemeinmed 2007; 83: 25–38
32.* Hauptverband der gewerblichen Berufsgenossenschaften (HVBG – www.hvbg.de, umbenannt in Deutsche Gesetzliche Unfallversicherung – www.dguv.de; die umfangreichen Informationsmedien sind noch nicht komplett umgestaltet)
33.* – Erfahrungsbericht über die Anwendung von § 551 Abs. 2 RVO, jetzt § 9 (2) SGB VII, bei beruflichen Erkrankungen. Bonn; 2005
34. – Berufsgenossenschaftliche Grundsätze für arbeitsmedizinische Vorsorgeuntersuchungen. 4. Aufl. Stuttgart: Gentner; 2007
35. – Merkblatt für die Behandlung von Erkrankungen durch Arbeiten in Überdruck (BG V, vordem ZH 1/587). Köln: Heymanns; 1996
36. – Epidemiologische Studie „Ganzkörpervibration". Abschlußbericht. Bonn; 1999
37. – BK-Report Wirbelsäulenerkrankungen. Sankt Augustin; 2002
38. Hausotter W: Begutachtung der Lyme-Borreliose. Versicherungsmed 2004; 56: 25–29
39. Heitmann C, Fränkle M, Sauerbier M, Germann G. Berufsbedingte Erkrankungen durch Erschütterung

3.5 Begutachtung von Berufskrankheiten der Haltungs- und Bewegungsorgane

sowie vibrationsbedingte Durchblutungsstörungen an den Händen. Trauma Berufskh 2001; 3: 148–151

40. Hofmann F, Michaelis M, Bolm-Audorff U et al. Risikoberufe und Risikobranchen für die Entwicklung eines LWS-Prolaps oder –Chondrose, In: Letzel S et al., Hrsg. Jahrestagung der DGAUM, Mainz; 2007, CD-Rom (ISBN 978-3-9 811 784-0-1), S. 836–840
41. Hohmann D, Kügelen B, Liebig K. Erkrankungen des zervikookzipitalen Übergangs. Spondylolisthesis. Wirbelsäule in Arbeit und Beruf. Berlin: Springer; 1988
42. Infektionsschutzgesetz – IfSG v. 25. 07. 2000, BGBl. I S. 1045, zuletzt geändert am 13. 12. 2007, BGBl. I S. 2904
43. Junghanns H. Wirbelsäule und Beruf. Stuttgart: Hippokrates; 1980
44. Junghanns H. Die Wirbelsäule unter den Einflüssen des täglichen Lebens, der Freizeit, des Sportes. Stuttgart: Hippokrates; 1986
45. Kellgren JH, Lawrence JS. Radiological assessment of osteo-arthrosis. Ann Rheum Dis 1957; 16: 494–502
46.* Konietzko J. Dupuis H. Handbuch der Arbeitsmedizin. Bd. I–III. Landsberg: ecomed; 1989–2006 (fortgeführt, siehe: Letzel S, Nowak D)
47.* Klingmann U, Tetzlaff K. Moderne Tauchmedizin. Stuttgart: Gentner; 2007
48. Krämer J, Wilcke A, Krämer R. Wirbelsäule und Sport. Köln: Deutscher Ärzte-Verlag; 2005
49. Krause A, Herzer P. Frühdiagnostik der Lyme-Arthritis. Z Rheumatol 2005; 64: 531–537
50.* Laarmann A. Berufskrankheiten nach mechanischen Einwirkungen. 2. Aufl. Stuttgart: Enke; 1977
51. Lasthandhabungsverordnung – LasthandhabV v. 04. 12. 1996, BGBl. I S. 1841, zuletzt geändert am 31. 10. 2006, BGBl. I S. 2407
52. Letzel S, Kraus T. Das Hypothenar-Hammer-Syndrom – eine BK? Arbeitsmed Sozialmed Umweltmed 1998; 33: 502–507
53.* Letzel S, Nowak D, Hrsg. Handbuch der Arbeitsmedizin. 2 Bde. LoseBlSlg. Landsberg: ecomed; 2007 ff
54. Linhardt O, Luttmann A, Michaelis M et al. Forschungsvorhaben „Epidemiologische Fall-Kontroll-Studie zur Untersuchung von Dosis-Wirkungs-Beziehungen bei der Berufskrankheit 2108" (Deutsche Wirbelsäulenstudie). Abschlussbericht. Sankt Augustin: HVBG; 2007
55. Martini AK. Arthrosen. In: Martini AK, Hrsg. Ellenbogen, Unterarm und Hand. In: Wirth CJ und Zichner L, Hrsg. Orthopädie und orthopädische Chirurgie. Stuttgart: Thieme; 2003: 546–572
56.* Marx HH, Klepzig H. Medizinische Begutachtung innerer Krankheiten. 7. Aufl. Stuttgart: Thieme; 1997
57.* Mehrtens G, Brandenburg S. Die Berufskrankheitenverordnung (BKV). Kommentar. Loseblattsammlung. Berlin: Schmid; 1977–2008 f
58. Michaelis M, Hofmann F, Bolm-Audorff U et al. Risikobranchen und -berufe für die Entwicklung bandscheibenbedingter Erkrankungen der Lendenwirbelsäule – Ergebnisse der Deutschen Wirbelsäulenstudie. Zbl Arbeitsmed 2007; 57: 277–286
59.* Müsch FH. Berufskrankheiten – Ein medizinisch-juristisches Nachschlagewerk. Stuttgart: WVG, 2006
60. Peterson L, Rennström P. Verletzungen im Sport – Prävention und Behandlung. 3. Aufl. Köln: Deutscher Ärzte-Verlag; 2002
61. Raspe H, Kohlmann T. Rückenschmerzen – eine Epidemie unserer Tage. Dtsch Ärztebl 1993; 90: A-2920–2925
62. Robert Koch-Institut – RKI, Hrsg. Lyme-Borreliose: Zur Situation in den östlichen Bundesländern. Epidemiolog Bull 2007; 38: 351–355
63. Sandmark H, Hogstedt C, Vingard E. Primary osteoarthritis of the knee in men and women as a result of lifelong physical load from work. Scand J Work Environ Health 2000; 26: 20–25
64. Scharnbacher J, Reichert J, Röhrl T et al. Welche Belastungen lösen ein Hypothenar-Hammer-Syndrom aus? 47. Jahrestg. DGAUM. Mainz; 21.–24. 03. 2007: 235–238
65. Schiltenwolf M: Untersuchungen zur Ätiopathogenese der Mondbeinnekrose. Trauma Berufskh 1998; 1: 74–82
66.* Schönberger A, Mehrtens G, Valentin H. Arbeitsunfall und Berufskrankheit. Rechtliche und medizinische Grundlagen. 8. Aufl. Berlin: Schmidt; 2009
67.* Seidel HJ, Bittighofer PM. Arbeits- und Betriebsmedizin. Checkliste XXL. Stuttgart: Thieme; 2002
68. Seidler A, Bergmann AK, Ditchen D et al. Zusammenhang zwischen der kumulativen Wirbelsäulenbelastung durch Lastenhandhabungen und lumbalen Prolapserkrankungen – Ergebnisse der Deutschen Wirbelsäulenstudie. Zentralbl Arbeitsmed 2007; 57: 290–303
69. Seidler A, Stolte R, Heiskel H, Nienhaus A, Windolf J, Elsner G. Berufliche, konsum- und krankheitsbezogene Risikofaktoren der Dupuytrenschen Kontraktur. Ergebnisse einer Fall-Kontroll-Studie. Arbeitsmed Sozialmed Umweltmed 2001; 36: 218–228
70. Sorgatz H. Repetitive strain injury. UnterarmHand-Beschwerden aufgrund repetitiver Belastungsreaktionen des Gewebes. Der Orthopäde 2002; 31: 1006–1014
71. Spahn G, Schwark B, Bartsch R, Mückley T, Hofmann G, Schiele R. Gonarthrose – Untersuchung zur Häufigkeit radiologischer Arthrosezeichen und Bestimmung von Faktoren, die zur Manifestation der Erkrankung führen. 47. Jahrestg. DGAUM. Mainz; 21.–24. 03. 2007: 229–234
72. Spallek M, Kuhn W, Schwarze S, Hartmann B. Arbeitsmedizinische Vorsorge bei Belastungen des Muskel-Skelettsystems. Teil 2: Funktionsorientierte körperliche Untersuchungssystematik (fokus) des Bewegungsapparates in der Arbeitsmedizin. Arbeitsmed Sozialmed Umweltmed 2005; 40: 244–250
73. Spallek M, Kuhn W. Die funktionelle Untersuchung der Wirbelsäule in der Arbeitsmedizin. In: Konietzko/

Dupuis/Letzel. Handbuch der Arbeitsmedizin. 37. I – 5.7.1. Landsberg: Ecomed; 2004: 1–12
74. Stocker U, Edholzer B. Zoonosen-Website. Arbeitsmed Sozialmed Umweltmed 2008; 41: 6–10
75. Szabo RM, King KJ. Repetitive Stress Injury: Diagnosis of self-fulfilling prophecy? J Bone Joint Surg 2000; 82: 1314–1322
75A.* Thomann K-D, Schröter F, Grosser V, Hrsg.: Orthopädisch-unfallchirurgische Begutachtung – Praxis der klinischen Begutachtung. Urban & Fischer, Elsevier, München; 2008
76. Thürauf J. Freizeitkrankheiten und -unfälle. Dtsch Ärztebl 1985; 82: 588–591
77. Triebig G, Kentner M, Schiele R, Hrsg. Arbeitsmedizin – Handbuch. 2. Aufl. Stuttgart: Gentner; 2008
78. Unfallversicherungs-Anzeigeverordnung (UVAV v. 23.01.2002). BGBl. I: 554–558
79. Valderrabano V, Engelhardt M, Küster HH, Hrsg. Fuß und Sprunggelenk und Sport. Köln: Deutscher Ärzte-Verlag; 2009
80. Völter-Mahlknecht S, Muttray A, Riedel S, Dupuis H, Letzel S. Bedeutung der Anamnese bei der Diagnostik des Vibrationsbedingten Vasospastischen Syndroms (VVS). Arbeitsmed Sozialmed Umweltmed 2007; 9
81. Weber M. Die Gonarthrose – eine Berufskrankheit? Arbeitsmed Sozialmed Umweltmed 2006; 41: 518–532
82. Weber M. Die Beanspruchung des Kniegelenkes durch Kniebeugung als Präarthrose. DGU-Mitteilungen u. Nachrichten 2007; Suppl. 1: S 37–151
83. Wenzl ME, Fuchs S. Berufsbedingte Erkrankungen des Meniskus. Trauma Berufskrankh 2001; 3: 138 ff

3.6 Begutachtung im Rahmen der Sozialhilfe

J. Thürauf, A. Erlenkämper

Einleitung

Das moderne Sozialhilferecht entwickelte sich aus dem Krüppelfürsorgegesetz. Diese Bezeichnung offenbart bereits den traditionsreichen Bezug auf das orthopädische Fachgebiet. Sozialhilfe ist heute allgemein bekannt als das unterste soziale Netz im System der sozialen Sicherung hierzulande. Träger der Sozialhilfe sind die Kommunen und (über-)regionale Träger auf Landesebene. Geregelt ist die Sozialhilfe im 12. Buch des Sozialgesetzbuchs (SGB XII).

Das Sozialhilferecht hat in seiner Geschichte zahlreiche Änderungen erfahren. Zuletzt wurde das Bundessozialhilfegesetz (BSHG) von 1961 mit Wirkung ab 01.01.2005 – weitgehend unverändert – in das SGB XII übernommen (vgl S 205).

Im Rahmen dieses Kapitels werden aus dem umfangreichen Sozialhilferecht speziell die für das ärztliche Mitwirken besonders wichtigen Abschnitte der Eingliederungshilfe und der Hilfe zur Pflege dargestellt.

> Die Kenntnis der hier gegebenen vielfältigen Hilfemöglichkeiten erleichtert dem Arzt die Mitwirkung bei der sozialen Eingliederung des behinderten Menschen.

Im Gegensatz zu zahlreichen anderen Gesetzen lässt das Sozialhilferecht der Verwaltung an vielen Stellen Raum für Ermessensentscheidungen. Diese Ermessensausübung kann aber häufig nur dann zugunsten des behinderten Menschen wirksam werden, wenn die medizinischen Voraussetzungen und die rechtlichen Möglichkeiten erkannt und den zuständigen Verwaltungsstellen eindeutig und überzeugend dargestellt werden. Qualifizierte ärztliche Stellungnahmen sind Voraussetzung für eine rasche, sach- und fachgerechte Hilfe.

Eingliederungshilfe

Allgemeines

Eingliederungshilfe (EinglH) hat eine besondere, hohe Bedeutung: Durch sie erhält auch der Kreis von behinderten Menschen persönliche und berufliche Förderung, die nicht vom System der Sozialversicherung geschützt werden.

Der **Schwerpunkt der EinglH** liegt deshalb in der Betreuung und Förderung von Personen mit angeborenen oder frühkindlich erworbenen körperli-

3.6 Begutachtung im Rahmen der Sozialhilfe

chen oder geistigen Behinderungen. Auch die Opfer von Unfällen oder Erkrankungen vor Eintritt in das Erwerbsleben und dem damit verbunden Schutz durch die Sozialversicherung werden erfasst.

Personenkreis (§ 2 Abs 1 SGB IX und § 53 SGB XII)

> **!**
> **Behindert** sind Menschen, wenn ihre körperliche Funktion, geistige Fähigkeit oder seelische Gesundheit mit hoher Wahrscheinlichkeit länger als 6 Monate von dem für das Lebensalter typischen Zustand abweichen und daher ihre Teilhabe am Leben in der Gesellschaft beeinträchtigt ist (§ 2 Abs 1 SGB IX, S 15, 174).

Die **Leistungen der EinglH** erhalten Personen, die durch eine solche Behinderung wesentlich in ihrer Fähigkeit, an der Gesellschaft teilzuhaben, eingeschränkt oder von einer solchen wesentlichen Behinderung bedroht sind, wenn und solange nach der Besonderheit des Einzelfalls, vor allem nach Art und Schwere der Behinderung, Aussicht besteht, dass die Aufgabe der Eingliederungshilfe erfüllt werden kann (§ 53 Abs 1 Satz 1 SGB XII); Personen mit einer anderen körperlichen, geistigen oder seelischen Behinderung *können* Leistungen der Eingliederungshilfe erhalten (§ 53 Abs 1 Satz 2 SGB XII.).

In der **Eingliederungshilfe-Verordnung** (EinglHV) wird der Personenkreis, der für die Eingliederungshilfe in Betracht kommt, im Einzelnen bestimmt.

Körperlich wesentlich behinderte Menschen (§ 1 EinglHV)

Durch körperliche Gebrechen wesentlich in ihrer Teilhabefähigkeit eingeschränkt iS des § 53 Abs 1 Satz 1 SGB XII sind:
- Personen, deren Bewegungsfähigkeit durch eine Beeinträchtigung der Stütz- und Bewegungsorgane in erheblichem Umfang eingeschränkt ist,
- Personen mit erheblichen Spaltbildungen des Gesichts oder des Rumpfes oder mit abstoßend wirkenden Entstellungen vor allem des Gesichts,
- Personen, deren körperliches Leistungsvermögen infolge Erkrankung, Schädigung oder Fehlfunktion eines inneren Organs oder der Haut in erheblichem Umfang eingeschränkt ist,
- Blinde oder solche Sehbehinderte, bei denen mit Gläserkorrektur ohne besondere optische Hilfsmittel
  a. auf dem besseren Auge oder beidäugig im Nahbereich bei einem Abstand von mindestens 30 cm oder im Fernbereich eine Sehschärfe von nicht mehr als 0,3 besteht oder
  b. durch Buchstabe a) nicht erfasste Störungen der Sehfunktion von entsprechendem Schweregrad vorliegen,
- Personen, die gehörlos sind oder denen eine sprachliche Verständigung über das Gehör nur mit Hörhilfen möglich ist,
- Personen, die nicht sprechen können, Seelentaube und Hörstumme, Personen mit erheblichen Stimmstörungen sowie Personen, die stark stammeln, stark stottern oder deren Sprache stark unartikuliert ist.

Geistig wesentlich behinderte Menschen (§ 2 EinglHV)

Geistig wesentlich behinderte Menschen iS des § 53 Abs 1 Satz 1 SGB XII sind Personen, die infolge einer Schwäche ihrer geistigen Kräfte in erheblichem Umfange in ihrer Fähigkeit zur Teilhabe am Leben in der Gesellschaft eingeschränkt sind.

Seelisch wesentlich behinderte Menschen (§ 3 EinglHV)

Seelische Störungen, die eine wesentliche Einschränkung der Teilhabefähigkeit im Sinne des § 39 Abs 1 Satz 1 des Gesetzes zur Folge haben können, sind:
- körperlich nicht begründbare Psychosen,
- seelische Störungen als Folge von Krankheiten oder Verletzungen des Gehirns, von Anfallsleiden oder von anderen Krankheiten oder körperlichen Beeinträchtigungen,
- Suchtkrankheiten,
- Neurosen und Persönlichkeitsstörungen.

Von Behinderung bedroht iS des § 53 Abs 2 SGB XII sind Personen, bei denen der Eintritt der Behinderung nach fachlicher Erkenntnis mit hoher Wahrscheinlichkeit zu erwarten ist.

Eine **drohende Behinderung** iS des § 53 Abs 2 SGB XII ist erst dann gegeben, wenn auch bei Durchführung von Maßnahmen der in den §§ 47 und 48 SGB XII genannten Art (vorbeugende Gesundheitshilfe und Krankenhilfe) eine Behinderung einzutreten droht.

Die Beurteilung, ob eine Behinderung droht, ist oft besonders schwierig. Maßgebend ist die allgemeine ärzt-

3 Begutachtungen mit besonderer Fragestellung

liche oder fachliche Erkenntnis, wobei der jeweilige Erkenntnisstand der Wissenschaft und Praxis maßgebend ist. An die Stelle der ärztlichen Erkenntnis treten solche anderer Fachbereiche, wenn es sich überwiegend um nichtärztliche Fragen handelt.

> **!** Dieser Personenkreis hat einen **Rechtsanspruch auf EinglH** (§ 17 Abs 1 SGB XII). Der Begriff der Behinderung ist im Gesetz final ausgerichtet und stellt eine umfassende und gleiche Hilfegewährung für alle behinderten Menschen sicher.

Wer Sozialhilfe in Anspruch nimmt, ist daher kein Empfänger von „Wohlfahrt", „Fürsorge" oder „Almosen", sondern ein Sozialleistungsberechtigter wie jeder Empfänger anderer Sozialleistungen auch.

Der Rechtsanspruch auf EinglH besteht aber nur dem Grunde nach. Über Art und Maß der Sozialhilfe ist idR nach pflichtgemäßem Ermessen zu entscheiden (§ 17 Abs 2 SGB XII).

> **Voraussetzung für den Rechtsanspruch** ist, dass die Behinderung sowohl wesentlich als auch nicht nur vorübergehend ist.

Es muss also stets festgestellt werden, ob die Behinderung **wesentlich** ist. Bei körperlich behinderten Menschen muss die Bewegungsfähigkeit durch eine Beeinträchtigung der Stütz- und Bewegungsorgane in erheblichem Umfang eingeschränkt sein. Die Feststellung, ob eine Behinderung im Sinne des Gesetzes vorliegt, trifft der Sozialhilfeträger. Diese Feststellung beruht jedoch in der Regel auf Befunden und Feststellungen von Ärzten, Fachärzten oder des Gesundheitsamts. Lässt sich nach ärztlichem Gutachten nicht erkennen, dass eine Behinderung wesentlich ist, kann diese Voraussetzung nicht bejaht werden.

Ein Zustand ist dann **nicht nur vorübergehend**, wenn er über einen Zeitraum von mehr als 6 Monaten bestehen bleibt (§ 2 SGB IX). Behinderungen, die im Rahmen einer kürzeren (ärztlichen) Behandlung beseitigt werden können, erfüllen diese Voraussetzung nicht. Das gilt z. B. für die meisten Knochenbrüche bei normalem Heilungsverlauf.

> Wenn **mehrfache Behinderungen** vorliegen, ist zu prüfen, ob diese zusammen zu einer wesentlichen und nicht nur vorübergehenden Behinderung führen. Dabei ist nicht nur die Schwere der Einzelbehinderung maßgebend, sondern die Auswirkung der Gesamtbehinderung.

Derartige Entscheidungen können idR vom Sozialhilfeträger nur aufgrund einer Stellungnahme oder eines Gutachtens des behandelnden Arztes getroffen werden. In Zweifelsfällen wird das Gesundheitsamt, ein etwa bestellter Landesarzt (§ 62 SGB IX) oder eine andere durch Landesrecht bestimmte Stelle eingeschaltet (§ 59 SGB XII).

> Für die **Beurteilung von Körperbehinderungen** nach dem SGB XII gilt grundsätzlich eine **funktionelle Betrachtungsweise**, die weder nach den Ursachen noch nach den primären oder sekundären Erscheinungen fragt.

Die Diagnose allein reicht als Begründung für die Zuordnung zum Personenkreis der behinderten Menschen iS des Gesetzes aber nicht aus. Bekanntlich zeigen ua viele blande Verlaufsformen einer multiplen Sklerose, einer Kinderlähmung uvam, dass es nicht zu wesentlichen Behinderungen kommen muss. Umgekehrt reichen für die Annahme einer Behinderung iS des Gesetzes aber objektivierbare Befunde aus, die wesentliche und nicht nur vorübergehende Beeinträchtigungen der Haltungs- oder Bewegungsorgane beschreiben, auch wenn diese diagnostisch nicht abgesichert sind. Es muss im konkreten Fall also das diagnostische Verfahren keineswegs bis in die letzten Einzelheiten abgeschlossen sein. Im Einzelfall entscheidend sind das Ausmaß der funktionellen Störung bzw Fähigkeitsstörung sowie die dadurch bedingte Beeinträchtigung im sozialen Kontext.

> Eine Behinderung iS des § 53 SGB XII liegt auch dann vor, wenn die Beeinträchtigung der Bewegungsorgane die Folge zB eines Krebsleidens oder eines Schlaganfalls ist.

Denn zu den körperlich wesentlich behinderten Menschen gehören auch Personen, deren körperliches Leistungsvermögen infolge Erkrankung, Schädigung oder Fehlfunktionen eines inneren Organs oder der Haut in einem erheblichen Umfang eingeschränkt ist (§ 1 Nr 3 EinglHV). Dies sind für den Gutachter, der sich mit dem Haltungs- und Bewegungsorganen befasst, Bestimmungen grundsätzlicher Art, da Fachgebietsüberschneidungen bezüglich der Auswirkung von Behinderungen durchaus nicht selten sind. Das gilt zB auch für bestimmte Systemerkrankungen, die mehrere Organsysteme betreffen und dann durchaus als „Mehrfachbehinderung" in Erscheinung treten. Beispielhaft sei an die zahlreichen Hauterkrankungen erinnert, die gleichzeitig auch Auswirkungen auf das Stütz- und Bewegungssystem haben können (Psoriasis, Lupus erythematodis usw).

Personen mit einem **unvollständigen Verschluss der Wirbelsäule und insbesondere des Rückenmarkkanals** fallen unter den Kreis derer, die er-

3.6 Begutachtung im Rahmen der Sozialhilfe

hebliche **Spaltbildungen des Gesichts oder des Rumpfes** aufweisen (§ 1 Nr 2 EinglHV). Für sie gelten die bisherigen Ausführungen sinngemäß.

> **!** Eine Begutachtung, die zur Beurteilung des Personenkreises beitragen soll, dem EinglH zu gewähren ist, erfordert fundierte Fachkenntnis bezüglich der Erfassung und Darstellung des objektiven Befundes wie auch für die eingehende Beurteilung der auf den Einzelfall bezogenen Auswirkungen der Behinderung. Die Beschreibung der praktischen Konsequenzen ist deshalb überzeugender als theoretische Erörterungen.

In der Ausdrucksweise (und bei der Diagnose) sollten deutsche Fachausdrücke bevorzugt werden, da nicht davon ausgegangen werden darf, dass die entscheidende Verwaltung über spezielle Kenntnisse der medizinischen Fachterminologie verfügt. Bei Unklarheiten bzw in Grenzbereichen ist der beschreibenden Darstellungsweise der Vorrang zu geben.

Aufgabe und Dauer der Eingliederungshilfe

> **!** Die besondere **Aufgabe der EinglH** ist es, eine drohende Behinderung zu verhüten und eine vorhandene Behinderung oder deren Folgen zu beseitigen oder zu mildern und den behinderten Menschen in die Gesellschaft einzugliedern. Hierzu gehört vor allem, dem behinderten Menschen die Teilnahme am Leben in der Gemeinschaft zu ermöglichen oder zu erleichtern, ihm die Ausübung eines angemessenen Berufes oder einer sonstigen angemessenen Tätigkeit zu ermöglichen oder ihn so weit wie möglich unabhängig von Pflege zu machen (§ 53 Abs 3 SGB XII).

Die EinglH für Behinderte geht ihrer Zielsetzung nach über die Wiederherstellung der Erwerbsfähigkeit hinaus. Sie ist umfassend, also nicht abgeschlossen mit der Eingliederung in Arbeit und Beruf. EinglH wird ohne Rücksicht auf die Art der Behinderung und das Alter des Behinderten gewährt. Die Ursache für die Behinderung ist nicht maßgebend.

Die **Voraussetzung** für die Gewährung von EinglH ist immer dann schon gegeben, wenn nur eine der genannten Ziele ganz oder teilweise erreicht werden kann. Dies gilt auch für die Bestrebungen, einen Behinderten so weit wie möglich unabhängig von Pflege zu machen.

> Die EinglH umfasst eine nach Art und Zahl breite Palette sehr unterschiedlicher Maßnahmen mit vielfältigen Hilfen medizinischer, schulischer, arbeits- und berufsfördernder sowie sozialer Art. Eingliederung ist also kein fest umschriebener Begriff, sondern ein Programm, welches der Habilitation bzw Rehabilitation Kranker und Behinderter dient.

Die Gewährung von EinglH ist von der **Aussicht auf Erfolg** der Eingliederungsmaßnahme abhängig. Es muss nach der Besonderheit des Einzelfalls die Aussicht bestehen, dass die Aufgabe der EinglH erfüllt werden kann (§ 53 Abs 1 SGB XII).

Die EinglH entfällt jedoch nicht zwangsläufig bei Eintritt des Erfolgs, sondern wird ohne zeitliche Einschränkung gewährt, wenn der Dauererfolg nur von ständig weiterwirkenden Eingliederungsmaßnahmen abhängig ist. Kann zB ein Behinderter auf Dauer nur unter den besonderen Bedingungen, die in einer Werkstatt für Behinderte bestehen, arbeiten, so ist für die gesamte Zeit seiner Tätigkeit in der Werkstätte EinglH erforderlich.

> Schwierigkeiten kann die Abgrenzung gegenüber der „**Hilfe zur Pflege**" (§§ 61 ff SGB XII) bereiten.

Entsprechend der Aufgabe der EinglH ist diese zu gewähren, solange noch Fortschritte in der selbstständigen Lebensführung des Behinderten erreicht werden können. Demnach haben auch Behinderte, die noch lebenspraktisch bildbar sind, Anspruch auf Maßnahmen der EinglH, soweit und solange Fortschritte erreichbar sind. Das schließt Hilfe zur Pflege nicht aus, da nach dem Gesetz auch mehrere Hilfearten gleichzeitig erforderlich sein können, zB EinglH in einer Werkstatt für behinderte Menschen und Hilfe zur Pflege im häuslichen Bereich sowie eventuell auch Hilfe zum Lebensunterhalt (vgl Leistungskonkurrenz S 607).

> Für den Arzt ist es auch wichtig, bei vorhandener Behinderung im Einzelfall die EinglH von der **vorbeugenden Gesundheitshilfe** (§ 47 SGB XII) und von der **Krankenhilfe** (§ 48 SGB XII, S 209) abzugrenzen.

Vorbeugende Gesundheitshilfe kommt in Frage, wenn eine Maßnahme zur Verhütung, Früherkennung, Besserung des allgemeinen Gesundheitszustands oder zur Vorbeugung von Erkrankungen erforderlich ist, die nicht im Zusammenhang mit einer Behinderung stehen.

Krankenhilfe ist zu gewähren, wenn eine ärztliche Behandlung unabhängig von der Beseitigung oder Milderung einer vorhandenen Behinderung oder deren Folgen erbracht wird (zB wegen der Behandlung des Ohrfurunkels eines Querschnittgelähmten). Dient aber die Krankenbehandlung der Beseitigung oder Milderung der Behinderung oder ihrer Folgen, besteht also ein kausaler Zusammenhang zwischen Behinderung und Behandlung, dann ist EinglH zu gewähren.

Leistungen der Eingliederungshilfe (§ 54 Abs 1 SGB XII und § 55 SGB IX)

> **!** Leistungen der Eingliederungshilfe (§ 54 SGB XII) sind neben den Leistungen nach den §§ 26, 33, 41 und 55 SGB IX (S 179 ff) insbesondere:
> - Hilfen zu einer angemessenen Schulbildung, insbesondere im Rahmen der allgemeinen Schulpflicht und zum Besuch weiterführender Schulen einschließlich der Vorbereitung hierzu; die Bestimmungen über die Ermöglichung der Schulbildung im Rahmen der allgemeinen Schulpflicht bleiben unberührt,
> - Hilfe zur schulischen Ausbildung für einen angemessenen Beruf einschließlich des Besuchs einer Hochschule,
> - Hilfe zur Ausbildung für eine sonstige angemessene Tätigkeit,
> - Hilfe in vergleichbaren sonstigen Beschäftigungsstätten nach § 56 SGB XII,
> - nachgehende Hilfe zur Sicherung der Wirksamkeit der ärztlichen und ärztlich verordneten Leistungen und zur Sicherung der Teilhabe der behinderten Menschen am Arbeitsleben.

Die **Leistungen zur medizinischen Rehabilitation und zur Teilhabe am Arbeitsleben** nach diesem Gesetz entsprechen jeweils den Rehabilitationsleistungen der gesetzlichen Krankenversicherung oder der Bundesanstalt für Arbeit.

Zur **medizinischen Rehabilitation** (§ 26 SGB IX) behinderter oder von Behinderung bedrohten Menschen werden die erforderlichen Leistungen erbracht, um Behinderungen einschließlich chronischer Krankheiten oder Einschränkungen der Erwerbsfähigkeit und Pflegebedürftigkeit zu vermeiden, zu überwinden, abzuwenden, zu beseitigen, zu mindern, auszugleichen, eine Verschlimmerung zu verhüten, sowie den vorzeitigen Bezug von laufenden Sozialleistungen zu vermeiden oder laufende Sozialleistungen zu mindern.

Zur **Teilhabe am Arbeitsleben** (§ 33 SGB IX) werden die erforderlichen Leistungen erbracht, um die Erwerbsfähigkeit behinderter oder von Behinderung bedrohter Menschen entsprechend ihrer Leistungsfähigkeit zu erhalten, zu verbessern, herzustellen oder wiederherzustellen und ihre Teilhabe am Arbeitsleben möglichst auf Dauer zu sichern.

Leistungen im Arbeitsbereich **einer anerkannten Werkstatt für behinderte Menschen** (§ 41 SGB IX) erhalten behinderte Menschen, bei denen:
- eine Beschäftigung auf dem allgemeinen Arbeitsmarkt **oder**
- eine Berufsvorbereitung, berufliche Anpassung und Weiterbildung oder berufliche Ausbildung wegen Art oder Schwere der Behinderung nicht, noch nicht oder noch nicht wieder in Betracht kommen und die in der Lage sind, wenigstens ein Mindestmaß an wirtschaftlich verwertbarer Arbeitsleistung zu erbringen.

Diese Leistungen sind gerichtet auf:
- Aufnahme, Ausübung und Sicherung einer der Eignung und Neigung der behinderten Menschen entsprechenden Beschäftigung,
- Teilnahme an arbeitsbegleitenden Maßnahmen zur Erhaltung und Verbesserung der im Berufsbildungsbereich erworbenen Leistungsfähigkeit und zur Weiterentwicklung der Persönlichkeit sowie
- Förderung des Übergangs geeigneter behinderter Menschen auf den allgemeinen Arbeitsmarkt durch geeignete Maßnahmen.

Zur Teilhabe am Leben in der Gemeinschaft (§ 55 SGB IX) werden die Leistungen erbracht, die den behinderten Menschen die Teilhabe am Leben in der Gemeinschaft ermöglichen oder sichern oder sie so weit als möglich unabhängig von Pflege machen und die nach anderen Vorschriften nicht erbracht werden.

Solche Leistungen sind insbesondere:
- Versorgung mit weiteren Hilfsmitteln oder Hilfen iS des § 33 SGB IX,
- heilpädagogische Leistungen für Kinder, die noch nicht eingeschult sind,
- Hilfen zum Erwerb praktischer Kenntnisse und Fähigkeiten, die erforderlich und geeignet sind, behinderten

3.6 Begutachtung im Rahmen der Sozialhilfe

Menschen die für sie erreichbare Teilnahme am Leben in der Gemeinschaft zu ermöglichen,
- Hilfen zur Förderung der Verständigung mit der Umwelt,
- Hilfen bei der Beschaffung, dem Umbau, der Ausstattung und der Erhaltung einer Wohnung, die den besonderen Bedürfnissen der behinderten Menschen entspricht,
- Hilfen zu selbstbestimmtem Leben in betreuten Wohnmöglichkeiten,
- Hilfen zur Teilhabe am gemeinschaftlichen und kulturellen Leben.

> Werden Leistungen der Eingliederungshilfe für behinderte Menschen **in einer vollstationären Einrichtung** iS des § 43a SGB XI (S 201) erbracht, umfasst die Leistung auch die Pflegeleistungen in der Einrichtung (§ 55 SGB XII).

Stellt der Träger der Einrichtung fest, dass der behinderte Mensch so pflegebedürftig ist, dass die Pflege in der Einrichtung nicht sichergestellt werden kann, vereinbaren der Träger der Sozialhilfe und die zuständige Pflegekasse mit dem Einrichtungsträger, dass die Leistung in einer anderen Einrichtung erbracht wird. Dabei ist angemessenen Wünschen des behinderten Menschen Rechnung zu tragen.

Hilfe in einer den anerkannten Werkstätten für behinderte Menschen nach § 41 SGB IX vergleichbaren sonstigen Beschäftigungsstätte *kann* geleistet werden (§ 56 SGB XII).

Der Träger der Sozialhilfe stellt so frühzeitig wie möglich einen **Gesamtplan zur Durchführung der einzelnen Leistungen** auf (§ 58 SGB XII).

Bei der Aufstellung des Gesamtplans und der Durchführung der Leistungen wirkt der Träger der Sozialhilfe mit dem behinderten Menschen und den sonst im Einzelfall Beteiligten, insbesondere mit dem behandelnden Arzt, dem Gesundheitsamt, dem etwaigen Landesarzt, dem Jugendamt und dem Arbeitsamt zusammen.

> Das **Zusammenwirken** bezieht sich sowohl auf die Aufstellung als auch auf die Durchführung der Maßnahmen des Gesamtplanes.

Das Zusammenwirken bedeutet, dass der behinderte Mensch und die beteiligten Stellen Vorschläge über die in Betracht kommenden Eingliederungsmaßnahmen und deren Verwirklichung machen können und der zuständige Sozialhilfeträger diese Vorschläge mit ihnen erörtert.

Der begutachtende Arzt hat hier die Möglichkeit, alle Maßnahmen einzubringen, die er im Einzelfall nebeneinander bzw nacheinander kurz-, mittel- und langfristig für erforderlich hält. Viele Einzelbegutachtungen und mancher aufwendige Schriftwechsel könnte vermieden werden, wenn der Erstbegutachter in dafür geeigneten Fällen dies beachten würde.

Muss also zB für die stationären Maßnahmen der Erstbehandlung einer traumatischen Querschnittslähmung eine Leistung der EinglH in Anspruch genommen werden, so sollten bei der Beurteilung aus ärztlicher Sicht *sogleich alle Maßnahmen* mit aufgeführt werden, die wahrscheinlich über kurz oder lang notwendig oder zweckmäßig sein werden. Solch ein Plan kann zB den Rollstuhl, den Stützapparat, das Stehbrett, den behinderungsgerechten Wohnungsumbau, das Pflegegeld, die berufliche Umschulung und die geeignete Arbeitsplatzsuche usw vorsehen. Der zeitliche Abruf der Einzelmaßnahmen kann vorbehalten bleiben. Der Sozialhilfeträger wird aber auf diese Weise in die Lage versetzt, das Gesamtproblem rechtzeitig zu erfassen.

Der begutachtende Arzt ist also aufgerufen, *zum frühestmöglichen Zeitpunkt* auf alle erforderlichen Eingliederungshilfemaßnahmen hinzuweisen. Dabei sollten unter Einbeziehung prognostischer Überlegungen aber nicht nur allgemein gehaltene Hinweise gegeben werden, da diese erfahrungsgemäß wenig hilfreich sind. Andererseits dürfen aber die geplanten Maßnahmen auch nicht zu speziell formuliert werden, um nicht jeden Spielraum auszuschließen.

Das **Gesundheitsamt** (oder die durch Landesrecht bestimmte Stelle) hat die **Aufgabe** (§ 59 SGB XII):
- behinderte Menschen oder Personensorgeberechtigte über die nach Art und Schwere der Behinderung geeigneten ärztlichen und sonstigen Leistungen der Eingliederungshilfe im Benehmen mit dem behandelnden Arzt auch während und nach Durchführung von Heilmaßnahmen und Leistungen der Eingliederungshilfe zu beraten. Die Beratung ist mit Zustimmung des behinderten Menschen oder des Personensorgeberechtigten im Benehmen mit den an der Durchführung der Leistungen der Eingliederungshilfe beteiligten Stellen oder Personen vorzunehmen. Steht der behinderte Mensch schon in ärztlicher Behandlung, setzt sich das Gesundheitsamt mit dem behandelnden Arzt in Verbindung. Bei der Beratung ist ein amtliches Merkblatt auszuhändigen. Für die Beratung sind im Benehmen mit den Landesärzten die erforderlichen Sprechtage durchzuführen.
- mit Zustimmung des behinderten Menschen oder des Personensorgeberechtigten mit der gemeinsamen Servicestelle nach den §§ 22 und 23 SGB IX (S 175) den Rehabilitationsbedarf abzuklären und die für die Leis-

tungen der Eingliederungshilfe notwendige Vorbereitung abzustimmen,
- die Unterlagen auszuwerten und sie zur Planung der erforderlichen Einrichtungen und zur weiteren wissenschaftlichen Auswertung nach näherer Bestimmung der zuständigen obersten Landesbehörde weiterzuleiten. Bei der Weiterleitung der Unterlagen sind die Namen der behinderten Menschen und der Personensorgeberechtigten nicht anzugeben.

Eingliederungshilfe-Verordnung

Diese im Gesetz selbst festgelegten Leistungen werden in den §§ 6–20 der EinglHVO ergänzt und erweitert.

§ 6 Rehabilitationssport. Zu Leistungen im Sinne des § 54 Abs 1 Satz 1 SGB XII gehören auch ärztlich verordneter Rehabilitationssport in Gruppen unter ärztlicher Betreuung und Überwachung.

§ 8 Hilfe zur Beschaffung eines Kraftfahrzeugs. Die Hilfe zur Beschaffung eines Kraftfahrzeugs gilt als Leistung zur Teilhabe am Arbeitsleben und zur Teilhabe am Leben in der Gemeinschaft iS des § 54 Abs 1 SGB XII in Verbindung mit den §§ 33 und 55 SGB IX (S. 181).

Sie wird in angemessenem Umfange gewährt, wenn der behinderte Mensch wegen Art und Schwere seiner Behinderung zum Zwecke seiner Eingliederung, vor allem in das Arbeitsleben, auf die Benutzung eines Kraftfahrzeugs angewiesen ist.

Bei Hilfe zur Teilhabe am Arbeitsleben findet die Kraftfahrzeughilfe-Verordnung Anwendung. Die Hilfe kann auch als Darlehen gewährt werden. Sie ist idR davon abhängig, dass der behinderte Mensch das Kraftfahrzeug selbst bedienen kann.

Eine erneute Hilfe zur Beschaffung eines Kraftfahrzeugs soll in der Regel nicht vor Ablauf von 5 Jahren nach Gewährung der letzten Hilfe gewährt werden.

§ 9 Andere Hilfsmittel. Andere Hilfsmittel iS des § 54 Abs 1 SGB XII in Verbindung mit den §§ 26, 33 und 55 SGB IX sind nur solche Hilfsmittel, die dazu bestimmt sind, zum Ausgleich der durch die Behinderung bedingten Mängel beizutragen.

Die Versorgung mit diesen anderen Hilfsmitteln wird nur gewährt, wenn das Hilfsmittel im Einzelfall erforderlich und geeignet ist, zu einem solchen Ausgleich beizutragen, und wenn der behinderte Mensch das Hilfsmittel bedienen kann.

Zu den anderen Hilfsmitteln im Sinne des Abs 1 gehören auch:

- Schreibmaschinen für Blinde, Ohnhänder und solche behinderte Menschen, die wegen Art und Schwere ihrer Behinderung auf eine Schreibmaschine angewiesen sind,
- Verständigungsgeräte für Taubblinde,
- Blindenschrift-Bogenmaschinen,
- Blindenuhren mit Zubehör, Blindenweckuhren,
- Tonbandgeräte mit Zubehör für Blinde,
- Blindenführhunde mit Zubehör,
- besondere optische Hilfsmittel, vor allem Fernrohrlupenbrillen,
- Hörgeräte, Hörtrainer,
- Weckuhren für hörbehinderte Menschen,
- Sprachübungsgeräte für sprachbehinderte Menschen,
- besondere Bedienungseinrichtungen und Zusatzgeräte für Kraftfahrzeuge, wenn der behinderte Mensch wegen Art und Schwere seiner Behinderung auf ein Kraftfahrzeug angewiesen ist,
- Gebrauchsgegenstände des täglichen Lebens und zur nichtberuflichen Verwendung bestimmte Hilfsgeräte für behinderte Menschen, wenn der behinderte Mensch wegen Art und Schwere seiner Behinderung auf diese Gegenstände angewiesen ist.

§ 10 Umfang der Versorgung mit Körperersatzstücken, orthopädischen oder anderen Hilfsmitteln. Zu der Versorgung mit Körperersatzstücken sowie mit orthopädischen oder anderen Hilfsmitteln iS des § 54 SGB XII in Verbindung mit den §§ 26, 33 und 55 SGB IX gehört auch eine notwendige Unterweisung in ihrem Gebrauch.

Soweit im Einzelfall erforderlich, wird eine *Doppelausstattung* mit Körperersatzstücken, orthopädischen oder anderen Hilfsmitteln gewährt.

Zu der Versorgung mit Körperersatzstücken sowie mit orthopädischen oder anderen Hilfsmitteln gehört auch deren notwendige Instandhaltung oder Änderung. Die Versorgung mit einem anderen Hilfsmittel umfasst auch ein Futtergeld für einen Blindenführhund in Höhe des Betrages, den blinde Beschädigte nach dem Bundesversorgungsgesetz zum Unterhalt eines Führhundes erhalten, sowie die Kosten für die notwendige tierärztliche Behandlung des Führhundes und für eine angemessene Haftpflichtversicherung, soweit die Beiträge hierfür nicht nach § 82 Abs 2 Nr 3 SGB XII vom Einkommen abzusetzen sind.

Eine erneute Versorgung wird gewährt, wenn sie infolge der körperlichen Entwicklung des Behinderten notwendig oder wenn aus anderen Gründen das Körperersatzstück oder Hilfsmittel ungeeignet oder unbrauchbar geworden ist.

Als Versorgung kann Hilfe in angemessenem Umfange auch zur Erlangung der Fahrerlaubnis, zur Instandhaltung sowie durch Übernahme von Betriebskosten eines Kraftfahrzeugs gewährt werden, wenn der behinderte Mensch wegen seiner Behinderung auf die regelmäßige Benutzung eines Kraftfahrzeugs angewiesen ist oder angewiesen sein wird.

§ 12 Schulbildung. Die Hilfe zu einer angemessenen Schulbildung iS des § 54 SGB XII umfasst auch:

- heilpädagogische sowie sonstige Maßnahmen zugunsten behinderter Kinder und Jugendlicher, wenn die Maßnahmen erforderlich und geeignet sind, dem behinderten Menschen den Schulbesuch im Rahmen der allgemeinen Schulpflicht zu ermöglichen oder zu erleichtern,
- Maßnahmen der Schulbildung zugunsten behinderter Kinder und Jugendlicher, wenn die Maßnahmen erforderlich und geeignet sind, dem behinderten Menschen eine im Rahmen der allgemeinen Schulpflicht üblicherweise erreichbare Bildung zu ermöglichen,
- Hilfe zum Besuch einer Realschule, eines Gymnasiums, einer Fachoberschule oder einer Ausbildungsstätte, deren Ausbildungsabschluss dem einer der oben genannten Schulen gleichgestellt ist, oder, soweit im Einzelfalle der Besuch einer solchen Schule oder Ausbildungsstätte nicht zumutbar ist, sonstige Hilfe zur Vermittlung einer entsprechenden Schulbildung. Die Hilfe wird nur gewährt, wenn nach den Fähigkeiten und den Leistungen des behinderten Menschen zu erwarten ist, dass er das Bildungsziel erreichen wird.

§ 13 Ausbildung für einen Beruf oder für eine sonstige Tätigkeit. Die Hilfe zur Ausbildung für einen angemessenen Beruf im Sinne des § 40 Abs 1 Nr 5 SGB II umfasst vor allem Hilfe:

- zur Ausbildung an einer Berufsfachschule,
- zur Ausbildung an einer Berufsaufbauschule,
- zur Ausbildung an einer Fachschule oder höheren Fachschule,
- zur Ausbildung an einer Hochschule oder einer Akademie,
- zum Besuch sonstiger öffentlicher, staatlich anerkannter oder staatlich genehmigter Ausbildungsstätten,
- zur Ableistung eines Praktikums, das Voraussetzung für den Besuch einer Fachschule oder einer Hochschule oder für die Berufszulassung ist,
- zur Teilnahme am Fernunterricht; § 86 SGB III gilt entsprechend,
- zur Teilnahme an Maßnahmen, die geboten sind, um die Ausbildung für einen angemessenen Beruf vorzubereiten.

Die Hilfe wird gewährt, wenn:

- zu erwarten ist, dass das Ziel der Ausbildung oder der Vorbereitungsmaßnahmen erreicht wird,
- der beabsichtigte Ausbildungsweg erforderlich ist,
- der Beruf oder die Tätigkeit voraussichtlich eine ausreichende Lebensgrundlage bieten oder, falls dies wegen Art und Schwere der Behinderung nicht möglich ist, zur Lebensgrundlage in angemessenem Umfange beitragen wird.

§ 13 a Ausbildung für eine sonstige angemessene Tätigkeit. Hilfe zur Ausbildung für eine sonstige angemessene Tätigkeit iS des § 54 SGB XII in Verbindung mit den §§ 33 und 41 SGB IX wird insbesondere gewährt, wenn die Ausbildung für einen Beruf aus besonderen Gründen, vor allem wegen Art und Schwere der Behinderung, unterbleibt. § 13 Abs 2 gilt entsprechend.

§ 16 Allgemeine Ausbildung. Zu den Maßnahmen der Eingliederungshilfe für behinderte Menschen gehören auch:

- die blindentechnische Grundausbildung,
- Kurse und ähnliche Maßnahmen zugunsten der in § 1 Nr 5 und 6 EinglHVO (s oben) genannten Personen, wenn die Maßnahmen erforderlich und geeignet sind, die Verständigung mit anderen Personen zu ermöglichen oder zu erleichtern,
- hauswirtschaftliche Lehrgänge, die erforderlich und geeignet sind, dem Behinderten die Besorgung des Haushalts ganz oder teilweise zu ermöglichen,
- Lehrgänge und ähnliche Maßnahmen, die erforderlich und geeignet sind, den Behinderten zu befähigen, sich ohne fremde Hilfe sicher im Verkehr zu bewegen.

§ 17 Eingliederung in das Arbeitsleben. Zu der Hilfe iS des § 54 SGB XII in Verbindung mit den §§ 33 und 41 SGB IX gehören auch die Hilfe zur Beschaffung von Gegenständen sowie andere Leistungen, wenn sie wegen der Behinderung zur Aufnahme oder Fortsetzung einer angemessenen Tätigkeit im Arbeitsleben erforderlich sind.

Für die Hilfe zur Beschaffung eines Kraftfahrzeugs ist § 8, für die Hilfe zur Beschaffung von Gegenständen, die zugleich Gegenstände iS des § 9 Abs 2 Nr 12 sind, ist § 9 maßgebend. Die Hilfe kann auch als Darlehen gewährt werden.

Die Hilfe in einer sonstigen Beschäftigungsstätte nach § 56 SGB XII können behinderte Menschen erhalten, die mindestens die Voraussetzungen zur Aufnahme in einer Werkstätte für behinderte Menschen (§ 137 SGB IX) erfüllen.

§ 20 Anleitung von Betreuungspersonen. Bedarf ein behinderter Mensch wegen der Schwere der Behinderung in erheblichem Umfange der Betreuung, so gehört zu den Maßnahmen der Eingliederungshilfe auch, Personen, denen die Betreuung obliegt, mit den durch Art und Schwere der Behinderung bedingten Besonderheiten der Betreuung vertraut zu machen.

§ 22 Kosten der Begleitpersonen. Erfordern die Maßnahmen der Eingliederungshilfe die Begleitung des behinderten Menschen, so gehören zu seinem Bedarf auch die notwendigen Fahrtkosten und die sonstigen mit der Fahrt verbundenen Auslagen der Begleitperson sowie weitere Kosten der Begleitperson, soweit sie nach den Besonderheiten des Einzelfalls notwendig sind.

§ 23 Eingliederungsmaßnahmen im Ausland. Maßnahmen der Eingliederungshilfe für behinderte Menschen können auch im Ausland durchgeführt werden, wenn dies im Interesse der Eingliederung des behinderten Menschen geboten ist, die Dauer der Eingliederungsmaßnahme durch den Auslandsaufenthalt nicht wesentlich verlängert wird und keine unvertretbaren Mehrkosten entstehen.

§ 24 Anhörung von Sachverständigen. Bei der Prüfung von Art und Umfang der in Betracht kommenden Maßnahmen der Eingliederungshilfe sollen, soweit nach den Besonderheiten des Einzelfalls geboten, ein Arzt, ein Pädagoge, jeweils der entsprechenden Fachrichtung, ein Psychologe oder sonstige sachverständige Personen gehört werden.

Hilfe zur Pflege (§§ 61 ff SGB XII)

Allgemeines

Die Hilfe zur Pflege (HzPfl) ist eine Pflichtleistung der Sozialhilfe. Sie umfasst häusliche Pflege einschließlich Verhinderungspflege, Hilfsmittel, teilstationäre Pflege, Kurzzeitpflege und vollstationäre Pflege, § 61 Abs 2 SGB XII.

Der Inhalt dieser Hilfen richtet sich nach den entsprechenden Regelungen des SGB XI. HzPfl wird als vollstationäre Hilfe nur gewährt, wenn diese nach der Besonderheit des Einzelfalles erforderlich ist, insbesondere ambulante oder teilstationäre Hilfen nicht zumutbar sind oder nicht ausreichend (§ 61 Abs 1). Die Hilfe in Einrichtungen umfasst die pflegebedingten Aufwendungen, die Kosten der Unterkunft und Verpflegung (sog Hotelkosten) und die Investitionskosten.

Die HzPfl ist jedoch nachrangig gegenüber den Leistungen der Pflegeversicherung (§§ 13 Abs 3 SGB XI, 66 Abs 4 SGB XII), die zunächst vom Versicherten zu beantragen sind.

Anspruch auf HzPfl besteht nur, wenn die Pflegebedürftigkeit wegen einer körperlichen, geistigen oder seelischen Krankheit oder Behinderung besteht (§ 61 Abs 1 SGB XII).

Hinsichtlich dieser Krankheiten oder Behinderungen, zur Abgrenzung der Merkmale der Pflegebedürftigkeit und der Pflegestufen sowie zum Verfahren der Feststellung der Pflegebedürftigkeit sind die Bestimmungen der Pflegeversicherung (SGB XI) und die **Pflegebedürftigkeitsrichtlinien** der Pflegekassen (PflRi, S 195) heranzuziehen.

Sie finden zur Bestimmung des Begriffs der Pflegebedürftigkeit und zur Abgrenzung, Höhe und Anpassung der Pflegegelder entsprechende Anwendung (§ 61 Abs 6 SGB XII).

Die Entscheidung der Pflegekasse über das Ausmaß der Pflegebedürftigkeit nach dem SGB XI ist auch der Entscheidung im Rahmen der HzPfl zugrunde zu legen, soweit sie auf Tatsachen beruht, die bei beiden Entscheidungen zu berücksichtigen sind (§ 62 SGB XII).

Die Bindungswirkung erstreckt sich aber lediglich auf die Feststellung der Pflegebedürftigkeit und auf die Einstufung in eine bestimmte Pflegestufe, nicht auch auf den Leistungsumfang.

Der Medizinische Dienst der Krankenkassen (MDK) erstellt die Gutachten nur für die Pflegekassen, also speziell für kranken- bzw pflegeversicherte Personen. Für versicherte Hilfesuchende kann der Sozialhilfeträger bei der Pflegekasse im Rahmen der Amtshilfe (§§ 3 – 7 SGB X) das **Gutachten des MDK** anfordern. Die Übermittlung des vom MDK erstellten Gutachtens ist datenschutzrechtlich zulässig (§ 69 Abs 1 Nr 1 SGB X).

Der MDK hat Gutachten so abzufassen, dass die darin enthaltenen Feststellungen zum Hilfebedarf des Pflegebedürftigen so umfassend sind, dass sie auch zur Prüfung eines eventuellen Anspruchs unterhalb der Pflegestufe I oder eines in Pflegestufe III nicht gedeckten Pflegebedarfs ausreichen.

Für nichtversicherte Hilfesuchende erfolgt die Begutachtung durch das Gesundheitsamt nach den Richtlinien der Pflegekassen.

3.6 Begutachtung im Rahmen der Sozialhilfe

Personenkreis (§ 61 Abs 1 SGB XII)

HzPfl ist Personen zu gewähren, die wegen einer körperlichen, geistigen oder seelischen Krankheit oder Behinderung für die gewöhnlichen und regelmäßigen Verrichtungen im Ablauf des täglichen Lebens auf Dauer, voraussichtlich für mindestens 6 Monate, in erheblichem oder höherem Maße der Hilfe bedürfen (S 43 und 196).

Zu den Krankheiten oder Behinderungen in diesem Sinn s S 196.

Der **Personenkreis** nach § 61 Abs 1 Satz 1 SGB XII ist zunächst identisch mit dem nach § 14 Abs 1 SGB XI.

Über diesen Personenkreis hinaus können bei sozialhilferechtlicher Bedürftigkeit aber **weitergehende Leistungen** im Rahmen der HzPfl folgende Personen erhalten, und zwar unabhängig davon, ob sie nach dem SGB XI versichert sind oder nicht, also Kranke oder Behinderte, die:

- voraussichtlich für weniger als 6 Monate der Hilfe bedürfen (Ausnahme: kürzere verbleibende Lebensspanne) oder
- einen geringeren Hilfebedarf haben als „in erheblichem oder höherem Maß", dh weniger als in der Pflegestufe I, oder
- der Hilfe auch für andere Verrichtungen bedürfen.

Für Leistungen in einer stationären oder teilstationären Einrichtung gilt dies nur, wenn es nach der Besonderheit des Einzelfalls erforderlich ist, insbesondere ambulante oder teilstationäre Leistungen nicht zumutbar sind oder nicht ausreichen.

Darüber hinaus können Pflegebedürftige neben den Leistungen der Pflegeversicherung **ergänzende Pflegeleistungen** aus der Sozialhilfe erhalten, wenn im Einzelnen objektiv (zB durch den MDK oder den Amtsarzt des Gesundheitsamts) nachgewiesen wird, dass ein höherer Hilfebedarf besteht und die in der gesetzlichen Pflegeversicherung vorgesehenen Leistungen ausnahmsweise nicht ausreichen.

Ergänzend kann HzPfl auch neben Krankenhilfe, Hilfe bei Schwangerschaft und Mutterschutz, Eingliederungshilfe, Hilfe zur Weiterführung des Haushalts und zur Hilfe zum Lebensunterhalt in Betracht kommen (S 206 ff).

Hilfebedarf (§ 61 Abs 4 und 5 SGB XII)

Maßgeblich für die Beurteilung der Pflegebedürftigkeit ist der Hilfebedarf bei den Verrichtungen in den Bereichen Körperpflege, Ernährung, Mobilität und hauswirtschaftliche Versorgung.

Der **Hilfebedarf** besteht in der Unterstützung, in der teilweisen oder vollständigen Übernahme der Verrichtungen im Ablauf des täglichen Lebens oder in Beaufsichtigung oder Anleitung mit dem Ziel der eigenständigen Übernahme dieser Verrichtungen.

Zu den **gewöhnlichen und wiederkehrenden Verrichtungen** im Ablauf des täglichen Lebens s S 196.

Im Einzelfall kommen auf der Grundlage von medizinischen Gutachten auch andere Verrichtungen in Betracht, die Pflegebedürftigkeit auslösen (s oben).

Gegenüber dem bisherigen Hilflosigkeitsbegriff, der sich ausschließlich an den regelmäßig wiederkehrenden rein personenbezogenen Verrichtungen des täglichen Lebens orientierte, umfasst die HzPfl nun die Sicherstellung der normalen Lebensführung.

Ist lediglich Hilfe zur Haushaltsführung erforderlich, liegen die Voraussetzungen für HzPfl aber nicht vor. Insoweit kommt aber ggf Hilfe zum Lebensunterhalt (§ 27 ff SGB XII, S 207) oder zur Weiterführung des Haushalts (§ 70 SGB XII, S 211) in Betracht.

Hilfemaßnahmen (§ 61 Abs 2 SGB XII)

Die HzPfl umfasst:
- häusliche Pflege,
- Hilfsmittel,
- teilstationäre Pflege,
- Kurzzeitpflege und
- stationäre Pflege.

Der Inhalt der Leistungen bestimmt sich nach den Regelungen der Pflegeversicherung (S 199).

Zu den entsprechenden **Hilfsmitteln** zählen unter anderem Krankenstühle und geeignete Betten, soweit diese nicht im Rahmen der Krankenhilfe oder der Eingliederungshilfe zu gewähren sind und keine vorrangige Verpflichtung der Krankenversicherung besteht.

Für zum Verbrauch bestimmte **Pflegehilfsmittel** (sog Verbrauchsmittel) wie zB Desinfektionsmittel, Einmalhandschuhe, saugende Bettschutzeinlagen zum einmaligen Gebrauch richten sich die monatlichen Beträge nach dem individuellen Bedarf im Einzelfall.

Die Übernahme der Anschlusskosten und der monatlichen Mietgebühren für eine **Notrufanlage** (zB Hausnotruf oder eine entsprechende Einrichtung) kommt in Betracht, wenn die Leistungen nicht von der Pflegekasse übernommen werden und jederzeit mit der Möglichkeit des Eintretens lebensbedrohlicher Situationen, großer Schmerzzustände oder schwerwiegender Unfälle gerechnet werden muss und zur rechtzeitigen Herbeirufung von Hilfe daher ein Hausnotruf erforderlich ist. Ärztlich muss ausdrücklich bestätigt sein, dass ein Telefonanschluss allein zur rechtzeitigen Herbeirufung von Hilfe nicht ausreicht und bei allein stehenden Personen, dass eine erforderliche Heimunterbringung durch Installation einer Hausnotrufanlage vermieden werden kann.

Häusliche Pflege (§ 63 SGB XII)

Reicht häusliche Pflege aus, soll der Träger der Sozialhilfe darauf hinwirken, dass die Pflege einschließlich der hauswirtschaftlichen Versorgung durch Personen, die dem Pflegebedürftigen nahe stehen, oder als Nachbarschaftshilfe übernommen wird.

Das Nähere regeln die §§ 64 – 66 SGB XII (s unten).

In einer Anstalt, einem Heim oder einer gleichartigen Einrichtung oder in einer Einrichtung zur teilstationären Betreuung erhalten Pflegebedürftige keine Hilfen zur häuslichen Pflege.

Es liegt im Interesse des Sozialhilfeträgers, allgemein und im Einzelfall die Möglichkeiten der häuslichen Pflege zu sichern und zu erhalten, damit solange wie möglich die Unterbringung eines Pflegebedürftigen in einem Heim, einer Anstalt oder einer sonstigen Pflegeeinrichtung vermieden wird.

Dem Pflegebedürftigen soll durch Sicherstellung der häuslichen Pflege, ggf unterstützt durch Tages- und Nachtpflege, einschließlich der hauswirtschaftlichen Versorgung das Verbleiben in seiner bisherigen Umgebung ermöglicht werden. Meist entspricht auch eine Pflege in der bisherigen häuslichen Umgebung eher dem Willen des Pflegebedürftigen als die Unterbringung in einem Heim.

Ob **häusliche Pflege** ausreicht, ist nach Maßgabe der Umstände des Einzelfalls nach objektiven Maßstäben (PflRi) zu beurteilen.

Die Formulierung stellt keine Bewertung der Schwere eines Pflegefalles etwa in dem Sinn dar, in leichteren Pflegefällen die Leistungen nach den §§ 64 – 66 SGB XII zu erbringen und in schweren Fällen die Unterbringung in einer Anstalt usw zu veranlassen. Kann die nach § 61 SGB XII erforderliche HzPfl im häuslichen Bereich durchgeführt werden und ist sie tatsächlich gewährleistet, dann reicht häusliche Pflege aus, ungeachtet des Umfangs und der Dauer der Pflege sowie der Gründe, die den Verbleib im häuslichen Bereich veranlassen.

Nahestehende Personen sind in erster Linie nicht nur Ehegatten, Familienangehörige, erreichbare Verwandte und Verschwägerte, sondern auch enge Freunde und gute Bekannte sowie Personen, die sich gegenseitig verpflichtet fühlen.

Unter **Nachbarschaftshilfe** ist die überkommene Form des gegenseitigen Helfens und Unterstützens unter Nachbarn zu verstehen, wie sie jedenfalls im ländlichen Bereich noch weitgehend gehandhabt wird.

Die **Leistungen der häuslichen Pflege** umfassen das Pflegegeld und sog andere Leistungen.

Pflegegeld (§ 64 SGB XII)

Pflegebedürftige, die bei der Körperpflege, der Ernährung oder Mobilität für wenigstens 2 Verrichtungen aus einem oder mehreren Bereichen mindestens einmal täglich und zusätzlich mehrfach in der Woche der Hilfe bei der hauswirtschaftlichen Versorgung bedürfen, erhalten ein Pflegegeld in Höhe von 215,– Euro monatlich (Pflegestufe I).

Schwerpflegebedürftige, die bei der Körperpflege, der Ernährung oder der Mobilität für mehrere Verrichtungen mindestens dreimal täglich zu verschiedenen Zeiten der Hilfe bedürfen und zusätzlich mehrfach in der Woche der Hilfe bei der hauswirtschaftlichen Versorgung bedürfen, erhalten ein monatliches Pflegegeld in Höhe von 420,– Euro (Pflegestufe II).

Schwerstpflegebedürftige, die Hilfe bei der Körperpflege, der Ernährung oder der Mobilität für mehrere Verrichtungen täglich rund um die Uhr, auch nachts, und zusätzlich mehrfach

3.6 Begutachtung im Rahmen der Sozialhilfe

in der Woche Hilfe bei der hauswirtschaftlichen Versorgung benötigen, erhalten ein monatliches Pflegegeld in Höhe von 675,– Euro (Pflegestufe III).

Bei **pflegebedürftigen Kindern** ist der infolge Krankheit oder Behinderung gegenüber einem gesunden gleichaltrigen Kind zusätzliche Pflegebedarf maßgebend.

Der Anspruch auf das Pflegegeld setzt voraus, dass der Pflegebedürftige (bzw die Sorgeberechtigten bei pflegebedürftigen Kindern) mit dem Pflegegeld die erforderliche Pflege in geeigneter Weise selbst sicherstellen kann.

Der **Zeitaufwand**, den ein Familienangehöriger oder eine andere nicht als Pflegekraft ausgebildete Pflegeperson für die erforderlichen Leistungen der Grundpflege und hauswirtschaftlichen Versorgung benötigt, muss entsprechend § 15 Abs 3 SGB XI wöchentlich im Tagesdurchschnitt betragen:

- in der Pflegestufe I mindestens 1 ½ Stunden; hierbei müssen auf die Grundpflege mehr als 45 Minuten entfallen,
- in der Pflegestufe II mindestens 3 Stunden; hierbei müssen auf die Grundpflege mindestens 2 Stunden entfallen,
- in der Pflegestufe III mindestens 5 Stunden; hierbei müssen auf die Grundpflege mindestens 4 Stunden entfallen.

Dieser notwendige Hilfebedarf ist individuell auf die Situation des jeweiligen Pflegebedürftigen zu beziehen; dabei muss der pflegerische Aufwand gegenüber der hauswirtschaftlichen Versorgung im Vordergrund stehen.

Pflegebedürftige, deren Pflegebedarf unterhalb der Pflegestufe I liegt, können kein Pflegegeld erhalten. Für sie kommen bei Bedarf nur die sog anderen Leistungen nach § 65 in Betracht.

Andere Leistungen (§ 65 SGB XII)

> **!** Pflegebedürftigen iS des § 61 Abs 1 SGB XII sind die angemessenen Aufwendungen der Pflegeperson zu erstatten.

Es können auch angemessene Beihilfen gewährt sowie Beiträge der Pflegeperson für eine angemessene Alterssicherung übernommen werden, wenn diese nicht anderweitig sichergestellt ist. Falls neben oder anstelle der Pflege nach § 63 Satz 1 SGB XII die Heranziehung einer „besonderen Pflegekraft" erforderlich ist oder eine Beratung oder zeitweilige Entlastung der Pflegeperson geboten, so sind die angemessenen Kosten (s unten) zu übernehmen.

Pflegebedürftigen, die Pflegegeld nach § 64 SGB XII erhalten, sind zusätzlich die Aufwendungen für die Beiträge einer Pflegeperson oder einer besonderen Pflegekraft für eine angemessene Alterssicherung zu erstatten, wenn diese nicht anderweitig sichergestellt ist.

Angemessene Aufwendungen der Pflegeperson sind zB Fahrtkosten, Kosten doppelter Haushaltsführung, Aufwendungen für besonderen Kleider- oder Wäscheverschleiß. Was angemessene Aufwendungen sind, richtet sich nicht allein nach den Gegebenheiten des Einzelfalles, sondern findet auch seine Grenze in den Kosten einer beruflichen Pflegekraft oder eines Anstaltsaufenthalts. Übersteigen die Aufwendungen im Einzelfall diese vergleichbaren Kosten, dann steht es im pflichtgemäßen Ermessen des Sozialhilfeträgers, ob er sie dennoch erstattet oder sie mit der Maßgabe entsprechend kürzt, dass der Hilfeempfänger sich für eine andere Hilfsform entscheiden möge.

Als angemessene Beihilfen kommt in Betracht zB auch ein Taschengeld für die Pflegeperson.

Die Übernahme der Beiträge der Pflegeperson für eine angemessene Alterssicherung, wenn diese nicht anderweitig sichergestellt ist, dient vor allem dazu, die Pflegebereitschaft zu erhalten.

Eine besondere Pflegekraft ist eine Person, die die Pflege gegen Vergütung wahrnimmt. Darunter fallen nicht nahe stehende Personen oder Nachbarn, die unentgeltlich helfen. Der Einsatz einer besonderen Pflegekraft darf nur dann einzeln oder neben der häuslichen Pflege erfolgen, wenn die Pflege durch Nahestehende oder Nachbarn nicht oder nicht voll gesichert ist.

Die Beratung der Pflegeperson gehört zu den Pflichtleistungen, sofern sich dafür die Notwendigkeit herausstellt. Die Angebote der Pflegekassen, zB Programme für pflegende Angehörige, die sich auch auf nichtversicherte Personen erstrecken, sind vorrangig zu nutzen.

Leistungskonkurrenz (§ 66 SGB XII)

> **!** Leistungen nach §§ 64 und 65 SGB XII werden nicht erbracht, soweit Pflegebedürftige gleichartige Leistungen nach anderen Rechtsvorschriften erhalten.

Ua werden auf das Pflegegeld Leistungen der gesetzlichen Pflegeversicherung in vollem Umfang und das Blindengeld (§ 72 SGB XII) zu 70 vH angerechnet.

Literatur

Bundesministerium für Arbeit und Soziales (Hrsg): Übersicht über das Sozialrecht. 5. Auflage 2008, BW Verlag und Software, Nürnberg

Erlenkämper, A.: Arzt und Sozialrecht, Steinkopff, Darmstadt; 2003

Erlenkämper, A., W. Fichte: Sozialrecht, 6. Auflage 2008, Luchterhand, Neuwied

Linhart, H., O. Adolph: Sozialgesetzbuch II, Sozialgesetzbuch XII, Asylbewerberleistungsgesetz (Stand 2008), Müller Jehle, Heidelberg

Münder, J., C. Armborst et al.: Sozialgesetzbuch XII, Nomos, Baden-Baden; 2005

Oestreicher, E.: Sozialhilfe und Grundsicherung für Arbeitsuchende (Stand: 2008), Beck, München

Richtlinien der Spitzenverbände der Pflegekassen über die Merkmale der Pflegebedürftigkeit und der Pflegestufen sowie zum Verfahren der Feststellung der Pflegebedürftigkeit, Pflegebedürftigkeits-Richtlinien (PflRi) vom 07.11.1994 in der ab 01.01.2002 gültigen Fassung

Schellhorn, W., H. Schellhorn, K.H. Hohm: SGB XII – Sozialhilfe, 17. Auflage 2006, Luchterhand, Neuwied

Verordnung nach §60 SGB XII (Eingliederungshilfe-Verordnung) idF vom 27.12.2003 (BGBl I S 3022)

3.7 Sozialmedizinische Begutachtung von Krankenhausleistungen in Orthopädie und Unfallchirurgie

A. Michel

Grundlagen der Krankenhausfinanzierung

In den letzten beiden Jahrzehnten hat die Finanzierung von Krankenhausleistungen einen tief greifenden Wandel vollzogen. Bis 1992 wurden den Krankenhäusern die Ist-Kosten, also Personal- und Sachkosten, von den Krankenkassen erstattet. Das heißt, ein Krankenhaus musste ausschließlich einen Kosten- und Leistungsnachweis der entstandenen Kosten führen. Dieser Kostennachweis bildete die Basis zur Festsetzung des Krankenhausbudgets durch die Krankenkassen. Dem Krankenhaus wurden nahezu alle Kosten erstattet, weshalb man auch vom „Selbstkostendeckungsprinzip" spricht. Für die Krankenhäuser bestand wenig Anreiz, effiziente Strukturen und ökonomische Kompetenz aufzubauen. Die stetig steigenden Gesundheitskosten und die damit verbundenen zunehmenden Mehrausgaben der Krankenkassen veranlassten die Gesundheitspolitiker, Reformen im Gesundheitswesen einzuleiten. Die Änderung der Krankenhausfinanzierung mit dem Ziel einer Reduktion der Ausgaben für stationäre Krankenhausleistungen war ein fester Bestandteil der Reformen. Dies erfolgte zum einen ab dem Jahr 1993 mit Einführung der ersten Fallpauschalen und setzte sich 1995 fort, indem Krankenhäuser nur noch Plankosten auf Basis einer Leistungs- und Kalkulationsaufstellung erstattet bekamen. Hierdurch entstanden erste Budgetvorgaben für Krankenhäuser, die sie einhalten mussten, wenn ein ausgeglichenes Betriebergebnis erwirtschaftet werden sollte. Ein dramatischer Wandel wurde im Rahmen der darauf folgenden Gesundheitsreform eingeleitet. Deutschland legt per Gesetz fest, dass zukünftig die Finanzierung von Krankenhausleistungen auf Basis eines DRG-Systems erfolgen sollte.

Das DRG-System zur Finanzierung von Krankenhausleistungen

Unter dem ursprünglich in den US geprägte Begriff „Diagnosis related Groups" (DRG) versteht man diagnosebezogene Fallgruppen. Das DRG-System ist primär ein Patientenklassifikationssystem, in dem Patienten anhand von Diagnosen, Prozeduren und weiteren Parametern in medizinisch ähnliche Gruppen eingeteilt werden. Dabei sollen die Fälle einer Gruppe einen vergleichbaren Ressourcenverbrauch aufweisen. Die resultierende Fallgruppe = DRG ist also eine „medizinökonomische" Einheit.

Diagnosis related Groups wurden ursprünglich Ende der 70er-Jahre in den USA von der Yale-University im Auftrag der Health Care Financing Administration (HCFA) entwickelt. Diese staatliche Behörde ist verantwortlich für die Finanzierung der Gesundheitsversorgung für die älteren bzw. armen US-Bürger im Rahmen der Programme „Medicare" und „Medicaid".

Diese ersten Fallklassifikationsysteme der HCFA-DRG´s berücksichtigen Komplikationen und Komorbiditäten (Begleiterkrankungen) nur in geringem Umfang. Eine wichtige Neuerung waren die „Refined"-Systeme. Diese differenzieren die Basis-Fallgruppen nach dem Schweregrad der Erkrankung bzw. berücksichtigen die Komorbidität eines Patienten. Hierzu zählen die All-Patient-DRG´s (AP-DRG´s), die Ende der 80er-Jahre durch die Firma 3 M Health Information Systems entwickelt wurden. Das australische AR-DRG-System ist ein weiterentwickeltes „Refined-System" und bildete im Jahr 2002 die Basis für das Deutsche G-DRG-System. Das Deutsche G-DRG System zählt mittlerweile zu den modernsten und am weitesten entwickelten DRG-Systemen weltweit. In keinem anderen Land der Welt werden mehr Krankenhausfälle auf Basis von DRG abgerechnet als in Deutschland.

Grundprinzip von Diagnosis related Groups

Die Gesamtheit aller Patienten wird nach definierten Indikatoren (wie beispielsweise Hauptdiagnose) in immer feinere Fallgruppen eingeteilt. Im deutschen G-DRG-System gibt es hierfür fest definierte Algorithmen, die auf folgenden Grundfragen basieren:
➤ Hauptdiagnose – „Warum kam Patient ins Krankenhaus?"
➤ „Komplexe Prozeduren" (z. B. Transplantation, Langzeitbeatmung)
➤ Prozeduren – „Was haben wir mit dem Patienten gemacht?"
➤ Nebendiagnosen – „Was hat der Patienten noch für Erkrankungen, um die wir uns kümmern müssen?"
➤ Aufnahme/Entlassung – „Woher kam der Patient? Wohin ging der Patient?"
➤ Weitere: Beatmungszeit, Gewicht, Verweildauer usw.

Zunächst werden Fälle berücksichtigt, die aufgrund von komplexen Prozeduren einen besonderen (kostenintensiven) Verlauf aufweisen. Hierzu zählen Fälle mit Transplantationsleistungen, Langzeitbeatmungen, Neonatologie sowie Komplex- und Frührehaleistungen. Bei allen anderen Fällen ist die Hauptdiagnose des Falles das entscheidende Zuordnungselement. Allen DRG´s sind 25 Hauptdiagnosegruppen (MDC) zugeordnet und für jede Hauptdiagnosegruppe gibt es Listen von Diagnosen, die in diese Hauptdiagnosegruppen führen. Ein Patient mit der Hauptdiagnose aus dem orthopädischen Bereich wird beispielsweise der MDC 8 „*Krankheiten und Störungen an Muskel-Skelett-System und Bindegewebe*" zugeordnet. Nachdem die Hauptdiagnosegruppe feststeht, entscheiden weitere Parameter wie Nebendiagnosen, operative und nichtoperative Prozeduren, Verweildauer und Entlassgrund über die Zuordnung zur definitiven DRG. Jeder DRG ist ein Kostengewicht zugeordnet aus dem sich die Vergütung des Falles ergibt. Wurde ein Fall aus einem anderen Krankenhaus zuverlegt oder erfolgt die Weiterbehandlung in einen anderen Akutkrankenhaus, wird die Vergütung gekürzt, wenn der Patient eine definierte Mindestverweildauer unterschritten hat. Daneben gibt es Zuschläge bei Überschreiten der oberen Grenzverweildauer für Patienten, die einen sehr langen Verlauf haben und überdurchschnittlich lange im Krankenhaus behandelt werden mussten.

Das G-DRG-System unterliegt einer kontinuierlichen Weiterentwicklung, was sich in den jährlichen Anpassungen der DRG-Algorhythmen und der Anzahl an Fallpauschalen ausdrückt. Die aus einer DRG resultierende Vergütung wird ebenfalls jährlich neu definiert, um den sich ändernden Kostenstrukturen im Gesundheitswesen Rechnung zu tragen. Das Institut für das Entgeltsystem im Krankenhaus (InEK) ist die federführende Institution für die Weiterentwicklung des deutschen DRG-Systems.

In allen Ländern, die DRG-Systeme eingeführt haben, ist es innerhalb kurzer Zeit zu einer deutlichen Verkürzung der Verweildauer in den Krankenhäusern gekommen. Auch in Deutschland hat die Einführung des DRG-Systems deutliche Anpassungen der internen Abläufe der Krankenhäuser bewirkt. Ein Krankenhaus kann nur dann ökonomisch an Markt bestehen, wenn es gelingt, die Kosten zur Erbringung einer DRG-Leistung unterhalb der DRG-Vergütung zu halten. Dies kann zum einen durch Optimierung der internen Abläufe und damit einer möglichst kurzen Verweildauer oder durch günstige Personal- und Sachkosten erfolgen. Da im Krankenhaus die Personalkosten mit deutlich über 60% den höchsten Kostenblock ausmachen, haben alle Krankenhäuser das Bestreben, mehr Fälle mit dem gleichen Personal zu behandeln. Gleichzeitig ist es von besonderer Bedeutung, möglichst wenig vermeidbare Komplikationen zu erzeugen. Im Gegensatz zu früher kann eine Komplikation nicht mehr durch Verlängerung der Verweildauer (re-)finanziert werden. Das DRG-System erfordert eine möglichst effiziente Ausnutzung der bestehenden Kapazitäten und einen gesicherten Zustrom von Patienten, damit eine Steigerung der Fallzahlen möglich ist.

Fallprüfungen nach § 275 SGB V und § 17 c KHG

Die Umstellung der Krankenhausfinanzierung auf ein diagnosebasiertes Fallpauschalensystem erforderte Anpassungen der Prüfmechanismen der Krankenkassen. Vor Einführung des DRG-Systems waren überwiegend Fehlbelegungsprüfungen im Visier der Krankenkassen. Im DRG-System hat die Kodierung von Haupt- und Nebendiagnosen sowie von Prozeduren (operativ und nichtoperativ) einen wesentlich stärkeren Einfluss auf die Höhe der Rechnung, als beispielsweise die Verweildauer eines Patienten. Um sich vor ungerechtfertig hohen Abrechnungen zu schützen, stehen den Krankenkassen 2 unterschiedliche Prüfmechanismen zur Verfügung. Zum einen kann eine *verdachtsunabhängige Stichprobenprüfung* nach § 17 c KHG durchgeführt werden, zum anderen können *verdachtsabhängige Einzelfallprüfungen* nach § 275 SGB V veranlasst werden.

Verdachtsunabhängige Stichprobenprüfungen werden bisher nur in Einzelfällen veranlasst. Ein möglicher Grund dafür sind der sehr hohe Aufwand für den MDK und das Krankenhaus. Der potenzielle Nutzen für die Krankenkassen rechtfertigt häufig den hohen Aufwand nicht, da es im Gegensatz zur Einzelfallprüfung zu keiner direkten Kürzung von Krankenhausrechnungen kommt. Das Prüfungsergebnis kann erst im Rahmen der folgenden Pflegesatzverhandlung zu finanziellen Anpassungen führen. Zur Durchführung der 17c-Prüfung können die Krankenkassen Patientengruppen festlegen, die sie einer Stichprobenprüfung unterziehen wollen. Die Definition des Kollektivs steht den Krankenkassen frei. Dies kann die Gesamtfallzahl eines Krankenhauses in einem Zeitraum sein, nur Fälle einer bestimmten DRG betreffen oder sich aus verschiedenen anderen Konstellationen zusammensetzen. Voraussetzung ist, dass zwischen Prüfauftrag und Entlassung des Patienten aus dem Krankenhaus nicht mehr als 180 Tage vergangen sind. Das Krankenhaus hat anschließend die Fallnummern der entsprechenden Patienten zu liefern. Der Medizinische Dienst wählt aus den gelieferten Fallnummern eine Stichprobe aus, die er vor Ort anhand der Krankenakte prüft. Die Stichprobe beträgt etwa 5–12% der Fälle der Grundgesamtheit, mindestens jedoch 30 Fälle. Bei einer Grundgesamtheit von weniger als 50 Fällen muss eine Vollprüfung durchgeführt werden. Die Stichprobe wird anschließend vom MDK hinsichtlich:

➤ primärer Fehlbelegung,
➤ sekundäre Fehlbelegung,
➤ vorzeitiger Entlassung oder Verlegung,
➤ ordnungsgemäßer Abrechnung

geprüft.

An die Durchführung einer Stichprobenprüfung nach § 17 c sind weitere formale Kriterien gebunden, die hier nicht näher ausgeführt werden können. Fortführende Informationen stehen in den „Gemeinsamen Empfehlungen zum Prüfverfahren nach § 17 c KHG" der Deutschen Krankenhausgesellschaft und den Spitzenverbänden der Krankenkassen zur Verfügung.

Verdachtsabhängige Einzelfallprüfungen nach § 275 SGB V stellen den Großteil der Fallprüfungen im Krankenhaus da. Mittlerweile werden 10–12% aller stationären Fälle einer Einzelfallprüfung unterzogen (Roeder et al. 2008). Der entscheidende Unterschied zur 17c-Prüfung besteht darin, dass die Krankenkassen zwar einen konkreten Anlass zur Prüfung des Falles äußern müssen, aber bei erfolgreicher Prüfung eine Reduktion der Krankenhausrechnung erreichen können.

---

§ 275 SGV V Begutachtung und Beratung

Die Krankenkassen sind in den gesetzlich bestimmten Fällen oder, wenn es nach Art, Schwere, Dauer oder Häufigkeit der Erkrankung oder nach dem Krankheitsverlauf erforderlich ist, *verpflichtet*, bei Erbringung von Leistungen, insbesondere zur *Prüfung von Voraussetzungen*, *Art und Umfang der Leistung*, sowie bei *Auffälligkeiten zur Prüfung der ordnungsgemäßen Abrechnung*, (...) eine *gutachtli-*

che Stellungnahme des Medizinischen Dienstes der Krankenversicherung einzuholen.

Die Krankenkassen führen eine Auffälligkeitsprüfung der gelieferten Datensätze der abgerechneten Krankenhausfälle durch. Auffällige Fälle führen zu einem Prüfauftrag der Krankenkasse an den zuständigen MDK. Der Prüfauftrag enthält eine Fragestellung, an die die Gutachter des MDK gebunden sind. Meist wird gleichzeitig das Krankenhaus über den Prüfauftrag in Kenntnis gesetzt. Der MDK informiert das Krankenhaus anschließend in einem Schreiben offiziell über die Einleitung und Fragestellung des Prüfauftrags. Im Schreiben wird das Krankenhaus aufgefordert, Unterlagen und Nachweise zur Beantwortung der Fragestellung zur Verfügung zu stellen. Zwischen Rechnungsstellung der Krankenhausbehandlung und Einleitung der Einzelfallprüfung nach § 275 dürfen für Fälle mit Aufnahmedatum nach dem 01.04.2007 maximal 6 Wochen verstreichen. Wird das Krankenhaus erst nach Ablauf der 6-Wochen-Frist vom MDK über die Einleitung der Einzelfallprüfung in Kenntnis gesetzt, kann mit Hinweis auf die Verfristung eine Bereitstellung von Unterlagen verweigert werden. Entscheidend ist, dass das Krankenhaus patientenbezogene Unterlagen ausschließlich an den MDK schicken darf. Ein Versand von medizinischen Unterlagen direkt an die Krankenkasse ist ein Verstoß gegen die ärztliche Schweigepflicht und kann entsprechend geahndet werden. Führt die Einzelfallprüfung zu keiner Änderung des Rechungsbetrags, steht dem Krankenhaus seit dem 01.04.2007 eine Aufwandsentschädigung von 100,- Euro pro Fall zu. Die Aufwandsentschädigung ist der Krankenkasse gesondert in Rechnung zu stellen.

Rechtliche Grundlagen

> **Wirtschaftlichkeitsgebot § 12 Abs. 1 SGB V**
> Die Leistungen müssen ausreichend, zweckmäßig und wirtschaftlich sein; sie dürfen das Maß des Notwendigen nicht überschreiten. Leistungen, die nicht notwendig oder unwirtschaftlich sind, können Versicherte nicht beanspruchen, dürfen die Leistungserbringer nicht bewirken und die Krankenkassen nicht bewilligen.

Der zunehmende ökonomische Druck im Gesundheitswesen macht auch vor den Kostenträgern nicht halt. Die Krankenkassen sind mit zunehmenden Kosten im Krankenhausbereich konfrontiert und haben wenig Spielraum, die Kosten durch steigende Beiträge zu refinanzieren. Demzufolge berufen sich viele Krankenkassen auf das Wirtschaftlichkeitsgebot nach § 12 Abs. 1 SGB V und stellen erbrachte Leistungen der Krankenhäuser infrage.

Die Krankenkassen beauftragen den MDK mit der Prüfung folgender Tatbestände:
➤ Sind die Voraussetzungen für eine Krankenhausbehandlung geben?
➤ Ist Art und Umfang der Krankenhausleistung gerechtfertigt?
➤ Ist die Abrechnung der Krankenhausleistung ordnungsgemäß?

Begutachtung von Krankenhausfällen durch den MDK

Die Einführung des DRG-Systems hat zu einer drastischen Zunahme von Gutachtenaufträgen durch die Krankenkassen geführt. Obwohl der Krankenhausarzt in die sozialmedizinische Begutachtung von Krankenhausfällen nur indirekt eingebunden ist, binden diese Gutachten mittlerweile einen nicht unerheblichen Teil ärztlicher Tätigkeit. Die eigentliche Begutachtung von Krankenhausfällen erfolgt im Auftrag der Krankenversicherung durch den Medizinischen Dienst der Krankenversicherung (MDK). Zur Durchführung der Begutachtung fordert der MDK von den behandelnden Krankenhausärzten Unterlagen und schriftliche Stellungnahmen zu Therapie und Verlauf des Patienten an.

> Der Medizinische Dienst der Krankenversicherung (MDK) ist formalgesetzlich ein unabhängiger Beratungs- und Begutachtungsdienst gemäß SGB V und SGB XI. Der MDK ist regional organisiert und verfügt über 285 Beratungsstellen. Für den MDK sind ca. 2000 Fachärzte und ca. 1200 Pflegekräfte tätig. Zu den Aufgaben des MDK im Rahmen der Begutachtung von Krankenhausfällen zählen:
> ➤ Begutachtung von Einzelfällen gemäß § 275 SGB V,

- Auswertung von Unterlagen über die Zuordnung von Patienten zu den Behandlungsbereichen nach § 4 Psych-PV,
- Durchführung von Krankenhausstichprobenprüfungen nach § 17 c KHG,
- Beratung der Krankenkassen und ihrer Verbände.

Die Finanzierung des MDK erfolgt durch die Krankenkassen mittels einer Umlage auf Basis der jeweiligen Versicherten in einer Region.

Notwendigkeit der Krankenhausbehandlung

> **Primäre Fehlbelegung**: Die stationäre Behandlung eines Patienten war nicht notwendig. Das gleiche Behandlungsziel hätte auch durch eine ambulante oder durch vor- und nachstationäre Behandlung erreicht werden können.

Versicherte einer Krankenkasse haben nur dann einen Anspruch auf eine vollstationäre Behandlung, wenn sich das gleiche Behandlungsergebnis nicht durch eine ambulante Behandlung erzielen lässt. Eine unbegründete stationäre Behandlung ist ein Verstoß gegen das Wirtschaftlichkeitsgebot, da das Maß des Notwendigen überschritten ist. Es handelt sich um *primäre Fehlbelegung*. Eine häufige Fragestellung, die die Krankenkassen durch den MDK begutachten lassen, ist die Prüfung der Gründe, die den Krankenhausarzt veranlasst haben, den Patienten stationär aufzunehmen.

§ 39 SGB V verpflichtet den Krankenhausarzt zum Zeitpunkt der Aufnahme des Patienten, zu prüfen, ob nicht auch eine ambulante Therapie ausreichend wäre. Hierbei spielt es keine Rolle, ob der Patient selbst das Krankenhaus aufsucht oder ob ein niedergelassener Arzt die stationäre Krankenhausbehandlung verordnet hat. Auch im zweiten Fall müssen die konkreten Gründe zur stationären Aufnahme geprüft und idealerweise schriftlich in der Krankenakte festgehalten werden. Bei der späteren Überprüfung der Gründe zur stationären Aufnahme durch den Medizinischen Dienst gilt die *Ex-ante*-Sicht: Es dürfen nur diejenigen Informationen in Betracht gezogen werden, die zum Zeitpunkt der stationären Aufnahme vorlagen.

Wird beispielsweise ein Patient mit dem klinischen Verdacht einer tiefen Beinvenenthrombose aufgenommen und bestätigt sich diese Diagnose in der weiteren stationären Behandlung nicht, ist es nicht zulässig, die Notwendigkeit der stationären Behandlung *retrospektiv* infrage zu stellen. In neuerer Rechtssprechung wird vom Arzt zunehmend verlangt, dass es nicht ausreicht, auf das Nichtvorliegen von Informationen zu verweisen. Vom Arzt ist zu erwarten, dass er sich auch aktiv um regelhaft zugängliche Informationen bemüht. Dies gilt beispielsweise für die Zumutbarkeit eines Telefonanrufs beim Hausarzt des Patienten, um sich über die Vorerkrankungen oder Begleitumstände des Patienten zu erkundigen, wenn der Patient selbst keine qualifizierten Angaben machen kann. Die telefonische Rückfrage ist zumutbar, wenn die stationäre Aufnahme zu den Sprechzeiten des Hausarztes erfolgt. Sollte der Hausarzt nicht erreichbar sein, ist dies in der Krankenakte zu vermerken, um sich vor mangelnder Sorgfaltspflicht zu schützen.

Entscheidend für das positive Begutachtungsverfahren durch die Gutachter des MDK ist die Nachvollziehbarkeit der Gründe für die stationäre Behandlung. In aller Regel sind Nachweise aus der Krankenakte erforderlich, um die Notwendigkeit der stationären Behandlung darlegen zu können. Hieraus leitet sich unmittelbar die Forderung ab, dass der Aufnahmeprozess am besten in strukturierter Form zu dokumentieren ist (z. B. Checkliste).

Den behandelnden Krankenhausarzt stellt die Klärung der Notwendigkeit der stationären Behandlung mitunter vor erhebliche Konflikte. Zum einen steigt der Druck durch die Krankenkassen und Krankenhausverwaltung, Leistungen in den ambulanten Bereich zu verlagern, zum anderen kann die Verweigerung der stationären Überwachung, die anschließend zu einem gesundheitlichen Schaden des Patienten führt, ein erhebliches haftungsrechtliches Risiko für den Arzt sein. Auch drängen Angehörige und Patienten häufig zur stationären Aufnahme, beispielsweise weil Patienten zu Hause nicht adäquat betreut sind oder lange Anfahrtswege in Kauf nehmen müssten. Die aus sozialmedizinischer Sicht notwendige Verneinung der Notwendigkeit der stationären Aufnahme wird von Patienten und Angehörigen mitunter als Verweigerung ärztlicher Hilfe fehl interpretiert.

B.7 Sozialmedizinische Begutachtung von Krankenhausleistungen in Orthopädie und Unfallchirurgie

Als Entscheidungshilfe für den behandelnden Arzt können die **G-AEP-Kriterien** („German Appropriateness Evaluation Protocol") dienen. Die Spitzenverbände der Krankenkassen und die Deutsche Krankenhausgesellschaft haben einen Katalog von klinischen Kriterien erarbeitet, der Transparenz darüber schaffen soll, wann eine stationäre Aufnahme in ein Krankenhaus nach Auffassung der Vertragspartner gerechtfertigt ist. Hierbei handelt es sich um eine nicht abschließende Positivliste von Kriterien, die notwendigerweise vollstationär zu behandelnde Fälle kennzeichnen. Die Kriterienliste bezieht sich auf die Prüfung der primären Fehlbelegung und wurde initial zur Vereinheitlichung von Stichprobenprüfungen nach § 17c KHG erarbeitet. Mittlerweile hat der Kriterienkatalog auch bei den Fallprüfungen nach § 275 SGB V eine hohe Akzeptanz erlangt. Selbstverständlich kann der Katalog nicht alle stationären Behandlungskonstellationen abbilden. Betont werden muss, das die stationäre Aufnahme generell eine Individualentscheidung des behandelnden Arztes ist und vom ihm haftungsrechtlich verantwortet werden muss. Entscheidend ist, dass dem behandelnden Arzt mit den G-AEP-Kriterien eine Handreichung zur Verfügung steht, die es ihm gestattet, bei Aufnahme eines Patienten eine strukturierte Prüfung der Notwendigkeit der stationären Behandlung vorzunehmen. In der Krankenakte sollte schriftlich auf die infrage kommende Konstellation eingegangen werden. Die Dokumentation der Kriterienkürzel ist keinesfalls ausreichend!

Falsch: „Grund der stationären Aufnahme: A2B3"

Richtig: „Die stationäre Aufnahme erfolgte aufgrund der hämodynamisch relevanten Bradykardie (< 50/min) des Patienten. Eine Kontrolle der Vitalparameter am Überwachungsmonitor wurde angeordnet."

Der GAEP-Kriterienkatalog gliedert sich in 6 Gruppen:
- Schwere der Erkrankung (Tabelle 3.4)
- Intensität der Behandlung (Tabelle 3.5)

Tabelle 3.4 A: Schwere der Erkrankung.

Nr.	Kriterium	Hinreichender Grund?
A1	plötzliche Bewusstseinsstörung oder akuter Verwirrtheitszustand	ja
A2	Pulsfrequenz: < 50/min oder > 140/min	nein – Zusatzkriterium B1–B5 notwendig
A3	Blutdruck: systolisch < 90 oder > 200 mmHg diastolisch < 60 oder > 120 mmHg	nein – Zusatzkriterium B1–B5 notwendig
A4	akuter Verlust der Sehfähigkeit oder des Gleichgewichtssinnes	ja
A5	akuter Verlust der Hörfähigkeit	nein – Zusatzkriterium B1–B5 notwendig
A6	akute oder progrediente Lähmung oder andere akute neurologische Symptomatik	nein – Zusatzkriterium B1–B5 notwendig
A7	lebensbedrohliche Infektion oder anhaltendes oder intermittierendes Fieber (> 38,0 °C Kerntemperatur)	nein – Zusatzkriterium B1–B5 notwendig
A8	akute/subakute Blutung und/oder interventionsbedürftiger Hämoglobinabfall	nein – Zusatzkriterium B1–B5 notwendig
A9	schwere Elektrolytstörung oder Blutgasentgleisung oder aktuelle Entgleisung harnpflichtiger Substanzen	nein – Zusatzkriterium B1–B5 notwendig
A10	akute oder progrediente sensorische, motorische, funktionelle, zirkulatorische oder respiratorische oder dermatologische Störungen sowie Schmerzzustände, die den Patienten nachdrücklich behindern oder gefährden	nein – Zusatzkriterium B1–B5 notwendig
A11	dringender Verdacht oder Nachweis einer myokardialen Ischämie	ja
A12	Krankheit, die eine Behandlung mit onkologischen Chemotherapeutika oder anderen potenziell lebensbedrohlichen Substanzen erfordert	nein – Zusatzkriterium B1–B5 notwendig

3 Begutachtungen mit besonderer Fragestellung

Tabelle 3.5 B: Intensität der Behandlung.

Nr.	Kriterium	Hinreichender Grund?
B1	kontinuierliche bzw. intermittierende intravenöse Medikation und/oder Infusion (schließt Sondenernährung nicht ein)	nein – Zusatzkriterium A1 – A12 notwendig
B2	Operation, Intervention oder spezielle diagnostische Maßnahme innerhalb der nächsten 24 Stunden, die die besonderen Mittel und Einrichtungen eines Krankenhauses erfordert	ja
B3	mehrfache Kontrolle der Vitalzeichen, auch mittels Monitor, mindestens alle 4 Stunden	nein – Zusatzkriterium A1 – A12 notwendig
B4	Behandlung auf einer Intensivstation	ja
B5	intermittierende, mehrmals tägliche oder kontinuierliche, assistierte oder kontrollierte Beatmung	ja

Tabelle 3.6 C: Operation/invasive Maßnahme (außer Notfallmaßnahmen).

Nr.	Kriterium	Hinreichender Grund?
C1	Operation/Prozedur, die unstrittig nicht ambulant erbracht werden kann	ja
C2	Leistungen, die gemäß des Vertrages nach § 115 b Abs. 1 SGB V in der Regel ambulant erbracht werden sollen **und** ein oder mehr Kriterien aus den Kriteriengruppen A, B, D, E, F der G-AEP-Kriterien aufweisen	ja

Tabelle 3.7 D: Komorbiditäten und Begleiterkrankungen – hinreichende Gründe.

Nr.	Kriterium
D1	signifikant pathologische Lungenparameter
D2	anamnestisch bekanntes mittelschweres oder schweres Schlafapnoe-Syndrom
D3	interventionsrelevante Gerinnungsstörung oder therapiepflichtige Blutkrankheit
D4	Angina pectoris Grad III oder IV (NYHA) manifeste Herzinsuffizienz Grad III oder IV (NYHA)
D5	maligne Hyperthermie in der Eigen- oder Familienanamnese
D6	Patienten, bei denen eine besonders überwachungspflichtige Behandlung der folgenden Erkrankungen dokumentiert ist, z. B.: → endokrine Erkrankungen (z. B. Diabetes) → obstruktive Lungenerkrankungen → Schlaganfall und/oder Herzinfarkt → behandlungsrelevante Nieren-/Leberfunktionsstörung → schwere Immundefekte → Bluthochdruck mit Gefahr der Entgleisung

➤ Operation/invasive Maßnahme (Tabelle 3.6)
➤ Komorbiditäten (Begleiterkrankungen, Verbindung mit Operationen oder krankenhausspezifischen Maßnahmen) (Tabelle 3.7)
➤ Notwendigkeit intensiver Betreuung (Verbindung mit Operationen oder krankenhausspezifischen Maßnahmen) (Tabelle 3.8)
➤ soziale Faktoren, aufgrund derer eine medizinische Versorgung des Patienten nicht möglich wäre (Verbindung mit Operationen oder krankenhausspezifischen Maßnahmen) (Tabelle 3.9)

Nicht immer ist mit Erfüllung eines Kriteriums die stationäre Behandlung eines Patienten ausrei-

Tabelle 3.8 E: Notwendigkeit intensiver Betreuung in Verbindung mit Operationen oder anderen krankenhausspezifischen Maßnahmen.

Nr.	Kriterium
E1	voraussichtliche Überwachungspflicht über 12 Stunden nach Narkose- oder Interventionsende
E2	Amputationen und Replantationen
E3	gefäßchirurgische Operationen (arteriell und/oder zentral)
E4	Einsatz und Entfernung von stabilisierenden Implantaten, ausgenommen z. B. nach unkomplizierten Hand-, Handgelenk- sowie Fuß- und Sprunggelenkoperationen
E5	Einsatz von Drainageschläuchen mit kontinuierlicher Funktionskontrolle
E6	kathetergestützte Schmerztherapie

Tabelle 3.9 F: Soziale Faktoren, aufgrund derer eine medizinische Versorgung des Patienten nicht möglich wäre, in Verbindung mit Operationen oder anderen krankenhausspezifischen Maßnahmen.

Nr.	Kriterium
F1	fehlende Kommunikationsmöglichkeit, z. B. da der Patient allein lebt und kein Telefon erreichen kann
F2	keine Transportmöglichkeit oder schlechte Erreichbarkeit durch Stellen, die Notfallhilfe leisten könnten
F3	mangelnde Einsichtsfähigkeit des Patienten
F4	fehlende Versorgungsmöglichkeiten

chend begründet. Vor allem die Kritieriengruppen „Schwere der Erkrankung" und „Intensität der Behandlung" sind allein nicht ausreichend, sondern müssen durch weitere Kriterien ergänzt werden.

Die Schwere der Erkrankung muss eine spezielle (intensive) Therapie nach sich ziehen.

Beispiel: Intravenöse Kaliumsubstitution einer Hypokaliämie ist ausreichend zur Begründung der stationären Behandlung – die orale Substitution ist in diesem Fall nicht ausreichend, da eine orale Medikation durchaus (auch) ambulant erfolgen kann.

Die Kriteriengruppe F (soziale Faktoren) führt nicht selten zu Diskussionen zwischen Krankenkassen, MDK und Krankenhausärzten. Bei Bezug auf die sozialen Kriterien ist entscheidend, wie sich sie soziale Situation des Patienten zum Zeitpunkt der Aufnahme darstellt („Ex-ante-Sicht"). Der aufnehmende Arzt ist beispielsweise nicht verpflichtet, zu überprüfen, ob der Patient tatsächlich nicht über ein Telefon verfügt oder allein lebt. Hier kann der Aussage des Patienten bzw. seiner Angehörigen vertraut werden. Empfohlen wird auch hier, eine kurze Notiz zur Sozialanamnese in der Krankenakte zum Grund der stationären Aufnahme vorzunehmen. Entgegen häufiger Meinung von Krankenhausärzten ist eine weite Anreise vor einer geplanten Operation kein Grund zur präoperativen stationären Aufnahme. Im Zweifelsfall muss der Patient selbst mit seiner Krankenkasse klären, ob ein geplanter ambulanter Eingriff stationär durchgeführt werden darf.

Ein Bezug zu Kriterium F2 „*Keine Transportmöglichkeit*" ist in der Bundesrepublik Deutschland praktisch nie gegeben und ist seltenen Ausnahmesituationen vorbehalten („Leuchtturmwärter").

Bei Bezug auf fehlende Versorgungsmöglichkeiten muss der Krankenhausarzt in Betracht ziehen, dass eine ambulante Kurzzeitpflege für Patienten verordnet werden muss, wenn hierdurch die stationäre Aufnahme verhindert werden kann.

Insgesamt empfiehlt es sich, häufig im Krankenhaus vorkommende Situationen vorab mit dem Sozialdienst (soweit im Krankenhaus vorhanden) oder mit den örtlichen Krankenkassen abzustimmen und ggf. regionale Lösungen und Verfahren festzulegen.

Prüfungen zur sekundären Fehlbelegung sind der häufigste Grund einer Fallprüfung nach § 275 durch den MDK (Thieme 2008). Insbesondere Patienten, deren Verweildauer nahe an der unteren

3 Begutachtungen mit besonderer Fragestellung

Grenzverweildauer einer DRG liegt oder Patienten, die die obere Grenzverweildauer überschritten haben, sind im Fokus. Im ersten Fall wird häufig der Tag der Aufnahme geprüft. Welche medizinischen Leistungen sind am Tage der Aufnahme erfolgt? Hätten diese Leistungen ambulant oder vorstationär durchgeführt werden können? Dies gilt insbesondere für operative Patienten, die einen Tag vor OP aufgenommen wurden und mit Erreichen der unteren Grenzverweildauer entlassen wurden. Hier wird das Krankenhaus häufig aufgefordert, Stellung zu beziehen, wieso der Patient nicht am OP-Tag aufgenommen werden konnte und welche zwingenden Maßnahmen am Prä-OP-Tag durchgeführt werden mussten. Lässt sich im beschriebenen Fall keine medizinische Begründung finden, wird der Prä-OP-Tag als sekundäre Fehlbelegung bezeichnet und von der Krankenhausverweildauer abgezogen. Die Verweildauer des Patienten ist damit einen Tag kürzer als die untere Grenzverweildauer der DRG und die Krankenkasse bekommt einen Teil der Krankenhausrechnung zurückerstattet.

Bei Überschreiten der oberen Grenzverweildauer erhält das Krankenhaus für den Patienten einen tagesbezogenen Zuschlag („Langliegerzuschlag"). Auch hier wird der MDK häufig von den Krankenkassen beauftragt, zu prüfen, ob tatsächlich jeder einzelne Tag medizinisch notwendig war. Tage mit sekundärer Fehlbelegung führen hier ebenfalls zur Reduktion der Krankenhausrechnung.

Zur Vermeidung von Erlösausfällen wird den Krankenhäusern ein klar strukturiertes Entlassmanagement empfohlen. Bereits mit Aufnahme des Patienten muss die Entlassung des Patienten geplant und organisiert werden, um eine zeitgerechte Verlegung des Patienten nach Hause oder in eine Anschlussheilbehandlung zu organisieren. Hier hat es sich ebenfalls bewährt, frühzeitig Kontakt zum Sozialdienst des Krankenhauses und/oder den regionalen Krankenkassen aufzunehmen. Nach einer Untersuchung des deutschen Krankenhaus-Instituts (DKI) beschäftigten heute bereits etwa die Hälfte aller Krankenhäuser speziell qualifizierte Fachkräfte, die ausschließlich oder schwerpunktmäßig für das Entlassungsmanagement bzw. die Patientenüberleitung zuständig sind (z.B. Case-Manager, Fachkräfte für Pflegeüberleitung o.ä.) (Blum et al. 2007).

Ordnungsgemäße Abrechnung

Die Prüfung der ordnungsgemäßen Abrechnung ist ein zweiter Schwerpunkt der Anfragen nach § 275 durch die Krankenkassen (Blum et al. 2006). Häufigste Fragestellung ist die Überprüfung der korrekten Kodierung von Haupt- und Nebendiagnosen sowie von medizinischen Maßnahmen (Prozeduren). Unter Kodierung versteht man den Übertrag der meist freitextlichen Diagnosen der Krankenakte in ein Klassifikationssystem. Die offiziellen Klassifikationsregelwerke sind: ICD-10 für Diagnosen sowie OPS für die Kodierung von Prozeduren und medizinischen Maßnahmen. Neben diesen Klassifikationswerken sind in den Deutschen Kodierrichtlinien Vorschriften zur Kodierung definiert, die bei der DRG-konformen Dokumentation zu beachten sind. Durch die Deutschen Kodierrichtlinien soll eine Vereinheitlichung und Standardisierung der Klassifikation erreicht werden. Trotz der umfassenden Vorgaben zur Kodierung gibt es leider immer noch ausreichend Interpretationsspielraum bei der Auswahl von Hauptdiagnose und Nebendiagnosen. Die Wahl der Hauptdiagnose und das Hinzufügen bestimmter gruppierungsrelevanter Nebendiagnosen haben einen erheblichen Einfluss auf die Vergütung des Krankenhausfalls. Durch die Regelungslücken der Kodierregeln ist hier Konfliktpotenzial mit den Krankenkassen vorprogrammiert. Auf die umfassenden Einzelvorschriften der Kodierregeln soll hier nicht weiter eingegangen werden. Hier wird auf die einschlägige Literatur, beispielsweise auf die Kommentierung zu den Kodierregeln, verwiesen (Schlotmann 2008).

Exemplarisch werden 2 Kernprobleme der Prüfung der korrekten Abrechnung erläutert:

Wahl der Hauptdiagnose: Entsprechend der Definition der Deutschen Kodierrichtlinien ist diejenige Diagnose als Hauptdiagnose zu wählen, die, nach Analyse, *ursächlich* für die Aufnahme des Patienten ins Krankenhaus war.

Dies erscheint im Bereich der Traumatologie zunächst relativ einfach, da in der Regel eine akute Verletzung oder eine Fraktur ursächlich für die Behandlung des Patienten ist. Somit ist die Fraktur Hauptdiagnose für den stationären Aufenthalt des Patienten.

7 Sozialmedizinische Begutachtung von Krankenhausleistungen in Orthopädie und Unfallchirurgie

> **Beispiel: geschlossene Unterschenkelfraktur mit leichter Weichteilverletzung.**
>
> *Hauptdiagnose*: S 82.38: geschlossene distale Fraktur der Tibia.
> *Nebendiagnose*: S 81.84: Weichteilschaden I. Grades bei geschlossener Fraktur des Unterschenkels.
> Ist bei dem Patienten anschließend in einem zweiten Aufenthalt die Entfernung des Osteosynthesematerials geplant, stellt sich für den kodierenden Arzt die Frage der Hauptdiagnose:
> ➤ Z47.0: Entfernung einer Metallplatte oder einer anderen inneren Fixationsvorrichtung
>
> oder
>
> ➤ S 82.38: geschlossene distale Fraktur der Tibia.
> Obwohl die Aufnahme zur Metallentfernung erfolgt, bleibt in diesem Fall die ursprüngliche akute Verletzung Hauptdiagnose.
> *Korrekte Verschlüsselung*:
> *Hauptdiagnose*: S 82.38: geschlossene distale Fraktur der Tibia.
> *Nebendiagnose*: Z47.0: Entfernung einer Metallplatte oder einer anderen inneren Fixationsvorrichtung.

Kodierung von Nebendiagnosen und Begleiterkrankungen. Nebendiagnosen und Begleiterkrankungen dürfen nur dann kodiert werden, wenn sie einen erhöhten Behandlungsaufwand für den konkreten stationären Fall bewirken. Dies muss sich in therapeutischen Maßnahmen, diagnostischen Maßnahmen oder in einem erhöhten Betreuungs-, Pflege- oder Überwachungsaufwand widerspiegeln.

> **Fallbeispiel: Patient mit Wechsel einer Femurkopfprothese nach Prothesenlockerung.**
>
> Der Patient leidet an einer alkoholischen Leberzirrhose und an einer chronischen Niereninsuffizienz. Postoperativ wird ein erniedrigter Hb-Wert festgestellt, der im Verlauf des stationären Aufenthalts laborchemisch kontrolliert wurde.
> *Verschlüsselung des Krankenhauses*:
> *Hauptdiagnose*: T 84.0: Mechanische Komplikation durch eine Gelenkendoprothese (Anmerkung: „Prothesenlockerung")
> *Nebendiagnosen*:
> ➤ N18.83: Chronische Niereninsuffizienz, Stadium III
> ➤ K70.3: Alkoholische Leberzirrhose
> ➤ D 62: Akute Blutungsanämie
> *Prozedur*: 5-821.10: Wechsel einer Femurkopfprothese in Femurkopfprothese nicht zementiert.
> Aus der Kodierung des Krankenhauses ergibt sich folgende DRG:
> I46 A: Prothesenwechsel am Hüftgelenk *mit* äußerst schwerer CC.
> Der Erlös für das Krankenhaus beträgt: 8864,68 Euro (Kostengewicht 3,282 × krankenhausindividueller Basisfallwert 2701,00 Euro).
> Die Krankenkasse des Patienten beauftragt im Anschluss den Medizinischen Dienst mit der Prüfung der ordnungsgemäßen Abrechnung nach § 275. Der MDK schreibt das Krankenhaus mit der Bitte an, entsprechende Unterlagen zur Prüfung vorzulegen. Der behandelnde Krankenhausarzt veranlasst anschießend die Übersendung des Entlassbriefs und des OP-Berichts an dem MDK. Aus dem OP-Bericht ist der Eingriff des Patienten inklusive eines Blutverlustes von 500 ml ersichtlich. Aus dem Arztbrief geht hervor, dass der Patient eine Kreatinin-Clearance zur Kontrolle der Niereninsuffizienz, ein internistisches Konsil und eine Ultraschalluntersuchung der Leber erhalten hat.
> Der Medizinische Dienst legt anschließend in seinem Gutachten folgende Kodierung fest:
> *Übereinstimmende Hauptdiagnose*: T 84.0: Mechanische Komplikation durch eine Gelenkendoprothese.
> *Nebendiagnosen*:
> ➤ Übereinstimmend: N18.83: Chronische Niereninsuffizienz, Stadium III
> ➤ Übereinstimmend: K70.3: Alkoholische Leberzirrhose
> *Übereinstimmende Prozedur*: 5-821.10: Wechsel einer Femurkopfprothese in Femurkopfprothese nicht zementiert.
> Die veränderte Kodierung mit Ausschluss der Nebendiagnose D 62 führt zur DRG I46 B: Prothesenwechsel am Hüftgelenk *ohne* äußerst schwere CC (InEK 2007). Der Erlös dieser DRG beträgt: 7227,88 Euro (Kostengewicht 2,676 × krankenhausindividueller Basisfallwert 2701,00 Euro).
> Aus Sicht des MDK ist die Nebendiagnose D 62 ungerechtfertigterweise kodiert, da dem Krankenhaus kein erhöhter Behandlungsaufwand entstanden ist. Die alleinige Kontrolle von Laborpara-

> metern stellt keinen erhöhten Behandlungsaufwand dar.
> Aufgrund des Gutachtens fordert die Krankenversicherung vom Krankenhaus den Differenzbetrag zwischen der DRG I46A zu I46B in Höhe von 1636,80 Euro zurück.

Aus dem beschriebenen Beispiel ist ersichtlich, das eine einzige Diagnose zu einer Erlösänderung von über 1600 Euro führen kann. Ein erhöhter Behandlungsaufwand für die akute Blutungsanämie ist beispielsweise durch Gabe von Erythrozytenkonzentraten nachgewiesen.

Ist das Krankenhaus mit dem sozialmedizinischem Gutachten des MDK nicht einverstanden, kann Widerspruch gegen das Gutachten eingelegt werden. Der Widerspruch muss an die Krankenkasse des Patienten und nicht an den Gutachter des MDK gerichtet werden. Die Krankenkasse hat anschließend eine Zweitbegutachtung zu veranlassen. Ein Widerspruch erfordert in der Regel ein Vorlegen neuer Unterlagen und Nachweise. Das Krankenhaus ist gut beraten, vor Einleitung eines Widerspruchs eine ausführliche Prüfung der Kodierung und der Krankenakte vorzunehmen. Ein neuer Nachweis kann im Beispielfall das Belegen einer EK-Gabe durch eine Kopie des Transfusionsbegleitscheins sein.

Verfahren der sozialmedizinischen Begutachtung durch den MDK

Die sozialmedizinische Begutachtung nach § 275 SGB V kann auf 2 unterschiedlichen Arten erfolgen:
➤ Prüfung außerhalb des Krankenhauses (Aktenauszugsprüfung)
➤ Prüfung innerhalb des Krankenhauses (Vor-Ort-Prüfung)

§ 276 Abs. 4 ermöglicht den Mitarbeitern des MDK den freien Zugang zum Krankenhaus, um dort vor Ort Einsicht in die Krankenakte zu erhalten:

„Wenn es im Einzelfall zu einer gutachtlichen Stellungnahme über die Notwendigkeit und Dauer der stationären Behandlung des Versicherten erforderlich ist, sind die Ärzte des Medizinischen Dienstes befugt, zwischen 8.00 und 18.00 Uhr die Räume der Krankenhäuser und Vorsorge- oder Rehabilitationseinrichtungen zu betreten, um dort die Krankenunterlagen einzusehen und, soweit erforderlich, den Versicherten untersuchen zu können. In den Fällen des § 275 Abs. 3 a sind die Ärzte des Medizinischen Dienstes befugt, zwischen 8.00 und 18.00 Uhr die Räume der Krankenhäuser zu betreten, um dort die zur Prüfung erforderlichen Unterlagen einzusehen."

Da in der Regel der MDK mit der Begutachtung nach § 275 erst nach Erhalt der Krankenhausrechnung von den Krankenkassen beauftragt wird, ist die Untersuchung des Versicherten im Bereich der Orthopädie und Unfallchirurgie eher die Ausnahme. Durch die regionale Gliederung des MDK gibt es kein einheitliches Verfahren, welche Prüfungsart bevorzugt durchgeführt wird. Es gibt Regionen, in denen der MDK praktisch alle Prüfungen nach § 275 vor Ort im Krankenhaus durchführt. In anderen Regionen dominiert die Prüfung von Aktenauszugsprüfungen.

Bei der *Vor-Ort-Prüfung* lässt sich der MDK die vollständigen Krankenakten der Patienten vorlegen und führt anschließend mit Mitarbeitern aus dem Medizincontrolling und/oder den behandelnden Ärzten eine Falldiskussion durch.

Bei *Aktenauszugsprüfungen* bezieht sich das Gutachten ausschließlich auf die Unterlagen, die vom Krankenhaus zur Verfügung gestellt wurden. Dies erfolgt meist durch Kopien von Teilen der Krankenakte. Hierbei sollte vonseiten des Krankenhauses darauf geachtet werden, dass dem MDK möglichst relevante Unterlagen zur Verfügung gestellt werden. Das starre Versenden von OP-Bericht und Entlassbrief führt zu einer hohen Anzahl an unbefriedigenden Gutachten, denn der Gutachter des MDK kann ausschließlich die vorgelegten Unterlagen zur Prüfung verwenden. Häufig findet sich aber gerade bei gruppierungsrelevanten Nebendiagnosen der Nachweis nur in Pflegeberichten, Intensivkurvenblättern oder anderen Teilen der Krankenakte. Es empfiehlt sich je nach Fragestellung durchaus, dem MDK proaktiv entsprechende Nachweise mit zuzusenden. Unvollständige oder ungenügende Unterlagen verursachen letztlich für das Krankenhaus, die Krankenkasse und den MDK einen unnötigen Mehraufwand. Unzureichende Unterlagen führen zu Erlösverlusten für das Krankenhaus. In der Regel wird vom Krankenhaus versucht, Widerspruch gegen diese Gutachten einzulegen. Die Kasse muss anschließend ein

Zweitgutachten beauftragen. Der Zweitgutachter des MDK hat anschließend eine komplett neue Fallprüfung durchzuführen. Meist zieht sich das Verfahren dann über mehrere Wochen hin und erfordert zahlreiche Schriftwechsel zwischen den beteiligten Parteien. Dies ist ein entscheidender Nachteil gegenüber den Vor-Ort-Prüfungen, wo unmittelbar im Rahmen der Fallbesprechung weitere Unterlagen gesichtet und geprüft werden können.

Die Einführung des DRG-Systems hat erheblich dazu beigetragen, ärztliche Arbeitsleistung durch administrative Tätigkeiten Zweck zu entfremden. Die Krankenkassen und auch die Leistungserbringer im Gesundheitswesen sind gefordert, die weitere Zweckentfremdung von Geldern der Beitragszahler zu stoppen und konstruktiv und sparsam mit Einzelfallprüfungen nach § 275 SGB V umzugehen.

Medizincontrolling

Die Komplexität des DRG-Systems mit mittlerweile deutlich mehr als 1000 DRG-Fallgruppen ist für den klinisch tätigen Arzt kaum noch zu überblicken. Dem administrativen Bereich, mit überwiegend betriebswirtschaftlicher Ausbildung, fehlt hingegen meist das notwendige medizinische Fachwissen, um sich intensiv mit Diagnosen, medizinischen Verfahren und der DRG-Systematik auseinandersetzen zu können. Aus diesem Grund bedarf es heute ärztlicher Kompetenz im administrativen Bereich. In vielen Kliniken gibt es mittlerweile eine Abteilung Medizincontrolling. In der Regel wird die Abteilung ärztlich geleitet. In der Abteilung sind meist ärztliche Mitarbeiter mit betriebswirtschaftlicher Zusatzqualifikation sowie Dokumentations- und Kodierfachkräfte beschäftigt. Idealerweise verfügen alle Mitarbeiter über praktische Erfahrung im Krankenhaus, entweder durch eine klinische Tätigkeit als Arzt oder beispielsweise als Pflegekraft mit langjähriger Berufserfahrung. Zu den zentralen Aufgaben des Medizincontrollings gehört die Unterstützung der klinischen Abteilungen bei der Bearbeitung von Anfragen des MDK sowie die Beratung und Schulung der Fachabteilungen zu Dokumentation, Kodierung und Leistungsplanung. Große Krankenhäuser sind zur Entlastung des klinischen Personals übergegangen, die Bearbeitung der Anfragen des MDK ausschließlich zentral durchzuführen. Das Medizincontrolling übernimmt in diesen Kliniken die komplette Vorbereitung und schriftliche Stellungnahme der Anfragen des Medizinischen Dienstes und bespricht die Fälle im Rahmen der Vor-Ort-Prüfungen direkt mit den MDK-Ärzten. Die klinisch tätigen Ärzte werden nur bei ungenügend geführter Krankenakte oder bei komplexen medizinischen Fragestellungen in die Fallbearbeitung eingebunden. Dies führt zum einen zu einer Entlastung der klinisch tätigen Ärzte von ungeliebten administrativen Aufgaben. Zum anderen ist der Gesamterlösverlust durch MDK-Anfragen meist deutlich niedriger, weil die Fallbearbeitung professioneller und deutlich motivierter erfolgt.

Die steigende Anzahl von Krankenkassenanfragen bedingt generell eine enge Abstimmung der klinischen Bereiche mit dem Medizincontrolling. Nur durch ein klar strukturiertes Verfahren mit definierten Aufgaben und Zuständigkeiten lässt sich zukünftig die Flut von Anfragen bewältigen. Insbesondere darf auf Dauer nicht außer Acht gelassen werden, dass erfolgreiche Anfragen der Krankenkassen empfindliche Einbussen für das Krankenhaus bedeuten können. So führt beispielsweise die erfolgreiche Feststellung einer primären Fehlbelegung zum kompletten Verlust der stationären Rechnung. Dem Krankenhaus sind durch die stationäre Behandlung des Patienten Kosten und Leistungen entstanden, die bei einem geplanten ambulanten Fallmanagement nicht angefallen wären. Durch ein adäquates Controlling der MDK-Anfragen lassen sich Problemfelder rasch identifizieren und strukturell angehen. Sei es, dass Leistungen anschließend vermehrt ambulant und damit mit geringerem Ressourcenverbrauch durchgeführt werden, oder sei es, dass die behandelnden Ärzte eine bessere Dokumentation der Notwendigkeit der stationären Behandlung durchführen.

Literatur

Blum K, Offermanns M, Perner O. Krankenhaus Barometer – Umfrage 2006. September 2006. Herausgeber: Deutsches Krankenhaus Institut; 2006

Blum K, Offermanns M, Perner O. Krankenhaus Barometer – Umfrage 2007. September 2007. Herausgeber: Deutsches Krankenhaus Institut; 2007

InEK GmbH. G-DRG Version 2008. Definitionshandbuch. Kompaktversion Band 1. 1. Auflage. Siegburg: Pictura; 2007: 5913

Roeder N, Fiori W, Bunzemeier H. Einflüsse veränderter Kodierung und anderer Effekte auf den Case-Mix im G-DRG-System. Bewertung von Fehlkodierungs- und anderer Rightcoding-Effekten sowie nicht kodierbedingten Effekten. Gutachten im Auftrag der Niedersächsischen Krankenhausgesellschaft. Januar 2008. Herausgeber: Niedersächsische Krankenhausgesellschaft; 2008

Schlottmann N. Kommentierung Deutsche Kodierrichtlinien 2008. 5. Auflage. Düsseldorf: Deutsche Krankenhaus Verlagsgesellschaft mbH; 2008: 1 – 180

Thieme M. MDK-Prüfung in deutschen Krankenhäusern Bestandsaufnahme 2007 – Trend 2008. In: medinfoweb.de 18. 08. 2008

3.8 Schulsportbefreiung

C. Carstens

Vorbemerkung

Die körperliche Belastung durch den Schulsport darf nicht überschätzt werden. Bei durchschnittlich 2 Stunden Schulsport/Woche und einer Klassengröße von 20 – 25 Schülern ist die Beanspruchung des Einzelnen im Rahmen des Sportunterrichts oftmals denkbar gering. Von Leistungskursen abgesehen ist meistens auch das Durchschnittsleistungsniveau, an dem sich die Anforderungen des Schulsportes orientieren, eher niedrig. Wahrscheinlich ist der Haltungs- und Bewegungsapparat bei Kindern und Jugendlichen durch Freizeitsport – wenn er denn betrieben wird – wesentlich höher gefordert als durch Schulsport.

Die Aufgaben des Sportunterrichtes an den Schulen sind dennoch vielfältig und bedeutsam. So wird nicht nur der natürliche Bewegungsdrang, der für die körperliche Entwicklung und Gelenkreifung so essenziell ist, gefördert und somit ein Ausgleich geschaffen zu der sonst überwiegend sitzend ausgeführten Lern- und Freizeittätigkeit. Für viele Kinder und Jugendliche ist dies auch die einzige Zeit, in der sie überhaupt Sport treiben, weil ihnen sonst vom Elternhaus keine diesbezügliche Motivation und Anreiz geboten werden oder weil sie sogar – religiös motiviert – daran gehindert werden.

Auch wenn der Schulsport in keiner Weise mit dem Hochleistungssport vergleichbar ist, so lassen sich doch aus den medizinischen Erkenntnissen, die im Spitzensport gewonnen wurden, Schlussfolgerungen für die Behandlung des „normalen" Jugendlichen ziehen. Eine Spondylolyse oder -listhese führt demgemäß keineswegs zu einer lebenslangen Sportinvalidität. Es ist andererseits auch kein Grund vorstellbar, warum ein Jugendlicher, der Vereinssport betreibt, nicht am Sportunterricht in der Schule teilnehmen sollte.

Vor diesem Hintergrund ist jede Schulsportbefreiung genau abzuwägen. Einfach ist die Entscheidung bei posttraumatischen und/oder postoperativen Zuständen. Die Dauer der Befreiung richtet sich nach dem Heilungsverlauf. Ist die Verletzung ausgeheilt oder das Operationsergebnis stabil, ist Sportfähigkeit gegeben; im Zweifelsfall entscheidet der Operateur. Zustände, die keine Erkrankungen sind, sondern Durchgangstadien einer normalen körperlichen Entwicklung, wie beispielsweise Hohlrundrücken, Coxa valga et antetorta, innenrotiertes Gangbild oder der kindliche Knick-Senk-Fuß, sind dagegen kein Grund, Kindern den Sport zu verbieten – die Kenntnis der Wachstumsgesetze ist bei dieser Beurteilung allerdings Voraussetzung.

Auch wird die Belastbarkeit von angeborenen Deformitäten oder Fehlbildungen, wie Trichterbrust, Wirbelfehlbildung, Skoliosen, Sichelfuß usw. vielfach unterschätzt. Die diesbezüglichen Entscheidungen und Überlegungen stützen sich oftmals mehr auf den sog. „gesunden – oder besser – ärztlichen Menschenverstand" als auf gesicherte medizinische Erkenntnisse. Tatsächlich gibt es nur recht wenige Untersuchungen, die der Frage nachgehen, wie die Rolle der sportlichen Belastung im Wachstumsalter als Präarthrosefaktor langfristig zu bewerten ist. Wenn überhaupt ein negativer Einfluss nachweisbar war, dann allerhöchstens bei Spitzensportlern. Der Einfluss des Schulsports ist demgegenüber nicht messbar. Am Beispiel der idiopathischen Skoliose lässt sich in diesem Zusammenhang auch sehr gut nachweisen, dass durch jedwede sportliche Betätigung die Progredienz weder positiv noch negativ beeinflusst wer-

3.8 Schulsportbefreiung

den kann. Im Übrigen demonstrieren die Paralympics eindrucksvoll, welche sportlichen Höchstleistungen auch mit körperlichen Handicaps erzielt werden können.

Schwierigkeiten kann die Beurteilung und Bewertung von Schmerzen bereiten. Diese haben jedoch, von Raritäten abgesehen, bei Kindern und Jugendlichen immer ein organisches Korrelat, welches sich objektivieren lässt. Gelingt dies nicht, ist die Sinnhaftigkeit einer Schulsportbefreiung sehr kritisch zu hinterfragen.

Aber auch die Unterrichtenden sind – schon allein aus rechtlichen Gründen – darauf angewiesen, dass der Arzt in einer klaren Stellungnahme darlegt, was dem Schüler im Sportunterricht zugemutet werden kann und was nicht.

Auf der Grundlage dieser Überlegungen sollen in der Tabelle 3.10, ohne Anspruch auf Vollständigkeit, zu den wichtigsten orthopädisch/unfallchirurgischen Erkrankungen Empfehlungen zur Freistellung vom Schulsport gegeben werden.

Tabelle 3.**10** Empfehlungen zur Freistellung im Schulsport in Anlehnung an Mellerowicz u. Mitarb. (2007) sowie Siebert (1988).

Diagnose	Teilfreistellung – Umfang/Dauer	Vollfreistellung – Dauer	Bemerkungen
Schiefhals muskulär/angeboren	-	-	
Schiefhals muskulär/operiert		2 Monate postop.	
Schiefhals ossär	-	-	
Kielbrust/Trichterbrust	-	-	Eine kardiopulmonale Beeinträchtigung ist nicht zu erwarten.
Wirbelfehlbildungen (Keil-, Blockwirbel usw.)	-	-	Ein negativer Einfluss durch sportliche Belastung ist nicht zu erwarten.
Spondylolyse		bei Beschwerden	bei fehlender Progredienz und fehlenden Beschwerden keine Sporteinschränkung
Spondylolisthese	-	bei Beschwerden	siehe Spondylolyse; regelmäßige radiologische Kontrolle erforderlich
Spina bifida occulta	-	-	
Varianten des sagittalen WS-Profiles	-	-	
Bandscheibenvorfall lumbal – konservativ		maximal 1 Monat nach Rückgang der Symptomatik	bei Kindern und Jugendlichen selten
Bandscheibenvorfall lumbal – operativ	bei Beschwerdefreiheit nicht gerechtfertigt	bis längstens 3 Monate postop.	noch seltener
Morbus Scheuermann – florides Stadium	kyphosierende oder axiale Belastungen, z. B. Gewichtheben, Rudern, Turnen, Sprungsportarten	für die Dauer der Beschwerden	

→

3 Begutachtungen mit besonderer Fragestellung

Tabelle 3.10 Fortsetzung

Diagnose	Teilfreistellung – Umfang/ Dauer	Vollfreistellung – Dauer	Bemerkungen
Morbus Scheuermann – ausgeheilt	-	-	
idiopathische Skoliose	-	-	
Skoliose – operiert		mindestens 1 Jahr postop.; weitere Festlegung durch den Operateur	
Spondylitis		bis Ausheilung	Normalisierung der Laborwerte
Wirbelfrakturen	ggf. bei verbliebener Fehlstellung	bis Frakturheilung/ operative Fusion	
Hand- und Fingerfehlbildungen	-	-	keine generelle Empfehlung möglich; individuelle Beurteilung
Schulterblatthochstand (Sprengel-Deformität)	-	-	Eine generelle Befreiung ist nicht gerechtfertigt; ggf. Teilfreistellung für Überkopf-Sportarten (Händigkeit beachten).
Schulterluxation – habituell	für Schlag-, Wurf- und Stoßübungen	bei schwerer Ausprägung auf Dauer	
Schulterluxation – posttraumatisch-rezidivierend	für Schlag-, Wurf- und Stoßübungen	ggf. bis zur erfolgreichen OP	
Frakturen der Extremitätenknochen		bis zur definitiven Knochenheilung	bei posttraumatischen Bewegungseinschränkungen ggf. auch länger; aber: ambulante Reha!
Beinlängendifferenzen		bei operativer Korrektur bis zur Verheilung	Beinlängenausgleich auch im Sportschuh; bei Differenzen > 5 cm können Lauf- und Sprungübungen erschwert sein
Hüftdysplasie – nicht operiert	für alle Sprung- und Laufbelastungen	ggf. auf Dauer bis zur operativen Korrektur	operative Korrektur anstreben
Hüftdysplasie – operiert	-	bis zur Verheilung	bei Ausheilung freie Belastbarkeit gegeben
komplette Hüftluxation		auf Dauer	
Genua valga/vara		nur bei Überschreiten der Standardabweichung	altersabhängige Normalwerte beachten
Patelladysplasie	-	-	Krankheitswert dieser Entität fraglich
Knick-Senk-Fuß	-	-	in der Regel physiologisch

→

3.8 Schulsportbefreiung

Tabelle 3.10 Fortsetzung

Diagnose	Teilfreistellung – Umfang/Dauer	Vollfreistellung – Dauer	Bemerkungen
Hohlfuß	ggf. für lange Laufbelastungen	-	bei Beschwerden Einlagenversorgung überprüfen
Sichelfuß, Spreizfuß	-	-	keine schulsportmindernde Erkrankung
Klumpfuß	Ausprägungsgrad individuell beurteilen	für die Dauer der operativen Behandlung	Ein Klumpfuß kann ohne funktionelle Residuen ausheilen.
Morbus Perthes	bei persistierenden Bewegungseinschränkungen	stadienabhängig; ein ausgeheilter Morbus Perthes ist prinzipiell frei belastbar	Belastbarkeit des Hüftkopfs gemindert bis Abschluss des Reparationsstadiums
Epiphyseolysis capitis femoris		bis Verschluss der Wachstumsfuge	Auch bei operativer Stabilisierung ist die Belastbarkeit einer offenen Epiphysenfuge gemindert.
Osteochondrosis dissecans (Hüfte, Knie, Sprunggelenk)		bei Schmerzen und Ergussbildung; freie Belastung 3 Monate nach Abklingen der Symptomatik anstreben	nach Rückgang der Symptomatik stufenweise Aufbelastung anstreben
Morbus Schlatter	in der Rekonvaleszensphase (3 Monate) für Sportarten, die den distalen Quadrizepsansatz belasten, z. B. Fußball	im akuten Schmerzstadium	typisches „overuse-syndrome"
Patellaspitzensyndrom	siehe Morbus Schlatter	im akuten Schmerzstadium	
Apophysitis calcanei	-	im akuten Schmerzstadium	Einlagenversorgung im Sportschuh kontrollieren
Kniebandverletzungen	ggf. bei verbleibender Instabilität für Lauf-, Sprung- und Kontaktsportarten	für die Dauer der Heilung, auch nach Operationen	
Sprunggelenkdistorsion		2 – 6 Wochen	weiterer Sport ggf. mit Bandage oder Tape
Frakturen von Becken, Ober- und Unterschenkel		bis zur Frakturheilung und Wiederherstellung der Gelenkfunktionen; bei Frakturen mit Gelenkbeteiligung ggf. auf Dauer	
Ermüdungsfrakturen	nach Konsolidierung für 4 Wochen nur Schwimmen, dann Beginn mit Lauf und Sprungbelastungen	4 Wochen bis zur Konsolidierung	

→

3 Begutachtungen mit besonderer Fragestellung

Tabelle 3.10 Fortsetzung

Diagnose	Teilfreistellung – Umfang/Dauer	Vollfreistellung – Dauer	Bemerkungen
habituelle Patellaluxation	Kontaktsportarten, Sprungsportarten	nach Luxation bis Rückgang der Ergussbildung; mindestens 3 Wochen	bei operativer Korrektur bis 6 Wochen postop.
Meniskusläsion	Kontakt- und Sprungsportarten für 8 Wochen	6–8 Wochen postop.	
Apophysenabrisse		3 Wochen nach Konsolidierung	
Ellenbogenluxation		6 Wochen nach Reposition	
Entzündliche Erkrankungen			
bakterielle Arthritis	bei Defektheilung entsprechend der Lokalisation	bis 6 Wochen nach Ausheilung	
rheumatoide Arthritis	abhängig von Lokalisation und funktioneller Einschränkung	für die Dauer des akuten Schubes	
Osteomyelitis	abhängig von Umfang und Lokalisation struktureller Veränderungen	bis 6 Wochen nach Ausheilung	
Tumoren			
Tumoren – gutartig	siehe Bemerkungen	je nach Läsion mindestens 4 Wochen postop.	Belastungsaufbau vornehmlich unter Berücksichtigung des Kortikalisschadens
Tumoren – bösartig	abhängig von Lokalisation und Ausdehnung sowie Allgemeinbefund	mindestens für die Dauer der Behandlung	
Syndrome und neuromuskuläre Erkrankungen			keine generelle Empfehlung möglich; abhängig von Ausmaß und Schweregrad der Erkrankung

Literatur

Mellerowicz H, Wilke S, Laute V. Sport bei orthopädischen Erkrankungen. In: Bischoff HP, Heisel J, Locher H, Hrsg. Praxis der konservativen Orthopädie. Stuttgart: Thieme; 2007: 288–326

Siebert HJ. Erkrankungen und Verletzungen des Bewegungsapparates. In: Deutscher Sportärztebund (DSÄB) unter Mitarbeit der Deutschen Sportjugend (DSJ). Freistellungen im Schulsport. Schorndorf: Karl Hofmann; 1988: 63–90

4 Weitere Aspekte der Begutachtung

4.1 Gutachtenaufbau und -abrechnung
G. Rompe

Vorbereitung des Gutachtenauftrags

1. **Prüfung des Gutachteneingangs:** Dokumentation des Eingangsdatums und der sonstigen Unterlagen (z. B. 5 Aktenhefte, 2 Röntgentüten).
2. **Vorbereitende Aktendurchsicht:**
   a. Zuständigkeit:
     - Wo liegen die Probleme?
     - Bin ich dafür kompetent?
     - Welche Zusatzinformationen wären wichtig?
     - Eventuelle Befangenheit (frühere Behandlung, besondere Beziehung zu einer der Parteien)?
   b. Überprüfung der Abrechnungsmodalitäten:
     - Kann eine vorgegebene Gebührenbegrenzung eingehalten werden?
     - Oder ist wegen besonderer Schwierigkeiten oder besonders umfangreicher Untersuchungen eine besondere Vereinbarung mit dem Auftraggeber erforderlich?
   c. Erstellung eines Aktenauszuges oder Identifizierung der Unterlagen mit den für die Begutachtung benötigten Angaben (durch Einlegung von Zetteln oder Aufzeichnung von Seitenhinweisen)
     - zur Vorbereitung des Gutachtens,
     - zur Vorbereitung der Untersuchung.
3. **Terminierung:**
   - Festlegung des Begutachtungstermins,
   - Einbestellung des Probanden (schriftlich mit Anreiseinformation),
   - Information des Auftraggebers (zugleich Auftragsbestätigung).

Je nach Auftraggeber bzw. Einverständniserklärung: Anforderung von Fremdbefunden, möglichst unter Hinweis auf deren Erstellungsdaten (z. B. Anforderung der bildgebenden Dokumente, die für die Beurteilung des Zusammenhanges oder für den Vergleich mit einem maßgeblichen Vorgutachten benötigt werden).

Die von Anwälten häufig verwendete bedingte Einverständniserklärung zur Beiziehung von Unterlagen („unter der Bedingung, dass Kopien diesem Anwalt zur Verfügung zu stellen seien") ist wenig hilfreich, denn es ist nicht Aufgabe des Gutachters, Unterlagen für die Parteien zu beschaffen.

Es hat sich bewährt, Einbestellung, Auftragsbestätigung und Anforderung von Unterlagen in **einem** Schriftsatz aufzunehmen, der diese Adressaten gleichermaßen unterrichtet.

Befragung und Untersuchung des Probanden

Untersuchung und Befragung sollten (von Minderjährigen abgesehen) nicht im Beisein Dritter, sondern nur zwischen Proband und Gutachter stattfinden; je verwickelter der Befund, je weniger eindeutig die Beziehung zwischen Beschwerden und aktenbekannten Befunden ist, desto sorgfältiger und umfassender müssen allgemeine, spezielle und aktuelle Anamnese erhoben werden. Vieles davon gehört nicht in das schriftliche Gutachten (der Proband hat das Recht darauf hinzuweisen, dass bestimmte Dinge nicht in Gutachten erscheinen sollen, die mündliche Information hilft aber dem Gutachter, sachgerecht zu fragen und zu untersuchen). Gegebenenfalls können später Begleitpersonen (auf Wunsch des Probanden) oder Helfer des Gutachters hinzugezogen werden.

4 Weitere Aspekte der Begutachtung

Eine Drittanamnese ist zur Einschätzung fraglicher Aktivitäten und Partizipationen (zum Beispiel bei Begutachtung von Schmerzen) hilfreich; Auftraggeber und Proband müssen einwilligen.

> **Dazu aus dem Leitlinientext:** Es bestehen bei den Autoren kontroverse Ansichten, inwieweit die Fremdanamnese in Anwesenheit des Probanden erhoben werden sollte. Bei Abwesenheit des Probanden ist eine freiere Schilderung zu erwarten, andererseits sind dadurch spätere Konflikte zwischen dem Probanden und dem fremdanamnestisch Befragten wahrscheinlicher. Es besteht bei den Autoren kein Konsens, inwieweit im Bereich des gesamten **Sozialrechts** (Sozial- und Verwaltungsverfahren) eine ergänzende Exploration von geeigneten Dritten (Fremdanamnese) nur im Auftrag oder nach ausdrücklicher Genehmigung durch den Auftraggeber erfolgen darf. Dem Wunsch des ärztlichen Sachverständigen, die anwesenden Begleitpersonen ggf. ergänzend zu befragen, steht aus Sicht des juristischen Beraters § 404 a ZPO entgegen, wonach Art und Umfang der Tätigkeit des Sachverständigen vom Auftraggeber zu bestimmen sind.
>
> Konsens besteht jedoch, dass eine vorherige Zustimmung des Gerichts für den Bereich der **Zivilgerichtsbarkeit** zwingend erforderlich ist. Bei Begutachtungen für **Privatversicherungen** ist die Erhebung einer Fremdanamnese möglich, sofern der Proband hierin einwilligt.

Ausgenommen davon ist selbstverständlich der (vereidigte) Dolmetscher, der nach den Vorgaben des Auftraggebers beizuziehen ist und mit dem vordergründig der Untersuchungstermin abzustimmen ist.

Erstuntersuchung durch den Gutachter

Abgesehen von eindeutigen Situationen (z. B. Fingerteilverlust) hat sich eine Ganzkörperuntersuchung anlässlich der Erstvorstellung des Probanden bei diesem Gutachter bewährt. Nicht selten werden dabei bisher unbekannte Befunde festgestellt, die Einfluss auf die heutige Fragestellung haben oder Einfluss auf den weiteren Verlauf nehmen können, oder gar unabhängig davon behandlungsbedürftig sein können (Erstdiagnose eines entgleisten Diabetes mellitus, Verdachtsdiagnose Knochentumor, Leukämie usw.). Selbstverständlich ist die Behandlung nicht Sache des Gutachters, aber er kann den Probanden aufklären und in dringenden Fällen mit dessen Einverständnis den Hausarzt unverzüglich informieren.

Anamnese:
- Vorerkrankungen (auch außerhalb des orthopädisch-unfallchirurgischen Fachgebietes). Frühere Unfälle, bisherige stationäre Behandlungen?
- Berufsbild,
- Entwicklung der zu beurteilenden Befunde: Ereignisablauf, Ablauf der ersten Stunden danach, behandelnde Ärzte (Name und Adresse), Arztwechsel, Fragen zur Befund- und Beschwerdeentwicklung und Meinung des Probanden über die Ursachen ungünstiger Entwicklung,
- heutige Beschwerden und ihre Auswirkung im Alltagsleben, im Familien- und Freizeitbereich, im Beruf,
- derzeitige Medikamente und Behandlungen,
- Anreisemodus (ÖPNV, PKW-Fahrer/-Beifahrer, Stock, Krücke, Rollstuhl),
- weitere Anregungen für die Befragung, insbesondere bei chronischen Schmerzen, gibt die Indizienliste (Widder u. Aschoff 1995) (Tabelle 4.1).

Erfassung des aktuellen Befundes:
- Ärztliche Untersuchung (allgemeine Daten, Inspektion, Palpation, Funktionsprüfung siehe Kap. B1.1 – 1.4),
- technische Befunde (Labor, Röntgen, Kernspintomographie, Sonographie).

Erstellung der Beurteilung

1. **Kurzdarstellung** der Fragestellung.
2. **Kurzdarstellung** aller auffälligen Befunde
   a. im eigenen Fachgebiet,
   b. sonstige.
3. **Aufstellung** der mit der konkreten Fragestellung zusammenhängenden Befunde (in vielen Fällen kann man die Kurzdarstellung bereits so gliedern, dass hier nur noch auf diese Gliederung hingewiesen werden muss, z. B.:
   a. Unfallfolgen:
      - linker Arm,
      - rechtes Bein,

4.1 Gutachtenaufbau und -abrechnung

Tabelle 4.1 „Indizienliste" zur Beurteilung des (beruflichen) Leistungsvermögens von Probanden mit somatoformen Störungen (Auswirkung von Gesundheitsstörungen auf alle Lebensbereiche)

Allgemeine Indizien	
unbeobachtetes Gangbild	Schnelligkeit und Ablauf der Bewegungen, Mitschwingen der Arme
Spontanmotorik	spontane Kopfdrehungen und Greifbewegungen?
Fähigkeit zum Sitzen	entlastende Körperbewegungen, Aufstehen während der Exploration?
An- und Auskleiden	Flüssigkeit des Bewegungsablaufs, im Stehen oder Sitzen, Bückfähigkeit, Benutzung beider Hände
Handverschwielung	Hinweise auf körperliche Aktivitäten?
Indizien anhand des Tagesablaufs	
Schlaf	Einschlafen, Dauer, Häufigkeit des nächtlichen Aufstehens, Schlaf tagsüber?
Aufstehen	wann, wer macht Frühstück?
Körperpflege	Haare waschen ohne Hilfe, wie oft?
Tätigkeiten im Haushalt	Größe der Wohnung, wer kocht, putzt, kauft ein, Treppensteigen erforderlich?
Hobbys	Briefmarken sammeln, Gartenarbeit, Stricken, Kreuzworträtsel lösen usw.
soziale Aktivitäten	Vereinsleben, Stammtisch, Skatabende, Chor usw.
sexuelle Aktivitäten	wann zuletzt, wie oft?
Sport	Radfahren, Kegeln, Wandern usw.
Urlaub	wann zuletzt, wo, Beförderungsmittel, benötigte Fahrpausen?
Spaziergänge	wie lange, wohin, mit wem?
Behandlungen	Häufigkeit Besuchen bei Ärzten und Therapeuten, wie dorthin gekommen?
Autofahren	selbst Auto fahrend, welche Strecken?
Indizien anhand der Schmerzschilderung	
Schilderung	adäquat, vage, distanziert, zoen-ästhetisch?
Lokalisation	umschrieben, segmental, diffus?
Häufigkeit	dauernd, bereits beim Aufwachen, schmerzfreie/-arme Zeiten?
Qualität	stechend, drückend, dumpf, bohrend?
Körperhaltungsabhängigkeit	im Sitzen, Stehen, Gehen, Liegen?
Tätigkeitsabhängigkeit	bei der Arbeit, am Wochenende, im Urlaub?
Schmerzmitteleinnahme	was, wie oft, wie lange, Besserung unter Medikation (z. B. Alkohol)?
Ergänzende Indizien zum Ausschluss einer hirnorganischen Störung	
Konzentrationsabhängigkeit	Diktieren falscher anamnestischer Angaben im Beisein des Probanden
Merkfähigkeit für Altbekanntes	Geburtsdatum, Straße und Hausnummer, Telefonnummer, Hochzeitstag, Vornamen der Eltern und Geschwister, Geburtsnamen der Mutter
Merkfähigkeit für Wichtiges	Höhe der derzeitigen Einkünfte, Einkünfte bei erwarteter Rentengewährung
Merkfähigkeit für Routinedinge	was zum Frühstück gegessen?
„Simulationstests"	
Funktionseinschränkungen	Änderung durch Variation der Untersuchungsbedingungen (z. B. statt im Liegen im Sitzen, Ablenkung durch leichte Aufgaben aus dem Alltag)

4 Weitere Aspekte der Begutachtung

  b. unfallunabhängige Befunde im eigenen Fachgebiet,
  c. bekannte Befunde/Diagnosen außerhalb des eigenen Fachgebietes.
4. **Erörterung** des Zusammenhanges, ggf. des Wahrscheinlichkeitsgrades.
5. **Kurzfassung** der zur Anerkennung vorgeschlagenen Befunde in deutschen verständlichen Wörtern gewissermaßen als Formulierungsvorschlag für Bescheid/Urteil des Auftraggebers).
6. **Hinweise**
   – zur Prognose der in Frage kommenden Befunde,
   – zur medizinischen/beruflichen/sozialen Rehabilitation,
   – zu einer eventuellen Nachuntersuchung,
   – zu Begutachtungen in anderen medizinischen Fachgebieten (nur nach Aufforderung Empfehlung geeigneter Gutachter, andernfalls wird die Partei, die mit dem Gutachten nicht zufrieden ist, der Empfehlung wegen Besorgnis der Befangenheit entgegentreten).
7. **Beantwortung** der konkreten Fragen des Auftraggebers.

Abfassung des schriftlichen Gutachtens

1. Kopfbogen des Gutachters mit Anschrift und Aktenzeichen des Gutachters und Datum,
2. Anschrift und Aktenzeichen des Auftraggebers,
3. Personaldaten des Untersuchten,
4. Zusammenfassung des Gutachtenauftrages (z. B. wegen der Folgen des Unfalles vom ... für eine private Tagegeldversicherung),
5. Aufzählung der Unterlagen und Einführung von Kürzeln (z. B. Akten des OLG Xhausen zum Aktenzeichen XY, S. 1-735 (I), Akten des LG Ystadt zum Aktenzeichen XY, S. 1-450 (II)). So können später einzelne Aktenseiten in der Beurteilung Zeit und Raum sparend exakt zitiert werden,
6. Untersuchungstag,
7. Befragung und Angaben des Probanden,
8. Untersuchung und Dokumentation besonderer, insbesondere auffälliger Befunde,
9. Bewertung der Beeinträchtigung durch die objektiven Befunde,
10. Beurteilung,
11. Darstellung des aktenkundigen Sachverhaltes:
    – Abgleich mit dem derzeitigen Befund,
    – besonders ausführliche Darstellung von Unstimmigkeiten/Widersprüchen im Vortrag der Parteien und/oder zu den objektiven Unterlagen (z. B. zeitnah erhobenen medizinischen Befunden),
12. Beantwortung der ausdrücklichen Fragen des Auftraggebers,
13. Gegebenenfalls:
    – Hinweise auf Literatur,
    – besondere Bemerkungen,
    – Hinweise auf besondere Vorkommnisse,
    – Freigabe-/Sperrvermerk,
    – Bitte um Information über den rechtskräftigen Abschluss des Verfahrens (z. B. Urteilskopie),
14. Unterschrift,
15. Liquidation auf besonderem Blatt.

Abrechnung des Gutachtenauftrages

Die Abrechnungsmodalitäten sind in aller Regel vom Auftraggeber im Gutachtenauftrag vorgegeben. Sie gelten als vereinbart mit der Annahme des Gutachtenauftrages.

Fehlt eine gesonderte Vereinbarung, gilt stets die Gebührenordnung für Ärzte (GOÄ). Besondere Vereinbarungen von Ärzteverbänden sind mit Unfallversicherungsträgern, Verband der Rentenversicherungsträger, Knappschaft usw. geschlossen worden. Die Entschädigung von Zeugen und Sachverständigen für Gerichte und Staatsanwaltschaften ist durch Gesetz geregelt (JVEG). Außerdem gibt es pauschalierende Vereinbarungen zwischen Auftraggeber und häufiger herangezogenem Gutachter.

 Wichtig ist für den Arzt, Änderungen von Honorarbegrenzungen **vor** Inangriffnahme des Gutachtens in begründeten Fällen zu vereinbaren (z. B. bei komplexen paraplegiologischen Gutachten).

Abrechnung nach JVEG (Justizvergütungs- und Entschädigungsgesetz)

Betrifft Gutachten für Gerichte, Staatsanwaltschaften (Kommentar zum Gesetz: Meyer/Höver/Bach, 24. Aufl. Köln: Heymanns; 2007).

4.1 Gutachtenaufbau und -abrechnung

Stundensatz:
➤ für medizinische Sachverständige: € 50,00 – 85,00,
  – für außergewöhnlich schwierige Gutachten: M 3 = € 85,00,
  – für schwierige Gutachten: M 2 = € 60,00,
  – für die übrigen Gutachten: M 1 = € 50,00.

Der Stundensatz ist einheitlich zu bemessen für die gesamte Zeit, die letzte bereits begonnene Stunde wird voll berechnet, wenn sie zu mehr als 30 Minuten für die Erbringung der Leistung erforderlich war; anderenfalls beträgt das Honorar die Hälfte des sich für eine volle Stunde ergebenden Betrags.

Schwierigkeitsgrad von Gutachten: nach der Rechtsprechung des LSG Baden-Württemberg.
➤ **Einfache Gutachten** (Honorargruppe M 1) sind medizinische Gutachten, bei denen die Diagnose zur Beurteilung der Gesundheitsstörungen verhältnismäßig leicht zu stellen ist und die Beweisfragen ohne sonderliche Mühe zu beantworten sind, insbesondere, wenn die Beurteilung durch antizipierte Sachverständigengutachten (Anhaltspunkte) oder einschlägige Tabellenwerke erleichtert wird, also wenn die Beurteilung z. B. einer Monoverletzung im Wesentlichen auf Zustand oder Funktion eines Organs oder Körperteils gerichtet ist und keine komplizierten Überlegungen anzustellen sind.
➤ **Gutachten mit hohem Schwierigkeitsgrad** (Honorargruppe M 3) liegen vor, wenn der Sachverständige umfassende und vielseitige bzw. vielschichtige Überlegungen anstellen muss. Zum Beispiel Zustandsgutachten bei sehr komplizierten widersprüchlichen Befunden und entsprechenden Schwierigkeiten bei deren diagnostischer Einordnung oder Zusammenhangsgutachten, die sich im notwendigen Umfang mit den im Schrifttum vertretenen wissenschaftlichen Meinungen auseinander setzen. Schwierige Kausalitätsbeurteilung (z. B. von Berufskrankheiten) sowie interdisziplinäre und forensische Gutachten (z. B. Begutachtungen von Schmerzen) können als außergewöhnlich schwierig eingestuft werden.
➤ **Gutachten mit durchschnittlichem Schwierigkeitsgrad** (Honorargruppe M 2) sind solche, bei denen die diagnostischen oder ätiologischen Fragen oder die Beurteilung des Leistungsvermögens eingehendere Überlegungen erfordern, z. B.:
  – „Zustandsgutachten" über das aktuelle Leistungsvermögen (im Rahmen der gesetzlichen Rentenversicherung, der Arbeitslosenversicherung oder des Schwerbehindertenrechts),
  – Neufeststellungen, bei denen Leidensverbesserungen oder -verschlimmerungen unter Berücksichtigung von Vorgutachten und Vorbefunden zu erörtern sind,
  – Zusammenhangsgutachten, wenn die zu klärenden Kausalfragen keine besonders schwierigen Überlegungen erfordern, sondern sich durch den Hinweis auf Standardwerke der unfallmedizinischen Literatur erklären.

Zustandsgutachten: Zu prüfen ist die Bedeutung des aktuellen Befundes mit der aktuellen Diagnose für eine ganz bestimmte Fragestellung (z. B. Dienstunfähigkeit von Beamten, Kraftfahrtauglichkeit): Maßgebend ist also eine finale Betrachtungsweise. Kausalitätsfragen stellen sich nicht.

Zusammenhangsgutachten: Sie erfordern neben der Erhebung des aktuellen medizinischen Befundes eine sorgfältige Erhebung über die Ursachen und Mitursachen des Befundes und die Bedeutung jeder einzelnen Ursache für die vorgegebene Fragestellung (z. B. Unfallfolge, Berufskrankheit usw.).

Gliederung der Rechnung nach (z. B. Baden-Württemberg):
➤ Vorbereitung und Aktenstudium (angemessen: 1 Stunde für 150 Aktenseiten, 3 Minuten für 1 Röntgenfremdaufnahme – LSG Baden-Württemberg L 12 U 2212/00 KO-A; SG Heilbronn S 4 U 110/95 KO-A),
➤ Untersuchung und Anamnese (1 – 2 Stunden),
➤ Ausarbeitung und Beurteilung (ca. 1 Stunde pro Schreibmaschinenseite à 2700 Anschläge der Beurteilung – ausgenommen wörtliche Zitate aus den Unterlagen),
➤ Korrektur (1 Stunde für 6 Seiten des Gutachtens).

Literaturstudium entfällt meistens. (Der Auftraggeber geht davon aus, dass ein einschlägig erfahrener Sachverständiger ausgewählt wurde. Nur bei

4 Weitere Aspekte der Begutachtung

erforderlicher Auseinandersetzung mit der wissenschaftlichen Lehrmeinung kann ein Literaturstudium angesetzt werden, LSG Baden-Württemberg L 9 KO 77/77-3.)

> ! Die Stundenzahl richtet sich nicht nach der Seitenzahl, sondern nach dem Inhalt des Gutachtens und der Zeit, die ein durchschnittlich erfahrener Sachverständiger dafür benötigen würde.

Des Weiteren werden abgerechnet:
- **Besondere Leistungen** (Bildgebung, Labor, elektrophysiologische Untersuchungen): GOÄ 1-fach oder DKG-NT,
- **Porti** (Rücksendung wie bei der Einsendung als Paket, Einschreiben usw.),
- **Versand von Röntgenaufnahmen:**
  - als DIN-A-4-Umschlag bis 500 g: € 1,45,
  - in Versandhülse mit Sicherheitssteckverschluss ohne schriftliche Mitteilung als Warensendung: € 1,65,
  - als Paket (mit Akten): € 3,60,
  - die früher üblichen Röntgenrollen gelten heute als Sperrgut, Zuschlag € 20,00,
- **Schreibgebühr:** pro 1000 Anschläge: € 0,75,
- **Kopiergebühren:**
  - bis 50 Seiten: à € 0,50,
  - für jede weitere Seite: € 0,15.

Abrechnung mit Trägern der gesetzlichen Unfallversicherung (BG)

Die Abrechnung mit Trägern der gesetzlichen Unfallversicherung (BG) ist aus Tabelle 4.2 zu ersehen (nach Leuftink/Butz: UV/GOÄ, Gebührenordnung für Ärzte. 39. Aufl. Eppingen: Kepner; 2007).

Abrechnung nach GOÄ

Die GOÄ ist immer maßgeblich, wenn es keine andere Vereinbarung gibt, auch bei ausländischen Auftraggebern.
- Schriftliche gutachtliche Äußerung mit einem das gewöhnliche Maß übersteigenden Aufwand – ggf. mit wissenschaftlicher Begründung – je angefangene Stunde Arbeitszeit (GOÄ Nr. 85): € 29,14,
- Steigerungssatz bis zu 2,3: € 67,00,
- Schreibgebühr GOÄ Nr. 95 (je Originalseite mit 28 Zeilen zu 50 Zeichen): € 3,50,
- Kopien je Seite (GOÄ 96): € 0,18.

Steuervergünstigungen

Bis zum 01.01.1982 gab es Steuervergünstigungen für nebenberufliche wissenschaftliche Tätigkeit. Obwohl jegliche Steuervergünstigung längst weggefallen ist, findet sich als Reminiszenz noch häufig die ansonsten unbegründete Behauptung, es handle sich um ein „wissenschaftliches" Gutachten.

Tabelle 4.2 Abrechnung mit Trägern der gesetzlichen Unfallversicherung (BG)

Leistung	EDV-Nr.	Betrag
Formular: 1. Rentengutachten	01 460	€ 67,13
Formular: 2. Rentengutachten	01 480	€ 58,62
Freie und Zusammenhangsgutachten	01 600 – 01 650	€ 67,13 – 317,58
Röntgenaufnahmen/Beurteilung von Fremdaufnahmen		
bis zu 15 Aufnahmen	52 550	€ 10,23
bis zu 40 Aufnahmen	52 560	€ 17,90
mehr als 40 Aufnahmen	52 570	€ 35,79
Schreibgebühren		
je Seite	01 900	€ 3,50
Kopien	01 910	€ 0,17
Sachleistungen (ausführliche Katalogisierung in UV/GOÄ bzw. nach DKG/NT)		

Umsatzsteuerpflicht

Nach einer Entscheidung des Europäischen Gerichtshofes sind seit 08.03.2001 alle Gutachten, die nicht der Heilbehandlung dienen, umsatzsteuerpflichtig (19%).

Besondere Regelungen gelten für steuerpflichtige Umsätze unter € 17 500,00 im Jahr.

Umsatzsteuerfrei sind Gutachten, für die ein therapeutisches Ziel im Vordergrund steht, also zur „Feststellung, Heilung und Linderung von Krankheiten, Leiden oder Körperschäden bei Menschen, oder der vorbeugenden Gesundheitspflege".

Literatur

Franzki H. Empfehlungen zur Abfassung von Gutachten in Arzthaftungssachen. Rundschreiben an die Präsidentinnen und Präsidenten der Oberlandesgerichte vom 19.12.2000, gleichlautend mit AWMF-Leitlinie Nr. 015/026 und Frauenarzt. 2001;42:203–9.

Grafe S. Gutachtentätigkeit, eine Berufspflicht leitender Unfallchirurgen. Unfallchirurg. 2001;104:889–92.

Kaiser V. Empfehlungen für den Gutachter zum Gutachtenauftrag. Unfallchirurg. 2002;105:401–2.

Keller F. Anforderungen an ärztliche Gutachten aus sozialrichterlicher Sicht. Med Sach. 2002;98:4–9.

Lehmann R. Der Gebührenanspruch des ärztlichen Gutachters. Kap. II-5. In: Ludolph E, Lehmann R, Schürmann J, Hrsg. Kursbuch der ärztlichen Begutachtung. Landsberg: ecomed: 2002;1–10.

von Salis-Soglio G, Scholz R, Thomas M. Grundlagen ärztlicher Begutachtung der Bewegungsorgane. Orthopäde. 2001;30:84–6.

Scheppokat KD, Neu J. Zur ärztlichen Begutachtung in Arzthaftpflichtsachen. VersR. 2001;52:1–7.

Überschär I, Heipertz W. Der Arzt als sozialmedizinischer Gutachter – keine Abkehr vom Helfen und Heilen. Arbeitsmed Sozialmed Umweltmed. 2001;36:430–4.

Widder B, Aschoff JC. Somatoforme Störung und Rentenantrag: Erstellen einer Indizienliste zur quantitativen Beurteilung des beruflichen Leistungsvermögens. Med Sach. 1995;91:14–20.

4.2 Beurteilung von Zusammenhangsfragen für den Bereich des Sozialrechtes am Beispiel der „habituellen" Patellaluxation[1]

G. Rompe, A. Erlenkämper

Einteilung

Bei der Begutachtung der Patellaluxation sind zu unterscheiden:

1. Angeborene Verrenkung

Ursachen: Entwicklungsfehler wie unter 2.

Die angeborene Luxation besteht schon bei der Geburt oder manifestiert sich im Kleinkindalter, meist doppelseitig.

2. Habituelle Verrenkung

Ursachen: Luxationsbegünstigende anatomisch-funktionelle Anomalien:

a. Form- oder Lageanomalie der Kniescheibe,
b. Lateralisation der Tuberositas tibiae,
c. Dysplasie des knöchern-knorpeligen Gleitweges bei Hypoplasie des lateralen Femurkondylus und/oder mangelhafter Ausbildung des Patellagleitlagers an der Kniescheibengelenkfläche,
d. Genu valgum,
e. Torsionsfehler des Femurs oder der Tibia,
f. Imbalance der muskulären und/oder sehnigen Zügelung (Lateralisation des Quadrizepszuges, schlaffe Retinaculae patellae).

Die Luxation erfolgt immer nach lateral. Die Manifestation erfolgt ganz überwiegend im 2. Lebensjahrzehnt; Mädchen werden dreimal häufiger betroffen.

Die habituelle Luxation renkt sich (im Gegensatz zur traumatischen Verrenkung) häufig spontan wieder ein. Bei den ersten Luxationen kommt es häufig noch zu einem Reizerguss, später seltener.

---

[1] Kausalitätsfragen der privaten Unfallversicherung, des Haftpflichtrechts usw. werden in diesem Beitrag nicht erörtert.

4 Weitere Aspekte der Begutachtung

3. Traumatische Erstverrenkung

Ursachen:
a. Traumatische Einwirkung gleichzeitig mit einer komplexen Kniebandverletzung und/oder Kniegelenkverrenkung,
b. Einwirkung einer lateralisierenden Kraft auf den medialen Rand der Kniescheibe bei gestrecktem Kniegelenk. Dabei kommt es oft zur osteochondralen Abscherfraktur (Flake-Fraktur) und relativ selten zu Rezidiven.

4. Rezidivierende Verrenkung

Ursache: Als Folge einer traumatischen Verrenkung ist eine mediale Kapselbandinstabilität verblieben, so dass die Kniescheibe bei alltäglichen Bewegungen wie bei einer habituellen Luxation verrenkt wird.

5. Willkürliche Verrenkung

Ursache: Selbsttätige willkürliche Verrenkung auf dem Boden ausgeprägter Gelenkinstabilität im Anschluss an 1, 2 oder 4.

Zusammenhangsbeurteilung

Die Zusammenhangsbeurteilung[1] hat nach den Grundsätzen der sozialrechtlichen Kausalitätslehre, hier insbesondere der Grundsätze über die Beurteilung von Schadensanlagen und Anlageleiden sowie der Gelegenheitsursache zu erfolgen.

War ein Arbeits- oder Dienstunfall an dem Eintritt der Luxation mit hinreichender Wahrscheinlichkeit i. S. einer **conditio sine qua non** ursächlich beteiligt, bedarf es für die Beurteilung der Zusammenhangsfrage neben der Erfassung des konkreten, durch den Unfall bewirkten Körperschadens der genauen Feststellung einerseits des Unfallereignisses und seiner biomechanischen Einwirkungen, andererseits der unfall- unabhängig vorgegebenen konstitutionellen oder degenerativen Besonderheiten des betroffenen Kniegelenks. Für diese Feststellungen genügt nicht die Wahrscheinlichkeit; hierzu ist der sog. **Vollbeweis** erforderlich (S. 67).

Für die Bejahung eines ursächlichen Zusammenhangs mit einem Arbeits- oder Dienstunfall ist nach den Grundsätzen der sozialrechtlichen Kausalitätslehre nicht erforderlich, dass die schädigende Einwirkung aus dem Unfallereignis die alleinige oder allein wesentliche Ursache für den Eintritt des Schadens bildet; es genügt, wenn sie neben anderen, unfallunabhängigen Ursachen (hier z. B. luxationsbegünstigende anatomisch-funktionelle Anomalien) zumindest eine **wesentliche Teilursache** ist (S. 58).

Bei der Zusammenhangsbeurteilung ist daher, wenn neben den Unfalleinwirkungen derartige andere Ursachen nachweisbar vorliegen und an der Entstehung des Schadens mitgewirkt haben, die Bedeutung der einzelnen mitwirkenden Kausalreihen für den Eintritt des Schadens abzuwägen. Dabei dürfen die schädigungsunabhängigen Kausalfaktoren das Schädigungsereignis in der Bedeutung nur verdrängen, wenn sie bei der gebotenen objektiven und lebensnahen Würdigung an Bedeutung so sehr überwiegen, dass sie die sozialrechtlich allein wesentliche Ursache des Schadens bilden. Bei dieser Abwägung der Bedeutung von unfallbedingten und unfallunabhängigen Kausalfaktoren ist der Schutzzweck des Gesetzes zu berücksichtigen; danach ist der Betroffene stets in dem Gesundheitszustand geschützt, in dem er sich im Zeitpunkt der schädigenden Einwirkung befunden hat. Insbesondere kommt es daher nicht darauf an, ob die Unfalleinwirkungen allgemein oder bei einem vorher Gesunden geeignet waren, die Luxation auszulösen; maßgebend ist vielmehr, ob sie bei **diesem** Verletzten angesichts **seiner** konstitutionellen Verhältnisse von wesentlicher ursächlicher Bedeutung waren (S. 61).

Das Vorhandensein von luxationsbegünstigenden anatomisch-funktionellen Anomalien des Kniegelenks steht daher der Annahme eines rechtlich wesentlichen ursächlichen Zusammenhangs mit einem schädigenden (Unfall-)Ereignis nicht von vornherein entgegen. Für die Zusammenhangsbeurteilung kommt es vielmehr entscheidend auf die ursächliche Bedeutung der einzelnen Kausalfaktoren an, die zum Eintritt der Luxation beigetragen haben. War ein Dienst- oder Arbeitsunfall an dem Eintritt der Luxation ursächlich beteiligt, darf ihm die Bedeutung einer wesentlichen Teilursache nur abgesprochen werden, wenn hinreichend wahrscheinlich gemacht werden kann, dass eine Luxation auch ohne das konkrete Unfallereignis auf-

---

[1] vgl. hierzu auch S. 51 und die Schemata S. 90 ff

4.2 Beurteilung von Zusammenhangsfragen für den Bereich des Sozialrechtes

grund der normalen alltäglichen Belastungen **zu annähernd gleicher Zeit und in annähernd gleicher Schwere** eingetreten wäre. Für die Beurteilung dieser Frage werden Art und Schwere der Einwirkungen aus dem konkreten Unfallereignis vielfach von entscheidender Bedeutung sein (S. 75).

1. Angeborene Verrenkung

Bei der angeborenen Verrenkung wird den Einwirkungen aus einem Dienst- oder Arbeitsunfall in aller Regel keine wesentliche Bedeutung i. S. der sozialrechtlichen Kausalitätslehre beigemessen werden können.

2. Habituelle Verrenkung

Besteht aus ärztlicher Sicht Anlass zur Annahme einer habituellen Verrenkung, ist es vorab erforderlich, die luxationsbegünstigenden Anomalien in allen bedeutsamen Einzelheiten festzustellen und nachzuweisen. Denn der Zusammenhangsbeurteilung dürfen nur solche Umstände zugrunde gelegt werden, die in ihren tatsächlichen Grundlagen i. S. des sog. Vollbeweises nachgewiesen sind; Umstände, die nicht in diesem Sinn nachgewiesen sind, dürfen bei der Zusammenhangsbeurteilung nicht berücksichtigt werden.

2.1 Erstverrenkung auf dem Boden luxationsbegünstigender Anlagefaktoren

Tritt die Luxation erstmalig im Rahmen eines versicherten Ereignisses (Arbeits- oder Dienstunfall) ein, bedarf es nach den vorstehenden Grundsätzen einer sorgfältigen Abwägung hinsichtlich der ursächlichen Bedeutung einerseits der bestehenden und nachgewiesenen luxationsbegünstigenden Anomalien, andererseits von Art und Schwere der gleichfalls nachzuweisenden unfallbedingten Einwirkungen.

Eine ursächlich eindeutig überwiegende Bedeutung der vorbestehenden unfallunabhängigen Anomalien darf nur angenommen werden, wenn diese im Zeitpunkt der Schädigung nachweisbar bereits so stark ausgeprägt waren, dass bei der gebotenen Abwägung der verschiedenen mitwirkenden Kausalreihen den Unfalleinwirkungen nicht die Bedeutung einer wesentlichen Teilursache beizumessen ist. Das ist (nur) der Fall, wenn mit **hinreichender Wahrscheinlichkeit** begründet werden kann, dass die Luxation auch ohne den Arbeits- bzw. Dienstunfall zu annähernd gleicher Zeit und in annähernd gleicher Schwere durch eine andere – beliebig austauschbare – Belastung des täglichen Lebens eingetreten wäre. Eine solche hinreichende Wahrscheinlichkeit wird i. d. R. begründet sein, wenn es z. B. an der Kniescheibe des anderen Gelenks aufgrund gleichartiger Anomalien bereits früher unter alltäglichen Belastungen zu Luxationen gekommen war.

Gleiches gilt, wenn die Anomalien erheblich, die Einwirkungen aus dem konkreten Unfallereignis dagegen relativ geringfügig ausgeprägt waren. Bei Verletzten, die in ihrem – versicherten oder unversicherten – Leben auch bisher schon häufig wiederkehrend luxationsgefährdenden Belastungen ausgesetzt waren, ohne dass eine Verrenkung tatsächlich eingetreten ist, wird eine solche Wahrscheinlichkeit dagegen i. d. R. nur schwer zu begründen sein.

Ist der Unfall zumindest als eine wesentliche Teilursache für den Eintritt der Erstluxation zu bewerten, ist als Unfallfolge nicht diese allein festzustellen und zu bezeichnen, sondern der **gesamte** durch den Unfall hervorgerufene Schaden, also auch der Anteil an Instabilität, der durch diese Erstluxation bewirkt worden ist.

2.2 Rezidive

Hatte sich die habituelle Luxation schon früher ohne Einwirkungen aus einem Arbeits- bzw. Dienstunfall manifestiert und kommt es durch einen Arbeits- oder Dienstunfall zu einem – ggf. wiederholten – Rezidiv, werden i. d. R. die anlagebedingten Anomalien in Verbindung mit der durch die unfallunabhängige(n) frühere(n) Verrenkung(en) bewirkten Bandinstabilität an Bedeutung für den Eintritt des nunmehrigen Unfallschadens so sehr überwiegen, dass den Unfalleinwirkungen die Bedeutung selbst einer wesentlichen Teilursache nicht beigemessen werden kann. Zu prüfen ist jedoch, ob der jetzige Unfall eine **dauerhafte Verschlimmerung** des vorbestehenden Zustandes bewirkt hat.

3. Traumatische Erstverrenkung

Die Anerkennung einer traumatischen (Erst-)Verrenkung als Unfallfolge erfordert eine lateralisierende Gewalteinwirkung auf die Kniescheibe als Unfallereignis, sofern es nicht zu weiteren Verletzungen gekommen ist. Der Nachweis einer Abscherfraktur vom mittleren Rand der Kniescheibe reicht allein nicht aus; denn solche Abscherfrakturen werden auch bei habituellen Luxationen beobachtet und sind abhängig von der Kippung der Kniescheibe und der Beugestellung des Kniegelenks.

Im Rahmen der Zusammenhangsbeurteilung bedarf es hier zunächst der eindeutigen Feststellung, dass keine angeborene oder habituelle Verrenkung vorliegt.

Handelt es sich um eine echte traumatische Erstverrenkung und ist diese durch einen Dienst- oder Arbeitsunfall bewirkt worden, wird der ursächliche Zusammenhang i. d. R. zu bejahen sein. Hat eine anlagebedingte Fehlform oder eine degenerative Vorschädigung an der Entstehung des Schadens ursächlich mitgewirkt, richtet sich die Beurteilung nach den Grundsätzen zur habituellen Luxation.

4. Rezidivierende Verrenkung

Für die Zusammenhangsbeurteilung eines Rezidivs ist von entscheidender Bedeutung, ob die Erstverrenkung Folge eines Arbeits- bzw. Dienstunfalls war oder nicht.

4.1 War die Erstverrenkung **keine Folge eines Arbeits- oder Dienstunfalls**, hat sie aber eine den Eintritt eines Rezidivs erheblich begünstigende Bandinstabilität hinterlassen und ist das Rezidiv durch einen Arbeits- bzw. Dienstunfall verursacht worden, hängt die Zusammenhangsbeurteilung von der Bedeutung einerseits dieser Bandinstabilität und etwa bestehender konstitutioneller Anomalien, andererseits der Unfalleinwirkungen für den Eintritt des Rezidivs ab. Dabei ist wiederum zu berücksichtigen, dass der Verletzte grundsätzlich **in dem Gesundheitszustand geschützt** ist, in dem er sich im Zeitpunkt des (erneuten) Unfalls befunden hat.

War die durch die Erstverrenkung bewirkte Bandinstabilität – ggf. in Verbindung mit vorgegebenen, aber weiterwirkenden unfallunabhängigen Anomalien – erheblich und überwiegen diese unfallunabhängigen Faktoren Art und Schwere der Einwirkungen aus dem nunmehrigen Arbeits- bzw. Dienstunfall an Bedeutung für den Eintritt des Rezidivs derart, dass sie auch unter Berücksichtigung des Schutzzweckes des Gesetzes sozialrechtlich als die allein wesentliche Ursache für den nunmehrigen Schaden angesehen werden müssen, wird eine wesentliche Mitverursachung des Rezidivs durch den nunmehrigen Arbeits- oder Dienstunfall nicht angenommen werden können. Eine solche Beurteilung ist vor allem dann angezeigt, wenn die Folgen der Erstverrenkung – ggf. wiederum in Verbindung mit vorgegebenen, aber weiterwirkenden unfallunabhängigen Anomalien – so ausgeprägt waren, dass mit hinreichender Wahrscheinlichkeit das Luxationsrezidiv auch ohne den nunmehrigen Arbeits- bzw. Dienstunfall zu annähernd gleicher Zeit und in annähernd gleicher Schwere **durch ein anderes – beliebig austauschbares – Ereignis des täglichen Lebens** ausgelöst worden wäre.

Hat jedoch z. B. einerseits eine luxationsbegünstigende Anomalie ursprünglich nicht oder in nur unwesentlichem Ausmaß vorgelegen und war die durch die Erstverrenkung bewirkte Bandinstabilität nur gering ausgeprägt, andererseits die biomechanische Einwirkung aus dem jetzigen Arbeits- bzw. Dienstunfall aber schwerwiegend, wird die erforderliche Abwägung der verschiedenen Kausalreihen ergeben, dass Letztere sozialrechtlich zumindest als wesentliche Teilursache für den Eintritt des Rezidivs gewertet werden muss.

Auch bei weiteren Rezidiven durch Einwirkungen aus Arbeits- bzw. Dienstunfällen ist jeweils abzuwägen, inwieweit diese zumindest i. S. einer wesentlichen Teilursache auf den Einwirkungen aus dem konkreten Unfall oder überwiegend auf hiervon unabhängigen Faktoren beruhen. Hierbei ist u. a. zu berücksichtigen, inwieweit schon vor der Erstverrenkung luxationsbegünstigende Anomalien bestanden haben oder nicht, in welchem Ausmaß die Erstverrenkung und spätere Rezidive zu einer bleibenden Bandinstabilität geführt haben, inwieweit diese Rezidive ihrerseits Folge eines Arbeits- bzw. Dienstunfalls waren und zu dem jetzt vor dem (erneuten) Unfall bestehenden Zustand beigetragen haben, wie schwerwiegend die Einwirkungen aus dem nunmehrigen Unfall waren und ob nach alledem die schädigungsunabhängigen Kausalfaktoren insgesamt an Bedeutung eindeutig überwiegen oder die Einwirkungen aus dem nunmehrigen Unfall zumindest eine wesentliche Teilursache für den Schaden bilden.

4.2 War die Erstverrenkung **Folge eines Arbeits- bzw. Dienstunfalls**, bildet die dadurch bewirkte Bandinstabilität i. d. R. zumindest eine wesentliche Teilursache für den Eintritt späterer Rezidive. Das gilt unabhängig davon, ob das Rezidiv seinerseits durch einen Dienst- bzw. Arbeitsunfall bewirkt worden ist oder nicht. Denn das Rezidiv ist ein **mittelbarer Schaden** aus dem früheren Arbeitsunfall (S. 84). Gleiches gilt für etwaige weitere Rezidive.

Liegt auch jetzt ein Arbeitsunfall vor, so ist das Rezidiv gleichwohl als mittelbarer Schaden aus dem früheren Arbeitsunfall zu bewerten. Denn bei einer solchen Konstellation hat bei Verschiedenheit der UV-Träger der für den ersten Arbeitsunfall zuständige Träger auch die Folgen des Rezidivs zu entschädigen, nicht der für den jetzigen Arbeitsunfall zuständige Träger.

Die unmittelbaren Folgen des Rezidivs werden i. d. R. durch die anschließende Heilbehandlung beseitigt, sodass insoweit keine (weiteren) Unfallfolgen zurückbleiben. Hat das Rezidiv jedoch die Bandinstabilität vermehrt, ist diese ggf. als **Verschlimmerung** anzuerkennen, und zwar in der Fallgruppe **4.2** als Verschlimmerung bereits bestehender Unfall- bzw. Schädigungsfolgen.

5. Willkürliche Verrenkung

Hier gelten die vorstehenden, unter 1, 2 und 4 entwickelten Grundsätze entsprechend.

Danach wird, auch wenn ein Arbeits- oder Dienstunfall zu der erneuten Verrenkung geführt hat, i. d. R. wegen eindeutig überwiegender Bedeutung der vorbestehenden Anomalien und der durch frühere wiederholte Luxationen bewirkten Bandinstabilität eine Verursachung auch i. S. einer wesentlichen Teilursache nicht angenommen werden können. Der Arbeits- bzw. Dienstunfall kann daher nicht als wesentliche Teilursache gewertet werden, da hier hinreichend wahrscheinlich ist, dass derartige Luxationen durch beliebig austauschbare Belastungen des unversicherten Alltagslebens zu annähernd gleicher Zeit und in annähernd gleicher Schwere ausgelöst worden wären.

4.3 Qualitätssicherung in der Begutachtung

F. Schröter

Das Streben nach einer optimierten ärztlichen Tätigkeit begleitet die Medizin schon seit ihren Ursprüngen, spiegelt sich auch wider im hippokratischen Eid. Dabei ist der Grundsatz **„Primum nihil nocere"** wohl das bedeutendste Gebot für ärztliches Denken und Handeln, welches auch eine uneingeschränkte Gültigkeit hat für den Arzt in seiner Rolle als Sachverständiger, dies gleich im doppelten Sinne: Er muss sowohl die schutzbedürftigen Interessen des ihm anvertrauten Probanden als auch den Schutz der Solidargemeinschaft vor ungerechtfertigten Leistungen – beides ohne irgendwelche Einschränkungen – beachten.

Dieses Prinzip des „Primum nihil nocere" würde als einziges qualitätssicherndes Handlungsgebot in der Begutachtung genügen, wenn man grundsätzlich von einer integren und emotionsfreien Handlungsweise des Sachverständigen, seiner unbestrittenen Kompetenz sowohl in medizinischen wie auch versicherungsrechtlichen Fragen, der notwendigen Sorgfalt sowohl bei Aufarbeitung des konkreten Sachverhalts als auch bei der Untersuchung des Probanden ausgehen könnte. Schon der stets selektive Charakter der verfügbaren Informationen, aber auch die Unzulänglichkeit der menschlichen Natur, das kaum mögliche völlig emotionsfreie Denken, eine mangelnde Ausbildung bezüglich versicherungs- und beweisrechtlicher Grundlagen, aber auch z. B. durch Zeitmangel bedingte Unzulänglichkeiten beim Aktenstudium und der Untersuchung führen leider nicht selten zu korrekturbedürftigen oder gar widerlegbaren gutachtlichen Beurteilungen, auch dann, wenn an der persönlichen Integrität des Sachverständigen und seiner gutachtlichen Kompetenz keine Zweifel bestehen.

Das Bemühen um eine Qualitätssicherung im Gutachtenwesen muss daher beginnen mit der Entwicklung von logisch begründeten und konsensfähigen Gütekriterien, da nur auf diesem Wege die notwendige Transparenz im Qualitätsmanagement erreicht werden kann. Der ärztliche Sachverständige sollte sich schon bei der Erstellung seines Gutachtens hieran orientieren, kann damit auch selbst die Qualität seiner Expertise überprüfen. Ziel der gutachtlichen Qualitätssicherung ist somit nicht nur die Möglichkeit zur Überprüfung von Gutachten durch Dritte, sondern in erster Linie die Fehlervermeidung bei der Erstellung des Gutachtens (Bär et al. 1999).

Ebenen der Qualitätssicherung

Wie bei jeder anderen Arbeits- und Produktionsleistung auch, bedarf es grundlegender Handlungsstrukturen, um über eine Optimierung des Arbeitsprozesses zu einem hochwertigen Produkt (Ergebnis) zu gelangen.

Die **Strukturebene** der Qualitätssicherung in der Begutachtung als Grundlage eines optimalen Prozessablaufes umfasst folgende Kriterien:
- die medizinisch-wissenschaftliche Qualifikation des Sachverständigen
- das beweisrechtliche Basiswissen des Sachverständigen
- die qualitativ-personelle Ausstattung der Einrichtung
- die technische Ausstattung der Einrichtung
- die Beherrschung diagnostischer Verfahren
- die kommunikativen Möglichkeiten

Diesen eigentlich selbstverständlichen Voraussetzungen wird bei der Auswahl des Gutachters auch heute noch wenig Beachtung geschenkt. Gezielte Qualifizierungsmaßnahmen von Sachverständigen sind seit wenigen Jahren auch Thema der wissenschaftlichen Gesellschaften. Im universitären Bereich sucht man – außer einem Postgraduiertenangebot der Universität zu Köln – vergeblich nach solchen Fortbildungsmöglichkeiten. Eine Zertifizierung des medizinischen Sachverständigen steht bisher im Gutdünken einzelner Fachgesellschaften. Den öffentlich bestellten und vereidigten medizinischen Sachverständigen – eine Aufgabe der jeweils zuständigen Kammer – gibt es in der Medizin nicht. Von technischen Sachverständigen wird hierzu eine besondere – auch nachzuweisende – Sachkunde abverlangt, verknüpft mit einem umfangreichen Pflichtenkatalog. Öffentlich bestellte Sachverständige unterliegen einem Eid dahingehend, dass sie ihr Gutachten und sonstige Aufgaben stets unparteiisch, weisungsfrei, gewissenhaft und persönlich erstatten. Im medizinisch-gutachtlichen Bereich gibt es also noch viel zu bewegen, um auch medizinische Sachverständige mit einer derartigen Qualifikation und Kompetenz auszustatten.

Die **Prozessebene** der Qualitätssicherung umfasst den logisch strukturierten Ablauf der Begutachtung. Im Einzelnen sind folgende Bedingungen zu erfüllen:
- Prüfung des Gutachtenauftrags auf seine zielführende Sinnhaftigkeit
- Vorbereitung der Untersuchung mittels Aktenauswertung
- Beiziehung noch benötigter Befundberichte und der Bilddokumente
- zielorientierte, aber nicht „hineinfragende" anamnestische Exploration
- Standardisierung des Untersuchungsvorgangs
- Erhebung reproduzierbarer Befunde
- Reliabilität und Validität der Messmethoden
- Gerätequalität und fachliche Kompetenz des Bedienungspersonals
- kriterienorientierte Diagnosenstellung nach ICD-10
- Quantifizierung der Störungen nach anerkannten Scores
- sinnvolle Strukturierung der gutachtlichen Beurteilung „Step by Step"

Der jeweils aktuelle Stand der medizinischen Wissenschaft ist zu beachten, was jedoch **nicht** heißt, dass bewährte Verfahren automatisch durch neue Methoden (z. B. die Röntgendiagnostik durch die Kernspintomographie) zu ersetzen sind. Der Einsatz technischer Untersuchungsmethoden bedarf einer erkennbaren Fragestellung, abgeleitet aus den klinischen Untersuchungsergebnissen. Eine unbegründete, nur der vermeintlichen Vollständigkeit dienende Zusatzdiagnostik ist zu unterlassen, da sie u. U. als Körperverletzung (Strahlenbelastung) ausgelegt werden könnte, weil sie keinen Beitrag zur Beantwortung der gutachtlich zu klärenden Fragen leistet.

Die **Ergebnisebene** der Qualitätssicherung verlangt einen sinnvollen und damit zielführenden Aufbau des Gutachtens, aber auch eine anzustrebende Einheitlichkeit und Konstanz gutachtlicher Feststellungen, gestützt auf gesicherte medizinische Erkenntnisse einerseits und die Berücksichtigung eines im ständigen Wandel begriffenen so-

4.3 Qualitätssicherung in der Begutachtung

zialen Umfelds des Menschen andererseits (Pannen et al. 1995).

Der Aufbau eines Gutachtens spiegelt nicht weniger als den Werdegang des Entscheidungsprozesses wider (Kaiser 2001b). Dem Titelblatt des Gutachtens kommt dabei eine dokumentarisch-informatorische Leitfunktion zu. Es dokumentiert den Adressaten (Auftraggeber des Gutachtens und Auftragsdatum), den Ersteller des Gutachtens (Arzt, Klinik, Institut usw.), sollte aber auch folgende weitere Daten enthalten:
- Aktenzeichen
- Personaldaten des Probanden
- Identitätsprüfung des Probanden (z. B. Ausweisnummer)
- Untersuchungsort und -tag
- Rechtsbereich (GUV, PUV usw.)
- summarische Hinweise auf genutzte Informationen (Akte, Bildmaterial usw.)

Das Titelblatt sollte darüber hinaus erkennen lassen, ob es sich um ein Feststellungs- oder Zusammenhangsgutachten handelt, ob eine Berufskrankheit oder ob ein Rehabilitationsverfahren zur Diskussion steht.

Eine – gelegentlich seitenlange – Wiederholung der im Gutachtenauftrag/Beweisbeschluss zu findenden Einzelfragen am Anfang des Gutachtens – wie in manchen angejahrten Handlungsanleitungen heute noch zu finden – erscheint ebenso sinnlos wie eine ausufernd detaillierte Darstellung des Akteninhaltes. Vielmehr macht eine summarische Charakterisierung der Fragestellung am Anfang des Gutachtens, evtl. auch erst am Ende einer knapp gefassten Darstellung des aktenkundigen Sachverhalts Sinn, um im Bedarfsfall am Ende des Gutachtens die Einzelfragen – ggf. in einem verkürzten Telegrammstil – der jeweiligen Antwort vorauszuschicken, was auch der Lesbarkeit und dem Verständnis der gutachtlichen Aussagen dienlich ist.

Die Gliederung eines Gutachtens mit sinnvoll aneinander gereihten Kapiteln entspricht förmlich einem zielführenden Pfad zur Erarbeitung einer plausiblen Beurteilung. Bewährt hat sich folgende Kapitelstruktur:
- aktenkundiger Sachverhalt
- Befragung und Untersuchung
- Diagnosen (soweit erforderlich)
- Beurteilung
- Beantwortung der Zielfragen

Das abgewogene Ergebnis einer gutachtlichen Überprüfung beruht aber auch auf der kritischen Einstellung und Erfahrung des Sachverständigen. Zu beachten sind:
- Relativierung des subjektiven Vorbringens bei Verdeutlichungstendenzen,
- Wertung von bildtechnischen Befunden nur im Kontext mit dem klinischen Befund,
- Beachtung der eigenen Kompetenzgrenzen,
- Auswahl genügend kompetenter Zusatzgutachter.

Letzteres unterliegt auch dem Wirtschaftlichkeitsgebot. So bedarf eine Hautnarbe grundsätzlich keiner zusätzlichen dermatologischen Überprüfung. Zusatzgutachten sind stets vom Auftraggeber zuvor zu genehmigen.

Die **Prüfungsebene** der Qualitätssicherung verlangt in einem ersten Schritt, den „handwerklichen" Werdegang der Beurteilung und damit die Plausibilität der einzelnen Gedankenschritte zu überprüfen, was evtl. Mängel in der Prozessebene und damit auch an dem Ergebnis der Expertise aufdecken kann.

Für die Qualitätssicherung wäre es wünschenswert, wenn grundsätzlich jedes Gutachten eine Bewertung durch den Auftraggeber erfährt, die dem Gutachter mitgeteilt wird. Dies könnte für den Sachverständigen bei der Qualitätssicherung eine wesentliche Hilfestellung sein, um Qualitätsmängel abzustellen (Kaiser 2001a).

Rechtsstellung und Rollenverständnis des Gutachters

Der ärztliche Sachverständige ist weder Interessenvertreter des Probanden noch des Auftraggebers. Seine Rolle erschöpft sich in der Funktion eines „Gehilfen", der als fachkundiger Berater dem Auftraggeber/Gericht zuarbeitet, somit seine, nur ihm zur Verfügung stehenden Informationen zum medizinisch-wissenschaftlichen Erkenntnisstand und auch sein ärztliches Erfahrungswissen zur Klärung eines Sachverhaltes zur Verfügung stellt.

Diese Tätigkeit setzt eine überdurchschnittliche menschliche Reife und Integrität voraus und erfordert ein möglichst emotionsfreies Denken und Handeln mit der notwendigen Distanz zu eigenen

4 Weitere Aspekte der Begutachtung

sozialpolitischen Wunschvorstellungen, die gerade in der Ärzteschaft weit verbreitet sind. Der sachverständige Arzt sollte über die Fähigkeit eines systematischen und geordneten Denkens verfügen. Fachliche Kompetenz, ein Minimum an Kenntnissen der Rechtsgrundlagen im gutachtlichen Bereich, die strikte Beachtung der Neutralität und Unvoreingenommenheit bei dennoch empathischer Zuwendung zum gutachtlichen Probanden sind weitere unverzichtbare Voraussetzungen für eine kompetente und im Ergebnis unangreifbare gutachtliche Tätigkeit.

> **!** Der medizinische Sachverständige hat bei dem Wechsel aus der kurativen in die gutachtliche Tätigkeit einen bewussten Rollentausch zu vollziehen, ohne dabei die ärztliche Ethik zu verletzen.

Der behandelnde Arzt im kurativen Bereich geht mit dem Patienten – stillschweigend – einen *Dienstleistungsvertrag* ein und schuldet eine optimierte Betreuung (Diagnostik, Behandlung usw.), nicht jedoch den Erfolg seines ärztlichen Handelns. Er wird die vom Patienten geklagten Beschwerden nicht in Zweifel ziehen. Subjektive Beschwerden und Schmerzen sind ein wichtiger Ausgangspunkt der diagnostischen Klärung. Der behandelnde Arzt wird aus den subjektiven Bekundungen und dem klinischen Befund eine „Arbeitsdiagnose" ableiten. Bis diese gesichert ist, wird sich die Behandlung an den Symptomen orientieren. Das Vorbringen von Schmerzen wird somit – zunächst ohne nähere Prüfung – zumindest eine symptomatische Schmerztherapie nach sich ziehen, da der Arzt das geschilderte Schmerzerleben als „wahr" zu unterstellen hat.

Der ärztliche Sachverständige steht hingegen mit dem ihm von dritter Stelle zugeleiteten Probanden in keinem Vertragsverhältnis. Mit Übernahme des Gutachtenauftrages geht er – stillschweigend – mit dem Auftraggeber einen „*Werkvertrag*" ein: Er schuldet eine, insbesondere im beweisrechtlichen Sinne „handwerklich" einwandfreie Erarbeitung der gutachtlichen Beurteilung in Anwendung wissenschaftlich gesicherter medizinischer Erkenntnisse. Er muss nachprüfen, ob die vom Probanden vorgetragenen Beschwerden mit objektiven Befunden einhergehen. Er wird nach Indizien suchen, die gewissermaßen die Schmerzen des Probanden beweisen.

Somit gilt grundsätzlich, dass eine **Verdachts**diagnose – die dem kurativ tätigen Arzt bereits ein Handeln erlaubt – im gutachtlichen Bereich **keine** Diagnose darstellt, weil es am notwendigen Vollbeweis fehlt.

Schafft der ärztliche Sachverständige insoweit den erforderlichen Wechsel im Rollenverständnis nicht, sind fehlerhaften medizinischen Expertisen Tor und Tür geöffnet.

Neutralität des Sachverständigen

Das Neutralitätsgebot für den ärztlichen Sachverständigen verlangt, dass sein Gutachten
- unparteiisch,
- unvoreingenommen,
- nach bestem Wissen und Gewissen

erstattet (§ 410 Abs. 2 ZPO, auch § 79 Abs. 2 StPO) wird.

Dabei darf er sich ausschließlich auf hinreichend gesicherte medizinisch-wissenschaftliche Erkenntnisse stützen. Er hat dabei die rechtlichen Vorgaben, insbesondere die Beweisregeln unserer Rechtsordnung zu berücksichtigen.

Unparteilichkeit

> *Unparteilichkeit* bedeutet Unabhängigkeit von gegensätzlichen Erwartungen der streitenden Parteien und insbesondere auch der Widerstand gegen den Versuch, sich funktionalisieren zu lassen.

Er muss dem Versuch der Einflussnahme z. B. seitens der Medien, wie auch einer gelegentlich auftretenden Unterstützerszene (sog. „Patientenschutzbünde" usw.) genauso widerstehen können wie Einflüssen einer unwissenschaftlichen (Para-) Medizin, die nicht selten auch ärztlicherseits in das gutachtliche Procedere hineingetragen werden.

Es ist nicht Aufgabe des Gutachters, als Interessenvertreter des Auftraggebers nach Wegen zu suchen, dass dieser „billig wegkommt". Ebenso

4.3 Qualitätssicherung in der Begutachtung

wenig ist ihm erlaubt, eine „wohlwollende" Beurteilung zugunsten des Anspruchstellers vorzunehmen mit der mehr oder weniger unbewussten Einstellung gegenüber einer „reichen" Versicherung und einem „armen" Patienten. Eine Beurteilung „in dubio pro aegroto", basierend auf Antipathie bzw. Sympathie, **muss** unterbleiben, da sie eine gutachtliche Beurteilung vollständig entwertet.

Es ist auch nicht Aufgabe des Gutachters, vermeintliche Auswüchse des Sozialstaates korrigieren zu wollen, um damit der Beitragsstabilität und Finanzierbarkeit der sozialen Systeme zu dienen.

Unvoreingenommenheit

Die *Unvoreingenommenheit* insbesondere gegenüber dem Probanden setzt auch eine Lösung von der üblichen Arzt-Patient-Beziehung voraus. Der *behandelnde* Arzt – zur Erstattung eines Gutachtens aufgefordert – kann diesen Rollentausch schwerlich bewältigen.

Zur *Unvoreingenommenheit* gehört die Empathie und Offenheit gegenüber den Vorstellungen und Krankheitskonzepten des Probanden, die aber die gutachtliche Beurteilung nicht ersetzen dürfen. Aus der Schilderung lassen sich jedoch gelegentlich relevante Informationen für die Beurteilung entnehmen.

Diese *Unvoreingenommenheit* gegenüber dem Probanden muss auch dann bestehen bleiben, wenn die gutachtliche Begegnung erschwert wird durch ein unangenehmes, gelegentlich auch schwer erträgliches Auftreten oder inadäquate hygienische Verhältnisse. Die menschliche Würde des Probanden ist in jedem Fall unantastbar.

Unparteilichkeit und *Unvoreingenommenheit* beinhalten aber auch die Forderung nach der emotionalen *Unbestechlichkeit*. Der Gutachter muss naturgemäß mit interessengefärbten Angaben und Verhaltensweisen seines Probanden – bis hin zur Simulation – rechnen und in der Lage sein, dies auch zu erkennen. Keinesfalls ist es ihm dann erlaubt, dem mit einer emotionalen Kälte oder gar Zynismus zu begegnen. Auch in dieser schwierigen Situation ist die empathisch geprägte Sachlichkeit eine notwendige Voraussetzung zur korrekten Erarbeitung der gutachtlichen Beurteilung.

Nach bestem Wissen

Die Forderung „*nach bestem Wissen*" bedeutet, dass der Sachverständige nicht nur eine unbestreitbare Fachkompetenz aufweisen muss, sondern möglichst stets den aktuellen Wissensstand durch eine stetige Fortbildung verfügbar hat. Nach bestem Wissen bedeutet aber auch, dass eine eventuell in die Beurteilung eingebrachte Außenseitermeinung oder gar hypothetische Überlegungen als solche kenntlich gemacht werden müssen. Zu fordern ist die Einhaltung eines fachspezifischen Methodenstandards, z. B. mit kriterienorientierter Erarbeitung von Diagnosen, möglichst mit Angabe der ICD-10-Ziffer. Die Beurteilung muss transparent in einer nachvollziehbaren Schrittfolge so vorgetragen werden, dass sie auch der medizinische Laie verstehen kann.

Nicht zuletzt kann der Sachverständige nur *nach bestem Wissen und Gewissen* handeln, wenn ihm das Phänomen der Gegenübertragung bekannt ist. Er sollte diese reflektieren und sich der damit verbundenen Gefahr einer Urteilsverzerrung bewusst sein.

Nach bestem Gewissen

Die Forderung „*nach bestem Gewissen*" verlangt schließlich ein hohes Maß an persönlicher Integrität und Vertrauenswürdigkeit. Diese Elemente sind das unverzichtbare Fundament der Wahrheitsfindung und Rechtssicherheit schlechthin. An dieser Schnittstelle begegnen sich vernünftige rechtliche Anforderungen mit der ärztlichen Ethik als unverzichtbare Voraussetzungen der gutachtlichen Tätigkeit. Dazu gehört auch die Forderung, unbeantwortbare Fragen als solche aufzuzeigen und konsequenterweise auch unbeantwortet zu lassen. Allein die Missachtung dieses Gebotes führt nicht selten durch spekulative Erwägungen zu fehlerhaften Expertisen.

Verantwortung des Sachverständigen

Ähnlich wie bei einem Richter bedarf es einer überdurchschnittlichen menschlichen Reife und Integrität, um den genannten Anforderungen gerecht zu werden. Der sachverständige Arzt muss über die Fähigkeit zu systematischem und geordnetem Denken verfügen. Auch die gutachtliche Beurteilung sollte diese Fähigkeiten widerspiegeln

4 Weitere Aspekte der Begutachtung

mit einer plausiblen Schrittfolge in der gedanklichen Aufarbeitung des Sachverhaltes. Die Verantwortung – und auch Qualifikation – eines ärztlichen Sachverständigen ähnelt insoweit den Voraussetzungen, wie sie von einem Arzt in leitender Stellung als selbstverständlich erwartet wird.

Ethik des Sachverständigen

Der ethische Rahmen der ärztlichen Sachverständigentätigkeit umfasst die notwendige Qualifikation sowohl in fachlicher wie auch beweisrechtlicher Hinsicht, seine Vertrauenswürdigkeit durch Erkennen seiner Kompetenzgrenzen und Akzeptanz seiner Rolle als Entscheidungsgehilfe. Er muss methodisch einwandfrei zu einem gutachtlichen Ergebnis kommen. Diese Vertrauenswürdigkeit muss sich ein Sachverständiger durch adäquates Handeln in jedem einzelnen Begutachtungsfall neu erwerben. Er muss dabei erkennen, dass er in seiner Rolle als Sachverständiger nur Instrument der Problemlösung sein kann. Die Entscheidung selbst muss stets in der Hand des Rechtsanwenders bleiben. Dem Entscheider/Richter müssen daher alle Grundlagen für eine freie rechtliche/richterliche Würdigung des Sachverhalts und abschließenden Entscheidung in die Hand gegeben werden. Dies erfordert ein dualistisches Rollenverständnis dahingehend, dass der Arzt als Therapeut „seinen" Patienten ein Optimum an Zuwendung schuldet, der Arzt als Gutachter jedoch zur Neutralität und Beachtung der Beweisregeln unter Anwendung ausschließlich gesicherter wissenschaftlicher Erkenntnisse verpflichtet ist und nur so eine „handwerklich" einwandfreie gutachtliche Beurteilung erarbeiten kann.

Grenzen gutachtlicher Wahrheitsfindung

Verständliche Erwartungen an die Präzision und Gewissheit gutachtlicher Feststellungen kontrastieren – speziell bei medizinischen Gutachten – mit der Komplexität des Sachverhalts und insbesondere dem stets selektiven Charakter vorliegender Informationen.

Der ärztliche (Natur-)Wissenschaftler versucht, allgemein gültige gesetzmäßige Feststellungen gestützt auf Untersuchungen einer großen Zahl von Probanden herzuleiten. Dem Gutachter ist ein solches Vorgehen versagt, da von ihm eine ganz individuelle Aussage über einen einzelnen Probanden und den zugehörigen Sachverhalt erwartet wird, dies auf der Basis endlicher – und damit stets unvollständiger – Informationen, die nicht selten auch noch selektiert übermittelt werden und vom Sachverständigen gelegentlich nochmals weiter selektiert in die Begründung seiner Beurteilung einfließen. Es liegt damit in der Natur der Sache, dass auch eine gutachtliche Aussage falsch sein kann, ohne dass dem Gutachter auch automatisch ein Fehler unterlaufen sein muss. Dies erklärt, dass bei einem vermeintlich eindeutigen Sachverhalt verschiedene Gutachter bei ein und derselben Fragestellung zu unterschiedlichen Antworten kommen können, was verständlicherweise die Vermutung generiert, dass fehlerhafte Feststellungen – zumindest in einem der Gutachten – getroffen wurden. Das dürfte objektiv gesehen auch richtig sein, aber was ist die objektive Wahrheit?

Nach Kant ist die Wahrheit „… das Fürwahrhalten aus unzureichenden Gründen, die aber zu den zureichenden ein größeres Verhältnis haben als die Gründe des Gegenteils."

In Anbetracht der Komplexität eines medizinischen Gutachtens können somit strukturbedingt Fehlbeurteilungen erfolgen, die nicht in der Verantwortung des Sachverständigen liegen. So spricht auch die ärztliche Berufsordnung (§ 25 MBO) nicht davon, dass ein Gutachten eine „ärztliche Wahrheit" hervorzubringen hat, sondern nur eine „ärztliche Überzeugung". Der Sachverständige kann somit nur verantwortlich gemacht werden, wenn er gesicherte wissenschaftliche Erkenntnisse nicht – oder nicht korrekt – in die gutachtliche Beurteilung einbringt oder eine ungenügende Prozessqualität in der Erarbeitung der Beurteilung erkennbar wird.

Es bedarf einer geübten gutachtlichen Professionalität, eine Beurteilung mit solider Prozessqualität zu erarbeiten und diese so transparent zu gestalten, dass alle Beteiligten den „handwerklich" korrekten Weg zur abschließenden gutachtlichen Beurteilung erkennen können. Auch dann kann der Gutachter nicht für die Wahrheit seiner Aussage garantieren, wohl aber für die Sorgfalt und Gewissenhaftigkeit, mit der er seine Expertise gefertigt hat. Verantwortliches gutachtliches Handeln impliziert somit stets auch ein Element der Tugend im Sinne der aristotelischen Tradition. Hierfür – und damit für die Ehrenhaftigkeit seines Handelns – zu garantieren ist der Sachverständige jedoch verpflichtet (Wiesing 2008).

4.3 Qualitätssicherung in der Begutachtung

Normen medizinischer Erkenntnisse

Der Schadensausgleich beruht im Versicherungsrecht auf der Abweichung von der Norm, im medizinischen Bereich auf dem normwidrigen Gesundheitszustand, dessen Kausalität einen wie auch immer gearteten Anspruch auf Schadensausgleich begründet. Lässt sich die Norm und ihre noch tolerable Normabweichung im technischen Bereich als Ergebnis eines allgemein akzeptierten, häufig auch von der Rechtsprechung sanktionierten Konsensus definieren, ist dies in der Medizin nicht ohne Weiteres möglich. Die Norm dessen, was gesund und krank ist, kann nicht als Konsens willkürlich bestimmt werden, da es sich um biologisch determinierte Parameter mit fließenden Übergängen handelt, welche die medizinische Wissenschaft ermitteln muss. Einen – nicht immer allgemein akzeptierten – Konsensus kann es daher stets nur über einen Norm**bereich** geben. Man denke an die uneinheitlichen Vorgaben z. B. zum Normbereich der Blutdruckwerte, dem „Normgewicht" usw.

Der medizinische Sachverständige hat es somit ungleich schwerer als ein Gutachter im technischen und industriellen Bereich, der sich widerspruchslos z. B. auf eine DIN-Norm stützen kann. Dem Techniker stehen so genaue Messmethoden zur Verfügung, wie sie in der Medizin bei allem Fortschritt der diagnostischen Möglichkeiten nicht denkbar erscheinen. Das ärztliche Messen und Wägen, also das Untersuchungsergebnis, unterliegt immer einer Messfehlerbreite, die zwar möglichst gering zu halten, aber unvermeidbar ist.

Normbereich statt fester Norm, fließende Grenzzonen und Messfehlerbreite können dazu führen, dass trotz eines im Übrigen fehlerfreien Arbeitens ein und derselbe Sachverhalt unterschiedlich ärztlich beurteilt wird. Diese Fehlerquellen können durch eine Orientierung an den zwischenzeitlich vorliegenden Empfehlungen zur Begutachtung bestimmter Sachverhalte (z. B. Rotatorenmanschettenschaden) mit Vorgaben sowohl zu einzelnen Prüfaspekten wie auch zum Aufbau einer solchen Beurteilung (Prozessqualität) minimiert, im Idealfalle sogar gegen Null geführt werden. Die bisher zur Verfügung stehenden Begutachtungsempfehlungen der Kommission „Gutachten" der DGU unter Mitwirkung der DGOOC finden sich im angefügten Literaturverzeichnis.

Je präziser die Vorgaben der medizinischen Wissenschaft sind, umso klarer und treffender wird auch die hierauf aufbauende gutachtliche Beurteilung sein können. Nur die naturwissenschaftlich begründete Medizin kann den gutachtlichen Anforderungen, geprägt von den rechtlichen Vorgaben (Beweisregeln) usw., gerecht werden. Eine nicht naturwissenschaftlich begründete Paramedizin, Hypothesen und persönliche Glaubensbekenntnisse, resultierend auf der eigenen „Erfahrungsmedizin", können deshalb nicht die Grundlage einer gutachtlichen Beurteilung bilden (Ludolph u. Schröter 1997). Gerade aus diesen Lagern werden jedoch in der gutachtlichen Diskussion mit Vehemenz Überzeugungen vorgetragen, die erkennbar den Charakter eines Glaubensbekenntnisses tragen. Sie sind lediglich geeignet, beim Betroffenen fragwürdige Überzeugungen zu bestärken und unrealistische Entschädigungswünsche zu stimulieren mit dem Ergebnis einer Demütigung des Probanden nach einem langwierigen, fast regelhaft erfolglosen Gerichtsverfahren. Diese Art der „Begutachtung" verletzt schon das eingangs aufgezeigte Grundprinzip jeglichen ärztlichen Handelns: **Primum nihil nocere!**

Vorbereitung des Gutachtens durch den Auftraggeber

Es ist eine unabdingbare Voraussetzung, dass der Auftraggeber dem Sachverständigen die zu beantwortenden Fragen so konkret und dezidiert stellt, dass der Sinn und Zweck der gutachtlichen Überprüfung eindeutig erscheint. Der Gutachtenauftrag sollte den Sachverständigen zudem grundsätzlich informieren über:
➤ die (juristische) Person des Auftraggebers,
➤ den Rechtsbereich/die Versicherungssparte,
➤ die zu begutachtende Person samt Anschrift,
➤ den zu klärenden Sachverhalt,
➤ besondere vertragliche Vereinbarungen/Ausschlüsse,
➤ eine eventuelle Zeitvorgabe für die Gutachtenerstellung,
➤ den Honorarrahmen.

Die Tätigkeit eines Sachverständigen beinhaltet – wie schon der Name sagt – nichts anderes als eine von gesicherten wissenschaftlichen Erkenntnissen getragene Bewertung von Sachverhalten, die wiederum auf Tatsachen beruhen. In der Zusammenhangsbegutachtung spricht man von „Anknüpfungstatsachen", die vom Auftraggeber systematisch zusammengetragen werden müssen, ehe der Gutachtenauftrag ergeht. Ebenso ist es Aufgabe des Auftraggebers, bei widersprüchlichen Mitteilungen, z. B. zum Unfallhergang, vorzugeben, von welcher Anknüpfungstatsache der Sachverständige auszugehen hat. Verbleiben schon bezüglich der Anknüpfungstatsachen Unklarheiten, ist die Expertise von vornherein in ihrer Plausibilität gefährdet. Dementsprechend ist es auch eine Aufgabe des Sachverständigen, die Plausibilität der Fragestellung des Auftraggebers zu hinterfragen, nämlich ob sie bei der speziellen medizinischen Thematik überhaupt zielführend ist. Ist dies nicht der Fall, sollten solche Ungereimtheiten im Vorfeld der Begutachtung durch eine Kontaktaufnahme mit dem Auftraggeber/Gericht geklärt werden, wie dies z. B. auch in der Zivilprozessordnung (§ 407 a Abs. 3) dem Gerichtssachverständigen vorgegeben wird.

Vorbereitung der Begutachtung

Der beauftrage Sachverständige steht in der Pflicht, möglichst umgehend nach Eingang des Auftrags und der beigefügten Unterlagen zu prüfen, ob er überhaupt kompetent ist für die im Raum stehende Fragestellung (Foerster 2004). Es entspricht einer Peinlichkeit sondergleichen, wenn erst im Rahmen des anamnestischen Gesprächs mit dem Probanden die mangelnde eigene Kompetenz erkannt wird, was unweigerlich zu einem problematischen gutachtlichen Ergebnis führen muss.

Bei mangelnder Kompetenz ist der Auftraggeber hierüber zu informieren, möglichst verknüpft mit einem Vorschlag, wer diese Aufgabe mit genügender Kompetenz übernehmen könnte. In gleicher Weise ist der Auftraggeber zu informieren, wenn das vorgegebene Zeitlimit nicht eingehalten werden kann, um ihm die Entscheidungsfreiheit zu belassen, sich anderweitig mit der Auftragsvergabe zu orientieren.

Mit der Übernahme des Gutachtenauftrages steht der Sachverständige in der Pflicht zu prüfen, ob alle notwendigen Informationen – Altanamnese, Unfallhergang, Erstbefund, Berichte zu bildgebenden Verfahren, Operationsprotokoll, histologischer Befund u.v. a.m. – in den übersandten Unterlagen zu finden sind und die beurteilungsrelevanten Bildmaterialien zur eigenen Sichtung zur Verfügung stehen. Ist dies nicht der Fall, muss der beauftragte Sachverständige in Kenntnis des ihm **nicht** zustehenden Ermittlungsrechts den Auftraggeber bitten, fehlende Berichte und Bildmaterialien beizubringen. Wird hierfür im Vorfeld der gutachtlichen Untersuchung Sorge getragen, entfallen unnötige Verzögerungen bei Fertigung der gutachtlichen Beurteilung nach der Untersuchung.

Der beauftragte Sachverständige sollte zudem bei dieser Vorprüfung der Unterlagen erkennen, ob ungeklärte Sachverhalte, ggf. eigenständige Unfallfolgen in anderen medizinischen Fachgebieten zur Diskussion stehen, die ein Zusatzgutachten erforderlich machen. Auch hierzu bedarf es – sofern ein solches Zusatzgutachten nicht von vornherein freigestellt wurde – einer Kontaktaufnahme mit dem Auftraggeber mit der Bitte um Zustimmung und Kostenübernahme. Gleiches gilt für – insbesondere kostenträchtige – Zusatzuntersuchungen (z. B. CT, Kernspin usw.), die im Rahmen der gutachtlichen Tätigkeit nie ohne vorherige Zustimmung mit dem Auftraggeber veranlasst werden sollten.

Besonders bei Zusatzgutachten und Zusatzuntersuchungen bedarf es einer sorgfältigen Terminplanung mit dem Ziel, „alles an einem Tag" zu bewerkstelligen, um die Begutachtung für **alle** Beteiligten so ökonomisch sinnvoll wie möglich (Zeit und Kosten) zu gestalten.

Einbestellung zur Untersuchung

Der zu untersuchende Proband ist mit einem genügenden zeitlichen Vorlauf – nicht zu kurzfristig – über den beabsichtigten Untersuchungstermin zu informieren, möglichst mit Benennung eines Ansprechpartners, der ihm bei Rückfragen, gewünschten Terminänderungen usw. zur Verfügung steht. Fügt man eine knappe Aufklärungsschrift über die Rechte und Pflichten der versicherten Person bei, verknüpft mit der Bitte um eine Einwilligung zur Beiziehung weiterer Infor-

4.3 Qualitätssicherung in der Begutachtung

mationen, z. B. auch Röntgenbildaufnahmen, kann dies den weiteren Gang der Begutachtung erleichtern und schützt den Sachverständigen vor Überschreitung seiner Kompetenzen. Hilfreich sind auch Informationen über die Anreisewege und Verkehrsverbindungen, ggf. auch zur „Kleiderordnung", z. B. um einer weiblichen Probandin das umständliche Ablegen einer Ganzkörperkorsage im Rahmen der Gutachtensituation zu ersparen. Bedarf es einer Labordiagnostik, sollte auch der Hinweis auf das nüchterne Erscheinen frühmorgens nicht fehlen. Selbstverständlich muss auch der Proband über eventuelle Zusatzuntersuchungen und -begutachtungen im Vorfeld der Untersuchung und den dazu erforderlichen Zeitaufwand informiert werden.

Eine derart umfassende Vorabinformation des Probanden schafft zudem bereits eine gewisse Vertrauensbasis, die Ängste gegenüber dem Unbekannten, was nunmehr auf den Probanden – mehr oder weniger erzwungenermaßen – zukommt, abzubauen hilft.

Aktenstudium und Dokumentation

Die Sachverständigentätigkeit beruht immer auf einer Bewertung von Sachverhalten, denen Tatsachen – z. B. Vorerkrankungen, Unfallhergang, Befunde usw. – zugrunde liegen, die in der Rechtsprechung im sog. Vollbeweis (§ 286 ZPO) zu belegen sind. Diese Beweisqualität gilt als erfüllt, wenn ein im praktischen Leben brauchbarer Grad an Gewissheit besteht, der Zweifeln Schweigen gebietet, ohne diese gänzlich auszuschließen.

Es ist somit einer der wichtigsten Aufgaben des Sachverständigen, diese Tatsachen, wie sie sich bereits in den überreichten Aktenunterlagen finden lassen, auch wahrzunehmen, um sie später in der gutachtlichen Beurteilung nutzen zu können (Schröter u. Tändler 2006). Dazu benötigt ein professionell arbeitender Sachverständiger einen Aktenauszug im Telegramstil, in dem Kerndaten in Verknüpfung mit dem jeweils ausgewerteten Schriftstück zu finden sein müssen, um auf das jeweilige Dokument im Rahmen der Erarbeitung der Beurteilung rasch zurückgreifen zu können.

Ein korrekt erstellter Aktenauszug lässt auch den Rechtsanwender erkennen, ob der Sachverständige tatsächlich alle entscheidungsrelevanten aktenkundigen Daten zur Kenntnis genommen hat. Ist dies nicht der Fall und erschließt sich auch aus der nachfolgenden Beurteilung nicht die Kenntnis eines entscheidungsrelevanten Faktums (z. B. aus OP-Protokoll oder histologischem Befund usw.), so ist dies ein Mangel, der berechtigte Zweifel an der Richtigkeit der gutachtlichen Beurteilung insgesamt begründet.

Der Aktenauszug ist auch nach der Rechtsprechung des Bundesverfassungsgerichtes unverzichtbarer Bestandteil eines medizinischen Sachverständigengutachtens. Im Verfahren über eine Verfassungsbeschwerde hat der 2. Senat des Bundesverfassungsgerichtes am 14.01.2005 (AZ: 2 BvR 983/04) ausgeführt, dass ein Gutachten einem bestimmten Mindeststandart genügen muss:

„So muss die Begutachtung insbesondere nachvollziehbar und transparent sein. Der Gutachter muss Anknüpfungs- und Befundtatsachen klar und vollständig darlegen..."

Das gelegentlich an den Sachverständigen auch seitens der Gerichte herangetragene Anliegen, doch auf einen Aktenauszug gänzlich zu verzichten, ist mit dieser höchst richterlichen Rechtsprechung nicht zu vereinbaren. Der Sachverständige sollte einen solchen Gutachtenauftrag konsequenterweise zurückgeben, um nicht Gefahr zu laufen, schon in Unkenntnis der Tatsachen, somit der zu beurteilenden Sachverhalte nota bene eine Fehlbeurteilung zu produzieren. Jeder Sachverständige sollte sich der Tatsache bewusst sein, dass er für den Inhalt seines Gutachtens haftbar, unter bestimmten Voraussetzungen sogar schadensersatzpflichtig gemacht werden kann.

Insbesondere bei Zusammenhangsgutachten offenbaren sich im Aktenauszug nicht selten Widersprüchlichkeiten, die im anamnestischen Gespräch geklärt werden können. Insofern ist es hilfreich, wenn dem Gutachter zum Untersuchungszeitpunkt bereits der Aktenauszug mit Wiedergabe der wesentlichen und beurteilungsrelevanten Daten vorliegt. Ein solcher Kenntnisreichtum des Sachverhalts im einleitenden Gespräch mit dem Probanden fördert auch das Vertrauen in die Kompetenz des Sachverständigen, was der späteren Akzeptanz der Expertise zu Gute kommt.

Nicht zuletzt kann nur in Kenntnis des Akteninhaltes auch eine zielführende Diagnostik erfolgen:

4 Weitere Aspekte der Begutachtung

Gesicherte diagnostische Feststellungen bedürfen keiner nochmaligen Überprüfung, z. B. mit teuren bildgebenden Verfahren, während problematische Diagnosen den Sachverständigen in besonderer Weise herausfordern, seiner Sorgfalt mit definitiver Abklärung zu genügen. Bewirkt ein normaler klinisch-funktioneller Hüftbefund Zweifel an der Vordiagnose einer „Koxarthrose", so ist eine röntgenanatomische Überprüfung ratsam.

Die gutachtliche Anamneseerhebung

Die Dokumentation des anamnestischen Gespräches mit dem Probanden sollte – anders als die Dokumentation der Anamnese in einem Krankenblatt – zielorientiert strukturiert sein. Insbesondere sind dabei auch Datenschutzaspekte (ärztliche Schweigepflicht) zu berücksichtigen bezüglich der Daten, die für die Entscheidungsfindung bedeutungslos sind. Geht es um die Folgen eines Speichenbruches, ist jegliche Dokumentation zur gynäkologischen Anamnese nicht nur überflüssig, sondern entspräche einer strafbaren Handlung wegen nicht Nichtbeachtung des „Privatgeheimnisses" (§ 203 StGB).

Anamnestische Daten sind andererseits unverzichtbar, insbesondere bei der Kausalitätsbegutachtung, aber auch im Feststellungsgutachten, da sie einerseits eine Hilfestellung bieten zur Abgrenzung schicksalhafter Erkrankungen von Unfallfolgen, andererseits aber auch die Zeitschiene der Progredienz einer Erkrankung erkennen lassen, was für die Prognose – und damit auch die Entscheidungsfindung z. B. über eine Erwerbsminderungsrente – von Bedeutung sein kann.

Die anamnestischen Daten sind in einem professionell gestalteten Gutachten einerseits chronologisch, andererseits aber auch themenorientiert abzuhandeln. So wird man die anamnestischen Daten ab dem Kindes- und Jugendalter – soweit für die Differenzialdiagnostik von Bedeutung – chronologisch auflisten. Den Daten zur Entwicklung einer eventuell anzuerkennenden Berufskrankheit oder auch dem Unfall und seine Folgen ist ein eigenes, dann wiederum chronologisch angelegtes Kapitel zu widmen.

Besonders im Feststellungsgutachten zur Frage einer eventuellen Erwerbsminderung, alternativ auch einer Berufsunfähigkeit im Bereich der privaten Berufsunfähigkeitsversicherung, dürfen weder die Daten zur Berufsbiografie noch zu den bisherigen diagnostischen und therapeutischen Maßnahmen fehlen. Wie soll sonst der Sachverständige in seiner Beurteilung überprüfen, ob die bisherige Behandlung des Probanden alle Möglichkeiten ausgeschöpft hat, oder nicht doch einer nunmehr aber auch strukturierten und zielorientierten Rehabilitation der Vorrang vor einer Rentenleistung einzuräumen ist. Hilfreich sind Daten zur Tagesgestaltung im Privatbereich, die vielfältige Informationen über die noch bestehenden Leistungsmöglichkeiten vermitteln.

Dokumentation des aktuellen Beschwerdebildes

Nach Erfassung aller anamnestischen Daten stellt die Befragung des Probanden nach seinen aktuellen Beschwerden den Schlusspunkt der anamnestischen Exploration dar. Die hierzu vorgebrachten Angaben des Probanden sollten möglichst unverfälscht erfasst und dokumentiert werden. Der optimal arbeitende Sachverständige wird versuchen, dieses Vorbringen möglichst exakt in wörtlicher Rede wiederzugeben, was jedoch an Grenzen stößt, wenn der Proband sich unzusammenhängend und sprunghaft – mit unvollständigen Satzbildungen – äußert oder gar der deutschen Sprache kaum oder gar nicht mächtig ist. Dem Probanden sollte genügend Zeit gelassen werden, sich so zu artikulieren, wie er selbst seine Beschwerden erlebt. Wird dies sinnvoll vorgetragen und gelingt die wörtliche Wiedergabe, erschließt sich häufig auch für den Laien die Relevanz solcher Angaben: Erfolgt die Schilderung eines diffusen Schmerzerlebens beginnend am rechten Knie über die linke Gesäßhälfte zum Bauchnabel hin, von dort über das linke Schlüsselbein zum rechten Ohr, so wird auch der Laie erkennen können, dass dem keine, die Beschwerden verursachende Organstruktur zugrunde liegen kann, es sich also mehr um ein Schmerzerleben im psychopathologischen Bereich handelt. Multilokuläre und/oder dramatisierend vorgetragene Schmerzangaben gelten als **sicheres** Indiz für einen psychosomatischen Überbau oder gar fehlende Organogenese (Widder et al. 2007).

Wird eine solches diffuses Schmerzvorbringen, z. B. im Rückenbereich, zusammenfassend vom

4.3 Qualitätssicherung in der Begutachtung

Sachverständigen als „Lumbalsyndrom" bezeichnet, muss für den Leser der Eindruck einer organischen Ursache entstehen. Dies muss zu einem völligen Unverständnis führen, wenn der Sachverständige in seiner abschließenden Beurteilung die Psychogenese – und nicht die Organogenese – des Beschwerdebilds herausarbeitet.

Bei der Dokumentation des Schmerzerlebens sollten folgende Einzelaspekte zusätzlich gezielt erfragt werden:
- **Wo** liegt der Schmerz: Ist er diffus, punktförmig, flächenhaft oder ausstrahlend?
- **Wann** tritt der Schmerz auf: Tagsüber oder nachts, dauernd oder intermittierend?
- **Welche** Einflüsse verstärken die Beschwerden: Bewegung, Belastung, Lagerung, Wetter, Husten und Niesen?
- **Wie** äußert sich der Schmerz: Dumpf, bohrend, brennend, ziehend usw.?
- **Wie stark** wird der Schmerz erlebt (eventuell mit visueller Schmerzskala)?

Der medizinische Sachverständige, ganz besonders in der Chirurgie und Orthopädie, sollte „Fanatiker der Anamnese" (Reischauer 1949) sein, da solche Daten eine Diagnose bereits weitgehend abstützen können, andererseits die Leitschiene für die weitere Diagnostik darstellen. So ist es auch dem Leser des Gutachtens – dem medizinischen Laien – möglich, zu prüfen, ob der Sachverständige im Weiteren eine ordnungsgemäße Befunderhebung entsprechend der vom Patienten angegebenen Schmerzlokalisation vorgenommen hat. Werden Knieschmerzen beklagt, ein Kniebefund jedoch nicht – oder unzulänglich – dokumentiert, sind Zweifel an der gutachtlichen Sorgfalt begründet.

Befunderhebung und Dokumentation

Die klinische Diagnostik kann – je nach Gutachtenart – sehr unterschiedlich ausfallen. Stehen nur die Folgen eines Speichenbruchs zur Diskussion, so ist eine klinische Diagnostik ausschließlich im Bereich der Arme ausreichend, bedarf allenfalls noch einer Einbeziehung der Halswirbelsäule, um von dort projizierte Beschwerden (Nervenwurzelreizung) erkennen zu können. Ein Gesamtkörperstatus mit umfassenden Wirbelsäulen- und Beinbefunden ist dann jedoch **nicht** notwendig!

Umfassender müssen die klinischen Befunderhebungen unter Umständen bei Zusammenhangsfragen sein, wenn z. B. die Frage zu klären ist, ob es sich bei einer Arthrosis deformans am Handgelenk um eine Unfallfolge eines lang zurückliegenden Speichenbruchs handelt, oder ob dem eine systemische Polyarthrose oder gar entzündliche Polyarthritis zugrunde liegt. Dann kann die Notwendigkeit bestehen, neben den Armen auch die Beine und die Wirbelsäule – auch dort können sich generalisierte Veränderungen manifestieren – mit in das diagnostische Procedere aufzunehmen.

Geht es um Feststellungsgutachten zur Erwerbsminderung – alternativ der Berufsunfähigkeit im Bereich der privaten Versicherung –, so ist grundsätzlich ein Ganzkörperstatus zu erheben, der zwar im Bereich einer offenkundig ungestörten Funktion knapp und summarisch ausfallen kann, ansonsten aber nicht verzichtbar ist.

Im chirurgisch-orthopädischen Gutachten sollte eine Messdatendokumentation – unter Nutzung der standardisierten Messblätter oder mit analogen Messtabellen im Text – eine Selbstverständlichkeit darstellen. Schließlich ist bei solchen Gutachten die klinische Untersuchung vordergründig ausgerichtet auf die Erfassung **funktioneller** Störungen, die somit stets **seitenvergleichend** mit Erhebung der definierten Messdaten in der von der Neutral-0-Methode vorgegebenen Reihenfolge erfasst und dokumentiert werden sollten. Auch der erfahrene Sachverständige sollte sich dabei nicht nur auf seine eingeübte Schätzung der Winkelmaße bei den Bewegungsausschlägen verlassen, sondern mit dem hierfür notwendigen nur unerheblichen Mehrbedarf an Zeit die entscheidenden Funktionen auch wirklich messen, um die Messfehlerbreite so weit wie möglich zu minimieren. So gilt auch bei den Umfangsmaßen die Vorgabe, nicht nur ungefähr die Messhöhen einzuschätzen, sondern vor den Umfangsmessungen die Messhöhen gemäß den Vorgaben der Neutral-0-Methode anzuzeichnen. Selbst dann verbleibt eine Messfehlerbreite von mindestens 0,5 – 1 cm, die bei bestehender Fettleibigkeit noch erheblich ansteigen kann.

4 Weitere Aspekte der Begutachtung

Rangordnung der gutachtlichen Untersuchungsbefunde

Bei der Befunderhebung und Dokumentation, insbesondere in der späteren Umsetzung der Befunde in eine Beurteilung, ist die Relevanz und Aussagekraft im Sinne einer Rangordnung der Befunde zu beachten (Ludolph u. Schröter 1997). Zu unterscheiden sind:
- objektive Befunde,
- semiobjektive Befunde,
- semisubjektive Befunde,
- subjektive Befunde.

> **!** Nur **objektive** Befunde sind reliabel und damit die validen Daten der Begutachtung. Es sind die Befunde, deren Erhebung von der Mitarbeit des Untersuchten, aber auch von der Interpretation des Untersuchers unabhängig ist. Deren Aussagekraft hat insbesondere für die unfallchirurgisch-orthopädische Begutachtung Signalfunktion, da die Begutachtung auf diesem Fachgebiet morphologische Veränderungen und reproduzierbare funktionelle Störungen zum Gegenstand hat, die selten interpretationsfähig oder -bedürftig sind, wie dies z. B. im internistischen und insbesondere psychiatrischen Bereich häufig der Fall ist.

Zu den **objektiven** Befunden gehören:
- Körpergewicht,
- Körpergröße,
- Ausprägung der Muskulatur,
- Reflexstatus,
- Fußsohlen- und Hohlhandverschwielung,
- Kalksalzgehalt im Röntgenbild,
- bildtechnische Darstellung (bedingt!),
- Laborbefunde.

Die **semiobjektiven Befunde** unterliegen der Interpretation des Untersuchers. Bietet der Proband eine eigentümliche Körperhaltung, so ist zwischen einer schmerzreflektorisch bedingten Schonhaltung und einer sog. „Gewohnheitshaltung" zu unterscheiden, aber auch der Aspekt der bewusstseinsnahen Befundakzentuierung zu bedenken.

Auch die durch Ertastung ärztlich bewertete Tonisierung der Muskulatur ist stets semiobjektiv, also das Ergebnis einer eigentlich sehr einfachen, aber eben großen subjektiven Interpretationsbreite unterliegenden Untersuchungstechnik. Gleiches gilt im Übrigen auch für die Interpretation von Bildbefunden im Detail. Je aufwendiger und je detailzeichnender ein Untersuchungsverfahren ist, z. B. die Kernspintomografie im Vergleich zur Röntgendiagnostik, umso mehr unterliegen die Bildinterpretationen einer breit gestreuten Interobservervarianz. Das Bild als solches lügt zweifelsfrei nicht, ist also ein unbestechliches Dokument, welches jedoch der subjektiven ärztlichen Deutung bedarf!

Semisubjektive Befunde sind solche, deren Erhebung von der Mitarbeit des Probanden abhängig ist. Hierzu gehören die Gangbildprüfung, aktiv dargebotene Bewegungsausschläge und Kraftprüfungen. Es bedarf solider Erfahrungen des Sachverständigen und einer gekonnt strukturierten Untersuchungstechnik mit sog. „geführten Bewegungsprüfungen", um patientenseitige bewusstseinsnahe Einflüsse zu erkennen und – z. B. mit Gegenproben – den Messfehler zu minimieren. Der Prüfer eines Gutachtens tut gut daran, bei solchen Daten auch einmal in ein vorhandenes Vorgutachten oder Befundberichte hineinzuschauen, um festzustellen, ob solche Funktionsdaten zumindest einigermaßen übereinstimmend erhoben und dokumentiert wurden. Ist dies nicht der Fall, spricht dies gleich für zweierlei: Eine inkonstante Darbietung durch den Probanden und/oder eine mangelnde Untersuchungstechnik eines oder mehrerer Sachverständigen, was erkannt und interpretiert werden muss. Solche sog. „negativen Antwortverzerrungen" (Merten et al. 2006) stellen ein erhebliches Problem dar, insbesondere dann, wenn sie vom Sachverständigen nicht erkannt werden. Man verfügt zum einen über keine gültige Diagnostik der tatsächlichen Funktionsmöglichkeiten und zum anderen – noch schlimmer – erkennt als Gutachter nicht die Ungültigkeit der erhobenen Befunde! Nach der jüngeren Rechtssprechung steht dies der notwendigen (richterlichen) Überzeugung von Wahrheit (§ 286 ZPO) zur tatsächlichen Gewichtigkeit einer Gesundheitsstörung entgegen. Die Konsequenzen liegen – bei der Beweislast des Klägers – auf der Hand, wie dies z. B. im Urteil des hessischen Landessozialgerichtes vom 17. 07. 2003 (Az.: L 3 U 36/02), aber auch in dem Urteil des OLG Frankfurt vom 17. 05. 2005 (Az.: 25 U 87/02) nachgelesen werden kann.

Rein **subjektive** „Befunde" sind solche, die nur die vom Probanden erlebte Symptomatik widerspiegeln. Hierzu gehören Schmerzen, Schwindelbeschwerden, sensible Sensationen (Kribbeln, Taubheit usw.), Seh-, Hör- und Geschmacksstörungen, die sich außerhalb dessen bewegen, was mittels fachärztlicher Befunderhebungen (Neurologie, Augen- und HNO-Heilkunde) objektiviert werden kann.

Der Gutachter ist kein Sachverständiger in „Glaubensfragen". Die Äußerung des Sachverständigen insbesondere im orthopädischen oder chirurgischen Gutachten, das Vorbringen des Probanden sei „glaubhaft", indiziert fast immer eine defizitäre gutachtliche Untersuchung und Beurteilung (Täschner 1994).

> ! Die „Glaub**würdigkeit**" eines Probanden steht gutachtlich grundsätzlich **nicht** auf dem Prüfstand (Fritze 1987), da sie allenfalls von einem Gericht überprüft und beurteilt werden kann. Die Diskussion zur Glaub**haftigkeit** ist entbehrlich, wenn die **Plausibilität** des probandenseitigen Vorbringens (Beschwerden) anhand der Befunde dahingehend überprüft wird, ob Befinden und Befund hinreichend kongruent erscheinen. Ist die **nicht** der Fall, so ist der Auftraggeber hierauf hinzuweisen mit der Folge, dass eine nervenärztlich/psychosomatische Begutachtung zu erfolgen hat, sofern eine relevante Störung auch in diesem Fachbereich Versicherungsleistungen auslösen könnte.

Hilfsmittel zur Befunddokumentation

Speziell bei Unfallfolgen können auch bildliche Darstellungen, z. B. Handskizzen bei Amputationsverletzungen oder Fotografien bei Narbenbildungen, mehr Information für die Entscheider beinhalten, als dies mit Worten zu vermitteln ist. Ein professioneller Gutachter mit entsprechenden technischen Voraussetzungen wird Derartiges leisten können, was die Relevanz eines Befundes leichter zu verdeutlichen vermag.

Problematisch sind jedoch Fotografien der vom Untersuchten aktiv dargebotenen Bewegungsausmaße. Eine eventuelle negative Antwortverzerrung kann **nur** in der Untersuchungssituation, nicht aber anhand der Bilder erkannt werden. Solche Fotos suggerieren eine Scheinobjektivität und verzerren damit die notwendige Urteilsfindung.

Apparative gutachtliche Diagnostik

Die apparative Diagnostik in einem Gutachten bedarf zur Indikation einer Fragestellung, die mit der gewählten Diagnosetechnik beantwortet werden kann. Dabei ist zu beachten, ob solche Klärungen nicht bereits vorgenommen und aktenkundig wurden. Es obliegt dann dem Gutachter, zu entscheiden, wie verlässlich die bereits vorliegenden diagnostischen Ergebnisse sind. Eine Wiederholung einer solchen aufwendigen Diagnostik nur der Vollständigkeit einer Befunderhebung halber ist **keine** Begründung. Der apparative Automatismus ist dem Sachverständigen versagt! Wird in einem inadäquat großen Umfange eine apparative Diagnostik betrieben, die in der Beurteilung keine weitere Erwähnung findet und auch keine weiterführenden Erkenntnisse mit sich bringt, läuft der Sachverständige Gefahr, dass der Auftraggeber hierfür keine Vergütung vornimmt.

Nicht selten wird zudem erkennbar, dass ein banaler Bildbefund, z. B. eine dem Lebensalter des Betroffenen entsprechende, damit **nicht** krankheitsrelevante Bandscheibenvorwölbung („Protrusion") eine Überbewertung erfährt, z. B. als „Bandscheibenvorfall" abgehandelt wird, obwohl dies nicht dem klinischen Befund entspricht. Eine allein auf einem solchen Bildbefund aufbauende Diagnosestellung und Behauptung einer körperlichen Leistungsminderung entspricht einem sogar häufig zu beobachtenden Fehler, der ungerechtfertigterweise dem Begehren des Probanden entgegen kommt. Speziell der chirurgische und orthopädische Sachverständige sollte unbedingt über die Kompetenz verfügen, die von ihm veranlassten bildtechnischen Untersuchungen **selbst**, nämlich im Abgleich mit den klinischen Befunderhebungen, einer Auswertung zu unterziehen. So genannte „radiologische Zusatzgutachten", wie sie häufig bei Begutachtungen in großen Kliniken zu finden sind, stiften gelegentlich mehr Verwirrung, als dass sie zur Aufklärung beitragen.

Sind Kausalitätsfragen zu prüfen, so wird im chirurgisch-orthopädischen Bereich häufig eine **seitenvergleichende** gutachtliche Röntgendiagnostik erforderlich sein, sofern nicht bereits im Vorfeld der Begutachtung solche seitenvergleichenden Aufnahmen gefertigt wurden. Dann ist der Sachverständige gehalten, dieses Bildmaterial beizuziehen, nicht zuletzt, um die Strahlenbelastung des Probanden zu minimieren.

Bei vorausgegangenen bildtechnischen Untersuchungen sollte der Sachverständige bemüht sein, nicht nur die schriftlich abgesetzten Beurteilungen zur Kenntnis zu nehmen, sondern dieses Bildmaterial selbst auszuwerten. Nur bei aufwendigen, zwingend die radiologische Fachkompetenz erfordernden modernen bildgebenden Verfahren (CT, NMR usw.) kann bei einem genügend informativen und kompetenzvermittelnden schriftlichen Befundbericht ein Verzicht auf das Bildmaterial akzeptant sein, nicht hingegen bei normalen Röntgenaufnahmen, dies im Hinblick der vielen falsch-positiven Interpretationsmöglichkeiten eines Bildbefundes. Dies gilt insbesondere bei Zusammenhangsgutachten. Dem professionell und sorgfältig arbeitenden Sachverständigen sollte ein solcher Fehler nicht unterlaufen.

Gutachtliche Diagnosefindung

Sind alle notwendigen Befunde erhoben und dokumentiert, bedarf es einer Umsetzung der Einzelbefunde in Diagnosen, sofern dies nach Art und Fragestellung des Gutachtens notwendig ist. Eine Diagnosenennung ist verzichtbar im Feststellungsgutachten zur Bemessung der MdE (auch der „Invalidität" in der privaten Unfallversicherung, ggf. auch im Haftpflichtgutachten), wenn allein aus den durch die Untersuchung dokumentierten **Funktionsstörungen** in Anlehnung an vorgegebene tabellarische Bemessungssysteme eine MdE (private Unfallversicherung: Invalidität innerhalb oder außerhalb der Gliedertaxe) zu beziffern ist. Die „Diagnose" wird in solchen Gutachten ersetzt durch eine sinnvolle Aufzählung der **wesentlichen**, für die geminderte Funktionalität bedeutsamen objektiven Befunde bzw. Unfallfolgen.

Die in so vielen unprofessionell erstellten Gutachten zu lesende Formulierung „Zustand nach..." ist dabei völlig unzureichend, da eine solche Formulierung – z. B. „Zustand nach Schädel-Hirn-Trauma" – sowohl die folgenlose Ausheilung wie auch die Todesfolge abbilden kann, mit all dem, was dazwischen an Ausheilungsergebnissen denkbar erscheint. Vom Gutachter ist zu verlangen, dass er den „Zustand nach..." konkretisiert. Auch die häufig zu lesende Formulierung „die radiologisch beschriebenen Veränderungen" ist zur Bezeichnung von konkreten Unfallfolgen nicht hilfreich. Handelt es sich um einen „Zustand nach Schienbeinkopfbruch", so wird eine konkrete Auflistung der Unfallfolgen etwa so aussehen:

In Fehlstellung verheilter Schienbeinkopfbruch
➤ mit sekundären Gelenkumformungen...,
➤ leichter X-Achsigkeit (10°)...,
➤ leichter Kapselschwellung...,
➤ mit Beugebehinderung ab dem rechten Winkel...,
➤ bei freier Streckung des Kniegelenkes.

Der Empfänger des Gutachtens hat nunmehr die Möglichkeit, durch einen Blick in diverse MdE-Tabellen festzustellen, ob die MdE-Bemessung durch den Sachverständigen hiermit in Einklang zu bringen ist. Darüber hinaus erlauben klar formulierte Unfallfolgen eine Entscheidung, ob der Betroffene mit diesen Unfallfolgen in seinem bisherigen Beruf bleiben kann oder nicht. Mit vorgenannten Unfallfolgen wird der Bodenleger – da das Knie über den rechten Winkel nicht mehr beugbar ist – **nicht** verbleiben können. In einem Büroberuf ergeben sich daraus keine Probleme.

Die Formulierung einer **Diagnose** wird jedoch grundsätzlich immer dann notwendig sein, wenn eine Erwerbsminderung (Rentenversicherung) oder alternativ auch eine Berufsunfähigkeit (private BU-Versicherung) zur Diskussion steht.

Diagnostische Formulierungen sollten dabei nicht der Beliebigkeit unterliegen, sich auch nicht in „Syndromdiagnosen" erschöpfen, sondern kriterienorientiert die Vorgaben allgemein akzeptierter, ggf. vom Auftraggeber auch vorgegebener diagnostischer Manuale berücksichtigen. Eine **Diagnose** ist nur dann akzeptant, wenn die Befundkriterien, wie sie z. B. im ICD-10 für die Feststellung einer solchen Diagnose vorgegeben sind, im konkreten Einzelfall auch erfüllt werden. Die ICD-10-Ziffer sollte einer Diagnose hinzugefügt werden, dies auch dann, wenn der einzelne Sachverständige noch der Überzeugung nachhängt, dass ein Diagnosemanual ihn in seinen Freiheiten beschneidet. Solche ganz persönlichen Auffassungen sollten gerade in der Begutachtung strikt außen vor bleiben.

Gutachtliche Beurteilung

Die gutachtliche Beurteilung steht naturgemäß in besonderer Weise auf dem Prüfstand des Empfängers eines Gutachtens. Plausibilität einer Beurteilung heißt prinzipiell die richtige Umsetzung der Befunde in wertende Einschätzungen. Paradoxerweise spielen hierbei die Diagnosen keine wesentliche Rolle, sondern lediglich die **Schwere** einer krankhaften Störung, die sich jedoch nicht in der diagnostischen Formulierung, sondern im Ausmaß der Funktionsstörungen widerspiegelt. So wird z. B. die Diagnose eines „Karpaltunnelsyndroms" bedeutungslos, wenn es in einem klinischen Befund samt subjektiver Symptomatik fehlt und lediglich der Neurologe elektrophysiologisch eine leichte Störung hat feststellen können. Der Sachverständige ist also gehalten, die Schwere der Erkrankung möglichst mittels anerkannter Schweregradeinteilungen zu bestimmen, dies insbesondere in Kongruenz mit den klinischen Befunderhebungen. Diese Betrachtungsweise ist insbesondere in den Gutachten zur Feststellung des (Schwer-)Behindertenstatus von herausragender Bedeutung.

Die Plausibilität einer gutachtlichen Beurteilung kann vom Empfänger desselben, also von medizinischen Laien, dem Probanden selbst und dem Rechtsanwender nur dann hinterfragt werden, wenn sich der Sachverständige soweit wie irgend möglich der deutschen Sprache bedient, Fachausdrücke und Abkürzungen – wenn sie unvermeidlich sind – zumindest erläutert und eine systematische schrittweise Abarbeitung bezogen auf jede benannte Diagnose vornimmt.

Selbstverständlich ist dabei eine **neutrale** Wortwahl, die selbst dem Simulanten nicht mit unzulässigen Wertungen zu nahe tritt. Aufzuzeigen sind Befundinkonsistenzen – z. B. zwischen der Beobachtung beim Auskleiden und nachfolgenden gezielten Prüfungen bestimmter Bewegungsabfolgen –, die dem Leser des Gutachtens eine **eigene** Wertung erlauben. Dabei sind jegliche Emotionalität, moralisierende Werturteile oder diskreditierende Verallgemeinerungen zu vermeiden, da ansonsten eine Akzeptanz der Beurteilung **nicht** zu erwarten ist.

Gibt sich der Sachverständige hier eine Blöße, trägt er gar noch eigene sozialpolitische Vorstellungen – wie man das alles besser regeln könnte – vor, ergeben sich Angriffspunkte, die unter Umständen auch die Befangenheit des Sachverständigen dokumentieren und seine gesamte Beurteilung – so richtig sie auch sein mag – zumindest in Zweifel ziehen können.

Beantwortung der dem Gutachter gestellten Fragen

Das Schlusskapitel eines jeden Gutachtens beinhaltet die Beantwortung der vom Auftraggeber gestellten Fragen. Diese Antworten sollten knapp und verständlich formuliert werden, keine Wiederholungen vorausgegangener Abwägungen enthalten, sondern nur noch die daraus abzuleitende Synopsis.

Der professionelle Sachverständige wird hier Formulierungen wählen, die den Empfehlungscharakter erkennen lassen: Die MdE wird „vorgeschlagen" und nicht „festgelegt"!

Fragestellungen, die ein Sachverständiger ehrlichen Gewissens nicht beantworten kann, sollten auch so – und nicht anders – beantwortet werden. Auch ein „non liquet" ist – wenn nicht anders möglich – eine klare Antwort für den Entscheider, der nunmehr das Beweisrecht bemühen muss.

Finden sich in diesem Schlusskapitel Antworten auf **nicht** gestellte Fragen, verbirgt sich u. U. dahinter eine Absicht zur Beeinflussung des Entscheiders in eine bestimmte Richtung. Der professionelle Entscheider wird dies zum Anlass nehmen, eine besonders kritische Bewertung des gutachtlichen Ergebnisses vorzunehmen.

Schlussblatt des medizinischen Gutachtens

Am Schluss eines Gutachtens können – wenn erforderlich – ergänzende Bemerkungen, z. B. zu den Gründen einer zeitlich verzögerten Gutachtenerstellung angefügt werden. Ratsam ist zudem eine dortige – nochmalige – Angabe des Untersuchungstages, bevor der Text mit dem Datum der Fertigstellung des Gutachtens endet.

Unterschriften und Verantwortlichkeit

Mit der nunmehr folgenden Unterschrift wird dokumentiert, in wessen Händen die Verantwortung für die gutachtliche Beurteilung liegt. Nicht immer wird dies erkennbar, nämlich dann, wenn das Gutachten mehrere Unterschriften ziert. Je mehr Unterschriften ein Gutachten enthält, umso mehr ist Skepsis geboten, da in der Regel der Letzte in der Hierarchie – damit der Unerfahrenste – das Gutachten erstellt hat. Die mittlere Hierarchie hat im günstigsten Falle hierfür Hilfestellung und Anleitung geboten, während der Höchste in der Hierarchie – vom Empfänger des Gutachtens als verantwortlich angesehen – gelegentlich aber nur seine Unterschrift gegeben hat, ohne den Inhalt des Gutachtens wahrgenommen zu haben.

Dieser Problematik wurde mit Erweiterung der Zivilprozessordnung mit dem § 407 a Abs. 2 dahingehend Rechnung getragen, dass der beauftragte Sachverständige grundsätzlich **nicht** befugt ist, die Aufgabe an eine andere Person zu delegieren. Soweit er sich der Mitarbeit anderer Personen bedient, muss er diese namhaft machen und den Umfang ihrer Tätigkeit angeben, falls es sich nicht nur um Hilfsdienste von untergeordneter Bedeutung gehandelt hat.

Quellennachweis

Es entspricht einer Selbstverständlichkeit, dass die in einer Beurteilung zitierte Literatur mit ihrer Fundstelle am Schluss des Gutachtens benannt wird. Nur dann hat der Auftraggeber, aber auch der betroffene Proband im Zweifelsfalle die Möglichkeit zu prüfen, was in dieser Literatur nachzulesen ist, ob also die hierauf gestützte Beurteilung des Sachverständigen trägt. **Nicht** sinnvoll ist hingegen die Anfügung einer endlosen Literaturliste, die **keinen** konkreten Bezug hat zur vorgetragenen Beurteilung und lediglich die Belesenheit des Sachverständigen dokumentieren soll.

Literatur

Bär E, Meine J, Vogt W. Qualitätsstandard für ärztliche Gutachten im Bereich der Unfallversicherung. Suva - Med Mitteilungen 1999; 71: 64 – 67

Foerster K. Zur Verantwortung des medizinischen Sachverständigen. MedSach 2004; 100: 181 – 184

Fritze E. Aufgaben und Tätigkeit des medizinischen Sachverständigen. SGb 1987; 9: 369 – 374

Kaiser V. Rückmeldung des Gutachtenschicksals an den Arzt. Die BG 2001a; 7: 371 – 373

Kaiser V. Die aktuelle Qualitätsproblematik bei der medizinischen Begutachtung. Unfallchirurg 2001b; 101: 1022 – 1024

Kant E. Über die Logik. Kritik der eigenen Vernunft. 2. Band der Werksausgabe. Köln: Könnemann; 1995

Ludolph E, Schröter F. Die professionelle chirurgisch-orthopädische Begutachtung. Med Sach 1997; 93: 112 – 120

Merten Th, Friedel E, Stevens A. Eingeschränkte Kooperativität in der neurologisch-psychiatrischen Begutachtung: Schätzungen zur Auftretenshäufigkeit an einer Begutachtungspopulation. VersMed 2006; 58: 19 – 21

Pannen HD, Blindow D, Grosch E. Qualitätssicherung im Begutachtungswesen. In: Verband Deutscher Rentenversicherungsträger, Hrsg. Sozialmedizinische Begutachtung in der gesetzlichen Rentenversicherung. 5. Auflage. Stuttgart: G. Fischer; 1995: 125 – 131

Reischauer F. Untersuchungen über den lumbalen und cervicalen Wirbelbandscheibenvorfall. Stuttgart: Thieme Verlag; 1949

Schröter F, Tändler P. Gutachtenerstellung – was ist zu beachten? Trauma Berufskrankh 2006; 8: 177 – 184

Täschner KL. Zur Frage der Aggravation und Dissimulation im Rentenverfahren. Med Sach 1994; 90: 26 – 29

Wiesing U. Verantwortung und Ethik in der Begutachtung. Med Sach 2008; 105: 125 – 129

Widder B, Dertwinkel R, Egle UT, Foerster K, Schiltenwolf M. Begutachtung von Patienten mit chronischen Schmerzen. Med Sach 2007; 103: 132 – 137

Begutachtungsempfehlungen der Kommission „Gutachten" der DGU und DGOOC

Hempfling H, Weise K. Begutachtung des Knorpelschadens. Klassifikation des Knorpelschadens – traumatisch versus nichttraumatisch. DGU – Mitteilungen u. Nachrichten 2007; Suppl. 1: S 3 – S 60

Hempfling H, Weise K. Die interkarpalen Bandschäden und ihre Begutachtung. DGU – Mitteilungen u. Nachrichten 2007; Suppl. 1: S 61 – S 116

Hempfling H, Weise K. Begutachtung des Diskusschadens am Handgelenk. DGU – Mitteilungen u. Nachrichten 2007; Suppl. 1: S 117 – S 136

Lahm A, Uhl M, Weber M. Die Bedeutung der Kernspintomographie für die gutachterliche Beurteilung von Verletzungen des Stütz- und Bewegungsapparates. DGU – Mitteilungen u. Nachrichten 2004; Suppl: Demeter-Verlag: 4 – 10

Weber M. Empfehlungen zur Begutachtung von Schäden der Rotatorenmanschette. DGU – Mitteilungen u. Nachrichten 2004; Suppl: Demeter Verlag: 27 – 33

Weber M, Badke A, Hausotter W. Anhaltspunkte für die Begutachtung der Halswirbelsäulenverletzungen. DGU – Mitteilungen u. Nachrichten 2004; Suppl: Demeter Verlag: 11 – 26

Weber M. Der vordere Kreuzbandschaden. DGU-Mitteilungen u. Nachrichten 2004; Suppl: Demeter Verlag: 34 – 51

Weber M. Die Beanspruchung des Kniegelenkes durch Kniebeugung als Präarthrose. DGU – Mitteilungen u. Nachrichten 2007; Suppl. 1: S 37 –S 151

4.4 Kurzhinweise zu häufigen medizinischen Fragestellungen

G. Rompe

Adoleszentenkyphose (Morbus Scheuermann)

Rundrücken, der sich im frühen Jugendalter als tief sitzende teilfixierte Hyperkyphose entwickelt und mit charakteristischen Röntgenbefunden (leichte Keilform durch ventrale Höhenminderung, Verschmälerung der Zwischenwirbelräume, unregelmäßige Wirbelabschlussplatten, Schmorl-Knötchen) als thorakaler Scheuermann, seltener als lumbaler Scheuermann (mit abgeflachter Lendenlordose) präsentiert (Kayser u. Weber 2007).

Leichte Formen des Rundrückens, die die physiologische Kyphose (radiologisch gemessen ca. 40° zwischen Unterkante BW4 und BW12) um bis zu 30° überschreiten, bedingen erfahrungsgemäß keine wesentliche Funktionsbeeinträchtigung. Vorsichtshalber wird empfohlen, mindestens bis zum (verzögerten) Abschluss des Wirbelsäulenwachstums von Schwerarbeit mit häufigem Bücken und Heben, langjährigen Tätigkeiten in erheblicher Vorbeugung (Friseur, Zahnarzt) und von bestimmten Leistungssportarten (Turnen, Radfahren, Boxen) abzuraten.

Nach Abschluss des Wirbelsäulenwachstums wird zur Einschränkung dieser Tätigkeiten bei Kyphosen über 60° geraten, ohne dass gesicherte Daten (z. B. der Rentenversicherungsträger) hinsichtlich einer vorzeitigen Leistungsbeeinträchtigung vorlägen. Auch die umgekehrte Vermutung, körperliche Schwerarbeit begünstige bei Hypherkyphose eine bandscheibenbedingte Erkrankung (BK 2108), scheint zwar plausibel, ist aber wissenschaftlich nicht belegt.

Bezüglich eventueller Unfallfolgen wird sich die Differenzialdiagnose gegenüber unfallunabhängigen Wirbelveränderungen im Einzelfall nur unter Analyse des Unfallhergangs und Auswertung der Röntgenaufnahmen vom Unfalltag abklären lassen; besser noch ist die lückenlose Kenntnis der röntgenologischen Verlaufsserie. Hilfreich sein können CT und MRT.

Es kommen nicht nur Wirbelverletzungen vor, die in ihrem Heilungsverlauf Röntgenbefunde der Scheuermann-Kyphose imitieren, sondern es gibt auch typische Verlaufsformen der Adoleszentenkyphose (retromarginale Hernien, persistierende Vorderkantenapophysen), die leicht als Verletzungsfolge fehlgedeutet werden.

Arbeitsbelastung, Rückenbelastung

Siehe Tabelle 4.3.

Belastungen des Rückens betreffen den gesamten Rücken und nicht nur die Wirbelsäule oder einzelne Wirbelsäulenabschnitte.

Mechanisch bedingte Beanspruchungen des Rückens entstehen durch:
➤ Einwirkung von Kräften durch äußere Lasten über Hände und Arme, Schulter und Nacken,
➤ den äußeren Lasten entgegenwirkende Muskelkräfte,
➤ Muskelkräfte bei Zwangshaltungen zur Fixierung des Körpers in einer bestimmten Position.

Manuelle Lastenhandhabung ist das Heben, Senken, Tragen, Um- oder Absetzen, Halten, Schieben,

4 Weitere Aspekte der Begutachtung

Tabelle 4.3 Arbeitsbelastung (nach Schian u. Kring 1995, Schütz 1995, Kolenda 1998).

	Ausdauerbelastung	Einzelhöchstbelastung	Freizeitbelastung
Schwere Arbeit > 100 W	Graben im Garten	40 kg für Männer	6 – 7 km/h Gehen
	lockere Erde schaufeln	(20 kg für Frauen)	
	Heben und Tragen eng am Körper	➤ Tragen bis 50 m	
	Männer > 20 kg, Frauen > 10 kg	➤ Heben bis 120 cm	
	Heben und Tragen bei Rumpfbeuge	25 – 40 kg bei Männern (12 – 20 kg bei Frauen) ➤ Heben 1 Stunde/Schicht ➤ Tragen 0,5 Stunden/ Schicht 6 kg (Männer und Frauen) ➤ Heben 6 Stunden/Schicht ➤ Tragen 3 Stunden/Schicht	
Mittelschwere Arbeit 75 – 100 W	Ziegel legen, Verputzen		5 – 6 km/h Gehen
	Motor zusammenbauen		1 – 2 km/h Schwimmen
	Lkw fahren		Trabreiten
	Pkw im Stadtverkehr (Taxi)		Holzhacken
	Maler, Maurer, Tapezierer		Gymnastik
	Pförtner, Kranführer		
	Hausarbeit		
	Montage am Fließband		
Leichte Arbeit 0 – 75 W	Schreibtischarbeit	6 kg bei Männern	
	Maschineschreiben	bis ⅛ der Arbeitszeit	
	Autofahren	➤ Heben	
	Reparatur von Radio und Fernsehgeräten	➤ oder Tragen	
	Ziegel mauern		

Ziehen oder vergleichbares Bewegen von Lasten und kann bei hoher Belastung zur Ermüdung der Muskulatur sowie zur allgemeinen körperlichen Ermüdung führen.

Körperliche Zwangshaltungen über längere Zeit bedingen hohe statische Beanspruchungen u. a. der Muskeln, Bandscheiben und Wirbelgelenke.

Typische Zwangshaltungen sind:
➤ Arbeiten in Rumpfbeuge, eventuell verbunden mit Hocken und Knien,
➤ Halten der Arme über Schulter- bzw. Kopfniveau, Arbeiten im Liegen,
➤ erzwungene Sitzhaltungen in vorbestimmten Positionen,
➤ Stehen ohne größere Bewegungsmöglichkeit über eine längere Zeit.

Arbeitsunfähigkeit, Dienstunfähigkeit

Arbeitsunfähigkeit (Dienstunfähigkeit) liegt dann vor, wenn der Patient aufgrund seiner Erkrankung

4.4 Kurzhinweise zu häufigen medizinischen Fragestellungen

seine zuletzt ausgeübte oder eine ähnlich geartete Beschäftigung oder Tätigkeit überhaupt nicht mehr oder nicht mehr ohne Gefahr der Verschlimmerung seines Zustandes ausüben kann. Der Arzt muss deshalb den Patienten nach seiner Beschäftigung/Tätigkeit befragen. Bei Arbeitslosen ist bei Prüfung der Frage, ob Arbeitsunfähigkeit vorliegt, auch von der zuletzt ausgeübten Beschäftigung in Hinblick auf die jetzige ➤Vermittlungsfähigkeit auszugehen.

Neben Krankheitsauswirkungen und Schmerzen müssen auch Therapie und deren Folgen berücksichtigt werden. Schmerzbedingte Minderung der Erholungsfähigkeit tangiert auch die psychomentale Leistung, woraus sich Fragen zur Straßenverkehrsteilnahme, der Personenbeförderung sowie der pädagogischen Eignung und Bewältigung von Publikumsverkehr ergeben.

Bei der Beurteilung der Voraussetzungen der Arbeitsunfähigkeit steht dem Arzt kein Ermessen zu, da es ihm nicht freisteht, einen Patienten nach Belieben krank zu schreiben oder auch nicht. Aber der Arzt hat selbstverständlich einen Beurteilungsspielraum, denn bei den Begriffen Arbeitsunfähigkeit/Dienstunfähigkeit handelt es sich um unbestimmte Rechtsbegriffe. Die Entscheidung des Arztes ist in vollem Umfang gerichtlich nachprüfbar, letztendlich hat ein Gericht verbindlich zu entscheiden, ob Arbeitsunfähigkeit vorliegt/vorlag.

Dabei ist zu berücksichtigen, dass in der Ärzteschaft ganz unterschiedliche, jeweils ärztlich wohlbegründete Auffassungen darüber bestehen, wann ein Patient als arbeitsunfähig anzusehen ist. Solche Unterschiede sind auch den Patienten bewusst. Es entspricht der allgemeinen Lebenserfahrung, dass ein und derselbe Patient von dem einen Arzt wegen seiner Erkrankung für arbeitsunfähig gehalten wird, während ein anderer Arzt ihn noch für arbeitsfähig ansieht. Dies hat zur Folge, dass ein Arzt, der eine Arbeitsunfähigkeitsbescheinigung ausstellt, ohne an den Nachweis der Arbeitsunfähigkeit allerstrengste Anforderungen zu stellen, stets damit rechnen muss, dass seine Auffassung von anderen Kollegen oder von Sachverständigen nicht geteilt wird (Schell 1991).

Der Arzt muss deshalb im Streitfall nachweisen, dass er sich mit der notwendigen Sorgfalt und in nachvollziehbarer, vertretbarer Weise seine ärztliche Überzeugung von dem Vorliegen der Voraussetzung der Arbeitsunfähigkeit verschafft hat. In Zweifelsfällen ist der Arzt befugt, bis zur einwandfreien Klärung den Arbeitnehmer arbeitsunfähig krank zu schreiben (LG Darmstadt AZ.: 9 O 21/89).

Die Bescheinigung über Arbeitsunfähigkeit/Dienstunfähigkeit erfordert in Hinblick auf ihre Bedeutung besondere Sorgfalt. Deshalb darf sie nur aufgrund einer ärztlichen Untersuchung ausgestellt werden, nicht allein aufgrund eines Telefonanrufs oder einer Vorsprache eines Angehörigen des Patienten.

Die voraussichtliche Dauer der Arbeitsunfähigkeit ist möglichst genau für den einzelnen Fall abzuschätzen, im Zweifelsfall eher für einen zu kurzen als für einen zu langen Zeitraum, zum Zweck der Erlangung von Krankengeld i. d. R. nicht für mehr als 7 Tage. Eine Arbeitsunfähigkeit kann an jedem Kalendertag enden.

Die Kriterien der Arbeitsunfähigkeit sind in jüngster Zeit in die Diskussion geraten. Wesentliche Elemente der Rechtsprechung und Gesetzgebung stammen aus einer Arbeitswelt, die es in dieser Form heute nicht mehr gibt. Erweiterung der Mitwirkungspflichten und Stärkung der Eigenverantwortung des Versicherten auf der einen Seite und „Ausschöpfen" des Krankengeldanspruchs zur Entlastung der Arbeitslosenversicherung bzw. der Rentenversicherung sind Fragen, die nur von der Sozialpolitik gelöst werden können (Alex 2002).

Arthrose (Gelenkverschleißerscheinungen)

Erkrankungen an Arthrosen verschiedener Körpergelenke stellen nicht ohne Weiteres eine Arbeitsunfähigkeit wegen der „gleichen Krankheit" dar (L 14 Kr 955/93 – LSG Hessen am Beispiel doppelseitiger Hüftgelenkoperationen).

Sekundärarthrosen nach Verletzungen und/oder Infektionen eines Gelenks, nach Dystrophie oder langjähriger Kompensation von posttraumatischen Funktionsstörungen der kinetischen Kette sind Unfall- bzw. Schädigungsfolge, wenn das Primärereignis ein Arbeits- bzw. Dienstunfall war.

Schwieriger ist die Beurteilung einer posttraumatischen Arthrose nach Verletzungen mit negativem Röntgenbefund, wobei Blutergüssen, Knorpelverletzungen und Knochenödemen (MRT) eine besondere Bedeutung zukommt.

Chronische Schäden durch Vibrationen können ggf. als ➤Berufskrankheit anerkannt werden.

4 Weitere Aspekte der Begutachtung

Problematisch ist die Zusammenhangsbeurteilung, wenn Arthrosen als degenerative Vorschädigung eine Bedingung für den Eintritt von Unfall- oder Schädigungsfolgen bilden und ihre Bedeutung im Verhältnis zu den Unfalleinwirkungen abgewogen werden muss. Schwierig ist häufig auch die Unterscheidung zwischen chronischen degenerativen Entwicklungen und der (weiteren) Verschlimmerung einer anerkannten Sekundärarthrose. Es ist bisher nicht hinreichend möglich, reine Alterungsvorgänge von sekundär-deformierenden Entwicklungen zuverlässig abzugrenzen, und es gibt auch keine statistisch einwandfreien Unterlagen über die quantitative und qualitative Auswirkung äußerer Ereignisse auf den Gelenkverschleiß, wenn man von den unmittelbaren unfallbedingten Gelenkveränderungen absieht.

Hinzukommen Schwierigkeiten bei der Früherfassung der Arthrose (am Kniegelenk z. B. Schmerzen, Reibegeräusche, tastbare Osteophyten – Graf et al. 1980) und ein deutlicher Wechsel der klinischen Symptomatik (sodass in einer 4-jährigen Verlaufsbeobachtung die Zahl der klinischen Arthrosen sogar abnahm [Willauschuss et al. 1995]). Bekanntlich sind ca. 40 % der radiologischen Arthrosen klinisch stumm.

Unbestritten ist die gelenkverschleißende Bedeutung z. B. von posttraumatischen Achsenfehlern ab 10°.

Zwar gibt es plausible Diskussionen über einen möglichen Zusammenhang zwischen Arbeitsbelastung und Arthrose, vor allem für Hüft- und Kniegelenke (Swoboda 2001). Die bisher bekannten großen epidemiologischen Arbeiten sind aber nur eingeschränkt repräsentativ (Maetzel et al. 1997). Diskutiert wird ein Einfluss von Beugebelastungen auf die Kniegelenke und Hüftbelastungen bei Landwirten, Feuerwehrleuten und Bauarbeitern (Cooper 1995, Vingard et al. 1991).

Als Lehrmeinung gilt: Die degenerativen Veränderungen an Wirbelsäule und Gliedmaßen sind in ihrer Mehrzahl Ausdruck eines normalen Altersverschleißes bei alltagsphysiologischen Beanspruchungen.

Bandscheibenschäden

In der altersentsprechenden Katabiose (Flüssigkeits- und Elastizitätsverlust) der Bandscheibe sind die wesentlichen Voraussetzungen für Osteochondrose, Spondylose und Spondylarthrose zu suchen, die die untere Halswirbelsäule und die untere Lendenwirbelsäule bevorzugt befallen, auch bei Personen, die niemals schwere körperliche Arbeit geleistet haben.

Bandscheibenbedingte Erkrankungen der Halswirbelsäule (durch langjähriges Tragen auf Kopf oder Schulter) und bandscheibenbedingte Erkrankungen der Lendenwirbelsäule (durch langjähriges Heben und Tragen bzw. durch Vibrationseinleitung über das Gesäß) können als Berufskrankheit anerkannt werden (Schürmann 2007).

Bandscheibenvorfall

Die Katabiose der Bandscheiben ist auch die Hauptursache für die Entwicklung von Bandscheibenvorfällen unter alltagsüblichen Belastungen.

Akuten Gewalteinwirkungen kommt nur äußerst selten Bedeutung zu. Einschlägige Diskussionen werden aus dem ausländischen Schrifttum angeheizt, wenn die dortige Bezeichnung „traumatisch" mit unserem Begriff „unfallbedingt" statt „mechanisch" übersetzt wird.

Die Annahme eines traumatischen Bandscheibenschadens setzt also eine erhebliche Traumatisierung voraus z. B. bei Sprüngen oder Stürzen aus mehreren Metern Höhe, Stürzen beim Tragen schwerer Lasten, bei Auffahrunfällen mit hoher Geschwindigkeit oder Sportunfällen mit daraus resultierender Stauchung oder Verdrehung der Wirbelsäule. Dabei ist eine Bandscheibenmaterialverlagerung nach dorsal am ehesten zu erwarten, wenn die Wirbelsäule stark nach vorn gebeugt wird und eine Kraft einwirkt, welche die Beugung zu verstärken trachtet.

Für das Auftreten großer Kräfte sind vor allem dynamische Vorgänge verantwortlich. Bewegte Massen besitzen Impulse, die erzeugt oder vernichtet werden müssen. Dabei sind nicht die Massen der beteiligten Körper, sondern große Kräfte charakteristisch: Schlag, Stoß und Druck. Während es einem 80 kg schweren Mann unter Aufbietung aller seiner Muskelkräfte nicht gelingt, einen 50 mm langen Nagel in einen Balken zu drücken, genügt ein Hammer von 400 g, also ein $1/200$stel der Masse des Mannes, um den Nagel in den Balken zu treiben. Denn die außerordentlich geringe Bremszeit des Hammerkopfes beim Auftreffen auf den Nagel erzeugt eine sehr große Kraft.

4.4 Kurzhinweise zu häufigen medizinischen Fragestellungen

Wichtiges Kriterium für die Anerkennung eines Bandscheibenvorfalls als traumatisch bedingt ist der zeitliche Zusammenhang zwischen Unfall und Beginn der Symptomatik. Dabei ist zu berücksichtigen, dass sich radikuläre Symptome mit Sensibilitätsstörungen und/oder Paresen gelegentlich erst mit zunehmender Sequestrierung der eingerissenen Bandscheiben entwickeln. Von besonderer Bedeutung sind Röntgenaufnahmen vom Unfalltag (Hinweise auf ältere Veränderungen im Sinne einer Höhenminderung der Zwischenwirbelräume, Spondylose und Spondylarthrose) sowie der Nachweis frischer (ödematöser) Veränderungen im betreffenden Bandscheiben- oder Ligamentbereich durch Kernspintomografie zwischen dem 3. Tag und der 8. Woche nach dem Ereignis. Je jünger der Patient und je geringer die Vorschädigung ist, umso schwerer muss ein Trauma sein, um einen Bandscheibenvorfall verursachen zu können (Ernestus 2007).

Umgekehrt sind bei ausgeprägten vorbestehenden degenerativen Veränderungen bereits leichtere Traumen als mehr oder weniger bedeutsame Mitursache zu diskutieren. Dem Anteil der traumatischen Teilursache kommt in den verschiedenen Versicherungszweigen sehr unterschiedliche Bedeutung bei. Nach Terhaag u. Frowein 1990 war ein Trauma bei 4,8 % von 770 Halsbandscheibenoperationen und von 1,7 % von 2356 Lendenbandscheibenoperationen zu diskutieren.

Der Bandscheibenprolaps entsteht also meistens auf dem Boden solcher degenerativer Veränderungen durch alltagsphysiologische Belastungen. Traumatische Bandscheibenvorfälle sind demgegenüber seltener. Sie kommen vor nach Brüchen benachbarter Wirbelkörper, bei Einwirkung erheblicher Kräfte auf die gebeugte Wirbelsäule, die die Beugung zu verstärken trachten, bei Verdrehungen des Rumpfes unter gleichzeitigem Heben und Bewegen schwerer Lasten (Junghanns 1979), bei direkten Gewalteinwirkungen oder Verletzungen (z. B. Stich, Schuss), an der Halswirbelsäule auch nach sog. Schleuderverletzungen.

Ein Unfallzusammenhang setzt voraus:
➤ erhebliche Unfalleinwirkung der vorgenannten Art,
➤ Ausbildung deutlicher, für den Bandscheibenvorfall typischer Symptome (z. B. Wurzelreizsyndrom, Ischialgie, Lähmungen der abhängigen sensiblen oder motorischen Nerven) in unmittelbarem zeitlichem Anschluss,
➤ alsbaldige Einstellung belastender körperlicher Tätigkeiten.

Die Zusammenhangsbeurteilung ist schwierig und umstritten.

In der **privaten Unfallversicherung** sind Bandscheibenvorfälle seit den AUB 88 nur noch unter besonderen Bedingungen versichert (Kap. B 5.1).

Im **Sozialrecht** ist zu prüfen, ob ein Unfall im Rechtssinne vorliegt, ob das Ereignis den Bandscheibenschaden verursacht oder mitverursacht hat und welche einschlägigen Vorerkrankungen nachgewiesen sind. Als Unfall sind auch erhebliche Kraftanstrengungen (z. B. Heben und Tragen, insbesondere Abfangen schwerer Lasten) versichert.

Bezüglich des Vorschadens kommt es nicht nur auf altersentsprechende Verschleißerscheinungen an, sondern auf den Nachweis der dadurch bedingten Funktionseinbuße vor dem jetzigen Unfall.

Auch wenn der Nachweis einer mitwirkenden degenerativen Vorschädigung überzeugend geführt ist, bedeutet das noch nicht, dass der Vorschaden nunmehr die rechtlich allein wesentliche Ursache des Bandscheibenvorfalls bildet. Denn nach den Grundsätzen der sozialrechtlichen Kausalitätslehre genügt es für die Bejahung eines rechtlichen wesentlichen Ursachenzusammenhangs, dass der Unfall eine (von evtl. mehreren) wesentliche Teilursache bildet.

Der degenerativen Vorschädigung ist nur dann eine eindeutig überwiegende Bedeutung zuzumessen (der aktuelle Unfall als ➤Gelegenheitsursache zu werten), wenn die Bandscheibendegeneration zum Zeitpunkt des Unfalls schon soweit fortgeschritten war, dass es für die Auslösung der jetzigen Beschwerden nur geringer auch im unversicherten Alltagsleben ständig vorkommender Belastungen bedurft hätte, sodass die Symptomatik zu annähernd gleicher Zeit und mit annähernd gleichen Folgen auch ohne das konkrete Unfallereignis zu erwarten gewesen wäre.

Es ist zwar bekannt und wiederholt nachgewiesen worden, dass jenseits des 35. Lebensjahres bei 60 v.H. der Männer und 44 v.H. der Frauen entsprechende degenerative Veränderungen an Wirbelsäule und Bandscheiben bestehen und die röntgenologischen Hinweise proportional zum Lebensal-

4 Weitere Aspekte der Begutachtung

ter steigen, es ist aber noch viel zu wenig bekannt, dass ungefähr in gleichem Ausmaß auch klinisch stumme, zurzeit erhebliche Bandscheibenvorfälle durch moderne bildgebende Verfahren (CT, NMR) nachzuweisen sind. Die Bilddokumentation eines „Bandscheibenvorfalls" nach einem konkreten Ereignis kann einen Zusammenhang mit diesem Ereignis nur dann begründen, wenn auch der klinische und insbesondere neurologische Befundverlauf dazu passt.

Befangenheit, Besorgnis der

Wie im juristischen Teil dieses Buches dargestellt, kann ein vom Gericht beauftragter (ärztlicher) Sachverständiger nicht erst bei nachgewiesener Befangenheit, sondern bereits dann von einer Partei abgelehnt werden, wenn diese nachvollziehbar Bedenken gegen Neutralität und Objektivität des Sachverständigen vorbringt.

Zur Ablehnung wegen Besorgnis der Befangenheit kann es auch führen, wenn der Sachverständige über den Rahmen der beauftragten Begutachtung hinausgehende Erkundigungen einholt.

Wenn der Sachverständige aufgrund seiner Untersuchungen zu dem Ergebnis kommt, der Untersuchte stelle seine Beschwerden schwerwiegender dar, als sie in Wirklichkeit seien, oder er simuliere, wird dies grundsätzlich die Besorgnis der Befangenheit nicht begründen, denn es gehört zu den Pflichten des Sachverständigen, im Rahmen seines Gutachtenauftrags derartige Schlussfolgerungen dem Gericht mitzuteilen.

Behinderung

Bei folgenden Funktionsbeeinträchtigungen wird erst ein Grad der Behinderung von 10 erreicht, und erst dann liegt eine Behinderung im Sinne des Schwerbehindertengesetzes vor:
- Bei entsprechenden Beschwerden in der Wade oder im Fuß bei raschem Gehen aufgrund einer arteriellen Verschlusskrankheit oder eines Pulsausfalles.
- Wenn bei einem Krampfaderleiden bereits Ödeme und entsprechende Stauungsbeschwerden nachgewiesen sind.
- Wenn an der Wirbelsäule rezidivierende mittelschwere Nerven- und Muskelreizerscheinungen vorliegen bei rezidivierender Ischialgie/Lumbalgie.
- Bei einem völligen Verlust des Zeige-, Mittel- oder Ringfingers (nicht aber beim Verlust des Kleinfingers).
- Wenn Hebung und Senkung im Handgelenk nur noch jeweils um 40° möglich sind.
- Wenn bei einem Streckdefizit von 30° die Beugung im Ellenbogengelenk nur noch bis 120° möglich ist.
- Wenn das Vorheben des Armes im Schultergelenk nicht über 120° möglich ist.
- Wenn die Beinverkürzung mehr als 2,5 cm beträgt.
- Wenn im Sprunggelenk die Fußhebung nicht über Neutralstellung und die Fußsenkung nur noch um 30° möglich ist.
- Wenn die Beugung im Kniegelenk nur noch bis 90° möglich ist.
- Wenn die Beugung im Hüftgelenk nur noch bis 90° möglich ist.

Schwierigkeiten bereitet häufig auch die Beurteilung und Bewertung von Personen mit Mehrfachbehinderungen. Hinweise dazu finden sich unter den Stichworten ➤**Schwerstpflegebedürftigkeit** (Kap. B 3.3 „Begutachtung in der gesetzlichen und der privaten Pflegeversicherung"), ➤**Pflegegeld** und vor allem bei der **Schwerstbeschädigtenzulage des BVG** (Anhaltspunkte 1996). Die Punktbewertung für die Schwerstbeschädigtenzulage dient der Korrektur der MdE-Maßstäbe, um auch den an mehreren Körperteilen und Organsystemen Geschädigten über die 100% MdE hinaus gerecht zu werden, nicht zuletzt durch die Gewährung von Zusatzpunkten bei Schädigungen an mehreren Gliedmaßen oder Organsystemen.

Ein daran orientiertes morphologisches Punktsystem in Kombination mit von der Morphologie unabhängigen wichtigen, objektiv messbaren und gut reproduzierbaren Funktionsverlusten (Rest- und Ersatzfunktion) wurde 1973 für die Begutachtung von Thalidomidschäden entwickelt (Huenges et al. 1973).

Berufsunfähigkeit

Zur Berufsunfähigkeit in der gesetzlichen Rentenversicherung ist auf den juristischen Teil dieses Buches zu verweisen. Ab 01.01.2001 wird der Begriff Berufsunfähigkeit in der GRV immer weniger eine Rolle spielen. An seine Stelle tritt „teilweise Erwerbsminderung". Teilweise erwerbsgemindert sind Versicherte, denen wegen Krankheit oder Behinderung auf nicht absehbare Zeit unter den üblichen Bedingungen des **allgemeinen Arbeitsmarktes** mindestens 3, höchstens 6 Stunden Tätigkeiten zumutbar sind.

Berufsunfähigkeit im Sinne der Musterbedingungen für die private Berufsunfähigkeits-Zusatzversicherung (BUZ) und die private Berufsunfähigkeitsversicherung (BUV) ist ebenfalls ein Tatbestand, der sich nicht allein aus gesundheitsbedingten Komponenten zusammensetzt. Maßgebend ist nicht die Beeinträchtigung der allgemeinen Leistungsfähigkeit oder Belastbarkeit schlechthin, sondern wie sich die gesundheitlichen Beeinträchtigungen in einer konkreten Berufsausübung auswirken. Für seine Begutachtung ist dem medizinischen Sachverständigen vorzugeben, wie das Arbeitsverhältnis des betreffenden Versicherten tatsächlich beschaffen ist und welche Anforderungen es an ihn stellt.

Dienstunfähigkeit

Gerade im Beamtenrecht müssen viele Tätigkeiten nach dem Alles-oder-Nichts-Prinzip begutachtet werden, wegweisend ist dabei die Fremdgefährdung (Piloten, Lokomotivführer, Soldaten, Personen in Land- und Forstwirtschaft, Reaktoranlagen, Steuerungszentren [Ritter 1995]). Oft hat die psychonervale Belastung der verantwortlichen Tätigkeit Einfluss auf den Krankenstand (Böckelmann u. Pfister 2008).

Im Übrigen sind der aktuelle Dienstposten und bei dauernder Dienstunfähigkeit eine eingeschränkte Verweisbarkeit je nach länderspezifischem Beamtenrecht zu berücksichtigen.

Distorsion

Als Distorsion bezeichnet man die Symptomatik nach Bewegungen der Gelenkpartner in unphysiologische Richtung (z. B. seitliche Abknickung im Ellenbogen) oder die übermäßige Bewegung in physiologischen Bewegungsebenen (z. B. Überstreckung im Ellenbogen).

Im Gutachten setzt die Verwendung der Diagnose Distorsion voraus, dass Strukturschäden unwahrscheinlich sind.

Endoprothesen

Auch bei optimaler Funktion der Endoprothese verbleibt eine Behinderung, nicht nur was die körperliche Integrität angeht (Verlust des Gelenkes), sondern auch wegen der Notwendigkeit zu risikobewusstem, eine Austauschoperation möglichst hinauszögerndem Verhalten.

➤ Hüft- und Kniegelenkendoprothesen

Ermüdungsbrüche, Stressfrakturen

➤ Spontanverformung, Spontanfraktur

Erschöpfungssyndrom, chronisches

➤ Fibromyalgie

Faszienriss

Faszienrisse können durch direkte oder indirekte Gewalteinwirkung hervorgerufen werden und mit Muskelrissen kombiniert sein. Tritt durch einen Faszienriss Muskulatur vor, spricht man von einem Muskelbruch (Muskelhernie, Faszienhernie).

Ereignen sich Faszienrisse aufgrund angeborener Bindegewebsschwäche oder degenerativer Veränderungen unter normaler Beanspruchung (Spontanruptur), ist bei der Zusammenhangsbeurteilung zu prüfen, ob die Einwirkungen aus dem Arbeits- oder Dienstunfall eine wesentliche Teilursache oder nur eine Gelegenheitsursache bilden.

Fibromyalgie-Syndrom (FMS)

Extraartikuläres Krankheitsbild aus dem sog. „weichteilrheumatischen" Formenkreis, der auch generalisierte Tendomyopathie (GTM) genannt wird. Es betrifft vorwiegend Frauen zwischen 35 und 65 Jahren, wobei die subjektive Betroffenheit des Patienten im Vordergrund steht mit Überallschmerz, Schlafstörung, Leistungsminderung. Es fehlen objektivierbare Befunde, und es gibt keine gesicherten Prognosekriterien. 34 Punkte in dem gewichteten Anamnese-Score von Ströbel u. Köhler (1995) erlauben die anamnestische Abgrenzung von anderen Schmerzkrankheiten (Tabelle 4.**4**).

4 Weitere Aspekte der Begutachtung

Tabelle 4.4 Auf 7 Items optimierter Fragebogen zur FMS-Diagnostik mit Gewichtung der Antworten (nach Ströbel u. Köhler).

Item-Nr.	Itemtext	Punktzahl bei den Antworten			
		nie	manchmal	oft	fast immer
1	Ich fühle mich am Morgen ausgeruht	4	0	0	0
2	Ich wache nachts häufig auf	0	5	6	12
3	Ich ermüde leicht	0	0	0	6
4	Ich bin tagsüber müde und nicht leistungsfähig	0	0	11	15
5	Ich habe Schmerzen im Nacken und in den Schultern	0	0	0	5
6	Ich habe ein morgendliches Steifigkeitsgefühl	0	0	0	6
7	Ich habe Schmerzen in Muskeln und Gelenken	0	0	0	6

Gliedmaßen- und Wirbelsäulengelenke sind aktiv und passiv unauffällig, richtungweisende Röntgen- oder Laborbefunde gibt es nicht. Als semiobjektive Befunde gelten die auffallend gesteigerte Druckempfindlichkeit an anatomisch definierten Körperoberflächenpunkten nach den Kriterien des American College of Rheumatology (ACR) 1990 an 11 von 18 Druckpunkten („tender points") bei digitaler Palpation mit einem Druck von ca. 4 kg/cm² (Tabelle 4.5) (Hoffmann et al. 1996).

Beschwerden und Befunde weisen eine große Konstanz auf, Spontanremissionen sind selten. In jüngster Zeit mehren sich Berichte über Erfolge einer multimodalen Therapie (Wiehn-Heinz 2001).

Die sozialmedizinische Beurteilung, insbesondere die Einschätzung der Leistungsfähigkeit ist außerordentlich schwierig, weil der Gutachter auf subjektive Angaben des Patienten weitgehend angewiesen ist. Somatische, objektivierbare Befunde fehlen, psychosomatische Effekte sind bisher

Tabelle 4.5 Kriterien des American College of Rheumatology zur Klassifikation des Fibromyalgiesyndroms (nach Hoffmann et al.).

1. Generalisierte Schmerzen

Schmerzen gelten als generalisiert, wenn folgende Punkte erfüllt sind:
- Schmerzen in der linken Körperhälfte
- Schmerzen in der rechten Körperhälfte
- Schmerzen ober- und unterhalb der Taille
- Schmerzen im Knochenapparat der Halswirbelsäule, der vorderen Thoraxwand oder tiefer Rückenschmerz

2. Mindestens 11 von 18 schmerzhaften Druckpunkten

digitale Palpation mit einem Druck von 4 kg an folgenden 18 Punkten:

– okzipital	bilateral, an den subokzipitalen Muskelansätzen
– Hals	bilateral, vorderer Intertransversalspalt in Höhe C 5 – C 7
– M. trapezius	bilateral, freier oberer Raum
– M. supraspinatus	bilateral, über dem Ursprung auf der Skapula
– zweite Rippe	bilateral, Knorpel-Knochen-Übergang
– Epicondylus lateralis	bilateral, 2 cm distal des Epikondylus
– glutäal	bilateral, im oberen äußeren Quadranten
– Trochanter major	bilateral, dorsal der Trochanterspitze
– Knie	bilateral, proximal des medialen Gelenkspalts

nicht eindeutig definiert und werden bezweifelt. Die psychologische Evaluation leistet keine sicheren richtungweisenden Beiträge. Das subjektive Schmerzerleben und Schmerzverhalten der Patienten spielt eine Rolle, Begutachtung auf orthopädischem und psychiatrisch-psychosomatischem Fachgebiet ist empfohlen (Henning 2001).

Im Übrigen siehe zu der kontroversen Diskussion Breckner u. Mitarb. (2002), Hausotter (2001) und weitere Ausführungen in diesem Buch (Somatoforme Störungen und Fibromyalgiesyndrom in Kap. B 2.9).

Bei gesicherter Diagnose Fibromyalgie und erheblichem Leidensdruck ist die Leistungsfähigkeit oft auf Dauer beeinträchtigt. Körperlich schwere Arbeiten oder Arbeiten in Zwangshaltung sind dann nicht mehr zumutbar, monotone Arbeitsabläufe und Akkordarbeit sollten vermieden werden. Dagegen bleibt vollschichtige Leistungsfähigkeit für leichte bis gelegentlich mittelschwere Tätigkeiten (ohne die o. g. Merkmale) in aller Regel erhalten. Im Gegenteil gelten Aktivierung und Motivation zu einem Belastungstraining als besonders erfolgversprechende Therapie.

Als **sekundäre** Fibromyalgie werden die gleichen Befunde bezeichnet, wenn sie bei Polyarthrose oder rheumatischer Arthritis auftreten. Differenzialdiagnostisch ist an Frühstadien von Spondylarthritiden, Polymyalgia rheumatica, Myositiden und Myopathien, Hypothyreoidismus und Encephalomyelitis disseminata zu denken.

Eine ausgeprägte Erschöpfbarkeit findet sich auch beim „chronischen ➤Erschöpfungssyndrom" (chronisches Müdigkeitssyndrom, chronic fatigue syndrome, CFS). Das Müdigkeitssyndrom tritt überwiegend bei vorher völlig gesunden Frauen auf, und zwar plötzlicher als bei Fibromyalgie und ohne Druckschmerz über den Triggerpunkten. Bei einem kleinen Teil der Patientinnen wird ein Zusammenhang mit (viralen) Infektionen angenommen.

Die Ätiopathogenese beider Erkrankungen ist ungeklärt. Wegen der Klagen über Depressionen, Angstzustände und andere psychische Störungen werden diese Syndrome auch als maskierte Depression oder psychogener Rheumatismus bezeichnet.

Gebrauchshand, Händigkeit, Seitigkeit, Hilfshand

Seit 1996 erfolgt auch in der gesetzlichen Unfallversicherung keine unterschiedliche Bewertung mehr von Gebrauchshand und Hilfshand (Spohr u. Rompe 1995).

Schon in früheren Auflagen hatten wir erwartet, dass die Emanzipation der Hilfshand sich im Laufe der Zeit durchsetzen werde, denn der Begriff gründete sich offensichtlich hauptsächlich auf sozialpolitische Vorstellungen. Er führte vor allem dort zu Schwierigkeiten, wo sich die Dominanz einer Hand nicht überzeugend nachweisen ließ (dabei muss man nicht in erster Linie an sprichwörtliche Personen mit „2 linken Händen" denken, sondern vor allem an Personen, für die auch im Alltagsleben beide Hände gleichwertig und wechselseitig einsetzbar sind [Ambi-Dexter]).

Gebrauchsstellung, günstige

Als günstige Gebrauchsstellung wird diejenige bezeichnet, aus der ein Maximum an Funktionen möglich ist und die ein Minimum an Hilfen bzw. Hilfsmitteln benötigt.

Schulter: 40° Abduktion, 30° Vorhebung, mittlere Rotation. Bei erhaltener Schultergürtelfunktion ist aus dieser Position des Schultergelenks eine aktive Schultervor-/-seithebung bis ca. 70° und die Adduktion bis zur Neutral-0-Stellung unter Ausnutzung der Schwerkraft erzielbar.

Ellenbogen: 90° Beugung. Aus dieser Stellung ist z. B. das Essen mit Besteck möglich.

Unterarm: 45° Pronation erlauben Schreiben, Handarbeit und Besteckführung.

Hand und Finger: Die Kugelgriffstellung (bei auf dem Tisch liegendem Unterarm umschließen Hand und Finger einen Tennisball) erlaubt durch die Dorsalflexion im Handgelenk optimale Realisation der Griffkraft bei gleichzeitig kurzen Wegen für den Spitzgriff zwischen den Fingerkuppen.

Hüftgelenk: 30° Beugung, 10° Außenrotation und mittlere Spreizstellung erlauben (bei Versorgung mit einem Arthrodesenstuhl zur Linderung der Sitzbeeinträchtigung) ausreichendes Geh- und Stehvermögen.

4 Weitere Aspekte der Begutachtung

Kniegelenk: 10–15° Beugestellung gewährleisten eine gute Abrollfunktion des oberen Sprunggelenks bei ausreichender funktioneller Beinverkürzung für ein flüssiges Gangbild.

Oberes Sprunggelenk: 10° Plantarflexion sind – abgesehen vom Barfußgang – günstiger als die Neutralposition, da dann Kaufschuhe mit der üblichen Absatzhöhe von ca. 2 cm getragen werden können.

Unteres Sprunggelenk: Neutralstellung gewährleistet einen plantigraden Auftritt.

Zehen: Bedingung für eine unbehinderte (passive) Dorsalflexion beim Abrollvorgang sind Überstreckung oder Resektion des Grundgelenks.

Gehbehinderung, Gehfähigkeit, Wegefähigkeit, Parkerleichterungen

Zur Erwerbsfähigkeit gehört auch das Vermögen, eine Arbeitsstelle aufzusuchen. 500 m Fußweg werden als übliche Anforderung angesehen (Abstand zwischen 2 Haltestellen eines öffentlichen Verkehrsmittels). Der konkrete Weg (Unebenheiten, Steigungen, Glatteis) bleibt außer Betracht. Zu berücksichtigen sind erhebliche Schmerzen (auch unter Verwendung von Hilfsmitteln wie Gehstützen) und übermäßige körperliche Anstrengungen, die die Restgesundheit gefährden.

Eine **Gehbehinderung** liegt im Schwerbehindertenrecht vor, wenn 2000 m nicht im üblichen Zeitaufwand von 30 Minuten (einschließlich kurzer Wartezeiten und Zeiten des Herumstehens) zurückgelegt werden können.

In der gesetzlichen Rentenversicherung gilt als zumutbar, wenn für den Weg von 500 m (statt der aus dem Schwerbehindertenrecht abgeleiteten Zeit von 7,5 Minuten) mehr als das Doppelte der normalen Gehzeit zu veranschlagen wäre, für 500 m also etwa 20 Minuten benötigt werden (zumal ein Arbeitnehmer solche Wege 4-mal täglich von und zum öffentlichen Verkehrsmittel zurückzulegen hat).

➤ **Parkerleichterungen** können Schwerbehinderten mit außergewöhnlicher Gehbehinderung und Blinden gewährt werden.

Unabhängig von der Feststellung einer außergewöhnlichen Gehbehinderung können Ohnhänder, Ohnarmer und kleinwüchsige Menschen mit einer Körpergröße von 139 cm und darunter **spezielle Parkerleichterungen** nach der allgemeinen Verwaltungsvorschrift zur Straßenverkehrsordnung (VwV-StVO) erhalten.

Gesamt-GdB

Liegen mehrere einzelne Behinderungen vor, ist bei Bildung des Gesamt-GdB zu beachten, wie weit die Auswirkungen der einzelnen Behinderungen voneinander unabhängig sind und damit ganz verschiedene Bereiche im Ablauf des täglichen Lebens betreffen, ob sich eine Behinderung auf eine andere Behinderung besonders nachteilig auswirkt, wie weit sich die Auswirkungen der Behinderungen überschneiden und dass das Ausmaß einer Behinderung durch hinzutretende Gesundheitsstörungen oft gar nicht verstärkt wird (Anhaltspunkte 1996).

Geschwülste, bösartige

Siehe Kap. B 2.2.

Gleichstellung mit Schwerbehinderten

Nach SGB IX kann die ➤Schwerbehindertengleichstellung vom Arbeitsamt ausgesprochen werden bei einem GdB von 30, aber weniger als 50, wenn ohne Gleichstellung Erwerb oder Erhalt eines Arbeitsplatzes gefährdet sind. Voraussetzung ist die Gefährdung des Arbeitsplatzes durch die Behinderung (nicht wegen ungünstiger Beschäftigungslage). Erreicht werden mit der Gleichstellung erweiterter Kündigungsschutz (SGB IX) und Anrechenbarkeit auf die Beschäftigungspflicht des Arbeitgebers (SGB IX), nicht jedoch Zusatzurlaub oder andere Nachteilsausgleiche.

Gurtanlegepflicht im ➤ Kraftfahrzeug

Von der Anlegepflicht können Personen im Ausnahmeweg befreit werden,
➤ wenn das Anlegen der Gurte aus gesundheitlichen Gründen nicht möglich ist (Arztattest),
➤ wenn die Körpergröße weniger als 150 cm beträgt und mangels anderweitiger Verankerungen ein nennenswerter Anteil des Gurtes am Hals liegt (Strangulationsgefahr),
➤ wenn bei Sitzriesen die obere Verankerung des Diagonalgurtes nicht am Schultergelenk oder

4.4 Kurzhinweise zu häufigen medizinischen Fragestellungen

darüber liegt, sondern der Gurt über den Oberarm des Fahrzeuginsassen verläuft,
➤ ein amtlich anerkannter Sachverständiger oder Prüfer dies befürwortet.

Halswirbelsäulenverletzungen

(Beschwerden nach Beschleunigung von Kopf und Hals, sog. Schleudertrauma, HWS-Distorsion)

Da bei Halswirbelsäulenbeschwerden nach Unfällen ohne strukturelles oder morphologisches Substrat zunächst offen bleiben muss, welches die Ursache der vorgetragenen Beschwerden ist, wird in den „Anhaltspunkten für die Begutachtung der Halswirbelsäulenverletzungen" (Weber et al. 2004) empfohlen, die Erstbefunde ausschließlich zu beschreiben, die Diagnosen offen zu halten und die modifizierte Klassifikation der WAD von der Quebec Task Force (Spitzer et al. 1995) zu verwenden (Tabelle 4.**6**).

„Schleudertrauma"

Das Schleudern eines PKWs führt in der Regel nicht zum Schleudertrauma und es sind auch nicht in erster Linie Zentrifugalkräfte, die die Kopfbewegung bei Verkehrsunfällen beeinflussen. Die nichtssagenden Begriffe Schleuderverletzung oder Schleudertrauma sollten nur bei Mehrfachkollisionen verwendet werden.

Eine Verletzung durch Beschleunigung (von Kopf und Hals) setzt voraus, dass:
➤ ein äußerer Impuls auf einen mehrteiligen Körperabschnitt trifft, dessen einzelne Teile nicht starr miteinander verbunden sind und
➤ ein oder mehrere Körperteile im Augenblick der Impulsübertragung frei oder gedämpft gegeneinander beweglich sind und
➤ der äußere Impuls erhebliche Beschleunigungskraft besitzt und die Körperteile gegeneinander bewegt.

Durch geeignete Abstützung (z. B. Kopf und Rumpf in einer Sitzschale) können wesentliche größere Beschleunigungen, als im Straßenverkehr zu erwarten sind, ohne Verletzung überstanden werden, z. B. in der Raumfahrt. Ähnliches gilt für die axiale Einleitung des Impulses auf Wirbelkörper und Bandscheibe.

Die Schäden, die im Einzelfall eintreten können, hängen ab von:
➤ Stärke des Impulses auf das Körpersegment,
➤ Haltung des beweglichen Körperteiles im Augenblick der Impulsübertragung,
➤ Zerreißfestigkeit der Verbindung zwischen den beweglichen Körperteilen,
➤ Stärke der aktiven bzw. reflektorischen (muskulären) Stabilisierung im Augenblick der Impulsübertragung.

Über den PKW-Sitz auf Rumpf und Gesäß übertragene Be- bzw. Entschleunigungen führen reflektorisch 60 ms nach einem solchen Impuls zur Anspannung der Nackenmuskulatur, bevor wiederum 30 ms später die Kopfbewegung beginnt.

Von technischen Unfallanalytikern wird eine sog. „Harmlosigkeitsgrenze" diskutiert bei Impulsen, die die in einem Autoscooter nicht überschreiten. Diese Annahme scheint plausibel im Hinblick auf die starke Zunahme geltend gemachter Spätschäden, vor allem nach Heckkollisionen, die nicht zu nennenswerten Verformungen an den beteiligten Fahrzeugen geführt haben. Von den Fahrzeugschäden auf die impulshafte Belastung der Insassen bzw. die individuelle Belastbarkeit der Insassen zu schließen, gelingt aber nur mit großer Unschärfe.

Schwere Halswirbelsäulenverletzungen mit Schäden nervaler Strukturen im Bereich des Rückenmarks und der Nervenwurzeln (WAD Typ III) und/oder Wirbelkörperbrüche, Wirbelbrüche mit Bandscheibenbeteiligung, Absprengung der Wirbelkörperrandleisten, Verletzungen der Wirbelbögen und/oder Gelenke, Luxationsfrakturen (WAD Typ IV) ziehen nicht selten (anhaltende) Funktionseinbußen nach sich. Obwohl es sich um die

Tabelle 4.**6** Klassifikation der "whiplash-associated disorders" (WAD).

Typ	
Typ I	Nackenbeschwerden (Schmerzen, Steifigkeitsgefühl und Druckempfindlichkeit)
Typ II	Nackenbeschwerden und Bewegungseinschränkung der HWS durch Muskelspasmus und Druckpunkte
Typ III	Nackenbeschwerden und neurologische Ausfälle
Typ IV	Nackenbeschwerden und Frakturen und/oder Verrenkungen

4 Weitere Aspekte der Begutachtung

schwerste Form der (überlebbaren) Beschleunigungsverletzungen handelt, unterscheiden sich Heilverlauf und Bewertung der Funktionsbeeinträchtigung nicht von vergleichbaren Befunden aus anderen Ursachen.

Große Probleme hinsichtlich Diagnostik, Behandlung, Begutachtung und Rechtsprechung bereiten dagegen Halswirbelsäulenverletzungen (WAD Typ I und II), bei denen eigentlich keine oder allenfalls leichte Verletzungen eingetreten sein können, bei denen aber der Unfall dennoch lang anhaltende Beschwerden – insbesondere HWS-Beschwerden – bis hin zu dauernder Arbeitsunfähigkeit ausgelöst haben soll (Eisenmenger 2006, 2008, Leidel et al. 2008, Lemcke 2007, Merten et al. 2008).

Liegt eine körperliche Strukturveränderung vor, ist der Tatbestand der Körperverletzung in aller Regel erfüllt und steht höchstens noch die Frage zur Diskussion, ob es sich um eine Bagatellverletzung gehandelt hat. Eine Körperverletzung kann aber auch dann gegeben sein, wenn eine Strukturveränderung nicht festgestellt wird, denn geschütztes Rechtsgut ist die körperliche Befindlichkeit, nicht die Materie. Eine Körperverletzung liegt also vor bei einem Eingriff in die „Integrität der körperlichen Befindlichkeit".

Deshalb ist für die juristische Bewertung die Frage, ob die nach einem Unfall geklagten Befindlichkeitsstörungen körperliche Ursachen haben, oder ob sie lediglich auf dem Unfall*erlebnis* beruhen und psychisch bedingt sind, von erheblicher Bedeutung.

Beim Fehlen struktureller Verletzungen sprechen gegen eine organische Verletzung:
- experimentelle Erfahrungen bei simulierten Heckkollisionen (Castro et al. 2001),
- die Erfahrungen mit Scooterkollisionen.

Weitere Argumente ergeben sich eventuell aus:
- aktuellen medizinischen Befunden,
- Verhalten nach dem Unfall,
- zeitliches Intervall zwischen Unfall und HWS-Beschwerden,
- Ergebnis zeitnaher kernspintomografischer Untersuchungen.

Erfahrungsgemäß erleiden:
- Kinder und ältere Menschen seltener HWS-Beschwerden bei Verkehrsunfällen,
- werden umso weniger HWS-Beschwerden geklagt, je schwerer die sonstigen Verletzungen sind,
- erleidet nur das Opfer, nicht der Täter HWS-Beschwerden.

Aus zahlreichen Untersuchungen ergibt sich, dass unbehandelte Halswirbelsäulenbeschwerden (WAD I und II) schneller abklingen als behandelte, und dass ein einfaches Fitness-Programm die Wiederherstellung im Vergleich zu Patienten ohne Rehabilitationsmaßnahmen noch nach 9 Wochen um 30 % verlangsamt (Borchgrevink et al. 1998, Cassidy et al. 2007).

Medizinische Probleme bereitet auch das sog. zeitliche Intervall zwischen Unfall und HWS-Beschwerden, vor allem nach Beschleunigungen der Halswirbelsäule. Einerseits wird diskutiert, dass die Schmerzen erst nach Stunden beginnen, weil die psychische Erschütterung erst in somatische Beschwerden umgeformt werden müsse, andererseits wird darauf hingewiesen, dass eine Verzögerung von Beschwerden nur beim harmlosen Muskelkater bekannt ist und bei Verletzungsfolgen die verletzte Struktur sofort schmerzt (Kügelgen 2006).

Zusammenfassend werden bei den schweren Halswirbelsäulenverletzungen (auch nach Beschleunigungen) von Kopf und Hals, die mit knöchernen Verletzungen, Wirbelverrenkungen oder gar Querschnittsymptomatik einhergehen, Ausheilungsergebnisse (und Dauerschäden) beobachtet, die allgemeiner Erwartung entsprechen.

Dies gilt aber nicht für einen großen Teil von Halswirbelsäulenbeschwerden nach Beschleunigungen, bei denen nur geringe Impulse auf das Fahrzeug eingewirkt haben. Zweifellos sind die Unfallabläufe (Frontalaufprall, Heckaufprall, Rotationskomponente, Gurt- und Nackenstütze, momentane Rumpf- und Kopfhaltung zum Unfallzeitpunkt) und die daraus resultierenden Belastungen bei der Abbremsung der einwirkenden Gewalt individuell sehr verschieden und in vielen Details schwer zu vergleichen.

Aber bei den Beschwerden nach leichten Beschleunigungen, bei denen definitionsgemäß gewissermaßen durch Ausschlussdiagnostik strukturelle Veränderungen auch mit modernen bildgebenden Verfahren nicht als Unfallfolge nachgewiesen werden, finden sich Beschwerdeangaben, die nicht selten eine vieldeutige Erklärung erlauben. Aus der gutachterlichen Perspektive zeichnen sich diese „leichten Beschleunigungsverletzungen von Kopf und Halswirbelsäule" aus durch unerwartet heftige, ungewöhnlich lang anhaltende und starke subjektive Beschwerden, die nicht selten erst nach einem beschwerdefreien Intervall von 1–3 Tagen auftreten.

Bei Beschwerden entsprechend WAD Typ II stehen dagegen auch Risse des Bandapparates bis hin zu Bandscheibenzerreißungen oder Kapseleinrissen (der kleinen Wirbelgelenke) zur Diskussion. Im Falle einer diskoligamentären Verletzung kann der Verletzte nicht aus seinem Fahrzeug aussteigen, er verspürt sofort eine Haltungsinsuffizienz, es kommt verhältnismäßig rasch zu reflektorischer Steife oder Zwangshaltung, oft auch zu Schluckbeschwerden. Sofern keine Instabilität zurückbleibt, ist Ausheilung innerhalb von 6 Monaten zu erwarten, sodass nach dieser Zeit im Allgemeinen die Erwerbsbeeinträchtigung bereits unter 20 v.H. liegt. Theoretisch sind Instabilitäten auf Funktionsaufnahmen (für C 3 –C 7 auf Röntgenaufnahmen, für C 0 –C 2 auf CT- und NMR-Aufnahmen) nachweisbar. Da es sich dabei aber um eine semiobjektive Untersuchungsmethode handelt, sind die bildgebenden Ergebnisse, vor allem bei Bewegungsbehinderungen, nur eingeschränkt verwertbar. Eine mechanische Instabilität wird angenommen, wenn die Hinterkantenverschiebung zweier benachbarter Wirbel mehr als 3 mm beträgt, die Abdeckung der Gelenkflächen der Wirbelgelenke unter 50% liegt oder der Winkel zwischen den Abschlussplatten benachbarter Wirbelkörper größer als 10° ist. Liegt eine darüber hinausgehende Instabilität nicht vor, ist spätestens zum Ablauf des 3. Unfalljahres ein Behinderungsgrad von unter 10 v.H. angemessen.

Bei Beschwerdeangaben im Sinne von Kopfschmerzen, Hals-/Nacken-/Hinterkopfschmerzen, Ausstrahlung in die oberen Gliedmaßen (Zervikalsyndrom), neurologischen Defiziten, Schwindel, kognitiven und psychischen Störungen ist eine neurologische Zusammenhangsbegutachtung angezeigt (Tegenthoff 2007).

Hausfrau, „Hausfrauentabelle"

Zur Vereinfachung der Schätzung der Behinderung einer verletzten Hausfrau im Haftpflichtrecht sind seit 1978 mehrere Tabellen erarbeitet bzw. überarbeitet worden, zuletzt unter Führung des ADAC und HUK-Verbandes (siehe Schulz-Borck u. Hofmann 2000, Reichenbach u. Ludolph 2007).

Vorteil dieser Tabellen in der Rechtsprechung ist, dass für kurzfristige Ausfälle Pauschalierungen zugrunde gelegt werden können.

Aber selbst die aktuelle Gliederung nach Haushaltstypen unter Berücksichtigung der Funktionseinbußen nach arbeitswissenschaftlich ermittelten Anhaltspunkten sind nur geeignet für die Beurteilung der aktuellen und zeitlich zurück liegenden Haushaltstätigkeit. Denn nicht berücksichtigt wird der häufige Wechsel des Arbeitsplatzes Haushalt in einer Familie, also: Pflege und Erziehung von mehreren (aufeinander folgenden oder gleichaltrigen) Kindern, Wechsel der Wohnung, ggf. unvorhersehbare Notwendigkeit der Pflege von Angehörigen usw. Deshalb sollte bei dauernden Behinderungen die Möglichkeit der Neubewertung offen gehalten werden.

Heilungsbewährung

Bei Krankheiten, die zu Rezidiven (chronische Osteomyelitis) oder Metastasen (bösartige Geschwülste) neigen und/oder bei denen die Belastbarkeit noch nicht absehbar ist (Herzinfarkt), ist auch bei gleich bleibenden Symptomen sowohl in der Gesetzlichen UV wie auch in der Gesetzlichen RV und im sozEntschR eine spätere Neubewertung zulässig, wenn sich der Befund als stabil erwiesen hat, weil die Heilungsbewährung eine wesentliche Änderung der Verhältnisse darstellt.

Hüftgelenkendoprothesen

➤ Kniegelenkendoprothesen

Nach Implantation herkömmlicher Prothesen (Metallschaft und -kopf, Polyäthylenpfanne, Benutzung von Knochenzement) sind Revisionsraten wegen aseptischer Lockerung von ca. 5–8% im Schaftbereich und ca. 10–15% im Pfannenbereich nach 15-jähriger Funktion bei über 50-Jährigen als Vergleichsstandard anzunehmen.

Ob die zementfreie Implantation wesentliche Vorzüge mit sich bringt, bedarf noch der Bewährungszeit. Voraussetzung für die Dauerhaftigkeit des Implantats ist, dass sich zwischen Implantat und Lager ein biologischer und mechanischer Gleichgewichtszustand einstellt. Dazu ist anzustreben, dass die Kräfte, die auf die Prothese einwirken, vor allem als Druckkräfte vom Implantat auf den Knochen übertragen werden und keine oder nur minimale Relativbewegungen an den Grenzflächen auftreten.

Ob die modernen Kurzprothesen sich langfristig dadurch bewähren, dass sie den späteren Austausch gegen eine konventionelle Prothese erleichtern, bleibt abzuwarten.

Ganganalytische Untersuchungen haben gezeigt, dass sich das Bewegungsverhalten nach totalendoprothetischem Ersatz des Hüftgelenks zwar der Form gesunder Probanden annähert, diese jedoch bei weitem nicht erreicht.

Zu den grundsätzlichen Problemen zwischen Lager und Implantat kommt also eine unphysiologische Belastung hinzu. Dementsprechend sind altersadäquate Gehbelastungen zur Schulung der Koordination zu empfehlen, dagegen ist vor zusätzlichen stärkeren Belastungen (auch im Breitensport) zu warnen, auch wenn ein enger Zusammenhang zwischen abrasivem Verschleiß bzw. mechanisch bedingter Lockerung und dem Grad der Aktivität bisher nicht nachgewiesen ist. Ausgeschlossen ist ein solcher Zusammenhang aber auf keinen Fall (Bergmann et al. 2001).

Die Hüftendoprothesen erlauben durchschnittlich einen Bewegungsradius, welcher 90° Hüftbeugung sicher beinhaltet, Dreh- und Spreizfähigkeit von summarisch 40° zulässt und die üblichen Komplexbewegungen ermöglicht, die notwendig sind, um selbständig Zehennägel zu schneiden und Schuhe und Strümpfe anzuziehen. Nach einer Eingewöhnungsphase von etwa ½ Jahr sind schmerz- und hinkfreies Gehen, Treppensteigen und Wandern möglich.

Auch bei optimaler Funktion der ➤Endoprothese verbleibt eine Behinderung, nicht nur, was die körperliche Integrität betrifft (Verlust des Gelenks), sondern auch wegen der Notwendigkeit zu risikobewusstem, eine Austauschoperation möglichst hinauszögerndem Verhalten.

In der ges. UV und im sozEntschR beträgt die MdE – nach Anpassung und Gewöhnung, also etwa 6 Monate nach Wiederherstellung der Arbeitsfähigkeit – i. d. R. 20 v.H., auch bei der Notwendigkeit, einen Handstock zu benutzen (Rompe 1972b, Mouret u. Zichner 1992). In der Privaten UV wird für die Invaliditätsentschädigung bei Totalendoprothesen $7/20$ Beinwert, bei Hemialloarthroplastiken $6/10$ Beinwert empfohlen.

In der Gesetzlichen RV besteht i. d. R. nur vorübergehende Arbeitsunfähigkeit, keine Berufs- oder Erwerbsunfähigkeit. Nach Anpassung und Gewöhnung sind bei regelrechter Funktion leichte bis mittelschwere Arbeiten im Sitzen oder im Wechsel zwischen Sitzen, Gehen und Stehen ohne schweres Heben und Tragen oder häufiges Bücken zumutbar. Wegstrecken von 2000 m und mehr können i. d. R. zurückgelegt werden. Die Benutzung öffentlicher Verkehrsmittel ist zumutbar. Für die Gewährung von Kraftfahrzeughilfe besteht i. d. R. kein Anlass.

Einschränkungen für die Erd- und Feuerbestattung von Prothesenträgern sind dem Deutschen Endoprothesen-Register nicht bekannt.

Infektionen am Haltungs- und Bewegungsapparat

Exogene Infektionen

In der Gesetzlichen UV sind exogene Infektionen i. d. R. versichert, wenn die Infektion nicht durch natürliche Körperöffnungen (Nase, Mund, Hautporen bei intakter Haut- und Schleimhaut) erfolgt, sondern durch eine unfallmäßig gesetzte Wunde, durch Operationsfolge oder durch Superinfektion (Hospitalismus). Infektionen auf natürlichem Wege kommen darüber hinaus als mittelbarer Schaden in Betracht, wenn der Versicherte durch seine versicherte Tätigkeit oder den Unfall seinem bisherigen Lebenskreis entrissen worden ist (Infektion an Virushepatitis oder Tuberkulose durch Mitpatienten). Krankheiten durch Infektionserreger oder Parasiten sind in bestimmten Fällen als ➤Berufskrankheit anerkannt.

In der Privaten UV fallen Gesundheitsschädigungen durch Infektionen grundsätzlich nicht unter den Versicherungsschutz, es sei denn, die Krankheitserreger sind durch eine Unfallverletzung in den Körper gelangt. Jedoch kann durch eine „Infektionsklausel" Versicherung gegen bestimmte berufstypische Infektionen (unter bestimmten Bedingungen) begründet werden.

Ist in Zweifelsfällen eine äußere Infektion nicht nachzuweisen (Panaritium, Blutergussinfektion), sind für die Zusammenhangsbeurteilung die Kriterien der Mitverursachung hämatogener Infektionen heranzuziehen.

Hämatogene Infektion

Unfallfolgen können Mitursache für das Angehen der Infektion in traumatisiertem Gewebe sein (Vereiterung eines Hämatoms, Gelenkempyem, Osteomyelitisherd).

Zur Abgrenzung gelten seit Liniger folgende Richtsätze:
➤ Der Unfall muss einwandfrei erwiesen sein.
➤ Es muss sich um ein erhebliches Ereignis gehandelt haben, das zu einer Gewebeschädigung geführt hat.
➤ Ort der Lokalinfektion und Ort der unfallbedingten Gewebeschädigung müssen übereinstimmen.
➤ Die lokale Infektion muss sich in engem zeitlichem Zusammenhang (innerhalb weniger Tage) entwickelt haben. Je später die lokale Infektion, umso unwahrscheinlicher ein Unfallzusammenhang.

Osteomyelitis

Exogene Infektionen (offene Verletzungen, insbesondere offene Verletzungen mit Knochenbeteiligung, aber auch im Rahmen operativer Versorgung von geschlossenen Knochenverletzungen) sind die häufigste Ursache für die chronische Osteomyelitis im Erwachsenenalter. Sie ist i. d. R. als mittelbarer Schaden zu werten und als Unfall- bzw. Schädigungsfolge besonders zu bezeichnen. Bei der Einschätzung der MdE ist u. a. die Rezidivgefahr besonders zu berücksichtigen.

Internationale Klassifikation der Funktionsfähigkeit, Behinderung und Gesundheit (ICF)

In Ergänzung der Internationalen Klassifikation der Krankheiten (ICD) wurde für die rehabilitative Perspektive 1980 die ICIDH (International Classification of Impairments, Disabilities and Handicaps) beschlossen, die auf medizinische Schadensdiagnose, daraus resultierende Körperbehinderung und daraus resultierende soziale Behinderung abhob.

Sie wird abgelöst durch die International Classification of Functioning, Disability and Health (ICF), welche auf den 4 Komponenten Körperstruktur und Körperfunktion, Aktivität und Partizipation, Umweltfaktoren, personenbezogene Faktoren basiert mit den Zielen Rehabilitationsbedürftigkeit, Rehabilitationsfähigkeit und Rehabilitationsprognose.

Im Rahmen der Evaluation ist eine Überprüfung des Rehabilitationserfolgs geplant, woraus langfristig auch Messinstrumente für die Begutachtung erwachsen können.

Kapsel-Band-Läsionen

Unbehandelte oder unzureichend behandelte Kapsel-Band-Rupturen und sog. Bandschäden haben eine Funktionsstörung der Gelenke zur Folge mit Instabilität, ggf. Bewegungseinschränkung und Schmerzhaftigkeit und sind fast immer Ursache für vorzeitigen Verschleiß von Gliedmaßengelenken bzw. eines Wirbelsegments nach diskoligamentärer Verletzung.

Kapsel-Band-Läsionen reichen von der leichten Distorsion bis zu (operations-)bedürftigen Zerreißungen.

Es werden unterschiedliche Klassifikationen verwendet. Früher sprach man von Zerrung, Dehnung, Teilruptur und Ruptur eines Bandes. Jäger u. Wirth (1978) unterteilen in Elongation, Ruptur, Bandschaden. Als Bandschaden bezeichnen sie die Verlängerung durch Narbengewebe im Rupturbereich.

Als Elongation definieren sie eine Ruptur einzelner Faserbündel an verschiedenen Stellen im Bandverlauf, also eine Bandteilruptur, bei der noch unverletzte elastische Fasern eine traumatische Bandverlängerung verhindern und zu einer klinisch vollständigen Heilung führen können, sofern rechtzeitig konsequent ruhig gestellt wurde.

Hierholzer (1982) unterteilt pragmatisch entsprechend den Operationsindikationen in Bandläsionen ohne Stabilitätsverlust, Bandläsionen mit einfachem Stabilitätsverlust und Bandläsionen mit komplexem Stabilitätsverlust.

Kleider- oder Wäscheverschleiß, außergewöhnlicher

In der Gesetzlichen UV und im sozEntschR besteht ggf. ein Anspruch auf eine Pauschalvergütung für

4 Weitere Aspekte der Begutachtung

außergewöhnlichen Verschleiß von Kleidung und Wäsche, u. a.:
- bei Amputationen,
- bei dauerndem Gebrauch von 2 Stockstützen oder 2 Krücken,
- bei Benutzung von Prothesen und Orthesen,
- bei Benutzung von Krankenfahrzeugen,
- bei ausgedehnten, stark absondernden Hauterkrankungen,
- bei Kunstafter, Schließbandage, Urinfänger oder Afterschließbandage,
- bei Fisteleiterungen,
- während Behandlung mit Fixateur externe.

Die Vergütung wird pauschal nach bestimmten Beschädigungsgruppen und Verschleißtatbeständen berechnet.

Im Gutachten sollten deshalb die benötigten Hilfsmittel und Verbände prägnant beschrieben werden, um der Verwaltung die Kategorisierung des Pauschbetrages zu erleichtern.

Knieendoprothesen

Bewertung und Beurteilung der Endoprothesen des Kniegelenks basieren auf den gleichen Gedankengängen wie bei der Hüftgelenkendoprothetik. Geringe Achsenfehler sind nicht selten, führen aber zu Fehlgängigkeit und Lockerung. Knieendoprothesen führen insbesondere bei Verlust der Kreuzbänder zu einer Beeinträchtigung der Tiefensensibilität. Auch bei guter Implantatlage werden langjährige Weichteilreaktionen beobachtet. Knahr u. Mitarb. (2003) rechnen noch 5 Jahre nach jeglicher Kniearthroplastik mit deutlich reduzierter Lebensqualität. Oft bleibt auch eine reduzierte Gehgeschwindigkeit, was sich insbesondere an ampelgesteuerten Fußgängerüberwegen bemerkbar macht (denn in Deutschland wird den Schaltzeiten für Lichtsignalanlagen im Straßenverkehr eine mittlere Gehgeschwindigkeit von 1,1 m/s zugrunde gelegt).

Kniegelenktotalendoprothesen werden deshalb auch bei optimaler Funktionsfähigkeit mit einer höheren MdE bewertet, nämlich 30%. Dem gegenüber steht der Gelenkflächenersatz (Schlittenprothese) mit einer MdE von 20%.

Knochenbruchheilung, verzögerte

Nach Mollowitz sind für die Knochenbruchheilung folgende Mindestzeiten anzunehmen:

Erfolgt die Heilung wesentlich später als in diesen Zeiträumen, spricht man von verzögerter Bruchheilung.

Finger	2 – 4 Wochen
Rippen	3 Wochen
Klavikula	4 Wochen
Typischer Speichenbruch	3 – 4 Wochen
Speiche, Elle	5 Wochen
Wadenbein isoliert	5 Wochen
beide Unterarmknochen	8 – 10 Wochen
Oberarm	6 Wochen
Schienbein	8 – 10 Wochen
beide Unterschenkelknochen	8 Wochen
Knöchelbrüche	6 – 12 Wochen
Oberschenkel	2 – 3 Monate
Schenkelhals	3 – 6 Monate

Komplexes regionales Schmerzsyndrom
- Sudeck-Erkrankung

Kraftfahrtauglichkeit
Siehe Kap. B 3.1.

Lunatummalazie (Mondbeinnekrose)

Wesentliche Voraussetzung einer Lunatummalazie sind offensichtlich endogene Faktoren (aseptische Osteonekrose).

Bei der Realisation der aktuellen nekrotisierenden Durchblutungsinsuffizienz spielen vermehrter Blutbedarf, vermehrte mechanische Beanspruchung und mechanisch-traumatische Schädigung der Gelenkkapsel mit Kompression, Zerreißung und/oder Thrombose der Kapselgefäße eine entscheidende Rolle.

Es besteht eine auffällige Diskrepanz zwischen der Geringfügigkeit des Realisationsfaktors und gra-

4.4 Kurzhinweise zu häufigen medizinischen Fragestellungen

vierenden konstitutionellen Momenten (Menges 1975).

Bei der Zusammenhangsbeurteilung wird daher die konstitutionsbedingte Anlage vielfach an Bedeutung eindeutig überwiegen, die etwaige Auslösung durch einen Arbeits- bzw. Dienstunfall nur Gelegenheitsursache sein. Als Kriterien für die Anerkennung eines ursächlichen Zusammenhangs zwischen Unfall und Lunatummalazie kommen in Betracht:
- schwere Kontusion der Handwurzel mit sofortigem erheblichem klinischem Befund,
- regelrechter Röntgenbefund (keine Formvarianten und keine Handwurzelarthrose),
- Fissur- oder Frakturnachweis innerhalb von 4 Wochen. Bezüglich der Anerkennung als ➤Berufskrankheit siehe Kap. B 3.5.

Luxation, habituelle

Siehe auch Kap. B 4.2.

Ein großer Teil der „habituellen" Luxationen, vor allem im Bereich des Schultergelenks, entsteht nicht primär oder überwiegend aus innerer Ursache (Rompe u. Correl 1981). Zumeist ist das Bild durch eine Kapsel- oder Bandinstabilität geprägt, die Folge früherer traumatischer Luxationen ist, auch wenn klinisch eine Abgrenzung nicht mehr möglich ist.

Die Zusammenhangsbeurteilung hat sich einerseits an Ausmaß und Schweregrad der durch Konstitution, Degeneration und frühere nicht versicherte Luxationsvorgänge bewirkten Vorschädigung, andererseits an Art und Schwere der Unfalleinwirkungen zu orientieren.

Meniskusschäden/-verletzungen

Meniskusschäden (s. Kap. B 3.5)

Die früher geltende Definition der BK Nr. 2102 „Meniskusschäden nach mindestens 3-jähriger regelmäßiger Tätigkeit untertage" ist 1988 erweitert worden in „chronische Meniskusschäden durch mehrjährige andauernde oder häufig wiederkehrende, die Kniegelenke überdurchschnittlich belastende Tätigkeiten".

Bisher wurden als wesentliche Ursache für die Meniskusschäden des Bergmanns die der Untertagetätigkeit eigentümlichen Haltungs- und Bewegungsmechanismen angesehen, die durch Hockstellung, Drehbewegungen in der Hocke, insbesondere aber Fortbewegung in Hockstellung auf unebenem Untergrund charakterisiert sind, wobei Scherkräfte auf die Menisken einwirken. Da gleichartige Belastungen auch in zahlreichen anderen Berufen vorkommen und zu Meniskusschäden führen, ist 1988 die genannte Erweiterung erfolgt.

Als Beispielsfälle für überdurchschnittliche Kniebelastungen werden insbesondere genannt: Tätigkeiten als Fliesen-, Boden- oder Parkettleger, als Ofenmaurer sowie Tätigkeiten unter besonders beengten Raumverhältnissen mit Hinweisen auf eine belastete Dauerzwangshaltung (z. B. Kesselschweißer), harte Bewegungsbeanspruchungen bei ungünstigen Gelenkstellungen (z. B. bei bestimmten Berufssportlern, vor allem im Fußball) und besonders häufige unkoordinierte Fehlbewegungen ohne ausreichenden Sichtkontakt, wie sie bei Steigern und Rangierarbeitern beschrieben sind (Greinemann 1983, Wenzel u. Fuchs 2001).

Meniskusverletzungen

Bei der Zusammenhangsbegutachtung der isolierten Meniskusverletzung ist (ähnlich wie bei den Rupturen von Muskeln und Sehnen) zu beachten, dass altersphysiologische Veränderungen versichert sind, andererseits normale alltägliche Vorgänge (z. B. Aufrichten aus der Hocke) keinen Unfall darstellen. Nur Vorgänge wie gewaltsame Verdrehungen des Unterschenkels gegenüber dem Oberschenkel bei gleichzeitiger Kniebeuge-/-streckbewegung, also plötzliche oder wuchtige entgegengesetzte Bewegungsabläufe (Beuge-Dreh-Sturz des Fußballspielers bei durch Stollen fixiertem Fuß (Ludolph u. Heitemeyer 1984, Weber 1994), sind als Unfall zu werten und werden dann i. d. R. auch die Bedeutung einer wesentlichen Ursache bzw. – bei mitwirkenden degenerativen oder sonstigen unfallfremden Vorschädigungen – einer wesentlichen Teilursache besitzen. Eine Meniskusverletzung im Rahmen einer ernsten Verletzung des Kniebandapparates ist in aller Regel Unfallfolge. Eine Gelegenheitsursache kann nur angenommen werden, wenn eine unfallfremde Vorschädigung von solchem Ausmaß nachgewiesen ist, dass die akute Meniskusverletzung wahrscheinlich auch ohne das konkrete Unfallereignis zu annähernd gleicher Zeit eingetreten wäre.

4 Weitere Aspekte der Begutachtung

Für die Bestimmung des Rissalters innerhalb von 6 Monaten kann die histologische Untersuchung hilfreich sein (Könn et al. 1985). Schwierigkeiten der histologischen Beurteilung ergeben sich vor allem bei arthroskopisch gewonnenem Meniskusmaterial (Müller 1988).

Muskelkraft, Messung der

Subjektive Messmethoden zur Beurteilung der Muskelkraft haben gegenüber den semiobjektiven Methoden den Vorteil, schnell und ohne spezielle Apparatur ausgeführt werden zu können. Gerade in Anbetracht der enormen Standardabweichung der Muskelkraft und der Schwierigkeiten, Täuschungsmanöver zu erfassen, hat sich das Benotungssystem bewährt, das 1946 vom Comittee on After-Effects, National Foundation for Infantile Paralysis Inc. empfohlen wurde (Jerosch et al. 1993, 1994, Rompe 1972a) (Tabelle 4.7).

Muskel- und Sehnenrupturen

Muskelrisse

Subkutane Rupturen von Muskeln sind selten und finden sich vor allem an langen Muskeln der Oberschenkel- und Wadenmuskulatur. Die Begutachtung erfolgt nach den gleichen Grundsätzen wie bei Sehnenrupturen. Dabei ist zu beachten, dass bei schweren Allgemeinerkrankungen auch spontane Muskelrupturen beobachtet werden können. Abzugrenzen sind Muskelhernien (Einriss der Muskelfaszie und Vorquellen der Muskulatur bei Anspannung).

Sehnenrupturen

Siehe auch Rotatorenmanschettenruptur in Kap. B 2.4.

Eine subkutane Ruptur ist Folge eines Missverhältnisses zwischen Beanspruchung und Zerreißfestigkeit. Die Beanspruchung kann auf der einen Seite erhöht sein durch:
➤ unphysiologisch starke Muskelkontraktion (z. B. elektrische Verletzung, reflektorische Kontraktion),
➤ unkoordinierte Bewegungen (z. B. Stolpern, Fallen sowie Angst- und Abwehrreaktionen) oder
➤ durch hinzutretende physikalische Kräfte, wie Last und kinetische Energie (z. B. beim Halten oder Abfangen schwerer Lasten mit der Ellenbogenbeugemuskulatur, bei Beschleunigung und plötzlicher Abbremsung der von der Achillessehne bewegten Körpermasse).

Andererseits kann die Reißfestigkeit der Sehne herabgesetzt sein durch:
➤ Involution (reine Altersveränderungen),
➤ Degeneration (Versorgungsstörungen),
➤ Erkrankungen (Entzündungen, Geschwülste, neurogene Dystrophien).

Es ergeben sich fließende Übergänge vom Spontanriss einer erheblich vorgeschädigten Sehne bis zu einer Unfallzerreißung.

Um echte Unfallrisse handelt es sich wohl immer bei den durch Gewalteinwirkung auf die gespannte Sehne auftretenden Rupturen der Achillessehne (Fußballspieler), des Lig. patellae (Armaturenbrett) und bei Sehnenausrissen am Knochenansatz (Fingerstrecksehne an der Nagelphalanx, Trizepssehne

Tabelle 4.7 Benotungssystem der Muskelkraft.

Punkte	Note	Kraft	Kriterium
5	normal	100 %	Bewegungsausschlag gegen Schwere und maximalen Widerstand
4	gut	75 %	Bewegungsausschlag gegen Schwere und etwas Widerstand
3	ausreichend	50 %	Bewegungsausschlag gegen die Eigenschwere
2	schwach	25 %	Bewegungsausschlag nur unter Abnahme der Eigenschwere
1	Muskelzuckung	10 %	Zeichen geringer Kontraktion ohne Bewegungsausschlag
0			keine Kontraktion
S			Spasmus
K			Kontraktur

am Ellenhaken, kurze Bizepssehne am Radius, Iliopsoas am Trochanter minor, Lig. patellae an der Kniescheibe oder an der Tuberositas tibiae).

Als Beispiel einer Sehnenruptur als mittelbarer Unfallschaden ist die Durchscheuerung der langen Daumenstrecksehne nach typischen Speichenbrüchen zu erwähnen. Zu Rupturen der langen Bizepssehne (Arthrose des Bizepssehnenkanals) und der Rotatorenmanschette des Schultergelenks (Supraspinatussyndrom) kommt es auch ohne äußere Gewalteinwirkung.

In der Privaten UV (sowie unter bestimmten Voraussetzungen nach dem BEG) besteht Versicherungsschutz auch bei erheblichen vorbestehenden pathologischen Veränderungen; ggf. sind aber die entsprechenden Leistungseinschränkungen bei mitwirkenden Krankheiten und Gebrechen zu beachten.

Bei Spontanrupturen infolge einer Vorschädigung durch langjährige berufsbedingte unphysiologische Beanspruchung (z. B. Achillessehne u. a. bei Tänzern, Akrobaten und Sportlern; lange Daumenstrecksehne u. a. bei Trommlern, Schuhmachern und Kellnern) ist – sofern nicht die Voraussetzung der BK Nr. 2101 schon unmittelbar erfüllt sind – die Anerkennung als sog. Quasi›Berufskrankheit diskutabel.

Navikularpseudarthrose der Hand

(Skaphoidpseudarthrose, Falschgelenkbildung des Hand-Kahnbeins)

Angeborene Zweiteilungen des Kahnbeins sind selten und auf Funktionsaufnahmen meist an einer straffen Verbindung untereinander erkennbar. Frische knöcherne Verletzungen sind auf Röntgenaufnahmen des Handgelenks in 2 Ebenen ohnehin kaum und selbst auf Spezialaufnahmen nach 2 Wochen nicht eindeutig zu beurteilen. Erst Röntgenaufnahmen in 3 Ebenen 3 Wochen nach der Gewalteinwirkung erlauben den Verdacht auf einen Kahnbeinbruch sicher zu widerlegen.

Vergleichsaufnahmen der anderen Hand und vor allem die Dreiphasen-Skelettszintigrafie und MRT erleichtern die Diagnose sehr.

Osteochondrosis dissecans (Gelenkmausbildung)

Wie bei den aseptischen Osteochondrosen ist auch bei der Osteochondrosis dissecans die Ursache unbekannt, die nicht traumatische Entstehung die Regel. Umschriebene Knorpelschädigung durch Druck, subchondrale Gefäßzerreißung oder Abscherung („flake fracture") können aber zu einer traumatischen Gelenkmausbildung führen und sind dann Unfallfolge.

Multiple freie Körper (die an eine Chondromatose erinnern können) werden nicht selten in häufig traumatisierten Gelenken (Judo-Ellenbogen) beobachtet, wobei die Frage eines Unfallzusammenhangs schwierig zu klären ist (Güssbacher 1988).

Jeder freie Gelenkkörper beinhaltet das Risiko einer Gelenksperre (am Kniegelenk ist differenzialdiagnostisch auch an die Verlagerung von Meniskusanteilen zu denken). Hat ein solcher freier Gelenkkörper als unfallfremde Vorschädigung nachweisbar vorgelegen, ist auch bei einer als Unfall zu wertenden äußeren Einwirkung diese Vorschädigung i. d. R. die allein wesentliche Ursache für den dadurch eintretenden Schaden, die Unfalleinwirkung selbst nur Gelegenheitsursache. Ist der freie Gelenkkörper dagegen Folge eines früheren Arbeitsunfalls, wird dieser i. d. R. zumindest eine wesentliche Teilursache und der nunmehrige Schaden eine mittelbare Folge des früheren Arbeitsunfalls bilden.

Ostitis

› Infektionen, Osteomyelitis

Bei der Einschätzung einer Knochenentzündung sind Beeinträchtigungen des Allgemeinzustandes, Aktivität des Prozesses und die Funktionsstörungen zu berücksichtigen. Bei häufig und/oder stark wechselnden Befunden ist eine Durchschnittsbeeinträchtigung zu schätzen. Der Nachweis anhaltender Beruhigung des Prozesses über mehrere (3 – 5) Jahre erlaubt die Annahme einer wesentlichen Besserung (›**Heilungsbewährung**).

Noch viele Jahre nach scheinbarer Ausheilung kann es zu Rezidiven kommen. Bei chronischer Osteomyelitis ist deshalb der Begriff „Ausheilung" zu vermeiden. In schweren Fällen wird der Gesamtorganismus in Mitleidenschaft gezogen (z. B. Amyloidose).

4 Weitere Aspekte der Begutachtung

Parkerleichterung

➤ Gehbehinderung

Pflegegeld, Pflegegeldzulage

Das Pflegegeld der Gesetzlichen UV und die Pflegezulage im sozialen Entschädigungsrecht werden in verschiedenen Stufen (Gesetzliche UV: A–F; soziales Entschädigungsrecht: I–IV) gewährt. Ähnliches gilt für das Pflegegeld nach dem BSHG und private Versicherungen.

Im sozialen Entschädigungsrecht ist derjenige als hilflos anzusehen, der infolge der Schädigung für eine Reihe von häufig und regelmäßig wiederkehrenden Verrichtungen zur Sicherung seiner persönlichen Existenz im Ablauf eines jeden Tages fremder Hilfe dauernd bedarf.

Das Pflegegeld in der Gesetzlichen UV hat den Zweck, pflegebedingte Mehraufwendungen pauschaliert abzugelten, um hilflosen Personen soweit wie möglich die notwendige Betreuung und Hilfe bei den gewöhnlichen und regelmäßig wiederkehrenden Verrichtungen im Ablauf des täglichen Lebens zu sichern **sowie** ein selbstbestimmtes, bedürfnisorientiertes Leben zu ermöglichen. Berücksichtigt werden also Art oder Schwere des Gesundheitsschadens **und** Umfang der erforderlichen Hilfe. Letzteres ist eine Tatsachenfrage, die nicht allein nach den ärztlichen Schlussfolgerungen über Art und Schwere der Verletzung oder Erkrankung zu beantworten ist. Entscheidend sind die individuellen Verhältnisse, nach denen die funktionellen Defizite des Versicherten unterschiedlich erlebt und aus eigenen Kräften unter Einsatz von Hilfsmitteln auch unterschiedlich kompensiert werden können. Deshalb sehen die Anhaltspunkte der Gesetzlichen UV überwiegend keine festen Prozentsätze des Höchstbetrags des Pflegegeldes vor, sondern bestimmte Bandbreiten, die beiden Kriterien Rechnung tragen. Auch ist eine Mindestdauer der Hilflosigkeit nicht gefordert.

In Tabelle 4.8 finden Sie eine Übersicht über Pflegegeldstufen, bezogen auf die Haltungs- und Bewegungsorgane.

Polizeidienstfähigkeit, -tauglichkeit

Da im Polizeivollzugsdienst der Bewegungsapparat statisch und funktionell erheblich beansprucht wird, müssen die Gliedmaßen voll gebrauchsfähig und die Wirbelsäule muss ausreichend belastbar sein. Abweichungen von der Norm dürfen nicht

Tabelle 4.8 Übersicht über Pflegegeldstufen.

Hilflosigkeit	sozEntschR[1]	GUV[2]
Begründende Behinderung	Stufe	Kategorie (% des Höchstbetrags)
Gliedmaßenverluste		
2 Oberschenkel + 2 Oberarme	VI	100
Verlust von 4 Gliedmaßen, sonstiger	V	100
2 Oberarme und 1 Oberschenkel	IV	90 – 80
2 Oberarme	IV	90 – 70
1 Oberarm und 2 Oberschenkel	IV	80 – 60
1 Oberarm + 1 Unterarm		80 – 60
2 Unterarme	III	60 – 40
2 Hüftexartikulationen		50 – 30
2 Oberschenkel	II	50 – 30
1 Oberarm + 1 Oberschenkel	I	50 – 30
1 Oberarm + 1 Unterarm	I	40 – 25
1 Oberschenkel + 1 Unterschenkel	I	40 – 25

[1] VV-Nr. 5 ff. zu § 35 BVG: Anhaltspunkte 1996, S. 36, 199
[2] Rundschreiben VB 126/99 vom 09. 09. 1999 des Hauptverbandes der gewerblichen Berufsgenossenschaften

auffällig sein. Sie dürfen die Ausübung des Polizeivollzugsdienstes, das Tragen von Dienstkleidung und der Ausrüstung sowie deren Gebrauch nicht behindern. Dabei dürfen Normabweichungen nicht überbewertet werden. Veränderungen im Bereich der Hände dürfen die Anwendung des unmittelbaren Zwanges und den Gebrauch der Waffe nicht beeinträchtigen und beim Maschineschreiben nicht wesentlich behindern. Die unteren Gliedmaßen müssen frei beweglich und gut belastbar sein. Meniskus- oder Kreuzbandoperationen schließen die Tauglichkeit nicht aus, wenn 2 Jahre nach der Operation keine Beschwerden trotz Belastung aufgetreten sind, keine Funktionsbehinderung besteht und keine röntgenologischen Veränderungen nachweisbar sind. Bewegungseinschränkung eines größeren Abschnitts der Wirbelsäule, Wirbelgleiten, Torsionsskoliosen, Spondylarthrosen, Bandscheibenoperationen und rezidivierende Lumbalgien beeinträchtigen die Verwendungsfähigkeit erheblich (➤Dienstunfähigkeit, Arbeitsunfähigkeit).

Posttraumatische Belastungsstörung

Siehe Kap. B 2.7, 2.9.

Prognose, medizinische

Einer medizinischen Prognose kommt so gut wie immer nur ein statistisch ermittelter und sich auf Empirie stützender Wahrscheinlichkeitswert zu. Eine weitgehende Sicherheit in der Vorhersage gibt es eigentlich nur in den allerleichtesten und in den ganz aussichtslosen Krankheitsfällen.

Wird der Arzt zur Gesundheitsprognose als Sachverständiger befragt, soll er auf den Grad der Unsicherheit seiner Prognose und seine Restzweifel deutlich hinweisen.

Von besonderer (sozialrechtlicher) Bedeutung ist die Gesundheitsprognose im Kündigungsschutzprozess. Dort ist die soziale Rechtfertigung einer ordentlichen Kündigung wegen häufiger Kurzerkrankungen oder nach längerer Arbeitsunfähigkeit zunächst unter dem Aspekt zu prüfen, ob eine für den Arbeitnehmer ungünstige Gesundheitsprognose zum Zeitpunkt der Kündigung vorlag. An die Feststellung der Besorgnis häufiger krankheitsbedingter betrieblicher Fehlzeiten in der Zukunft werden hohe Beweisanforderungen gestellt (Wendler et al. 1992).

Besondere Probleme ergeben sich dann, wenn den früheren Arbeitsunfähigkeiten nach den Unterlagen der behandelnden Ärzte und der zuständigen Krankenversicherer nur unscharfe Diagnosen oder Pseudodiagnosen ohne umschriebenes klinisches Korrelat und ohne objektive Befunde zugrunde liegen.

Repetitive Strain Injury (RSI)

Als arbeitsbedingte Armbeschwerden, arbeitsbedingte Bewegungsschmerzen, Computerarm-Syndrom, Work-related (Neck and) upper Limb Disorders wird ein Weichteilleiden bezeichnet, das durch Überlastung verschiedener Muskelgruppen durch ständig wiederholten Gebrauch oder unnatürliche Dauerhaltungen verursacht wird.

Beziehungen zum Schreibkrampf Anfang des letzten Jahrhunderts werden angesprochen. Bisher konnte kein pathologisches Substrat bestimmt werden. Es handelt sich nicht um ein Gelenksyndrom und nicht um Muskel- oder Sehnenansatzbeschwerden einer Muskelgruppe, auch nicht um eine Muskelkrankheit (Langendoen-Sertel 1959, Kimner 1991, Sorgatz 1992).

Die epidemieähnliche Ausbreitung begann ca. 1985 in Australien und wird als Grund für häufige Beschwerden und Arbeitsunfähigkeiten in USA, England und Japan genannt bei Büroarbeitern (Bedienen von Computertastaturen) und anderen Tätigkeiten mit wiederholten und monotonen Arbeitsabläufen (Fließbandarbeit, Stickerei, Klavierspielen, Übersetzer für Gebärdensprachen). Ursächlich werden diskutiert:
- ➤ verringerte Durchblutung des Muskels bei dauerhafter statischer Muskelarbeit
- ➤ muskuläre Fehladaptation bei falschem psychomotorischem Arbeitstempo
- ➤ in Spätstadien auch veränderte Schmerzverarbeitung

In Frühstadien sind ergonomische und arbeitsmedizinische Hilfen sowie Ausgleichsgymnastik hilfreich.

Im Übrigen siehe auch BK Nr. 2101.

Rotatorenmanschettenruptur

Siehe Kap. B 2.4.

4 Weitere Aspekte der Begutachtung

Schleimbeutel

Chronische Erkrankung der Schleimbeutel durch ständigen Druck ist als BK Nr. 2105 anerkannt.

Aktivierung und rezidivierende Entzündung kommen bei chronischer Bursitis häufig vor. Bezüglich der Beurteilung von Schleimbeutelinfektionen nach stumpfen, nicht penetrierenden Verletzungen siehe ➤Infektionen.

Schmerz

Siehe Kap. B 2.9.

Sehne

➤ Muskel- und Sehnenrupturen

Sehnenrupturen

➤ Muskel- und Sehnenrupturen

Simulation

Siehe Kap. B 2.9.

Skoliose

Zur Unterscheidung von schmerzbedingten Fehlhaltungen wird als Skoliose definiert die auch in Narkose nicht ausgleichbare Seitausbiegung der Wirbelsäule. Es gibt Skoliosen verschiedener Ätiologie, sodass unter Umständen das Grundleiden (z. B. Kinderlähmung) wesentlichen Einfluss auf die Leistungsfähigkeit haben kann.

In der Mehrzahl der Fälle (ca. 90%) handelt es sich um im Wachstumsalter aus unbekannter Ursache entstandene Wirbelsäulenseitausbiegungen mit Krümmungsverformungen der Wirbelkörper (Torsionsdeformität) im Rahmen einer **idiopathischen** Skoliose, die jenseits des 10. Lebensjahrs überwiegend Mädchen betrifft und überwiegend thorakal rechtskonvex verläuft. Das Ausmaß der Leistungseinbuße ist im Großen und Ganzen an den Schweregrad der Skoliose gekoppelt (Hopf u. Heine 1988).

In schweren Fällen wird die Einschränkung der Lungenfunktion den für die Beurteilung entscheidenden Parameter abgeben. Eine Einschränkung der Vitalkapazität unter 70% des Sollwertes ist mit einem GdB von 30 zu bewerten; schwere körperliche Arbeiten sind solchen Personen nicht mehr zumutbar. Bei einer Einschränkung der Vitalkapazität unter 60% des Sollwertes sind nur noch leichte körperliche Arbeiten vollschichtig zuzumuten, der GdB liegt bei 40. Bei latenter pulmonaler Hypertension steigt der GdB auf 80, bei pulmonaler Hypertension unter Ruhebedingungen auf 100. Beträgt die Vitalkapazität weniger als 70% des Sollwertes, ist eine lungenfachärztliche Untersuchung zu empfehlen (Sommerwerck u. Konietzko 2002).

Im Übrigen wird auf Kap. C 1.2 verwiesen.

Skoliose durch Fehlstatik: Durch lang anhaltende Fehlstatik kann es selbst im Erwachsenenalter zu so erheblichen knöchernen Veränderungen kommen, dass eine eindeutige Unterscheidung von im Wachstumsalter erworbenen Skoliosen Schwierigkeiten bereitet. Ein Teil der fixierten Wirbelsäulenseitausbiegungen stellt eine optimale natürliche Kompensation an geänderte statische Verhältnisse dar (nach Verlagerung des Oberkörperteilschwerpunktes beim Teilverlust einer oberen Gliedmaße). Nicht nur bei Oberarmamputationen und Schulterexartikulationen, sondern auch bei Unterarmamputationen und erheblichen Gebrauchsbeeinträchtigungen einer Hand sind kompensatorische Wirbelsäulenseitausbiegungen als Anpassungsvorgänge zu erwarten (Greitemann et al. 1996, Rompe u. Niethard 1980).

Ein Beckenschiefstand führt regelmäßig zu einer kompensatorischen Seitausbiegung der Lendenwirbelsäule mit häufigen kompensatorischen Gegenschwingungen der übrigen Wirbelsäulenabschnitte aus statisch-orthoptischen Gründen. Bei einem Teil der Patienten führt dies (im Laufe von ca. 10 Jahren) zu einer nicht mehr ausgleichbaren (fixierten) Wirbelsäulenverbiegung (die dann die Definition der Skoliose erfüllt).

Krankheitswert oder behindernde Bedeutung kommt einer Skoliose unter 20° in der Regel nicht zu. Sie erwachsen dagegen (auch ohne fixierte Skoliose) infolge asymmetrischer Wirbelsäulenbelastung aus einseitig überwiegender Spondylose und Spondylarthrose.

Spinalkanalstenose

Erfassung der Funktionsstörung nach orthopädischen und neurologischen Gesichtspunkten:

4.4 Kurzhinweise zu häufigen medizinischen Fragestellungen

- Beweglichkeit,
- Sensibilität,
- Durchblutung,
- Umfangmaße,
- Gebrauchsspuren.

Es gibt keine lineare Beziehung zwischen objektiven Kriterien (CT, MRT) und Funktionsbeeinträchtigung. Charakteristisch ist die Angabe von Beschwerdelinderung in Entlastungshaltung (Rumpfvorbeuge). Bewertung der Claudicatio spinalis analog zur Gehstreckenbeeinträchtigung bei arterieller Verschlusskrankheit.

Spondylolisthese

Geringgradige Verschiebungen von Wirbelkörpern gegeneinander treten auch bei erhaltener Interartikularportion auf dem Boden degenerativer Bandscheibenveränderungen auf und werden bei Verschiebung eines Wirbelkörpers nach vorn zur Unterscheidung von der echten Spondylolisthese als Pseudospondylolisthese bezeichnet bzw. bei Verschiebung des Wirbelkörpers nach hinten als Retrolisthese.

Ausgeprägtes Wirbelgleiten (Spondylolisthesis) setzt eine Unterbrechung der Interartikularportion (➤Spondylolyse) voraus und ist Ausdruck der Instabilität in diesem Segment, gemessen am Ausmaß der Vorverlagerung des gleitenden Wirbels gegenüber der Hinterkante des nächsttieferen Wirbels. Eine zusätzliche Ventralabkippung (Spondyloptose) des Gleitwirbels verstärkt die Fehlstatik.

Personen mit Wirbelgleiten (Spondylolisthese bei Spondylolyse) sind schwere körperliche Arbeiten nicht zuzumuten. Der Behinderungsgrad wird geschätzt auf 10 bei Spondylolisthese mit Gleiten bis ¼ Wirbelkörpertiefe, um 20 bei Wirbelgleiten bis ½ Wirbelkörpertiefe und um 30 bei Wirbelgleiten um mehr als ½ Wirbelkörpertiefe. Besondere Situationen (neurologische Ausfälle, Spondylarthrose, Spondyloptose) sind zusätzlich zu bewerten (Rompe u. Pfeil 1990).

Spondylolyse

Die Unterbrechung des Zwischengelenkstückes eines Wirbelbogens (Interartikularportion) wird nur bei Menschen und hier nur postnatal, dann aber bei ca. 6% der Bevölkerung beobachtet, davon 80% im Bogen des 5. und 15% im Bogen des 4. Lendenwirbels, meist doppelseitig.

Der Einfluss des aufrechten Ganges und insbesondere von reklinierenden Wirbelsäulenbelastungen auf die Spondylolysebildung wird kontrovers diskutiert. Eine Häufung von Spondylolyseträgern wird von Leistungssportdisziplinen berichtet, die eine maximale Reklinationsbewegung der Wirbelsäule fordern, sei es zur Schwerkraftverlagerung (beim Hochsprung), zur Gewinnung von Schnellkraft (beim Speerwurf und Delphinschwimmen), sei es aus artistisch-ästhetischen Gründen (beim Turnen, Turm- und Trampolinspringen und bei Kontorsionisten) oder sei es durch unsaubere Technik beim Gewichtheben. Der Kombination von Hyperlordosierung und Torsion ist dabei eine besondere Rolle zuzuerkennen. Es sind wiederholt Röntgenbildserien veröffentlicht worden, die die Entstehung einer Spondylolyse während des Leistungssports nahe legen. Jugendlichen mit Spondylolyse und -olisthese sollte vom Leistungssport in den genannten stark reklinierenden Disziplinen abgeraten werden (Güssbacher et al. 1985).

Den genannten Leistungssportarten vergleichbare berufliche Belastungen oder eine Häufung von Spondylolyseträgern in bestimmten Berufen sind bisher nicht bekannt (Rompe u. Pfeil 1990).

Obwohl es sich bei der doppelseitigen Spondylolyse häufig um röntgenologische Zufallsbefunde handelt (die vielfach im Leistungssport anlässlich von Reihenuntersuchungen, also ohne Leistungsbeeinträchtigung gesehen werden), gelten ➤Wehrdiensttauglichkeit und ➤Polizeidienstfähigkeit als beeinträchtigt.

Unfallbedingte doppelseitige Spondylolysen sind bisher nicht belegt. Offensichtlich kommt es (auch unter experimentellen Bedingungen) unter erheblichen einmaligen Gewalteinwirkungen eher zu Mehrfachverletzungen der Wirbel und Wirbelbögen.

Spontanverformung, Spontanfraktur, „pathologische Fraktur"

Die Festigkeitsminderung des Knochens durch angeborene oder erworbene Erkrankungen kann soweit gehen, dass der Knochen bei physiologischen Belastungen (alltäglichen Verrichtungen) einbricht (Osteogenesis imperfecta, Osteopenie, Osteoporose, Knochengeschwülste). Differenzialdiagnose: ➤ Ermüdungsbrüche.

Häufig kommt es bei Spontanfrakturen nicht zur vollständigen Frakturierung, sondern zu rasch aufeinander folgenden Infraktionen und damit Deformierungen (Fischwirbelbildung, Glasknochendeformierung), ohne dass der Betroffene die einzelnen Deformationsphasen als „Ereignis" erlebt. Man spricht deshalb von Spontanverformung.

Sudeck-Erkrankung

(Morbus Sudeck, komplexes regionales Schmerzsyndrom, complex regional pain syndrome, CRPS I).

Die „akute (reflektorische) Knochenatrophie nach Entzündungen und Verletzungen in den Gliedmaßen" ist in den letzten Jahren vor allem als „sympathische Reflexdystrophie" angesprochen worden. Wegen der Zweifel an der alleinigen zentralen Rolle der Sympathikusstörung in der Krankheitsentwicklung hat sich international die rein deskriptive Bezeichnung „komplexes regionales Schmerzsyndrom" etabliert. Die Pathophysiologie ist bis heute nicht geklärt. Die Diagnose wird klinisch gestellt anhand von sensorischen, motorischen und autonomen Störungen, also spontanen Schmerzen oder Hyperalgesie, die nicht auf das Versorgungsgebiet eines Nervs oder einer Nervenwurzel begrenzt sind, distales Ödem, deutliche Hauttemperatur- und Schweißstörung, Kontrakturen, fleckige Knochenatrophie (Weber et al. 2002). Das Ausmaß der Beschwerden steht oft in krassem Missverhältnis zum Auslöser (Traumatisierung ohne offensichtliche Beteiligung größerer Nerven).

Tuberkulose des Skeletts

➤ Infektionen, ➤ Ostitis

In seltenen Fällen ist die direkte Kontamination einer offenen Verletzung an den Haltungs- und Bewegungsorganen mit Tuberkuloseerregern denkbar, vor allem wenn gleichzeitig die Bedingungen herrschen, die zur Anerkennung einer ➤ Berufskrankheit gefordert werden.

Ist es zu einem Primäreffekt gekommen, ergibt sich grundsätzlich das Risiko einer sekundären Keimverschleppung durch hämatogene Streuung. Ist der Primäraffekt als Unfallfolge, Schädigungsfolge, Berufskrankheit anerkannt, ergibt sich daraus die Hauptursache für die Sekundäraffektionen, Befall von Wirbelkörpern und/oder Gliedmaßenknochen und/oder -gelenken. Besondere Probleme bereitet die Frage, ob Unfallfolgen für die Manifestation eines Sekundärherds von Bedeutung waren. Ähnlich wie bei der Begutachtung der Osteomyelitis ist auch für die Skeletttuberkulose einer anhaltenden Gewebeschädigung die Bedeutung einer Mitursache für die Keimabsiedlung zuzuordnen, wenn das Trauma während einer hämatogenen Streuung wegen des Gewebeschadens als Lokalisationsfaktor angesprochen werden muss.

Bei der Beurteilung eines zeitlichen Zusammenhangs ist Folgendes zu beachten: Man kann annehmen, dass nach röntgenologisch feststellbarer Destruktion der tuberkulöse Herd bereits 6–12 Monate besteht (Anleitung BEG, D 1.22). Im Knochengewebe lässt im Anfangsstadium oft sogar die Tomografie im Stich. Große Sequester sprechen für eine Krankheitsdauer von 1–2 Jahren, kleinere Sequester sind eher älter. Röntgenologisch nachweisbare diffuse Atrophien sprechen für ein akutes Geschehen. Paravertebrale und paraartikuläre Abszessschatten können bei der erstmaligen Röntgendiagnose bis 2 Jahre alt sein. Spangenbildungen an der Wirbelsäule entwickeln sich bereits 1–2 Jahre nach Krankheitsbeginn.

Venenerkrankungen

Zu Diagnose, Bewertung, Zusammenhangsfragen siehe Kap. B 2.6.

Verhandlungs-, Vernehmungs-, Terminfähigkeit

Vernehmungsfähigkeit

Vernehmung heißt, dass der Vernehmende von Beschuldigten, Zeugen oder Sachverständigen eine Auskunft oder Aussage verlangt. Vernehmungsunfähigkeit darf nicht mit Arbeitsunfähigkeit oder Dienstunfähigkeit verwechselt werden. Vernehmungsunfähig ist eine Person bei Beeinträchtigung von Bewusstsein, Denken, Antriebswillen, Gedächtnis usw., also einer Beeinträchtigung auf psychiatrischem Fachgebiet. Eine Beeinträchtigung bei Erkrankungen der Haltungs- und Bewegungsorgane ist nicht anzunehmen, ggf. aber eine Beeinträchtigung der Terminfähigkeit (Reise- und Transportfähigkeit).

4.4 Kurzhinweise zu häufigen medizinischen Fragestellungen

Verhandlungsfähigkeit

Verhandlungsfähigkeit setzt voraus, dass der Betroffene in der Lage ist, seine Interessen inner- und außerhalb der Verhandlung vernünftig wahrzunehmen, ggf. Prozesserklärungen abzugeben und entgegen zu nehmen. Erkrankungen der Haltungs- und Bewegungsorgane bedingen keine Verhandlungsunfähigkeit. Beschränkte Verhandlungsfähigkeit (anzugeben in Stunden und Pausen pro Verhandlungstag) kann sich ergeben aus einer Beeinträchtigung beim Sitzen, Gehen oder durch Schmerzen.

Terminfähigkeit

Terminfähigkeit liegt vor, wenn der Betroffene allein oder in Begleitung zum Ladungsort reisen kann. Da Termine ggf. auch am Krankenbett stattfinden können, stellt sich hier die Frage der Reise- und Transportfähigkeit (tägliche Reisezeit, Wahl der Transportmittel bis hin zum Liegendtransport in Begleitung eines Arztes).

Vibrationsschäden

Erkrankungen durch „Erschütterung bei Arbeit mit Druckluftwerkzeugen" und „vibrationsbedingte Durchblutungsstörungen an den Händen" sowie „bandscheibenbedingte Erkrankungen der Lendenwirbelsäule" durch Vibrationseinflüsse sind als ➤Berufskrankheiten anerkannt.

Als Schwingungsbelastung lässt sich eine sehr häufig wiederholte, an ein und derselben Stelle des menschlichen Körpers eingeleitete Kraft definieren. Eingeleitet werden die Kräfte in den menschlichen Körper häufig an der Stelle, die die Verbindungsstelle zwischen vibrationserzeugendem technischem Gerät und dem bedienenden Menschen ist (Sitz des Fahrzeugs, Griff des Presslufthammers usw.).

Als Schwingungsbeanspruchung bezeichnet man die Auswirkung einer Schwingungsbelastung auf den menschlichen Körper, die sich als Belästigung, als akute physiologische Reaktion, als Leistungsminderung oder als Gesundheitsschädigung äußern kann. Wesentlich für das Ausmaß der Schwingungsbeanspruchung sind Amplitude, Frequenz, Ankopplungsbedingungen und offensichtlich individuelle Faktoren des beanspruchten menschlichen Körpers. Arbeitsmedizinisch werden die Frequenzen der Schwingungsbelastung in 3 Bereiche eingeteilt:

➤ 0,1 – 1 Hz (Kinetosen)
➤ 1,0 – 80 Hz (Ganzkörperschwingungen)
➤ 16 – 1000 Hz (Hand- und Armschwingungen)

Besondere Bedeutung kommt vermutlich Resonanzphänomenen zu. Resonanz tritt dann ein, wenn die Eigenfrequenzen des resonanzfähigen Gebildes und die Frequenz des Schwingungserregers übereinstimmen oder zumindest sehr nahe beieinander liegen. Charakteristisch für ein Resonanzphänomen ist die Tatsache, dass auch bei sehr kleinen oder über eine längere Zeit in den Körper eingeleiteten periodischen Kräften eine sehr hohe Schwingungsbeanspruchung entstehen kann und dass die größten Zerstörungen dabei an ganz anderen Stellen auftreten als an der Einleitungsstelle periodischer Schwingungsbelastungen.

Warum die BK Nr. 2110 auf bandscheibenbedingte Erkrankungen der Lendenwirbelsäule begrenzt wurde, ist nicht bekannt. Zweifellos ist das schwächste Glied im System Wirbelsäule bei Schwingungsbeanspruchung die Zwischenwirbelscheibe. Sie ist nur bis zum Ende des 2. Lebensjahres durch Gefäße versorgt. Später wird das Knorpelgewebe der Bandscheibe nur durch Diffusion von den Kapillaren der benachbarten Wirbelkörper ernährt. Vibrationen scheinen in den Diffusionsprozess einzugreifen. Durch den häufigen schnellen Wechsel von Zug und Druck scheinen die Diffusionssäfte im Bereich der Bandscheibengrenzbezirke hin und her geschoben zu werden, ohne in die Tiefe des Bandscheibengewebes gelangen zu können, so dass Stoffwechselnot in der Bandscheibe auftritt.

Es sind aber auch vermehrte Beanspruchungen der Wirbelbogengelenke und der Strukturen in diesen (meniskusartiges Gewebe) und der Wirbelsegmente oberhalb der Lendenwirbelsäule anzunehmen.

Für den Zusammenhangsnachweis waren bisher vor allem epidemiologische Untersuchungen maßgeblich, die eine Häufung von Arbeitsunfähigkeiten wegen Kreuzschmerzen und die Vermutung vermehrter röntgenologischer Verschleißerscheinungen im Bereich der Lendenwirbelsäule bei Schwingungseinleitung über den Sitz (z. B. bei Fahrern von Erdbaumaschinen – Köhne et al. 1982) aufzeigten.

4 Weitere Aspekte der Begutachtung

Wachstumsstörungen

In der privaten Unfallversicherung kann ein für Versicherer und Versicherungsnehmer erstmals verbindlich festgestellter Invaliditätsgrad nicht mehr neu festgestellt werden, wenn seit dem Unfall 3 Jahre verstrichen sind.

In der privaten Kinderunfallversicherung ist das Recht auf Neufeststellung auf 5 Jahre befristet, jedoch nicht über das 18. Lebensjahr hinaus.

Sofern posttraumatische Wachstumsstörungen bei jungen Kindern (nach Epiphysenfugenverletzung, Knochen- u. Gelenkinfektionen usw.) keinen genügenden Anhalt über den Befund bei Wachstumsabschluss liefern, sollte der ärztliche Gutachter dies darlegen und darauf abheben, dass die Erstfeststellung von der medizinischen Situation her jetzt nicht, sondern erst bei Wachstumsabschluss möglich ist.

Wegefähigkeit

➤ Gehbehinderung (Gebauer 1995, Majerski-Pahlen 1995)

➤ Verhandlungsfähigkeit

Wirbelbrüche

Wegen der statisch-dynamischen Auswirkungen ist eine Wirbeldeformierung in der Mitte eines lordotischen oder vor allem kyphotischen Abschnitts wesentlich weniger bedeutsam als eine gleichartige Wirbeldeformierung an der Grenze eines Wirbelsäulenabschnitts. Verlagerung des Kyphosescheitels, Desäquilibrierung und Skoliosierung der Wirbelsäule sind eher ungünstige Folgen eines Wirbelbruchs. Je tiefer der Kyphosescheitel sinkt, umso geringer sind die Kompensationsmöglichkeiten der Lendenwirbelsäule, vor allem dann, wenn schon eine Funktionseinschränkung des untersten Lendensegments (z. B. Übergangswirbelbildung, Spondylolyse, Spondylolisthesis) vorbestanden hat.

Gelegentlich kommt es infolge von Traumen auch einmal zur Besserung des Vorzustandes, z. B. wenn eine schmerzhafte Spondylarthrose durch eine Wirbelsegmentverblockung abgestützt wird.

Hinweise auf eine Segmentinstabilität liefert die manualmedizinische Funktionsdiagnostik. Röntgenologisch ist eine pathologische Beweglichkeit auf Funktionsaufnahmen zu erwarten; als deren Folge entwickelt sich eine reaktive Sklerosierung der Grenzplatten und eine Spondylarthrose. Erhaltene Stabilität im hinteren Wirbelsäulenabschnitt führt im Allgemeinen zu einer stabilen (ggf. manschettenartigen) vorderen Spondylose (Rompe 1989, 1993, 1997).

Stabile und ohne wesentliche Deformität verheilte Wirbelbrüche bedingen keine MdE von 10 v.H., Wirbelbrüche mit Instabilität und/oder statisch erheblicher Achsenabweichung eine solche von 20–30 v.H. nach Ablauf des 2. Unfalljahres.

Weber u. Wimmer (1991) haben ein Begutachtungskonzept vorgelegt, welches sich am Bewegungssegment orientiert. Für jedes Bewegungssegment wird analog zur physiologischen Beweglichkeit der prozentuale Anteil an der Wirbelsäulengesamtbeweglichkeit (welche mit 100% gesetzt wurde) dargestellt (Tabelle 4.**9**).

Dieser Prozentsatz der segmentalen Beweglichkeit wird pro Segment bewertet.

Dabei wird jedes Bewegungssegment nur einmal, dann allerdings mit dem höchsten in Betracht kommenden Faktor angesetzt. Die so errechneten Werte decken sich erstaunlich gut mit den bisher bekannten Literaturangaben.

Die Begutachtung **operativ versorgter Wirbelsäulenfrakturen** hat auch Operationsfolgen, also z. B. die zugangsbedingten Schäden an der Muskulatur oder die Einschränkung der Lungenfunktion zu berücksichtigen. Nach ventralem Zugang zur Wirbelsäule muss mit segmentalen Innervationsstörungen der Bauchmuskulatur und narbenbedingten Funktionseinbußen gerechnet werden, die zu Seitendifferenzen und muskulären Dysbalancen führen können.

Bei dorsalem Zugang ist die Ablösung der Rückenmuskulatur auch ein Segment ober- und unterhalb der Versteifungsstrecke in Rechnung zu stellen.

Von Deimling u. Mitarb. (1992) empfehlen für mono- und bisegmentale Fusionen bei regelrechter Achsstellung in Frontal- und Transversalebene und für leichte Kyphoseverstärkung von nicht mehr als 10° nach Cobb eine MdE von 10 v.H. für den Bereich der Brustwirbelsäule und der Lendenwirbelsäule, aber von 20 v.H. für den Bereich Th 11–L 2 unter der Voraussetzung, dass Lungenfunktion, ventrale Muskulatur und angrenzende Segmente nicht beeinträchtigt sind.

4.4 Kurzhinweise zu häufigen medizinischen Fragestellungen

Tabelle 4.9 Prozentualer Anteil der Segmentbeweglichkeit an der Gesamtbeweglichkeit Wirbelsäule (nach Weber u. Wimmer).

Segment	Grad	%
C 0/C 1	50	7,8
C 1/2	46	7,2
C 2/3	37	5,8
C 3/4	39	6,1
C 4/5	46	7,2
C 5/6	42	6,6
C 6/7	39	6,1
C 7/Th 1	32	5,0
Th 1/2	14	2,2
Th 2/3	14	2,2
Th 3/4	14	2,2
Th 4/5	14	2,2
Th 5/6	14	2,2
Th 6/7	16	2,5
Th 7/8	12	1,8
Th 8/9	12	1,8
Th 9/10	12	1,8
Th 10/11	14	2,2
Th 11/12	12	1,8
Th 12/L 1	23	3,6
L 1/2	21	3,3
L 2/3	23	3,6
L 3/4	29	4,5
L 4/5	36	5,6
L 5/S 1	30	4,7

- ➤ bei stabil verheilten Frakturen — 1fach
- ➤ bei leichten Instabilitäten (bis ¼ Wirbelverschiebung) — 4fach
- ➤ bei schweren Segmentinstabilitäten — 6fach
- ➤ bei Hypomobilitäten und Ankylosen — 3fach

für den Bereich der posttraumatischen Wirbelsäulenseitausbiegung
- ➤ in der Hauptkrümmung — 2fach
- ➤ in der Gegenkrümmung — 1fach

4 Weitere Aspekte der Begutachtung

Wirbelsäule, Bewegungssegment, Bandscheibe

► Bandscheibenvorfall

Bandscheibenbedingte Erkrankungen der Halswirbelsäule (durch langjähriges Tragen auf Kopf oder Schulter) und bandscheibenbedingte Erkrankungen der Lendenwirbelsäule (durch langjähriges Heben und Tragen bzw. durch Vibrationseinleitung über das Gesäß) können als ►Berufskrankheit anerkannt werden.

Im Vordergrund der Pathologie des Kreuzschmerzes (Lumbago, Lumbalgie) steht die Zwischenwirbelscheibe (Bandscheibe). In der altersentsprechenden Katabiose (Flüssigkeits- und Elastizitätsverlust) sind die wesentlichen Voraussetzungen für die Osteochondrose, Spondylose und Spondylarthrose zu suchen, die die untere Halswirbelsäule und die untere Lendenwirbelsäule bevorzugt befallen, auch bei Personen, die niemals schwere körperliche Arbeit geleistet haben (Krämer 1994, McFarlane et al. 1997, Papageorgiou et al. 1997, Spitzer et al. 1995).

Bei der Entwicklung eines lumbalen Bandscheibenvorfalls (mit radikulärer Symptomatik einer Ischialgie) kommt akuten Gewalteinwirkungen nur äußerst selten Bedeutung zu. Einschlägige Diskussionen werden aus dem ausländischen Schrifttum angeheizt, wenn die dortige Bezeichnung „traumatisch" mit unserem Begriff „unfallbedingt" statt „mechanisch" übersetzt wird.

Für das Auftreten großer Kräfte sind vor allem dynamische Vorgänge verantwortlich. Bewegte Massen besitzen Impulse, die erzeugt oder vernichtet werden müssen. Dabei sind nicht die Massen der beteiligten Körper, sondern große Kräfte charakteristisch: Schlag, Stoß und Druck. Während es einem 80 kg schweren Mann unter Aufbietung aller seiner Muskelkräfte nicht gelingt, einen 50 mm langen Nagel in einen Balken zu drücken, genügt ein Hammer von 400 g, ein $^2/_{100}$ der Masse des Mannes, um den Nagel in den Balken zu treiben. Denn die außerordentlich geringe Bremszeit des Hammerkopfes beim Auftreffen auf den Nagel erzeugt eine sehr große Kraft.

Lendenbandscheiben werden am stärksten beansprucht, wenn die Wirbelsäule nach vorn gebeugt ist und eine Kraft einwirkt, welche die Beugung zu verstärken trachtet (Junghanns 1979).

Literatur

Alex C. Arbeitsunfähigkeit: Thema der Politik oder Medizin. Arbeitsmed Sozialmed Umweltmed 2002; 37: 90 – 93

American Medical Association (AMA). Guides to the Evaluation of Permanent Impairment. 4th ed. Chicago: AMA; 1999.Baur E, Nigst H, eds. Versicherungsmedizin. Bern: Huber; 1972

Bayerisches Staatsministerium der Finanzen. Anleitung für die ärztliche Gutachtertätigkeit im Rahmen des Bundesentschädigungsgesetzes. München: Rehm; 1967

Blankenburg H, Müller-Stephann H. Zur Begutachtung berufsbedingter Wirbelsäulenerkrankungen. Beitr Orthop Traumatol 1986; 33: 12

Bergmann G, Graichen F, Rohlmann A, Verdonschot N, van der Lenthe GH. Frictional heating of total hip implants. Part I: Measurements in patients. Part II: Finite element study. J Biomech 2001; 34: 421 – 428,429 – 435

Böckelmann I, Pfister EA. Psychonervale Belastungen im Polizeiberuf. Arbeitsmed Sozialmed Umweltmed 2008; 43: 309 – 313

Borchgrevink GE, Kaasa A, McDonagh D, Stiles TC, Haraldseth O, Lereim I. Acute Treatment of Whiplash Neck Sprain Injuries. Spine 1998; 23: 25 – 31

Bräunlich A, Kössler F, Heuchert G. Zur Epidemiologie von Ermüdungsbrüchen aus arbeitsmedizinischer Sicht. Z Orthop 1996; 134: 553 – 61

Breckner J, Herbold A, Nauerz U, Rudelitz M, Schwander C. Diagnose Fibromyalgie? Erfahrungen mit einem Syndrom in der sozialmedizinischen Begutachtung für die Rentenversicherung. Med Sach 2002; 98: 22 – 6

Breitenfelder J. Negative Beeinträchtigung des Skelettsystems durch einseitige Oberschenkelamputation. Orthop Prax 1991; 27: 654

Buckup K, Hrsg. Klinische Tests an Knochen, Gelenken und Muskeln. Stuttgart: Thieme; 1995

Bundesarbeitsgemeinschaft Rehabilitation. Rehabilitation Behinderter. 2. Aufl. Köln: Deutscher Ärzteverlag; 1994

Bundesministerium für Arbeit und Sozialordnung. Anhaltspunkte für die ärztliche Gutachtertätigkeit im sozialen Entschädigungsrecht und nach dem Schwerbehindertengesetz. Bonn: Köllen; 1996

Borchgrevink GE, Kaasa A, McDonagh D, Stiles TC, Haraldseth O, Lereim I. Acute Treatment of Whiplash Neck Sprain Injuries. Spine 1998; 23: 25 – 31

Cassidy JD, Carrol LJ, Coté P, Frank J. Does Multidisciplinary Rehabilitation Benefit Whiplash Recovery? Spine 2007; 32: 126 – 131

Castro WH, Meyer SJ, Becke MER et al. No stress – no whiplash? Int J Legal Med 2001; 114: 316 – 322

Cooper C. Occupational activity and the risk of osteoarthritis. J Rheumatol 1995; 43 (Suppl.): 10 – 2

von Deimling U., Hallbauer T, Münzenberg KJ. Begutachtung von operativ versorgten Wirbelsäulenfrakturen der BWS und LWS ohne neurologische Komplikationen. Z Orthop 1993; 131: 270

Dörfler H, Eisenmenger W, Lippert HD, Hrsg. Das medizinische Gutachten. Berlin: Springer; 2002

Erler K, Neumann U, Brückner L. Können Knie-TEP-Patienten eine Fußgängerampel gefahrlos überqueren? Orthop Praxis 2006; 42: 738 – 742

Eisenmenger W. Die Distorsion der Halswirbelsäule. Anmerkungen zur Rechtsprechung aus biomechanischer und rechtsmedizinischer Sicht. In: Griesbaum R, Hannich R, Schnarr KH, Hrsg. Strafrecht und Justizgewährung. Berlin: Berliner Wissenschaftsverlag; 2006: 387 – 411, nachgedruckt in Med Sach 2008; 104: 56 – 78

Erdmann H, Hrsg. Die Schleuderverletzung der Halswirbelsäule. Die Wirbelsäule in Forschung und Praxis. Band 56. Stuttgart: Hippokrates; 1973

Erlenkämper A, ed. Sozialrecht – Leitfaden für die Praxis. 3. Aufl. Köln: Heymann; 1996

Ernestus RI. Begutachtung in der Neurologie. In: Widder B, Gaidzik PW, Hrsg. Begutachtung in der Neurologie. Stuttgart: Thieme; 2007: 349 – 357

EWAK (Europäischer Wissenschaftlicher Arbeitskreis, Ingenieurbüro Dr. Grossner u. Fürbeth). Versuche zur Belastung der HWS bei kleinen Seitanstößen. Verkehrsunfall und Fahrzeugtechnik. 1997; 5: 328 – 332

Ewert T, Cieza A, Stucki G. Die ICF in der Rehabilitation. Phys Med Rehab Kuror 2002; 12: 157 – 162

Ferrari R, Russel AS, Richter M. Epidemiologie der HWS-Beschleunigungsverletzung. Orthopäde 2001; 30: 551 – 558

Fredenhagen H, Hrsg. Das ärztliche Gutachten. 4. Aufl. Bern: Huber; 2003

Friedebold G, Koppelmann J. Begutachtung. In: Witt AN, Rettig H, Schlegel KF, Hackenbroch M, Hupfauer W, Hrsg. Orthopädie in Praxis und Klinik 2. Aufl. Band I. Stuttgart: Thieme; 1984: 14.1

Gebauer E. Feststellung der Wegefähigkeit im Schwerbehinderten- und Rentenrecht aus medizinischer Sicht. Med Sachverständ 1995; 91: 53

Graf J, Niethard FU, Cotta H. Zur Begriffsbestimmung von Chondropathia und Chondromalacia patellae. Z Orthop 1990; 128: 289

Greinemann H. Prädestinieren Kniescheibenhochstand, Knie- und Kniescheibenfehlformen sowie Beinachsenfehlstellungen bei kniebelastenden Berufen zu vorzeitigen Verschleißschäden? Bundesanstalt für Arbeitsschutz, Dortmund. Fortsetzungsbericht Nr. 362. Bremerhaven: Verlag für Neue Wirtschaft; 1983

Greitemann B, Güth V, Baumgartner R. Asymmetrie der Haltung und der Rumpfmuskulatur nach einseitiger Armamputation – eine klinische elektromyographische, haltungsanalytische und rasterphotogrammetrische Untersuchung. Z Orthop 1996; 134: 498

Güssbacher A. Der Judo-Ellenbogen – ein typischer Sportschaden. Judo-Mag 1988; 3: 51

Güssbacher A, Rompe G, Sommer HM. Die jugendliche Wirbelsäule im Leistungs- und Hochleistungssport. Prakt Orthop 1985; 17: 427

Hausotter W. Moderne Leiden aus kritischer Sicht. Versicherungsmedizin 2001; 53: 177 – 81

Henning K. Das Fibromyalgie-Syndrom in der Begutachtung. Orthopädie-Mitteilungen 2001: 354 – 357

Herrmann J, Hofmann G, Kladny B, Beyer WF, Glückert K, Weseloh G. Die Klinik degenerativer Meniskusveränderungen. Orthop Prax 1992; 28: 317

Hierholzer G. Diskussion zur Rotatorenmanschettenruptur. In: Hierholzer G, Kunze G, Peters D, Hrsg. Gutachtenkolloquium 1996; 11: 37

Hierholzer G, Ludolph E, Hrsg. Die Begutachtung der posttraumatischen/postoperativen Osteomyelitis. Gutachtenkolloquium 1. Berlin: Springer; 1986

Hierholzer G, Ludolph E. Ersatzanspruch der verletzten Hausfrau. Dtsch Ärztebl 1990; 87: B155 –B159

Hoffmann A, Linder R, Kröger B, Schnabel A, Krüger GRR. Fibromyalgie-Syndrom und Chronic-Fatigue-Syndrom. Dtsch Med Wochenschr 1996; 121: 1165

Hopf C, Heine J. Neueinteilung der Empfehlung zur gutachterlichen Bewertung von Personen mit Skoliosen. Z Orthop 1988; 126: 211

Hoppenfeld S, Hrsg. Orthopädische Neurologie. Stuttgart: Enke; 1980

Huenges E, Immich H, Marquardt E, Rompe G, Gressmann C, Mau H. Dokumentation und Begutachtung von Thalidomid-Schäden. Z Orthop 1973; 111: 93

Imhäuser G, Steinhauser E. Verursachen Amputationen Spätschäden am Bewegungssystem? Orthop Prax 1982; 18: 665

Izbicki W, Neumann N, Spohr H, Hrsg. Unfallbegutachtung. 9. Aufl. Berlin: de Gruyter; 1992

Jäger M, Wirth CJ, Hrsg. Kapselbandläsionen. Stuttgart: Thieme; 1978

Janda V, Hrsg. Muskelfunktionsdiagnostik. Leuven: Acco; 1979

Jayson MIV. Why does acute back pain become chronic? Spine 1997; 22: 1053

Jerosch J, Castro WHM, Halm H, Assheuer J. Kernspintomographische Meniskusbefunde bei asymptomatischen Probanden. Unfallchirurg 1993; 96: 457

Jerosch J, Schröder M, Steinbeck J, Assheuer J. Belastungsabhängige Langzeitveränderungen der Menisci. Sportverl Sportschad 1994; 8: 38

Junghanns H, Hrsg. Die Wirbelsäule in der Arbeitsmedizin. Die Wirbelsäule in Forschung und Praxis. Band 78 u. 79. Stuttgart: Hippokrates; 1979

Kayser R, Weber U. Morbus Scheuermann. Orthopäde und Unfallchirurgie up2date 2007; 2: 125 – 140

Keidel M. Der posttraumatische Verlauf nach zervikozephaler Beschleunigungsverletzung. In: Kügelgen B, Hrsg. Neuroorthopädie 6. Berlin: Springer; 1995: 73 – 113

Keidel M. Beschleunigungsverletzung der Halswirbelsäule. In: Rauschelbach HH, Jochheim KA, Widder B, Hrsg.

4 Weitere Aspekte der Begutachtung

Das neurologische Gutachten. 4. Aufl. Stuttgart: Thieme; 2000: 408–421

Knahr K, Korn V, Kryspin-Exner I, Jagsch R. Lebensqualität von Patienten 5 Jahre nach Kniearthroplastik. Z Orthop 2003; 141: 27–32

Köhne G, Zerlett G, Dutze H. Ganzkörperschwingungen auf Erdbaumaschinen. (Schriftenreihe HdA, Band 32). Düsseldorf: VdI-Verlag; 1982

Könn G, Oellig WP, Willet-Bleich M. Möglichkeiten und Grenzen der histologischen Altersbestimmung von Zusammenhangstrennungen des Meniskus. Unfallchirurg 1985; 88: 1

Kolenda KD. Sozialmedizinische Beurteilung und Beratung von Patienten mit koronarer Herzkrankheit. Dtsch Med Wochenschr 1998; 123: 741–747

Koss M. Kausalitätsbeurteilung nach Sehnenverletzungen. Med Sach 2002; 98: 10–2

Krämer J. Bandscheibenbedingte Erkrankungen. 3. Aufl. Stuttgart: Thieme; 1994

Krösl W, Zrubecky G, Hrsg. Die Unfallrente. 4. Aufl. Stuttgart: Enke; 1992

Kügelgen B, Kügelgen C, Baumgaertel F. HWS-Schleudertrauma: Muskuläre Funktionsstörungen und Therapiekonzepte. Trauma u. Berufskrankheiten 2001; 3 (Suppl. 3): 334–343

Kügelgen W. 41 Thesen zum sogenannten Schleudertrauma. Unveröffentlichtes Manuskript (Leitlinienvorbereitung) vom 12.10.2006

Kwan O. The plasticity of whiplash theories. Eur Spine J 2001; 10: 545–546

Laarmann A, Hrsg. Berufskrankheiten nach mechanischen Einwirkungen. 2. Aufl. Stuttgart: Enke; 1977

Langendoen-Sertel J. Repetitive Strain Injury – Überblick und Behandlung. Krankengymnastik 1996; 48: 1321

Leidel BA, Kirchhoff C, Kessler S, Mutschler W. Trauma der Halswirbelsäule. Gutachterliche Herausforderungen nach Beschleunigungsverletzung der HWS. Orthopäde 2008; 37: 414–423

Leitlinie der Deutschen Gesellschaft für Arbeitsmedizin und Umweltmedizin e.V. Arbeitsmed Sozialmed Umweltmed 2008; 43: 455–462

Lemcke H. Unfallbedingte HWS-Beschwerden und Haftung. r+s 2003; 30: 177–185

Lemcke H. Unfallbedingte HWS-Beschwerden und Haftung. Verband öffentlicher Versicherer. www.oevis.de, 19.07.2007

Lob A, Hrsg. Die Wirbelsäulenverletzungen und ihre Ausheilung. 2. Aufl. Stuttgart: Thieme; 1954

Ludolph E, Heitemeyer U. Die Begutachtung des Meniskusschadens. Unfallchirurgie 1984; 12: 215

Ludolph E, Lehmann R, Schürmann J, Hrsg. Kursbuch der ärztlichen Begutachtung. Landsberg: ecomed; 2002

Macfarlane GJ, Thomas E, Papageorgiou AC, Croft PR, Jayson MIV, Silman AJ. Employment and physical work activities as predictors of future low back pain. Spine 1997; 22: 1143

Maetzel A, Makela M, Hawker G, Bombardier C. Osteoarthrotis of the hip and knee and mechanical ocupational exposure – a systematic overview of the evidence. J Rheumatol 1997; 24: 1599–1607

Majerski-Pahlen M. Die Feststellung der Wegefähigkeit im Schwerbehinderten- und Rentenrecht. Med Sachverständ 1995; 91: 50

Marx HH, Hrsg. Medizinische Begutachtung. 6. Aufl. Stuttgart: Thieme; 1997

Mazzotti I, Castro WHM. Bedarf es zur Beurteilung des HWS-Schleudertrauma noch der Hinzuziehung eines medizinischen Sachverständigen? NZV 2002: 499–500

Mazzotti I, Castro WHM. Belastung und Belastbarkeit – Stellenwert bei der Begutachtung des „Schleudertraumas" der Halswirbelsäule. Med Sach 2006; 102: 206–210

Mehrhoff F, Muhr G, Hrsg. Unfallbegutachtung. 10. Aufl. Berlin: de Gruyter; 1999

Mende J. Dokumentation „Wege zu Wissen und Wohlstand" oder „Lieber krankfeiern als gesundschuften". Lollart: Prolit (weitgehend wortgleich CD-Rom Krankheitssimulator.www.utechmedia.net)

Merten T, Diederich C, Stevens A. Vorgetäuschte Beschwerden nach Distorsionstrauma der Halswirbelsäule: Eine experimentelle Simulationsstudie. Akt Neurol 2008; 35: 8–15

Meyer S, Weber M, Schilgen M, Peuker C, Woertler K, Castro WHM. Unfall- und Verletzungsmechanismus aus technischer und medizinischer Sicht. In: Castro WHM, Kügelgen B, Ludolph E, Schroeter F, Hrsg. Das Schleudertrauma der Halswirbelsäule. Stuttgart: Enke; 1998: 5–22

Mollowitz GG, Hrsg. Der Unfallmann. 12. Aufl. Berlin: Springer; 1998

Mouret P, Zichner L. Postoperative Behandlung, Rehabilitation und gutachterliche Beurteilung von Endoprothesenträgern des Hüftgelenkes. Versicherungsmedizin 1992; 44: 7

Müller KH, Rehn J. Begutachtung nach Sehnenrupturen. Chirurg 1984; 55: 11

Müller KM. Meniskusschaden aus der Sicht des Pathologen. Prakt Orthopädie 1988; 18: 131

Oppel U. HWS-Schleudertrauma – der Arzt ist in der Pflicht! Orthopäde 2007; 36: 761–762

Papageorgiou AC, Macfarlane GJ, Thomas E, Croft PR, Jayson MIV, Silman AJ. Psychosocial factors in the workplace: do they predict new episodes of low back pain? Spine 1997; 22: 1137

Paul B, Peters M, Ekkernkamp A, Hrsg. Kompendium der medizinischen Begutachtung. Balingen: Spitta; 2002

Perret W, Hrsg. Was der Arzt von der privaten Unfallversicherung wissen muß. 3. Aufl. Berlin: Springer; 1980

Pieper W. Begutachtung. In: Nigst H, Buck-Gramcko D, Millesi H, Hrsg. Handchirurgie. Band. II. Stuttgart: Thieme; 1983: 45.01

4.4 Kurzhinweise zu häufigen medizinischen Fragestellungen

Pressel G. Die Bedeutung der beruflichen Exposition für die Ätiologie des chronischen Meniskusschadens (Meniskopathie). Arbeitsmed Sozialmed Präventivmed 1983; 18: 43

Rauschelbach HH, Jochheim KA, Hrsg. Das neurologische Gutachten. 2. Aufl. Stuttgart: Thieme; 1995

Rauschelbach HH, Jochheim KA, Widder B, Hrsg. Das neurologische Gutachten. 4. Aufl. Stuttgart: Thieme; 2000

Reichenbach M, Ludolph E. Schadenersatz bei verletzungsbedingtem Ausfall der Hausfrau – das „Münchner Modell". In Ludolph E, Lehmann R, Schürmann J Hrsg. Kursbuch der ärztlichen Begutachtung. 5. Ergänzungslieferung. Landsberg: Ecomed; 2007: V – 3, 1 – 28

Rimner G. Eine neue Krankheit? Zur Entwicklung des „RSI-Problems". BAD-Prax 1991; 1: 1

Ritter G. Neurologische Begutachtung nach dem Beamtenrecht. Nervenheilkunde 1995; 14: 237

Rocher C, Rigaud A, eds. Guide-barème indicatif des invalidités. In: Fonctions et Bilans Articulaires. Paris: Masson; 1964: 887

Roesler H, Rompe G. Beinlängendifferenz und Verkürzungsausgleich. Z Orthop 1972; 110: 623

Rohe K, Rompe G. Krankheiten des Stütz- und Bewegungssystems. In: Verband Deutscher Rentenversicherungsträger, Hrsg. Sozialmedizinische Begutachtung in der gesetzlichen Rentenversicherung. 5. Aufl. Stuttgart: Fischer; 1995

Rompe G. Röntgenologische Differentialdiagnose traumatischer Wirbelsäulenschäden. Orthop Praxis 1970; 6: 239

Rompe G. Beurteilung der Muskelkraft in Gutachten. Z Orthop 1972a; 110: 392

Rompe G. Empfehlungen zur gutachterlichen Bewertung der Hüftgelenksalloarthroplastik. Z Orthop 1972b; 110: 121

Rompe G. Empfehlungen zur gutachterlichen Bewertung von Sprunggelenksversteifungen. Med Sachverständ 1974; 70: 30

Rompe G, Niethard FU. Aktuelle Gesichtspunkte zum Thema Gliedmaßenverlust – Wirbelsäule – Fehlbelastung. Med Sachverständ 1980; 76: 8

Rompe G. Beurteilung der Berufsunfähigkeit bei Wirbelsäulenerkrankungen und -verletzungen. Z Ges Versich-Wiss 1981; 70: 455

Rompe G, Corell J. Zur Begutachtung von Verletzungsfolgen am Schultergelenk. Med Sachverständ 1981; 77: 108

Rompe G. Fragen der Begutachtung bei Kapselbandläsionen an der oberen Extremität. Prakt Orthop 1985a; 24: 95

Rompe G. Fragen der Begutachtung bei Folgezuständen der Kapselbandläsionen des Kniegelenkes. Prakt Orthop 1985b; 24: 353

Rompe G. Gliedmaßenverletzungsfolgen und Arthrose. Med Sachverständ 1986; 82: 17

Rompe G. Probleme der Wirbelsäulenbeurteilung bei Unfallfolgen im Bereich der gesetzlichen Unfallversicherung. Med Sachverständ 1989; 85: 126

Rompe G, Pfeil J. Zur Begutachtung der isthmischen Spondylolisthesis. In: Matzen KA, Hrsg. Wirbelsäulenchirurgie. Spondylolisthesis. Stuttgart: Thieme; 1990: 21 – 28

Rompe G. Begutachtung der Wirbelsäule. In: Witt AN, Rettig H, Schlegel KF, Hrsg. Orthopädie in Praxis und Klinik. Handbuch der Orthopädie. 2. Aufl. Band V. Stuttgart: Thieme; 1993: 1 – 30

Rompe G. Probleme eines Orthopäden bei der Begutachtung bandscheibenbedingter Berufserkrankungen an der Lendenwirbelsäule. Arbeitsmed Sozialmed Präventivmed 1993; 28: 86

Rompe G. Begutachtung von Rückenleiden. In: Bernau A. Wirbelsäule und Statik. Prakt Orthop 1997; 28: 206

Rotschild MA, Erdmann E, Parzellar M. Der Patient vor Gericht: Verhandlungs- und Vernehmungsfähigkeit. Dtsch Ärztebl 2007; 104: A3029 – 3033

Schell W. Anforderungen an das Ausstellen einer Arbeitsunfähigkeitsbescheinigung. Krankengymnastik 1991; 43: 727

Schian HM, Kring R. Arbeitsmedizinische und berufskundliche Grundlagen. In: Verband Deutscher Rentenversicherungsträger, Hrsg. Sozialmedizinische Begutachtung in der gesetzlichen Rentenversicherung. 5. Aufl. Stuttgart: Fischer; 1995

Schnabel M, Vassiliou T, Schmidt T et al. Ergebnisse der frühfunktionellen krankengymnastischen Übungsbehandlung nach HWS-Distorsion. Schmerz 2002; 16: 15 – 21

Schönberger A, Mehrtens G, Valentin H. Arbeitsunfall und Berufskrankheit 7. Aufl. Berlin: Schmidt; 2003

Schürmann J. Bandscheibenbedingte Erkrankungen der Lendenwirbelsäule. In: Ludolph E, Lehmann R, Schürmann J, Hrsg. Kursbuch der ärztlichen Begutachtung. Loseblattausgabe III – 1. 14. 13. 9, Landsberg: Ecomed; 2007: 1 – 26

Schütz I. Sozialmedizinische Beurteilung der Leistungsfähigkeit bei Atemwegserkrankungen. Med Sachverständ 1995; 81: 26

Schulz-Borck H, Hofmann E. Schadenersatz bei Ausfall von Hausfrauen und Müttern im Haushalt. 6. Aufl. Karlsruhe: Verlag Versicherungswirtschaft; 2000

Sommerwerck U, Konietzko N. Gibt es eine Einteilung des Schweregrades einer restriktiven Ventilationsstörung? Dtsch Med Wochenschr 2002; 127: 817

Sorgatz H. Repetitive Strain Injury. Keine Krankheit, aber auch kein Mysterium. Therapiewoche 1992; 92: 1783

Spitzer WO, Skovron ML, Salmi LR et al. Scientific monograph of the Quebec Task Force on whiplash-associated disorders: Redefining „whiplash" and its management. Spine 1995; 20 (Suppl. 8): 1 – 74

Spohr H, Rompe G. Vorschläge zur MdE-Bewertung nach Aufhebung der Unterscheidung zwischen Arbeits- und

4 Weitere Aspekte der Begutachtung

Beihand. In: Hierholzer G, Kunze G, Peters D, Hrsg. Gutachtenkolloquium 11. Berlin: Springer; 1995: 153

Ströbel G, Köhler A. Diagnostische Kriterien der generalisierten Tendomyopathie (Fibromyalgie). Präv-Rehab 1995; 7: 188

Swoboda B. Aspekte der epidemiologischen Arthroseforschung. Orthopäde 2001; 30: 834–840

Tegenthoff M, Schwenkreis P. HWS-Beschleunigungsverletzungen. In: Widder B, Gaidzik PW, Hrsg. Begutachtung in der Neurologie. Stuttgart: Thieme; 2007: 333–348

Terhaag D, Frowein RA. Versicherungsrechtliche Bewertung von Traumen für die Entstehung und den Verlauf zervikaler und lumbaler Bandscheibenvorfälle. In: Busche KA, Brock M, Klinger M, Hrsg. Advances of Neurosurgery 18. Berlin: Springer; 1990: 341–346

Verband Deutscher Rentenversicherungsträger. Sozialmedizinische Begutachtung in der gesetzlichen Rentenversicherung. 5. Aufl. Stuttgart: Fischer; 1995

Vingard E, Alfredsson Goldie I, Hogstedt C. Occupation and osteoarthrosis of the hip and knee: A register-based cohort study. Int J Epidemiol 1991; 20: 1025–1031

Waibel P. Beurteilung traumatischer Folgezustände des Gefäßsystems. In: Baur E, Nigst H, Hrsg. Versicherungsmedizin. Bern: Huber; 1972: 223

Weber M, Rompe G. Die Entstehung und Beurteilung der sogenannten Rotatorenmanschettenrupturen. Z Orthop 1987; 125: 108

Weber M, Wimmer B. Die klinische und röntgenologische Begutachtung von Wirbelsäulenverletzungen nach dem Segmentprinzip. Unfallchirurgie 1991; 17: 220

Weber M. Die Begutachtung von Frakturen und Rupturen des Beckens. Z Orthop 1992; 130: 157

Weber M. Die Beurteilung des Unfallzusammenhanges von Meniskusschäden. Orthopäde 1994; 23: 171

Weber M, Neudendörfer B, Birklein F. Morbus Sudeck – Pathophysiologie und Therapie eines komplexen Schmerzsyndroms. Dtsch Med. Wochenschr 2002; 127: 384–389

Weber M, Badke A, Hausotter W. Anhaltspunkte für die Begutachtung der Halswirbelsäulenverletzungen. Deutsche Gesellschaft für Unfallchirurgie. Demeter-Verlag. 26. Jahrgang. September 2004 (Suppl.): 11–26

Wendler D, Mahle-Wendler G, Schmahl FW. Das medizinische Gutachten im Kündigungsschutzprozeß – eine kritische Analyse zum Beweisthema. Med Sachverständ 1992; 88: 22

Wenzl ME, Fuchs S. Berufsbedingte Erkrankungen des Meniskus. Trauma Berufskrankh 2001; 3: 138–142

Wiehn-Heinz J. Erfahrungen mit der generalisierten Tendomyopathie (Fibromyalgiesyndrom). Orthop Praxis 2001; 37: 823–825

Willausschuss W, Herrmann J, Wirtz P, Weseloh G. Die Früherfassung der Arthrose aus klinischer Sicht. Z Orthop 1995; 135: 507

Wyrwich W, Heyde CE. Gutachterliche Probleme nach Beschleunigungsverletzungen der Halswirbelsäule. Orthopäde 2006; 35: 319–330

5 Begutachtung in der privaten Versicherung

5.1 Begutachtung in der privaten Unfallversicherung

F. Schröter

Die ersten „Allgemeinen Versicherungsbedingungen für die Unfallversicherung" (AVBfU) aus dem Jahr 1920 hatten bis 1961 Gültigkeit. Eine gründliche Überarbeitung führte im Jahre 1961 zu den „Allgemeinen Unfallversicherungsbedingungen" (AUB 61), die bis 1988 Grundlage der vertraglichen Vereinbarungen mit der PUV waren und gelegentlich auch heute noch einer gutachtlichen Beurteilung zugrunde zu legen sind. Mit einer weiteren Überarbeitung zur AUB 88 wurden die Bedingungen der fortlaufenden Rechtsprechung angepasst, kundenfreundlicher und einfacher verständlich.

Im Jahre 1993 entfiel die Genehmigungspflicht durch das Bundesaufsichtsamt. Der Verband der Schadenversicherer e. V. (VdS) – zwischenzeitlich übergegangen in den „Gesamtverband der Deutschen Versicherungswirtschaft e. V." (GDV) – entwickelte seinerzeit Musterbedingungen mit empfehlendem Charakter (AUB 94), mit denen die AUB an das Recht der Europäischen Gemeinschaft angeglichen wurde, ohne dass substanzielle Änderungen im Vergleich zur AUB 88 entstanden.

Diese Empfehlungen wurden abgelöst von der AUB 99, wiederum ohne wesentliche materielle Änderungen in dem Bedingungswerk. Jüngere AUB´s spiegeln – mit geringfügigen Änderungen – die AUB 99 wieder. Da zahlreiche Verträge noch auf der AUB 88 – seltener AUB 61 – beruhen, wird der Gutachter gelegentlich vor dem Problem stehen, nicht die – älteren – Versicherungsbedingungen zu kennen, auf die er sich jedoch in einem solchen Fall stützen muss. Nötigenfalls muss der Sachverständige bei der auftraggebenden Versicherung oder dem Gericht die anzuwendende Fassung der AUB nachfragen, besonders dann, wenn die Beurteilung beeinflusst wird von Unterschieden in den Versicherungsbedingungen, z. B. bei der Beurteilung der Kausalität eines Bandscheibenschadens nach AUB 61 oder AUB 88/99.

Nach AUB 61 konnte für Personen mit bestimmten Krankheiten und Leiden kein Versicherungsschutz gewährt werden. Auch die Überschreitung einer vertraglich vereinbarten Altersgrenze oder Gebrechlichkeit des Versicherungsnehmers konnte zum Verlust des Versicherungsschutzes führen. Dem gegenüber schließt die AUB 88/99 nur noch jene Personen vom Versicherungsschutz aus, die überwiegend pflegebedürftig sind. Hingegen bleiben erwerbsunfähige Personen, z. B. mit schwerem Nervenleiden, versichert. Die AUB 88, noch mehr die AUB 99, definierte jedoch besondere Gefahrenquellen und Gesundheitsschäden, die – eindeutiger als zuvor – vom Versicherungsschutz ausgeschlossen wurden. Hieraus resultierende Streitigkeiten im Leistungsfall sind in aller Regel auf der Ebene der juristischen Prüfung zu entscheiden, sodass sie an dieser Stelle nicht abgehandelt werden müssen. Ergibt sich hieraus – was selten der Fall ist – eine medizinische Fragestellung, wird sie dem Sachverständigen auch dezidiert mit allen notwendigen Erläuterungen vorgetragen.

Grundlagen

Der **Unfallbegriff** ist seit 1961 definiert als ein plötzliches, unerwartetes, unfreiwilliges und von außen einwirkendes Ereignis mit folgendem Wortlaut:

„Ein Unfall liegt vor, wenn der Versicherte durch ein plötzlich von außen auf seinen Körper wirkendes Ereignis (Unfallereignis) unfreiwillig eine Gesundheitsschädigung erleidet." (§ 1 III AUB 88; Ziff. 1.3 AUB 99)

Entscheidend ist, dass nicht nur eine äußere Einwirkung erfolgt sein muss, sondern dieses Ereignis auch *unfreiwillig* eine Gesundheitsschädigung im organpathologischen Sinne bewirkt hat. Allein das *Erleben* eines Unfallgeschehens **ohne** Eintritt einer Gesundheitsschädigung, aber mit nachfolgender psychischer Reaktion, fällt **nicht** unter Versicherungsschutz.

Erstschadensbild

Die bei einem versicherten Ereignis erlittene **organpathologische** Gesundheitsstörung unterliegt dem sog. Vollbeweis (§ 286 ZPO). Notwendig ist ein „für das praktische Leben brauchbarer Grad an Gewissheit, der Zweifeln Schweigen gebietet, ohne diese gänzlich auszuschließen." (BGH-Rechtsprechung)

Für typische Verletzungsfolgen (Weichteilverletzung, Fraktur, Verrenkung usw.) stellt dies kein Problem dar. Bei nichtstrukturellen Verletzungsarten, also einer Prellung, Stauchung, Zerrung oder Erschütterung, die zu Leistungsansprüchen gegenüber dem Versicherungsgeber führen, kann dieses hohe Beweismaß – insbesondere bei ungenügender Befunddokumentation – eine schwierige gutachtliche Hürde darstellen. Nur die Folgen einer Verletzung und daraus abgeleitete Leistungsansprüche unterliegen dem geringeren Beweismaß einer „erheblichen Wahrscheinlichkeit" (§ 287 ZPO).

Verfügt der Sachverständige nur über unzureichende, für die kurative Tätigkeit durchaus ausreichende Erstbefunde und ärztliche Vermutungen, verdichtet zu einer (Verdachts-)„Diagnose", genügt dies in der Begutachtung nicht dem geforderten Vollbeweis.

Am deutlichsten wird dies am Beispiel eines vom Erstbehandler vermuteten „Schleudertraumas" der HWS nach einem Bagatellunfall, der lediglich eine alltagsübliche HWS-Belastung beinhaltete. Besonders sensible Personen entwickeln nach einem solchen negativ besetzten Lebensereignis so gut wie regelhaft eine Disstressreaktion mit Kopfschmerzen, stressinduzierter Mehrtonisierung der Nackenmuskulatur und daraus resultierenden Beschwerden, aber auch Schwindel und Sehstörungen, sogar mit projizierten Beschwerden in die Arme und Hände, was durch inadäquate, weil verängstigende Äußerungen von Ärzten und Rechtsanwälten noch eine Verstärkung erfahren kann (Ferrari et al. 2002). Dieses reaktive **psychische** Erscheinungsbild mit **sekundär resultierender** somatisch erlebter Symptomatik, z. B. mit vermehrtem Muskeltonus im Nackenbereich, fällt **nicht** unter Versicherungsschutz, somit auch nicht damit begründete versicherungstechnische Folgen wie z. B. Tagegeldleistungen.

Nach einer solchen Bagatelleinwirkung wird der ärztliche Gutachter eine plausible Antwort nur unter Beachtung gesicherter pathophysiologischer Erkenntnisse finden können. Dazu zählt, dass gerade die Bagatellverletzung in zeitlich unmittelbarer Folge auf das Ereignis ein Maximum an **lokalen** Beschwerden zu bereiten pflegt, die relativ rasch zum Abklingen kommen, jedoch durch Druck und Bewegung – Dehnung des Gewebes – erneut **lokal** provoziert werden können. Zu bedenken ist der Regelverlauf einer Bagatellverletzung mit Abklingen auch dieser provozierbaren Schmerzen innerhalb von Tagen, allenfalls wenigen Wochen einmündend in die **restitutio ad integrum.**

Somit kann beim Bagatelltrauma der eigentlich notwendige „Vollbeweis" (§ 286 ZPO) für das Erstschadensbild nur hinreichend ersetzt werden durch eine 3-schrittige Prüfung:
➤ Erscheint unfallmechanisch die **Möglichkeit** eines Verletzungseintritts plausibel?
➤ Ergab die Erstuntersuchung ein **passendes** subjektives Beschwerdebild mit Provokation durch Druck und Bewegung?
➤ Führte der nachfolgende **Regelverlauf** zeitgerecht zur Ausheilung?

Auch ein leichtes Trauma mit der Folge einer nichtstrukturellen Verletzung kann durchaus den Versicherungsschutz der privaten Unfallversicherung (PUV) begründen. Nach pathophysiologischen Gesetzmäßigkeiten kann dies aber grundsätzlich nur zu Leistungen in der Frühphase führen, soweit diese (z. B. Unfalltagegeld) mitversichert sind. Die pathophysiologischen Gesetzmäßigkeiten des Bagatelltraumas schließen jedoch grundsätzlich einen Dauerschaden und damit eine Invaliditätsleistung aus, sofern keine Komplikationen, z. B. auch bewirkt durch eine Fehlbe-

5.1 Begutachtung in der privaten Unfallversicherung

handlung, hinzugetreten sind. Allein anhaltende subjektive Beschwerden ohne nachweisbare organpathologische Korrelate verknüpft mit funktionellen Störungen können jedoch grundsätzlich **nicht** zu Invaliditätsleistungen führen.

Körpereigene Verletzungen

Bereits die allgemeinen Versicherungsbedingungen für die Unfallversicherung (AVBfU 1920) erweiterten den Unfallbegriff dahingehend, dass „durch **plötzliche** Kraftanstrengungen hervorgerufene Verrenkungen, Zerrungen und Zerreißungen" unter Versicherungsschutz fielen. Die geforderte „Plötzlichkeit" des Geschehensablaufs führte häufig zu Meinungsverschiedenheiten, da Folgen eines normalen, planmäßigen, mit hohem Kraftaufwand durchgeführten Handelns nicht unter Versicherungsschutz fielen. Nur dann, wenn z. B. eine große Last „plötzlich" allein von der einen Person aufgenommen werden musste, kam diese Bestimmung zur Anwendung, die damit eigentlich schon einen Geschehensablauf mit Unfallcharakter erfasste.

Dieser Versicherungsschutz wurde mit der AUB 61 erweitert mit folgendem Wortlaut:

> „Unter Versicherungsschutz fallen auch durch Kraftanstrengung des Versicherten hervorgerufene Verrenkungen, Zerrungen, Zerreißungen der Gliedmaßen und Wirbelsäule." (§ 2 Abs. 2 a AUB 61)

Der Verzicht auf die „Plötzlichkeit" einer Kraftanstrengung sowie die globale Erfassung der Lokalisation der Schädigung an Gliedmaßen und Wirbelsäule führte zu einer ausufernden Inanspruchnahme z. B. auch bei Bandscheibenschäden, die nach wissenschaftlicher Erkenntnis substanziell durch eine Kraftanstrengung nicht verursacht werden können (Brinkmann 2002), sondern lediglich deren Symptomatik. Dem wurde mit der AUB 88/ 99 Rechnung getragen mit folgendem Wortlaut:

> „Als Unfall gilt auch, wenn durch eine erhöhte Kraftanstrengung an Gliedmaßen oder Wirbelsäule
> ➤ ein Gelenk verrenkt wird, aber
> ➤ Muskeln, Sehnen, Bänder oder Kapseln gezerrt oder zerrissen werden." (§ 1 IV AUB 88; Ziff. 1.4 AUB 99)

Die nunmehr geforderte „erhöhte" Kraftanstrengung schloss normale alltagsübliche, aber auch im beruflichen Bereich gewohnte Kraftanstrengungen als Ursache einer Körperschädigung aus, sodass sich die verbliebenen Meinungsverschiedenheiten im Wesentlichen reduzierten auf die Bewertung sportlicher Belastungen. Mit der klaren Definition dessen, was verrenkt (Gelenk), alternativ gezerrt oder zerrissen (Muskeln, Sehnen, Bänder, Kapseln) werden konnte, entstand Klarheit, da damit Schadensbilder am Knochen, an der Bandscheibe, am Meniskus und auch am Nervengewebe **nicht** erfasst wurden. Schadensbilder an diesen Strukturen, die nicht nur von Laien, sondern auch seitens der Ärzteschaft immer mal wieder in Verknüpfung mit Kraftanstrengungen gebracht werden, fielen somit gänzlich aus der Diskussion heraus, was gegenüber der Anwendungspraxis der AUB 61 zu einer höheren Rechtssicherheit führte. Meniskusschäden können nach AUB 88/ 99 nur dann unter Versicherungsschutz stehen, wenn der Unfallbegriff erfüllt ist und dies durch eine Begleitläsion am Kniegelenk – in der Regel am Kapsel-Band-Apparat – belegt werden kann.

Sonderregelung „Bandscheibe" und innere Blutungen

Erstmals mit der AUB 88 – wortgleich in der AUB 99 – wurde eine Klausel aufgenommen, nach der Schädigungen an den Bandscheiben, aber auch Blutungen aus inneren Organen und Gehirnblutungen nur dann unter Versicherungsschutz stehen, wenn ein unter Vertrag fallendes Unfallereignis hierfür die **überwiegende** Ursache darstellt (§ 2 III 2 AUB 88; Ziff. 5.2.1 AUB 99).

Hierin spiegelt sich die medizinische Erkenntnis, dass eine isolierte, also ohne knöcherne oder ligamentäre Begleitläsion ablaufende, traumatische Bandscheibenschädigung im Rumpfbereich nicht möglich erscheint, unfallbedingt allenfalls ein degratives Bandscheibenleiden eine Progredienz erfahren kann (Brinckmann 2002). Dieser Erkenntnis trug auch die Rechtsprechung Rechnung, z. B. mit der Entscheidung des OLG Celle (AZ. 8 U 87/ 87), wonach bei einer isolierten, vermeintlich „unfallbedingten" Bandscheibenschädigung stets von einer **mehr** als 50%-igen unfallfremden Mitwirkung – in einer Größenordnung von etwa 80% – auszugehen ist.

Falls die AUB 61 Vertragsgrundlage ist, muss der Sachverständige prüfen, ob überhaupt eine Einwirkung im Wirbelsäulenbereich erfolgte, um in einem weiteren Abwägungsschritt zu klären, welche prozentuale Relevanz dem degradativen Vorzustand einerseits und der (Kraft-)Einwirkung andererseits zuzuordnen ist. Dieser Abwägungsprozess wird in der Regel eine oberhalb der 50%-Grenze liegende unfallfremde Mitwirkung zum Ergebnis haben müssen.

Unfallfremde Mitwirkung

Bedingungsgemäß kann die private Unfallversicherung (PUV) nur für den **unfallbedingten** Gesundheitsschaden eintreten. Eine solche eindeutige Differenzierung zwischen schicksalhaftem Körperschaden und Verletzungsfolge ist jedoch in vielen Fällen nicht möglich, da z. B. durch Degradation veränderte Gewebestrukturen eine erhöhte Vulnerabilität aufweisen, sodass im Vergleich zu einer Schädigung gesunder Strukturen auch geringere Kräfte hierzu ausreichen. Als Beispiel sei die degradativ veränderte Sehne benannt, deren Reißfestigkeit sich sukzessive mit fortschreitender Degradation mindert, sodass auch eine geringere Zugbelastung, die eine gesunde Sehne nicht zum Reißen bringen kann, bereits zur Ruptur führt.

Während im Bereich der gesetzlichen Unfallversicherung die sog. „Relevanztheorie" – Kausalitätslehre der rechtlich-wesentlichen Bedingung – dem Gutachter ein Votum nach dem Alles-oder-Nichts-Prinzip abverlangt, wird im Bereich der privaten Unfallversicherung in einer solchen Situation die Partialkausalität zu prüfen sein (Abb. 5.1). Für die Regulierung bedeutet dies, dass der schicksalhafte Ursachenanteil – beziffert in Prozent – bei allen anstehenden Versicherungsleistungen in Abzug gebracht wird:

> „Haben Krankheiten oder Gebrechen bei der durch ein Unfallereignis hervorgerufenen Gesundheitsschädigung oder deren Folgen mitgewirkt, so wird die Leistung entsprechend dem Anteil der Krankheit oder des Gebrechens gekürzt, wenn dieser Anteil mindestens 25 % beträgt." (§ 8 AUB 88; Ziff. 3 AUB 99)

Gewichtet wird die unfallfremde Mitwirkung an der veränderten Organintegrität **vor** dem Unfallgeschehen. Die Beweislast hierfür liegt bei dem

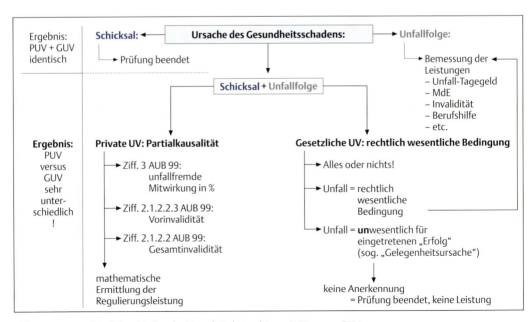

Abb. 5.1 Unterschiedlicher Modus der Kausalitätsbetrachtung PUV versus GUV.

Versicherer. Ein solcher „Vorzustand" muss sich keineswegs schon vor dem Unfall mit einer subjektiv wahrgenommenen Symptomatik und/oder funktionellen Störungen bemerkbar gemacht haben, was z. B. regelhaft bei einer Sehnendegradation der Fall ist.

Ein „Vorzustand" entfaltet nur dann Rechtswirkungen, wenn die Folgen eines Ereignisses durch das Zusammenwirken einer schädigenden Einwirkung am Ort der vorbestehenden geminderten Organintegrität nur unter deren Mitwirkung erklärt werden kann. Entfällt eine der beiden Ursachen, sind entweder die Unfallfolgen in vollem Umfange anzuerkennen, oder es muss ein Unfallzusammenhang gänzlich abgelehnt werden (z. B. spontane Wirbelkörpersinterung bei Osteoporose).

Aufgabe des Gutachters ist im ersten Schritt die geminderte Organintegrität („Vorzustand") im Vollbeweis zu sichern, um in einem weiteren Schritt in Abwägung zur Schwere der Einwirkung den prozentualen Ursachenanteil der unfallfremden Mitwirkung zu bestimmen.

Dem Sachverständigen stehen bei diesem Abwägungsprozess keine Messinstrumente zur Verfügung, die eine prozentgenaue Bezifferung erlauben würden. Bei sorgfältiger Abwägung gelingt jedoch in der Regel die Einschätzung dahingehend, ob beide Ursachenfaktoren in etwa gleichwertig sind (unfallfremde Mitwirkung = 50%), oder ob der schicksalhafte Vorzustand von geringerer oder höherer Bedeutung ist.

Eine in 10er-Sprüngen abgestufte prozentuale Bemessung der unfallfremden Mitwirkung bedarf daher einer besonders sorgfältigen und abwägenden Begründung, um die Plausibilität dieser Einschätzung sowohl dem Anspruchsteller als auch dem Versicherer zu vermitteln. Sämtliche Versicherungsleistungen werden sodann in der Höhe erbracht, wie sie dem unfallbedingten Ursachenanteil entsprechen.

Bei diesem Abwägungsprozess ist stets zu bedenken, dass die unfallfremde Mitwirkung nur auf **krankheitswertige** Veränderungen der Organintegrität bezogen werden kann, nicht hingegen auf „normale" Veränderungen innerhalb der gleichaltrigen Population (sog. „alterskorrigierte Norm"). Eine Sehnendegradation bei einem 30-Jährigen verlangt somit eine andere Gewichtung der unfallfremden Mitwirkung als das gleiche Ausmaß der Degradation bei einem 60-Jährigen, bei dem unter Umständen diese Degradation sogar als altersphysiologisch zu bezeichnen und damit für die Regulierung des Versicherungsfalles unschädlich ist.

Eine unfallfremde Mitwirkung kommt grundsätzlich **nicht** in Betracht, wenn ein solcher „Vorzustand", z. B. ein arthrotisch-instabiles Kniegelenk, zur Entstehung des Unfalls – z. B. mit der Folge eines Speichenbruches – geführt hat. Die Konstruktion der unfallfremden Mitwirkung greift erst dann, wenn dieser „Vorzustand" an der durch das Unfallereignis herbeigeführten Gesundheitsstörung oder deren Folgen mitgewirkt hat.

Die unfallfremde Mitwirkung kann nun an 3 Stellen des unfallinduzierten Gesundheitsschadens zum Zuge kommen. Resultiert z. B. bei einem kraftvollen Anschieben eines Pkw's nach dem „Hau-Ruck-Verfahren" eine Achillessehnenruptur und bietet der histologische Befund der Sehnenbiopsie deutliche, das Lebensaltersausmaß überschreitende degradative Veränderungen, so greift die unfallfremde Mitwirkung schon bei der **Entstehung der Gesundheitsstörung**.

Handelt es sich jedoch um einen rein unfallbedingten Sehnenriss, bei dem nach einer ordnungsgemäßen operativen Versorgung eine diabetische Mikroangiopathie zur Entwicklung einer therapeutisch kaum beherrschbaren Progredienz einer Wundinfektion führt, so ist die Bezifferung der unfallfremden Mitwirkung auf den schicksalhaft mitbestimmten **Heilverlauf** und die daraus resultierenden nachteiligen Folgen abzustellen.

Bedarf es im Rahmen der Versorgung einer Oberarmschaftfraktur der Teilresektion des Röhrenknochens aufgrund einer hier benachbart gelegenen Metastase, so wird lediglich das definitive **Ausheilungsergebnis** durch die Verkürzung des Armes schicksalhaft nachteilig beeinflusst. Die Bezifferung der unfallfremden Mitwirkung kann sich nur hierauf beziehen. In dieser Fallgestaltung kann jedoch schon bei der **Entstehung der Gesundheitsstörung** die Metastase – Frakturerintritt durch leichte Prellung – eine entscheidende Rolle spielen, sodass die unfallfremde Mitwirkung additiv, unter Umständen – z. B. bei zusätzlich diabetisch beeinflusster Infektion – auch multiplikativ zum Zuge kommt. In einer solchen Fallgestaltung sind alle 3 Formen der unfallfremden Mitwirkung vorstellbar, was zu komplexen Überlegungen bei der

Bezifferung der **gesamten** unfallfremden Mitwirkung führen muss.

Auswirkungen der unfallfremden Mitwirkung ergeben sich bei folgenden Regulierungen:
➤ Leistungen im Todesfall
➤ Tagegeldleistungen
➤ Übergangsleistung
➤ Krankenhaustagegeldleistung
➤ Invaliditätsleistungen („Dauerschaden")

Bei der Übergangsleistung darf keinerlei unfallbedingte Mitwirkung – also auch nicht mit einem Prozentsatz unterhalb von 25 % – mit im Spiele sein, da ansonsten diese Leistung bedingungsgemäß gänzlich entfällt.

Vorinvalidität

Abzugrenzen von dem „Vorzustand" ist die Vorinvalidität resultierend aus einem manifesten krankhaften Vorschaden, der schon vor dem Unfallgeschehen Beeinträchtigungen der funktionellen Leistungsfähigkeit, z. B. an einer Gliedmaße, mit sich brachte. Da nur der unfallbedingte Schadensanteil einen Anspruch auf eine Invaliditätsleistung begründet, entfaltet die Vorinvalidität ihre Wirkung ausschließlich bei der Regulierung der Invaliditätsleistung, nicht hingegen bei anderweitigen, in der Regel vorausgehenden Leistungen wie z. B. dem Unfalltagegeld. Zur „Vorinvalidität" gilt Folgendes als vereinbart:

> „Wird durch den Unfall eine körperliche oder geistige Funktion betroffen, die schon vorher dauernd beeinträchtigt war, so wird ein Abzug in Höhe dieser Vorinvalidität vorgenommen."
> (§ 7 I 3 AUB 88; Ziff. 2.1.2.2.3 AUB 99)

Die Vorinvalidität ist dabei in gleicher Weise wie die Invalidität an einer Gliedmaße, also nach der Gliedertaxe zu bemessen.

In einem ersten Schritt der Begutachtung ist die gesamte gliedmaßen- bzw. organbezogene Invalidität zu bemessen, die **sämtliche** funktionellen Störungen sowohl unfallbedingter als auch unfallfremder Natur umfasst. Die gutachtliche Orientierung erfolgt hierbei an allgemein akzeptierten, tabellarischen Bemessungsvorgaben.

In einem zweiten Schritt ist die „Vorinvalidität" nach dem Ausmaß der **vorbestehenden** Funktionsdefizite unter Nutzung der gleichen Bewertungsvorgaben zu bemessen. Dazu müssen dem Sachverständigen verwertbare Informationen zu den vorbestehenden Funktionsstörungen zur Verfügung stehen. Eine Orientierung allein an dem Ausmaß einer Kniearthrose – Röntgenaufnahmen vom Unfalltag – ist stets problematisch, da ein solcher Röntgenbefund nicht zwingend mit einer vorbestehenden Funktionspathologie verknüpft gewesen sein muss. Nur letztere ist jedoch Voraussetzung zur Bezifferung einer Vorinvalidität (Fitzek 1987). Dies kann schwierig werden, wenn z. B. die Folgen einer Kreuzbandschädigung bei vorbestehender Kniearthrose beurteilt werden müssen. Eine tragfähige Beurteilung ist in solchen Fällen nur möglich, wenn in der Vorbereitung des Gutachtens für die Beibringung älterer Befundberichte Sorge getragen wird. Diese Aufgabe obliegt eigentlich der Versicherungsgesellschaft und nicht dem gutachtlich tätigen Arzt, der jedoch nicht selten bei dieser Aufgabe um Hilfestellung gebeten wird. Dabei sind die vorgegebenen Grenzen der ärztlichen Schweigepflicht zu beachten und bedürfen ggf. einer zielgerichteten Entbindungserklärung durch den Patienten.

Wundinfektionen

Infektionen durch Mikroorganismen und die daraus entstehenden Krankheiten zählen in der Regel nicht zu den versicherten Risiken der privaten Unfallversicherung.

Mit der AUB 88 wurde der Grundsatz des nicht bestehenden Versicherungsschutzes für Infektionen in den Vordergrund gestellt:

> „Nicht unter Versicherungsschutz fallen Infektionen. Versicherungsschutz besteht jedoch, wenn die Krankheitserreger durch eine unter diesen Vertrag fallende Unfallverletzung in den Körper gelangt sind. Nicht als Unfallverletzungen gelten dabei Haut- oder Schleimhautverletzungen, die als solche geringfügig sind und durch die Krankheitserreger sofort oder später in den Körper gelangen; für Tollwut und Wundstarrkrampf entfällt diese Einschränkung." (§ 2 II Abs. 3 AUB 88)

Mit der AUB 99 wurden ausdrücklich auch Infektionen durch Insektenstiche oder -bisse vom Versicherungsschutz ausgeschlossen. Einige Versicherer bieten jedoch hierfür – z. B. für Zeckenbissfolgen – Versicherungsschutz an. Andererseits stehen Infektionen unter Versicherungsschutz, die mittelbar durch Unfallfolgen, nämlich durch Heilmaßnahmen und operative Eingriffe entstanden sind. Versicherungsschutz besteht auch für eine Hepatitisinfektion infolge einer im Rahmen der Unfallbehandlung verabreichten Bluttransfusion.

Ausgeschlossen ist jedoch eine Infektion durch geringfügige Haut- und Schleimhautverletzungen, damit grundsätzlich auch ein Erwerb der Immunschwächekrankheit Aids. Schleimhautverletzungen sind nur dann nicht „geringfügig", wenn die Verletzung durch die Hautschichten hindurch in tiefer gelegene Schichten hineinreicht (z. B. Hundebiss).

Für Angehörige von Heilberufen (Ärzte, Zahn- und Tierärzte, Medizinstudenten usw.) können Sonderbedingungen vereinbart werden, die zu einem Einschluss von Infektionen führen, die in Ausübung der versicherten Berufstätigkeit eintreten. Voraussetzung ist dabei die nachgewiesene Beschädigung der Haut, alternativ das Einspritzen infektiöser Massen in Auge, Mund und Nase oder die anderweitige Einbringung von Krankheitserregern, z. B. durch Beschädigungen oder Einspritzen infektiöser Massen in den Körper des Versicherten. So genannte „Schmierinfektionen" oder Infektionen, erworben außerhalb der beruflichen Tätigkeit, werden von diesem Versicherungsschutz nicht erfasst.

Weitere Versicherungsausschlüsse

Sämtliche Bedingungswerke beinhalten zahlreiche Ausschlussklauseln z. B. zu Berufs- und Gewerbeerkrankungen, Vergiftungen, Strahleneinwirkungen, Licht-, Temperatur- und Witterungseinflüssen, die jedoch gutachtlich so gut wie bedeutungslos sind. Entscheidungen zu solchen Fragestellungen werden in der Regel nicht auf der medizinischen, sondern auf der juristischen Ebene getroffen (Lehmann 1999). Wird der medizinische Sachverständige benötigt, werden ihm klare Entscheidungskriterien – gestützt auf die vereinbarten Bedingungen – vorgegeben, sodass eine Besprechung dieser Versicherungsbedingungen nicht sinnvoll erscheint.

Psychische Reaktionen

Es entsprach seit jeher einer Begrenzung des versicherten Risikos der PUV, dass Folgen psychischer und nervöser Störungen grundsätzlich vom Versicherungsschutz ausgenommen wurden. Hiermit sollten nicht nur die Renten- und Begehrensneurosen, sondern grundsätzlich alle reaktiven psychischen Unfallfolgezustände von der Entschädigungspflicht ausgeschlossen bleiben:

„Nicht unter Versicherungsschutz fallen krankhafte Störungen infolge psychischer Reaktionen, gleichgültig wodurch diese verursacht sind." (§ 2 IV AUB 88)

Dieser Ausschluss wurde in der AUB 99 noch mehr auf die Unfallursächlichkeit zentriert:

„Kein Versicherungsschutz besteht für krankhafte Störungen infolge psychischer Reaktionen, auch wenn diese durch einen Unfall verursacht wurden." (Ziff. 5.2.6 AUB 99)

Mit dieser Formulierung wird klargestellt, dass jegliche, sei es auch eine noch so einfühlsame psychische Reaktion infolge des Erlebens eines Unfallgeschehens oder dessen Folgen an Leib und Leben der eigenen Person, also die reaktive Depression und die damit verknüpfte Antriebs- und Leistungsminderung, das inadäquate subjektive Schmerzerleben usw. keinen Entschädigungsanspruch begründen.

Von diesen Ausschlussklauseln **nicht** berührt werden psychische Folgeerscheinungen resultierend aus einer hirnorganischen Schädigung. Diese Hirnschädigung darf jedoch nicht nur der Auslöser für die psychische Störung sein. Vielmehr muss die psychische Störung einem typischen Symptom der **organischen** Hirnschädigung entsprechen. In solchen Fällen können eine Antriebs- und Konzentrationsschwäche, eine Affektlabilität, mnestische Störungen usw. zu einem Entschädigungsanspruch führen. Diesbezüglich darf auf die neurologische Begutachtungsliteratur verwiesen werden.

Folgen von Heilmaßnahmen und Eingriffen

Gesundheitsschädigungen, die durch Heilmaßnahmen oder Eingriffe entstehen, die der Versicherte an seinem Körper vornimmt oder vornehmen lässt, sind vom Versicherungsschutz ausgeschlossen, soweit es sich nicht um Heilmaßnahmen handelt, die durch ein versichertes Unfallereignis notwendig wurden. Nur dann führen unerwünschte therapeutische Folgen zu einem Leistungsanspruch.

Chronisch-venöse Insuffizienz und Krampfadern

Entsteht aus einer adäquaten Primärverletzung eine thrombotische Komplikation mit der Folge einer chronisch-venösen Insuffizienz und sekundärer Varikosis, führt dies als mittelbare Unfallfolge zu Versicherungsleistungen. Hiervon abzugrenzen ist jedoch das primäre Krampfaderleiden.

Es bedarf stets einer Klärung der Befundverhältnisse vor dem Unfallgeschehen, aber auch der Frage, ob die Komplikation einer Thrombose nach dem Unfallgeschehen vollbeweislich gesichert werden kann. Da auch heute noch die blande verlaufende Thrombose nicht immer erkannt wird, muss der Sachverständige sowohl eine alt-anamnestische Abklärung vornehmen als auch nach Indizien für eine frisch hinzugetretene Thrombose suchen, was unter Umständen sogar eine Einsichtnahme in das Krankenblatt des Patienten verlangt. Hierbei sind datenrechtliche Aspekte (Entbindungserklärung von der Schweigepflicht!) zu beachten.

Bauch- und Unterleibsbrüche

Zu diesen Brüchen gehören der Zwerchfell-, Bauchdecken- und Nabelbruch, sowie die Leisten- und Schenkelhernie. Da derartige Schäden fast immer das Ergebnis einer konstitutionellen Veranlagung in Verbindung mit einer Erhöhung des Bauchinnendrucks darstellen, sind sie vom Versicherungsschutz ausgenommen.

Nur dann, wenn der Nachweis einer tatsächlich frischen Gewebezerreißung mit Gewebeeinblutungen sowie eine akut einsetzende Symptomatik geführt werden kann, wird Versicherungsschutz gewährt.

Leistungsarten der PUV

Die private Unfallversicherung (PUV) entspricht einer Summenversicherung, weil sich die Höhe Ihrer Leistungen nicht nur nach dem konkreten Schaden des Versicherungsnehmers, sondern nach den im individuellen Vertrag jeweils festgeschriebenen Versicherungssummen richtet. Jeder Versicherungsnehmer kann somit vertraglich seinen Versicherungsschutz, ggf. auch mit Zusatzvereinbarungen (AUB 99), gemäß seinen Vorstellungen gestalten. Folgende Leistungsarten werden angeboten:
➤ Invaliditätsleistung
➤ Leistung bei Unfalltod
➤ Tagegeld
➤ Krankenhaustagegeld/Genesungsgeld
➤ Übergangsleistung
➤ Sofortleistung

> Kernstück eines jeden Versicherungsvertrags ist die Invaliditätsleistung, fast regelhaft verknüpft mit der Todesfallleistung. Die übrigen Leistungsarten können hiermit in freier Wahl kombiniert werden.

Zusätzlich können z. B. Leistungen im Sinne eines Heilkostenersatzes oder auch Bergungskosten vereinbart werden. Einige Versicherer bieten Ersatz für Kosten kosmetischer Operationen, auch ein sog. „Schmerzensgeld" an, nicht zu verwechseln mit dem Schmerzensgeld im Bereich der Haftpflichtversicherung. Dieses „Schmerzensgeld" der PUV orientiert sich an einer fixen Schmerzensgeldtabelle bei definierten Verletzungsarten, die einen festen prozentualen Leistungsanteil der maximal versicherten Schmerzensgeldsumme ausweisen. Auf diese zusätzliche Leistungsart muss, da sie gutachtlich so gut wie keine Rolle spielt, nicht weiter eingegangen werden.

Invaliditätsleistung

Voraussetzung für den Anspruch auf eine Invaliditätsleistung ist eine dauernde Beeinträchtigung der allgemeinen körperlichen und geistigen Leistungsfähigkeit, eingetreten innerhalb eines Jahres nach dem Unfall. Diese Unfallfolgen müssen spätestens vor Ablauf weiterer 3 Monate ärztlich festgestellt und geltend gemacht werden.

Kostenaufwendige Kausalitätsüberprüfungen – ausgenommen bei Leistungen wie Unfalltagegeld – können somit in der Frühphase vermieden werden. Der Sachverständige kann bei seiner Kausalitätsbetrachtung somit auch den Erkenntniszugewinn innerhalb des Heilverfahrens nutzen. Nicht selten wird erst dadurch eine angemessene Einschätzung der unfallfremden Mitwirkung möglich.

Es entspricht der Obliegenheit des Versicherungsnehmers, vor Ablauf des 15. Monats die ärztliche Feststellung einer bleibenden Funktionsstörung beizubringen, ohne dass diese bereits im Attest zu quantifizieren ist. Wenn das Ausmaß der Primärverletzung die Annahme einer bleibenden Funktionsstörung hinreichend rechtfertigt, bemüht sich die Mehrzahl der Versicherer am Ende des ersten Unfalljahrs jedoch selbst um ein ärztliches Attest. Die Beauftragung zur gutachtlichen Feststellung der Funktionsstörung und Bemessung der Invalidität erfolgt in der Regel durch die Versicherungsgesellschaft, die dem medizinischen Sachverständigen auch vorzugeben hat, welche AUB der Beurteilung zu Grunde zu legen ist.

Die weit überwiegende Zahl der Regulierungen der PUV beruhen auf einer Invaliditätsbemessung nach der sog. „Gliedertaxe", die einen rein abstrakten Bewertungsmaßstab – ausschließlich abgestellt auf medizinische Befunde und Funktionseinbußen – darstellt. Der Maßstab ist die ungestörte „normale" Funktion einer gesunden Gliedmaße und eines voll funktionstüchtigen Sinnesorgans (Reichenbach 1991).

Invaliditätsbemessung nach der Gliedertaxe

Die sog. „Gliedertaxe" beruht in ihren Ursprüngen auf Regeln der Piraten, die im 17. Jahrhundert Rücklagen für ihre Verwundeten bildeten. Der Verlust des rechten Armes führte zu einer Entschädigung mit 600 Piastern und 6 Sklaven, der des linken Armes zu 500 Piastern und 5 Sklaven (Oppens 1981). Diese seitenunterschiedliche Bewertung der oberen Gliedmaße entfiel bereits mit der AVBfU 1920, während sie im Bereich der gesetzlichen Unfallversicherung erst gegen Ende des letzten Jahrhunderts aufgegeben wurde.

Etwa 80% aller Invaliditätsleistungen beruhen auf Verletzungsfolgen, die im Bereich der Gliedmaßen und der von der Gliedertaxe miterfassten Sinnesorgane liegen. Die Gliedertaxe stellt eine Besonderheit der privaten Unfallversicherung dar, wie sie in dieser Form in keinem anderen Rechtsbereich zu finden ist. Vorgesehen sind feste Invaliditätsgrade (in Prozent) für den Fall des – substanziellen – Verlusts oder der komplett verloren gegangenen Funktionsfähigkeit der Gliedmaße, die – sofern an diesem Sachverhalt keine Zweifel verbleiben – ohne ärztliche Begutachtung reguliert werden können (Tabelle 5.1).

Da die AUB seit 1994 nur noch empfehlenden Charakter hat, können von diesen Vorgaben (Tabelle 5.1) abweichende feste Invaliditätsbemessungen für eine Gliedmaße oder ein Sinnesorgan vereinbart werden. Diese vertraglichen Abweichungen sind letztendlich für den gutachtlich tätigen Arzt ohne Bedeutung, da er bei einem nicht völligen, sondern nur teilweisen Funktionsverlust keine prozentuale Bemessung vorzunehmen hat, sondern der Teil der eingebüßten Funktion unter Verwendung von Bruchzahlen – nach Möglichkeit nur in $1/20$-Sprüngen – zu bemessen ist.

Gliedertaxe: Bemessung von Teilfunktionsverlusten

Eine völlige Funktionsunfähigkeit einer erhaltenen Gliedmaße, z. B. durch eine komplette Zerreißung des Armnervenplexus, auch Gliedmaßenverluste oberhalb der Finger sind nicht zuletzt dank der hohen Leistungsfähigkeit der traumatologischen Versorgung selten geworden. Die Mehrzahl der Verletzungsfolgen betrifft Teilfunktionsverluste der Gliedmaßen und Sinnesorgane, die gutachtlich einer Abgrenzung von der noch verbliebenen Funktionstauglichkeit verlangen.

Anders als bei der gesetzlichen Unfallversicherung gilt als Vergleichsmaßstab nicht der – eventuell schon beeinträchtigte – Funktionszustand der betroffenen Gliedmaße vor dem Unfallgeschehen, sondern einzig und allein die ungestörte Funktionalität einer gesunden Gliedmaße (eines gesunden Sinnesorgans). Hieran ist der Teilfunktionsverlust

5 Begutachtung in der privaten Versicherung

Tabelle 5.1 Feste Invaliditätsgrade in Prozent.

Verlust oder Funktionsunfähigkeit		
➤ eines Arms	„Armwert"	70 %
– eines Arms bis oberhalb des Ellenbogengelenks		65 %
– eines Arms unterhalb des Ellenbogengelenks		60 %
➤ einer Hand	„Handwert"	55 %
➤ eines Daumens	„Daumenwert"	20 %
➤ eines Zeigefingers	„(Zeige-)Fingerwert"	10 %
➤ eines anderen Fingers	„Fingerwert"	5 %
➤ eines Beins über der Mitte des Oberschenkels	„Beinwert"	70 %
– eines Beins bis zur Mitte des Oberschenkels		60 %
– eines Beins bis unterhalb des Knies		50 %
– eines Beins bis zur Mitte des Unterschenkels		45 %
➤ eines Fußes	„Fußwert"	40 %
➤ einer großen Zehe	„Großzehenwert"	5 %
➤ einer anderen Zehe	„Zehenwert"	2 %
➤ eines Auges	„Augenwert"	50 %
➤ des Gehörs auf einem Ohr	„Ohrwert"	30 %
➤ des Geruchs	„Geruchswert"	10 %
➤ des Geschmacks	„Geschmackswert"	5 %

zu messen und zahlenmäßig in einem Bruchteil ($1/20$, $1/10$ usw.) anzugeben.

Die Bruchteilsbemessung der Funktionsbeeinträchtigung richtet sich dabei ausschließlich nach funktionellen Gesichtspunkten. Bei Verletzungsfolgen an den Gliedmaßen (Arm/Hand/Finger/Bein/Fuß/Zehe) ist von „normalen" Bewegungsausmaßen – mittlere statistische Norm – auszugehen. Geht lediglich eine individuelle hypermobilitätsbedingte Überbeweglichkeit, z. B. die Überstreckbarkeit im Ellenbogengelenk, „verloren", bedingt dies keine Abweichung von der mittleren Norm, damit streng genommen keine Funktionsbeeinträchtigung des Armes, damit eigentlich auch keine Invaliditätsleistung! Über die normale Beweglichkeit informieren die in den üblichen Messblättern zu findenden Normwerte. Tabellarische Bemessungsvorschläge, sinnvoll abgestuft in Orientierung an die Wertigkeit von funktionellen Störungen, finden sich in Kap. C 1.1.

Liegt ein **Vorschaden** (siehe Abschnitt „Vorinvalidität") vor, ist der Gutachter gehalten, in einem ersten Schritt den gesamten Funktionsverlust – unfallbedingt und unfallfremd gemeinsam – zu bemessen, um in einem zweiten Schritt den Vorschaden mit einer **Vorinvalidität** gesondert einzuschätzen. Es ist nicht Sache des Sachverständigen, nach Bemessung dieser beiden Werte rechnerisch den Unfallanteil zu ermitteln oder gar eine Umrechnung aus einer Bruchteilangabe in Prozent der Versicherungssumme vorzunehmen. Diese Aufgabe obliegt einzig und allein der auftraggebenden Versicherung bzw. dem Gericht.

Nur dann, wenn die unfallbedingt hinzugetretene Funktionseinbuße, z. B. nach einer Schenkelhalsfraktur, einer sicheren isolierten Bemessung – abgegrenzt z. B. von einem vorbestehenden Sprunggelenkschaden – unterzogen werden kann, erscheint eine solche isolierte Bemessung ohne Berücksichtigung der Vorinvalidität sinnvoll, vereinfacht dabei nicht selten das Regulierungsverfahren, ist jedoch in den AUB nicht expressis verbis vorgesehen.

Bezugswerte der Gliedertaxe

Bei einer teilweisen Funktionseinbuße an den Gliedmaßen besteht häufig die Unsicherheit, welcher Bezugswert anzuwenden ist. Nicht alle fest vereinbarten Invaliditätsgrade (s. Tabelle 5.1) sind als Bezugswert für die Bemessung einer teilweisen Funktionseinbuße nutzbar. Naturwissenschaftlich und insbesondere klinisch-funktionell ist es nicht sinnvoll, die Bemessung einer Funktionseinbuße einer Gliedmaße nur auf einen Abschnitt (z. B. Unterschenkel) oder gar nur auf ein Gelenk abstellen zu wollen.

5.1 Begutachtung in der privaten Unfallversicherung

Sinnvoll ist lediglich, die Funktionsbeeinträchtigung in Beziehung zu setzen zur normalen Gebrauchsfähigkeit des gesamten Arms/Beins bzw. der gesamten Hand/des Fußes, sodass eben auch nur der
➤ Armwert/Handwert,
➤ Beinwert/Fußwert

für Gliedmaßenschäden als Bemessungsmaßstab zum Zuge kommen kann. Eine Ausnahme hiervon machen Verletzungsfolgen an einzelnen Fingern/Zehen, bei denen ausschließlich an den Phalangen gelegene Funktionseinbußen zu prüfen und bewerten sind:
➤ Daumenwert/(Zeige-)Fingerwert
➤ Großzehenwert/Kleinzehenwert

Sind mehrere Finger/Zehen von Funktionseinbußen betroffen, so ist die Beeinträchtigung jedes einzelnen Fingers (Zehe) gesondert zu bemessen. Die daraus resultierende Invaliditätsleistung (Regulierung) wird seitens des Versicherungsträgers (des Gerichts) durch Addition der einzelnen Finger- und Zehenwerte bestimmt, was seit Jahrzehnten auch einer einheitlichen Rechtsprechung entspricht.

Nicht selten wird dieser Regulierungspraxis besonders von handchirurgischen Sachverständigen entgegengetreten mit der Auffassung, dass der daraus rechnerisch ermittelte prozentuale Anteil der zur Regulierung gelangenden Versicherungsleistung viel zu gering sei, gemessen an der MdE-Bemessung im GUV-Bereich. Dem ist entgegenzuhalten, dass diese Art der Invaliditätsbemessung nach Fingerverletzungen auf einer freien vertraglichen Vereinbarung zwischen Versichertem und Versicherer beruht, was die Vergleichbarkeit der Bemessungsmaßstäbe zwischen privater und gesetzlicher Unfallversicherung von vornherein ausschließt. Insofern ist es müßig, über einige im Schrifttum zu findende Vorschläge über die Anwendung des Handwertes bei Verletzung mehrerer Finger (Fußwert bei Verletzung mehrerer Zehen) nachzudenken oder gar eine Empfehlung abzugeben, wenn Derartiges in den Vertragsbedingungen nicht zu finden ist. Derzeit kommt eine Bemessung nach dem Handwert nur dann in Betracht, wenn über unfallbedingte Funktionsdefizite an den Fingern hinaus auch solche im Handbereich selbst – z. B. nach Hinzutreten einer Sudeck-Heilentgleisung (CRPS-I) – zu verzeichnen sind. In solchen Fallgestaltungen kann es unter Umständen sogar notwendig werden, nach einer ursprünglichen Verletzung im Fingerbereich eine Invaliditätsbemessung nach dem Armwert vorzunehmen.

Häufig wird die Frage gestellt, ob der Bezugswert, z. B. Arm- oder Handwert, sich zu orientieren hat nach dem anatomisch-topographischen Sitz der Primärverletzung und dem Ausmaß des dortigen primären Verletzungsbildes, oder ob die Lokalisation der auf Dauer bleibenden Funktionseinbuße den Bezugswert vorgibt.

Aus medizinischer Sicht ist zu bedenken, dass es der Unfallchirurgie immer öfter gelingt, auch bei relativ schweren Verletzungen abgesehen von funktionell bedeutungslosen Narben und Kallusbildungen funktionell folgenlose Ausheilungsergebnisse zu erzielen.

Aus rechtlicher Sicht ist darauf hinzuweisen, dass die Bestimmungen der AUB zur Bemessung der Invalidität nach der Gliedertaxe ausschließlich ausgerichtet sind auf die verbliebene funktionelle Störung. Die Lokalisation dieser verbliebenen funktionellen Defizite – und nicht die des primären Verletzungsbefundes – bestimmen somit den Bezugswert (z. B. Arm-/Hand-/Fingerwert usw.).

Dennoch ist gelegentlich die rational begründbare Umsetzung dieser Vorgabe in der gutachtlichen Praxis schwierig. So einleuchtend es erscheint, dass eine Bewegungsstörung im Handgelenk, im Grunde auch eine Störung der Umwendbewegung am Unterarm, eigentlich nur Auswirkungen haben kann auf die Gebrauchsfähigkeit der Hand selbst, also nur die handwerkliche Funktionalität der Hand beeinträchtigt, so umstritten ist die Frage, ob die Funktionsstörung im Sprunggelenk – sei es nun nach einem Knöchelbruch oder einem Sprungbeinbruch – sich nur auf die Funktionalität des Fußes oder des ganzen Beines nachteilig auswirkt. Ist der Abrollvorgang im oberen Sprunggelenk nicht eher der für die Fortbewegung komplexen Gesamtbeweglichkeit im System Hüfte-Knie-Sprunggelenk zuzuordnen? Insofern erscheint es plausibel, dass zumindest eine grobe Funktionsstörung, z. B. im Sinne einer Spitzfußkontraktur, die durch das Abrollvermögen des Fußes allein nicht ausgeglichen werden kann, eine Beurteilung nach dem Beinwert verlangt. Unstreitig erscheint andererseits aber auch, dass eine verbliebene Außenbandlockerung die Standsicherheit des **Fußes** beeinträchtigt, somit der Fußwert zur Grundlage der Beurteilung zu machen ist.

Jahrzehntelang bestand – medizinisch und juristisch – völlige Übereinstimmung hinsichtlich der Bemessung von Unfallfolgen im Bereich des Fuß-, Hand- und Schultergelenks, was in der Begutachtung jeweils zu einer Bruchteilbemessung nach dem Fußwert bzw. dem Hand- und Armwert führte. Der Bundesgerichtshof hat nun mit einer Entscheidung vom 17. 01. 2001 (Az.: IV ZR 32/00) den Bewegungsverlust im Bereich eines Sprunggelenks mit dem „...Verlust oder der völligen Funktionsunfähigkeit des Fußes im Fußgelenk" (Invaliditätsgrad = 40%) gleichgesetzt, dies begründet mit der „Unklarheitenregel", nach der dieser Wortlaut der AUB für die festen Invaliditätsgrade für einen durchschnittlichen Versicherungsnehmer missverständlich sei. Eine weitere, inhaltlich gleichlautende Entscheidung vom 09. 03. 2003 betraf die Versteifung eines Handgelenks, schließlich eine weitere Entscheidung vom 24. 05. 2006 die komplette Versteifung eines Schultergelenks.

Diese 3 BGH-Entscheidungen gehen offensichtlich von einem außerordentlich niedrigen Erkenntnishorizont des durchschnittlichen Versicherungsnehmers aus. Lehmann u. Ludolph (2007) verwiesen darauf, dass jeder Versicherungsnehmer, der bei halbwegs klarem Verstande sei, begreifen könne, dass die Versteifung im Schultergelenk – bei erhaltenen Funktionen des Ellenbogengelenks, des Unterarms und der gesamten Hand – nicht mit dem Verlust oder der Funktionsunfähigkeit des ganzen Arms gleichgesetzt werden könne. Die mangelnde Logik dieser 3 BGH-Entscheidungen ist insofern geradezu evident und entbehrt für die praktische Begutachtung selbst ansatzweise jeglicher Plausibilität.

In der mehr als 100-jährigen Geschichte der privaten Unfallversicherung hat es zu keinem Zeitpunkt tabellarische Bewertungsvorgaben nach einem Fuß-, Hand- oder Schulter**gelenk**wert gegeben, schon deshalb nicht, weil es aus medizinisch-funktioneller Sicht nicht sinnvoll ist, die Bemessung einer Gebrauchswerteinbuße einer Gliedmaße gleichzusetzen mit der Einbuße nur einer Gelenkfunktion. Lehmann u. Ludolph (2007) empfehlen daher, dass sich der ärztliche Gutachter nicht an dieser eigentümlichen Interpretation der vom BGH bemühten Unklarheitenregel zu orientieren habe. Für den Sachverständigen seien allein medizinisch-naturwissenschaftliche Beurteilungskriterien und die maßgeblichen – medizinisch-naturwissenschaftlich strukturierten – Tabellen für eine ordnungsgemäße gutachtliche Invaliditätsbemessung zu nutzen. Die Umsetzung einer solchen gutachtlichen Beurteilung in rechtliche Belange ist keine ärztliche Aufgabe, sondern die des Unfallversicherers und ggf. eines Gerichts. Mit der AUB 2004 wurde der Wortlaut der beanstandeten Bestimmung so geändert, dass eine Fehlinterpretation nicht mehr möglich ist.

Mehrfachverletzung einer Gliedmaße

Dauerfolgen nach Mehrfachverletzungen an einer Extremität führen zur Frage, ob mehrere Bemessungen z. B. nach einer Kleinfingergrundgliedfraktur (Fingerwert), einer Kahnbeinfraktur (Handwert) und einem Speichenköpfchenbruch im Ellenbogengelenk (Armwert) mit jeweils in gleicher Topographie verbliebener Funktionseinbuße vorzunehmen sind. Hierzu gilt, dass nur **eine** Bemessung insgesamt nach dem stammnächsten Bezugswert – im skizzierten Fall also dem Armwert – zu erfolgen hat. Für den Gutachter mag es eine Hilfe sein, wenn er in bewährten tabellarischen Bemessungsvorgaben zunächst eine Orientierung anhand von Einzelbemessungen nach dem Finger-, Hand- und Armwert sucht, um schlussendlich hieraus in subsumierender Betrachtungsweise eine Gesamtbemessung nach dem **Arm**wert vorzunehmen. Um die Transparenz der Bemessung offen zu legen, sollte auf die Quelle der genutzten tabellarischen Bemessungsvorgaben hingewiesen werden. Berechnungen der prozentualen Invaliditätsleistung obliegen jedoch ausschließlich der auftraggebenden Versicherungsgesellschaft oder dem Gericht.

Invaliditätsbemessung außerhalb der Gliedertaxe

Der Begriff „Invalidität" unterlag in den vergangenen mehr als 100 Jahren einer unterschiedlichen Definition. In den ersten von 1886 – 1904 gültigen Versicherungsbedingungen wurde die Invalidität gleichgesetzt mit dem „voraussichtlich lebenslangen Verlust der Erwerbsfähigkeit", was in der Folgezeit definiert wurde als „dauernde Beeinträchtigung der Arbeitsfähigkeit". Entgegen der häufig auch ärztlicher- und gutachtlicherseits vorgetrage-

5.1 Begutachtung in der privaten Unfallversicherung

nen Fehlinterpretation der AUB 61 war damit **nicht** die erlernte oder zuletzt ausgeübte berufliche Tätigkeit im arbeitsrechtlichen Sinne gemeint, sondern allgemein die Fähigkeit zur Erwerbs- und Berufstätigkeit unter Nutzung von Kräften und Fähigkeiten, die der Versicherte vor dem Unfallgeschehen aufzubringen vermochte. Einen „Berufsschutz" enthält somit auch die AUB 61 **nicht**, sodass auch eine unfallbedingt nicht mögliche Wiederaufnahme der ursprünglichen oder erlernten Tätigkeit keineswegs automatisch eine Invaliditätsbemessung mit 100 % bedingt.

Dem Bestreben der privaten Unfallversicherer, Versicherungsschutz lebenslang allen Personen, so auch Kindern und Rentnern zu gewähren, wurde mit einer Veränderung des Invaliditätsbegriffes in der AUB 88 – sinngemäß identisch zu finden in der AUB 99 – Rechnung getragen:

> ! „Für andere Körper- und Sinnesorgane (nicht von der Gliedertaxe erfasst) bemisst sich der Invaliditätsgrad danach, inwieweit die normale körperliche oder geistige Leistungsfähigkeit (insgesamt*) beeinträchtigt ist. Dabei sind ausschließlich medizinische Gesichtspunkte zu berücksichtigen." (§ 7 I(2) c AUB 88; Ziff. 2.1.2.2.2 AUB 99)
> * nur AUB 99 ff.

Mit der zwischenzeitlich in Kraft getretenen Reform des Versicherungsvertragsgesetzes (VVG) wurde erstmals der Invaliditätsbegriff gesetzlich definiert (§ 180 VVG-E), dieser Wortlaut dann auch in die letzte Fassung der AUB (2007) übernommen. Definiert wurde die Voraussetzung für eine Invaliditätsleistung:

> ! „Die körperliche oder geistige Leistungsfähigkeit der versicherten Person ist unfallbedingt dauerhaft beeinträchtigt (Invalidität). Eine Beeinträchtigung ist dauerhaft, wenn sie voraussichtlich länger als 3 Jahre bestehen wird und eine Änderung des Zustandes nicht mehr erwartet werden kann." (2.1.1.1 AUB 2007)

Mit diesem erstmals auch gesetzlich definierten Invaliditätsbegriff wurde klargestellt, dass die Invaliditätsbemessung nur die **auf Dauer** verbleibenden unfallbedingten Beeinträchtigungen zu erfassen hat, was sich in der Regel – von wenigen Ausnahmen abgesehen – in dem Befundbild am Ende des 3-Jahres-Zeitraumes widerspiegelt.

Die dauernde Beeinträchtigung der **allgemeinen** Leistungsfähigkeit ist **ohne** Rücksicht auf die berufliche oder außerberufliche Nutzung derselben zu bemessen, ausschließlich abgestellt auf die medizinisch erfassbaren funktionellen Defizite.

Eine solche abstrakte Schadensbemessung erfasst auch unfallbedingte Störungen und Fähigkeitsverluste außerhalb der Arbeitswelt, so auch Störungen der Sexualfunktion (Lehmann 2001). Konsequenterweise kann die Invalidität der PUV nicht mit der „Minderung der Erwerbsfähigkeit" (MdE) der gesetzlichen Unfallversicherung gleichsetzt werden. Eher möglich ist eine Orientierung an den tabellarischen Vorgaben in den „Versorgungsmedizinischen Grundsätzen (Anlage zu § 2 der Versorgungsmedizin-Verordnung vom 10.12.2008)", die ebenfalls eine abstrakte Bemessung von Verletzungsfolgen widerspiegeln, abgestellt auf alle Anforderungen des alltäglichen Lebens. Mit der Qualifikation „normal" wird dabei zum Ausdruck gebracht, dass besondere, oberhalb der Norm liegende, individuelle Fähigkeiten und Begabungen außer Betracht bleiben müssen.

Leider immer noch anzutreffende gutachtliche Feststellungen, wonach ein fehlverheilter Wirbelkörperbruch mit „¼ Wirbelsäule" oder die Folgen einer Kopfverletzung mit „⅓ Kopfwert" eingeschätzt werden, gelegentlich sogar ein „Gliedwert" bemüht wird, bekunden die bedauerliche Inkompetenz des Sachverständigen.

Die zwingende Vorgabe der AUB, einer Invaliditätsbemessung nach der Gliedertaxe den Vorrang einzuräumen, führt dazu, dass Unfallfolgen im Bereich der Wirbelsäule und des Rückenmarks mit nachfolgender peripherer Lähmungssymptomatik mit den daraus resultierenden Invaliditätsleistungen getrennt bemessen werden müssen:
- Die Lähmungserscheinungen an einer – oder mehreren – Gliedmaße(n) sind nach der Gliedertaxe zu bemessen.
- Die veränderte Statik und eingeschränkte Bewegung der Wirbelsäule wie auch die Funktionsstörungen des Urogenitalapparates sind gemäß der anzuwendenden Invaliditätsdefinition prozentual zu bemessen.

Gleiches gilt für die psychisch-intellektuellen Störungen nach einem schweren Schädel-Hirn-Trauma, dessen periphere Lähmungsfolgen wiederum einer Bemessung nach der Gliedertaxe unterliegen.

Dauerschaden und Invaliditätsleistung

Die Bemessung einer Invaliditätsleistung ist in der Regel erst nach Abschluss des Heilverfahrens sinnvoll. Die Höhe der Invaliditätsleistung richtet sich dabei nicht nach dem evtl. erst interimsmäßig vorliegenden Ausheilungsergebnis zum Zeitpunkt der Geltendmachung am Ende des 1. Unfalljahres, sondern nach der **auf Dauer** verbleibenden unfallbedingten Beeinträchtigung. Die in den AUB (alle Fassungen) verbindlich vorgegebene 3-Jahres-Frist zur abschließenden Regulierung beinhaltet auch keineswegs die Vorgabe, dass die Invaliditätsbemessung grundsätzlich nur auf die konkreten Befundverhältnisse am Ende des 3. Unfalljahres abzustellen ist. Der medizinische Sachverständige muss vielmehr auch prognostische Aspekte über den 3-Jahres-Zeitraum hinaus in seine Überlegungen einbeziehen. Dabei dürfen nur solche zukünftigen Änderungen – sei es im Sinne einer Besserung oder Verschlechterung der Unfallfolgen – berücksichtigt werden, die über eine bloße Möglichkeit hinaus mit dem Grade der „erheblichen Wahrscheinlichkeit" (§ 287 ZPO) auch eintreten werden. Gleiches gilt auch für die Begutachtung nach Ablauf des 1. Unfalljahres, wenn nämlich nach einem regelhaften Heilverlauf noch kein Endzustand vorliegt, aber anhand gesicherter ärztlicher Erfahrungen der zu erwartende Endzustand bereits bemessen werden kann.

Die Orientierung an dem prognostizierbaren Dauerschaden bei der Invaliditätsbemessung berücksichtigt somit auch eine zukünftig zu erwartende Sekundärarthrose nach einer Gelenkfraktur. Da selbst eine Gelenkfraktur keineswegs immer – am Kniegelenk nur in ca. 70% der Fälle – eine Sekundärarthrose nach sich zieht, somit statistische Daten nur die prinzipielle Möglichkeit eines solchen hinzutretenden Spätschadens eröffnen, sollten am Ende des 3-Jahres-Zeitraums im röntgenanatomischen Seitenvergleich bereits erste Arthrosezeichen am unfallgeschädigten Gelenk erkennbar sein, um diesem Beweismaß der „erheblichen Wahrscheinlichkeit" (§ 287 ZPO) gerecht zu werden.

Prognostisch besonders schwierig ist die Beurteilung eines endoprothetischen Gelenkersatzes, da die Prognose eines eventuell notwendigen Prothesentauschs nicht nur vom Alter des Patienten abhängig ist, somit im Einzelfall genauso wenig konkret prognostiziert werden kann, wie die zu erwartenden Befundverhältnisse nach einer Austauschoperation. Dieses Problem kann lediglich mit einer gestaffelten tabellarischen Bewertungsvorgabe, bezogen auf das statistische Mittel, bewältigt werden.

Bewertung von Mehrfachverletzungen

Bei polytraumatisierten Versicherten sind in der Regel Verletzungsfolgen an mehreren Körperteilen/-organen zu erwarten, was zur Regulierung der Invaliditätsleistung häufig einer Begutachtung durch mehrere Fachärzte bedarf. Üblicherweise beauftragen die Versicherungsgesellschaften einen „Hauptgutachter", meist den Chirurgen/Orthopäden, verknüpft mit der Bitte, die notwendigen Zusatzgutachten zu veranlassen. Der entscheidende Unterschied zur Begutachtung für die gesetzliche Unfallversicherung mit subsumierender Bildung einer Gesamt-MdE liegt darin, dass in der privaten Unfallversicherung einfacher und transparenter verfahren wird, in dem alle Einzelbemessungen additiv zusammengeführt werden. Dies gilt auch für den chirurgischen/orthopädischen Sachverständigen, der gelegentlich für alle 4 Extremitäten eine Invaliditätsbemessung vorzunehmen hat, unter Umständen zusätzlich eine prozentuale Bemessung für die Folgen eines Wirbelsäulenschadens, dennoch innerhalb seines eigenen Fachgebietes – anders als bei der geforderten subsumierenden Zusammenführung der Bemessungen mehrerer Unfallfolgen an **einer** Extremität – **keine** subsumierende Gesamtbemessung vornehmen darf.

Mit der AUB 99 (und folgende) ist jedoch ein Subsumierungsgebot bei Bemessung des Invaliditätsgrades **außerhalb** der Gliedertaxe mit dem Wortlaut eingeführt worden, dass sich die Invalidität danach bemisst, „inwieweit die normale körperliche und geistige Leistungsfähigkeit **insgesamt** beeinträchtigt ist" (§ 2.1.2.2.2). Im Falle der Beeinträchtigung mehrerer Körperteile oder Sinnesorgane sind – soweit sie nicht nach der Gliedertaxe bemessen werden müssen – **nicht** einzelne Invaliditätsgrade festzustellen, sondern es soll die sich im **Ganzen** ergebende Beeinträchtigung der körperlichen oder geistigen Leistungsfähigkeit bemessen werden. Eine solche Vorgabe setzt eine gute Kooperationsbereitschaft der einzelnen Fachgutachter, besonders aber eine umfassende medizinische Kompetenz und Fähigkeit zur Moderation des Hauptgutachters voraus.

Leistungen bei Unfalltod

Ein Anspruch auf die für den Todesfall versicherte Summe entsteht nur dann, wenn der Versicherte innerhalb des ersten Jahres durch den Unfall oder seiner Folgen zu Tode kommt. Auch hierbei ist gelegentlich die unfallfremde Mitwirkung, z. B. durch eine vorbestehende Herzinsuffizienz, einen Diabetes usw., zu berücksichtigen (internistisches Gutachten).

Die Beweislast für die Unfallursächlichkeit des Todes tragen die hinterbliebenen Anspruchsteller, sodass eine eventuelle Beweislosigkeit, z. B. wegen Nichtdurchführung einer Obduktion zu ihren Lasten geht. Der Anspruch auf die Todesfallleistung schließt einen Anspruch auf eine Invaliditätsleistung aus.

Im Falle des Ablebens **nach** Ablauf eines Jahres geht ein etwaiger Anspruch auf eine Invaliditätsleistung auf die Hinterbliebenen über. Die Invaliditätsleistung richtet sich dann nach dem Invaliditätsgrad, der sich aus dem bisherigen Heilverlauf und den zuletzt erhobenen ärztlichen Befunden prognostisch plausibel begründen lässt. Gefragt ist der **besonders** erfahrene Sachverständige, der nunmehr in einem Gutachten nach Aktenlage einerseits anhand vorliegender Informationen zum Heilverlauf, andererseits durch Einbringen seiner gutachtlichen Erfahrungen mit vergleichbaren Fällen in der Lage sein sollte, einen gut begründeten Regulierungsvorschlag zu unterbreiten.

Tagegeldleistung

Das (Unfall-)Tagegeld soll vordergründig unfallbedingte Einkommensverluste – besonders des Selbstständigen – ausgleichen. Diese Versicherungsleistung sollte daher eigentlich nur dem Berufstätigen vertraglich angeboten werden. Andererseits bemisst sich diese Leistung **nicht** am konkreten Ausfall des Arbeitseinkommens, sondern an dem vertraglich vereinbarten Tagessatz, der nur bei vollständiger Arbeitsunfähigkeit in voller Höhe zum Zuge kommt. Kann in Teilbereichen, z. B. leitend und aufsichtsführend, die zuletzt ausgeübte berufliche Tätigkeit aufgenommen werden, besteht nur ein Anspruch gemäß dem prozentualen Anteil der Arbeitsleistung, die vom Versicherten noch **nicht** bewältigt werden kann. Eine Alles-oder-Nichts-Regelung – wie im Bereich der gesetzlichen Versicherung – ist nicht vorgesehen, sodass auch die Krankschreibung des behandelnden Arztes gemäß der Vorgaben im Sozialversicherungsbereich für die Bemessung des Tagegeldanspruches bedeutungslos ist. Es kommt auch **nicht** darauf an, ob der Versicherte die ihm wieder möglich gewordenen beruflichen Fähigkeiten tatsächlich auch wieder nutzt.

In der Regel wird sich in der prozentualen Abstufung des Grads der Arbeitsbeeinträchtigung die sukzessive Zunahme der Leistungsbreite im Heilverlauf widerspiegeln. Diesen Besonderheiten der Regulierung des (Unfall-)Tagegeldes wird nicht selten von Angestellten und Arbeitern widersprochen, denen ein Teilerwerb während der formellen Krankschreibung nicht möglich ist. Die Versicherer neigen in diesen Fällen – ohne Anerkennung eines Rechtsanspruches – zu pragmatischen Lösungen. Die Entscheidung hierüber liegt jedoch allein bei dem Versicherer und nicht in der Hand des ärztlichen Sachverständigen!

Auch bei den Tagegeldleistungen ist die unfallfremde Mitwirkung zu hinterfragen und gutachtlich einzuschätzen, da unfallfremd bedingte Anteile der beruflichen Leistungsunfähigkeit bei der Regulierung nicht berücksichtigt werden können.

Tagegeldleistungen werden höchstens für die Dauer eines Jahres zur Verfügung gestellt, längstens für den Zeitraum bis zum Abschluss der ärztlichen Behandlung. Ist die ärztliche Behandlung beendet, jedoch die Wiedereingliederung in die bisherige berufliche Tätigkeit aufgrund der Dauerfolgen nicht durchführbar, besteht dennoch für den bleibenden Zeitraum auch innerhalb des 1. Unfalljahres kein Anspruch auf Tagegeldleistungen der PUV.

Krankenhaustagegeld/ Genesungsgeld

Soweit vertraglich vereinbart, kommt diese Leistung bei vollstationärer Heilbehandlung zum Zuge. Gelegentlich ist – bei Multimorbidität – gutachtlich zu klären, ob eine stationäre Behandlung dem Unfall oder einem schicksalhaften Leiden zuzurechnen ist. Sofern beide Ursachenkomponenten beteiligt sind, bedarf es wiederum einer prozentualen Bezifferung der unfallfremden Mitwirkung speziell für diese stationäre Heilbehandlungsphase, sodass auch diesbezüglich gelegentlich gutachtliche Hilfestellung in Anspruch genommen werden muss.

Das Krankenhaustagegeld wird längstens innerhalb einer 2-Jahres-Frist geleistet. Kein Anspruch besteht bei Aufenthalten in Sanatorien, Erholungsheimen und Kuranstalten.

Das **Genesungsgeld** kann nur in Verbindung mit dem Krankenhaustagegeld versichert werden. Es wird nur für die gleiche Anzahl von Kalendertagen gezahlt, für die auch Krankenhaustagegeld geleistet wurde, höchstens jedoch für 100 Tage. Diese Leistung erfolgt für die ersten 10 Tage in Höhe von 100%, für die nächsten 10 Tage mit 50%, sodann für max. weitere 80 Tage mit 25% des versicherten Krankenhaustagegeldbetrags. Stirbt der Versicherte im Krankenhaus, entfällt die Leistungspflicht. Bei diesem fest vorgegebenen Leistungsrahmen kann der Sachverständige allenfalls dann benötigt werden, wenn die Kausalität zu hinterfragen und damit eine unfallfremde Mitwirkung zu beziffern ist.

Übergangsleistung

Nur schwere Unfallfolgen können eine Übergangsleistung bewirken. Als Leistungsgrund gilt, dass nach Ablauf von 6 Monaten seit Eintritt des Unfalles ohne Mitwirkung von Krankheit und Gebrechen noch eine unfallbedingte Beeinträchtigung der normalen körperlichen oder geistigen Leistungsfähigkeit von mehr als 50% („noch mindestens 50%"; AUB 99) verblieben sein muss, um die Übergangsleistung zu begründen.

Einzelne Versicherer bieten eine weitere Variante der Übergangsleistung an mit Zusage einer einmaligen Kapitalleistung, wenn allein unfallbedingt über mindestens 3 Monate durchgehend eine Beeinträchtigung zu 100% vorgelegen hat.

Bereits nach Einführung der AUB 88 wurde seitens des HUK-Verbandes mit Rundschreiben vom 24.06.1992 (U 15/92 M) empfohlen, bei berufstätigen Versicherten die prozentuale Beurteilung abzustellen auf die zuletzt konkret ausgeübte berufliche Tätigkeit (so auch Landgericht Berlin mit Urteil vom 07.08.2001; Az.: 7 S 8/01).

Gutachtlich ist zu beachten, dass die unfallbedingte Beeinträchtigung durchgehend vom Unfallzeitpunkt an für den genannten Zeitraum den jeweiligen Prozentsatz nicht unterschreiten darf, da ansonsten die Anspruchsvoraussetzungen entfallen.

Beispiel: Konnte der Versicherte nach einem Kurbelschlag in die Hohlhand zunächst noch seine Berufstätigkeit ohne wesentliche Einschränkungen fortsetzen, ehe die nicht erkannte Kahnbeinfraktur und daraus resultierende Pseudarthrose zur operativen Behandlung mit evtl. langwierigem Heilverlauf führte, sind diese Bedingungen **nicht** voll umfänglich erfüllt, die Leistungspflicht entfällt.

Eine Ausnahme kann durch ein „mehraktiges" Unfallereignis begründet sein: Führt das unbemerkte Verschlucken eines Holzzahnstochers aus einer Roulade mit zeitlicher Verzögerung zu einer Darmperforation, die erst ca. 2 Wochen später in eine Peritonitis einmündet, was infolge einer verzögerten Diagnose zu einem langwierigen Krankheitsverlauf und damit ca. 8-monatiger, hochgradiger Leistungsbeeinträchtigung führt, gelten die Anspruchsvoraussetzungen als erfüllt (Urteil des OLG München vom 07.07.1999; Az.: 15 U 5902/98).

Zu beachten ist, dass die jeweils vereinbarte prozentuale Beeinträchtigung **ohne** auch nur geringe Mitwirkungsanteile von Krankheiten und Gebrechen ununterbrochen bestanden haben muss. Der Versicherte hat bei erfüllten Voraussetzungen Anspruch auf die volle Leistung – oder gar keinen Anspruch!

Sofortleistung

Von einigen Versicherern wird bei schweren Mehrfachverletzungen eine vertraglich fest vereinbarte Summe gezahlt, wenn bestimmte Voraussetzungen erfüllt sind:
➤ Querschnittlähmung
➤ Amputation (mindestens) einer ganzen Hand oder eines ganzen Fußes

- Schädel-Hirn-Verletzung mit Hirnprellung oder Hirnblutung
- Erblindung (oder hochgradige Sehbehinderung)
- Verbrennungen mindestens 2. Grades von mehr als 30 % der Körperoberfläche
- schwere Mehrfachverletzungen (katalogmäßig im Vertrag vorgegeben)

Solche anspruchsbegründenden schweren Verletzungen müssen objektiv nachgewiesen sein. Bei den „Mehrfachverletzungen" müssen mindestens Frakturen von 2 **langen** Röhrenknochen am Ober- **und** Unterarm/(-schenkel), alternativ neben einer solchen Fraktur auch ein gewebezerstörender Schaden am Becken, der Wirbelsäule oder eines inneren Organs (Hirn, Herz, Lunge, Zwerchfell, Schilddrüse, Leber, Milz, Lunge, Bauchspeicheldrüse, Niere, Darm) vorliegen. Hierzu zählen **nicht** Frakturen im Schlüsselbein und Schulterblatt, im Hand- und Fußbereich, zählen auch nicht Verletzungen an Muskeln, Sehnen, Bändern, Kapseln, Menisken und Bandscheiben.

Auch bei dieser Leistung ist ggf. die unfallfremde Mitwirkung zu ermitteln und führt zu Leistungskürzungen.

Das Gutachten für die private Unfallversicherung

Schon die Titelblattgestaltung des Gutachtens sollte eindeutig erkennen lassen, dass dieses Gutachten (nur) für die **private** Unfallversicherung erstellt wurde, um klarzustellen, dass die gutachtlichen Feststellungen ausgerichtet sind auf dieses Bedingungswerk. Eine unkritische und unzulässige Übertragung der gutachtlichen Feststellungen in andere Rechtsbereiche wird damit erschwert.

Der Arzt als Sachverständiger sollte nur dann einen Gutachtenauftrag seitens der privaten Unfallversicherung übernehmen, wenn er mit den Besonderheiten der vertraglich und rechtlich vorgegebenen Beurteilungsgrundlagen der PUV vertraut und in der Lage ist, unter Nutzung seiner medizinischen Fachkompetenz eine diesen Vorgaben entsprechende Beurteilung zu erarbeiten. Fehlt dem beauftragten Arzt die versicherungsrechtliche – oder gar die fachliche – Kompetenz, sollte er konsequenter Weise den Gutachtenauftrag zurückgeben, ggf. verknüpft mit einer Empfehlung, welcher Fachkollege diese Aufgabe bewältigen kann.

Inkompetent erstellte Gutachten provozieren geradezu Auseinandersetzungen zwischen Versicherung und Versicherten, bewirken nicht selten ein zweites oder gar drittes Gutachten bis hin zu einem kostenträchtigen Ärzteausschussverfahren (nur AUB 61 § 12) oder gar einem Rechtsstreit. Der durch ein inkompetentes Gutachten bewirkte Schaden kann insofern ungeahnte Dimensionen erreichen. Der Sachverständige kann auch für eine fahrlässig herbeigeführte unrichtige Begutachtung zum Schadensersatz verpflichtet sein. Die Fahrlässigkeit ergibt sich unter Umständen schon daraus, dass der Sachverständige in Unkenntnis der Vorgaben der AUB gutachtlich für die private Unfallversicherung tätig wurde und aus diesem Grunde in Folge einer Fehlbeurteilung einen ersatzpflichtigen Vermögensschaden bewirkte. Nicht zuletzt zum eigenen Schutz sollte daher nur der Arzt Gutachten für die private Unfallversicherung erstellen, dessen versicherungsrechtliche Kompetenz über jeden Zweifel erhaben ist.

Literatur

Brinckmann P. Primär mechanische Ursache des Vorfalles lumbaler Bandscheiben – eine Übersicht des derzeitigen Kenntnisstandes. In: Castro WHM, Hein MF, Mazotti I, Hrsg. Beurteilung und Begutachtung von Wirbelsäulenschäden. Darmstadt: Steinkopff-Verlag; 2002: 1 – 9

Ferrari R, Russell AS, Lang JG. Warum Patienten mit einfacher Halswirbelsäulendistorsion persistierende Beschwerden auf neurologischem Gebiet entwickeln können. Versicherungsmedizin 2002; 54: 138 – 144

Fitzek JM. Der Vorschaden in der privaten Unfallversicherung. Lebensversicherungsmedizin 1987; 2: 61 – 63

Lehmann R. Private Unfallversicherung. In: Ludolph L, Lehmann R, Schürmann J, Hrsg. Kursbuch der ärztlichen Begutachtung. Landsberg: Ecomed-Verlag; 1999

Lehmann R. Die Bewertung der erektilen Dysfunktion in der privaten Unfallversicherung. Versicherungsmedizin 2001; 53: 144 – 145

Lehmann R, Ludolph E. Die Bemessung der Invalidität nach Versteifung des oberen und unteren Sprunggelenkes sowie nach Versteifung des Hand- bzw. des Schultergelenkes in der privaten Unfallversicherung. Med Sach 2007; 103: 45 – 47

Oppens E. Karibik. 2. Aufl. München: Prestel; 1981

Reichenbach M. Invalidität in der privaten Unfallversicherung. In: Hierholzer G, Ludolph E, Hamacher E, Hrsg. Gutachtenkolloquium 6. Heidelberg: Springer; 1991: 11 – 17

5.2 Begutachtung für die private Berufsunfähigkeitsversicherung

G. Rompe

Vorbemerkung

Die Versicherung der Berufsunfähigkeit obliegt heute in Deutschland ausschließlich den privaten Versicherern. Sie unterliegt den Wettbewerbsregeln des Marktes und wird deshalb in vielen Varianten angeboten, sodass wegen deren Vielfalt jede einzelne Begutachtung unbedingt den im Einzelfall abgeschlossenen Vertrag kennen und berücksichtigen muss.

In Anbetracht von derzeit 32 000 Berufen und teilweise gesetzlich geregelter Mindestlohnsumme hat die **gesetzliche Rentenversicherung** 2001 den Begriff der Berufsunfähigkeit verlassen und bezieht sich nunmehr als „verminderte Erwerbsfähigkeit" auf den allgemeinen Arbeitsmarkt.

Historisch betrachtet ist *Beruf* eigentlich ein Euphemismus für jede **Arbeit**. Das Wort Arbeit hatte ursprünglich die Bedeutung: verwaist sein, ein zu schwerer körperlicher Tätigkeit verdingtes Kind sein, mit enger Verwandtschaft zu der slawischen Wortgruppe *roboti* oder *robota*. Erst Luther deutete den Begriff Arbeit um, betonte den sittlichen Wert der Arbeit als „Beruf" des Menschen, sodass das Wort Arbeit weitgehend den herabsetzenden Sinn „unwürdige, mühselige Tätigkeit" verlor zugunsten einer freiwilligen, Gott gewollten, zweckmäßigen Beschäftigung (Berufsethos). Mit der Entwicklung des Kapitalismus wurde der Schwerpunkt der Berufstätigkeit dann wieder mehr auf die wirtschaftliche Seite (Erwerbstätigkeit) gerichtet zuungunsten von Berufsstolz und Berufsfreude.

Heute verstehen wir unter **Beruf** die Spezialisierung auf einen mehr oder weniger eng begrenzten Teil des Arbeitsmarktes, den Ausbildungsberuf. Als Vorläufer findet sich 1568 im deutschen Sprachraum die „Eygentliche Beschreibung Aller Stände auff Erden durch den weltberümpten Hans Sachsen". Dort wurde die Tätigkeit von 100 Ständen (= Berufen) in jeweils 6–8 Reimen vorgestellt (Scholz u. Wittgens 1992).

Das **Problem** der Berufsunfähigkeitsversicherung liegt darin, dass *erwartete* Einkommenssteigerungen nicht versicherbar sind: Wer in jungen Jahren berufsunfähig wird, muss auf Dauer mit einer geringen Rente aufgrund dieses Versicherungsvertrages leben, auch wenn begründet zu erwarten wäre, dass er seine Berufslaufbahn zunächst als Geringverdiener beginnt, um bereits nach wenigen Jahren ein überdurchschnittliches Einkommen zu erzielen.

Berufsunfähigkeit im Sinne der BUV/BUZ

Berufsunfähigkeit in der privaten Versicherung ist ein eigenständiger Rechtsbegriff, der sich deutlich unterscheidet von vergleichbaren Bezeichnungen aus dem Bereich der Sozialversicherung.

Die private Berufsunfähigkeitsversicherung (BUV), meist als Berufsunfähigkeits-Zusatzversicherung zu einer Lebensversicherung (BUZ), versichert gegen das *medizinische* Risiko, den bisherigen Beruf ganz oder teilweise nicht mehr ausüben zu können. Die versicherte Leistung wird erbracht unabhängig davon, ob der Versicherte einen Einkommensverlust erlitten hat, ob er weiter arbeitet, ob er überobligatorisch tätig war oder ist (Raubbau am eigenen Körper).

Sofern der Versicherte seinen Beruf aus *nichtmedizinischen* Gründen nicht mehr ausüben kann, ist der Versicherungsfall nicht eingetreten.

> **!** Beruf ist – auch bei anderweitigen Aufzeichnungen im Vertrag – die vom Versicherten zuletzt individuell ausgeübte Tätigkeit bei Eintritt der Berufsunfähigkeit. Dementsprechend wird Berufsunfähigkeit seit 01.01.2008 (§ 172, Abs. 2 und 3 VVG) definiert:
> „Berufsunfähig ist, wer seinen zuletzt ausgeübten Beruf, so wie er ohne gesundheitliche Beeinträchtigung ausgestaltet war, infolge Krankheit, Körperverletzung oder mehr als altersentsprechendem Kräfteverfall ganz oder teilweise voraussichtlich auf Dauer nicht mehr ausüben kann".

5.2 Begutachtung für die private Berufsunfähigkeitsversicherung

Als besondere vertragliche Voraussetzung einer Leistungspflicht des Versicherers kann vereinbart werden, dass die versicherte Person auch eine andere Tätigkeit ausüben kann, die zu übernehmen sie aufgrund ihrer Ausbildung und Fähigkeit in der Lage wäre und die ihrer bisherigen Lebensstellung entspräche.

Das Produktspektrum BUV/BUZ

So gibt es ganz unterschiedliche Vertragsgestaltungen, z. B.:
- Klassische Berufsunfähigkeitsversicherung mit Verweisung.
- Klassische Berufsunfähigkeitsversicherung mit eingeschränkter Verweisung:
  - z. B. auf bestimmte Berufsgruppen oder
  - berufsständische Versicherung (z. B. bei Ärzten Verweisbarkeiten nur innerhalb des Arztberufes, nicht aber in den Grenzen des Facharztberufes, siehe Kap. B 3.4).
- Berufsunfähigkeitsversicherung mit Verzicht auf Verweisung für ausgewählte Berufsgruppen (z. B. Versicherung chirurgisch tätiger Chefärzte für den Fall, dass sie nicht mehr operativ tätig sein können).

Krankheit, Folgen einer Körperverletzung oder krankheitsbedingter Kräfteverfall sind ärztlich nachzuweisen. Die Diagnose und der Nachweis von dadurch bedingten Funktionsstörungen sind nur dann relevant, wenn sie konkrete Auswirkungen auf die individuelle Berufsausübung haben.

Dauer und Ausmaß der Berufsunfähigkeit

Von einem dauernden Zustand wird ausgegangen, wenn der Versicherte mindestens 6 Monate und darüber hinaus nicht in der Lage war/ist, seinem Beruf nachzugehen. Hinweise des Gutachters zur Prognose sind erforderlich für die Feststellung eventueller Nachprüfungstermine.

Der Anspruch auf Leistungen setzt in der Regel mindestens 50 % Berufsunfähigkeit voraus. Die Entscheidung des Gesamtgrads der Berufsunfähigkeit ergibt sich aus einer Darstellung des positiven Restleistungsvermögens bzw. des negativen Leistungsbildes und dem Abgleich mit den prägenden Einzeltätigkeiten in der bisherigen individuellen Ausgestaltung des Berufes des Versicherten.

Eine Aufstellung der wesentlichen Einzelverrichtungen eines gewöhnlichen Arbeitstages vor Eintritt der medizinischen Einschränkungen wird dem Gutachter in der Regel vom Auftraggeber zur Verfügung gestellt. Für jede dieser Einzeltätigkeiten ist das Ausmaß der Einschränkung abzuschätzen.

Die Einschränkung einer Einzeltätigkeit kann für die individuelle Ausübung des Berufes von so großer Bedeutung (*prägend*) sein, sodass bei deren Verlust die verbliebene (uneingeschränkte) Leistungsfähigkeit der übrigen Teiltätigkeiten nicht mehr sinnvoll genutzt werden kann. Dabei ist allerdings auch die Nutzung zumutbarer Hilfsmittel zu erörtern (z. B. Anschaffung einer Getriebeautomatik statt Schaltgetriebe zur Kompensation einer Schädigung des linken Beins im Außendienst).

Verweisungstätigkeiten

Ist die Verweisbarkeit auf andere Tätigkeiten, die der Ausbildung, Erfahrung und Lebensstellung des Versicherten entsprechen, Vertragsbestandteil, sind in der Regel vom Auftraggeber entsprechende Berufe zu benennen.

Der Gutachter hat dann zu prüfen, ob das Restleistungsvermögen des Versicherten ausreicht, diesen anderen Beruf auszuüben.

Nachprüfungsverfahren

Vertraglich sind die Einholung sachdienlicher Auskünfte und die ärztliche Nachuntersuchung vereinbart.

Die Beurteilung der Fortdauer der Berufsunfähigkeit folgt denselben Kriterien wie die Erstprüfung. Dabei ist der Gutachter an die Erstentscheidung gebunden. Nur bei nachweisbar verändertem medizinischem Befund ist eine Abänderung der Vorentscheidung wegen Besserung zulässig (z. B. OLG Stuttgart 7 W 74/05). Eine Neubewertung der bekannten Situation steht nicht zur Diskussion.

Begutachtungsgrundsätze

Als Ergebnis der Untersuchung erwartet der Auftraggeber vom medizinischen Gutachter
- die Darstellung der Diagnosen und der damit einhergehenden konkreten Beeinträchtigungen,

5 Begutachtung in der privaten Versicherung

- eine kritische Auseinandersetzung mit den vorgetragenen Beschwerden und den geklagten Funktionsbehinderungen sowie den erhobenen Befunden im Sinne einer Plausibilitätskontrolle,
- Festlegung des Restleistungsvermögens,
- Hinweise auf die Nutzungsmöglichkeit der verbleibenden Arbeitskraft,
- Hinweise auf die Prognose,
- Hinweise auf die Möglichkeiten einer positiven Beeinflussung durch den Versicherten, sei es durch Nutzung zumutbarer Hilfsmittel oder zumutbarer Behandlungen.

Zusammenfassung

> **!** Mit der privaten Berufsunfähigkeitsversicherung (BUV) bzw. Berufsunfähigkeits-Zusatzversicherung zu einer Lebensversicherung (BUZ) wird die Berufsfähigkeit in der individuell ausgestalteten Berufstätigkeit versichert. Die Verträge sind unterschiedlich, können eine Verweisbarkeit auf andere Tätigkeiten einschließen oder ausschließen, können auch den Einfluss bestimmter medizinischer Befunde ausgrenzen.

Wegen unterschiedlicher Vertragsgestaltungen und insbesondere der sehr unterschiedlichen individuellen Berufsgestaltung muss der Gutachter vom Auftraggeber umfangreiche Informationen erwarten. Versicherungsleistungen setzen eine mindestens 50%ige Beeinträchtigung aus medizinischen Gründen bei der individuellen Berufsausgestaltung auf Dauer (mindestens 6 Monate) voraus.

Literatur

Eich J: Begutachtung der Berufsunfähigkeit. Forum Medizinische Begutachtung 2007; Heft 2: 1–27

Kuhberg W. Begutachtung für berufsständische Versorgungswerke. Siehe Kap. B 3.4

Römer W. Der Beweis der Berufsunfähigkeit durch medizinische Gutachten. Forum Medizinische Begutachtung 2006; Heft 2: 29–33

Scholz JF, Wittgens H, Hrsg. Arbeitsmedizinische Berufskunde. 2. Aufl. Stuttgart: Genthner; 1992

Stadtland C, Seidelmann S, Wandl U. Schadenminderungs- bzw. -mitwirkungspflichten von Anspruchsstellern unter besonderer Berücksichtigung der Berufsunfähigkeitszusatzversicherung. Versicherungsmedizin 2007; 59: 26–36

Tändler P. Anforderungen an den Gutachter in der BUZ. Forum Medizinische Begutachtung 2004; Heft 2: 46–47

Valentin H, Hrsg. Arbeitsmedizin. Band 1: Grundlagen für Prävention und Begutachtung. 2. Aufl. Stuttgart: Thieme; 1979

C

Einschätzungs-
empfehlungen

1 Empfehlungen zur Bemessung von Unfallfolgen

1.1 Bemessungsempfehlungen für die private Unfallversicherung

F. Schröter, E. Ludolph

Empfehlungen zur Bemessung von Unfallfolgen finden sich in der Literatur rückreichend bis zum Zeitpunkt der Einführung der Privaten Unfallversicherung in das Versicherungswesen. In den bisherigen konventionellen Bemessungen erfolgten über Jahrzehnte hinweg nur geringfügige Korrekturen. Die in der 4. Auflage von Rompe/Erlenkämper hinzugefügten modularen Bemessungsempfehlungen (Schröter u. Fitzek 2004) haben zu einer lebhaften Diskussion geführt, letztendlich aber auch gezeigt, dass der Versuch einer detaillierten Annäherung an das Ausheilungsergebnis mittels des modularen Bemessungssystems nicht immer zu plausiblen Ergebnissen führt, diese Empfehlungen leider auch fehlerhaft angewandt wurden.

Das Bemühen der Autoren ist nunmehr darauf ausgerichtet, in Fortschreibung der bisherigen konventionellen Bemessungsempfehlungen sinnvolle Elemente des modularen Systems einzubeziehen und in ihrem Aufbau und ihrer Struktur ein plausibel begründetes Tabellenwerk zu entwickeln, welches dem Sachverständigen Orientierungen für die korrekte Höhe der jeweiligen Bemessung als Grundlage für eine Gleichbewertung vergleichbarer Befunde vorgibt, aber auch Spielräume für individuelle, dem jeweiligen Einzelfall angepasste Bemessungen lässt.

Die vorliegende, über einen langwierigen Abstimmungsprozess unter Einbeziehung zahlreicher gutachtlich erfahrener Kollegen erarbeitete Systematik wurde in den hierfür zuständigen Gremien der DGOOC und der DGU vorgestellt und von dort kommende Anregungen aufgegriffen, sodass die vorliegende Fassung von beiden wissenschaftlichen Gesellschaften mit getragen wird.

Aufbau der Systematik

Die Systematik knüpft an verschiedene Verletzungsarten an, die in unterschiedlicher Weise Funktionseinbußen hinterlassen können. Zu unterscheiden sind grundsätzlich Verletzungen ohne und mit Gelenkbeteiligung.

Schaftverletzungen an den langen Röhrenknochen der Arme und Beine – ohne Gelenkbeteiligung – können als Dauerfolgen hinterlassen:
- Achsabweichungen:
  - Varus-Valgus-Rekurvation-Antekurvation,
  - Innen- oder Außenrotation,
- Verkürzung/Verlängerung,
- Pseudarthrose:
  - stabil,
  - instabil.

Während die Achsabweichungen relevanter Ausprägung als Präarthrosen anzusehen sind, bewirken eine relevante Verkürzung/Verlängerung (besonders im Beinbereich) wie auch eine Pseudarthrose eine statische wie dynamische Belastungsminderung, die angemessen bei der Bemessung der Unfallfolgen zu berücksichtigen ist, in der Mehrzahl der Fälle aber von nachhaltigeren Unfallfolgen, ausgehend von Gelenkbeteiligungen, überlagert werden.

Weichteilverletzungen können als Dauerfolgen hinterlassen:
- Narben,
- (Muskel-)Substanzverluste,
- neurogen bedingte Funktionsstörungen,
- Durchblutungsstörungen.

1 Empfehlungen zur Bemessung von Unfallfolgen

Narben haben nur selten funktionell nachteilige Auswirkungen, sind somit für die Invaliditätsbemessung nicht bedeutsam.

Besonders die muskulären Substanzverluste und neurogenen Störungen bewirken Kraftdefizite und – im Beinbereich – Störungen der Balancehaltung mit negativer Beeinflussung des Gehvermögens. Durchblutungsstörungen können – unter Umständen nachhaltig – die trophische Leistungsfähigkeit des Hautmantels beeinträchtigen und zu konditionellen Problemen führen.

Funktionsstörungen infolge einer Nervenverletzung mit neurogenem Defizit fallen in die Kompetenz eines nervenärztlichen Zusatzgutachters. Stehen neurologischen Unfallfolgen im Vordergrund, wird der maßgebliche Anteil der Invaliditätsbemessung vom Neurologen vorzunehmen sein. Auf die tabellarischen Bemessungsempfehlungen von Widder (2007) darf verwiesen werden.

Gelenkverletzungen können unterschiedliche Gewebestrukturen betreffen:
➤ Knochen
➤ Knorpelgewebe (inklusive Menisken)
➤ ligamentäre Strukturen

Daraus resultierende Dauerfolgen können sich manifestieren als:
➤ Knorpelschaden,
➤ Gelenkdeformität,
➤ Instabilität,
➤ veränderte Gelenkmechanik.

Vorstellbar sind verschiedene Kombinationen der einzelnen Komponenten. Alle Schäden können potenziell eine präarthrotische Bedeutung haben. In der Begutachtung werden sich diese Schäden vordergründig mit Funktions- bzw. Bewegungsstörungen und einer evtl. Instabilität bemerkbar machen. Diesen Befunden kommt insoweit eine besondere Bedeutung für die tabellarischen Bemessungen der Unfallfolgen zu.

Gutachtliches Vorgehen

Für die praktische Begutachtung gilt folgendes Vorgehen:

Erster Schritt:

Befundsicherung:
➤ klinisch umfassend
➤ bildgebend, soweit erforderlich

Zur Objektivierung von Bewegungsstörungen empfiehlt sich neben einer aktiven Funktionsprüfung eine Gegenprüfung unter manueller Entlastung durch den Untersucher, die eine bewusstseinsnahe Beeinflussung der aktiven Beweglichkeit durch den Probanden unschwer erkennen lässt: Die so gewonnenen Funktionsdaten repräsentieren eher den objektiven Befund, als allein das Ergebnis der aktiven Funktionsprüfung.

Zweiter Schritt:

Befunddifferenzierung:
➤ Was ist eindeutig Unfallfolge?
➤ Was ist eindeutig unfallunabhängig?
➤ Was sind fragliche Unfallfolgen – was spricht für oder gegen einen Zusammenhang?

Ist der Unfall nicht allein ursächlich, müssen Vorinvalidität und unfallfremde Mitwirkung berücksichtigt werden.

Dritter Schritt:

Invaliditätsbemessung:
➤ anhand reliabler unfallbedingter Befundkriterien
➤ **nicht** abgestellt auf Subjektivismen
➤ soweit erforderlich: Bemessung der Vorinvalidität

Nach Objektivierung der Befunde ist zu klären, welche der **verbliebenen Unfallresiduen** am bedeutsamsten sind:
➤ Funktion/Stabilität?
➤ Achsabweichung/Längendifferenz?
➤ Gelenkumformung?
➤ neurogenes Defizit?

Die Entscheidung orientiert sich daran, welche Komponente der Unfallfolgen bei isolierter Betrachtung die höchste Invaliditätsbemessung (siehe nachfolgende Tabellen) nach sich zieht.

In einem weiteren Schritt ist zu prüfen, ob anderweitige Anteile der Unfallfolgen noch **zusätzlich** funktionell nachteilige Auswirkungen auf die Gebrauchstüchtigkeit der betroffenen Extremität haben.
➤ Ist dies nicht der Fall, entspricht die Eingangsbemessung allein der unfallbedingten Invalidität.
➤ Sind zusätzlich nachteilige Auswirkungen zu bestätigen, ist zu hinterfragen, ob daraus eine Erhöhung der Eingangsbemessung in einer subsumierenden Gesamtbetrachtung resultieren kann.

1.1 Bemessungsempfehlungen für die private Unfallversicherung

Vorgaben für die der Bemessung nachrangiger Befundkriterien:
➤ $1/20$ bleibt ohne Einfluss auf die „Gesamt"-Invalidität.
➤ $2/20$ erlauben eine Erhöhung der Basisbemessung um $1/20$.
➤ $4/20$ erlauben eine Erhöhung der Basisbemessung um $2/20$.

In jedem Einzelfalle sollte der Abwägungsprozess hin zur Gesamtinvaliditätsbemessung transparent gestaltet werden und Plausibilität vermitteln.

> ! Für den Gebrauch der nachfolgenden Tabellen und dort benutzten Abkürzungen hier die zugehörigen Legenden:
> ➤ A = Armwert
> ➤ B = Beinwert
> ➤ D = Daumenwert
> ➤ F = Fußwert
> ➤ Fi = Fingerwert
> ➤ Gz = Großzehenwert
> ➤ H = Handwert
> ➤ Z = Zehenwert

Bemessungsmaßstäbe

Prinzipiell stellt sich die Frage, ob eine **Invaliditätsbemessung nach dem Arm- oder Handwert** bzw. auch dem Fingerwert – im Beinbereich nach dem Bein-, Fuß- oder Zehenwert – vorzunehmen ist. Hierbei gilt das Prinzip, dass nicht die Lokalisation der primären Gesundheitsschädigung maßgeblich ist, sondern die Lokalisation der Manifestation der verbliebenen unfallbedingten Funktionsstörung. Dies lässt sich erläutern am Beispiel einer – nur – verbliebenen Unterarmdrehstörung nach einem Schaftbruch: Die Lokalisation liegt zwar im Armbereich, während die Manifestation dieser Funktionsstörung ausschließlich im Handbereich zu erkennen ist, da nur der Handgebrauch durch diese Funktionsstörung beeinträchtigt wird. Konsequenterweise ist bei einer ausschließlichen Drehstörung im Unterarmbereich der Handwert bei der Bemessung der Invalidität zugrunde zu legen. Nur dann, wenn mit der Drehstörung auch eine Funktionsstörung im Ellenbogengelenkbereich – oder einer anderen Funktionsstörung im Armbereich – verknüpft ist, muss der Armwert zugrunde gelegt werden.

Die Bewegungseinschränkung eines großen Arm- und Beingelenks ist stets so zu bemessen, dass sie unterhalb der Ebene für die Vollversteifungen der genannten Gelenketagen zu liegen kommt. Bei den Vollversteifungen gilt, dass die jeweiligen Mittelgelenke (Knie- und Ellenbogengelenk) wegen der fehlenden Kompensationsmöglichkeiten die ausgeprägtesten Beeinträchtigungen für die betroffene Person mit sich bringen, die peripheren Gelenke (Sprung- und Handgelenk) mit der Versteifung kaum wesentliche Probleme bereiten. Dementsprechend sind Vollversteifungen in gebrauchsgünstiger Stellung wie folgt zu bemessen:
➤ Hüfte/Schultergelenk – $8/20$ B – A
➤ Knie/Ellenbogengelenk – $10/20$ B – A

Am Ellenbogengelenk wird dabei die Vollversteifung nicht nur in der Hauptbewegungsebene, sondern auch bei der Unterarmdrehung miterfasst.

Da Vollversteifungen in gebrauchsgünstiger Stellung am Hand- und Fußgelenk funktionell nur Beeinträchtigungen für den Hand- und Fußgebrauch mit sich bringen, zudem noch der Handverlust ($1/1$ Handwert = 55 % d. Vs.) in der prozentualen Bemessung nach der Versicherungssumme deutlich höher bewertet wird als der Fußverlust ($1/1$ Fußwert = 40 % d. Vs.), ergeben sich für solche Ausheilungsergebnisse unterschiedliche Messgrößen für die Vollversteifungen:
➤ Handgelenk – $6/20$ H
➤ Sprunggelenk – $7/20$ F

Bei den sehr seltenen Vollversteifungen in gebrauchsungünstiger Stellung kommen höhere Bemessungen mit einem Zuschlag von $1/20$ bis maximal $2/20$ Bein-/Arm-/Fuß-/Handwert in Betracht.

Bei einer **„schmerzhaften" Bewegungsstörung** gilt der Grundsatz, dass die subjektiv angegebene Schmerzhaftigkeit sich in objektiven Befunden niederschlagen muss, um Auswirkungen haben zu können auf die Invaliditätsbemessung.

Grundsätzlich gilt, dass zunächst eine Bemessung nach dem objektiven Funktionsverlust (siehe nachfolgende Tabellen) zu erfolgen hat. Eine Erhöhung begründet mit „Schmerzen" kommt nur in Betracht bei:
➤ schonungsbedingtem Muskelminus oberhalb der Messfehlerbreite,
➤ auffälliger Minderbeschwielung

mit einem Aufschlag von $1/20$, maximal $2/20$ A – H – B – F.

1 Empfehlungen zur Bemessung von Unfallfolgen

Tabellen für Funktionsstörungen an Gelenken

Die „normalen" Bewegungsausschläge, wie sie in den folgenden Tabellen benannt sind, orientieren sich strikt an der von der AO zur Neutral-0-Methode benannten Werten, wie sie auch in den Skizzen der normierten Messblätter zu finden sind.

Tabelle 1.**1** Bewegungsstörung im **Schultergelenk**.

Bemessung orientiert sich an der Funktionsstörung in der	
Hauptbewegungsebene = Arm-Vorhebung*: normal: 170°	
● Armhebung bis 120°	– $2/20$ A
● Armhebung bis 90°	– $4/20$ A
● Armhebung bis 60°	– $6/20$ A
* in der Regel dann ähnliche Bewegungsstörung in der Seithebung = miterfasst	
Zusätzlich bedeutsame Störungen der Rotation – 20° und mehr – können um $1/20$ Armwert erhöhen.	

Tabelle 1.**2** **Schultergürtel und Schultergelenk**.

Schultergelenkruine nach Kopfnekrose/Infekt	– $5/10$ A
Instabilität	
➤ Instabilität des Schulterhauptgelenks	
– klinisch nachweisbar ohne Rezidivluxation	– $1/20$ A
– mit Rezidivluxation*	– $3/20$ A
* wenn Op-bedürftig, Bemessung erst am Ende des 3. Unfalljahres	
➤ Verbliebene Schultereckgelenksinstabilität	
– leichte Instabilität (Tossy II)	– $1/20$ A
– Instabilität (Tossy III)	– $1/10$ A
➤ Verformung/Subluxation im Schlüsselbein-/Brustbeingelenk mit Symptomatik	– $1/20$ A
Mit einer asymptomatischen Tossy-I-Instabilität kann bei freier Schultergelenkbeweglichkeit keine messbare Invalidität begründet werden. Bei gleichzeitigen Bewegungsstörungen im Schultergelenk ist die daraus hergeleitete Bemessung der Invalidität maßgeblich.	

Tabelle 1.**3** Bewegungsstörung im **Ellenbogengelenk**.

Bemessung orientiert sich an Funktionsstörung bei Streckung/Beugung **und** an der Unterarmdrehfähigkeit:	
normal:	
Streckung/Beugung 10 – 0 – 150	
Drehung Supination/Pronation max. 90 – 0 – 90	
➤ Streck./Beug. = 0 – 30 – 120 und	
– U.-A.-Drehung frei	– $3/20$ A
– A.-Drehung 45 – 0 – 45	– $5/20$ A
➤ Streck./Beug. = 0 – 30 – 90 und	
– U.-A.-Drehung frei	– $5/20$ A
– U.-A.-Drehung 45 – 0 – 45	– $7/20$ A
➤ Nur Verlust der kompletten Unterarmdrehung = $6/20$ H*	
* beeinträchtigt nur Handgebrauch!	

Tabelle 1.**4** **Pseudarthrosen Ober- und Unterarm**.

➤ Oberarmpseudarthrose	
– straff und belastbar (nicht OP-bedürftig)	– $1/10$ A
– instabil, damit orthesenpflichtig (OP-bedürftig)	– $3/10$ A
➤ Olekranonpseudarthrose	
– straff und belastbar	– $1/20$ A
– mit Streckdefizit	– $2/20$ A
➤ Unterarmpseudarthrose	
– straff und belastbar, Elle **oder** Speiche (nicht OP-bedürftig)	– $1/10$ A
– straff und belastbar, Elle **und** Speiche (nicht OP-bedürftig)	– $2/10$ A
– instabil und orthesenpflichtig, Elle **oder** Speiche (OP-bedürftig)	– $3/10$ A
– instabil und orthesenpflichtig, Elle **und** Speiche (OP-bedürftig)	– $4/10$ A

1.1 Bemessungsempfehlungen für die private Unfallversicherung

Tabelle 1.5 Bewegungsstörung im Handgelenk.

Bemessung orientiert sich an Funktionsstörung im Handgelenk **und** an der Unterarmdrehfähigkeit:	
normal:	
Unterarmdrehung Sup./Pron. = max. 90 – 0 – 90	
Dorsal-/Volarflexion = max. 60 – 0 – 60	
speichen-/ellenwärts = max. 30 – 0 – 40	
➤ Bewegungseinschränkung HG konzentrisch zu ¼	
– Unterarmdrehung frei	– $2/20$ H
– Unterarmdrehung 45 – 0 – 45	– $4/20$ H
➤ Bewegungseinschränkung HG konzentrisch zur Hälfte	
– Unterarmdrehung frei	– $3/20$ H
– Unterarmdrehung 45 – 0 – 45	– $5/20$ H

Tabelle 1.6 Hände – Pseudarthrose, Nekrose, CRPS I.

➤ Kahnbeinpseudarthrose ohne Bewegungseinschränkung	
– straff und belastbar (nicht OP-bedürftig)	– $1/10$ H
– instabil und orthesenpflichtig (OP-bedürftig)	– $2/10$ H
➤ Mondbeinnekrose: abhängig vom Funktionsstatus und Prognose	... H
➤ Karpaler Kollaps	– $5/10$ H
➤ Folgen CRPS I* (Morbus Sudeck)	
– hälftiger Faustschluss	– $4/10$ H
– aufgehobener Faustschluss	– $6/10$ H

* bei genügend erhaltener Daumenfunktion

Tabelle 1.7 Bewegungsstörungen der Fingergelenke.

➤ Versteifung des Daumens	
– im Sattelgelenk	– $5/10$ D
– im Grundgelenk	– $2/10$ D
– im Endgelenk	– $2/10$ D
– im Sattel- und Grundgelenk	– $6/10$ D
– im Grund- und Endgelenk	– $4/10$ D
➤ Versteifung der Finger II–V	
– im Grundgelenk	– $3/10$ Fi
– im Mittelgelenk	– $4/10$ Fi
– im Endgelenk	– $2/10$ Fi
– im Grund- und Mittelgelenk	– $6/10$ Fi
– im Mittel- und Endgelenk	– $5/10$ Fi
Die Bemessungsempfehlungen bei Versteifung der Einzelgelenke beziehen sich auf Versteifung in Gebrauchs-/Funktionsstellung und freier Beweglichkeit der Nachbargelenke.	

Tabelle 1.8 Finger – Amputationsfolgen.

Der Verlust der Sensorik der Fingerbeere bewirkt beim Verlust des jeweiligen Endgliedes die höhere Bemessung im Vergleich zum zusätzlichen Verlust des Mittel- oder Grundgliedes.	
➤ Teilverlust des Daumens	
– im Endgelenk	– $6/10$ D
– bis Mitte Grundglied	– $8/10$ D
➤ Verlust des Zeigefingers mit MH-Köpfchen (Adelmann)	– $2/10$ H
➤ Verlust des Kleinfingers mit MH-Köpfchen	– $1/10$ H
➤ Teilverlust der Finger II–IV	
– im Endgelenk	– $4/10$ Fi
– im Mittelgelenk rechts	– $7/10$ Fi
Eine ungünstige Weichteildeckung des Stumpfes oder eine Neurombildung erlauben eine um $1/10$ höhere Bemessung.	

Tabelle 1.9 Finger – Sehnen, Bänder.

➤ Streckdefizit von mehr als 10° am DIP-Gelenk nach Strecksehnenabriss	– $1/10$ Fi
➤ Ulnare Seitenbandinstabilität am Daumengrundgelenk	– $2/10$ D

Tabelle 1.10 Sensibilitätsstörungen der Fingerbeeren durch Nervenschäden.

➤ Am Daumen	
– volar: nur speichenseitig	– $3/10$ D
– volar: nur ellenseitig	– $4/10$ D
– volar: ellen- und speichenseitig	– $6/10$ D
➤ An den Fingern II–V	
– volar: einseitig	– $2/10$ Fi
– volar: beidseitig	– $4/10$ Fi
Betrifft die Sensibilitätsstörung, nicht nur die Fingerbeere, sondern den ganzen Finger, erlaubt dies eine um jeweils $1/10$ höhere Bemessung nach Daumen- und Fingerwert.	

1 Empfehlungen zur Bemessung von Unfallfolgen

Tabelle 1.11 Bewegungsstörung im Hüftgelenk.

Bemessung orientiert sich an der Funktionsstörung in der Hauptbewegungsebene	
normal: Streck./Beugung = 10 – 0 – 130	
➤ Streck./Beugung 0 – 0 – 90	$-2/20$ B
➤ Streck./Beugung 0 – 0 – 60	$-4/20$ B
➤ Streck./Beugung 0 – 0 – 30	$-6/20$ B
Zusätzliches Streckdefizit	
➤ 10 – 20° = Erhöhung um	$-1/20$ B
➤ 30° (u.m.) = Erhöhung um	$-2/20$ B
Analog sind auch Abduktions-, Adduktions-, Rotationskontrakturen zu bemessen.	

Tabelle 1.12 Endoprothesen.

➤ **Basisbewertung** nach Funktion, zuzüglich
➤ **Zuschlag** für Minderbelastbarkeit/Lockerungsgefahr und zu erwartendem Prothesenwechsel abhängig vom Lebensalter:

$\frac{8}{\text{Lebensalter}^*}$ aufzurunden auf die nächst höhere .../$_{20}$-Stufe

* zum Zeitpunkt der TEP-Implantation

Daraus ergibt sich eine **Bemessung** des **Zuschlages:**

Lebensalter	Zuschlag
16 + 17	$10/20$
18 + 19	$9/20$
20 – 22	$8/20$
23 – 26	$7/20$
27 – 31	$6/20$
32 – 39	$5/20$
40 – 53	$4/20$
54 – 79	$3/20$
80 –	$2/20$

Die Bemessung des Zuschlages (= Mindestsatz) orientiert sich an der derzeitigen Qualität endoprothetischer Versorgungen! Bei Schulter-, Ellenbogen- und Sprunggelenk-Endoprothesen sind jeweils um $1/20$ höhere Zuschläge gerechtfertigt.

Tabelle 1.13 Hüftkopf, Pseudarthrose.

➤ Hüftgelenkverlust (Girdlestone)	$-7/10$ B
➤ Hüftkopfnekrose	
– kleines Kopfareal, geringe Belastungsstörung, freie Funktion*	$-2/10$ B
* bei Bewegungsstörung ist diese für die Invaliditätsbemessung maßgeblich	
– prothesenpflichtig: gemäß Funktionsstatus + Prothesenzuschlag	... B
➤ Pseudarthrosen im Ober- und Unterschenkelbereich bedürfen regelhaft der operativen Sanierung, daher keine gesonderten Bemessungsvorgaben.	

Tabelle 1.14 Bewegungsstörung im Kniegelenk.

Bemessung orientiert sich an der Funktionsstörung bei Streckung und Beugung: normal: 5 – 0 – 135*	
➤ Beugung bis 90°	$-2/20$ B
➤ Beugung bis 60°	$-4/20$ B
➤ Beugung bis 30°	$-6/20$ B
zusätzliches Streckdefizit	
➤ bis 10° = Erhöhung um	$-1/20$ B
➤ bis 20° = Erhöhung um	$-5/20$ B
➤ über 20° = Erhöhung um	$-7/20$ B
* mittlerer Beugewert nach Messblattvorgabe	

Sofern eine **Gelenkinstabilität** im Vordergrund steht, lässt sich die Bedeutung der Instabilität am leichtesten für das Kniegelenk in eine Tabelle der Invaliditätsbemessungen einbringen, was analog auch auf andere Gelenke übertragen werden kann.

Tabelle 1.15 Instabilität des Kniegelenks.

Bewertung orientiert sich am Ausmaß der Instabilität und ihrer Kompensierbarkeit:	
➤ leichtgradig (1 + gerade)	$-1/20$ B
➤ leichtgradig (1 + kombiniert)	$-3/20$ B
➤ mittelgradig (2 + gerade)	$-3/20$ B
➤ mittelgradig (2 + kombiniert)	$-6/20$ B
➤ hochgradig (3 + gerade)	$-5/20$ B
Erhöhung bei ungenügender/fehlender muskulärer Kompensation:	$-1/20$ B
➤ hochgradig (3 + kombiniert)*	$-10/20$ B
*Schlotterknie immer orthesenpflichtig, weil muskulär nicht kompensierbar	

1.1 Bemessungsempfehlungen für die private Unfallversicherung

Die Befunderhebung und -dokumentation erfolgt nach eingeführtem Maßstab:
- **Bewertungsschema** nach Ausmaß der Bandnachgiebigkeit:

0 = 0 – 2 mm
(+) = grenzwertiger Befund
+ = 3 – 5 mm
++ = 6 – 10 mm
+++ = > 10 mm

- **Prüfschema** für den **Kniebandapparat**:

Bandstruktur	rechts	links
Innenband in Streckstellung		
Innenband in 30° Anwinklung		
Außenband in Streckstellung		
Außenband in 30° Anwinklung		
Lachman		
vordere Schublade in 90°		
hintere Schublade in 90°		

Bei den **Funktionsstörungen im Sprunggelenkbereich** ist zunächst die Eingangsfrage zu beantworten, ob der bleibende Sprunggelenkschaden eine Funktionsstörung der gesamten Beinfunktion oder nur der Fußfunktion mit sich bringt. Hier gilt die Vorgabe, dass bei einer Fußhebung bis – knapp – zur Rechtwinkelstellung lediglich eine Beeinträchtigung der Fußfunktion unterstellt werden kann, ab einem Spitzfuß von 10° und mehr jedoch die Gesamtfunktion des Beines – z. B. mit verändertem Gangbild – beeinträchtigt ist, damit der Beinwert zugrunde zu legen ist. Daraus ergeben sich 2 Tabellen (Tabelle 1.16, Tabelle 1.17) für die Invaliditätsbemessung.

Tabelle 1.16 Bewegungsstörung im **Sprunggelenk** nach **Fußwert**.

Bewertung orientiert sich an der Funktionsstörung bei Dorsal- und Plantarflexion: normal: 25 – 0 – 45 (mittlerer Wert der Messblattvorgaben)	
➤ 10 – 0 – 35	$-4/20$ F
➤ 0 – 0 – 30	$-6/20$ F
➤ 0 – 0/5 – 20	$-7/20$ F*
* funktionell weitestgehend identische Situation wie eine Vollversteifung des oberen Sprunggelenks in gebrauchsgünstiger Stellung, deshalb gleiche Bemessung.	
Zusätzliches Bewegungsdefizit USG:	
➤ gering = kein Zuschlag	
➤ $1/3$ = Erhöhung um	$-2/20$ F
➤ $2/3$ = Erhöhung um	$-3/20$ F

Tabelle 1.17 Bewegungsstörung im **Sprunggelenk** nach **Beinwert.**

Dorsal-Plantar-Flexion normal: 25 – 0 – 45 (mittlerer Wert der Messblattvorgaben)	
Bewertung orientiert sich am Ausmaß des Spitzfußes:	
➤ OSG 0 – 10 – 35	$-5/20$ B
➤ OSG 0 – 20 – 35	$-6/20$ B
➤ OSG 0 – 30 – 35	$-7/20$ B
Zusätzliches Bewegungsdefizit USG:	
➤ gering = kein Zuschlag	
➤ $1/3$ = Erhöhung um $2/35$* B ($-2/20$ F)	
➤ $2/3$ = Erhöhung um $3/35$* B ($-3/20$ F)	
* Abweichung von der Systematik mit $1/20$-Raster zwecks identischer Bemessung nach Bein- und Fußwert abgestellt auf die Musterbedingungen. Bei individueller Vertragsgestaltung (z. B. Beinwert = 80 % der Versicherungssumme) erfolgt die Zuschlagsbemessung analog (z. B. mit $2/40$ bzw. $3/40$ Beinwert).	

Tabelle 1.18 Fuß- und Zehenamputate.

➤ Amputation in Höhe der Chopart-Gelenklinie	$-6/10$ F
➤ Amputation in Höhe der Lisfranc-Gelenklinie	$-5/10$ F
➤ Verlust im Mittelfußbereich (Sharp)	$-4/10$ F
➤ Großzehe mit MFK	$-2/10$ F

Tabelle 1.19 Groß- und Kleinzehen.

➤ Großzehe	
– Versteifung in Beugestellung	$-3/20$ F
– Versteifung in Neutralstellung	$-1/10$ F
– Versteifung in Überstreckstellung	$-4/10$ Gz
➤ Kleinzehe	
– Versteifung in Fehlstellung (z. B. Hammerzehe)	$-5/10$ Z
– Versteifung in Neutralstellung	$-3/10$ Z

Versteifungen der Großzehe können die Abrollfähigkeit des ganzen Fußes beeinträchtigen, sodass bei entsprechender Fehlheilung auch der Fußwert zum Zuge kommen kann, ansonsten der Großzehenwert. Bei den Kleinzehenschäden wird in der Regel nur nach dem Zehenwert zu bemessen sein.

Längen- und Achsabweichungen

Eine **Beinverkürzung** ist selten als alleinige Unfallfolge zu verzeichnen, sodass auch hierfür vorgesehene Bewertungen in der Regel nur adjuvant und subsumierend der Basisbemessung hinzuzufügen sind.

Tabelle 1.20 Beinverkürzungen.

Bemessungen bei **fehlenden** bedeutsameren Unfallfolgen:	
➤ bis 1 cm = Normvarianz, **nicht** beeinträchtigend	
➤ bis 2 cm	$-1/20$ B
➤ bis 3 cm	$-2/20$ B
➤ bis 4 cm*	$-3/20$ B
* bis 4 cm noch relativ gut ausgleichbar	
➤ bis 5 cm	$-5/20$ B
➤ mehr als 5 cm	$-7/20$ B
Dann meist **andere** Unfallfolgen im Vordergrund stehend, die maßgeblich sind für die Invaliditätsbemessung!	

Sollten **Achsabweichungen** tatsächlich einmal als alleinige Unfallfolgen zur Diskussion stehen, resultieren hieraus in der Regel relativ bescheidene Bemessungen, die auch die damit verknüpften präarthrotischen Komponenten mit berücksichtigen. In der Regel wird es sich hier nur um adjuvante, also nachrangige Bewertungen handeln, die subsumierend der Basisbemessung anzufügen sind.

Tabelle 1.21 Achsabweichungen (Definition siehe S. 705).

...im Bereich der Beine*	
➤ ohne Bedeutung: unter 5°	– nicht messbar
➤ geringfügig 5 – 10°	$-1/20$ Beinwert
➤ bedeutend: mehr als 10°	$-2/20$ Beinwert
➤ ab 20°+mehr	$-3/20$ Beinwert
* im Bedarfsfalle nur bedingt übertragbar auf Armschäden	

Zu differenzieren ist zwischen Achsabweichungen mit mittleren Bereich des Schaftknochens und in Gelenknähe. Letztere – ggf. auch Rotationsabweichungen – sind eher etwas höher zu bewerten, unterliegen jedoch in aller Regel einer notwendigen operativen Korrektur und stehen somit am Ende des 3-Jahres-Zeitraumes nur selten noch zur Bemessung an. Die Bemessung umfasst das mit der Achsabweichung verknüpfte Arthroserisiko.

Arthroserisiko

Grundsätzlich können Verletzungen der Extremitäten, insbesondere bei einer Gelenkbeteiligung, zur Entstehung einer Arthrose führen oder zumindest eine Entwicklung zur Arthrose hin begünstigen. Da aber selbst eine intraartikuläre Fraktur mit nicht anatomiegerechter Ausheilung statistisch gesehen keineswegs in allen Fällen zur Arthrose führt, derartiges z. B. nach Schienbeinkopffrakturen nur bei etwa 70 % der Fälle beobachtet wird, reicht eine solche prinzipielle Möglichkeit einer Sekundärarthrose nicht aus für eine generelle Annahme einer solchen Spätkomplikation. Trotz der Beweiserleichterung nach § 287 ZPO bedarf beweisrechtlich die für eine solche Dauerfolge notwendige höhere oder deutlich höhere Wahrscheinlichkeit (BGH VrsR 2008, 118) in jedem konkreten Einzelfall zumindest eines „Indizes", um die Invalidität, bemessen nach der Funktionsbeeinträchtigung, anzuheben.

Basierend auf gesicherten gutachtlichen Erfahrungen, wonach sich ein längerfristiges Arthroserisiko innerhalb des 2., längstens 3. Unfalljahres zumindest mit einer initialen, im röntgenanatomischen Seitenvergleich nachweisbaren Arthrose zu manifestieren pflegt, sollte daher bei Unklarheiten über

1.1 Bemessungsempfehlungen für die private Unfallversicherung

die zukünftige Arthroseentwicklung die Regulierung auf einer abschließenden Begutachtung am Ende des 3. Unfalljahres beruhen. Lassen sich zu diesem Zeitpunkt beginnende Arthrosezeichen im röntgenanatomischen Seitenvergleich (Kellgren I–II) abgrenzen, ist ein Zuschlag von $1/20$ Arm-/Hand-/Bein-/Fußwert gerechtfertigt. Sofern bereits ein Stadium Kellgren III oder gar IV vorliegt, beträgt der Zuschlag $2/20$ Beinwert (Tabelle 1.**22**).

Tabelle 1.**22** Arthrosegrade nach Kellgren et al. (1963).

Grad I	➤ mögliche Osteophytenbildung ➤ fragliche Verschmälerung des Kniegelenkspaltes
Grad II	➤ definitive Osteophyten ➤ mögliche Verschmälerung des Kniegelenkspaltes
Grad III	➤ multiple Osteophyten, Sklerose ➤ definitive Verschmälerung des Kniegelenkspaltes ➤ mögliche Verformung der Tibia und des Femur
Grad IV	➤ ausgeprägte Osteophyten, ausgeprägte Sklerose ➤ starke Verschmälerung des Kniegelenkspaltes ➤ definitive Verformung der Tibia und des Femurs

Da bei solchen Ausheilungsergebnissen auch mit schlechteren funktionellen Verhältnissen als in einem arthrosefreien Gelenk zu rechnen ist, wird auf diesem Wege der Bemessung der Funktionsstörung zumindest teilweise auch die Arthrose mit erfasst, sodass Zuschläge von mehr als $2/20$ Beinwert einer besonderen Begründung bedürfen.

Thrombosefolgen

Eine relevante chronisch-venöse Insuffizienz sollte eine Invaliditätsbemessung durch einen angiologischen Gutachter erfahren, möglichst erst am Ende des 3. Unfalljahres.

Sofern es sich um isolierte Unfallfolgen handeln sollte, gibt die Tabelle 1.**23** Anhaltspunkte über die Größenordnung der jeweiligen Invaliditätsbemessung nach der Gliedertaxe. Bestehen anderweitige, häufig dann auch wesentlichere Unfallfolgen mit Funktionsstörungen, ist die Bemessung nach dem hierfür zur Verfügung stehenden Bemessungsvorschlägen vorzunehmen, die Thrombosefolgen dann in subsumierender Weise mit zu berücksichtigen.

Tabelle 1.**23** Thrombosefolgen.

Bemessung nur anhand der Weichteilsituation	
Mehrumfang am Unterschenkel bis 1 cm = Messfehlerbreite	keine Invalidität
Mehrumfang bis 2 cm und Besenreiserzeichen	$-1/10$ B
Mehrumfang mehr als 2 cm mit Pigmentablagerung, Kompressionsstrumpf erforderlich	$-2/10$ B
➤ + schwere trophische Störungen	$-3/10$ B
➤ + rezidivierendes Ulcus cruris	$-4/10$ B
➤ + chronisches Ulcus cruris, nicht mehr therapiefähig	$-5/10$ B

Nervenschäden

Die Folgen von Nervenschäden, insbesondere Teilfunktionsstörungen von Arm- und Beinnerven, die üblicherweise auch eine elektrophysiologische Diagnostik zur Bemessung der Invalidität erfordern, sollten dem nervenärztlichen Sachverständigen überlassen bleiben.

Sofern ein kompletter Verlust einer Nervenfunktion – z. B. nach Durchtrennung eines Nervs ohne Rekonstruktion – zu beurteilen ist, könnte dies auch vom orthopädisch-chirurgischen Sachverständigen erfolgen. Die tabellarischen Bemessungsempfehlungen von Widder (2007) für den kompletten Ausfall einer Nervenfunktion sind in Tabelle 1.**24** und Tabelle 1.**25** wiedergegeben.

1 Empfehlungen zur Bemessung von Unfallfolgen

Tabelle 1.**24 Kompletter Verlust einer Nervenfunktion am Arm**.

➤ Vollständige Armplexuslähmung (Lähmung des gesamten Armnervengeflechts)	$-1/1$ A
➤ Obere Armplexuslähmung	$-4/10$ A
➤ Untere Armplexuslähmung	$-5/10$ A
➤ Lähmung des	
– N. radialis (Speichennerv)	$-4/10$ A
– N. ulnaris (Ellennerv)	$-7/20$ A
– N. medianus (Mittelnerv)	$-7/20$ A
– N. radialis und ulnaris	$-7/10$ A
– N. radialis und medianus	$-6/10$ A
– N. thoracicus longus	$-2/10$ A
– N. accessoirus (XII. Hirnnerv)	$-2/10$ A
– N. axillaris (Achselnerv)	$-2/10$ A
– N. musculocutaneus	$-3/10$ A
– N. suprascapularis	$-1/20$ A

Tabelle 1.**25 Kompletter Verlust einer Nervenfunktion am Bein**.

➤ Totale Beinplexuslähmung	$-1/1$ B
➤ Lähmung des	
– N. ischiadicus (Hüftnerv)	$-8/10$ B
– N. femoralis (Schenkelnerv)	$-5/10$ B
– N. glutaeus inferior oder superior (Gesäßnerven)	$-5/20$ B
– N. cutaneus femoris lateralis	$-1/20$ B
– N. peronaeus communis (gemeinsamer Wadenbeinnerv)	$-3/10$ B
– N. peronaeus superficialis (oberflächlicher Wadenbeinnerv)	$-1/20$ B
– N. peronaeus profundus (tiefer Wadenbeinnerv)	$-5/20$ B
– N. tibialis (Schienbeinnerv)	$-7/20$ B

Invaliditätsbemessung außerhalb der Gliedertaxe

Geringfügige **Wirbelkörperverletzungen**, z. B. eine Deckplattenimpression oder gut verheilte Vorderkantenabgliederung, heilen funktionell regelhaft folgenlos aus, hinterlassen auch keine Minderbelastbarkeit des Achsenorgans, rechtfertigen somit im Regelfall auch keine messbare Invalidität.

Nach gesicherter ärztlicher Erfahrung korrelieren die funktionellen Beeinträchtigungen der Wirbelsäule mit dem Ausmaß der verbliebenen Verformung am Wirbelkörper, sodass insoweit die Röntgenanatomie Anhaltspunkte bietet, wie eine plausible Invaliditätsbemessung vorzunehmen ist.

Wesentlich für die Beurteilung ist zudem eine eventuelle Störung im segmentalen Gefüge, z. B. durch eine Begleitschädigung der Bandscheibe mit Instabilisierung des Bewegungssegmentes.

Mündet eine solche Verletzung ein in eine spondylotische Restabilisierung, ggf. mit Überbrückung der Bandscheibe, entspricht dies dem denkbar günstigsten Ausheilungsergebnis einer Segmentschädigung und rechtfertigt allenfalls eine geringfügig höhere Bemessung der Invalidität, zunächst abgestellt auf die Wirbelkörperverformung.

Verbleibt jedoch eine segmentale Gefügelockerung oder gar eine – nur selten zu beobachtende, dann aber auch objektiv belegbare – Instabilität eines Bewegungssegmentes, so bedarf die Invaliditätsbemessung, abgestellt auf die Verformung eines Wirbelkörpers, einer Erhöhung um 5 % (Gefügelockerung) bzw. 10 % (Instabilität).

Nach operativer Behandlung einer Wirbelkörperfraktur kann nur dann eine höhere Bemessung erfolgen, wenn der zugangsbedingte Weichteilschaden auch tatsächlich nachweisbare nachteilige funktionelle Folgen bewirkt. Allein die OP-Narbe und/oder das reizfrei einliegende Implantat kann keine höhere Bemessung als die abgestellt auf die Verformung nach sich ziehen. Eine auf diesem Wege begründete Erhöhung um 5 % oder gar 10 % bedarf daher einer besonderen, auch plausiblen und nachvollziehbaren Begründung (Tabelle 1.**26**).

Gemeinsam mit einer eventuellen zusätzlich Berücksichtigung und Bemessung eines Segmentschadens (s. o.) können im orthopädisch-chirurgischen Bereich maximal 30 % erreicht werden. Es bedarf also einer ganz ungewöhnlichen Ausheilungssituation, um allein im orthopädisch-chirurgischen Bereich 30 % zu überschreiten. Ansonsten ist dies nur möglich bei zusätzlich bestehenden neurologischen Funktionsstörungen, die grundsätzlich in ihrer Bemessung einem nervenärztlichen Sachverständigen überlassen bleiben müssen und – im Falle eines kompletten Querschnittes – bis zu 100 % betragen kann.

1.1 Bemessungsempfehlungen für die private Unfallversicherung

Tabelle 1.26 **Wirbelsäule**.

▶ Verheilte Deckplattenimpression – da ohne Auswirkungen	nicht messbar
▶ Vorderkanten-Höhenminderung nach Kompressionsfraktur um	
– $1/5$ der ursprünglichen Höhe	– 5 %
– $2/5$ der ursprünglichen Höhe	– 10 %
– $3/5$ der ursprünglichen Höhe	– 15 %
– $4/5$ der ursprünglichen Höhe	– 20 %
▶ Grobe Wirbelkörperverformungen nach Berstungsfraktur	– 20 %
▶ Anatomiegerecht fusioniert mit Ausschaltung zweier Bewegungssegmente	– 10 %
zuzüglich Segmentschaden:	
▶ Gefügelockerung eines Segmentes	– 5 % Zuschlag
▶ Objektiv belegte Instabilität	– 10 % Zuschlag
nach operativer Versorgung:	
▶ reizfrei einliegendes Implantat	– kein Zuschlag
▶ OP-Narbe	– kein Zuschlag
▶ Abweichungen hiervon bedürfen einer plausiblen Begründung mit Zuschlag von 5 bis maximal 10 %	

Invaliditätsbemessungen nach **Beckenringverletzungen** können – ähnlich wie die Frakturfolgen an der Wirbelsäule – in Orientierung an dem röntgenanatomischen Ausheilungsergebnis vorgenommen werden. Dies gilt insbesondere bei stabilen Ausheilungsformen, bei denen kein Beckenverwindungsschmerz usw. mehr nachweisbar ist. Instabile Ausheilungsformen werden beim heute erreichten Stand der rekonstruierenden Chirurgie selten beobachtet, sodass die entsprechenden tabellarischen Bemessungsvorschläge auch nur selten zum Zuge kommen können (Tabelle 1.**27**).

Sofern Funktionsstörungen am Urogenitalapparat verblieben sind, müssen diese urologischerseits objektiviert und – außerhalb der Gliedertaxe – bemessen werden, nach AUB 88 mit additivem Zusammenführen der Bemessungen auf beiden Fachgebieten. Sofern die AUB 99 zur Anwendung kommt, ist eine subsumierende Gesamtbemessung vorzunehmen, ggf. dann auch unter Mitberücksichtigung eventuell verbliebener neurologischer Funktionsstörungen, die nervenärztlicherseits zu objektivieren und zu bemessen sind.

Sofern Nervenfunktionsstörungen die Funktion des Beines beeinträchtigen, sind diese gesondert nach der Gliedertaxe – nervenärztlich – zu bemessen.

Fehlverheilte **Rippenfrakturen** können restriktive Atemstörungen hinterlassen, die durch den hierfür kompetenten Internisten zu objektivieren und zu bemessen sind (Tabelle 1.**28**).

Eine Interkostalneuralgie bedarf einer neurologischen Abklärung.

Die Bemessungen auf mehreren Fachgebieten sind nach AUB 88 additiv, nach AUB 99 subsumierend zusammenzuführen.

Tabelle 1.27 Tabelle 6.27 **Becken**.

Stabile Ausheilungsformen:	
▶ ohne relevante Verformung – dann ohne Auswirkungen	nicht messbar
▶ leichte Beckenringasymmetrie	– 5 %
▶ Symphysenverknöcherung	– 5 %
▶ reaktive Umformungen eines SIG-Gelenkes mit Symptomatik	– 10 %
– doppelseitig mit Symptomatik	– 15 %
Ausheilungsergebnisse nach instabilen Verletzungsformen:	
▶ symphysale Diastase 10 – 15 mm	– 5 %
▶ symphysale Diastase über 15 mm	– 10 %
– Verschiebung in einem SIG-Gelenk (min. 10 mm)	– 15 %
– in beiden SIG-Gelenken (min. 10 mm)	– 20 %

Tabelle 1.**28** **Brustkorb – Brustbein, Rippen**.

Stabil verheilte Brustbeinfraktur (auch in Fehlform)	nicht messbar
Brustbeinpseudarthrose	– 5 %
Stabil u. weitgehend anatomiegerecht verheilte Rippenfraktur(en)	nicht messbar
Fehlverheilte Rippenfraktur(en) mit Beeinträchtigung der Atemmechanik	– 10 %

1 Empfehlungen zur Bemessung von Unfallfolgen

Unfallfolgen an den **Bauchorganen** (Milzverlust und Teilverlust des Darmes usw.) sind internistischerseits zu objektivieren und bemessen. In solchen Fällen ist der internistische Sachverständige gehalten, auch die Unfallfolgen an den Bauchdecken in seiner Invaliditätsbemessung mit zu berücksichtigen, sodass dann eine diesbezügliche Bemessung durch den Chirurgen entfällt (Tabelle 1.29).

Tabelle 1.29 **Bauchdecken – Narben, Hernien**.

Reizlos und stabil verheilte Bauchwandnarbe nach Laparotomie	– 0 %
Narbige Umwandlungen eines Teils der Bauchwandmuskulatur	– 5 %
Kleine Bauchwandhernie (bis Tischtennisballgröße)	– 10 %
Bauchwandhernie (bis Faustgröße)	– 15 %
Großer Bauchwandbruch	– 20 %
„Landkarten-Bauchdecke" mit grober muskulärer Insuffizienz	– 25 %

Bei der Bemessung dieser Unfallfolgen ist stets zu prüfen, ob eine operative Sanierung angebracht erscheint, was dem Probanden mitzuteilen ist. In solchen Fällen sollte die Bemessung der Invalidität zurückgestellt werden bis zum Ende des 3. Unfalljahres.

Schlusswort

Diese tabellarische Systematik lässt Raum für individuelle Bemessungen für Befundsituationen, die zwischen den tabellarischen Vorgaben einzuordnen sind. Hierin liegt auch der Grund, dass nur wenige Vorgaben für jedes Gelenk in den Tabellen zu finden sind, die in ihrer Abstufung – jeweils gemessen an der Vollversteifung – auf den ersten Blick ihre Plausibilität erkennen lassen.

Der Sachverständige ist aufgerufen, in Orientierung an diesen Vorgaben in jedem Einzelfalle eine plausibel begründete Invaliditätsbemessung, abgestellt auf die von ihm gesicherten Einzelbefunde, vorzunehmen.

Literatur

Kellgren JM, Jeffrey MR, Ball J. Proposed diagnostic criteria for use in population studies. In: Kellgren JM, Jeffrey MR, Ball J, eds. The Epidemiology of Chronic Rheumatism. Vol. I. Oxford: Blackwell; 1963: 326

Ludolph E, Lehmann R, Schürmann J. Kursbuch der ärztlichen Begutachtung (mit Ergänzungslieferungen). Landsberg: ecomed; 1998 – 2009

Rompe G, Erlenkämper A. Begutachtung der Haltungs- und Bewegungsorgane. Stuttgart: Thieme; 2004

Schröter F, Fitzek JM. Einschätzungsempfehlungen für die private Unfallversicherung. In: Rompe G, Erlenkämper A, Hrsg. Begutachtung der Haltungs- und Bewegungsorgane. Stuttgart: Thieme; 2004: 538 – 540

Widder B, Gaidzik PW. Begutachtung in der Neurologie. Stuttgart: Thieme; 2007

1.2 Synopse der Bewertung von Leistungsbeeinträchtigungen in den verschiedenen Gebieten der Sozialversicherung in Deutschland

G. Rompe

Die Beurteilung der Leistungsfähigkeit stützt sich auf Erörterungen der Mitglieder der Arbeitsgemeinschaft „Sozialmedizin und Begutachtung" der Deutschen Gesellschaft für Orthopädie und Orthopädische Chirurgie.

A | Hand und Arm

	SER/SchwbR MdE%/GdB	GUV MdE%	Ges. RV	SchwbR	Bemerkungen
Verluste					
Exartikulation					
– im Schultergürtel	80	80	**56**		
– im Schultergelenk	80	80			
Oberarm					
– Kurzstumpf	80	75			
– sonstige Amputationshöhe	70	75	**58/59**		g, pr
Ellenbogenexartikulation	70	70	**58/59**		g, pr
Unterarmamputation					
– Kurzstumpf	60	65	**58/59**		g, pr
– sonstige Amputationshöhe	50				
Handgelenkexartikulation	50	60	**50**		g
Handamputation bei erhaltenem Handgelenk	50	60	**50**		g
Verlust aller 5 Finger einer Hand	50	55	**50**		g
– von 4 Fingern einschl. Daumen	50	50	**50**		g
– von 4 Fingern (Daumen erhalten)	40	45			g
Daumen					
– Verlust im Sattelgelenk	30	25	**54**		g
– Grundgelenk	25	20	**60**		g
– Endgelenk	y	10	**60**		g
Zeigefinger					
– Karpometakarpalgelenk	10	15	**55**		g
– Grundgelenk	10	10			g
– Mittelgelenk	y	y			g
– Endgelenk	y	y			g

→

1 Empfehlungen zur Bemessung von Unfallfolgen

A Hand und Arm (Fortsetzung)

	SER/SchwbR MdE%/GdB	GUV MdE%	Ges. RV	SchwbR	Bemerkungen
Verluste (Forts.)					
Finger 3 oder 4					
– Verlust 1 Fingers	10	10	55		g
– im Grundgelenk	y				
– im Mittelgelenk	y				g
– im Endgelenk	y				g
Kleinfinger					
– Verlust im Grundgelenk	10	y			
– Karpometakarpalgelenk	10	y			

Verlust von 2 Fingern einer Hand im Grundgelenk

I	II	III	IV	V	SER/SchwbR MdE%/GdB	GUV MdE%	Ges. RV	SchwbR	Bemerkungen
×	×				30	30	54		g
×		×			30	30	51		g
×			×		30	30	51		g
×				×	30	30	51		g
	×	×			30	30			g
	×		×		30	25	51		g
	×			×	25	25			g
		×			25	25	52		g
		×	×		25	25	52		g
			×	×	25	20	52		g

Verlust von 3 Fingern einer Hand im Grundgelenk

I	II	III	IV	V	SER/SchwbR MdE%/GdB	GUV MdE%	Ges. RV	SchwbR	Bemerkungen
×	×				40	40	50		g
×	×	×			40	45	50		g
×	×			×	40	45	50		g
×		×	×		40	45			g
×		×		×	40	40			g
	×	×	×		40	35			g
	×	×		×	30	30			g
		×	×	×	30	30			g
Verlust aller 10 Finger					100	90			g
Verlust beider Hände					100	100			g

Funktionsstörungen

	SER/SchwbR MdE%/GdB	GUV MdE%	Ges. RV	SchwbR	Bemerkungen
Schultergelenk					
– Versteifung, Schultergürtel nur eingeschränkt	30	30	61, 62		gG
– Bewegungseinschränkung, Vorhebung bis 90°	20	20	22, 61, 62		fR
– Bewegungseinschränkung, Vorhebung bis 120°	10	10	22, 61, 62		fR
– konzentr. Bewegungseinschränkung um die Hälfte	30	30	22, 61, 62		

→

1.2 Synopse der Bewertung von Leistungsbeeinträchtigungen in den verschiedenen Gebieten

A | Hand und Arm (Fortsetzung)

	SER/SchwbR MdE%/GdB	GUV MdE%	Ges. RV	SchwbR	Bemerkungen
Funktionsstörungen (Forts.)					
Ellenbogengelenk					
– Versteifung 0–90–90 + Verlust der Unterarmdrehung	30	35	**22, 62**		gG
– Versteifung 0–90–90	20	20	**22**		gG, fR
– Bewegungseinschränkung S/B 0–30–90	20	20	**22**		fR
– Bewegungseinschränkung 0–30–120	10	10	**22**		fR
Unterarmdrehfähigkeitsversteifung bei freier Ellenbogenstreckung/-beugung	10	20			gG
Handgelenk					
– Versteifung S/B 10–10–0 Unterarmdrehung frei	20	25	**22**		gG
– Bewegungseinschränkung Handhebung/-senkung 40–0–40	10	10	**22**		
Daumen Versteifung					
– im Daumensattelgelenk	10	10			gG
– im Daumengrundgelenk	0–10	y			gG
– im Daumenendgelenk	0–10	y			gG
– im Daumensattel- u. -grundgelenk		15			gG
– im Daumengrund- und -endgelenk		10			gG
– im Daumensattel-, -grund- u. -endgelenk	20	20			gG
Finger Versteifung					
– im Grundgelenk		y			gG
– im Mittelgelenk		y			gG
– im Endgelenk		y			gG
– aller 3 Gelenke	0–10	10			gG
Streckensehnenabriss Fingerendgelenk		y	**55**		
Ausfall					
– beider volaren Fingerbeerennerven eines Fingers		y			
– beider volaren Nerven eines Fingers		y			
– oder Daumens		15			
– ellenseitiger volarer Daumennerv		10			
– speichenseitiger volarer Daumennerv		y			
– eines volaren Fingernervs		y			

1 Empfehlungen zur Bemessung von Unfallfolgen

B Fuß und Bein

	SER/SchwbR MdE%/GdB	GUV MdE%	Ges. RV	SchwbR	Bemerkungen
Verlust an einer unteren Gliedmaße					
Exartikulation im Hüftgelenk	80	70		G, aG	g pr
OSA-Kurzstumpf	80	70			g pr
über Mitte OS	70	70	4		g pr
bis Mitte OS	70	60	4	G	g pr
langer OS-Stumpf	70	60	4		g pr
Knieexartikulation	60	50			g pr
USA-Kurzstumpf					
– bis Mitte US	50	40			g pr
Sprunggelenkexartikulation	50	35	16		g pr
Verlust eines Fußes					
– mit erhaltener Ferse (Pirogoff)	40	30			g pr/oS
– in Fußwurzel (Chopart)	40	30			g pr/oS
– in Fußwurzel (Lisfranc)	30	25			g/oS
– im Mittelfuß (Sharp)	30	25			g/oS
Verlust einer Großzehe	10	0			g
– + Köpfchen 1. MFK	20	20	16		g/sZ
Verlust einer Zehe (2 – 5)	0	0	8		g
– dreier Zehen (2 – 5)	10	0	8		g
– aller 5 Zehen	20	10	16		g/sZ/ef
Verluste an beiden unteren Gliedmaßen					
Verlust beider Beine					
– im OS	100	100	18, 21	H, G, aG	r + pr g
– im US	80	80	20, 21	G, aG	pr g
Verlust beider Füße					
– nach Pirogoff	70		20, 21	G	oS g
– nach Chopart	60		16, 21	G	oS g
– nach Lisfranc	50		16		oS/ef g
– nach Sharp	50		17		ef/sZ g
Verlust beider Großzehen	10		17		sZ g
– + MFK	20		17		sZ g
Verlust aller 10 Zehen	30		17		sZ/ef g
– 1 Bein im OS und 1 Bein im US	100	100	20,21	H, G, aG	pr g
– 1 Bein und 1 Arm	100	100	20, 56, 59	H, G, aG	pr g

→

1.2 Synopse der Bewertung von Leistungsbeeinträchtigungen in den verschiedenen Gebieten

B | Fuß und Bein (Fortsetzung)

	SER/SchwbR MdE%/GdB	GUV MdE%	Ges. RV	SchwbR	Bemerkungen
Bewegungseinschränkung, Versteifung					
Hüfte					
– Versteifung	40	30	16, 21, 23	G	hi gG
▪ doppelseitig	100	100	21, 24	H, G, aG	hi gG/o
– Bewegungseinschränkungen					
▪ Streckung/Beugung 0/10/90	10	10	17		hi
– Streckung/Beugung 0/30/90	30	20	16		hi
Knie					
– Versteifung einschließlich Beinverkürzung					
▪ einseitig	30	30	17		gG
▪ doppelseitig	80	80	16, 21	G	gG/o
– Bewegungseinschränkung einseitig					
– Streckung/Beugung 0/0/90	10	10	17		
– Streckung/Beugung 0/30/90	30	20			
Oberes Sprunggelenk, Versteifung	20	20	4		oS/gG
– Bewegungseinschränkung Hebung/Senkung 0/0/30	10	10			
Oberes u. unteres Sprunggelenk, Versteifung einseitig	30	30	4		oS/gG
Unteres Sprunggelenk					
– ohne Chopart, Versteifung	10	10	16		oS/sZ/ef/gG
– mit Chopart, Versteifung	25	25	4, 16		oS/sZ/gG
Großzehengrundgelenk, Versteifung					
– in Überstreckstellung	0	0			gG
– in Neutralstellung	10	10			oS
Zehengrundgelenke 2–5, Versteifung					
– in Überstreckstellung	10	10			oS/o
– in Neutralstellung	20	20			oS/o
Instabilität, Verkürzung					
Völlige Gebrauchsunfähigkeit eines Beines (einschl. Hüftgelenke)	80	80	20, 21, 27	G	
Oberschenkelpseudarthrose mit Entlastungsapparat (Tubersitz + feststellbares Kniegelenk)	70	70			
Unterschenkelpseudarthrose					
– mit Stützapparat	40	0			
– ohne Stützapparat	20	20			

→

B | Fuß und Bein (Fortsetzung)

	SER/SchwbR MdE%/GdB	GUV MdE%	Ges. RV	SchwbR	Bemerkungen
Instabilität, Verkürzung (Forts.)					
Lockerung des Kniebandapparats					
– muskulär kompensierbar	10	10	13		
– unvollständig kompensierbar, Gangunsicherheit	20	20	26, 28, 29		
– Knieführungsschiene	30	30	26, 28, 29		
Stützapparat Oberschenkel – Fuß, Bein axial belastbar	40	40			
Beinverkürzung (cm)					
0–1,0	0	0			sZ
1,1–2,5	y	y			sZ, oS
2,6–4,0	10	10			oS
4,1–6,0	20	20			oS, a
6,1 und mehr	30	30			oS, a
Sonstiges					
Hüftgelenkresektion	50	50	19, 23, 29	aG	rÜ
Hüftgelenk, Totalendoprothese	20	20	21, 26, 28		rM, gF
– Hemialloarthroplastik	30		20, 21, 28, 29	G	rM, gF
Osteomyelitis mit Fistel					
– mit OS-Stützapparat	70	60	25		
– ohne OS-Stützapparat	20	20	25		
Achsenfehler, leichter		10	13		
– erhebliche Fehlstellung		30	26		sZ
Kniegelenk					
– Totalendoprothese	20	20	21, 26, 28	G	rM, gF
– rezidivierender Gelenkerguss					
– Entfernung eines Meniskus					
Entfernung eines Meniskus	y	y	9		
Patellektomie, volle aktive Streckung	0–15	0–15	16, 26		
Achillessehnenruptur, geheilt	5	5	9, 28		sZ
Mittelfußbrüche	y	y	9–8		
Narbe, Fußsohle, empfindliche	10	10	9		oS
Chronisches Geschwür, je nach Belastungsfähigkeit	10–50	10–50	20		

→

1.2 Synopse der Bewertung von Leistungsbeeinträchtigungen in den verschiedenen Gebieten

B Fuß und Bein (Fortsetzung)

	SER/SchwbR MdE%/GdB	GUV MdE%	Ges. RV	SchwbR	Bemerkungen
Sonstiges (Forts.)					
AVK, ausreichender Kollateralkreislauf einseitig oder doppelseitig	10		31		
AVK, nicht ausreichender Kollateralkreislauf					
– Gehstrecke unter 500 m	40			G	
– Gehstrecke 100 m	60			G	
– und trophische Störung	80–100			aG	
Postthrombotisches Syndrom einseitig oder doppelseitig	0–10		31		
– mit chronischem Geschwür	30–50				
Krampfadern, rezidivierende	y		30/31		

C Wirbelsäule und Rumpf

	SER/SchwbR MdE%/GdB	GUV MdE%	Ges. RV	SchwbR	Bemerkungen
Brüche					
Rippen, Brustbein					
– verheilt, unwesentliche Funktionsstörung	0–10	0	8		
– mit Defekt verheilt, unwesentliche Funktionsstörung	10–20	0–10	9		
Dornfortsätze, Querfortsätze					
– verheilt, unwesentliche Funktionsstörung	y	y	8		
Dorn- und Querfortsätze					
– mit Defekt verheilt, unwesentliche Funktionsstörung	10	0–10	9		
Wirbelbruch oder Bandscheibenruptur					
– stabil verheilt mit statisch unbedeutender Deformität					
– 1. Jahr	20	20	9		
– im 2. Jahr	0–10	0–10	8		
– instabiles Bewegungssegment (Funktionsaufnahmen!)	10–20	10–20	4		
– stabil verheilt mit erheblicher Störung des WS-Aufbaus	10–20	10–20	12		

C | Wirbelsäule und Rumpf (Fortsetzung)

	SER/SchwbR MdE%/GdB	GUV MdE%	Ges. RV	SchwbR	Bemerkungen
Brüche (Forts.)					
Kreuzbeinbruch		y	**8–9**		
Steißbeinbruch		y	**8–9**		
Darmbeinbruch, ein oder mehrere		0–10	**8**		
Schambeinbruch		0–20	**8–9**		
Sitzbeinbruch		0–20	**8–9**		
Schmetterlingsfraktur ohne neurologische Komplikationen		0–30	**8, 13**		
Hüftpfannenfraktur		0–40	**4**		
Wirbelsäulenschäden					
– mit geringen funktionellen Auswirkungen (Verformung, rezidivierende oder anhaltende Bewegungseinschränkung oder Instabilität geringen Grades, seltene und kurzdauernd auftretende leichte Wirbelsäulensyndrome)	10				
– mit mittelgradigen funktionellen Auswirkungen in einem Wirbelsäulenabschnitt (Verformung, häufig rezidivierende oder anhaltende Bewegungseinschränkung oder Instabilität mittleren Grades, häufig rezidivierende und Tage andauernde Wirbelsäulensyndrome)	20				
– mit schweren funktionellen Auswirkungen in einem Wirbelsäulenabschnitt (Verformung, häufig rezidivierende oder anhaltende Bewegungseinschränkung oder Instabilität schweren Grades, häufig rezidivierende und Wochen andauernde ausgeprägte Wirbelsäulensyndrome	30				
– mit besonders schweren Auswirkungen (z. B. Versteifung großer Teile der Wirbelsäule: anhaltende Ruhigstellung durch Rumpforthese, die 3 Wirbelsäulenabschnitte umfasst [z. B. Milwaukee-Korsett])	50–70				

1.2 Synopse der Bewertung von Leistungsbeeinträchtigungen in den verschiedenen Gebieten

C Wirbelsäule und Rumpf (Fortsetzung)

	SER/SchwbR MdE%/GdB	GUV MdE%	Ges. RV	SchwbR	Bemerkungen
Verkrümmungen					
– Skoliose			13		
■ 30–60 Grad Cobb	10–30		12		
■ 61–70 Grad	30–50 Grad		14		
■ über 70	50–70		14		
■ Milwaukee-Korsett	50		14		
■ Derotationsorthese	30		12		
■ statisch-dekompensierte WS	50–80		14, 15		
nach Spondylodese oberhalb oder bis L4: entspricht der Restkrümmung			13		
■ unterhalb L4	40		13		
■ VK < 70% des Sollwertes	40		12		
■ VK < 50% des Sollwertes	60		14		
Wirbelgleiten					
Doppelseitige Spondylolyse	y				
Gleiten bis ¼ WK-Breite	10				
bis ½ WK-Breite	20				
mehr als ½ WK-Breite	30				
Entzündlich-rheumatische Krankheiten					
Entzündlich-rheumatische Krankheiten der Gelenke und/oder der Wirbelsäule (z. B. Bechterew-Krankheit)					
wesentliche Funktionseinschränkung mit leichten Beschwerden	10				
mit geringen Auswirkungen (leichtgradige Funktionseinbußen und Beschwerden, je nach Art und Umfang des Gelenkbefalls, geringe Krankheitsaktivität)	20–40				
mit mittelgradigen Auswirkungen (dauernde erhebliche Funktionseinbußen und Beschwerden, therapeutisch schwer beeinflussbare Krankheitsaktivität)	50–70				
mit schweren Auswirkungen (irreversible Funktionseinbußen, hochgradige Progredienz)	80–100				
Auswirkungen über 6 Monate anhaltender aggressiver Therapien sind ggf. zusätzlich zu berücksichtigen					

D | Lähmungen

	SER/SchwbR MdE%/GdB	GUV MdE%	Ges. RV	SchwbR	Bemerkungen
Obere Gliedmaßen **Vollständige Lähmung ohne trophische Störungen**					
N. accessorius (M. trapezius)	30	20	1		
N. axillaris (Mm. deltoideus, teres minor)	30	30	1		
N. thoracicus longus (M. serratus anterior)	20	20	1		
N. musculocutaneus (M. biceps brachii, M. brachialis)	20	25	1		
Komplette Plexuslähmung (N. radialis + N. ulnaris + N. medianus)	80	75	3		
Nn. medianus + ulnaris	50	60	3		
Nn. medianus + radialis	50	60	3		
Nn. ulnaris + radialis	50	50	3		
N. radialis	30	30	2		a
N. medianus	40	35	2		
N. ulnaris	30	25	2		a
Untere Gliedmaßen **Vollständige Lähmung ohne trophische Störungen**					
N. glutaeus inferior (M. glutaeus maximus)	20	20	4		
N. glutaeus superior (Mm. glutaei medii et minimi)	20	20	4		
N. obturatorius (M. adductor longus, M. gracilis)		10	4		
N. femoralis (Mm. quadriceps femoris, iliopsoas, sartorius)	40	30–40			
N. cutaneus femoris lateralis	10	0–10			
N. ischiadicus	60	60–70	3		
Nn. tibialis + peronaeus communis	50	45	3		
N. tibialis (Mm. gastrocnemius, tibialis posterior, flexor hallucis longus)	30	25	4		a

→

1.2 Synopse der Bewertung von Leistungsbeeinträchtigungen in den verschiedenen Gebieten

D | Lähmungen (Fortsetzung)

	SER/SchwbR MdE%/GdB	GUV MdE%	Ges. RV	SchwbR	Bemerkungen
Untere Gliedmaßen **Vollständige Lähmung ohne trophische Störungen** (Forts.)					
N. peronaeus superficialis (M. fibularis longus + brevis)	20	15	4		a
N. peronaeus profundus (M. extensor hallucis longus et brevis, tibialis anterior)	30	20	4		
N. peronaeus communis (superficialis + profundus)	30	20			
Lähmung eines Beines (ohne Mm. glutaei)	80	50	3	G	a
Lähmung beider Beine		100	32	aG	pf
Rückenmarkschäden (Kap. B 2.7)					
Vollständige Halsmarkschädigung mit vollständiger Lähmung beider Beine und Arme mit Störungen der Blasen- und Mastdarm-Funktion	100	100	6, 7, 10		Pf, rÜ
Vollständige Brustmark-, Lendenmark- oder Kaudaschädigung mit vollständigen Lähmungen des Stammes und der Beine, mindestens von Segment L1 abwärts mit Störungen der Blasen- und Mastdarm-Funktion	100	100	6, 7, 10		Pf, rÜ
Unvollständige leichte Halsmarkschädigung mit gewichtigen Teillähmungen beider Arme und Beine mit Störungen der Blasen- und Mastdarm-Funktion, Restaktivität nicht funktionell bedeutsam	100	80–100	5, 6, 7, 32		Pf, r, rÜ
Unvollständige leichte Halsmarkschädigung mit beidseits geringen motorischen und sensiblen Restausfällen ohne Störungen der Blasen- und Mastdarm-Funktion, Restaktivität funktionell bedeutsam	30–60	30–60	5, 6, 32		Pf, rÜ

→

D Lähmungen (Fortsetzung)

	SER/SchwbR MdE%/GdB	GUV MdE%	Ges. RV	SchwbR	Bemerkungen
Rückenmarkschäden (Kap. B 2.7) (Forts.)					
Unvollständige Brustmark-, Lendenmark- oder Kaudaschädigung mit Teillähmung beider Beine, mit Störungen der Blasen- und Mastdarm-Funktion, Restaktivität begrenzt einsetzbar	60–80	60–80	**6, 7, 24, 32**		**Pf, r, rÜ**
Unvollständige Brustmark-, Lendenmark- oder Kaudaschädigung mit Teillähmung beider Beine ohne Störung der Blasen- und Mastdarm-Funktion, geringgradige funktionelle Beeinträchtigung	30–60	30–60	**18, 32**		**Pf, rÜ**

Sachverzeichnis

A

Abrechnung nach GOÄ 630
Abscherfraktur, osteochondrale 631
Abweg (GUV) 156
Achillessehnenruptur 668
Achsabweichungen 712
Adoleszentenkyphose 651
Affektive Störungen 508 f
Agentur für Arbeit (SGB III) 104, 108 ff, 324
Aggravation 302, 332, 504, 510 f
Aids 689
Akromioklavikulargelenk, Luxation 450
Akroosteolysen 592
Aktenauszug, korrekt erstellter 643
Aktenauszugsprüfung 618
Aktenstudium 643
Aktivitäten des täglichen Lebens 538
Alkohol, als Ursache
– – von Arbeitsunfällen (GUV) 90
– – von Unfallereignissen (PUV) 247 ff
– – von Wegeunfällen (GUV) 155 f
Allgemeine Versicherungsbedingungen, private
– – – Krankenversicherung (MB/KK) 255, 278
– – – Lebensversicherung (AVB) 253
– – – Pflegeversicherung (MB/PV) 205, 252 f
– – – Unfallversicherung (AUB) 33 f, 39, 278
All-Patient-DRG's (AP-DRG's) 609
Alltagskompetenz
– eingeschränkte 539 f
– erhöhte eingeschränkte 540
– Störungen 538
Altersrente (GRV)
– Beginn 145, 330
– für Frauen 133
– Hinzuverdienst 134
– für langjährig Versicherte 133
– für Schwerbehinderte 133
– Teil-, Vollrente 134
Amputation, Kraftfahrzeuggestaltung 522
Anamnese 626
Anamneseerhebung, gutachtliche 644

Änderung der Verhältnisse, Aufhebung von Verwaltungsakten wegen – (SGB X) 281
Anerkenntnis (gerichtliches Verfahren) 289 f
Anerkennung
– von Berufskrankheiten (GUV) 157
– iS von Entstehung und Verschlimmerung 81
– von Schädigungsfolgen (sozEntschR) 222
– von Unfallfolgen (GUV) 340
Angehörige, pflegende 535
Angestelltenversicherung (GRV) 140
Angriff, rechtswidriger tätlicher (OEG) 218 f
Angststörung 509
Anhaltspunkte, Bedeutung
– – im SchwbR 186
– – im sozEntschR 214, 272 ff
Anhörung, Pflicht zur – (SGB X) 279, 284
Anknüpfungstatsachen 277, 288, 319, 642
Anlage (-leiden) 72, 77 f, 82
Anpassungsstörung 509
Anscheinsbeweis 158, 245, 264
Antrag (SGB I) 100
Antwortverzerrung, negative 646
Anulus fibrosus, Einrisse 574
Apprehension-Test 456
Arbeit, Begriff 700
Arbeiterrentenversicherung (GRV) 116
Arbeitsbedingte Erkrankungen 562 f
Arbeitserlaubnis (SGB III) 113
Arbeitsfähigkeit (SGB III) 46, 324
Arbeitsförderung (SGB III) 107 ff
– Aspekte zur Begutachtung 323
Arbeitsleben, Eingliederung (Sozialhilfe) 210, 603
Arbeitslosengeld
– – I (SGB III) 108, 110 f, 113
– – II (SGB II) 106, 113
– Sperrzeit 112 f
– Aspekte zur Begutachtung 324
Arbeitslosenversicherung (SGB III) 113
Arbeitslosigkeit 46, 107 f, 110
– Altersrente wegen (GRV) 133 f

– bei Arbeitslosengeld (SGB III) 108, 110 f, 113
– – Verfügbarkeit (SGB III) 110
– – – Aspekte zur Begutachtung 323
Arbeitsschutz, medizinischer 560
Arbeitssicherheitsgesetz (ASiG) 562
Arbeitsunfähigkeit 16 ff, 124 f
– Aspekte zur Begutachtung 325 f
– Begriff 16
– Krankengeld (GKV) 16, 124, 325
Arbeitsunfall (GUV)
– Aspekte zur Begutachtung 336 f
– Begriff 151
– eigenwirtschaftliche Tätigkeit 152
– Familienheimfahrt 154
– innerer Zusammenhang 153
– Pflegegeldbemessung 494
– Trunkenheit 155
– Unterbrechung der versicherten Tätigkeit 156
– ursächlicher Zusammenhang 90, 336 f
– Wegeunfall s. Wegeunfall
Arbeitsvermittlung (SGB III) 108 f
Arm
– Gesundheitsnummern 529
– Leistungsfähigkeitsbeurteilung 717 ff
– Nervenfunktion, kompletter Verlust 714
Armbeschwerden, arbeitsbedingte 671
Armenrecht s. Prozesskostenhilfe
Armwert 693
Arsen 592 f
Arthritis
– infektiöse 432 f
– juvenile idiopathische 433 f
– parainfektiöse 432
– rheumatoide s. Rheumatoide Arthritis (RA)
Arthrose 653 f
Arthrosegrade nach Kellgren 713
Arthroserisiko 712
Arthrosis deformans 567 f
Arthroskopie 566
Arzt des Vertrauens (§ 109 SGG) 288
Ashworth-Skala 488
ASIA-Score 482 f

Sachverzeichnis

Aspekte, rechtliche, zur Begutachtung 319 ff
Atemtrakt, Berufskrankheit 556
AUB (PUV) 247
Aufhebung von Verwaltungsakten (SGB X) 280
– rechtswidriger begünstigender 282
– rechtswidriger nicht begünstigender 281
– wegen Änderung der Verhältnisse 281 f
Aufklärung (Arzthaftung) 260
– Eingriffsaufklärung 244, 260 f
– Sicherungsaufklärung 260
Auflese-Test von Moberg 463
Ausbildung (Sozialhilfe) 603
Ausfall, neurologischer, Differenzialdiagnose 394 f
Ausfallerscheinungen, motorische 485
Ausgleichrente (sozEntschR)
– des Beschädigten 227
– der Hinterbliebenen 230
Ausheilungsergebnis 687
Aushilfstätigkeit s. Beschäftigung, geringfügige
Außenrotations-Lag-Zeichen 455
Aussteuerung (GKV) 124

B

Bagatelltrauma, Vollbeweis 684 f
Bahnen, sensible 387
Bandschäden 665
Bandscheibe 574, 678
– PUV 685 f
bandscheibenbedingte Erkrankung (GUV) 159, 347
Bandscheibenschäden 347, 654
– belastungsbedingte 578
Bandscheibenvorfall 347, 654
– Kausalrecht 67, 71
– ICD-10 514
– traumatischer 655
– Unfallzusammenhang 347, 655
Barotrauma 585
Bauchdecke, Invaliditätsbemessung 716
Bauchdeckenbruch (PUV) 690
Becken, Invaliditätsbemessung 715
Beckengeradstand, Prüfung 375
Beckengürtel, Gesundheitsnummern 528
Beckenringverletzung, Invaliditätsbemessung 715
Beckenschiefstand 672
Bedingung (Kausalrecht) 51 ff
– conditio sine qua non 51 f
– Mitursache 58
– Teilursache 58
– wesentliche 58 f

Beeinträchtigung, Feststellung 539
Befangenheit 276, 303, 656
Beförderung, unentgeltliche (SchwbR) 188 ff, 193
Befristung von Renten (GRV) 145
Befundberichte, ärztliche 293 ff
Befunddokumentation, Hilfsmittel 646
Befunderhebung und Dokumentation 645
Befundtatsachen 69, 298
begleitende Hilfen (SchwbR) 192
Begleiterkrankung, Kodierung 617
Begründung, Notwendigkeit
– – von Ermessensentscheidungen (SGB I) 101
– – in Gutachten 303 f, 312
– – von Verwaltungsakten (SGB X) 280
Begutachtung
– psychosomatische 502
– sozialmedizinische, durch MDK 618 ff
– Vorbereitung 642
Begutachtungsanleitung (GPV) 195, 327
Behandlung
– ärztliche s. Krankenbehandlung
– notwendige 119
Behandlungsfehler, grober 240, 262, 264 f
Behandlungspflege 122, 198
Behinderung 15, 184 ff, 656
– Begriff 15
– Betreuungspersonen 603 f
– drohende 177, 354, 597 f
– Eingliederungshilfe (SGB XII) 210
– Fahrerlaubnis 522 f
– Feststellung der (SchwbR) 186 f
– geistige (Sozialhilfe) 597
– – Hilfsbedarfsbeurteilung 542
– Grad der s. GdB
– Leistungen
– – zur medizinischen Rehabilitation (SGB IX) 179, 354
– – zur Teilhabe (SGB IX) 177, 354
– – am Arbeitsleben 180, 357
– – am Leben in der Gemeinschaft 164, 174, 183
– – mehrfache 598
– Nachteilsausgleich (SchwbR) 184, 352
– seelische (Sozialhilfe) 597
– Servicestellen zur Beratung (SGB IX) 175
– Vergünstigungen im SchwbR 188 ff
Bein
– Leistungsfähigkeitsbeurteilung 720 ff
– Nervenfunktion, kompletter Verlust 714

Beindeformierung, Gesundheitsnummer 531 f
Beinlängenunterschied 376
Beinvenenthrombose, tiefe 474
Beinverkürzung 712
Beinwert 693
Belastungen
– bei Arbeitsunfällen 76, 152, 335
– außergewöhnliche 189
– betriebsübliche 152, 335
– physiologische und unphysiologische 8
Belastungsstörung, posttraumatische 11, 13, 492 f, 509
Bemessungsempfehlungen
– gutachtliches Vorgehen 706 f
– Systematik 705 f
Bemessungsmaßstäbe (PUV) 706
Benzol 593
Beratung
– Anspruch auf (SGB I) 100
– sozialrechtlicher Herstellungsanspruch bei Verletzung der Pflicht zur Beratung 100
Bergbau (GRV)
– Altersrente für Bergleute 133
– Rente wegen verminderter Erwerbsfähigkeit 143
Beruf
– Begriff 700
– bisheriger
– – bei Arbeitsunfähigkeit (GKV) 16, 126, 325
– – bei Berufsunfähigkeit (GRV) 135 f
– – bei Erwerbsminderung (GRV) 134 ff
– freier, Leistungsbild 544
– berufsständische Versorgungswerke 544 ff
Berufliche Bildung (SGB III)
– in der Arbeitsförderung 107 f
– in der Eingliederungshilfe (SGB XII) 210
– Förderung Behinderter 109 f
– nach dem SGB IX 192
– berufliches Betroffensein 29 f
– in der GUV 344
– im sozEntschR 227, 352
Berufsanamnese 557
Berufsausbildung (Sozialhilfe)
– Förderung
– – in der Arbeitsförderung (SGB III) 107
– – in der Eingliederungshilfe (SGB XII) 210, 603
Berufsberatung (SGB III) 108 f
Berufsfähigkeit, Wiedereintritt, berufsständische Versorgungswerke 545
Berufsgenossenschaften 148, 165

Sachverzeichnis

Berufskrankheit
- Anzeigepflicht 560
- Bewertung der MdE 558
- chemische Einwirkungen 556
- Definition 549
- Ergonomie 562 ff
- in der GUV 156 ff
- – Anerkennung 158
- – Begriff 18, 137
- – Begutachtung 346
- – BerufskrankheitenVO (BKV) 148
- – BK-Liste 347
- – gesetzliche Vermutung 66, 93
- – Quasi-Berufskrankheit 161, 346
- – Rückwirkung bei neuer 6
- – Tod infolge 147, 161, 170
- – Übergangsleistungen 162
- – ursächlicher Zusammenhang 157, 347
- – Verhütung 151, 162
- – Zusammenhangsbeurteilung 348
- Häufigkeit 555 f
- infektiöse Einwirkungen 556
- iS der Entstehung 558
- iS der Verschlimmerung 558
- Krankheitsbild 559 f
- mechanische/physikalische Einwirkungen 563
- Merkblätter 557
- orthopädische 556 f
- physikalische Einwirkungen 556
- Prävention 562 ff
- Zusammenhangsbeurteilung 347, 557 f
Berufskrankheiten-Feststellungsverfahren 561
Berufskrankheiten-Liste 550 ff
Berufsschadensausgleich (sozEntschR) 227
Berufsschutz
- in der GKV 17
- in der GRV 139, 333
Berufsunfähigkeit
- im Sinne der BUV/BUZ 700 f
- Definition 21, 543 f
- in der GRV 21, 333
- – nach altem Recht 137 f, 140, 333
- – Aspekte zur Begutachtung 333
- – Begriff 18, 21
- – bisheriger Beruf 139
- – Rente wegen 136
- – – teilweiser Erwerbsminderung bei 136
- – Verweisung 140
- – Dauer und Ausmaß 701
- – Versorgungswerke 544
- – Zeitpunkt des Eintritts 546
Berufsunfähigkeitsversicherung, private (BUV) 700 ff
Berufsunfähigkeits-Zusatzversicherung 254

Berufung (gerichtliches Verfahren) 290
Beryllium 592
Beschädigtenrente (sozEntschR) 226
- Ausgleichsrente 227
- besonderes berufliches Betroffensein 227
- GdS 226
- Grundrente 226 f
- Schwerstbeschädigtenzulage 226
Beschäftigung, geringfügige (SGB IV) 114, 116
Beschäftigungskrämpfe 562
Bescheid s. Verwaltungsakt
Bescheinigung, ärztliche 293
- – von Arbeitsunfähigkeit 16
Beschleunigungsverletzung 661
Beschluss (gerichtliches Verfahren) 289
Beschwerde (gerichtliches Verfahren) 291
Beschwerdebild, aktuelles, Dokumentation 644 f
Besorgnis der Befangenheit 656
Besserung s. Änderung der Verhältnisse
Betreuung, arbeitsmedizinische 562 ff
Beurteilung
- Erstellung 626 ff
- gutachtliche 649
Bewegungsorgane, Infekte 495 ff
Bewegungssegment 678
Bewegungsunfähigkeit im Straßenverkehr, Beeinträchtigung der (SchwbR) 187
Beweisanforderung, Beweismaß 63, 244
- – Haftpflichtanspruch 242, 245
- – PUV 248
Beweislast 63, 244
- Haftpflichtanspruch 245
- PUV 248
- sozialrechtliche Kausalitätslehre 63, 71
Beweislastumkehr 265
Bewusstseinsstörung (PUV) 249
Bezugsgröße (SGB IV) 115
Bindegewebserkrankungen, chronisch-entzündliche 435 ff
Bizepssehnenruptur 76, 669
Blasenlähmung 489
Blasen-Mastdarm-Lähmung
- Beurteilung nach Sauerwein 493
- neurologische Bewertung 492
Blei 591, 593
Blockfrist (GKV) 125
- Aspekte zur Begutachtung 325 f
Blutergussinfektion 664
Blutung, innere (PUV) 685 f
Borreliose 432 f, 588 ff
- rheumatologische Befunde 589

Borreliose-Neurose, vermeintliche 590
Brucellosen 587 f
Brustbein, Invaliditätsbemessung 715
Brustkorb
- Gesundheitsnummern 528
- Invaliditätsbemessung 715
Brustwirbelsäule, Entfaltbarkeit 378
Bundesentschädigungsgesetz (BEG) 267 ff
Bundesseuchengesetz aF s. Infektionsschutzgesetz
Bundesversorgungsgesetz (BVG) 214
Bundeswehr, Versorgung von Soldaten der (SVG) 215
Bursitis 569 f, 672

C

Caisson-Krankheit 585
Chondropathia patellae 566
chronic regional pain syndrome (CRPS) 512
- Entwicklung 516
Computerarm-Syndrom 671

D

Daten, anamnestische 644
Datenschutz, Schutz von Sozialdaten 99
Dauerschaden (PUV) 696
Daumen 370
Daumensattelgelenkarthrose 562
Daumenstrecksehne, Durchscheuerung 669
Dekompression, zu schnelle 584
Dekubitus 488 f
Demenz 534
- Alltagskompetenz 539
Depression, maskierte 659
Dermatomyositis 436 f
Deutsche Wirbelsäulenstudie (DWS) 575
Diagnosefindung, gutachtliche 648 f
Diagnosis related Groups (DRG) 608 ff
Diagnostik
- apparative gutachtliche 647 f
- elektrophysiologische 392
- neurologische 383 ff
Dienst (sozEntschR)
- iS des ZDG 214
- militärähnlicher 215
- militärischer
- – iS des BVG 215
- – iS des SVG 215
Dienstunfähigkeit 652 f, 657
- iS des Beamtenrechts 19

731

Sachverzeichnis

Dienstunfall
- iS des Beamtenrechts 11, 48
- iS des sozEntschR 216

DISI-Deformität 467 f
Diskose 578
Dissoziative Störung 507
Distorsion 657
Dokumentation 263, 643 f
Dornfortsatzabbrüche 573 f
Dornfortsätze 379
Dosis-Schwingungs-Modell 568
DRG s. Diagnosis related Groups (DRG)
Drittanamnese 626
Drop-Arm-Zeichen 455
Druckluft, Erkrankungen 584 ff
Druckluftwerkzeuge 568
- Erschütterungen 675
Dupuytren-Erkrankung 562
Durchblutungsstörung, vibrationsbedingte 675
Dysfunktion, erektile 489 f
Dysreflexie 490
dysthyme Störung 508

E

Eigenwirtschaftliche Tätigkeit (GUV) 152
Eignung, generelle (Kausalrecht) 57
Einbestellung 642
eingebrachte Leiden (GRV) 136
Eingliederung
- Behinderter 210
- - in der Arbeitsförderung (SGB III) 106
- - nach dem SGB IX 174
- - nach dem SGB XII 210
- stufenweise
- - in der GKV 125
- - nach dem SGB IX 179
Eingliederungshilfe (Sozialhilfe) 210, 596 ff
- Aufgabe und Dauer 599 f
- Leistungen 597, 600 ff
- SGB XII 210
Eingliederungshilfe-Verordnung (Sozialhilfe) 602
Eingliederungsmaßnahmen, Ausland 604
Einkommen, Berücksichtigung
- bei Altersrenten (GRV) 130, 139
- bei Arbeitslosengeld 108, 110
- bei Hinterbliebenenrenten 144
- - in der GRV 144
- - in der GUV 170
- - im sozEntschR 229
- bei Rente wegen verminderter Erwerbsfähigkeit (GRV) 144
- im sozEntschR 230
- in der Sozialhilfe 104 ff, 211 f

Einschätzungsempfehlungen 705 ff
Einzelfallprüfung, verdachtsabhängige 610
Elektromyografie (EMG) 391 f
Elektromyogramm 572
Elektroneurografie (NLG) 391
Ellenbogen
- Arbeiten mit Aufstützen 571
- Gebrauchsstellung 659
Ellenbogengelenk
- Bewegungsstörung, Bemessung 708
- Prüfung der Beweglichkeit 369
Elongation 665
Elternrente
- in der GUV 171
- im sozEntschR 231
Embolie 471 ff, 475 ff
- Erstkörperschaden 477
- GUV 478
- PUV 479
- Querschnittlähmung 491
Endoprothesen 657
- Bemessung 710
Entschädigung, vorläufige (GUV) 169, 345
Entschädigungsrecht
- Bundesentschädigungsgesetz (BEG) 267
- soziales s. soziales Entschädigungsrecht
Entstehung, Anerkennung iS der (Kausalrecht) 78
Entziehung von Leistungen, wegen
- fehlender Mitwirkung (SGB I) 102
- wesentlicher Änderung (SGB X) 283
Ergänzende Leistungen zur Rehabilitation (SGB IX) 182
Ermessen (SGB X), Begriff 101
- Begründungspflicht 101
Erschöpfungssyndrom, chronisches 659
Erschütterungen 568 f
Erstattung (SGB X)
- zu Unrecht erbrachter Sozialleistungen 212
- der Sozialleistungsträger untereinander 284
Erstkörperschaden, Thrombose und Embolie 477
Erstschadensbild (PUV) 684
Erstuntersuchung 626
Erstverrenkung, traumatische 633 f
Erwerbsfähigkeit
- atypische Einschränkungen (GRV) 141 ff
- Minderung der s. MdE
- Rente wegen verminderter (GRV) 133
- verminderte 700

Erwerbsminderung (GRV)
- - Aspekte zur Begutachtung 333
- - Rente wegen teilweiser oder voller 133, 136 f
Erwerbstätigkeit, bisherige
- - in der GKV 120
- - in der GRV 141
Erwerbsunfähigkeit (GRV) 19, 141
- - Begriff 19
- - konkrete Betrachtungsweise 20, 142
- - Rente wegen 20, 141
- - verschlossener Arbeitsmarkt 20, 142
- - völlige (GUV) 20
Erwerbsunfähigkeits-Zusatzversicherung 254
Erysipel 587
Erythema
- migrans 589
- nodosum 437
Ethik, Sachverständiger 640
Extremitäten
- obere 362 ff
- - Orthesen 406 f
- - Prothesen 403 ff
- untere 370 ff
- - Prothesen 399 ff

F

Facharztstandard (Arzthaftung) 258
Fahrerlaubnis, eingeschränkte 522
Fahrerlaubnisbewerber, Überprüfung der Eignung 523
Fahrerlaubnisklassen, Einteilung 521
Fahrerlaubnisverordnung (FeV) 494, 521 ff
Fahrgemeinschaft, Unfallschutz für
- in der GUV 156
- im sozEntschR 216
Fahrlässigkeit
- iS des BGB 313
- iS des SGB X 281
- bei Unfall 95
Fahruntüchtigkeit, alkoholbedingte (GUV) 155
Fallpauschalensystem, diagnosebasiertes 610
Fallprüfungen (SGB V) 610
Familienheimfahrt, Unfallschutz bei
- in der GUV 154
- im sozEntschR 216
Familienversicherung (GKV) 116
Faszienriss 657
Faustschluss 370
Fehlbelegung
- primäre 612
- sekundäre 615 f
Fehlbeurteilung 640

732

Sachverzeichnis

Femurkopfprothese nach Prothesenlockerung, Hauptdiagnose 617
Feststellung
- von Behinderung, GdB und Nachteilsausgleich (SchwbR) 184
- von Berufskrankheiten (GUV) 158
- von Kausalfaktoren 59
- von Schädigungsfolgen (sozEntschR) 220
- von Unfallfolgen (GUV) 340
Feststellungsklage (gerichtliches Verfahren) 274, 287
Fibromyalgie 501, 506 ff, 657 ff
- Klassifikationskriterien 658
- sekundäre 659
Finger 369 f
- Amputationsfolgen, Bemessung 709
- Gebrauchsstellung 659
- Gesundheitsnummern 530
- Messblatt 365
- schnellender 564
- Sehnen und Bänder, Bemessung 709
- Stabilität 370
Fingerbeeren, Sensibilitätsstörungen, Bemessung 709
Fingergelenkbezeichnungen 370
Fingergelenke
- Bewegungsstörung, Bemessung 709
- Gesundheitsnummer 531
Fingerkreuzungszeichen 464
Fingerverlust, Gesundheitsnummern 530
flake fracture 631, 669
Flaschentest nach Lüthy 463
Fleckfieber 590 f
Fluor 592
Förderung der Gesundheit (GKV) 117
Formenkreis, entzündlich-rheumatischer 417 ff
Fraktur, pathologische 673 f
Frauen, Altersrente für (GRV) 133 f
Fremdkörper, Gesundheitsnummer 532 f
Fremdreflexe 384
Froment-Zeichen 463
Früherkennung von Krankheiten (GKV) 119
Führerscheintauglichkeit, infantile Zerebralparese 522
Funktionsstörung
- psychosomatische Mitverursachung 509 f
- schmerzbedingte, Beurteilung 515
Fürsorge s. Sozialhilfe
Fuß, Leistungsfähigkeitsbeurteilung 720 f
Fußformveränderung, Gesundheitsnummer 532
Fußwert 693

G

G-AEP-Kriterien 613
Ganzkörperschwingungen, Lendenwirbelsäule 583 ff
Gasbrand 587
Gasembolie 584
GdB (SchwbR) (s. auch MdE) 25 ff
- Begriff 25
- Feststellung 31
G-DRG-System 609
GdS (sozEntschR) (s. auch MdE) 30 ff
- Begriff 25
- Feststellung 31
Gebrauchshand 659
Gebrauchsstellung, günstige 659
Gebrechen, Begriff 14
geeignete Ursache (Kausalrecht) 56
Gefahr
- selbstgeschaffene (Kausalrecht) 94 f
- unfallbringende (GUV) 335
Gefahrstoffe 591
- mit neurotoxischer Wirkung 593
Gehbehinderung (SchwbR) 188, 660
Geistesstörung s. Bewusstseinsstörung
Gelegenheitsursache (Kausalrecht) 79, 558
- Aspekte zur Begutachtung 341
Gelenke
- Gesundheitsnummern 529
- Infekte 497
- rheumatologisch erkrankte, Einzelbewertungen 424 ff
Gelenkempyem 665
Gelenkerkrankungen, chronisch-entzündliche 417 ff
Gelenkfraktur, Sekundärarthrose 696
Gelenkfunktionsstörungen, Tabellen 708 ff
Gelenkmausbildung 669
Gelenkveränderungen, Druckluft 585
Gelenkverschleißerscheinungen 653 ff
Gemischte Tätigkeit (GUV) 188
Genesungsgeld (PUV) 698
Gerichtsbescheid (gerichtliches Verfahren) 289
geringfügige Beschäftigung (SGB IV) 114
German Appropriatness Evaluation Protocol (G-AEP-Kriterien) 613
Gesamt-GdB 32
Gesamt-GDB 660
Gesamt-MdE 32
Gesicht, Spaltbildung 599
Gesundheitsamt 601 f
Gesundheitshilfe, vorbeugende 599 f
Gesundheitsnummern, Wehrdienst 525 ff
Gesundheitsschaden 84, 311
- Begriff 11
- bei Unfällen 6

Gesundheitsstörung
- Entstehung 687 f
- psychische nach ICD-10 505
Gewalttat, Entschädigung für Opfer einer (sozEntschR) 218
Glaubhaftigkeit 647
Glaubwürdigkeit, Proband 647
Gleichgewichtsstörungen 389 f
Glenohumeralgelenk 451 f
Gliedertaxe (PUV) 250, 691 ff
- Bezugswerte 692 ff
Gliedmaßen
- Befunderhebung 361 ff
- Mehrfachverletzung (PUV) 694
- obere, Messblatt 363 ff
- untere, Messblatt 366 f
Gliedmaßenfehlbildung, Kraftfahrzeuge 522
Gonarthrose 562 f
- als eigenständige Berufskrankheit 565
- schmerzhafte 517
- wissenschaftliche Begründung 567
Grad
- der Behinderung s. GdB
- der Invalidität (PUV) 33, 250
0-Grad-Abduktionstest 455
Grundrente (sozEntschR) 226
Grundsicherung
- im Alter und bei Erwerbsminderung (SGB XII) 208 f
- für Arbeitssuchende (SGB II) 323
Gurtanlegepflicht, Kraftfahrzeug 660 f
Gutachten
- im gerichtlichen Verfahren 297
- medizinisches, Schlussblatt 649 f
- paraplegiologisches 482 ff
- privatärztliches 295 f
- schriftliches, Abfassung 628
- Schwierigkeitsgrad 629
- im Verwaltungsverfahren 296 f
Gutachtenabrechnung 625 f
Gutachtenaufbau 625 ff
Gutachtenauftrag
- Abrechnung 628 f
- Gutachterauswahl 560
- Vorbereitung 641 f, 625 f
- – Auftraggeber 641 f
Gutachter
- Anhaltspunkte für 186, 214, 351
- Aufklärungspflichten 260
- Delegation des Gutachtenauftrags 305
- Entschädigung 307 ff
- Haftung des Gutachters
- – für fehlerhaftes Gutachten 311
- – für Verletzung der Aufklärungspflicht 310
- – für Verletzungen bei Untersuchung 257
- Mitarbeiter, ärztlicher 306

Sachverzeichnis

Gutachter
- Pflicht zur Gutachtenerstattung 304
- Privatgutachten 295 f
- Rechtsstellung 293 ff, 637 f
- Rollenverständnis 637 f
- Sanktionen gegen säumige 304
- im Verwaltungsverfahren 276

H

Haftpflichtanspruch (BGB)
- Aspekte zur Begutachtung 319 f
- Beweisanforderung und Beweislast 244
- Mitverschulden 243
- Rechtswidrigkeit 242
- Schmerzensgeld 246, 315
- ursächlicher Zusammenhang 64, 242
- Vermögensschaden 245, 312
- Verschulden 241, 243, 311
- Voraussetzungen 242

Haftpflichtversicherung des Gutachters 317 f
Halogenkohlenwasserstoffe 593
Hals 375 ff
Halswirbelsäule
- bandscheibenbedingte Erkrankungen 580 ff, 654, 678
- Bewegungsausschläge 379
- Funktionsuntersuchung 378

Halswirbelsäulenverletzung 661 ff
Halteleistungstest nach Matthiass 381
Haltungsorgane, Infekte 495 ff
Hämatom, Vereiterung 665
Hand 369 f
- Bewegungsstörung, Bemessung 709
- Funktionsprüfung 463 ff
- Gebrauchsstellung 659
- Leistungsfähigkeitsbeurteilung 717 ff
- Navikularpseudarthrose 669
- Verletzungen 461 ff

Handeln, eigenes gefahrerhöhendes (Kausalrecht) 94
Handgelenk 369
- Bewegungsstörung, Bemessung 709

Handgelenksarthroskopie 465
Händigkeit 659
Handlung, unerlaubte (BGB) 241
Handlungsgebot, qualitätssicherndes 635
Handwert 693
Handwurzelgelenke, Gesundheitsnummer 531
Härteausgleich (sozEntschR) 231 f
Hauptdiagnose, Wahl 616

Hausfrauentabelle 663
Haushalt, Hilfe zur Weiterführung (SGB XII) 211
Haushaltshilfe
- in der GKV 122 f
- nach dem SGB IX 183

häusliche Krankenpflege
- in der GKV 122
- in der GUV 164

Haut, Berufskrankheit 556
Hautsensibilität, Innervationsfelder 389
Heben, Tragen, Bewegen von Lasten als Unfall 9
Heilbehandlung
- in der GKV 119
- in der GRV 131
- in der GUV 147, 162 f
- nach dem SGB IX 179
- nach dem SGB XII 179
- im sozEntschR 223

Heilmaßnahmen, Folgen (PUV) 690
Heilmittel (GKV) 121
Heilungsbewährung (SGB X) 283, 663
Heilverfahren (Kuren) 268
- nach dem BEG 268
- in der GKV 124
- in der GRV 128
- im sozEntschR 223 ff, 232
- Versicherungsschutz bei Durchführung von
- - in der GUV 154
- - im sozEntschR 223

Heilverlauf (PUV) 687
Hernie, Invaliditätsbemessung 716
Herstellungsanspruch, sozialrechtlicher 100
Hilfe
- begleitende, im Arbeitsleben (SchwbR) 192
- in der GPV 41 f
- zur Pflege (Sozialhilfe) 604 ff
- - Hilfebedarf 604
- - Hilfemaßnahmen 604 f
- - Personenkreis 604
- - Zeitaufwand 607
- nach dem SGB XII 323
- - in besonderen Lebenslagen 192
- - zur Eingliederung Behinderter 192, 210
- - zum Lebensunterhalt 104, 206 f
- - zur Pflege 210
- - technische 408 ff

Hilflosigkeit 41 ff
- Begriff 41 f
- in der GPV 41
- in der GUV 45
- im sozEntschR 229
- in der Sozialhilfe 210

Hilfsbedarf, Pflege 541

Hilfshand 659
Hilfsmitte, Eingliederungshilfe 602
Hilfsmittel
- Aspekte zur Begutachtung 356
- in der Eingliederungshilfe 210
- in der GKV 120
- in der GUV 163
- orthopädische 398 ff
- nach dem SGB IX 179 f
- nach dem SGB XII 210
- im sozEntschR 224

Hill-Sachs-Delle 451
Hinterbliebenenversorgung
- nach dem BEG 269
- in der GRV 144
- in der GUV 170
- im sozEntschR 229

Hirnschädigung (PUV) 689
Hospitalismus 664
Hüftgelenk 371 f
- Bewegungsstörung, Bemessung 710
- Gebrauchsstellung 659

Hüftgelenkendoprothesen 663 f
Hüftkopf, Bemessung 710
Humeruskopffraktur 450
Hyperkeratose 570
Hyperreflexie, autonome 490
Hypochondrie 507 f
Hypothenar-Hammer-Syndrom 563, 569

I

ICF (Internationale Klassifikation der Funktionsfähigkeit und Behinderung) 411 ff
- Beurteilungskomponenten 413 f
- Kodierung 414 f
- Relevanz für die Begutachtung 414 f

Impfschaden (sozEntschR) 219
individuelle Bewertung von MdE, GdB und GdS 26
Infekt, knöcherner 497
Infektion 664 ff
- in der PUV 688 f
- berufsbedingte 586 ff
- als Berufskrankheit 157
- endogene 498
- exogene 497 f, 664 f
- hämatogene 665
- als mittelbarer Schaden 83 f
- Versicherungsausschluss (PUV) 249

Infektionskrankheiten 586 ff
Infektionsschutzgesetz (sozEntschR) 219
Innere Ursache bei Unfall 9
Innerer Zusammenhang (Kausalrecht) 49

Sachverzeichnis

Insertionstendopathie 564 f
Instabilität, posttraumatische karpale 466
Insuffizienz, chronisch-venöse (PUV) 690, 713
Internationale Klassifikation der Funktionsfähigkeit und Behinderung (ICF) 411 ff, 665
Intrinsic-minus-Position 465
Intrinsic-plus-Position 465
Invalidität
- Begriff 694 f
- Grad der (PUV) 33
Invaliditätsbemessung (PUV) 250, 706
- außerhalb der Gliedertaxe 250, 714 ff
- Gliedertaxe (PUV) 250, 691 ff
Invaliditätsgrade, feste 250, 692
Invaliditätsleistung (PUV) 250, 690 f
- Voraussetzung 250, 695
Ischialgie 506

J

Jahresarbeitsentgeltgrenze (GKV) 116
Jahresarbeitsverdienst (GUV) 167, 171
Jerk-Test 373
Jugendlicher, schädigende Berufseinwirkungen 558
Justizvergütungs- und Entschädigungsgesetz (JVEG), Abrechnung 628 f

K

Kadmium 592
Kahnbeinpseudarthrose 568 f
Kann-Versorgung (sozEntschR) 222
Kapsel-Band-Läsion 665
Karpaltunnelsyndrom (CTS) 562, 573
Kaudasyndrom 578
Kausalität
- Abwägung der Kausalfaktoren 61
- Adäquanzlehre (Zivilrecht) 48, 54
- Anlageleiden 72, 77
- Aspekte zur Begutachtung 337
- Bedingung, wesentliche 52
- Beweisanforderungen 63 f
- Beweislast 63 f
- conditio sine qua non 51
- iS der Entstehung 82
- Feststellung der rechtserheblichen Tatsachen 69 f
- Gelegenheitsursache 79
- haftungsausfüllende 49, 558
- haftungsbegründende 49, 90, 557 f
- innerer Zusammenhang 49
- konkurrierende 58
- Lebensverkürzung um ein Jahr 96
- mittelbarer Schaden 84
- Mitursache, wesentliche 58
- mitwirkendes Handeln 94
- Schadensanlage 91
- Schema für Zusammenhangsbeurteilung 89
- Schutzzweck des Gesetzes 54
- selbstgeschaffene Gefahr 90
- im Strafrecht 239
- Teilursache, wesentliche 62
- überholende 94
- Ungewissheit der Genese 66
- Unterbrechung des Kausalzusammenhangs 94
- Verschiebung der Wesensgrundlage 97
- iS der Verschlimmerung 82
- Wahrscheinlichkeit der 72
- im Zivilrecht 57
Kausalitätslehre
- sozialrechtliche 51 ff
- zivilrechtliche 239 f
Kausalrecht s. Kausalität
Kennmuskeln 386
Kind
- Alg bei Erkrankung eines 105, 112
- bei Besuch von Kindergärten (GUV) 149
- Erziehungsrente (GRV) 144
- Familienversicherung (GKV) 116
- Krankengeld bei Erkrankung eines 124
- Pflegebedürftigkeit 535, 607
- Pflegepflichtversicherung 537
- bei Schulbesuch (GUV) 149
- Versicherungsschutz 154
Kindergarten, Versicherungsschutz beim Besuch von (GUV) 149
Klage (gerichtliches Verfahren) 274, 287
- Erhebung 274
- Frist 288
Klassifikationssystem 616
Klavikulafraktur 450
Kleider- und Wäscheverschleiß, außergewöhnlicher 494, 665 f
- - - in der GUV 164
- - - im sozEntschR 225
Kleinman's shear-Test 464
Kniebelastung, überdurchschnittliche 667
Knieendoprothesen 666
Kniegelenk 372 ff
- belastende Tätigkeiten 565 ff
- Bewegungsstörung, Bemessung 710
- Gebrauchsstellung 660
- Instabilität, Bemessung 710
Kniegelenkendoprothesen 663 f
Kniescheibenformen 381 f
Knochenbruchheilung, verzögerte 666
Knochendichtemessung 444
Knochenmalazie 568
Knochenmasse, Messung 444
Knochennekrose, aseptische 586
Knochensystem, Gesundheitsnummern 525
Knochen-TBC Typ bovinus 588
Knochenveränderungen, Druckluft 585
Knopflochdeformität 370
Kodierung 616
Komplex, ulnokarpaler 469 f
Konversionsstörung 507
Koordinationsstörungen 389 f
Kopfschmerzen, Aufrechterhaltung 506
Körperbehinderung, Beurteilung (SGB XII) 210, 598
Körperbeschwerden, nicht erklärbare, psychiatrische Diagnose 502
körperdysmorphe Störung 508
Körperersatzstücke
- in der Eingliederungshilfe (SGB XII) 210
- in der GKV 121
- in der GUV 163 f
- im sozEntschR 224
- Umfang der Versorgung 602 f
Kostenträger, orthopädische Versorgung 410
Kraftfahrzeug
- Gurtanlegepflicht 660 f
- Hilfe zur Beschaffung 165, 181, 602
- - Aspekte zur Begutachtung 357
- - ergänzende Leistungen
- - - in der GUV 165
- - - im SchwbR 189
- - - im sozEntschR 181
KraftfahrzeughilfeVO 165, 181
Krampfadern (PUV) 690
Krankenbehandlung
- in der GKV 120
- in der GUV 164
- im sozEntschR 223
- in der Sozialhilfe 224
Krankengeld (GKV) 124
- - Arbeitsunfähigkeit 125
- - Aussteuerung 124
- - Blockfrist 125
- - bei derselben Krankheit 125, 325
- - bei Erkrankung eines Kindes 124
- - bei Hinzutreten einer weiteren Krankheit 125 f, 325
- - bei Krankenhausbehandlung 123 f
- - Versorgungskrankengeld (sozEntschR) 225
Krankenhausbehandlung
- in der GKV 123 f
- in der GUV 164
- Notwendigkeit 612 ff
- im sozEntschR 223

735

Sachverzeichnis

Krankenhausfälle, Begutachtung durch den MDK 611 f
Krankenhausfinanzierung 608 f
Krankenhausleistungen 608 ff
- ordnungsgemäße Abrechnung 616 ff
Krankenhaustagegeld
- in der privaten Krankenversicherung 251, 255
- in der PUV 251, 698
Krankenhilfe (SGB XII) 209
Krankenkassen 115
Krankenpflege, häusliche
- in der GKV 122
- in der GUV 163 f
Krankenversicherung, gesetzliche 115 ff
- Aspekte zur Begutachtung 325
Krankenversorgung (BEG) 269 ff
Krankheit
- Begriff 12 f
- Berufskrankheit 156 ff
- dieselbe 125, 326
- iS der Entstehung oder Verschlimmerung 81 f
- hinzugetretene 16 f, 326
- Krankheitsverdacht 14
- psychische 13
Krankheitsgewinn, sekundärer 515 f
Kriegsopferfürsorge (sozEntschR) 225
Kriegsopferversorgung (sozEntschR) 215
Krukenberg-Stümpfe 403
Kündigungsschutz
- bei Elternzeit 236
- im SchwbR 191
Kündigungsschutzprozess, Gesundheitsprognose 671
kurzzeitige Beschäftigung (SGB IV) 114
Kyphose 378

L

Lachman-Test 372 f
Lähmungen, Leistungsfähigkeitsbeurteilung 726 ff
Lähmungserscheinungen, Gliedertaxe (PUV) 695
Lähmungsmuster, Differenzierung 385
Laienpflege 536
Landesversicherungsanstalt (SGB VI) 129
Längenabweichungen 712
Langliegerzuschlag 616
Lastenausgleichsgesetz (LAG) 270 f
- Entschädigungsrente 271
- Kriegsschadenrente 270 f
- Pflegezulage 271
- Unterhaltshilfe 271

Lebensunterhalt, Hilfe zum (SGB XII) 207
Lebensverkürzung um ein Jahr 96
Leibesfrucht, Versicherungsschutz (GUV) 151
Leichenöffnung 559
Leistungen, vorläufige
- nach dem SGB I 101
- zur Teilhabe (SGB IX) 177
Leistungsausschlüsse (PUV) 45
Leistungseinschlüsse, (PUV) 45, 248
Leistungsfall, Begriff 5
Leistungskonkurrenz (Sozialhilfe) 607
Leistungsvermögen, Einschätzung 330, 517
Leitlinien, Arzthaftung 259
Lendenwirbelsäule
- bandscheibenbedingte Erkrankungen 577 ff, 654, 678
- Entfaltbarkeit 378
- Ganzkörperschwingungen 583 ff
- Vorerkrankungen 579
Lichtman-pivot-shift-Test 464
Lift-off-Test 455
Listenerkrankung (GUV) 156
Listenkrankheit 549 ff
Listenstoffe 591 f
Listenvorbehalt (GUV) 157 f, 555
Lohmüllersche Formel 37 f
Lumbago 506
- Aufrechterhaltung 506
Lumbalsyndrom 578
Lumbricalis-plus-Position 465
Lunatummalazie 568 f, 666 f
Lungenarterienembolie (LAE) 473 f
Lupus erythematodes, systemischer (SLE) 435 f
Luxation
- Erstverrenkung 633
- habituelle 667
- Rezidiv 633
Lyme-Arthritis 432 f, 588 ff

M

Mainz-Dortmunder-Dosismodell (MDD) 575
Major Depression 508
- ICD-10 514
Mangan 593
Mastdarmlähmung 489
MdE 25 ff
- Begriff 25
- Bemessung 30 ff
- besonderes berufliches Betroffensein 29
- - in der GUV 167, 344
- - im sozEntschR 227
- Erfahrungswerte 29
- Feststellung 31
- Gesamt-MdE 32

- Herabsetzung wegen Änderung 31
- Mindestsätze im sozEntschR 352
- Stütz-MdE 168
- Tabellen 28, 344
MDK, sozialmedizinische Begutachtung 127, 618 ff
Medizincontrolling 619
Medizinischer Dienst der Krankenversicherung (MDK) 127, 538, 611
Mehrfachverletzung
- Bemessung (PUV) 694
- Bewertung (PUV) 696 f
Meniskopathie, chronische 566
Meniskusschäden 555, 565 ff, 667 ff
Meniskusverletzung 667 ff
Meniskuszeichen 566
Messblatt
- Finger 365
- obere Gliedmaßen 363 ff
- untere Gliedmaßen 366 f
- Wirbelsäule 380
Messdatendokumentation 645
Methanol 593
Militärähnlicher Dienst (sozEntschR)
Militärdiensteigentümliche Verhältnisse (sozEntschR) 215
Militärischer Dienst (sozEntschR) 215
- nach dem BVG 215
- nach dem SVG 215
Minderung der Erwerbsfähigkeit s. MdE
Mindest-MdE für Rente (GUV) 30, 168
Mitfahrergemeinschaft
- in der GUV 156
- im sozEntschR 216
Mittelbarer Schaden (Kausalrecht) 84
Mitursache, wesentliche (Kausalrecht) 58
Mitverschulden
- bei Haftpflichtanspruch (BGB) 243
- im Kausalrecht 95
mitwirkendes Handeln (Kausalrecht) 94
Mitwirkung
- Folgen fehlender (SGB I) 103
- Grenzen der (SGB I) 103
- Pflicht zur (SGB I) 103
- unfallfremde (PUV) 686 f
Modell, biopsychosoziales 412
Mondbeinnekrose 666 f
Morbus
- Bang 588
- Bechterew 428 f
- Raynaud 461
- Scheuermann 651
- Sudeck 674
multisomatoforme Störung 507
Muskeldystrophie, progressive 541 f
Muskeleigenreflexe 383
- Bewertungsskala 488

Sachverzeichnis

Muskelkraft
- Benotungssystem 668
- Bewertung 485

Muskelkraftmessung 668
Muskeln, Gesundheitsnummern 526 f
Muskelriss 668
Musterung 524
- Gesundheitsnummern 525 ff

Myoarme 403 f

N

Nachbarschaftshilfe 606
nachgehende Hilfe (SchwbR) 211
Nachprüfungsverfahren (BUV) 701
Nachschaden 40 f
Nachteilsausgleich (SchwbR) 184, 352
Nagelglied der Finger, Gesundheitsnummern 531
Nahverkehr, unentgeltliche Beförderung im (SchwbR) 188
Narben
- Gesundheitsnummern 526
- Invaliditätsbemessung 716

Nasenstüber-Bewegung 464
Navikularpseudarthrose, Hand 669
Nebenbeschäftigung s. Beschäftigung, geringfügige
Nebendiagnose, Kodierung 617
Nerven, Druckschädigung 571
Nervenläsion
- Bemessung 713
- radikuläre und periphere, Beurteilung 386
- Schweregrade 395

Nervenleitgeschwindigkeit 572
Nervensystem, autonomes, Störungen 390
Nervus
- peronaeus 572
- radialis, Funktionsstörungen 572
- suprascapularis 572
- thoracicus longus 572
- tibialis 572

Nervus-medianus-Schäden 571
Nervus-peronaeus-Schäden 571
Nervus-tibialis-Schäden 571
Nervus-ulnaris-Schäden 571
Neufeststellung s. Aufhebung von Verwaltungsakten wegen Änderung
neurasthenisches Störungsbild 508
Neurografie, motorische 393
Neurose als Krankheit 13, 42
Neutral-0-Methode 361 f
- Messfehlerbreite 645
- Schulter 454 ff

Ninhydrin-Test 390 f
- nach Moberg 463

O

Oberarm, Pseudarthrosen, Bemessung 708
Oberschenkel, Torsionsfehler 371
Oberschenkelamputierter 400
Ochsner-Test 463
Olekranonsporn, Nachweis 570
Opfer von Gewalttaten, Entschädigung (OEG) 218 f
Opferentschädigungsgesetz (OEG) 218
Orthesen 405
- kompensierende 406
- kurative 405

Orthopädie, technische 398 ff
- Kostenträger 410

orthopädische Versorgung
- - in der Eingliederungshilfe 210 f
- - in der GKV 118, 128
- - in der GUV 148, 163
- - nach dem SGB IX 181
- - im sozEntschR 224

Osteitis 498 f
Osteoarthralgie 585
Osteochondrose 578, 654
Osteochondrosis dissecans 566, 568, 669
Osteomyelitis 497 ff, 665
Osteopenie 438 f
Osteoporose 438 ff, 445
- gutachterliche Problematik 445 ff
- Kadmium 592
- Klassifikation 447
- primäre 438
- sekundäre 438

Ostitis 669 f
O-Test 464
Ott-Maß 378

P

Palm-up-Test 455
Panaritium 664
Panikstörung 509
Parallelschaden 39 f
Paraosteoarthropathie (POA) 491
Paresen 385
Parkerleichterung (SchwbR) 188, 660
Patelladysplasie 382
Patelluxation, habituelle, Beurteilung von Zusammenhangsfragen 631 ff
Pflege
- in der GPV 196, 200 f, 329
- in der GUV 164
- häusliche 534
- - in der GKV 122
- - in der GUV 164
- - Sozialhilfe 606
- Hilfe zur (SGB XII) 210
- im sozEntschR 223
- vollstationäre 534
- Zeitorientierungswerte 536 f

Pflegebedürftigkeit
- Aspekte zur Begutachtung 327 f
- Ausschluss von Leistungen (PUV) 45
- Begriff 41
- Begutachtungsrichtlinie 195, 536
- Dokumentation 542
- erhebliche 534
- Feststellung 196, 538, 540
- in der GPV 194 ff, 327 f
- in der PUV 320
- im sozEntschR 223, 540
- in der Sozialhilfe 205, 211

Pflegebedürftigkeits-Richtlinien (PflRi) 195, 533
Pflegeberatung 534
Pflegegeld
- in der GPV 199 ff
- in der GUV 43, 165
- im sozEntschR 228
- in der Sozialhilfe 211, 606, 670

Pflegegeldstufen, Übersicht 198, 670
Pflegegeldzulage 670
Pflegegutachten
- Inhalt 538 ff
- orthopädischer Aspekt 541 f

Pflegeleistungs-Ergänzungsgesetz (PflEG) 537
Pflegeperson (GPV) 199
- soziale Sicherung der 202 f

Pflegestufen
- Aspekte zur Begutachtung 42
- in der GPV 198, 328

Pflegeversicherung
- gesetzliche (GPV) 194 ff
- Leistungen und Begriffe 195, 534 f
- orthopädische Aspekte 541
- private (PPV) 205, 252 f
- Zusatzversicherung (PKV) 253

Pflegezeitbemessung 536
Pflegezulage (sozEntschR) 226
Phantomschmerz 512
phobische Störung 508 f
Phosphor 592 f
Pivot-shift-Test 373 f, 464
Poliomyelitis 587
Polizeidienstfähigkeit 670 f
Polizeidiensttauglichkeit 670 f
Polymyalgia rheumatica 437
Polymyositis 436 f
Potenziale
- magnetisch evozierte (MEP) 393
- somatosensible evozierte (SEP) 392 f

prima-facie-Beweis s. Anscheinbeweis
Primärschaden 84 f
Privatgeheimnis, Nichtbeachtung 644
Privatgutachten 295 f

Sachverzeichnis

Privatversicherungen
- Krankenversicherung 255
- Lebensversicherung 253
- Pflegeversicherung 252
- Unfallversicherung (PUV) 247

Privatversicherungen 247
- Zusatzversicherung
- – wegen Berufsunfähigkeit 254
- – wegen Erwerbsunfähigkeit 254
- – wegen Pflegebedürftigkeit 253

Proband, Befragung und Untersuchung 625 f
Prognose, medizinische 671
Prolaps 578
Pronatorsyndrom 571
Prothesen 399 ff
Prozesskostenhilfe 288, 291, 374
Psoriasisarthritis 431 f
psychische Krankheiten 13
psychoreaktive Störungen 13
Pyramidenbahnzeichen 384

Q

Quadriga-Syndrom 464
Qualitätssicherung 635 ff
Quasi-Berufskrankheit 161, 555
Quecksilber 593
Querschnittlähmung
- Definition 482
- Fahrerlaubnisverordnung (FeV) 494
- Hilfsmittel 487
- Hilfsmittelversorgung 491
- komplette, Innervations- und Funktionsschema 486
- Kraftfahrzeuggestaltung 522
- neurologische Bewertung 492
- Pflegebedürftigkeit 542
- psychogene 492 f
- Temperaturregulation 490
- Versorgung 487

R

radioaktive Substanzen 592 f
Rechte, soziale Grundrechte (SGB I) 99
Rechtsanspruch und Ermessen (SGB I) 101
Rechtsbehelf im Verwaltungsverfahren (SGB X) 280
Rechtsmittel im gerichtlichen Verfahren
- Berufung 275, 290
- Beschwerde 291
- Klage 274, 287 f
- Revision 291
Rechtsstellung des Gutachters 293 ff
Rechtswidrigkeit
- beim Haftpflichtanspruch 311

- Rücknahme von Verwaltungsakten wegen 282
- beim tätlichen Angriff (OEG) 218

Refined-Systeme 609
Reflexanomalien 383
Regelaltersrente (GRV) 133
Regelentgelt
- beim Krankengeld (GKV) 125
- beim Verletztengeld (GUV) 166

Regelsätze der Sozialhilfe 207 f
Rehabilitation
- Aspekte zur Begutachtung 354 ff
- Beratung (SGB IX) 183 ff
- berufliche s. Teilhabe
- gemeinsame Servicestellen der Reha-Träger 175
- Grundzüge 46
- Kraftfahrzeughilfe 181
- medizinische
- – in der GKV 124, 354
- – in der GPV 198, 202
- – in der GRV 131, 355
- – in der GUV 147, 162
- – nach dem SGB IX 174, 179
- – nach dem SGB XII 210
- – im sozEntschR 227
- vor Rente 556
- Zuständigkeiten (SGB IX) 175, 192

Rehabilitationssport 602
Rente
- aus der GRV 132 ff, 330 ff
- – wegen Alters 132
- – Aspekte zur Begutachtung 330 ff
- – Befristung 145
- – wegen Berufsunfähigkeit alten Rechts 21, 141
- – wegen Erwerbsunfähigkeit alten Rechts 19, 141, 330
- – Erziehungsrente 144
- – Hinterbliebenenrente 144
- – wegen teilweiser Erwerbsminderung bei Berufsunfähigkeit 136, 330
- – wegen voller oder teilweiser Erwerbsminderung 23, 134
- – auf Zeit 145
- aus der GUV 167 ff
- – Abfindungen 172
- – Aspekte zur Begutachtung 335 ff
- – Hinterbliebenenrente 146, 170
- – Verletztenrente 167
- – vorläufige Entschädigung 169, 345
- aus dem sozEntschR 226 ff
- – Ausgleichsrente 227
- – Beschädigtenrente 226
- – Grundrente 226
- – Hinterbliebenenrente 144

Rentenbegehren, Symptomausweitung 510 f

Rentenversicherung, gesetzliche (GRV) 129
- Aspekte zur Begutachtung 330

Repetitive Strain Injury (RSI) 563, 671
Resonanzphänomen 675
Restberufsfähigkeit 544
Revision (gerichtliches Verfahren) 291
Rheumatische Erkrankungen, Gesundheitsnummern 527
Rheumatisches Fieber (RF) 433
Rheumatismus, psychogener 659
Rheumatoide Arthritis (RA) 417 ff
- Begutachtung 422 ff
- Diagnosestellung 419 f
- Gelenkbefall nach Larsen 420
Rippen, Invaliditätsbemessung 715
Rippenbuckel, Prüfung 376 f
Rollstuhl 408 f
- Hilfsmittel
- – in der GUV 164
- – im sozEntschR 224
Röntgendiagnostik, gutachtliche 648
Rotatorenmanschettenläsion 452 ff
- degenerative 458 f
- frische traumatische 457
Rückenbelastung 651 ff
Rückenleiden 574
Rückenmarkkanal, unvollständiger Verschluss 598 f
Rückenschmerzen, chronische 501, 510
- ICD-10 514
Rückforderung s. Erstattung
Rücknahme von Verwaltungsakten (SGB X) 281
Rumpf 375 ff
- Leistungsfähigkeitsbeurteilung 723 ff
- Messung der Seitneigung 376 f
- Spaltbildung 599
Rumpfbeugehaltung, extreme 577 ff
Rumpfdrehung, Messung 377
Rumpfvorbeugung 376 f
Rundrücken 651

S

Sachaufklärung, im gerichtlichen Verfahren 294
Sachleistungsprinzip 117
Sachverständiger
- ärztlicher 297 ff
- – Aufgabe 297 f
- – Aufklärungspflichten 310
- – Auswahl 299
- – Beauftragung 296, 312
- – Bedeutung 297
- – Befangenheit 303
- – Beweisbeschluss (-anordnung) 301

Sachverzeichnis

- – Delegation des Gutachtenauftrags 305
- – Entschädigung (JVEG) 307 f
- – Funktion 300
- – Haftung 311 ff
- – Heranziehen ärztlicher Mitarbeiter 306
- – persönliche Erstattung des Gutachtens 304 f
- – Rechtsstellung 293 ff
- – Vergütung (JVEG) 307
- – Verpflichtung zur Erstattung von Gutachten 303
- – Neutralität 638 f
- – Verantwortung 639 f
- Schädel-Hirn-Trauma 695
- Schaden, mittelbarer (Kausalrecht) 84
- Schadensanlage (Kausalrecht) 72
- – Aspekte zur Begutachtung 342
- Schadensausgleich
- – abstrakter (MdE) 26
- – für Witwen (sozEntschR) 230
- Schadensersatzanspruch (BGB) 25, 245 f
- Schädigung, berufliche, Dauer 557
- Schädigungsfolge (sozEntschR) 220
- Schema der Zusammenhangsbeurteilung 89
- Schipperkrankheit 573 f
- Schleimbeutel 672
- – chronische Erkrankung 555, 569 f
- Schleimbeutelhygrom 570
- Schleudertrauma 510, 661 ff, 684
- Schlüsselbein, Gesundheitsnummern 529 f
- Schmerzen
- – Anamnese 513
- – bandscheibenbedingte 510
- – chronische 500
- – – muskuloskettale 500 ff
- – – psychiatrische Diagnose 502
- – Einteilung 504 f
- – Kausalitätsprüfung 516 f
- – lumbale 510
- – neuropathische 512
- – psychosomatische
- – – Miterkrankung 512
- – – Mitverursachung 509 f
- – Quantifizierung 503 f
- – Querschnittslähmung 490
- – übergeordnete psychische Erkrankung 505 f
- Schmerzensgeld (BGB) 246
- Schmerzerleben, Dokumentation 645
- Schmerzstörung, anhaltend somatoforme 506
- – ICD-10 514
- Schmerzsyndrom
- – außergewöhnliches 395 f
- – komplexes regionales (CRPS) 396, 674
- – lumbales 580

- – neuropathisches 396
- Schmerzverständnis, biopsychosoziales 501
- Schober-Maß 378
- Schublade
- – hintere 373
- – vordere 372
- Schulbildung 603
- Schüler, Versicherungsschutz (GUV) 154
- Schulsport, Empfehlungen zur Freistellungen 620 ff
- Schulter
- – Funktionsstörungen 449 ff
- – Gebrauchsstellung 659
- – Höhendifferenz 377
- – Neutral-0-Methode 454 ff
- – Verletzungen 449 ff
- – Weichteilverletzungen 452 ff
- Schultergelenk
- – Bewegungsstörung, Bemessung 708
- – Funktionsprüfung 368
- Schultergürtel 362 f
- – Bewegungsstörung, Bemessung 708
- – Gesundheitsnummern 527
- Schulterluxation, seltene hintere 451
- Schulterprothese, einliegende, Begutachtung 459 f
- Schultertrauma, Röntgen 456 f
- Schutzzweck des Gesetzes (Kausalrecht) 54
- Schwanenhalsdeformität 370
- Schwefelkohlenstoffe 593
- Schwerbehindertengleichstellung 176, 660
- Schwerbehindertenrecht (SchwbR)
- – Aspekte zur Begutachtung 352
- – Ausweis 190
- – Beförderung, unentgeltliche 193
- – begleitende Hilfen im Arbeitsleben 184, 191
- – Behinderung, Begriff 15
- – Feststellung der Behinderung 186
- – Nachteilsausgleich 187, 190, 352
- – Schwerbehinderung, Begriff 15, 186
- – Vergünstigungsmerkmale 187, 352
- – Werkstätten für Behinderte 352
- Schwerbeschädigte (sozEntschR) 226 ff
- Schwerpflegebedürftige, Pflegegeld 200, 606
- Schwerpflegebedürftigkeit 198, 534
- Schwerstbeschädigtenzulage (sozEntschR) 226
- Schwerstpflegebedürftige, Pflegegeld 200, 606
- Schwerstpflegebedürftigkeit 200, 534
- Schwerverletzte (GUV) 168
- Schwingungsbeanspruchung 675
- Schwingungsbelastung 583 f, 675
- Schwingungskataster 584

- Sehnen
- – Gesundheitsnummern 526 f
- – und Gleitgewebe 563
- Sehnenruptur 668 f
- Sehnenscheiden, Erkrankung 555
- Seitigkeit 659
- Sekundärarthrose 653 f, 696
- Sekundärschaden s. mittelbarer Schaden
- Selbständigkeitsindex, funktionaler (FIM) 484
- selbstgeschaffene Gefahr (Kausalrecht) 94 f
- Sensibilitätsprüfung, Hand 462 f
- Sensibilitätsstörungen 387 ff
- Sepsis 587
- Simulation 302, 332, 504, 510 f
- skapholunäre Dissoziation (SLD) 466 ff
- – Einteilung nach Watson 468
- Skapulafraktur 450
- Skeletttuberkulose 674
- Sklerodermie 436
- Skoliose 672
- – durch Fehlstatik 672
- – Schulsport 620 f
- Sofortleistung (PUV) 698 f
- Soldatenversorgungsgesetz (SVG) 215
- somatoforme Störung 505 ff
- – Leistungsvermögen, Indizienliste 626
- Somatisierungsstörung 507
- soziale Pflegeversicherung s. Pflegeversicherung
- soziales Entschädigungsrecht (sozEntschR) 214 ff
- – Aspekte zur Begutachtung 351 f
- – Bundesseuchengesetz s. Infektionsschutzgesetz
- – Bundesversorgungsgesetz (BVG) 214
- – Entschädigung der Opfer von Gewalttaten (OEG) 218
- – Impfschäden (IfSG) 219
- – Infektionsschutzgesetz 219
- – Kriegsopferversorgung (BVG) 215
- – Orthopädie-Verordnung (OrthV/BVG) 224
- – Soldatenversorgungsgesetz (SVG) 215
- – Zivildienstversorgung (ZDG) 218
- Sozialgerichtliche Verfahren (SGG) 286 ff
- Sozialhilfe (SGB XII) 205 ff
- – Begutachtung 596 ff
- – Eingliederungshilfe 210
- – Einkommen und Vermögen, Anrechnung 211
- – Hilfe in besonderen Lebenslagen 211
- – – zum Lebensunterhalt 207
- – – zur Pflege 210

739

Sachverzeichnis

Sozialleistungen, Antrag auf (SGB I) 100
Spastizität 485
– Ashworth-Skala 488
Sperrzeit (SGB III) 112
– Aspekte zur Begutachtung 324
Spinalkanalstenose 672 f
Spitzgriff 370
Spondylarthritis 428 ff
Spondylarthrose 578, 654
Spondylitis ankylosans 428 f
Spondylolisthese 673
Spondylolisthesis 673
Spondylolyse 673
Spondylose 578, 654
– hyperostotische 518
– lumbale, ICD-10 514
Spontanfraktur 673 f
Spontanverformung 673 f
Sportunterricht 620
Sprunggelenk
– Bewegungsstörung, Bemessung 711
– Gebrauchsstellung 660
– oberes 374
– unteres 375
Sprunggelenkbandzerreißung, laterale 374
Standard s. Facharztstandard
Steinträgerlähmung 571
Sternoklavikulargelenk, Luxation 450
Steuervergünstigungen 630
Stichprobenprüfung, verdachtsunabhängige 610
Störungsmodell, biopsychosoziales 412
Strahlenschäden 592 f
Strecksehnenverletzung, Finger 370
Studenten
– Verfügbarkeit (SGB III) 110 f
– Versicherungsfreiheit für Beschäftigung während des Studiums 116
– Versicherungspflicht in der GKV 116
– Versicherungsschutz in der GUV 147
stufenweise Wiedereingliederung
– in der GKV 125
– in der Rehabilitation (SGB IX) 179
Stütz-MdE (GUV) 168
Sudeck-Erkrankung 674
Supraspinatussyndrom 669
Supraspinatustest 455
Syringomyelie 491

T

Tagegeldleistung (PUV) 251, 697
Tagegeldversicherung (PKV) 255 f
Tagespflege 534 f

Taillendreiecke, Asymmetrie 377
Tätlicher Angriff (OEG) 218
Tatsachen, Feststellung (Kausalrecht) 67
Tauchen 584 ff
Teilfunktionsverluste, Bemessung 691 f
Teilhabe
– am Arbeitsleben 180, 600
– am Leben in der Gemeinschaft 183, 600 f
– Leistungen zur Teilhabe, am Arbeitsleben 180
– – ergänzende Leistungen 182
– – gemeinsame Servicestellen 175
– – am Leben in der Gemeinschaft 183
– – medizinische Rehabilitation 179
– – Rehabilitationsträger 175
– – Zuständigkeit, Prüfung 175
Teilrente wegen Alters (GRV) 134
Teilursache, wesentliche (Kausalrecht) 51, 58
Tendomyopathie, generalisierte (GTM) 657 f
– Fragebogen 658
Tendovaginitis de Quervain 564 f
Terminfähigkeit 675
Tetanus 587
TFCC (tiangular fibrocartilage complexe) 469
Thallium 593
Thromboembolieprophylaxe 472
Thrombose 471 ff, 475 ff
– Erstkörperschaden 477
– GUV 478
– PUV 479
– Querschnittlähmung 491
Thrombosefolgen 713
tiangular fibrocartilage complexe (TFCC) 469
Tierkrankheiten, übertragbare 587 ff
Tod, Rente wegen Todes
– in der GRV 133, 144
– in der GUV 170
– im sozEntschR 229 ff
Todesfall, infolge Berufskrankheit 559
Todesfallleistung (PUV) 252
Tornisterlähmung 571
Tremorformen 390
Tropenkrankheiten 590 f
Tuberkulose 586 ff
– Skelett 674
Tumoren, bösartige 438 ff

U

Überdruck 585
Übergangsgeld bei Leistungen zur Teilhabe

– in der Arbeitsförderung 110
– in der GRV 132
– in der GUV 167
– nach dem SGB IX 182
– im sozEntschR 225
Übergangsleistung (PUV) 251, 698
Übergangsleistungen
– bei Berufskrankheiten 162
– in der PUV 249, 251
Umsatzsteuerpflicht 631
Umstellungsfähigkeit (GRV), Aspekte zur Begutachtung 334
Umweg
– in der GUV 156
– im sozEntschR 216
– wegen Mitnahme anderer Personen 156
Unbestechlichkeit, emotionale 639
unerlaubte Handlung (BGB) 241
Unfall
– Arbeitsunfall (GUV) 151 f, 154
– Aspekte zur Begutachtung 337
– Begriff 6 ff, 248, 683 f
– Dienstunfall
– – im Beamtenrecht 11, 49 f
– – nach dem SVG 216
– – im sozEntschR 217
– Wegeunfall (GUV) 155
Unfalltod (PUV) 252, 697
Unfallversicherung
– gesetzliche (GUV)
– – Abrechnung mit Trägern 630
– – Arbeitsunfall 155
– – Aspekte zur Begutachtung 335 ff
– – Berufskrankheit 156 ff, 347
– – Hinterbliebenenversorgung 170
– – Rente 167
– – vorläufige Entschädigung 169
– – Wegeunfall 155
– private (PUV)
– – Aspekte zur Begutachtung 320 f
– – Ausschlüsse 45, 248
– – Bemessungsempfehlungen 705 ff
– – körpereigene Verletzungen 248
– – Leistungsarten 249, 690
– – psychische Reaktionen 249, 689
– – ursächlicher Zusammenhang 48, 252
– – weitere Versicherungsausschlüsse 249, 689
– – Vorinvalidität 39, 251
– – versus GUV, Kausalitätsbetrachtung 686
Unfallversicherungsbedingungen, allgemeine (AUB) 247, 683
Unparteilichkeit 638 f
unphysiologische Belastung (Unfall) 336
Unterarm
– Gebrauchsstellung 659
– Pseudarthrosen, Bemessung 708

Sachverzeichnis

Unterbrechung
- des Kausalzusammenhangs 94
- des versicherten Weges (GUV) 156

Unterleibsbruch (PUV) 249, 690
Unterschenkelfraktur, mit Weichteilverletzung, Hauptdiagnose 617
Untersuchungsbefund, gutachtlicher, Rangordnung 646 f
Unvoreingenommenheit 639
Urogenitalapparat, Funktionsstörungen 715
Ursache, Kausalrecht
- Abwägung mitwirkender 61 f
- Bedingung, wesentliche 52
- conditio sine qua non 51
- geeignete Ursache 56
- – Aspekte zur Begutachtung 340
- Gelegenheitsursache 79
- – Aspekte zur Begutachtung 341
- innere Ursache 93
- konkurrierende Kausalität 58
- Mitursache 58
- Schadensanlage 72
- – Aspekte zur Begutachtung 341 ff
- Teilursache 58

ursächlicher Zusammenhang s. Kausalität

V

Venenthrombose, tiefe 472 f
Verbrechensopfer s. Opfer von Gewalttaten
Verdacht, Krankheitsverdacht 14
Verdeutlichung 510
Verdeutlichungstendenz 504, 511
Verfahren
- gerichtliches 286 ff
- Verwaltungsverfahren (SGB X) 278 ff
- Widerspruchsverfahren 280
- Zivilprozess (ZPO) 274

Verfügbarkeit (SGB III) 46
- Aspekte zur Begutachtung 324

Vergünstigungsmerkmale s. Nachteilsausgleich
Verhandlungsfähigkeit 675
Verhütung von Krankheiten (GKV) 118
Verletztengeld (GUV) 166
Verletztenrente (GUV) 167
Verletzung, körpereigene (PUV) 248, 685
Vernehmungsfähigkeit 674
Verrenkung
- rezidivierende 634 f
- willkürliche 635

Versagen von Leistungen wegen fehlender Mitwirkung (SGB I) 103

Verschiebung der Wesensgrundlage eines Leidens (Kausalrecht) 97
Verschlimmerung
- Anerkennung iS der (Kausalrecht) 81 f, 92
- als wesentliche Änderung (SGB X) 84

Verschulden
- beim Haftpflichtanspruch (BGB) 100, 241 ff
- mitwirkendes (Kausalrecht) 63
- beim (Arbeits-) Unfall 10

Versicherungsausschlüsse (PUV) 248
Versicherungsfall
- Anzeigepflicht 560
- Begriff 5

Versicherungsleistungen (PUV) 249 ff
Versorgung, orthopädische
- in der GKV 121 f
- in der GUV 163 ff
- nach dem SGB IX 179
- im sozEntschR 223 f
- in der Sozialhilfe 179

Versorgungskrankengeld (sozEntschR) 225
Versorgungsrecht (sozEntschR) 214
Versorgungswerke, berufsständische 543 ff
- Altersrente 547
- gutachterlicher Fragenkatalog 547 f
- Mitwirkungspflichten 546
- Rentengewährung 546
- versorgungsausgleichsberechtigter Nichtteilnehmer 546 f
- Zulassungsrückgabe 547

Verwaltungsakt (SGB X)
- Anhörung vor Erlass eines belastenden 279
- Aufhebung wegen Änderung der Verhältnisse 282
- Begriff 280
- Begründungspflicht 280
- Rücknahme 281

Verwaltungsgerichtsordnung (VwGO) 273
Verwaltungsverfahren (SGB X, VwVfG) 278
- Anhörung 279
- ärztliche Gutachten im 296 f
- Ermessensentscheidungen 280
- Erstattung zu Unrecht erbrachter Leistungen 284
- Sozialdaten, Schutz von 285
- Verwaltungsakt s. dort
- Widerspruchsverfahren 280

Verweisung auf andere Tätigkeit
- bei Arbeitsunfähigkeit (GKV) 325
- bei Berufsunfähigkeit (GRV) 139

Verweisungstätigkeit (BUV) 545, 701
Vibrationsangiopathie 568
Vibrationsschäden 675

Vinylchlorid 592
Vollbeweis
- von Grundleiden (Kausalrecht) 82
- von Kausalfaktoren 68 ff
- im Kausalrecht 67
- in der PUV 248, 262, 320

Vorinvalidität (PUV) 39, 251, 688
vorläufige Entschädigung (GUV) 169 f, 345 f
vorläufige Leistungen
- nach dem SGB I 102 f
- nach dem SGB IX 356

Vorlaufphänomen 381
Vorrang anderer Leistungen
- vor Leistungen der Sozialhilfe (SGB XII) 208
- Prävention vor Teilhabe (SGB IX) 177
- Teilhabe vor Rente (SGB IX) 177

Vorsatz
- im Haftpflichtrecht (BGB) 242 f
- beim Unfallbegriff 10

Vorschaden 34 ff
- Begriff 34
- Lohmüllersche Formel 37
- in der PUV 39, 251

Vorschädigung, Begriff 34
Vorschuss (SGB I) 102
Vorsorge (GKV) 115
Vorverfahren s. Widerspruchsverfahren
Vorzustand 687

W

Wachstumstörungen 676
Wahrheitsfindung, gutachtliche, Grenzen 640
Wahrscheinlichkeit (Kausalrecht) 63 f
Waisenrente
- in der GRV 145
- in der GUV 171
- im sozEntschR 230

Wäscheverschleiß, außergewöhnlicher 494, 665
- in der GUV 164
- im sozEntschR 225

Watson-Test 464
Wegefähigkeit, Einschränkung der (GRV) 143
- Aspekte zur Begutachtung 334

Wegeunfall
- Familienheimfahrt 154
- in der GUV 155
- im sozEntschR 217

Wehrdienst (sozEntschR)
- gesundheitliche Beeinträchtigungen 525
- – iS des BVG 215
- – iS des SVG 216

Sachverzeichnis

Wehrdienstbeschädigung (sozEntschR)
- iS des BVG 214
- iS des SVG 215 f, 218
wehrdiensteigentümliche Verhältnisse (sozEntschR)
- iS des BVG 215
- iS des SVG 217
Wehrdienstfähigkeit 524 ff
Weichteile, Infekte 497
Weichteilkörperverletzung, geringfügige 714 ff
Weichteilrheumatische Erkrankungen 437
Werkstätten für Behinderte (SchwbR) 192, 600
whiplash-associated disorders (WAD), Klassifikation 661
Widerspruchsverfahren (SGB X) 280
Wie-Berufskrankheit 161, 350
Wiederaufnahme der Erwerbstätigkeit, stufenweise
- in der GKV 325
- in der Rehabilitation (SGB IX) 179
Wirbelbrüche 676 f
Wirbelfortsätze, Abrissbrüche 573 f
Wirbelsäule 678
- Gesamt- und Segmentbeweglichkeit 677
- Gesamtbelastungswert 575
- Gesundheitsnummern 527 f
- Invaliditätsbemessung 715
- Leistungsfähigkeitsbeurteilung 723 ff

- Messblatt 380
- unvollständiger Verschluss 598 f
- Verschleißkrankheiten 574
Wirbelsäulenbelastung, Mainz-Dortmunder-Dosismodell (MDD) 575
Wirbelsäulenerkrankung, bandscheibenbedingte 574 ff
Wirbelsäulenfraktur, operativ versorgte 676
Wirtschaftlichkeitsgebot, Krankenhausleistungen 117, 611
Witwenrente (W-Rente)
- in der GRV 144
- in der GUV 171
- im sozEntschR 230
Witwerrente s. Witwenrente
Wundinfektion 587, 688 f
Wurzelsyndrom, lumbales 578

Z

Zecken 588 f, 689
Zehen
- Bewegungsstörung, Bemessung 712
- Gebrauchsstellung 660
- Gesundheitsnummer 532
Zehengelenke 375
Zehenverlust, Gesundheitsnummer 532
Zeichen von Mennell 381
Zeigefingerverlust, Gesundheitsnummern 531

Zeitorientierungswert
- Pflege 536
- Querschnittlähmung 542
Zeitrente (GRV) 145, 345 f
Zerebralparese, infantile, Führerscheintauglichkeit 522
Zervikalsyndrom, lokales 581
- Differenzialdiagnose 582
zervikobrachiales Syndrom 581 f
zervikozephales Syndrom 581 f
Zivildienst 218, 524 ff
Zivildienstbeschädigung (sozEntschR) 218
Zivildienstgesetz (ZDG) 214
Zivildienstversorgung (sozEntschR) 218
Zivilprozessordnung (ZPO) 273
- Sachverständigenbeweis 276
- Sanktionen gegen Sachverständige 276 f
Zoonose 587 ff
Zusammenhang, ursächlicher s. Kausalität
Zusammenhangsgutachten 336, 629
Zusammentreffen von Renten (GRV) 146 f
Zusatzgutachten 301, 332, 642
- radiologisches 647
Zusatztatsachen 298
Zusatzurlaub (SchwbR) 192
Zustand des Krankseins 14
Zustandsgutachten 629
Zweipunkte-Diskriminierung 462